HANDBUCH DER NEUROLOGIE

HERAUSGEGEBEN

VON

O. BUMKE UND O. FOERSTER

MÜNCHEN · BRESLAU

VIERTER BAND

ALLGEMEINE NEUROLOGIE IV

ALLGEMEINE SYMPTOMATOLOGIE
EINSCHL. UNTERSUCHUNGSMETHODEN II

HIRNNERVEN · PUPILLE

MIT 173 ZUM TEIL FARBIGEN ABBILDUNGEN

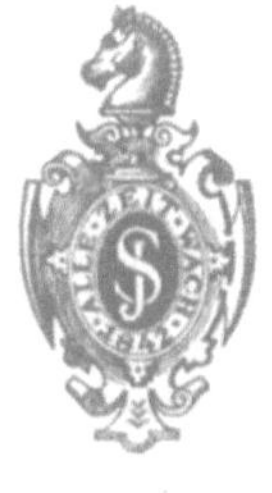

BERLIN
VERLAG VON JULIUS SPRINGER
1936

Handbuch der Neurologie.

Übersicht über den Inhalt der noch erscheinenden Bände.

A. Allgemeine Neurologie.

Bd. II. Experimentelle Physiologie.

Allgemeine Muskelphysiologie (K. WACH-HOLDER-Rostock). — Allgemeine Muskelmechanik (R. MAIR-Berlin). — Grundbegriffe der allgemeinen Nervenphysiologie (H. WINTERSTEIN-Istanbul). — Leistungen des normalen Rückenmarks (E. TH. v. BRÜCKE-Innsbruck).— Physiologie des Hirnstammes (G. RADEMAKER-Leiden). — Physiologie der Kleinhirn- und Großhirnrinde (J. G. DUSSER DE BARENNE-New Haven, USA.). — *Physiologie des vegetativen Nervensystems:* Physiologie der peripheren Apparate (periphere Nerven und Wurzeln) (E. SCHILF-Berlin). — Physiologie der vegetativen Zentren (J. P. KARPLUS †-Wien). – Physiologische Begleiterscheinungen psychischer Vorgänge (H. BERGER-Jena).

Bd. III. Allgemeine Symptomatologie I.

Spezielle Physiologie und spezielle funktionelle Pathologie der quergestreiften Muskeln bei den Erkrankungen des Nervensystems (O. FOERSTER-Breslau). — Allgemeine Symptomatologie der Rückenmarksnerven und des Plexus (F. KRAMER-Berlin). — Untersuchung der Sensibilität (V. v. WEIZSÄCKER-Heidelberg). — Elektrodiagnostik einschließlich Aktionsströme und Chronaxie (H. ALTENBURGER-Breslau).

Bd. VI. Allgemeine Symptomatologie IV. Großhirn. Vegetatives Nervensystem. Körperbau und Konstitution.

Symptomatologie der Erkrankungen des Großhirns: Motorische Felder und Bahnen; Sensible Felder und Bahnen (O. FOERSTER-Breslau). Chiasma, Tractus opticus, Sehstrahlung und Sehrinde (B. BROUWER-Amsterdam). — Hörstrahlung und Hörrinde (R. A. PFEIFER-Leipzig). — Aphasie (M. ISSERLIN-München). — Apraxien und Agnosien (J. LANGE-Breslau). — Allgemeine und psychische Symptome der Erkrankungen des Großhirns (A. BOSTROEM-Königsberg i. Pr.). Pathologie des vegetativen Nervensystems (E. FRANK-Istanbul). — Körperbau und Konstitution (E. KRETSCHMER-Marburg a. L.).

Bd. VII/2. Allgemeine Symptomatologie V/2.

Physiologie und Pathologie der Liquormechanik (L. GUTTMANN-Breslau). — Hirnpunktion (E. NEISSER-Berlin und E. FORSTER †-Greifswald). — Röntgendiagnostik (W. STENVERS-Utrecht). — Röntgendiagnostik des Gehirns und Rückenmarks (Encephalographie, Myelographie, Arteriographie, Pneumocephalie) (L. GUTTMANN-Breslau).

B. Spezielle Neurologie.

Bd. XI. Erkrankungen des Rückenmarks und Gehirns I.

Traumatische Erkrankungen des Gehirns und Rückenmarks (O. MARBURG-Wien). — Zirkulationsstörungen des Rückenmarks und Gehirns (FR. HILLER-München). — Präsenile und senile Erkrankungen (E. GRÜNTHAL-Bern-Waldau).

Bd. XIV. Erkrankungen des Rückenmarks und Gehirns IV. Raumbeengende Prozesse.

Tumoren des Rückenmarks, seiner Wurzeln und Häute (NILS ANTONI-Stockholm). — Intracranial Tumors (A. J. McLEAN-Portland, USA.). — Pituitary Tumors (A. J. McLEAN-Portland, USA.). — Die tierischen Parasiten des Zentralnervensystems (R. HENNEBERG-Berlin). — Hirn- und Rückenmarksabscess (R. WARTENBERG-Freiburg i. Br.).

Bd. XV. Erkrankungen des Rückenmarks und Gehirns V. Endokrine Störungen.

Erkrankungen durch Dysfunktion der endokrinen Drüsen: Allgemeine Einleitung. (A. JORES-Hamburg). — Thyreogene Erkrankungen. Parathyreogene Erkrankungen, Paget (M. NOTHMANN-Leipzig). — Hypophysiogene Erkrankungen, Ovariogene u. testogene nervöse Störungen, Dercum. Epiphyseogene Erkrankungen, Adrenogene Erkrankungen, Thymus, Lipodystrophie (A. JORES-Hamburg).

(Fortsetzung S. III.)

Verlag von Julius Springer · Berlin W 9

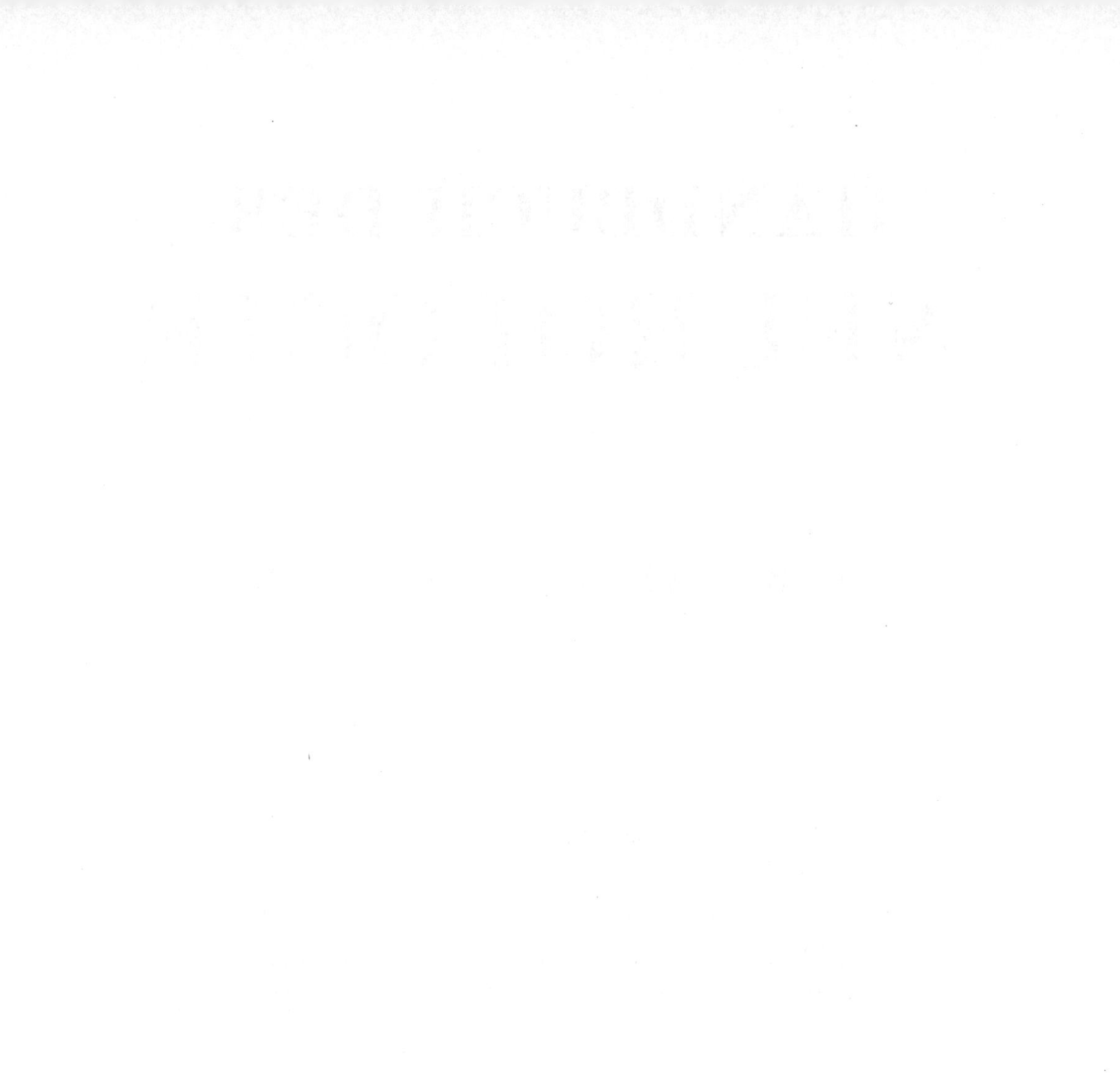

HANDBUCH DER NEUROLOGIE

HERAUSGEGEBEN

VON

O. BUMKE UND O. FOERSTER
MÜNCHEN   BRESLAU

VIERTER BAND

ALLGEMEINE NEUROLOGIE IV
ALLGEMEINE SYMPTOMATOLOGIE
EINSCHL. UNTERSUCHUNGSMETHODEN II
HIRNNERVEN · PUPILLE

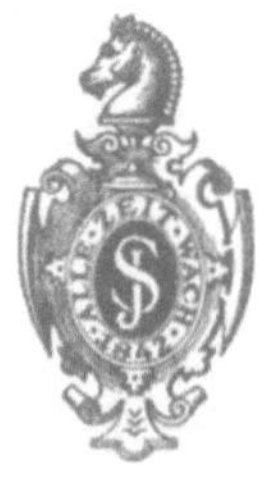

BERLIN

VERLAG VON JULIUS SPRINGER

1936

HIRNNERVEN PUPILLE

BEARBEITET VON

A. BIELSCHOWSKY · P. A. JAENSCH · W. KLESTADT
F. KRAMER · O. MARCHESANI · W. RIESE

MIT 173 ZUM TEIL FARBIGEN ABBILDUNGEN

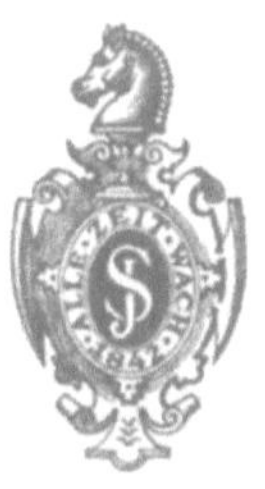

BERLIN
VERLAG VON JULIUS SPRINGER
1936

ISBN-13: 978-3-540-01228-3   e-ISBN-13: 978-3-642-48228-1
DOI: 10.1007/978-3-642-48228-1

ALLE RECHTE, INSBESONDERE DAS DER ÜBERSETZUNG
IN FREMDE SPRACHEN, VORBEHALTEN.
COPYRIGHT 1936 BY JULIUS SPRINGER IN BERLIN.

Inhaltsverzeichnis.

Druckfehlerberichtigung.

S. 360, Abs. 2, Z. 9 ist hinter „HUNTER-
sche Zone", die zu setzen auch

S. 371, Abs. 3, Z. 3 statt 373 zu setzen
379

S. 371, Abs. 3, Z. 3 ist statt 373 zu
setzen 379

S. 377, Abs. 2 v. unt., Z. 2 ist statt
B. KAYSER zu setzen R. KAYSER

S. 378, Z. 3 ist statt mildernden zu setzen
hindernden

S. 378, Abs. 2, Z. 1 v. unt. ist statt 408
zu setzen 414

S. 387, Abs. 2, Z. 2 ist statt 16 000 zu
setzen 16

S. 387, Abs. 3, Z. 2 ist statt Sprachsechst zu setzen Sprachsext

S. 389, Fußnote 2, Z. 3 ist statt c^7 zu
setzen e^7

S. 391, Abs. 3, Z. 2 ist statt dann zu-
setzen , falls Verstärkung vorgenommen,

S. 394, Abs. 3 v. unt. Z. 2 ist statt 375
zu setzen 377

S. 394, Fußnote 1 ist statt 389 zu setzen
391

S. 397, Z. 2 ist statt MAYER OTTO zu
setzen OTTO MAYER

S. 399, Abs. 2 v. unt., Z. 3 v. unt. ist
statt (s. PERB und FINT) zu setzen
(s. BERBERICH und FINEBERG)

S. 399, Abs. 2 v. unt., Z. 1 v. unt. ist
statt 371 f. zu setzen 433, 436

S. 400, Abs. 2, Z. 1 v. unt. ist statt , Ref.
zu setzen 1934

S. 406, Abs. 2 v. unt., Z. 4 ist statt 431
zu setzen 435

S. 408, Abs. 3, Z. 3 ist hinter als den …
zu setzen ergänzenden Nachweis
eines Hörverlustes durch die besonderen Methoden:

S. 408, Z. 3 v. unt. ist statt Fälle zu
setzen Fallen

S. 411, Abs. 5 v. unt. Z. 2 v. unt. ist
hinter Abbildungen zu setzen 7
und 8

S. 411, Z. 1 v. unt. ist statt Abb. 7 zu
setzen Abb. 8

S. 426, Z. 3 ist statt 411 zu setzen 408

S. 431, Abs. 3, Z. 3 ist also zu streichen

S. 433, Abs. 3 v. unt., Z. 2 ist vor nahezu
zu setzen bei

S. 436, Abs. 2 v. unt., Z. 7 ist vor PANSE
ein F. zu setzen

S. 436, Fußnote 3 ist vor PANSE ein F.
zu setzen

S. 443, Abs. 3 v. unt., Z. 2 ist hinter
SCHENK eine), Z. 3 ist hinter

Mittelhirnwesen dagegen und Z. 4
ist hinter FISCHER eine) zu setzen

S. 449, Abs. 7, Z. 4 ist vor PANSE ein F.
zu setzen

S. 450, Abs. 2 v. unt., Z. 3 v. unt. ist
oder im zweiten zu streichen

S. 451, Abs. 4, Z. 6 ist statt des Lebens
zu setzen der Heilung

S. 451, Abs. 4, Z. 7 ist vor auch die
Geräusche ein aber zu setzen.

S. 453, Fußnote 1, Z. 2 ist statt 461 zu
setzen 535 f.

S. 455, Abs. 2, Z. 3 und Z. 5 ist jedesmal
(s. unten) zu streichen

S. 455, Abs. 2 v. unt., Z. 3 und 4 ist statt
des Satzes von Die.. bis ..bringen
nur zu setzen (s. S. 420, 421)

S. 457, Abs. 3, Z. 6 v. unt. ist statt (vgl.
S. 449) zu setzen (vgl. a. S. 448, 449)

S. 462, Abs. 2, Z. 4 ist statt ; das Auge
zu setzen : das Auge

S. 462, Abs. 2, Z. 5 ist statt — um bei
geöffneten Lidern den zu setzen
um — bei geöffneten Lidern — den

S. 470, Abs. 2 v. unt. Z. 6 ist statt -mangel
zu setzen -fehler

S. 470 bei Abb. 12 ist vor Nervenarzt zu
setzen FRENZEL,

S. 474, Abs. 2 v. unt., Z. 2 ist statt 515
zu setzen 514, 415

S. 478, Abs. 3, Z. 4 ist statt 619 zu setzen
616

S. 479, Abs. 3, Z. 2 hat mit dem Worte
Armtonusreaktion zu enden und mit
den Worten Mit dem Auftrag eine
neue Zeile zu beginnen.

S. 479, Abs. 4, Z. 1 v. unt. ist statt Abwehrreaktion zu setzen Abweichereaktion

S. 480, Abs. 2, Z. 4 ist statt BEYGER
zu setzen BEYER

S. 482, Abs. 2, Z. 3 ist statt nach Punkt 2
zu setzen nach GRAHES Punkt 2

S. 487, Abs. 4, Z. 4 ist statt Beobachten
zu setzen Beachten

S. 489, Z. 2 ist statt 570 zu setzen 591

S. 491, Z. 4 ist statt 630 zu setzen 631

S. 492, Abs. 7, Z. 2 v. unt. ist statt vergrößert mit zu setzen vergrößert —
mit

S. 495, Abs. 3 v. unt., Z. 4 ist statt Linie
zu setzen Ebene

S. 497, Abb. 26 ist an den waagerechten
Bogengängen an den Ampullen L.
bzw. R. ap bzw. bp einzusetzen,
an den glatten Schenkeln af bzw.
bf einzusetzen

S. 498, Abb. 27 In der Legende ist hinter Wittmaak verändert einzusetzen

S. 501, Fußnote 1 ist hinter Willkürbewegung zu setzen des Augapfels

S. 502, Abs. 3, Z. 2 v. unt. ist statt 498 zu setzen 499.

S. 505, Abs. 1, Z. 5 v. unt. ist statt des dunklen Streifens zu setzen der dunklen Streifen

S. 505, Abs. 2 v. unt., Z. 2 ist statt 598 zu setzen 509

S. 506, Abs. 2 v. unt., Z. 1 v. unt. ist statt 519 zu setzen 521

S. 507, Z. 2 v. unt. ist oft zu streichen

S. 510, Abs. 6, Z. 2 ist selbst zu streichen

S. 511, Abs. 3, Z. 1 ist statt 629 zu setzen 628

S. 511, Abs. 3 v. unt., Z. 2 v. unt. sind die Anführungsstriche hinter „Labyrinthlosen zu streichen

S. 511, Fußnote 2 ist hinter 477 zu setzen , 482

S. 515, Abs. 4, Z. 3 ist hinter um nicht zu setzen Veränderungen, wie

S. 523, Fußnote 3, Z. 2 ist hinter Völger zu setzen ...s Berechnungen

S. 523, Fußnote 3, Z. 2 ist das sind zu streichen

S. 525 Fußnote 3 zu streichen

S. 526, Abs. 3, Z. 2 statt Bogengangsstörungen zu setzen Bogengangsströmungen

S. 527, Fußnote ** muß heißen s. Fußnote 2, S. 529 und Kleindruck Abs. 3, S. 529

S. 528, Fußnote 4 muß heißen s. Fußnote **, S. 527 und Fußnote 2, S. 529 und Kleindruck Abs. 3, S. 529.

S. 529, Abs. 1, Z. 7, 8 ist statt zum Ohr zu setzen zur Schulter

S. 529, Abs. 3, Z. 4 ist hinter Uffenordes zu setzen lokalisierte Kalt-Heißversuche am freigelegten menschlichen Bogengang

S. 529, Fußnote 3, Z. 1 ist hinter Feststellung zu setzen von

S. 530, Fußnote 2 statt 506 zu setzen 596

S. 531, Abs. 4, Z. 7 ist statt habe ich zu setzen habe auch ich und das Wort auch vor dem Worte als zu streichen

S. 533, Abs. 9, Z. 2 ist statt 120 zu setzen 484

S. 533, Abs. 2 v. unt., Z. 2 ist statt 611 zu setzen 612

S. 538, Abs. 3, Z 1 ist statt des Stromschlusses zu setzen der Stromöffnung

S. 539, Abs. 4, Z. 2 ist statt ^{0} zu setzen σ (= sigma)

S. 543, Abs. 3 v. unt., Z. 5 v. unt. ist statt untererregt zu setzen erregt

S. 545, Abs. 5, Z. 1 ist statt S. 526 zu setzen S. 520

S. 549, Abs. 3 v. unt., Z. 3 ist statt solches zu setzen ein entsprechendes

S. 551, Abs. 3 v. unt., Z. 1 ist statt reaktionäre zu setzen reaktive

S. 552, Fußnote, Z. 2, ist hinter sind einzufügen andrerseits

S. 554, Abs. 3 v. unt. ist statt 594 zu setzen 593, 594

S. 554, Abs. 1 v. unt., Z. 6 ist hinter hämorrhagica statt , ein ; zu setzen

S. 554, Fußnote, Z. 6 ist statt (s. S. 629) zu setzen (s. S. 567 u. 629)

S. 556, Abs. 3, Z. 3 ist statt aufgetretenen zu setzen nachweisbaren

S. 558, Abs. 4, Z. 3 ist statt 601 zu setzen 600, 601

S. 559, Abs. 4 v. unt. ist vor von Fremel zu setzen z. B.

S. 561, Abs. 6, Z. 3 hinter wie wir es zu setzen hinsichtlich der Herd- und Ursachendeutung

S. 565, Abs. 2 v. unt., Z. 4 ist statt Menières su setzen Menière-

S. 566, Z. 5 v. unt. ist die hochgestellte ^{4} zu streichen, Fußnote 4 ist zu streichen

S. 567, Abs. 4, Z. 5 ist hinter bzw. zu setzen von

S. 569, Abs. 4 v. unt. ist statt (s. S. 604) zu setzen (s. S. 590, 604)

S. 570, Abs. 2, Z. 2 v. unt. ist vor 574 zu setzen 558, 560

S. 570, Abs. 3, Z. 2 v. unt. statt zeigen zu setzen Zeigen

S. 570, Abs. 4, Z. 2 v. unt. ist statt rechten Vest.. zu setzen Ramus vesti..

S. 571, Abs. 4, Z. 2 ist das Wort Ebenen zu streichen

S. 572, Abs. 3 v. unt., Z. 3 ist vielmehr zu streichen

S. 572, Abs. 2 v. unt., Z. 3 ist statt 555 zu setzen 554, 555

S. 577, Z. 2 ist statt 472 zu setzen 471

S. 577, Abs. 2, Z. 5 ist hinter 581 zu setzen , 604

S. 577, Abs. 2 v. unt., Z. 7 ist statt gar latenter zu setzen gar nur latente

S. 577, Abs. 2 v. unt., Z. 10 ist statt 562 zu setzen 561, 562

S. 579, Abs. 3, Z. 5 ist statt Syringobulbise- zu setzen Syringobulbie-

S. 579, Abs. 4 v. unt., Z. 1 ist statt „Vorrecht des zu setzen „Vorrecht" des

S. 579, Abs. 4 v. unt., Z. 1 ist statt ^{1} zu setzen ^{3}

S. 579, Abs. 2 v. unt., Z. 4 ist statt 585 zu setzen 586

S. 581, Abs. 1, Z. 1 v. unt. ist statt 589 zu setzen 588

S. 582, Abs. 3, Z. 6 ist statt 531 zu setzen 466

S. 584, Abs. 5 v. unt., Z. 4 v. unt. ist (s. S. 539) zu streichen

S. 585, Abs. 3, Z. 3 ist (vgl. S. 580) zu streichen

S. 585, Abs. 3, Z. 5 ist statt (S. 606)] wie zu setzen (S. 580)], wie

S. 585, Abs. 3, Z. 6 ist vor bei Typhus ein , zu setzen

S. 585, Abs. 6, Z. 2 v. unt. ist statt eben-so — wie nach zu setzen ebenso wie — nach

S. 585, Abs. 7, Z. 3 ist statt 541 zu setzen 542

S. 586, Abs. 3, Z. 5 ist nach 579 zu setzen 583

S. 587, Abs. 3, Z. 4 ist statt 539 zu setzen 540

S. 589, Abs. 4 v. unt., Z. 3 ist vor Die Verlagerung ein : zu setzen

S. 590, Abs. 3, Z. 4 ist statt (ebenda) zu setzen (s. S. 604 f.)

S. 590, Abs. 5, Z. 1 v. unt. ist vor Ausbleiben zu setzen völliges

S. 592, Abs. 7, Z 2 ist vor der Schlaf zu setzen daß

S. 592, Abs. 8, Z. 2 v. unt. ist vor 583 zu setzen 580 und hinter 583 zu setzen 585

S. 592, Abs. 3 v. unt., Z. 1 v. unt. ist vor Seitenlagennystagmus zu setzen nicht senkrechtem

S. 593, Fußnote 2 ist statt 635 zu setzen 634

S. 595, Abs. 3, Z. 4 ist statt oben zu setzen S. 593 Fußnote 1

S. 595, Abs. 1 v. unt., Z. 2 v. unt. ist vor sensible zu setzen andere

S. 596, Z. 4 ist statt 495 zu setzen 542 f.

S. 597, Abs. 3 v. unt., Z. 3 ist vor mit dem zu setzen zugleich

S. 597, Abs. 1 v. unt., Z. 3 ist statt 506 zu setzen 505

S. 598, Abs. 2, Z. 3 ist vor geradezu zu setzen als

S. 599, Abs. 3, Z. 2 v. unt. ist statt sie in zu setzen ihn in

S. 600, Abs. 4, Z. 3 ist hinter 531 zu setzen , 590

S. 601, Z. 1 ist statt complex" der zu setzen complex", die

S. 601, Z. 4 ist statt den echten zu setzen für die echten

S. 602, Fußnote 3, Z. 1 v. unt. ist statt 614 zu setzen 604

S. 603, Abs. 2 v. unt., Z. 3 ist statt Fistelsysteme zu setzen Fistelsymptome

S. 605, Abs. 4 v. unt., Z. 3 ist statt noch reaktive Zwangsdeviation zu setzen reaktive Zwangsdeviation noch

S. 605, Abs. 4 v. unt., Z. 3 v. unt. ist hinter wahrscheinlich der Absatz 2 v. unt. einzufügen

S. 605, Fußnote 1 statt Bonies ist zu setzen Borries

S. 610, Abs. 3, Z. 2 v. unt. ist hinter Kragh eine) zu setzen

S. 610, Abs. 3, Z. 1 v. unt. ist die) zu streichen

S. 610, Abs. 4, Z. 2 ist zu setzen statt Tonusveränderung Zwangshaltung

S. 611, Abs. 2 v. unt., Z. 1 v. unt. ist statt sein zu setzen haben

S. 612, Abs. 4 v. unt., Z. 1 v. unt. ist desselben zu streichen

S. 615, Abs. 2, Z. 6 ist statt Sekundärreaktion zu setzen Sekundärreaktionen

S. 615, Abs. 3 ist statt 572 zu setzen 581

S. 618, Abs. 4, Z. 3 ist statt Denke zu setzen Denker

S. 618, Abs. 1 v. unt., Z. 4 beginnt mit die Baranyschen Proben eine neue Zeile und ist hinter die Baranyschen Proben ein : zu setzen

S. 619, Abs. 2, Z. 3 ist vor vergeblich zu setzen — bei erregbarem Labyrinth —

S. 619, Abs. 4 v. unt., Z. 2 ist statt 478 zu setzen 477

S. 624, Abs. 3, Z. 3 v. unt. ist das , zwischen bevorzugt und beschädigt zu streichen.

S. 625, Abs. 1 v. unt., Z. 4 ist hinter der zu setzen zentrale

S. 628, Abs. 1, Z. 4 v. unt. ist (S. 619) zu streichen

S. 628, Abs. 1, Z. 3 v. unt. ist statt 621 zu setzen 620

S. 629, Abs. 1 v. unt., Z. 1 v. unt. ist vor bestand zu setzen auf das Bewußtsein

S. 632, Abs. 2, Z. 4 v. unt. ist statt 576 zu setzen 575, 576

S. 636, Abs. 2 v. unt., Z. 3 v. unt. ist statt Falle zu setzen Anfälle

S. 638, Abs. 3 v. unt., Z. 4 ist statt Recessus zu setzen Ramus

S. 639, Abs. 1, Z. 1 v. unt. ist statt 621 zu setzen 620.

Symptomatologie der Erkrankungen des Riechnerven.

Von **WALTHER RIESE**-Lyon.

Mit 6 Abbildungen.

Anatomische Vorbemerkungen.

Die *vergleichend-anatomische* Betrachtung lehrt, daß der *Bauplan des zentralen Riechapparats* in der ganzen Wirbeltierreihe von auffallender *Konstanz* und — wenn man in diesem Zusammenhange von der Komplizierung einiger Anteile in einzelnen Tierklassen absieht — *Übersichtlichkeit* ist. Stets begegnen wir folgender Anordnung: Aus den Epithelien der Nasenhöhle wachsen die Fasern des *Riechnerven* an das Gehirn heran; auf diesem Wege durchbohren sie als *Fila olfactoria* die Siebbeinplatte, um in das Schädelinnere zu gelangen. Diesen Riechfäden kommt eine frontalwärts gerichtete *Ausstülpung der Vorderhirnblase* entgegen; an der Stelle, an welcher die Riechnervenfäden das frontale Ende erreichen, erfolgt die Aufsplitterung der Fila zu den Endpinseln der Knäuelformation oder *Glomeruli olfactorii,* welche den Anschluß an das zweite Neuron vermitteln. Die Formatio bulbaris, welche durch diesen Anschluß- und Austauschmechanismus zustande kommt, tritt bei den meisten Tieren als die grob sichtbare Anschwellung eines *Bulbus olfactorius* zutage. Die aus dem Bulbus entspringende Riechbahn zweiter Ordnung, die *Riechstrahlung* oder *Tractus olfactorii,* zieht nach rückwärts in die Vorderhirnfläche, den *Lobus olfactorius.* Ein Riechnerv und sein Endgebiet ist nicht nur bei allen Vertebraten vorhanden: beide bilden auch, gemeinsam mit dem Corpus striatum, den stammesgeschichtlich alten, *paläencephalen* Teil des Vorderhirns, das *Hyposphaerium* (EDINGER). Die dorsale und mediale Wand der Vorderhirnblase wird Ausgangspunkt neuer Formationen, des *Episphaerium,* welches keine direkten Riechfasern mehr aufnimmt, vielmehr Endigungsstätte tertiärer Bahnen aus dem Lobus olfactorius wird. Dies ist der *neencephale* Anteil des Vorderhirns, der *variable* Teil des Großhirns, der bei den Säugern eine mächtige Ausbildung erreicht; in seiner Eigenschaft als Aufnahmestätte tertiärer Riechbahnen repräsentiert er die *älteste Rinde,* das sog. *Archipallium.*

Eine *unpaare* Riechgrube und ein Riechnerv werden schon bei Amphioxus angetroffen. Aber erst bei den Kraniaten tritt ein *paariger Riechnerv* und damit die Differenzierung eines Telencephalon durch Entwicklung *paariger Ausstülpungen* auf. Diese vergleichend-anatomische Beziehung zwischen Paarigkeit des Riechhirns und Paarigkeit des Vorderhirns wird auch durch *teratologische* Tatsachen aus der menschlichen Pathologie bestätigt: bei Fehlen des Riechhirns (Arhinencephalie) bleibt auch die Paarigkeit des Vorderhirns, wenigstens in seinen vorderen Partien, aus (vgl. RIESE). Der *Paläocortex* der Fische ist im wesentlichen eine Endstation sekundärer Riechfasern. Allmählich bildet sich neben diesem Paläocortex der *Archicortex* als tertiäres Riechgebiet. Während dieser bei den *Amphibien* nur gering entwickelt ist, ist bei den *Reptilien* das tertiäre Riechgebiet schon größer als das sekundäre. Primäre und sekundäre Riechrinde grenzen hier noch aneinander. Bei den *Säugern* werden Paläocortex und Archicortex durch die starke Ausbildung des (nichtolfactorischen) *Neocortex* fast ganz voneinander getrennt, so daß der Archicortex auf die ventrale, der Paläocortex auf die mediale Seite des Gehirns zurückgedrängt wird. Bei den Reptilien wird der rindenähnliche Bau der sekundären Riechrinde deutlich. Bei den Säugern gelangt der hintere Abschnitt des Cortex olfactorius (der Cortex piriformis) zu besonderer Ausbildung; er wird hier zu einem großen, mehrschichtigen Rindenareal. An den sekundären *Riechfasern (Tr. olfact.),* welche den Mitralzellen der Formatio bulbaris entstammen, kann man einen *lateralen* und einen *medialen* Tractus olfactorius unterscheiden. Der Tract. olfact. lat. nimmt in der Phylogenese an Bedeutung zu. Der Archicortex oder *Cortex hippocampi* sondert sich bei den Reptilien in zwei deutlich getrennte Schichten: eine vorwiegend granuläre *Fascia dentata* und eine subgranuläre pyramidale

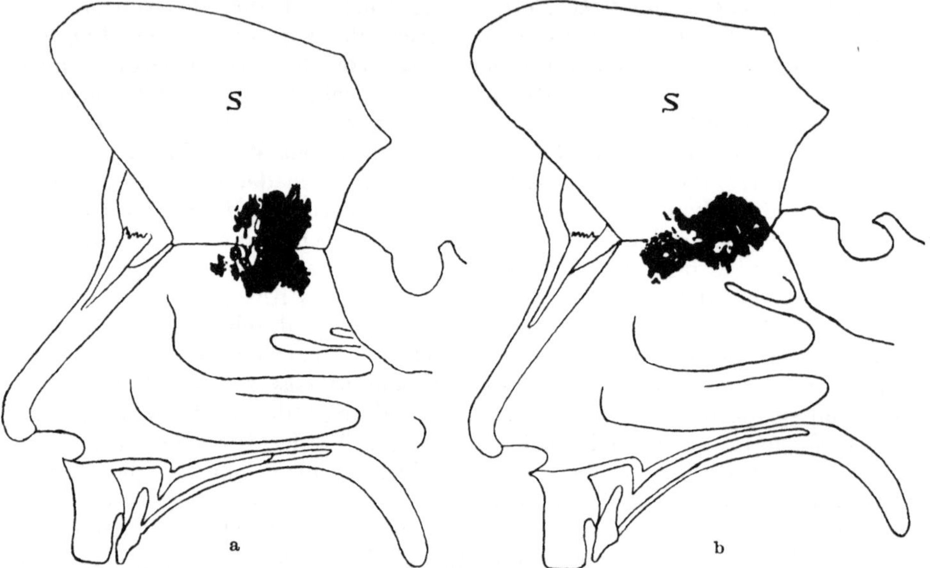

Abb. 1a und b. Ausbreitung des Riechepithels. a Rechte Nasenhöhle. Das Septum *S* mit Ausnahme des oberen Randes abgelöst und nach oben geschlagen. Die dunkle Figur stellt die durch Rekonstruktion gewonnene Ausbreitung des Riechepithels dar. 40jähriger Mann. b Ebenso 30jähriger Mann. (Nach v. Brunn.)

Ammonsschicht. Dieser differenzierte (größere) Teil des Archicortex ist bei den Säugern durch die Entwicklung des Neopallium eingerollt, wodurch die *Fissura hippocampi* bedingt wird. Er zeigt eine bedeutende Vermehrung der Ammonspyramiden auf Kosten der Körnerschicht (Fascia dentata). Der Archicortex besitzt überall eine kommissurelle Verbindung, welche bei den Mammaliern als *Psalterium* bezeichnet wird.

Die Verhältnisse beim *Menschen* erfordern eine gesonderte Besprechung. Der *Riechnerv,* Nervus olfactorius, repräsentiert die Gesamtheit der Fila olfactoria, die sich als Bündel feinster Achencylinderfibrillen marklos, von scheidenförmigen Fortsätzen der Hirnhäute umgeben, in einer Anzahl von etwa 20 in der *Regio olfactoria* der Nasenschleimhaut verbreiten. Diese Regio olfactoria, Riechspalte, Rima olfactoria nimmt nur einen *schmalen* Raum der Nasenhaupthöhle ein und ist oben von der Lamina cribrosa, hinten von der vorderen Keilbeinhöhlenwand, lateral von der medialen Wand des Siebbeinlabyrinths, medial von der Nasenscheidewand begrenzt. Sie beschränkt sich im wesentlichen auf den mittleren Teil der oberen Muschel und den gegenüberliegenden Teil des Septum; ihre gesamte Flächenausdehnung wird auf etwa 500 qmm geschätzt. Ihre Lage, Ausdehnung und Gestalt ist aus Abb. 1 ersichtlich.

Die Schleimhaut der Regio olfactoria zeigt gegenüber derjenigen der Regio respiratoria und Regio vestibularis einige Besonderheiten, von denen hier vor allem das *Riechepithel* interessiert. An ihm kann man *Stützzellen* (sensus strict. und Basalzellen) und *Riechzellen* unterscheiden. Die *Riechzellen* sind langgestreckte, spindelförmige Zellen, welche die ganze Epithelhöhe durchsetzen, durch eine oder mehrere Stützzellen voneinander getrennt sind, einen mittleren, den Zellkern tragenden, rundlichen, eigentlichen Zellkörper besitzen, von dem jeweils nach außen und innen ein Fortsatz ausgeht. Der äußere, periphere Fortsatz endigt an der freien Oberfläche mit den sog. Riechhärchen; der innere, viel feinere Fortsatz geht direkt in eine Riechnervenfaser über, die demnach als direkter Ausläufer der Riechzelle zu betrachten ist. Der Charakter der Riechzelle als Ganglienzelle ist auch durch den Nachweis von Neurofibrillen innerhalb des Zelleibs gesichert. Die marklose *Riechnervenfaser* tritt in ihrem weiteren Verlauf in ein Olfactoriusbündel ein. Die Fasern gelangen, ohne sich zu teilen oder mit benachbarten Fasern zu anastomosieren, durch die Lamina cribrosa in den Bulbus olfactorius. Neben diesen, aus den Riechzellen hervorgehenden Riechnervenfasern sind auch *freie Nervenendigungen* im Epithel nachgewiesen worden, die im allgemeinen als sensible Endigungen von (markhaltigen) Trigeminusfasern angesprochen werden (Abb. 2, 3, 4).

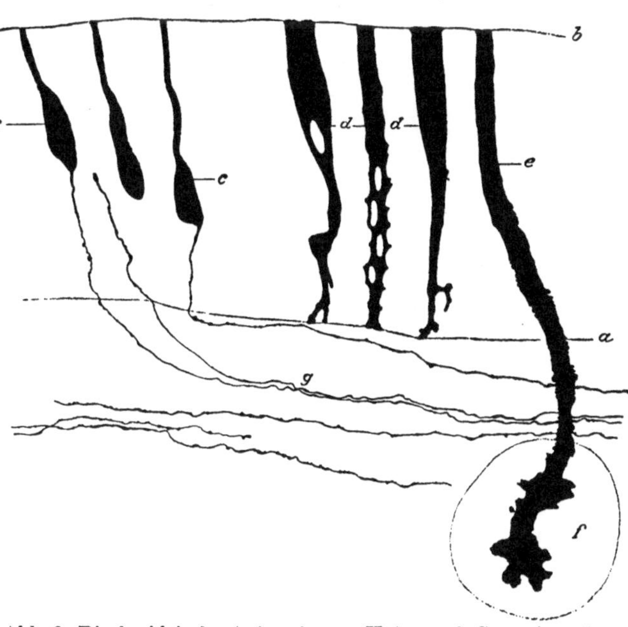

Abb. 2. Riechschleimhaut einer jungen Katze nach GOLGI imprägniert. *a* untere, *b* obere Grenze des Epithels. *c* Riechzellen nach unten in *g* Olfactoriusfasern übergehend. *d* Stützzellen. *e* Ausführungsgang einer BOWMANschen Drüse, *f* deren mit Sekret erfüllter Hohlraum ebenfalls imprägniert ist. Vergr. 325fach. (Nach v. EBNER.)

Die Anordnung: Zelle mit je einem peripheren „Sinnesfortsatz" und einer proximalen „Sinnesnervenfaser", entspricht dem auch schon bei *Wirbellosen* verbreiteten Typus der primären „Sinnesganglienzelle". Für die *Physiologie* des Riechaktes wichtig scheint eine dünne Flüssigkeitsschicht zu sein, die der Riechschleimhaut direkt aufliegt, die peripheren Enden („Köpfe") der Riech- und Stützzellen vor dem Austrocknen schützt und dafür sorgt, daß der Riechstoff erst in gelöstem Zustand an die Enden der Sinneszellen herantritt. Für die Beurteilung *klinischer* Befunde kann die Tatsache gelegentlich Bedeutung gewinnen, daß das menschliche Riechorgan im späteren Leben durch metaplastische Prozesse in Anteile der Regio respiratoria umgewandelt werden und daher als Sinnesorgan teilweise oder selbst vollkommen schwinden kann.

Der feinere Bau des *Riechkolben*[1] (Bulbus olfactorius) läßt folgende Schichten erkennen:

---

[1] Siehe von neueren *zusammenfassenden* Darstellungen vor allem BRUNNER: Handbuch der Hals-, Nasen- und Ohrenheilkunde, Bd. 1: Der zentrale Riechapparat beim Menschen. Berlin: Julius Springer 1925.

1*

1. Das Stratum nervosum, das die zentralen Fortsätze der Riechzellen enthält.
2. Das Stratum glomerulosum. An den Glomerulis olfactoriis treten die Fila olfactoria mit den Dendriten der Mitralzellen („Riechpinseln") in Beziehung; hier beginnt also das zweite Neuron des olfactorischen Systems.
3. Das Stratum moleculare, das sich beim Menschen nur stellenweise von
4. dem Stratum cellularum mitralium isolieren läßt. Von diesen aus erfolgt die Weiterleitung der olfactorischen Impulse durch die Tractus ins Gehirn.
5. Das Stratum granulosum, beim Menschen nur schwach entwickelt.
6. Den Markkern.

Zwar zeigt der menschliche Riechkolben eine andere Struktur als der tierische: er kann indes nicht einfach als „rudimentär" bezeichnet werden.

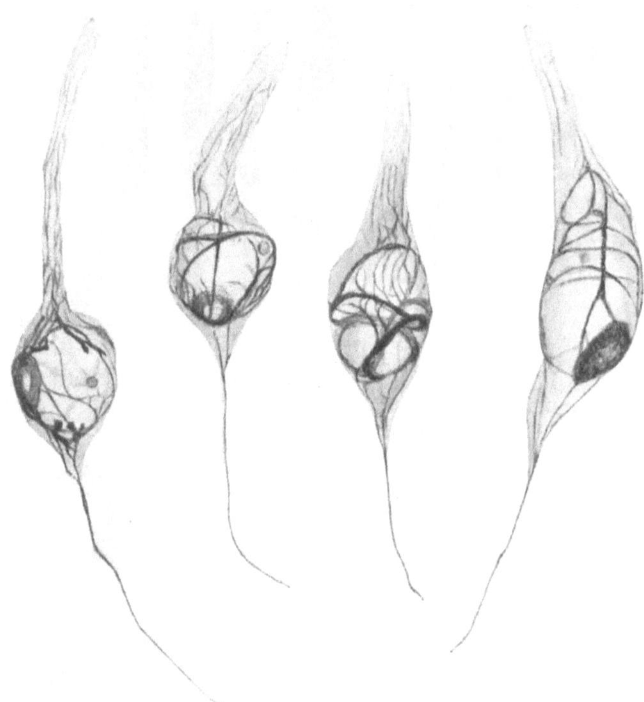

Der *Tractus olfactorius*, innerhalb dessen sich Ganglienzellen, Nervenfasern, Reste des Ventrikelependyms, Gliazellen und Blutgefäße unterscheiden lassen, übermittelt den Anschluß an das an seinem hinteren Ende befindliche *Tuber olfactorium*. Es repräsentiert eine pyramidenförmige Erhabenheit am hinteren Ende des Sulcus olfactorius, der den Tractus olfactorius beherbergt; die Basis dieser Pyramide wird als *Trigonum olfactorium* bezeichnet. Vom Tuber olfactorium gehen der äußere, der innere und der mittlere Riechstreifen aus. Der innere Riechstreifen strahlt in das Stirnende des *Gyr. fornicatus* ein; der äußere zieht gegen das vordere Ende des *Gyr. hippocampi*, der mittlere wird durch die *Substantia perforata ant.*

Abb. 3. Neurofibrillen in vier Zellen der Riechschleimhaut von Gobio fluviatilis, ein Gitterwerk in der Umgebung des Kernes bildend, in welchem stellenweise ein besonders dicker Fibrillenring hervortritt; von diesem Gitterwerk geht eine starke Fibrille proximalwärts im Achsenzylinder aus, zarte Fibrillenzüge distalwärts in den peripheren Teil der Riechzelle. Cajals Silbermethode mit direkter Silberfixation. Vergr. 1900fach. (Nach Kolmer.)

repräsentiert. Der vordere Teil dieser Substantia perforata ant. hat einen Hirnteil in sich aufgenommen, der beim makrosmatischen Tier mächtig entwickelt ist und als *Lobus parolfactorius* oder *Tuberculum olfactorium* bezeichnet wird. Seit Broca gilt der „grand lobe limbique" (Gyr. fornicat., Gyrus cinguli) als „*Riechzentrum*". Dieser Rindenteil umgibt im Bogen die Mantelspalte und läßt sich in einen Lobus corporis callosi, einen Lobus hippocampi und einen Lobus olfactorius auflösen. In der Gegend der Substantia perforata krümmt sich der Lobus hippocampi nach hinten und bildet so einen Haken, den *Uncus*. Zum zentralen Riechgebiet gehören ferner die Derivate der nur beim Embryo als Hirnwindungen deutlich nachweisbaren beiden Randbögen, deren sich ein äußerer und ein innerer unterscheiden läßt. Zum äußeren Randbogen gehören das *Ammonshorn* und die *Fascia dentata*. Die Oberfläche des Ammonshorns, die gegen den Ventrikel gerichtet ist, besteht aus weißer Substanz und wird als *Alveus* bezeichnet, der sich medialwärts in die *Fimbria* fortsetzt. Die Derivate der inneren Randwindung werden durch den *Fornix* dargestellt. Sind wir auch *im wesentlichen* über die Lokalisation der als zentrale Endstätten des Olfactorius aufzufassenden Hirnteile unterrichtet, so kann die Abgrenzung dieser Hirnteile beim Menschen doch noch nicht als endgültig betrachtet werden. Experimentelle und klinische Erfahrungen haben aus naheliegenden Gründen auch nicht weitergeführt. Der intracerebrale Verlauf der Olfactorius*fasern* ist höchst kompliziert; zum Verständnis *klinischer* Fragestellungen und Ergebnisse genügt es, sich zu vergegenwärtigen, daß die Tractusfasern in folgende Hirnteile einstrahlen:

1. in den Gyr. hippocampi,
2. in die basale Riechsphäre der anderen Seite durch die vordere Commissur,
3. in das Septum pellucidum,
4. in die Substantia perforata ant.,
5. in den Hirnstamm.

Das eigentliche *primäre Sinnesfeld* wird also durch die Hippocampusrinde repräsentiert, während die übrigen Rindenanteile Zentren höherer Ordnung sind; vor allem also das Ammonshorn. BRUNNER macht darauf aufmerksam, daß die Verbindungen des Olfactorius mit den *subcorticalen* Zentren sowie mit dem *Thalamus* beim Menschen zwar nur sehr schwach ausgebildet sind, aber im übrigen die Riechrinde selbst und die Verbindungen des Olfactorius mit der Riechrinde beim Menschen *keine Zeichen einer rudimentären Entwicklung* er-

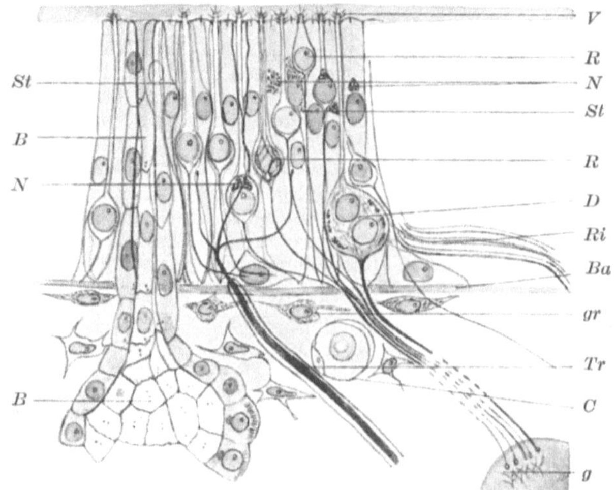

Abb. 4. Schema der bisher dargestellten Einzelheiten der Riechschleimhaut des Menschen. *St* Stützzellen mit Stützfasern, *R* Riechzellen mit Neurofibrillengitter, dessen netzförmiger Verdichtung, der Vesicula olfactoria, *V* mit Riechstäbchen und Basalkörperchen, *D* doppelkernige große Ganglienzelle, *Ri* Riechfasern, verzweigte, bis zur Oberfläche aufsteigende Trigeminusfasern *Tr*, bis zur Basalmembran markhaltig, knöpfchenförmige Endigungen der Riechfasern in einem Glomerulus *g*. BOWMANsche Drüsen mit Diplosomen und Ausführungsgang *B*, granulierte Bindegewebszellen, *gr* unter der Basalmembran, *Ba* homogene Grenzschichte auf der Limitans externa, *N* Netzapparate in Sinnes- und Stützzellen, *C* Capillare. (Nach W. KOLMER.)

kennen lassen, so daß die Charakterisierung des Geruchsinns als eines rudimentären Sinnes schon rein anatomisch nicht gerechtfertigt erscheint.

KESSEL faßt, im Anschluß an KLEIST, das menschliche Riechsystem als ein Doppelorgan auf; es bestehe aus einem vorderen Riechhirn (Lobus piriformis) und einem hinteren Riechhirn (Lobus ammonicus); beide Anteile seien durch einen Tractus piri-ammonicus miteinander verbunden. Das vordere Riechhirn bestehe aus dem Gyrus semilunaris, ambiens und entorhinalis (ventralis). Das hintere Riechhirn (Lobus ammonicus) bestehe aus der Fascia dentata, dem Ammonshorn und den Regionen des Subiculum und Präsubiculum. Riechempfindungen werden dem vorderen Riechhirn auf dem Wege Bulbus und Tractus olfactorius, Stria olfactoria lateralis zugeführt. Das hintere Riechhirn besitze eine schwächere Zuleitung in der Stria olfactoria medialis; diese setze sich durch die Taenia tecta in die Ammonsformationen fort. Dazu kämen der Tractus olfacto-ammonicus und mittelbare Zuflüsse aus dem vorderen Riechhirn. Das hintere Riechhirn habe im Fornix eine abführende Bahn zum Corp.

mammillare. Das vordere Riechhirn bilde einen „animalischen" Riechapparat, das hintere einen „vegetativ-somatopsychischen".

Zur *Vervollständigung unserer Kenntnisse über die Ausdehnung der olfactorischen End-stätten* scheinen sich besonders zu eignen:

1. Menschliche, riechhirnlose Früchte.

2. Mißbildungen, bei denen umgekehrt gerade das Rhinencephalon möglichst isoliert erhalten ist.

3. Säugergehirne, bei denen der Olfactorius einerseits stark (Makrosmatiker), andererseits schwach oder gar nicht (Mikrosmatiker bzw. Anosmatiker) entwickelt ist (Wale).

4. Ein Vergleich der an diesen verschiedenen Untersuchungsobjekten gewonnenen Resultate untereinander, unter Wahrung der hierbei nötigen Kritik und Vorsicht, die bei Vergleich so *heterogener* Objekte und namentlich bei der mangelhaften Kenntnis der Sinnesleistungen tierischer (noch dazu so entfernter wie der hier in Frage kommenden) Gehirne geboten sind.

Jedenfalls *fehlen* sowohl am Hirn der Wale (Hatschek und Schlesinger, Addison) wie an menschlichen, riechhirnlosen Früchten (Riese, Goldstein und Riese) gänzlich die *Dorsalkerne des Thalamus.* Stark reduziert sind an beiden Untersuchungsobjekten der *Gyr. dentatus,* die *Corpora mammillaria,* die *vordere Commissur,* das *Septum pellucidum.* Vicq d'Azyrsches Bündel, *Psalterium, Fornix* und *Fimbria,* die beim Wal noch eben sichtbar sind, fehlen am riechhirnlosen menschlichen Kind.

Die Tatsache, daß sowohl beim Arhinencephalen wie beim Wal Taenia thalami, Taenia semicircularis und *Mandelkern* vorhanden (wenn auch reduziert) sind, spricht gegen die Zugehörigkeit dieser Hirnteile zum Riechapparat und für ihre parolfactorische Herkunft, zumal bei beiden Untersuchungsobjekten parolfactorische Gebiete vertreten sind.

Das von C. v. Monakow beschriebene Gehirn Vogler dürfte sich vielleicht als, wenn auch nicht ideales, Gegenstück zu den riechhirnlosen Untersuchungsobjekten erweisen.

Monakow, der eine *systematische* Darstellung der feineren Bauverhältnisse nicht beabsichtigt hat, spricht in seiner anatomischen Übersicht von den „auffallend gut gebildeten, isoliert an der Basis verlaufenden Tractus und Bulb. olfactor." Der erhaltene Cortex beschränkte sich, soweit in der Schichtenbildung zu erkennen, im wesentlichen auf die Regio Rolandi. Interessant ist, daß sich an diesem Gehirn, das, roh betrachtet, in seiner Kleinheit und äußeren Form das Bild eines Säugetiergehirns (z. B. Kaninchen) und am Hirnstamm ähnliche Verhältnisse wie nach Abtragung beider Großhirn- und beider Kleinhirnhemisphären darbietet, eine Bildung der Ammonsformation ähnlich der bei niederen Säugern vorfindet; es schiebt sich eine kleine Portion des Ammonshorns nebst der Hauptpartie der Fasc. dentat. nach aufwärts und bildet die dorsale Wand des Seitenventrikels!

Die Monakowschen Befunde konnten auf Grund eigener Untersuchungen des Verf. (im Hirnanatomischen Institut Zürich) *ergänzt* werden:

An Hirnteilen, welche dem Rhinencephalon angeschlossen sind, erwähnt schon C. v. Monakow das *Ganglion habenulae* (Abb. 14 und 15 der Monakowschen Arbeit); dieses erreicht bei Vogler eine ganz ungewöhnliche Ausbildung, nach Art der Entwicklungsstufe bei niederen Vertebraten. Das Gehirn Vogler besitzt auch einen, von C. v. Monakow nicht erwähnten, kräftig entwickelten *Mandelkern.* Die *Ammonsformation* dagegen wird von C. v. Monakow gewürdigt, ihre Lage und feine Struktur eingehend beschrieben. An Fasersystemen, welche im engeren und weiteren Sinne zum Riechhirn gerechnet werden dürfen, finden bei C. v. Monakow bereits Erwähnung: Das *Meynertsche Bündel,* das wieder eine bemerkenswerte Höhe der Ausbildung erreicht (Abb. 14 der Monakowschen Arbeit), *Fasc. dentata, Fimbria und Fornix* (Abb. 14—19 der Monakowschen Arbeit). Nicht erwähnt werden von C. v. Monakow das ungewöhnlich starke Vicq d'Azyrsche Bündel (auf Abb. 10 der Monakowschen Arbeit gut sichtbar, von C. v. Monakow aber nicht bezeichnet), welches, da die Corpora mammillaria defekt sind, frei im Hypothalamus endet.

Ein *Septum pellucidum* ist bei Vogler nicht vorhanden, da das Vorderhirn in seinen frontalen Partien eine *unpaare* Blase repräsentiert. Die sich schon bei einem 3 Monate alten Kinde mit zartem Mark umgebenden, zu beiden Seiten des Cav. sept. pellucid. verlaufenden Fasern können daher am Gehirn Vogler nicht identifiziert werden.

Das Endhirn Voglers ist praktisch *commissurenlos.* Vom *Balken* stehen, wie schon C. v. Monakow beschreibt, nur Reste, die nicht zu einer Commissur zusammentreten. Es fehlt gänzlich ein *Psalterium* (Abb. 9 der Monakowschen Arbeit). Eine *vordere Commissur* ist zwar der Anlage nach anscheinend vorhanden, enthält aber nur äußerst spärlichen Markfaserbesitz.

Wir haben einleitend hervorgehoben, daß das Riechhirn eine Sonderstellung im Aufbau des Vertebratengehirns einnimmt, dadurch, daß es (mit dem Corpus striatum) den stammesgeschichtlich alten (paläencephalen) Teil des Vorderhirns repräsentiert. Auch *histoarchitektonisch* bewahrt das menschliche Riechhirn eine Sonderstellung: es ist derjenige (kleine) Teil des menschlichen Gehirns, der im erwachsenen Zustand sowohl als auch in der embryonalen Anlage eine ganz andere Grundlage des Rindenaufbaus zeigt wie die Gesamtheit des übrigen Cortex. Während dieser nämlich, der *Isocortex*, eine, sei es dauernd, d. h. auch im erwachsenen, sei es nur im embryonalen Gehirn nachweisbare *Sechsschichtung* erkennen läßt, zeigt das Riechhirn, der *Allocortex*, gar keine oder eine nur sehr *unvollkommene Schichtung*. Der ganze Allocortex nimmt beim Menschen hauptsächlich den Rindensaum um den Balken ein (und den sog. Gyr. intralimbic. mit Induseum und Gyr. fasciolaris), ferner die ganze dorsale Wand des Gyr. hippocampi, den sog. Uncus und schließlich an der Basis die daran anschließenden Gebilde des Gyr. olfact. lat. samt den eigentlich nicht mehr zur Rinde gehörenden Teilen der Substantia perforata mit dem Tuberc. olfact., dann das Trigon. olfact., den Gyr. olfact. med. und Gyr. subcallos. (s. v. Economo). Auch der Allocortex ist in diesen verschiedenen Gebieten äußerst verschieden gebaut und kann in sehr zahlreiche Areae eingeteilt werden. — Die *primäre corticale Geruchssphäre* sucht v. Economo in einem Feld (LE) der *retrosplenialen Rinde*, in welcher infolge Zellverarmung der beiden tiefen Schichten sowie Verschwindens der Pyramidenzellen der III. Schicht die zu Körnern umgewandelten Zellen im allgemeinen Zellbild an Bedeutung gewinnen und diese Rinde als eine granulöse, d. i. einen *Koniocortex*, eine *sensorische* Rinde (v. Economo) charakterisieren. Da ihre Entwicklung sich noch aus der Sechsschichtung ableiten lasse, sieht v. Economo sie als *Heterotypie* des Isocortex an. — Die Rinde des *Uncus* und *Gyr. hippocampi* zeigt, obschon sie zum Allocortex gehört, eine deutliche und vielfach auch mehrfache Schichtung. An einigen Areae kann man sogar wie im Isocortex *sechs Schichten* unterscheiden, die jedoch aus entwicklungsgeschichtlichen Gründen mit den sechs Schichten des Isocortex *nicht homologisiert* werden dürfen.

Die *erste* Schicht enthält in den obersten markhaltigen Lagen sehr viele Gliakerne; in den tieferen Lagen Nervenzellen von zum Teil ungewöhnlicher Größe. Die *zweite* Schicht besteht nicht etwa aus einer kontinuierlichen Körnerschicht, sondern aus einzelnen großen, runden Haufen, sog. Glomeruli, von großen, sternförmigen Zellen. Zwischen den einzelnen Glomeruli reicht die erste Schicht in die Tiefe bis an die dritte Schicht.

Die *dritte* Schicht besteht aus einer tieferen Lage regelmäßig geformter und schön aneinandergereihter schlanker Pyramidenzellen; der obere Teil der dritten Schicht besteht aus etwas kleineren dreieckigen und polygonalen Zellen, welche recht unregelmäßig geordnet und stellenweise zu dichten, zum Teil zersaust aussehenden Haufen gruppiert sind, während sich daneben wieder zellarme oder sogar zellose Lücken befinden und ein sehr *zellarmer, lichter Streif* gleichsam die zweite von der dritten Schicht trennt.

Unter der dritten sieht man an der Stelle der vierten einen beinahe zellosen weißen, scharf konturierten Streifen (*Lamina dissecans* von Rose), der wahrscheinlich von einer Marklamelle eingenommen ist.

Die *fünfte* Schicht enthält gedrängt stehende große Pyramidenzellen.

Die *sechste* Schicht enthält in ihrem oberen breiteren Teil Spindelzellen und polygonale Zellen; der untere Teil dieser Schicht ist nur ganz schmal, kleinzelliger und sehr licht.

In der Rinde des *Ammonshorns* ist die erste Schicht äußerst breit und zeigt einen oberflächlichen und einen mittleren *Markstreifen*. Unter dem letzteren befindet sich unmittelbar über der Pyramidenschicht das eigentümlich dicht gefügte und etwas homogen leuchtende und radiär streifig aussehende *Stratum radiatum*; unterhalb der aufs Stratum radiatum unmittelbar folgenden Pyramidenzellschicht *(Stratum cellulare)* das ebenfalls dichtgefügte, homogen aussehende schmälere *Stratum oriens* und erst darunter die dichten Markfasern des *Alveus*.

Die *vergleichend-histoarchitektonischen* Untersuchungen von Rose haben Aufschlüsse gebracht, die geeignet wären, unsere Vorstellungen über die Stellung und Bedeutung der

als Riechrinde beim Menschen angesprochenen Gebilde, insbesondere der Hippocampusrinde und Ammonsformation, einer *Revision* zu unterziehen. Die *Hippocampusrinde* (entorhinale Rinde Roses) ist bei Tieren festzustellen, bei welchen der Bulbus olfactorius derart
rückgebildet ist, daß er als funktionsfähiges Organ überhaupt nicht in Frage kommt. Andererseits ist er bei anderen Tieren (zusammen mit der Regio praepyriformis Roses, dem
Paläocortex Kappers'), bei denen ein sicheres Homologon der Hippocampusrinde nicht nachzuweisen ist, sehr stark entwickelt. Gerade bei den mikrosmatischen Tieren weist sie eine
besonders gute Differenzierung und reichhaltige Gliederung in Unterfelder auf, beim
Menschen in 23 Einzelareae. Es gibt Areae, die nur beim Menschen anzutreffen, diesem
daher als eigentümlich anzusehen sind. Endlich ist die Oberflächenausdehnung des Bulbus
olfactorius bei den niederen Säugern bedeutend größer als die Regio entorhinalis, während
beim Menschen die entorhinale Region etwa zehnmal den Bulbus an Ausdehnung übertrifft.
Aus allen diesen Tatsachen schließt Rose, daß der allgemeinen Auffassung der Hippocampusrinde als einer Riechrinde ernste (architektonische) Bedenken entgegengestellt
werden müssen: wenigstens in ihren spezifisch menschlichen Teilen müsse sie entweder ganz
anderen Funktionen dienen als der Riechfunktion oder zum mindesten anderen Partial-
funktionen des Riechens als bei den niederen Säugern. Es sei jedoch auch die Vermutung
nicht von der Hand zu weisen, daß wir es hier mit einer Rinde zu tun haben, welche im
ganzen bei allen Tieren zu anderen Funktionen als zur Riechfunktion bestimmt ist. —
Ebensowenig konnte ein Parallelismus zwischen der Ausdehnung des Bulbus olfactorius
und dem Paläopallium einerseits, der Ausdehnung des *Ammonshorns* (Archipallium)
andererseits festgestellt werden. Bei niederen Säugern ist das Paläopallium (Roses semi-
parietine Rinde) samt Bulbus olfactorius in seiner Ausdehnung bedeutend größer als das
Ammonshorn, während dieses umgekehrt bei Affen und Menschen weitaus größer als die
ersten Hirnteile ist: es weist bei Affen und Mensch eine weitgehende Differenzierung in
Unterfelder auf. Von einer Rückbildung des Ammonshornes beim Menschen könne keine
Rede sein. Wenn das Ammonshorn tatsächlich ausschließlich eine Riechstation höherer
(4.) Ordnung darstellen würde, so wäre die Rindenverarbeitung der an sich sehr dürftigen
Riecheindrücke beim Menschen eine besonders komplizierte. Aber auch hier wäre die Frage
einer *nichtolfactorischen* Funktion aufzuwerfen. — In diesem Zusammenhang muß daran
erinnert werden, daß schon Edinger die Ammonsformation: den Lobus cornu Ammonis
und die Fascia dentata als hochorganisierte Zentren auffaßte, die ihre Anregung zwar aus
dem niederen (bei den Fischen isoliert vorhandenen) Riechmechanismus erhalten, aber
durch ihren Bau zu ausgedehnter Eigentätigkeit befähigt sind. — Auf die bei allen diesen
Untersuchungen getroffene *methodische* Voraussetzung einer *eindeutigen* Bestimmbarkeit
der Funktion aus den morphologischen Eigentümlichkeiten der absoluten und relativen
Größe, Gliederung in Areae u. a. m. muß wenigstens *hingewiesen* werden.

Methodische Vorbemerkungen.

Einer der Gründe, aus denen die Untersuchung des Geruchs in der Klinik
im Verhältnis zu Untersuchungen anderer Sinnesleistungen — man denke
nur an die durchgearbeitete Prüfung der optischen Leistungen — im allgemeinen noch vernachlässigt wird, ist sicher ein rein *methodischer*. Wo nicht besonderes Interesse am Gegenstand vorhanden ist, wird bei der Untersuchung
des Geruchssinns im allgemeinen *wahllos* verfahren, und zwar wahllos sowohl
hinsichtlich der *Zahl* wie der *Art* der ausgewählten Riechstoffe. Der in den
letzten Jahren erzielte *Ausbau* der Methodik ist nicht von Klinikern, sondern
Physiologen geleistet worden. Die Physiologen waren aber hierbei, auch wenn
sie sich der Bedeutung und Würdigung *klinischer* Gesichtspunkte nicht entziehen wollten, an die allgemeinen Voraussetzungen *ihrer* Arbeitsweise gebunden,
die für den Kliniker — zunächst wenigstens — viel zu kompliziert sind, sowohl
was die theoretischen Grundlagen wie, was die Handhabung anbetrifft. Hinzukommt, daß die *physiologische* Geruchsprüfung in erster Reihe auf Bestimmung des eben noch Wahrgenommenen, des „minimum perceptibile", des
Schwellenwertes ausgeht, Untersuchungen, die natürlich von größter Bedeutung
sind, für den Kliniker aber an Bedeutung hinter der Ermittlung quantitativ
gröberer und *qualitativer* Ausfälle, mit denen er es meist zu tun hat, zurück-
treten. Übrigens stellen die Reizschwellenwerte (nach Skramlik[1]) für den

---

[1] Skramlik: Physiologie der niederen Sinne, 1926.

Geruchssinn nicht einmal konstante Größen dar: sie sollen vielmehr in eigenartiger Weise von Tag zu Tag, ja sogar von Stunde zu Stunde schwanken. Es ist in diesem Zusammenhange äußerst lehrreich, daß eine wirkliche Bereicherung unserer Kenntnisse der feineren pathologischen Vorgänge am Riechorgan *ohne* Verwendung olfactometrischer Methoden zustande gekommen ist (HOFMANN), obwohl sie einem *Physiologen* verdankt wurde.

Die *Methodik* der Untersuchung des Geruches nach ZWAARDEMAKER [1] beruht auf dem Prinzip, daß eine jeweils geringste Fläche eines bestimmten riechenden Körpers zur *Ermittlung des Schwellenwertes* freigegeben wird; der Rest des riechenden Körpers bleibt bedeckt. („Was die Spalte für das Licht ist, ist das Prinzip der übereinander verschieblichen Zylinder für den Geruch".)

Auf diesem Prinzip beruht das sog. *Olfactometer:* Ein Hohlzylinder, dessen Innenfläche Geruch abgibt, wird über eine Glasröhre geschoben, deren Wandstärke etwas hinter der Weite des Zylinders zurückbleibt. Riecheindrücke entstehen in dem Augenblick, wo der äußere Riechstoffzylinder vorgezogen und somit seine Innenfläche etwas freigegeben wird. Die Stärke des Riecheindrucks ist der ausgezogenen Zylinderlänge annähernd proportional. Das Riechröhrchen, durch das (bei gleichzeitiger Öffnung des nicht riechenden Nasenloches) gerochen wird, ist rechtwinklig umgebogen. Ein kleiner Schirm hält den von außen kommenden Geruch ab. Das Instrument wird horizontal gehalten.

Bei der Auswahl der riechenden Stoffe hat man zu bedenken, daß stets mehr oder weniger Geruch an der inneren (Glas-) Röhre haften bleibt. Die Adsorption muß also möglichst gering sein. Ferner muß die Zusammensetzung des riechenden Stoffes möglichst gleichmäßig sein.

Dieser Bedingung genügt vulkanisierter Kautschuk sehr gut. Ein Kautschukriechmesser gibt normaliter das Minimum perceptibile, wenn der Riechzylinder über eine Länge von 1 cm ent-

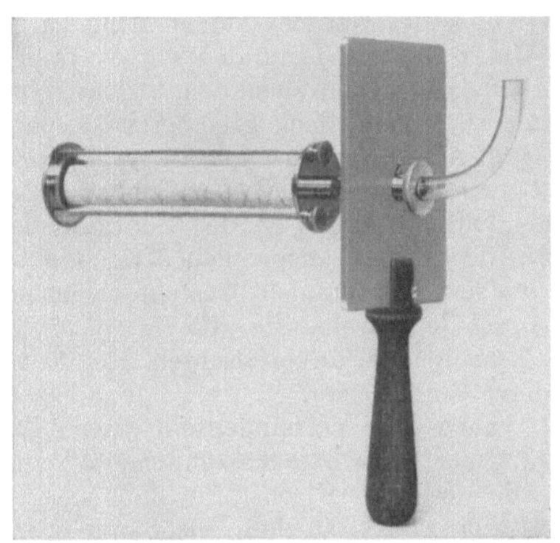

Abb. 5. Einfacher Riechmesser (Handapparat).

blößt, d. h. wenn die Außenröhre 1 cm vorgeschoben ist. Diese Größe nennt ZWAARDEMAKER eine *Olfactie*. Bei anderen Riechstoffen hat die Olfactie natürlich andere Werte. Liegt das Minimum perceptibile einer Versuchsperson über 10 Olfactien des (als Geruchseinheit angenommenen) Kautschukriechmessers, dann kann dieser nicht mehr benutzt werden. Es müssen also Riechmesser angewandt werden, die stärkere Riechreize vermitteln. Für den klinischen Gebrauch genügen nach ZWAARDEMAKER ein aus gleichen Teilen Gummi ammoniacum und unvulkanisiertem Guttapercha (Kunsthorn) gemischter Riechstoff, für noch stärkere Reize ein Gemisch von Ichthyol und Bimstein (Abb. 5).

Das Prinzip der Bestimmung von Geruchquellen nach HOFMANN und KOHLRAUSCH besteht in folgendem: Von dem gesättigten Dampf des Riechstoffes wird ein abgemessenes Volumen meßbar mit Luft verdünnt und diese Verdünnung dann in die Nase geblasen; in wiederholten Versuchen sucht man diejenige Verdünnung auf, die eine eben noch wahrnehmbare Geruchsempfindung auslöst. Unter Berücksichtigung von Versuchstemperatur und Barometerstand ergibt sich aus dem Sättigungsdruck, der Dampfdichte und dem Verdünnungsgrad der Substanz die Schwellenkonzentration, ausgedrückt in Gramm Riechstoff pro Kubikzentimeter Luft. — Die sehr komplizierte Versuchsanordnung ist durch TEUFER etwas vereinfacht worden.

---

[1] ZWAARDEMAKER, siehe u. a.: Handbuch der physiologischen Methodik, herausgeg. von TIGERSTEDT, Bd. 3, 1. Hälfte. Leipzig 1914. — Handbuch der biologischen Arbeitsmethoden, herausgeg. von ABDERHALDEN, Abt. V, Teil 7. Berlin-Wien 1923. — Handbuch der Hals-Nasen-Ohrenheilkunde, herausgeg. von DENKER-KAHLER, Bd. 1. Berlin-München 1925.

Gegenüber den früher üblichen Methoden, welche alle davon ausgehen, die Menge der Geruchssubstanz abzuwägen und zu verdünnen, hat das Olfactometer von Hofmann und Kohlrausch den Vorzug, die bei stark riechenden Stoffen oft notwendigen weitgehenden Verdünnungen der Substanz selbst zu ersparen und durch die Verdünnung des gesättigten Dampfes zu ersetzen (Teufer).

Hofmann und Kohlrausch selbst sprechen von ihrer Apparatur als von einer solchen, bei der die Feststellung des Minimum perceptibile von Riechstoffen in *absoluten* Zahlen stattfindet, im Gegensatz zu denjenigen, welche lediglich dem *relativen* Vergleich von Geruchsschwellen dienen, wie z. B. die Olfactometer Zwaardemakers.

Alle diese Methoden der Geruchsprüfung sind natürlich für den Kliniker und besonders für den Nervenarzt viel zu *kompliziert*; sie haben daher auch in die Klinik des Geruchs keinen Eingang finden können.

Unter diesen Umständen war es zweifellos ein Verdienst Börnsteins, eine Methode angegeben zu haben, welche, ohne die exakte Olfactometrie etwa ersetzen zu wollen, doch geeignet ist, „einen Überblick über das Verhalten des zu prüfenden Geruchsapparats gegenüber Reizen verschiedener Intensitäten und verschiedener Qualitäten zu geben". Seine Methode erlaubt gleichzeitig eine „Differenzierung in der Funktion der anderen Sinnesapparate, die auch auf „Riechstoffe" ansprechen (Trigeminus, Geschmack)". Die „Methode", um die es sich hier handelt, besteht eigentlich nur in einer zweckentsprechenden *Auswahl* der Riechstoffe, die

1. nach der unverfälschten Reinheit des Riechreizes (ohne Beteiligung anderer Sinnesreize),

2. nach dem Vorhandensein einer „Tastkomponente" (Trigeminus),

3. einer „Geschmackskomponente" angeordnet sind.

Die „reinen" Riechstoffe sind untereinander wieder in einer *Intensitätsreihe* angeordnet, so daß eine Skala oder „Geruchsleiter" aufgebaut wird, in welcher von den Stoffen geringerer „Riechschärfe" zu denen höherer fortgeschritten wird. Dieser „Geruchsleiter" haftet natürlich ein willkürliches Moment an, da wir innerhalb der Geruchswahrnehmungen keine Intensitätsreihen (und wahrscheinlich auch keine Qualitätsreihen) kennen. Börnstein stellt folgende „Geruchsleiter" auf:

A. *Riechstoffe* (Sensu strictiori*)*:
    I. Wachs (oder Stearin, evtl. auch Kernseife).
    II. Aqua rosae; Heliotrop.
    III. Aqua amygdalar. amar.; Terpentin; Campherspiritus.
    IV. Ol. lavend.; Amylum aceticum; Ol. rusci; Liq. ammon. anisat.
    IVa. Schwefelwasserstoff (bzw. Schwefelammonium).

B. *Tastkomponente:*
    Spir. menth. („kühl").
    Ammon. carbon. („stechend").

C. *Geschmackskomponente:*
    Chloroform („süß").
    Pyridin („bitter").

Jede „Stufe" der „Geruchsleiter" enthält also mehrere Vertreter annähernd gleicher Intensität.

Diese Riechstoffe werden in Flaschen mit Glasstöpseln in einer Menge von je 20 ccm aufbewahrt.

Das Vorkommen „reiner" Gerüche wird übrigens von physiologischer Seite (Achelis) bestritten: Irgendeine andere Qualität sei stets unmittelbar und *unlösbar* mitgegeben. Durch dieses Zusammenbestehen werde gerade Charakteristisches über den Geruch ausgesagt.

Mit der Frage der Methodik eng verbunden ist die Frage der Einteilung oder *Klassifikation der Gerüche.*

Eine *chemische* Klassifikation kommt nach ZWAARDEMAKER aus dem Grunde nicht in Frage, weil die Riechreize nicht als unmittelbare chemische Agenzien wirken, weder Ionenreaktionen noch Additionsverbindungen, noch kolloidchemische Prozesse zwischen Riechstoff und Riechzellplasma eine Rolle spielen (die ihrer Natur nach vollkommen unbekannten Wirkungen müßten vielmehr von der inneren Konstitution des Riechstoffmoleküls abhängen). Auch eine rein *psychologische* Klassifikation käme nicht in Betracht, da nur ein kleiner Teil der in der Welt vorkommenden Gerüche durch sie erfaßt wird. Auch endlich eine rein *physiologische,* auf den Reflexen — Atem-, Sekretions-, plethysmographischen, psychogalvanischen usw. aufgebauten Reflexen — aufgebaute Klassifikation bliebe unbefriedigend. Eine *ärztliche* Einteilung müsse den *beiden* letzteren Faktoren, Reflex *und* Empfindung, Rechnung tragen: ZWAARDEMAKER will daher „nicht die eigenen subjektiven Eindrücke, sondern die Summe von Angaben, die in der Literatur niedergelegt sind", zur Richtschnur nehmen. Er nimmt die Klassifikation von LINNAEUS zum Ausgangspunkt und fügt den von diesem aufgestellten sieben Klassen noch weitere zwei hinzu, so daß er zu einer Reihe von neun Klassen gelangt:

Rein olfactive Riechstoffe.

Klasse 1. Ätherische Gerüche. Beispiele: Essigsaures Isoamyl, Äthylheptenon, Aceton, Chloroform.

Klasse 2. Aromatische Gerüche. Beispiele: Campher, Borneol, Eukalyptol; Zimtaldehyd; Carvon (Kümmel), Äthylnonylketon, Thymol; Citral; Nitrobenzol.

Klasse 3. Balsamische Gerüche. Beispiele: Geraniol, Terpineol, Anthranilsäure, Äthylester; Piperonal, Ionon, Iron; Vanillin.

Klasse 4. Moschusgerüche. Beispiele: Trinitroisobutyltoluol (Kunstmoschus), Muscon.

Klasse 5. Allylkakodylgerüche (lauchartige Gerüche). Beispiele: Merkaptan, Äthylsulfid, Trymethylamin, Brom.

Klasse 6. Empyreumatische (brenzliche) Gerüche. Beispiele: Toluol, Kresol, Naphthalin.

Klasse 7. Kaprylgerüche (Odores hircini). Beispiel: Capronsäure.

Klasse 8. Widerliche Gerüche (Odores tetri). Beispiele: Pyridin, Chinolin.

Klasse 9. Brechenerregende oder ekelhafte Gerüche (Odores nauseosi). Beispiel: Skatol.

Scharfe Riechstoffe.

Klasse 1. Formaldehyd.

Klasse 2. Konzentriertes Eugenol.

Klasse 3. Konzentriertes Ionon.

Klasse 4.

Klasse 5. Chlor, Jod.

Klasse 6. Ammoniak (Handelsprodukt).

Klasse 7. Ameisensäure.

Klasse 8. Pyridin in großer Konzentration.

Geschmacksempfindung hervorrufende Riechstoffe.

Klasse 1. Chloroform (süß), Äther (bitter).

Klasse 2. Anethol (süß).

Klasse 3. Cumarin (süß), Analdehyd (süß).

Klasse 4.

Klasse 5. Schwefelwasserstoff (süß).

Klasse 6.

Klasse 7. Fettsäuren (sauer).

Klasse 8.

Klasse 9. Skatol (nach manchen süß).

Diese Klassifikation der Gerüche ermöglicht nun auch eine Auswahl der zur olfactometrischen Untersuchung zu verwendenden Riechstoffe; aus jeder Gruppe dieser Reihe wird ein Vertreter ausgesucht, und zwar aus der Klasse der

ätherischen Gerüche: gelbes Wachs,
aromatischen Gerüche: Anispulver,

balsamischen Gerüche: Resina benzoe,
Moschusgerüche: Radix sumbul (oder eine andere Moschuswurzel),
Allylgerüche: Asa foetida,
empyrheumatische Gerüche: Teer,
Kaprylgerüche: Talg (von mehr oder weniger ranzigem Geruch),
narkotischen Gerüche: Opium,
Gestankgerüche: Skatolholz.

Von diesen Riechstoffen wird nach der Vorschrift von Zwaardemaker ein jeweils bestimmt gebauter Riechzylinder hergestellt. Diese neun „Riechmesser" haben nicht die gleiche Stärke. Die Anosmien sind ja auch nicht gleich stark: es empfiehlt sich daher direkt, sich solcher verschieden starker Riechmesser zu bedienen, zumal für die erste Orientierung. Als sehr stark sollen gelten: Anis, Teer und Talgfett; dann folgen: Asa foetida, Skatol und Opium; Wachs, Benzoe und Moschuswurzel seien viel schwächer. Da es sich nicht um reine Riechstoffe der Chemie und Industrie, vielmehr um sog. Naturstoffe handelt, könnten sie auch von einfacheren Versuchspersonen leicht erkannt werden. Sie behielten längere Zeit hindurch alle ungefähr dieselbe Geruchsintensität.

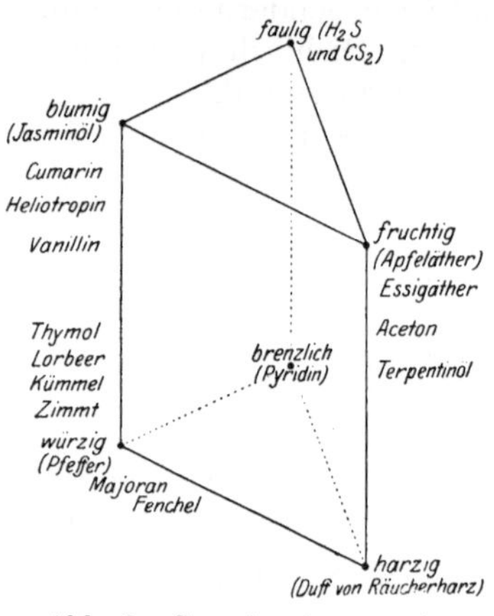

Abb. 6. Geruchsprisma nach Henning.

Henning unterscheidet sechs Grundgerüche, von denen jeder einzelne in jeden anderen kontinuierlich übergehe. Er nennt sie:

1. Würzig oder gewürzhaft (Fenchel, Muskat, Anis, Pfeffer, Ingwer, Zimt, Gewürznelken, Kümmel u. a. m.).

2. Blumig oder duftend (Heliotropin, Geraniumöl, Jasminöl).

3. Fruchtig (Orangenöl, Pomeranzenöl, Citronatöl, Citronenöl, Bergamotöl, Apfeläther, Essigäther, Äthyläther, Aceton).

4. Harzig oder balsamisch (Räucherwerk, Terpentin- und Camphergerüche).

5. Faulig (Schwefelkohlenstoff, Schwefelwasserstoff u. a. m.).

6. Brenzlig (empyrheumatisch) (Teergeruch, Pyridin).

Diese sechs Grundgerüche bilden die Ecken eines „Geruchsprisma" (Abb. 6). Beim Übergang von einer Ecke zu einer gegenüberliegenden muß dann ein Punkt berührt werden, an den man auch gelangt, wenn man sich auf der Verbindungslinie der beiden übrigen Ecken der gleichen Prismafläche bewegt. „Geometrisch ausgedrückt ist dieser ausgezeichnete Punkt der Schnittpunkt der Diagonalen, ihm entsprechend muß gefordert werden, daß der Geruch dieses Punktes trotz seiner Einfachheit eine Ähnlichkeit mit allen vier Ecken aufweist". Im Innern des Prismas befinden sich die Mischgerüche. — Nach Skramlik hat die Zwaardemakersche Einteilung in neun Geruchsklassen gegenüber allen früheren Einteilungen den großen Vorzug, daß als Vertreter der einzelnen Geruchsklassen, wenn auch nicht ausnahmslos, so doch vielfach schon chemisch wohldefinierte Geruchsträger angeführt werden. Könne doch an eine Einteilung der Geruchsqualitäten mit Aussicht auf Erfolg erst dann herangetreten werden, wenn man chemisch einheitliche Stoffe vor sich hat und nicht Mischungen von zahlreichen riechenden Stoffen wie in den Blütenölen und Essenzen (Achelis erinnert aber in diesem Zusammenhange daran, daß Einfachheit eines Geruches mit chemischer Einfachheit gar nicht zusammenginge, und daß jeder Grund zur Benutzung chemisch reiner Stoffe daher fehle). Selbst bei den weiten Grenzen, die durch die einzelnen Gruppen der Zwaardemakerschen Einteilung gezogen sind, fordere nach Auffassung von Skramlik indes manche Einordnung doch zum Widerspruch heraus; die Mängel der früheren Klassifikation würden durch die ZWAARDEMAKERsche Einteilung schließlich nicht behoben. Gegen den HENNINGschen Einteilungsversuch macht SKRAMLIK geltend, daß HENNING nicht imstande sei, an die Ecken seines Geruchsprismas irgendwelche bestimmten Vertreter zu setzen. Trotzdem HENNING (mit Recht) meine, daß es „keine ständige geradläufige Änderung der Qualität" gebe, also keine kontinuierliche Qualitätenreihe wie bei den Farben und Tönen, halte er nichtsdestoweniger an dem Vorhandensein von Übergangsgerüchen fest. Seine Übergangsglieder seien aber einander deshalb so ähnlich, weil sie zum Teil die gleichen Riechstoffe enthalten. Auch von anderer Seite sind Bedenken gegen den HENNINGschen Einteilungsversuch erhoben worden. Es sei nur die Bemerkung von HOFMANN angeführt, daß es durchaus zweifelhaft sei, ob HENNING wirklich die Grundgerüche richtig herausgeholt habe, ob man überhaupt von Grundgerüchen sprechen könne und sich nicht vielmehr auf eine Zusammengruppierung ähnlicher Gerüche beschränken müsse. Nach Auffassung von SKRAMLIK hänge schließlich jede Klassifikation der Gerüche vollkommen von *subjektiven* Faktoren ab, da nur die Ähnlichkeit als Anhaltspunkt diene. Auch ACHELIS meint, daß jede Klassenbildung bei Gerüchen notwendig *einseitig* ausfallen müsse, da sich Klassifikation und *komplizierte* Struktur der Gerüche widerspreche. („Jeder kennt nur eine Seite der Gerüche und redet dann an seinem Gegner stets vorbei.")

Bei Vornahme *einer Geruchsprüfung* sind nach *eigenen* Erfahrungen folgende Untersuchungs*bedingungen* zu beachten: Der *Raum*, in dem die Untersuchung vorgenommen wird, hat möglichst *geruchsfrei* zu sein. Zwischen den einzelnen Prüfungen ist für Zutritt frischer Luft zu sorgen. Das Verfahren muß ein völlig *unwissentliches* sein, d. h. die Versuchsperson ist zu Beginn der Untersuchung wohl darüber zu belehren, daß man ihr einige riechende Substanzen vorhalten wird, deren Namen sie angeben soll: sie darf die Riechstoffe aber vorher weder sehen noch auf dem Wege anderer Sinneseindrücke oder anderer Hilfen erraten. Man beschränke sich im allgemeinen auf die Formel: „Ich gebe Ihnen etwas zu riechen, Sie sollen sagen, was es ist." Da die Versuchsperson also *(bei geschlossenen Augen)* die *Bezeichnung* für einen bestimmten Riechstoff zu finden hat, muß jede Art *sprachlicher* Trübung des Untersuchungsergebnisses ausgeschlossen werden, mit anderen Worten, es darf eine etwa bestehende Erschwerung der Findung des *Namens* (bei intakten Wahrnehmungs- und Erkennungsvorgängen) nicht übersehen werden. Für die Beurteilung des Untersuchungsergebnisses ist ferner wichtig die allgemeine Bildungsstufe der Versuchsperson und vor allem das besondere Lebens- und Berufsmilieu. Manche Menschen — vor allem solche aus ländlichem Milieu — kommen in ihrem Leben und Arbeiten sehr wenig mit riechenden Substanzen verschiedener Herkunft, Qualität und Intensität in Berührung: sie können daher bei einer Geruchsprüfung auffallend rasch versagen, ohne daß schon eine Störung angenommen werden darf. Geweckte Versuchspersonen pflegen freilich den Versuchsleiter bald auf diese Fehlerquelle aufmerksam zu machen. Es ist wichtig, daß der Versuchsleiter die Versuchsperson viel zu Worte kommen läßt, ohne selbst mehr als nötig die Untersuchung sprachlich einzukleiden (im letzteren Fall ist immer die Gefahr unfreiwilliger sprachlicher Hilfen vorhanden). Bei jeder Untersuchung dürfen der Versuchsperson Riechstoffe geboten werden, die ihr bis dahin noch gar nicht oder nur höchst selten vorgelegen haben; es ist sogar *geboten*, außer mit bekanntem auch mit unbekanntem Material zu arbeiten. In solchen Fällen darf der Versuchsleiter die Versuchsperson durch Hilfen wie: „Wo haben Sie dergleichen schon einmal gerochen?" „Woran erinnert Sie dieser Geruch?" auf den richtigen Weg zu führen suchen. Denn mehr als bei jedem anderen Sinn kann beim Geruch der Sinneseindruck an eine konkrete Situation gebunden sein (Apothekengeruch und anderes mehr), zumal dann, wenn es sich um Gerüche handelt, die eben im Leben der Versuchsperson sonst keine Rolle spielen, die sich daher von der Situation nicht loslösen konnten. — Wie es Menschen gibt, die aus Gründen der allgemeinen Lebenssphäre oder der besonderen Berufslage wenig mit riechenden Körpern in Berührung kommen und daher relativ unterwertig in die Untersuchung eintreten, so gibt es auch solche, die aus professionellen Gründen einen sehr ausgebildeten, unter Umständen sogar hochdifferenzierten und hochspezifierten Geruchssinn haben (Chemiker, namentlich der Parfümchemie, Apotheker u. a. m.). Sie dürften sich besonders für Laboratoriumsversuche und Schwellenuntersuchungen eignen.

Die Untersuchung hat mit jedem Nasenloch *gesondert* zu erfolgen *(monorhin)*. Die Versuchsperson kann sich das andere Nasenloch selbst zuhalten.

Und zwar muß ein und derselbe Riechstoff *jeder* Seite geboten werden. Handelt es sich um eine Versuchsperson, deren Angaben absolut zuverlässig sind, so ist nicht einzusehen, warum man nicht beide Nasenlöcher mit ein und demselben Riechstoff *hintereinander* beschicken soll, vorausgesetzt, daß eine *gewisse* Zeit zwischen diesen beiden Phasen des monorhinen Riechens verstreicht. Stellt sich heraus, daß auf der einen Seite überhaupt nichts gerochen wird, so kann man ohne weiteres zu *dirhinem* Riechen übergehen. Wird auf *beiden* Seiten nichts gerochen (da die Kranken eine Aufhebung des Geruchs im allgemeinen schon von selbst berichten, wird man von diesem Befund kaum je überrascht), so kann man, nachdem auch die *intensivsten* Gerüche wirkungslos bleiben, den Versuch abbrechen.

Zwecks Vermeidung von *Ermüdungserscheinungen,* die nach meinen Erfahrungen gerade bei Geruchs*störungen* bemerkenswert sind, hat man der Versuchsperson zwischen den einzelnen Prüfungen einen angemessenen Spielraum zu gewähren, in dem sich das ermüdete Organ erholen kann. Auch darf die ganze Untersuchung nicht zu lange dauern, sie hat daher am besten in solchen Fällen, in denen rasch Ermüdung eintritt, in verschiedenen Phasen zu erfolgen, die halbe oder ganze Tage voneinander getrennt sind. Jeder Riechstoff hat mindestens zweimal geboten zu werden, die jeweiligen Einzelversuche sind durch andere Riechstoffe und Riechqualitäten getrennt. Aber auch jeder einzelne Riechakt hat nicht nur als *ein* (langgezogener) Einzelakt, sondern auch in Form mehrerer, kurzer Schnüffelakte zu erfolgen. Dabei ist darauf zu achten, ob sich der Geruchseindruck während des *anhaltenden* Riechens an ein und demselben Riechstoff (oder auch der einzelnen Riechakte, was freilich geringere Bedeutung zu beanspruchen scheint) *verändert.* Die Wichtigkeit eines genauen, möglichst stenographischen Protokolls aller Aussagen der Versuchsperson stellt sich besonders in jenen Fällen heraus, in denen ein bestimmter Riechstoff *parosmisch* (d. h. falsch) gerochen wird: hier ist dann darauf zu achten, ob für den betreffenden Riechkörper bei zweiter und eventuell wiederholter Darbietung die gleichen Angaben bzw. Bezeichnungen und Umschreibungen für den Riechstoff gewählt werden. Die Bezeichnungen können auch bei Fehlwahrnehmungen (selbst bei mäßiger quantitativer Herabsetzung des Geruchsinns) sehr *präzis* sein, sich unter Umständen wortgetreu wiederholen, ohne daß die (kritische) Versuchsperson sich dessen bewußt wird!

Mit jeder Geruchsprüfung hat eine Prüfung des Geschmacks verbunden zu werden. Die engen Beziehungen, die zwischen diesen beiden Sinnen bestehen, lassen ein sicheres Urteil über das Verhalten eines derselben ohne Untersuchung

des anderen kaum zu. Im allgemeinen wird sich freilich schon bei der Geruchsprüfung herausstellen, ob der *Geschmacksinn* versehrt ist oder nicht, da wir
ja bei der Geruchsprüfung absichtlich auch solche Körper verwenden, die auch
eine *Geschmackkomponente* enthalten (Chloroform wird daher bei der *Geruchsprüfung* als *süß* bezeichnet). Auch Temperatur-, Druck-, Schmerzempfindungen
(die „*Stichkomponente*") beteiligen sich am Ergebnis einer Geruchsprüfung,
ihnen ist daher ebenfalls Rechnung zu tragen. Größte Beachtung verdient
natürlich der Zustand der Nasenschleimhaut; eine Geruchsprüfung, ohne *vorhergehende spezialistische Untersuchung des Nasenraums* ist daher praktisch
wertlos. Da diese Untersuchung Veränderungen der Nasenhöhlen, raumbehin-
dernde Prozesse, Schwellungen, Septumdeviationen u. a. m. ohne weiteres aufdecken wird, kann man meines Erachtens auf die Untersuchung des „Atem-
fleckes" nach ZWAARDEMAKER (man läßt die Versuchsperson auf eine horizontal
unter die Nase gehaltene spiegelnde Fläche ausatmen und beobachtet die Kon-
figuration des sich niederschlagenden Wasserdampfes, Art und Schärfe seiner
Begrenzung, etwaige Unterschiede zwischen rechter und linker Hälfte des Atem-
fleckes) verzichten, es sei denn, eine spezialärztliche Untersuchung ist zur Zeit
der Geruchsprüfung nicht durchführbar.

In Übereinstimmung mit den Erfahrungen von BERBERICH und LÄMMLE
konnte C. HIRSCH feststellen, daß mit der BÖRNSTEINschen Geruchsleiter nicht
immer einwandfrei zu ermitteln ist, ob der Sitz einer Geruchsstörung zentral
oder peripher liegt. Eine Schädigung des Riechepithels ist mit den derzeitigen
klinischen Untersuchungsmethoden am Lebenden nicht zu erkennen. Dagegen
sei es möglich, eine funktionelle Störung des Geruchssinns von einer organischen
zu unterscheiden. Die Tast- und Geschmackskomponente fällt im Gegensatz
zur eigentlichen Riechkomponente bei peripheren Prozessen der Nasenhöhle,
Nebenhöhlen usw. niemals gänzlich aus. Bei unversehrtem Nasen-Rachenraum
müsse ein Verlust der Riech-, Geschmacks- und Tastkomponente den Verdacht
auf eine psychogene Störung oder bewußte Täuschung lenken; andernfalls
müßte man eine Verletzung erwarten, die noch andere cerebrale Symptome
(Sensibilitätsstörungen, Sprachstörungen u. a. m.) verursachen müßte.

Ich bediene mich bei Geruchsprüfungen einer „Geruchsleiter", in der nicht alle Vertreter der BÖRNSTEINschen Skala vorhanden sind, andererseits neue, in der BÖRNSTEINschen
Skala nicht aufgeführte Riechstoffe verwandt werden. Ich ließ mich dabei von den olfactorischen Durchschnittserfahrungen des täglichen Lebens leiten und sehe, daß KEHRER
im Prinzip ähnlich vorgeht (vgl. den unten ausführlich berichteten Fall einer traumatischen
Hyp- bzw. Parosmie) [1].

---

[1] *Anmerkung bei der Korrektur.* Eine neue und einfache Methode der quantitativen
Bestimmung der Geruchsschärfe ist in allerjüngster Zeit von CHARLES A. ELSBERG und
IRWIN LEVY angegeben worden („The Sense of Smell", Bull. neur. Inst. New York 4
Nr 1 (1935, März). Bei diesem Verfahren wird die riechende Substanz durch direktes
Einblasen in einen oder beide Nasenwege an die olfaktorische Stelle gebracht; während-
dessen hält die Versuchsperson den Atem an. An Stelle des nasalen Inhalationsaktes
tritt hier also das Einblasen. Während bei den mit Inhalations- oder Schnüffelbewegungen
arbeitenden Methoden Volumen und Druck des die Riechschleimhaut erreichenden Ge-
misches (Luft und riechende Substanz) weder kontrolliert noch gemessen werden können,
ist bei dem neuen Verfahren das Volumen meßbar. Das Einblasen geschieht mit einer
bekannten Kraft. Sie erfolgt in der günstigsten Richtung auf die Riechschleimhaut zu.
Der Apparat stellt im wesentlichen eine Flasche dar, die ein Gemisch von Luft und riechender
Substanz enthält, und aus der durch Druck auf einen Verschluß das gewünschte Volumen
des riechenden Gases herausgetrieben und durch besondere Nasenansatzstücke, sei es
monorhin, sei es birhin, der Regio olfactoria zugeführt werden kann. Das geringste, zur
Identifizierung eines Geruches erforderliche, in beide Nasenöffnungen getriebene Volumen
wird der „*olfaktorische Koeffizient*" genannt. Er ist für jeden Geruch verschieden. Auf dem
olfaktorischen Koeffizient jeden Geruches wird von ELSBERG, LEVY und EARL D. BREWER
ein neues *Klassifikationsprinzip* der Gerüche aufgebaut. Es hat sich herausgestellt, daß

Physiologische Vorbemerkungen.

Wir kennen keine Eigenschaft, die alle riechenden Stoffe gemeinsam besitzen, und durch die sie sich von allen andern Körpern auszeichnen (Skramlik). Als adäquate Reize des Geruchssinns kommen flüchtige Stoffe bestimmter chemischer Konstitution in Betracht, die in Luft fein verteilt gegen die Riechspalte vordringen. Ob eine Reizung auch durch Diffusion von Riechteilchen aus Lösungen in die Riechschleimhaut stattfinden kann, ist umstritten. Wir sind nicht imstande, auf eine andere als *adäquate* Weise (also etwa durch inadäquate Reize, mechanische, thermische, chemische und elektrische) Geruchsempfindungen hervorzurufen. Die bloße Anwesenheit von Riechstoffen in der Luft reicht zur Erzeugung einer Geruchsempfindung nicht aus. Eine Geruchsempfindung kommt beim Darbieten eines Riechstoffes nur während einer *Luftströmung* durch die Nase zustande. Für das Auftreten einer Geruchsempfindung ist es gleichgültig, ob der Luftstrom von den Nasenöffnungen gegen die Choanen oder umgekehrt gerichtet ist: Bei dem „*gustatorischen Riechen*" gelangt der Duftstoff der Speisen und Getränke durch Kauen und Schlucken mit der Ausatmungsluft in die Nase. Die Geruchsempfindung ist um so stärker, je kräftiger die mit Riechteilchen beladene Luft eingezogen wird. Es tritt nur dann eine Geruchsempfindung auf, wenn der dargebotene Riechstoff sich unter dem vorderen Anteil der Nasenöffnung befindet. Die riechenden Teilchen müssen sich in einem *besonderen Anteil* der *Strombahn* befinden, um zum peripheren Sinnesfeld des Geruchs zu gelangen. Für das Zustandekommen einer Geruchsempfindung ist auch von Bedeutung, welchen Winkel das Septum membran. mit der Oberlippe einschließt: beträgt dieser unter 90°, so steigen die Luftmassen höher hinauf, als wenn der Winkel über 90° beträgt. Je höher die Luftmassen emporsteigen, um so leichter stellt sich eine Geruchswahrnehmung ein. Um das *Vordringen der Riechstoffe bis zum Riechepithel* zu erklären, nimmt Zwaardemaker an, daß sie durch *Diffusion* in die Riechspalte aufsteigen. Um bis zu den Sinneshärchen zu gelangen, müssen die Riechstoffe in der wässerigen Flüssigkeit der Riechschleimhaut gelöst werden. Die Riechstoffe sind im Wasser wenig, in Lipoiden dagegen leicht löslich. Sie werden daher dem Wasser rasch entzogen und im lipoidhaltigen Riechepithel gespeichert. Zur Erklärung des Vordringens

---

die Fähigkeit, Gerüche verschiedener Substanzen auf die angegebene Art und Weise zu identifizieren, für jede normale Versuchsperson ungefähr die gleiche ist.

Klassifizierung 21 riechender Substanzen auf Grund der ungefähren Werte der olfaktorischen Koeffizienten von 40 normalen Individuen.

Substanz	Olfaktor. Koeffizient ccm	Substanz	Olfaktor. Koeffizient ccm
Benzin	5,26	Lavendelöl	14,3
Orangenschalenöl . .	8,34	Vanille	14,4
Xylol	10,0	Creosot	14,5
Terpentinöl	10,7	Heliotropöl	14,68
Butylsäure	11,43	Campher	15,0
Asa fetida (10%) . .	11,88	Sassafrasöl	15,42
Citronenöl	12,75	Kaffeesatz	15,86
Bittermandelöl	13,08	Anisöl	15,94
Rosenöl	13,12	Nelkenöl	17,22
Pfefferminzöl (20%) .	13,77	Cedernholzöl	32,65
Cadeöl	13,88		

Ein weiteres Einteilungsprinzip, das den Anteil des *Trigeminus*effektes planmäßig berücksichtigt, ist in Vorbereitung. Den genannten drei Autoren ist es mittels des neuen Tests gelungen, zeitweilige Änderungen der Riechschärfe (normaler Versuchspersonen) aufzudecken, die sich bei der üblichen Untersuchung mittels Einatmens oder Schnüffelns der Feststellung entzogen.

der Riechteilchen gegen das periphere Sinnesfeld sei nach SKRAMLIK wesentlich wichtiger als die Diffusionsvorgänge, die Tatsache, daß die im Recessus sphenoethmoidalis ruhende Luftschicht sowohl durch den Anprall der aufsteigenden Luftmassen als auch durch die Druckverhältnisse während der Strömung fortlaufend *erneuert* wird. Da der Geruch mit der Aufhebung des Atemzuges aufhört und sich nicht wieder einstellt, wenn man den Reiz nicht von neuem einwirken läßt, müssen offenbar die riechenden Teile unwirksam gemacht oder von dem Sinnesepithel entfernt werden. Eine feinere *Analyse des Riechvorganges* versucht ACHELIS. Nach seinen Untersuchungen hat das Riechen einen deutlichen und in den meisten Fällen gleichen *Verlauf,* der sich in verschiedene Phasen auflösen läßt. Als deren erste wird die „Neigung" ermittelt; in dieser Phase, in welcher die Versuchsperson ganz primär mit Bewegungen reagiert, wird vom Geruch selbst noch so gut wie gar nichts aufgefaßt. In der zweiten Phase der „gefühlsmäßigen Reaktion" wird zum erstenmal etwas geäußert: die große Mannigfaltigkeit der Äußerungen sprengt den Umfang einer einfachen Lust-Unlustskala. In der dritten Phase werden die Gerüche in irgendeiner Weise benannt, zunächst nach der Situation, in der sie sich gewöhnlich finden, oft auch noch konkreter, indem eine bestimmte Situation reproduziert wird. In der nächsten Phase wird direkt der riechende Gegenstand benannt. Der Verlauf des Riechens, das also oft viel länger dauert, als sonst irgendeine Reaktionszeit beträgt, läßt sich also als ein „langsames Entstehen des am Schluß Erkannten aus dem Trieb im ungegliederten unsagbaren Gefühl über einen unbestimmten Eindruck zu einer objektiven Situation und schließlich zum konkreten Gegenstand" darstellen.

Über die Art und Weise, in welcher die in der Schleimhaut befindlichen peripheren Endigungen durch die in der Atmungsluft befindlichen Teilchen der Riechstoffe erregt werden, sind wir fast gar nicht unterrichtet, mit anderen Worten, über die *Art der nervösen Erregung* kann man nur Vermutungen anstellen. ZWAARDEMAKER nimmt an, daß die Endorgane und Nervenfasern des Riechapparates *nicht gleichwertig* sind, sondern daß den verschiedenen Geruchsqualitäten auch verschiedene *spezifische Energien im Aufnahmeapparat* entsprechen. Die „spezifischen Energien" des Geruchsorgans werden auf einige wenige reduziert, welche den Geruchsklassen von ZWAARDEMAKER entsprechen. Die Träger dieser spezifischen Energien sollen in der Riechschleimhaut auch *örtlich verschieden* liegen. So ergibt sich das Bild eines *Mosaik* der Endapparate gleicher spezifischer Energien. HOFMANN zieht aus der durch Selbstbeobachtung (s. u.) gesicherten Tatsache, daß ein und dieselbe chemische Substanz je nach dem Zustand des Riechorgans, speziell bei der Wiederherstellung des Riechvermögens, nacheinander ganz verschieden riechen kann, den Schluß, daß sie nicht bloß einen, sondern gleichzeitig mehrere Receptoren verschiedener „spezifischer Energie" erregen müsse.

Er läßt freilich auch die Möglichkeit, daß *jede einzelne Geruchsnervenfaser verschiedenartiger Erregungen fähig ist* — evtl. in Kombination mit der ersten Möglichkeit, durchaus offen. „Es würden dann beim Wegfall einer Nervenfaserart gleich mehrere Geruchsqualitäten ausfallen. Wollte man diese Möglichkeit in den Vordergrund rücken, so müßte man allgemein von verschiedenen spezifischen Energien statt von verschiedenen Nervenfasern reden. Vorläufig ist diese Annahme für den Geruchssinn allerdings noch durch nichts erwiesen."

So ergibt sich das Bild einer *Tastatur,* die man sich mit den gespreizten Fingern beider Hände gleichzeitig angeschlagen denken könne; eine solche Tastatur könne nicht nur die erwähnte Selbstbeobachtung der Ausfallsparosmie als Wegfall *einzelner* Tasten erklären, sie erklärt auch die Tatsache, daß wir durch die Chemie eine ständige Bereicherung unserer Riechwelt erfahren, eine Bereicherung, für die doch sozusagen keine, bisher unverwerteten Empfangsapparate bereitliegen können, die daher durch die (aus der Lehre der spezifischen Sinnesnerven sich ergebende) Vorstellung, daß jeder Riechstoff eine besondere Art von Geruchsnerven reizt, nicht erklärbar ist. Hofmann glaubt der Schwierigkeit eben dadurch Herr werden zu können, daß er annimmt: jede chemische Substanz errege dieselben Nervenfasern, die auch von anderen in der Natur vorkommenden Riechstoffen beansprucht werden, nur in neuer Kombination. Damit ist aber die Lehre von der spezifischen Energie der Sinnesnerven, an der Hofmann gleichwohl festzuhalten wünscht, schon verlassen: denn wenn *jede* chemische Substanz *dieselben* Nervenfasern erregen soll, so wird der wesentliche Bestandteil dieser Lehre, nämlich die Erregungen eines jeweils spezifisch erregbaren Nerven aufgegeben. Spezifisch sind bestenfalls noch die *Kombinationen* für die jeweils zugehörigen Gerüche. Diese Theorie nennt Hofmann die *Komponententheorie* des Geruchs. Sie erkläre auch gewisse *Ermüdungserscheinungen,* über die weiter unten noch berichtet wird.

Eine bereits vor vielen Jahren geäußerte (von Hofmann gewürdigte) Ansicht von Teudt über das Zustandekommen und die Art der nervösen Erregung der Riechnerven und eine ihr ähnliche von Heyninx verdient heute Interesse, weil sie Überlegungen von Weiss über die Art der nervösen Erregung überhaupt (bei freilich großen Unterschieden im einzelnen) vorwegzunehmen scheint: Die Düfte in den duftenden Molekülen sollen durch Elektronenschwingungen, also durch elektrische Schwingungen hervorgerufen werden; infolgedessen erscheine die Annahme berechtigt, daß diese elektrischen Schwingungen Induktionswirkungen hervorrufen können, die zwar zu schwach seien, um mit gewöhnlichen Mitteln erkannt zu werden, die aber ausreichen, um andere in den Riechnerven vorhandene Schwingungen durch *Resonanzwirkung zu verstärken* (H. Teudt).

Die Physiologie des Geruchs ist in neuester Zeit durch die Einführung des Begriffs der *Geruchshelligkeit (Hornbostel)* bereichert worden. Helligkeit ist nach Hornbostel eine allen sinnlichen Erscheinungen gemeinsame Eigenschaft wie Intensität und wie diese abgestuft. Mit ihr wird nicht nur eine analoge, sondern eine identische Seite der Phänomene der verschiedenen Sinnesgebiete getroffen. Gerüche, Farben der Graureihe und Töne lassen sich hinsichtlich der phänomenalen Helligkeit mit recht großer Genauigkeit und intersubjektiver Übereinstimmung einander zuordnen. Die Vergleichung der Gerüche nach ihrer Helligkeit ergibt *gesetzmäßige Beziehungen zwischen Geruchshelligkeit und chemischer Konstitution.*

1. Die Helligkeit steigt mit zunehmender Zahl der C-Atome, also in homologen Reihen aliphatischer Körper oder aromatischer mit Seitenkette mit der Kettenlänge, bei Alkylierung mit der Zahl und Größe der Alkyle.

2. Die Helligkeit nimmt ab mit der Auflockerung des Moleküls durch Einführung und Vermehrung von Doppelbindungen ($C = C$, $C \equiv C$) oder Halogenatomen, Einführung einzelner CO-, NO_2- oder HO-Gruppen, sowie durch Ringschluß.

3. Die Helligkeit steigt, wenn mehrere elektrisch gleichnamige Gruppen — OH, CO, NO_2, C_2H_5 — im Molekül nebeneinander stehen. Bei Raumisomeren ist die Cis- heller als die Transform.

Ferner besteht ein Parallelismus zwischen Farbvertiefung und Geruchsverdunklung. *Die Geruchshelligkeit geht wie die Farbe der Frequenz der optischen Absorptionsbanden parallel, der dem Geruch zuzuordnende Spektralbereich umfaßt aber höhere Frequenzen als der sichtbare.* Das „Riechspektrum" liege hauptsächlich im Ultraviolett. Endlich besteht auch ein *Parallelismus zwischen Helligkeit und biologischer Wirkung:* Wohlgerüche liegen auf dem helleren, üble auf dem dunkleren Teil der Skala. Narcotica (Ausnahme Äther) riechen i. a. dunkel, die Stärke der narkotischen Wirkung wird zum Teil durch dieselben Faktoren der chemischen Konstitution beeinflußt wie die Geruchshelligkeit.

Psychologische Vorbemerkungen.

Der Geruch spielt im körperlichen und seelischen Haushalt auch des *mensch-lichen* Organismus eine bedeutende Rolle, die sich keineswegs mit den in diesem Zusammenhange gern angeführten Vorgängen der Nahrungsauswahl, Nahrungs-aufnahme, *Verdauung* und *Geschlechts*tätigkeit erschöpft. Es sei in diesem Zusammenhang besonders auf die Ausführungen von HENNING hingewiesen. Neuerdings wird der Geruch auch aus *gestalttheoretischen* Anschauungen her einer näheren Betrachtung unterzogen. Eine atomistische und objektivierende Betrachtungsweise versagte gerade dort, wo die sog. Individualität des Geruches in Frage steht. Alles Gleichzeitige im Bewußtsein schließe sich hier jederzeit zu einer mehr oder weniger geschlossenen Ganzheit zusammen. Und wie eine Klang-farbe nicht ohne wesentlichen Rest in Teile zerlegbar ist, so das konkrete, jederzeit komplexe Geruchserlebnis. Auch bei Wiedererkennungen und Ähnlichkeits-erfassungen spielen diese Komplexqualitäten eine große Rolle. In diesem Zu-sammenhange wird darauf hingewiesen, daß „beim Riechen der ganze Mensch in Mitleidenschaft gezogen wird und nicht etwa nur eine kleine Zahl von Kopf-nerven", daß „gar keine isolierbaren Empfindungen vorliegen, sondern stets der ganze Mensch und nicht nur ein Nerv am Riechen beteiligt ist"; „Gerüche gegen-ständlichen Gefügen vergleichbarer sind als isolierten Empfindungen" (ACHELIS). Das Riecherlebnis sei niemals einer Empfindung im sinnesphysiologischen Sinne zu vergleichen. In jedem Geruchserlebnis seien in unlösbarer Verschmelzung enthalten: ein Geruch und eine ganze Anzahl von organisch bedingten und psychischen Verhaltungsweisen des Menschen, die jeweils in bestimmter Weise folgen. Als drei „Dimensionen" der Geruchsbestimmung ergeben sich: Gliede-rung, Räumlichkeit und Bindung, wobei unter Bindung die Tatsache verstanden wird, daß Gerüche nie zu vollkommenen Gestalten werden, sondern immer in bestimmbarer Weise dem erlebenden Subjekt verbunden bleiben (ACHELIS).

BÖRNSTEIN sucht auch auf Grund gestalttheoretischer Überlegungen die Eigenschaft des Geruchsinnes als eines *niederen Sinnes* zu erweisen. Gesichtssinn, Hörsinn und Tastsinn vermitteln „höhere Gestalten" (z. B. Melodien). Sie ver-mögen dies auf Grund eines bei jedem Wahrnehmungsvorgang beteiligten motorischen Momentes (Leistung des Tonusapparates). Diese Voraussetzungen träfen aber für den Geruch nicht zu. Auf dem Gebiete des Geruchsinnes gäbe es nur „niedere Gestalten", im wesentlichen Qualitäten und Intensitäten. „Sinn-voll als Wahrnehmungsinhalt wird der Geruch erst durch seine Bindung an den (optisch oder taktil gegebenen) Gegenstand. Für sich allein ist er nur „angenehm" u. dgl. und „erinnert an...." Aber er hat keinen „Selbstzweck, losgelöst vom augenblicklich gegebenen — wie etwa eine Melodie". Im einzelnen führt BÖRN-STEIN zum Beweise seiner Auffassung noch folgende Tatsachen an: Wir werden nicht von Gerüchen in einer Weise tonisch beeinflußt (niedergedrückt, hoch-gerissen) wie von optischen und akustischen Wahrnehmungen. Wir können Gerüche nicht ergänzen wie man Melodien ergänzt, wir haben keine „prägnanten Geruchsgestalten", zu denen wir „tendieren" können. Wir können nicht durch Darbietung einer bestimmten Geruchsfolge auf die Erwartung eines bestimmten folgenden Geruches „eingestellt" werden. Wir sind als Riechende „amusisch". Es lassen sich keine Geruchsmelodien aufbauen. Das Fehlen einer durch Geruchs-wahrnehmungen bedingten tonischen Beeinflussung des Körpers käme auch in einer mangelhaften Verbindung des Olfact. mit den subcorticalen Zentren beim Menschen zum Ausdruck, in denen wir die Repräsentation von Tonusapparaten erblicken dürften. — Wir *bezeichnen* Gerüche meist nach bestimmten Gegen-ständen der Umwelt und Innenwelt, von denen sie erfahrungsgemäß in der Regel ihren Ausgang nehmen oder aber nach Vorgängen, bei denen sie sich entwickeln. Hierzu kommen Bezeichnungen, die über ihre Wirkungen auf den Körper und die Seele Aufschluß geben. Bei der Vieldeutigkeit der Bezeichnungsweise einer Geruchsempfindung auch mit Hilfe von Vorgängen, bei denen sie erzeugt werden, empfiehlt Skramlik vorerst die *chemischen Namen* derjenigen Körper zu verwenden, die zum Auftreten der einzelnen Geruchsqualitäten Anlaß geben.

Klinik.

I. Allgemeinpathologisches. Man kann die Geruchsstörungen einteilen in:

1. *quantitative* Veränderungen des Geruchssinnes.

2. *qualitative* Veränderungen des Geruchssinnes.

Die *quantitativen* Veränderungen des Geruchssinnes können auftreten als:

a) Hyperosmien. Frankl-Hochwart unterscheidet an den Hyperosmien wieder:

die echte *Hyperästhesie* des Geruches als einen Zustand, bei dem geringe Mengen einer riechenden Substanz schon auf große Entfernungen wahrgenommen werden, von einer

Form der *Hyperosmie,* bei der gewissermaßen eine übergroße Reizbarkeit des Riechnerven besteht: Substanzen, welche sonst erst in großer Menge unangenehme Empfindungen erwecken, tun dies schon in kleiner Menge, oder es kommt vor, daß Stoffe, die für normale Menschen indifferent erscheinen, unangenehme Sensationen erregen.

Im übrigen sind die Hyperosmien, im Vergleich zu den noch zu besprechenden quantitativen Herabsetzungen der Geruchschärfe, außerordentlich selten. Sie können *toxisch* bedingt sein, sowohl nach lokaler wie allgemeiner Vergiftung (Strychnin, Cocain, Stovain) auftreten; ferner im Gefolge von gewissen therapeutischen Maßnahmen oder in der Aura vor dem epileptischen Anfall.

b) *Hyposmien* und *Anosmien,* d. h. Herabsetzung und Mangel des Geruchsvermögens.

Hier ist *ganz allgemein* zu bemerken, daß Herabsetzung der Geruchschärfe für bestimmte Stoffe mit einer Erhöhung für andere vergesellschaftet sein kann. Bei partieller Anosmie wird ein Riechstoff überhaupt nicht wahrgenommen, während andere perzipiert werden können, wenn auch vielfach in abgeschwächter Form. Von großer Bedeutung ist auch der *Zeitpunkt,* in welchem im Verlauf einer Störung untersucht wird. Die riechenden Stoffe wirken auf ein Geruchswerkzeug, das sich in der *Wiederherstellung* befindet, in zweierlei Weise verändernd ein:

1. Die Intensität ist gegenüber der Norm wesentlich abgeschwächt.

2. Die erzeugte Geruchsqualität ist eine andere als in der Norm (s. weiter unten).

Eine *Untersuchung der Ausfälle* sollte sich daher (nach Skramlik) stets auf folgende Punkte erstrecken:

1. Feststellung, welche von den reinen Riechstoffen *überhaupt keine Geruchswirkung* auslösen. Hieran könnten sich einige Schwellenbestimmungen anschließen.

2. Feststellung, welche von diesen Stoffen gleichartig riechen, also im unwissentlichen Verfahren miteinander *verwechselt* werden.

3. Prüfung, ob sich *rechtes* und *linkes* Sinnesfeld durchaus gleichartig verhalten, und wenn dies nicht der Fall, ob es sich nur um Intensitätsunterschiede handelt, oder ob auch qualitative Veränderungen in Frage kommen. Hierbei könnte man einfach so vorgehen, daß man unter das rechte und linke Nasenloch zwei verschiedene Stoffe hält und aussagen läßt, ob sie gleich oder verschieden riechen.

4. Müßten sich solche Beobachtungen über *längere Zeit* erstrecken, damit die allmähliche *Wiederherstellung* messend verfolgt werden kann.

Die Anosmien hat man nach *verschiedenen Einteilungsprinzipien* zu sondern versucht; z. B. in *einseitige* oder *doppelseitige, angeborene* oder *erworbene.*

Eine *ätiologische* Einteilung versucht ZWAARDEMAKER. Er unterscheidet: *Anosmia respiratoria*, die durch Abnormitäten des Nasenbaues (Absperrung der Atmungsluft von der Riechspalte), aber auch durch eine infolge akuter Schwellung auftretende Verlegung der Riechspalte bedingt sein kann.

Anosmia gustatoria, wenn etwa infolge Choanenverschlusses die Speisen beim Schlucken nicht gerochen werden können, die Ausatmungsluft also nicht in die Riechspalte eindringen kann.

Hierher gehören auch Beobachtungen von Anosmien bei peripheren Facialislähmungen und Erkrankungen des Trigeminus. Bei ersteren soll die Anosmie entweder auf einer Unzulänglichkeit des Schnüffelns (infolge der Lähmung) oder auf einer gleichzeitigen rheumatisch infektiösen Erkrankung des Olfactorius oder des Riechepithels beruhen. Die Geruchsstörungen bei Erkrankung des Trigeminus sollen dadurch zustande kommen, daß die Schleim- und Tränensekretion versiegt, wodurch die zum Riechen nötige Durchfeuchtung der Nase verhindert werde (näheres hierüber bei FRANKL-HOCHWART).

Anosmia essentialis. Bei dieser liegt eine Schädigung der Riechschleimhaut selbst vor. Es kann die auf der Regio olfactoria normaliter vorhandene Flüssigkeit fehlen, es können die Cilien der Riechzellen, welche in dieser Flüssigkeit flottieren, es können endlich auch die nervösen Bestandteile der Riechschleimhaut (Riechzellen und Nervenzellen) geschädigt sein. Hierher gehören die vorübergehenden schweren Störungen des Geruchssinnes im Anschluß an Infektionskrankheiten, vor allem an Influenza oder Grippe. Es kann zu einer vorübergehenden vollkommenen Aufhebung des Geruchsvermögens kommen. Der Grad der Restitution hängt davon ab, ob die Nasenschleimhaut im Bau durchgreifend und dauernd verändert ist (bisher nur sehr wenige, ausreichend untersuchte Beobachtungen, s. unten).

Anosmia intracrania: Hier liegt eine Schädigung der Fila olfactoria oder der Riechzentren vor.

HOFMANN bedient sich eines andern Einteilungsprinzips. Er teilt die Anosmien ein in:

Allgemeine Anosmien, bei denen eine völlige Leitungsunterbrechung oder Zerstörung des Riechapparates vorliegt.

Partielle Anosmien. Hier fehlen einzelne Gerüche isoliert. Die erste genauere Beobachtung stammt von ROLLETT.

Er fügte sich auf experimentellem Wege eine toxische Anosmie zu und konnte ein etappenweises Zurückkehren der Empfindung für verschiedene Geruchsempfindungen feststellen.

Die erste *systematisch* und *auf breiter Basis* durchgeführte Untersuchung verdanken wir HOFMANN.

Die *qualitativen* Veränderungen des Geruchssinnes oder *Parosmien* liegen dann vor, wenn Riechstoffe, die vom Normalen mit Leichtigkeit unterschieden werden können, dem Kranken völlig gleichartig riechen. Dieses *Falschriechen* wird vorübergehend oder dauernd nach starken Katarrhen bzw. nach Influenza beobachtet. Man kann es (mit HOFMANN) als *Ausfallsparosmie* bezeichnen und es einer *Reizungsparosmie* gegenüberstellen, bei der abnorme Dauergerüche (seien diese wie bei Eiterungen der Nebenhöhlen *objektiv* begründet, oder seien sie nur *subjektiver* Natur) Änderungen des Geruchs hervorrufen. Auch über diese Form der Geruchsstörung hat die Selbstbeobachtung HOFMANNs wesentliches und neues Tatsachenmaterial beigebracht.

Außer dieser postkatarrhalischen bzw. postinfektiösen Form der Parosmie gibt es auch hier eine *toxische*. FRANKL-HOCHWART erwähnt auch schon eine *traumatische* Parosmie. (Das angeführte Tatsachen- und Untersuchungsmaterial erschöpft sich freilich in gelegentlichen und unvollständigen Notizen der angeführten Gewährspersonen.)

II. Spezielles über die Erkrankungen des Riechnerven. Frankl-Hochwart teilte (1908) die Erkrankungen des Riechnerven ein in:

A. Die isolierten
1. der angeborene Defekt des Riechnerven;
2. die senilen;
3. die toxischen:
   a) bei Infektionskrankheiten,
   b) bei Einführung toxischer Substanzen;
4. die durch überstarke Reize entstandenen;
5. die traumatischen.

B. Die als Teilerscheinung anderer Nervenkrankheiten auftretenden
6. die bei cerebralen bzw. cerebrospinalen Krankheiten (z. B. Basalprozesse, Blutung, Erweichung, Hydrocephalie, progressive Paralyse, Tabes usw.);
7. die bei Neurosen (Hysterie, Neurasthenie, Epilepsie);
8. die bei der Menopause und Menstruation (?).

Es hat sich gezeigt, daß für die *neurologische Klinik* die toxischen, insbesondere *postinfektiösen, die traumatischen* und die *bei cerebralen Krankheiten* auftretenden Erkrankungen des Riechnerven von Bedeutung sind. Im einzelnen ist zu diesen Erkrankungen folgendes zu bemerken:

Die postinfektiösen Erkrankungen des Riechnerven. Hinter der bei *Influenza* auftretenden *Neuritis olfactoria* tritt die Erkrankung des Riechnerven bei Diphtherie, Erysipel, Pneumonie, Tuberkulose und andern Infektionskrankheiten an Bedeutung weit zurück. Die erste, durch systematische Untersuchungen gestützte *ältere* Beobachtung von Reuter, der qualitative, über die neun Geruchsklassen Zwaardemakers sich erstreckende Messungen des Geruchssinnes vornahm, konnte schon *wesentliche* Merkmale der Neuritis olfactoria aufdecken, nämlich:

1. hochgradige Anosmie, die nicht durch den rhinologischen Befund erklärt wird.
2. die verschiedenen Klassen sind ganz ungleichmäßig betroffen, was bei respiratorischen Anosmien niemals der Fall ist;
3. wechselnder Charakter der Anosmie.
4. auffallend rasche Ermüdung des Sinnes und infolge davon mangelnde Feinheit des Geruches.

Außer diesen bei frischen Fällen anzutreffenden Merkmalen zeigen ältere Fälle noch:
1. Nachgerüche,
2. Parosmien (von brandigem Charakter).

Ein *pathologisch-anatomischer* Befund über die Neuritis olfactoria bei Influenza ist nicht bekannt (wohl aber ein solcher bei Bronchopneumonie: Suchannek).

Die *Prognose* wird von Reuter als nicht günstig bezeichnet. Der methodisch bestfundierte, über längere Zeit systematisch, fortlaufend untersuchte Fall der neueren Zeit ist die Selbstbeobachtung von Hofmann.

Hofmann litt 8 Tage lang an einem schweren Katarrh der Nasenhöhle mit hohem Fieber und stark eitrigen, mit Blutungen durchsetzten Sekretionen. Als Folgeerscheinung blieb eine Aufhebung des Geruchsvermögens (Anosmie) zurück, die sich nur sehr langsam zurückbildete. Hofmann läßt es freilich dahingestellt, ob es sich bei dieser Anosmie anatomisch wirklich um eine Degeneration der Nervenfasern mit nachfolgender Regeneration gehandelt hat oder bloß um eine vorübergehende Leitungsunfähigkeit. Hofmann gibt (im Handbuch der Physiologie) über seine Selbstbeobachtung folgende zusammenfassende Darstellung:

„Ich hatte nach einem schweren eitrigen Katarrh der Nasenhöhle meinen Geruch zunächst bis auf geringe Reste völlig verloren. Nach und nach kehrte er wieder zurück, aber ebenso wie bei Rollett nicht etwa für die stärkst riechenden Substanzen zuerst, sondern unabhängig von der Geruchsstärke. Die Wiederkehr des Riechvermögens erstreckte sich anfangs rasch, später immer langsamer zunehmend über mehrere Jahre, erst dann blieb der Geruch stationär bei bestimmten Ausfällen dauernd stehen. Das Wichtigste aber war, daß mir bei der Wiederkehr fast alle Gerüche (bis auf den Vanillegeruch) nicht mehr die normalen waren. Vielmehr bewegte ich mich in einer Welt fremder Gerüche, die ich erst nach und nach kennenlernen mußte. Es waren auch nicht etwa Gerüche, die mir zufällig unbekannt geblieben waren, denn eine andere von mir untersuchte Person mit ausgezeichnet geschultem Geruchssinn, der pharmazeutische Chemiker E. Schmidt, der eine analoge Parosmie erworben hatte, kannte die ihm schließlich übrigbleibenden Gerüche von früher

her auch nicht. Deshalb ist es natürlich auch ganz unmöglich, anderen den Charakter derselben zu beschreiben, man kann höchstens entfernte Analogien dazu anführen (wobei man sehr fehlgreifen kann) oder einen auffällig geänderten Gefühlscharakter (unangenehm statt wohlriechend u. a.) angeben. Dagegen war es mir möglich (ähnlich wie man bei Farbenblinden Verwechslungsfarben sucht), Verwechslungsgerüche ausfindig zu machen, die ich nicht voneinander unterscheiden konnte, während sie für einen normalen Geruchssinn weit voneinander verschieden sind. Eben darin erwies sich meine Geruchsänderung als ein Defekt, ein Ausfallen gewisser Qualitätsunterschiede...

Das gemeinsame aller angeführten Reihen besteht darin, daß sich aus dem anfangs einheitlichen Geruch einer Gruppe mit der Besserung des Riechvermögens die charakteristische Eigenart der Einzelgerüche immer mehr und mehr herausdifferenzierte. Dabei ändert sich der Geruchscharakter eines und desselben Riechstoffs unter Umständen mehrere Male. Z. B. folgten beim Campher deutlich drei sehr charakteristische Gerüche zeitlich aufeinander. Das Endergebnis ist das, daß mir heute die allermeisten Riechstoffe einen Geruch geben, daß er aber fast durchweg noch nicht der normale, sondern diesem nur ähnlich ist. Gewisse Gerüche fehlen mir auch heute noch vollständig, so der Fäulnisgeruch, der Kotgeruch, der Bittermandelgeruch. Wohl hat Skatol oder Kot einen sehr deutlichen Geruch für mich, nur ist es nicht der Kotgeruch, und ebenso riecht Nitrobenzol sehr stark, nur nicht nach bitteren Mandeln."

HOFMANN konnte also, um es nochmals kurz zusammenzufassen, folgende Selbstbeobachtungen anstellen:

1. Anfangs wurde so gut wie *gar nichts* gerochen.

2. Im Laufe der Restitution kehrte der Geruch für die verschiedenen riechenden Substanzen *in verschiedener zeitlicher Reihenfolge* wieder. Aus älteren Beobachtungen von ROLLETT, neueren von SCHMIDT (bei HOFMANN), HENNING geht hervor, daß Zeitpunkt und Reihenfolge auch *für jedes Individuum Spezialwerte* haben.

3. Der wiederkehrende Geruch zeigte auch insofern *qualitative* Veränderungen, als der Geruch der meisten Riechstoffe vom Normalen mehr oder weniger abwich; Gerüche, die für die Normalen ganz verschieden riechen, wurden daher miteinander *verwechselt*.

Diese Selbstbeobachtung, der zweifellos eine *prinzipielle* Bedeutung in der gesamten bisherigen Literatur der Erkrankung des Riechnerven zuerkannt werden muß, gab HOFMANN Veranlassung zur Aufstellung seiner bereits oben erwähnten „Komponententheorie" des Geruchs. Aus dieser Theorie erklärte er auch die sog. *Ermüdungserscheinung*, daß sich der Geruch eines Stoffes nach vorherigem Riechen an einem zweiten ändern könne. Bei HOFMANN äußerte sich diese *Geruchsumstimmung* besonders deutlich im Beginn der Restitution, und zwar darin, daß die einander sehr ähnlichen Gerüche gewisser Stoffgruppen untereinander ganz unähnlich wurden, wenn er zuvor intensiv an einem Stoffe derselben Gruppe gerochen und dadurch die allen gemeinsame Komponente ermüdet hatte. Auch der Geruchsumschlag nach wiederholtem Riechen an ein und derselben Substanz könnte durch Ermüdung einer *Partialkomponente* erklärt werden:

Riecht man so lange am verdünnten Dampf eines Riechstoffes, bis der Geruch desselben abgestumpft ist, und riecht dann sofort am konzentrierten Dampf desselben Stoffes, so kann jetzt ein früher nur undeutlicher Nebengeruch des konzentrierten Dampfes in den Vordergrund treten. Ist der Geruch des konzentrierten Dampfes von dem des verdünnten gänzlich verschieden, so kann man durch wiederholtes Riechen am konzentrierten Dampf den Geruch des verdünnten Dampfes zum Verschwinden bringen, obwohl er am konzentrierten Dampf gar nicht zu merken ist. Diese Tatsache, sowie endlich die Erscheinung, daß es gelingt, bei Personen mit normalem Geruchssinn einen Geruch durch vorheriges wiederholtes Riechen an einem Stoff von anderem Geruch abzuschwächen oder gar ganz zu vernichten, lassen (nach HOFMANN) sich nicht mehr durch Ermüdung gemeinsamer Geruchskomponenten, sondern nur durch eine lähmende (toxische, narkotische) Wirkung des ersten Riechstoffes auf andere als die eigenen Empfangsapparate erklären (s. HOFMANN).

Die Selbstbeobachtung HOFMANNs konnte *bestätigt* werden durch SCHIRMER und HENNING HENNING, dem mehrere Katarrhe und Grippefälle (mit und ohne Nasenkatarrh) Gelegenheit gaben, die Erscheinungen der Parosmie zu beobachten, konnte die Selbstbeobachtungen HOFMANNs durch *psychologische* Besonderheiten vervollständigen. So weist HENNING auch auf die Veränderung des *Gesamt-erlebnisses* hin, der *Gefühlswelt*, des ganzen *Auffassungsvorganges*, des Zusammen-spiels der verschiedenen Sinne beim Essen usw. Aufdringlich sei auch die *Fremd-heitsqualität*, welche auch dann nicht weicht, wenn der falsche Geruch längst geläufig geworden. Dieser falsche Geruch bewahrt durchaus den Charakter der Andersartigkeit. Sämtliche Gerüche seien, sofern sie nicht überhaupt aus-blieben, gegenüber dem normalen Erleben zu *schwach*. Auch fehle ihnen jede *individuelle Ausgeprägtheit.*

Die traumatischen Erkrankungen des Riechnerven.

Auf das Vorkommen von Geruchsstörungen nach Trauma wird auch schon in der älteren Literatur hingewiesen (so bei FRANKL-HOCHWART, QUIX in der früheren Ausgabe dieses Handbuches). Das Trauma kann in Form von *Schußverletzungen,* aber auch von *stumpfer Gewalt* wirksam sein. Zum Verständnis des Auftretens von Geruchstörungen zieht M. COLLET zwei anatomische Tatsachen heran: die Zartheit und Verletzlichkeit der Riech-fasern einerseits, die sehr periphere Situation des olfactorischen Neurons andererseits. Dieses Neuron ist schlecht geschützt, und seine Zerstörung bedeutet die Zerstörung des trophischen Zentrums des Riechnerven. GUTTMANN lenkte jüngst (erneut) die Aufmerksamkeit auf die Häufigkeit von Geruchsstörungen bei *Kommotionen.*

Er erwähnt einen Fall, der viele Monate nach einer Kommotion bei einer Nachunter-suchung auf der chirurgischen Abteilung vorgestellt wurde, weil er selbst über einen voll-kommenen Verlust des Riechvermögens klagte. Ein Kranker von SCHROEDER soll ein Jahr nach einer schweren Hirnerschütterung eine vollkommene Aufhebung des Geruchsvermögens gezeigt haben.

Bei Vorliegen einer auf das orbitale Stirnhirn deutenden psychischen Ver-änderung (mangelnde Ernstwertung der Symptome) in Kombination mit Ol-factoriusschädigung handele es sich nicht um Kommotionen, sondern um *Kontu-sionen* charakteristischer Lokalisation; Beweisgrund seien die Feststellungen von SPATZ, der in Fällen von état vermoulu *anatomische* Veränderungen im orbitalen Stirnhirn, im Gebiet des Bulbus olfactorius und an den Polen des Schläfenlappens fand, ohne daß *klinische* Erscheinungen hätten beobachtet werden können. Bei den traumatischen Erkrankungen des Riechnerven können die *lokalisatorischen Schwierigkeiten* besonders groß sein. Ist es schon schwierig, das Trauma, seinen Ort und vor allem seinen *Umfang* intra vitam zu umgrenzen, so ist es gewiß schwierig, Sicheres über den Sitz eines Krankheitsherdes inner-halb des Riechsystems auszusagen. BÖRNSTEIN hat versucht ein *Schema* zu entwerfen, welches die Erwägungen über den Sitz eines Krankheitsherdes im Riechsystem zu leiten imstande sei. Er meint, es spräche:

Bei Erwägungen über den Sitz eines Krankheitsherdes im Riechsystem:
A. Für extranervös (in der Peripherie) gelegene Herde:
1. Betroffensein sowohl der Riech- als der Tastkomponente.
2. Geringe Störung des Erkennens relativ zu der Störung des Wahrnehmens.
B. Für im „perzeptiven" Riechnervensystem (Nerv bis Sinneszentrum) lokalisierte Störungen:
1. Betroffensein allein der Riechkomponente.
2. Geringe Störung des Erkennens relativ zu der Störung des Wahrnehmens.
C. Für in den „sekundären" Sinnesfeldern des Riechnervensystems gelegene Herde:
1. Intaktheit der Wahrnehmungen.
2. Störungen des Erkennen (Agnosie), evtl. Halluzinationen u. a.
D. Ausfall (bzw. starke Herabsetzung) von Riech-, Tast- und Schmeckkomponente dürfte wohl bei Hysterie und bei Simulation vorkommen.

Nach Erfahrungen von J. HELSMOORTEL jr., R. NYSSEN und THIENPONT sind Geruchstörungen besonders bei schweren Schädelverletzungen häufig. Ihr Vorhandensein spricht in zweifelhaften Fällen zugunsten organischer Natur. Die

Verff. haben 43 Fälle unter röntgenologischer Kontrolle untersucht. In 3 Fällen von 5 Fällen totaler Anosmie lag Bruch des Siebbeines vor. Nur in 3 Fällen partieller Anosmie oder Hyposmie konnte eine Fraktur ermittelt werden. Geruchstörungen sind hauptsächlich bei Verletzungen der vorderen Schädelgrube vorhanden.

Unter 26 Fällen von Schädelbasis-, Schädeldachfrakturen, Commotio cerebri, Hirndurchschüssen fand LAEMMLE 17 Fälle, in denen Veränderungen der Geruchsempfindlichkeit nachzuweisen waren. Es wurden sowohl einseitige wie doppelseitige Anosmien nachgewiesen, mit Erhaltenbleiben der Tast- und Geschmackskomponente. *Die weniger eindringlichen Riechstoffe* gingen für die Empfindung *zuerst verloren*; erst bei stärkeren Störungen wurden auch die eindringlicheren Riechstoffe nicht mehr empfunden. Traumen im Bereich der vorderen Schädelgrube sollen viel eher zu Riechstörungen führen als die übrigen Traumen des Schädels (es wird auf die Möglichkeit hingewiesen, daß durch die bei Fall auf den Hinterkopf eintretende Contrecoup-Wirkung eine sehr starke Blutung in die vordere Schädelgrube stattfindet, auf diese Weise den Olfactorius schädigt und somit eine Riechstörung bedingt. Schon QUIX erwähnte, daß Fall auf den Hinterkopf durch Abreißen der Fila olfactoria ohne andersartige Symptome ausschließlich eine Anosmie hervorrufen könne.).

Eigene Erfahrungen an Schädelverletzten haben mich gelehrt, daß *totale Aufhebung des Geruchsvermögens* als Folge- bzw. Restzustand einer Hirnerschütterung (Sicheres läßt sich über die *Art* der traumatischen Hirnschädigung ja nicht immer aussagen) *nicht selten* sein kann, und zwar sind mir Geruchsstörungen dieser Art sowohl bei frischen wie bei alten Fällen begegnet.

Ein Fall meiner Beobachtung beansprucht meines Erachtens besonderes Interesse, weil er:

1. eine auffallende symptomatologische Übereinstimmung mit dem HOFMANNschen Falle zeigt;

2. meines Wissens der *erste* Fall ist, bei dem eine feinere Analyse der Geruchsstörung die von HOFMANN in seiner Selbstbeobachtung niedergelegte Art des Abbaues der Riechfunktion nun auch bei einer *zentralen* Olfactoriusschädigung aufdeckt;

3. die Fruchtbarkeit der aus der HOFMANNschen Selbstbeobachtung sich ergebenden Fragestellungen auch für die neurologische *Klinik* erweist.

Diese Erwägungen scheinen mir eine ausführlichere Darstellung meiner Beobachtung gerade an dieser Stelle zu rechtfertigen.

Ein aus gesunder Familie stammender, bis zum Unfall selbst nie ernstlich krank gewesener 25jähriger Kaufmann erleidet am 11. 8. 31, 11,40 Uhr abends einen Autounfall durch Zusammenstoß seines Wagens mit einem anderen. Neben *äußeren* Verletzungen der verschiedensten Art und Stärke erlitt er eine vorübergehende *Bewußtseinstrübung*; in der Nacht nach dem Unfall kam es zu öfterem *Erbrechen*, das sich noch am Tage nach dem Unfall mehrfach wiederholte. Die *Kopfschmerzen*, die sich ebenfalls in der Nacht nach dem Unfall einstellten, waren anfangs sehr qualvoll; die *Schlafstörung* zu Beginn unbeeinflußbar. Es traten dann noch eine Reihe Allgemeinerscheinungen auf, wie: Schwindel, Schweißausbruch, Müdigkeit, Verschlechterung der Stimmung, Flimmern vor den Augen beim Lesen, endlich Störungen des Geschmacks und Geruchs. — Zwei Monate nach dem Unfall konnte ich (unter Absehung des Unwesentlichen) u. a. folgenden Befund erheben: lähmungsartige Schwäche des rechten Beines, fehlende Bauchdeckenreflexe, Cremasterreflexe beiderseits schwach, rechts etwas deutlicher als links. Kniesehnen- und Achillessehnenreflexe rechts etwas schwächer als links, namentlich der Achillessehnenreflex. Rechte Fußsohle gegen Kitzel und Schmerz etwas weniger empfindlich als linke. Keine Reflexe krankhafter Art. Keine abnormen Spannungszustände in der Muskulatur. Beim Stehen mit geschlossenen Augen und dicht aneinandergelegten Füßen tritt subjektiv Schwindel, objektiv eine Fallneigung nach hinten auf. Auch beim Sitzen tritt, wenn der Patient bei geschlossenen Augen die Arme horizontal nach vorn streckt, sofort ein Hintenübersinken des Rumpfes in Erscheinung, wobei gleichzeitig der Rumpf etwas nach links sinkt; eine Stellungsänderung der Arme wird dabei nicht beobachtet. Beim Versuch, mit dem Finger oder Fuß auf den eigenen Körper zu zeigen (Finger-Nasen-Versuch, Knie-Hacken-Versuch), beobachtet man beiderseits eine Tendenz, seitlich am Ziel vorbeizugreifen, ohne daß dabei ausfahrende Bewegungen am Zeigeglied aufträten. Die rasche Aufeinanderfolge einander entgegengesetzt gerichteter Bewegungen verläuft ungestört, auch ist in beiden Armen ein guter federnder Widerstand nachweisbar. Über die Geruchsstörung wird weiter unten berichtet: Der Geschmack ist auf der linken Zungenhälfte, sowohl auf deren vorderer wie hinterer Partie, für alle Qualitäten aufgehoben. Beschleunigte Herzaktion, leichte Pulsunregelmäßigkeiten. Geringe Hypertension (Höchstwert 90/150 mm). Vorübergehende Herabsetzung der Sensibilität für alle Qualitäten auf der linken Körperseite. Leichte Vermehrung des Urobilins und Urobilinogens im Harn. Eine Verletzung des Knochens ist auf Röntgenaufnahmen nicht zu erkennen, auch die Stenversaufnahmen der beiden Felsenbeine zeigen keine Veränderungen. Eine Innenohruntersuchung deckt indes eine Reihe wichtiger Veränderungen auf: geringe Schwerhörigkeit links, die den schallempfindenden Apparat, wahrscheinlich sogar die zentralen Hörbahnen betrifft, mit ausgesprochener Verkürzung der Kopfknochenleitung: spontane und experimentell zu erzeugende Veränderungen am Gleichgewichtsapparat (Befunde des Herrn Privatdozenten Dr. H. Leicher, Frankfurt a. M.).

Während viele Erscheinungen, der Gang, die Kopfschmerzen, Schwindel, Schlaf, Sensibilitätsstörungen (u. a. m.) eine unverkennbare Tendenz zur fortschreitenden Besserung zeigten, blieb die Störung des Geruchs und Geschmacks (aber auch die des Gehörs) noch nach Monaten refraktär. Die Art der Geruchsstörung wird am besten an einem Protokoll veranschaulicht, das aus der letzten Zeit der Beobachtung stammt:

Bei den Geruchsprüfungen wurde so vorgegangen, wie dies oben geschildert wurde. Es soll noch einmal eigens darauf hingewiesen werden, daß das Verfahren streng unwissentlich ist, die Untersuchung mit verbundenen Augen erfolgt; zeitweise werden Stichproben auf die Zuverlässigkeit der Angaben gemacht, indem auch dann nach einem Geruch gefragt wird, wenn gar kein Riechstoff vor die Nase gehalten wird. Der Riechstoff wird zuerst vor die linke, dann vor die rechte Nasenöffnung gehalten.

Erste Darbietung.

Gegenstand	Angabe	
	links	rechts
Rosenwasser	„Ich rieche gar nichts"	Es tritt sofort Geruchsempfindung auf, die aber nicht näher bezeichnet werden kann. Auf die Frage, wo er dergleichen schon gerochen habe: „Bei Seifen"
Citrone	Riecht gar nichts	Citrone (sofort).
Seife	„Ich rieche nichts"	Seife (nach mehrmaligem tiefen Einatmen)
Kakao	„Da rieche ich etwas; a. B.: „Es riecht nicht angenehm, ist ein komischer Geruch, riecht wie schimmlig, kann aber nicht sagen, was es ist"	Kakao (sofort). Wiederholt nochmals: „Es riecht ganz komisch links"
Zwiebel	„Es geht mir in die Nase, aber ich weiß nicht, was es ist." (Nach Öffnen des bis dahin zugehaltenen rechten Nasenloches: „Ich schmecke, es ist Zwiebel".)	
Kaffee	„Ich rieche etwas, es riecht nicht angenehm, der Geruch ist mir unbekannt, ich kann den Geruch nicht definieren." A. B.: er habe bestimmt so etwas noch nie gerochen	Kaffee (sofort). Versichert nochmals, daß es links ganz anders rieche, es rieche links sehr schwach, fast gar nicht, so daß er den Geruch nicht beschreiben könne
Senf	„Ich rieche etwas: Carbid"	Senf
Tee	„Ich rieche nichts"	Tee (sofort)
Zimt	„Ich rieche gar nichts"	Zimt (sofort)
Lorbeer	Riecht nichts	Nach Öffnen des r. Nasenloches sofort: Nelken
Knoblauch	„Ich rieche etwas, nicht angenehm, auch nicht unangenehm. Es kommt mir nicht bekannt vor"	Knoblauch (sofort)
Terpentinöl:	„Ich rieche etwas, aber was es ist? Es riecht nach Teer"	Terpentinöl (sofort). Versichert, daß es links ganz anders riecht
Bittermandel	„Ich rieche etwas, es riecht nicht angenehm, auch nicht unangenehm (bei längerem Riechen schwäche sich der Geruch ab; die gleiche Angabe schon früher bei einem anderen Riechstoff)	Bittermandel (sofort)

Erste Darbietung (Fortsetzung).

Gegenstand	Angabe	
	links	rechts
Campher-spiritus	„Ich rieche etwas, es riecht auch nach Teer, nicht der richtige Teergeruch, aber so ähnlich"	„Ist das nicht Terpentinöl?"
Muskat	„Ich rieche gar nichts"	Muskat (sofort)
Lavendel	„Ich rieche nichts, aber ich schmecke etwas"	Lavendel (sofort)
Anis	„Ich rieche nichts, es geht mir etwas in die Nase"	Anis (sofort)
Pfefferminz	„Ich rieche gar nichts"	Pfefferminz (sofort)
Alkohol	„Nichts"	Spiritus
Köln. Wasser	„Ich rieche gar nichts"	Kölnisch Wasser (sofort)
Salmiakgeist	Starke Abwehr	Salmiakgeist (nach Öffnen des r. Nasenloches). „Ich habe mir gedacht, daß es S. sein kann, weil es mir so sehr in die Nase gegangen ist"
Chloroform	„Ich rieche gar nichts"	Chloroform (sofort)
Äther	„Da rieche ich etwas." „Es war ein Geruch wie Carbol." Bei erneutem, linksseitigem Riechen: es röche zwar wieder wie Carbol, aber doch nicht ganz wie vorher, etwas verändert	Versichert sofort, daß es rechts der bekannte Äthergeruch sei, links habe es *ganz anders* gerochen

Zweite Darbietung (nach kurzer Pause).

Gegenstand	Angabe	
	links	rechts
Kakao	„Ja, ich rieche etwas. Der Geruch ist unangenehm." A. B.: „Ich glaube das habe ich schon mal gerochen." Bei längerem Einatmen würde der Geruch wieder schwächer. „Es riecht schimmlig, so wie man sagt: stickig." Er könne nicht sagen, was es ist, könne auch nicht mit Bestimmtheit sagen, ob er es heute schon einmal gerochen habe	Kakao (sofort)
Kaffee	„Ich rieche; riecht nicht angenehm, Geruch ist außerordentlich schwach. Geruch ist mir nicht bekannt; er habe ihn heute noch nicht gerochen"	Kaffee (sofort)
Senf	„Ich rieche etwas, riecht nicht angenehm, ich glaube, ich habe vorhin gesagt, es ist Carbid." Versichert wieder, es rieche genau wie Carbid, ganz anders wie rechts	Senf (sofort)
Campher-spiritus	Es tritt sofort eine Geruchsempfindung auf: „Ist das nicht Mandelöl?" Versichert wieder, daß es rechts und links ganz verschieden riecht. Bei zwei- bis dreimaligem Riechen nehme der Geruch bedeutend ab (links)	Terpentinöl
Äther	„Ich rieche nichts, jetzt ganz schwach, angenehm ist der Geruch nicht, könne nicht sagen, ob er heute schon gerochen"; sei nicht bekannt	Äther (sofort)
Knoblauch	„Ich rieche gar nichts"	Knoblauch (sofort)
Bittermandel	„Ich rieche gar nichts"	Bittermandel (sofort)

Das *Ergebnis* dieser Beobachtung (die, wie gesagt, bisher *stationär* blieb) läßt sich dahin zusammenfassen, daß auf der *linken* Seite:

1. eine ganze Anzahl stark riechender Substanzen *überhaupt nicht* gerochen werden;
2. bei anderen ist der *Geruch herabgesetzt*, aber gleichzeitig
3. in seiner *Qualität* gegenüber der gesunden Seite deutlich verändert, so daß es auch
4. zu *Geruchsverwechslungen* kommt (so wird Kakao für Schimmel, Senf für Carbid, Terpentinöl für Teer, Äther für Carbol gehalten).

Da die überhaupt noch wahrgenommenen Geruchsempfindungen auf der linken Seite stets sehr schwach sind, so ist auch selten eine Angabe über den *Gefühlston* (ob angenehm oder unangenehm) mit Sicherheit zu machen. Es scheint aber (nach den Resultaten bei Kaffee und Senf zu schließen), daß der Gefühlston eher nach der *unangenehmen* Seite hin sich verschoben hat. Deutlich wird gelegentlich die *Fremdheits*qualität eines Riechstoffes zum Ausdruck gebracht. Bei längerem Einatmen ein und desselben Riechstoffes nimmt die an sich schon schwache Geruchsempfindung weiterhin ab, bis zum gänzlichen Aufhören derselben (auch während der Untersuchung zeigen sich Ermüdungserscheinungen, so daß mehrfach Pausen eingeschaltet werden müssen). Bei *zweiter Darbietung* derselben Riechstoffe in der gleichen Sitzung werden die bereits einmal wahrgenommenen Gerüche *nicht* stets wieder als solche erkannt. Das mit der ersten Darbietung übereinstimmende Ergebnis wird, wie ausdrücklich und wiederholt versichert wird, jedesmal neu und auf Grund des Aktualreizes gefunden, die Übereinstimmung mit der ersten Wahrnehmung erst *sekundär* entdeckt. Gelegentlich (wie bei Kaffee) wird mit Bestimmtheit versichert, den Riechstoff weder in der ersten Darbietung, noch überhaupt jemals gerochen zu haben. Das *Wiedererkennen* der Gerüche ist (wenigstens unter diesen pathologischen Bedingungen) so erschwert, daß ein Geruch nach kurzer Pause schon nicht mehr identifiziert werden kann. Tastkomponente und Geschmackskomponente sind intakt.

Die bei anderen Erkrankungen des Zentralnervensystems auftretenden Erkrankungen des Riechnerven.

Neuerdings ist von Bostroem und Spatz (im Anschluß an Cushing) auf eine Geschwulstart bestimmten Sitzes, bestimmter Struktur und bestimmter Symptomatologie hingewiesen worden, in deren Begleitung Geruchsstörungen auftreten, infolge Beteiligung des Riechnerven: die von der Olfactoriusrinne ausgehenden Meningeome. Verlust des Riechvermögens finde sich hier neben Herabsetzung des Sehvermögens und charakteristischen psychischen Veränderungen (Einsichtslosigkeit in den Ernst der Lage, Euphorie oder gelegentlich auch ausgesprochene Witzelsucht u. dgl. mehr). Die Differentialdiagnose gegenüber den Meningeomen des vorderen Chiasmawinkels (Guttmann und Spatz) kann schwierig werden, wenn ein großer Tumor des vorderen Chiasmawinkels sich in den Bereich der vorderen Schädelgrube ausdehnt, um so Geruchsstörungen und Erscheinungen von seiten des Stirnhirns (wie die erwähnten psychischen Störungen) hervorzurufen; der Grad der Riechstörung soll hier entscheiden, geringe Ausprägung der Riechstörung für Meningeom des vorderen Chiasmawinkels sprechen.

Nach Erfahrungen von Rupp ist der Verlust des Riechvermögens ein neurologisches *Frühsymptom* des Meningeoms der Olfactoriusgrube. Die Anosmie finde sich auch bei einer andern Gruppe der häufig als „Hypophysentumoren" bezeichneten Krankheitsformen, den suprasellaren Tumoren (bei der dritten Gruppe, den „eigentlichen Hypophysentumoren" werden Geruchsstörungen vermißt). Kehrer beschreibt zwei Verhaltungsweisen von Hirn*geschwulst*kranken gegenüber Riechstoffen:

1. Überempfindlichkeit gegen solche Riechstoffe, welche durchschnittlich die Nasenschleimhäute stärker reizen: Wenn man den Kranken, deren Geruchsvermögen an sich nicht durch die Folgen der Geschwulst gelitten hat, jene Stoffe der Geruchstoffskala vor die Nase hält, so kommt es in höherem Maße oder anders als bei Gesunden gleichen Geschlechts, Alters und Berufs zu Nasenrümpfen, krankhafter Atemsperre, Hüsteln, Fluchtbewegungen, Entrüstungsrufen, tiefem Schneuzen und Schniefen, eventuell Niesen, Augentränen, Gesichtsröte u. dgl. Besonders auffällig tritt dies dann in Erscheinung, wenn daneben eine durch die Folgen der Geschwulst bedingte *Geruchsblindheit* besteht. Diese Überempfindlichkeit ist Zeichen einer gesteigerten Erregbarkeit im *Trigeminus-gebiet.* Sie repräsentiert in ihren einzelnen, von KEHRER beschriebenen Ausdrucks-formen offenbar einen (abnormen) *Abwehrreflex.* Der Riechnerv hat, wie HELS-MOORTEL jr. jüngst festgestellt hat, auf solche Abwehrreflexe (die auf Druck-wirkung, Kälte, Hitze, Schmerz u. a. m. zustande kommen) keinen Einfluß.

Beim Einatmen von Chloroform tritt momentane *Puls- und Atemverlangsamung* ein, gleichzeitig eine *Tendenz des Blutdrucks zum Ansteigen*: beides Trigeminuswirkungen, auf dem zentrifugalen Wege des Vagus oder (soweit Blutdruckerhöhung) Sympathicus. Auch das bei Wahrnehmung bestimmter Gerüche auftretende Erröten ist Trigeminuswirkung. Der N. olfact. regelt lediglich den respiratorischen Rhythmus, um das Optimum des wahr-nehmbaren Geruchs zu ermöglichen. Daher bleiben die Abwehrreflexe bestehen, wenn auch der N. olfact. zerstört ist. Es existiert eine Verbindung zwischen den Atmungs- und Ge-ruchszentren, die nicht näher bekannt ist. Auf reflektorischem Wege wirkt der Geruch auf Speichel- und Magenabsonderung ein.

2. Anosmie. Trotz der noch bestehenden Schwierigkeit, wenn nicht Unmög-lichkeit, „perzeptive" von „apperzeptiven" Anosmien zu unterscheiden und trotz der weiteren Schwierigkeit, klinische Ausfallserscheinungen auf dem Gebiete des Geruchs jeweils Läsionen bestimmten Sitzes innerhalb der zentralen Riechsphäre zuzuordnen, zweifelt KEHRER nicht an dem großen Wert des Nach-weises von ein- und doppelseitiger Anosmie bzw. Hyposmie für die „Ist-" und „Sitz-Diagnose" der Hirngeschwülste. Eine halbseitige Anosmie könne eigent-lich immer nur bei Tumor, Absceß oder Schädeltrauma vorkommen. KEHRER zitiert in diesem Zusammenhang PUUSEPP, der festgestellt habe, daß Hemi-anosmie bei kleineren, doppelseitige Anosmie bei größeren Geschwülsten, die auf die andere Seite komprimierend wirken, zu den häufigsten Symptomen der *Stirnhirntumoren* gehören. Anosmie auf der dem Tumor entgegengesetzten Seite hat auch M. BARRÉ beobachtet. B. hält die Existenz eines chiasma olfact. für möglich. An dieser Stelle ist darauf hinzuweisen, daß Geruch-störungen nicht nur als unmittelbare Herdsymptome einer das zentrale Riech-gebiet an irgendeiner Stelle der Leitung oder corticalen Repräsentation in Mit-leidenschaft ziehenden Geschwulst, sondern auch als *Allgemeinsymptome der Drucksteigerung* auftreten können. Die Beweiskraft derartiger älterer Beob-achtungen (OPPENHEIM, CASSIERER, HUGUENIN) wird allerdings neuerdings, z. T. unter Hinweis auf die Unvollständigkeit der angewandten Methodik ange-zweifelt. HERZOG weist darauf hin, daß unter seinen Fällen in derselben Zahl auch solche waren, bei denen der Geruch normal war, trotzdem die Gehirn-druckerscheinungen viel stärker waren als in den Fällen mit Anosmie. Wenn man mit KEHRER die Stärke des Hirndrucks an der Größe der Papillenschwellung messen wollte, so müßte man feststellen, daß bei den allerstärksten Graden einer solchen jede Riechstörung vermißt würde. Die Lage der Riechkolben mache es überhaupt unwahrscheinlich, daß der gesteigerte Hirndruck zu einem der „Stau-ungspapille" analogen Zustand *(„Stauungsolfactorius")* führen könne, durch den die Anosmie bei Tumoren der hinteren und mittleren Schädelgrube zu er-klären sei; vollends hinfällig würde aber die Annahme eines „Stauungsolfac-torius", wenn man berücksichtige, daß ganz im Gegensatz zum Opticus der Olfactorius bzw. seine Fasern nicht von Gefäßen begleitet werden, somit alle die Vorbedingungen fehlen, welche, wie an jenen, eine Stauung oder Einklem-mung des Nervengewebes herbeiführen können.

H. ROSENHAGEN konnte die Ergebnisse von BOSTROEM und SPATZ bestätigen: auch er hält die Trias von Geruchs-, Seh- und psychischen Störungen für fast spezifisch für Meningeome der Olfactoriusrinne. Ist das Krankheitsbild atypisch, so kann *von Anfang an* Hirndruck bestehen, die Opticusatrophie — *doppelseitig* auftreten oder auch die Stauungspapille (die sonst nur auf der tumorentgegengesetzten Seite nachweisbar ist, im Gegensatz zur homolateralen Sehnervenatrophie) auf beiden Seiten festzustellen sein. Eine lokale Veränderung an der Ansatzstelle der Tumoren in Form *röntgenologisch* nachweisbarer Hyperostosen oder *encephalographisch* nachweisbaren Veränderungen des Ventrikelsystems (symmetrische Erweiterungen, symmetrische Füllungsdefekte der Vorderhörner oder Abweichungen in der Lage der Seitenventrikel) können die Diagnose wesentlich klären helfen. Nach Olivecrona geben Meningeome der Olfactoriusrinne gewöhnlich das von Foster und Kennedy beschriebene Syndrom (primäre Opticusatrophie mit zentralem Skotom, einseitige, später doppelseitige Anosmie und kontralaterale Stauungspapille); ist das klinische Bild weniger typisch, was besonders bei weit nach vorn gelegenen Olfactoriusmeningeomen vorkommen kann, oder ist das Bild der primären Opticusatrophie durch später hinzugetretene Stauung verwischt, können Verwechslungen u. a. auch mit den parasagittalen Meningeomen eintreten. Die *parasagittalen Meningeome* des vorderen Sinusdrittels bedingen nach Olivecrona folgende Symptome:

1. eine lange Krankengeschichte;
2. psychische Störungen wechselnder Art und Intensität;
3. eine gewöhnlich leichte, zentrale Facialisschwäche;
4. eine doppelseitige Stauungspapille mit etwas Abblassung der Papille und stärkerer Herabsetzung der Sehschärfe auf der Tumorseite. Eine *homolaterale Hyposmie oder Anosmie* verstärkt die Bedeutung dieses Symptoms erheblich.

Störungen der Harnentleerung, lokalisierte Kopfschmerzen und lokale Druckempfindlichkeit können als akzidentelle Symptome hinzutreten. Die Veränderungen des Knochens bilden namentlich bei differentialdiagnostischen Erwägungen gegenüber Gliomen, Abscessen ein überaus wertvolles Komplement zu dem neurologischen Syndrom (Hyperostosen und Verdünnungen). Die *röntgenologisch* nachweisbaren Knochenveränderungen der parasagittalen Meningeome werden in folgende Gruppen eingeteilt:

1. Veränderungen des Knochens durch Druck des Tumors oder durch Einwachsen desselben in den Knochen verursacht;
2. Veränderungen der Gefäßzeichnung.

Im *ventrikulographischen* Bild ist die starke Verschiebung und Deformierung der Vorderhörner das wesentliche Merkmal.

Von 7 Fällen von *Apoplexie* fand Laemmle 5mal normalen Befund; die beiden gestörten Fälle zeigten gleichzeitig hochgradige Veränderungen der Nase, die als zur Erklärung des pathologischen Befundes vollkommen ausreichend erachtet werden. 6 Fälle von *Hirntumor* (einschließlich eines Hypophysentumors) zeigten normales Riechvermögen. Ebensowenig zeigten Kranke, die eine *Meningitis* der Hirnbasis durchgemacht hatten, Störungen des Riechvermögens.

Derselbe Autor glaubt auch für die Beantwortung der Frage, ob eine organische oder *funktionelle* Störung im Bereich des Geruchssinnes vorliegt, aufschlußreiches Material beibringen zu können. Bei sämtlichen peripheren Schädigungen, wie Nasennebenhöhleneiterungen, Nasentumoren, postoperativen Veränderungen der Nasenschleimhaut, Ozaena usw. konnte mit Regelmäßigkeit immer wieder festgestellt werden, daß je nach dem Grad der Hyposmie oder gar bei der Anosmie die reinen Riechstoffe mehr oder weniger ausgefallen waren und daß die Tast- und Geschmackskomponente stets nachweisbar erhalten war (bei der einzigen Ausnahme hatte der Erkrankungsprozeß nicht nur die Schleimhaut der Nase, sondern auch die des Rachenraums in Mitleidenschaft gezogen). Die bevorzugte Stellung der Tast- und Geschmackskomponente wird sowohl anatomisch (durch die Größe des Ausbreitungsgebietes beider Sinnesregionen im Verhältnis zur Riechregion) wie auch funktionell (durch die größere Widerstandsfähigkeit der Tastkomponente) zu erklären versucht. Daß bei Erkrankungen innerhalb des nervösen Riechapparates die Tast- und Geschmacks-komponenten erhalten sein müssen, ginge aus der Tatsache hervor, daß die Tastempfindung über den Trigeminus und die Geschmacksempfindung über den Glossopharyngeus und sensiblen Facialis zentral geleitet wird. Ein isolierter Ausfall der Tast- und Geschmackkomponenten hätte also eine Störung im Bereich des Trigeminus bzw. Glossopharyngeus und sensiblen Facialis zur Voraussetzung. Bei Ausfall aller drei Komponenten könne es sich nur um eine psychogene Störung oder um eine bewußte Täuschung handeln, da andernfalls eine Schädi-gung (im Bereich des Olfactorius, Trigeminus und Glossopharyngeus) von einer Ausdehnung vorläge, die nach den klinischen Erfahrungen mit dem Leben nicht vereinbar ist.

Im Anschluß an die Erkrankungen des Riech*nerven* müssen einige Beob-achtungen von HERZOG Erwähnung finden, die dieser Autor auf eine Schädigung des *Tractus* olfactorius (oder des Trigonum olfactor.) durch einen seitlich nach vorn wachsenden Hypophysentumor erklären zu können glaubt. Es bestand in diesen (4) Fällen *Anosmie* (die nicht als Folge des erhöhten Gehirndruckes oder einer Veränderung der inneren Sekretion aufgefaßt werden konnte); die Anosmie war doppelseitig. Die in allen Fällen nachweisbaren schweren Veränderungen am Augenhintergrund erlaubten, im Verein mit anderen Symptomen (Exophthal-mus, Abducensparese, Nystagmus, Diplopie, Konvergenzschwäche, Lähmung im Gebiete d. Trigemin. in jeweils wechselnder Anordnung dieser Symptome) die Lokaldiagnose eines die Sehnerven und Riechtractus *komprimierenden* Tumor.

Literatur.

ACHELIS: Arch. f. Psychiatr. **71**, H. 3/4.

BARRÉ: Ann. méd.-psychol., XIV. s., **91 I**, No 2 (1933, Febr.). — BÖRNSTEIN: Dtsch. Z. Nervenheilk. **104**, H. 1/2. — BOSTROEM u. SPATZ: Nervenarzt **2** (1929). — BRUNNER: Handbuch der Hals-, Nasen- und Ohrenheilkunde, 1. Bd. Berlin: Julius Springer 1925.

COLLET: Ann. méd.-psychol., XIV. s., **91 I**, No 2 (1933,Febr.).

ECONOMO, v.: Zellaufbau. Berlin: Julius Springer 1927. — EDINGER: Nervöse Zentral-organe. Leipzig: F. C. W. Vogel 1908.

FRANKL-HOCHWART: Die nervösen Erkrankungen des Geschmacks und Geruchs. Wien u. Leipzig 1908.

GUTTMANN: Nervenarzt **1931**, H. 14.

HELSMOORTEL: Ann. méd.-psychol., XIV. s., **91 I**, No 2 (1933, Febr.). — J. de Neur. **29**, 298 f. — HENNING: Der Geruch. Leipzig: Johann Ambrosius Barth 1916. — HERRMANN: Neue psych. Studien. München 1926. — HERZOG: Dtsch. Z. Nervenheilk. **102** (1928). — HIRSCH, C.: Münch. med. Wschr. **1933 II**, 1234—1238. — HOFMANN: Z. Biol. **73** (1921); **78** (1923). — Handbuch der normalen und pathologischen Physiologie, Bd. 1. Berlin: Julius Springer 1926. — HOFMANN u. KOHLRAUSCH: Biochem. Z. **156** (1925). — HORNBOSTEL: Pflügers Arch. **227** (1931).

KAPPERS: Vergleichende Anatomie des Nervensystems. Haarlem 1920. — KEHRER: Allgemeinerscheinungen der Hirngeschwülste. Leipzig: Georg Thieme 1931.

LAEMMLE: Arch. Ohr- usw. Heilk. **130**, H. 1.

MONAKOW, v.: Lokalisation im Großhirn. Wiesbaden: J. F. Bergmann 1914.

NYSSEN: Ann. méd.-psychol., XIV. s., **91 I**, No 2 (1933, Febr.).

REUTER: Arch. f. Laryng. **9** (1899). — RIESE: Z. Neur. **89** (1925). — RIESE u. GOLD-STEIN: J. Psychiatr. u. Neur. **32**. — ROLLETT: Pflügers Arch. **74** (1899). — ROSE: J. Psychiatr. u. Neur. **34** (1927). — RUPP: Dtsch. Z. Chir. **215** (1929).

SCHIRMER: Münch. med. Wschr. **1919 I**, 214. — SKRAMLIK, v.: Physiologie der niederen Sinne, 1926. — SPATZ: Arch. r. Psychiatr. **90**, 885.

TEUDT: Biol. Zbl. **40** (1920). — TEUFER: Verh. Ges. dtsch. Hals-, Nasen- u. Ohrenärzte **1925 I**, 372. — THIENPONT: Ann. méd.-psychol., XIV. s., **91 I**, No 2 (1933, Febr.).

ZWAARDEMAKER: Handbuch der physiologischen Methodik, herausgeg. von TIGER-STEDT, Bd. 3, 1. Hälfte. Leipzig 1914. — Handbuch der biologischen Arbeitsmethoden, herausgeg. von ABDERHALDEN, Abt. V, weil 7. Berlin u. Wien 1923. — Handbuch der Hals-, Nasen-Ohrenheilkunde, herausgeg. von DENKER-KAHLER, Bd. 1. Berlin u. München: 1925.

Symptomatologie der Erkrankungen der Riechrinde.

Von Walther Riese-Lyon.

Vorbemerkungen. Die *methodischen* Schwierigkeiten, die uns bei Untersuchung der Erkrankungen des Riech*nerven* entgegengetreten sind, tauchen natürlich auch bei denen der Riech*rinde* auf. Zu diesen methodischen Schwierigkeiten gesellen sich noch weitere, die dieses Gebiet noch problematischer und tatsachenärmer machen. In erster Reihe fragt es sich ja überhaupt, *welches Gebiet* man am menschlichen Gehirn als Riechrinde auffassen und abgrenzen dürfe. Diese entscheidend wichtige Vorfrage ist noch nicht ihrer *endgültigen* Lösung zugeführt, wenn auch an der Bedeutung der *Hippocampus*- und *Ammonshornrinde* als olfactorischer Zentralgebiete kaum zu zweifeln ist. Die Verhältnisse liegen hier, wie übrigens auch bei anderen Zentralgebieten derart, daß man aus den *pathologischen* Fällen bzw. ihrer Lokalisation, im Verein mit anderen, zumal *vergleichend-anatomischen* Tatsachen, auf Ort und Ausdehnung des zentralen Riechgebietes überhaupt erst *schließt*. Die dritte Schwierigkeit wäre darin zu sehen, daß dieses zentrale Riechgebiet selten *isoliert*, vor allem höchst selten ohne Beteiligung des Perzeptionsgebietes, erkranken dürfte. Die Mitbeteiligung des Perzeptionsfeldes schränkt aber die Aussagemöglichkeit über reine Rindenstörungen beträchtlich ein. Und schließlich erhebt sich die Frage, was man denn *symptomatologisch* bei einer reinen Rindenstörung hier zu erwarten hätte. Diese Frage kann am wenigsten als gelöst betrachtet werden. Bevor wir uns auf Grund des vorhandenen, spärlichen Tatsachenmaterials ein vorläufiges Urteil über diese Frage zu bilden versuchen, soll das *Material* selbst näher betrachtet werden.

Es sind im wesentlichen *zwei Symptomgruppen,* die uns bei Befallensein des zentralen Riechgebietes begegnen:

1. Geruchshalluzinationen. Man denkt an einen Reizzustand im primären Sinnesfeld.

H. Marcus hat die in der Literatur bekannten Fälle über *Epilepsie* mit *Geruchshalluzinationen* zusammengestellt und um eine eigene Beobachtung erweitert. *In allen Fällen war der Krankheitsherd in der Gegend des Ammonshorns oder der Hippocampusregion des Temporallappens gelegen.* (Fälle von Jackson und Beevor, Siebert, Linde, Friedmann, außerdem einige nicht ausführlich beschriebene Beobachtungen von Oppenheim, Sander, Mackay, Kaplan, Prowbridge, MacDowall und Kutzinski.) Meist handle es sich um Tumoren der genannten Gegend. Auch in dem vom Verfasser selbst mitgeteilten Falle, bei dem eine Geruchsaura die Lokalisation des Krankheitsherdes im Gebiet der corticalen Riechzentren, in der Gegend des Ammonshorns und des Gyr. hippocampi, nahelegte, ließ sich durch die Sektion eine Neubildung feststellen, welche u. a. den rechten Uncus gyr. hippocampi, die größten Teile der Gyri hippocampi, lingualis und fusiformis samt der gesamten Ammonsformation ergriff. Alle hierhergehörigen Beobachtungen sprächen für die *Lokalisation der Geruchshalluzinationen in der Hippocampusrinde.* Die Ammonsformation könne nur eine „Perzeptionsstation" repräsentieren, da eine Menge von Epilepsiefällen beschrieben seien mit schweren Veränderungen im Ammonshorn, in denen keine Geruchshalluzinationen beständen. Der entwicklungsgeschichtlich früh vollendete Bau der Ammonsformation weise in die gleiche lokalisatorische Richtung. Ferner bewiesen die mitgeteilten Beobachtungen, daß der *Geruchssinn in beiden Hemisphären zentral repräsentiert* sei; ob vorzugsweise im Uncus oder in der Nähe desselben, ginge aus den Fällen nicht hervor.

In der Diskussion zu einem Vortrag von ERNA BALL (s. u.) berichtete HE-
BOLD, daß er, von der Beobachtung ausgehend, daß sich bei an *genuiner Epilepsie*
leidenden Kranken so häufig (in 50% der Fälle) die sog. Sklerose des Ammonshorns (des Uncus nebst Verkleinerung des Corpus mamillare derselben Seite)
fand, an dem Krankenbestand der Anstalt Wuhlgarten ausgangs der 90er
Jahre festzustellen versuchte, ob bei den Epileptikern eine auf diesen Befund
hinweisende Veränderung des Geruchssinnes im Leben nachzuweisen wäre. Das
Ergebnis war ganz unbefriedigend. Es fand sich kaum ein Unterschied zwischen
den Kranken und den vergleichsweise hinzugezogenen Gesunden.

In diesen Zusammenhang gehört auch die Beobachtung von KUTZINSKI:
Ein Hirnverletzter, dessen Steckschuß nach röntgenologischer Tiefenbestimmung
im rechten Gyr. hippocamp., an seinem vorderen Pol, an der Umschlagstelle
in den Uncus saß, zeigte u. a. einen Ausfall der Geruchsempfindung auf beiden
Seiten sowie epileptische Anfälle mit halluzinatorischer Geruchsaura (,,wie nach
Stinkbomben'').

KESSEL beschreibt neuerdings ein Syndrom, das durch Sitz eines Tumors
im Bereich des vorderen Riechhirns (s. Erkrankungen des Riechnerven, anatomische Vorbemerkungen), Schädigung der inneren Kapsel oder des Hirn-
schenkelfußes der gleichen Seite und Druckwirkung auf den kontralateralen
Hirnschenkel erklärbar sei: intensive Geruchstäuschungen, wobei es sich um
üble, durchdringende Gerüche handle, die vom Beginn der Erkrankung an
auftreten; Pyramidenbahnsymptome beiderseits, Störungen der Sensibilität auf
der Gegenseite. — Aus einer Zusammenstellung desselben Verfassers ist ersichtlich, ,,*daß Geruchs- (und Geschmacks-) Halluzinationen bei Tumoren des
Schläfenlappens (übrigens auch bei Abscessen) seit langem beobachtet wurden*''.

Weder die Arbeit von KESSEL noch die anderen, hier zitierten, neueren
klinischen Arbeiten, in denen über Vorhandensein oder Fehlen von Geruchsstörungen berichtet wird, enthalten nähere Angaben über die *Methodik* der
Riechprüfung; eine feinere *Analyse des Abbaus der Riechfunktion* hat sich anscheinend in der neurologischen Klinik noch nicht durchzusetzen vermocht,
man beschränkt sich im allgemeinen auf die Bemerkungen Anosmie, Hyposmie
oder ,,Geruch intakt''. Eine solche Art des Protokolls und Urteils würde auf
anderen Sinnesgebieten, insbesondere des Gesichts, Gehörs, als durchaus unzureichend betrachtet werden. Unter Verwertung der sorgfältigen Analysen
von HOFMANN könnte die neurologische Klinik hier wesentliche Bereicherung
erfahren.

2. Geruchsausfälle (Hyposmien bzw. Anosmien), Agnosien. Die Untersuchungen von HENSCHEN sind zwar durch anatomische Befunde kontrolliert
worden: gegen ihre Beweiskraft muß sich indessen HENSCHEN selbst eine Reihe
Einwände machen:

1. Die in seinen Fällen nachgewiesenen Geruchsstörungen könnten zum Teil peripherer
Natur gewesen sein, ,,da solche recht allgemein sind und nicht durch die Art der Störungen
von mehr zentralen unterschieden werden können''.

2. Die Riechzentren ,,sind bilateral innerviert'', woraus folge, daß trotz ausgesprochener
Läsion evtl. Zerstörung des einen Riechzentrums keine Geruchsstörungen (auf der herd-
gleichen Seite) aufzutreten brauchen, da das intakte Riechzentrum der anderen Seite die
Funktion übernimmt.

3. Geruchsstörungen pflegen bei frischen Läsionen ausgeprägter zu sein als bei älteren;
in letzteren Fällen können sich die Geruchsstörungen mit der Zeit ganz ausgleichen.

4. Der Allgemeinzustand der untersuchten Kranken war in einigen Fällen ein derart
schlechter, daß die Untersuchungsergebnisse schlechterdings nicht verwertbar sind.

Diesen Bedenken ist noch das weitere hinzuzufügen, daß die von HENSCHEN
angewandte *Methodik* zu primitiv, die *Zahl und Auswahl* der gebotenen Riechstoffe zu unsystematisch, die Analyse der Aussagen zu dürftig waren, als daß

man verbindliche Resultate hätte erzielen können. Mit diesen *Einschrän-kungen* lassen sich aus den Henschenschen Untersuchungen folgende Ergeb·nisse ersehen:

Ist der Uncus der einen Seite erhalten, so entsteht keine dauernde Geruchs-störung, auch wenn sonst Veränderungen im Geruchsgebiete vorhanden sind. Ist der Uncus zerstört oder komprimiert oder infiltriert, dann treten Störungen auf, die jedoch mit der Zeit ausgeglichen werden. Die klinischen Stützen dieser Folgerung sind jedoch schwach.

Eine unilaterale Zerstörung des Gyr. Hippocamp. ruft keine Geruchsstörung hervor, wenigstens, wenn eine gewisse Zeit zwischen dem Zeitpunkt der Läsion und der Untersuchung verflossen war.

Eine unilaterale Zerstörung des Ammonshorns muß nicht von Geruchsstö-rungen begleitet sein.

Selbst bei totaler unilateraler Zerstörung von Uncus, Gyr. Hippocamp. und Cornu Ammon. braucht eine Geruchsstörung nicht zu entstehen.

Diese Tatsachen scheinen Henschen die „Irrelevanz" der sog. Geruchs-zentren zu zeigen; wenn er sich dennoch zu dem *vorläufigen* Schluß gedrängt sieht, die Geruchszentren als so *vollständig bilateral innerviert* anzusehen, daß unilaterale Läsionen sich nur ausnahmsweise durch Geruchsstörungen kund-geben — indem bei Menschen bei Läsion der einen Seite andere Teile die gestörte Funktion gleich übernehmen und die Störung völlig ausgleichen —, so in erster Reihe durch Berücksichtigung anatomischer, tierexperimenteller Tatsachen, sowie des Auftretens von Geruchshalluzinationen bei Tumoren im Uncus.

Über Lage, Ausdehnung, Seitigkeit eines sog. *Riechvorstellungs- bzw. Er-innerungsfeldes* glaubt Henschen sich auf Grund seiner Beobachtungen (von denen nur eine einzige hierfür in Betracht käme) nicht verbindlich äußern zu dürfen. Nur bilaterale Fälle mit Zerstörung der Hippocamp. und C. Ammon. bei Erhaltensein der Unci eröffneten die Aussicht, diese Frage zu lösen. Eine überwiegende Bedeutung der linken oder rechten Hemisphäre lassen sich aus den vorliegenden Tatsachen nicht nachweisen. Eine Bestätigung der Henschen-schen Angaben glaubte der russische Autor Cernysev in einer Beobachtung zu finden, aus welcher hervorginge, daß einseitige Zerstörung der Gyri fusi-formis, hippocampi, ammonis, uncus keine permanente Geruchsstörungen her-vorrufe.

Bei *Reizung* des Gyr. uncinat. treten Anfälle auf, in deren Beginn sich eine unbestimmte Geruchs- oder Geschmackssensation bemerkbar macht, auch können Kau- und Schmeckbewegungen auftreten (zuweilen Spucken). Die Symptome der *Lähmung* des gleichen Gebietes geben sich zu erkennen durch Herabsetzung von Geruch und Geschmack auf der Seite der Läsion, homonyme laterale Hemianopsie in den entgegengesetzten Gesichtsfeldhälften, herrührend von einem Befallensein des Tract. opt. auf der Seite der Läsion; wahrscheinlich Zeichen hypophysärer Erkrankung, allmählich fortschreitende Lähmung der herdentgegengesetzten Körperhälfte infolge Ergriffenseins der Pyramidenbahnen, möglicherweise Lähmung des Oculomotorius oder Zeichen cerebraler Störung (Asynergie) (Spiller).

Für die klinisch noch ungelöste Frage, ob es eine echte Geruchsagnosie gebe, und an welcher Stelle sie etwa zu lokalisieren sei, glaubt Erna Ball einen auf-schlußreichen Fall (von Riechhirntumor) mitteilen zu können (Krankenvor-stellung in der Berliner Gesellschaft für Psychiatrie und Nervenkrankheiten).

Es handelte sich um eine 66jährige Patientin, bei der das Leiden im Alter von 60 Jahren mit anfallsweise auftretenden widerlichen Geruchs*halluzinationen* begann, bei denen gleich-zeitig Schwindelgefühl bestand, die etwa eine Sekunde dauerten. Es gab aber auch Tage.

an denen die Geruchsempfindung stundenlang anhielt. Vom 62. Jahr ab nächtliche Geruchshalluzinationen und anschließend zwangshafte Bewegungen der Lippen, der Zunge, auch des Kiefers und Schluckbewegungen. Später epileptische Anfälle. Die Geruchsprüfung ergab, daß die Patientin Gerüche zwar wahrnehme, aber nicht unterscheiden könne. Sie erkannte auch den gleichen Geruch nicht wieder, unterschied nur quantitativ, nicht qualitativ. Die Störung des Erkennens bei erhaltenem Riechvermögen wurde namentlich aus anamnestischen Angaben erschlossen.

Die bei der Patientin beobachteten nach einer Geruchsaura auftretenden zwanghaften Bewegungen der Lippen und Kiefer berechtigten zu dem Schluß, daß im Uncus Gyr. Hippocampi, mit dem primären Riechzentrum zusammenfallend ein reflektorisches, motorisches Zentrum für die rhythmischen Lippen-, Schmeck- und Kaubewegungen existiere.

Gegen die Auffassung der Störung als echter *Agnosie* wurden in der Diskussion Bedenken geäußert und auf die Erklärungsmöglichkeit der Aussage der Patientin und ihrer Störung als rein *perzeptiv* hingewiesen.

Nach Auffassung der Vortragenden sollte dieser Fall, mit aller durch die Umstände gebotenen Vorsicht, im Sinne eines *linksseitigen* Sitzes der Agnosie zu verwerten sein.

Auch HERZOG glaubt in einem seiner Fälle von Hypophysentumor (Fall 5) eine Riech*rinden*läsion annehmen zu sollen: die (akromegale) Kranke litt u. a. an einer „Halluzination", derart, daß in der Nase häufig eine stechende Empfindung entstand, der eine *unangenehme*, an Gummigeruch erinnernde Geruchsempfindung folgte.

(Bemerkenswert ist, daß auch die Kranke E. BALLS den von ihr wahrgenommenen Geruch als „abscheulich, widerlich" und nicht näher charakterisierbar bezeichnete; der Hirnverletzte KUTZINSKIS: „wie nach Stinkbomben".)

Ich entnehme der erwähnten Arbeit von H. MARCUS, daß die Geruchshalluzinationen, welche die epileptischen Anfälle der Kranken von JACKSON und BEEVOR einleiteten, einen „horriblen Geruch, unmöglich zu beschreiben, zugleich erstickend" enthielten. Der Anfallskranke von SIEBERT klagte über „einen eigentümlich widerlichen Geruch" — diesmal unmittelbar nach dem Anfall. LINDES Patient beklagte sich über „plötzlich auftretende üble Gerüche", derjenige von FRIEDMANN über einen sehr intensiven Geruch, „als ob er in einer Apotheke wäre", der eigene Fall von MARCUS selbst schließlich über „einen intensiven, gräßlichen, übelsüßlichen Geruch" *vor* den epileptischen Konvulsionen und über ein intensives Geruchsgefühl von ganz derselben Natur *nach* einem Anfall.

Nach Auffassung von MARCUS zeige die für alle Fälle charakteristische intensiv unangenehme Geruchsempfindung, daß der Reiz ein *intensiver* war; *mildere* Reize der sensorischen Organe pflegten angenehmere Gefühle herbeizuführen.)

Außerdem traten in dem HERZOGschen Falle Anfälle von Parosmie auf, ohne daß eine Herabsetzung des Geruchs vorhanden gewesen wäre. Die Geruchshalluzinationen sollen im Verein mit dem fast normalen Augenbefund für eine Rindenläsion sprechen. Außer diesen Reizsymptomen auf dem Gebiete des Geruchs und Lähmungssymptomen im Gebiete des Geschmackssinnes bestanden keine Herdsymptome; Zeichen von erhöhtem Hirndruck fehlten ebenfalls.

Auf Grund des vorhandenen Materials wird man sich heute kaum dazu entschließen können, den klinischen Nachweis einer echten Agnosie des Geruchs *bei Erhaltensein der Perzeption* als einwandfrei erwiesen anzusehen. Vom *klinischen* Standpunkte aus ist daher die Frage, welche *Örtlichkeiten* lädiert sein müssen, damit es zum Auftreten echter gnostischer Störungen im Gebiet des Geruchssinnes komme, eigentlich noch nicht spruchreif. Bezeichnenderweise stützen sich auch diejenigen Autoren, die sich mit den Erkrankungen der Riechrinde beschäftigt haben, bei Versuch, dieses Gebiet abzugrenzen, immer noch mehr auf *vergleichend-anatomisches*, denn auf *pathologisches* Tatsachenmaterial.

An dieser Stelle werden künftige Untersuchungen einzusetzen haben. Sie werden an den Ergebnissen der vor Jahrzehnten von MONAKOW schon eingeleiteten, in der jüngsten Zeit zu einem gewissen Abschluß gelangten Kritik der klassischen Hirnlokalisationslehre nicht mehr vorübergehen können. Mit größerer Aufmerksamkeit wird man auf die *allgemeinen* Bedingungen, unter denen es bei einem Individuum, dessen *vorpathologische Riechleistungen* bekannt sein müssen, zum Auftreten agnostischer Störungen im Bereiche des Geruchssinnes kommt, zu achten haben, insbesondere auch auf den *Zeitpunkt*, zu welchem im Laufe eines Krankheitsvorganges die Störung auftritt bzw. die Untersuchung vorgenommen wird. Die Bedeutung der *Restitution* und ihrer einzelnen Phasen ist für den Abbau der Riechfunktion bislang noch in höchst unvollkommener

Weise — eigentlich erst und ausschließlich durch die Hofmannschen Selbst-beobachtungen — gewürdigt worden.

Soweit meine (nicht *sehr* umfangreichen) Erfahrungen an *zentralen* Riechstörungen reichen, zeigen diese wenig oder keine Tendenz zum Ausgleich; zumal die traumatischen (auch die Hofmannsche postkatarrhalische Neuritis olfact. heilte schließlich *mit Defekt*). Eine experimentelle Stütze dieser klinischen Erfahrung kann vielleicht in Untersuchungen von Takata erblickt werden: Während es für Amphibien nachgewiesen ist, daß bei Durch-schneidung des Olfactorius die Sinnesganglienzellen der Regio olfactoria imstande sind, den durchschnittenen Achsenzylinder zu regenerieren und somit eine neue Verbindung mit dem Zentrum herbeizuführen, ist für die Säuger die Frage, ob im Gebiete des Olfactorius neben degenerativen Vorgängen oder nach solchen auch regenerative beobachtet werden, noch unbeantwortet. Es scheint nach den Untersuchungen von Takata ein *Ersatz nach Ausfall von Riechepithel bei den Säugetieren* zum mindesten in dem beobachteten Zeitraum eines drittel Jahres, d. h. eines sechsten Teils der durchschnittlichen Lebensdauer einer Ratte, *nicht vorzukommen*. Die gangliösen Elemente des Bulbus, die Mitralzellen und die Körnerzellen zeigen immer nur degenerative, nirgends regenerative Prozesse.

Der schon von Monakow (u. a.) als nicht haltbar erwiesenen Annahme iso-lierter Vorstellungsbilder bzw. Vorstellungszentren ist bekanntlich durch die Forschungsergebnisse agnostischer Störungen auf anderen Sinnesgebieten, namentlich dem optischen, weiterer Boden entzogen worden. Es wird, unter weit-gehender Verwertung dieser Ergebnisse, künftig darauf ankommen, sich nicht mehr auf die Ermittlung verlorengegangener scheinbarer Elementarleistungen dieser Art zu *beschränken,* sondern die erhöhte Aufmerksamkeit zu lenken auf noch *erhaltene* und etwa veränderte Riechleistungen. Mit der in Untersuchungs-protokollen recht häufig anzutreffenden, allgemein gehaltenen Bemerkung, daß eine Versuchsperson gewisse Stoffe zwar *rieche,* aber nicht *erkenne,* ist über *Inhalt* und *Aufbau* der Störung wenig gesagt. Dabei wird schließlich der Be-griff der „Gnosis" überhaupt, der durch die erwähnten Untersuchungen an Seelenblinden wieder problematisch geworden ist, in seiner besonderen Be-deutung für den Geruch einer Klärung zu unterziehen sein. Es wird, unter Beachtung der Resultate an Seelenblinden, zu untersuchen sein, in *welchem Sinne* man überhaupt von einer (isolierten) Störung des Erkennens des Geruchs sprechen darf, und ob nicht etwa bei Herden in den als zentrales Riechgebiet angesprochenen Rindenfeldern Störungen viel allgemeinerer Art (Störungen von „*cerebralen Grundfunktionen*": Goldstein) zu erwarten sind, an deren Zustandekommen und Ausbau sich freilich die aus der befallenen Örtlichkeit sich ergebenden Besonderheiten in mehr oder weniger charakteristischer Weise beteiligen.

Endlich wird auf Grund der neuesten *physiologischen* und *experimentellen* (Bethe, Lashley u. a.) Ergebnisse die ganze *Lokalisationsfrage* auch für den Geruch neu zu stellen sein.

Aus der Arbeit von H. G. Swann geht hervor, daß, wenigstens bei Ratten, die Annahme höherer „Zentren" für Erlernung und Bewahrung von Dressurleistungen mittels des Geruchs kaum aufrechtzuerhalten ist.

Um dieser grundsätzlichen Bedeutung willen seien die Versuchsergebnisse von H. G. Swann hier mitgeteilt.

Exstirpation aller möglichen Abschnitte des Pallium blieb ohne Einfluß auf das Unter-scheidungsvermögen (nach Geruch). Zerstörung der verschiedensten Teile des Archipallium, einschließlich der Hippocampusformation, des Lob. pyriform., Septum und N. amygdal. war ohne nennenswerten Nachteil für die Fähigkeit, die Geruchsdressurleistung zu behalten. Unterbrechung der Hauptfasern zum und vom Archipallium, einschließlich des Fornix, der Projektionsfasern des Mandelkerns, der Fimbria, des Alveus, der Habenula und der mit dem Balken in Verbindung stehenden Riechbündel bedingte keine Aufhebung des Unterscheidungsvermögens. Excision der cytoarchitektonischen Felder und der haupt-sächlichen Vorderhirnkomplexe bis zu 60% und mehr in einzelnen Fällen zog keine be-merkenswerte Einbuße nach sich. Das Tubercul. olfact. und der Hippocamp. praecallos. wurden indes nicht ausreichend untersucht.

Nur in den Fällen, in denen die primären olfactorischen Bahnen unterbrochen wurden, kam es zu ernster Störung. Von diesen primären olfactorischen Systemen scheint der Tract.

olfact. lat. nicht wesentlich zu sein für die Ausbildung der Dressurleistung; entscheidend scheint der vordere Anteil der vorderen Commissur zu sein.

39 % der Rinde wurde in einem Falle zerstört, ohne daß eine Einbuße der Dressurleistung auftrat.

Diesen Tatsachen lassen sich endlich gewisse Beobachtungen anreihen, die der russische Physiologe PAVLOW an seinen Hunden erhoben hat.

Es galt mittels der Methode der bedingten Reflexe die Beziehung zu untersuchen, die zwischen dem Gyr. pyriform. des Hundes und dem olfaktorischen „Analysator" bestehen sollen. Bekanntlich schwinden nach Abtragung der Hemisphären bzw. Teilen derselben vorübergehend alle bedingten Reflexe. Es stellte sich nun heraus, daß nach vollständiger und doppelseitiger Abtragung des Gyr. pyriform. und des zugehörigen Anteiles des Corn. ammon. von allen vor der Operation ausgearbeiteten Reflexen die olfactorischen zuerst wieder auftreten. Bewegung der Nüstern auf Geruch waren schon am 2. und 3. Tage sichtbar. Am 3. und 4. Tage wählte der Hund mit der Nase fehlerfrei aus einer Anzahl in Papier eingewickelter Pakete dasjenige heraus, das Fleisch und Wurst enthielt. Vom 6. Tage ab erscheint der Speichelreflex auf Geruch von Fleischpulver. Der künstliche Nahrungsreflex auf Campher war vom 14. Tage ab nach der Operation deutlich, vor Erscheinen aller anderen bedingten Reflexe der Haut, des Ohres und des Auges.

Diese Tatsachen sprechen — im Verein mit analogen Beobachtungen PAVLOWs auf anderen Sinnesgebieten — gegen eine *ausschließlich* räumlich scharf abgrenzbare Lokalisation der Riechleistungen, wenigstens insoweit sie in den Dienst der Bildung bedingter Reflexe gestellt werden.

Literatur.

BALL: Zbl. Neur. **53**, 853 (1929).
CERNYSEV: Ref. Zbl. Neur. **53**, 17 (1929).
GOLDSTEIN: Arch. f. Psychiatr. **76**, H. 1.
HENSCHEN: Mschr. Psychiatr. **45** (1919). — HERZOG: Dtsch. Z. Nervenheilk. **102** (1928).
KUTZINSKI: Mschr. Psychiatr. **57**, H. 5/6 (1925).
MARCUS Z. Neur. **30** (1915).
PAVLOW: Leçons sur l'activité du cortex cérébral. Paris: Amédée Legrand 1929.
SPILLER: Arch. of Neur. **16** (1926). — SWANN, H. G.: J. comp. Neur. **59**, Nr 2 (1934).
TAKATA: Arch. Ohren- usw. Heilk. **121** (1929).

Vgl. im übrigen das Literaturverzeichnis zu dem Abschnitte: Symptomatologie der Erkrankungen des Riechnerven.

IV.

Nervus opticus.

Symptomatologie des Nervus opticus (einschließlich Stauungspapille).

Von **O. Marchesani**-München.

Mit 38 Abbildungen.

A. Einleitung.

1. Anatomische Bemerkungen.

Der Nervus opticus stellt bekanntlich entwicklungsgeschichtlich und anatomisch einen vorgeschobenen Teil der weißen Substanz des Gehirnes dar und ist damit kein „Nerv" im Sinne der übrigen Nerven. Diese Tatsache darf nie vergessen werden; für die Klinik wäre es jedoch ganz unzweckmäßig deshalb die Bezeichnung Nervus opticus abzuschaffen und durch die Bezeichnung Pars orbitalis tractus optici zu ersetzen, wie es die Nomenklaturkommission der Anatomen (s. Atlas Hochstetter-Toldt) anstrebt. Von Schwierigkeiten der Verständigung über jene Teile des Nerven, die gar nicht in der Orbita liegen, abgesehen wird durch diese Bezeichnung die klinisch so außerordentlich wichtige Unterscheidung der Erkrankungen des Tractus opticus und des Nervus opticus verwischt.

Wir können am Sehnerven anatomisch verschiedene Abschnitte unterscheiden, denen auch in der Pathologie häufig eine eigene Bedeutung zukommt: 1. den intrabulbären (Papille und skleraler Teil), 2. den orbitalen, 3. den intracanaliculären und 4. den intrakraniellen Abschnitt des Sehnerven (s. Abb. 3). In einer Entfernung von etwa 10—15 mm hinter dem Bulbus treten die Zentralgefäße in den Opticus ein, wodurch der orbitale Abschnitt in einen vorderen mit den Zentralgefäßen und in einen hinteren ohne Zentralgefäße unterteilt wird. Der orbitale Teil des Sehnerven ist von drei Scheiden, Dura, Arachnoidea und Pia, umgeben, welche eine direkte Fortsetzung der entsprechenden Hirnhäute darstellen. Zwischen den Scheiden liegt der sog. Intervaginalraum, der in einen Subdural- und Subarachnoidalraum zerfällt, die wiederum mit den gleichnamigen Hirnräumen in Verbindung stehen. In dem intracanaliculären Teil bildet das Periost zugleich die Duralscheide, es spaltet sich am Eingang in die Orbita in zwei Blätter, in die eigentliche Duralscheide des Opticus und in das Periost der Orbita. Am Bulbus geht die Duralscheide in die Sklera über; die übrigen Scheiden haben am Auge keine entsprechende Fortsetzung; der Intervaginalraum endet dort blind. Der histologische Aufbau des Sehnervenstammes unterscheidet sich von dem der weißen Substanz des Gehirnes nur dadurch, daß das Bindegewebe im Sehnerven stärker und anders ausgebildet ist. Ein regelmäßiges bindegewebiges Septensystem trennt die Nervenfasern in einzelne Bündel. Das Gliagewebe gleicht dem im Gehirn vollständig; wir können auch im Opticus die drei Hauptarten der Glia, Astrocyten, Oligodendroglia und Hortegaglia, unterscheiden (Marchesani). Die im Sehnerven sich abspielenden pathologisch-histologischen Reaktionen sind dementsprechend im wesentlichen auch dieselben, wie in der übrigen zentralnervösen Substanz.

2. Faserverlauf.

Die Nervenfasern des Opticus nehmen ihren Ursprung von den Ganglienzellen in der sog. Ganglienzellschicht der Netzhaut und sammeln sich in der
Papilla nervi optici zum eigentlichen Sehnervenstamm. Sie sind in der Netzhaut
und in der Papille normalerweise marklos und erhalten ihre Markscheiden beim
Durchtritt durch die Lamina cribrosa. Nur ein Teil, und zwar vorwiegend der
am Rande des Opticus liegenden Nervenfasern, ist überhaupt marklos. Fast
allgemein wird heute angenommen, daß für die Sehfunktion und für den Pupillenreflex getrennte Fasern und Bahnen bestehen. Es spricht dafür in erster Linie
die wenn auch seltene klinische Beobachtung des Erhaltenbleibens der direkten
Pupillenreaktion bei völliger oder fast völliger Amaurose. FÖRSTER beobachtete die Rückkehr der Pupillenreaktion bei Erhaltenbleiben von Amaurose nach der
Operation eines Falles von Vierhügeltumor. Anatomisch
lassen sich die Sehfasern von den Pupillarfasern nicht
unterscheiden. Ob es außer diesen zentripetal leitenden
Fasern auch noch zentrifugal leitende gibt, die von
Ganglienzellen im Corp. geniculatum lat. entspringen
und im amakrinen Zellsystem der Netzhaut endigen,
ist nicht sicher entschieden. Nach WILBRAND-SAENGER
lassen gewisse Adaptationsstörungen bei Erkrankungen
der peripheren optischen Bahn auf das Vorhandensein
solcher Fasern schließen.

Für die Lokalisation pathologischer Prozesse ist der
Faserverlauf in der Sehbahn von großer Wichtigkeit.
Ganz besonders gilt dies für die Erscheinung der Halbkreuzung im Chiasma, auf die im Abschnitt BROUWER
(Bd. VI) genauer eingegangen wurde.

Uns interessiert hier die Lage der sich kreuzenden
und nichtkreuzenden Fasern im Opticus. Sie ist im
wesentlichen bekannt und sind gewisse geringe Abweichungen in den Meinungen damit zu erklären, daß
die Ergebnisse nur an pathologischem Material gewonnen werden können und daß außerdem individuelle
Verschiedenheiten eine Rolle spielen dürften (EISLER).
Am besten sind wir über die *Lage des papillomaculären
Faserbündels* orientiert (UTHOFF, HENSCHEN, WILBRAND-
SAENGER). Es nimmt in der Papille die temporale
Hälfte ein und formt sich hinter der Lamina cribrosa
zu einem dreiseitigen prismatischen Bündel, dessen

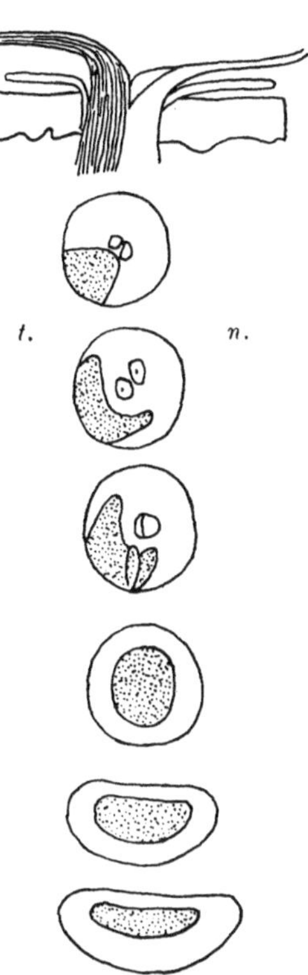

Abb. 1. Lage des papillomaculären Bündels im Opticus
und in der Papille.

Kante nach den Zentralgefäßen zu gerichtet ist und dessen Basis lateral und
etwas nach unten liegt (Abb. 1). In der Gegend der Eintrittsstelle der
Zentralgefäße in den Opticus hat es eine halbmondförmige Gestalt, wobei
es sich immer mehr von der Peripherie des Nerven entfernt. Im hinteren
Teil des orbitalen Sehnerven ist es in die Achse gerückt und hat eine vertikal
ovale Form angenommen. Im intrakraniellen Teil des Opticus hat es entsprechend der Form des Opticusquerschnittes eine mehr querovale Form und
liegt zentral etwas nach oben verschoben. Das papillomaculare Bündel enthält
sowohl sich kreuzende als ungekreuzte Fasern. Deren Verteilung ist nach
HENSCHEN eine solche, daß sie jeweils im Zusammenhang, bzw. angrenzend an
die übrigen gekreuzten und ungekreuzten Bündel liegen (Abb. 2).

Über die Größenausdehnung des papillomaculären Bündels im Opticus
sind die Meinungen geteilt. Während man diese früher auf $^1/_3$ bis $^1/_4$ des

Opticusquerschnittes schätzte, ist der Bezirk nach Igersheimer viel kleiner, nur etwa $^1/_{10}$ des Querschnittes groß. Die Schwierigkeit liegt darin, daß ganz allgemein Gesichtsfeldstörungen und anatomische Befunde ihrer Ausdehnung nach nur unsicher miteinander verglichen werden können (v. Hippel). Einerseits ist unsere Methode der Gesichtsfeldaufnahme relativ grob, andererseits wurden die anatomischen Befunde vorwiegend nur nach dem Schwund der Markscheiden beurteilt. Wurde der anatomische Ausfall klein gefunden, so wäre es möglich, daß bei der Frische des Falles die Degeneration noch nicht eingetreten ist, bei größeren Ausfällen dagegen wäre es durchaus möglich, daß der Bezirk, in dem die Achsenzylinder zugrunde gegangen sind, tatsächlich kleiner war.

Das gekreuzte Bündel bildet hinter dem Augapfel einen geschlossenen Strang, der medial und etwas dorsal liegt. Diese Lage wird als geschlossenes Bündel bis gegen das Chiasma beibehalten (Abb. 2).

Das ungekreuzte Bündel wird von verschiedenen Autoren etwas verschieden lokalisiert. Es dürfte die Ansicht von Henschen richtig sein, daß das Bündel hinter dem Auge zunächst in zwei Hälften gespalten ist, die sich dorsal und ventral an das papillomaculare Bündel anschließen. Im hinteren Teil des Opticus vereinigen sich die beiden Teile zu einem geschlossenen, sichelförmigen, etwas ventrolateral gelegenen Bündel. Der Ort der Verschmelzung der beiden Bündelabschnitte ist abhängig von dem Abrücken des papillomacularen Bündels von der Peripherie. Die Art, in der die gekreuzten und ungekreuzten Faserbündel durch die Verschiebung der Lage des papillomacularen Bündels beeinflußt werden, ergibt sich aus Abb. 2.

Annähernd kann im Sehnerven auch eine dorsale und eine ventrale Hälfte entsprechend der dorsalen und ventralen Retinahälfte unterschieden werden, wie uns die experimentellen Untersuchungen von Brouwer und Zeeman, sowie gelegentlich nachzuweisende Gesichtsfelddefekte bei traumatischen Sehnervenläsionen zeigen.

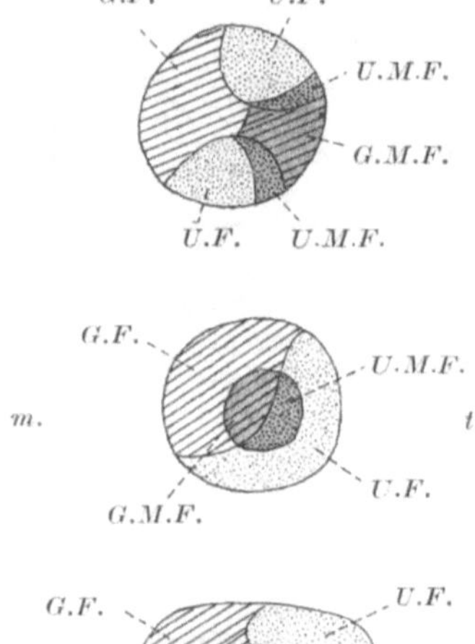
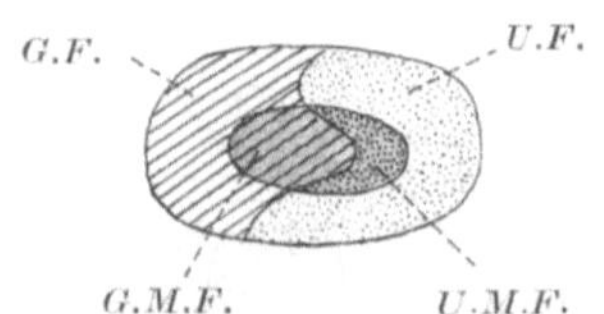
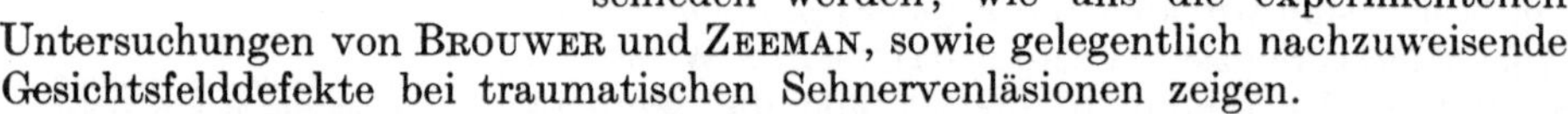

Abb. 2. Lage der gekreuzten und ungekreuzten Fasern im Opticus. Oben nahe am Bulbus, Mitte im orbitalen Abschnitt, unten im intrakraniellen Abschnitt. *G.F.* gekreuzte Fasern. *U.F.* ungekreuzte Fasern. *G.M.F.* gekreuzte Maculafasern. *U.M.F.* ungekreuzte Maculafasern.

Die die Netzhautperipherie versorgenden Fasern dürften im Sehnerven ebenfalls peripher gelegen sein (Behr, Seidel). Es sprechen dafür nach meiner Meinung eindeutig die Gesichtsfeldbefunde, die wir bei peripherer, das heißt vom Scheideraum aus auf den Opticus übergehender Neuritis erheben können. Eine gegenteilige Meinung hat nur van der Hoeve vertreten, und zwar auf Grund des von ihm gefundenen Symptomes der Vergrößerung des blinden Fleckes bei Nebenhöhlenerkrankungen, doch ist das tatsächliche Vorkommen dieses Symptomes bei retrobulbären Sehnervenerkrankungen überhaupt fraglich.

Im ophthalmoskopischen Bild an der Papille ist bei Ausfall bestimmter Bündel im Opticus eigentlich nur der Ausfall des papillomacularen Bündels in Form der temporalen Abblassung charakteristisch.

3. Topographisch-anatomische Beziehungen (s. Abb. 3).

In der Orbita verläuft der Sehnerv im sog. Muskeltrichter, der von den vier geraden, dem oberen schrägen Augenmuskel und dem Levator palpebrae

sup. gebildet wird. Der Muskeltrichter enthält außerdem noch die Gefäße und
Nerven des Auges und alle diese Gebilde sind wieder in das Orbitalfett eingebettet.
Die Begrenzung gegen den Knochen geschieht durch das Periost, die sog. Peri-
orbita. Die Wandungen der einer vierseitigen Pyramide vergleichbaren Orbita
werden an drei Seiten von Knochen gebildet, die zugleich zum Teil die Begrenzung von Nebenhöhlen darstellen. Deren Ausdehnung ist bekanntlich
starken Variationen unterworfen, so daß bestimmte Angaben darüber, in
welchem Umfange die Orbita an die Nebenhöhlen grenzt, nicht möglich sind.
Das Dach der Orbita bildet zum Teil den Boden des Sinus frontalis, der Boden

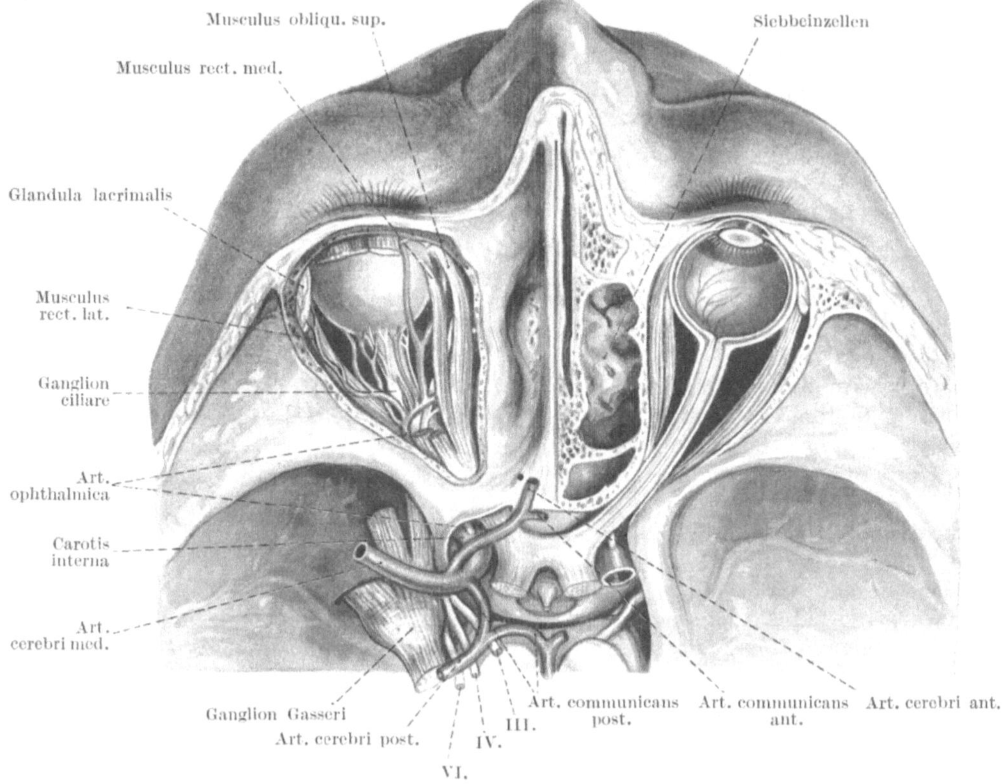

Abb. 3. Topographie des Sehnerven und der Orbita.

der Orbita grenzt an den Sinus maxillaris, die mediale Wand der Orbita grenzt
an das Labyrinth des Sinus ethmoidalis oder eventuell auch an den Sinus
sphenoidalis. Die mediale Wandung ist besonders dünn, welche Tatsache durch
die Bezeichnung Lamina papyracea gekennzeichnet wird. Die laterale Wand
der Orbita tritt nicht zu den pneumatischen Höhlen in Beziehung und ist
bei weitem die kräftigste. Sie grenzt an die Schläfengrube, die vom Musculus
temporalis ausgefüllt ist. Die laterale Wand der Orbita kann nach dem
Operationsverfahren von KRÖNLEIN bei Eingriffen an retrobulbären Gebilden
und am Sehnerven temporär reseziert werden, womit eine bessere Übersicht
und ein besserer Zugang erreicht wird.

Während im Bereich der Orbita der Sehnerv von Weichteilen eingeschlossen
ist und Erkrankungen der benachbarten Nebenhöhlen nur durch Miterkrankung
dieser Weichteile auf den Sehnerven übergehen können, ist dies im Bereich des

Canalis opticus anders. Dort bildet die am Knochen festhaftende Dura zugleich die äußere Scheide des Opticus. Der Kanal wird vom Keilbeinkörper, den Wurzeln des kleinen Flügels und dem Proc. clinoideus ant. umrahmt. Die Länge des Kanales beträgt ungefähr 5—8 mm. Die knöcherne Wandung kann wie überall im Bereich der Nebenhöhlen eine ganz verschieden starke sein. Ein groß angelegter Sinus sphenoidalis oder auch Ausläufer des Sinus ethmoidalis können den Canalis opticus fast ganz umgeben, so daß sich dieser in die Sinuse vorbuckelt. Abgesehen von der Stärke der Knochenwand ist auch die Ausbildung der Markräume in derselben ganz verschieden. Wie Herzog nachgewiesen hat, kann durch die Markräume unter Umständen eine direkte Verbindung zwischen der Schleimhaut der Nebenhöhlen und den Scheiden des Opticus gegeben sein (vgl. Abb. 22). Unter den Variationen der Nebenhöhlen ist auch mit der Möglichkeit zu rechnen, daß die Nebenhöhlen der einen Seite über die Medianlinie hinausreichen können und damit in nachbarschaftliche Beziehungen zu der andersseitigen Orbita treten. Außer dem Nervus opticus liegt noch die der Carotis int. entspringende Arteria ophthalmica im Canalis opticus, und zwar an seinem unteren Umfang. Die Vena ophthalmica verläßt die Orbita durch die Fissura orbitalis sup. und mündet in den Sinus cavernosus.

Der intrakranielle Abschnitt des Sehnerven liegt am vorderen Ende des sich hier zur vorderen Sattellehne erhebenden Keilbeinkörpers, wo er meist in einer flachen Rinne des Knochens bzw. der ihn überkleidenden harten Hirnhaut verläuft. Das intrakranielle Stück des Sehnerven kann ebenfalls individuell eine verschiedene Länge haben, die nach Schaeffer zwischen 4 und 17 mm schwankt. Am oberen Rand des Canalis opticus pflegt die Dura eine Duplikatur zu bilden, die den Sehnerven noch ein Stück weit überdacht. Dem lateralen Rand des Opticus, besonders wenn der intrakranielle Abschnitt lang ist, liegt die Carotis interna an, die hier die Arteria ophthalmica abgibt, die etwas lateral an der Unterfläche des Nerven in den Canalis opticus eindringt. Andererseits kann die laterale oder die obere Fläche des Sehnerven auch mit anderen Ästen der Carotis int., der Arteria cerebri ant. oder auch mit der vor dem Chiasma liegenden Verbindung der beiden Arteria cerebi ant., der Arteria communicans ant., in Beziehung treten. Häufig vorkommende Asymmetrien und Abweichungen in der Länge des Abganges der Zweige der Carotis int. sind in Betracht zu ziehen.

B. Stauungspapille.

1. Begriff und Nomenklatur.

Es ist notwendig, den Begriff der Stauungspapille festzulegen, da für die mit Papillenschwellung einhergehenden Krankheitsprozesse des Sehnerven verschiedene Benennungen üblich sind, die zu Mißverständnissen Veranlassung geben können. Es haben sich vielfach noch Bezeichnungen aus früherer Zeit erhalten, als man das Wesen der zugrunde liegenden Veränderungen noch nicht richtig kannte. Wir wissen heute, daß die Schwellung der Papille beim Tumor cerebri und anderen mit einer Drucksteigerung im Schädelinneren einhergehenden Prozessen durch ein reines „Ödem" bedingt ist, und zwar findet sich dabei im ganzen Verlauf des Sehnerven nur diese „ödematöse" Veränderung. Eine ähnliche, wenn auch in der Regel geringere Schwellung der Papille kann andererseits durch einen entzündlichen Herd im Sehnerven hervorgerufen sein. Für die Klinik besteht ein dringendes Bedürfnis, diese beiden im Wesen grundverschiedenen Krankheitsprozesse voneinander abzugrenzen. Rein ophthalmoskopisch ist die Unterscheidung nicht immer möglich, es müssen vielmehr auch noch andere klinische Symptome, vor allem das Verhalten der Funktion mitberücksichtigt werden. Wir werden für diese beiden Begriffe die Bezeichnung Stauungspapille einerseits und Neuritis (nervi optici) andererseits gebrauchen. Die beiden Ausdrücke haben den Vorteil, daß sie niemals mißzuverstehen sind, mögen sie auch von anderen Gesichtspunkten aus zu bemängeln sein. Wir vermeiden den Namen „Papillitis". Denn obwohl ihn v. HIPPEL eindeutig für die entzündlichen Prozesse im Sehnerven festzulegen versuchte, wird er trotzdem noch vielfach fälschlich als gleichbedeutend mit Stauungspapille gebraucht. Die Bezeichnung „Entzündungspapille" (BEHR) als Gegensatz zu „Stauungspapille" kann, wie RÖNNE hervorhebt, leicht falsche Vorstellungen von dem Sitz des Leidens erwecken. Derselbe Einwand kann allerdings auch gegen den Namen Stauungspapille gemacht werden, doch ist dieser so allgemein und unzweideutig eingebürgert, daß er besser beibehalten wird. Die nichts vorwegnehmende Bezeichnung „Papillenschwellung" halten wir dann für angebracht, wenn nicht entschieden werden kann, ob es sich um eine Stauungspapille oder um eine Neuritis handelt. Dies kann z. B. bei benommenen Patienten, bei Kindern oder überhaupt dann der Fall sein, wenn über das Verhalten des Sehvermögens kein Anhaltspunkt gewonnen werden kann.

Der Begriff Stauungspapille ist somit kein rein ophthalmoskopischer. Er umfaßt jene Papillenschwellungen verschiedenen Grades und verschiedener Ursache, die allein auf einer vermehrten Flüssigkeitsaufnahme des Sehnerven beruhen. Klinisch-symptomatologisch ist die Stauungspapille dadurch gekennzeichnet, daß zu Beginn und auch längere Zeit während ihres Bestehens keine Funktionsstörung vorliegt, d. h. die Leitung der Nervenfasern nicht beeinträchtigt wird.

2. Augenhintergrundbild.

Die Schwellung des Papillengewebes beginnt meist am oberen und unteren Umfang, sie greift wohl bald auf die nasalen Partien über, läßt jedoch den temporalen Teil der Papille zunächst *ganz* frei (BEST, BEHR). Die Papille bekommt dadurch eine nierenförmige Gestalt. Der sog. Gefäßtrichter bleibt zunächst erhalten. In den geschwellten Abschnitten ist der Papillenrand unscharf; das ödematöse Gewebe erscheint außerordentlich zart, locker und durchscheinend. Diese Merkmale sind differentialdiagnostisch gegenüber der Neuritis und Pseudoneuritis von großer Wichtigkeit (Abb. 4). Diese Einzelheiten können bei der binokularen Ophthalmoskopie genau verfolgt werden. Die Anwendung dieser Untersuchungsmethode ist für die Diagnose einer beginnenden Stauungspapille mitunter von ausschlaggebender Bedeutung.

Im weiteren Verlauf dehnt sich die Schwellung auf die ganze Papille aus und nimmt an Höhe zu, der Umfang der ganzen Papille wird größer. Der Eindruck der Prominenz ist am binokularen Ophthalmoskop unmittelbar gegeben; bei der gewöhnlichen Ophthalmoskopie erkennt man die Prominenz vor allem an dem geschlängelten Verlauf der Gefäße, die mit hochgehoben werden und am Rande der Papille oft abgeknickt erscheinen. Bei leichtem Wechsel der Blickrichtung entsteht eine Verschiebung der in verschiedenem Niveau liegenden Teile von Netzhaut und Papille zueinander (sog. paralaktische Verschiebung). Beim Spiegeln im aufrechten Bild ergibt sich ein deutlicher Refraktionsunterschied zwischen Netzhautebene und Papillenhöhe, der bis zu 7—8 Dioptrien betragen kann. Einer Refraktionsdifferenz von 3 Dioptrien entspricht dabei eine Niveaudifferenz von ungefähr 1 mm. Die Stauungspapille kann pilzförmig vorragen und zur Netzhaut steil abfallen, oder es kann durch Mitschwellen der umgebenden Netzhaut der Übergang ein mehr allmählicher sein. Die Höhe der Stauungspapille in Dioptrien gemessen wird vielfach als Maßstab für den Grad, das Fortschreiten oder den Rückgang des Prozesses herangezogen. Es muß daneben jedoch unbedingt auch das Gesamtbild der Stauungspapille berücksichtigt werden, denn die Niveaudifferenz kann bei Zunahme der Stauungspapille durch Mitschwellen der umgebenden Netzhaut auch scheinbar geringer werden.

Von den *Zentralgefäßen* sind die Venen in der Regel verdickt, die Arterien verengt, stellenweise auch scheinbar in ihrem Verlauf unterbrochen, wenn sie in das geschwellte Gewebe eingebettet sind. Auch spastische Gefäßzustände dürften dabei eine Rolle spielen. Durch die Stauung treten mitunter feine, normalerweise nicht sichtbare Gefäße hervor, so daß eine feine, rote Streifung entsteht. Die Farbe der ganzen Papille kann dadurch eine rötere werden, so daß der Farbunterschied gegenüber dem Rot des Augenhintergrundes fast verschwindet. Sehr häufig finden sich *Blutungen* auf der Papille und in der angrenzenden Netzhaut. Bei hochgradiger und vor allem länger bestehender Stauungspapille treten ferner *weiße Herde* auf (Abb. 5). Der Sitz dieser Herde beschränkt sich in der Regel auf die Papillengegend, ausnahmsweise finden sie sich jedoch auch in der Maculagegend,

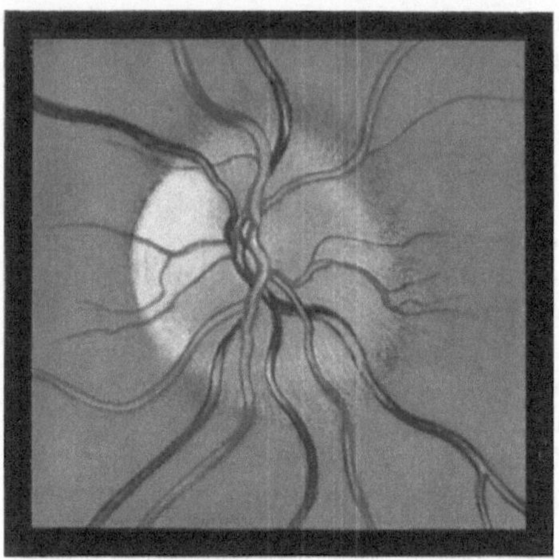

Abb. 4. Beginnende Stauungspapille.

wie bei der sog. Retinitis nephritica, nach Art einer Sternfigur angeordnet.

Ausgänge. Eine Stauungspapille kann sich vollständig zurückbilden, wenn sich die auslösende Ursache zurückbildet. Ist dies nicht oder zu spät der Fall, kommt es zur vollständigen oder teilweisen Atrophie der Papille. Diese Atrophie entspricht in der Regel dem Typ der sog. postneuritischen Atrophie (Abb. 25). Es sind dabei die Grenzen unscharf, die Gefäße zeigen weißliche Einscheidungen, mitunter bleibt auch eine leichte Prominenz bestehen. Selten kommt es im Anschluß an Stauungspapille zur Ausbildung sog. Drusen in der Papille (vgl. unten). Nach Bestrahlung oder nach palliativer Trepanation kann sich vor allem bei langsam wachsenden Tumoren der Zustand einer sog. „chronischen" Stauungspapille ausbilden. Ein solches Bild sah ich auch zweimal bei Aneurysmen im Bereich des Circulus Willisii. Die Papille ist

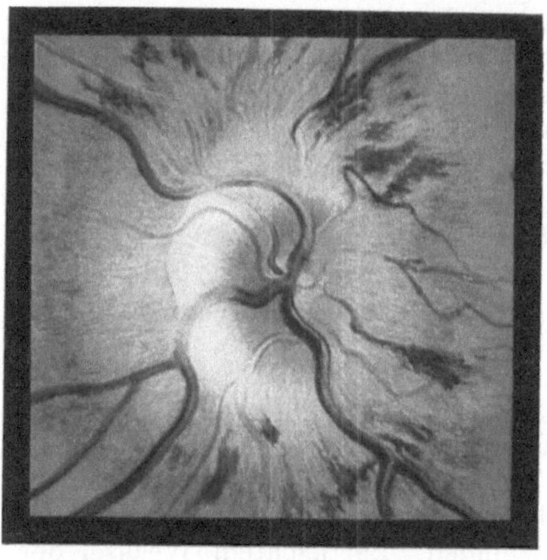

Abb. 5. Hochgradige Stauungspapille.

dabei leicht prominent, die Grenzen sind verwaschen, gleichzeitig besteht eine leichte Atrophie. Das Gewebe erscheint, zum Unterschied von der frischen Stauungspapille, eigentümlich kompakt und verdichtet. Kennt man in einem solchen Falle nicht den ganzen Verlauf, so kann die Differentialdiagnose gegenüber der Pseudoneuritis besonders schwierig sein.

3. Funktion.

Die Sehfunktionen sind bei der Stauungspapille *primär nicht gestört.* In der Regel bleibt auch bei voll ausgebildeter Stauungspapille das Sehvermögen noch einige Zeit normal. Als erste subjektive Störung werden häufig *vorübergehende Verdunklungen* bemerkt. Solche Verdunklungen kommen jedoch auch später vor, wenn bereits eine teilweise dauernde Schädigung nachweisbar ist. Die Verdunklungen erklärt HARMS durch Gefäßkrämpfe, welche Ansicht dadurch gestützt wird, daß wir die Äste der Zentralarterie bei Stauungspapille häufig stark verengt finden. Wahrscheinlich wird dabei die Ernährung des Sehnerven bzw. der Netzhaut vorübergehend eine ungenügende. Möglicherweise erfahren jedoch auch die Sehnervenfasern direkt unter dem Einfluß von Druckschwankungen eine Leitungsstörung (BEHR). Wenn JAKSON die Obskurationen als „epileptiforme Amaurosen" in die Hirnrinde verlegt, so könnte diese Erklärung nur dann gelten, wenn die Skotome einen hemianopischen Charakter tragen.

Frühzeitig läßt sich bei Stauungspapille eine *Vergrößerung des blinden Fleckes* nachweisen. Diagnostisch sowie praktisch kommt diesem Symptom nach unserer

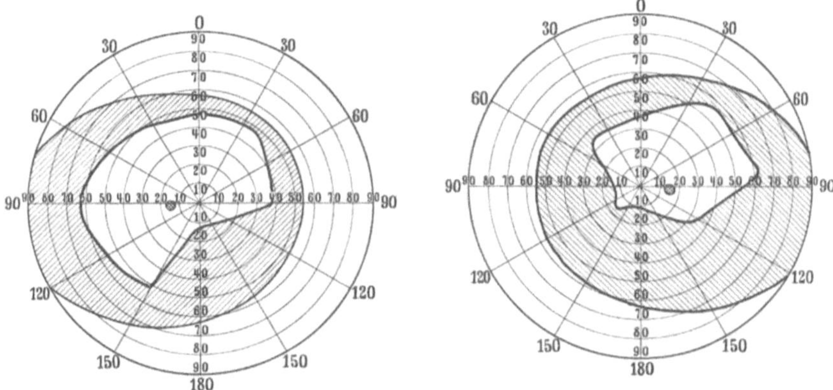

Abb. 6. Gesichtsfeldverfall bei Stauungspapille.

Erfahrung keine besondere Bedeutung zu. Der blinde Fleck entspricht im normalen Gesichtsfeld der Ausdehnung der Papille. Die Papille ist bei der Stauungspapille verbreitert, wodurch die Netzhaut zur Seite geschoben wird; wir können somit durch die Gesichtsfelduntersuchung nur dasselbe nachweisen, was wir mit dem Augenspiegel auch direkt sehen können.

Die erste praktisch wichtige Störung der Funktion stellt eine *Einschränkung des peripheren Gesichtsfeldes* dar (Abb. 6). Die Einengung braucht nicht immer eine regelmäßige, konzentrische zu sein, sondern kann eine Seite stärker betreffen. Meist ist das Gesichtsfeld für Farben frühzeitiger oder hochgradiger eingeengt. Nach BAILEY und CUSHING sollte für Hirndrucksteigerung ein bestimmter Typ der Farbengesichtsfeldanomalie, nämlich ein Engerwerden der Blaugrenze gegenüber der Rotgrenze, charakteristisch sein. Allgemeine Gültigkeit hat dieses Symptom jedoch sicher nicht.

Das zentrale Sehvermögen ist bei der in Atrophie übergehenden Stauungspapille in der Regel zunächst relativ weniger geschädigt. Diese Erscheinung könnte so gedeutet werden, daß sich auch bei einem gleichmäßigen Faserausfall im Opticus die Sehstörung infolge der relativ spärlicheren Versorgung der Netzhautperipherie vor allem dort bemerkbar macht. Mit BEHR glaube ich jedoch, daß die zentrale Sehschärfe, auch absolut genommen, später leidet. Es sprechen dafür einige klinische Beobachtungen mit höchstgradig eingeengtem Gesichtsfeld bei normalem zentralem Sehvermögen, sowie die anatomischen Befunde am Sehnerven.

Eine Abblassung der Papille ist nach unseren Erfahrungen immer erst dann nachweisbar, wenn das Gesichtsfeld schon eindeutig geschädigt ist. Diese Tatsache stimmt mit unseren anatomischen Feststellungen überein, daß die Atrophie bei der Stauungspapille im Canalis opticus beginnt und somit eine absteigende ist. Die Geschwindigkeit, mit der bei der Stauungspapille im einzelnen Falle das Sehvermögen verlorengeht, ist verschieden. Häufig wissen wir ja auch nicht, wie lange die Stauungspapille schon besteht. Können wir erst einmal eine Sehstörung nachweisen, so schreitet der Verfall meist sehr rasch fort. Daraus leitet sich die heute wohl allgemein anerkannte Forderung ab, die Maßnahmen zur Verhütung der Erblindung (Operation, Entlastungstrepanation) möglichst bei noch gutem Sehvermögen zu ergreifen. Die Sehstörung ist, soweit sie Folge der Stauungspapille ist, nur in geringem Grade rückbildungsfähig. Wesentliche Besserungen des Sehvermögens nach operativen Eingriffen sahen wir jedoch mitunter in solchen Fällen, wo eine direkte Druckwirkung des Tumors auf den Sehnerven angenommen werden konnte.

Nach Behr ist der Lichtsinn (Dunkelanpassungsvermögen) bei der Stauungspapille im Anfang und auch später nicht oder kaum geschädigt. Diese Feststellung wurde von Igersheimer und Gasteiger bestätigt.

Findet sich bei Stauungspapille ein deutliches Abweichen von der geschilderten Art der Funktionsstörung, so besteht der Verdacht, daß es sich um ein Herdsymptom am Sehnerven bzw. an der Sehbahn handelt, d. h. daß eine direkte Einwirkung des pathologischen Prozesses auf die Sehbahn vorliegt. Homonym-hemianopische Gesichtsfeldausfälle weisen auf eine Schädigung der Sehbahn zentral vom Chiasma hin. Ein bitemporaler Gesichtsfeldausfall spricht für einen Prozeß in der Chiasmagegend. Findet sich bei Stauungspapille eine solche bitemporale Hemianopsie, so handelt es sich mit größter Wahrscheinlichkeit um einen supra- bzw. parasellären, raumbeengenden Prozeß und nicht um einen echten Hypophysentumor (s. S. 57). Eine binasale Hemianopsie hat ihre lokale Ursache ebenfalls in der Chiasmagegend. Der primäre Krankheitsherd braucht dabei jedoch nicht am Chiasma lokalisiert zu sein, sondern es kann, wie Cushing und Walker zuerst nachgewiesen haben, eine binasale Hemianopsie auch durch einen sekundären Hydrocephalus des dritten Ventrikels hervorgerufen sein (Cushing, Bartels, eigene Beobachtung). Die am Chiasma außen liegenden, ungekreuzten Fasern werden durch den Boden des erweiterten dritten Ventrikels eingeschnürt bzw. gegen die Carotiden gedrängt. Wir konnten öfters beobachten, daß bei Stauungspapille mit fortgeschrittenem Verfall des Sehvermögens die nasalen Hälften des Gesichtsfeldes relativ stärker eingeengt waren. Wahrscheinlich ist diese Einengung ähnlich zu erklären. Diagnostische Schwierigkeiten bereiten einseitige Einengungen des Gesichtsfeldes in solchen Fällen, wo ein Auge bereits erblindet ist. Es läßt sich dann oft nicht mit Sicherheit entscheiden, ob es sich um einen homonymen, bitemporalen oder um einen einseitigen unregelmäßigen Gesichtsfeldausfall handelt.

Die besondere Symptomatologie am Sehnerven bei Sitz von Tumoren im Stirnhirn bzw. im vorderen Chiasmawinkel werden in einem eigenen Abschnitt besprochen.

4. Druck in den Netzhautgefäßen und intrakranieller Druck.

Für die Diagnostik sowie für die Pathogenese der Stauungspapille hat neuerdings die Frage des Zusammenhanges von Netzhautgefäßdruck und Hirndruck Bedeutung erlangt. Das Problem wurde auf verschiedenen Wegen bearbeitet. Baurmann ging von dem Phänomen des Netzhautvenenpulses aus. Eine Pulsationsbewegung der Vene auf der Papille tritt dann auf, wenn der intraokulare Druck vorübergehend etwas höher wird, als der Druck in der

Zentralvene. Dies ist physiologischerweise häufig der Fall, und zwar hängen die periodischen intraokularen Druckschwankungen mit den physiologischen Schwankungen im arteriellen Gefäßsystem zusammen; mit jeder arteriellen Pulswelle wird der Innendruck des Auges soweit gesteigert, daß die Zentralvene bei ihrem Austritt an der Papille eben etwas komprimiert wird (sog. spontaner Venenpuls auf der Papille). Bei *intrakranieller* Drucksteigerung steht der extraokulare Zentralvenendruck unter erhöhter Spannung, da auch der Druck im Sehnervenscheideraum, durch den die Vene hindurchzieht, erhöht ist. Dabei wird vorausgesetzt, daß eine offene Verbindung zwischen dem Cranium und dem Sehnervenscheidenraum besteht (SCHWALBE, MANZ, SCHMIDT-RIMPLER u. a.). Wenn eine Erhöhung des intrakraniellen Druckes den Venendruck an dieser Stelle über den Wert des intraokularen Druckes emportreibt, so muß der Venenpuls an der Papille verschwinden. Bei intrakranieller Drucksteigerung fehlt somit der physiologische Venenpuls. Übt man von außen auf den Bulbus einen Druck aus, so wird der Venenpuls dann wieder auftreten, wenn der dabei erzielte intraokulare Druck dem extraokularen Zentralvenendruck gleichkommt bzw. ihn eben übersteigt. Die Untersuchungsmethode gestattet somit Rückschlüsse auf die Höhe des intrakraniellen Druckes zu ziehen. Das Phänomen läßt sich mit dem Augenspiegel verfolgen. Die Druckausübung auf den Bulbus geschieht durch Aufsetzen eines kleinen Dynamometers, das zugleich die Messung des ausgeübten Druckes bzw. des bestehenden Intraokulardruckes ermöglicht. BAURMANN fand in einer Reihe von Fällen eine Übereinstimmung der mit seiner Venenpulsmethode gemessenen intrakraniellen Druckwerte mit den Druckwerten, die bei Lumbalpunktion gefunden wurden. In anderen Fällen ließ sich nach dem Aspekt des Gehirns bei Operationen eine Übereinstimmung erschließen.

BAILLART geht von der Überlegung aus, daß bei intrakranieller Drucksteigerung auch der Druck in der Zentralarterie steigt, und zwar schon längere Zeit, bevor es zur Ausbildung einer Stauungspapille kommt. Die Messung des Zentralarteriendruckes geschieht wiederum durch Aufsetzen eines Dynamometers auf den Bulbus unter Druckausübung, bis die Arterie zu pulsieren beginnt bzw. blutleer wird. Wir können so unter Kontrolle des Augenspiegels den diastolischen bzw. systolischen Druck in der Zentralarterie bestimmen. Der normale diastolische Zentralarteriendruck beträgt 30—35 mm Hg, er verhält sich zum Druck in der Arteria brachialis wie 45 : 100. Eine Steigerung des diastolischen Zentralarteriendruckes über die Hälfte des Brachialdruckes zeigt nach BAILLART eine intrakranielle Drucksteigerung an. Er stützt seine Auffassung durch diesbezügliche Beobachtungen an Fällen, bei denen eine Lumbaldrucksteigerung nachgewiesen wurde, der Befund am Opticus jedoch normal war. Der Grad der Netzhautarterien-Drucksteigerung bildet kein genaues Maß für den Grad der intrakraniellen Drucksteigerung, da kein Parallelismus besteht. Bei bestehender Stauungspapille ist demgegenüber das Phänomen der Netzhautarterien-Drucksteigerung meist negativ. Der arterielle Druckabfall soll sich durch ein Versagen des vasomotorischen Tonus erklären, der auch die Veranlassung des Auftretens des Ödems im Sehnerven sein soll. Die Ergebnisse BAILLARTs wurden von MAGITOT u. a. bestätigt; den Druckabfall hält jedoch SOURDILLE, wie ich glaube richtigerweise, für eine Folge der Ausbildung der Stauungspapille und nicht für deren Ursache.

Die Bedeutung der Möglichkeit einer intrakraniellen Druckmessung ohne Lumbalpunktion oder Zysternenpunktion wäre zweifellos sehr groß. Nach eigenen Erfahrungen glaube ich jedoch, daß mit der Methode von BAURMANN ebensowenig wie mit der von BAILLART derart exakte Messungen möglich sind. Und zwar werden die Verhältnisse kompliziert und von unberechenbaren

Faktoren beeinflußt, wenn erst eine Stauungspapille bzw. als Begleiterscheinung der intrakraniellen Drucksteigerung eine Hirnschwellung ausgebildet ist. Es ist dann z. B. der Zentralvenendruck auch von dem Gewebsdruck des geschwellten Opticus, den die Vene durchläuft, abhängig. Außerdem darf nicht vergessen werden, daß die Gefäße einen peripheren, druckregulierenden Mechanismus besitzen. Wir haben es mit einem lebenden Gewebe zu tun. In diesem Sinne fand ich ein offensichtliches Mißverhältnis der Druckwerte in der ersten Zeit nach erfolgreichen druckentlastenden Eingriffen am Gehirn, wo sich bekanntlich die Stauungspapille langsam zurückbildet. Es erwies sich der Zentralvenendruck als weitgehend abhängig vom Bestehen der Stauungspapille und als unabhängig vom bestehenden Hirndruck.

Praktisch wertvolle Dienste kann uns die Methode der Venenpulsbeobachtung leisten zur Entscheidung der Frage, ob überhaupt eine Hirndrucksteigerung vorliegt oder nicht, bzw. ob es sich in zweifelhaften Fällen um eine beginnende Stauungspapille handelt oder nicht. Bei spontan vorhandenem Venenpuls kann eine Hirndrucksteigerung bzw. eine Stauungspapille nahezu mit Sicherheit ausgeschlossen werden (vorausgesetzt, daß der Augendruck normal ist).

Aus den genannten Gefäßdruckerscheinungen weitgehende Rückschlüsse für die Pathogenese der Stauungspapille abzuleiten, ist nicht angezeigt, da die Entstehung der Phänomene zum Teil als eine *Folge* der Stauungspapille anzusehen ist.

5. Differentialdiagnose.

Bei der Neuritis nervi optici kann unter Umständen eine gleiche Papillenschwellung wie bei Stauungspapille vorkommen (z. B. bei multipler Sklerose). Zur Differentialdiagnose ist das Verhalten der Funktion heranzuziehen. Was wir mit dem Augenspiegel sehen, ist auch bei der Neuritis nur ein *lokales* Ödem an der Papille als Nachbarerscheinung des eigentlichen, entzündlichen Prozesses. Wir stimmen Rönne zu, ,,daß eigentlich alle leichteren und schwereren Stauungspapillen und Neuritiden allein von einem ödematösen Zustand der Papille herrühren, gleichgültig ob das Augenhintergrundbild in Zusammenhang mit einem Tumor cerebri, einer Schrumpfniere, einer tuberkulösen Meningitis mit sekundärer interstitieller Neuritis oder einer gummösen Sehnervenentzündung stand. Immer war es das Ödem, welches dem ophthalmoskopischen Bild entsprach, ohne daß die pathologisch-anatomischen Veränderungen des Gewebes distal der Lamina cribrosa die Erscheinungen darbot, die sich unter Umständen proximal von dieser feststellen ließen".

Die Papillenschwellung bei der sog. Neuroretinitis nephritica bzw. hypertonica ist der bei echter Stauungspapille gleichzusetzen. Die pathologisch-anatomischen Veränderungen im Sehnerven sind dieselben. Bei der Nephritis sind außerdem in der Regel die charakteristischen Veränderungen in der Netzhaut ausgebildet, so daß schon rein ophthalmoskopisch eine Unterscheidung möglich ist. Im übrigen ist bei Stauungspapille immer an die Möglichkeit einer nephrogenen Ursache zu denken.

Große Schwierigkeiten kann die Differentialdiagnose zwischen Stauungspapille und gewissen angeborenen Papillenformen (sog. Pseudoneuritis) bereiten. Neben gewissen Einzelheiten, die besonders am binokularen Ophthalmoskop hervortreten (s. unten), ist auf das eventuelle Bestehen einer Refraktionsanomalie zu achten. Mitunter ist es jedoch nicht möglich, bei einmaliger Untersuchung eine sichere Diagnose zu stellen und es muß die längere Beobachtung ergeben, ob sich der Zustand verändert oder nicht.

Verschiedene pathologische Zustände am Auge oder deren Residuen können die Beurteilung der Papille erschweren; so erscheint z. B. bei Trübungen der brechenden Medien die Papille röter und unscharf begrenzt.

Zu einer Prominenz der Papille führen auch die sog. Drusen des Sehnervenkopfes (Abb. 7). Sie bestehen aus hyalinen, oft verkalkenden Einlagerungen in das Papillengewebe. Die Drusen finden sich nach HOEG in $^1/_3$ der Fälle in sonst anscheinend ganz normalen Augen, häufig sind sie jedoch die Folge von Degenerationserscheinungen im Sehnerven im Anschluß an Stauungspapille, Neuritis oder Atrophie. Wie ich in einigen durch die Sektion bestätigten Fällen zeigen konnte, ist es oft sehr schwer, das Vorliegen eines pathologischen Prozesses auszuschließen. Das Sehvermögen ist durch die Drusenbildung an sich in der Regel nicht beeinträchtigt, bei sehr großer Ausdehnung ist jedoch eine rein mechanische Schädigung der Nervenfasern möglich (LAUBER). Meist sind sie multipel vorhanden, wobei einige an der Oberfläche vorragen. Sie erscheinen dabei als kleine, helle, stark

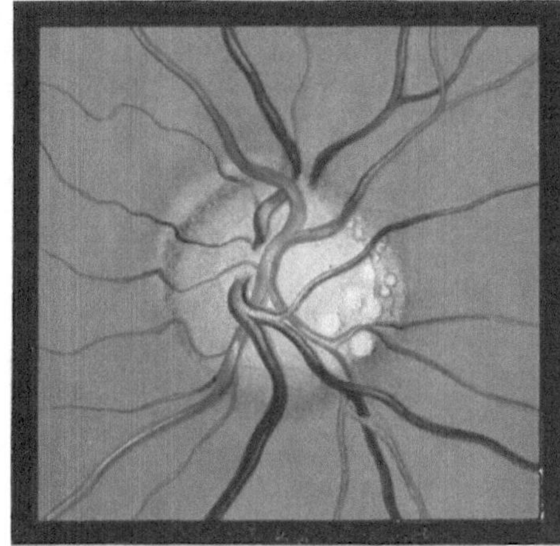

Abb. 7. Drusenbildung am Sehnervenkopf.

lichtbrechende Kügelchen, bei oft tieferer Lage können sie jedoch auch das Papillengewebe im ganzen vorwölben und ein stauungspapillenartiges Aussehen bedingen (PURTSCHER, MARCHESANI).

6. Pseudoneuritis.

Als Pseudoneuritis bezeichnen wir angeborene Anomalien des Sehnervenkopfes, die tatsächlich ohne pathologische Bedeutung sind, jedoch mit einer

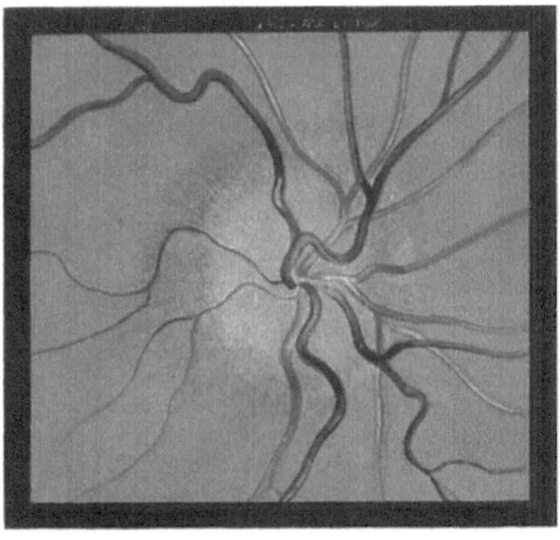

Abb. 8. Pseudoneuritis bei Hypermetropie.

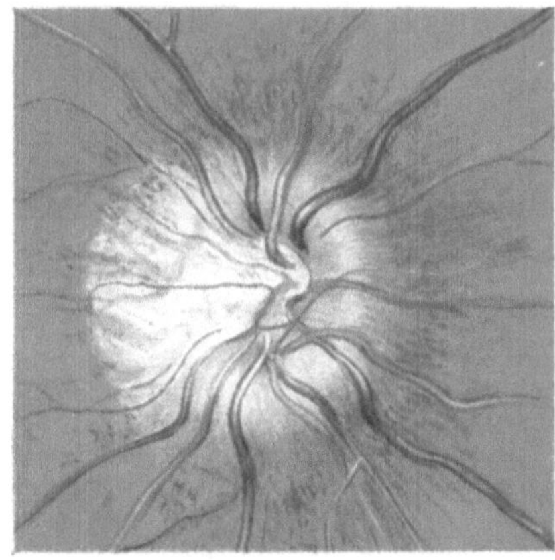

Abb. 9. Pseudoneuritis bei Myopie.

Stauungspapille oder Neuritis verwechselt werden können. Die wesentlichen Merkmale, Prominenz, unscharfe Begrenzung und Farbveränderung der Papille, können dabei einzeln oder kombiniert in verschiedenem Grade ausgeprägt sein. Als ein wichtiges Unterscheidungsmerkmal hat v. HIPPEL angegeben, daß bei der Pseudoneuritis die Prominenz mehr kegelförmig vom Rande nach der Mitte zu ansteigt, während bei der Stauungspapille mehr die Form eines Kraters mit überhängenden Rändern zustande kommt (Abb. 8). Die Gefäße sind oft auch in ihrem *weiteren* Verlauf im Augenhintergrund geschlängelt, wobei man in ausgesprochenen Fällen von „Tortuositas vasorum" spricht. Diese Pseudoneuritis wird besonders häufig bei Hypermetropie und hypermetropischem Astigmatismus gefunden. Eine etwas andere Form von Pseudoneuritis findet sich mitunter bei Myopie. Sie hängt mit dem schrägen Eintritt des Sehnerven bei Myopie zusammen. Die Prominenz der Papille beschränkt sich dabei auf den nasalen Anteil der Papille, wo die Nervenfasern durch die vorspringende Skleralkante abgedrängt werden (Abb. 9). Die anatomischen Grundlagen der Pseudoneuritis sind im übrigen nicht sicher bekannt, sie dürften auch nicht einheitlich sein. In manchen Fällen handelt es sich wahrscheinlich um eine stärkere Ausbildung des Stützgewebes (Bindegewebe, Glia) im Papillenbereich. Die Funktion ist bei der Pseudoneuritis an sich nicht gestört, doch kann das Auge durch die Refraktionsanomalie schwachsichtig sein. Gegenüber der Neuritis ist im letzteren Falle das Fehlen eines zentralen Skotoms bzw. einer Gesichtsfeldeinschränkung von Wichtigkeit.

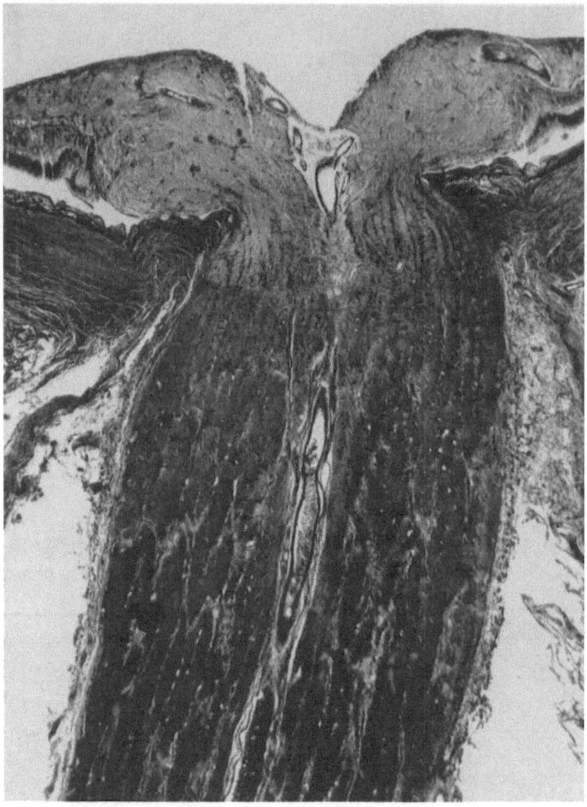

Abb. 10. Stauungspapille.

7. Pathologische Anatomie.

Die histologischen Befunde bei Stauungspapille sind von verschiedenen Untersuchern verschieden beschrieben worden. Bei der folgenden Darstellung kann ich mich auf umfangreiche eigene, zusammen mit Spatz ausgeführte Untersuchungen stützen. Die Zwischenscheidenräume des Opticus sind bei Stauungspapille durch eine vermehrte Flüssigkeitsansammlung erweitert. Dieser Zustand kann so hochgradig ausgebildet sein, daß bei der Sektion schon makroskopisch das okulare Ende des Sehnerven verdickt erscheint (Sehnervenampulle). In der geschwellten *Papille* sind die Nervenfasern auseinandergedrängt und verdickt. Besonders deutlich und frühzeitig tritt dies am Rande der Skleralöffnung in Erscheinung, wo der Sehnerv direkt hervorquillt und damit die angrenzende Netzhaut zur Seite schiebt (Nervenfaserwulst) (Abb. 10). In fortgeschrittenen Fällen ist die angrenzende Netzhaut mitgeschwellt. Die Exkavation der Papille bleibt lange Zeit erhalten, sie erscheint sogar mitunter relativ vertieft. Alle diese Befunde decken sich mit dem ophthalmoskopischen Bilde, Prominenz, unscharfe Grenzen, Verbreiterung der Papille; ebenso findet sich häufig eine Erweiterung der Venen, sowie Blutaustritte. Die Grenzmembran des Glaskörpers (Limitans interna) ist mitunter durch eine Flüssigkeitsansammlung abgehoben (seröser Erguß nach Schieck). In vielen Fällen läßt sich herdförmig eine eigentümliche Degeneration der Nervenfasern nachweisen. Die Faser ist auf eine kurze Strecke kolbenförmig aufgetrieben und zeigt im

Inneren ein sich stärker färbendes, kernähnliches Gebilde, wodurch eine gewisse Ähnlichkeit mit einer Ganglienzelle gegeben ist (sog. ganglionäre Degeneration). Von dieser ganglionären Degeneration finden sich Übergänge zu einfacher Aufquellung der Nervenfasern. In späteren Stadien findet sich Fett, frei oder in Fettkörnchenzellen eingeschlossen. Die ganglionär degenerierten Nervenfasern sowie die Fettherde bilden in erster Linie das anatomische Substrat der weißen Flecke im Spiegelbilde. Der *Sehnervenstamm* zeigt ebenfalls eine vermehrte Flüssigkeitsaufnahme, sein Querschnitt ist vergrößert, was sich vor allem an der Einschnürung an den Durchtrittsstellen durch die Sklera und den knöchernen Kanal erkennen läßt.

Grundsätzlich widersprechende Angaben finden wir über die Ausdehnung dieses sog. „Ödems" im Sehnerven. Während es nach SCHIECK, PATON und HOLMES, BERGMEISTER u. a. nur bis zum Eintritt der Zentralgefäße in den Opticus nach rückwärts reicht, findet es sich nach KAMPHERSTEIN, BEHR, MARCHETTI u. a. im Verlaufe des ganzen orbitalen Sehnervenstammes. Nach SCHIECK soll das Ödem vor allem das die Zentralgefäße umgebende Bindegewebe einnehmen (Ödemstraße) und gegen die Peripherie zu abnehmen, demgegenüber ist nach PATON und HOLMES gerade der periphere, sog. FUCHSsche Gliamantel betroffen. Nach BEHR findet sich das Ödem erstens dort, wo das gliöse Gewebe physiologischerweise eine größere Dichte und Dicke besitzt, das ist subpial in dem peripheren Gliamantel und subseptal zwischen Septen und Oberfläche der Nervenfaserbündel, und zweitens innerhalb der Nervenfaserbündel selbst. Meinungsverschiedenheiten über diesen, für die Genese der Stauungspapille außerordentlich wichtigen Sachverhalt sind vor allem dadurch entstanden, daß bei den Untersuchungen die heute unerläßlichen speziellen Färbe- und Imprägnationsmethoden des Zentralnervensystems nicht entsprechend angewandt wurden. Die CAJALsche Goldsublimatmethode z. B. zeigt einwandfrei, daß im Sehnerven in erster Linie die Gliakammerräume erweitert sind. Diese finden sich überall an der Grenze zum mesodermalen Gewebe (Gefäß, Septen, pialer Überzug). Bei der BIELSCHOWSKYSCHEN Färbung erweisen sich ferner die Nervenfasern diffus verdickt oder umschrieben aufgetrieben (Abb. 11). Die Glia kann die Erscheinung der Klasmatodendrose zeigen. Es erscheint durchaus erklärlich, daß das „Ödem" in besonderem Maße längs der Zentralgefäße in Erscheinung tritt, da das gliöse Grenzgewebe dort normalerweise besonders stark ausgebildet ist. Was SCHIECK perivasculäre Lymphscheiden nennt, sind Gliakammerräume; die bindegewebigen Maschen der Gefäßwände (VIRCHOW-ROBINsche Räume) sind nicht erweitert, sondern im Gegenteil komprimiert. Was den Sitz der Veränderungen anlangt, bestätigen unsere Untersuchungen somit im wesentlichen die Angaben BEHRs. Was deren Ausdehnung betrifft, müssen wir jedoch feststellen, daß sich die Sehnervenschwellung, d. h. die Zeichen vermehrter gewebsgebundener Flüssigkeitsaufnahme, das was die anderen „Ödem" nennen, im Verlauf des ganzen Nerven finden (Abb. 12). Sie machen auch nicht am Canalis opticus halt, sondern setzen sich auf den intrakraniellen Abschnitt des

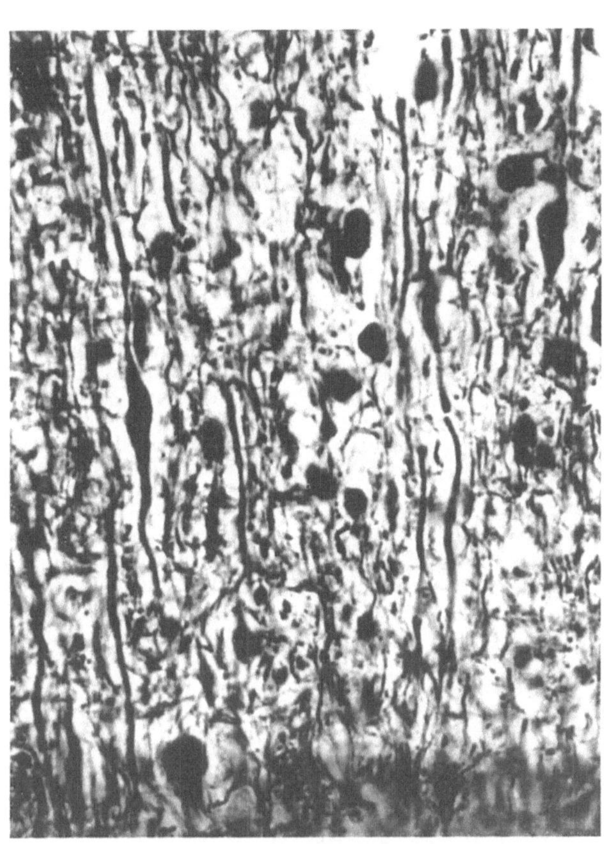

Abb. 11. Auftreibung der Nervenfasern im Opticus bei Stauungspapille. (BIELSCHOWSKY-Färbung.)

Sehnerven und auf das Gehirn fort (symptomatische Hirnschwellung nach Spatz). Für die vorliegenden Veränderungen, die Hirnschwellung und die analoge Sehnervenschwellung, wollen wir mit Reichert die Bezeichnung Ödem vermeiden, da ihr nicht eine Vermehrung freier Flüssigkeit, sondern eine kolloide Quellung des Gewebes zugrunde liegt.

Die Veränderungen bei der in Atrophie übergehenden Stauungspapille sind rein degenerativer Art. Es erscheint überflüssig, die dem Neurologen geläufigen Vorgänge (Markscheidenzerfall, Nervenfaserschwund, Verfettung, Gliawucherung usw.) im einzelnen zu schildern. Eine leichte reaktive entzündliche Infiltration fanden wir mitunter in den Meningen. Bei den von manchen beschriebenen entzündlichen Veränderungen im Sehnerven selbst dürfte jedoch eine Verwechslung mit reaktiven Vorgängen an der Glia vorliegen. Die Degeneration (Verfettung) findet sich im Beginn an zwei Prädilektionsstellen, im Kanalteil und caudalwärts von der Lamina cribrosa. Im Querschnittsbild beginnt die Atrophie in den Randteilen des Sehnerven, dem entspricht die konzentrische Einengung des Gesichtsfeldes im klinischen Verlauf. Die Atrophie dürfte im wesentlichen eine descendierende, vom Kanal ausgehende sein. Nur glauben wir nicht, daß der Druck der Duraduplikatur an der intrakraniellen Kanalöffnung (Behr) die Hauptrolle spielt, sondern die Einschnürung des Sehnerven im Kanal überhaupt. Mit zunehmender Degeneration der Nervenfasern geht die Schwellung der Papille und des Sehnerven zurück. Es kommt zu einer starken Vermehrung des Stützgewebes und zur Neubildung von Gefäßen in der Papille. Die Entstehung der Stauungspapille ist an das Vorhandensein lebender Nervenfasern gebunden (Behr). Am vollständig atrophischen Sehnerven gibt es keine Stauungspapille. Von Interesse sind in dieser Hinsicht die Fälle von Stauungspapille an Sehnerven, bei denen vorher eine Degeneration des papillomaculären Bündels (temporale Abblassung) bestanden hat. Die Papillenschwellung beschränkt sich dabei rein auf die nasale Hälfte.

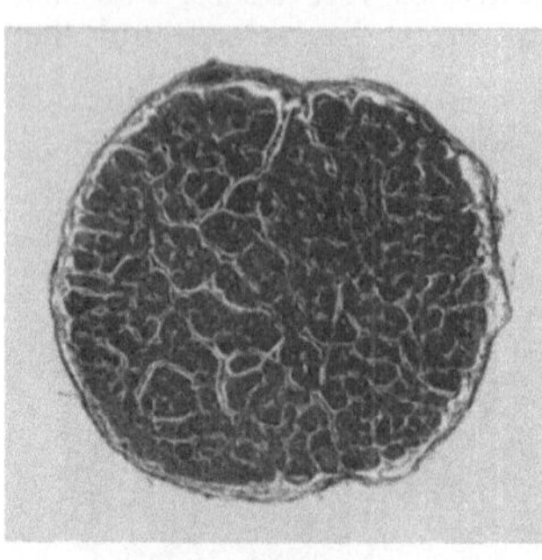

a

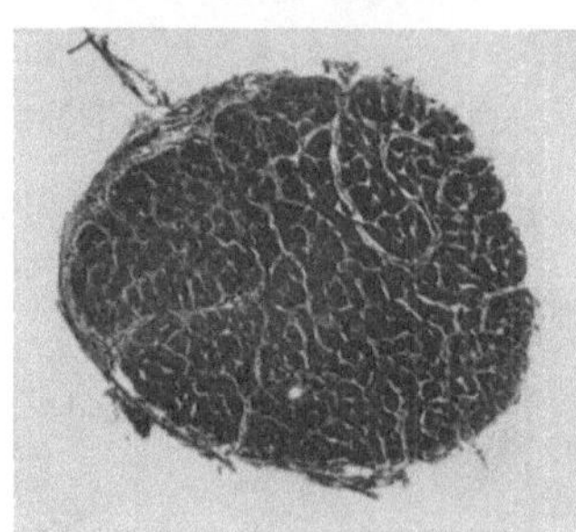

b

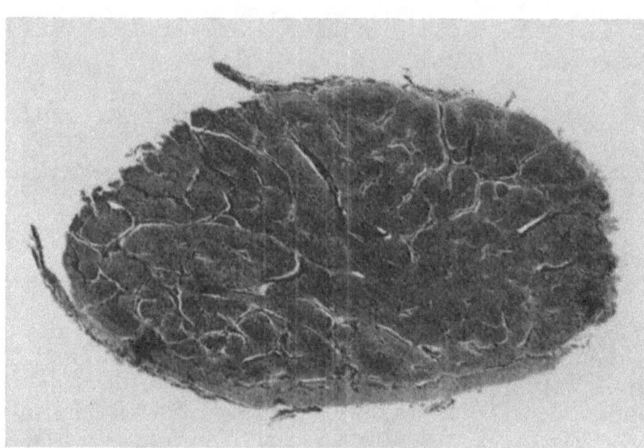

c

Abb. 12a–c. Querschnitte durch den Opticus bei Stauungspapille in verschiedenen Höhen.

8. Pathogenese der Stauungspapille.

Die Pathogenese der Stauungspapille ist umstritten. Hier sollen nur die wichtigsten Gedankengänge dargelegt werden, die zum Verständnis der klinischen Vorgänge beitragen. v. Graefe verdanken wir die grundlegende Entdeckung des Zusammenhanges der Stauungspapille mit einem im Gehirn sitzenden Krankheitsprozeß überhaupt. Nach ihm sollte bei der Erhöhung des intrakraniellen Druckes eine Kompression des Sinus cavernosus zustande kommen, die wiederum zu einem Stauungsödem im Bereich der Vena ophthalmica führen sollte. Einer mechanischen Stauung im Gebiete der Zentralvene wird auch heute noch von manchen (Knape, Deyl, Dupuy-Dutemps) eine wesentliche Bedeutung beigemessen, wobei Deyl eine Kompression der Vene im Sehnervenscheideraum annimmt. Gegen diese Erklärung spricht die Erfahrung, daß eine Abflußbehinderung in der Zentralvene allein (Venenthrombose, pulsierender Exophthalmus) nicht hinreicht, um eine Stauungspapille zu erzeugen (Baurmann).

Nach einer anderen Erklärung soll bei raumbeengenden Prozessen im Schädel der Liquor in den Sehnervenscheidenraum hineingepreßt werden, den wir bei der anatomischen Untersuchung häufig ampullenförmig erweitert finden. Das Ödem im Sehnerven entsteht nach Schmidt-Rimpler als Folge einer Durchtränkung von diesem Scheidenhydrops aus, während Manz eine Abschnürung des Sehnerven annimmt. Größere Bedeutung hat die Theorie von Schieck erlangt, die neuerdings auch von seinem Schüler Kyrieleis vertreten wurde. Danach sollte der in den Scheidenraum gepreßte Liquor in den perivasculären Lymphräumen der Zentralgefäße einen präformierten Ausweg finden und entlang dieser Bahn bis in den Hilus der Papille gelangen. Normalerweise sollte sich ein Lymphstrom in umgekehrter Richtung bewegen.

Andere Autoren fassen den Scheidenhydrops als sekundär entstanden auf und vertreten die Meinung, daß das Ödem im Sehnerven vom Gehirn aus fortgeleitet ist (Parinaud, Sourdille, Ullrich, Kampherstein, Best). Nach Parinaud ist das Sehnervenödem eine Teilerscheinung des Hirnödems, nach Sourdille u. a. wird der Sehnerv vom dritten Ventrikel aus, der ja häufig erweitert gefunden wird, durchtränkt, wobei gleichzeitig die Lymphzirkulation im Sehnerven behindert wird.

Auch nach der Theorie von Behr handelt es sich um eine Lymphstauung im Opticus, die bei den verschiedenen Formen der Stauungspapille teils aktiv, teils passiv zustande kommt. Die Grundlage seiner Theorie bildet die Annahme, daß sich normalerweise im Sehnerven beständig von der Papille gegen die Schädelhöhle zu (Liquorräume) eine an das Gliafasersystem gebundene Flüssigkeitsströmung vollzieht. Bei raumbeengenden Prozessen im Schädel kommt es zu einer Verlegung der Abflußwege durch Kompression des Sehnerven am Eintritt in das Cranium, vor allem durch die dort ausgebildete Duraduplikatur. Es soll nach seiner Angabe das Sehnervenödem in scharfer Trennungslinie am Beginn des intrakraniellen Teiles des Opticus aufhören. In ähnlicher Weise soll die Stauungspapille durch passive Lymphstauung bei umschriebenen Krankheitsprozessen am Canalis opticus (Aneurysma, Turmschädel) oder bei orbitalen Affektionen zustande kommen. Bei Allgemeinerkrankungen bzw. Blutkrankheiten (Chlorose, Leukämie, Nephritis) bildet aktive Lymphstauung bzw. übermäßiger Austritt von Lymphe die Ursache.

Eine untergeordnete Bedeutung kommt heute den Entzündungstheorien der Stauungspapille zu. Mit diesen Theorien nichts zu tun hat die Tatsache, daß auch entzündliche Prozesse im Schädel, z. B. eine Meningitis, eine Stauungspapille auslösen können oder daß bei einer Neuritis nervi optici an der Papille das Bild der Stauungspapille entstehen kann.

Auf Grund der eigenen Untersuchungen ist unsere Stellungnahme folgende: Der mechanischen Theorie Schiecks müssen wir wichtige Voraussetzungen absprechen. Das Ödem im Sehnerven hört nicht an der Eintrittsstelle der Zentralgefäße in den Opticus auf, sondern reicht nach rückwärts darüber hinaus. Das Ödem ist ferner nicht an die perivasculären Lymphscheiden (Bindegewebe) gebunden, sondern liegt, wie oben genauer ausgeführt wurde, im nervösen Gewebe, wo es zur Erweiterung der Gliakammerräume kommt. Nur in die präformierten Bindegewebsräume könnte allenfalls der äußere Liquor eindringen, obwohl auch dies im Gehirn nachweisbar nur in sehr geringem Grade der Fall ist. Die Gliakammerräume stehen mit den Liquorräumen überhaupt nicht in Verbindung. Der Sehnerv ist bei Stauungspapille in den knöchernen Kanalteil fest hineingepreßt, so daß die Kommunikation des Scheidenraumes mit den äußeren Liquorräumen aufgehoben ist. Der Scheidenhydrops stellt eine lokale Bildung dar und findet sich dementsprechend auch bei lokal entstandener Stauungspapille. Die Befunde Behrs können wir weitgehend bestätigen, nicht jedoch

IV.

seine Erklärung des Mechanismus der gestörten Saftströmung im Opticus. Die Durchtränkung des Sehnerven mit Flüssigkeit hört nicht am Eintritt in die Schädelhöhle auf, sondern findet sich, wie oben ausgeführt, in gleicher Weise im intrakraniellen Teil des Opticus und im Gehirn. Eine Schnürfurche ist am Sehnerven nicht nur an der Stelle der Duraduplikatur, sondern im ganzen Kanalteil ausgebildet, da der Sehnerv dort eben nur in beschränktem Maße schwellen kann. Nach unserer Auffassung ist die Stauungspapille bzw. die damit verbundene Sehnervenschwellung nur eine Teilerscheinung der allgemeinen Hirnschwellung beim Tumor cerebri und anderen hirndrucksteigernden Prozessen. Wir nähern uns damit am meisten der Auffassung von Parinaud. Lokale Faktoren mögen bei der Ausgestaltung des Prozesses wohl eine gewisse Rolle spielen, im wesentlichen darf jedoch das Problem der Stauungspapille nicht als lokales, nur den Sehnerven betreffendes aufgefaßt werden. Wenn wir beim Tumor cerebri und anderen raumbeengenden Prozessen das ganze Gehirn geschwollen finden, darf es uns nicht wundern, daß der Sehnerv als ein Teil des Gehirns diese Schwellung mitmacht. Es muß unsere Aufgabe sein, vor allem die Hirnschwellung in ihren Ursachen zu klären. Die Vorgänge dürften sehr kompliziert sein, sie lassen sich jedenfalls nicht durch rein mechanische Momente der Liquorstauung und Gefäßstauung erklären. Es handelt sich um eine vermehrte Wasserbindung der nervösen Substanz, der ein kolloidchemischer Vorgang zugrunde liegt. Die Beziehungen zwischen Stauungspapille und Hirnschwellung sind, wie wir an einem sehr großen Material nachgewiesen haben, sowohl hinsichtlich der gröberen als auch der feineren anatomischen Veränderungen, sehr enge. Ein direkter Zusammenhang zwischen Stauungspapille und Hydrocephalus läßt sich nicht nachweisen. Die Stauungspapille ist gleich der Hirnschwellung auf der Seite des Tumors stärker ausgebildet, während der dritte Ventrikel umgekehrt meist auf der gegenüberliegenden Seite stärker erweitert ist, da der Ventrikel auf der Tumorseite komprimiert wird. Die Stauungspapille bei Allgemeinleiden, z. B. bei Urämie, Hypertonie, ist ebenfalls auf eine gleichzeitig bestehende Hirnschwellung zurückzuführen. Die Stauungspapille bei orbitalen Prozessen kann als eine lokale Sehnervenschwellung aufgefaßt werden, ebenso wie eine lokale Hirnschwellung in Nachbarschaft verschiedener pathologischer Veränderungen im Cerebrum vorkommt.

Tabelle 1.
Vorkommen der Stauungspapille nach dem Beobachtungsgut der Universitäts-Augenklinik München (1925—1933).

Ursachen	Anzahl
Tumor cerebri	186
Lues cerebri	7
Hirntuberkel	2
Hirnabsceß	6
Meningitis	3
Encephalitis epidemica	1
Turmschädel	7
Hydrocephalus	5
Schädelverletzungen	7
Aneurysma	1
Hypertonie bzw. Nephritis	39
Polycytämie	2
Leukämie	1
Lymphogranulomatose	1
Recklinghausensche Erkrankung	2
Syringomyelie	1
Nebenhöhlen- bzw. Orbitalerkrankungen	10
Erkrankung der Zentralgefäße (Venenthrombose)	2
Okular bedingt (Stauungspapille ex vacuo)	2
Ungeklärt	19
Gesamtsumme	304

Vorkommen der Stauungspapille.

Die älteren Statistiken über das Vorkommen der Stauungspapille, so z. B. die vielzitierte von Uhthoff, ergeben uns heute kein richtiges Bild, da der Begriff der Stauungspapille anders aufgefaßt wurde und zwischen Stauungs-

papille und Neuritis z. B. nur nach dem Grade der Prominenz unterschieden
wurde. Mit GEBHARDT habe ich neuerdings das Beobachtungsgut der Universitäts-Augenklinik München aus den Jahren 1925—1933 zusammengestellt und
in der nebenstehenden Tabelle wiedergegeben. Die Hirntumoren machen mit
61% bei weitem die häufigste Ursache aus. Gegenüber früher tritt vor allem die
Lues als Ursache der Stauungspapille stark zurück; es entspricht dies einer allgemeinen Erfahrung in der Medizin. Daß diesbezüglich jedoch auch heute noch
andernorts, besonders in anderen Erdteilen, die Verhältnisse verschieden liegen
dürften, zeigt die kurze Statistik von CHARLIN aus Südamerika. Bei 52 Kranken,
welche an Stauungspapille litten, war diese verursacht: 19mal durch eine Neubildung (1 Blutcyste und 2 Konglomerattuberkel), 19mal durch syphilitische
Veränderungen (davon 7mal Gummen), 7mal durch Urämie, 2mal durch tuberkulöse Meningitis, 5mal durch andere Ursachen. Der Ursache nach kann man
die Stauungspapillen in 3 große Gruppen einteilen: 1. in eine Stauungspapille
bei cerebralen Erkrankungen, 2. in eine solche bei Allgemeinleiden und 3. in
eine örtlich bedingte Stauungspapille. Wie unten noch genauer ausgeführt
werden wird, ist die Stauungspapille bei Allgemeinleiden nach unserer Meinung
allerdings letzten Endes auch eine cerebral bedingte.

I. Stauungspapille bei cerebralen Erkrankungen.

1. Tumor cerebri.

a) Sitz und Art des Tumors.

Am Sektionsmaterial läßt sich statistisch zeigen, daß sich die Stauungspapille bei Tumoren in verschiedenen Hirnregionen verschieden häufig findet,
doch sind die Unterschiede im allgemeinen nicht groß und regelmäßig genug,
als daß man daraus im Leben diagnostisch sichere Schlüsse ziehen könnte.
Von größerer praktischer Bedeutung ist allein die Tatsache des Fehlens der
Stauungspapille bei Hypophysentumoren, sowie die besondere Symptomatologie
der Tumoren der vorderen Schädelgrube, die zum Sehnerven in direkte Beziehung treten. Abgesehen davon ist die Stauungspapille bei Tumoren der
Schädelbasis überhaupt relativ selten; dies gilt besonders für die vorderen
Abschnitte der Schädelbasis (PARISOTTI), aber auch bei den Tumoren der Medulla
oblongata und der Brücke wird die Stauungspapille nach UHTHOFF, WILBRAND-
SAENGER, BRUNS u. a. oft vermißt. HORRAX führt zur Differentialdiagnose
der Tumoren der Epiphyse und der Brücke an, daß jene häufiger (in 95%) als
diese (in 60%) zu Stauungspapille führen. Plexuspapillome führen nach CUSHING
und DAVIS immer zu Stauungspapille. Mehr von theoretischem Interesse ist
der Unterschied in der Häufigkeit der Stauungspapille bei Großhirn- (80%)
und Kleinhirntumoren (90%). Die metastatischen Hirngeschwülste gehen
nach UHTHOFF im ganzen seltener mit einem positiven Papillenbefund einher.
In der umstehenden Tabelle sind unsere eigenen Erfahrungen am Sektionsmaterial der hiesigen Psychiatrischen und Nervenklinik (H. SPATZ) zusammengestellt. Im ganzen fand sich danach bei Hirntumoren in 65% der Fälle Stauungspapille, das ist im Vergleich zu manchen anderen Statistiken (BOLECK und HART-
MANN 80—95%, WAGENEN 82%) ein geringer Prozentsatz. Dabei ist jedoch
zu berücksichtigen, daß sich darunter auch kleinste Meningiome finden, die
nur zufällig bei der Sektion entdeckt wurden. Was die Lokalisation betrifft,
sehen wir die bekannten Erfahrungen im wesentlichen bestätigt. Die Lokalisation ist jedoch keineswegs allein ausschlaggebend für das Auftreten der
Stauungspapille. Die von den Häuten ausgehenden Tumoren (Meningiome)
machen, da sie das Gehirn nur verdrängen oder komprimieren, weniger häufig

Tabelle 2. 45 Tumoren mit Stauungspapille.

Anzahl	Art	Größe	Sitz	Bemerkungen
28 {25	Gliome	II—IV	Großhirn an verschiedenen Stellen	—
3	Gliome	II—III	Kleinhirn	—
9	Meningiome	III—IV	Großhirn	—
3	Neurinome	II—III	Kleinhirnbrückenwinkel	—
1	Erdheimsche Tumoren	III	Schädelbasis	—
1	Carcinommetastasen	—	Multipel	—
1	Hämangiom	III	Parietal	—
1	Nicht differenziert	IV	Parietal	—

24 Tumoren ohne Stauungspapille.

Anzahl	Art	Größe	Sitz	Bemerkungen
11 {4	Meningiome	I	Großhirn	Zufallsbefund bei der Sektion
2	Meningiome	III	Großhirn	—
2	Meningiome	II	Kleinhirn	—
3	Meningiome	III	Olfactoriusrinne	Primäre Opticusatrophie
5 {4	Gliome	III	Großhirn	Bei einer primären Opticusatrophie
1	Gliome	II	Brücke und Medulla	—
3	Carcinome	III	Schädelbasis	—
3	Carcinommetastasen	—	Multipel	—
1	Erdheimscher Tumor	III	Schädelbasis	—
1	Hämangiom	II	Occipital	—

Stauungspapille als die vom Gehirn selbst ausgehenden, infiltrierend wachsenden Tumoren (Gowers u. a.). Bei den Meningiomen kommt es besonders auf ihre Größe an. Bei langsamem Wachstum der Geschwulst kommt es relativ später zu Hirndruckerscheinungen und damit zu Stauungspapille als bei raschem Wachstum. Daß die metastatischen Tumoren, obwohl sie rasch wachsen, selten Stauungspapille machen, dürfte daran liegen, daß sie die Hirnsubstanz weniger infiltrieren als vielmehr konsumieren. Schließlich kommt es für die Frage, bei welchen Hirngeschwülsten Stauungspapille beobachtet wird, wie Christiansen zutreffend hervorhebt, auch darauf an, ob frühzeitig Herdsymptome bzw. Ausfallssymptome hervorgerufen werden. Die Geschwulst pflegt in diesen Fällen viel frühzeitiger diagnostiziert zu werden und kann dabei noch sehr klein sein, so daß allgemeine Hirndruckerscheinungen nicht ausgebildet sind. Damit läßt sich z. B. die relative Seltenheit der Stauungspapille bei Tumoren der motorischen Region erklären. Wenn wir somit wohl eine Reihe von Faktoren kennen, die für das Zustandekommen der Stauungspapille von Bedeutung sind, so gibt es andererseits doch immer wieder Fälle, bei denen das Fehlen der Stauungspapille vollkommen ungeklärt bleibt. So fehlt ausnahmsweise auch eine Stauungspapille bei Kleinhirnbrückenwinkeltumoren (Lossius u. a., eigene Erfahrung).

Eine besondere Besprechung erfordert die Frage des Vorkommens der Stauungspapille bei Hypophysentumoren. Schon in der älteren Literatur finden wir die Angabe, daß Stauungspapille bei Hypophysengeschwülsten selten ist (Paton, Martin, Uhthoff). Nach Uhthoff führen die Tumoren ohne Akromegalie in 13%, die mit Akromegalie noch seltener zu Stauungspapille. Diese Ansicht bedarf heute zweifellos noch einer weiteren Berichtigung. Hirsch fand bei 59 Fällen von Hypophysentumoren, die durch Operation oder Sektion verifiziert wurden, nur in 5 Fällen Stauungspapille bzw. postneuritische Atrophie. Ganz sicher war bei diesen Fällen die Diagnose Stauungspapille eigentlich nur einmal und auch dieser Tumor erwies sich bei der histologischen Untersuchung als Hypophysenganggeschwulst. Demgegenüber betrafen die Fehldiagnosen gerade immer jene Fälle, die mit Stauungspapille einhergegangen waren. Er empfiehlt daher mit der Diagnose Hypophysentumor vorsichtig zu sein, wenn Stauungspapille oder Neuritis gefunden wird; ja diese Symptome sprechen geradezu gegen Hypophysentumor. Dieser Ansicht können wir vollkommen beistimmen und müssen zugleich feststellen, daß sie nicht genügend Beachtung findet. Zu demselben Ergebnis führten auch die Untersuchungen von HARMS, die aus der Literatur ein Material von 652 Fällen zusammengestellt hat. Unter den 53 Fällen, die mit Stauungspapille oder Neuritis einhergegangen sein sollen, findet sich kein einziger, der die von HIRSCH geforderten drei Kardinalsymptome (bitemporale Hemianopsie, innersekretorische Störungen und Röntgenveränderungen) aufwies. Bei den Fällen mit Stauungspapille in der älteren Literatur dürfte es sich nicht um echte Hypophysentumoren gehandelt haben. Ebenso kritisch sind jene Stimmen aufzunehmen, die sich neuerdings gegen HIRSCH ausgesprochen haben (BIERINGER, FERRER u. a.). Es ist bekannt, daß Tumoren der Hypophysengegend (suprasseläre Meningiome, Gliome, Kraniopharyngiome, Aneurysmen usw.), um deren Differentialdiagnose sich vor allem CUSHING verdient gemacht hat, zu Hypophysen*symptomen* führen können. Dasselbe gilt vom Hydrocephalus des dritten Ventrikels, der als Fernwirkung bei Tumoren der hinteren Schädelgrube entstehen kann (CUSHING, CIRINCIONE u. a.). Für die Unterscheidung der intrasellären echten Hypophysentumoren von den supra- und parasellären bildet das Fehlen bzw. Auftreten der Stauungspapille eines der wichtigsten Kriterien. Von der richtigen Diagnosenstellung hängt unser therapeutisches Vorgehen, allenfalls die Wahl des Operationsverfahrens ab. Aus der Zusammenstellung von HARMS ergibt sich, daß besonders die mit Stauungspapille einhergehenden Fälle der älteren Literatur bei der Operation einen letalen Ausgang hatten.

Das Fehlen der Stauungspapille bei Hypophysentumoren erklären die Anhänger der Transporttheorie der Stauungspapille damit, daß der Sehnerv dabei abgeschnürt und ein Eindringen von Hirnflüssigkeit in die Sehnervenscheide verhindert wird. Wenn BEHR ganz im Gegensatz dazu meint, daß bei den Hypophysengeschwülsten der Sehnerv in seiner unteren Hälfte gelüftet wird und damit die parenchymatöse Gewebsflüssigkeit aus dem Sehnerven abfließen kann und nicht gestaut wird, so zeigt sich, daß alle diese Erklärungen rein hypothetisch sind. Nach unseren Beobachtungen findet sich bei Hypophysentumoren niemals eine Hirnschwellung, sondern eher der gegenteilige Zustand, und damit kann auch das Fehlen der Stauungspapille nicht wundernehmen.

Von besonderer diagnostischer Bedeutung sind die Befunde an den Sehnerven bei Tumoren der Stirnhirnregion. Die Veränderungen am Sehnerven stellen dabei häufig lange Zeit hindurch überhaupt das einzige Symptom dar, das uns die Diagnose gestattet oder das bei der Symptomenarmut dieser Hirnregion im übrigen ausschlaggebend sein kann. Sofern der Tumor in nachbarschaftliche Beziehungen zu den Sehnerven tritt, finden wir häufig auf der Seite des Tumors eine einfache Opticusatrophie, während auf der gegenüberliegenden Seite eine Stauungspapille besteht. Dieses Verhalten entspricht jedoch, wie ich an unserem Material zeigen konnte, nur einem gewissen Stadium der Erkrankung. In den einzelnen Fällen kann die Symptomatologie außerordentlich wechselvoll sein. FOSTER KENNEDY hat auf diese Zusammenhänge als erster mit Nachdruck hingewiesen, weshalb der Symptomenkomplex heute auch vielfach nach ihm benannt wird. Einzelne Beobachtungen mit richtiger Deutung finden sich jedoch auch schon früher in der deutschen Literatur bei SCHULZ-ZEHDEN und UHTHOFF, die späteren bestätigenden Mitteilungen sind sehr zahlreich (LILLIE, CUSHING, RÖNNE, SPATZ und BOSTROEM u. a.). Der Ablauf der Erscheinungen ist schematisch folgender: Auf der Tumorseite ist das erste Symptom meist eine Sehstörung in Form eines zentralen Skotoms, womit das Bild einer sog. retrobulbären Neuritis gegeben ist. Der Augenspiegelbefund pflegt dabei zunächst ganz normal zu sein. Die Sehstörung kann sich vorübergehend bessern, schreitet jedoch im weiteren Verlauf unfehlbar fort. An der Papille bildet sich eine temporale Abblassung und schließlich eine blande Atrophie mit Amaurose aus. Insofern vom Tumor frühzeitig allgemeine Hirndruckerscheinungen ausgelöst werden, können die genannten Befunde auch durch eine leichte Papillenschwellung kompliziert sein. Auf der dem Tumor gegenüberliegenden Seite richtet sich der Befund ganz nach den allgemeinen Hirndruckerscheinungen. Zu Beginn sind Visus und Fundus vollkommen normal, später tritt Stauungspapille auf. Als Folge der Stauungspapille verfällt das Sehvermögen allmählich bei peripherer Einengung des Gesichtsfeldes, wobei es an der Papille zur Ausbildung einer postneuritischen Atrophie kommt. Bei medianem Sitze des Tumors kann selten die obengenannte *Herd*symptomfolge (Bild der retrobulbären Neuritis usw.) auch an beiden Sehnerven ausgebildet sein. Als ein äußerst wichtiges weiteres Symptom gesellt sich häufig noch eine *Riechstörung* hinzu. In jedem Falle von retrobulbärer Neuritis soll man an einen Stirnhirntumor denken und auf Riechstörungen prüfen. Zu dem in Rede stehenden Symptomenkomplex können verschiedene Tumorarten und andere pathologische Prozesse in der vorderen Schädelgrube führen. Vor allem kommen in Frage: Meningiome, die von der Olfactoriusgrube oder von der vorderen Sattellehne ihren Ausgang nehmen, Peritheliome, Gliome des Stirnlappens oder des intrakraniellen Sehnervenabschnittes, Meningiome der Falx cerebri, Abscesse und Aneurysmen. Die Art der genannten Symptome sowie die zeitliche Folge ihres Auftretens kann mitunter Rückschlüsse auf die Natur des Tumorprozesses gestatten. Bei den Olfactoriusmeningiomen ist die Riechstörung primär vorhanden, bei den anderen tritt sie in der Regel später erst zu den Sehnervensymptomen hinzu. Bei den von der vorderen Sattellehne ausgehenden Meningiomen können sich zu dem zentralen Skotom bitemporale Gesichtsfelddefekte hinzugesellen. Die vom Gehirn selbst ausgehenden Tumoren (Gliome) machen frühzeitiger allgemeine Hirndruckerscheinungen, und es ist daher frühzeitiger eine Papillenschwellung auf der Gegenseite ausgebildet.

Wie in den genannten Fällen das zentrale Skotom zu erklären ist, ist noch nicht sichergestellt. RÖNNE weist darauf hin, daß es sich offenbar nicht um eine reine Kompressionserscheinung handelt, denn in dem von ihm anatomisch untersuchten Falle fand sich keine Deformierung des Opticus, vielmehr nur ein umschriebener Markscheidenausfall. Man kann daher vorerst ganz allgemein nur von einer Herdschädigung durch Nachbarschafteinwirkung sprechen.

b) Einseitigkeit und Seitendifferenz.

Bei intrakraniellen Erkrankungen tritt die Stauungspapille in der Regel doppelseitig auf. Eine dauernd einseitige Stauungspapille ist, abgesehen von dem im vorhergehenden beschriebenen Symptomenkomplex bei Stirnhirnerkrankungen verdächtig auf einen lokalen Prozeß (Orbitalerkrankung, Nebenhöhlenaffektion, Gefäßerkrankung). Von großer praktischer Bedeutung ist die Frage, ob eine zu Beginn einseitige und später auf einem Auge stärker ausgebildete Stauungspapille bei cerebralen Erkrankungen Rückschlüsse auf den Sitz des Tumors gestattet. HORSLEY ist zuerst dafür eingetreten, daß sich die einseitig stärker ausgebildete Stauungspapille auf der Seite des Tumors findet, doch wurde die Verwertbarkeit dieses Symptoms später (PATON u. a.) mehrfach in Abrede gestellt. Nach dem Großteil der Mitteilungen in der Literatur, sowie nach den eigenen Erfahrungen zweifle ich nicht daran, daß das seitengleiche Verhalten ganz bedeutend überwiegt und diagnostisch zu verwerten ist. Ein gegenteiliges Verhalten hat immer seine besondereren Gründe, die wir heute zum größten Teil ebenfalls kennen. Selbstverständlich müssen die Fälle von Tumoren der vorderen Schädelgrube ausgeschaltet werden, wo der Tumor einen direkten Druck auf die Sehbahn ausübt. Dabei ist das gegenteilige Verhalten heute als *Regel* bekannt. In unserem Beobachtungsgut war unter 8 Fällen mit *deutlicher* Seitendifferenz der Tumor 7mal auf der Seite der stärker ausgebildeten Stauungspapille. In allen diesen Fällen war zugleich die Hirnschwellung auf der gleichen Seite stärker. In dem Falle, der ein umgekehrtes Verhalten zeigte, war das Auge, auf dem die Stauungspapille fehlte, höhergradig myopisch. Die anatomische Untersuchung ergab, daß durch die myopische Gestaltung der Papille die ophthalmoskopisch sichtbare Ausbildung einer Stauungspapille verhindert wurde. Über dieselbe Erfahrung berichtet HOLDEN.

Nach LEY, PARKER, RUMJANTZEWA und NOISZEWSKI soll sich die stärkere Prominenz der Papille auf der Seite des niedrigeren intraokularen Druckes finden. Die Erklärung, daß der Grad der Stauungspapille bei cerebraler Ursache von den vorbestehenden intraokularen Druckverhältnissen abhängt, ist unzureichend (vgl. Stauungspapille ex vacuo). Tatsächlich kann vielmehr der Augendruck bei ausgebildeter Stauungspapille sinken, und es bestehen Wechselbeziehungen zwischen intracraniellem und Augendruck, die noch weiterer Klärung bedürfen.

Geringere Seitenverschiedenheiten in der Ausbildung der Stauungspapille lassen sich lokaldiagnostisch natürlich nicht verwerten.

c) Behandlung der Stauungspapille.

Das therapeutische Vorgehen bei bestehender Stauungspapille muß in erster Linie auf die Beseitigung des Grundleidens gerichtet sein. Die Therapie der verschiedenen zu Stauungspapille führenden Erkrankungen gehört nicht zu unserem Thema. Von einer Behandlung der Stauungspapille zu sprechen ist insofern berechtigt, als eine Heilung des Grundleidens mitunter nicht möglich ist und eine längere Zeit bestehende Stauungspapille unfehlbar zur Erblindung führt. Es ist dann allein im Interesse der Erhaltung des Sehvermögens eine palliative Druckentlastung durchzuführen.

Allgemein anerkannt ist heute der Grundsatz, daß die Druckentlastung frühzeitig, möglichst solange das Sehvermögen noch nicht geschädigt ist, durchzuführen ist, da nur dann mit einiger Sicherheit mit einer Erhaltung des Sehvermögens gerechnet werden kann. Was die zeitliche Indikationsstellung anlangt, so wird man sich nach v. HIPPEL in Fällen, bei denen man die Entstehung der Papillenschwellung verfolgen konnte, natürlich mehr Zeit lassen können, als wenn man darüber im ungewissen ist. Ebenso spielt natürlich überhaupt die Frage, ob eine fortgesetzte augenärztliche Beobachtung möglich ist, eine große Rolle (AXENFELD, UHTHOFF). Ich glaube, daß beim Tumor cerebri der Zeitpunkt zu einer palliativen Druckentlastung dann gegeben ist, wenn nach Erschöpfung aller diagnostischen Hilfsmittel kein Weg für eine radikale Operation ersichtlich ist. In Fällen, wo das Sehvermögen schon weitgehend verfallen ist, wird man sich vor allem nach dem Allgemeinzustand richten. Bei günstigen Aussichten für das Allgemeinbefinden ist zu berücksichtigen, daß mitunter immerhin doch auch Besserungen des Sehvermögens nach Druckentlastung beobachtet wurden (Möller, Anschütz u. a.). Nach unserer Erfahrung ist mit einer Besserung vor allem dann zu rechnen, wenn die Sehstörung möglicherweise nicht allein auf die Stauungspapille zurückzuführen ist, sondern auch eine Nachbarwirkung des Tumors auf die Sehbahn vorliegen kann.

Über die Wirksamkeit und Zweckmäßigkeit der einzelnen palliativen Entlastungsmethoden finden wir geteilte Meinungen. Allgemein gültige Regeln dürften sich auch kaum aufstellen lassen. Bei den Fortschritten der Diagnostik und operativen Technik der Hirnchirurgie tritt heute die Frage um das beste Palliativverfahren gegenüber früher mehr zurück. Die Entfernung der Geschwulst selbst wird heute berechtigterweise viel häufiger in Angriff genommen. Der von Dandy vertretene Grundsatz, die Entlastung über dem Tumor vorzunehmen, wenn sich dieser bei der Freilegung als inoperabel erweist, dürfte damit immer mehr zur Geltung kommen. Sofern ein rein palliatives Vorgehen angezeigt ist, steht auch heute noch, wie schon v. Hippel auf Grund einer kritischen Literaturzusammenstellung feststellt, die subtemporale Entlastung nach Cushing im Vordergrund. Sie hat gegenüber der Entlastung über dem Kleinhirn den Vorzug der geringeren Gefährlichkeit. Die Ansicht von Dandy, daß die subtemporale Entlastung bei subtentorialem Sitz des Tumors nutzlos ist, ist durch die Erfahrungen in der Praxis mehrfach widerlegt. Davis und Charpe fanden im Tierexperiment die subtemporale Entlastung auch dann wirksam, wenn die Drucksteigerung, zu der sie Gelatinemassen verwendeten, subtentorial erzeugt wurde. Zahlenmäßig läßt sich die Wirksamkeit der palliativen Trepanation bei Stauungspapille nicht richtig erfassen, da die Bedingungen in jedem einzelnen Falle verschieden sind. Mit den zunehmenden Fortschritten der Hirnchirurgie dürften die Erfolge der *reinen palliativen* Trepanation relativ schlechter werden, da diese mehr bei von vornherein aussichtslosen Fällen in Anwendung kommt. Nach Zusammenstellungen von v. Hippel und Sennels ist ein Zurückgehen der Stauungspapille in etwa 50% der Fälle zu erwarten, wobei die Dauer der Heilung natürlich von der Natur des zugrunde liegenden Prozesses abhängt. Als ein weiteres druckentlastendes Verfahren wurde vor allem früher der Balkenstich geübt, doch scheint er nicht allgemein, sondern nur von gewissen Operateuren angewendet worden zu sein. Über eine günstige Beeinflussung der Stauungspapille durch Balkenstich wurde von v. Hippel, Payr, Seisinger, Kästner u. a. berichtet. Bezeichnend ist jedoch, daß sich unter den günstig beeinflußten Fällen eine Reihe solcher findet, bei denen die Natur des Grundleidens unbekannt blieb, oder bei denen es sich nachweislich nicht um einen Tumor gehandelt hat. Ebenso kann auch einmalige oder wiederholte Lumbal- oder Suboccipitalpunktion bei einer nicht durch Tumor hervorgerufenen Drucksteigerung erfolgreich sein. Die auf dem Blutwege bzw. innerlich zur Vorbereitung bei Hirnoperationen erfolgreich angewendeten druckherabsetzenden Mittel [hochprozentige Kochsalz- und Traubenzuckerlösungen, Magnesiumsulfat per os (Elsberg), Epiglandol mit Jod (Marburg)] vermögen das Fortschreiten der Stauungspapille nicht aufzuhalten.

Von großer praktischer Bedeutung ist die Frage, wie lange Zeit nach der Druckentlastung die Stauungspapille zurückgeht. Wenn auch vereinzelt ein rasches Zurückgehen innerhalb weniger Stunden vorkommen kann (Cushing), so dauert dies in der Regel doch viel länger, 2—3 Wochen. Es ist wichtig zu wissen, daß in der ersten Zeit nach einem druckentlastenden Eingriff das Verhalten der Stauungspapille prognostisch nicht zu verwerten ist. Die anderen allgemeinen Hirndrucksymptome geben ein viel sichereres Bild. Die Stauungspapille kann sogar nach einer Schädeltrepanation, wie wir vor allem von otitischen Prozessen her wissen, in der ersten Zeit noch zunehmen, ohne daß dies ein ungünstiges Zeichen wäre. Offenbar kann als Reaktion auf das Operationstrauma die Hirnschwellung vorübergehend noch zunehmen.

2. Hirnabsceß.

Beim Hirnabsceß findet sich die Stauungspapille relativ etwa ebenso häufig wie beim Hirntumor. UHTHOFF errechnet aus der Literatur beim Hirnabsceß ein Vorkommen von Papillenveränderungen in 50% der Fälle, wobei etwa ebenso häufig Stauungspapille wie Neuritis konstatiert wurde. Wir können mit Sicherheit annehmen, daß es sich bei den Neuritisfällen fast ausnahmslos um eine Stauungspapille im Sinne der heutigen Begriffsbildung gehandelt hat. Für die Diagnose Neuritis darf selbstverständlich nicht maßgebend sein, daß es sich beim Hirnabsceß um eine entzündliche Erkrankung des Zentralnervensystems handelt. Die Papillenveränderung kommt beim Hirnabsceß auf dem Umwege über eine allgemeine Hirndrucksteigerung zustande und entspricht klinisch und anatomisch dem Bilde der Stauungspapille. Eine Neuritis könnte nur dann entstehen, wenn der entzündliche Prozeß als solcher auf den Sehnerven übergreift. Leichtere entzündliche Veränderungen an den Sehnervenscheiden, fortgeleitet von einer basalen Meningitis, sind nur als Nebenbefund zu werten. GOLD- FLAMM fand bei 54% seiner Fälle von Hirnabsceß Stauungspapille, eine ähn- liche Häufigkeit (48%) ergibt sich aus der Zusammenstellung von KRAFT. Was den Einfluß des Sitzes eines Abscesses auf die Ausbildung einer Stau- ungspapille anlangt, so gelten im allgemeinen dieselben Regeln wie beim Hirntumor (s. oben). Bei den zwei häufigsten Arten von Abscessen, dem Schläfenabsceß und dem Kleinhirnabsceß, wurde Stauungspapille ungefähr in der gleichen Häufigkeit gefunden. Wie beim Tumor ist auch hier ge- gebenenfalls die einseitig oder einseitig stärker ausgebildete Stauungspapille in der Regel auf der Seite des Herdes zu finden, fast mit Sicherheit gilt dies nach UHTHOFF für den Kleinhirnabsceß. Nur GOLDFLAMM glaubt, daß sich die Stauungspapille nicht so selten zuerst auf der kontralateralen Seite ausbildet. Er erklärt dies durch den dort stärker entwickelten Hydrocephalus internus. Dieses Verhalten der Ventrikel bildet nach unseren Untersuchungen sowohl beim Tumor als beim Hirnabsceß die Regel. Eine direkte Abhängigkeit der Stauungspapille vom Hydrocephalus besteht jedoch sicher nicht. Nur selten führt nach UHTHOFF der extradurale Absceß zu pathologischen Veränderungen an der Papille (13%). Von großer Wichtigkeit ist die Beobachtung, daß die Stauungspapille nach operativer Behandlung eines Hirnabscesses noch zu- nehmen kann (HERTEL, HEINE, KLEESTADT u. a.) bzw. nach der Operation erst auftreten kann (STENGER, SACHSALBER), ohne daß dies ein prognostisch ungünstiges Zeichen zu sein braucht. Die Erklärung liegt wahrscheinlich in dem Zunehmen bzw. Auftreten einer Hirnschwellung durch das Operations- trauma. Ebenso wie beim Tumor erfolgt die Rückbildung der Stauungspapille in der Regel langsam. Der Übergang der Stauungspapille in komplette Opticusatrophie ist beim Hirnabsceß nach KÖRNER u. a. eine große Seltenheit, so daß dieser Befund im ganzen gegen die Diagnose Hirnabsceß spricht. Der Grund dafür dürfte in dem im allgemeinen rascheren Verlauf des Leidens zu suchen sein, das entweder vorher zum Tode führt oder durch Operation zur Heilung kommt.

3. Lues und Tuberkulose.

Bei der Lues und Tuberkulose des Zentralnervensystems kommt die Stauungs- papille vor allem bei den geschwulstbildenden Erkrankungsformen vor. Im ganzen ist echte Stauungspapille bei Lues nach IGERSHEIMER nicht häufig.

In den anatomisch untersuchten Fällen fanden sich nach Igersheimer immer auch perineuritische Veränderungen am Sehnerven, da eben eine isolierte gummöse Erkrankung ohne sonstige meningitische Veränderung des Gehirnes selten ist. Für die Diagnostik kommt es jedoch nicht darauf an, ob sich anatomisch auch entzündliche Veränderungen am Sehnerven nachweisen lassen, wesentlich ist vielmehr, daß bei Lues cerebri das Bild der echten Stauungspapille ohne primäre Funktionsstörung vorkommt, und daß an diese Ursache beim Vorliegen einer Stauungspapille differentialdiagnostisch immer gedacht werden muß. In dem Uhthoffschen Sektionsmaterial von Stauungspapillen bei Hirnlues (Kampherstein) lagen in 65% gummöse Neubildungen, in 23% gummöse Meningitis zugrunde, woraus sich ebenfalls ergibt, daß das ursächliche Moment der Stauungspapille bei Lues cerebri in der intrakraniellen Drucksteigerung zu suchen ist.

Unter allen Fällen von Stauungspapille überhaupt ist nach Uhthoff die Lues cerebri in 13,5% als Ursache vertreten. Wie unsere Zusammenstellung zeigt, spielt demgegenüber heute bei uns die luisch bedingte Stauungspapille eine mehr untergeordnete Rolle, was mit der Abnahme der tertiären luischen Erscheinungen im allgemeinen zusammenhängt. Daß die Verhältnisse aber auch heute noch in anderen Ländern verschiedene sind, zeigt die Statistik von Eleonskaja aus Petersburg, wo unter 100 Fällen von Stauungspapille 33 die Folge von Lues cerebri waren und nur 30 die Folge von Hirntumoren. Ebenso waren nach Charlin in Santiago di Chile unter 52 Fällen von Stauungspapille 19mal syphilitische Veränderungen die Ursache. Die Differentialdiagnose zwischen Lues cerebri und Tumor kann bei Stauungspapille im einzelnen Falle oft sehr schwierig sein, da die positive Wassermannsche Reaktion im Blute nicht maßgebend ist und die Lumbalpunktion bei Stauungspapille als gefährlich gilt. In solchen zweifelhaften Fällen soll man jedoch die Ausführung der Lumbalpunktion unter entsprechenden Vorsichtsmaßnahmen nicht scheuen. Ist auch der Liquorbefund nicht eindeutig, so ist eine probeweise antiluische Behandlung indiziert. Von wenigen Ausnahmen abgesehen (Nonne) ist die spezifische Behandlung bei luischer Papillenschwellung schon nach kurzer Zeit von Erfolg begleitet. Um nicht Zeit zu versäumen, sollte die Behandlung jedoch nicht länger als 2—3 Wochen durchgeführt werden (Charlin). Diagnostische Schwierigkeiten können sich auch durch die Kombination von Lues und Nephritis bei stauungspapillenartigen Erscheinungen im Augenhintergrund ergeben (Igersheimer). Die Augenaffektion kann auf einen cerebral luischen Prozeß oder auf die Nephritis zurückzuführen sein, die wiederum spezifischer oder unspezifischer Natur sein kann. Auch hier wird häufig nur die Lumbalpunktion die Diagnose fördern können.

Von den tuberkulösen Erkrankungen des Gehirnes findet sich die Stauungspapille vor allem bei den sog. *Solitärtuberkeln* bzw. Konglomerattuberkeln. Uhthoff fand typische doppelseitige Stauungspapille in 5% der Fälle von tuberkulöser Meningitis, die jedoch alle mit Solitärtuberkeln im Gehirn kompliziert waren. Die Häufigkeit des Vorkommens einer Stauungspapille bei geschwulstbildender Tuberkulose im Gehirn ist im allgemeinen nicht so groß wie beim Tumor cerebri, was nach Beitzke und Bickel darauf beruht, daß vorwiegend eine Zerstörung bzw. Ersatz des Hirngewebes durch tuberkulöse Massen statthat. Die Verhältnisse liegen ähnlich wie bei den metastatischen Hirngeschwülsten. Die Hirntuberkel sind vor allem eine Erkrankung des kindlichen Alters, weshalb wir besonders bei Stauungspapille in diesem Alter an die Möglichkeit dieser Ätiologie zu denken haben. Unter Umständen kann das gleichzeitige Bestehen von Chorioidaltuberkeln im Auge die Diagnose ermöglichen.

4. Meningitis und andere entzündliche cerebrale Erkrankungen.

Bei der reinen *Meningitis* (epidemische Cerebrospinalmeningitis, eitrige Meningitis, tbc. Meningitis ohne Solitärtuberkel usw.) ist die Stauungspapille sicher selten. Bei den in der Literatur mitgeteilten Fällen erscheint es zum Teil sehr fraglich, ob es sich tatsächlich um echte Stauungspapille gehandelt hat. Zum Teil ist die Diagnose des Hirnleidens nicht sichergestellt, oder es liegen Komplikationen vor, so z. B. bei der eitrigen Meningitis eine Kombination mit Hirnabsceß. Im übrigen ist es uns heute vollkommen geläufig, daß entzündliche Prozesse im Sehnerven rein ophthalmoskopisch unter dem Bilde der Stauungspapille verlaufen können. Diese „Stauungspapille" z. B. bei multipler Sklerose und anderen Encephalitiden ist unter Beachtung des Verhaltens der Funktion unschwer als Neuritis zu erkennen. Nur bei kleinen Kindern, bei denen eine genaue Funktionsprüfung nicht möglich ist, kann natürlich eine Unterscheidung unter Umständen ganz unmöglich sein. Durch diese Schwierigkeit einer sicheren Trennung von Stauungspapille und Neuritis bei Kindern erklärt sich der im ganzen günstigere Verlauf, den die „Stauungspapille" bei Kindern nimmt, sei es daß spontan oder auf Röntgenbestrahlung hin eine Rückbildung des Prozesses erfolgt. In einem Teil der Fälle liegt eben keine echte Stauungspapille vor.

Bei der *Encephalitis epidemica* wurde mitunter das Vorkommen von Stauungspapille beobachtet. Für das Vorliegen von echter Stauungspapille spricht der Nachweis erhöhten Liquordruckes (WINTHER, SABBADINI u. a.) und das Vorkommen von Hirnschwellung bei dieser Encephalitis (SPATZ). Die differentialdiagnostischen Schwierigkeiten gegenüber einem Tumor können sehr groß sein. Einige Male wurde wegen Tumorverdacht trepaniert.

Eine häufige Begleiterscheinung stellt die Stauungspapille bei der sog. *Meningitis serosa* bzw. beim *idiopathischen Hydrocephalus* dar. Die Patienten haben dabei nach UHTHOFF meistens das 14. Lebensjahr bereits überschritten, da bei jüngeren Kindern die intrakranielle Drucksteigerung durch das Auseinanderweichen der Schädelknochen mehr oder weniger ausgeglichen wird. Maßgebend für das Vorkommen der Stauungspapille ist nach UHTHOFF der Hydrocephalus internus, da diese bei Hydrocephalus externus nicht beobachtet wird. Die Sehstörungen erreichen bei dieser Stauungspapille nur selten höhere Grade. Wohl jedoch kommt hochgradige Sehstörung mit einfacher Opticusatrophie bei Hydrocephalus vor. Nach den anatomischen Befunden handelt es sich dabei meist um eine Druckatrophie durch Ausbuchtung des Bodens des dritten Ventrikels.

Hierher gehören auch die Fälle von sog. *Pseudotumor cerebri*, deren wesentliches Merkmal ja die Stauungspapille ist. Auf die Ursachen dieses unklaren Krankheitsbildes, die nach PLACZEK und KRAUSE in Verwachsungen der Arachnoides-Pia mit der Hirnoberfläche zu suchen sind, die wiederum teils Ausdruck einer diffusen Meningitis, teils die Folgen von Schädeltraumen darstellen sollen, kann hier nicht eingegangen werden. Einige Fälle gehören sicher zur Meningitis serosa, andere zur Encephalitis (CUSHING), wieder andere haben eine renale Ursache (ASK).

Auf dem Umwege über eine allgemeine Hirndrucksteigerung können gelegentlich verschiedene cerebrale Erkrankungen zu Stauungspapille führen, so fanden wir sie z. B. in einem Falle von *Aktinomykose* des Gehirns. Bei den *Cystizerken und Echinokokken* des Gehirnes findet sich nach UHTHOFF in 40—50% Stauungspapille, doch sind diese parasitären Erkrankungen des Gehirnes heute überhaupt sehr selten.

5. Anomalien des Wachstums der Schädelknochen.

Die verschiedenen Formen von Turmschädel (Oxycephalie, Straphocephalie, Kinocephalie), denen eine frühzeitige Verknöcherung der einzelnen Schädelnähte zugrunde liegt, sollen nach Uhthoff in etwa 18% der Fälle zu Stauungspapille führen. Dabei handelte es sich meist um jugendliche Patienten bis zum 7. Lebensjahre. Viel häufiger sehen wir jedoch tatsächlich die Folgezustände der Sehnervenschädigung, eine Atrophie mit unscharfen Grenzen (sog. postneuritische Atrophie) oder auch *blande einfache Atrophie*. Es mag sein, daß die Sehnervenerkrankung in ihrem ersten Stadium, da sie in das frühe kindliche Alter fällt, oft nicht festgestellt wird, doch glaube ich trotzdem, daß echte Stauungspapille beim Turmschädel zu den Seltenheiten gehört. In ätiologischer Hinsicht kann die Deutung der Papillenveränderungen vor allem bei den leichteren Graden dieser Schädelanomalien Schwierigkeiten bereiten. Das Sehnervenleiden führt meist nicht zur völligen Erblindung (s. auch unter Atrophie), sondern es läßt sich später nur eine mehr oder weniger starke Einengung des Gesichtsfeldes nachweisen. Seltener kommt auch eine vorwiegend nasale Gesichtsfeldeinschränkung vor (Hirschberg, Friedenwald). Im späteren Leben pflegt eine Verschlechterung des Sehens nicht einzutreten. Daß die Sehstörung bei dieser Erkrankung aber praktisch doch von großer Bedeutung ist, geht daraus hervor, daß von den Zöglingen in Blindenanstalten nach Meltzer in Sachsen 10% und nach Larsen in Kopenhagen 14% an Turmschädel leiden. Die Pathogenese der Stauungspapille bei Turmschädel ist durch eine intrakranielle Drucksteigerung zu erklären, die durch das Mißverhältnis zwischen Schädelkapazität und Gehirnwachstum entsteht. Die Drucksteigerung wurde durch Lumbalpunktion mehrfach nachgewiesen und wird unter Umständen auch durch das Hervortreten der Fontanelle angezeigt. Im späteren Leben weist die starke Ausprägung der Impressiones digitatae im Röntgenbild auf die stattgehabte Drucksteigerung hin. Die von Behr als Ursache der Sehnervenschädigung nachgewiesene Einklemmung des Sehnerven zwischen Arteria carotis und dem häutigen Anteile des Sehnervenkanales dürfte vor allem das Zustandekommen der primären Opticusatrophie bei Turmschädel erklären.

Auch bei anderen Erkrankungen der Schädelknochen, Pagets disease (van Eden, Schoen), sowie bei der Schüller-Christianschen Erkrankung (Chiari, Junius) wurde ausnahmsweise Stauungspapille beobachtet.

6. Aneurysmen, Sinusthrombose.

Aneurysmen der Hirnarterien rufen in etwa 10% der Fälle Stauungspapille hervor (Uhthoff). Da diese mit Vorliebe an den basalen Hirnarterien in der vorderen Schädelgrube sitzen (Carotis interna, Circulus Willisii), kann auch das Foster-Kennedysche Syndrom ausgebildet sein (Cushing, Lillie, Marchesani). In diesem Sinne ist wohl auch die Feststellung von Uhthoff zu deuten, daß die Stauungspapille in 2% der Fälle einseitig war und sich in 6% einseitige Atrophia nervi optici fand (vgl. auch Abschnitt Atrophia nervi optici).

Stauungspapille ist häufig bei eitriger, seltener bei marantischer *Sinusthrombose*. Eine besondere diagnostische und für die operative Therapie maßgebende Bedeutung kommt der Stauungspapille bei den im Anschluß an otogene Infektionen (Mastoiditis) auftretenden Sinusphlebitiden zu. Auch hier kann es, wie beim Hirnabsceß, vorkommen, daß sich die Stauungserscheinungen an der Papille nach der Operation verstärken oder eventuell durch diese erst ausgelöst werden (Pseudoabsceß, Kleestadt). Bei der Orbitalphlegmone zeigt das Auftreten einer Stauungspapille auf der anderen Seite an, daß als cerebrale Komplikation eine Sinusthrombose aufgetreten ist, was prognostisch von absolut ungünstiger Bedeutung ist.

7. Cerebrale Blutungen.

Eine besondere kritische Besprechung erfordert die Frage des Vorkommens der Stauungspapille bei *Apoplexia cerebri* und bei *Hirnerweichung.* UHTHOFF errechnet bei der Apoplexia cerebri eine Häufigkeit der Stauungspapille von 11%, tatsächlich gibt jedoch diese Statistik die Verhältnisse nicht richtig wieder. Nach den Mitteilungen in der Literatur (REMAK, NONNE, WILBRAND-SAENGER u. a.) ist nicht daran zu zweifeln, daß Stauungspapille bei Apoplexie vorkommen kann, doch stellt diese Koinzidenz schon an sich ein sehr seltenes Ereignis dar (FÖRSTER, HERMANN). Nach unseren Erfahrungen liegen die Verhältnisse folgendermaßen: Die Bedingungen zum Auftreten einer intrakraniellen Drucksteigerung und damit zur Ausbildung einer Stauungspapille sind bei Apoplexie vor allem dann gegeben, wenn sich die Blutung an der Hirnoberfläche ausbreiten kann. Voraussetzung ist dabei weiterhin, daß der Kranke den Insult längere Zeit überlebt. In der Regel hat jedoch die Stauungspapille, die bei Apoplexie gefunden wird, mit der Apoplexie als solcher ursächlich nichts zu tun. Es liegt vielmehr gleichzeitig eine arterielle Hypertonie vor, und ist die Stauungspapille dann auf die durch die Hypertonie bedingte Hirndrucksteigerung (Hirnschwellung) zurückzuführen, ein Krankheitsbild, auf das wir unten noch zu sprechen kommen. Für diese Art des Zusammenhanges spricht die Tatsache, daß meist gleichzeitig mit der Apoplexie auch bereits die Stauungspapille nachweisbar ist. Diese zeitlichen Verhältnisse machen es ganz unwahrscheinlich bzw. unmöglich, daß die Stauungspapille ursächlich etwas mit der Apoplexie zu tun hat. Andererseits können wir bekanntlich nicht selten bei Hypertonikern eine Stauungspapille beobachten. Ähnlich liegen die Verhältnisse bei der Hirnerweichung. Nur selten kommt es anscheinend in Fällen von Verschluß größerer Hirnarterien mit sekundären Erweichungsherden zu einer stärkeren Schwellung der entsprechenden Hirnhälfte, mit der die Stauungspapille in direkte Beziehung gebracht werden kann (VIRCHOW, UHTHOFF, BEST, AGETSTON). Als Regel können wir festhalten, daß die Stauungspapille *nicht* zum Bilde der Hirnerweichung und der arteriosklerotischen Apoplexie gehört.

Ganz anders liegen die Verhältnisse bei den *meningealen Blutungen,* die als Folge von Verletzungen, bei Tumoren, bei Pachymeningitis haemorrhagica oder bei hämorrhagischen Diathesen entstehen. Das Auftreten von Stauungspapille stellt dabei ein wichtiges diagnostisches Zeichen dar. Ausnahmsweise soll sich dabei die Stauungspapille sehr rasch — in einem Fall von UHTHOFF schon nach 6 Stunden — ausbilden können, in der Regel wird es aber wohl auch hier viel länger dauern; denn die Stauungspapille ist letzten Endes die Folge chronisch gesteigerten Hirndruckes. Jedenfalls darf man sich, wie BEST hervorhebt, durch das Fehlen von Stauungspapille hinsichtlich des therapeutischen Vorgehens nicht beeinflussen lassen, wenn andere Symptome für eine intrakranielle Blutung sprechen. Andererseits wird auch bei bestehender Stauungspapille das chirurgische Eingreifen in erster Linie vom Allgemeinbefund abhängig zu machen sein. Die Stauungspapille kann sich nämlich auch in diesen Fällen erfahrungsgemäß spontan zurückbilden (THIES, ROHRSCHNEIDER u. a.). Außerdem können die eine Stauungspapille auslösenden Ursachen bei Schädeltraumen mannigfacher, relativ gutartiger Natur sein (Liquorüberproduktion, Meningitis serosa, traumatische Hirnschwellung), die kein chirurgisches Vorgehen erheischen. Die oben angeführte rasche Ausbildung einer Stauungspapille kann man sich am ehesten durch das Auftreten eines Sehnervenscheidenhämatoms erklären, das bei basalen Blutungen durch kontinuierliche Ausbreitung entstehen soll. Auch bei einfachen Schädelbasisbrüchen findet sich (Uhthoff, Liebrecht u. a.) mitunter eine leichte Schwellung der Papille, die auf das häufig gleichzeitig bestehende Scheidenhämatom zu beziehen sein dürfte.

8. Schußverletzungen.

Eine besondere Stellung nehmen die durchbohrenden Verletzungen des Schädels ein, wie sie bei *Schußverletzungen* zustande kommen. Ausgedehnte Erfahrungen konnten darüber im Krieg gesammelt werden. Bei Prell- und Tangentialschüssen ohne Verletzung der harten Hirnhaut sind Veränderungen an der Papille selten (Payr, Klauber, Best u. a.), gegebenenfalls läßt sich nachträglich oft auch nicht mit absoluter Sicherheit entscheiden, ob nicht doch eine Duraverletzung vorgelegen hat, da Durarisse sehr rasch verkleben können. Sofern Papillenschwellungen beobachtet werden, die sich auch erst später ausbilden können, dürften sie vorwiegend auf subdurale Blutergüsse (s. oben) zurückzuführen sein. Bei Schußverletzungen mit Eröffnung der Dura (Tangential-, Durchschüsse und Steckschüsse) sind Papillenveränderungen sehr häufig (Best 55%, Jessop 65%, Lister 50%, Klauber 30%). Die Häufigkeit der Beobachtungen schwankt offenbar je nach der Lage der Krankenstation, d. h. darnach, ob mehr frischere oder ältere Fälle zur Beobachtung kommen. Der Beginn der Papillenveränderungen ist auch bei diesen Verletzungen in der Regel erst später festzustellen, nach Klauber in der 2. und 3. Woche. Die Ursache der Stauungspapille ist in diesen Fällen immer gesteigerter Hirndruck bzw. eine Hirnschwellung, die durch das Trauma als solches oder durch eine intrakranielle Blutung bedingt sein können, *meistens* jedoch das Zeichen einer Infektion darstellen (Meningitis, Hirnabsceß). Die richtige Bezeichnung für die im Augenhintergrund zu beobachtenden Veränderungen ist nach Jessop und Klauber „Papillenschwellung", da die zur Differentialdiagnose zwischen Neuritis und Stauungspapille heranzuziehende Funktionsprüfung wegen des schwereren Allgemeinzustandes häufig nicht möglich ist. Die vorgenommenen anatomischen Untersuchungen lassen allerdings keinen Zweifel darüber, daß es sich fast immer um eine echte Stauungspapille handelt, wenn auch als Komplikation entzündliche Veränderungen vorkommen können. Nach Klauber stehen die entzündlichen Veränderungen im Sehnerven nur mit der Meningitis um das Chiasma in Zusammenhang und nehmen nach vorne gegen den Bulbus zu immer mehr ab. An der Papille und im vorderen Sehnerventeil fand sich aber auch in diesen Fällen nur ein Ödem und bei der Obduktion des Gehirnes wurde Hirnschwellung festgestellt. Bei genesenen Verletzten ergab die Untersuchung der Sehfunktion einen normalen Befund. Alle diese Feststellungen sprechen dafür, daß die Papillenschwellung nicht auf die entzündlichen Veränderungen zu beziehen ist. Was die Bewertung des Papillenbefundes bezüglich eines operativen Eingriffes angeht, ist bei dieser Art von Verletzungen zu berücksichtigen, daß erfahrungsgemäß der sich an der Papille dokumentierende Hirndruck in der weitaus überwiegenden Mehrzahl der Fälle ein Zeichen eingetretener Infektion ist. Die Erfahrung hat gelehrt, daß praktisch fast jede Hirnverletzung als infiziert anzusehen ist und dementsprechend operativ behandelt werden muß. In verschiedenen Mitteilungen kommt zum Ausdruck, daß im Verlaufe des Krieges, Hand in Hand mit einer zweckmäßigeren chirurgischen Versorgung der Schädelwunden, eine Abnahme der Papillenveränderungen beobachtet wurde. Der Papillenbefund *allein* kann jedoch trotzdem nicht schematisch zur Beurteilung und zur operativen Indikationsstellung bei solchen Schädelverletzungen dienen, da die Papillenveränderungen zuweilen auch ohne (bzw. ohne erneuten) Eingriff zurückgehen können (JESSOP, BRÜCKNER, BEST). Das spätere Hinzutreten einer Papillenveränderung zum Krankheitsbild ist allerdings fast ausnahmslos als Zeichen einer Meningitis bzw. Absceßbildung anzusehen.

II. Stauungspapille bei Allgemeinleiden.

Nächst dem Tumor cerebri stellt die Nephritis bzw. Hypertonie die häufigste und darum differentialdiagnostisch wichtigste Ursache der Stauungspapille dar. Das für Nierenerkrankungen eigentlich typische Bild ist die sog. Neuroretinitis nephritica, bei der Netzhaut und Papille von Veränderungen betroffen sind. In manchen Fällen können sich die Erscheinungen jedoch auf die Papille allein beschränken oder wenigstens dort ganz im Vordergrund stehen. Es handelt sich dabei um Papillenschwellungen, wie sie bei intrakraniellen Geschwülsten vorkommen. Ausnahmsweise beobachten wir andererseits, wie oben erwähnt, auch bei der Stauungspapille infolge Tumor cerebri das Auftreten von weißen Herden in der Netzhaut, die wiederum die Anordnung einer Spritzfigur in der Macula, wie bei der Neuroretinitis nephritica, haben können. Es hängt bis zu einem gewissen Grade von der Einstellung des Untersuchers ab, wie häufig man für die Veränderungen bei Nephritis die Bezeichnung „Stauungspapille" wählt. Ich möchte den Begriff so festlegen, daß man dann von Stauungspapille sprechen soll, wenn sich aus dem Augenbefund *allein* nicht sicher entscheiden läßt, ob ein cerebrales Leiden oder ein Nierenleiden zugrunde liegt. Daß überhaupt die Bezeichnung Stauungspapille für die Papillenveränderung die richtige ist, steht nach dem anatomischen Befund wie auch nach dem Verhalten der Funktion außer Zweifel. Die Bezeichnung Neuritis bzw. Papillitis ist von früher her vielfach eingebürgert, jedoch ebenso unzutreffend wie letzten Endes die Bezeichnung Retinitis, denn echte entzündliche Veränderungen spielen dabei keine Rolle. In der älteren Literatur hat die Stauungspapille „renalen Ursprunges", wie sie auch genannt wird, wenig Beachtung gefunden, sie macht bei KAMPHERSTEIN-UHTHOFF nur 2% aller Fälle von Stauungspapille aus. In neuerer Zeit hat besonders ASK auf deren große Bedeutung hingewiesen; er schätzt die Häufigkeit der nicht cerebral bedingten Stauungspapillen, die wiederum überwiegend renalen Ursprungs ist, auf etwa 30%. CHARLIN fand in seiner ophthalmologischen Praxis die Stauungspapille unter 52 Kranken 7mal durch Urämie, 1mal durch Eklampsie bedingt. Diese Auffassung deckt sich auch mit der unseren. Die urämische und eklamptische Stauungspapille ist von der bei Nephritis und Hypertonie prinzipiell nicht zu trennen. Das wesentliche Moment für das *Zustandekommen* der Papillenschwellung bei den genannten Erkrankungen scheint die Blutdrucksteigerung zu sein. Es führen nur jene Formen von Nephritis zu diesem Symptomenkomplex, die mit Blutdrucksteigerung einhergehen, andererseits kann Stauungspapille auch bei essentieller Hypertonie beobachtet werden (HERMANN, BOSTROEM, eigene Beobachtung). Sicher nicht allgemein zutreffend ist die Ansicht von BAILLART, daß sich Papillenödem nur bei Hypertonikern mit negativem Urinbefund findet, während die Hypertonie mit Albuminurie und Reststickstofferhöhung im Blut die eigentliche Retinitis mit Sternfigur hervorrufen soll. Daß die Fälle von Stauungspapille bei Apoplexie bzw. Arteriosclerosis cerebri letzten Endes auf eine gleichzeitig bestehende Hypertonie zurückzuführen sein dürften, wurde bereits oben erwähnt. Klinisch ist es mitunter nicht leicht zu entscheiden, ob es sich um eine durch Tumor oder durch Hypertonie bedingte Stauungspapille handelt, zumal wenn durch einen apoplektischen Insult auch Herderscheinungen ausgebildet sind. CHARLIN teilt einen Fall von Stauungspapille bei Eklampsie während der Schwangerschaft mit, wo sich bei der Sektion ein

5*

Hirntumor herausstellte. Unbedingt notwendig ist es, in jedem Falle von Stauungspapille das Herz, Gefäßsystem und Nieren genau zu untersuchen.

Die *Pathogenese* der Stauungspapille bei den genannten Erkrankungen, die wir einheitlich als Stauungspapille bei Hypertonie bezeichnen können, ist nicht restlos geklärt. Die Ansichten neigen heute immer mehr dahin, sie auf eine gleichzeitig bestehende Hirndrucksteigerung zu beziehen, so daß auch diese Stauungspapille letzten Endes eine cerebrale Ursache hat. In zahlreichen Fällen wurde bei der Lumbalpunktion ein erhöhter Druck gefunden (Bordley und Cushing, Semple, v. Hippel, Charlin). In dem Falle von Hermann wurde bei der Sektion eine hochgradige Hirnschwellung festgestellt. Bei Urämie und Eklampsie stellt der gesteigerte Hirndruck ein wesentliches Symptom dar. Bordley und Cushing geben an, daß man der Stauungspapille bei Nephritis durch Lumbalpunktion und Palliativtrepanation entgegenarbeiten kann. Ich zweifle nicht daran, daß die Pathogenese der Stauungspapille bei Hypertonie der beim Hirntumor gleichzusetzen ist und dort wie hier die Teilerscheinung einer Hirnschwellung ist. Wir werden in Zukunft bei Sektionen mehr auf diese Zusammenhänge zu achten haben. Im anatomischen Präparat sehen wir am Sehnerven genau die gleichen Veränderungen wie bei der Stauungspapille beim Tumor cerebri. Der Stauungspapille bei Hypertonie eigentümlich sind die sehr häufig nachweisbaren arteriosklerotischen Gefäßveränderungen, die vor allem auch an den Aderhautgefäßen auffallen. Diese Eigenheit ist bei dem vorliegenden Grundleiden durchaus erklärlich, in den meisten Fällen handelt es sich ja um ältere Patienten.

Nach den Mitteilungen in der Literatur kommt eine Stauungspapille ausnahmsweise bei verschiedenen *Blutkrankheiten* (Chlorose, Anämie, Leukämie, Polycytämie) vor. Praktische Bedeutung kommt davon eigentlich nur der Stauungspapille bei *Polycytämie* zu, bei der ihr Vorkommen wiederholt beschrieben wurde (Hirschberg, Behr, Manes, Gaisböck). Behr nimmt an, daß es sich dabei um ein reines Ödem (aktive Lymphstauung) aus lokaler, peripherer Ursache handelt. Bekanntlich gehen jedoch gewisse Formen von Polycytämie mit einer Hypertonie einher, so daß man auch hier die Hypertonie als Bindeglied ansehen kann. Böttner fand bei Polycytämie eine erhebliche Steigerung des Lumbaldruckes und es hat wahrscheinlich auch diese Stauungspapille eine cerebrale Genese.

Die Stauungspapille bei *Werlhofscher Krankheit* (Herzfeld und Rohrschneider) und bei Thrombopenie (Schink) sind auf Blutungen in die Schädelräume oder in die Opticusscheiden zurückzuführen.

III. Stauungspapille bei Orbitalaffektionen.

Bei verschiedenen Orbitalerkrankungen, Geschwülsten, Hämatomen, entzündlichen Prozessen kann es zur Ausbildung einer Stauungspapille kommen. Die entzündlichen Erkrankungen sind wiederum häufig von den Nebenhöhlen fortgeleitet; es entsteht zunächst ein subperiostaler Absceß und daran anschließend eine phlegmonös-eitrige Entzündung des Orbitalgewebes, oder die Ausbreitung des Prozesses erfolgt auf dem Wege einer Thrombophlebitis der Orbitalgefäße (Birch-Hirschfeld). Bei den entzündlichen Orbitalerkrankungen kann durch Übergreifen der Entzündung auf den Sehnerven selbst auch eine Neuritis nervi optici auftreten (s. unten); andererseits können alle die genannten Orbitalaffektionen auch zu einer primären Atrophie des Sehnerven führen. Die Frage, wann es bei Orbitalerkrankungen zum Auftreten einer Stauungspapille kommt und wie diese genetisch zu erklären ist, ist nicht sicher zu beantworten. Für die Fälle von Orbitalentzündungen möchte ich mit

v. HIPPEL als Grundlage ein entzündliches Ödem annehmen. In ähnlicher Weise wie bei einer Neuritis des Sehnervenstammes eine stauungspapillenähnliche Schwellung der Papille auftreten kann, dürfte dies auch bei entzündlichen Prozessen in der Nachbarschaft des Sehnerven möglich sein. Man kann den Vorgang mit der lokalen Hirnschwellung in der Umgebung von entzündlichen Prozessen im Cerebrum vergleichen. Auch bei den nichtentzündlichen Prozessen in der Orbita erscheint mir die Erklärung des Zustandekommens der Stauungspapille im Sinne der lokalen Hirnschwellung am plausibelsten. Anatomisch konnte ich mehrere Fälle von Stauungspapille bei Orbitaltumoren untersuchen,

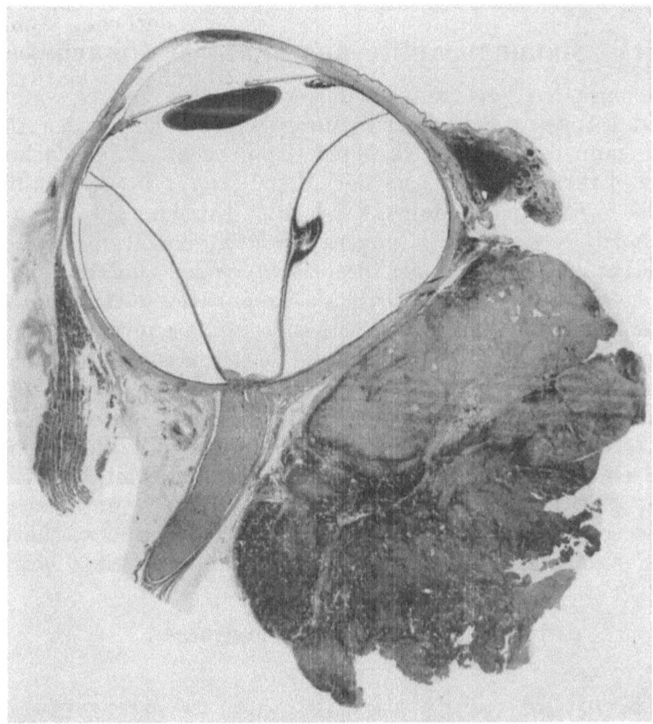

Abb. 13. Stauungspapille bei Orbitaltumor.

wobei im Sehnerven dieselben Veränderungen festzustellen waren wie bei der Stauungspapille aus cerebraler Ursache (s. Abb. 13). Eine Abquetschung des Sehnerven, die vielfach als Ursache dieser Stauungspapille angenommen wird, war nicht festzustellen. Im Gegenteil bin ich der Meinung, daß eine stärkere, direkte Druckeinwirkung auf den Sehnerven durch einen Orbitaltumor oder einen anderen Orbitalprozeß nicht zu einer Stauungspapille, sondern zu einer primären Atrophie führt. Tumoren des Stirnhirnes, die auf den Sehnerven drücken, führen ja auch nicht zu Stauungspapille, sondern zu Sehnervenatrophie.

Ein wichtiges differentialdiagnostisches Kennzeichen der Stauungspapille aus orbitaler Ursache ist die *Einseitigkeit*. Dazu kommt als weiteres Symptom aller Orbitalerkrankungen der Exophthalmus. Sind die Erscheinungen des entzündlichen Exophthalmus gegeben, so wird die Diagnose im allgemeinen keine Schwierigkeiten machen. Bei Tumoren der Orbita bzw. bei nichtentzündlichem Exophthalmus sind demgegenüber mitunter wohl Überlegungen notwendig.

IV.

Denn bekanntlich können auch intrakranielle Geschwülste und raumbeengende Prozesse einen Exophthalmus hervorbringen, der besonders auf der Seite des Tumors stärker ausgebildet ist. Man erklärt sich diesen Exophthalmus durch Druckwirkung auf den Sinus cavernosus, wodurch die venösen Abflußverhältnisse in der Orbita erschwert werden. Weiterhin bedingt auch eine Lähmung der geraden Augenmuskeln (Okulomotoriuslähmung), die wiederum durch einen Hirntumor verursacht sein kann, mitunter einen beträchtlichen Exophthalmus. Schließlich gibt es Prozesse, die durch ihren Sitz unmittelbar sowohl Erscheinungen in der Orbita als auch im Gehirn hervorrufen können (Orbitaltumoren und Sehnervengliome, die sich in den intrakraniellen Teil fortsetzen, vom Keilbein ausgehende Tumoren, Thrombose des Sinus cavernosus).

IV. Stauungspapille aus okularer Ursache.

Bei durchbohrenden Verletzungen des Auges sowie bei schweren Prellungsverletzungen des Auges, die zu einer Spannungsverminderung des Auges (Hypotonie) führen, kann es mitunter zu einer Papillenschwellung stärkeren Grades kommen. Die Erkrankung ist in der Regel von rein ophthalmologischem Interesse. Das wesentliche Moment ist die Druckherabsetzung im Auge, weshalb man auch von einer Stauungspapille „ex vacuo" spricht. KYRIELEIS konnte solche Papillenschwellungen interessanterweise auch im Tierexperiment dadurch erzeugen, daß er eine fistelnde Trepanationsstelle am Auge setzte. Wir hatten Gelegenheit, eine solche Stauungspapille ex vacuo beim Menschen durch 2 Jahre zu verfolgen, was wohl die bisher längste Beobachtungsdauer darstellt. Die Spannung des Auges betrug 5—7 mm Hg; beim Rückgang der Stauungspapille war auch die Tension wieder normal geworden. Das Sehvermögen hatte trotz der langen Dauer der Stauungspapille keinen Schaden genommen. In einem anderen Falle, Schlag aufs Auge mit Luxatio bulbi vor die Lider, bei dem ich die Stauungspapille anatomisch untersuchen konnte, fand sich eine seröse Durchtränkung des Sehnervengewebes, die sich jedoch nur auf die Papille und ein ganz kurzes angrenzendes Stück beschränkte.

C. Neuritis nervi optici.

1. Begriff.

Der heutige *Begriff* der Neuritis nervi optici ist ein *klinisch-symptomatologischer*, gekennzeichnet durch das Vorliegen einer Herderkrankung im Opticus, die einen entsprechenden Funktionsausfall hervorruft. Der ophthalmoskopische Befund ist dabei nicht einheitlich. Auch die pathologisch-anatomischen Grundlagen der Neuritis sind keineswegs einheitlich; vor allem handelt es sich keineswegs immer um echte, entzündliche Prozesse, sondern auch um regressive Parenchymveränderungen, die durch Gifte nichtinfektiöser Natur, durch erbliche Faktoren, durch mechanische Schädigungen, Gefäßprozesse u. dgl. hervorgerufen sein können. Damit ist auch die Ätiologie der Neuritis nervi optici nicht einheitlich. Was die Nomenklatur betrifft, so verweisen wir auf das entsprechende Kapitel im Abschnitt Stauungspapille. Es soll nur daran erinnert werden, daß wir es bei der Neuritis nervi optici nicht mit einer Neuritis im Sinne der Entzündung eines peripheren Nerven, sondern um einen Krankheitsprozeß analog der Encephalitis zu tun haben.

Die *Abgrenzung des Begriffes* der Neuritis gegenüber der Stauungspapille ist, wie oben ausgeführt wurde, absolut eindeutig. Es handelt sich dem Wesen nach um zwei verschiedene Prozesse, die auch klinisch fast immer voneinander abgegrenzt werden können. Das eine Mal liegt anatomisch ein Ödem bzw.

eine vermehrte Flüssigkeitsaufnahme des Gewebes zugrunde, die klinisch primär keine Funktionsstörung veranlaßt, das andere Mal eine Herderkrankung, die eine Leitungsunterbrechung der Nervenfasern bewirkt. Das ophthalmoskopische Bild allein ist für die Unterscheidung nicht maßgebend. Auch bei der Neuritis kann es zu einer Papillenschwellung derselben Art wie bei der Stauungspapille kommen. Der Grad der Papillenschwellung, der früher zur Differentialdiagnose herangezogen wurde (UHTHOFF), ist hiefür ungeeignet, denn einerseits durchläuft jede Stauungspapille bei ihrer Ausbildung leichte Grade, andererseits kann es auch bei der Neuritis (z. B. bei multipler Sklerose) zu hochgradiger Papillenschwellung kommen.

Die Abgrenzung der Neuritis nervi optici gegenüber den primär degenerativ-atrophischen Zuständen im Opticus (Atrophia nervi optici) ist demgegenüber weniger genau und wird auch in der Literatur nicht einheitlich durchgeführt. Als wesensverschiedene Prozesse stehen einander wohl z. B. die Neuritis bei den entzündlichen Erkrankungen des Zentralnervensystems (multiple Sklerose usw.) und die sog. primäre Opticusatrophie bei der Tabes gegenüber. Aber schon die Opticuserkrankungen bei Intoxikationen (Tabak-Alkoholneuritis), sowie die Neuritis nervi optici hereditaria könnte man ebensogut, vom pathologisch-anatomischen Standpunkt aus sogar richtiger, zu den Opticusatrophien zählen. Wenn wir im folgenden diese Krankheitsbilder im Abschnitt Neuritis besprechen, so sind dafür klinische Gesichtspunkte maßgebend, insofern als sie in einem gewissen Stadium unter den Symptomen einer Neuritis verlaufen und beim Vorliegen des Symptomenkomplexes einer Neuritis nervi optici differential-diagnostisch alle diese Ursachen in Erwägung gezogen werden müssen.

2. Krankheitsbild.

Augenhintergrund. Das Bild an der Papille bei der Neuritis nervi optici ist abhängig von dem Sitz des Krankheitsherdes im Opticus und von dem Stadium der Erkrankung. Sitzt der Herd in der Nähe des Auges, so kommt es zu sichtbaren Erscheinungen an der Papille (Papillitis, Entzündungspapille [BEHR]), sitzt der Herd weiter rückwärts, so ist der Augenspiegelbefund zunächst vollkommen negativ (Neuritis retrobulbaris) und es stellt sich erst später eventuell eine atrophische Verfärbung der Papille ein. Eine prinzipielle Unterscheidung zwischen diesen beiden Erscheinungsformen der Neuritis ist nicht angezeigt. Wohl sehen wir bei gewissen Ätiologien, z. B. den Intoxikationsamblyopien nur die Erscheinungsform der retobulbären Neuritis, bei anderen, z. B. bei der multiplen Sklerose jedoch kommen beide Erscheinungsformen vor.

Das ophthalmoskopische Bild der Neuritis, sofern sichtbare Erscheinungen gegeben sind, ist im frischen Stadium durch eine Papillenschwellung gekennzeichnet, die der bei Stauungspapille ähnlich sehen kann (Abb. 14). Dies erscheint erklärlich, da RÖNNE und THOMSON auch bei der Neuritis als pathologisch-anatomisches Substrat der Veränderungen *in der Papille*, d. h. der mit dem Augenspiegel wahrnehmbaren Veränderungen, fast immer nur ein „Ödem" fanden. In einer Reihe von Fällen weist allerdings der Papillenbefund ophthalmoskopisch bei der Neuritis charakteristische Einzelheiten auf. Diese wurden besonders von BEHR sehr zutreffend beschrieben. Die Prominenz ist in der Regel geringgradiger. Die Schwellung erstreckt sich auf den ganzen Papillendurchmesser. Das Gewebe erscheint getrübt und nicht so glasig durchscheinend wie bei der Stauungspapille. Der Gefäßtrichter ist frühzeitig verstrichen, die Gefäße sind von getrübtem Gewebe stellenweise eingehüllt. Meist ist die Hyperämie der Papille eine sehr auffallende, wodurch die Farbe der Papille eine rötere wird. Im übrigen verweise ich hinsichtlich der Differentialdiagnose auf die oben beschriebenen Kennzeichen der Stauungspapille und der Pseudoneuritis.

Eine Neuritis nervi optici kann abheilen ohne sichtbare Folgen an der Papille zu hinterlassen, in den meisten Fällen kommt es jedoch zu einer Abblassung der Papille (Atrophie). Die spätere Ausbildung der Atrophie ist bei weiter rückwärts im Opticus gelegenen Entzündungsherden das einzige ophthalmoskopisch nachweisbare Symptom. Das Aussehen der Atrophie ist je nach dem Sitz des Herdes verschieden. War im frischen Stadium eine Schwellung der Papille ausgebildet (Papillitis), so sind im Stadium der Atrophie meist noch deren Residuen zu erkennen. Die Grenzen der Papille sind dann unscharf, der Gefäßtrichter ist verschleiert, die Lamina cribrosa ist nicht sichtbar. Die Gefäße zeigen weißliche Einscheidungen (sog. postneuritische Atrophie) (vgl.

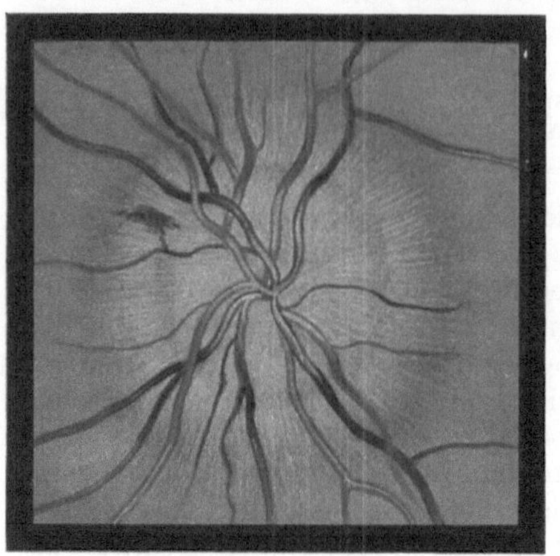

Abb. 14. Neuritis nervi optici.

Abb. 25, S. 100). Bei der retrobulbären Neuritis dagegen sind an der Papille meist nur die Zeichen der einfachen, absteigenden Atrophie (sog. blande Atrophie) mit scharfen Grenzen und sichtbarer Lamina cribrosa gegeben. Die Abblassung pflegt dabei häufig in der temporalen Hälfte der Papille stärker in Erscheinung zu treten (sog. temporale Abblassung) (Abb. 15). Dafür können verschiedene Gründe maßgebend sein. Es kann von der Erkrankung vorwiegend das papillomaculäre Bündel befallen sein, es kann aber auch bei gleichmäßigem Faserausfall im Opticus durch die an sich schon hellere Farbe bzw. die dünnere Schichtung der Nervenfasern in der temporalen Hälfte eine vorwiegend temporale Abblassung bedingt sein.

Funktionsstörung. Das wichtigste Symptom der Neuritis nervi optici ist die primäre Funktionsstörung. Am häufigsten ist das zentrale Sehvermögen gestört *(zentrales Skotom)*, daneben oder für sich allein können mannigfache Ausfälle im Gesichtsfeld bestehen (periphere, halbseitige, sektorenförmige Ausfälle, parazentrale Skotome).

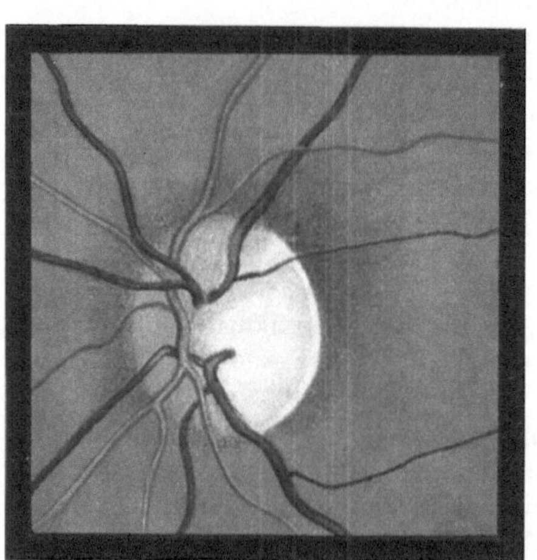

Abb. 15. Temporale Abblassung.

Wilbrand-Saenger versuchten eine Einteilung der Neuritiden vorzunehmen, indem sie die Gesichtsfelddefekte zum pathologisch-anatomischen Befund in Relation setzten. Sie unterscheiden demnach drei Grundformen der Neuritis: eine Neuritis axialis, eine Neuritis interstitialis peripherica und eine Neuritis transversa optici totalis. Dieses Einteilungsprinzip läßt sich jedoch weder klinisch noch anatomisch zwanglos durchführen und ist damit auch praktisch nicht viel gewonnen. Denn tatsächlich geht überhaupt der größte Teil der Neuritiden mit einem zentralen Skotom einher, weshalb jedoch keineswegs die pathologisch-anatomischen Veränderungen auf das papillomaculäre Bündel beschränkt zu sein brauchen (MARCHESANI). Es entsprechen dieser Einteilung auch nicht jeweils verschiedenartige Grundformen der Neuritis, sondern es handelt sich häufig nur um Phasen ein und derselben Erkrankung. Eine Krankheitseinheit stellen bis zu einem gewissen Grade nur die mit einer peripheren Gesichtsfeldeinschränkung beginnenden Neuritiden dar, indem bei diesen die Entzündung von der Piascheide des Sehnerven ihren Ausgang nimmt und längs der Bindegewebssepten nach der Achse des Sehnerven zu weiterkriecht. Der Abgrenzung dieser Erkrankungsform kommt auch praktische Bedeutung zu, da sie häufig Rückschlüsse auf die Ätiologie gestattet. Es handelt sich um eine Neuritis des Sehnerven nach Art der „Meningoencephalitis" des Gehirns (s. u.).

Das *zentrale Skotom* kann von verschiedener Größenausdehnung und verschiedener Qualität sein. Wir sprechen von einem *absoluten* Skotom, wenn in dem betreffenden Bezirk gar nichts gesehen wird, von einem *relativen*, wenn die Gegenstände matter, verschleiert gesehen werden. In manchen Fällen ist nur die Farbenempfindung gestört, und zwar charakteristischerweise vor allem für Rot und Grün (Farbenskotom), wobei wiederum in leichteren Graden nur die Sättigung der Farben geringer sein kann (vgl. Abb. 16—18, S. 76).

Die Sehstörung kann bei der Neuritis *plötzlich* einsetzen und rasch fortschreiten, so daß sich z. B. aus einem zentralen Skotom in kurzer Zeit eine vollständige Amaurose mit ganz oder nahezu aufgehobener Pupillenreaktion entwickelt. Die Erkrankung bietet damit oft ein außerordentlich bedrohliches Bild. Oder die Sehstörung entwickelt sich ganz langsam; sie kann so für den Kranken oft längere Zeit unbemerkt bleiben. Beide Verlaufsformen können bei Fällen derselben Ätiologie, wie z. B. bei der multiplen Sklerose, vorkommen, andererseits ist die chronische Verlaufsform für bestimmte Ätiologien, z. B. die Intoxikationsamblyopie bei Alkohol und Tabak besonders charakteristisch.

Mit Ablauf der Erkrankung kann sich das Sehvermögen vollständig wieder herstellen, und zwar auch in schweren Fällen, die vorübergehend zu vollkommener Erblindung geführt hatten, oder es bleibt eine dauernde Schädigung verschieden starken Grades zurück. Hinsichtlich der Prognose unterscheiden sich die Neuritiden verschiedener Ätiologien sehr wesentlich und kann der Verlauf differentialdiagnostisch von Wichtigkeit sein. Das Sehvermögen steht im Verlauf der Erkrankung zeitweise in einem gegensätzlichen Verhalten zum Augenspiegelbefund. So besteht z. B. bei retrobulbärer Neuritis zu Beginn bei hochgradiger Sehstörung ein normaler Spiegelbefund, während bei einsetzender Besserung des Sehvermögens durch die retrograde Degeneration eine zunehmende Abblassung der Papille zur Ausbildung kommt. Auch bei abgelaufener Neuritis steht die Blässe der Papille nicht immer in einem direkten Verhältnis zur Sehstörung. Bei starker Abblassung kann das Sehvermögen mitunter fast normal erscheinen. Die Gründe dafür sind verschiedene. Einerseits ist die konventionelle Festlegung der normalen Sehschärfe mit 1,0 bzw. 6/6 bis zu einem gewissen Grade eine willkürliche, indem bei vielen Menschen normalerweise eine Sehschärfe von 1,5 bis 2,0 besteht. Es können bei diesen Menschen zahlreiche Nervenfasern ausgefallen sein, bis die Sehschärfe unter 1,0 sinkt. Andererseits beruht das anatomische Substrat der Blässe der Papille nicht allein auf einem Schwund der Nervenfasern, sondern zum Teil auf einer Vermehrung des Zwischengewebes (Bindegewebe, Glia).

Die *Dunkeladaptation* ist bei der Neuritis regelmäßig frühzeitig und hochgradig gestört (BEHR), ein Symptom, das auch differentialdiagnostisch vor allem gegenüber der Stauungspapille von Wichtigkeit ist.

Als subjektive Wahrnehmung finden wir bei Neuritis mitunter ein *Blendungsgefühl* ausgebildet. Es äußert sich u. a. darin, daß die Patienten bei herabgesetzter Beleuchtung, z. B. am Abend, besser sehen als am Tage (Nyktalopie).

Die *akute* Neuritis nervi optici geht ferner häufig mit *Schmerzen* einher. Diese werden spontan als Kopfschmerzen in den Schläfen oder als ein dumpfer Schmerz in der Orbita empfunden. Als schmerzhaft erweisen sich vor allem auch rasche Augenbewegungen, sowie der Druck auf den Bulbus bei geschlossenen Lidern.

Vorkommen und Einteilung der Neuritis.

Da der Begriff der „Neuritis nervi optici" in der heutigen Ophthalmologie in erster Linie von der klinischen Symptomatologie beherrscht wird, dürfen wir uns nicht 'wundern, wenn wir ursächlich sowohl ätiologisch wie auch pathogenetisch die verschiedensten Prozesse vorfinden. Es handelt sich pathologisch-anatomisch nur bei einigen Formen um echte entzündliche Vorgänge, bei anderen dagegen um regressive Parenchymveränderungen, die mechanisch, toxisch, vasculär oder erblich bedingt sein können. Der Neurologe muß dies unbedingt wissen, da sonst die Diagnose Neuritis nervi optici bei ihm falsche Vorstellungen auslöst. Die Verhältnisse liegen ganz ähnlich wie bei der Encephalitis, wo man pathologisch-anatomisch echte Encephalitiden und Pseudoencephalitiden zu unterscheiden hat (Spatz). Sehr zweckmäßig und einfach könnte man in gleicher Weise auch am Sehnerven Neuritiden und Pseudoneuritiden unterscheiden. Leider ist letzterer Name bereits eindeutig in ganz anderem Sinne für jene Bildungsanomalien der Papille vergeben (s. oben), die nur rein ophthalmoskopisch der Neuritis oder der Stauungspapille ähnlich sehen. Ich will daher versuchen, die Einteilung der Neuritis optica unter Verzicht auf den Namen Pseudoneuritis an die Einteilung der Encephalitiden anzugleichen, indem ich eine *Neuritis „Typ Encephalitis"* und eine *Neuritis „Typ Pseudoencephalitis"* unterscheide. Wenn wir bei den *echten Encephalitiden* das Prinzip der Verteilung der encephalitischen Reaktionen im Gehirn als Grundlage nehmen, so zeigt dabei der Sehnerv folgendes Verhalten. Eine Sehnervenentzündung kommt keineswegs bei den verschiedenen Encephalitisformen in gleicher Weise vor. Mit ganz besonderer Vorliebe wird der Sehnerv bei dem Ausbreitungstyp der sog. herdförmigen Entmarkungsencephalitis (multiple Sklerose und verwandte Erkrankungen) befallen. Weiterhin sehen wir, daß der Sehnerv bei der sog. Meningoencephalitis (Lues, Tuberkulose usw.) erkranken kann. Der intrakranielle Abschnitt des Sehnerven gehört dabei zu *einer* der bestimmten Randzonen der Gehirnsubstanz, die gesetzmäßig befallen werden. Es entspricht diese Neuritisform bei der Meningoencephalitis im wesentlichen der Neuritis interstitialis peripherica von Wilbrand - Saenger. Die besonderen topographisch-anatomischen Beziehungen des Sehnerven bedingen das Vorkommen einer weiteren speziellen Neuritisform vom Typ der Meningoencephalitis, nämlich die Sehnervenentzündung bei Nasennebenhöhlenerkrankungen bzw. Orbitalaffektionen. Der Sehnerv kann ferner entsprechend der metastatischen oder embolischen Herdencephalitis in Form des Sehnervenabscesses erkranken, doch stellt dies ein seltenes Ereignis dar. Interessanterweise pflegt nun aber der Sehnerv bei den übrigen Verteilungstypen der Encephalitis, der Polioencephalitis und der fleckförmigen Polioencephalitis fast niemals beteiligt zu sein. Dies erklärt sich aus der Bevorzugung ganz bestimmter Hirnteile bei diesen Encephalitisformen. Auch die Encephalitis, bei der die Verteilung der Herde Beziehung zu den Venen hat (Impfencephalitis), scheint den Sehnerven in der Regel nicht zu berühren.

Analog den Pseudoencephalitiden gibt es am Sehnerven zahlreiche verschiedene Erkrankungen. Eine bestimmte Abgrenzung erfährt dieser Begriff, der nur der Verständigung dienen soll, nicht. Es gehören hierher die sog. Intoxikationsamblyopien (durch Alkohol, Tabak und andere Gifte), die hereditäre Sehnervenatrophie (LEBER), die sog. Neuritis retrobulbaris, wie sie bei Tumoren und anderen Prozessen in der vorderen Schädelgrube (FOSTER-KENNEDYsches Syndrom) vorkommt, ferner vasculär, vor allem durch Arteriosklerose bedingte Prozesse im Sehnerven.

Über die Häufigkeit des Vorkommens der Neuritis bei den verschiedenen Ursachen gibt ungefähr die beigefügte Statistik Aufschluß, die aus dem Beobachtungsgut unserer Klinik zusammengestellt wurde. Dabei ist zu berücksichtigen, daß die an einer Augenklinik gemachten Beobachtungen eine bestimmte Zusammensetzung

Tabelle 3. Vorkommen der Neuritis nach dem Beobachtungsgut der Universitäts-Augenklinik München (1925—1933).

Multiple Sklerose	113
Lues cerebri	24
Encephalitis	7
Meningitis	3
Funikuläre Myelitis	1
Hämatomyelie	1
Orbital bzw. rhinogen bedingt	9
Erkrankung der Zentralgefäße	4
Intoxikations-Amblyopie	15
Lactationsneuritis	2
Tumor der vorderen Schädelgrube	6
Turmschädel	2
Trauma	4
Malaria	1
Mikulicz	1
Tenonitis	1
Unbekannt	89
Gesamtsumme	283

haben, insofern es sich doch überwiegend um ambulante Kranke handelt. Jene Sehnervenerkrankungen, die sich bei schweren allgemeinen Zustandsbildern finden, z. B. bei der Meningitis tuberculosa usw., sind relativ zu selten vertreten.

I. Neuritis vom Typ der Encephalitis.

1. Neuritis bei der herdförmigen Entmarkungsencephalitis.

(Multiple Sklerose, Encephalomyelitis disseminata, Myelitis.)

Der Sehnerv ist bei der *multiplen Sklerose* bekanntlich sehr häufig miterkrankt und kommt diesem Befund für die Diagnose des Leidens eine große Bedeutung zu. KAMPHERSTEIN fand am Material einer Augenklinik in 70%, BEHR am Material einer Nervenklinik in 75% der Fälle von multipler Sklerose Veränderungen am Opticus. Natürlich spielt die Quelle des Beobachtungsgutes, ob Augenklinik, Nervenambulatorium oder Nervenklinik usw. für solche statistische Errechnungen eine große Rolle. Im Sektionsmaterial beträgt die Beteiligung des Opticus fast 100%; dabei kann allerdings der klinische Befund in anatomisch positiven Fällen dauernd negativ sein. Als ophthalmoskopische Veränderung finden wir am häufigsten eine Atrophie des Sehnerven. UHTHOFF sah unter 100 Fällen 3mal eine völlige atrophische Verfärbung der Papille, 19mal eine unvollständige Verfärbung der ganzen Papille, 18mal eine atrophische Verfärbung der temporalen Papillenteile, 5mal eine Neuritis optica und 5mal Sehstörungen bei normalem ophthalmoskopischem Befund. Das häufige Vorkommen einer einfachen, atrophischen Verfärbung der Papille bei der multiplen Sklerose erklärt sich damit, daß der Krankheitsherd in der Regel weiter rückwärts im Sehnerven sitzt (Neuritis retrobulbaris). Die reaktiven Vorgänge im Krankheitsherd (Entzündung, Gewebsschwellung), welche die Grundlage der neuritischen Papillenschwellung bilden, sind dann eben mit dem Augenspiegel nicht sichtbar. Andererseits können die neuritischen Erscheinungen an der Papille bei der multiplen Sklerose mitunter auch sehr hochgradig sein, so daß das Bild der Stauungspapille gegeben ist. Differentialdiagnostisch gegenüber der Stauungspapille ist auf das Verhalten der Funktion zu achten und kann die Unterscheidung nur bei somnolenten Kranken oder bei Kindern Schwierigkeiten machen. Daß bei der multiplen Sklerose eine echte

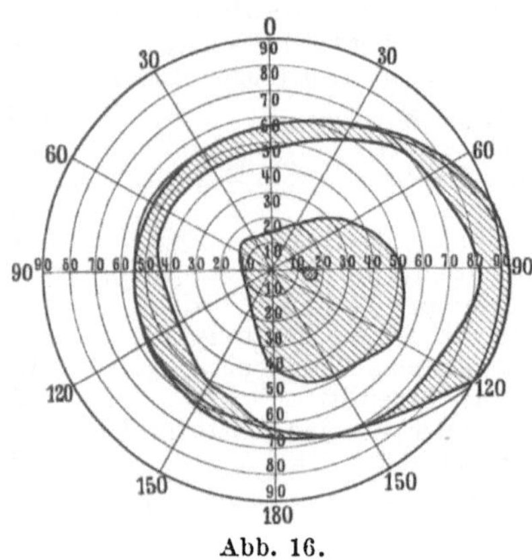

Abb. 16.

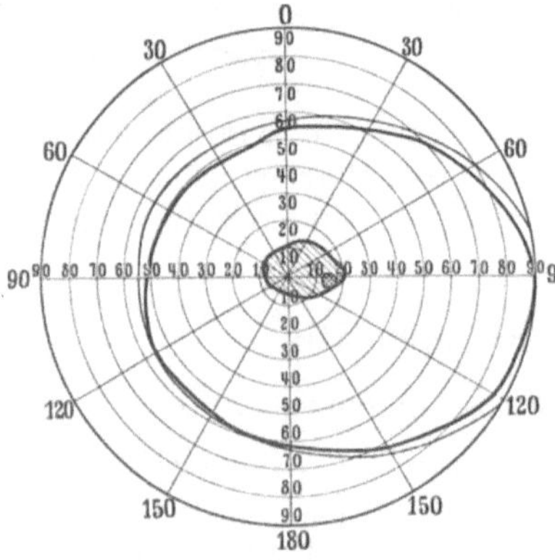

Abb. 17.

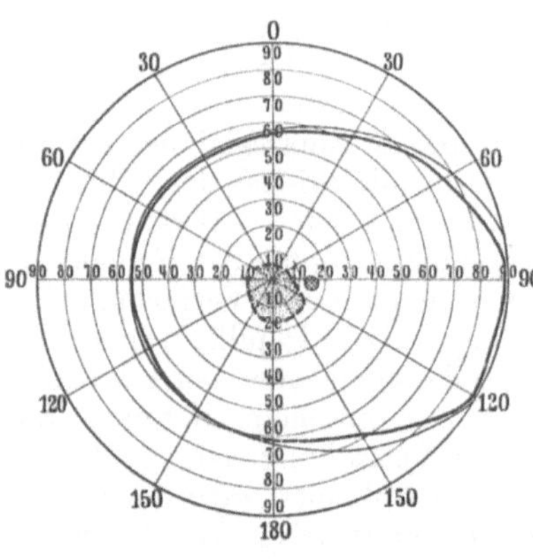

Abb. 18.

Abb. 16—18. Verlauf der Sehstörung (zentrales Skotom) bei Neuritis infolge von multipler Sklerose. Abb. 16: 1. Erkrankungswoche. Abb. 17: 3. Erkrankungswoche. Abb. 18: 4. Erkrankungswoche. (Skotom nur noch für Farben.)

Stauungspapille auf dem Wege einer allgemeinen Hirndrucksteigerung vorkommen kann, ist theoretisch nicht von der Hand zu weisen. Bei den in der Literatur mitgeteilten Fällen von Stauungspapille bei multipler Sklerose ist dieser Nachweis jedoch nicht erbracht und handelt es sich, wie auch v. HIPPEL hervorhebt, in der Regel um eine falsche Anwendung des Begriffes. Als Funktionsstörung finden wir bei der multiplen Sklerose am häufigsten ein zentrales Skotom ausgebildet, das je nach der Schwere und dem Stadium der Erkrankung verschiedene Grade erreichen kann (Abb. 16—18). Die Häufigkeit gerade der zentralen Sehstörung ist durch die pathologisch-anatomischen Veränderungen nicht erklärt. Denn diese beschränken sich keineswegs etwa nur auf das papillomaculäre Bündel, sondern sind multipel, ganz unregelmäßig verteilt, so daß in den meisten Fällen letzten Endes nahezu alle Fasergruppen an irgendeiner Stelle ergriffen sind. Bei dem häufigen Ergriffensein des Chiasmas und des Tractus müßte man eigentlich auch öfter hemianopische Ausfälle erwarten. Diese Diskrepanz zwischen Funktionsstörung und anatomischem Befund dürfte so zu erklären sein, daß die Schädigung der Nervenfasern vor allem im papillomaculären Bündel zu einem nachweisbaren Leistungsausfall führt. Die besondere Empfindlichkeit des papillomaculären Bündels ist im wesentlichen eine funktionelle, was sich durch die hochdifferenzierte Leistung dieses Bündels erklärt (MARCHESANI).

Die Sehstörung kann sich sehr rasch entwickeln und eventuell bis zur völligen Erblindung mit aufgehobener Lichtreaktion der Pupille fortschreiten. Die Erblindung kann mehrere Tage, ausnahmsweise auch Wochen anhalten (LUNDSGAARD, AUGSTEIN, CHARCOT). Die Prognose quod visum ist jedoch auch in den schweren Fällen meistens gut. Es kommt in sehr vielen Fällen zu einer vollständigen oder zumindest weitgehenden Wiederherstellung des Sehens. Die Besserung setzt in der R. ,el zwischen der 3. und 4. Woche ein (F ʿSEN, v. HIPPEL). Diese Verlaufsart ist so regelmäßig und charakteristisch, ʿ man aus der Dauer des Skotoms gelegentlich Rückschlüsse auf die Ursache ʿes Leidens ziehen kann (HENSEN).

v. Hippel hat durch seine Statistik gezeigt, daß man bei Nichtberücksichtigung dieser Tendenz zur Spontanheilung leicht Scheinerfolge der Therapie ableiten kann. Es gilt dies besonders für Operationen an der Nase, die zu dem falschen Rückschluß auf eine rhinogene Ätiologie der Neuritis führen können, oder z. B. auch für die Tuberkulinbehandlung, die auf eine tuberkulöse Ätiologie schließen lassen könnte.

Mitunter kann der Prozeß am Sehnerven so leicht und langsam verlaufen, daß er dem Patienten überhaupt nicht zu Bewußtsein kommt. Diese Beobachtung kann man bei den Kranken auf neurologischen Stationen nicht selten machen. Behr gibt an, daß bei $^2/_3$ der Fälle die Sehnervenbeteiligung erst bei der fachärztlichen Untersuchung aufgedeckt wurde. Manchmal ist trotz des Bestehens einer Atrophie, d.h. Abblassung der Papille, das Sehvermögen nicht nachweisbar geschädigt (Scheerer in 20% der Fälle). Ein Teil dieser Fälle erklärt sich sicher damit, daß das Sehvermögen früher doch ein besseres war, d. h. mehr als 1,0 betrug, anderenteils dürften unsere Untersuchungsmethoden noch nicht fein genug sein. Im übrigen wurde bereits oben ausgeführt, daß eine Abblassung der Papille nicht allein durch Schwund der Nervenfasern, sondern auch durch Vermehrung des Zwischengewebes zustande kommt. Es ist oft sehr schwer bzw. unmöglich zu entscheiden, ob eine Abblassung noch physiologisch ist oder nicht. Der fehlende Nachweis einer Funktionsstörung berechtigt uns jedenfalls nicht unbedingt den Augenspiegelbefund als normal anzusehen.

Gewöhnlich ist die Sehnervenerkrankung zunächst einseitig, in der Regel erkrankt jedoch später auch das zweite Auge, wobei das Intervall mehrere Jahre betragen kann. Auch mehrfache Rückfälle sind nicht selten, wodurch es vor allem schließlich zu den schweren dauernden Sehstörungen kommt. Die Sehnervenerkrankung kann gleichzeitig mit einem schubartigen Auftreten von Herden an anderen Stellen des Zentralnervensystems einhergehen, sie kann zu bereits bestehenden anderweitigen Symptomen hinzutreten, oder aber sie stellt das *initiale Symptom* dar. Dadurch gewinnt die Neuritis nervi optici eine große allgemein-diagnostische Bedeutung. Nach Langenbeck, Windmüller u. a. beginnt die multiple Sklerose in etwa 50% der Fälle mit Sehstörungen.

In diesem Zusammenhang interessiert die Frage, wie häufig die multiple Sklerose unter den Ursachen der Neuritis nervi optici überhaupt vertreten ist. Die Ansichten darüber gehen weit auseinander, doch setzt sich neuerdings immer mehr die Meinung durch (Fleischer, Behr, Scherer, v. Hippel u. a.), daß die multiple Sklerose die weitaus häufigste Ursache der Neuritis darstellt (60—70%). Die Meinungsverschiedenheiten haben ihren Grund vor allem darin, daß die Sehnervenerkrankung bei der multiplen Sklerose eben sehr häufig ein Frühsymptom darstellt. Es können andere Symptome zu dieser Zeit noch fehlen oder nicht mit solcher Deutlichkeit ausgeprägt sein, daß die Diagnose multiple Sklerose mit Sicherheit gestellt werden könnte. Allerdings kommt es sehr darauf an mit welcher Genauigkeit in solchen Fällen nach den Zeichen einer multiplen Sklerose gefahndet wird. Oft finden wir anamnestisch Anhaltspunkte dafür, daß vorübergehend verdächtige Störungen (Augenmuskelparesen, flüchtige Steifigkeit in den Beinen, die als rheumatisch bezeichnet werden, u. dgl.) bestanden haben. Wir gehen erfahrungsgemäß nur selten fehl, wenn wir in solchen Fällen oder, wenn sich außer der Sehnervenentzündung ein weiteres Symptom z. B. ein Fehlen der Bauchdeckenreflexe findet, eine multiple Sklerose diagnostizieren. Es kommt in den Fällen von Neuritis mit unklarer Genese später sehr häufig zum Ausbruch einer eindeutigen multiplen Sklerose, wie zuerst Fleischer und später viele andere (Oppenheim, Frank, Bruns und Stölting, Behr) durch systematische Nachuntersuchungen zeigen konnten. Es ist sichergestellt, daß der Zwischenraum Jahre und Jahrzehnte betragen kann. Die Neuritiden mit zunächst unklarer Genese spielen vor allem im Problem der rhinogenen Neuritis retrobulbaris eine große Rolle.

Bei der sog. *Encephalomyelitis disseminata* sind die Sehnervenbefunde dieselben wie bei der multiplen Sklerose. Wenn es im allgemeinen dahingestellt bleiben muß, ob die Erkrankung etwas anderes als eine besonders stürmisch verlaufende multiple Sklerose darstellt, so ist vom ophthalmologischen Standpunkt aus festzustellen, daß der Augenbefund eine Differentialdiagnose beider Erkrankungen nicht gestattet. Hierher gehören auch (Kyrieleis) die Fälle von sog. gehäuftem Auftreten von retrobulbären Neuritiden, die verschiedentlich beschrieben wurden. Sie haben ihr Gegenstück in der Beobachtung, daß die sog. Encephalomyelitis disseminata nach dem Kriege öfters in eigentümlichen Gruppenerkrankungen aufgetreten ist. Bei den Beobachtungen von gehäuftem Auftreten von retrobulbären Neuritiden ist meiner Ansicht nach allerdings große Vorsicht am Platze, denn allzu leicht können Zufälligkeiten und der Umstand, daß das Augenmerk auf bestimmte Erkrankungen gelenkt wird, eine Rolle spielen.

In die Gruppe der Sehnervenerkrankungen bei multipler Sklerose und Encephalomyelitis disseminata gehören zweifellos auch ein Großteil der Sehnervenentzündungen die besonders in der älteren Literatur als Folge von *Infektionskrankheiten* verschiedenster Art beschrieben wurden (Influenza, Masern, Scharlach, Typhus, Erysipel usw.). Nur sehr selten handelt es sich dabei um ein encephalitisches Symptom, das in *direkter* Abhängigkeit von der Infektionskrankheit steht. Man kann vielmehr bei der Neuritis mit Rönne zwei Kausalitätsmomente unterscheiden: ein zugrunde liegendes und ein auslösendes. Bekanntlich tritt die retrobulbäre Neuritis öfter scheinbar im Anschluß an eine Infektionskrankheit oder eine Erkältung auf, während sich die wirkliche Ursache erst später durch den Ausbruch einer multiplen Sklerose offenbart. Es dürfte kein Zweifel darüber herrschen, daß die Neuritis retrobulbaris dann eine Lokalisation der multiplen Sklerose im Sehnerven und nicht der jeweils bei der Infektionskrankheit wirksamen Mikroben darstellt (Blegvard und Rönne). In manchen Fällen kommen wir allerdings mit dieser Auffassung nicht viel weiter, da sich uns das ungeklärte Problem der Ätiologie der multiplen Sklerose bzw. Encephalomyelitis disseminata in den Weg stellt. Es fehlen leider gerade in den fraglichen Fällen vielfach die Sektionsbefunde.

In den Lehr- und Handbüchern der Ophthalmologie ist ein besonderer Abschnitt meist der Neuritis bei akuter *Myelitis* gewidmet. Gemeint ist dabei jene Form des schweren, meist tödlich verlaufenden Spinalleidens, bei dem ein Querschnittssyndrom ausgebildet ist und aufsteigend die lebenswichtigen Zentren des verlängerten Markes ergriffen werden. Bei dieser Erkrankung ist

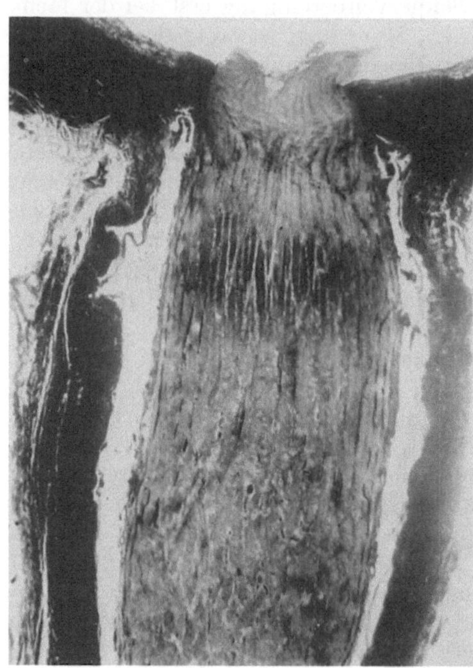

Abb. 19. Herdbildungen im Sehnerven bei multipler Sklerose. (Markscheidenfärbung.)

der Sehnerv relativ häufig miterkrankt, was die Franzosen veranlaßt von einer „neuromyelite optique aigue" zu sprechen. Das Sehnervenleiden pflegt dem Spinalleiden in der Regel Tage und Monate vorauszugehen. Die Sehnervenerkran-kung ist wie das Grundleiden ebenfalls durch die Schwere gekennzeichnet, in dem die Faserausfälle nicht selten den ganzen Querschnitt, und zwar beider Sehnerven betreffen. Interessanterweise bereitet jedoch die Abgrenzung auch dieses Leidens gegenüber der multiplen Sklerose sowohl klinisch wie pathologisch-anatomisch Schwierigkeiten (Rönne, Marburg, Bouchut und Dechaume). Insofern der Opticus beteiligt ist, ist außer-dem die Bezeichnung „Mye-litis" korrekterweise gar nicht angezeigt (Kyrieleis).

Pathologische Anatomie. Über die anatomischen Veränderungen im Sehnerven und in der übrigen Sehbahn bei multipler Sklerose sind wir eingehend unterrichtet (Uhthoff, Simmerling, Velter, Rönne, Marburg, Lisch u. a.).

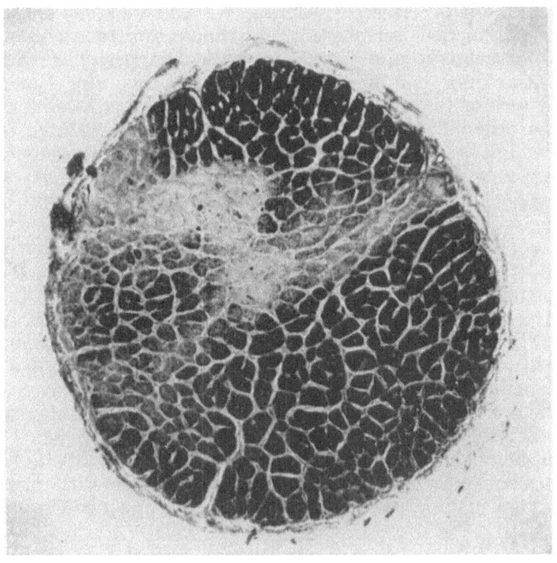

Abb. 20. Herd im orbitalen Abschnitt des Sehnerven bei multipler Sklerose.

Vorwiegend gelangen allerdings die älteren Stadien der Erkrankung zur Sektion, doch bringt es die Eigenart des Verlaufes der Erkrankung in Schüben mit sich, daß dabei auch frischere Veränderungen gefunden werden. Die Veränderungen sind im wesentlichen

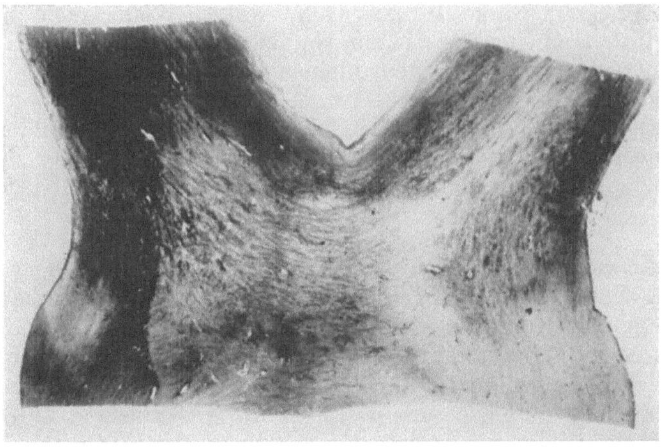

Abb. 21. Herd im Chiasma bei multipler Sklerose.

dieselben wie im übrigen Zentralnervensystem. Es handelt sich um die Bildung um-schriebener Entmarkungsherde, wobei die Nervenfasern relativ gut erhalten bleiben. Parallel mit der Parenchymerkrankung geht eine Reaktion an den Gefäßen, bzw. am Bindegewebe und an der Glia einher. Auch infiltrative, entzündliche Erscheinungen können in einzelnen Fällen sehr ausgeprägt sein (Uhthoff, Lisch). Vielleicht treten die Reaktionen am Mesenchym im Opticus besonders in Erscheinung, da dieser zum Unterschied von der übrigen zentralnervösen Substanz ein besonders ausgeprägtes bindegewebiges Stützgerüst besitzt.

Interessant ist ein Vergleich der anatomischen Veränderungen mit dem klinischen Befund. Wie Lisch auch neuerdings wieder an einem größeren Material zeigen konnte, sind die anatomischen Veränderungen viel ausgedehnter, als es der ophthalmoskopische Befund und die Funktionsstörungen erwarten ließen. Es fand sich in allen untersuchten Fällen ein typischer, disseminierter und vielfach konfluierender, sklerotischer Entartungsprozeß in den peripheren Sehbahnabschnitten, und zwar auch dann, wenn der klinische Untersuchungsbefund negativ war. Die periphere Sehbahn ist ein Prädilektionssitz der Erkrankung bei multipler Sklerose. Auch der Spiegelbefund ist absolut kein sicheres Kriterium für die Alteration der Sehbahn, dasselbe gilt für die Sehstörungen, bei denen man allenfalls annehmen könnte, daß sie mitunter der Beobachtung entgehen. In dem von uns untersuchten Falle, von dem die beigegebenen Abb. 19—21 stammen, war der Spiegelbefund normal und es bestand nur ein relatives zentrales Skotom. Das zweifellos bestehende Mißverhältnis findet seine Erklärung darin, daß bei der Entmarkung die Funktion der Axone erhalten bleibt und sich nur selten eine sekundäre Degeneration ausbildet. Eine Atrophie der Papille tritt vor allem nur dann in Erscheinung, wenn die sklerotischen Veränderungen in der Nähe der Papille gelegen sind. Die vorübergehenden schwereren Sehstörungen (zentrales Skotom bei Erblindung) verdanken ihre Entstehung wahrscheinlich in erster Linie einer Leitungsstörung der Nervenfasern durch einen Quellungsprozeß, der im Beginn der Markscheidenerkrankung stets zu beobachten ist. Auf eine solche vorübergehende Axonquelleng dürfte nach Lisch auch das gelegentliche Vorhandensein einer Neuritis bzw. Stauungspapille bei papillennahem Sitz des Herdes zurückzuführen sein. Diese Erklärung deckt sich ungefähr mit der Auffassung von Rönne und Thomsen, nur daß diese von einem „Ödem" der Papille sprechen. Jedenfalls sind es nicht eigentliche entzündliche Veränderungen, die das Bild der Papillenschwellung hervorrufen. Daß anatomische Veränderungen am Sehnerven bei Myelitis prinzipiell die gleichen sind wie bei der multiplen Sklerose (Rönne), wurde bereits oben erwähnt.

2. Neuritis nervi optici bei Meningoencephalitiden.

Der Verteilungsmodus der Meningoencephalitis kommt dadurch zustande, daß sich die Erreger im Liquor ausbreiten und dann in bestimmte Randzonen der nervösen Substanz eindringen (Spatz). Auf dieselbe Weise erkrankt auch der Sehnerv, und zwar vorwiegend in seinem intrakraniellen Abschnitt, da die Liquorräume in der Umgebung des Chiasmas bei der Meningitis meist bevorzugt befallen sind. Es kommt zu einer Perineuritis und der Neuritis interstitialis peripherica im Sinne Wilbrand-Saenger. Wenn auch der Entzündungsprozeß im allgemeinen nur in die Randzone der Hirnsubstanz vordringt, so ist dies am Sehnerven bei seinem kleinen Querschnitt doch von sehr weittragender Bedeutung.

Die häufigste Ursache für diese Art der Opticuserkrankung bilden die *tuberkulöse* und die *luische Basalmeningitis*. Ferner gehören hierher die Opticusaffektionen bei Nasennebenhöhlenerkrankungen bzw. Orbitalaffektionen.

Meningitis tuberculosa.

Bei der *tuberkulösen Basalmeningitis* soll sich nach Uhthoff in etwa 30% der Fälle eine Neuritis finden. Dabei zählt jedoch Uhthoff bekanntlich alle Papillenschwellungen bis zu einer Prominenz von 2 Dioptrien zur Neuritis und unterscheidet Neuritis und Stauungspapille nicht dem Wesen nach. Um eine Neuritis handelt es sich dann, wenn die Entzündung selbst auf den Sehnerven übergreift, um eine Stauungspapille dann, wenn der Sehnerv auf dem Umwege über eine Hirndrucksteigerung erkrankt, die durch die Meningitis bzw. durch begleitende Konglomerattuberkel ausgelöst wird. Tatsächlich stößt bei der tuberkulösen Meningitis auch heute noch die klinische Differentialdiagnose vielfach auf Schwierigkeiten, insofern eine genaue Funktionsprüfung nicht möglich ist, sei es, daß der Allgemeinzustand sehr schlecht ist, sei es, daß es sich um kleine Kinder handelt. Nach den Sektionsbefunden zu schließen, dürfte ein großer Teil der Papillenschwellungen bei tuberkulöser Meningitis der Stauungspapille zuzurechnen sein. Die statistischen Angaben von Uhthoff sind nur ganz allgemein im Sinne des Vorkommens von Augenspiegelveränderungen bei tuberkulöser Meningitis überhaupt zu werten. In unserer Neuritisstatistik findet sich die tuberkulöse Meningitis deshalb so selten, weil es sich um das ambulante Beobachtungsgut einer Augenklinik handelt.

Die *anatomischen Untersuchungen* von IGERSHEIMER haben ergeben, daß die Papille bei der Meningitis tuberculosa ophthalmoskopisch und anatomisch normal sein kann. Aber auch eine Entzündung im retrobulbären Sehnervenabschnitt braucht keinerlei ophthalmoskopische Erscheinungen hervorzurufen, was sich durch den raschen letalen Verlauf der Erkrankung erklärt. In 8 von 10 Fällen konnte er anatomisch ein Übergreifen auf den intrakraniellen Abschnitt des Opticus feststellen, außerdem war mitunter eine Infiltration der Scheiden des Opticus im orbitalen Abschnitt nachweisbar. Als regelmäßiger Befund ergab sich das Vorhandensein von großen, mononukleären Zellen, sog. Makrophagen, im vorderen Ende des Opticusscheidenraumes. Die entzündlichen Veränderungen im Opticus waren jedoch zum Unterschied vom eigentlichen Chiasmaexsudat nicht als spezifisch anzusprechen. Selten kommt es zu einer neuritischen Atrophie im intrakraniellen Sehnervenabschnitt, die sich allenfalls auf sehr kleine Strecken beschränkt. Bei dem ophthalmoskopischen Befund der unscharfen, verwaschenen Papille, wie wir ihn bei tuberkulöser und auch anderer Meningitis häufig erheben können, handelt es sich nach der Ansicht IGERSHEIMERs um eine Kombination von Papillitis und Stauungspapille, eventuell auch nur um Stauungspapille.

Lues cerebri.

Die Sehnervenentzündung bei *Lues cerebri* ist heute in Deutschland gegenüber früher zweifellos viel seltener geworden, da eben die tertiären Erscheinungen der Lues überhaupt viel seltener auftreten. Nach UHTHOFF macht die Hirnsyphilis 12%, nach unserer Zusammenstellung 8% der Ursachen bei den Neuritiden aus. Eine Neuritis kann nach IGERSHEIMER in jedem Stadium der syphilitischen Erkrankung vorkommen, doch ist die fibrös hyperplastische, oft zu gummösen Wucherungen führende Meningitis die häufigste Form, bei der der Sehnerv erkrankt. Der Sehnervenstamm wird dabei sekundär durch Übergreifen des Prozesses von den Scheiden her affiziert. Der Augenspiegelbefund kann zunächst normal sein, oder es ist eine Entzündung der Papille ausgebildet. Am häufigsten finden wir jedoch entsprechend dem weit rückwärts gelegenen Angriffspunkt der Noxe im intrakraniellen Teil eine blande Sehnervenatrophie, die langsam im Verlaufe des Leidens in Erscheinung tritt. Dem Verhalten der Funktion nach können wir nach WILBRAND-SAENGER und IGERSHEIMER Erkrankungsformen mit peripheren Gesichtsfeldeinschränkungen und solche mit zentralen und intermediären Gesichtsfeldstörungen unterscheiden. Am häufigsten sind jedoch zweifellos die peripheren Gesichtsfeldstörungen. Es stellt die Lues überhaupt das überwiegende Kontingent der sog. Neuritis interstitialis peripherica. Nach dem Befund am Auge können wir nicht immer mit Sicherheit entscheiden, ob es sich um einen tabischen oder luischen Prozeß am Sehnerven handelt. Die Diagnose muß auf Grund des übrigen neurologischen Befundes, vor allem durch die Untersuchung des Liquors gestellt werden, außerdem kann man mitunter aus dem Erfolg der antiluischen Behandlung auf die Art des Grundleidens Rückschlüsse ziehen. Auch der verschiedene Ablauf der Erkrankungen an beiden Augen kann mitunter wichtige Anhaltspunkte geben, wenn auf einer Seite einwandfreie Zeichen der Entzündung gegeben sind. Wenn zentrale und parazentrale Skotome nachweisbar sind, so lassen diese nach IGERSHEIMER häufig einen Zusammenhang mit der Peripherie erkennen und entpuppen sich bei exakter Perimetrie als sog. Bündeldefekte. Die reine Neuritis retrobulbaris, d. h. die unter dem Bilde eines zentralen Skotoms ablaufende Neuritis ist bei Lues cerebri nach BLEGVARD, RÖNNE und IGERSHEIMER selten. Man darf in solchen Fällen nicht vergessen, daß auch Sehnervenerkrankungen auf nichtluischer Basis bei Luikern vorkommen können.

Eine, wenn auch seltene, so doch charakteristische Erkrankungsform bei der Lues scheint die isolierte Entzündung der Papille zu sein, die A. Fuchs als Neuritis papulosa bezeichnet hat. Kennzeichnend dafür ist die Einseitigkeit und das gleichzeitige Auftreten von dichten Glaskörpertrübungen. Ob es sich dabei um eine isolierte, etwa metastatische Erkrankung der Papille handelt oder ob nicht doch eine fortgeleitete Entzündung vom Cerebrum vorliegt, ist nicht sicher entschieden.

In der ersten Zeit der Einführung des Salvarsans in die Luestherapie wurde eine gewisse Häufung entzündlicher Sehnervenerkrankungen beobachtet, die als sog. *Neurorezidive* gedeutet wurden. Während man früher als Ursache eine Arsenschädigung vermutete, werden die Fälle heute wohl allgemein als eine spezifisch luische Erkrankung aufgefaßt. Es hat den Anschein, als ob in der Frühperiode der Syphilis kleinen Salvarsandosen wie überhaupt einer ungenügenden Behandlung eine gewisse provokatorische Wirkung zukommt. Daß es sich nicht um eine neurotoxische Wirkung des Salvarsans handelt, geht unter anderem auch daraus hervor, daß eine Weiterführung der Behandlung den Prozeß zur Abheilung bringt und daß heute bei richtiger Dosierung der Therapie die Fälle viel seltener geworden sind. Diese Erkrankungsform ist häufig dadurch gekennzeichnet, daß es zu ausgesprochenen neuritischen Erscheinungen an der Papille kommt, so daß ein stauungspapillenartiges Aussehen gegeben ist.

Ganz im Gegensatz zu den metaluischen Sehnervenaffektionen vermag die *Therapie* bei der eigentlichen luischen Neuritis im allgemeinen einen günstigen Einfluß auszuüben, wenn sie rechtzeitig einsetzt. Es kommt zu einem Stillstand des Verfalles des Sehvermögens oder es kann sogar weitgehende Besserung eintreten. Dies weist darauf hin, daß mitunter längere Zeit eine reversible Leitungsstörung vorliegt. Das Ausmaß der atrophischen Verfärbung der Papille darf uns nicht davon abhalten, eine energische Behandlung einzuleiten.

Bei der *Lues congenita* kann der Sehnerv in der gleichen Weise erkranken wie bei der akquirierten Lues. Die Ansichten über die Häufigkeit, mit der der Sehnerv dabei erkrankt, gehen jedoch auch hier auseinander. Während Mohr und Beck sowie Heine angeben, in der Hälfte der Fälle und noch öfters eine Papillitis gefunden zu haben, ist nach Igersheimer das Vorkommen papillitischer Prozesse beim Säugling selten. Im Vergleich zu der selten gewordenen Sehnervenentzündung bei akquirierter Lues spielt heutzutage die bei kongenitaler Lues eine nicht unbedeutende Rolle. In der Regel können wir jedoch nicht die Neuritis als solche feststellen, sondern den abgelaufenen Prozeß in Form einer blanden oder postneuritischen Sehnervenatrophie. Noch häufiger werden die Befunde, wenn man auch jene Fälle dazurechnet, bei denen zugleich choroiditische Veränderungen im Augenhintergrund nachweisbar sind. Dabei ist die Atrophie allerdings in einem Teil der Fälle wahrscheinlich eine sekundäre durch das Zugrundegehen der Ganglienzellen in der Netzhaut bedingte.

Die *anatomischen Veränderungen* der luischen Sehnervenentzündung nehmen in der Regel am intrakraniellen Abschnitt ihren Ausgang und sind dort am stärksten ausgebildet (Uhthoff, Wilbrand-Saenger). Es kommt, ausgehend von der basalen Meningitis, zu einer lymphocytären und plasmacellulären Infiltration der Pia des Opticus, die sich entlang dem Septensystem in den Nervenstamm hinein fortsetzt. Diese interstitielle Neuritis kann sich auf die Randteile beschränken, aber auch den ganzen Querschnitt befallen und ihn in eine einzige gummöse Geschwulst verwandeln. Die spezifischen entzündlichen Veränderungen im Nervenstamm nehmen meist gegen den Bulbus zu ab, während die Scheiden und auch der intervaginale Raum auch im orbitalen Abschnitt ausgedehnt affiziert sein können. Die Nervenfasern atrophieren sekundär und setzt sich diese Atrophie meist als eine rein degenerative, descendierende bis in den Bulbus hinein fort. Diese Art der Erkrankung bildet die Regel und nur ausnahmsweise dürften, wie Igersheimer hervorhebt, die Spirochäten mit dem Liquor an das vordere Ende des intervaginalen Raumes gespült werden und hier eine mehr selbständige Entzündung hervorrufen. Vielleicht dürfte letztere

Erkrankungsweise bei den Fällen mit stärkerer Papillenschwellung und bei den sog. Neurorezidiven des Opticus eine größere Rolle spielen. Nur ganz vereinzelte Befunde (OTTO, HENSCHEN) sprechen dafür, daß die Erkrankung auch von den Zentralgefäßen des Opticus ihren Ausgangspunkt nehmen kann.

3. Neuritis bei Erkrankungen der Nasennebenhöhlen bzw. des Orbitalinhaltes.

Die Möglichkeit einer Erkrankung des Sehnerven von den Nasennebenhöhlen aus ergibt sich ohne weiteres aus den topographisch-anatomischen Verhältnissen, die eingangs genauer beschrieben wurden (vgl. Abb. 3, S. 41). Der Sehnerv kann dabei sekundär auf dem Umwege über eine Erkrankung des Orbitalgewebes oder direkt im Bereich des knöchernen Kanales in Mitleidenschaft gezogen werden. Wir werden jene Erkrankungsform, bei der gleichzeitig Symptome von seiten der Orbita vorhanden sind, und jene Form, bei der sich die Neuritis als einziges Symptom findet, getrennt besprechen. Die letztere Erkrankung, die sog. rhinogene Neuritis retrobulbaris, bildet ein Problem für sich, da die Meinungen über ihre Existenz und besonders ihre Häufigkeit weit auseinandergehen.

Neuritis bei Orbitalerkrankungen.

Die Orbitalaffektionen, die sekundär zu einer Miterkrankung des Opticus führen, können von verschiedenen Nebenhöhlen ausgehen. Nach BIRCH-HIRSCHFELD sind der Reihe nach am häufigsten beteiligt: die Stirnhöhle, die Siebbeinhöhle, die Kieferhöhle, die Keilbeinhöhle; MYGIND fand demgegenüber als häufigste Ursache eine Erkrankung des Siebbeines; in vielen Fällen sind mehrere Höhlen gleichzeitig erkrankt. Zu beachten ist, daß bei unsymmetrischer Ausbildung der Nebenhöhlen die Orbita bzw. der Opticus auch vom Nebenhöhlensystem der gegenüberliegenden Seite in Mitleidenschaft gezogen werden kann. Die wichtigste Rolle spielen ursächlich akute Entzündungen der Nebenhöhlen, denn bei den chronischen Entzündungen kommt es meistens zu einer Sperrung der Überleitungswege durch bindegewebige Abgrenzungen innerhalb der Markräume (HERZOG). Der Prozeß an den Nebenhöhlen kann auch bereits wieder im Abklingen sein, wenn die Orbitalkomplikation in Erscheinung tritt. Außer entzündlichen Prozessen können auch Tumoren und Mucocelen der Nebenhöhlen, sowie primäre Knochenerkrankungen (Lues, Tuberkulose) zu denselben Erscheinungen führen. Die Orbitalerkrankung äußert sich in Schwellung und Rötung der Lider, Chemosis der Bindehaut, Vortreten (Exophthalmus) und Bewegungsbeschränkung des Auges. Dazu kommen als subjektive Symptome Schmerzen und als Allgemeinsymptom die Temperatursteigerung. Diese Symptome können natürlich im einzelnen Falle verschieden stark ausgeprägt sein. Pathologisch-anatomisch kann es sich in leichteren Fällen um ein Orbitalödem handeln (STEPHENSON, RÖNNE). In der Regel liegt jedoch ein subperiostaler Absceß, ein Absceß im Orbitalgewebe, eine diffus-phlegmonöse Infiltration des Orbitalgewebes oder eine Thrombophlebitis der Orbitalvenen vor. Die Fortleitung der Nebenhöhlenentzündung auf die Orbita geschieht durch Usurierung bzw. Nekrose des Knochens, auf dem Wege der Markräume oder auf dem Wege der kommunizierenden Gefäße. Die Gefährlichkeit der Erkrankung liegt darin, daß es durch eine Thrombophlebitis der Orbitalvenen zur Thrombose des Sinus cavernosus und zur Meningitis kommen kann. Der Sehnerv kann bei dem Krankheitsbild der *Orbitalphlegmone*, wie wir es meist kurz nennen, auf verschiedene Weise geschädigt werden. Es kann durch Ausbildung eines Ödems zu einer Stauungspapille (s. dort) oder durch mechanische Kompression des Opticus zu einer Atrophie (s. unten) oder durch Übergreifen der Entzündung auf den Sehnerven selbst (HORNER, BIRCH-HIRSCHFELD, BARTELS u. a.)

zu einer Neuritis nervi optici kommen. Die Neuritis entspricht dem Typ der Neuritis interstitialis peripherica von Wilbrand und Saenger. Als Sehstörung finden wir dementsprechend meist eine periphere Einengung des Gesichtsfeldes, doch kommt auch ein zentrales Skotom vor (Birch-Hirschfeld). Das Auftreten eines zentralen Skotoms wird auch hier meist mit einer besonderen Empfindlichkeit des papillomaculären Bündels erklärt, die jedoch nicht im anatomischen, sondern mehr im funktionellen Sinne zu verstehen ist (Schieck). Die unter Umständen rasch einsetzende Besserung bei dem Zurückgehen des Orbitalprozesses, sei es spontan oder durch chirurgischen Eingriff, spricht dafür, daß der Sehstörung wenigstens zunächst eine reversible Leitungsstörung der Nervenfasern zugrunde liegt. Die Behandlung der Nebenhöhlenerkrankungen erfolgt nach rhinologischen Grundsätzen, wobei die Rhinologen heute im allgemeinen im akuten Stadium ein radikales, operatives Vorgehen vermeiden. Die Orbitalerkrankung bzw. die Sehnervenerkrankung erfordert jedoch in schwereren Fällen *von sich aus* ein operatives Vorgehen von der Orbita aus, um ein Fortschreiten des Prozesses und eine Sehnervenschädigung zu verhindern.

Das Problem der rhinogenen Neuritis retrobulbaris.

Während der Zusammenhang einer Neuritis nervi optici mit Erkrankungen der Nasennebenhöhlen bei gleichzeitig bestehenden Erscheinungen von seiten der Orbita eindeutig feststeht, gehen die Ansichten über die Bedeutung der Nebenhöhlen als Ursache für eine *isolierte* Neuritis retrobulbaris weit auseinander. Das Schrifttum ist ungeheuer groß; es genügt der Hinweis, daß allein seit dem Referat von Brückner und v. Eicken aus dem Jahre 1920 neuerdings über 200 Arbeiten erschienen sind.

Verschiedene Umstände schaffen diesen umfangreichen Boden für die Lehre der rhinogenen Ätiologie der Neuritis retrobulbaris. Der Hauptumstand liegt darin, daß die Ätiologie der Neuritis nervi optici in manchen Fällen trotz genauer Fahndung zunächst oder auch dauernd unklar bleibt und bleiben muß. Dies gilt für jene Fälle, bei denen die Sehnervenerkrankung das initiale Symptom einer multiplen Sklerose darstellt und für jene Fälle von hereditärer Sehnervenatrophie, bei denen die Familiengeschichte nicht oder nur lückenhaft bekannt ist. Andererseits muß die Möglichkeit einer isolierten Erkrankung des Sehnerven von den Nebenhöhlen aus im Bereiche des knöchernen Kanales zugegeben werden. Dazu kommen als weiterer bestreitbarer Faktor die Heilerfolge, welche bei der Neuritis *nach* therapeutischen Eingriffen an der Nase erzielt wurden.

Wenn wir in unklaren Fällen von Neuritis retrobulbaris oder auch von Neuritis mit sichtbaren Erscheinungen an der Papille die Nasennebenhöhlen untersuchen lassen, so kann der Rhinologe in der Regel entweder keinen pathologischen Befund erheben oder nur geringfügige Veränderungen feststellen, denen er von sich aus keine Bedeutung beimessen würde. Andererseits sehen wir im Beobachtungsgut der Rhinologen bei manifester Sinusitis posterior — von den im vorhergehenden besprochenen Fällen mit Orbitalkomplikationen abgesehen — in der Regel keine Neuritis retrobulbaris. Es werden auffallenderweise dem Ophthalmologen vom Nasenarzt keine derartigen Fälle von Neuritis retrobulbaris zugeschickt (Fleischer, Stock, Wessely, Weil u. a.).

Manche Ophthalmologen wollen allerdings bei systematischer Untersuchung von Nebenhöhlenkranken leichtere Veränderungen am Auge nachgewiesen haben (periphere Einengungen des Gesichtsfeldes, eine Vergrößerung des blinden Fleckes [van der Hoevesches Zeichen]). Diese sollen sich nach Markbreiter, Wallis, Cutler, van der Hoeve in bis zu 100% der Fälle finden, andere konnten sie niemals nachweisen (Elschnig, Best, Malling, Rönne, Beck).

Um Fehler der Untersuchungstechnik bei der Gesichtsfeldaufnahme zu vermeiden, muß das Phänomen der physiologischen, lokalen Ermüdbarkeit der Netzhaut beachtet werden (COMBERG); ebenso ist zu berücksichtigen, daß Nebenhöhlenaffektionen den Kranken in einen allgemeinen nervösen Zustand versetzen, der psychische Einengungen und Ausfälle des Gesichtsfeldes hervorrufen kann. Die genannten Gesichtsfeldveränderungen allein reichen jedenfalls zur Diagnosenstellung einer retrobulbären Neuritis nicht aus.

Einzelne Rhinologen berichten andererseits über angeblich positive Nasenbefunde bei retrobulbärer Neuritis. Es liegt dabei jedoch zweifellos ebenfalls eine verschiedene Bewertung gleicher Zustände vor, denn es kann nicht mit lokalen Verschiedenheiten erklärt werden, wenn andere Autoren (v. HIPPEL, SCHEERER, TRAQUAIR, wir u. a.) bei der Zusammenarbeit mit den Rhinologen stets nur negative Ergebnisse erzielten. Eine solche subjektiv unterschiedliche Bewertung ist vor allem hinsichtlich des Röntgenbefundes möglich (v. HIPPEL), auf den manche besonderen Wert legen (WORMS, THIES, SCHNAUDIGEL, BORTOLOTTI). Wenn man sich vor Augen hält, welch leichte Veränderungen in den betreffenden Fällen bei der Operation an der Nase gefunden werden (Ödem und mäßige Infiltration der Schleimhaut), so lassen sich dadurch nach v. HIPPEL die positiven Röntgenbefunde nicht erklären.

Das eigentliche Problem der rhinogenen Neuritis retrobulbaris bildet somit die Frage, ob auch bei negativem Inspektionsbefund der Nase, d. h. von sog. latenten Nebenhöhlenerkrankungen das Sehnervenleiden ausgelöst werden kann. HERZOG untersuchte zuerst die bei therapeutischer Eröffnung der Nebenhöhlen gewonnene Schleimhaut histologisch und fand, daß die makroskopisch anscheinend nicht veränderte Schleimhaut mikroskopisch Zeichen eines Ödems oder deutlicher Entzündung aufweisen kann, die sich auch auf den Knochen fortsetzt. Die Befunde wurden von HIRSCH, BECK u. a. bestätigt. Bei anatomischen Untersuchungen an normalen Leichen stellte HERZOG ferner fest, daß die verschieden dünne Knochenwand des Canalis opticus in einzelnen Fällen durch Dehiszenzen und Gefäße, sowie vor allem durch die Anordnung der Markräume durchbrochen sein kann, so daß eine direkte Verbindung zwischen der Nebenhöhlenschleimhaut und der Duralscheide des Opticus besteht (Abb. 22). Auf diesem Wege könnte man sich eine Fortleitung auch leichter katarrhalischer Entzündungen von den Nebenhöhlen auf den Opticus vorstellen. Andere Erklärungsversuche gehen dahin, daß auch Ventilationsstörungen und Zirkulationsstörungen im pneumatischen System sich im Opticus in Form von Stauungen auswirken können (STENGER, BECK, NEUMANN). Wieder andere glauben, daß auf dem Wege eines naso-okularen Reflexes ein Spasmus der kleinsten Äste der Arteria ophthalmica hervorgerufen werden kann (SAGNON, MOUNIER, CARMI).

Abgesehen von diesen Überlegungen und theoretischen Möglichkeiten stützt sich die Beweisführung des Zusammenhanges der Neuritis retrobulbaris mit Nebenhöhlenaffektionen hauptsächlich auf die Erfolge der von der Nase aus vorgenommenen Therapie. Solche Erfolge wurden nach verschiedenartigen Eingriffen gesehen, Scarifikation der Schleimhaut, Muschelresektionen, Freilegung des Zuganges zu den Nebenhöhlen, Ausräumung der Nebenhöhlen, ja auch schon nach einfacher Kokainisierung und Adrenalieisierung der Schleimhaut. Letztere Tatsache veranlaßte HERZOG, eine methodische Daueranämisierung der Nasenhaupthöhle mit Cocain-Adrenalin als Therapie der Neuritis retrobulbaris auszubauen.

Tatsächlich ist durch all die genannten Argumente die rhinogene Natur der Neuritis retrobulbaris weder im einzelnen Falle noch im allgemeinen beweiskräftig dargetan. Die sog. rhinogene Neuritis retrobulbaris ist klinisch-ophthalmologisch in keiner Weise als solche gekennzeichnet. Wir haben nicht die

Möglichkeit nach Symptomen, Verlauf oder dgl. eine Neuritis als rhinogene anzusprechen. Behr hat erst vor kurzem die Meinung geäußert, daß eine rhinogene Neuritis retrobulbaris in Form einer Neuritis peripherica auftreten müsse. Sie müsse primär mit einer peripheren Gesichtsfeldeinengung beginnen und ein zentrales Skotom könne allenfalls erst sekundär zur Ausbildung kommen. Er glaubt von vornherein bei allen retrobulbären Neuritiden mit zentralem Skotom eine rhinogene Ursache ausschließen zu können. Mir erscheint diese Folgerung, die das Kontingent der rhinogenen Neuritis praktisch stark einengen würde nicht zwingend, denn die Erfahrung lehrt, daß es auch bei Prozessen, die den Sehnerven von der Peripherie her befallen, zur isolierten Ausbildung eines zentralen Skotomes kommen kann, so bei Orbitalentzündungen

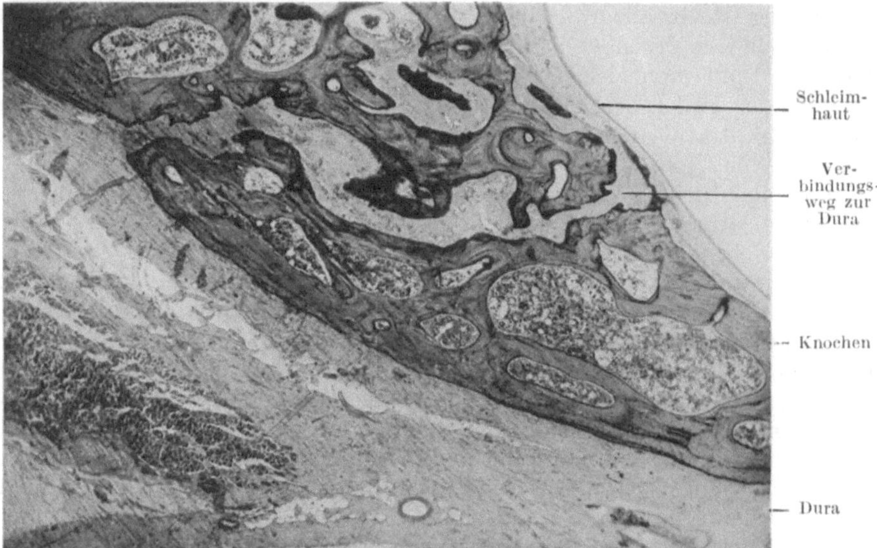

Abb. 22. Verbindung der Duralscheide mit der Keilbeinhöhlenschleimhaut quer durch die Kanalwand. (Nach Herzog: Arch. f. Augenheilk. 99.)

(Birch-Hirschfeld) oder bei Stirnhirngeschwülsten (Foster-Kennedysches Syndrom). Andererseits halte auch ich die leichten Befunde, die an der Nase bei Neuritis retrobulbaris zu erheben sind, ätiologisch nicht für verwertbar. Denn solche Befunde sind außerordentlich häufig und es ist nicht einzusehen, warum eine latente, nur histologisch nachweisbare Entzündung der Nebenhöhlenschleimhaut eine Entzündung des Sehnerven nach sich ziehen sollte, während dies bekanntlich die schweren Entzündungen nur ganz ausnahmsweise tun. Die Beweiskraft des Behandlungserfolges ist bei der häufigen spontanen Heilungstendenz der Neuritis retrobulbaris (multiple Sklerose) sehr zweifelhaft (v. Hippel, Chaillous, Heckford, Dreyfus u. a.). Besonders lehrreich sind diesbezüglich die statistischen Untersuchungen von v. Hippel. Überzeugt von den Scheinerfolgen der operativen Verfahren hat dieser seine Fälle immer nur konservativ symptomatisch behandelt. In seinem Material, das 106 Fälle von retrobulbärer Neuritis umfaßt, blieb etwa zur Hälfte die Ätiologie zunächst ungeklärt, so daß diese nach der Auffassung anderer als rhinogen angesprochen werden könnten. Es heilten im ganzen 69 Fälle mit normalem oder praktisch normalem Sehvermögen aus. Der Beginn der Besserung setzte dabei in der Regel zwischen der 1. und 4. Woche ein. Mit

Recht weist v. Hippel darauf hin, welche schlagende Statistik zum Beweis der Bedeutung der Operation sich aufgetan hätte, wenn er nach den Grundsätzen anderer Autoren regelmäßig hätte operieren lassen. Jede Behandlung, die in den ersten Wochen stattfindet, muß einen sog. Erfolg haben, wobei es nur von dem Zufall abhängt, ob sie schlagartig oder langsam einsetzt. Bei den nicht gebesserten Fällen war kein Anhaltspunkt dafür gegeben, daß sie anders verlaufen wären, wenn sie operiert worden wären. Von 32 nicht gebesserten Fällen betreffen 27 Männer und 5 Frauen; mehr als $^2/_3$ der nicht gebesserten Fälle waren ferner doppelseitig erkrankt. In 12 von diesen Fällen konnte ein hereditäres Sehnervenleiden nachgewiesen werden; das zahlenmäßige Verhältnis der Geschlechter läßt die Vermutung aufkommen, daß es sich auch in den restlichen Fällen um ein hereditäres Sehnervenleiden gehandelt haben könnte und daß die Erblichkeit nur nicht zu erkennen war. Durch diese Untersuchungen ist zweifellos die Lehre von der rhinogenen Ätiologie der Neuritis einer ihrer wichtigsten Stützen beraubt. Andererseits erscheint mir durch die Statistik nicht zwingend der Nachweis erbracht, daß es sich in den Fällen mit ungeklärter Ätiologie nicht um eine rhinogen bedingte Neuritis gehandelt haben kann. Denn es ist nicht einzusehen, warum eine rhinogene Neuritis nicht genau so unter konservativer Therapie ausheilen sollte, wie z. B. die Neuritis bei multipler Sklerose. Gezeigt wird durch die v. Hippelsche Statistik, daß es nicht notwendig ist, bei retrobulbärer Neuritis von der Nase aus therapeutisch vorzugehen. Diese Einsicht ist praktisch von großer Wichtigkeit, denn die operativen Eingriffe sind, abgesehen von dem Einlegen der Cocain-Adrenalinstreifen nach Herzog, nicht ganz ungefährlich. Eine rein ophthalmologische Indikationsstellung zum Vorgehen von der Nase aus besteht im allgemeinen nicht, man wird in jedem Falle, wo der Rhinologe etwas findet, diesem die zweckmäßigste Therapie anheimstellen (v. Hippel).

Die Diagnose rhinogene Neuritis retrobulbaris ist bei dem heutigen Stande unserer Kenntnisse und Untersuchungsmöglichkeiten eine reine Wahrscheinlichkeitsdiagnose. Sicher falsch ist die Ansicht, daß die Nebenhöhlen bzw. die Nase eine häufige Ursache der Neuritis darstellen, wie in den letzten Jahren von vielen der Ophthalmologen angenommen wurde. Einzelne Autoren gingen so weit, daß sie bis zu 30% der Neuritiden für rhinogen bedingt ansahen. Tatsache ist, daß etwa in diesem Prozentsatz bei den Neuritiden die Ursache zunächst ungeklärt bleibt. Daß diese aber nicht alle einfach als rhinogen angesehen werden können, ergibt sich schon daraus, daß die Neuritis bei der multiplen Sklerose häufig, das heißt in etwa einem Drittel der Fälle, den anderen Symptomen vorauseilt und damit in ihrer Ursache nicht erkannt werden kann. Nachdem bei den Neuritiden anderer Ätiologie erwartungsgemäß auch ein Teil unerkannt bleiben dürfte (hereditäre Neuritis, Intoxikationsneuritis), ergibt sich schon rein rechenmäßig ohne weiteres, daß die rhinogene Neuritis nicht häufig sein kann. Ihre Existenz ganz abzulehnen, sind wir nicht berechtigt.

4. Metastatische Neuritis (Sehnervenabsceß).

Diese Erkrankung des Sehnerven entspricht der metastatischen oder embolischen Herdencephalitis. Tatsächlich sind die Fälle, in denen der Sehnerv bei Septikämie *primär* befallen wird und sich der Prozeß nicht vom Auge oder vom Gehirn aus auf den Sehnerven fortpflanzt, sehr selten. Ein typisches Beispiel dafür ist der von Mariotti mitgeteilte Fall, bei dem im Anschluß an einen Absceß der Fußsohle plötzliche Erblindung auf einem Auge eintrat. Die Papille war leicht erhaben, ischämisch, die Arterien stark verengt. Erst einige Zeit später traten meningitische Symptome auf. Bei der Sektion fand sich ein kurz hinter dem Auge beginnender und durch den ganzen Opticus bis ins Chiasma reichender, zentral gelegener, röhrenförmiger Absceß. Die Infektion mußte auf dem Wege der Zentralgefäße Eingang gefunden haben.

Bereits oben wurde erwähnt, daß vielleicht auch vereinzelte Fälle von Neuritis nach Infektionskrankheiten und möglicherweise auch einzelne Fälle von Sehnervenentzündung bei Lues (Neuritis papulosa) hierhergehören.

II. Neuritis vom Typ der Pseudoencephalitis.

Die Bezeichnung wird besonders für den Neurologen ohne weiteres verständlich sein. Es soll damit klar zum Ausdruck gebracht werden, daß dem Symptomenbild der Neuritis genau so wie dem der Encephalitis nicht immer echte entzündliche Prozesse zugrunde liegen. Es liegt in der Natur der Sache, daß unter diesem *Sammelbegriff* ätiologisch und genetisch ganz verschiedenartige Prozesse zusammengefaßt sind. Auch ist nicht immer eine scharfe Abgrenzung in der Hinsicht möglich, ob wir eine Sehnervenerkrankung hier oder allenfalls bei den rein degenerativen Sehnervenprozessen (Sehnervenatrophie) einreihen wollen. Für die folgende Zusammenstellung war der klinische Gesichtspunkt maßgebend, ob während der Dauer des Bestehens der Erkrankung wenigstens vorübergehend die Symptome einer Neuritis nervi optici gegeben sind. Daß manche Krankheitsbilder verschieden beurteilt werden können, geht auch aus ihrer uneinheitlichen Bezeichnung in der Literatur hervor. So wird z. B. die Neuritis nervi optici hereditaria (Leber) auch als hereditäre Sehnervenatrophie bezeichnet, oder man spricht bei den Sehnervenerkrankungen im Anschluß an Vergiftungen (z. B. Tabak-Alkoholneuritis) von Intoxikationsamblyopien.

1. Die sog. Intoxikationsamblyopien.

Verschiedene Gifte, unter denen ihrer praktischen Bedeutung wegen der Alkohol und der Tabak an erster Stelle zu nennen sind, können zu Sehstörungen führen, wobei häufig der Symptomenkomplex einer Neuritis nervi optici gegeben ist. Als anatomisches Substrat findet sich eine Degeneration der Nervenfasern im Opticus und der Ganglienzellen in der Netzhaut. Bei einigen Vergiftungen ist einwandfrei sichergestellt (wie z. B. beim Atoxyl und Chinin), daß der Angriffspunkt der Noxe in den Ganglienzellen der Netzhaut liegt und die Degeneration im Sehnerven sekundär erfolgt. Sehr bestechend wäre die Annahme, daß dies ganz allgemein bei der Schädigung des Sehapparates durch Gifte der Fall ist, doch läßt sich diese Auffassung auf Grund der bisher vorliegenden Untersuchungsergebnisse nicht mit Sicherheit vertreten. Unsere Kenntnisse über die Pathogenese der Giftwirkung am Auge sind noch lückenhaft und ergänzungsbedürftig. Ein Teil der Intoxikationsamblyopien geht klinisch mit einer zentralen Funktionsstörung (zentrales Skotom), andere mit peripheren Gesichtsfeldeinschränkungen einher. Bei einigen Giften, die eine periphere Gesichtsfeldeinschränkung bewirken, z. B. dem Atoxyl, konnte Birch-Hirschfeld eine ausgesprochene Degeneration der Zapfenkörner in der Netzhaut feststellen, bei der Tabak-Alkoholamblyopie, die ein zentrales Skotom hervorruft, fand Rönne andererseits vorwiegend eine Degeneration der kleinen Ganglienzellen in dem zentralen Netzhautbezirk. Es liegt nahe, die verschiedenen Wirkungen der Gifte am Sehapparat jeweils durch eine besondere Affinität zu bestimmten Ganglienzellarten zu erklären, doch sind gerade die Befunde Rönnes bei der Tabak-Alkoholintoxikation nicht allgemein anerkannt. Bei anderen Stoffen (z. B. dem Chinin) scheint auch eine Einwirkung auf die Netzhautgefäße (akute Ischämie) eine wichtige Rolle zu spielen. Eine einheitliche Erklärung der Giftwirkung ist jedenfalls heute noch nicht möglich. Was die Kasuistik der Augenschädigungen durch Gifte anlangt, so sind die Angaben auch keineswegs immer genau und kritisch genug, als daß die ursächliche Bedeutung der Giftwirkung absolut sichergestellt wäre und eine funktionelle Störung oder ein zufälliges Zusammentreffen mit einer Neuritis aus anderer Ursache (Initialsymptom einer multiplen Sklerose) ausgeschlossen werden könnte.

Die Intoxikationsamblyopien werde ich, UHTHOFF und SATTLER folgend, nach Art der Funktionsstörung gruppieren und im übrigen nur die für die Pathologie des Sehnerven wichtigen Vergiftungen besprechen.

Alkohol-Tabakamblyopie.

Eine Schädigung des Sehapparates erfolgt dabei nur bei länger dauernder, wiederholter Einwirkung von *Äthyl*alkohol bzw. Nicotin. Bei den vereinzelt mitgeteilten akuten Vergiftungsfällen handelt es sich nach SATTLER höchstwahrscheinlich um Vergiftungen durch *Methyl*alkohol, der sich gelegentlich in verfälschten Schnäpsen findet. Vielfach geht Alkohol und Tabakabusus Hand in Hand, doch ist auch der Tabak für sich allein geeignet, die gleiche Schädigung hervorzurufen, wie wir aus experimentellen Untersuchungen und aus Vergiftungen bei Tabakarbeitern wissen.

Die Häufigkeit des Krankheitsbildes ist sowohl im allgemeinen als auch hinsichtlich der Beteiligung der beiden Gifte örtlich außerordentlich verschieden. Die Tabak-Alkoholneuritis ist in Süddeutschland sehr selten, während sie im Norden und Osten Deutschlands (BIRCH-HIRSCHFELD, SATTLER, UHTHOFF), wie überhaupt in den nördlichen Ländern (RÖNNE, ELEONSKAJA) viel häufiger vorkommt. Was den Alkohol anlangt, so sind eigentlich allein die hochkonzentrierten Alkoholica (Schnaps u. dgl.) und von diesen wiederum die schlechten, billigen Sorten gefährlich. Bei Biergenuß allein kommt die Alkoholamblyopie anscheinend überhaupt nicht vor, bei Weingenuß allein sehr selten (BAER). Bei dem Tabakabusus kommt es auf den Nicotingehalt der Tabakarten an, daneben spielt wahrscheinlich die Art des Genusses eine Rolle (SATTLER). Stark feuchter Tabak, selbstgebauter Tabak, das Ausnutzen der Zigarrenstummel soll besonders gefährlich sein. NEUMANN-WENDER sieht in den verholzten Tabakrippen, die besonders in den billigen Tabaken reichlich verarbeitet werden, eine große Gefahrenquelle. Sie geben vor allem zur Bildung von Teer und Methylalkohol beim Rauchprozeß Anlaß. Die zur Schädigung führende Menge von Alkohol und Tabak ist individuell außerordentlich verschieden; wahrscheinlich spielen der allgemeine Ernährungszustand, Magen-Darmerkrankungen, Arteriosklerose und Diabetes eine disponierende Rolle.

Das *Krankheitsbild* ist durch eine allmählich sich entwickelnde stets doppelseitig auftretende Sehstörung gekennzeichnet. Das Sehvermögen ist nicht sehr hochgradig, in fortgeschrittenen Fällen bis auf etwa $^1/_{10}$ des normalen herabgesetzt; Amaurose wird nicht beobachtet (UHTHOFF). Im Gesichtsfeld findet sich charakteristischerweise ein zentrales Skotom vor allem für die Farben Rot und Grün. Subjektiv beobachten die Patienten einen Schleier vor den Augen, das Sehen ist oft bei herabgesetzter Beleuchtung, z. B. gegen Abend besser (Nyktalopie). Das Farbenskotom äußert sich mitunter darin, daß Kupfer- und Nickelmünzen verwechselt werden. Im Augenhintergrund findet sich in allen schweren und länger bestehenden Fällen eine Abblassung der temporalen Papillenhälften.

Die Erkrankung ist begreiflicherweise bei Männern häufiger als bei Frauen. Differentialdiagnostisch ist ferner die Doppelseitigkeit, der Grad der Sehstörung (Farbenskotom), sowie das Alter der Patienten von Bedeutung. Die Tabak-Alkoholamblyopie kommt vorwiegend im fortgeschrittenen Alter, jenseits des 35. Lebensjahres vor (vgl. Tabelle 4 S. 97). FRANCESCHETTI machte mich darauf aufmerksam, daß man bei Patienten mit Tabak-Alkoholneuritis, wie überhaupt bei Intoxikationsneuritis in der Regel einen schmutzigen, bräunlichen Belag der Zunge feststellen kann. Das Symptom ist auf den chronischen Magen-Darm-katarrh zu beziehen, der Intoxikationen endogener und exogener Natur zu begleiten pflegt. Das gleichzeitige Vorkommen von Alkoholamblyopie mit peripherer, multipler Neuritis ist wiederholt beobachtet worden (Rennert, Myles Standish u. a.). Nach Uhthoff kommen jedoch Sehnervenveränderungen bei schwerem Alkoholismus im ganzen viel häufiger vor (14%) als ausgesprochene periphere, multiple Neuritis (4%).

Die Prognose der chronischen Alkohol-Tabakamblyopie ist gewöhnlich gut, sofern die Sehstörung erst kürzere Zeit besteht. Bei wirklicher Abstinenz bleibt die Besserung selten aus (Sattler). Meistens setzt die Besserung langsam und erst nach längerer Zeit ein; es ist zweckmäßig, den Patienten schon vorher darüber aufzuklären. Rezidive sind bei der häufigen Rückfälligkeit in den Abusus nicht selten. In einem Falle sah ich trotz mehrmaliger Rezidive das Sehvermögen immer wieder besser werden, bis der Kranke schließlich in einem Alkoholdelirium ad exitum kam. Bei der Behandlung ist vollständiges Vermeiden des Tabak-Alkoholgenusses die erste Forderung. Von anderen medikamentösen Maßnahmen ist eine Behandlung des chronischen Magenkatarrhes durch Trinkkuren und eine dem einzelnen Falle angepaßte Diät empfehlenswert. Elschnig gibt an, daß eine gründliche Reinigung und Desinfektion des Darmkanales mit Kalomel jedesmal von eklatantem Erfolge begleitet sei.

Pathologische Anatomie und Pathogenese. Als charakteristischer Befund findet sich im Sehnerven eine Degeneration des sog. papillomacularen Bündels. Auf diesen Befund bei der Tabak-Alkoholintoxikation stützt sich in erster Linie unsere Kenntnis von der Lage und Ausdehnung dieses Faserbündels (Sammelsohn, Uhthoff, Rönne u. a.), wobei es jedoch dahingestellt bleibt (Igersheimer), ob wir damit den Umfang dieses Bündels wirklich richtig erfassen. Es kann als sicher gelten (Rönne, Birch-Hirschfeld), daß bei dieser Degeneration entzündliche Veränderungen primär keine Rolle spielen. Die von früheren Untersuchern als interstitielle Neuritis angesprochenen Veränderungen stellen nur eine Kernvermehrung dar, die auf einer mit dem Schwund der Nervenbündel parallel gehenden Neubildung und einem Zusammenrücken der Gliazellen, sowie auf einer Bindegewebsvermehrung beruht. Eine perivasculäre Infiltration ist nicht nachweisbar, wohl jedoch kann eine Sklerose der Gefäßwandungen sehr ausgesprochen sein (Schieck, Rönne, Sourdille), die jedoch als sekundär bzw. als unabhängig vom Sehnervenprozeß anzusprechen ist. Die Degeneration der Nervenfasern scheint eine ascendierende zu sein. In dem frischen Falle von Dalen ließ sich ein Schwund der Markscheiden nach Weigert nur in dem dicht hinter dem Bulbus gelegenen Teile nachweisen, während eine Marchidegeneration im ganzen Verlauf des Opticus nachweisbar war. Ebenso fand Rönne in seinen älteren Fällen eine Marchidegeneration und Fettkörnchenzellen nur noch mitunter im Chiasma und im Tractus, während im Opticus die frischen Zeichen der Degeneration fehlten. Trotzdem sind die Anschauungen darüber, ob der Angriffspunkt der Degeneration im Opticus oder in der Retina liegt, geteilte. Den Veränderungen in der Retina ist erst in neueren Untersuchungen die gebührende Aufmerksamkeit geschenkt worden. Birch-Hirschfeld fand eine Degeneration der Ganglienzellen in der Retina, mit unregelmäßiger Verteilung der erkrankten Zellen, wie sie sich bei experimenteller Methylalkoholvergiftung feststellen läßt. Rönne sah demgegenüber vor allem eine Degeneration der kleinen Ganglienzellen, die sich schon physiologischerweise hauptsächlich in der zentralen und parazentralen Region der Netzhaut finden. Falls wir die primäre Giftwirkung in die Netzhaut verlegen, läßt läßt sich die Tatsache des Auftretens eines papillomacularen Skotoms leichter erklären als bei Verlegung in den Sehnerven. Denn man könnte dann annehmen, daß bestimmte Gifte vorwiegend bestimmte Ganglienzellarten (Rönne) bzw. bestimmte Sinnesepithelien (Zapfen) schädigen. Für eine primäre Schädigung der Netzhautganglienzellen sprechen auch die experimentellen Untersuchungen Goldschmieds. Er stellte fest, daß die überlebende Netzhaut die Fähigkeit besitzt Methylenblau zu entfärben. Bei Einwirkung von Methylalkohol oder auch Äthylalkohol auf die Netzhaut wird diese Netzhautreaktion je nach der Konzentration des Giftes gehemmt bzw. aufgehoben. Bei helladaptierter Netzhaut macht sich die Schädigung viel früher und intensiver geltend als bei dunkeladaptierter.

Methylalkohol.

Die Methylalkoholvergiftung zeigt am Auge im Gegensatz zu der gewöhnlichen Tabak-Alkoholschädigung einen akuten Verlauf. Die Augenstörungen sind bei dieser Vergiftung vor allem deshalb von Wichtigkeit, da sie zur Erkennung des ganzen Krankheitsbildes beitragen können. Bei einem durch Kopfschmerzen, schweren gastrointestinalen Störungen und oft durch Bewußtlosigkeit gekennzeichneten Symptomenbilde kommt es nach einer charakteristischen Latenzzeit von 2—3 Tagen zum akuten Einsetzen von Sehstörungen. Die Sehstörungen sind viel schwerer als bei der Tabak-Alkoholamblyopie, nicht selten kommt es zur vollständigen Erblindung. Die Kranken erwachen mitunter aus einem langen Schlaf (Bewußtlosigkeit) vollständig erblindet, mit weiten und lichtstarren Pupillen. In leichteren Fällen kann, wenn auch weniger regelmäßig als bei der chronischen Alkoholneuritis (UHTHOFF) ein zentrales Skotom nachweisbar sein, das den blinden Fleck und den Fixierpunkt einnimmt. Die Vergiftung kommt in der Regel durch Verwechslung oder auch durch unrechtmäßigen Zusatz des billigeren Methylalkoholes zum Branntwein zustande. Wiederholt wurden Massenvergiftungen beobachtet (STADELMANN und LEVY, GROSZ), von denen die im Berliner Obdachlosenasyl im Jahre 1911 (130 Personen), den größten Umfang erreichte. Als niedrigste zur Erblindung führende Dosis gibt SATTLER 7—10 ccm an, doch ist die Empfindlichkeit individuell verschieden und hängt von mancherlei Faktoren ab, so davon ob der Genuß bei vollem oder leerem Magen erfolgte, ob der Patient bald nach dem Genuß des Giftes erbrochen hat oder nicht, ob der Holzgeist gereinigt war oder nicht usw.

Die Methylalkoholschädigung des Auges läßt sich auch bei Tieren experimentell erzeugen und ist uns die Pathogenese der Erkrankung vor allem aus den dabei gemachten Feststellungen bekannt (BIRCH-HIRSCHFELD, HOLDEN, HUNT, VERZAR u. a.). Es wurde dabei in erster Linie eine Degeneration der Ganglienzellen der Netzhaut in Form von Chromatolyse, Vakuolenbildung, Kernschrumpfung und -zerfall festgestellt. Die vereinzelten Befunde, die beim Menschen erhoben werden konnten (PICK, BIELSCHOWSKY) stimmen damit überein. Die Veränderungen im Sehnerven (Markscheidenzerfall) scheinen mehr sekundärer Natur zu sein. Für einen primären Angriffspunkt des Giftes in der Netzhaut sprechen auch die bereits oben angeführten Untersuchungen von GOLDSCHMIED. Die Giftwirkung des Methylalkoholes wird heute meist durch dessen Umwandlung in Ameisensäure erklärt (HUNT, ZIEGLER, BRÜCKNER), die in den Körperzellen erfolgt und in statu nascendi besonders schädigend wirkt.

Zur Vermeidung von Vergiftungen muß Aufklärung über die Gefährlichkeit des Methylalkoholes, sowie ein strenges Verbot des Zusatzes zu geistigen Getränken sorgen. Da die Vergiftung auch durch Einatmung von Methylalkoholdämpfen erfolgen kann (WOODS), muß für eine entsprechende Lüftung solcher Betriebe, in denen Methylalkohol verwendet wird gesorgt werden. Als Therapie werden Magenspülung, Brechmittel, Abführmittel, intravenöse und perorale Einverleibung von alkalischen Lösungen angegeben, womit jedoch anscheinend nicht viel erreicht wurde. Ob die von PINKUS mit Erfolg ausgeführten Lumbalpunktionen tatsächlich von Einfluß sind, müssen erst weitere Erfahrungen lehren.

Der Alkohol-Tabakamblyopie sehr ähnlich ist die Schädigung des Sehapparates bei der *Schwefelkohlenstoffvergiftung.* Die Intoxikation ist in der Regel eine chronische, sie erfolgt in Betrieben (Gummifabriken), wo der CS_2 als Lösungsmittel verwendet wird. Die Verbesserungen der hygienischen Einrichtungen haben Vergiftungsfälle in neuerer Zeit viel seltener gemacht (UHTHOFF, LAUBENMEIER). Experimentell konnten KOESTER und BIRCH-HIRSCHFELD an Kaninchen wohl degenerative Veränderungen an den Ganglienzellen des Rückenmarkes, jedoch keine wesentlichen an den Netzhautganglienzellen erzeugen.

Bleivergiftung.

Das Bild der retrobulbären Neuritis kann ferner bei der *Bleivergiftung* zustande kommen. Wie Uhthoff hervorhebt, sind die Veränderungen am Sehapparat bei der Bleivergiftung jedoch sehr ungleichförmig. Die Schädigung kann direkt an der peripheren optischen Leitungsbahn bzw. an den Ganglienzellen der Netzhaut angreifen (Bleineuritis, Bleiamblyopie), ferner können Veränderungen sekundär durch Gefäßalterationen bedingt sein. Weiterhin können durch cerebrale, intrakranielle Veränderungen Sehstörungen hervorgerufen werden und in letzter Linie können durch die Bleivergiftung anderweitige Organveränderungen (chronische Nephritis) entstehen, die eine Sehstörung nach sich ziehen. Dementsprechend sind auch die Symptome an dem Auge wechselnde. Als Blei-Neuritis (nervi optici) wären jene Fälle anzusehen, bei denen allmählich, seltener akut, Sehstörungen unter dem Bilde eines zentralen Skotomes oder auch mit peripheren Gesichtsfeldeinschränkungen auftreten. Im Augenhintergrund finden sich dabei zunächst, trotz starker Sehstörung meist nur relativ geringe Veränderungen, später eine Opticusatrophie. Die Sehstörungen können sich weitgehend wieder bessern, doch tritt in etwa 10% der Fälle dauernde Erblindung ein. Für eine primäre Alteration des Gefäßsystems sprechen ophthalmoskopisch sichtbare stärkere Veränderungen an den Netzhautgefäßen. Solche werden als Verengerung der Gefäße (Gefäßkrampf, Elschnig), Perivasculitis und weißliche Einscheidungen beschrieben, außerdem sollen auch Blutungen und weiße Herde in der Netzhaut vorkommen und zwar auch ohne gleichzeitiges Bestehen einer Nephritis. Die schweren Fälle von Neuroretinitis sind allerdings wahrscheinlich auf eine begleitende Nierenaffektion zu beziehen. Auf intrakranielle cerebrale Veränderungen sind wahrscheinlich die plötzlichen hochgradigen, meist wieder vorübergehenden Sehstörungen, ebenso die hemianopischen Gesichtsfeldausfälle (Westphal, Hertel u. a.) zurückzuführen. Die bei Bleiintoxikationen beobachtete Stauungspapille kann, wie v. Hippel hervorhebt, eine verschiedene Genese haben. Einerseits kann ein Herd im Sehnerven zu einer stärkeren Papillenschwellung führen, wobei das Krankheitsbild dann als Neuritis aufzufassen wäre, andererseits ist es möglich, daß die Stauungspapille Folge einer intrakraniellen Drucksteigerung ist. Auch kann die Stauungspapille Teilbild der Neuroretinitis saturnina auf nephrogener Basis sein.

Es ist anzunehmen, daß die Schädigung mitunter auch an mehreren Punkten zugleich angreift, so daß sich die genannten Symptomenbilder kombinieren können. Leider sind die bei Bleiintoxikation erhobenen pathologisch-anatomischen Untersuchungen noch sehr mangelhaft, insbesondere halten die Befunde, die von einer interstitiellen Neuritis im Opticus berichten einer Kritik nicht Stand (v. Hippel). Sicher scheinen nur Veränderungen an den Gefäßen sklerotischer Natur beobachtet worden zu sein.

Für die Diagnose der Bleivergiftung am Auge ist zu beachten, daß die Sehstörungen in der Regel doppelseitig sind, ferner pflegen die übrigen bekannten Zeichen chronischer Bleivergiftung (Bleisaum, Bleikolik usw.) in der Regel vorauszugehen. Auf die Möglichkeit einer Bleivergiftung werden wir außerdem durch die Beachtung des Berufes der Erkrankten (Arbeiter in Bleihütten, Maler, Schriftsetzer u. dgl.) hingelenkt. Auch an die Möglichkeit einer Nahrungsmittelvergiftung durch Blei ist zu denken (Geschirre, Wasserleitungsröhren, Mühlsteine, die in einfachen Betrieben oft durch Blei beschwert sind).

Organische Arsenverbindungen.

Eine andere Gruppe von Intoxikationsamblyopien bilden die Vergiftungen durch *Atoxyl, Arsacetin* und andere *organische Arsenverbindungen.* Die Sehstörung tritt dabei längere Zeit nach Anwendung des Medikamentes auf und ist klinisch dadurch gekennzeichnet, daß das *Gesichtsfeld stets von der Peripherie her* eingeengt ist. In der Regel verfällt das Sehvermögen fortschreitend bis zur Erblindung. Im Augenhintergrund bildet sich allmählich eine blande Atrophie des Sehnervens aus. Die anatomischen Befunde beim Menschen sowie bei Vergiftungen im Tierexperiment ergaben rein degenerative Veränderungen (NONNE, BIRCH-HIRSCHFELD, KÖSTER, IGERSHEIMER), wobei wahrscheinlich primär die Ganglienzellen in der Netzhaut zugrunde gehen. BIRCH-HIRSCHFELD fand vor allem die Stäbchenkörner in der Netzhaut degeneriert, während die Zapfenkörner verschont blieben. Diese elektive Empfindlichkeit vermag uns den Gesichtsfeldtyp bei dieser Gruppe von Vergiftungen zu erklären.

Bei Salvarsan und Arsen wurden Schädigungen des Sehnerven nicht beobachtet. Es scheint, daß von den organischen Arsenverbindungen nur jene für den Sehnerven schädlich sind, bei denen die Aminogruppe in Parastellung angeordnet ist (JOUNG und LOEVENHART). Die sog. Neurorezidive an dem Sehnerven, die bei Salvarsanmedikation beobachtet wurden, sind, wie oben ausgeführt wurde, nicht als Arsenschädigung sondern als Provokation des syphilitischen Prozesses anzusehen.

Andere Intoxikationen (Chinin etc.).

Die Intoxikationsamblyopien durch *Chinin*, *Optochin*, *Filix mas* und *Mutterkorn* sind dadurch ausgezeichnet, daß sich in der Regel von vornherein Veränderungen an den Netzhautgefäßen nachweisen lassen. Es sind die Symptome der Ischämie der Netzhaut gegeben, wie wir sie bei dem Krankheitsbild des Verschlusses der Zentralarterie der Netzhaut sehen (Embolie). Die Arterien sind hochgradig verengt, die Netzhaut erscheint besonders am hinteren Pol milchig weiß getrübt, wobei sich die Macula als kirschroter Fleck abhebt. Die Sehstörung ist durch eine hochgradige, konzentrische Einengung des Gesichtsfeldes bzw. durch vollständige Amaurose gekennzeichnet. Die Erblindung bleibt jedoch nicht dauernd bestehen, vielmehr kehrt in der Regel das normale Sehvermögen zurück oder es bleibt eventuell nur eine konzentrische Einengung des Gesichtsfeldes zurück. Dementsprechend bilden sich auch die Augenhintergrundsveränderungen vollständig zurück oder es bleiben dauernd verdünnte, mit weißen Einscheidungen versehene Netzhautgefäße und eine Atrophie des Sehnerven sichtbar. Bei den anatomischen Untersuchungen experimenteller Vergiftung von Tieren wurde eine Degeneration der Ganglienzellen der Netzhaut, sowie Wandverdickung und Obliteration der Gefäße beobachtet. Was die Pathogenese der Vergiftung anlangt, so dürfte wahrscheinlich sowohl eine primär toxische Einwirkung des Giftes auf die nervösen Elemente der Netzhaut, wie auch eine Gefäßschädigung vorliegen (BIRCH-HIRSCHFELD).

Handelt es sich schon bei einem Teil der letztgenannten Intoxikationsamblyopien wahrscheinlich nicht um eine primäre Schädigung der Nervenfasern im Opticus, also nicht um ein eigentliches Sehnervenleiden, sondern um eine an den verschiedensten Geweben angreifende Giftwirkung, so trifft dies zweifellos für eine Reihe anderer Vergiftungen zu, die zu Sehstörungen führen können (Amidobenzol, Nitrobenzol, Chlorylen, die Kampfgase usw.). Es soll daher an dieser Stelle nicht weiter auf diese Schädigungen eingegangen werden.

2. Neuritis nervi optici bei Autointoxikationen.

Besonders in der älteren Literatur wird nicht selten über das Auftreten von Neuritis nervi optici bei den verschiedensten Autointoxikationen (Diabetes, Menstruationsstörungen, Gravidität, Laktation, Hautverbrennungen u. a.) berichtet. Wenn auch ein Teil dieser Fälle einer strengeren Kritik nicht stand hält, so können wir doch die ursächliche Bedeutung solcher tiefer in den Stoffwechsel des Organismus eingreifender Störungen nicht ganz leugnen (Rönne). Es ist jedoch notwendig, sich in allen diesen Fällen die Frage vorzulegen, ob nicht ein zufälliges Zusammentreffen des angeschuldigten Ereignisses mit einer Sehnervenentzündung aus anderer Ursache möglich ist. Bei jüngeren Individuen werden wir vor allem an eine Neuritis nervi optici als Vorläufer einer multiplen Sklerose, bei älteren an die Möglichkeit einer Tabak-Alkoholintoxikation zu denken haben.

Beim *Diabetes* werden vor allem langsam und doppelseitig sich ausbildende Sehstörungen mit zentralem Farbenskotom ganz ähnlich wie bei der Tabak-Alkoholamblyopie beobachtet. Gleichzeitig bildet sich allmählich eine temporale Blässe der Papillen aus. Die Pathogenese dieser Sehnervenerkrankung bei Diabetes ist wahrscheinlich nicht einheitlich. In manchen Fällen dürften vasculär bedingte Prozesse im Sehnerven (Blutungen, Degenerationen) eine Rolle spielen. Zu dieser Annahme berechtigen uns die beim Diabetes vorkommenden Netzhautveränderungen (sog. Retinitis diabetica). Auf Grund der Ähnlichkeit der anatomischen Befunde bei diabetischer und Tabak-Alkohol-Amblyopie glaubt Rönne auch in pathogenetischer Hinsicht eine Parallele ziehen zu können, wobei dem *Aceton* eine ähnlich schädigende Wirkung wie dem Alkohol zukommen sollte. Tatsächlich tritt die Krankheit in typischer Form vor allem bei Diabetesfällen mit Acidose auf.

Noch durchaus ungeklärt in den Zusammenhängen und in der Genese ist die Neuritis nervi optici, während der *Schwangerschaft* und während der *Laktationsperiode*. Wir müssen davon natürlich jene Fälle ausnehmen, bei denen die Sehnervenerkrankung Folgeerscheinung bzw. Teilerscheinung einer urämischen oder nephritischen Neuroretinitis ist (s. S. 67). Ferner müssen wir berücksichtigen, daß eine Schwangerschaft das auslösende Moment für das Auftreten einer multiplen Sklerose bilden kann. Der Verlauf dieser Sehnervenentzündungen während der Schwangerschaft ist tatsächlich prinzipiell nicht verschieden von dem, wie er bei der multiplen Sklerose beobachtet wird. Es wird über leicht und schwer verlaufende Fälle berichtet. Die vollständige oder teilweise Rückbildung des Sehvermögens trat mitunter nach Einleitung der Geburt bzw. des Abortes ein. Als sicheren Beweis für einen Zusammenhang der Sehnervenentzündung mit der Schwangerschaft wird man diese Feststellung bei der bekannten spontanen Heilungstendenz der Neuritis nicht ansehen können. Für einen ursächlichen Zusammenhang spricht dagegen die Beobachtung, daß die Sehnervenerkrankung in manchen Fällen während wiederholter Schwangerschaften regelmäßig rezidivierte (Bull, Weigelin, Lawford-Knaggs). Eine Unterbrechung der Schwangerschaft dürfte im allgemeinen auch nur in diesen Fällen angezeigt sein.

Bei *Hautverbrennungen* wurde mehrfach das Auftreten einer retrobulbären Neuritis beobachtet, zu der sich auch neuritische Erscheinungen an der Papille und einzelne Netzhautblutungen gesellen können (Lindenmeyer, Thies). Die Sehstörung tritt charakteristischerweise erst 3—4 Wochen nach der Verbrennung auf. Es handelte sich stets um schwere, ausgedehnte Verbrennungen 2. und 3. Grades. Ferner war allen diesen Fällen eine Mitbeteiligung des Kopfes an der Verbrennung gemeinsam, was Thies für wesentlich hält. Thies nimmt an, daß die Neuritis durch Toxine entsteht, die in den Verbrennungsgeschwüren gebildet werden.

3. Neuritis (Atrophia) nervi optici hereditaria (Leber).

Dieses Leiden verläuft wohl klinisch unter dem Bilde einer retrobulbären Neuritis und ist differentialdiagnostisch bei deren Ursachen in Betracht zu ziehen, pathogenetisch kann jedoch kein Zweifel darüber bestehen, daß es sich um einen rein degenerativen Prozeß handelt, der mit Entzündung nichts zu tun hat.

Das Krankheitsbild hat zuerst und zugleich in allen wesentlichen Punkten LEBER im Jahre 1871 beschrieben. Es tritt ziemlich plötzlich eine Sehstörung unter Ausbildung eines zentralen Skotomes auf, wobei gleichzeitig Kopfschmerzen und Schwindelgefühl bestehen können. Der ophthalmoskopische Befund ist zu Beginn negativ, nur ganz selten soll eine Unschärfe der Papillengrenzen oder leichte Veränderungen an den Gefäßen (Erweiterung, Einscheidungen) beobachtet worden sein. In wenigen Tagen bis Wochen ist das progressive Stadium der Erkrankung abgeschlossen. Es bleibt dauernd ein absolutes zentrales Skotom, seltener nur ein solches für Farben bestehen. Nur ganz ausnahmsweise wurden auch eine periphere Einschränkung des Gesichtsfeldes oder eine Fortsetzung des zentralen Skotomes nach der Peripherie zu beobachtet (UHTHOFF, RÖNNE u. a.). Allmählich bildet sich eine atrophische Verfärbung der Papille, vorwiegend der temporalen Hälfte, aus. Die Erkrankung tritt *immer* doppelseitig auf, wobei entweder beide Augen gleichzeitig oder in einem kurzen Intervall von längstens 1¹/₂ Jahren (HORMUTH) befallen werden. Eine Besserung des Sehvermögens tritt nur in den seltensten Fällen ein (LEBER, TAYLOR, NORRIS, v. HIPPEL u. a.), andererseits kommt es jedoch nicht zur Erblindung, die Gesichtsfeldstörung bleibt vielmehr stationär. Das Sehvermögen ist auf 6/60 oder weniger herabgesetzt; es besteht praktisch die Unmöglichkeit zu lesen, während die Orientierungsmöglichkeit im Raume gegeben ist. Das Farbenempfindungsvermögen kann auch in der Peripherie ganz oder teilweise aufgehoben sein, mitunter besteht Nyktalopie. In der Regel sind die Befallenen somit zur Ausübung eines regelrechten Berufes untauglich. Besondere Charakteristica der Erkrankung sind: die Doppelseitigkeit, die fehlende Heilungstendenz, das Alter, in dem das Leiden beginnt, das überwiegende Befallensein der Männer und die *Erblichkeit*.

Was das *Lebensalter* betrifft, so geht schon aus der ersten Mitteilung von LEBER, sowie weiterhin aus den zahlreichen folgenden Publikationen hervor, daß es in der Regel zwischen dem 18. und 25. Lebensjahre auftritt, wenn auch ausnahmsweise frühere oder spätere Erkrankungen beobachtet wurden. Die früheste Manifestation wurde von TAYLOR im 6. Lebensjahre, die späteste von RAMPOLDI im 67. Lebensjahre beobachtet. Die Diagnose hereditäre Sehnervenatrophie ist in solchen Fällen natürlich nur bei nachgewiesener charakteristischer Vererbung statthaft. Wenn vielfach angegeben wird, daß das Leiden Beziehungen zu der Pubertät habe, so erscheint mir dies nicht richtig. Beachtlich erscheint jedoch, daß die Erkrankung bei Frauen soweit diese *ausnahmsweise* ergriffen werden relativ häufig im höheren Lebensalter auftritt, wobei man an Beziehungen zur Menopause denken könnte. In dem unten mitgeteilten Stammbaume trat das Leiden immer um das 21. Lebensjahr herum auf, und nur in einem Falle anfangs des 30. Lebensjahres, was von der Familie darauf zurückgeführt wird, daß dieser Erkrankte von Beruf Seemann war. Innerhalb der einzelnen Familien pflegt eine große Gleichförmigkeit hinsichtlich des Beginnes der Erkrankung, des Grades der Sehstörung, des Endausganges, sowie des Befallenseins des Geschlechtes zu bestehen.

Über die *Erblichkeit* der familiären Opticusatrophie liegen zahlreiche Untersuchungen vor. Ich kann diesbezüglich auf die Abhandlung von PASSOW in diesem Handbuch verweisen und nur kurz die wichtigsten Tatsachen anführen. Es handelt sich um eine rezessiv-geschlechtsgebundene Anlage. Die Erkrankung wird in der Regel, ähnlich wie bei der Rot-Grünblindheit und der Bluterkrankheit durch gesunde Frauen (Konduktoren) auf die Söhne übertragen, während die Töchter zum Teil wieder Konduktoren werden. Es bestehen jedoch eine Reihe praktisch nicht unwichtiger Abweichungen von der Theorie der Vererbungsregel. Wir finden doch relativ viele Frauen (nach Nettleship etwa 20%) befallen, wobei die Häufigkeit nach Kawakami nach Ländern wechseln soll. Dabei ergibt sich aus den Untersuchungen von Waardenburg einwandfrei, daß die Frauen heterozygot befallen sind, während Frauen eigentlich das Leiden nur dann aufweisen könnten, wenn der Vater krank *und* die Mutter zugleich Konduktor ist. Die manifeste Heterozygotie suchen Waardenburg und Kawakami durch Dominanzwechsel zu erklären. Auffallend ist ferner, daß die Zahl der erkrankten Söhne verhältnismäßig zu hoch ist, ebenso finden sich relativ zuviel Koduktorinnen. Es scheint, daß die mit dem Defekt belastete Eizelle der Mutter selektiv zur Befruchtung gelangt (Waardenburg).

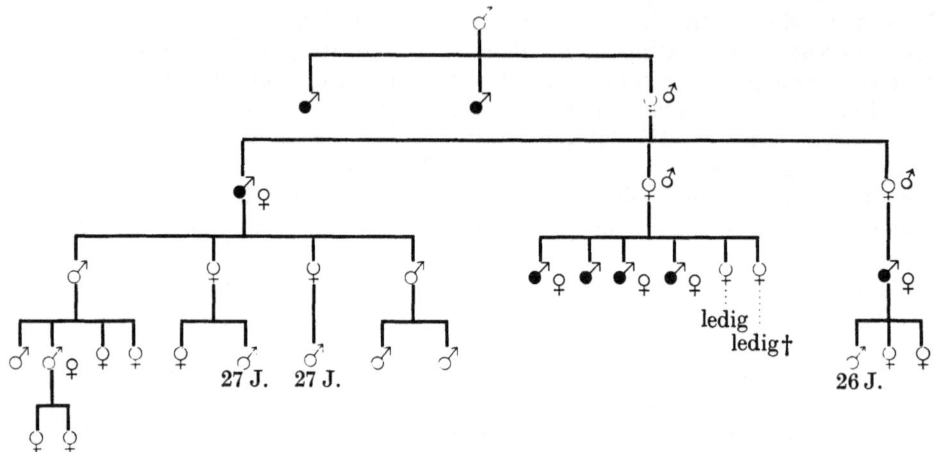

Abb. 23. Stammbaum[1] von Neuritis (Atrophia) nervi optici hereditaria (Leber).

Zum mindesten relative Gültigkeit scheint auch für die Lebersche Opticusatrophie die Lossensche Regel zu haben (Franceschetti). Denn es vererbt sich das Leiden anscheinend ausschließlich durch die weiblichen Konduktoren, während die Nachkommen von manifest Erkrankten gesund sind. Kawakami konnte unter 56 Fällen nur 4mal, und auch da nur anamnestisch, befallene Großväter feststellen. Wohl jedoch sind mehrfach Frauen mit Leberscher Opticusatrophie bekanntgeworden, deren Väter befallen waren. Die fehlende bzw. seltene Weiterübertragung des Leidens durch Kranke könnte jedoch auch dadurch bedingt sein, daß diese selten heiraten, eine geringere Fruchtbarkeit aufweisen und die Nachkommen eine geringere Lebensfähigkeit besitzen. Eine endgültige Klärung der Frage der Gültigkeit der Lossenschen Regel wäre für die Anwendung des Gesetzes zur Verhütung erbkranken Nachwuchses dringend erwünscht. Daß die hereditäre Opticusatrophie überhaupt unter den Begriff der „erblichen Blindheit" im Sinne des Gesetzes fällt, steht außer Zweifel. Die Erkrankung läßt sich jedoch leider bisher durch das Gesetz nicht wirksam bekämpfen, da eine Unfruchtbarmachung der erkrankten Männer praktisch nicht erfolgreich genug ist und Konduktoren nach dem Gesetz nicht unfruchtbar gemacht werden können. Man würde außerdem zu dem Zeitpunkte, wo die Konduktorinnen als solche erkennbar sind, mit der Sterilisation meist zu spät kommen. Der Sterilisation zuzuführen sind jedoch auf alle Fälle manifest befallene Frauen und allenfalls solche wahrscheinliche Konduktorinnen, die

---

[1] Anmerkung: Sofern einzelne Familienmitglieder noch in gefährdetem Alter stehen, ist dieses angegeben.

gleichzeitig mit anderen erblichen Leiden behaftet sind, welche an sich eine Indikation zur Sterilisation bieten. Da bei der Art des Erbganges das Leiden durch mehrere Generationen latent bleiben kann und da weiterhin die Angaben über die Familiengeschichte oft mangelhaft sind, kann mit Sicherheit angenommen werden, daß manche Fälle von hereditärer Opticusatrophie nicht mit Sicherheit als solche zu erkennen sind (idiopathische Fälle). Das klinische Bild (Doppelseitigkeit, Alter, Geschlecht, fehlende Besserung) kann uns wichtige diagnostische Anhaltspunkte geben, trotzdem dürfte die wahre Natur des Leidens öfter übersehen werden (vgl. rhinogene retrobulbäre Neuritis [v. Hippel]). Als eindeutig hierher gehörig ist die von Jensen als „stationäre skotomatöse Sehnervenatrophie" beschriebene Form zu betrachten. Differentialdiagnostisch gegenüber der Alkohol- und Tabakneuritis ist die von Blegvard und Rönne zusammengestellte Tabelle des Manifestationsalters beider Erkrankungen beachtenswert:

Tabelle 4. Manifestationsalter bei retrobulbären Sehnervenleiden.
(Nach Blegvard und Rönne.)

	0—10	10—20	20—30	30—40	40—50	50—60	60—70	70—80
a) Männer:								
Lebersche Krankheit	7	71	177	37	12	5	1	—
Idiopathische Fälle	2	2	13	5	—	1	—	—
Alkoholamblyopie	—	—	8	27	61	65	24	1
b) Frauen:								
Lebersche Opticusatrophie	4	10	8	8	8	8	—	—

Das *Wesen der Krankheit* ist bis heute ungeklärt. Die von Fischer in einigen Fällen gefundene Vergrößerung der Hypophyse konnte von anderen nicht bestätigt werden (Lagrange), ebenso nicht die von Zehentmayer vermutete Wachstumsabnormität des Sphenoidkörpers. Lagrange fand eine Koagulationsverzögerung des Blutes. Treacher Collins sucht eine Erklärung in der Gowersschen Theorie der Abiotrophie und nimmt an, daß die Lebensdauer der Nervenfasern im Opticus verkürzt ist, so daß sie vorzeitig degenerieren. Als auslösende Momente werden von manchen Tabakmißbrauch, Erkältungen und körperliche Anstrengungen angesehen (Hormuth, Jensen).

Ebenso unklar ist die Pathogenese der Erkrankung. Leber und eine Reihe anderer Autoren sprechen von einer retrobulbären Neuritis hauptsächlich aus dem Grunde, weil zu Beginn der Erkrankung im Augenhintergrund mitunter entzündungsähnliche Erscheinungen gefunden worden sein sollen. Mit Recht weist jedoch v. Hippel darauf hin, daß es sich um eine eigentliche Entzündung nicht handeln kann, da es sich ja um ein im Keime angelegtes, erbliches Leiden handelt. Dafür, daß eine primäre Degeneration vorliegt, spricht auch mit großer Wahrscheinlichkeit der einzige bisher vorliegende anatomische Befund (Rehsteiner). Er fand im Sehnerven entsprechend der Lage des papillomakulären Bündels atrophische Bezirke, in denen die Markscheiden ganz oder teilweise ausgefallen waren. Die Gliafasern waren mäßig vermehrt, an den feinen bindegewebigen Septen war eine Atrophie festzustellen. Wenn auch in diesem Falle zwischen dem Auftreten der Sehstörung und der anatomischen Untersuchung 7 Jahre verflossen waren, so glaubt der Autor doch annehmen zu können, daß auch früher keine Entzündung vorgelegen hat. Es glichen die sekundären Veränderungen am Bindegewebe solchen, wie wir sie im Spätstadium von primär degenerativen Erkrankungen finden, und nicht solchen, wie wir sie bei postneuritischer Atrophie sehen.

4. Retrobulbäre Neuritis bei Tumoren und anderen Erkrankungen in der vorderen Schädelgrube.

Dieser Form von Sehnervenerkrankung wurde bereits im Abschnitt über die Stauungspapille gedacht, wo die eigentümliche Symptomatologie der Stirnlappengeschwülste und der Tumoren der vorderen Schädelgrube überhaupt besprochen wurde. Die retrobulbäre Neuritis stellt *eine* der möglichen Erscheinungsformen dieses wichtigen Symptomenkomplexes dar, der auch nach Foster-Kennedy benannt wird. Wir verweisen auf die oben gemachten Ausführungen. Der Pathogenese nach besteht keinerlei Berechtigung, diese Sehnervenerkrankung als retrobulbäre Neuritis bzw. Neuritis zu bezeichnen, doch sind wir klinisch meist nicht in der Lage, einen entzündlichen Prozeß im Sehnerven von einer Herderkrankung anderer Genese zu unterscheiden. Erst der Verlauf der Sehnervenerkrankung und hinzutretende Begleitsymptome vermögen die Sachlage zu klären. Wir sehen nicht selten als erstes Zeichen eines Stirnhirntumors ein zentrales Skotom auftreten, dem als Ausdruck der bleibenden Schädigung der Nervenfasern im Opticus die ophthalmoskopisch nachweisbare Atrophie der Papille folgt. Durch Hirndrucksteigerung kann zugleich eine leichte Schwellung der Papille hervorgerufen werden, so daß scheinbar die Symptome einer Neuritis optica gegeben sind. Wir müssen unbedingt bei den Erscheinungen einer retrobulbären Neuritis an die Möglichkeit des Vorliegens eines Stirnhirnprozesses denken und vor allem auf das Vorhandensein einer Geruchssinnstörung prüfen, die das häufigste und frühzeitigste Begleitsymptom darstellt. Ebenfalls bereits oben wurde ausgeführt, daß abgesehen von Tumoren der vorderen Schädelgrube auch andere pathologische Prozesse dieser Gegend (Abscesse, Aneurysmen) zu diesem Symptomenkomplex führen können.

5. Neuritis nervi optici bei Arteriosklerose.

Eine Art von Sehnervenschädigung durch Arteriosklerose sehen wir bei Erkrankung der großen Gefäße (Art. carotis interna, Art. ophthalmica), wobei es zu einer langsam einsetzenden einfachen Sehnervenatrophie kommt (vgl. S. 105). In anderen Fällen kann die Sehnervenerkrankung bei Arteriosklerose klinisch auch unter dem Bilde einer Neuritis verlaufen. Über solche Fälle von Neuritis nervi optici bei Arteriosklerose, die nicht als Folge einer primären Netzhauterkrankung oder von cerebralen Komplikationen entstanden waren, haben Uhthoff, Weigelin, Henschen u. a. berichtet. Es handelt sich um relativ rasch sich entwickelnde Sehstörungen, die nacheinander auch beide Augen betreffen können. Die Erscheinungen an der Papille sind eine unscharfe Begrenzung, feine Blutungen, sowie eine Trübung, die sich auch noch auf die angrenzenden Retinalpartien erstrecken kann. Diese „entzündlichen" Erscheinungen verschwinden in relativ kurzer Zeit unter Zurücklassung einer ausgesprochen atrophischen, aber scharf begrenzten Papille mit engen Arterien. Die restierende Sehstörung ist in der Regel hochgradig und endet mit weitgehendem Gesichtsfeldverfall. Als Ursache nimmt Uhthoff krankhafte Veränderungen mit Zirkulationsbehinderung in der Zentralarterie wie auch in der Vene in der Gegend der Lamina cribrosa an. In anderen Fällen dürften eine Entartung der kleineren Gefäße im Opticusstamm (Henschen), oder vorwiegend funktionelle Zirkulationsstörungen (Scheerer) vorliegen. Neben dieser Art des klinischen Verlaufes wurde auch die Ausbildung eines Zentralskotomes bei normalem Fundus beobachtet (Bull, Gasteiger), so daß die Zeichen einer Neuritis retrobulbaris gegeben waren. Maßgebend für die Diagnose einer arteriosklerotischen Neuritis optica ist bei Fehlen einer anderen Ursache das Alter der Patienten und der Nachweis von Arteriosklerose an anderen Organen, speziell im Gehirn. Dazu kommt der Nachweis der verkalkten Art. carotis interna im Röntgenbild (GASTEIGER, THIEL) (vgl. S. 105).

D. Atrophia nervi optici.
(Die degenerativen Prozesse im Opticus.)

Begriff.

Die Atrophie der Papille bzw. des Sehnerven stellt den Folgezustand verschiedener Krankheitsprozesse des peripheren Neurons der Sehbahn und damit immer eine sekundäre Erscheinung dar. So ist die Atrophie nach Stauungspapille oder nach Neuritis nicht als eigenes Krankheitsbild zu werten. Ebenso verhält es sich bei anderen Ursachen der Sehnervenatrophie, die bei primär degenerativen Krankheitsprozessen im Opticus in Erscheinung tritt. Wenn wir die *Sehnervenatrophien* in einem eigenen Kapitel zusammenfassen, so folgen wir einer gewissen Tradition (v. HIPPEL). Die Atrophia nervi optici zum Ausgangspunkt einer eigenen Besprechung zu wählen, ist von klinischen Gesichtspunkten aus gerechtfertigt, da wir einerseits manche Erkrankungen des Opticus erst im Stadium der Atrophie zu Gesicht bekommen und andererseits eine Reihe von Krankheitsprozessen überhaupt dauernd nur unter dem Bilde einer primären, sog. blanden Atrophie in Erscheinung treten. Im folgenden sollen die verschiedenen Formen der Atrophie kurz zusammengefaßt werden und die primär degenerativen Krankheitsprozesse im Opticus im einzelnen näher besprochen werden. Wie bei der „Neuritis" schon ausgeführt wurde, ist die Abgrenzung mancher „Neuritiden" gegenüber degenerativen Prozessen im Opticus nicht scharf durchzuführen. Es kommt darauf an, ob man von klinischen oder anatomischen Gesichtspunkten ausgeht. Wir haben ersteres vorgezogen und jene degenerativen Prozesse, welche klinisch unter dem Bilde einer Neuritis verlaufen, bei der „Neuritis Typ pseudoencephalitis" besprochen.

Krankheitsbild.

Die Sehnervenatrophie ist ophthalmoskopisch durch eine Abblassung (weißliche Verfärbung) der Papille, funktionell durch eine Sehstörung und pathologisch-anatomisch durch eine Degeneration der Nervenfasern gekennzeichnet. Diese Merkmale brauchen dem Grade nach jedoch keineswegs immer übereinzustimmen. Es kann bei einer stärkeren Abblassung der Papille ein relativ gutes Sehvermögen vorhanden sein, und umgekehrt kann bei einer hochgradigen Sehstörung eine relativ geringergradige Verfärbung der Papille in Erscheinung treten. Letzteres kann dadurch bedingt sein, daß bei dem Sitz des Krankheitsprozesses in weiterer Entfernung von der Papille die Degeneration in einem gewissen Stadium noch nicht bis zur Papille fortgeschritten ist. Im übrigen liegt der Grund für die Möglichkeit einer gewissen Diskrepanz zwischen Funktionsstörung und Augenhintergrundsbefund darin, daß die Weißfärbung der Papille anatomisch nicht allein auf einer Degeneration der Nervenfasern, sondern auf verschiedenen Ursachen beruht. Die weiße Farbe der Papille kann durch einen Schwund des Papillengewebes bedingt sein, wodurch die Lamina cribrosa in ihrer weißen Farbe freigelegt wird. Ferner spielt eine Vermehrung des Zwischengewebes (Glia, Bindegewebe) in der Papille sowie die Stärke der Durchblutung eine große Rolle.

In pathogenetischer Hinsicht können wir eine ascendierende Atrophie bei primärer Schädigung der Ganglienzellen in der Netzhaut, und eine descendierende bei Sitz des Krankheitsherdes im Opticus oder im Tractus unterscheiden. Unter

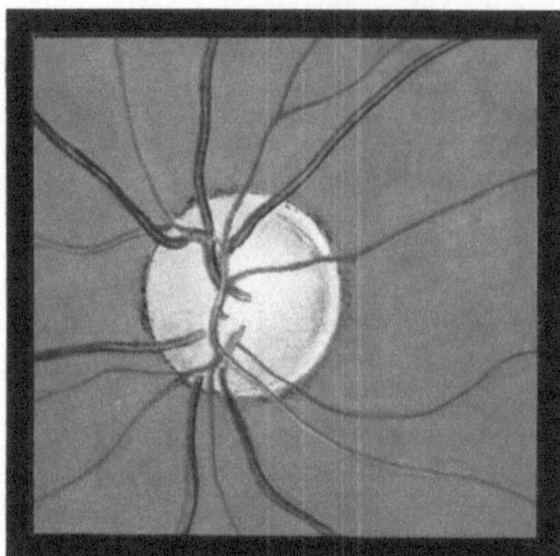

Abb. 24. Blande Sehnervenatrophie.

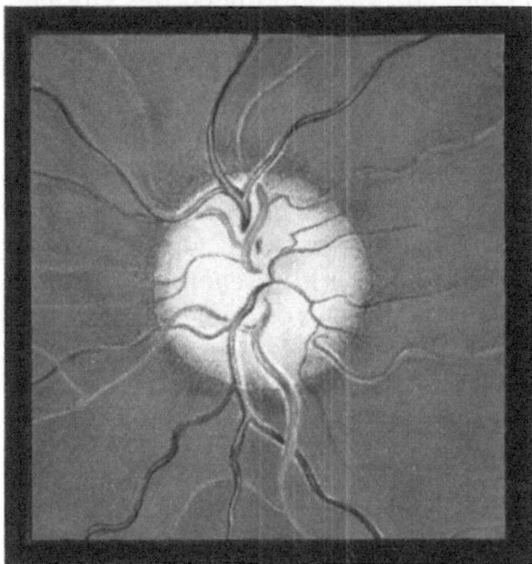

Abb. 25. Postneuritische Atrophie.

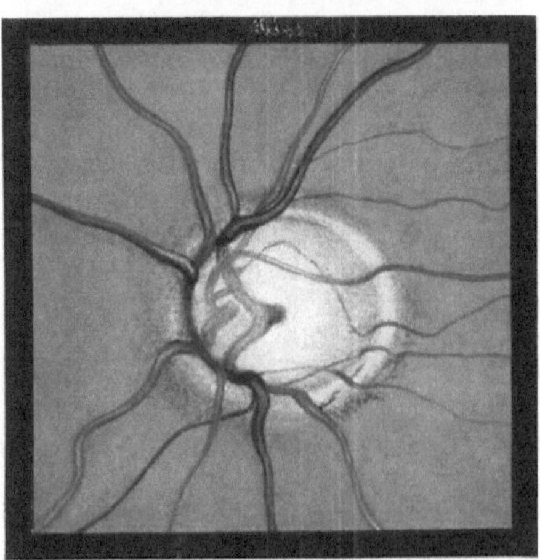

Abb. 26. Glaukomatöse Atrophie.

Umständen kann die Schädigung der Nervenfasern auch in der Papille selbst erfolgen, was z. B. beim Glaukom vorwiegend der Fall ist. Für die Diagnose des Sitzes des Krankheitsherdes ist der Befund im Augenhintergrund (Netzhautveränderungen), die Art der Sehstörung und vor allem der Gesichtsfeldbefund von Bedeutung.

Einteilung der Sehnervenatrophien.

Rein ophthalmoskopisch pflegen wir 4 Formen von Sehnervenatrophie zu unterscheiden: 1. die retinale Atrophie; 2. die glaukomatöse Atrophie; 3. die postneuritische Atrophie; 4. die blande (einfache) Atrophie.

Die *retinale Atrophie* ist ophthalmoskopisch dadurch gekennzeichnet, daß die Farbe der Papille oft eine auffallend wachsgelbe ist, die Grenzen sind meist nicht ganz scharf, die Gefäße in der Regel hochgradig verdünnt. Diese Atrophie entsteht im Anschluß an Erkrankungen der Netzhaut-Aderhaut, die zu einer Degeneration der großen Ganglienzellen führen. Das klassische Beispiel dafür ist die Sehnervenatrophie bei der sog. Pigmentdegeneration der Netzhaut. Die Diagnose bereitet in der Regel keine Schwierigkeiten, es bedarf nur bei jeder Sehnervenatrophie einer sorgfältigen Untersuchung des ganzen Augenhintergrundes. Es ist hier nicht der Platz, die verschiedenen Krankheitsbilder im einzelnen zu schildern.

Das Hauptkennzeichen der *glaukomatösen Atrophie* (Abb. 26) ist die Exkavation der Papille, wobei die Aushöhlung zum Unterschied von der sog. physiologischen Exkavation bis an den Rand reicht. Die Exkavation ist vor allem durch die Abknickung der Gefäße an dem Rande der Papille erkenntlich. Die Papille ist oft von einem schmalen, hellen Hof umgeben, der durch eine Atrophie der angrenzenden Aderhaut zustande kommt (Halo glaukomatosus).

Für den Neurologen von besonderer Bedeutung ist die Unterscheidung der postneuritischen Atrophie von der sog. blanden Atrophie.

Die *postneuritische Atrophie* (Abb. 25) ist gekennzeichnet durch eine weißliche Verfärbung der Papille, die eine verschiedene Tönung haben kann. Die Grenzen der Papille sind unscharf, mitunter besteht eine leichte Prominenz. Die Zeichnung der Lamina cribrosa ist nicht sichtbar. Die Gefäße sind oft etwas verdünnt und zeigen vor allem häufig weiße Einscheidungen. Die postneuritische Atrophie entsteht im Anschluß an eine Neuritis nervi optici, sowie im Anschluß an Stauungspapille. Die Atrophie nach Stauungspapille ist wohl mitunter später noch als solche zu erkennen, und zwar vor allem durch eine Verbreiterung des Papillengewebes; in manchen Fällen ist jedoch eine sichere Entscheidung darüber, ob eine Neuritis oder eine Stauungspapille vorausgegangen ist nicht möglich. Die postneuritische Atrophie entwickelt sich eben ganz allgemein im Anschluß an Prozesse, die früher mit einer Schwellung und unscharfen Begrenzung der Papille einhergegangen sind. Dementsprechend führt auch nicht jede Neuritis später zu dem Bilde der postneuritischen Atrophie, sondern nur jene Form, die während des Bestehens sichtbare Erscheinungen an der Papille zeigte (Papillitis). Die sich retrobulbär abspielenden entzündlichen Prozesse führen zu einer blanden Atrophie, solche sind z. B. die temporale Abblassung bei multipler Sklerose oder die blande Atrophie bei vielen Fällen von Neuritis peripherica bei Lues cerebri.

Die *einfache*, oder *besser* wohl als *blande* zu bezeichnende *Atrophie* (Abb. 24) ist gekennzeichnet durch eine weißliche, oft auch mehr grauweiße Verfärbung der Papille. Die Grenzen sind scharf. Die Papille liegt im Niveau der Netzhaut, mitunter kann auch eine ganz leichte tellerförmige Exkavation vorhanden sein. In der Regel ist die Zeichnung der Lamina cribrosa sichtbar. Die Zentralgefäße sind oft verdünnt. Diese blande Sehnervenatrophie findet sich vor allem bei den rein degenerativen Krankheitsprozessen im Opticus, wofür die tabische Sehnervendegeneration, die Querschnittsläsion des Opticus, die Druckatrophie typische Beispiele darstellen. Zu einer blanden Atrophie führen auch zum Großteil die sog. Intoxikationsamblyopien, denen ja, wie oben ausgeführt wurde, vorwiegend degenerative Vorgänge zugrunde liegen. Zu einer blanden Atrophie können jedoch auch, wie erwähnt, sicher entzündliche Prozesse im retrobulbären Sehnervenabschnitt führen. Die Ursachen der degenerativen Sehnervenprozesse sollen im folgenden eingehender besprochen werden.

Ursachen der blanden Sehnervenatrophie.
1. Kontinuitätstrennungen des Opticus.

Zu einer Kontinuitätstrennung des Opticus kann es bei den verschiedensten Gewalteinwirkungen kommen. Häufig finden sich dabei schwere Nebenverletzungen, so daß diese das Bild ganz beherrschen (z. B. bei den Schußverletzungen). Hier soll nur von jenen typischen Verletzungen des Sehnerven die Rede sein, bei denen die Sehnervenschädigung im Vordergrund steht.

Eine vollständige oder teilweise Durchtrennung des Sehnerven beobachten wir beim *Eindringen spitzer Gegenstände in die Orbita* (Stockspitzen, Zaunlatten, Messer, Säbelspitzen u. dgl.). Je nach der Schärfe des Gegenstandes wird es sich dabei bald mehr um eine Durchschneidung, bald mehr um eine Zerreißung des Opticus handeln. Der Sehnerv kann auch an seinem Eintritt in den Bulbus abgerissen werden (Evulsio nervi optici). Das klinische Bild dieser Sehnervenschädigung ist gekennzeichnet durch eine unmittelbare vollständige oder teilweise Erblindung; die Pupille ist weit und lichtstarr. Der Augenspiegelbefund verhält sich verschieden, je nachdem ob die Zentralgefäße mit durchtrennt sind oder nicht. Im ersteren Falle sehen wir eine Unterbrechung

IV.

der Blutsäule und eine Trübung der Netzhaut (Bild der sog. Embolie der Zentralarterie), im letzteren Falle ist der Augenspiegelbefund zunächst normal, und es bildet sich erst allmählich eine Atrophia nervi optici aus. Es ist von Wichtigkeit zu wissen, daß die äußeren Zeichen der Verletzung bei derartigen Einwirkungen mitunter sehr gering sein können und später oft überhaupt nicht mehr nachweisbar sind. Man muß bei einseitigen, blanden Sehnervenatrophien in der Anamnese nach solchen Traumen forschen.

Schußverletzungen können je nach der Art des Geschosses und der Richtung des Schußkanales ganz verschiedene Verletzungen des Sehnerven hervorrufen. In der Regel finden sich dabei außerdem auch Blutungen in die Orbita oder in den Bulbus, sowie Blutungen und Zerreißungen in Netzhaut und Aderhaut, ein Krankheitsbild, das hier nicht genauer beschrieben werden soll. Hervorgehoben zu werden verdient nur, daß solche Schußverletzungen keine tödliche Folge zu haben brauchen, sondern daß nach Abheilung der Nebenverletzungen allein eine einseitige oder eventuell auch doppelseitige Erblindung zurückbleiben kann. Diesen traurigen Ausgang sehen wir nicht so selten auch bei Selbstmordversuchen, wenn die Waffe zu weit vorne an der Schläfe angesetzt wird.

Eine typische Sehnervenverletzung, die zur blanden Atrophie der Papille führt, stellt die *bei Fraktur des knöchernen Kanales* dar. Diese Fraktur kann die Fortsetzung eines Bruches des Gesichtsschädels (Orbitalrand) oder häufiger die Fortsetzung eines Schädelbasisbruches darstellen. Andere Symptome einer Schädelfraktur, wie Blutungen aus Mund, Ohr, Nase, cerebrale Erscheinungen, können vorhanden sein oder vollständig fehlen, oder es findet sich nur eine blutige Sugillation der Lider und der Conjunctiva. Der Befund am Auge ist außerordentlich charakteristisch: plötzliche Erblindung oder hochgradige Herabsetzung des Sehvermögens, aufgehobene direkte Lichtreaktion der Pupille. Der Augenhintergrundsbefund ist zunächst normal, erst nach 3—4 Wochen beginnt eine Verfärbung der Papille durch descendierende Atrophie der Nervenfasern in Erscheinung zu treten. Diese Augensymptome allein führen mitunter bei vorausgegangenem Kopftrauma zur Diagnose einer Schädelbasisfraktur.

Was die Anamnese anlangt, so ist zu berücksichtigen, daß die Sehstörung gegebenenfalls natürlich erst beobachtet wird, wenn das normale Bewußtsein wiedergekehrt ist oder wenn die Lider abgeschwollen sind. Wie einseitige Erblindungen überhaupt, können diese von dem Patienten unter Umständen auch erst später gelegentlich bemerkt werden. In diesem Falle kann bei dem Fehlen von sicheren anderen Symptomen eines Schädelbruches die Diagnose bzw. das häufig geforderte gutachtliche Urteil schwierig sein. Es müssen zunächst andere Ursachen der Sehnervenatrophie ausgeschlossen werden, sodann stellt ein wertvolles diagnostisches Hilfsmittel die Röntgenaufnahme des Foramen opticum dar. Bei geeigneter Aufnahmetechnik (Verfahren von Rhese-Goalwin) läßt sich die Öffnung bzw. die Umgrenzung des Kanales sehr gut im Röntgenbilde darstellen. Bei einer Fraktur im Bereiche des Kanales ist die Lichtung abnorm gestaltet, verkleinert, spitz ovalär verzogen, oder die Begrenzung unterbrochen oder unscharf (Abb. 27 u. 28). Andererseits kann das Röntgenbild auch bei sicherer traumatischer Sehnervenschädigung durch Schädelbasisfraktur ohne Abweichungen sein. Nach unseren Beobachtungen ist der Röntgenbefund in etwa $^2/_3$ der Fälle positiv.

Das Sehvermögen ist in der Regel hochgradig bis auf Erkennen von Handbewegungen oder Fingerzählen vor dem Auge herabgesetzt, in vielen Fällen besteht Amaurose. Bei teilweisem Erhaltenbleiben des Sehvermögens tragen die Gesichtsfeldausfälle meist einen umschriebenen Charakter; es fehlt eine Hälfte oder ein Sektor des Gesichtsfeldes, doch sind die Grenzen wechselnd und nicht so genau wie z. B. bei der homonymen Hemianopsie. Selten wird auch das Auftreten eines zentralen Skotomes beobachtet. Nach der Zusammenstellung

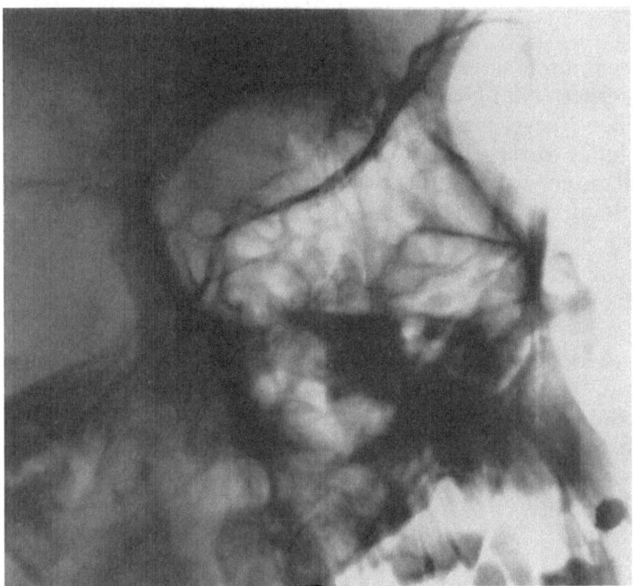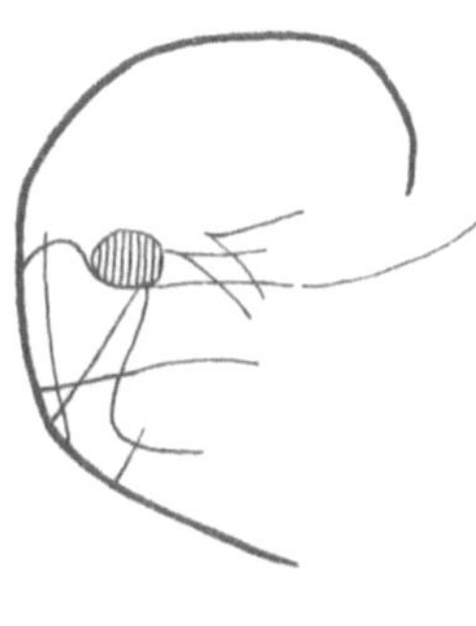

Abb. 27. Röntgenaufnahme der Foramen opticum. Normal.

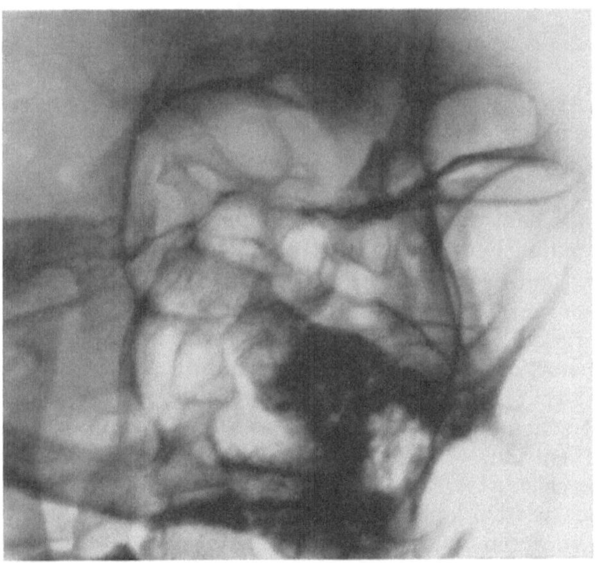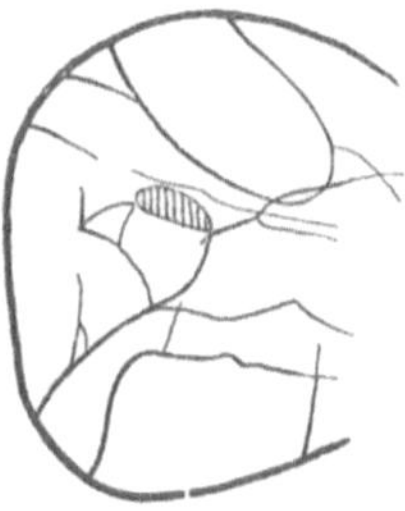

Abb. 28. Röntgenaufnahme des Foramen opticum bei Schädelbasisfraktur mit Sehnervenschädigung.

von WILBRAND-SAENGER, wie auch nach eigener Beobachtung, kommt mitunter auch eine konzentrische Gesichtsfeldeinengung vor, doch muß dabei immer der Verdacht auf eine psychogene oder simulierte Sehstörung auftauchen. Die sichere Entscheidung bringt in einigen Wochen der Augenspiegelbefund, indem bei einer organischen Schädigung der Sehnerv abblaßt. Die Sehnervenverletzung infolge von Schädelbasisbruch ist fast immer einseitig, in den Fällen von doppelseitiger Erblindung handelt es sich meist um eine gleichzeitige direkte Verletzung der Bulbi oder um eine Verletzung des Chiasmas bzw. der höheren Sehbahn.

Die Prognose ist durchwegs ungünstig. Nur selten kommt es zu einer teilweisen oder völligen Wiederherstellung des Sehens, in welchem Falle eine reversible Leitungsstörung der Nervenfasern angenommen werden muß. Eine reversible Leitungsstörung kann durch ein Sehnervenscheidenhämatom hervorgerufen werden, wobei mitunter zu Beginn Stauungserscheinungen an der Papille nachweisbar sind. Beim Vorliegen dieses Begleitsymptoms ist demnach die Prognose günstiger bzw. vorsichtiger zu stellen.

Wie häufig sich bei Schädelbrüchen eine Sehnervenverletzung findet, läßt sich annähernd durch die Beobachtungen an einer chirurgischen Klinik bzw. an einer Unfallstation feststellen. Im ganzen scheint eine Sehnervenläsion doch relativ selten zu sein, besonders wenn man berücksichtigt, daß nach HÖLDEN bei 60% aller Basisfrakturen Fissuren in den Canalis opticus hineinreichen. Bei WILBRAND-SAENGER findet sich die Angabe, daß BRUNS bei 470 und BATTLE bei 168 Fällen von Schädelbasisfrakturen je 8mal eine Sehnervenschädigung feststellen konnten. Außerordentlich selten scheint diese Art der Sehnervenverletzung bei Kindern zu sein. Unter den von uns beobachteten 48 Fällen findet sich kein Kind.

2. Druckatrophie am Sehnerven.

Zu einer blanden Atrophie der Papille kommt es auch bei direkter Druckwirkung auf den Sehnerven durch Geschwülste oder andere pathologische Prozesse. Dies kann bei *Orbitalgeschwülsten* oder bei *Orbitalphlegmonen* der Fall sein, die, wie oben ausgeführt, andererseits auch zu Stauungspapille oder Neuritis führen können.

Hierher gehört ferner die Atrophie des Sehnerven bei *Tumoren der vorderen Schädelgrube*. Das außerordentlich wichtige Syndrom (FOSTER-KENNEDY) wurde schon bei der Stauungspapille und bei der Neuritis beschrieben.

Ebenso führen wohl ausnahmslos die echten intrasellären *Hypophysentumoren* zu einer blanden Sehnervenatrophie. Hinsichtlich der Symptomatologie dieser Tumoren verweise ich auf den Beitrag von BROUWER in diesem Handbuch.

Ähnliche Symptome, wie Tumoren der vorderen Schädelgrube, können *Aneurysmen der Carotis interna* sowie deren Nebenäste machen. Die Atrophia nervi optici stellt ein frühzeitiges Symptom der nicht geplatzten Aneurysmen dieser Gegend dar; verschiedenartige andere Erscheinungen, wie Augenmuskellähmungen, pflegen meist erst später hinzuzukommen. Daß an der Papille bei Aneurysmen auch Stauungserscheinungen beobachtet werden können, wurde oben erwähnt. In zwei selbstbeobachteten Fällen fand sich eine leichte chronische Stauungspapille mit teilweiser Atrophie. Dieser Befund scheint charakteristisch zu sein, jedenfalls haben wir bei länger dauernd unveränderter Stauungspapille an ein Aneurysma der vorderen Schädelgrube zu denken. Im Gesichtsfeld kommen einseitige oder doppelseitige umschriebene Ausfälle je nach dem Sitz der Veränderung vor. Leichtere aneurysmatische Veränderungen im Bereiche des Circulus arteriosus Willisii ohne klinische Erscheinungen werden als Gelegenheitsbefund bei Sektionen außerordentlich häufig gefunden. Sie sind in ihrer Anlage angeboren. Auf die Ursachen der Aneurysmen (Arteriosklerose, Lues, embolische Prozesse, Traumen usw.) soll im übrigen hier nicht eingegangen werden.

Die Arteriosklerose der basalen Hirngefäße und die sog. senile Sehnervenatrophie.

Daß durch arteriosklerotische Veränderungen der basalen Hirngefäße eine Druckwirkung auf den Opticus und infolge davon eine Sehnervenatrophie zustande kommen kann, wurde zuerst rein anatomisch festgestellt (BERNHEIMER, OTTO, LIEBRECHT). LIEBRECHT beschrieb auch bereits genauer die Stellen, an denen die Schädigung erfolgt. Eine solche Stelle bildet die fibröse Fortsetzung des knöchernen Sehnervenkanales nach der Schädelhöhle zu. Dort kann sich die *Arteria ophthalmica* der Längsrichtung nach in den Sehnerven einbohren oder den Sehnerven nach oben gegen die straffgespannte Duraduplikatur andrängen. Weiterhin kommt die Verlaufsstrecke des Sehnerven zwischen Kanal und Chiasma in Frage, wo die *Carotis* und eventuell auch die *Arteria cerebri anterior*

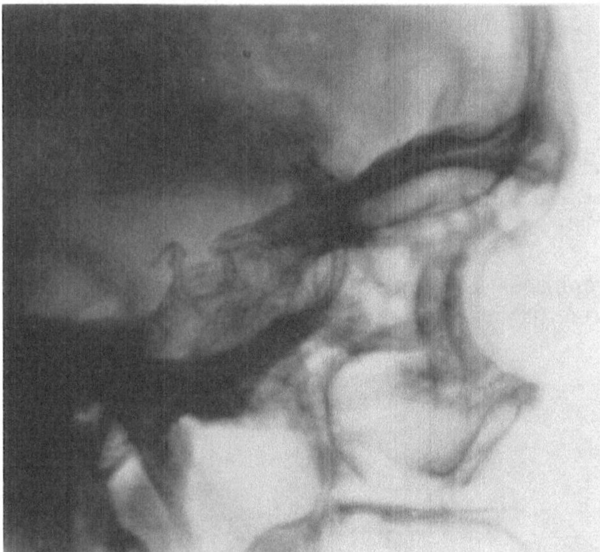

Abb. 29. Kalkschatten im Bereich der Sella durch Arteriosklerose der Carotis interna.

dem Sehnerven anliegt. Der Verlauf dieser Gefäße ist im einzelnen Falle sehr wechselnd. Bei den älteren anatomisch untersuchten Fällen fehlte der klinische Befund; v. HIPPEL weist jedoch bereits darauf hin, daß klinisch unklare Fälle von Opticusatrophie bei bestehender Arteriosklerose den Verdacht der Zugehörigkeit zu diesem Krankheitsbilde erwecken. Die Symptomatologie dieser Sehnervenschädigung ist uns heute dadurch genauer bekannt, daß durch den Nachweis der verkalkten Carotis interna im Röntgenbilde die Diagnose gestützt werden kann (HORNIKER, THIEL u. a.). Die Aufnahmen können in zwei Richtungen erfolgen. Bei der dorso-anterioren Aufnahme wird der Kalkschatten der Arteria carotis in die Gegend der Fissura orbitalis superior projiziert. In der Regel ergibt jedoch die bitemporale Aufnahme mit Einstellung des Zentralstrahles durch die Sella deutlichere Bilder. Der Schatten des verkalkten Gefäßrohres erscheint dann im Gebiete der Sella turcica, wobei sich das Gefäßrohr in ganzer Breite oder nur dessen Ränder abheben können (vgl. Abb. 29). Durch stereoskopische Aufnahmen können wir die Gefäßschatten von gelegentlich vorkommenden Kalkeinlagerungen in die Hypophyse oder in das Diaphragma sellae unterscheiden. Das Sehvermögen verfällt bei der Sehnervenatrophie durch Arteriosklerose der basalen Gefäße meist ganz langsam. Im Gesichtsfeld finden sich vor allem binasale

Quadrantenausfälle, zentrale Skotome, sowie vom blinden Fleck ausgehende Skotome (Thiel, Wilbrand-Saenger, Horniker u. a.). Ein besonderes Kennzeichen der arteriosklerotischen Sehnervenatrophie ist häufig eine Exkavation der Papille (Thiel). Die Erkrankung kann auch sonst in vielen Symptomen (langsam auftretende Sehstörung, Gesichtsfeldausfall, Sehnervenatrophie mit Exkavation) durchaus an das Bild eines Glaukomes erinnern. Der Augendruck ist jedoch dabei zum Unterschied vom Glaukom nicht erhöht. Diese Fälle wurden früher und werden heute noch zum Teil als sog. Glaukom ohne Hochdruck aufgefaßt(Elschnig). Dabei wird die Sehnervenatrophie, die sich anatomisch als kavernöser Schwund darstellt, als ein selbständiger spezifisch glaukomatöser Prozeß aufgefaßt, der von der Drucksteigerung unabhängig sein sollte. Thiel ist zuerst mit Entschiedenheit dafür eingetreten, daß es ein solches Glaukom ohne Hochdruck nicht gibt, und daß vielmehr diese Fälle auf einer Arteriosklerose der basalen Hirngefäße beruhen. Diese Auffassung gewinnt heute immer mehr an Geltung.

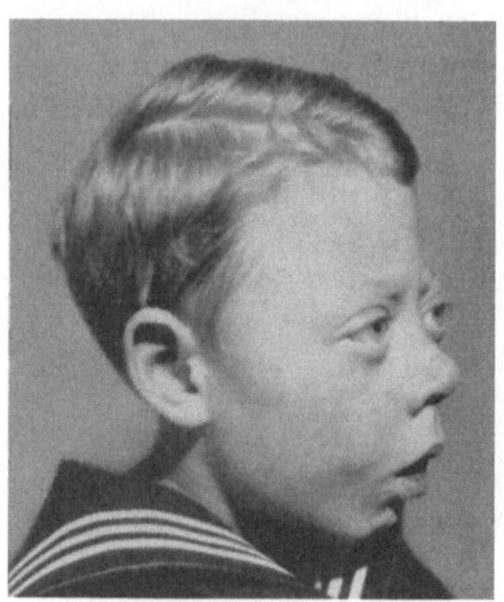

Abb. 30. Turmschädel mit Opticusatrophie und Exophthalmus.

Eine ähnliche atrophische Exkavation findet sich eigentümlicherweise noch mitunter bei anderen pathologischen Prozessen in der Chiasmagegend, vor allem bei Tumoren der Hypophyse. Wie die pseudoglaukomatöse Exkavation der Papille zustande kommt, ist noch nicht befriedigend geklärt. Durch die direkte Druckwirkung der verkalkten Gefäße auf den rückwärtigen Sehnervenabschnitt kann die Exkavation kaum erklärt werden. Wahrscheinlich kommt sie durch Bildung von Erweichungsherden im vorderen Sehnervenabschnitt zustande.

Die Sehnervenatrophie in höherem Alter bzw. bei Arteriosklerose bietet auch noch in anderer Hinsicht manche Probleme. Es gibt krankhaft blaß erscheinende Papillen, ebenfalls in der Regel mit leichter Exkavation, bei denen ein entsprechender Funktionsausfall nicht nachweisbar ist.

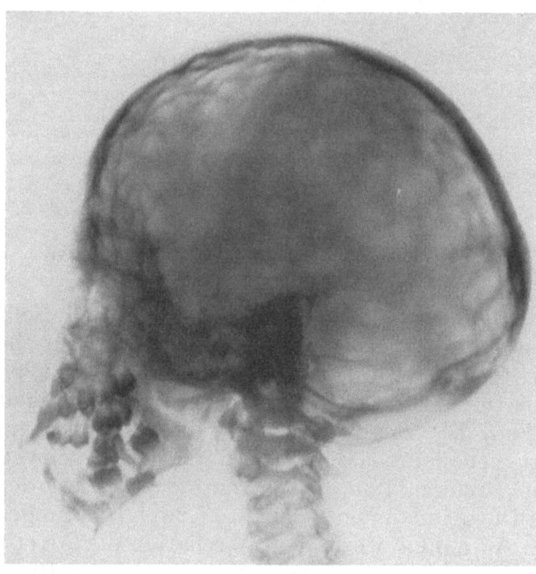

Abb. 31. Röntgenbild zu obenstehendem Fall.

Man hat diesen Zustand auch als senile Sehnervenatrophie bezeichnet (Rönne, Fuchs). Auch in diesen Fällen gelang es uns meist, im Röntgenbild eine Verkalkung der Arteria carotis nachzuweisen. Ob es sich bei diesem Zustand tatsächlich um eine Degeneration von Nervenfasern handelt, ist zweifelhaft. Ich möchte diesen Zustand der blassen, leicht eingesunkenen Papille mit dem Befunde vergleichen, den wir am Gehirn bei alten Leuten, vor allem bei Arteriosklerotikern erheben können. Das Gehirn erscheint dabei geschrumpft, reich an Windungen mit vertieften Sulcis. Der Zustand beruht z. T. auf einem verminderten Wasserbindungsvermögen des senilen Gehirnes, z. T. aber auch auf einer echten Atrophie des Parenchyms. Solche einfache ausgedehnte Veröedungen finden wir als Ausdruck unzureichender Ernährung vor allem im Versorgungsgebiet größerer Arterien, falls diese arteriosklerotisch verändert sind.

Im Abschnitt Stauungspapille (S. 64) wurde erwähnt, daß in einem Teil der Fälle von *Turmschädel* und anderen Wachstumsanomalien der Schädelknochen eine blande Opticusatrophie beobachtet wird. UHTHOFF hält allerdings diese Art von Papillenveränderung bei dem Turmschädel für selten (10%) und glaubt, daß möglicherweise auch in den Fällen, in denen wir im späteren Leben eine einfache Opticusatrophie nachweisen können, in der Jugend eine leichte Stauungspapille bestanden hat. Nach unseren Erfahrungen glaube ich umgekehrt, daß die blande Atrophie bei Turmschädel viel häufiger ist wie die Stauungspapille. Die fast immer doppelseitige Sehstörung kann ganz verschieden hohe Grade erreichen, völlige Erblindung ist selten. Das Gesichtsfeld zeigt dabei meist eine unregelmäßig konzentrische Einengung. Einige Male konnten wir eine leichte Sehnervenatrophie bei Erwachsenen auf einen Turmschädel zurückführen, wobei die Zeichen des Turmschädels nicht ohne weiteres in Erscheinung traten. Es wurde erst an alle möglichen anderen Ursachen der Sehnervenatrophie (multiple Sklerose, Intoxikationsamblyopie) gedacht, bis das Röntgenbild des Schädels einwandfrei das Vorliegen eines leichten Turmschädels aufdeckte.

Die blande Sehnervenatrophie bei Turmschädel läßt sich durch Druckwirkung infolge einer Verengerung des Canalis opticus erklären (MICHEL, MANZ, GOLDZIEHER u. a.). BEHR konnte zeigen, daß eine Einklemmung des Nerven im Bereich der cerebralen Öffnung des knöchernen Kanales vor allem durch eine Verlagerung und Verschiebung seiner Wandungen zustande kommt. Es wird das Kanaldach nach hinten über seinen Boden hinübergeschoben, wodurch der Sehnerv zwischen dem Kanaldach und der Carotis interna eingezwängt wird. Der Sehnerv atrophiert, bis er sich dem zur Verfügung stehenden Raum angepaßt hat, dann kommt der Opticusprozeß zum Stillstand und die noch vorhandenen Funktionen bleiben zeitlebens erhalten, obwohl sich die Knochenveränderungen nicht bessern.

3. Die progressive Sehnervenatrophie bei Tabes dorsalis.

Wenn auch vielfach von einer Opticusatrophie bei Tabes und Paralyse gesprochen wird, so dürfte doch kein Zweifel darüber bestehen, daß die progressive, blande Sehnervenatrophie eine Teilerscheinung des tabischen Erkrankungsprozesses darstellt. Die am Opticus erkrankten Paralysefälle sind Tabesparalysen, bei denen gleichzeitig auch ein tabischer Krankheitsprozeß abläuft.

Die Opticusatrophie findet sich nach UHTHOFF in etwa 15% aller Tabesfälle. Im Vergleich zu anderen klassischen tabischen Symptomen, z. B. Fehlen der Sehnenreflexe (93%), Rhomberg (88%), lanzinierende Schmerzen (85%), Pupillenstörungen (70%), ist die Sehnervenbeteiligung also relativ selten. Die Opticusatrophie bildet sich häufig frühzeitig im präataktischen Stadium aus; so fand sie z. B. GALEZOWSKI bei 55 Fällen im präataktischen und nur bei 8 Fällen im ataktischen Stadium. Die von BENEDIKT vertretene Meinung, daß eine Opticusatrophie hemmend auf den progressiven Verlauf der Tabes überhaupt wirken sollte, hat sich jedoch nicht bestätigt.

Die *Sehstörung* entsteht beim tabischen Sehnervenprozeß in der Regel sehr langsam und schreitet auch langsam weiter fort. Sehr häufig können wir die

Blässe der Papille als erstes Symptom feststellen, da den Patienten wegen des allmählichen Verfalles die Herabsetzung des Sehvermögens lange Zeit gar nicht zum Bewußtsein kommt. Meist ist die Erkrankung vom Anfang an doppelseitig, wenn auch gewisse Differenzen in der Ausdehnung des Prozesses bestehen können; Fälle, die durch mehrere Jahre einseitig bleiben, gehören zu den größten Seltenheiten (Uhthoff).

Der Degenerationsprozeß ist bei der Tabes fast ausnahmslos progressiv und ein Stillstand im Verfall des Sehvermögens pflegt allenfalls nur vorübergehend

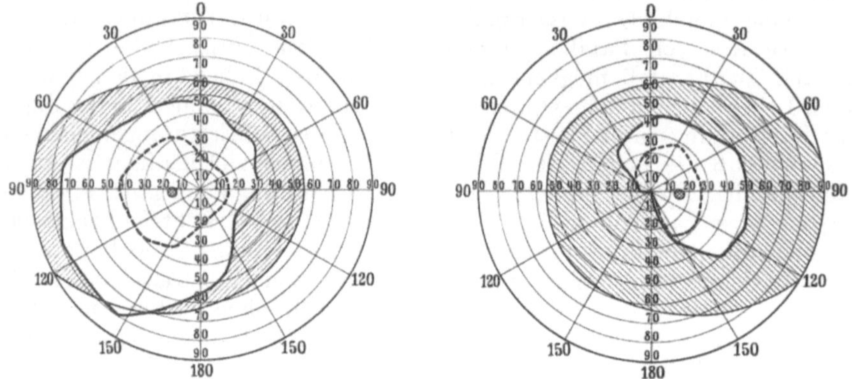

Abb. 32. Gesichtsfeld bei tabischer Opticusatrophie. ----- Notgrenze.

anzuhalten. Das Tempo des Fortschreitens kann jedoch ganz verschieden sein. Es gibt rasch verlaufende Fälle, in denen es in 2—3 Monaten zur Erblindung kommt, und langsam verlaufende, in denen eine wesentliche Abnahme des Sehvermögens nur nach Monaten oder Jahren festzustellen ist. Uhthoff errechnete durchschnittlich einen Zeitraum von 2—3 Jahren bis zum Eintritt der Erblindung.

Als Gesichtsfeldstörung kommt eine konzentrische Einengung für Weiß und für Farben am häufigsten vor; oft ist die konzentrische Einengung allerdings keine regelmäßige, sondern läßt sektorenförmige Einsprünge erkennen (Abb. 32). Das Farbengesichtsfeld ist nicht selten relativ hochgradiger eingeengt als das für Weiß. Das zentrale Sehvermögen kann mit dem peripheren gleichzeitig verfallen, doch bleibt es auch mitunter lange Zeit auffallend gut.

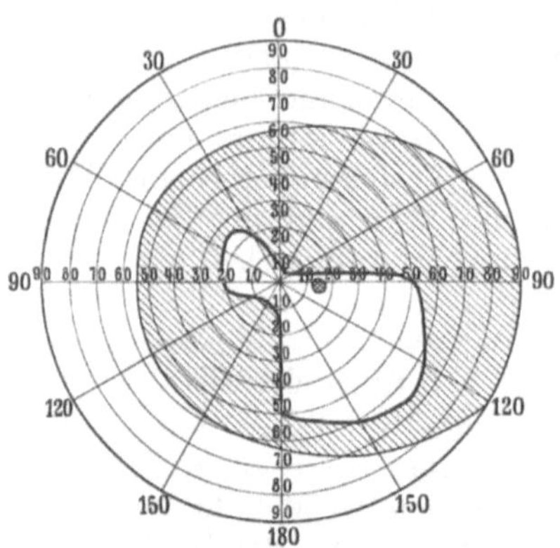

Abb. 33. Gesichtsfeld bei tabischer Opticusatrophie (Herd im Chiasma). Anderes Auge erblindet.

Das Auftreten eines zentralen Skotomes ist bei der Tabes außerordentlich selten und wenn, ist es mit peripheren Gesichtsfelddefekten kombiniert. Der Nachweis eines isolierten zentralen Skotomes spricht mit großer Wahrscheinlichkeit gegen das Vorliegen einer tabischen Opticusatrophie. Das Vorkommen hemianopischer Gesichtsfelddefekte stellt Uhthoff ganz in Abrede, doch konnten es andere Autoren (Fuchs, Rönne und auch wir) vereinzelt nachweisen (Abb. 33). Bei atypischen Gesichtsfelddefekten wird jedoch immer die Frage aufzuwerfen sein, ob es sich nicht um eine Neuritis nervi optici peripherica bei Lues cerebri oder eventuell um eine Kombination von Lues und Tabes handelt. Prognostisch und therapeutisch ist die Klärung solcher zweifelhafter Fälle von größter Wichtigkeit.

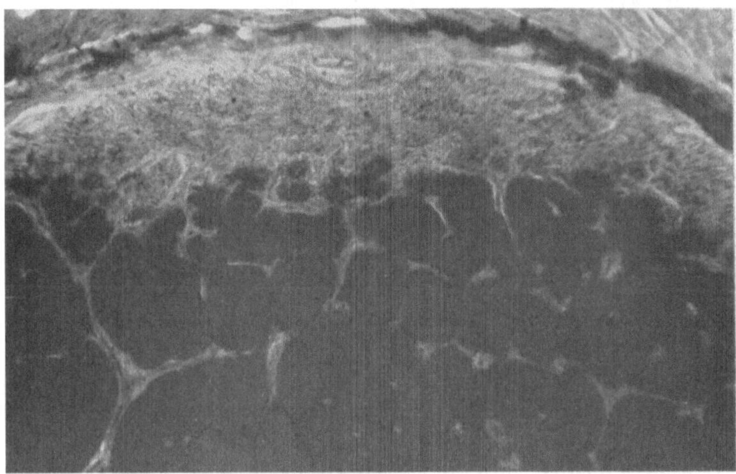

Abb. 34. Randatrophischer Prozeß bei progressiver Paralyse. (Stärkere Vergrößerung.)
(Aus IGERSHEIMER: Syphilis und Auge, 2. Aufl.)

Der Farbensinn ist nach KÖLLNER parallel gehend mit dem zentralen Sehen gestört. Die Dunkeladaptation ist beim tabischen Sehnervenprozeß meistens herabgesetzt und kann nach BEHR die Lichtsinnstörung das erste nachweisbare Symptom sein.

Von der *pathologischen Anatomie* des Sehnervenprozesses ist bekannt, daß es sich im wesentlichen um eine einfache Degeneration der nervösen Substanz handelt, wobei Achsenzylinder und Markscheiden ungefähr gleichzeitig zugrunde gehen (STARGARDT). Zu Beginn ist vorwiegend die Peripherie des Nervenquerschnittes betroffen, wobei sich die Degeneration meist durch den ganzen Opticus verfolgen läßt (Abb. 34/35). Daneben hat IGERSHEIMER jedoch auch circumscripte Degenerationsprozesse im Opticus bei Tabes und Paralyse festgestellt. Diese bestanden zum Teil reaktionslos oder sie hatten zu kleinen entzündlichen Herden Beziehung, und zwar ohne daß Zeichen einer Lues cerebrospinalis nachweisbar gewesen wären. Die Reaktionen an der Glia tragen ebenso wie die am Bindegewebsapparat einen sekundären Charakter. Die bindegewebigen Septen erscheinen verdickt, ihre systematische Anordnung bleibt jedoch im wesentlichen

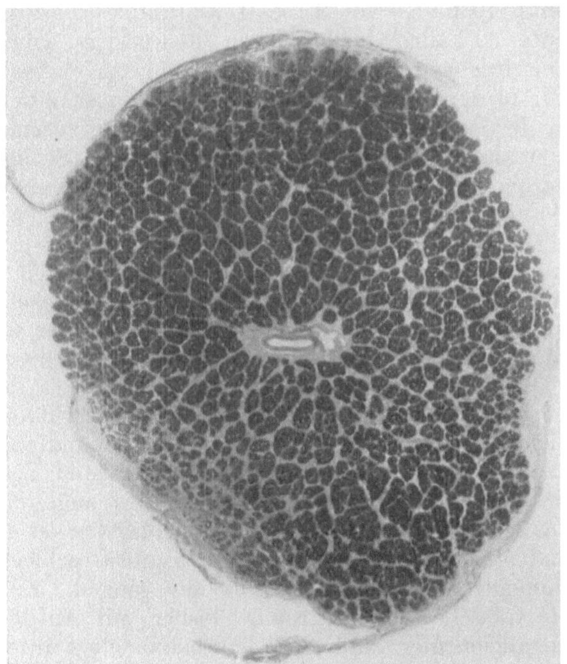

Abb. 35. Beginnende Randdegeneration des Sehnerven bei progressiver Paralyse (Fall Sob.). Vorderer orbitaler Abschnitt. (Aus IGERSHEIMER: Syphilis und Auge, 2. Aufl.)

erhalten. Demgegenüber glaubt allerdings BEHR, daß die Veränderungen an der Glia und am Bindegewebe schon frühzeitig vorhanden sind; er mißt ihrer Sklerosierung eine gewisse ursächliche Bedeutung für die Degeneration der Nervenfasern bei. Entzündliche Veränderungen finden sich, wie STARGARDT gezeigt hat, eigentlich nur in der Pia des Opticus in Form von Plasmazellen und Lymphocytenanhäufungen. Sie lassen sich vor allem im intrakraniellen, nach IGERSHEIMER auch im intracaniculären Teil des Opticus nachweisen.

Über die *Pathogenese* des Leidens sind wir noch nicht vollkommen unterrichtet. Nach Stargardt beginnt der atrophische Prozeß vorwiegend im intrakraniellen Abschnitt. Er wie auch andere fanden dort die entzündlichen Veränderungen in der Pia und in den Randsepten am stärksten ausgeprägt und er glaubt, daß diese exsudativen Vorgänge die Stelle andeuten, an der die Noxe primär einwirkt. Die Degeneration im orbitalen Sehnerven soll nach ihm eine absteigende sein. Igersheimer, der circumscripte Herdbildungen an verschiedenen Stellen des Sehnerven nachweisen konnte, schließt daraus, daß der Prozeß an verschiedenen Stellen beginnen kann. Zwischen der Zellinfiltration in den Randsepten und der Degeneration im Opticus fand er vielfach keine Übereinstimmung, so daß daraus kein Schluß auf den Ort des Beginnes des Leidens gezogen werden könne. Wohl aber spricht die Tatsache, daß die Degeneration stets am Rande des Opticus beginnt dafür, daß die Noxe vom Sehnervenscheidenraum aus an den Sehnerven herangelangt. Die ältere Ansicht, daß der Krankheitsprozeß primär von den Ganglienzellen der Netzhaut ausgeht, lehnt Igersheimer vollständig ab, da eine Degeneration der Ganglienzellen immer erst dann festzustellen ist, wenn gleichzeitig atrophische Herde im Opticus nachweisbar sind. Die Veränderungen in der Netzhaut gleichen im übrigen denen nach Sehnervendurchschneidung, es fehlen stärkere Gliawucherungen und Gefäßveränderungen.

Es ist noch nicht genauer festgestellt, in welcher Beziehung die Spirochäten zur Sehnervendegeneration stehen. Igersheimer untersuchte systematisch die periphere Sehbahn bei Tabes und Paralyse auf Spirochäten. Der Befund war unter 10 Fällen von Tabes 1mal, unter 4 Fällen von Tabesparalysen 2mal und unter 30 Fällen von Paralysen 7mal positiv. In den positiven Fällen fanden sich umschriebene Spirochätenherde von geringer Ausdehnung, und zwar in der Regel nur in der Pia und Arachnoidea, mitunter in den Randsepten und einmal auch in der Randglia. In der eigentlichen nervösen Substanz konnten Spirochäten niemals gefunden werden. Eine direkte Schädigung der nervösen Substanz durch in loco befindliche Mikroorganismen erscheint daher unwahrscheinlich. Wahrscheinlich dürfte eine indirekte toxische Wirkung vom Scheidenraum aus vorliegen, zu der sich sekundär eine schädigende Wirkung der umschriebenen entzündlichen Reaktionen in den Randgebieten gesellen kann. Behr denkt an eine Schädigung des parenchymatösen Gliafasersystems, wodurch eine Ernährungsstörung der Nervenfasern hervorgerufen werden soll. Eine befriedigende Erklärung der Entstehungsweise der tabischen Opticusatrophie ist letzten Endes noch nicht gegeben.

In der *Behandlung* der tabischen Opticusatrophie sind bisher sichere Erfolge nicht erzielt worden. Die Frage der Behandlung ist sogar soweit umstritten, als eine Reihe von Autoren in den meisten Behandlungsmethoden, die sonst bei der Lues und auch bei der Tabes angewendet werden, eine Gefahr für das Sehvermögen erblicken. Igersheimer ist in seiner Bearbeitung Syphilis und Auge im Handbuch der Haut- und Geschlechtskrankheiten auf das Schrifttum ausführlich und kritisch eingegangen. Er kommt zu dem Schluß, daß die tabische Opticusatrophie bisher mit Antilueticis ohne Erfolg, aber auch im allgemeinen ohne Schaden behandelt wurde. Dieser Auffassung möchten auch wir auf Grund der eigenen Erfahrungen beipflichten. Die Beurteilung jeglicher Therapie ist bei dem an sich sehr verschiedenartigen Verlauf des tabischen Opticusprozesses außerordentlich erschwert. Eine wesentliche Besserung des Sehvermögens ist bei der Natur des Prozesses nicht zu erwarten und müßte man sich mit einem Aufhalten des Fortschreitens zufrieden geben. Nachdem jedoch schon spontan Stillstände beobachtet werden, ist auch die Beurteilung eines Erfolges nach dieser Richtung hin erschwert. Für die gewöhnlichen Antiluetica, Salvarsan, Quecksilber und Wismut, ist diese Frage wohl eindeutig im negativen Sinne entschieden, auch deren endolumbale Anwendung (GENNERICH, SCHACHERL, ZIMMERMANN) hat keine Vorteile gebracht. Besonders zu erwähnen ist nur noch die unspezifische Behandlung, vor allem die Malariatherapie. Nachdem diese im allgemeinen nicht nur bei der Paralyse, sondern auch bei der Tabes zweifellose Erfolge zu verzeichnen hatte, setzte man berechtigte Hoffnungen auch auf eine günstige Beeinflussung des tabischen Sehnervenprozesses. Es ist jedoch festzustellen, daß diese Behandlung bisher ebenfalls keine wesentliche Beeinflussung der Opticuserkrankung zu erzielen vermochte. Wenn WAGNER-JAUREGG, WEYGANDT und einige andere mehrfach ein Stationärbleiben des Sehvermögens konstatieren konnten, so sahen andere (HESSBERG, BEHR, ELSCHNIG, GASTEIGER) keine Beeinflussung, ja glaubten zum Teil sogar eine Verschlechterung durch die Behandlung annehmen zu müssen. Die Zahl der bisher behandelten Fälle ist viel zu klein, als daß daraus mit Sicherheit eine Verschlechterung abgeleitet werden könnte, unsere eigenen Erfahrungen sprechen nicht für eine verschlechternde Wirkung. Es ergibt sich vielmehr im ganzen dasselbe Bild, das wir von den früheren Behandlungsmethoden her kennen. Es besteht keine Veranlassung, die Malariatherapie in ihrer jetzigen Form allein vom Standpunkt der Sehnervenerkrankung aus vorzunehmen, ebensowenig brauchen wir ihre Durchführung abzulehnen, wenn sie auf Grund der übrigen Erscheinungen der Tabes angezeigt ist. Man wird nur ganz allgemein, wie IGERSHEIMER hervorhebt, in sehr fortgeschrittenen Fällen zweckmäßig jede *eingreifende* Behandlung unterlassen, weil das zu erwartende weitere Fortschreiten der Erkrankung vom Patienten leicht der Therapie zugeschrieben wird und seine Psyche unnötig belastet. Unrichtig wäre es, aus den bisherigen Mißerfolgen der Behandlung ganz allgemein resigniert die Folgerung zu ziehen, daß jede Therapie bei dieser Erkrankung aussichtslos erscheint. Mit einer weiteren Aufklärung der Pathogenese kann möglicherweise doch der Weg zu einer besseren therapeutischen Inangriffnahme gewiesen werden (IGERSHEIMER).

4. Atrophia nervi optici nach Blutverlust.

Der Krankheit liegt primär wohl sicher eine Netzhautschädigung zugrunde, doch treten klinisch die Veränderungen in der Netzhaut ganz zurück und sind sehr flüchtig, so daß wir tatsächlich in der Regel nur das Stadium der Atrophie zu Gesicht bekommen. Dieser Atrophie kann man die retinale Genese nicht mit Bestimmtheit ansehen, so daß es wohl angezeigt ist, das Krankheitsbild unter den Sehnervenleiden anzuführen. In seltenen Fällen kommt es bei schweren Blutverlusten, immer nach einer gewissen Latenzzeit von einigen Tagen bis Wochen, zu einer plötzlich einsetzenden Sehstörung, die manchmal von Kopfschmerzen und Ohrensausen begleitet sein kann. Die Sehstörung kann alle Grade bis zur vollständigen Erblindung erreichen. Wenn wir das Gesichtsfeld genauer untersuchen können, so finden wir charakteristischer Weise ganz besonders einen Ausfall in der unteren Hälfte, oft schneidet der Defekt genau in der Horizontallinie ab (Abb. 36). Die Erscheinung hängt damit zusammen, daß bei aufgerichteter oder halb aufgerichteter Lage des Patienten die obere Hälfte der Netzhaut in der Blutversorgung relativ benachteiligt ist. Im Augenhintergrund sind im frischen Stadium die Papillengrenzen leicht verwaschen, die Arterien sind verengt, die Papille erscheint abgeblaßt. In manchen Fällen kann auch die Netzhaut in der Umgebung der Papille eine grauweiße Verfärbung zeigen (Ischaemia retinae), ähnlich wie bei der sog. Embolie der Zentralarterie, zu welchem Krankheitsbild die vorliegende Veränderung genetische Beziehungen hat. Die Prognose der Erkrankung ist ausgesprochen schlecht, meistens erfolgt keine wesentliche Besserung. Auch die Therapie vermochte bisher keine besonderen Erfolge zu erzielen, vielleicht deshalb, weil sie zu spät einsetzt. Es ist angezeigt, in jedem Falle so rasch wie möglich gefäßerweiternde Mittel (Eserin, Acetylcholin, Amylnitrit) anzuwenden und durch Tieflagerung des Kopfes sowie Massage des Bulbus die Durchblutung zu fördern. Ferner soll eine Bluttransfusion vorgenommen werden. In einem Falle, den ich mitbeobachten konnte, ist allerdings im Anschluß an eine Bluttransfusion die Augenstörung aufgetreten, jedoch ohne daß ein ursächlicher Zusammenhang erwiesen wäre. Die Genese der Erkrankung ist nicht restlos geklärt. Es führen vorzüglich Magen-Darmblutungen und Blutungen aus den weiblichen Genitalien zum Auftreten dieser Art von Sehstörung, während sie nach traumatischen Blutungen sehr selten ist. Wir können vermuten, daß neben der mangelhaften Blutversorgung der Netzhaut wahrscheinlich auch noch toxische Momente eine Rolle spielen. Bei der anatomischen Untersuchung finden wir eine Degeneration der großen Ganglienzellen in der Netzhaut und der Nervenfasern im

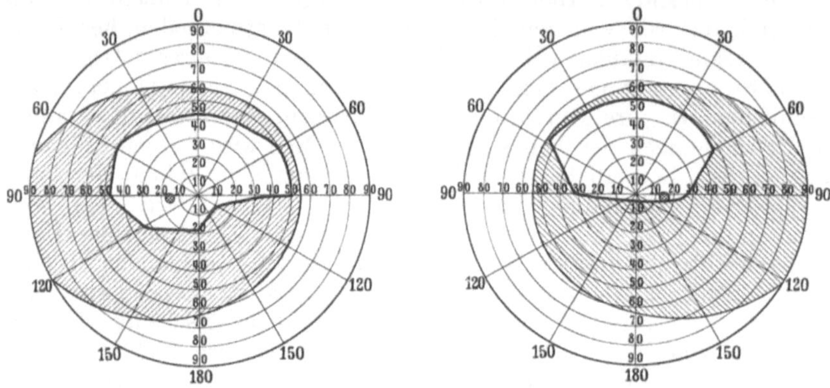

Abb. 36. Gesichtsfeld bei Atrophia nervi optici nach Blutverlust.

Opticus. Im Fettpräparat läßt sich eine hochgradige intracelluläre und extracelluläre Verfettung nachweisen, die mir dem Grade nach über die bei einfacher Degeneration hinauszugehen scheint. (Eigene Untersuchung [Fall Pierach].) Die Wandungen der Zentralgefäße sind stark hyalin verdickt. Die Beachtung des Grades und des Stadiums der degenerativen Veränderungen ergibt eindeutig, daß der Prozeß seinen Ausgang von der Netzhaut nimmt.

5. Hereditäre Opticusatrophien.

Die hereditäre, geschlechtsgebundene Sehnervenerkrankung (sog. Lebersche Krankheit) wurde im Abschnitt „Neuritis" beschrieben, da das Leiden seinen klinischen Erscheinungen nach in der Regel als retrobulbäre Neuritis imponiert. Es ist durch den Verlauf, das Manifestationsalter, das Geschlecht der Befallenen und das Fehlen wesentlicher anderer Symptome von seiten des Zentralnervensystems wohl charakterisiert. Daneben gibt es noch eine Reihe anderer Formen von kongenitaler, infantiler und juveniler Sehnervenatrophie, die von verschiedenen Autoren unter verschiedenen Namen beschrieben wurden. Wir sind berechtigt, eine gewisse Verwandtschaft dieser Heredodegenerationen anzunehmen. Wir finden übereinstimmende Krankheitsbilder bei den *einzelnen Mitgliedern* einer und derselben Familie, dagegen verschiedenartige und in mancher Beziehung abweichende bei den verschiedenen *Familien* (Behr).

Wir möchten die verschiedenen Leiden an dieser Stelle nur kurz anführen, da sie zum Teil bei den hereditären Augenleiden, zum Teil bei den heredofamiliären Nervenkrankheiten (Bd. XVI) genauer beschrieben sind.

Von der typischen LEBERschen hereditären *Opticusatrophie* unterscheiden sich einige seltene Beobachtungen dadurch, daß sie eine *dominante* Vererbung zeigen, d. h. durch befallene Männer auf männliche Nachkommen übertragen werden (RAMPOLDI, NORRIE, KNAPP). Andere Fälle von dominant vererbter Opticusatrophie sind dadurch ausgezeichnet, daß sie schon in sehr jungen Jahren in Erscheinung treten, wobei es sich mitunter nicht sicher sagen läßt, ob sie nicht eventuell schon kongenital ausgebildet waren. Es gehören hierher die Beobachtungen von GRISCOM, LINDE, GÜNZBURG, MAGNUS u. a.

Über eine besondere Gruppe von hereditär familiären Opticusatrophien berichtet BEHR. Hinsichtlich des Augenbefundes bestand weitgehend Übereinstimmung mit der LEBERschen Form, doch fanden sich außerdem noch leichte Störungen von seiten des Zentralnervensystems, vor allem Spasmen und Reflexsteigerungen an den Extremitäten, leichte Ataxie und unsicherer Gang, Blasenstörungen und eine geringe geistige Minderwertigkeit.

Diese Formen von Opticusatrophie bilden den Übergang zu jenen, wo die Erscheinungen von seiten des Zentralnervensystems im Vordergrund stehen.

Die PELIZAEUS-MERZBACHER*sche Krankheit* kann mit Opticusatrophie einhergehen. So fand BOSTROEM in einer Familie 8 Fälle, und zwar handelte es sich um sämtliche Söhne zweier Schwestern, bei denen durchwegs eine Abblassung der Papillen bestand.

Häufig findet sich neben anderen Augenaffektionen Opticusatrophie bei der *cerebellaren Ataxie* (PIERE MARIE), selten auch bei der spinalen hereditären Ataxie (FRIEDREICH).

HOFFMANN, NONNE und FREUD berichten über Familien, wo sich *cerebrale Diplegien* und Intelligenzstörungen mit Opticusatrophie vererbten, davon bei HOFFMANN durch 4 Generationen.

E. Tumoren des Sehnerven.

Die Sehnervengeschwülste sind im ganzen sehr selten. Für den Neurologen haben sie insofern besonderes Interesse, als sie sich nicht selten, nach DANDY in etwa 21% der Fälle, auf den intrakraniellen Sehnerven und das Chiasma fortsetzen. Auch können sie sich primär im Chiasma und intrakraniellen Teil des Sehnerven ausbilden (MARTIN und CUSHING, FÖRSTER und GAGEL, SATTLER u. a.). Während bei den orbital wachsenden Sehnerventumoren die Diagnose meist ziemlich sicher gestellt werden kann, ist die der intrakraniell wachsenden außerordentlich schwierig und muß sich in der Regel auf die Annahme eines Tumors der Chiasmagegend beschränken.

Die *Symptome* der orbitalen Sehnervengeschwülste sind die eines Orbitaltumors im allgemeinen, doch gestatten oft gewisse Einzelheiten einen Rückschluß auf das Vorliegen dieser besonderen Tumorart. Die Vortreibung des Bulbus (Exophthalmus) geschieht in der Regel in ziemlich gerader Richtung. Da sich der Tumor innerhalb des Muskeltrichters entwickelt, ist die Beweglichkeit längere Zeit nicht wesentlich behindert. Das Sehvermögen pflegt frühzeitig und hochgradig herabgesetzt zu sein. Im Augenhintergrund findet sich als häufigster Befund das Bild einer Stauungspapille bzw. einer Atrophie nach Stauungspapille, selten eine blande Atrophie. Mitunter bestehen ausgedehnte Netzhautblutungen, die denen bei der sog. Venenthrombose gleichen können. Bei der Palpation kann man in Fällen mit hochgradigem Exophthalmus den Tumor selbst tasten, seinen Zusammenhang mit dem Auge feststellen und gelegentlich eine Verschiebung bei Augenbewegungen feststellen. Das Wachstum der Geschwülste erfolgt im allgemeinen sehr langsam. Ein besonderes Kennzeichen ist das überwiegende Vorkommen im kindlichen und jugendlichen

Alter. Nach Hudson entwickelten sich die intraduralen Sehnerventumoren in 62% der Fälle bis zum 10. Lebensjahre und in 90% bis zum 20. Lebensjahre. Für die viel selteneren von der Dura des Sehnerven ausgehenden Tumoren gilt diese Bevorzugung des jugendlichen Alters nicht, sie kommen im Gegenteil nicht selten in höherem Alter vor. Ein wertvolles Hilfsmittel für die Diagnose der Sehnerventumoren und zugleich für den Nachweis ihres kraniell gerichteten Wachstums ist die Darstellung des Foramen opticum im *Röntgenbilde*. Häufig ist der Durchmesser des Foramens stark vergrößert (Abb. 37).

Die Sehnervengeschwülste sind an sich zu den gutartigen Neubildungen zu rechnen, sie zeigen ein langsames Wachstum, wuchern nicht über die Grenzen

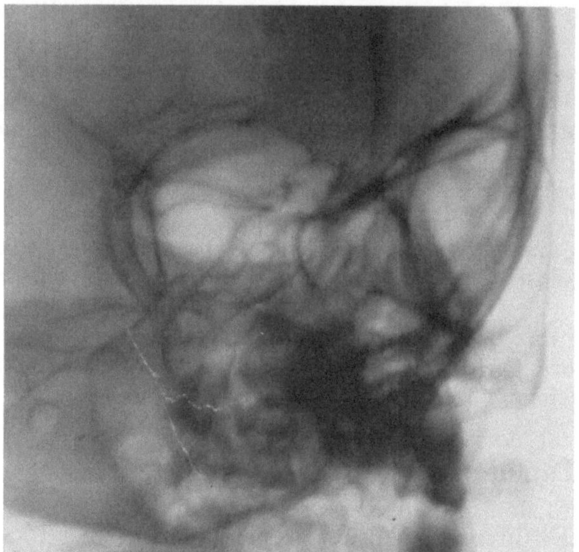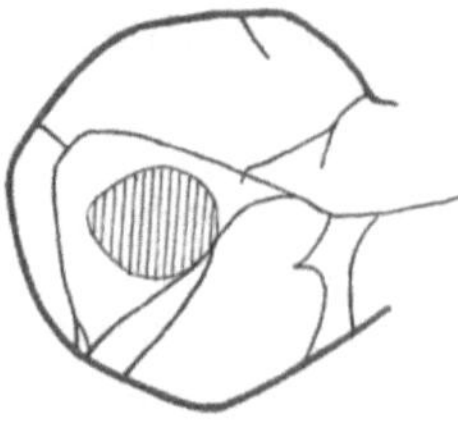

Abb. 37. Erweiterung des Foramen opticus bei Sehnerventumor.

der Sehnervenscheiden hinaus, führen nicht zu Metastasen, und selten zu lokalen Rezidiven. Durch ihre Lokalisation stellen sie jedoch zweifellos ein sehr ernstes Leiden dar. Abgesehen davon, daß sie das Sehvermögen zerstören und infolge des starken Exophthalmus zu Geschwürsbildungen der Hornhaut und in weiterer Folge zu Einschmelzung des Auges führen können, liegt ihre Gefährlichkeit in der Ausbreitung des Wachstums auf den intrakraniellen Abschnitt des Sehnerven, auf das Chiasma, auf den anderen Sehnerven und auf das Gehirn. Dieser Ausgang dürfte, wie v. Hippel hervorhebt, tatsächlich häufiger vorkommen als es den Augenärzten erscheinen mag, da das Schicksal der Kranken oft nicht lange genug verfolgt werden kann. Hudson, Dandy und Byers berichten über eine ganze Reihe von späteren Todesfällen an intrakraniellem Tumorwachstum. Von den 3 Sehnervengeschwülsten, die wir in den letzten Jahren beobachten konnten, nahmen 2 ebenfalls diesen Ausgang.

Die orbitalen Sehnervengeschwülste sind einer operativen Therapie im allgemeinen gut zugänglich. Sie lassen sich auf verschiedenem Wege auch unter Erhaltung des Augapfels entfernen. Das meistgeübte Verfahren stellt die Krönleinsche *Operation* dar, bei der temporär die äußere Orbitalwand reseziert wird. Auch bei der Resektion des Sehnerven in der Spitze der Orbita erweist sich dieses Ende häufig doch noch tumorartig verändert. Auch bei einer solchen unvollständigen Exstirpation des Tumors kann für viele Jahre (in einem Fall von v. HIPPEL 20 Jahre) eine Heilung erzielt werden. Bei den Fortschritten der Hirnchirurgie in den letzten Jahren ist begreiflicherweise die Forderung aufgestellt worden (DANDY, FLEISCHER), in solchen Fällen auch an die Entfernung des intrakraniellen Tumorteiles heranzugehen. Über die Zweckmäßigkeit und Berechtigung zu diesem Vorgehen werden die weiteren Erfahrungen zu entscheiden haben, zugleich müssen noch genauere statistische Untersuchungen über das Schicksal unserer Orbitaloperierten angestellt werden.

Unsere Kenntnisse über die *pathologische Anatomie* der Sehnervengeschwülste sind noch reichlich unbefriedigend. Makroskopisch erscheint der Sehnerv in der Orbita als mehr

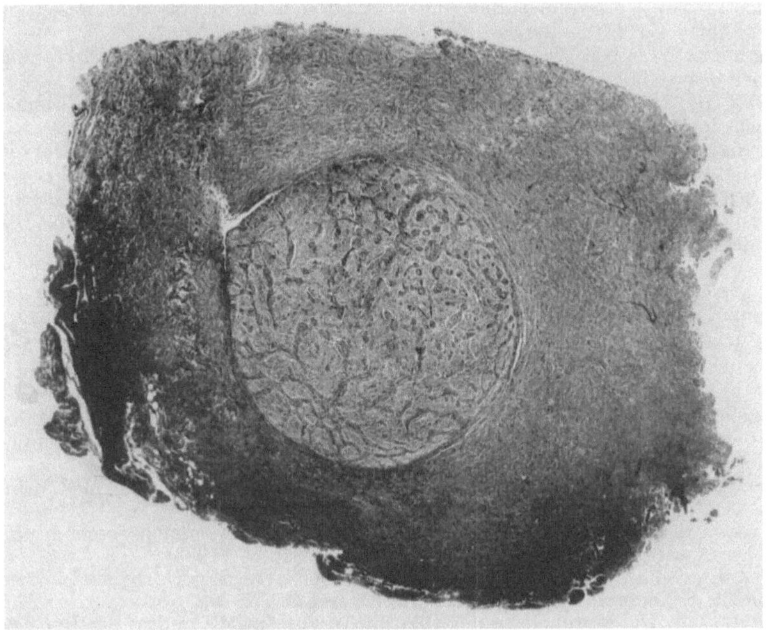

Abb. 38. Sehnerventumor. Sehnervenquerschnitt auf das dreifache verdickt. Neurofibromartige Struktur.

oder wenig stark spindelförmig ausgetrieben, auch können mehrfache, anscheinend voneinander getrennte Auftreibungen vorhanden sein. Histologisch lassen sich zwei Hauptarten von Tumoren unterscheiden, solche, die vom Sehnervenstamm und solche, die von der Dura ihren Ausgang nehmen. Die Natur der letzteren dürfte im wesentlichen klargestellt sein, indem es sich um Endotheliome handelt, die den von der Dura im Gehirn ausgehenden Geschwülsten (Meningiomen) gleichzusetzen sind. Die vom Sehnervenstamm ausgehenden Tumoren haben von verschiedenen Autoren eine ganz verschiedene Beurteilung erfahren. Davon zeugen schon die vielen Bezeichnungen in der Literatur: Fibrome, Fibrosarkome, Myxome, Fibromyxosarkome, Gliome, Gliosarkome, Gliomatose, Neurofibrome usw. Es kann kein Zweifel darüber bestehen, daß es so viele Tumorarten nicht gibt, daß vielmehr am Sehnerven nur dieselben Tumorarten vorkommen werden wie im übrigen Zentralnervensystem. An der bestehenden Unklarheit ist der Umstand schuld, daß das Material nicht genügend mit den neueren Methoden der Neurohistologie untersucht wurde. Es ist Aufgabe der Zukunft, die Histologie der Sehnervengeschwülste an die der Hirngeschwülste anzupassen. Das in der älteren Literatur niedergelegte Material läßt sich nachträglich nicht mit Erfolg und ohne willkürliches Vorgehen einordnen. Aus einigen neueren Untersuchungen (CUSHING, FÖRSTER und GAGEL) geht hervor, daß es am Sehnerven echte Gliome im Sinne der Astrocytome gibt. Daß der Großteil der Tumoren überhaupt als Gliome aufzufassen ist, wie SATTLER, v. HIPPEL, HUDSON u. a. auf Grund älterer Untersuchungen annehmen, erscheint mir unwahrscheinlich. Der Nachweis, daß die Zellwucherungen primär vom Gliagewebe ausgehen, ja überhaupt, daß die vorhandene Glia tumorartig gewuchert ist, ist nicht überzeugend erbracht. Wahrscheinlicher erscheint mir nach eigenen Untersuchungen die Auffassung von Emanuel, Byers und neuerdings auch Fleischer, daß es sich bei einem Großteil der Sehnervengeschwülste um Neubildungen analog der Neurofibromatose handelt (Abb. 38).

Literatur.

Sammelwerke.

Best, F.: Die Augenveränderungen bei den organischen nichtentzündlichen Erkrankungen des Zentralnervensystems. Kurzes Handbuch der Ophthalmologie, Bd. 6.

Eisler, P.: Die Anatomie des menschlichen Auges. Kurzes Handbuch der Ophthalmologie, Bd. 1.

Hippel, E. v.: Die Krankheiten des Sehnerven. Graefe-Saemisch' Handbuch der Augenheilkunde, 2. Aufl., Bd. 7.

Igersheimer, J.: Syphilis und Auge. Handbuch der Haut- und Geschlechtskrankheiten, 2. Aufl., Bd. 17/2. Berlin 1928.

Kyrieleis, W.: Die Augenveränderungen bei den entzündlichen Erkrankungen des Zentralnervensystems. Kurzes Handbuch der Ophthalmologie, Bd. 6.

Rönne, H.: Die Erkrankungen der Papille und des Opticus bis zum Chiasma. Kurzes Handbuch der Ophthalmologie, Bd. 5.

Uhthoff, W.: Über die Augensymptome bei den Erkrankungen des Nervensystems. Graefe-Saemisch' Handbuch der Augenheilkunde, Bd. 11.

Wilbrand u. Saenger: Die Neurologie des Auges. Bd. 4. II. Die Erkrankungen des Sehnervenkopfes mit besonderer Berücksichtigung der Stauungspapille. Bd. 5. Die Erkrankungen des Opticusstammes.

A. Anatomie.

Birch-Hirschfeld: Die Krankheiten der Orbita. Graefe-Saemisch' Handbuch der Augenheilkunde, Bd. 9. 1930. — Brouwer, B.: Experimentell-anatomische Untersuchungen über die Projektion der Retina auf die primären Opticuszentren. Schweiz. Arch. Neur. **13**, 118 (1923). — Verlauf der Optikusfasern bei Säugetieren. Nederl. Tijdschr. Geneesk. **68**, 1104 (1924).

Foerster, O.: Ein Fall von Vierhügeltumor. Klin. Mbl. Augenheilk. **80**, 398 (1928).

Gradle, Harry: The intra neural course of the optic nerve fibres. Trans. amer. Acad. Ophthalm. a. Otol. **1923**, 234.

Hess, C. v.: Über „Sehfasern" und „Pupillenfasern" im Sehnerven. Med. Klin. **1922 II**, 1214.

Jaensch, P. A.: Klinische Beiträge zur Frage des Vorkommens gesonderter pupillomotorischer Fasern im Sehnerven. Z. Augenheilk. **81**, 35 (1933).

Lopez, Enriquez: Über die Morphologie und Verteilung der Hortegazellen in der Netzhaut und im Sehnerven. Internat. Kongr. Amsterdam 1929.

Marchesani: Die Morphologie der Glia im Nervus opticus und in der Retina. Graefes Arch. **117**, 575 (1926).

Sjaaff, M. u. W. P. C. Zeemann: Über den Faserverlauf in der Netzhaut und im Sehnerven beim Kaninchen. Graefes Arch. **114**, 192 (1924).

Weinberg, Richard: Ungekreuzte Sehnervenfasern. Z. Anat. **79**, 433 (1926). — Wilbrand: Schema des Verlaufs der Sehnervenfasern durch das Chiasma. Z. Augenheilk. **59**, 135 (1926).

Zeeman: Distribution des fibres optiques dans les voies optiques et les centres primaires. 38. Congr. Soc. franç. Ophtalm. Bruxelles 1925. — Zeeman, W. P. C.: Verlauf der Opticusfasern bei Säugetieren. Nederl. Tijdschr. Geneesk. **68**, 1106 (1924).

B. Stauungspapille.

Adler, Edmund: Stauungspapille bei multipler Sklerose. Med. Klin. **1924 II**, 1607. — Adrogue, Esteban: Über Fälle von Rückgang der Stauungspapille beim Hirntumor durch chirurgische Mittel. Rev. Especial. méd. **2**, 1 (1927). — Albrecht, Kurt: Stauungspapille bei Tetanie. Mschr. Psychiatr. **55**, 55 (1923). — Anschütz: Über Erfolge der palliativen Trepanation bei Hirndruck. Dtsch. med. Wschr. **1922 II**, 1406. — Anton u. v. Bramann: Balkenstich bei Hydocephalien, Tumoren und bei Epilepsie. Münch. med. Wschr. **1908 II**. — Ask, F.: Stauungspapille. Hosp.tid. (dän.) **67**, 34 (1924). — Ask, Fritz: Klinik und Pathogenese der Stauungspapille. Sv. Läkartidn. **21**, 817 (1924). — Aust, O.: v. Hippelsche Erkrankung mit Stauungspapille und Hämangiom. Z. Augenheilk. **50**, 305 (1923). — Ayala u. Sabatucci: Klinischer und pathologisch-anatomischer Beitrag zum Studium der zentralen Neurofibromatose. Z. Neur. **103**, 496 (1926).

Baas, K.: Die Entstehung der Stauungspapillitis. Z. Augenheilk. **2**, 170 (1899). — Bailliart: La circulation rétiniennc particularièment dans ses rapports avec la circulation cérébrale. Rev. méd. Suisse rom. **45**, 129 (1925). — BAILLIART, P.: La pression artérielle rétienne dans l'hypertension céphalo-rachidienne. Annales d'Ocul. **166**, 271 (1929). — BARTELS: Augenerscheinungen bei Hirngeschwülsten. Klin. Mbl. Augenheilk. **67**, 108 (1921). — BARUCH, RICHARD: Stauungspapille bei Syphilis, ihre Ausgänge und therapeutische Beeinflussung durch Salvarsan. Dtsch. med. Wschr. **1923 I**, 186. — BAURMANN: Über die Entstehung und klinische Bedeutung des Netzhautvenenpulses. Dtsch. ophthalm. Ges. Heidelberg 1925. — BEHR, CARL: Zur Entstehung der Turmschädel. Heidelberg. Ber. **1910**, 152. — Über Lymphbahnen und Saftströmung im Opticus. Ber. ophthalm. Ges. Heidelberg **1911**, 210. — Zur Entstehung der Sehnervenveränderungen beim Turmschädel. Ein Beitrag zur Theorie der Stauungspapille. Neur. Zbl. **1911**, 66. — Das Wesen der Augenveränderungen bei der Polyzythämie; zugleich ein weiterer Beitrag zur Theorie der Stauungspapille. Klin. Mbl. Augenheilk. **49**, 612 (1911). — Über die im Anschluß an perforierende Bulbusverletzungen auftretende Stauungspapille. Klin. Mbl. Augenheilk. **50**, 56 (1912). — Über die parenchymatöse Saftströmung im Sehnerven und in der Netzhaut. Graefes Arch. **89**, 265 (1915). — Zur Entstehung der Stauungspapille. Graefes Arch. **101**, 165 (1920). — Zur Differentialdiagnose der Stauungspapille und der Entzündungspapille in ihren ersten Entwicklungsstadien. Zur Theorie der Stauungspapille. Klin. Mbl. Augenheilk. **57**, 465 (1916). — Die Entstehung der Stauungspapille. Klin. Wschr. **1928 II**, 1818. — Metastatische Carcinose der Chorioidea und des Sehnerven. Zugleich ein Beitrag zur Frage der Lymphbahnen und der vitalen Saftströmung im Sehnerven und in der Papille. Klin. Mbl. Augenheilk. **69**, 788 (1923). — BENEDETTI, SALVATORE DE: Teorie e conoscenze sul meccanismo di formatione della papilla da stasi. Ann. Ottalm. **53**, 821 (1925). — BENEDIKT, M.: Über die Bedeutung der Stauungspapille bei Gehirnaffektionen. Allg. Wien. med. Ztg **13**, 21 (1868). — BERENS, CONRAD, HENRY T. SMITH and LEON H. CORWALL: Changes in the fundus and in the blood pressurs in the retinal arteries in increased intracranial premire. Papilledema and optic atrophy. Arch. of Neur. **20**, 1151 (1928). — BERGMEISTER: Ein Beitrag zur Histologie der Stauungspapille. Z. Augenheilk. **25**, 49 (1911). — BEST: Augenspiegelbefunde bei Schädelschüssen. Ber. ophthalm. Ges. Heidelberg **1916**, 95. — BIRINGER, STEFAN: Über Gesichtsfeld- und Augenhintergrundveränderungen bei Hypophysentumoren. Klin. Mbl. Augenheilk. **83**, 153 (1929). — BLIEDUNG, C.: Beitrag zur Behandlung der Stauungspapille durch Balkenstich. Z. Augenheilk. **53**, 199 (1924). — BLUMENTHAL, F. u. J. TUGENDREICH: Über eine besondere Art günstiger Einwirkung von Röntgenstrahlen bei einer Schädelgeschwulst. Fortschr. Röntgenstr. **28**, 130 (1921). — BOGAERT, LUDO VAN: Erreurs de diagnostic: Pseudoparalysie générale avec atrophie optique primaire. A l'autopsie: Meningiome suprasellaire. J. de Neur. **29**, 229 (1929). — BOLLACK, JACQUES et EDWARD HARTMANN: Diagnostic et traitement des tumeurs cérébrales (Partie ophtalmologique). Revue neur. **35 I**, 49 (1928). — BORDLEY and CUSHING: Alterations in the color sense in cases of brain tumor. Arch. of Ophthalm. **66**, 211 (1910). — BOSTROEM, A.: Über Hirntumoren. Münch. med. Wschr. **1925 I**, 331. — BRAZEAU, G. N.: Neuropapilledema in chlorosis. Amer. J. Ophthalm. **8**, 811 (1925). — BRINITZER: Hirnsymptome und Stauungspapille nach Sinusphlebitis. Klin. Wschr. **1924 II**, 1649.

CANTONNET, A.: Les divers degrés de la stase papillaire. Paris méd. **14**, 183 (1924). — CASTELLO BARTOLO: Azione curativa degli interventi decompressiosis nella papilla da stasi. Ann. Ottalm. **56**, 926 (1928). — CHAILLONS, J.: Stase papillaire et craniectomie décompressive. Annales d'Ocul. **159**, 637 (1922). — CHARLIN, C.: Die Ätiologie der Stauungspapille. Klin. Mbl. Augenheilk. **85**, 764 (1930). — CHARLIN u. SANTIAGO BARRENECKEA: Das Ödem der Papille bei Eklampsie und Hirntumor. Arch. Oftalm. Buenos Aires **2**, 98 (1926). — CHRISTIANSEN, VIGGO: Differentialdiagnostische Schwierigkeiten bei den prasellären Tumoren. Internat. ophthalm. Kongr. Amsterdam 1929. — Die diagnostische Bedeutung der Stauungspapille. Hosp.tid. (dän.) **67**, 645 (1924). — Stauungspapillen. Hosp.tid. (dän.) **67**, 34 (1924). — CLAUDE, H. A., LAMACHE et J. OUBAR: Essai sur la pathogénie de la stase papillaire. Bull. Soc. Ophtalm. Paris **7**, 384 (1928). — CORDS, R.: Die Augensymptome bei der Encephalitis lethargica. Münch. med. Wschr. **1920 I**, 627. — Die Augensymptome bei der Encephalitis epidemica (Sammelreferat). Zbl. Ophthalm. **5**, 225 (1921). — Über den Liquordruck bei Stauungspapille. Klin. Mbl. Augenheilk. **69**, 678 (1922). — CUSHING, HARVEY: Etablishment of cerebral hernia as a decompressive measure for inaccenible brain tumours. Surg. etc., Okt. **1905**. — Distorsions of the visual fields in cases of brain tumor. Brain **44**, 341 (1921). — Das Chiasmasyndrom von primärer Opticusatrophie und bitemporalen Gesichtsfelddefekten bei Erwachsenen mit normaler Sella turcica. Internat. ophthalm. Kongr. Amsterdam 1929. — CUSHING and BORDLEY: Subtemporal Decompression in a case of chronic nephritis etc. Amer. J. med. Sci., Okt. **1908**. — CUSHING, HARVEY and LOUISE EISENHARDT: Meningiomas arising from the tuberculum sellae with the syndrome of primary optic atrophy and bitemporal field defects combined with a normal sella turcica in a middle-aget person. Arch. of ophthalm. **1**, 1 (1929). — CUSHING and WALKER: Distorsions of the visual fields in cases of brain tumor. (Third paper.) Binasal Hemianopsia. Arch. of Ophthalm. **41**, 559 (1912).

Dandy, Walter E.: Prechiasmal intracranial tumors of the optic nerves. Amer. J. Ophthalm. 5, 169 (1922). — Darrieux, J.: Stase papillaire par méningite séreuse et syndrome endocrinien. Annales d'Ocul. 160, 540 (1923). — Davis, Loyal: The influence of decompression operations on experimentally produced papilladema. Arch. Surg. 12, 1004 (1926). — The blind spots in patients with intracranial tumors. J. amer. med. Assoc. 92, 794 (1929). — Deyl: Über eine neue Erklärung der Stauungspapille. 13. Kongr. internat. med., Sekt. 9. Moskau 1898. — Dor: Les nervi nervorum du chiasma et des nerves optiques. (Nouvelle Théorie de la stase papillaire.) Thèse de Nancy 1898. — Dorner, G.: Ein Beitrag zur Kenntnis der unter dem Bilde des Pseudotumor cerebri verlaufenden Hirnschwellungen. Dtsch. Z. Nervenheilk. 72, 48 (1921). — Dubar, J. A. Lamache: Remarques sur la tension veineuse rétinienne dans l'hypertension intracranniene et la stase papillaire. Bull. Soc. Ophtalm. Paris 6, 323 (1928). — Dupuy-Dutemps: Pathogénie de la stase papillaire. Thèse de Paris 1900. — Bull. Soc. Ophtalm. Paris 6, 330 (1928). — Sur la pathogénie de la stase papillaire. (Pathogenese der Stauungspapille.) Bull. Soc. Ophtalm. Paris 1, 61 (1929).

Eleonskaja, W. N.: Über die Erkrankungen des Sehnerven bei Lues cerebri. Russk. oftalm. Ž. 1, 280 (1922). — Ref. Zbl. Ophthalm. 11, 76 (1924). — Elsberg, Charles A.: Concerning papilledema in tumors of the brain and its surgical treatment. Arch. of Ophthalm. 53, 307 (1924). — Elschnig, A.: Über die pathologische Anatomie und Pathogenese der Stauungspapille. Graefes Arch. 41, 2, 179 (1895). — Resection des Canalis opticus bei Turmschädel. Med. Klin. 1924 II, 1281. — Enroth, Emil: Ein Beitrag zur Genese der Stauungspapille. Klin. Mbl. Augenheilk. 78, Beil., 98 (1927). — Enslin: Die Augenveränderungen beim Turmschädel, besonders die Sehnervenerkrankung. Graefes Arch. 78, 151 (1904).

Favory, Albert: Un cas de tumeur cérébrale avec stase papillaire guérie la radiothérapie profonde. Bull. Soc. Ophtalm. Paris 1927, 511. — Fehr: Über die syphilitischen Rezidive am Auge nach Salvarsanbehandlung. Med. Klin. 1912 I, 942. — Foerster, O.: Ein Fall von Vierhügeltumor. Klin. Mbl. Augenheilk. 80, 397 (1928).

Gaisböck, Felix: Die Polycythämie. Erg. inn. Med. 21, 204 (1922). — Gasteiger, K.: Über Störungen der Dunkeladaptation bei Sehnervenerkrankungen und ihre diagnostische Verwertbarkeit. Klin. Mbl. Augenheilk. 78, 827 (1927). — Gaudissart, P.: Papille de stase, tension artérielle rétinienne et injections de sérum hypertonique. Annales d'Ocul. 164, 270 (1927). — Genis, L.: Augenveränderungen bei Spitzkopf (Oxycephalus). Arch. Oftalm. (russ.) 3, 148 (1927). — Globus and Selinsky: Metastatic tumors of the brain. A clinical study of twelve cases with necropsy. Arch. of Neur 17, 481 (1927). — Goldflam, S.: Über die Rolle des Hydrocephalus bei der Entstehung der intracraniell bedingten Stauungspapille. Schweiz. Arch. Neur. 13, 261 (1923). — Beitrag zur Symptomatologie des Schläfenlappenabscesses. Dtsch. Z. Nervenheilk. 90, 38 (1926). — Grimminger, Walther: Ein Beitrag zur Entstehung des „traumatischen Sehnervenscheiden-Hämatoms". Z. Augenheilk. 53, 41 (1924). — Guttmann, E. u. H. Spatz: Die Meningiome des vorderen Chiasmawinkels — eine gut charakterisierte Gruppe der Meningiome. Nervenarzt 2, 581 (1929).

Haitz: Ein Fall von Hirntumor. Klin. Mbl. Augenheilk. 75, 245 (1925). — Hamann, J.: Aneurysma der Carotis interna. Z. Augenheilk. 67, 210 (1929). — Harms, Helene: Über das Vorkommen der Stauungspapille bei Hypophysentumoren. Arch. Augenheilk. 97, 46 (1926). — Zur Ätiologie der momentanen Obskurationen bei Stauungspapille. Heidelberg. Ber. 1906. — Hermann, K.: Über Stauungspapille bei essentieller arterieller Hypertonie. Dtsch. Z. Nervenheilk. 121, 281 (1931). — Herzfeld, Ernst u. Wilhelm Rohrschneider: Doppelseitige Stauungspapille bei Werlhofscher Krankheit. Med. Klin. 1927 I, 790. — Heymann: Klinische Erfahrungen über die Entwicklung und Entfernbarkeit der Kleinhirnbrückenwinkelgeschwulst. Bruns' Beitr. 136, 385 (1926). — Hippel, E. v.: Über die Palliativtrepanation bei Stauungspapille. Leipzig 1909. — Weitere Mitteilungen über die Palliativtrepanationen, speziell den Balkenstich bei der Stauungspapille. Graefes Arch. 84, 170 (1913). — Über die Bedeutung der Stauungspapille bei Hirnschüssen. Ophthalm. Ges. Heidelberg 1916, 74. — Die druckentlastenden Methoden zur Bekämpfung der Stauungspapille, Rückblick und Ausblick. Dtsch. med. Wschr. 1925 II, 1225. — Bemerkungen zu der Arbeit von Sidler-Huguenin „Stauungspapille bei Tetanie". Graefes Arch. 107, 437 (1922). — Hirsch, Oskar: Über Augensymptome bei Hypophysentumoren und ähnlichen Krankheitsbildern. Z. Augenheilk. 45, 294 (1921). — Zur Klinik der Hypophysentumoren. Wien. klin. Wschr. 1926 I, 93. — Höeg, N.: Über Drusen im Sehnervenkopf. Graefes Arch. 69, 355 (1909). — Holden, Ward A.: Papilledema: Its symptoms, diagnosis and course. Graefes Arch. 53, 316 (1924). — Holmes, Gordon: Supraselläre Tumoren. Internat. ophthalm. Kongr. Amsterdam 1929. — Horrax, Gilbert: The significance of papilledema to the neurologie surgeon. Trans. amer. Acad. Ophthalm. a. Otol. 1924, 103. — Horváth, Béla v.: Die Stauungspapille nach Quetschung des Augapfels. Klin. Mbl. Augenheilk. 1923, 698.

Igersheimer: Über rezidivierende Stauungspapille. Klin. Mbl. Augenheilk. 83, 112 (1929). — Das Verhalten der Dunkeladaptation bei Erkrankungen der optischen Leitungsbahn. Graefes Arch. 98, 67 (1919).

JACKSON, H.: Observations on defects of sight in diseases of nervous system. Ophthalm. Hosp. Rep. 7, 4, 513. — JAENSCH, P. A.: Sehnervenscheidenhämatom. Klin. Mbl. Augenheilk. 75, 473 (1925). — Gesichtsfelddefekte bei Stauungspapille. Arch. f. Psychiatr. 81, 746 (1927). — Anatomische Befunde bei Stauungspapille bei myeloischer Leukämie. Graefes Arch. 122, 618 (1929). — JESSOP: Über Papillenödem bei Schußwunden des Schädels. Ophthalmoscop 1915. — Ref. Klin. Mbl. Augenheilk. 56 (1916).

KÄSTNER, HERMANN: Erfahrungen mit dem Balkenstich an der Leipziger Chirurgischen Klinik, mit Bemerkungen über den Binnendruck der Schädelrückgratshöhle unter normalen und pathologischen Zuständen. Arch. klin. Chir. 121, 512 (1922). — KAMPHERSTEIN: Beitrag zur Pathologie und Pathogenese der Stauungspapille. Klin. Mbl. Augenheilk. 42/43 (1904/05); 48 I, 449 (1905). — KENNEDY, FOSTER: Symptomatology and diagnosis of expanding lesions of the brain, with special reference to disturbances of vision, hearing, taste, smell and speech. Trans. amer. Acad. Ophthalm. a. Otol. 1925, 8. — KLAUBER, E.: Klinische und histologische Beobachtungen über das Ödem des Sehnerven bei Gehirnverletzten. Klin. Mbl. Augenheilk. 60, 504 (1918). — KLESTADT, WALTER: Cerebrale Symptomenkomplexe bei otogener Sinusphlebitis. Z. Laryng. usw. 13, 83 (1924). — KOLODNY, ANATOLE: Symptomatology of tumor of the frontal lobe. Arch. of Neur. 21, 1107 (1929). — HORRAX, GILBERT and CAMERON HAIGHT: A study of the recession of choked disks following operations for brain tumor. Über den Rückgang der Stauungspapille nach Hirntumoroperationen. Arch. of Ophthalm. 57, 467 (1928). — KRAUSS, W.: Ophthalmo-chirurgische Felderfahrungen bei Schädelschüssen mit besonderer Berücksichtigung der Erscheinungen an der Sehnervenpapille. Klin. Mbl. Augenheilk. 64, 194 (1920). — KREUTZFELD: Das Gesichtsfeld bei Stauungspapille. Klin. Mbl. Augenheilk. 70, 763 (1923). — KUBIK, J.: Zur Behandlung der Stauungspapille mit der Sehnervenscheidenexcision. Klin. Mbl. Augenheilk. 66, 898 (1921). — Zentralskotom bei basalem Hirntumor. Klin. Mbl. Augenheilk. 71, 353 (1923). — KYRIELEIS, WERNER: Über Stauungspapille. Klinische, anatomische und experimentelle Untersuchungen. Graefes Arch. 121, 560 (1929).

LARSSON, SVEN W.: Choked disc in nephritis. Acta ophthalm. (København.) 1, 193 (1923). — LAUBER, H.: Klinische und anatomische Untersuchungen über Drusen im Sehnervenkopf. Graefes Arch. 105, 567 (1921). — Die ophthalmoskopische Differentialdiagnose der infra- und supranucleären Hemianopsie, zugleich ein Beitrag zur Topographie der Faserverteilung in der Netzhaut. Dtsch. ophthalm. Ges. 1927. — Die Entstehung der Stauungspapille. Wien. klin. Wschr. 1934 II, 1537. — LAUBER u. KÄGI: Über die Entstehung hyaliner Bildungen im Augeninnern. Dtsch. ophthalm. Ges. 1924. — LEVINSOHN, G.: Kurze Bemerkungen zur Pathogenese der Stauungspapille. Graefes Arch. 123, 34 (1929). — LIEBRECHT: Schädelbruch und Auge. Arch. Augenheilk. 55, 36 (1906). — Kritische Betrachtungen zu den jüngsten Theorien über die Entstehungsweise der Stauungspapille. Arch. Augenheilk. 91, 84 (1922). — LILLIE, HAROLD: Choked disks, in association with surgical mastoid disease without apparent intradural involvement. Arch. of Otolaryng. 2, 355 (1925). — LILLIE, WALTER: Ocular phenomena produced by basal lesions of the frontal lobe. J. amer. med. Assoc. 89, 2099 (1927). — LILLIE, WALTER J.: The clinical significance of choked discs produced by abscess of the brain. Surg. etc. 47, 405 (1928). — LONIUS, INGVAR: Tumor des Kleinhirnbrückenwinkels ohne Stauungspapille. Norsk. Mag. Laegevidensk. 84, 32 (1923). — LUTZ, A.: The Eye Symptoms in Pseudo Tumor cerebri. Arch. of Neur. 1919, 539.

MAGITOT: Hypertensions intracraniennes sans stase papillaire. Rev. neur. 34, 22 (1927). — MAGITOT et DOR: A propos de la pathogénie de la stase papillaire. Bull. Soc. ophtalm. Paris 3, 168 (1929). — MARBURG, OTTO: Einiges über Grundlage, Komplikation und Erfolge der Sehnervscheiden-Trepanation nach MÜLLER. Graefes Arch. 105, 590 (1921). — Hirndruck steigernde Prozesse. Wien. med. Wschr. 1921 II, 1449. — MARCHESANI: Schwierigkeiten der Diagnose Stauungspapille bei Myopie. Arch. f. Psychiatr. 95, 447 (1931). — Drusenbildungen des Sehnervenkopfes. Klin. Mbl. Auegenheilk. 92, 247, (1934). — Stauungspapille am teilweisen atrophischen Sehnerven. Z. Augenheilk. 85, 352 (1934). — Über die Befunde am Sehnerven bei Stirnhirnerkrankungen. Arch. Augenheilk. 107 (1933). — Stauungspapille und Hirnschwellung. Ber. dtsch. Ophthalm. Ges. Heidelberg 1934, 354. — MARCHESANI u. SPATZ: Anatomische Untersuchungen bei Stauungspapille. Z. Augenheilk. 73, 116 (1930). — MARINESCU, G., O. SAGER u. B. GRIGORESCU: Meningitis serosa mit Stauungspapille nach Rachianästhesie. Spital. (rum.) 47, 319 (1927). — MARTIN, PAUL et L. VAN BOGAERT: Tumeurs cérébrales sans papille de stase. J. de Neur. 27, 756 (1927). — MELLER: Über Stauungspapille und Abduzenzlähmung bei Chlorose. Zbl. prakt. Augenheilk. 37, 271 (1913). — MEZZATESTA: Lesioni del nervo ottico nelle malformazioni craniche. Riv. oto.-neuro. 3, 161 (1926). — MOHR, TH.: Zur Frage der diagnostischen Verwertbarkeit der einseitigen Stauungspapille und des einseitigen Exophthalmus bei Hirntumor. Klin. Mbl. Augenheilk. 50 II, 401 (1912). — MONIZ, EGAS, AMANDIO PINTO et ALMEIDA LIMA: Ein Beitrag zur Hirndrucksteigerung. Vorübergehende Besserungen des Sehens durch Injektion von Jodnatrium in Carotiden bei einem Falle von Hirntumor. Rev. d'Otol.

etc. 7, 427 (1929). — MÜLLER: Sekundäre Opticusatrophie — nach Stauungspapille bei Turmschädel — mit guter Funktion. Z. Augenheilk. 68, 192 (1929).

NOISZEWSKI, KAZIMIERZ: Hydrostatik und Hydrodynamik der intraocularen Flüssigkeit und des Liquor cerebrospinalis. Klin. oczna (poln.) 7, 65 (1929). — NONNE, M.: Über Fälle vom Symptomenkomplex Tumor cerebri mit Ausgang in Heilung (Pseudotumor cerebri) und über letal verlaufende Fälle von Pseudotumor cerebri mit Sektionsbefund. Dtsch. Z. Nervenheilk. 27, 169 (1904). — Syphilis und Nervensystem, 5. Aufl. Berlin 1924.

OLOFF: Einseitige Stauungspapille und Hirntumor. Dtsch ophthalm. Ges. Heidelberg 1924. — OROZ: Rezidivierende Stauungspapille. Arch. d'Ophtalm. 26, 204 (1926).

PARKER, WALTER R.: The mechanism of papilledema. Trans. amer. Acad. Ophthalm. a. Otol. 1924, 77. — Fundus changes in arterio-sclerosis and clinic significance of choked disc. Ann. clin. Med. 4, 1002 (1926). — PASTORE, FRANCESCO: Concrezioni nella testa del nervo ottico. Ann. Ottalm. 53, 1087, 1142 (1925). — PATON, L. and G. HOLMES: The Pathology of Papilloedoma. Brain 32, 389 (1911). — PAULIAN, DÉMÉTRE EN: Tumeur intracérébrale avec stase papillaire tardive. Rev. d'Otol. etc. 6, 194 (1928). — PAYR, E.: Erfahrungen über Schädelschüsse. Jkurse ärztl. Fortbildg 1915, H. 12. — Meningitis serosa bei und nach Schädelverletzungen. Med. Klin. 1916. — Die Entlastung der gedrosselten Vena magna cerebri (GALENI), ein neuer Heilplan zur Bekämpfung von Hirndruck, Stauungspapille, Hydrocephalus. Zbl. Chir. 51, 28 (1924). — PISANI, DOMENICO: I tumori del lobo frontale. Contributo clinico ed anatomo-patologico. Riv. oto. ecc. 3, 289 (1926). — POHLICH, KURT: Ergebnisse der Balkenstichoperation. Mschr. Psychiatr. 50, 251 (1921). — PURTSCHER: Drusenbildung im Sehnervenkopfe. Zbl. prakt. Augenheilk. 1891, 292.

RAVERDINO, E.: Sulla sintomatologia oculare da ipertensione cranica da idrocefalo. Riv. oto. ecc. 1, 551 (1924). — RĂZVAN: Doppelseitige Stauungspapille nach Lumbalanästhesie. Cluj. med. (rum.) 8, 493 (1927). — RÖNNE, HENNING. Optic neuritis II. Nomenklatur of the condition. Brit. med. J. 1927, Nr 3488, 866, 872. — Über Stauungspapille mit doppelseitiger plötzlicher Erblindung und deren eventuelle Behandlung mit Palliativtrepanation. Graefes Arch. 105, 605 (1921). — Zentralskotom (retrobulbäre Neuritis) als Herdsymptom bei Stirnhirntumor. Ugeskr. Laeg. (dän.) 90, 459 (1928). — ROHRSCHNEIDER: Fall von WERLHOFscher Krankheit mit doppelseitiger Stauungspapille. Z. Augenheilk. 62, 95 (1927). — ROSENBERG, LESTER: Papilledema and the diagnosis of epidemic encephalitis. Amer. J. Dis. Childr. 34, 198 (1927). — RUMJANTZEVA, A.: Gegenwärtige Anschauungen über Entstehung und Behandlung der Stauungspapille und Beobachtungsresultate an 63 Fällen. Arch. Oftalm. (russ.) 5, 191 (1928).

SABBADINI, DARIO: Alterazioni del fondo oculare nella encefalite letargica. Riv. oto. ecc. 3, 31 (1926). — SALZER: Diagnose und Fehldiagnose von Gehirnerkrankungen aus der Papilla nervi optici. München: J. F. Lehmann 1911. — SCHIECK, F.: Über die Entstehungsart der Stauungspapille. Verh. physik.-med. Ges. Würzburg 51, 121 (1926). — Über die Verbindung der perivasculären Räume im Axialstrange mit dem Zwischenscheidenraum des Opticus. Graefes Arch. 113, 157 (1924). — Beiträge zur Kenntnis der Stauungspapille. Graefes Arch. 78, 11 (1911). — SCHINDLER, EMMA: Für Anatomie und Physiologie des gliösen Systems der intrakraniellen Sehnerven. Z. Augenheilk. 60, 15 (1926). — Über die klinische Bedeutung der Dunkeladaptation. Klin. Mbl. Augenheilk. 68, 710 (1922). — SCHINK: Ein Fall von Stauungspapille bei Thrombopenie. Ein Beitrag zur Frage der Papillenveränderungen bei den hämorrhagischen Diathesen. Z. Augenheilk. 49, 265 (1923). — SCHÜCK, FRANZ: Der Hirndruck. Erg. Chir. 17, 398 (1924). — SCHLOSSER: Zur operativen Behandlung der Sehstörungen bei Turmschädel. Klin. Mbl. Augenheilk. 51 II, 1 (1913). — SCHWEINITZ, DE and ALAN C. WOOD: Concerning the ocular symptoms of erythremia (chronic polycythemia vera) with special reference to the fundus picture. Trans. amer. ophthalm. Soc. 23, 90 (1925). — SCHULTZ-ZEHDEN: Ein Beitrag zur Kenntnis der Genese einseitiger Stauungspapille. Klin. Mbl. Augenheilk. 43 II, 153 (1905). — SEISSINGER: Erfolge der Palliativoperationen bei Stauungspapille. Arch. Augenheilk. 97, 375 (1926). — SENNELS, AAGE: Stauungspapille. Hosp.tid. (dän.) 67, 34 (1924). — On effects of relaxing trepanning in cases of brain-pressure especially with regard to dotted disc. Acta ophthalm. (København) 2, 97 (1924). — SIDLER-HUGUENIN: Stauungspapille bei Tetanie. Graefes Arch. 107, 1 (1921). — SOURDILLE, GILBERT: Pathogénie de la stase papillaire des tumeurs cérébrales. Bull. Soc. Ophthalm. Paris 2, 108 (1929). — STENGEL, ERWIN: Zur Pathologie der letalen Hirnschwellung. Ein Beitrag zur Kasuistik der Fernwirkung von Hirntumoren. Jb. Psychiatr. 45, 187 (1927). — SZILY, A. v.: Atlas der Kriegsaugenheilkunde. Stuttgart 1916.

VELHAGEN, K.: Experimentelle Untersuchungen über Papillitis bei eitrigen Entzündungen des vorderen Bulbusabschnittes. Graefes Arch. 119, 255 (1927). — Die Bedeutung des blinden Fleckes bei der Beurteilung der Stauungspapille. Z. Augenheilk. 35, 288 (1935). — VLAVIANOS, G.: Über binasale Hemianopsie. Arch. f. Psychiatr. 97, 207 (1932).

WAGENEN, WILLIAM P. VAN: The incidence of intracranial tumors without „dotted disk" in on years series of cases. Amer. J. med. Sci. 176, 346 (1928). — WHITE, LEON E.:

Papilledema in oto-laryngology. Graefes Arch. **54**, 142 (1925). — WINTHER, KNUD: Encephalitis epidemica mit Opticusveränderungen. Bibl. Laeg. (dän.) **120**, 484 (1928). — Ref. Zbl. Ophthalm. **21**, 62 (1928). — Les affection du nerf optique dans l'encephalite épidémique. Acta psychiatr. (København.) **3**, 165 (1928). — Die Affektionen des Nervus opticus bei der Encephalitis epidemica. Rev. otol. etc. y Cir. neur. **4**, 95 (1929). — Sur la détermination de la tension intracranienne par l'ophthlamodynamometrié de BAILLART. Acta psychiatr. (København.) **5**, 403 (1930).

C. Neuritis nervi optici.

Neuritis (Typ encephalitis).

ABELSDORFF: Akute retrobulbäre Sehnervenentzündung bei Myelitis mit Sektionsbefund. Z. klin. Med. **85**, H. 5/6 (1918). — APPELMAN, LEIGHTON P.: Papillitis with focal infection. Amer. J. Ophthalm. **6**, 563 (1923).

BEHR, CARL: Zur Entstehung der multiplen Sklerose. Münch. med. Wschr. **1924 I**, 633. — Das Verhalten und die diagnostische Bedeutung der Dunkeladaptation bei den verschiedenen Erkrankungen des Sehnervenstammes. Klin. Mbl. Augenheilk. **55**, 193, 451 (1915). — BIELSCHOWSKY, M.: Myelitis und Sehnervenentzündung. Berlin 1911. — BIELSCHOWSKY u. FÖRSTER: Ein Fall von ungewöhnlichen Augensymptomen bei Encephalitis. Klin. Mbl. Augenheilk. **73**, 247 (1924). — BLEGVAD u. RÖNNE: Über die Klinik und Systematik der Retrobulbärneuritiden. Klin. Mbl. Augenheilk. **65**, 206 (1920). — BOGAERT, LUDO VAN: Névrite rétrobulbaire symptôme initial d'une encéphalite léthargique. J. de Neur. **25**, 401 (1925). — BOUCHERT et J. DECHAUME: Etude histopathologique d'un cas de neuroptico myélite aiguë. Ann. Anat. path. **4**, 357 (1927). — BREITBACH, THEA: Zur Kenntnis der tabesähnlichen multiplen Sklerose. Dtsch. Z. Nervenheilk. **72**, 1 (1921). — BUTLER, T. HARRISON: A case of retrobulbar neuritis following a septic wound. Brit. J. Ophthalm. **10**, 184 (1925).

CHARLIN, CARLOS: Neuritis optica als Folge von Lues oder Salvarsan? Rev. méd. Chile **56**, 26 (1928). — CORDS, R.: Die bisherigen Erfolge mit Salvarsan in der Augenheilkunde. Z. Augenheilk. **25**, 88 (1911).

DALÉN, A.: Neuritis optica und Myelitis acuta. Graefes Arch. **48**, 672 (1899). — DEUSCH, G.: Zur Symptomatologie und Ätiologie der Myelitis (Encephalomyelitis) disseminata acuta. Dtsch. Z. Nervenheilk. **80**, 211 (1923). — DOLLFUS, MARC-ADRIEN: Un cas de neuromyélite optique à évolution suraiguë. Annales d'Ocul. **163**, 115 (1926).

ELSCHNIG, A.: Klinischer und anatomischer Beitrag zur Kenntnis der akuten retrobulbären Neuritis. Arch. Augenheilk. **26**, 56 (1893). — ELEONSKAJA, W. N.: Über die Erkrankungen des Sehnerven bei Lues cerebri. Russk. oftalm. Ž. **1**, 280 (1922). — Ref. Zbl. Ophthalm. **11**, 76 (1924).

FEHR: Über syphilitische Rezidive am Auge nach Salvarsanbehandlung. Med. Klin. **1912 II**, 942. — FRIEDINGER, ELSA: Klinische Untersuchungen über die Genese der Neuritis nervi optici mit besonderer Berücksichtigung ihrer Beziehungen zur multiplen Sklerose. Schweiz. med. Wschr. **1925**, 1093.

GASTEIGER, K.: Über Störungen der Dunkeladaption bei Sehnervenerkrankungen und ihre diagnostische Verwertbarkeit. Klin. Mbl. Augenheilk. **78**, 827 (1927). — GEHUCHTEN, P. VAN et P. GAUDISSART: Un cas de neuromyélite optique. La stase papillaire dans les myélites. L'étiologie de la neuromyélite. Rev. d'Oto-Neuro-Ocul. **5**, 541 (1927). — GIPNER, JOHN F.: The ophthalmologic findings in cases of multiple sclerosis. A study of 100 cases. Med. Clin. N. Amer. **8**, 1227 (1925). — GODWIN, DEAN E.: Optic neuritis in Malta fever. Amer. J. Ophthalm. **12**, 747 (1929). — GUREVIC, B.: Über die peripherische Sehnervenentzündung bei rezenter Syphilis. Russk. oftalm. Ž. **6**, 361 (1927).

HANSEN, E.: Über das Verhalten des Augenhintergrundes bei den otitischen intracraniellen Erkrankungen. Arch. Ohrenheilk. **53**, 187 (1901). — HANTKE, HANS: Zur Frage der Neurorezidive. Klin. Mbl. Augenheilk. **69**, 209 (1922). — HEINE: Beitrag zur Prognose und Symptomatologie der hereditären Lues im Säuglingsalter. Jber. Kinderheilk. **72**, 328 (1910). — HIGIER: Ein Fall von Neuritis optica mit vierwöchiger doppelseitiger, in komplette Heilung ausgegangener Blindheit. Neur. Zbl. **17**, 389 (1898). — HOEVE, VAN DER: Vergrößerung des blinden Flecks usw. Arch. Augenheilk. **67**, 101 (1910). — HOLDEN: A report of four cases of acute disseminated myelitis etc. Arch. of Ophthalm. **1911**, 569. — HOLDEN, WARD A.: The ocular manifestations of multiple sclerosis. Arch. of Ophthalm. **51**, 114 (1922).

IGERSHEIMER, JOSEF: Über die Beteiligung des Opticus bei der Meningitis tuberculosa. Graefes Arch. **114**, 267 (1924). — Die ätiologische Bedeutung der Syphilis und Tuberkulose bei Erkrankungen des Auges. Graefes Arch. **74**, 217 (1910). — Zur Pathologie der Sehbahn. Graefes Arch. **96**, 1 (1918).

JENDRALSKI, FELIX: Die Entzündung des Sehnerven bei Myelitis acuta. Klinischer und anatomischer Beitrag. Klin. Mbl. Augenheilk. **71**, 19 (1923).

Krückmann: Beitrag zur Kenntnis der Lues des Augenhintergrundes. Ophthalm. Ges. Heidelberg 1903, S. 51.

Manolescu, D.: Ein Fall von Tuberkulose des Sehnerven. Cluj. med. (rum.) 8, 490 (1927). — Mikroskopische Veränderungen bei einem Fall von Tuberkulose des Sehnerven. Cluj. med. (rum.) 9, 715 (1928). — Marburg: Retrobulbäre Neuritis optica und multiple Sklerose. Z. Augenheilk. 44, 125 (1920). — Marchesani, O.: Zur Erklärung des zentralen Skotoms bei multipler Sklerose. Z. Augenheilk. 85, 351 (1934). — Mariotti, Cesare: Ascesso metastatico del nervo ottico. Boll. Ocul. 8, 1111 (1929). — Mauksch, H.: Zur Differentialdiagnose zwischen Gliom und Tuberkulose und zur Kenntnis der ascendierenden Sehnerventuberkulose. Z. Augenheilk. 54, 49 (1924). — Michel, J. v.: Über bakteritische Embolien des Sehnerven. Z. Augenheilk. 7, 1 (1902).

Nónay, Tibor: Neuritische Opticus-Atrophie und Hypotonie durch luetischen Hypodhysentumor. Klin. Mbl. Augenheilk. 77, 821 (1926).

Paterson, J. V.: Optic neuritis: I. Etiology: Diagnosis: Prognosis. Brit. med. J. 1927, Nr 3488, 863, 872. — Pfister, Maximilian: Die syphilidogenen Erkrankungen des Nervensystems in China. Z. Neur. 103, 455 (1926). — Pillat, Arnold: Zur Frage der primären tuberkulösen Sehnervenerkrankung unter dem Bilde der Papillitis. Wien. med. Wschr. 1925 II, 2546. — Pires, Waldemiro: Akut aufsteigende Landrysche Paralyse und Neuritis optica. Arch. brasil. Med. 18, 91 (1928). — Preobrošinsky, V.: Zahninfektionen in der Ätiologie einiger Augenkrankheiten. Russk. oftalm. Ž. 10, 45 (1929).

Reichard: Über das Vorkommen eines zentralen Skotoms bei disseminierter Sklerose und retrobulbärer Neuritis. Klin. Mbl. Augenheilk. 50 II, 446 (1912). — Zur pathologischen Anatomie der Sehnerven-Chiasmaleiden bei akuter disseminierter Sklerose. Graefes Arch. 85, 489 (1913). — Über akute Retrobulbärneuritis im Chiasma lokalisiert. Klin. Mbl. Augenheilk. 55, 68 (1915). — Über Stauungspapille mit doppelseitiger plötzlicher Erblindung usw. Graefes Arch. 105, 605 (1921). — Rönne, Henning: Optic neuritis II. Nomenklatur of the condition. Brit. med. J. 1927, Nr 3488, 866, 872. — Rönne u. Wimmer: Akute disseminierte Sklerose. Dtsch. Z. Nervenheilk. 46, 56 (1912). — Rosenstein, A. Maria: Zur totalen Atrophie des Sehnerven bei kongenitalluetischen Kindern. Klin. Mbl. Augenheilk. 70, 524 (1923). — Doppelseitige retrobulbäre Neuritis mit zentralem Skotom und Ophthalmoplegie nach Diphtherie. Klin. Mbl. Augenheilk. 77, 94 (1926). — Rumjanzeva, A.: Die Augenerkrankungen bei epidemischer Cerebrospinalmeningitis. Arch. Oftalm. (russ.) 3, 323 (1927).

Sabatzky, Kurt: Gehäuftes Auftreten von Neuritis nervi optici als schnell vorübergehende Erkrankung bei und nach der Grippe. Klin. Mbl. Augenheilk. 82, 351 (1929). — Sabbadini: Alterazioni del fondo oculare nella encefalite letargica. Riv. otol. ecc. 3, 31 (1926). — Sachs, B. and E. D. Friedman: General symptomatology and differential diagnosis of disseminated sclerosis. Arch. of Neur. 7, 551 (1922). — Scheerer, B.: Über die Ursachen der Neuritis retrobulbaris. Klin. Mbl. Augenheilk. 83, 164 (1929). — Schieck, F.: Die ätiologischen Momente der retrobulbären Neuritis. Graefes Arch. 71, 466 (1909). — Siemerling, E. u. I. Raecke: Beitrag zur Klinik und Pathologie der multiplen Sklerose usw. Arch. f. Psychiatr. 53, 385 (1914). — Stoeltzer, W.: Neuritis optica als Lokalisation der Heine-Medinschen Infektion. Z. Kinderheilk. 45, 439 (1928).

Taylor, James: Case of acute myelitis at about seventh dorsal segment, with optic neuritis. Proc. roy. Soc. Med. 14, 43 (1921). — Thrane, K.: Neuritis optica with uncomplicated meningitis and thrombophlebitis. Acta oto-laryng. (Stockh.) 3, 25 (1921). — Tristaino. B.: Neurite ottica bilaterale post-influenzati. Lett. oftalm. 5, 220 (1928). — Tschirkowsky: Stauungspapille bei Sclerosis disseminate. Klin. Mbl. Augenheilk. 53, 527 (1914).

Uhthoff: Über die bei der Syphilis des Zentralnervensystems vorkommenden Augenstörungen. Graefes Arch. 39 I, III (1893). — Zu den entzündlichen Sehnervenaffektionen bei Arteriosklerose. Dtsch. ophthalm. Ges. Heidelberg 1924.

Vorderame: Anatomische Beiträge zur Solitärtuberkulose der Papilla nervi optici. Klin. Mbl. Augenheilk. 46 I, 401 (1908).

Wexberg, Erwin: Zur Differentialdiagnostik der multiplen Sklerose. Z. Neur. 99, 43 (1925).

Neuritis bei Orbitalerkrankungen und Erkrankungen der Nasennebenhöhlen.

Amersbach: Nase und Auge. Z. Laryng. usw. 15, 246 (1927).

Baratoux, J.: Des sinusites posterieures et de leurs complications ophtalmiques. Clin. ophtalm. 13, 253 (1924). — Bartels, M.: Über die anatomische Grundlage der Erblindung bei Orbitalphlegmonen. Arch. Augenheilk. 56, 267 (1907). — Beck, Josef: Über Neuritis optica als entzündlicher Vorgänge im adenoiden Gewebe des Nasenrachenraumes. Z. Hals usw. heilk. 17, 506 (1927). — Beck, Oskar: Histologische Untersuchungen des Siebbeins bei der rhinogenen retrobulbären Neuritis optica. Mschr. Ohrenheilk. 57, 893 (1923). — Zur Pathologie der Nebenhöhlen der Nase bei der rhinogenen, retrobulbären Neuritis optica. Z. Ohrenheilk. 53, 295 (1924). — Beck u. Pillat: Gesichtsfelduntersuchungen bei Empyemen der Nebenhöhlen der Nase usw. Klin. Mbl. Augenheilk. **70**, 78 (1923). — BIRCH-HIRSCHFELD: Beitrag zur Kenntnis der Sehnervenerkrankungen bei Erkrankungen der hinteren Nebenhöhlen der Nase. Graefes Arch. **65**, 440 (1907). — BROWN, M. EARLE: Indications for surgical procedure in sphenoiditis from ophthalmological studies. New Orleans med. J. **80**, 364 (1927). — BRUCKNER, A.: Nasennebenhöhlen- und Sehnervenerkrankungen. Zbl. Ophthalm. **3**, 545 (1920).

CARETTE, C.: Quelques améliorations subjectives visuelles observées consécutivement à la cocaino-adrénalisation des fosses nasales. Rev. d'Otol. etc. **5**, 624 (1927). — CHAILLOUS, J.: De la guérison spontanée des nevrites rétrobulbaires aigués. Annales d'Ocul. **161**, 106 (1924). — CUTLER, COLMAN W.: Disease of the optic nerve and its relations to the posterior nasal sinuses. Report of four cases showing the uncertainty of the diagnosis. Arch. of Ophthalm. **52**, 331 (1923). — The optic nerve in sinus disease. Laryngoscope **32**, 576 (1922).

DAVIDS, HERMANN: Der endonasale Eingriff bei Erkrankungen des Sehnerven. Graefes Arch. **115**, 66 (1924). — DAVIS, EDWARD D. W.: Discussion on retrobulbar neuritis of nasal origin. Brit. med. J. **1923**, Nr 3280, 873. — DEMARIA, ENRIQUE: Akute Neuritis optica axialis infolge von Sinusitis ethmoideo-sphenoidalis. Arch. Oftalm. **24**, 279 (1924). — DREYFUS, P. A.: Guérison spontanée de la névrite rétrobulbaire aiguë. Bull. Soc. Ophtalm. Paris **6**, 354 (1928).

EICKEN, V.: Nebenhöhlen- und Sehnervenerkrankungen. Zbl. Ophthalm. **4**, 49 (1920). — ESCH, A.: Die Frage der Operation bei der retrobulbären Neuritis nasalen Ursprungs. Klin. Wschr. **1928 I**, 938.

FORSCHNER, L. u. J. SOMMER: Ohren- und Nasenbefunde bei akuter und chronischer Neuritis retrobulbaris (toxischer Amblyopie). Mschr. Ohrenheilk. **62**, 119 (1928).

GOTTLIEB, MARK: Rhinological findings and treatment of cases of retrobulbar optic neuritis. N. Y. State J. Med. **26**, 1011 (1926).

HAJEK: Kritik des rhinogenen Ursprungs der retrobulbären Neuritis. Wien. ophthalm. Ges. Z. Augenheilk. **44**, 194 (1920). — HECKFORD, FRANK: Ten cases of acute retrobulbar neuritis. Brit. med. J. **1926**, Nr 3394, 93. — HENZEN, H.: Die Bedeutung der Dauer eines zentralen Skotoms bei Neuritis retrobulbaris für die Diagnose multiple Sklerose. Klin. Mbl. Augenheilk. **72**, 75 (1924). — HERRENSCHWAND, F. v.: Über gehäuftes Auftreten von Neuritis retrobulbaris und deren Behandlung mit der „Daueranämisierung". Z. Augenheilk. **57**, 78 (1925). — HERZOG, H.: Über die Neuritis retrobulbaris. Arch. Augenheilk. **99**, 292 (1928). — Neuritis retrobulbaris. Klin. Mbl. Augenheilk. **79**, 807 (1927). — Differenzialdiagnostische Überlegungen bei der Neuritis retrobulbaris. Wien. klin. Wschr. **1924 I**, 972. — Pathogenese der rhinogenen Neuritis optica. Beitr. Anat. usw. Ohr usw. **21**, 45 (1924). — HIPPEL, V.: Über die „rhinogene" retrobulbäre Neuritis. Dtsch. ophthalm. Ges. 1928, S. 28. — HIRSCH, OSKAR: Zur Frage der Neuritis retrobulbaris. Z. Augenheilk. **53**, 133 (1924). — HOEVE, VAN DER: Vergrößerung des blinden Flecks, ein Frühsymptom für die Erkennung der Sehnervenerkrankung bei Erkrankung der hinteren Nebenhöhlen der Nase. Arch. Augenheilk. **67**, 101 (1910). — Sehnerv und Nasennebenhöhlen. Klin. Mbl. Augenheilk. **68**, 691 (1922). — Optic nerve and accessory sinuses. Arch. of Ophthalm. **51**, 210 (1922).

JANSSEN, H.: Ein Beitrag zur Klärung der klinischen Beziehungen zwischen Nasennebenhöhlen und Orbita, insbesondere dem Nervus opticus. Arch. Ohr- usw. Heilk. **109**, 188 (1922). — JERVEY, J. W.: Monocular retrobulbar optic neuritis caused by purulent maxillary sinusitis. Ann. of Otol. **30**, 976 (1921).

KLEIJN, A. DE: Beitrag zur Kenntnis der Sehnervenerkrankungen bei Erkrankungen der hinteren Nebenhöhlen der Nase. Graefes Arch. **75**, 515 (1910). — KLEIJN, DE u. W. STENVERS: Weitere Beobachtungen über die genaue Lokalisation der Abweichungen im Bereich des Foramen opticum und der Ethmoidalgegend mit Hilfe der Radiographie. Graefes Arch. **93**, 216 (1917). — KNAPP, ARNOLD: Mucocele of the posterior ethmoid sinus with orbital symptoms. Arch. of Ophthalm. **1**, 566 (1929). — KRASNIG, MAX: Zur Frage der rhinogenen Neuritis retrobulbaris. Arch. Ohr- usw. Heilk. **109**, 175 (1922).

LENOIR et BEAUJEU: A propos de la névrite optique rétrobulbaire aiguë. Annales d'Ocul. **161**, 502 (1924). — LILLIE, HAROLD J. and WALTER J. LILLIE: The effect of sinusitis on certain syndromes of chiasmal tumor. Laryngoscope **38**, 761 (1928).

MARBAIX: Réflexions sur quelques cas de névrites rétrobulbaires aiguës. Bull. Soc. belge Ophtalm. **58**, 39 (1929). — MARKBREITER, J.: Weitere Untersuchungen über die bei Nasen- und Nebenhöhlenkrankheiten vorkommenden Gesichtsfeldveränderungen. Z. Augenheilk. **31**, 316 (1914). — MELLER: Verhältnis der Neuritis retrobulbaris ir Nasenhöhle in ätiologischer und therapeutischer Hinsicht. Ophthalm. Ges. Wien. ige heilk. **44**, 191 (1920). — MELLER u. OSKAR HIRSCH: Über die rhinogene Neuriti robi aris. Abh. Augenheilk. **26**, Beih. 2, 1 (1926). — MEZZATESTA, FRANCESCO: Alterazioni del ervo ottico nelle lesioni dei reni. Riv. otol. ecc. **2**, 37 (1925). — MOUNIER-KUHN: Manifest tions oculaires immédiatement consécutives aux interrentions eudonasales. . de Laryng. etc.

49, 369 (1928). — Mylius, Karl: Retrobulbäre Neuritis und ihre Behandlung mit Cocain-Adrenalintamponade der Nase. Z. Augenheilk. **64**, 22 (1928).

Oliver, K. S. and S. J. Crowe: Retrobulbar neuritis and infection of the accessory nasal sinuses. Arch. of Otolaryng. **6**, 503 (1927). — Onodi, A.: Die Sehstörungen und Erblindung nasalen Ursprungs, bedingt durch Erkrankungen der hinteren Nebenhöhlen. Z. Augenheilk. **12**, 23 (1904).

Pákozdy, Károly: Heilung akuter neuritischer Amaurose nach Öffnung des Ethmoidallabyrinths. Orv. Hetil. (ung.) **66**, 301 (1922). — Pichler, G.: Untersuchungen zur Frage der rhinogenen Neuritis retrobulbaris. I. Methodik der experimentellen Nebenhöhlenforschung. Mschr. Ohrenheilk. **62**, 1159 (1928). — Untersuchungen zur Frage der rhinogenen Neuritis retrobulbaris. II. Experimentelle Untersuchungen. Mschr. Ohrenheilk. **63**, 120 (1929).

Redslob, E.: Die Retrobulbärneuritis infolge Erkrankung der Nase, deren Nebenhöhlen und der Zähne. Rev. d'Otol. etc. **7**, 405 (1929). — Reiss, W.: Ein Abscess in der Lamina cribrosa der Sehnerven als Komplikation im Verlaufe eines Orbitalphlegmons. Graefes Arch. **59**, 193 (1904).

Sargnon, A.: Sinusites latentes postérieures et lésions du nerf optique. J. Méd. Lyon **5**, 263 (1924). — Sargnon e Colrat: Contributo allo studio delle lesioni oculari consecutive alle sinusiti, sovratutto alle sinusiti posteriori cosidette „latenti". Rass. internaz. Clin. e Ter. **8**, 698 (1927). — Sargnon et Trossat: Contribution au traitement endonasal des lésions optiques. Arch. internat. Laryng. etc. **3**, 899 (1924). — Scheerer, Richard: Über einige Erkrankungen des Sehnervenstammes. Arch. Augenheilk. **99**, 322 (1928). — Über Neuritis retrobulbaris. Klin. Mbl. Augenheilk. **79**, 807 (1927). — Über die Ursachen der Neuritis retrobulbaris. Klin. Mbl. Augenheilk. **83**, 164 (1929). — Stock: Über Neuritis retrobulbaris. Klin. Mbl. Augenheilk. **71**, 219 (1923).

Taylor, Henry H.: Roentgen findings of optic canals in blindness due to nasal accessory sinus disease. N. Y. State J. Med. **26**, 1015 (1926). — Terson, A.: Neuro-rétinite hémorragique d'origine dentaire certaine. Annales d'Ocul. **164**, 616 (1927). — Thies, O.: Der Wert des Röntgenbildes bei rhinogener Neuritis retrobulbaris. Graefes Arch. **120**, 728 (1928). — Nochmals die rhinogene Neuritis retrobulbaris. Graefes Arch. **122**, 75 (1929). — Neuritis retrobulbaris. Klin. Mbl. Augenheilk. **79**, 831 (1927). — Thomson, Edgar: Sehnervenstörungen bei Nebenhöhlenerkrankungen. Arch. of Otolaryng. **10**, 248 (1929). — Traquair, H. M.: The value of visual changes in the diagnosis of optic nerve disease—due to latent morbid conditions of the nasal accessory sinuses. J. Laryng. a. Otol. **39**, 384 (1924).

Urbanek: Neuritis retrobulbaris. Z. Augenheilk. **65**, 296 (1928).

Vinsonneau, C.: Névrite optique rétro-bulbaire et sinusite sphenoidale. Arch. d'Ophtalm. **41**, 99 (1924).

White, Leon E.: Etiology and pathology of loss of vision from the accessory sinuses. Boston med. J. **185**, 457 (1921). — Disturbance of the optic nerve caused by malignant disease of the sphenoid. Arch. of Otolaryng. **6**, 361 (1927). — Worms, G.: Complications orbito-oculaires des sinusites. Arch. Méd. e mil. **83**, 507 (1925). — Wright, A. E.: Empyema of the left sphenoidal sinus with optic neuritis and subsequent post-papillitic atrophy. Brit. J. med. **1925**, Nr 3352, 597.

Young, Garin: The relations of the optic and vidian nerves to the sphenoidal sinus. J. Laryng. a. Otol. **37**, 613 (1922).

Zimmer: Reflexions sur certaines névrites retrobulbaires. Clin. ophtalm. **15**, 200 (1926).

Neuritis (Atrophie) nervi optici hereditaria.

Alsberg: Hereditäre Sehnervenatrophie bei Vater und Sohn. Klin. Mbl. Augenheilk. **79**, 832 (1927).

Beckert, Lothar: Über die Erkrankung von Frauen an hereditärer Opticusatrophie (Leberscher Krankheit). Arch. Augenheilk. **100/101**, 285 (1929). — Bell, Julia: The age of onset in hereditary optic atrophy. Ann. of Eugen. **3**, 269 (1928). — Burroughs, A. E.: Two cases of Leber's disease, or familial optic atrophy with enlargement of the pituitary fose. Trans. ophthalm. Soc. U. Kind. **44**, 399 (1924).

Drexel, K. Th.: Inwieweit stimmen die wirklichen Erfahrungen über die Vererbung der familiären, hereditären Sehnervenatrophie (Lebersche Krankheit) überein mit der Theorie der Vererbung der geschlechtsgebundenen Krankheiten. Arch. Augenheilk. **92**, 49 (1922).

Erdmann, Leonhard: Beitrag zur Differentialdiagnose der juvenilen Form der familiären amaurotischen Idiotie (Spielmeyer-Vogt). Z. Augenheilk. **54**, 84 (1924).

Ferguson, Fergus R and Macdonald Critschley: Leber's optic atrophy and its relationship with the heredo-familial ataxias. J. of Neur. **9**, 170 (1928). — Fleischer, B.: Die Vererbung geschlechtsgebundener Krankheiten. Heidelberg. Ber. **1920**, 4. — Franceschetti, A.: Die Vererbung von Augenleiden. Kurzes Handbuch der Ophthalmologie, Bd. 1.

Ginzburg, J.: Beitrag zur Kenntnis der Leberschen Krankheit. Klin. Mbl. Augenheilk. 71, 734 (1923).

Heuven, J. A. van: Beiträge zur Kasuistik der Neuritis optica hereditaria. Nederl. Tijdschr. Geneesk. 69, 1723 (1925). — Hippel, E. v.: Das Abderhalden-Dialysierverfahren beim Glaukom und einigen Sehnervenerkrankungen. Graefes Arch. 90, 198 (1915). — Hirsch, Julius: Über familiäre hereditäre Sehnervenatrophie. Klin. Mbl. Augenheilk. 70, 710 (1923).

Jensen, E.: Über die mit Zentralskotom verbundenen Augensymptome (dän.). Diss. Kopenhagen 1890.

Kawakami, Riiti: Beiträge zur Vererbung der familiären Sehnervenatrophie. Graefes Arch. 116, 568 (1926). — Kropp, Ludwig: Zur Differentialdiagnose der Leberschen familiären Opticusatrophie. Mit zwei Stammbäumen. Z. Augenheilk. 62, 57 (1927).

Lagrange, Henri: De l'atrophie optique héréditaire. Arch. d'Ophtalm. 39, 530 (1922). — Leber, Th.: Über hereditäre und kongenital angelegte Sehnervenleiden. Graefes Arch. 17, 249 (1871).

Mauksch, H.: Ein Beitrag zur Kenntnis der familiär-hereditären Sehnervenatrophie. Z. Augenheilk. 55, 196 (1925). — Meyer-Riemsloh: Über hereditäre Sehnervenatrophie. Klin. Mbl. Augenheilk. 74, 340 (1925).

Nestleship, E.: On some hereditary diseases of the eye. Bowman lecture. Trans. ophthalm. Soc. U. Kind. 29, (1909).

Pines, J. u. F. Tron: Hereditäre Neuritis optica. Z. Neur. 95, 762 (1925).

Rönne, Hennig: Über das Gesichtsfeld bei hereditärer Opticusatrophie (Leber). Klin. Mbl. Augenheilk. 48 I, 328 (1910).

Schönenberger, Fridolin: Beitrag zur Kenntnis der homochron-hereditären Opticusatrophie. Arch. Klaus-Stift. 2, 59 (1926).

Waardenburg, P. J.: Beitrag zur Vererbung der familiären Sehnervenatrophie (Lebersche Krankheit). Klin. Mbl. Augenheilk. 73, 619 (1924).

Zentmayer: Concerning the etiology of hereditary optic nerve atrophy. Trans. amer. ophthalm. Soc. 16, 6 (1918).

Intoxikationsamblyopien.

Anastassoff, Anastasse: Amblyopia toxica chimica. Clin. bulgar. 1, 367 (1928). — Andrade, Gabriel de: Toxische Amblyopien, einige interessante Fälle davon. Brazil. méd. 2, 153 (1923).

Bär, A.: Augenveränderungen bei Botulismus. Klin. Mbl. Augenheilk. 72, 675 (1924). — Bailliart et Hartmann: Névrite optique bilatérale au cours de la grossese. Annales d'Ocul. 164, 529 (1927). — Beljajew, J. A.: Die Wirkung des Methylalkohols aufs Auge. Russk. oftalm. Ž. 4, 177 (1925).

Doyne, P. G.: The scotomata of tobacco amblyopia. Brit. J. Ophthalm. 6, 1 (1922).

Forster, Andrew E.: An experimental study of the pathogenesis of quinin amblyopia with special reference to ethyl hydrocuprein hydrochlorid. Amer. J. Ophthalm. 6, 376 (1923). — Francis, Lee Masten and Ivan Koenig: Retrobulbär neuritis in diabetes, Report of case. J. amer. med. Assoc. 87, 1373 (1926). — Retrobulbär neuritis in diabetes. Trans. Sect. ophthalm. amer. med. Assoc. 1926, 43.

García Mansilla, Sinforiano: Neuritis optica nach Filixgebrauch. Rev. Cubana Ophtalm. 4, 139 (1922).

Hämäläinen, R. u. Hilja Teräskeli: Ein Beitrag zur Kenntnis der sog. Methylalkoholvergiftung und deren Behandlung. Acta ophthalm. (København. 6, 260 (1928). — Hummelsheim u. Leber: Ein Fall von atrophischer Degeneration der Netzhaut und des Sehnerven bei Diabetes mellitus. Graefes Arch. 52, 336 (1901). — Hirschberg: Über Tabaksamblyopie und verwandte Zustände. Dtsch. Z. prakt. Med. 1878, 17, 18. — Horay, Gustav: Beitrag zur Klinik der sogenannten Lactationsneuritis. Klin. Mbl. Augenheilk. 71, 473 (1923).

Little, J. P.: A case of optic neuritis, caused presumably by Ankylostoma duodenale Infection. J. Army med. Corps 48, 61 (1927). — Loddoni, Giovanni: Scotoma anulare nell'ambliopia da clinico (contributo clinico). Lett. oftalm. 5, 115 (1928). — Lottrup-Andersen: Bleivergiftung mit Augensymptomen. Hosp.tid. (dän.) 70, 7 (1927).

MacDonald, A. E.: Die Pathologie von Methylalkohol-Amblyopie. Internat. Kongr. Amsterdam 1929. — Melanowski, W. H.: Ein Fall vorübergehender Erblindung während des Stillens. Klin. oczna (poln.) 3, 92 (1925). — Mellinghoff: Doppelseitige Neuritis optica während der Laktation mit temporärer Erblindung und günstigem Ausgang. Klin. Mbl. Augenheilk. 68, 371 (1922). — Mezzatesta: Sull'interpretazione di alcune cosidette neuriti retrobulbari (Ambliopia alcoolica). Riv. Otol. ecc. 4, 258 (1927). — Møller, H. Ulrik: Ein Fall von Neuritis optica und doppelseitiger Abducensparese bei Bleivergiftung. Hosp.tid. (dän.) 67, 52 (1924).

Neuschueler, J.: Ambliopie nicotiniche. Lett. oftalm. 5, 399 (1928). — Nónay, Tibor: Eingeweidewürmer als ätiologischer Faktor bei Neuritis optici. Klin. Mbl. Augenheilk. 80, 674 (1928).

Ohmori, So: Über einen Fall der die cerebellare Ataxie begleitenden akuten Alkoholamaurose. Okayama-Igakkai-Zasshi (jap.) 1925, 428, 943.

Patry, A.: Rezidivierende Neuritis optica bei Schwangerschaft. Internat. Kongr. Amsterdam 1929. — Pelláthy, Béla: Rezidivierende Amblyopie bei Menstruation. Orv. Hetil. (ung.) 1929 I, 45. — Pillat: Retrobulbäre Sehnervenentzündung infolge Lactation. Z. Augenheilk. 53, 268 (1924).

Reis: Sehnervenerkrankung durch Trinitrotoluol. Z. Augenheilk. 47, 199 (1922). — Rönne, Henning: Pathologisch-anatomische Untersuchungen über alkoholische Intoxikationsamblyopie. Graefes Arch. 77, 1 (1910). — Zur pathologischen Anatomie der diabetischen Intoxikationsamblyopie. Graefes Arch. 85, 489 (1913). — Ros, Antonio: Retrobulbäre Neuritis durch Bleivergiftung. Arch. Oftalm. hisp.-amer. 30, 503 (1929). — Rosa, Giuseppe de: Sull'ambliopia tonica da tabacco. Napoli 1927. — Ruata, Vittorio: Considérations sur le nicotinisme, l'amblyopie nicotinique et leur traitement. Clin. ophthalm. 14, 3 (1925). — Considerazioni sul nicotinismo, l'ambliopia nicotinica e loro cura. Giorn. Ocul. 9, 124 (1928).

Samkovsky, J.: Methylalkoholvergiftung mit nachfolgender Erblindung und tödlichem Ausgang. Arch. oftalm. (russ.) 2, 607 (1927). — Sattler, C. H.: Bromural- und Adalinvergiftung des Auges. Klin. Mbl. Augenheilk. 70, 149 (1923). — Über die Ursachen der Zunahme der Tabak-Alkoholamblyopien nach dem Kriege. Klin. Mbl. Augenheilk. 70, 318 (1923). — Beiträge zum klinischen Bild der Tabak-Alkoholamblyopie. Klin. Mbl. Augenheilk. 70, 433 (1923). — Schwarzkopf, Georg: Kritisches und Experimentelles über die Methyl- und Optochinamblyopie. Z. Augenheilk. 48, 317 (1922). — Schweinitz, C. E. de and A. G. Fewell: Diabetes and tobacco amblyopia. Ther. Gaz. 50, 623 (1926). — Sédan, Jean: Névrite optique et hémorragies de la rétine pendant la lactation. Marseille méd. 60, 691 (1923). — Stein, C.: Neuritis retrobulbaris acuta und endokrine Einflüsse. Arch. Augenheilk. 91, 256 (1922).

Thies, O.: Doppelseitige Neuritis retrobulbaris bei Hautverbrennung. Klin. Mbl. Augenheilk. 75, 384 (1925). — Tomilowa, A. F.: Über die Sehstörungen nach dem Genusse der Alkoholsurrogate. Sammelschrift für Augenkrankheiten, S. 52. 1921. — Traquair, H. M.: Tobacco amblyopia. Lancet 1928 II, 1173.

Uhthoff, W.: Beiträge zu den Sehstörungen bei Vergiftungen. Klin. Mbl. Augenheilk. 74, 1 (1925). — Untersuchungen über den Einfluß des chronischen Alkoholismus auf das menschliche Sehorgan. Graefes Arch. 32/33 (1887). — Die toxische Neuritis optica. Klin. Mbl. Augenheilk. 38, 533 (1900). — Usher, C. H., J. F. Tocher, John E. Ritchie and Ethel M. Elderton: An analysis of the consumption of tobacco and alcohol in ears of tobacco amblyopia. Ann. of Eugen 2, 245 (1927).

Vincentiis, G. de: Qualche considerazione nell'importanza del fattore tonics ,,nicotina" nella genesi della cosidetta ,,ambliopia alcoolico-nicotinica". Riv. otol. ecc. 4, 281 (1927). — Vogt, A.: Die Nervenfaserzeichnung der menschlichen Netzhaut im rotfreien Licht. Klin. Mbl. Augenheilk. 66, 718 (1921).

Willems: L'amblyopie toxique nicotino-alcoolique. Arch. méd. belges 77, 671 (1924). — Wolokonenko: Über den Einfluß des Tabaks auf das Sehorgan der Arbeiter der Tabakindustrie. Russk. oftalm. Ž. 4, 288 (1925).

Young, A. G. and A. S. Loevenhart: The relation of the chemical constitution of certain organic arsenical compounds to their action on the optic tract. J. of Pharmacol. 23, 107 (1924).

D. Atrophia nervi optici.

Abadie, Ch.: Behandlung der tabischen Opticusatrophie. Arch. Oftalm. 26, 361 (1926). — Abelsdorff, G.: Sehnervenatrophie durch atherosklerotischen Verschluß der Zentralarterie. Z. Augenheilk. 52, 273 (1924). — Sehnervenatrophie mit Arteriosklerose bei Diabetes mellitus. Arch. Augenheilk. 95, 143 (1924). — Arlt, Ernst: Behandelte und unbehandelte Fälle von tabischer Sehnervenatrophie. Z. ärztl. Fortbildg 19, 367 (1922). — Augstein: Tiefe randständige Exkavation mit Sehnervenatrophie ohne jede Drucksteigerung. Z. Augenheilk. 66, 403 (1928).

Baliña, Pedro: Spätresultate der intensiven chronischen spezifischen Behandlung bei der tabischen Opticusatrophie. Arch. Oftalm. Buenos Aires 2, 627 (1927). — Barkan, Otto and Hans Barkan: Fracture of the optic canal. Amer. J. Ophthalm. 11, 767 (1928). — Behr, Carl: Zur Behandlung der tabischen Sehnervenatrophie. Klin. Mbl. Augenheilk. 56, 1 (1916). — Über die anatomischen Grundlagen und über die Behandlung der tabischen Sehnervenatrophie. Münch. med. Wschr. 1926 I, 311. — Die komplizierte hereditär-familiäre Opticusatrophie des Kindesalters. Klin. Mbl. Augenheilk. 47 II, 138 (1909); Dtsch. med. Wschr. 1909, 1051. — Bertolotti, Mario: Patologia canalicolare del nerve ottico. (Contributo röntgeno-stereoscopico.) Radiol. med. 14, 918 (1927). — Beselin:

Subakute Funktionsstörung des Sehnerven bzw. der Netzhaut durch Arteriosklerose. Klin. Mbl. Augenheilk. **75**, 363 (1925). — BOEHMIG: Beitrag zur Frühdiagnose der tabischen Sehnervenatrophie. Klin. Mbl. Augenheilk. **70**, 397 (1923).

CLAY, JOSEPH: Three cases of optic nerve involvement with radiographic measurment of the optic canal. J. of Ophthalm. etc. **30**, 101 (1926). — COSENZA, GIOVANNI: Considerazioni sopra tre casi di craniostenosi pathlogica. Boll. Ocul. **7**, 967 (1928). — COSMETTATOS, G. F.: Oxycéphalie et atrophie des nerfs optiques. Rev. gén. Ophtalm. **38**, 79 (1924).

DWORJETZ, MAX: Über die Berechtigung der Bezeichnung „Atrophia nervi optici". Klin. Mbl. Augenheilk. **80**, 30 (1928).

ELSCHNIG, A.: Die Topographie des Sehnerveneintritts bei einfacher Sehnervenatrophie. Graefes Arch. **68**, 126 (1908). — Therapie der tabischen Sehnervenatrophie. Klin. Mbl. Augenheilk. **75**, 773 (1925). — Resektion des Canalis opticus bei Turmschädel. Med. Klin. **1924 II**, 1281.

FAZAKAS, ALEXANDER: Neuere Gesichtspunkte in der Behandlung der Atrophia nervi optici tabetica mittels endolumbaler und suboccipitaler Pneumocephalie. Klin. Mbl. Augenheilk. **83**, 297 (1929). — FAZAKAS u. v. THURZÓ: Zur Frage der therapeutischen Beeinflußbarkeit der tabischen Opticusatrophie. Klin. Mbl. Augenheilk. **78**, 664 (1927). — FISCHER-ASCHER, MARIE: Malariabehandlung der tabischen Sehnervenatrophie. Klin. Mbl. Augenheilk. **76**, 102 (1926). — FREUD, S.: Zur Kenntnis der cerebralen Diplegien des Kindesalters. Leipzig u. Wien 1903; Neur. Zbl. **1893**, 512, 542. — FRIEDE, REINHARD: Gibt es eine operative Beeinflussung der Sehnervenatrophie? Z. Augenheilk. **52**, 99 (1924). — FUCHS, ERNST: Augensymptome bei Arteriosklerose. Wien. med. Wschr. **72**, 681 (1922). — FUJIWARA, KEAZO: Ein Beitrag zur Kenntnis der pathologischen Anatomie des Sehnervenschwundes bei Tabes dorsalis und progressiver Paralyse. Graefes Arch. **115**, 562 (1925).

GENNERICH, W.: Zur Behandlung der tabischen Sehnervenatrophie. Klin. Mbl. Augenheilk. **56**, 512 (1916). — GENIS, L.: Augenveränderungen bei Spitzkopf (Oxycephalus). Arch. Oftalm. (russ.) **3**, 148 (1927). — GHORMLEY, RALPH K.: Optic neuritis in infantile paralysis. J. amer. med. Assoc. **84**, 370 (1925). — GIFFORD, SANFORD R.: Intra-cisternal injections in the treatment of luetic atrophy. Brit. J. Ophthalm. **7**, 506 (1923). — GIFFORD, S. R. and J. J. KEEGAN: Results with intracisternal injections in luetic optic atrophy. Amer. J. Ophthalm. **10**, 323 (1927). — GOALWIN, HARRY A.: One thousand optic canals. A clinial, anatomic and roentgenologic study. J. amer. med. Assoc. **89**, 1745 (1927). — Der Canalis opticus bei normalen und deformierten Schädeln. Z. Augenheilk. **54**, 191 (1924). — GREEFF: Zur Therapie der tabischen Sehnervenatrophie. Ber. 43. Verslg ophthalm. Ges. Jena **1922**, 133. — GRIMMINGER, WALTER: Über Atrophia nervi optici partialis nach schweren Blutungen. Z. Augenheilk. **57**, 106 (1925). — GUTMANN, ADOLF: Beobachtungen an Patienten mit Hypophysentumoren. Internat. Kongr. Amsterdam 1929. — Ein weiterer Fall von charakteristischer Sehnervenexcavation bei Hypophysistumor. Z. Augenheilk. **68**, 194 (1929).

HARTMANN et VALAT: Lésions partielles traumatiques du nerf optique au niveau du canal optique. Annales d'Ocul. **163**, 325 (1926). — HERRMANN, G.: Anatomischer Befund bei Syringomyelie mit Opticusatrophie. Z. Neur. **111**, 713 (1927). — HESSBERG, R.: Über die Malariabehandlung der Tabes, besonders der tabischen Opticusatrophie. Z. Augenheilk. **62**, 155 (1927). — HILDEBRAND, OTTO: Eine neue Operationsmethode zur Behandlung der durch Turmschädel bedingten Sehnervenatrophie. Arch. klin. Chir. **124**, 199 (1923). — HOFFMANN, M.: Beitrag zur Lehre von den hereditären und familiären Hirn- und Rückenmarkserkrankungen. Inaug.-Diss. Kiel 1916. — HORN, L. u. H. KOGERER: Über die Behandlung der tabischen Opticusatrophie mit Lufteinblasung. Z. Augenheilk. **64**, 377 (1928). — Über die Ergebnisse der Nachuntersuchung der mit Lufteinblasung behandelten Fälle von tabischer Opticusatrophie. Z. Augenheilk. **67**, 207 (1929). — HORNIKER: Demonstration von Röntgenbildern bei Sehnervenerkrankungen. Dtsch. ophthalm. Ges. Heidelberg 1924.

IGERSHEIMER: Über die periphere Sehbahn bei Tabes und Paralyse. Dtsch. ophthalm. Ges. Heidelberg 1924. — Weitere Untersuchungen über den Opticusprozeß bei Tabes und Paralyse. Dtsch. ophthalm. Ges. Heidelberg 1925.

TERSON, A.: Sur la pathogénie et le traitement des troubles visuels après les portes de sang. Annales d'Ocul. **159**, 23 (1922).

KNAPP, A.: Hereditary optic atrophy. Eight cases in three generations. Arch. of Ophthalm. **33**, 283 (1904). — KOYANAGI, V.: Nochmals über die Entstehung der Sehnervenkavernen in nicht glaukomatösen Augen beim Menschen. Klin. Mbl. Augenheilk. **81**, 499 (1928).

LANGENBECK, K.: Die Gesichtsfeldformen bei tabischer Sehnervenatrophie. Klin. Mbl. Augenheilk. **50 II**, 148 (1912). — LEDERER, RUDOLF: Ein Versuch, den Verlauf des tabischen Sehnervenschwundes zu beeinflussen. Z. Augenheilk. **64**, 50 (1928). — LIEBRECHT: Sehnerv und Arteriosklerose. Arch. Augenheilk. **44**, 193 (1902). — Schädelbruch und Auge. Arch. Augenheilk. **55**, 36 (1906). — Lodato, G.: L'indagine radiologica nelle atrofie ottiche da compressione. Boll. Ocul. **2**, 7 (1923).

Marchesani, O.: Kleine angeborene Aneurysmen der Arteria communicans anterior des Circulus Willissii. Klin. Mbl. Augenheilk. **92**, 247 (1934). — Mauksch, H.: Über Versuche einer rhinologischen Behandlung der tabischen Opticusatrophie. Z. Augenheilk. **65**, 336 (1928). — Meesmann u. Roggenbau: Ergebnisse der kombiniert endolumbalen, intramuskulär-intravenösen und der Malariabehandlung der tabischen Optikusatrophie. Internat. Kongr. Amsterdam 1929. — Mezzatesta: Lesioni del nervo ottico nelle malformazioni craniche. Riv. otol. ecc. **3**, 161 (1926). — Mezzatesta, Francesco: Lesioni endochraniche del nervo ottico per ateromasia della carotide e dell'oftalmica. Riv. otol. ecc. **1**, 559 (1924). — Lesioni endocraniche del nervo ottico per ateromasia della carotide e dell'oftalmica. Riv. otol. ecc. **2**, 193 (1925). — Mingazzini, G.: La cura antiluetica nella affezioni luetiche e paraluetiche dei nervi ottici. Riv. otol. ecc. **1**, 557 (1924). — Monthus, Cadilhae et Chenneviére: Les manifestations oculaires dans la dysostose craniofaciale (maladie de Crouzon). Bull. Soc. Ophtalm. Paris **4**, 178 (1929). — Morelli, Enrico: Emianopsia omonima sinistra per calcificazione della carotide interna nella regione della sella turcica. Valsalva **2**, 113 (1926). — Moretti, Ezio: E l'oculista autovizzato ad esperiae la malario terapian ell'atrophia ottica luetica. Boll. Ocul. **4**, 655 (1925).

Nonne: Über eine eigentümliche familiäre Erkrankungsform des Zentralnervensystems. Arch. f. Psychiatr. **12**, 283 (1890). — Ein weiterer Befund bei einem Fall von familärer Kleinhirnataxie. Arch. f. Psychiatr. **39**, 1225 (1905). — Norrie, G.: Causes of Blindness in Children acta ophth. **1927**, 357 u. 376.

Ogawa: Über die kavernöse Degeneration der Sehnerven. Arch. Augenheilk. **72**, 10 (1912). — Otto, R.: Sehnervenveränderungen bei Arteriosklerose und Lues. Arch. Augenheilk. **43**, 104 (1901).

Paton, Leslie: Tabes and optic atrophy. Brit. J. Ophthalm. **6**, 289 (1922). — Pickard, Ransom: Cavernous optic atrophy and its relation to glaucoma. Brit. J. Ophthalm. **9**, 385 (1925). — Pierach, A.: Über zwei Fälle von Atrophia nervi optici nach Blutverlusten. Münch. med. Wschr. **1932 II**, 1515. — Pincherle, Pino: Alterazioni della base cranica nelle forme osteitiche. (Paget, Recklinghausen, iperostosi localizzate e diffuse.) Radiol. med. **14**, 446 (1927).

Rampoldi, R.: Amaurosi da atrofia ottica in 4 generazioni. Ann. Ottalm. **12**, 269 (1883). — Rönne, Henning: Rührt die Opticusatrophie durch Tabes von einem Leiden der Ganglienzellen oder der Nervenfasern her? Graefes Arch. **72**, 481 (1909). — Sehnervenatrophie nach Stauungsblutungen. Klin. Mbl. Augenheilk. **48 I**, 50 (1910). — Ein Fall von Sehnervenatrophie bei Tabes mit einseitiger nasaler Hemianopsie. Klin. Mbl. Augenheilk. **50 I**, 452 (1912). — Eine bisher unbeschriebene klinische Verlaufsform von Netzhaut- und Sehnervenarteriosklerose. Acta ophthalm. (Københ.) **2**, 160 (1924).

Sabbadini, Dario e Domenico Pisani: Sulle modificazioni delle lesioni oculari metaluetiche con la malario terapia. Rev. d'Otol. etc. **4**, 682 (1927). — Samkovsky, J.: Retrobulbäre Atropininjektionen bei Sehnervenatrophie. Arch. oftalm. (russ.) **3**, 286 (1927). — Schacherl, Max: Ergebnisse endolumbaler Salvarsanbehandlung bei tabischer Opticusatrophie. Dtsch. Z. Nervenheilk. **77**, 234 (1923). — Schreiber, L.: Über die atrophische Sehnervenexkavation. Graefes Arch. **68**, 381 (1908). — Schüller, Artur: Röntgenbefunde bei Sehstörungen. Verh. außerord. Tagg ophthalm. Ges. Wien **1921**, 322. — Speciale-Piccichè, Pietro: Il canale ottico. Contributo anatomo-radiologico e radiografico. Soc. Ottalm. 1926. — Stargardt: Über die Ursachen des Sehnervenschwundes bei der Tabes und der progressiven Paralyse. Berlin: August Hirschwald 1913. — Stock, W.: Zur Entstehung der lacunären Atrophie bei Glaukom. Klin. Mbl. Augenheilk. **78**, 61 (1927).

Thoral, R.: Atrophies optiques par fissures irradiées du canal optique. Clin. ophtalm. **13**, 192 (1924). — Tyson: Radiology of the optic foramina. Trans. ophthalm. Soc. U. Kind. **47**, 377 (1927).

Uhthoff, W.: Beiträge zu den Sehstörungen und Augenhintergrundsveränderungen bei Anämie. Ber. 43. Verslg ophthalm. Ges. Jena **1922**. — Über Sehnervenveränderungen bei Arteriosklerose. Klin. Mbl. Augenheilk. **70**, 399 (1923).

Wagner-Jauregg: Über tabische Opticus-Atrophie und deren Behandlung. Z. Augenheilk. **61**, 127 (1927). — White, Leon E.: Treatment of optic nerve involments as determined by optic canal radiographs. Trans. amer. Acad. Ophthalm. a. Otol. **1923**, 20. — The optic canal in optic atrophy. Boston med. J. **193**, 771 (1925). — Wiedersheim: Sehnervenschädigung nach Kontusion des Orbitalrandes. Klin. Mbl. Augenheilk. **76**, 707 (1926). — Winkler, Ludwig: Über Schwefeltherapie der Optikusatrophie. Wien. klin. Wschr. **1928 I**, 374. — Wolff, Joachim: Behandlung der Atrophia nervi optici durch Malariakuren und Pyriferinjektionen. Internat. Kongr. Amsterdam 1929. — Worster-Drought, C.: Case of Friedreich's ataxia with double optic atrophy. Proc. roy. Soc. Med. **17**, 29 (1924). — Wright, R. E. and T. W. Barnard: The importance of radigraphy in doubtful cases of optic atrophy with special reference to pituitary disease. Brit. J. ophthalm. **7**, 123 (1923). —

Würz, Richard: Behandlung der tabischen Sehnervenatrophie mit Typhusvaccine. Čas. lék. česk. **67**, 97 (1928). — Wyllie, W. G.: Two cases of optic atrophy in osteitis deformans. Proc. roy. Soc. Med. **17**, 45 (1924).

Zappert, Julius: Über isolierte Sehnervenatrophie im Kindesalter. Wien. med. Wschr. **1924**, 1049. — Zimmermann, E. L.: The treatment of tubetic optic atrophy. Arch. of Ophthalm. **54**, 455 (1925).

E. Tumoren des Sehnerven.

Borchardt u. Brückner: Geschwulstbildung an der Hirnbasis mit Einwucherung in die Sehnerven. Graefes Arch. **99**, 105 (1899).

Cords: Carcinom des Opticus. Ber. 43. Verslg ophthalm. Ges. Jena **1922**, 293. — Cosmettatos, G. F.: Sarcome primitif du nerf optique. Rev. gén. Ophtalm. **37**, 5 (1923).

Dandy, Walter E.: Prechiasmal intracranial tumors of the optic nerves. Amer. J. Ophthalm. **5**, 169 (1922). — Duyse, D. van: Gliome homéotypique du nerf optique. Arch. d'Ophtalm. **39**, 705 (1922).

Favaloro, Guiseppe: Sul glioma primitivo del nervo ottico. Ann. Ottalm. **51**, 242 (1923). — Sulla morfologia comparata della neoroglia normale e neoplastica e sul'itogenesi del gliome del nervo ottico umano. Ann. Ottalm. **56**, 619 (1928). — Fleischer: Sehnerventumoren und Neurofibromatose. Ber. dtsch. ophthalm. Ges. Heidelberg **1934**, S. 185.

Ginzburg, J. J.: Über seltene Geschwülste des Sehnerven. Klin. Mbl. Augenheilk. **80**, 357 (1928). — Goar, Everett Logan: Primary endothelioma of the optic nerve sheath. Contribut. to ophth. science Jakson birthday, Vol. 1926, p. 285. — Golowin, S.: Tumeurs intradurales bénignes du nerf optique et leur traitement chirurgical. Arch. d'Ophtalm. **1918**, 34. — Graefe, A. v.: Geschwülste des Sehnerven. Graefes Arch. **10**, 193 (1864).

Herrnheiser G.: Die röntgenologische Darstellung des Canalis opticus. Dtsch. ophthalm. Ges. tschechoslow. Rep., Sitzg 1923. — Hidano, Ko: Über zwei Fälle von primären intraduralen Sehnerventumoren. Z. Augenheilk. **57**, 31 (1925). — Hoeve, J. van der: Roentgenographic of the optic foramen in tumors and diseases of the optic nerve. Amer. J. Ophthalm. **8**, 101 (1925). — Röntgenphotographie des Foramen opticum bei Geschwülsten und Erkrankungen des Sehnerven. Graefes Arch. **115**, 355 (1925). — Hudson: Primary tumours of the optic nerve. Roy Lond. ophthalm. Hosp. Rep. **18 III**, 317 (1912).

Kiel, Eduard: Zur Histologie der Optikustumoren. Graefes Arch. **112**, 64 (1923). — Knapp, Arnold: On the intracranial extension of optic nerve tumors. Contribut. to ophth. science Jackson birthday, Vol. 1926, p. 69 — Knapp, H.: Exstirpation einer Sehnervengeschwulst mit Erhaltung des Augapfels. Klin. Mbl. Augenheilk. **12**, 439 (1874).

Lapersonne, F. de: Psammome du nerf optique. Arch. d'Ophtalm. **41**, 5 (1924). — Lefort et Vendeuvre: Sur un cas de lymphosarcome primitif des nerfs optiques dans leur trajet intracranien. Annales d'Ocul. **161**, 663 (1924). — Leonardi: Glioma primitivo del nervo ottico. Lett. oftalm. **4**, 450 (1927). — Li, T. M.: Arachnoid fibroblastoma of the optic nerve. Chin. med. J. **41**, 626 (1927).

McNabb, H. Horsman: Two cases of neuro-fibromatosis. Trans. ophthalm. Soc. U. Kind. **42**, 369 (1922). — Martin, Paul and Harvey Cushing: Primary gliomas of the chiasm and optic nervs in their intracranial portion. Arch. of Ophthalm. **52**, 209 (1923).

Neame, Humphrey and Eugene Wolff: Endothelioma of the optic nerve. Brit. J. Ophthalm **9**, 609 (1925).

Oberling, Ch. et J. Nordmann: Les tumeurs des nerf optique. Annales d'Ocul. **164**, 561 (1927). — Odinčov, V.: Zur pathologischen Anatomie der Neubildungen des Sehnerven. Liječn. Vijesn. (serbokroat.) **50**, 166 (1928). — Orloff, R. Ch.: Zur Pathogenese der Sehnervengeschwülste. Russk. oftalm. Ž. **2**, 341 (1923).

Reverdin, Albert et Grumbach: Un cas de neurinome du nerf optique. Ann. d'Anat. path. **2**, 229 (1925). — Rönne: Ein Fall von intrapialem Gangliogliom im Chiasma. Ophthalm. Ges. Kopenhagen. Klin. Mbl. Augenheilk. **60**, 652 (1918). — Rollet: L'ablation des tumeurs du nerf optique avec conservation de l'oeil. Lyon méd. **136**, 733 (1925).

Satanowsky, Paulina u. Esteban Adroguè: Tumoren der Opticusscheide. Arch. oftalm. Buenos Aires **4**, 144 (1929). — Speciale-Cirincione: Sul sarcoma del disco ottico. Ann. Ottalm. **53**, 849 (1925).

Ten Thije, P. A.: Glioma nervi optici. Nederl. Tijdschr. Geneesk. **71**, 2311 (1927).

Vancea, P.: Beitrag zum Studium primitiver Opticustumoren. Cluj. med. (rum.) **7**, 398 (1926). — Verhoeff, F. H.: Primary intraneural tumors (gliomas) of the optic nerve etc. Arch. of Ophthalm. **51**, 120, 239 (1922).

Weeks, John: Report of a case of tumor of the optic nerve. Trans. amer. ophthalm. Soc. **24**, 112 (1926). — Willemer, W.: Über eigentliche, d. h. sich innerhalb der äußeren Scheide entwickelnde Tumoren des Sehnerven. Graefes Arch. **25**, H. 1, 161 (1879). — Wyllie, W. G.: Primary tumours of the optic nerve and of the chiasma; with a report of a case. J. of Neur. **5**, 209 (1924).

Zaaijer: Befreiung des N. opticus vom Druck im Foramen opticum in einem Fall von Krankheit von Recklinghausen. Arch. klin. Chir. **133**, 81 (1924).

Untersuchungsmethoden der optischen Funktionen.

Von P. A. Jaensch-Essen.

Mit 16 Abbildungen.

Vorwort.

In diesem Abschnitt sollte ursprünglich ein kurzer, aber erschöpfender Abriß der Seh-prüfungsmethoden und ihrer physikalischen und physiologischen Grundlagen gegeben werden. Die notwendige Raumersparnis zwang zu Kürzungen; wegen der Dioptrik des Auges und der Ametropien, ihrer Feststellung und Brillenkorrektion verweise ich daher auf die Lehr- und Handbücher der Augenheilkunde.

Vorbemerkung.

Die Augenuntersuchung eines Kranken beginnt zweckmäßig mit der In-spektion der Bulbi und ihrer Umgebung. Sie gibt einen Überblick über krank-hafte Veränderungen an den Lidern und im vorderen Augenabschnitt, über Anomalien im Bau und in der Stellung des Bulbus, sowie über etwaige Motili-tätsstörungen, deren Feststellung im einzelnen den besonderen Untersuchungs-methoden vorbehalten ist. In allen Fällen ist eine genaue Prüfung der Licht-durchlässigkeit der brechenden Medien des Auges, die objektive Refraktions-bestimmung und die Untersuchung der sichtbaren Teile von Netz- und Aderhaut mit dem Augenspiegel vorzunehmen, weil hierdurch die subjektiven Prüfungen erleichtert werden, und der Untersucher auf Grund des objektiven Befundes sich ein Urteil über die Funktionen des Sehorganes bilden kann.

Vom Standpunkt des Physiologen sind die *Funktionen der Netzhaut* ein-zuteilen in *Lichtsinn, Farbensinn* und *Formensinn*; dieser ist nach Hering zu trennen in den optischen *Raumsinn* (Beurteilung von Lageverschiedenheiten) und das *optische Auflösungsvermögen* (nach v. Tschermak optisches Zusammen-fassungsvermögen). Seine Bestimmung entspricht praktisch der der *Sehschärfe* [Sehvermögen (S.), Visus (V.)], die nach Elschnig weder eine mathematisch, noch physikalisch wissenschaftlich ausdrückbare Größe, sondern die komplexe Funktion der Fovea centralis und des optischen Apparates ist, beeinflußt von mannigfachen außer- und innerhalb des Auges gelegenen Momenten.

I. Prüfung des zentralen Sehvermögens.

Begriff des Minimum separabile. Die wissenschaftliche Bestimmung des S. will das *Minimum separabile* ermitteln, den kleinsten Winkel, unter dem zwei leuchtende oder dunkle Punkte eben noch getrennt wahrgenommen werden können. Für das normal gebaute und akkommodationslose Durchschnittsauge ist dieser „Distinktionswinkel" (kleinster *Sehwinkel*) 1 Winkelminute groß; das entspricht auf der Netzhaut einem Abstand von 0,004 mm, etwa einer Zapfenbreite (Heine[1]). Für Linien ist dieser Winkel erheblich kleiner, weil durch eine Linie eine größere Netzhautstrecke gereizt wird als durch einen Punkt (F. B. Hofmann).

Die anatomischen Untersuchungen (Heine, Abb. 1) haben eine mosaikartige Anordnung der Zapfen im Bereich der Fovea centralis ergeben. Die eng aneinander liegenden Zellen sind sechseckig. Zwei Punkte im Raum werden nur dann getrennt wahrgenommen, wenn die von ihnen ausgehenden Richtungsstrahlen nicht benachbarte Netzhautzapfen treffen. In Abb. 2, der schematischen Darstellung des Mosaiks, würden die den ungeraden oder den

---

[1] Die Zapfenbreite in der Macula scheint starken individuellen Schwankungen unter-worfen zu sein. Nach Eisler betragen die Messungen der verschiedenen Forscher 1,5—4 μ.

geraden Zahlen entsprechenden Zellen gereizt werden müssen; trifft jedoch die Erregung benachbarte Zellen, z. B. 1 und 2, so wird nicht die Empfindung eines bzw. zweier Punkte, sondern die einer Linie hervorgerufen.

Die Sehkraft eines Auges kann vermindert werden

1. durch Fehler im dioptrischen Apparat (Refraktionsanomalien),
2. durch Trübungen der brechenden Medien (Maculae corneae, Katarakt und Opacitates),
3. durch Schädigungen der Retina (Erkrankungen der Netzhaut und ihrer Gefäße oder der Aderhaut, der die Ernährung der Sinnesepithelien zufällt,
4. durch Schädigung der optischen Leitungsbahn (Opticusatrophie oder Neuritis, intrakranielle bzw. -cerebrale Läsionen des Tractus, der Sehstrahlung und -sphäre).

Die mannigfachen äußeren und inneren Faktoren, die die menschliche Sehleistung beeinflussen, sind kürzlich von ELSCHNIG und GNAD besprochen.

In der Praxis zerfällt die *Prüfung* des zentralen Sehens, der fovealen Funktion, in die des *Fernsehens* und die des *Nahesehens*. Sie wird weder durch die Bestimmung des Minimum separabile mit 2 Punkten, noch des Minimum visibile, 1-Punktmethode, die nach v. HESS ebenso brauchbare, aber nicht ohne weiteres miteinander vergleichbare Werte für die Leistungen eines Auges liefert, sondern durch die des Minimum legibile — v. HESS — (cognoscibile) durchgeführt.

Als **Prüfungsobjekte** dienen für klinische Untersuchungen Zahlen, Buchstaben oder Figuren; sie sind nach SNELLENs Prinzip so konstruiert, daß ein Quadrat der Höhe und Breite nach in 5 gleiche Teile gegliedert ist; jedes

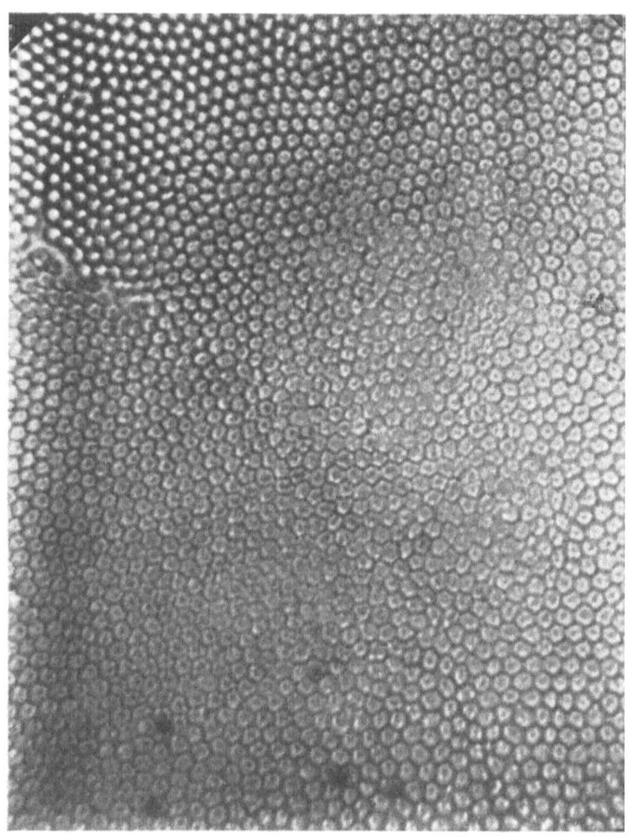

Abb. 1. Flachschnitte durch die Stäbchen- und Zapfenschicht der Netzhaut eines Menschen. (Nach L. HEINE.)

einzelne Teilfeld entspricht für eine bestimmte Entfernung der Tangente zum Winkel von 1'. In diese Quadrate werden die Figuren nun so eingesetzt, daß die Balkendicke bzw. der freie Raum je ein Teilfeld ausfüllen. Die ideale Probetafel dieser Art ist die der SNELLENschen Haken, weil ein gleichgestaltetes Zeichen für die verschiedenen Entfernungen verwendet wird (Abb. 3). Der Untersuchte soll angeben, nach welcher Seite der Haken offen erscheint. Sobald aber statt der Haken Buchstaben oder Zahlen (Abb. 4) benutzt werden, treffen die obigen Voraussetzungen nicht mehr völlig zu, da die einzelnen Zeichen unterschiedlich leicht zu erkennen sind (GEBB und LÖHLEIN, LÖHNER, GNAD und ELSCHNIG). Die verschiedenen Fehlerquellen bei der Sehprüfung sollten vermieden werden durch die internationalen Sehproben aus Zahlen und unterbrochenen Ringen von LANDOLT-v. HESS[1] (Abb. 5). Sie haben aber keine allgemeine Verwendung gefunden. Die

---

[1] Die Dicke des Ringes ist gleich dem Fünftel des Durchmessers seines äußeren Kreises, der freie Zwischenraum entspricht einem Winkel von 1'.

praktische Erfahrung der Sprechstundenuntersuchungen bestätigt Löhners Feststellungen: „Je einfacher das Leseobjekt, desto leichter wird es erkannt." Sie zeigt zugleich, daß die schwer erkennbaren deutschen (gotischen) großen und kleinen Buchstaben für die Sehprüfung unbrauchbar sind. Für die Untersuchung von Analphabeten werden Snellens Haken und Landolts Ringe verwendet, für die von Kindern, sofern von ihnen überhaupt ordnungsmäßige Antworten zu erhalten sind, besondere Leseproben mit Abbildungen von Gegenständen des täglichen Bedarfs oder von Spielzeug (Wolfberg, Löhlein).

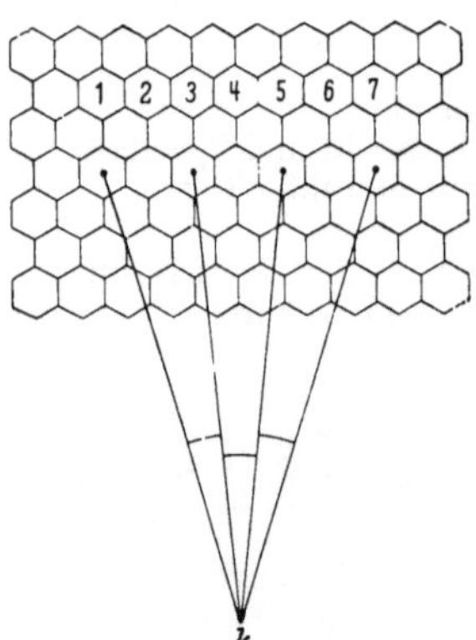

Abb. 2.

Zur *Prüfung* des *Nahesehens* werden entweder photographische Verkleinerungen der Fernsehproben (Pflüger, Hegner) oder Druckschriften verschiedener Größe verwendet (Snellen, Jäger, Schweigger, Nieden). Die gebräuchlichen Nahesehproben sind für einen Prüfungsabstand von 1 m bis 0,3 m bestimmt. Die Niedensche Probe reicht von 3,5 m bis 0,4 m (Nieden, Jäger).

Es ist hier nicht der Ort für einen Überblick über die mannigfachen Sehproben, die im Laufe der Zeit angegeben wurden; den gebräuchlichen Tafeln gemeinsam ist die Konstruktionsart; über jeder Buchstaben-, Zahlen- oder Objektreihe ist angegeben D = x. x bedeutet dabei den Abstand, in dem ein „normales" Auge die Probe noch erkennen soll, bzw. in dem das Objekt in seinen Einzelteilen einer Winkelminute entspricht.

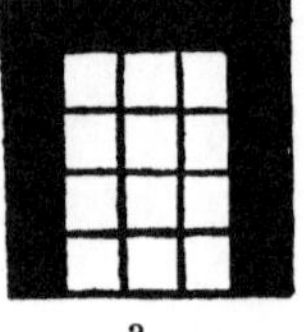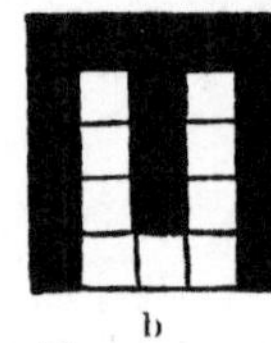

a   Abb. 3 a und b.   b

Aufzeichnung der gefundenen Werte. Wir prüfen das *Sehvermögen* für die *Ferne* so, daß der Untersuchte dem Fenster den Rücken kehrt, die gut beleuchtete Sehprobe in 5 oder 6 m Abstand vor sich hat. (Ausschaltung der Akkommodation.) Nach Verdecken eines Auges (Blende im Probierbrillengestell oder Hohlhand) wird der Untersuchte aufgefordert, die Sehprobentafel zu lesen; wir stellen fest, welche Reihe er noch erkennen kann und vermerken das *Sehvermögen* als *Bruch*; der Zähler gibt die Entfernung der Probentafel vom Auge des Untersuchten — d —, der Nenner die Entfernung an, in der ein Normalsichtiger die entsprechende Reihe erkennen soll — D —. Daraus folgt $S = {}^d/_D$[1]. Kann z. B. das rechte Auge des Untersuchten in 6 m Abstand noch die vierte Reihe der Tafel (Abb. 4) erkennen, so ergibt sich d = 6, D = 18 und S. R.A. (V.o.d.) = $^6/_{18}$.

Erkennt ein anderer Kranker nur die oberste Reihe (D = 60), so würde $S = {}^6/_{60}$ betragen, während für normales S der entstehende Bruch $^6/_6$, für besseres S $^6/_5$, $^6/_4$ usw. lauten würde. Liest hingegen ein Kranker in 6 m Abstand auch die oberste Reihe nicht, so muß der Untersuchungsabstand verringert werden. In den Aufzeichnungen wird dann die gefundene Entfernung im Zähler des Bruches angegeben. Nehmen wir an, ein Mensch liest die 2. Reihe der Tafel in 2 m Abstand, so würde $S = {}^2/_{36}$ betragen. Ist das Sehvermögen des unbewaffneten Auges noch schlechter, werden die üblichen Sehproben auch bei starker Annäherung nicht mehr erkannt, so ist das Prüfungsobjekt zu vergrößern und festzustellen, in welchem Abstand der Untersuchte noch die ihm auf schwarzem Grunde (Kontrast) vorgewiesenen Finger des Arztes zählen oder Handbewegungen erkennen kann.

Gelingt auch diese Prüfung nicht, so untersuchen wir, ob das Auge noch den Lichtschein einer Kerze, der Taschenlampe oder einer stärkeren Lichtquelle und zutreffendenfalls in welcher Entfernung wahrnehmen kann. Zweckmäßig wird dieser Untersuchung sogleich die Prüfung der Lichtscheinprojektion angeschlossen, über die S. 155 berichtet ist.

Abb. 4.

Die *Aufzeichnung* des *Visus* naturalis als ungekürzter *Bruch*, z. B. $^6/_{18}$, die in vielen Augenkliniken üblich ist, bietet gegenüber den rechnerischen Kür-

---

[1] Elschnig schlägt vor, die Bezeichnung e und E zu wählen, weil D die in der Praxis gebrauchte Abkürzung für Dioptrie ist.

zungen ($^1/_3$) oder dem Dezimalbruch (0,33..) den Vorteil, daß jeder Nachuntersucher unter den gleichen Bedingungen prüfen und so etwaige Änderungen leicht feststellen kann. Von den Anhängern der internationalen Sehprobentafeln und des Dezimalsystems wird mit Recht als Vorzug die regelmäßige Progression in den zu bestimmenden Werten für das Sehvermögen hervorgehoben, während die der SNELLENschen und der nach dem gleichen Prinzip konstruierten Tafeln eine unregelmäßige und sprunghafte ist (GREEF).

Beleuchtung der Sehproben. Die *Sehproben* für die Fernprüfung werden zweckmäßig an der Wand des Zimmers angebracht und künstlich *beleuchtet*. Als optimale Helligkeit sind 30 Meterkerzen ermittelt. Es ist aber darauf zu achten, daß alle Teile der Probe gleichmäßig beleuchtet sind, da sonst durch stellenweise Verdunkelung — Änderung des Kontrastes — Untersuchungsfehler unterlaufen können. Sehr zu empfehlen sind die auf Mattglas gezeichneten, von hinten beleuchteten Sehproben (die HERTELsche Trommel der Zeißwerke, die Fernsehprobe von WURACH-Berlin oder die scheibenförmige Probe von R. THIEL).

Nur in seltenen Fällen wird ein Wechsel der Untersuchungsanordnung notwendig. Die gewöhnliche Prüfung — Rücken zum Fenster — erfolgt bei mittelweiter Pupille; liegen zentrale Hornhaut- oder Linsentrübungen vor, so ist es möglich, daß der Kranke bei mittelweiter oder künstlich erweiterter Pupille an ihnen vorbei durch klare Teile der brechenden Medien sehen kann, und daß der ermittelte Visus besser ist, als der unter gewöhnlichen Umständen vorhandene. Bei diesen Kranken kann die Sehprüfung mit transparenten Objekten (H. COHN) durchgeführt werden, die gegen den hellen, möglichst wolkenlosen Himmel betrachtet werden; der Kranke wendet dabei sein Gesicht dem Fenster zu; seine Pupille wird sich verengern, das

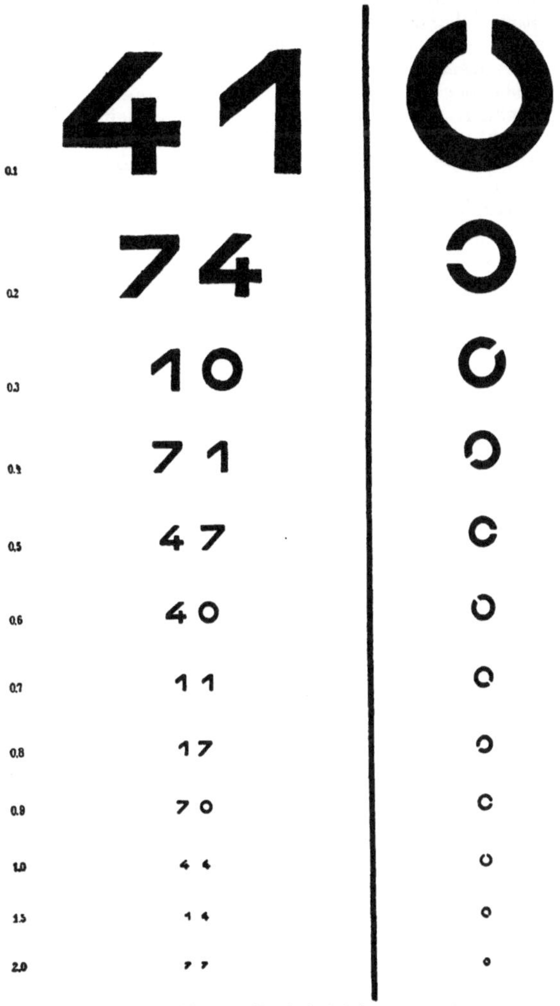

Abb. 5. Internationale Probetafel A nach v. HESS.

etwaige Sehhindernis durch Trübung der brechenden Medien sich bemerkbar machen.

Kann ein Auge keines der im Vorstehenden genannten Prüfungsobjekte erkennen, so ist es als blind zu bezeichnen. Unter *Amaurose* verstehen wir das Darniederliegen jeglicher optischen Funktion; sie ist in der Regel mit amaurotischer Pupillenstarre vergesellschaftet. Dieser Zustand, die Erblindung im engeren Sinne, ist zu trennen von der praktischen oder „*gewerblichen Blindheit*" mit geringerem S. als $^1/_{20}$ des Normalen (Fingerzählen bis 3 m Abstand). Eine durch Brillen nicht zu behebende Sehschwäche wird als *Amblyopie* bezeichnet. Mit diesem Ausdruck kann zwar jede, noch so geringgradige Visusminderung belegt werden, in der Praxis ist dieser Ausdruck zweckmäßig den hochgradig schwachsichtigen Augen (mit Verlust der zentralen Fixation) vorbehalten.

Außer bei Trübung der brechenden Medien, Veränderungen im Netzhautzentrum oder Opticusatrophie, die den Grund der Visusminderung augenscheinlich machen, findet sich Amblyopie ohne ophthalmoskopischen Befund bei den primären Erkrankungen des Sehnervenstammes, vor allem der mit zentralem Skotom einhergehenden frischen retrobulbären Neuritis, und recht häufig beim Einwärtsschielen. Nicht immer ist der Strabismus convergens manifest, wir kennen auch jene Formen, in denen „Spontanheilung" des Schielens eingetreten ist, oder in denen das in der Jugend bestehende Einwärtsschielen einem Auswärtsschielen des Erwachsenen gewichen ist; die Schielamblyopie bleibt, wenn nicht rechtzeitige Behandlung einsetzt — C. H. Sattler — oder das bessere Auge erblindet, während des ganzen Lebens bestehen. Sie ist durch Nichtgebrauch des abgelenkten Auges bedingt *(ex anopsia)* — Bielschowsky —, während *kongenitale* Amblyopie — Uhthoff — bei Schielenden im allgemeinen nicht vorkommt, sondern fast ausnahmslos mit Nystagmus, manchmal auch mit totaler Farbenblindheit vergesellschaftet ist.

Prüfung mit Gläsern. Ist so das Fernsehvermögen des unkorrigierten Auges, der Visus naturalis, bestimmt, wird die *Prüfung mit Brillengläsern* angeschlossen. Auch in den Fällen, in denen S = $^6/_6$ oder besser ist, muß untersucht werden, ob das betreffende Auge etwa Konvexgläser annimmt, ohne eine Minderung seines Sehvermögens zu erleiden. Bekanntlich ist unter den verschiedenen Brechungszuständen der Augen die Emmetropie verhältnismäßig selten. Häufiger findet sich leichte Hypermetropie, die latent bleiben kann. Wird ihr Nachweis bei der Fernsehprüfung unterlassen, so können bei Prüfung des Naheschens bzw. der Lage des Nahepunktes Fehler unterlaufen, die zu diagnostischen Trugschlüssen führen. Ist das S eines Auges schlechter als $^6/_6$, so liegt, Klarheit der brechenden Teile und Fehlen sonstiger Erkrankungen des Sehorgans vorausgesetzt, eine *Refraktionsanomalie* vor, deren Ausgleich mit entsprechenden Brillen versucht werden muß. Die Korrektion der *Ametropie* gehört in das Arbeitsgebiet des Augenarztes. Es dürfte daher genügen, hier auf folgendes hinzuweisen:

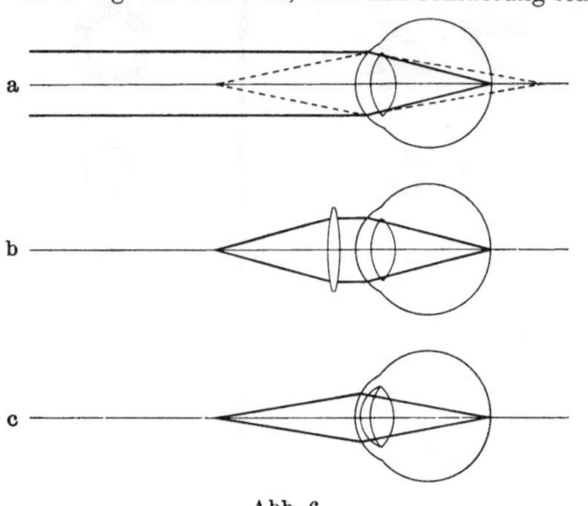

Abb. 6.

Das hypermetrope Auge ist im Verhältnis zur Brechkraft des optischen Systems zu kurz, das myope zu lang gebaut.

Der *Fernpunkt* des emmetropen Auges liegt im Unendlichen, der des hypermetropen hinter und der des myopen vor dem Auge. Nur die vom Fernpunkt ausgehenden oder ihm zustrebenden Strahlen können durch die Brechkraft des Auges zu einem punktförmigen Bild auf der Netzhaut vereinigt werden. Bei Emmetropie sind sie vor dem Auge parallel, bei Hypermetropie konvergent in bezug auf das Auge und bei Myopie divergent. Treffen parallele Strahlen ein ametropes Auge und soll eine punktförmige Abbildung in der Netzhaut erzielt werden, so müssen durch Hilfslinsen die Strahlen eine derartige Ablenkung erfahren, daß sie den eben geschilderten Bedingungen in bezug auf das Auge entsprechen. Die *Hypermetropie* wird durch *Konvexgläser* (Sammellinsen), die *Myopie* durch *Konkavgläser* (Zerstreuungslinsen) ausgeglichen. Ein Brillenglas gibt aber nur dann die optimale Korrektion, wenn sein Brennpunkt mit dem Fernpunkt des Auges zusammenfällt.

Das emmetrope ruhende Auge, dem die korrigierten ametropen Augen in dieser Hinsicht funktionell gleich sind, vereinigt die im Raum parallelen Strahlen zu einem punktförmigen Bild in seiner Netzhaut. Dank der Aberation ist das auf Unendlich eingestellte Auge imstande, auch näher gelegene Punkte scharf abzubilden, falls der Abstand nicht geringer als 5—6 m ist (optische Tiefe). Gehen aber von einem noch dichter am Auge befindlichen Punkt Strahlen aus (z. B. in 1 m Abstand), so werden sie bei gleichbleibender Ferneinstellung sich nicht in, sondern hinter der Netzhaut schneiden (Abb. 6a). Soll dennoch ein scharfes Bild auf der Netzhaut erzeugt werden, so muß entweder eine Sammellinse in den Strahlengang eingeschaltet werden, deren Stärke oder Größe der des Einstellungsfehlers entspricht (Abb. 6 b) oder die Einstellung des Auges durch Vermehrung seiner Brechkraft (Wölbungszunahme der Linse) sich ändern (Abb. 6 c). Erfolgt keine dieser „Hilfsmaßnahmen", so wird eine unscharfe Abbildung entstehen, deren Form durch die der Pupille bestimmt wird. Da

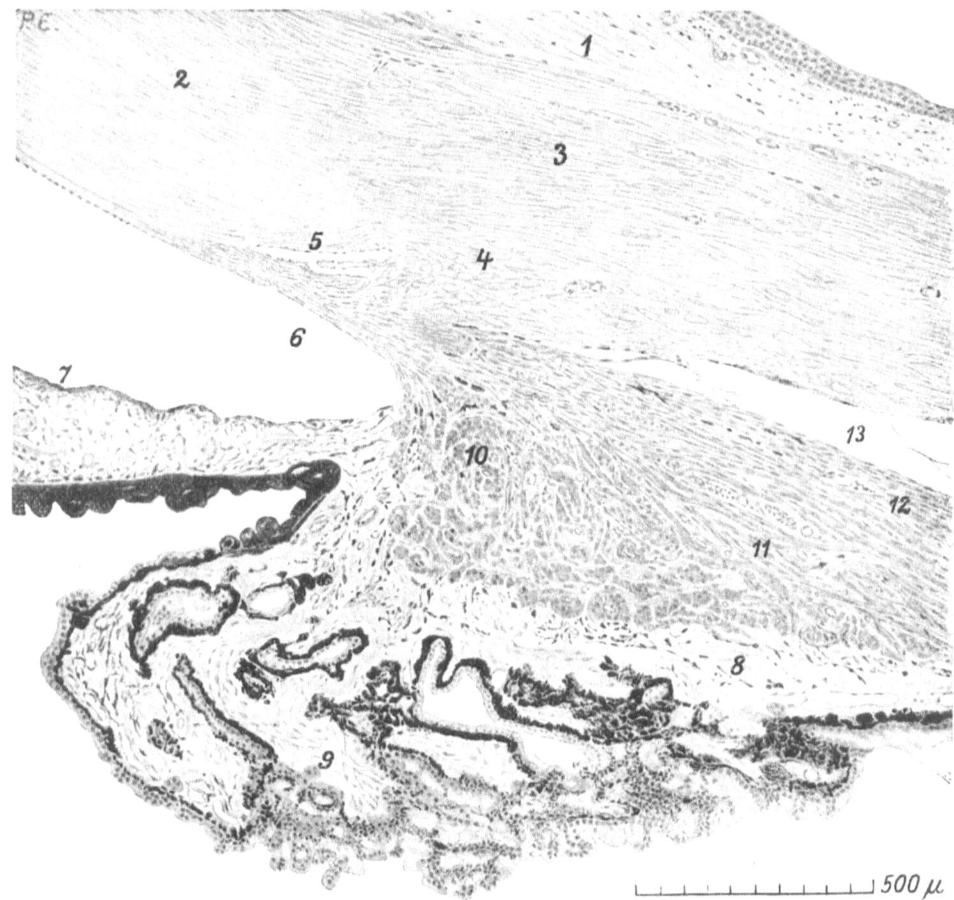

Abb. 7. Horizontaler Meridionalschnitt durch das Corpus ciliare eines 22jährigen Hingerichteten. (Präparat von Prof. STIEVE.) *1* Conjunctiva bulbi, *2* Cornea, *3* Sclera, *4* Scleralwulst, *5* Sinus venosus sclerae, *6* Kammerwinkel, darüber das Gerüstwerk des Kammerwinkels, *7* Iris, Ciliarabschnitt, *8* Grundplatte des Corpus ciliare, *9* Processus ciliaris, *10* Pars circularis (MÜLLER), *11* Pars radialis (IWANOFF), *12* Pars meridionalis (BRÜCKE) des M. ciliaris, *13* Spatium perichoroidale, durch Schrumpfung des Glaskörpers klaffend. (Nach EISLER.)

diese bei den meisten Menschen rund ist, werden *Zerstreuungskreise* auftreten (Abb. 6 a, gestrichelte Linien).

Akkommodation des Normalen. Die Fähigkeit des Auges, unter Zunahme der Brechkraft nahegelegene Objekte auf der Netzhaut scharf abzubilden, wird *Akkommodation* genannt.

Der *Akkommodationsvorgang* ist nach der fast allgemein [1] anerkannten Lehre von HELMHOLTZ und v. HESS zu trennen in eine *aktive* — Ciliarmuskelkontraktion — und eine *passive* — Änderung der Linsenform.

---

[1] Auf die gegenteiligen Ansichten, die neuerdings v. PFLUGK u. a. vertreten, kann hier nicht eingegangen werden.

Der *Ciliarmuskel* entspringt an der Lederhaut etwas äquatorwärts vom Circulus venosus (Schlemmscher Kanal), zeigt auf dem Schnitt ungefähr die Form eines langgestreckten recht- oder stumpfwinkeligen Dreiecks, dessen größter Winkel vorn und innen nahe der Iriswurzel liegt (Abb. 7). Der Muskel läßt radiär, schräg und circulär (äquatorial) verlaufende Fasern [1] erkennen. Die letzteren bilden den eigentlichen Müllerschen *Muskel.* Der Ciliarmuskel ist ein Ringmuskel. Heine vergleicht ihn mit einer Art Irisblende: *Kontrahiert* er sich, so wird der von ihm gebildete Ring nach der Richtung der optischen Achse des Auges bzw. der Pupillenmitte verkleinert; die von der Ora serrata, der Pars plana corporis ciliaris und den Processus ciliares ausgehenden *Fasern der Zonula Zinii*, das Ligamentum suspensorium lentis, werden dadurch *erschlafft.* Die *Linse* kann daher infolge ihrer Elastizität sich *stärker wölben* (sie ist bestrebt, Kugelform anzunehmen) und erhält dadurch stärkere Brechkraft.

Erschlafft der *Ciliarmuskel,* so *spannen* die *Zonulafasern* sich, der Linsenäquator und die angrenzenden Teile folgen diesem Zuge, die *Linse* wird sich dadurch *abplatten,* ihre Wölbung wird flacher werden, das Auge erhält seine „Ruhestellung", ist akkommodationslos.

Der *Akkommodationsvorgang* im *passiven* Teil ist aber nicht nur auf den *extrakapsulären* Anteil, die Wölbungszunahme der Linsenflächen, beschränkt. Nach Helmholtz betragen der Krümmungsradius der vorderen Linsenfläche in Ruhestellung 10, der der hinteren 6 mm; durch Akkommodation werden sie auf 6 bzw. 5 mm verkürzt. Dem *intrakapsulären* Anteil kommt, wie Gullstrand nachgewiesen hat, ebenfalls hohe Bedeutung zu. Mit der Formänderung der Linse ist eine Verschiebung ihrer Fasern verbunden. Im ruhenden Auge exzentrisch gelagerte, stärker brechende Teile gelangen in die optisch wirksame Zone (Aubert) und erhöhen die Brechkraft der Linse.

Die menschliche Linse besteht nicht aus einer optisch homogenen Masse; der Brechungsindex nimmt vielmehr von den Randteilen zur Linsenmitte allmählich zu. In jugendlichen Linsen erfolgt diese Zunahme des jeweiligen Brechungsexponenten kontinuierlich; im 3. Lebensjahrzehnt beginnt aber bereits die Kernbildung der Linse, dadurch entsteht eine mehr oder weniger sprunghafte Änderung der Brechungsindices an der Grenze von Kern und Rinde (Brückner).

Das *Akkommodationsvermögen* des Menschen ist von der Elastizität der Linse und, da diese im Laufe des Lebens sich verringert, vom *Alter* abhängig, wenn krankhafte Veränderungen ausgeschlossen werden können.

Akkommodationsbreite ist der Zuwachs an Brechkraft, den das Auge durch die Akkommodation erfahren kann. Der dem Auge am nächsten gelegene Punkt, der bei maximaler Akkommodationsanspannung noch deutlich gesehen werden kann, ist der Nahepunkt, das *Akkommodationsgebiet* die zwischen Fern- und Nahepunkt des Auges liegende Strecke. Mit zunehmender Sklerosierung der Linse wird der Nahepunkt immer weiter vom Auge abrücken, das Akkommodationsgebiet sich entsprechend verkleinern, bis schließlich im 60.—65. Lebensjahr die Linse jede Elastizität verloren hat und Fern- und Nahepunkt zusammenfallen. Dieser Prozeß ist ein physiologischer Vorgang und bedingt die *Alters-* oder *Weitsichtigkeit,* die *Presbyopie.*

Die Veränderungen der Akkommodationsbreite und der Lage des Nahepunktes sind aus der von Donders aufgestellten Kurve zu ersehen (Abb. 8). Aus ihr ist zu entnehmen, daß die Akkommodationsbreite im Alter von

20	Jahren	10 D
40	,,	5 D
50	,,	2,5 D
65	,,	0 D

beträgt.

Die Akkommodationsbreite hängt lediglich vom Alter, nicht von der Refraktion des Individuums ab. Etwaige *Ametropie* beeinflußt aber die Lage des Fern- und des Nahepunktes, also des Akkommodationsgebietes.

Dem *objektiven Nachweis* der *Akkommodation* dient die Beobachtung des Vorrückens des vorderen Linsenscheitels und des Flacherwerdens der Vorderkammer, ferner die Verschiebung und Verkleinerung der Purkinje-Sansonschen Linsenbildchen mit dem Helmholtzschen Ophthalmometer infolge der Zunahme der Krümmung der Linsenflächen. Diese Methoden sind wissenschaftlichen Untersuchungen vorbehalten. Einfacher und ohne besondere Instrumente ausführbar ist der Nachweis des Zuwachses an Brechkraft bei der Akkommodation durch die Skiaskopie (Schattenprobe).

---

[1] Anatomisch werden unterschieden: Pars circularis (Müller), Pars radialis (Iwanoff) und Pars meridionalis (Brücke). Der Ciliarmuskel weist Unterschiede im Bau in emmetropen und ametropen Augen auf. Zur Verkleinerung des circumlentalen Raumes (zwischen Äquator und Firsten der Ciliarfortsätze) kann es bei höheren Graden von Achsenhypermetropie kommen.

In der Praxis begnügt man sich mit der Feststellung, daß bei maximaler Akkomodation die Linse etwas nach unten sinkt und manchmal bei Bewegungen des Bulbus schlottert. Das *wichtigste* objektive Merkmal ist die *assoziierte Konvergenzbewegung* der Bulbi und die *Pupillenverengerung.*

In der *Regel* wird statt der *Bestimmung* des wirklichen *Nahepunktes*[1] mit dem SCHEINERschen Versuch die des scheinbaren vorgenommen, die zwar nicht den wissenschaftlichen, aber den klinischen Anforderungen genügt: Wir fordern den Kranken auf, *Diamantdruck,* d. h. die feinste Druckschrift unserer Naheproben, zu lesen und dem Auge soweit zu nähern, bis die Buchstaben oder Zahlen unscharf werden; die *kleinste Entfernung,* in der die Probe eben noch deutlich erkannt wird, wird gemessen und zeigt den Abstand des *Nahepunktes* vom Auge an.

Diese Methode dient auch zu dem Nachweis etwaiger *Akkommodationsparesen.* Sie ist zweckmäßig so anzuwenden, daß der Kranke gezwungen wird, in einem Abstand von 30—35 cm die feinste Druckschrift zu lesen. Das läßt sich durch Einschalten eines Konkavglases erreichen, das durch Akkommodationsanspannung zu überwinden ist. Besteht eine hochgradige Parese oder gar Paralyse der Akkommodation, so wird man das schwächste Konvexglas wählen, mit dem der Kranke den Diamantdruck eben noch in 33 cm Abstand erkennen kann. Bei Akkommodationsparalyse eines Emmetropen wäre dies + 3,0 D. sph. Liest er damit Diamantdruck in 33 cm Abstand, so wird das Glas um 1,0 sph. verstärkt und vom neuen Abstand gemessen. Mit + 4,0 D. sph. müßte er in 25 cm Entfernung lesen; die Strecke, die dem Zuwachs der Brechkraft um 1 D. entspricht, beträgt über 8 cm. Ungenauigkeit der Messung um 1—1,5 cm spielen keine nennenswerte Rolle. Würde

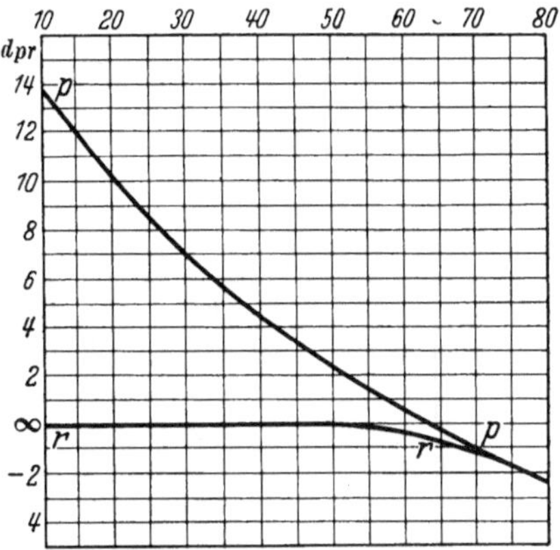

Abb. 8. Die Änderung der Akkommodationsbreite mit dem Alter. (Nach DONDERS u. LANDOLT.)

geprüft werden, mit welchem Glase der 20jährige Emmetrop mit völliger Akkommodationslähmung noch Diamantdruck in dem seinem Alter entsprechenden Nahepunkt, also 10 cm, liest, so würde ein Meßfehler von 1 cm einer Brechkraftänderung von 1 D. entsprechen.

Die bisherigen Erörterungen und Überlegungen haben sich auf die Prüfung des Einzelauges und auf die absolute Akkommodation bzw. absolute Nahepunktsbestimmung bezogen.

Relative Akkommodation. Beim beidäugigen Sehen kommt der *physiologischen Verknüpfung* der *Konvergenz* und *Akkommodation* weitgehende Bedeutung zu. Wird auf einen in endlicher Entfernung vor den Augen gelegenen Punkt akkommodiert, so stellen sich auch die Gesichtslinien beider Augen auf ihn ein. Konvergenz und Akkommodation arbeiten synergisch. Ihre gegenseitige Verknüpfung ist aber nicht starr, sondern kann im individuell verschiedenen, durch entsprechende Übung zu erweiternden Umfange gelöst werden[2]. Die Unabhängigkeit beider Funktionen voneinander wird als *relative Akkommodation* bezeichnet.

Liest ein Emmetrop Diamantdruck in 33 cm Abstand, so bringt er Akkommodation von 3 D. und eine Konvergenz von 3 Meterwinkeln auf. Bleibt das Objekt in der gleichen Entfernung, bleibt auch die Konvergenz unverändert, sonst würde Diplopie auftreten.

---

[1] In den englischen und amerikanischen Arbeiten wird der Nahepunkt der Akkommodation vom Konvergenznahepunkt unterschieden. Letzterer ist der Punkt, der bei maximaler Konvergenzbewegung eben noch erreicht wird, ohne daß Diplopie eintritt. Da die Konvergenz eine statische und kinetische Funktion der Augen ist, wird an dieser Stelle nicht näher auf ihre Untersuchungsmethoden eingegangen.

[2] Am besten gelingt die Lösung den mittleren Myopen (3—4 D); sie konvergieren auf die im Fernpunkt ihrer Augen, 33 bzw. 25 cm, befindliche Naheprobe, ohne ihre Akkommodation in Tätigkeit treten zu lassen.

Wir prüfen nun durch Vorsetzen von Konkavgläsern vor das Auge, ob bei dieser Einstellung eine stärkere Akkommodationsanspannung erfolgen kann; das stärkste Zerstreuungsglas, das eben noch überwunden wird, zeigt die aufgebrachte Akkommodationsleistung (positiver Teil der relativen Akkommodation). Ebenso wird durch Vorsetzen von Konvexgläsern festgestellt, welchen Grad von Entspannung die Akkommodation erfahren kann (negativer Teil). Können wir dem Untersuchten z. B. — 3,0 sph. und + 2,0 sph. vorsetzen, ohne daß die Einstellung auf 33 cm geändert wird, so beträgt der positive Teil 3,0, der negative 2,0 D., der relative Nahepunkt würde in $\frac{100}{3+3} = 16,5$ cm, der relative Fernpunkt in $\frac{100}{3-2} = 1$ m liegen (Abb. 9).

Von der Größe des positiven Teils der relativen Akkommodation hängt die beschwerdefreie Nahearbeit ab; liest ein 20jähriger Emmetrop in 10 cm Abstand — seinem Nahepunkt — längere Zeit, so wäre der positive Teil 0. Infolgedessen treten verhältnismäßig schnell Ermüdungserscheinungen auf; auch die asthenopischen Beschwerden beruhen teilweise auf dem Fehlen oder der abnormen Kleinheit des positiven Teils der relativen Akkommodation.

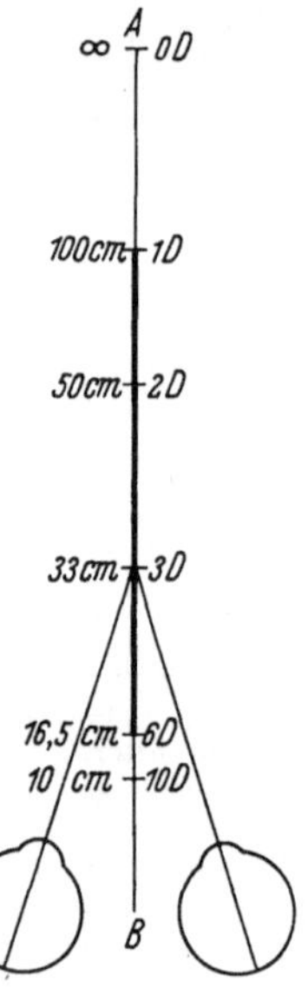

Klinisch wichtig sind die **Anomalien der Akkommodation.** Die Verminderung der Akkommodationsbreite kann zunächst bedingt sein durch Störungen im *passiven Teil*, der Linse. Jede Katarakt[1] beeinträchtigt ihre Elastizität. Nach Abriß der Zonulafasern bei Contusio bulbi und Skleralruptur tritt meist eine Subluxation der Linse ein; auch wenn sie ausbleibt, werden die zerrissenen Zonulafasern bei Erschlaffung des Ciliarmuskels den Zug nicht mehr auf die Linse übertragen können; die mechanische Abflachung fällt fort. Infolgedessen wird die Linse je nach dem Alter des Verletzten der Kugelform zustreben, so daß eine Linsen- bzw. akkommodative Myopie eintritt.

Störungen im *aktiven Teil* können den Ciliarmuskel selbst oder die Nervenendorgane treffen. Derartige Paresen werden durch die *Mydriatica* hervorgerufen; in den Bindehautsack eingeträufelte Lösung in üblicher Stärke von Atropin lähmt die Akkommodation für etwa 8, von Scopolamin 3—4 und von Homatropin 1 Tag. Das Suprarenin beeinflußt auch in unverdünnter Lösung ($^1/_{1000,0}$) die Akkommodation nicht, bei subkonjunktivaler Injektion oder bei Installation von Glaukosan kommt ihm aber akkommodationsschädigende Wirkung zu (Poos). Ebenso wie durch die genannten Pharmaca werden bei der *traumatischen Ophthalmoplegia int.* nach Contusio bulbi der Sphincter pupillae und Ciliarmuskel gleichzeitig, wenn auch nicht immer gleichmäßig, außer Funktion gesetzt.

Periphere Oculomotoriuslähmungen bei Schädelbasisbruch, basaler Meningitis oder Tumoren führen nicht selten zur Ophthalmoplegia int. Der Nachweis der Pupillenstarre oder -trägheit ist einfach, der der Akkommodationsparese oft wegen der bestehenden Sehstörungen (Gesichtsfelddefekte bei Opticusatrophie, zentrale Skotome bei Neuritis n. o.) nicht möglich. Nicht jede N. III-Stammlähmung geht mit einer Ophthalmoplegia int. einher. Wir kennen Kranke mit weitgehendem Ausfall aller äußeren vom N. III versorgten Augenmuskeln, bei denen die inneren entweder unversehrt oder nur in geringem Grade geschwächt sind.

Von großer praktischer Bedeutung sind die *Kernschädigungen*, die zur Akkommodationslähmung führen. In erster Linie ist das *Diphtherietoxon* zu nennen, das fast elektiv auf den Akkommodationskern einwirkt. Mehrere Wochen nach dem Überstehen der oft nur leichten als „Halsentzündung" verlaufenen Diphtherie tritt die Lähmung auf, die in der Regel mit einer Gaumensegelparese vergesellschaftet ist. Sie klingt in 4—6wöchentlicher Dauer langsam ab; therapeutisch kommen Konvexgläser zur Verordnung.

Die postdiphtherische Akkommodationslähmung ist im allgemeinen ein doppelseitiger isolierter Funktionsausfall; die Licht- und Konvergenzreaktion der Pupillen bleibt intakt, Lähmungen der äußeren Augenmuskeln sind sehr selten (Bielschowsky).

Im Gegensatz zu diesem charakteristischen Verhalten steht die Akkommodationsparese beim *Botulismus*; sie setzt in der Regel gleichzeitig mit oder doch fast unmittelbar nach den sonstigen Erscheinungen (Magen-Darmstörungen, Schlingbeschwerden, mangelnde Speichelsekretion, Anhidrosis) ein und geht fast ausnahmslos mit einer Lähmung des M. sphincter pupillae einher. Nicht ganz selten bleibt die Augenerkrankung einseitig.

Abb. 9.

---

[1] Hier kommen nur die kongenitalen Formen, der Wundstar, Zuckerstar und die gewerblichen Linsentrübungen, besonders der Feuerarbeiter, in Betracht. Der Altersstar tritt hingegen meist erst im vorgerückten Lebensalter auf, in dem die Akkommodation wegen der fortgeschrittenen Sklerosierung der Linse bereits fehlt.

Bei *Lues cerebri* kann es zu ein- und doppelseitiger Akkommodationslähmung kommen, die unter dem Bilde der Ophthalmoplegia int. verläuft. Auch bei *Tabes dorsalis* mit reflektorischer Pupillenstarre sind Akkommodationsstörungen beobachtet, doch entziehen sie sich wegen der bestehenden Sehstörungen oft dem Nachweis. Isolierte Akkommodationsparese bei Tabes dorsalis ohne jede Pupillenstörung ist sehr selten. In der Breslauer Augenklinik fanden sich in den letzten 10 Jahren nur zwei derartige Kranke.

Als *Insuffizienz der Akkommodation*, akkommodative Asthenopie, werden Zustände bezeichnet, in denen ein Mißverhältnis zwischen der geforderten Naheeinstellung und der Akkommodation besteht. Meist handelt es sich um nervöse oder schwächliche Personen, die ungewohnt lange Nahearbeit leisten musten (z. B. vor dem Examen). Die Kranken klagen über Druck in und über den Augen, Brennen, Kopfschmerzen in der Brauen- und Stirngegend. In der Regel lassen alle Beschwerden beim Fortfall ihrer Ursache bzw. beim Aussetzen der anstrengenden Nahearbeit nach. Ist letzteres nicht möglich, müssen schwache Konvexgläser zum vorübergehenden Gebrauch verordnet werden.

Reizzustände im Akkommodationsapparat können durch Hyperämie des Ciliarkörpers verursacht sein (entzündliche Erkrankungen, Kontusionen, Eserininstallation in den Bindehautsack [1]). Sie können zum Vorrücken der Ciliarfortsätze gegen den Linsenäquator oder zu einem echten Spasmus des Ciliarmuskels führen.

Als „Spasmen der Akkommodation" werden auch jene Fälle aufgefaßt, bei denen eine Exophorie besteht; die Scheu vor dem Doppelsehen, der Fusionszwang, veranlaßt derartige Kranke zu Konvergenzimpulsen, mit denen die Akkommodation physiologisch gekoppelt ist. Bei den Kranken sind die Gesichtslinien meist parallel gestellt oder es besteht sogar Strabismus convergens bei Myopie mittleren Grades. Die Schattenprobe des einzelnen Auges im Dunkelzimmer ergibt nicht selten auffallend schwankende Werte. Durch mehrtägigen einäugigen Verband (MARLOW) kann die Fusion ausgeschaltet und so die Ruhelage ermittelt werden; noch sicherer wirkt Atropin: die Lähmung des Ciliarmuskels erlaubt die exakte objektive Refraktionsbestimmung. Nicht selten werden so aus den vermeintlichen Myopen Hypermetrope, aus dem Einwärtsschielen eine manifeste Divergenz.

Abnorme Reizbarkeit des Akkommodationszentrums ist seit langem bei Hysterischen und Neuropathen bekannt. In den letzten Jahren haben wir aber eine ganze Reihe von *Encephalitikern* mit PARKINSON-Symptomen beobachtet, bei denen Blickkrämpfe (Schauanfälle) nach oben bestanden. Sie waren — wenigstens an der Breslauer Krankenschaft — fast ausnahmslos mit Konvergenz- und *Akkommodationsspasmen* vergesellschaftet (Verengerung der Pupille und skiaskopisch nachweisbare Refraktionserhöhung). Bei multipler Sklerose ist gelegentlich ähnliches zu beobachten. Echte Akkommodationskrämpfe sind beschrieben bei Pilzvergiftungen, epileptischen Anfällen, bei der cyclischen N. III-Parese AXENFELD, BIELSCHOWSKY), Hyperthyreoidie und kürzlich bei Tabes dorsalis (BLATT), bei der der Ablauf des Krampfes den bekannten Krisen entspricht. Nach HEINE wird der echte Akkommodationskrampf durch schwere organische Läsionen im Kerngebiet verursacht.

Als ebenso seltene wie interessante Störung ist die *tonische Akkommodation* zu bezeichnen; sie ist meist mit Pupillotonie (s. S. 317) verbunden und angeboren, in letzter Zeit aber auch als Spätsymptom der Encephalitis epidemica beobachtet. Die Kranken verfügen über die volle, ihrem Alter entsprechende Akkommodationsbreite; das so überaus exakte Spiel des Ciliarmuskels, das dem Gesunden die mühelose *Umschaltung* des dioptrischen Apparates seiner Augen vom Fern- zum Nahesehen ohne jeden Zeitverlust ermöglicht, ist bei ihnen *gestört*; der Wechsel zwischen Fern- und Naheeinstellung ist mehr oder weniger stark verlängert. Wir kennen 2 Typen dieser Störung, bei der einen ist hauptsächlich der Übergang vom Nah- zum Fernsehen verlangsamt (AXENFELD), bei der anderen findet sich das umgekehrte Verhalten (JESS). Nicht ganz selten ist die tonische Akkommodation einseitig und kann daher leicht dem Nachweis entgehen.

Die Untersuchung ist sehr einfach; mit der Stoppuhr wird festgestellt, wieviele Sekunden der Kranke für die Umschaltung vom Fernsehen zum Lesen feinster Druckschrift in Nahepunktabstand oder für den umgekehrten Vorgang gebraucht.

Die Störung hat wahrscheinlich ihren Sitz im Gebiet des N. III-Kerns (Zusammentreffen mit Pupillotonie).

Aus der Lehre vom Raumsinn des Auges konnte nur die Prüfung des Sehvermögens, des Auflösungsvermögens, hier dargestellt werden. Wegen der Untersuchungen über Augenmaß, Formensehen, Gestaltwahrnehmungen, Netzhautkorrespondenz, Augenbewegungen, Lokalisation muß auf die einschlägigen Abhandlungen in den physiologischen und psychologischen Hand- und

---

[1] Gelegentlich sind sie auch nach anderen Miotica beobachtet: Pilocarpin, Morphium, Nicotin, Muscarin.

Lehrbüchern, vor allem auf die meisterhafte Darstellung von F. B. Hofmann verwiesen werden.

II. Licht- und Farbensinn.

Die Darstellung der Untersuchungsmethoden der Störungen des Licht- und Farbensinns erfolgt hier in Form einer kurzen Übersicht ohne näheres Eingehen auf die teilweise noch umstrittenen theoretischen Anschauungen, weil sie in mancher Hinsicht für die klinische Diagnose, z. B. der Farbenschwäche, nicht ausschlaggebend sind, weil exakte wissenschaftliche Untersuchungen Zeit und Apparate erfordern, die im allgemeinen im klinischen Betrieb kaum zur Verfügung gestellt werden können, und weil schließlich die eingehende Analyse derartiger Störungen Aufgabe des Ophthalmologen und Physiologen ist. Der Neurologe hingegen wird aus all den verschiedenen Methoden und aus dem gewaltigen Schrifttum nur das herausgreifen, was ihn bei der Diagnose der Nervenkrankheiten mit Beteiligung der Optici bzw. der Sehbahn fördern kann.

1. Lichtsinn.

Als *Lichtsinn* bezeichnen wir mit *Aubert* die Fähigkeit des Auges, Licht-intensitäten zu empfinden, als *Adaptation* des Anpassungsvermögens des Auges an verschieden hohe Lichtintensitäten *(Hell-Dunkel-Adaptation)*.

Tritt man aus einem hellbeleuchteten Zimmer in einen völlig dunklen Raum, so kann man anfangs gar nichts, nach einigen Minuten aber schon Umrisse von Gegenständen und nach einem Aufenthalt von $^1/_2$—1 Stunde auch die im Raum vorhandenen Dinge leidlich gut erkennen *(Dämmerungssehen)*. Geht man nun wieder in das hellbeleuchtete Zimmer zurück, so ist man anfangs geblendet und kann Einzelheiten nur unsicher erkennen; aber schon nach wenigen Sekunden hat das Auge sich an die gesteigerte Lichtintensität gewöhnt. Dieses Anpassungsvermögen des menschlichen Auges ist außerordentlich groß. Wird die bei maximaler Dunkelanpassung eben noch wahrnehmbare Lichtstärke mit 1 bezeichnet, so erträgt das gleiche Auge bei maximaler Helladaptation noch 20—30 000fachen Wert ohne jede Blendungserscheinung (Brückner).

Die Empfindlichkeit der menschlichen Netzhaut bei Dunkeladaptation steigt in den exzentrischen Netzhautteilen, am stärksten in dem Ringbezirk zwischen 15 und 25°. Die Fovea und die zentralen Netzhautteile weisen hingegen eine erheblich geringere Empfind-lichkeitszunahme auf. Daraus ergibt sich eine relative Minderempfindlichkeit des Zentrums der dunkeladaptierten Retina (physiologische Hemeralopie der Fovea — v. Kries).

Zur *Messung* der Adaptation dient die Bestimmung des *Schwellenwertes* (Reizschwelle Fechners), der geringsten zur eben wahrnehmbaren Helligkeits-empfindung führenden Lichtstärke. Er nimmt mit fortschreitender Dunkel-anpassung des Auges ab, die Empfindlichkeit der Netzhaut aber zu, und zwar am stärksten in der Zeit von 10—30 Minuten, dann erreicht sie langsam einen festen Wert (Piper).

Heine bezeichnet den Teil der Adaptation, der fast augenblicklich nach dem Betreten eines Dunkelzimmers beginnt und nach 10—15 Minuten das Maximum, höchstens das 50fache des Ausgangswertes, erreicht, als *primäre* oder Zapfenadaptation und unterscheidet diese von der Empfindlichkeitszunahme für minimale Lichtreize, die nach 10—15 Minuten Dunkelaufenthalt beginnt, nach 30—45 Minuten auf mindestens das 500fache des Ausgangs-wertes anwächst, der *sekundären* oder Stäbchenadaptation.

Die Empfindlichkeit eines Auges für geringe Helligkeitsunterschiede kann schon mit der Massonschen Scheibe geprüft werden. Wird diese in schnelle Umdrehungen versetzt, so werden mehrere graue, nach der Peripherie zu an Intensität abnehmende Ringe wahr-genommen. Je mehr Ringe der Beobachter zählen kann, um so besser ist sein Unterschei-dungsvermögen für Helligkeitsdifferenzen.

Steht ein Dunkelzimmer mit Aubertscher Blende im sonst lichtdicht schließenden Fensterladen zur Verfügung, so treten Arzt und Kranker unter das Fenster und beobachten eine ihnen gegenüber angebrachte Sehtafel. Die Verkleinerung des Diaphragmas vermindert die Beleuchtung im Raum; es wird geprüft, ob das Sehvermögen der Kranken wesentlich schneller abnimmt als das des Arztes. (Für Analphabeten verwendet man Watte oder Papierschnitzel.)

Photo- und Adaptometer. Die exakte Bestimmung des Lichtsinnes bzw. der Adaptation erfolgt durch Ermittelung der Reizschwelle an *Photo-* oder *Adaptometern* im völlig verdunkelten Raum.

Der erste derartige Apparat, der lange Zeit der klinischen Untersuchung des Lichtsinnes und seinen Störungen genügte und auf dessen Prinzip die neueren Adaptometer beruhen, ist das Photometer von R. Förster (Abb. 10).

Ein innen stumpf geschwärzter Kasten trägt an seiner Rückwand die Sehprobe (schwarze Streifen verschiedener Breite auf weißem Grund). Die Vorderseite hat 2 Beobachtungsröhren für mon- und binokulare Untersuchung und ein Aubertsches Diaphragma vor einer Milchglasscheibe; vor ihm ist die Lichtquelle angebracht; die Helligkeit im Kasten wird durch die jeweilige Blendenöffnung bestimmt. Für den Normalen genügt nach 10 bis 15 Minuten Dunkelanpassung eine Öffnung von 2—3 mm, für den Hemeralopen muß sie entsprechend vergrößert werden.

Die Adaptometer von Piper und Nagel dürften nur Augenkliniken zur Verfügung stehen; sie erfordern viel Raum, ermöglichen exakte Messungen und die Aufnahme einwandfreier Adaptationskurven; nach v. Hess gelingt es aber nur schwer, bei den einzelnen Untersuchungen völlig gleiche Adaptationsbedingungen herzustellen. Auch auf die in den Stromschwankungen liegenden Fehlerquellen muß hingewiesen werden. Von der Beschreibung dieser Adaptometer wird abgesehen, weil letzthin *Engelking* und *Hartung* ein Adaptometer geschaffen haben, das den Anforderungen der Praxis wie denen bei wissenschaftlichen Untersuchungen im vollen Umfange genügt, dessen Benutzung dank seiner Einfachheit und Kleinheit, dessen Beschaffung dank des niederen Preises möglich ist (F. L. Fischer, Freiburg i. B.):

Ein Kasten von 43 cm Länge, 23,5 cm Breite und 18,5 cm Höhe trägt in der Vorderwand eine Milchglasscheibe von 10 cm Durchmesser,

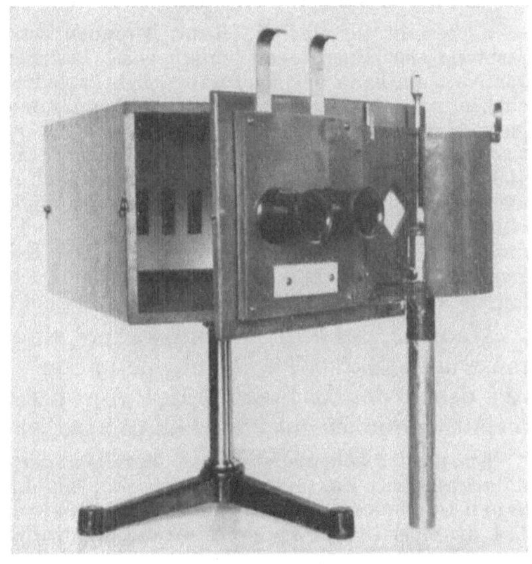

Abb. 10. Försterscher Lichtsinnmesser. Rechts auf dem Bilde der Halter für die Kerze. Das an der äußeren Wand des eigentlichen Kastens befindliche Gehäuse für die zur Beleuchtung des Aubertschen Fensters dienende Kerze ist geöffnet; das Fenster ist sichtbar. Die vordere Kastenwand ist ebenfalls geöffnet, so daß man links auch das Streifenmuster an der hinteren Wand des Kastens erblickt, welches bei der Prüfung durch die variable Beleuchtung des Aubertschen Fensters Licht erhält und als Objekt für die Schwellenmessung dient. Vorne an der Kastenwand sieht man die beiden röhrenförmigen Ansätze für die Augen des Beobachters. (Nach Comberg.)

die Leuchtfläche, die bei 57 cm Beobachtungsabstand unter einem Winkel von 10° erscheint. In der Hinterwand des Gerätes ist eine mattierte Osramlampe von 40 Watt als Lichtquelle eingebaut; 8 cm vor ihr eine Milchglasscheibe und ein optisches Blaufilter, dessen Durchlässigkeitsmaximum bei 550 $\mu\mu$ liegt. Davor sind 3 unabhängig gleitende Schieber angebracht, der eine ist eine schwarze Metallblende mit rundem Loch, die beiden anderen tragen je ein besonderes Filter aus Neutralgrauglas. Jeder der 3 Schieber setzt das an ihn gelangende Licht auf 0,01 seiner Ausgangsstärke herab. Die feine Abstufung der Helligkeit bewirkt eine Aubertsche Blende. So ist eine Abschwächung der Ausgangslichtstärke in gleichmäßig fortlaufender Art auf $^1/_{4\,900\,000\,000}$ möglich. Am Gerät läßt sich leicht der Durchmesser der Blendenöffnung und der reziproke Wert der jeweiligen Lichtintensität ablesen. Durch Eintragung der gefundenen Schwellenwerte in geeignete Vordrucke werden übersichtliche Kurven gewonnen, die leicht miteinander verglichen werden können.

Die Raumnot, der Preis und die Kompliziertheit der Apparate haben schon früh zur Konstruktion von wesentlich einfacherem Untersuchungsgerät geführt.

Das Adaptometer von Wessely erlaubt die Benutzung im hellen Raum: ein 1 m langer, 30 cm hoher lichtdichter Holzkasten trägt an seiner der Lichtquelle zugewendeten Stirnwand eine Aubertsche Blende vor einer Mattglasscheibe (Möglichkeit, eine zweite derartige Scheibe oder rauchgraue Filme vorzuschalten); im Inneren ist eine Milchglasscheibe angebracht, die eine gleichmäßige Lichtverteilung gewährleistet. Das Licht fällt auf das „Sehobjekt", ein Kreuz von 10 cm Balkenlänge und 1,75 cm -dicke, das dem Beobachter gegenüber angebracht ist. Die Rückwand des Kastens ist stumpfwinkelig abgeknickt und trägt 2 Okulartuben, deren gepolsterte Ränder einen lichtdichten Abschluß an die Augenumgebung ermöglichen. Durch einen Tubus blickt der Beobachter, durch den anderen der Arzt.

Die gleichzeitige Beobachtung durch den Kranken und eine normale Kontrollperson unter völlig gleichen Belichtungsbedingungen ist nach v. Hess besonders wichtig.

Ein kleiner, preiswerter Apparat für die Schnellprobe auf Hemeralopie ist das Skotoptikometer von Möller und Edmund [1], das nicht der Ermittelung der Reizschwelle, sondern der mit ihrer Herabsetzung verbundenen Abnahme des Helligkeitsunterscheidungsvermögens dient.

Es besteht aus einer Tafel mit 4 grauen Buchstaben auf weißem Grund. Die grauen Farbtöne der Buchstaben entsprechen bestimmten Bouguer-Fechnerschen Brüchen. Der Normale kann die Buchstaben bei Tageslicht mühelos lesen. Bei herabgesetzter Beleuchtung werden Buchstaben und weißer Grund in geringerer Helligkeit wahrgenommen. Diese Herabsetzung wird durch Vorschalten neutral-grauer lichtabsorbierender Gläser (Tschernings photometrische Gläser) erzielt. Das dem käuflichen Apparat beigegebene Glas Nr. 4 ist so gewählt, daß der Normale nach Adaptation von 3 Minuten die Buchstaben noch lesen kann, und zwar bei Distinktionsfähigkeit (Helligkeitsunterscheidungsvermögen) = 1,25, meist sogar = 1,5. Der Hemeralop, auch der niederer Grade, wird aber die beiden dunkelsten Buchstaben nicht erkennen. Die Tafel wird beleuchtet von einer 25 cm entfernten 100-Kerzen-Lampe. Die Größe der Buchstaben auf der Tafel ist so beträchtlich, daß sie auch bei erheblicher Minderung des Sehvermögens noch erkannt werden können.

Während des Krieges sind weitere einfache Apparate zur Lichtsinnprüfung konstruiert (Stargard „Dunkelperimeter", Best Leuchtuhren, Comberg, Jess), von denen der Lichtsinnprüfer von Birch-Hirschfeld ein auch außerhalb der Augenkliniken gut brauchbares handliches Instrument darstellt (Zeiss-Jena).

Ein runder höhenverstellbarer Metallständer trägt ein Gehäuse mit einem mattierten Glühlämpchen. Das Licht fällt auf eine als Lichtquelle dienende Milchglasscheibe von 18 mm Durchmesser. Vor ihr ist eine Irisblende angebracht, deren Durchmesser von 1 oder 2, 4 usw. bis 18 mm erweitert werden kann (die Quadrate der Blendendurchmesser entsprechen annähernd der Helligkeit; diese kann daher zwischen 1 und dem 324fachen abgestuft werden). 3 cm vor der Irisblende liegt eine zweite Milchglasscheibe und auf ihr die 5-Punkt-Probe. 4 Punkte von je 2 mm Radius bilden die Ecken eines Quadrats von 20 mm Kantenlänge, der 5. Punkt liegt in ihrer Mitte. Vor dieser 5-Punktprobe ist ein auf photographischem Wege hergestellter Goldberg-Keil in einem Falz beweglich. Seine Lichtabsorption nimmt gleichmäßig zu. Die Untersuchung am Lichtsinnprüfer soll in 30 cm Entfernung erfolgen; dann entspricht die ganze 5-Punktprobe einem Netzhautbezirk von 1,3 mm^2, bei 20 cm Abstand einem solchen von 2,0 mm^2 —, jedem einzelnen Punkt ein Netzhautbild von 0,22 mm Durchmesser, d. i. der stäbchenfreie Bezirk des emmetropen Auges. Ametropen sind vor der Untersuchung zu korrigieren.

Die Prüfung erfolgt in der Weise, daß zunächst für eine gute Hellanpassung des Untersuchten gesorgt wird. Dann betritt er mit dem Arzt gleichzeitig das Dunkelzimmer. Dieser stellt bei mittlerer Öffnung der Irisblende den Goldberg-Keil so ein, daß er eben noch den mittleren Punkt wahrnehmen kann. Der Zeigefinger des Kranken wird an die Blende geführt, um ihm die Richtung zu geben. Sieht der Kranke ebenso wie der Arzt, bzw. die normale Vergleichsperson 3 Punkte, zur Seite übereinander 2 etwas hellere, dann den dunkleren in der Mitte, so ist der Schwellenwert normal; sieht er 5 Punkte, so liegt seine Schwelle niederer als die des Arztes, sieht er aber nur 2 übereinanderstehende oder gar keine Punkte, so liegt sie höher. Klinisch ist für die Feststellung der Nachtblindheit die Bestimmung der erhöhten Reizschwelle wichtig; sie wird ermittelt durch weitere Öffnung der Irisblende oder Verstellung des Goldberg-Keils; die gefundenen Werte erlauben mit errechneten Tabellen die Größe der Abweichung gegenüber dem Normalen zu bestimmen.

Nach Ermittelung dieses Anfangswertes (nach 1 Minute Dunkelaufenthalt) wird die Adaptation dadurch gemessen, daß entweder auf einer Leuchtuhr die Zeit festgestellt wird, nach der der Untersuchte auch die beiden seitlichen, ihm anfangs durch die Lichtabsorption des Goldberg-Keils unsichtbaren beiden Punkte, also alle 5 Punkte wahrnimmt, oder daß

---

[1] R. Wurach-Berlin.

nach Verkleinerung der Irisblende nach einer bestimmten Zeit (5, 10, 15 Minuten) genau nach der vorbeschriebenen Art der Erweiterung der Irisblende oder Verstellung des GOLD-BERG-Keils die Werte für den Kranken und den Arzt ermittelt und miteinander verglichen werden.

Der Apparat ist den älteren durch die leichtere und sichere Bestimmung des Schwellenwertes überlegen. BIRCH-HIRSCHFELD unterscheidet auf Grund seiner Erfahrungen an nachtblinden Soldaten 3 verschiedene Typen; die unterschiedlichen Werte veranschaulicht Abb. 11.

I: Die Adaptation des untersuchten Auges ist annähernd normal, die Reizschwelle zeigt aber wesentliche Unterschiede.

II: Bei annähernd normaler Reizschwelle findet sich eine starke Verminderung der Empfindlichkeitszunahme bzw. Adaptation.

III: Die Reizschwelle ist erhöht, die Empfindlichkeitszunahme verringert.

Das von HERTEL 1929 konstruierte *Kugeladaptometer* ist durchaus geeignet, als Universalnstrument für exakte klinische und wissenschaftliche Untersuchungen Verwendung zu finden. Da aber außer HERTELs Mitteilung noch keine Untersuchungen anderer Forscher vorliegen, muß hier auf die nähere Beschreibung verzichtet werden.

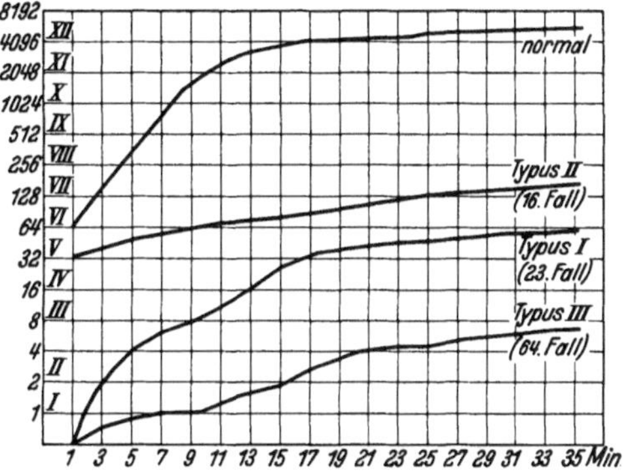

Abb. 11. Nach BIRCH-HIRSCHFELD.
(Aus Graefes Archiv 92).

Bei der Beurteilung der Mitteilungen der verschiedenen Forscher und bei der Bewertung der jeweils durch eigene Untersuchung gefundenen Ergebnisse ist zu berücksichtigen, daß diese durch mannigfache Komponenten — Aufmerksamkeit, Intelligenz, etwaiges Interesse an Täuschungsversuchen — aber auch durch die Pupillenweite beeinflußt werden. GASTEIGERs Vorgehen, nur in Atropinmydriasis zu untersuchen, ist sehr zu empfehlen, dürfte aber in der Praxis nicht immer angewendet werden können.

Hemeralopie. Die Störungen der Anpassung der Augen an höhere Lichtintensitäten sind klinisch nicht näher untersucht; für den Neurologen bieten sie kein praktisches Interesse. Dies ist vielmehr der Verminderung der Anpassungsempfindlichkeit für geringe Lichtstärken zuzuwenden, die wir als *Hemeralopie*, Nachtblindheit [1], bezeichnen.

Die *Nachtblindheit* kommt ohne jede nachweisbare Erkrankung der brechenden Medien oder der Linse und Aderhaut *kongenital* und *familiär* vor und ist nach der dominanten, der

---

[1] Die andere Gruppe der Lichtsinnstörung, die *Nyktalopie*, wird hier nicht besonders erwähnt; zu ihr gehören diejenigen Personen, deren Sehvermögen bei einer gewissen Abdunkelung besser als im Hellen ist. In der Regel handelt es sich um Menschen mit Störungen im dioptrischen Apparat (scheibenförmige zentrale Hornhaut- oder Linsentrübung). Sieht ein solcher Kranker gegen das Licht, wird die Trübung infolge der Verengerung der Pupille viel stärkere Störungen bereiten als in der Dämmerung bei weiter Pupille bestehen (Nyktalopie bei angeborener totaler Farbenblindheit [S. 147]). Als klinisches Symptom wird sie gelegentlich bei retrobulbärer Neuritis und Tabak-Alkohol-Amblyopie mit kleineren zentralen Farbskotomen, besonders für Rot, angetroffen. Besserung des Sehvermögens im Dämmerlicht und bei Gebrauch dunkler Schutzbrillen (E. FUCHS), weil in der Dämmerung im wesentlichen die kurzwelligen Lichter für die optische Orientierung Bedeutung haben. Andererseits kann aber auch die Hemeralopie dioptrisch bedingt sein, weil eine diffuse Hornhauttrübung bei weiter Pupille (abends) das Sehen weit mehr schädigt als bei hellem Sonnenschein, wo durch die enge Pupille ein sthenopäisches Sehen ermöglicht wird (HEINE). Von anderer Seite sind die Adaptationsstörungen auf dioptrischer Grundlage auch als „*Pseudohemeralopie*" und „*Pseudonyktalopie*" bezeichnet. Die Hemeralopie bei der OGUCHIschen Krankheit ist in Deutschland so selten (SCHEERER), daß ihr vorerst keine Bedeutung zukommt.

recessiv-geschlechtsgebundenen (fast durchweg mit Myopie kombiniert), aber auch der einfach recessiven Form vererblich (Franceschetti). Sie unterscheidet sich von der erworbenen Hemeralopie meist durch das Fehlen der Bitotschen Flecke und anderen Zeichen der Xerose.

Die *erworbene* Nachtblindheit kann der Ausdruck einer Ernährungsstörung sein (Mangel an A-Vitamin, wie die Beobachtungen im Kriege und in den folgenden Hungerjahren gezeigt haben); sie wird bei Tumorkachexie, der Leberzirrhose und anderen Leberleiden, bei Intoxikationen, dem Alkoholismus (Uhthoff) und bei schweren erschöpfenden Erkrankungen angetroffen. Stets begleitet sie die Pigmententartung der Netzhaut, die tapetoretinale Degeneration, ja sie kann deren erstes Zeichen sein (Retinitis pigmentosa sine pigmento), und die chorioretinale Atrophie. Schon Förster hat die Häufigkeit der Lichtsinnstörung bei entzündlichen Erkrankungen der Aderhaut, die die Choriocapillaris betreffen, Lohmann bei Retinitis albuminurica und hypertonica, v. Hippel ihre Bedeutung als Frühsymptom der Siderosis bei aseptisch eingeheilten intraokularen Eisensplittern nachgewiesen. Bei diesen Formen der Hemeralopie ist die primäre Adaptation gestört, die Reizschwelle stark erhöht.

Die Nachtblindheit tritt nicht selten auch bei *Erkrankungen* der *optischen Bahnen* auf und ist dann ein- oder halbseitig nachzuweisen. Behr hat den differentialdiagnostischen Wert der Lichtsinnprüfung für die Unterscheidung der *primären* (retrobulbären Neuritis) und *entzündlichen Sehnervenerkrankungen* von der durch Tumor oder intrakranielle Blutung bedingten *Stauungspapille* dargelegt. Bei den ersteren findet die Störung sich schon im Anfangsstadium, schwindet, wenn der Prozeß ausheilt; bei der Stauungspapille durch Hirntumor fehlt sie in der Regel. Behrs Befunde, die auch halbseitige homo- und heteronyme Störungen bei Hemianopsie [1] aufdecken konnten, wurden von Rutgers zum Teil bestritten, aber von Schindler und Gasteiger bestätigt. An den Kranken der Breslauer Klinik konnten wir wiederholt die gleichen Beobachtungen machen.

Fast ausnahmslos findet die Lichtsinnstörung sich bei der *tabischen Opticusatrophie* und nicht selten schon zu einer Zeit, in der mit dem Augenspiegel die Atrophie noch nicht sicher zu erkennen, Visus und Gesichtsfeld normal sind. Nach Heine hat der Nachweis der Adaptationsstörung noch eine andere differentialdiagnostische Bedeutung: ist sie eine vorübergehende, so kann es sich um multiple Sklerose handeln, ist sie dauernd, so kommen in der Regel Tabes, Paralyse oder Lues cerebri in Betracht.

Der Vollständigkeit halber seien hier noch die Lichtsinnstörungen bei Ablatio retinae, die nur die abgelösten Teile der Netzhaut betreffen, und die beim Glaukom erwähnt. Feigenbaum konnte zeigen, daß Beziehungen zwischen der Erhöhung des Binnendrucks des Auges und der Intensität der Adaptationsstörung bestehen. Bei tiefer glaukomatöser Exkavation und Opticusatrophie bemerkt der Kranke die hemeralopischen Beschwerden ebenso wie bei den arteriosklerotischen Sehnervenleiden meist selbst; stets deckt sie die Untersuchung auf. Ihre Intensität hängt in der Regel vom Grade der Erkrankung der Leitungsbahnen ab.

Störungen der „sekundären" Adaptation sind verhältnismäßig selten beschrieben; abgesehen von den Fällen des Typus II von Birch-Hirschfeld, die meist mit Myopie einhergingen, sollen sie auf Wirkung kurzwelliger, namentlich ultravioletter Strahlen beruhen (akute Form: Ophthalmia electrica). Die neueren Untersuchungen über Schädigungen der Augen durch Licht, die in den letzten Jahren unter anderem durch die Erforschung des Feuerstars (Glasmacherstar) bedingt sind, rufen aber Zweifel an der Berechtigung der Annahme einer Hemeralopie durch Blendung hervor (Kraupa, Birch-Hirschfeld und Hoffmann, Rohrschneider u. a.). Metzger erwähnt in seiner zusammenfassenden Abhandlung diese Störungen nicht mehr.

So wertvoll der Nachweis der Lichtsinnstörung als Frühsymptom der Sehnervenleiden auch ist, so erschwert seine klinische Auswertung der Umstand, daß die kongenitale Hemeralopie niederer Grade nicht immer auszuschließen ist, und daß bei Ametropie, in Sonderheit der Myopie ($>$ 12 D.), Hemeralopie als Begleitsymptom vorkommt, ebenso bei Aphaken (Stargard).

Die Lichtsinnprüfung und der Nachweis etwaiger Störungen dient uns daher zur Ergänzung unserer mit anderen Methoden, vor allem der bei der Gesichtsfeldprüfung erhobenen Befunde. Bisher können wir aus der Adaptations-

---

[1] Wilbrand-Sänger und Behr geben an, daß die homonyme halbseitige Lichtsinnstörung nur bei Tractushemianopsie vorkommt, bei Läsionen der Sehstrahlung oder -rinde, jedenfalls solchen oberhalb des äußeren Kniehöckers aber fehlt. Igersheimer konnte diese Befunde jedoch nicht bestätigen.

störung allein etwaige Erkrankungen der optischen Bahn noch nicht mit Sicherheit feststellen.

Die unversehrte Adaptation hat eine überragende Bedeutung für die Prüfung des Farbensinns und des Gesichtsfeldes.

Lokaladaptation, Kontrast. Neben der klinisch so bedeutsamen, in ihren Störungen differentialdiagnostisch wichtigen Hell-Dunkel-Adaptation steht die Fähigkeit des Auges, sich an farbige und farblos wirkende Belichtungen bei gleichbleibender Beleuchtungsintensität anzupassen, die *Lokaladaptation.*

Fixiert das Auge ein farbiges Feld längere Zeit, so nimmt dessen Farbsättigung ab; das Auge „*ermüdet*" für diese Farbe. Verhältnismäßig schnell stellt sich in der Umgebung des Fixationsobjektes eine Farbenempfindung ein, die zu der ersteren „gegenfarbig" ist (Rot wird von einem grünen Saum umzogen). Diese Erscheinung wird als *Simultan-* oder *Randkontrast* bezeichnet. Ist durch lange fortgesetzte Betrachtung einer bestimmten Farbe das Auge ermüdet oder umgestimmt, so tritt auch bei Beobachtung einer indifferent gefärbten Fläche eine Farbenempfindung auf; nach Betrachtung von Rot erscheint Grün. Dieser Vorgang wird *Sukzessivkontrast* genannt.

Die Gesetze, nach denen diese Kontrastempfindungen ablaufen (HERING[1]) faßt BRÜCKNER folgendermaßen kurz zusammen: „Jede Strahlung fördert in der Nachbarschaft desjenigen Netzhautbezirkes, auf dem sie zur Abbildung gelangt, die gegenfarbige Empfindung. Außerdem wird mit zunehmender Einwirkungsdauer der Strahlung eine gegenfarbige Empfindung oder richtiger eine Steigerung der Disposition zu derselben auch an der Stelle, wo die Strahlung selbst einwirkt, hervorgerufen. Dieses kann so weit gehen, daß die erste Farbe völlig verschwindet und sogar in die Gegenfarbe umschlägt."

Der Simultankontrast ist von größter Wichtigkeit für das Sehen: Infolge der Aberration durch Ungleichmäßigkeiten im dioptrischen Apparat entsteht auf der Netzhaut keine punktförmige Abbildung im physikalischen Sinne; das Bild ist vielmehr stets etwas verzerrt. In diesem verwaschenen Bild erscheint eine Stelle besonders hell, durch den Simultankontrast wird der Fehler ausgeglichen, den die schwächere Erhellung der umliegenden Netzhautteile bedingt; durch Abnahme der Erregbarkeit für gleichartige Strahlung und gleichzeitige Steigerung für die entgegengesetzte (gegenfarbige) Empfindung nimmt die Bildschärfe zu; Steigerung des Helligkeitsunterschiedes. Die exzentrischen Netzhautteile unterliegen stärker der Kontrastwirkung (Lokaladaptation) als die zentralen.

2. Farbensinn.

„Von den Formen, in welchen die Farben uns im Sehraume erscheinen, also von den räumlichen Eigenschaften der Farben, handelt die Lehre vom Raumsinne des Auges, von den Farben selbst aber als den verschiedenen Qualitäten, handelt die Lehre vom Lichtsinn." HERING bezeichnet als Lichtsinn im engeren Sinne die Lehre von der Schwarz-Weiß-Reihe der Farben (nebst den Zwischenstufen — tonfreie Farben —), als Farbensinn die Lehre von den Farbtönen oder bunten Farben.

Die *Farbenempfindung*[2] ist ein psychisches Phänomen, die *Farben* — nach dem gewöhnlichen Sprachgebrauch — lassen sich unterscheiden nach ihrem *Ton*, ihrer *Sättigung* und ihrer *Helligkeit.* HERING hat gezeigt, daß alle Farbgemische des täglichen Lebens (bunte Farben) sich aus den 4 Grund-(Ur-)Farben — Rot, Grün, Gelb und Blau — zusammensetzen und in ihren verschiedenen Abstufungen und Übergängen einen geschlossenen Ring, den *Farbenkreis*, bilden. Die Farbentöne zeigen durch Abnahme der Sättigung Übergänge zum Weiß, durch Verminderung der Helligkeit zum Schwarz. Die Farbempfindung, ausgelöst durch einen physikalischen Reiz, das Licht, wird durch die physiologischen Erregungs- und Energieumwandlungsvorgänge im Auge zum psychischen Phänomen. Sie wird beeinflußt von der Beschaffenheit der Lichtstrahlen,

---

[1] Siehe TSCHERMAK: Handbuch der normalen und pathologischen Physiologie. Photoreceptoren I, S. 480 f.

[2] Tonfreie Farben und Farbentöne. Eine kurze Zusammenstellung der wichtigsten physiologischen Anschauungen hat auf Grund ausgedehnter eigener Untersuchungen FR. FRÖHLICH gegeben.

dem jeweiligen Erregbarkeitszustande des Sehorgans und von der erlernten
Auswertung der Empfindungen, den Gedächtnis- oder Gewohnheitsfarben.
„Für das Auge bilden die farbigen Lichter eine dreidimensionale Mannigfaltigkeit, an denen die drei Merkmale: Farbenton, Sättigung und Helligkeit objektiv
feststellbar sind" (König).

Das Problem des Farbensehens hat seit 150 Jahren Ärzte und Naturwissenschaftler beschäftigt, von den verschiedensten Seiten ist die Lösung versucht
worden. Bis in die neueste Zeit hinein reichen die Meinungsverschiedenheiten
der einzelnen Richtungen. Ich beschränke mich hier auf eine kurze Übersicht,
die nur die Erklärung der klinisch wichtigen Tatsachen und das Verständnis
der einzelnen der Untersuchung des Farbensinns bzw. seiner Störungen dienenden
Methoden erleichtern soll. Für eingehendes Studium der verschiedenen Fragen
muß auf die Darstellungen von berufener Seite in den Lehr- und Handbüchern
der Physiologie, sowie auf Helmholtz, Physiologische Optik, 3. Aufl., verwiesen werden.

Schwellenwerte. Das *Farbensehen* des Menschen ist am besten bei *Helladaptation*, weil die Farben dann den höchsten Grad der Sättigung erlangen,
und zentraler Fixation. Voraussetzung für die Wahrnehmung farbiger Empfindungen ist, daß der Lichtreiz eine minimale Intensität und eine gewisse
minimale Dauer, die Lichtfläche eine minimale Ausdehnung überschreitet.
Durch geeignete Untersuchungen lassen sich diese individuell verschieden
großen *Schwellenwerte* bestimmen. Wir trennen die *absolute* Schwelle, die Auslösung einer farblosen Lichtempfindung, von der *spezifischen*, deren Erreichung
einen stärkeren Reiz bedingt.

Das Licht, das das Auge unter den Bedingungen des täglichen Lebens trifft (Reizlicht),
ist aus mehreren homogenen Lichtern verschiedener Wellenlänge gemischt. Durch die
Erzeugung eines Dispersionsspektrums lassen die einzelnen Komponenten sich ermitteln.
Das normale menschliche Auge nimmt bekanntlich im Spektrum nur den Bezirk zwischen
etwa 760 und 380 $\mu\mu$ wahr und empfindet hier rund 160 verschiedene Farbtöne vom Rot
über Orange, Gelb, Grün, Blau zum Violett.

Durch geeignete Abblendung läßt sich die Einwirkung der einzelnen Spektrallichter,
der Lichtreize verschiedener Wellenlänge, bestimmen. Für wissenschaftliche Untersuchungen
dieser Art dienen die Farbenmischapparate von Helmholtz und von Hering. Mit ihnen
kann durch Mischung von 3 verschiedenen Spektrallichtern (Dreilichtergemisch) jede denk-
bare Farbempfindung hervorgerufen werden.

Durch Mischung von 2 Spektrallichtern [1], die in der Wellenlänge nicht allzustark unterschiedlich sind, kann die gleiche Farbempfindung ausgelöst werden, die sonst von einem
anderen im Spektrum dazwischen liegenden Licht hervorgerufen wird. Die Mischung aus
Spektralorange und -hellgrün gleicht so dem Spektralgelb, Rayleigh-Gleichung [2], eine der
wichtigsten klinischen Untersuchungsmethoden des Farbensinns und seiner Anomalien,
auf der das Anomaloskop von Nagel beruht.

Den Erkenntnissen der Gesetze der Lichtmischung trägt auch der Kliniker
Rechnung. Der *normale*, farbentüchtige Mensch ist *Trichromat*, die Farbensinnstörungen bzw. einzelnen Arten der Farbenblindheit sind in folgende Hauptgruppen zu gliedern:

I. Die *Monochromaten*, total Farbenblinde, die die verschiedenen Reizlichter nur als hell und dunkel, aber farblos empfinden.

II. Die *Dichromaten*; durch Mischung von 2 Spektrallichtern (2 Grundfarben) lassen sich alle Farbenempfindungen bei derartigen Menschen aus-

---

[1] Werden 2 Lichter aus den Enden des Spektrums, langwelliges Rot und kurzwelliges
Violett, gemischt, wird die Empfindung Purpur hervorgerufen. Wird der Abstand der zur
Mischung dienenden Lichter verkleinert, werden diese Purpurtöne immer weniger gesättigt
und weißlicher; schließlich lassen sich 2 Lichter finden, deren Gemisch weiß oder Grau
ergibt, *Komplementärfarben.*

[2] Rot der Lithiumlinie 670 $\mu\mu$, Gelbgrün (Thaliumlinie 536 $\mu\mu$) und Gelb (Natrium —
Frauenhofers D-Linie, 589 $\mu\mu$).

lösen. Sie sind zu gliedern in Protanope (Rotblinde), Deuteranope (Grün-
blinde) und Tritanope (Blau- oder Violettblinde).

III. *Anomale Trichromaten*, die Farbenschwachen, bei denen wie beim Normalen mindest 3 Spektrallichter zur Erzielung aller ihnen möglichen Farbenempfindungen gemischt werden müssen, sie sind im wesentlichen den Farbentüchtigen gegenüber durch eine Herabsetzung des Farbunterscheidungsvermögens gekennzeichnet; sie lassen sich in die Untergruppen der Protanomalen,
der Deuteranomalen und der sehr seltenen Tritanomalen einordnen.

Wir trennen die angeborenen von den erworbenen Farbensinnstörungen.
Die einen sind ein Dauerzustand und somit unheilbar. Ihre Träger besitzen
keinerlei Erinnerungsbilder an einen normalen Farbensinn. Das schließt freilich
nicht aus, daß sie die Farbbezeichnungen der Gegenstände des täglichen Lebens
richtig gebrauchen lernen. Die verschiedenen Formen der angeborenen Farb-
störungen sind verhältnismäßig häufig und finden sich bei rund 4, nach neueren
Angaben 7—8% aller Männer, aber bei weniger als 1% der Frauen. Sie sind
vererbbar, und zwar die Rot-Grünblindheit und die sehr seltene Blau-Gelb-
blindheit recessiv geschlechtsgebunden (Frauen Konduktoren), die totale
Farbenblindheit stellt ein einfach recessiv vererbtes Leiden dar (FRANCESCHETTI).

Die angeborenen Farbensinnstörungen. *I. Die totale Farbenblindheit.* Diese im System
der A- oder Dyschromatopsien einzigartige Störung ist wegen der charakteristischen Begleitsymptome, Nystagmus, dessen Frequenz und Amplitude im Hellen oft zunehmen, Lichtscheu, Blinzeln, Herabsetzung des Sehvermögens, das selten besser als $^1/_7$—$^1/_{10}$ des Normalen
ist, leicht zu erkennen. In der Regel findet sich Astigmatismus, dessen Korrektion jedoch
meist keine nennenswerte Besserung des Visus herbeiführt. Nicht selten läßt sich bei total
Farbenblinden ein zentrales Skotom für feinste Objekte oder eine Unterwertigkeit des
Maculabezirkes nachweisen (der Nystagmus erschwert aber die Untersuchung). Der total
Farbenblinde verfügt nur über die Weiß-Schwarz-Empfindung; Sein Sehen ist auf die
Dämmerungsorgane, die *Stäbchen*, beschränkt. Sein Sehen im Spektrum gleicht dem des
dunkeladaptierten Farbentüchtigen; er nimmt ein Band verschiedener Helligkeit wahr,
die hellste Stelle liegt im Grün, etwa bei 544 $\mu\mu$ (v. KRIES, GRUNERT). In letzter Zeit sind
jedoch Fälle mit der hellsten Stelle im Gelb wie beim Normalen bekannt geworden. Sie
sind durch Fehlen des Zentralskotoms und der Lichtscheu gekennzeichnet (WÖLFLIN).

Daraus und aus dem unterschiedlichen Verhalten der maculären Dunkeladaptation
(HOFMANN fand sie bei einem Kranken auf dem einen Auge gesteigert, auf dem anderen
vermindert [1]), sowie dem Ausfall pupillomotorischer Prüfungen (ENGELKING) ergibt sich,
daß die totale Farbenblindheit wahrscheinlich nicht ein einheitliches Krankheitsbild darstellt, sondern daß verschiedene Formen unterschieden werden müssen.

Bei der Augenspiegeluntersuchung im rotfreien Licht wird das gelbe Maculapigment
vermißt (VOGT, WÖLFLIN). Die anatomischen Untersuchungen von LARSEN haben zwar
die Theorie widerlegt, daß den total Farbenblinden die Zapfen fehlen, aber zweifelsfrei an
den in der Macula in annähernd normaler Zahl und Anordnung vorhandenen Zapfen Ent-
artungserscheinungen dargetan: Die Zapfen sind plump, das Außenglied ist sehr kurz oder
fehlt ganz; an etwas exzentrischen Stellen weisen Stäbchen und Zapfen normalen Bau,
Anordnung und Färbbarkeit auf. Diese Befunde machen einen Funktionsausfall, wenigstens
der zentralen Netzhautzapfen, wahrscheinlich.

II. Die angeborene Rotgrünblindheit. Diese Farbensinnstörung ist die praktisch wichtigste
(Eisenbahn, Schiffahrt usw.) und kommt am häufigsten vor; sie entspricht in der Regel dem
Ausdruck „Farbenblindheit" des Sprachgebrauchs. Die Rotgrünblinden sind Dichromaten,
weil durch Mischung von 2 Lichtern aus den Enden des Spektrums alle ihnen möglichen
Farbenempfindungen hergestellt werden können.

Die Untersuchung mit spektralen Lichtern haben die älteren Anschauungen von dem
Bestehen zweier verschiedener Formen der Rotgrünblindheit bestätigt. Wir unterscheiden
die Rotblinden, nach v. KRIES Protanopen, von den Grünblinden, den Deuteranopen. Für
beide Formen besteht das Spektrum nur aus Gelb und Blau, zwischen denen eine farblose
Zone liegt. Bei der Rotgrünblindheit sind die Endstrecken des Spektrums, in deren Bereich
die Lichter sich nicht mehr durch ihren Farbton, sondern durch verschiedene Helligkeit
unterscheiden, ausgedehnter als beim Normalen; die Länge des Spektrums des Deuteranopen

---

[1] Ein kürzlich von mir untersuchter Totalfarbenblinder hatte beiderseits stark gesteigerte
Dunkeladaptation; nur erschwerte der Nystagmus die Beurteilung, ob es sich tatsächlich
um eine maculäre handelte.

entspricht der des Normalen, das des Protanopen ist hingegen am langwelligen Ende verkürzt (geringer Reizwert roter Lichter). Die hellste Stelle liegt für den Deuteranopen bei etwa 600 $\mu\mu$, für den Protanopen bei etwa 570 $\mu\mu$. Der erste Wert entspricht der hellsten Stelle für den Farbentüchtigen, dem Orangegelb, der zweite dem Grüngelb des Normalen. Der neutrale Punkt im Spektrum des Grünblinden liegt etwas weiter vom Blau entfernt als der des Rotblinden.

Zwischen diesen beiden Formen der Rotgrünblindheit und zwischen ihr und der totalen Farbenblindheit gibt es keine Übergänge; die Eichwertbestimmungen haben die charakteristischen Unterschiede aufgedeckt (Engelking, Samojloff). Von Interesse ist, daß nach v. Hess mit der Rotblindheit eine Herabsetzung der Blaugelbempfindung verbunden ist, während die Grünblinden dem Normalen nicht unterlegen, ja teilweise sogar überlegen sind.

III. Die angeborene Gelbblaublindheit. Die Tritanopie ist selten beobachtet. Die Tritanopen sehen im Spektrum das Gelb und Blau farblos, die hellste Stelle scheint der des Normalen im Goldgelb zu entsprechen, die neutrale Zone liegt im Gelb etwa bei 575 $\mu\mu$. Die kurzwelligen Lichter weisen verringerte Reizwerte auf, daher kann es zur Verkürzung des Spektrums am violetten Ende kommen (Hering), die manchmal mehr als $1/_3$ des ganzen Bandes beträgt (Köllner).

Fast ausnahmslos wurde gleichzeitig Herabsetzung der Rotgrünempfindung festgestellt. Diese Verknüpfung der Herabsetzung der Empfindungen für beide Farbenpaare erschwert den Nachweis der Tritanopie mit den gebräuchlichen klinischen Untersuchungsmethoden erheblich.

IV. Die anomale Trichromasie. Diese „unvollkommen Farbenblinden" bedürfen gleich den Farbentüchtigen der Mischung von mindest drei spektralen Lichtern zur Erzielung aller wahrnehmbaren Farbempfindungen. Ihr Farbensinn ist aber im Vergleich zum Normalen herabgesetzt. Die frühere, noch von Köllner vertretene Anschauung, daß „die anomalen Trichromaten eine vollkommene Stufenleiter verschiedengradiger Störungen bilden, die vom normalen Farbensinn bis zu der Farbenblindheit bzw. den dichromatischen Systemen überleiten", beruht auf Untersuchungen mit den unten genannten klinischen Methoden. Engelking verdanken wir den Nachweis, daß derartige Übergänge nicht vorkommen, die bisher beschriebenen strenger Kritik nicht standhalten, daß vielmehr die einzelnen Gruppen der anomalen Trichromasie gegeneinander und gegen die normalen Trichromaten wie gegen die total Farbenblinden in ganz charakteristischer Weise abgegrenzt sind. Sie weisen enge Beziehungen zu den Prot-, Deuter- und Tritanopen auf, bilden gewissermaßen eine Vorstufe und somit Übergangsform (Roenne) zu entsprechender Form der Farbenblindheit.

Die Prot- und Deuteranomalen lassen sich kurz als Menschen bezeichnen, deren Erregbarkeit der Sehsinnsubstanz gegenüber den langwelligen Spektrallichtern Abweichungen zeigt. Für die einen ist die Erregbarkeit für Strahlungen zwischen Rot und Gelb, für die anderen die zwischen Gelb und reinem Grün gemindert. Der Protanomale braucht mehr rotes (langwelliges), der Deuteranomale mehr grünes (kurzwelliges) Licht zur Erzielung der Natriumgelbgleichung am Anomaloskop. Die spezifische Schwelle ist also bei den Farbenschwachen erhöht. Es findet sich bei ihnen eine „Rotgrünungleichheit".

Eine „auffällige und für die Anomalen geradezu charakteristische Erscheinung ist der sog. *gesteigerte Simultankontrast*" (Tschermak, Holzlohner und Stein), der dazu führt, daß Protanomale zwar eine herabgesetzte Rotempfindung, aber durch Kontrast eine deutliche, gegenüber den Normalen meist gesteigerte Grünempfindung, Deuteranomale bei geschwächter Grün- eine gesteigerte Rotempfindung haben (relativ Rot- bzw. relativ Grünsichtige, v. Hess). Es sind auch Fälle von einseitiger angeborener anomaler Trichromasie beobachtet.

Die Tritanomalen sind erst in den letzten Jahren von Engelking erforscht. Ihr Rot-Grünsinn ist normal, Blau und Grün sind für sie Verwechslungsfarben. Im Spektrum deckt sich der langwellige Teil mit den Werten des Normalen, bei der Herstellung von Gleichungen mit kurzwelligen Lichtern brauchen die Tritanomalen erheblich mehr Blau. Ihr Spektrum ist am kurzwelligen Ende im geringen Maße verkürzt. Die spezifischen Schwellen für Blau und Gelb waren in den bisher untersuchten Fällen erhöht (Engelking und Hartung).

Die Symptome, durch die die Farbenschwachen sich von den Farbentüchtigen unterscheiden, hat Guttmann folgendermaßen umrissen: Sie haben eine herabgesetzte Unterschiedsempfindlichkeit für Farbtöne, sie brauchen zur Erkennung von Farben längere Zeit als der Normale und müssen das Reizlicht unter größerem Gesichtswinkel sehen; die Intensität und Sättigung der Farben muß stärker sein, wenn die Farbe erkannt werden soll (Erhöhung der spezifischen Schwelle); bei der gleichzeitigen Bewertung mehrerer nebeneinander gezeigter Farben ist der Farbenschwache im hohen Grade von Helligkeitswerten der farbigen Lichter abhängig; er ermüdet leichter; die farbigen Nachbilder erscheinen nicht in den Gegenfarben, sondern in der gleichen oder in einem gelblichen Ton.

Je feiner die Beobachtungsbedingungen gestaltet werden, je geringer die Größe, die Beleuchtung und Sättigung der farbigen Objekte, um so eher werden die Farbenschwachen

Schwierigkeiten haben, um so eher zeigen sie ein den entsprechenden Formen der Farbenblindheit ähnliches Verhalten.

Die angeboren Farbenblinden oder -schwachen erlernen im allgemeinen die richtige „Farbbezeichnung" für die Gegenstände des täglichen Lebens. Schwierigkeiten erwachsen ihnen erst bei der Unterscheidung der „Verwechslungsfarben". Diese Störungen sind dem Betroffenen oft nicht bekannt und werden erst zufällig bei darauf gerichteten Untersuchungen entdeckt.

Die erworbenen Farbensinnstörungen sind hingegen dadurch gekennzeichnet, daß der Kranke Erinnerungsbilder an Farbempfindungen vor dem Auftreten des Leidens hat, und daß er daher etwaige farbige Objekte meist so benennt, wie er sie tatsächlich sieht. Die erworbenen Störungen finden sich oft nur in bestimmten Teilen des Gesichtsfeldes oder auch nur einseitig, so daß der Kranke zwischen normaler und gestörter Farbempfindung Vergleiche ziehen kann.

Sie können dadurch bedingt sein, daß *adäquate Reize*, die Lichtstrahlen, zu anderen Farbempfindungen führen als normal. Änderungen der Absorptionsverhältnisse in den brechenden Medien oder in der Netzhaut selbst beeinflussen die Zusammensetzung des Reizlichtes physikalisch (quantitative Farbensinnstörung). Änderungen der Sehsubstanz führen dazu, daß Lichter bestimmter Wellenlänge andere Farbenempfindungen auslösen als normal (qualitative Farbensinnstörung); die Störung kann sowohl die Sinnesepithelien als Aufnahmeorgan, als auch die Reizleitung an irgend einer Stelle der Sehbahn oder die Empfindung in den corticalen und übergeordneten Zentren betreffen. Im ersten Fall entsteht das Symptomenbild der erworbenen Blaugelbblindheit und der Hemeralopie, im anderen das der Rotgrün- oder totalen Farbenblindheit. Die an die Erkrankungen der Neuroepithelien gebundene Gelbblaublindheit ist die einzige erworbene Farbensinnstörung, die mit der entsprechenden angeborenen Form weitgehende Ähnlichkeit zeigt, während die bei Störungen der Reizleitung auftretende Rotgrün- oder Farbenblindheit sich in grundsätzlicher Art von den angeborenen Formen unterscheiden (KÖLLNER). Diese Tatsachen bilden eine wichtige Stütze für die Annahme, daß die angeborenen Störungen peripher bedingt sind.

1. Störungen der Farbenempfindung aus physikalischen Ursachen. Die quantitative Farbensinnstörungen treten am eindruckvollsten hervor bei *Gelbfärbung der Linse*, die ja bei alten Leuten fast ausnahmslos angetroffen wird. HESS beschrieb die Blaublindheit, BÜCKLERS konnte nachweisen, daß die Linsenfarbe ausschlaggebende Bedeutung für die Wahrnehmung der Spektralfarben hat. Eine gelbe Linse hält Violett zurück, eine hellbraune Violett und Blau, eine dunkelbraune Violett, Blau und Grün. Hierdurch wird das Spektrum am kurzwelligen Ende verkürzt. Ähnliche Änderungen der Farbenwahrnehmung können durch retinale oder präretinale *Blutungen* verursacht sein; auch hier finden sich Unfähigkeit, grüne und blaue Farben zu unterscheiden, und eine Verkürzung des Spektrums am kurzwelligen Ende; nach KÖLLNER wird es manchmal nur bis in das Gelbgrün gesehen.

2. Erworbene totale Farbenblindheit. Sie entsteht in seltenen Fällen durch das Zusammentreffen einer angeborenen Farbensinnstörung mit einer erworbenen. In der Regel ist sie das Endstadium der progressiven Rotgrünblindheit. Sie unterscheidet sich von der angeborenen dadurch, daß die gleichen spektralen Helligkeitswerte, die vor dem Auftreten der Störung bestanden, auch nach Verlust der Farbenempfindung erhalten bleiben. Sie kommt vor bei Erkrankungen der Sehbahn, infolgedessen meist in Verbindung mit Minderung des Sehvermögens und pathologischem Augenspiegelbefund, und bei lange Zeit bestehenden Netzhautleiden (Ablatio retinae).

3. Die erworbene Rotgrünblindheit. Sie stellt ein Stadium der progressiven Farbensinnstörung dar und ist schon dadurch von der stationären angeborenen grundsätzlich unterschieden. Die Farbenverteilung im Spektrum entspricht der der angeborenen Form, die Helligkeitsverteilung aber der des Normalen. Die Unterschiedsschwellen für Helligkeiten sind wesentlich höher als bei der angeborenen Rotgrünblindheit.

Die erworbene Rotgrünblindheit findet sich bei Erkrankungen der optischen Leitungsbahnen von den inneren Netzhautschichten bis zur Rinde; ihr Grad entspricht der Herabsetzung des Sehvermögens.

Charakteristisch ist das Verhalten der Kranken mit progressiver Rotgrünblindheit am Anomaloskop. Sie nehmen die Gleichung des Normalen an, daneben sind aber auch noch bei anderem Mischungsverhältnis Rot-Grün-Gleichungen mit Gelb möglich (Verbreiterung der Einstellung).

4. Die erworbene Blaugelbblindheit. Diese wichtige Form der erworbenen Farbensinnstörung kommt bei Netzhauterkrankungen mit Beteiligung der Neuroepithelschicht vor, und zwar, wie KÖLLNER gezeigt hat, nur bei transsudativen oder exsudativen Prozessen [1].

---

[1] ENGELKING hält die Mitteilungen von VERREY über erworbene Störungen, vorwiegend des Gelbblausinnes bei reiner Opticuserkrankung, für nicht beweiskräftig.

Sie wird vor allem bei Netzhautablösung und in frischen Fällen von Netz- oder Aderhaut-entzündung (sekundäre Schädigung der Sinnesepithelien) gefunden und kann in einer Zeit nachgewiesen werden, in der der Augenspiegelbefund noch oder schon wieder normal ist. Vorbedingung für ihre Feststellung ist freilich die Beteiligung des Netzhautzentrums am Krankheitsprozeß ohne allzustarke Sehstörung. Kennzeichnend für die erworbene Tritanopie ist das Fehlen jeder Beziehung zwischen dem Grad der Farbensinnstörung und dem zentralen Sehvermögen: dies kann während der ganzen Dauer der Erkrankung normal bleiben, in der Regel ist die erworbene Blaugelbblindheit aber mit einer Adaptationsstörung ver-bunden. Des Verhalten gegenüber dem Spektrum gleicht dem der angeborenen Tritanopie.

Nicht selten ist die erworbene Blaugelbblindheit mit einem „Farbigsehen" verbunden. d. h. derartigen Kranken erscheinen farblose Flächen gelbgrünlich, bei herabgesetzter Be-leuchtung auch in der Komplementärfarbe Blauviolett (Absorptionserscheinungen?).

Die erworbene Tritanopie kann ausheilen; ist sie aber mit angeborener oder gar pro-gressiver erworbener Rotgrünblindheit verbunden, so entsteht die erworbene totale Farben-blindheit.

5. Die Chromatopsie. Diese Gruppe umfaßt die Störungen, bei denen das Sehfeld ganz oder teilweise mit einer bestimmten Farbe getönt gesehen wird, und zwar auch die Seh-dinge, die sonst farblos erscheinen. Je nach dem Farbenton spricht man von Rot-, Gelb-. Grün- oder Blausehen bzw. ihren Übergängen. Ursächlich kommen verschiedene Momente in Betracht, Absorptionserscheinungen, „innere Reizvorgänge" und toxische Reize: „Grün-sehen" bei erworbener Blaugelbblindheit, „Rotsehen" bei präretinalen Blutungen und in normalen Augen nach Blendung, „Gelbsehen" bei Santoninvergiftung, Ikterus und nach Genuß von Pikrinsäure, „Blausehen" bei Aphakie. Die Chromatopsie kann aber auch durch Erkrankungen der Netzhaut und Aderhaut, sowie der optischen Leitungsbahnen bedingt sein (tabische Erkrankungen des Opticus und die Intoxikationen). Die Chromatopsie leitet zu den Halluzinationen bei Gehirnerkrankungen über.

Für diese Störungen und die amnestische Farbenblindheit, Farbenalexie, sei nochmals auf Köllners Monographie und auf die entsprechenden Abschnitte dieses Handbuches ver-wiesen. Hier sei nur noch kurz die „Farbenscheu" erwähnt (bestimmte Farben rufen bei gewissen Kranken ein Unlustgefühl hervor) und der Möglichkeit gedacht, die Farben-empfindung eines Menschen experimentell zu steigern, z. B. durch Strychningaben und nach Coffeingenuß.

Untersuchungsmethoden. Da die großen Farbenmischapparate im all-gemeinen nicht zur Verfügung stehen, dienen zur Aufdeckung etwaiger Farben-sinnstörungen in der Praxis:

1. Das Benennenlassen der Empfindung, die durch farbige Objekte aus-gelöst wird.

2. Pseudoisochromatische Gleichungen und Proben.

3. Mischungsgleichungen (Rayleigh-Gleichung).

4. Wahlproben.

Köllner betont, daß keine dieser Methoden bei der Prüfung erworbener Farbensinnstörungen entbehrt werden kann, und daß eine genaue klinische Untersuchung nie auf eine einzelne Gruppe beschränkt werden darf.

Das *Benennenlassen farbiger Objekte* kann durch Prüfung mit farbigen Papieren oder verschiedenen Tuschen erfolgen, zweckmäßig wird es mit der Gesichtsfeldprüfung am Perimeter verbunden.

Die *pseudoisochromatischen Gleichungen* beruhen darauf, daß dem Beobachter gleich-zeitig zwei für den Normalen verschieden gefärbte Objektfelder dargeboten werden; er soll angeben, ob die beiden Felder in Farbenton, Sättigung und Helligkeit einander gleichen. Nichtzutreffendenfalls wird durch Abänderung des Farbentones und der Helligkeit die Gleichung ermittelt. Derartigen Untersuchungen dienen die Farbengleichungslampe nach Nagel und Köllner[1] und Herings Apparat zur Untersuchung des Farbensinns[2]. Beide leisten vorzügliche Dienste, stehen aber nicht immer zur Verfügung. Daher dienen als Ersatz die pseudoisochromatischen Tafeln von Nagel und von Stilling.

Nagels *Tafeln*[3] bestehen aus zwei Abteilungen, die Gruppe A enthält 16 Tafeln, auf denen je ein aus verschieden gefärbten Punkten gebildeter Kreis aus Verwechslungsfarben der Farbenblinden dargestellt ist (Grau, ungesättigtes Purpurrot, Rosa und ungesättigtes Blaugrün); sie erscheinen den Farbenblinden als unbestimmtes Grau, die nur die *gelb*braunen bzw. *gelb*grünen Punkte wirklich farbig sehen; sie erkennen den gelben Ton als „warme" Farbe und verwechseln ihn mit Rot. In Gruppe B finden sich nur 4 Tafeln, die vorwiegend

---

[1] S. Köllner, 1912. — [2] Graefes Arch. **36,**1, 217. — [3] Verlag J. F. Bergmann-München.

der Erkennung der Anomalen dienen sollen. Bei diesen ist die Kontrastempfindung gesteigert; sie bezeichnen braune Punkte neben roten als grün.

Die STILLINGschen *Tafeln*[1] enthalten ein Mosaik von Farbtupfen oder -flecken verschiedener Sättigung und Helligkeit. In ihnen finden sich Zahlen, die in Verwechslungsfarben für Farbenblinde bzw. -schwache dargestellt sind. Der Untersuchte wird aufgefordert, diese Zahlen in 1 m Abstand bei gutem Tageslicht zu lesen. In Gruppe I und II sind Zahlen in dunklem Farbton auf hellem Grunde dargestellt, die auch der hochgradig Farbenschwache ohne Schwierigkeit erkennt; sie dienen daher gleichzeitig dem Nachweis etwaiger Simulation. Gruppe III—XII enthalten farbige Zahlen auf andersfarbigem Grunde, deren Erkennen für Menschen mit Störungen der Rot-Grün-Empfindung schwer oder unmöglich ist; gleiches gilt sinngemäß für die Gruppen XIII—XIV zur Erkennung von Blau-Gelb-Blindheit mit herabgesetzter Empfindung für farbiges Licht, Gruppe XV dient der Erkennung der Tritanomalen (ENGELKING). In den Gruppen VIII, XII und XV sind außer den Zahlen in Verwechslungsfarben noch Vexierzahlen enthalten, die sich vom Grunde durch ihre Helligkeitswerte abheben und dadurch dem Anomalen auffallen; liest ein Untersuchter diese Vexierzahlen, erkennt aber die farbigen Zahlen nicht, so liegt eine Farbensinnanomalie vor. Die Gruppe XVI dient zu Kontrollzwecken, sie enthält nur Tafeln mit farbigen Punkten verschiedener Größe, Sättigung und Helligkeit; wieder ist der Grundsatz der Grund- und Verwechslungsfarbe gewahrt. Der Untersuchte soll alle, auch die kleinsten Punkte in ein und derselben Farbe zeigen; diese Prüfung stellt daher eine quantitative Untersuchung unter Berücksichtigung der Farbschwelle dar.

Auf gleichem Prinzip beruhen die Tafeln von PODESTA[2] und von ISHIHARA[3]. Der Augenarzt hat eine wichtige Ergänzung dieser Tafelproben in den von WÖLFLIN[4] angegebenen Tafeln mit Umschlagfarben zum Nachweis relativer Rot- und Grünsichtigkeit; sie sind so gestaltet, daß jede Tafel dem normalen Auge nur in einem einzigen Farbton erscheint. Der Farbenunterempfindliche oder relativ Rot- oder Grünsichtige wird unter den dem Normalen einfarbigen Flecken andersfarbige erkennen.

Aufschlußreicher ist die Untersuchung mit der RAYLEIGH-*Gleichung* am *Anomaloskop* von NAGEL[5], das im Besitz vieler Augenärzte ist.

Die *Wahlproben*, denen früher überragende Bedeutung beigemessen wurde, sind durch die exakten neueren Untersuchungsmethoden verdrängt. Zu nennen sind die weitverbreiteten HOLMGREENschen *Wollproben* und ADLERs *Farbstifte*. Sie leisten auch jetzt noch gute Dienste bei Farbprüfungen von Kranken mit cerebralen Störungen (Aphasie, Farbenalexie usw.).

Die hier in Kürze dargelegten Untersuchungsmethoden genügen im allgemeinen den diagnostischen Anforderungen der Klinik. Wissenschaftlichen Untersuchungen und der Aufdeckung feiner Grade von Farbschwäche dienen der *Farbenkreisel* und die spektralen *Farbenmischapparate* von HELMHOLTZ oder HERING, mit denen die Eichwertkurven für die untersuchten Personen dargestellt und mit den bekannten Werten für Normale verglichen werden können; diese Untersuchungen werden aber wohl noch lange Zeit den Physiologen bzw. ihren Instituten vorbehalten bleiben, so daß die Schilderung hier zu weit führen würde. Es sei daher u. a. auf die Arbeiten KÖLLNERs und ENGELKINGs verwiesen, in denen auch das einschlägige Schrifttum angeführt ist. Ebenso darf hinsichtlich der diagnostischen Untersuchung des Farbensinns mit dem *Polarisationsanomaloskop* auf GÖTHLINs Abhandlung Bezug genommen werden.

Theorien des Farbensehens. Zum Verständnis des komplizierten Umwandlungsvorganges des physikalischen Lichtreizes in den physiologischen retinalen Erregungsvorgang und schließlich in das psychische Phänomen der Farbempfindung sind mannigfache *Theorien*[6] aufgestellt worden, deren Berechtigung von ihren Anhängern mit Schärfe und Eifer verfochten wurde, ohne daß bis

---

[1] 18. Aufl. herausgegeben von HERTEL. Verlag Georg Thieme-Leipzig. Die Anordnung der einzelnen Gruppen der Farbtafeln ist bei den verschiedenen Auflagen nicht gleichmäßig; daher empfiehlt es sich, zur Kontrollmöglichkeit durch andere stets die Auflagennummern anzugeben.

[2] Hamburg 1916.

[3] Tokio; Univ.-Buchhandlung Speyer & Kärner, Freiburg i. Br.

[4] Verlag Georg Thieme-Leipzig 1926.

[5] Beschreibung des Apparates und der Untersuchungsmethode: NAGEL: Z. Augenheilk. 17 (1907) und KÖLLNER.

[6] Die neueste kritische Bearbeitung stammt von TSCHERMAK, der auch die klinischen Gesichtspunkte berücksichtigt. Eine kurze Übersicht bietet die Monographie von HILLEBRAND.

jetzt eine allgemeingültige oder anerkannte Theorie gefunden wurde. Von ihnen seien nur die wichtigsten hier genannt:

1. YOUNG-HELMHOLTZsche Dreikomponentenlehre [1]. Sie hat wohl die weiteste Verbreitung gefunden, weil sie in Parallele zu den Tatsachen des Dreilichtergemisches steht und diese zwanglos erklärt. Im Endorgan der Sehnervenfasern sind dreierlei photochemische Substanzen abgelagert, die für die verschiedenen Teile des Spektrums verschiedene Empfindlichkeit haben, entsprechend den 3 Komponenten (Abb. 12). Durch Zersetzung der Substanz werden die mit dem Endorgan verbundenen Nervenfasern in Tätigkeit versetzt. Den 3 Substanzen entsprechen 3 Fasersysteme, die im Hirn mit 3 verschieden funktionierenden Ganglienzellsystemen in Verbindung treten — die Rotkomponente wird am stärksten durch langwelliges, die Grünkomponente durch mittelwelliges und die Blaukomponente durch kurzwelliges (blau-violettes) Licht erregt: die übrigen Lichter des Spektrums wirken zwar auch erregend, aber jeweils schwächer. So gut die YOUNG-HELMHOLTZsche Theorie eine Reihe von Farbensinnstörungen, vor allem die beiden Formen der Rotgrünblindheit erklärt, so geeignet sie aus didaktischen Gründen erscheint, so steht sie doch im Widerspruch mit klinischen Beobachtungen bei Anomalen und der Analyse der erworbenen Farbensinnstörungen. TSCHERMAK betont, daß diese Lehre dem besonderen Charakter des Weiß wie des Gelbs nicht gerecht wird.

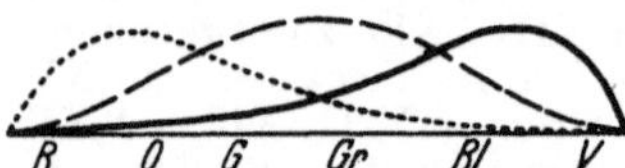

Abb. 12. Graphische Darstellung der YOUNG-HELMHOLTZschen Farbentheorie. Die Farben im Spektrum sind mit den Anfangsbuchstaben angegeben. (Nach BRÜCKNER.)

2. HERINGs Theorie der Gegenfarben. Sie knüpft an ältere Einteilungsgrundsätze (AUBERTs Prinzipalfarben) an und geht aus von der Empfindungsanalyse, dem psychischen Phänomen. Sie hebt die Sonderstellung der 4 Grundfarben hervor, „Urfarben", faßt sie zu Gegenfarbpaaren zusammen, Rot-Grün und Gelb-Blau, und stellt das gegenseitige Verhalten der farbigen Paarglieder im Simultan- wie im Sukzessivkontrast in Analogie zum Verhalten der farblosen Paarglieder Weiß-Schwarz. Die Sehsubstanz setzt sich aus 3 verschiedenen Substanzen zusammen, die durch Lichter verschiedener Wellenlänge beeinflußt werden. In ihnen spielen sich dissimilatorische (Zertrümmerungsvorgänge) und assimilatorische Prozesse (Ersatzvorgänge) ab. Die 3 Substanzen werden gewöhnlich als Schwarz-Weiß, Rot-Grün und Gelb-Blau-Substanz bezeichnet. Jede von ihnen kann innerhalb bestimmter Grenzen selbständig und unabhängig von den anderen verbraucht werden [2]. Der Antagonismus der Rot- zu der Grünerregung bzw. für Gelb und Blau

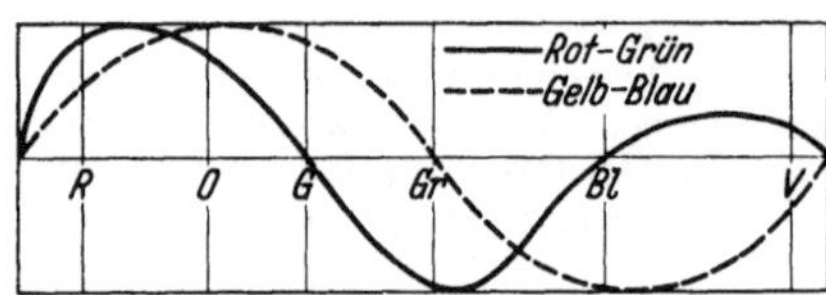

Abb. 13. Graphische Darstellung der HERINGschen Theorie der Gegenfarben. (Nach BRÜCKNER.)

kommt in der Erregbarkeitkurve (Abb. 13) zum Ausdruck. Alle Lichter des Spektrums wirken auf die Schwarz-Weiß-Substanz dissimilierend, wenn auch in verschiedenem Grade, auf die Rot-Grün- bzw. Blau-Gelb-Substanz wirkt nun aber ein Teil der Lichter dis-, ein anderer assimilierend, und zwar kommt den jeweils langwelligen die dis-, den kurzwelligen die assimilierende Komponente zu. Wegen der gleichzeitigen Wirkung auf die Schwarz-Weiß-Substanz haben die verschiedenen farbigen Lichter neben den farbigen eine Weißvalenz.

Die HERINGsche Theorie hat unter den Augenärzten viele Anhänger gewonnen (v. HESS), weil sie zwanglos die Ergebnisse der Lichtmischung (Farbenmischapparat), aber auch die verschiedenen Formen der Farbenblindheit erklärt. Im peripheren Sehen findet sich auch beim Normalen eine (relative) rot-grün-blinde Zone, in der aber Gelb und Blau in ihren Sättigungs- und Helligkeitsabstufungen noch erkannt werden (vgl. S. 162); die Gelb-Blau- und Schwarz-Weiß-Substanz ist demnach in den entsprechenden Netzhautbezirken noch erhalten, die Rot-Grün-Substanz fehlt oder ist unerregbar. Bei der totalen Farbenblindheit fehlt die Rot-Grün- und die Gelb-Blau-Substanz völlig. Der Betreffende ist nur noch durch die Schwarz-Weiß-Substanz zu farblosen Empfindungen fähig. Bei Rot-Grün- bzw. Blau-Gelb-Blindheit fehlen die entsprechenden Substanzen.

So einleuchtend die Theorie der Gegenfarben auch ist, die Erklärung der beiden Formen der Rotgrünblindheit, Protanopie und Deuteranopie, bereitet Schwierigkeiten, weil sie wegen der scharf charakterisierten Unterschiede nicht auf individuelle Schwankungen und

---

[1] MAXWELLs Drei*faser*hypothese.

[2] Die Dissimilierung der Schwarz-Weiß-Substanz ergibt die Empfindung Weiß, die Assimilierung Schwarz; die Dissimilierung der Rot-Grün-Substanz die Empfindung Rot, Assimilierung Grün; die Dissimilierung der Gelb-Blau-Substanz die Empfindung Gelb, Assimilierung Blau.

Verschiedenheiten bezogen werden können. Die HERINGsche Theorie hat nicht nur die Anhänger der YOUNG-HELMHOLTZschen Schule zu Feinden gehabt, bedeutende Forscher haben ihr aus den verschiedensten Gründen widersprochen. Viele Physiker und manche namhaften Physiologen lehnen sie ganz oder teilweise ab. Ja v. KRIES spricht in seiner letzten Kritik der HESSschen Arbeiten sich dahin aus, daß „die dogmatisch starre Festlegung auf die Theorie der Gegenfarben zu einer gewissen Rückständigkeit verurteilt" und ein Beharren auf einem anderweit längst überholten Standpunkt bedingt.

Der Versuch, die beiden genannten gegensätzlichen Theorien zu vereinen und eine Weiterentwicklung anzubahnen, ist von DONDERS und vor allem von v. KRIES erfolgreich unternommen und hat zu der Duplizitätstheorie geführt.

3. Duplizitätstheorie. Sie geht von der Morphologie der menschlichen Netzhaut aus, der Verteilung der Stäbchen und Zapfen, den Trägern des Dämmerungs- und des Tagessehens. Die Zapfen sind farbentüchtig, wenigstens in den zentralen und parazentralen Bezirken, relativ empfindlich auch gegen langwelliges Licht, infolgedessen liegt das Helligkeitsmaximum im prismatischen Spektrum etwa im Gelb; sie sind nur im geringen Maße adaptationsfähig. Die Stäbchen hingegen sind total farbenblind, relativ empfindlich für kurzwelliges Licht: das Helligkeitsmaximum des Spektrums findet sich daher im gelblichen Grün; sie sind im gewaltigen Maße adaptationsfähig (s. S. 140). Bleibt die Beleuchtung (im Dämmerungssehen) unter einem gewissen Wert, der „Zapfenschwelle", so sind die Stäbchen sicher außer Funktion gesetzt.

Die Theorie stützt sich vor allem auf die Tatsachen, daß ein beim „Tagessehen" (Helladaptation) genau gleiches Lichtgemisch im „Dämmerungssehen", bei proportionaler Abschwächung aller Lichter und bei Dunkeladaptation, diese Gleichheit verlieren und ungleich erscheint bzw. empfunden wird [1].

Abgesehen von diesen morphologisch bedingten, funktionell nicht so eindeutigen Unterschieden im peripheren Teil der Sehbahn werden in dieser selbst einzelne Zonen getrennt. Für die Zapfen gilt vielleicht die HELMHOLTZsche Theorie der Dreikomponentenlehre, für die zentralen Abschnitte die Vierfarbentheorie [2].

Die Duplizitätstheorie ist zur Erklärung der angeborenen wie erworbenen Farbensinnstörungen geeignet und bietet kaum Schwierigkeiten. Sie wird in gewisser Hinsicht ergänzt durch die von TSCHERMAK, einem überzeugten Vertreter der HERINGschen Gegenfarbentheorie, aufgestellte These einer elektiven Variabilität der Weißvalenzen mit dem Adaptationszustand sowie mit der Netzhautregion im Hellauge (periphere Doppelnatur des Weiß, „einer einfachen für das Dunkelauge und einer dreikomponentigen für das Hellauge", zwei photochemische Weißsehstoffe, die auch v. KRIES schon angenommen hatte).

III. Indirektes, extramaculäres Sehen.

Sehschärfe exzentrischer Netzhautstellen. Neben den Untersuchungsmethoden des direkten, fovealen Sehens mit ihrer großen praktischen Bedeutung treten die Untersuchungsmethoden des indirekten Sehens, die Prüfungen der Funktionen der extrafovealen Netzhaut an Wichtigkeit zurück. Auf mancherlei Art

---

[1] Nach v. KRIES ist zu unterscheiden das heterochrome (Helligkeitsänderung ungleichfarbiger Lichter) vom isochromen (Änderung des Helligkeitsverhältnisses genau gleichfarbiger Lichter) und dem achromatischen PURKINJEschen Phänomen, bei dem farblose Lichtgemische ihre Helligkeit ändern. Es fehlt in der stäbchenfreien Zone, der Macula, sofern mit Objekten von 1^0 untersucht wird (Hemeralopie des Netzhautzentrums).

[2] Hier bietet sich die Brücke zur Farbentheorie G. E. MÜLLERs, der auf der HERINGschen Lehre von den Gegenfarben aufbaut, aber scharf trennt zwischen den äußeren Valenzen, den retinalen Prozessen und den inneren Reizwerten, den Nervenerregungen. Jedes einfache farbige Licht ruft außer der chromatischen auch eine Weißerregung hervor. Jedem der 4 chromatischen Netzhautprozesse kommen 3 innere Reizwerte zu: Der Rotprozeß hat einen Rot-, Gelb- und Weißwert, der Gelbprozeß einen Gelb-, Grün- und Weißwert, der Grünprozeß einen Grün-, Blau- und Schwarzwert und der Blauprozeß einen Blau-, Rot- und Schwarzwert. Die inneren Reizwerte verstärken oder hemmen sich gegenseitig. Die äußeren Valenzen können nur paarweise, die inneren Reizwerte hingegen isoliert ausfallen, ohne daß eine Verschiebung der spektralen Helligkeit eintritt. — Die Deuteranopie beruht auf dem Ausfall der inneren Rot-Grünerregbarkeit, die Protanopie aber auf dem der äußeren Rot- und Grünvalenzen. Die Gelb-, Blau- und die totale Farbenblindheit können durch Ausfall der inneren Erregbarkeiten oder der äußeren Valenzen bedingt sein; im ersten Fall entspricht die spektrale Helligkeitsverteilung der des Normalen, im anderen treten auch hier Veränderungen ein. Das Farbensehen ist an den Hellapparat des Auges, die Zapfen, gebunden; der Dunkelapparat, die Stäbchen, können nur Schwarz-Weißempfindungen liefern.

ist versucht, die periphere „Sehschärfe" zu bestimmen, keine konnte sich bisher einbürgern. Sie haben im wesentlichen theoretische Bedeutung und können daher hier übergangen werden. Es sei nur auf die Abb. 14 verwiesen, die bei Prüfung mit Snellens Haken ein schnelles Sinken der Sehschärfe zeigt [1]. Die periphere Sehschärfe beträgt im Abstand von 5^0 von der Fovea nur etwa $^1/_4$, in $10^0\ ^3/_{20}$, in $15^0\ ^1/_{10}$ der zentralen. Die gefundenen Werte sind klinisch von großem Interesse für die Beurteilung der Sehprüfungen bei Kranken mit zentralen Skotomen. Praktisch wird die Untersuchung des exzentrischen oder indirekten Sehens daher auf die Prüfung des Lichtsinns im engeren Sinne

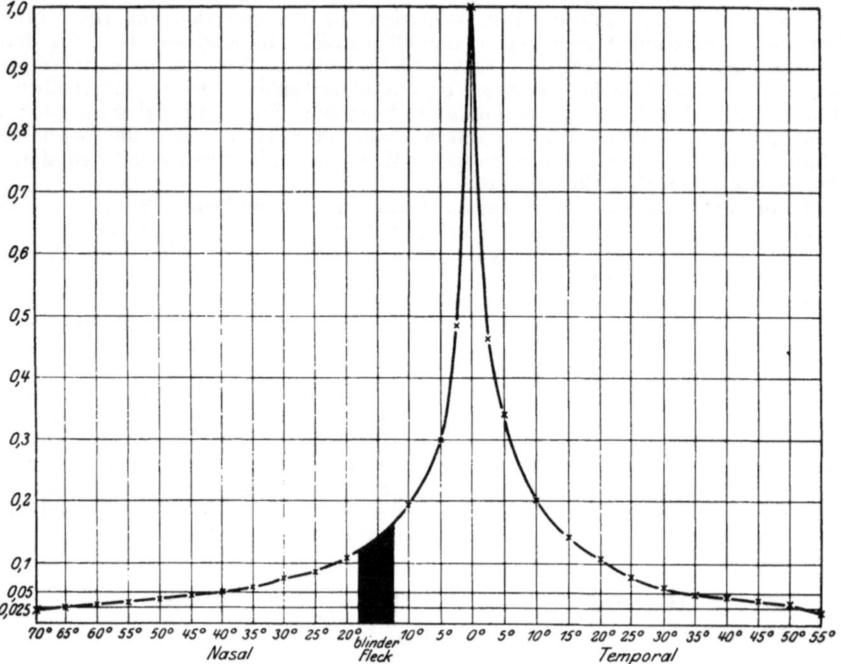

Abb. 14. Sehschärfenverteilung auf der Netzhaut.   (Nach Wertheim.)

(Schwarz-Weiß-Sehen), des Farben- und des Raumsehens beschränkt (Köllner), von denen die größte diagnostische Bedeutung der

Gesichtsfeldprüfung zukommt, wie A. v. Graefe schon 1855 betont hat. Nach Köllners Definition stellt das Gesichtsfeld den Inbegriff aller Punkte des Raumes dar, die bei einer bestimmten, unveränderten Stellung der Augen gleichzeitig wahrgenommen werden können, nach F. B. Hofmann jenem Teil des wirklichen Raumes, der uns bei einer gegebenen Augenstellung gleichzeitig sichtbar ist.

Die einfachste Methode, die einen schnellen Überblick über etwa vorhandene gröbere Störungen erlaubt, ist die freie Bestimmung des Gesichtsfeldes, die Prüfung im *Parallelversuch*. Sie ist aus einem Vorschlag von Donders entstanden.

Der Kranke wird mit dem Rücken zum Fenster gestellt und aufgefordert, ein Auge mit der Hand zu verdecken, dann mit seinem linken Auge das rechte bzw. mit seinem rechten das linke des ihm mit dem Gesicht zum Fenster in 50—60 cm Entfernung gegenüberstehenden Arztes zu fixieren. Nun werden die Testobjekte von der Peripherie zum Zentrum in der Mittelebene zwischen dem Auge des Kranken und dem des Arztes bewegt und ermittelt,

---

[1] Die Ergebnisse Wertheims weichen nur um ein Geringes von denen Ficks ab (s. F. B. Hofmann: Raumsinn, Abb. 15).

ob er sie gleichzeitig mit dem Arzte wahrnimmt oder erst an einem dem Zentrum näher gelegenen Punkte, mit anderen Worten, ob eine Einengung des Gesichtsfeldes des Untersuchten vorliegt und zutreffendenfalls in welchem Meridian oder ob die Gesichtsfeldgrenzen beider Personen einander entsprechen. Die Größe der verwendeten Prüfungsobjekte von Perimetermarken bis zu Handbewegungen hängt von der Beschaffenheit der Augen des Kranken ab. Bei starker Trübung der brechenden Teile (Starbildung) kann die Verwendung einer Kerzenflamme, bei kleinen Kindern und benommenen Kranken die noch stärkerer Lichtquellen erforderlich werden.

Der Wunsch nach Verfeinerung der Untersuchungsmethoden führte zu zwei Verfahren, die heute in gegenseitiger Ergänzung verwendet werden[1], der *Kampi-* und der *Perimetrie.*

Die **Kampimetrie,** die Bestimmung des Gesichtsfeldes an einer ebenen Tafel, geht auf A. v. GRAEFE zurück. Sie dient heute praktisch nur zur Untersuchung des zentralen und parazentralen Bezirks von 20 bis allenfalls 40⁰ Radius nach dem Vorschlage BJERRUMS.

Ein schwarzer Vorhang aus festem Stoff oder eine Tafel von 2 m Kantenlänge trägt in der Mitte eine Fixationsmarke. Zweckmäßig sind durch schwarze Fäden oder Schnüre bzw. dunkle Farblinien die Senkrechte und Waagerechte durch den Fixationspunkt und auf ihnen die „Parallelkreise", die Tangenten zu den Winkeln 5, 10, 15 und 20⁰ und die Diagonalen kenntlich gemacht. Untersuchung in 2 m oder 1 m Abstand. Je größerer Wert auf Genauigkeit gelegt wird, um so schwieriger wird die Apparatur: Sie erfordert Kinn- und Stirnstütze, gegebenenfalls Beißbrett zur Fixierung des Kopfes des Untersuchten, besondere photographische Verfahren oder Storchschnabelanwendung zur Registrierung des Befundes. In der Praxis genügt es uns, die jeweils gefundenen Skotomgrenzen durch schwarze Stecknadeln zu bezeichnen und sie dann nach Abschluß der Untersuchung freihändig in die Schemata einzutragen.

Die Untersuchung am BJERRUM-Schirm erlaubt schon frühzeitig Veränderungen des blinden Flecks nachzuweisen, die für die Diagnose einer retrobulbären Neuritis (V. D. HOEVEsches Zeichen), einer Papillitis oder Stauungspapille mit zweifelhaftem ophthalmoskopischem Befund, der retinalen Gefäßerkrankungen und vor allem des Glaukoms unentbehrlich sind.

Im allgemeinen wird bei der Kampi- und Perimetrie skotomofugal untersucht (KÜMMEL), d. h. das frei bewegte Objekt wird vom blinden in den erhaltenen Teil des Gesichtsfeldes geführt. Nur zur Auffindung kleiner parazentraler Skotome ist die umgekehrte Versuchsanordnung zu empfehlen. Der Kranke wird aufgefordert, die Fixationsmarke anzuschauen, dann das Verschwinden des Testobjektes anzugeben. Ist die ungefähre Lage des Skotoms ermittelt, empfiehlt sich wieder skotomfugale Untersuchung.

Die **Perimetrie** erlaubt die Untersuchung der ganzen Netzhaut. Ihr Prinzip geht zurück auf die Anregungen des früheren Breslauer und Prager Physiologen PURKINJE (1825), die wieder in Breslau AUBERT und R. FÖRSTER, den Begründer der Universitäts-Augenklinik, schon 1857 zur Konstruktion eines brauchbaren Modells führten. Ein um seinen Scheitel drehbarer Gradbogen ersetzt ihnen die erforderliche, der Netzhaut entsprechende Hemisphäre. Das Instrument erhielt 1869 durch FÖRSTER die endgültige Form (Abb. 15). Er führte es in die augenärztliche Praxis ein, in der es bald einen Siegeszug erlebte, dem in neuerer Zeit nur der der GULLSTRANDschen Spaltlampe zu vergleichen ist.

Alle im Gebrauch befindlichen Perimetermodelle (über 100) gehen auf FÖRSTERS Prinzip zurück, das Verbesserungen und Vereinfachungen durch LANDOLT erfahren hat; auf einer Fußplatte sind an einem Ende eine höhenverstellbare Kinnstütze, am anderen eine senkrechte

[1] Ich beschränke mich darauf, hier über die in Deutschland gebräuchlichen Gesichtsfeldprüfungen zu berichten. Ausführliche Darstellung der verschiedenen Methoden und der verwendeten Peri- und Kampimeter, sowie der im Laufe der Jahrzehnte vorgeschlagenen Abänderungen bringen KÖLLNER und ENGELKING, eine gute Übersicht über die Leistungsfähigkeit der einzelnen Methoden in der Hand des Untersuchers gibt die Monographie von TRAQUAIR, die gleichzeitig eine umfassende Bearbeitung aller mit der Gesichtsfeldprüfung zusammenhängenden Probleme und eine sehr gute Auswertung der erhobenen Befunde für die topische Diagnose bietet und daher warm empfohlen werden muß. Sie hat unter Berücksichtigung der neuesten Forschung die älteren deutschen Monographien (BAAS u. a.)überholt.

feste Säule angebracht. Sie endet in einem horizontalen Zapfen, um den ein 5 cm breiter geschwärzter Halbring mit dem Radius 30 cm drehbar ist. Der Drehpunkt ist zugleich Fixationspunkt für den Untersuchten und daher durch eine kleine weiße Scheibe kenntlich

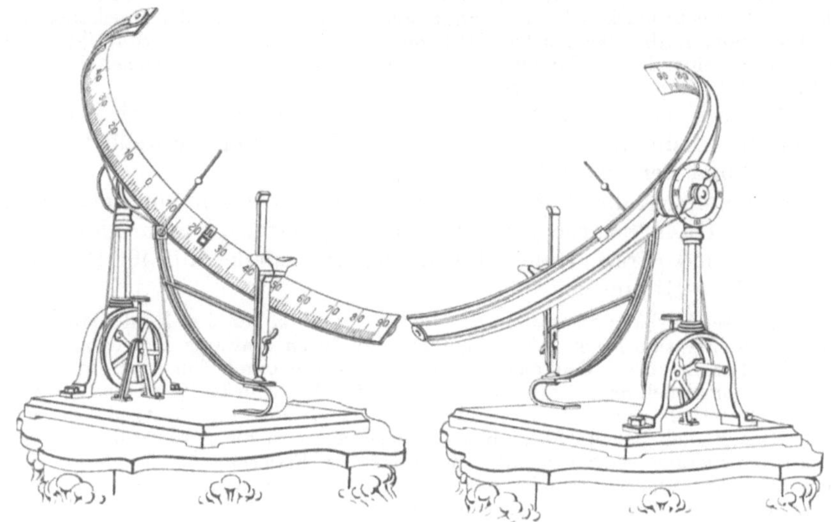

Abb. 15. FÖRSTERS Perimeter. Nach einem Lichtbild der Univ.-Augenklinik zu Breslau.
Die Fixationsmarke liegt vor dem Kreisbogen.

gemacht. Der Halbring trägt an seiner Rückfläche eine Gradeinteilung, seine jeweilige Stellung im Raum, der Meridian, ist an einer kleinen Metallscheibe abzulesen, die hinter dem Scheitel des Perimeterbogens angebracht ist (entweder dreht sich diese Scheibe mit

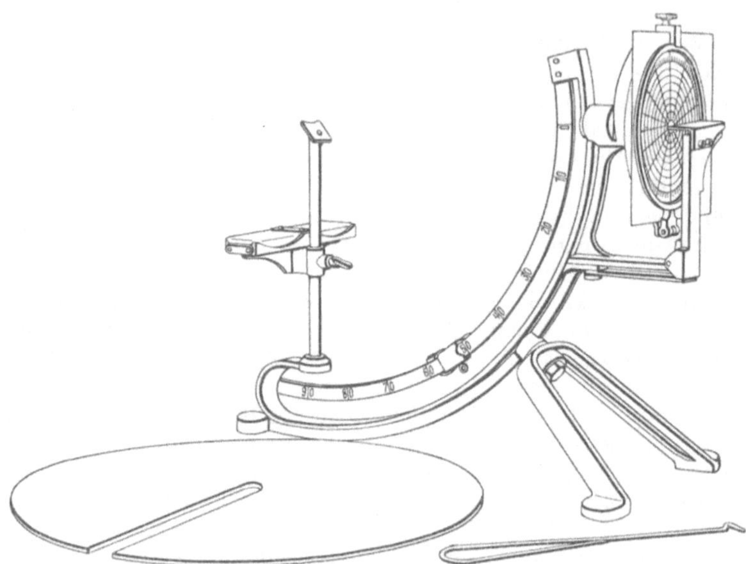

Abb. 16. Selbstregistrierendes Perimeter nach PRIESTLEY SMITH und Scheibe.

dem Perimeterbogen gegen einen unveränderlichen Zeiger oder die Scheibe ist fest, und der Zeiger dreht sich mit dem Bogen); diese Scheibe ist in jeder Hälfte in 180⁰ eingeteilt.
    Die mannigfachen Versuche der mechanischen Objektführung (Schlittenmethode), die zur Konstruktion der *selbstregistrierenden Perimeter* geführt haben, bedürfen hier keiner besonderen Erwägung, weil die freie Objektführung als Methode der Wahl in den Richt-

linien der internationalen Kommission zu Amsterdam 1929 anerkannt ist. Das Streben nach Vervollkommnung dieser wichtigen Untersuchungsmethode hat zu immer neuen Konstruktionen zum Teil sehr schöner, aber etwas komplizierter Apparate geführt; von den deutschen sei nur das Perimeter nach HERTEL der *Zeiß*-Werke erwähnt.

Das „selbstregistrierende" Perimeter von PRISTLEY SMITH hat sich — wenigstens uns — in der täglichen Praxis bewährt. Es besteht aber aus einem drehbaren Viertelkreisbogen[1]; mit ihm ist eine Metallplatte verbunden, die auf ihrer Rückseite einen Rahmen zur Aufnahme des Gesichtsfeldschemas trägt. Auf der Platte bzw. auf dem eingespannten Schema liegt eine fest mit der vertikalen Säule verbundene horizontale, den Parallelkreisen des Schemas entsprechend, graduierte Leiste. Aufgabe des Untersuchers ist es, bei freier oder Schlittenführung des Objektes am Kreisbogen den Punkt zu ermitteln, in dem der Kranke das Objekt eben erkennt, ihn an der Gradeinstellung des Kreisbogens abzulesen und nun an der entsprechenden Stelle der eben beschriebenen horizontalen Leiste mit einer Nadel das Schema einzustechen. Das Perimeter von PRISTLEY SMITH ist nur insoweit selbstregistrierend, als es mit völliger Sicherheit den jeweiligen Meridian einstellt (Abb. 16).

Schon früh war ein gewisser Übelstand an den benutzten Perimetern erkannt worden; je schmaler der Kreisbogen gewählt war, um so größere Schwierigkeiten bereitete die Perimetrie des Gesichtsfeldzentrums. Eine Abhilfe wurde durch die Einführung der Kampimetrie für die zentralen Bezirke an einer hinter dem Perimeterbogen aufmontierten planen Metall- oder Hartgummischeibe von PRISTLEY SMITH und vor allem durch die UHTHOFFsche Scheibe geschaffen.

Diese ist ein Hohlkugelsegment vom Radius des Perimeterbogens, auf den es aufgesteckt wird. Sie erlaubt die Untersuchung des zentralen Gesichtsfeldes allseitig bis 25⁰. Meridiane und Parallelkreise sind in die dunkle Scheibe eingeritzt.

Die gleiche Überlegung, die UHTHOFF zur Konstruktion der Scheibe führte, lag den Angaben über Hohlkugelperimeter zugrunde, von denen der neueste Apparat von IGERSHEIMER besondere Bedeutung hat. Er hat einen Radius von 1 m (Untersuchungsabstand) und einen Durchmesser von 2 m. Er stellt gewissermaßen eine Kombination der Vorzüge der Perimetrie mit der Kampimetrie am BJERRUMschen Vorhang dar und erlaubt eine verfeinerte Gesichtsfeldprüfung durch Verkleinerung des Gesichtswinkels bis zu einem Abstand von 50⁰ vom Fixationspunkt.

Mit Ausnahme des BJERRUM-Schirms und des IGERSHEIMERschen Hohlkugelperimeters erfordern diese Apparate nicht viel Platz, sind dadurch für die Untersuchungszimmer gut geeignet. Sie setzen aber voraus, daß der zu untersuchende Kranke geh- bzw. sitzfähig ist, beim liegenden Kranken können sie nicht verwendet werden. Hier sind wir auf die Gesichtsfeldprüfung im Parallelversuch beschränkt oder aber die Handperimeter von SCHWEIGGER oder ELSCHNIG bzw. das „Bettperimeter" nach WILBRAND angewiesen.

Die Vielzahl der Perimeter zeigt bereits, daß bisher der Einheitsapparat noch fehlt. Ein klinisch manchmal recht unangenehmer Übelstand beruht darin, daß der *Krümmungsradius* des Perimeterkreisbogens bei den einzelnen Konstruktionen verschieden groß ist und (von den für besondere Untersuchungszwecke gebauten Apparaten abgesehen) bei den käuflichen Modellen zwischen 250 und 333, bei älteren sogar bis 400 mm beträgt. Da nun im allgemeinen nur kurz „Perimeteruntersuchung" zum Unterschied von der Gesichtsfeldprüfung im Parallelversuch oder der Kampimetrie am BJERRUMschen Schirm angegeben wird, lassen die an verschiedenen Orten erhobenen Befunde sich nicht immer vergleichen, weil bei Vermengung gleichgroßer Prüfungsobjekte der Winkel, unter dem sie dem Untersuchten sichtbar sind, sich entsprechend der Größe des Radius des Perimeterbogens ändert.

Aufzeichnung der gefundenen Werte. Noch größere Willkür herrscht vorerst in der *Aufzeichnung* des am Perimeter erhobenen Befundes. Im allgemeinen werden käufliche *Schemata* verwendet; ihrer Konstruktion bereitet die Notwendigkeit Schwierigkeiten, die Verhältnisse an der Kugel auf die Ebene zu übertragen. Die naheliegende tangentiale Projektion ist nicht verwendbar, sie erlaubt Gesichtsfelder bis höchstens 60⁰ vom Fixierpunkt nach außen zu übertragen. FÖRSTER wählte zur Darstellung seines Gesichtsfeldes die äquidistante polare, HIRSCHBERG die orthogonale Projektion. Das FÖRSTERsche Schema erfreut sich weitester Verbreitung und hat vor dem von HIRSCHBERG den Vorzug, daß die Parallelkreise gleichen Abstand aufweisen, daher auch kleine Ausfälle in der äußeren Peripherie dem Beschauer sofort auffallen. Das Streben geht

---

[1] Der Viertelkreisbogen muß zur leichteren Untersuchung noch 10—15⁰ über das Zentrum hinausgehen, ist also eigentlich ein verstümmelter Halbkreisbogen.

jetzt dahin, ein möglichst übersichtliches rein konstruktives Schema ohne eingedruckte Gesichtsfeldgrenzen für die Aufzeichnungen zu verwenden.

Die *Meridianbezeichnung* der käuflichen Schemata ist völlig willkürlich; für eine Vereinheitlichung hat sich in Deutschland vor anderen Greef eingesetzt, der vorschlägt, das Tabosystem für die Bezeichnung der Achsen beim Astigmatismus auf die Meridianbezeichnung zu übertragen. Sein Schema weist die Meridiane von 15 zu 15° auf, der 0-Punkt liegt in der Horizontalen am rechten Auge temporal, am linken nasal. 90° liegt dementsprechend oben, 270° unten (Zählung entgegen dem Uhrzeiger). Peter hat diese Einteilung übernommen, während Lauber und Traquair den 0-Punkt ihres vereinfachten Schemas in die Horizontalen links vom Beschauer legen und im Sinne des Uhrzeigers zählen.

Auch für die Bjerrum-Untersuchung gilt sinngemäß gleiches. Hier werden einfache Schemen in Übereinstimmung mit der tangentialen Projektion verwendet.

Objekte und Beleuchtung. Von größerer Bedeutung sind die zur Prüfung verwendeten *Objekte* und der *Untergrund*.

Bei freier Objektführung werden runde oder quadratische Marken verwendet, die am Ende eines dünnen Metallstabes (Drahtes) von 25—40 cm Länge befestigt sind — Uhthoffsche Stäbe —. Der Untersucher bewegt sie so vor dem Kreisbogen, daß die führende Hand möglichst außerhalb des Gesichtsfeldes des Kranken bleibt. Falls jedoch entgegen den neueren augenärztlichen Ansichten selbstregistrierende Perimeter oder die Schlittenmethode verwendet werden, so trägt der auf dem Perimeterbogen gleitende Schlitten die Marken. Die Technik hat hier vollkommene Apparate geschaffen, bei denen das Prüfungsobjekt elektrisch beleuchtet ist, durch Blenden in seiner Größe, durch einen Widerstand und Goldberg-Keile in seiner Helligkeit (Hertel) abgeändert werden kann. Das gleiche Prinzip findet in einem Leuchtstab Verwendung, der die Vorteile der Helligkeits- und Blendungsänderung mit denen freier Objektführung verbindet (die einfachste Form ist der Aufsatz zum Simonschen Leuchtstab des elektrischen Augenspiegels — Doerfel und Färber. Berlin —, eine sehr schöne Ausführung bietet der Markenprojektor der Zeiß-Werke — Best —, der neuerdings auch in Perimeter eingebaut ist und diese von der Tagesbeleuchtung unabhängig macht.

Bei der Untersuchung nach Bjerrum werden die Objekte (Elfenbein- oder farbige Stahlkugeln oder Scheiben) zweckmäßig in das eine Ende einer dem Schwarz des Vorhanges angeglichenen 1 m langen dünnen Metallröhre gesteckt. Gradle, Marx u. a. verwenden Stahlkugeln und -plättchen und bewegen sie von der Rückseite des Vorhanges her mit einem Magneten. Führungsstange und Untersucher sind so für den Beobachter unsichtbar; die Fixation wird vom Untersucher durch ein Loch in der Vorhangmitte kontrolliert. Hierin sehen wir einen Nachteil gegenüber der gebräuchlichen Methode, bei der zwar Arzt und Objektführungsröhre sichtbar sind, die Kontrolle des Kranken aber während der ganzen Untersuchung ohne jede Schwierigkeit durchgeführt werden kann.

Der Perimeterbogen ist im allgemeinen mattschwarz oder doch tief dunkel gehalten, der Bjerrumsche Schirm oder Vorhang ist ebenfalls aus stumpf schwarzem Material gefertigt; die Führungsstange der Objekte soll dem Farbton des Untergrundes möglichst gleichen. Die dunkle Farbe des Untergrundes sichert, wenigstens für die Prüfung der Weißgrenzen, den Simultankontrast.

Die *Größe* der als *Reizproben* verwendeten Objekte richtet sich nach dem Netzhautteil, der untersucht werden soll, und nach dem Abstand des Fixationspunktes vom Auge des Kranken.

Im allgemeinen werden bei gutem zentralen Sehvermögen am Perimeter Objekte von 10 oder 5 mm Durchmesser bzw. Kantenlänge (Lauber fordert Weißobjekte von 3 bzw. 1 mm), für die feinere Prüfung des zentralen Bezirkes am Bjerrumschen Vorhang Objekte von 10 mm Durchmesser verwendet. Die Benutzung noch kleinerer Marken von 2 mm in 1 und 2 m Abstand ist von vielen Seiten, vor allem durch v. Hess (Punktperimetrie) abgelehnt worden, weil das Netzhautbild eines derartigen Objektes kleiner ist als die Breite der Gefäßstämme an der Papille und daher zu Kunstprodukten Anlaß geben kann. In der Breslauer Augenklinik hat die Benutzung von 10 mm Objekten in 2 m Abstand bisher befriedigende Ergebnisse geliefert. Ich möchte daher auf diese noch strittigen Fragen hier nicht weiter eingehen, sondern nur ganz kurz auf die ausgezeichneten Untersuchungen von Groenouw über die *Isopteren,* die Linien gleicher Punktsehschärfe im Gesichtsfelde verweisen.

Je größer das Objekt, um so eher wird es vom Untersuchten wahrgenommen. Die Bewegung wird früher bemerkt als der Eindruck weiß oder Farbe entsteht (Kestenbaum); daraus folgt, daß wir zur Untersuchung kleiner, namentlich parazentraler Ausfälle uns feinerer Methoden, vornehmlich des Bjerrum-Schirms, bedienen müssen.

Die *Führung der Objekte* soll immer zentripetal bzw. skotomofugal erfolgen. Bei Verwendung der Schlitten am Perimeterbogen ist sie zwangsmäßig eine radiäre, bei freier Führung bieten sich weitere Möglichkeiten. Die Erkenntnisse der letzten beiden Jahrzehnte haben zu der Forderung geführt, das Prüfungsobjekt möglichst in senkrechter Richtung zum Verlauf der Nervenfasern zu bewegen. Die Berechtigung einer derartigen Objektführung geht vor allem aus IGERSHEIMERs Untersuchungen der Bündelskotome hervor. In der Regel hängen die bei Sehnervenerkrankungen auftretenden Skotome ja mit dem blinden Fleck zusammen.

Die zweckmäßige *Beleuchtung* des Peri- bzw. Kampimeters ist in vielen Arbeiten besprochen. Im allgemeinen wird man sich nach den räumlichen Verhältnissen richten und für die Gesichtsfeldprüfung Tageslicht verwenden. Der Kranke sitzt dann mit dem Rücken zum Fenster, gegen das der Perimeterbogen offen ist. Unangenehm ist der Schatten, den der Kopf des Kranken auf den Bogen wirft, weil dadurch die Helligkeit der Prüfungsobjekte und somit ihre Wahrnehmbarkeit beeinträchtigt werden kann. Diese Mißstände werden bei den modernen Perimetern von HERTEL und LAUBER sowie FERREE und RAND vermieden.

HERTELs Perimeter ist ein Apparat der üblichen Bauart; der Bogen ist eine breite, dunkel lakierte Blechwand, hinter der sich Lampe, Blendenscheibe, Farbenfilter und GOLDBERG-Keil befinden; sie werden dem Patienten unsichtbar bedient, der lediglich in einem schmalen Schlitz die fertiggestellte Probe aufleuchten sieht. Objektführung durch Schraube. Die Leuchtkraft der Objekte kann so verstärkt werden, daß der Apparat auch bei Tageslicht benutzt werden kann. — Der Apparat LAUBERs besteht aus einem doppelwandigen Perimeterbogen, auf dem Stahlobjekte mit der Magnetmethode nach GUIST bewegt werden; der Bogen ist so eingerichtet, daß in seine Falze auch Graupapiere (für Prüfung mit peripheriegleichen, invariablen Farbobjekten nach ENGELKING und ECKSTEIN) eingefügt werden können. Als Beleuchtung dient eine 500 Wattlampe mit Farbenglaskombination als Filter in einem glockenförmigen Gehäuse, das 3 an den freien Enden und über dem Zentrum des Perimeterbogens angebrachte Stäbe tragen. Untersuchung grundsätzlich im verdunkelten Raum. Austausch der Beleuchtungslampe gegen eine solche von 100 oder weniger Watt stellt die Bedingungen für Perimetrie bei herabgesetzter Beleuchtung her. LAUBER hat auch empfohlen, zur Herabsetzung der Beleuchtungsintensität in ziffernmäßig meßbarer Weise dem Tageslichtfilter der Beleuchtungsvorrichtung seines Perimeters nach TSCHERNINGs Vorschriften hergestellte Gläser zuzufügen. Die im Handel befindlichen „Tageslichtlampen" haben sich für die perimetrischen Untersuchungen nicht bewährt. — Der Apparat von FERREE und RAND besteht aus einem Perimeterhalbbogen. Senkrecht zu ihm und in seiner Mitte ist ein anderer Viertelbogen angebracht, der am freien Ende im dunklen Gehäuse eine regulierbare Beleuchtungsvorrichtung trägt, die den zur Prüfung benutzen Perimeterbogen gleichmäßig ausleuchtet. KÖLLNER und ENGELKING halten auch diesen Apparat noch nicht für die ideale Lösung des Problems; in den Richtlinien Amsterdam 1929 ist dieses Prinzip jedoch empfohlen.

Über die in Amsterdam 1929 geforderte künstliche Beleuchtung unter Verwendung von Tageslichtfiltern fehlen uns eigene Erfahrungen; die Lichtintensität, das ist die Lichtmenge, die von der Oberfläche des Peri- oder Kampimeters zurückgeworfen wird, soll dabei 75 Meterkerzen oder Lux betragen. Derartige Anordnungen dürften bisher wohl nur in physiologischen Instituten oder Augenkliniken bestehen, die über ungewöhnlich reiche Mittel verfügen. Der Neurologe wird auf sie vorerst verzichten müssen.

Die für die Frühdiagnose der Erkrankungen des Sehnerven und der Netzhaut so wichtige Untersuchung des Gesichtsfeldes bei *herabgesetzter Beleuchtung* wird mit den oben besprochenen Methoden ausgeführt. Für die Untersuchung im *Dunkelzimmer*, bei völliger *Dunkeladaptation,* die ebenfalls wertvolle klinische Befunde zeitigt, können nur die bereits mehrfach erwähnten Perimeter mit elektrischer Objektbeleuchtung bzw. die Leuchtstäbe und -laternen oder Objekte mit Leuchtfarben verwendet werden, die in verschiedenen Konstruktionen angegeben sind.

Der Vollständigkeit halber sind die ebenfalls klinisch nicht allgemein gebräuchlichen Methoden hier zu erwähnen, die teils Abarten der eben besprochenen Peri- und Kampimetrie darstellen, teils von der üblichen Prüfung des Einzelauges abgehen und stereoskopische Methoden verwenden. Das allen Untersuchungsarten, wie immer die Apparatur auch beschaffen ist, Gemeinsame ist die Fixation des Peri- und Kampimeterzentrums, das Erhalten der Ruhelage des Auges in der Primärstellung. Von verschiedenen Seiten sind

Vorschläge für exzentrisch gelegene Fixationspunkte gemacht. Die Verwendung des Biel-schowskyschen Universalprismenapparates zur Prüfung des blinden Flecks und etwaiger zentraler Skotome (Eppenstein) hat wohl nur Wert für Laboratoriumsuntersuchungen. Gleiches gilt von den komplizierten für Spezialuntersuchungen gebauten Perimetern mit 0,5 und 1,0 m oder noch größerem Krümmungsradius und von der Verwendung von Spektral-farben als Reizobjekte (Maggiore und Speciale-Cirincione: Farbenmischungen durch 2 übereinander gelegte Spektren).

Von den sog. stereoskopischen Methoden, die auf die Prüfung mit verschiedenfarbigen Gläsern (Hirschberg, Schlösser, Schmack) zurückgehen, dann in der Art ausgeführt wurden, daß das zu prüfende Auge das Peri- oder Kampimeter sieht, das nicht zu prüfende aber durch eine enge Röhre nur den Fixationspunkt wahrnehmen kann (Haitz), ist die Methode von Haitz zur Aufdeckung einseitiger zentraler Skotome besonders zu empfehlen. Sie dient dem Nachweis des zentralen Ausfalls von 15—20⁰ Durchmesser, der Hemianopsie und der sektorenförmigen Gesichtsfelddefekte. Haitz verwendet ein sog. amerikanisches Stereoskop und hat besonders Tafeln angegeben, die derart eingestellt werden, daß die Nullpunkte in der Brennebene der Halblinsen des Stereoskopes liegen (19 cm). Ametropen und Presbyopen erhalten Korrektion, andernfalls ist der Abstand der Tafel entsprechend zu ändern. Das „gesunde" Auge fixiert, das andere wird mit kleinen Marken von 1,25—2 mm Durchmesser geprüft. Lloyd hat diese Methode durch Verwendung größerer Stereoskope und entsprechend größerer Tafeln abgeändert. Die stereoskopischen Methoden sind bei Strabismus oder Augenmuskellähmungen nicht brauchbar.

Das neueste Verfahren, das auch bei unintelligenten Kranken mit genügender Sicherheit und ohne besonderen Zeitverlust angewendet werden kann, ist die (monokulare) *Überblicksperimetrie* von Salzer. Sie lehnt an Versuche A. v. Graefes an.

Der Kranke fixiert im Dunkelzimmer den Mittelpunkt einer in 30 cm Abstand befind-lichen schwarzen Scheibe, auf der mit Leuchtfarbe Punkte von 0,5 cm Durchmesser in je 1 cm Abstand angebracht sind. Der Normale wird alle Punkte wahrnehmen, der Kranke mit Skotomen irgendwelcher Art wird die ihnen entsprechenden Punkte bei ruhiger Fixation nicht sehen; er wird diesen Bezirk auf dem Glasrahmen der Scheibe mit einem durch einen Leuchtring markierten Glasfarbstift aufzeichnen können; durch den Storchschnabel wird die gleichzeitige Übertragung in ein geeignetes Schema ermöglicht. Diese Übersichts-kampimetrie für die inneren 30⁰ des Gesichtsfeldes ist dann durch eine mit Leuchtpunkten und -kreisen ausgestattete Kugelkalotte von 20 cm Radius ergänzt, die die Prüfung der Außenbezirke des Gesichtsfeldes gestattet. Die Methode ermöglicht den Nachweis kleiner Skotome innerhalb weniger Minuten und kann jederzeit durch die gewöhnliche Peri- oder Kampimetrie ergänzt werden.

Normales Gesichtsfeld und Gesichtsfeldausfälle. Den Angaben über die Be-schaffenheit des normalen und pathologischen Gesichtsfeldes seien hier die in Amtserdam 1929 von Lauber, Traquair und Peter dargelegten *allgemeinen Grundsätze* über die Untersuchung des Gesichtsfeldes vorangestellt:

„1. Das ‚normale Gesichtsfeld‘ besitzt nicht nur normale periphere Grenzen, sondern auch eine normale Sehschärfe entsprechend seiner ganzen Oberfläche.

2. Um den Zustand des Gesichtsfeldes festzustellen, ist es erforderlich, bei der Unter-suchung des Gesichtsfeldes mehrere abgestufte Reize, weiße und farbige, zu verwenden, und dadurch mehrere Isopteren zu ermitteln. Dieses quantitative Untersuchungsverfahren ermöglicht es dem Untersucher, sich eine Meinung über die Sehschärfe in der ganzen Fläche des Gesichtsfeldes zu bilden.

3. Es kann eine Einengung der peripheren Grenzen des Gesichtsfeldes für das größte verwendete Reizobjekt vorliegen, und außerdem eine Einengung der Isopteren für kleinere weiße oder farbige Reizobjekte. Im letzteren Falle ist die Sehschärfe innerhalb des Gesichts-feldes herabgesetzt im Vergleich zum normalen Gesichtsfelde. Die Bezeichnung „Herab-setzung" bezieht sich auf die Verminderung der Funktion innerhalb des Gesichtsfeldes.

4. Der Hauptzweck der Gesichtsfelduntersuchung ist die Erkennung des Typus des Funktionsausfalls. Die genaue Messung der Ausdehnung der peripheren Gesichtsfeld-grenzen und der Ausfälle innerhalb derselben ist wichtig für den Vergleich des Zustandes mit dem in einem anderen Zeitpunkt derselben Erkrankung."

Die Gesichtsfeldgrenzen. Die Bestimmung der Gesichtsfeldgrenzen ist die Untersuchung des Lichtsinns im peripheren Sehen. Als *absolute Grenze* wird die bezeichnet, innerhalb derer die dunkeladaptierte Netzhaut des unbewegten Auges überhaupt noch eine Lichtempfindung wahrnehmen kann. Wegen der Aberration des Lichtes sind diese Grenzen stets zu groß. Bei Perimeterprüfung mit weißen Quadraten sind sie etwas enger (ein einfaches und brauchbares Verfahren zur Bestimmung der absoluten Gesichtsfeldgrenzen am Perimeter durch Fixation eines 30^0 exzentrischen Punktes hat COMBERG angegeben); sie werden bei der üblichen Untersuchung des Gesichtsfeldes noch durch eine Reihe von individuellen Faktoren beeinflußt. Die Objektgröße, der Simultankontrast und die Beleuchtung wurden bereits im vorhergehenden Abschnitt besprochen. Zu ihnen treten die Nachbarorgane, deren Form und Lage die Außengrenzen des Gesichtsfeldes bestimmen: Die Lider und die Weite der Lidspalte, Heben des Oberlides erweitert nicht selten die Gesichtsfeldgrenzen. Exo- und Enophthalmus, Stärke und Form des Oberaugenhöhlenrandes und des Brauenwulstes, Größe der Nase, die vor allem innen unten eine Einengung bedingt. Aus dieser kurzen Aufzählung folgt bereits, daß vor dem Beginn der Untersuchung dem Kranken durch Bewegen der Kinnstütze eine Kopfstellung gegeben werden muß, die er mühelos innehalten kann. Das Fixationsobjekt soll sich immer in Augenhöhe, und zwar in der Horizontalebene, befinden. Jede zwangsmäßige Haltung des Kopfes gefährdet die ruhige Fixation und damit auch das Ergebnis der ganzen Untersuchung. Großen Einfluß hat die Pupillenweite des Kranken; eine sehr enge Pupille verengert die Gesichtsfeldgrenzen, weil die vom Reizobjekt ausgehenden Strahlen die äußerste Netzhautperipherie nicht mehr treffen können, und weil infolge Abnahme der Lichtstärke des Netzhautbildes die Wahrnehmungsschwelle erheblich erhöht wird. Andererseits werden bei Pupillenerweiterung (z. B. Atropinmydriasis) die Gesichtsfeldgrenzen sich erweitern und kleine periphere Ausfälle dem Nachweis entgehen. Erhebliche Bedeutung für die Lage der Gesichtsfeldgrenzen hat auch die Akkommodation, bei der sowohl Gesichtsfelderweiterung wie -verengerung beschrieben ist. Schließlich ist auch der Bau des Augapfels und die Refraktion zu beachten. Bei Myopen sind die Gesichtsfeldgrenzen meist etwas enger, bei Hypermetropen etwas weiter als bei Emmetropen. Ferner ist der Adaptationszustand des zu prüfenden Auges zu berücksichtigen.

Die Werte, die für die Außengrenzen des Gesichtsfeldes bei Prüfung mit Weißobjekt von 10 mm Kante angegeben sind, weichen nicht unerheblich von einander ab. Aus ihnen lassen sich Durchschnittswerte berechnen: Grenze außen 93,1, oben 57,5, innen 49,3 und unten $68,55^0$.

Den Außengrenzen der Weißobjekte schließen sich die der *farbigen Objekte* an, die von den oben genannten Faktoren beeinflußt werden, aber auch abhängig sind von der Größe, Helligkeit und Farbensättigung der benutzten Objekte und von der Farbe bzw. Helligkeit des Untergrundes. Die Prüfung des Farbengesichtsfeldes stellt gleichzeitig die des Farbensinns im peripheren Sehen dar. Bei der Bewertung der erhobenen Befunde ist zu berücksichtigen, daß die Abnahme des Farbensinns schon in den perimakulären Netzhautbezirken schnell erfolgt. Das periphere Farbensehen wird durch 3 Faktoren beeinflußt (KÖLLNER), und zwar durch physikalische Verhältnisse der Macula (elektive Absorption bzw. Zerstreuung der Lichtstrahlen verschiedener Wellenlänge; am stärksten Blau, dann Grün, am wenigsten Rot), durch physiologische Bedingungen, die verschiedene „Stimmung" des Sehorgans (die extramaculären Teile der Netzhaut unterliegen weit stärker dem Einfluß der höheren Dunkeladaptation, durch die alle kurzwelligen Lichter an Reizwert gewinnen; infolgedessen werden blaue Objekte peripher besser erkannt als foveal) und durch psychische Bedingungen (erhöhter Einfluß, namentlich der roten Farben auf die Aufmerksamkeit; unterschiedliche „Auffälligkeit"). Diese Momente können Fehlerquellen darstellen, denen jedoch für die klinischen Methoden nur verhältnismäßig geringe Bedeutung zukommt. Die Unterschiede des fovealen und peripheren Farbensehens sind in erster Linie in der der Entfernung vom Netzhautzentrum entsprechenden Abnahme des Farbunterscheidungsvermögens zu sehen. Alle Farben werden nach außen zu weißlicher, ungesättigter und schließlich in der äußersten Peripherie farblos. Infolgedessen erscheint unter bestimmten Beobachtungsbedingungen die mittlere Gesichtsfeldzone „rot-grün-blind", die äußerste aber total farbenblind. Die Lage der Farbgrenzen und somit die Breite dieser Zonen lassen sich willkürlich ändern durch Vergrößerung der benutzten Objekte (größerer Gesichtswinkel), stärkere Sättigung, erhöhte Lichtstärke, Änderung des Untergrundes und dadurch Verschärfung des Simultankontrastes sowie Vermeidung der Ermüdung oder Lokaladaptation

(Köllner). Zur klinischen Untersuchung werden im allgemeinen Rot, Blau, Grün und Gelb[1] verwendet (Heidelberger Blumenpapiere oder Heringsche Papiere). Die Beschaffenheit der Farbobjekte ist von großem Einfluß; bei Verwendung von ausgeblichenen oder beschmutzten Objekten sind die Grenzen enger als bei Benutzung neuer Reizproben. Infolgedessen empfiehlt Köllner, die Perimeterobjekte tunlichst oft zu erneuern. In der Praxis wird man beim Perimetrieren die einzelnen Objekte möglichst oft, dem Kranken nicht wahrnehmbar, wechseln; anderenfalls wird der Kranke leicht aus dem Helligkeitsgrad auf eine bestimmte Farbe schließen und z. B. bei Prüfung mit dem käuflichen Rot die Gelbvalenz der Farbe wahrnehmen und als Rot bezeichnen. Dadurch werden wir falsche Untersuchungsergebnisse erhalten. Bei Verwendung der gewöhnlichen käuflichen Farbobjekte von 10 mm Kante sind die Außenteile des Gesichtsfeldes farbenuntüchtig. Den Weißgrenzen liegen am nächsten die für Blau und Gelb, dann folgen Rot und Grün. Nach Heine sind sie für ein normales, unbewegtes Auge zu finden für

blau nasenwärts und oben bei 50, unten bei 50, schläfenwärts bei 70,
rot   „   „   „   „ 40,   „   „ 40,   „   „ 50,
grün   „   „   „   „ 30,   „   „ 30,   „   „ 40.

Legen wir jedoch Wert darauf, die Außengrenzen für Farben bei der gleichen Person zu erweitern, so brauchen wir nur die Untersuchungsbedingungen zu ändern und gröbere Objekte (20—40 mm Kante) der gleichen Farbe zu verwenden. Nach Köllner sind „bei Prüfung peripherer Gesichtsfeldausfälle die normalen Grenzen für farbige Objekte möglichst weit peripher hinauszuschieben, folglich große, gesättigte und helle Farbenquadrate zu verwenden, im Gegensatz dazu ist bei zentraler gelegenen mit möglichst kleinen und wenig gesättigten Objekten zu prüfen".

Die *Farbgrenzen* des Gesichtsfeldes sind die *spezifischen* Grenzen, an denen das Objekt auch wirklich in der entsprechenden Farbe gesehen bzw. bezeichnet wird. Sie sind daher stets relative und in ihrer Lage unter anderem abhängig von der Größe des verwendeten Objektes. Prüft man einen Normalen mit der gleichen Farbe in verschiedener Objektgröße, so wird man verschieden gelagerte, aber untereinander gleichlaufende konzentrische Farbgrenzen des Gesichtsfeldes erhalten. Es entsteht das intermediäre Gesichtsfeld, dessen Bedeutung Behr dargelegt hat. Bei beginnenden Erkrankungen der Netzhaut oder der Sehnerven bzw. Sehbahn findet man auffälliges Aneinanderrücken, Verwerfungen in den verschiedenen Feldgrenzen oder auch eine „Unruhe im Schachtelgesichtsfeld" und kann die krankhaften Veränderungen so schon zu einer Zeit nachweisen, in der die gebräuchliche Perimetrie noch normale Werte liefert.

Bei Verwendung der Farbobjekte ist auf die oben dargelegte Reihenfolge der Grenzen für die einzelnen Farben zu achten; bei Netzhauterkrankungen findet man oft, z. B. bei Ablatio retinae, ein Überschneiden derart, daß die Blaugrenze merklich enger ist als die für Rot. Andererseits zeigt sich die Vergrößerung des blinden Flecks beim Glaukom zuerst in einem Rotausfall, und es gelingt leicht, die charakteristischen parazentralen Skotome (Seidel, Salzer, Fleischer) für Rot nachzuweisen, ja ihre Ausdehnung bis zur nasalen Raphe zu einer Zeit zu zeigen, in der der blinde Fleck bei Prüfung mit Weißobjekten noch normal erscheint (Wessely).

Die für die klinische Diagnose so wichtige Prüfung des Farbgesichtsfeldes hat oft zu Beanstandungen Anlaß gegeben. Infolgedessen hat es nicht an Versuchen gefehlt, die willkürlich gefärbten Pigmente, deren Wahrnehmung von Helligkeit, Kontrast und Sättigung so stark beeinträchtigt wird, durch peripheriegleiche invariable Farben zu ersetzen. Das ist Engelking und Eckstein gelungen; ihre Farben nähern sich bzw. gleichen praktisch den Urfarben Herings. Die Grenze für Blau und Gelb, sowie die für Rot und Grün fallen zusammen. Grauer Untergrund erleichtert die Wahrnehmung. Hertel geht von gleichen Grundsätzen aus; seine elektrisch beleuchteten Objekte haben den Vorteil, nicht nur peripheriegleich, sondern auch eindrucksgleich zu sein, während sie dem Grunde nicht helligkeitsgleich sind.

Für wissenschaftliche Untersuchungen sind Prüfungen des Farbengesichtsfeldes mit den elektrischen Perimetern, mit spektralen Lichtern und farbigen Lichtfiltern empfohlen. In der Praxis wird man sich meist auf die oben beschriebene Untersuchung mit farbigen Pigmenten oder mit den Engelking-Ecksteinschen Farben beschränken müssen.

---

[1] Die Farbenbenennungen sind hier nach dem gewöhnlichen klinischen Sprachgebrauch gewählt. Vorschläge zur Vereinheitlichung bei Zoth.

Jede Abweichung der Außengrenzen von den geschilderten normalen Verhältnissen [1] ist als pathologisch zu betrachten, ebenso sind inselförmige Defekte als krankhaft zu bezeichnen, wenn es sich nicht um die *physiologischen* Skotome, vor allem den blinden Fleck handelt.

Da der Sehnervenkopf nasenwärts und in der Regel etwas oberhalb der Macula lutea gelegen ist, finden wir den *blinden Fleck* schläfenwärts des Fixationspunktes und sein Zentrum im allgemeinen etwas unterhalb der Horizontalen. Er ist eine stehende Ellipse, der senkrechte Durchmesser ist etwas größer als der waagerechte. Das Zentrum des blinden Flecks liegt etwa 15° nach außen vom Fixationspunkt und 3° unter der horizontalen für emmetrope Augen (v. d. Hoeve, de Vincentiis, Lo Cascio, Marlow, Roessler u. a.). Die Größe des blinden Flecks ist abhängig vom Refraktionszustand; er ist von einer farbenblinden bzw. -schwachen Zone umgeben, wie Bjerrum und Groenouw bereits mitgeteilt und Ovio, Haycraft und Ebbecke bestätigt haben. Die Wichtigkeit der Untersuchung des blinden Flecks wurde bereits oben dargelegt; Köllner sieht in seiner Prüfung eine Intelligenzprobe des Kranken. Die Vergrößerung des blinden Flecks ist oft das erste Zeichen der Erkrankung des Sehnerven. Bei vielen Erkrankungen findet man vom blinden Fleck ausgehende Nervenfaser-(Bündel-)Skotome, die allein schon auf die richtige Diagnose weisen (Fleischer, Igersheimer, Roenne und viele andere).

Ganz ungewöhnliche Verlagerungen des blinden Flecks können vorkommen bei der sog. Heterotopie der Macula (Bielschowsky [2]).

Die zahlreichen Messungen über die Ausdehnungen des blinden Fleckes treten gegenüber der klinisch wichtigen Frage zurück: Wann ist der blinde Fleck krankhaft vergrößert? Nach unseren eigenen, an mehreren 1000 Normalen und Kranken gewonnenen Ergebnissen bei kampimetrischer Untersuchung möchten wir folgern, daß dieser Zustand sicher dann eintritt, sobald bei Prüfung in 2-m-Abstand mit Weißobjekt 1 cm der horizontale Durchmesser größer als 10°, der vertikale größer als 14° gefunden wird.

Der Vollständigkeit halber sei hingewiesen auf die seit langer Zeit bekannten kleinen physiologisch in ihrer Lage individuell schwankenden Skotome, die den Teilungsstellen der großen Netzhautgefäße entsprechen, und auf die von Birch-Hirschfeld bei normalen Personen gefundene wenigstens für Farben funktionsuntüchtige Zone, besonders in der oberen Gesichtsfeldhälfte zwischen 20—40° (vorübergehende Skotome von Jess).

Welche Untersuchungsmethode auch immer verwendet wird, stets muß der Untersucher darauf bedacht sein, mit den subjektiven Prüfungen einen den Tatsachen entsprechenden Befund zu erhalten; nur allzuleicht führt die Untersuchung dazu, daß, wie es von anderer Seite ausgedrückt ist, in den Kranken mehr hineinperimetriert wird, als tatsächlich vorhanden ist. Die Unterscheidung zwischen Kunstprodukt, echter Störung und willkürlichen Angaben der Kranken kann manchmal sehr schwer sein. Am besten sind die letzteren durch wiederholte Prüfung in verschiedener Entfernung auszuschließen.

Der Willkür in der *Bezeichnung* der einzelnen Arten der *Gesichtsfelddefekte* ist durch die Amsterdamer Vorschläge Einhalt geboten. Wir trennen die konzentrische von der unregelmäßigen und der hemianopischen *Einengung*, bei der der Defekt peripher beginnt, wir bezeichnen als *Skotome* nur die inselförmigen, mit der Peripherie nicht zusammenhängenden Ausfälle. Wir unterscheiden nach der Lage zentrale, parazentrale, zökozentrale, periphere und Ringskotome, nach dem Grade der Störung relative und absolute, nach der Wahrnehmbarkeit für den Kranken positive und negative, nach der Symmetrie homonym hemianopische, bitemporale, binasale, obere und untere (Quadranten-)Anopie. Die Art der Objektführung und die Vorbedingungen zur Ermittelung von Einengungen oder Skotomen sind bereits bei der Prüfung des normalen Gesichts-

---

[1] Die Methoden zur eingehenden Untersuchung des Lichtsinns und des Farbensinns einer bestimmten Stelle der Netzhautperipherie haben vorerst nur wissenschaftliche Bedeutung. Ich verweise auf Köllner und Engelking.

[2] Bei zahlreichen Kranken konnten wir die engen Beziehungen zwischen der Lage des blinden Flecks beider Seiten und der Größe des horizontalen oder vertikalen Winkels γ (Abweichen der physiologischen von der anatomischen Bulbusachse) nachweisen.

feldes eingehend geschildert. Hier sei nur noch bemerkt, daß bei Untersuchung von Hemianopsie zweckmäßig die radiäre Objektführung vermieden und dafür eine solche senkrecht zur Trennungslinie angewendet wird. Letztere verläuft ja in der Regel im vertikalen Meridian [1].

An dem Bestehen der *Maculaaussparung* bei Läsion der hinteren $2/3$ der Sehstrahlung oder der Sehrinde kann heute nicht mehr gezweifelt werden. Sie beträgt aber nicht nur 1—2⁰ in der blinden Hälfte des Gesichtsfeldes, sondern 5—10⁰. Die geringeren, in der Literatur oft angegebenen Werte sind durch Schwankungen in der Fixation bzw. durch Fixation mit perifovealen Netzhautstellen zu erklären (Uhthoff, Lenz). Für die seltene horizontale Hemianopsie gilt sinngemäß gleiches. Die kleinen parazentralen homonymen oder heteronymen hemianopischen Skotome sind kampimetrisch nach Bjerrums Methode ungleich leichter nachzuweisen als am Perimeter.

Große klinische Bedeutung haben die *zentralen Skotome.*

Sofern sie absolut sind, kann der Kranke oft die Fixationsmarke des Peri- oder Kampimeters nicht mehr wahrnehmen. Dann müssen entweder Kreise benutzt werden (Uhthoff) deren Größe ihre Wahrnehmung im sehtüchtigen Gesichtsfeldteil erlaubt oder große Fixationsvorrichtungen in Form eines Kreuzes. Auch einem nicht sonderlich intelligenten Kranken fällt es im allgemeinen leicht, den gedachten, aber nicht gesehenen Mittelpunkt eines Kreises oder den entsprechenden Schnittpunkt einer waagerechten und einer senkrechten Linie zu fixieren. Gelingt dies nicht, so kann man einen Finger des Kranken an den Fixationspunkt führen und ihn auffordern, die Kuppe dieses Fingers anzusehen; erforderlichenfalls wird — wie bei der Augenspiegeluntersuchung der Blinden — ein Druck auf das betreffende Fingerglied ausgeübt; so gelingt der Nachweis zentraler Skotome fast ausnahmslos leicht.

Der Nachweis der absoluten und relativen Farbskotome ist durch Prüfung im Parallelversuch sehr einfach; der Kranke sieht auf die Nase des vor ihm sitzenden Arztes, der hier das Farbobjekt zunächst mit dem Finger verdeckt. Bei kurzer Freigabe soll der Kranke die Farbe erkennen. Gelingt ihm dies, so liegt kein absolutes Farbskotom vor; dann ist durch Verschiebung des Testobjektes zu prüfen, ob die Farben in der Peripherie (beim indirekten Sehen) gesättigter erscheinen als im Zentrum. Zutreffendenfalls kann unter Berücksichtigung der oben geschilderten Besonderheiten zwischen maculären und extrafovealen Farbensehen ein relatives zentrales Farbskotom angenommen werden. Die Ausdehnung kleiner Skotome ist im allgemeinen nur durch kampimetrische Untersuchung einigermaßen sicher zu bestimmen, für große hingegen ist das Perimeter vorzuziehen.

Ihr Nachweis soll durch Verwendung besonderer Apparate, *Skotometer,* erleichtert werden. Ein sehr handliches Instrument hat Birch-Hirschfeld konstruiert.

Es besteht aus einer Scheibe mit 1 weißen und 8 Farbenproben, die selbst und vor der eine zweite Scheibe mit Blendenöffnungen von 2—12 mm Durchmesser drehbar ist. Mit einem Bandmaß ist die Entfernung des Apparates vom Auge des Kranken zu messen und aus dieser die Größe des Skotoms zu berechnen.

Einfach und sicher sind absolute zentrale Skotome am Maddoxkreuz (Tangentenskala) nachzuweisen: Der Kranke fixiert das Licht oder, wenn ihm dies nicht mehr gelingt, den gedachten Schnittpunkt der beiden Balken des Kreuzes und gibt dabei an, welche der großen Zahlen der Tangentenskala er gleichzeitig wahrnehmen kann. Diese Methode erlaubt schnelle Kontrollen durch Wechsel des Untersuchungsabstandes und die Bestimmung der Skotomgröße in Winkelgraden.

Nicht ganz selten erlernen Kranke beim längeren Bestehen kleiner zentraler Skotome die Fixation mit einer bestimmten extramakulären Netzhautstelle (Pseudofovea). Sie werden dann Farben „zentral" richtig bezeichnen. Die Aufdeckung der Skotome ist durch die Bestimmung der Lage des blinden Flecks möglich. Er wird entsprechend der Entfernung und Lage der zur Fixation benutzten exzentrischen Netzhautstelle von der (anatomischen) Macula verlagert sein. Durch kampimetrische Untersuchung sind in diesen Fällen „parazentrale" Skotome aufzudecken, deren tatsächlich zentrale Lage sich aus ihren Beziehungen zum blinden Fleck beweisen läßt, mit dem sie nicht zusammenhängen brauchen.

Vorteilhaft sind zum Nachweis einseitiger zentraler Skotome die stereoskopischen Untersuchungsmethoden, bei denen das gesunde Auge die Fixation übernimmt (Haitz); sie setzen aber, wie oben angegeben, die Parallelstellung der Gesichtslinien voraus. Wir haben sie in den letzten Jahren zugunsten der Kampimetrie verlassen.

In neuerer Zeit ist zur Erkennung von hemianopischer Minderwertigkeit bzw. Unterempfindlichkeit bei Hinterhauptsläsionen die *tachystoskopische Untersuchung* empfohlen. Poppelreuter projizierte Bilder auf verschiedene Stellen eines Schirmes, dessen mar-

---

[1] Von Abbildungen typischer Gesichtsfelddefekte mußte hier abgesehen werden. Sie finden sich im Beitrag von Marchesani.

kiertes Zentrum der Kranke fixierte. ALTENBURGER hat dieses Verfahren wesentlich vereinfacht und den Kreisbogen eines Perimeters mit einem Schlitz versehen, in dem der Beleuchtungsapparat sich bewegt. Die Anordnung entspricht weitgehend dem oben geschilderten Perimeter von HERTEL. Ein Kompurverschluß ermöglicht den Wechsel der Expositionszeit von 1—$1/_{200}$ Sekunden. Geprüft wird bei Tageslicht, die Reizprobe wird für jeden Quadranten des Gesichtsfeldes in einem 25^0 vom Zentrum entfernten Punkt dargeboten. POPPELREUTER wie ALTENBURGER heben hervor, daß bei ihren Kranken mit hemianopischer Minderwertigkeit die Weiß- und Farbengrenzen für Objekte von 1 cm Kantenlänge am Perimeter normal waren. Vom augenärztlichen Standpunkt ist zu bedauern, daß nichtkampimetrische Untersuchungen oder Kontrollen des Gesichtsfeldes bei herabgesetzter Beleuchtung bzw. bei Dunkeladaptation vorgenommen sind. Verkleinerung der Reizproben, Vergrößerung des Untersuchungsabstandes, Verwendung von Farbobjekten geringer Sättigung und Helligkeit dürften hier weiter führen.

IV. Methoden zur Untersuchung des binokularen Sehens.

Der binokulare Sehakt beruht auf der Verbindung von Leistungen des sensorischen und des motorischen Apparates der Augen, die diese gewissermaßen zu einem einheitlichen Organ, dem Doppelauge (HERING), werden lassen. Denken wir uns beide Bulbi so zur Deckung gebracht, daß die Foveae aufeinander liegen, so würde die nasale Hälfte der rechten Retina die temporale der linken decken. Jede einzelne Stelle der einen Netzhaut hat so eine ihr entsprechende der anderen; die gleichartige Erregung derartiger Deckstellen (korrespondierende Netzhautstellen) liefert stets eine einfache Gesichtsempfindung. Jedes derartige Netzhautzellenpaar hat eine identische Sehrichtung (sehrichtungsgleiche Stellen TSCHERMAKs). Alle Objekte, die sich auf korrespondierenden Netzhautstellen abbilden, werden unter normalen Verhältnissen einfach gesehen. Die Korrespondenz der Netzhäute, an sich ein cerebraler Vorgang, hat ihre anatomische Grundlage in der Halbkreuzung der Sehnervenfasern im Chiasma.

Bildet sich ein Objekt auf nichtidentischen, disparaten Netzhautstellen ab, so braucht es nicht doppelt gesehen zu werden. Peripher gelegene Netzhautbilder können wegen ihrer geringen Deutlichkeit gegenüber den fovealen der Beobachtung entgehen; wird aber die Aufmerksamkeit erregt, so werden durch eine reflektorische Einstellbewegung der Augen die Bilder auf die Netzhautmitten gebracht, ehe die Doppelbilder dem Betreffenden bewußt geworden sind. Ist der Abstand der disparaten Netzhautstellen nicht zu groß, so kann einfach gesehen werden; das Einfachsehen mit querdisparaten Netzhautstellen ist aber dadurch gekennzeichnet, daß die so wahrgenommenen Objekte stets näher oder ferner erscheinen als die mit korrespondierenden Netzhautstellen gesehenen; auf diesem Verhalten beruht das Körperlichsehen, die Fähigkeit, feinste Entfernungsunterschiede zu erfassen, die Tiefenwahrnehmung.

„Die Korrespondenz der Netzhäute hat ihr motorisches Korrelat in der Assoziation der Augenbewegungen" (BIELSCHOWSKY)[1]. Alle Bewegungsimpulse fließen gleichmäßig beiden Augen zu und führen zu den gleichsinnigen (parallelen) oder gegensinnigen Blickbewegungen. Die Augenbewegungen erweitern das Gesichtsfeld zum Blickfeld, sie lassen exzentrische und daher undeutliche Netzhautbilder auf die Foveae gelangen und dienen schließlich der Fusion, indem die auf disparaten Netzhautstellen gelegenen Bilder eines Objektes durch eine gegensinnige Stellungsänderung der Augen auf korrespondierende Punkte geführt werden.

Der Untersuchung des binokularen Sehaktes geht die monokulare Funktionsprüfung voraus. *Objektiv* ist das Bestehen des binokularen Sehens nachzuweisen durch Ausbleiben der Einstellbewegung beim abwechselnden Verdecken eines Auges während der Fixation eines mindest 2 m entfernten Gegenstandes[2] oder durch Vorsetzen eines Prismas.

---

[1] Über das Verhalten bei Lähmungen oder anderen Störungen des Bewegungsapparates der Augen vgl. die Abschnitte von BIELSCHOWSKY in diesem Handbuch.

[2] Nach länger dauerndem Ausschluß eines Auges vom Sehakt kann, falls eine Heterophorie besteht, bei der Freigabe eine kleine Einstellbewegung erfolgen, die dies Auge wieder zur Einstellung auf das Fixationsobjekt bringt.

Wird das linke Auge des Untersuchten verdeckt und vor das rechte, das ein geradeaus gelegenes Objekt fixiert, ein adduzierendes Prisma gesetzt (brechende Kante nasenwärts), so erfolgt eine gleichsinnige Bewegung beider Augen nach links. Wird aber während des Bestehens binokularer Fixation ein adduzierendes Prisma vor das rechte Auge gebracht, so folgt eine Bewegung dieses rechten Auges nach links, während das linke unbewegt bleibt. Hier handelt es sich um eine gegensinnige, eine Fusionsbewegung, des rechten Auges, die die durch das Prisma erzeugten Doppelbilder zur Verschmelzung bringt.

Die einfachste *subjektive Untersuchungsmethode* ist die farbige Differenzierung der Netzhautbilder einer elektrischen Lampe durch ein vor ein Auge geschaltetes blaues oder rotes Glas. Hierbei entstehen aus den beiden verschiedenen Erregungen eine Mischempfindung oder im Wettstreit einander ablösende, von jedem Einzelauge vermittelte Empfindungen. Diese Prüfung wird durch den Prismenversuch ergänzt. Das Vorschalten eines schwachen Vertikalprismas vor das Auge bedingt vertikaldistante Doppelbilder.

Binokulare Tiefenwahrnehmung wird nachgewiesen durch den Stäbchen- oder den Fallversuch von Hering.

Der Untersuchte fixiert durch eine weite schwarze Pappröhre eine weiße Perle vor schwarzem Hintergrund; der Arzt läßt nun andere helle Kugeln in wechselndem Abstand vor oder hinter oder seitlich dieser Perle herunterfallen. Der Untersuchte hat den Ort anzugeben, an dem er die fallende Kugel in Beziehung zur fixierten Perle wahrgenommen hat. Der Versuch ist positiv, wenn lange Reihen fehlerfreier Angaben vorliegen und beweist das Vorhandensein binokularer Tiefenwahrnehmung. Viele falsche und unsichere Angaben zeigen ihr Fehlen unter den gegebenen Untersuchungsbedingungen.

Die haploskopischen Methoden geben ausgezeichnete Ergebnisse, setzen aber wieder den Besitz kostspieliger Apparate voraus (Spiegelstereoskop von Wheatstone, Spiegelhaploskop von Hering). Gleiches gilt für das Amblyoskop von Worth, Stereoskope von Brewster und Holms sowie das von Bielschowsky mit den Bildern von Hausmann.

V. Untersuchungsmethoden bei Simulation und Aggravation.

Es liegt mir fern, die schwer zu umgrenzenden Begriffe Simulation und Aggravation zu umreißen oder mich über ihre Abgrenzung gegen die Hysterie und die bewußte Täuschung zu verbreiten. Diesen Zuständen ist gemeinsam, daß der Untersuchte willkürliche Angaben macht, die dem objektiven Befunde nicht entsprechen, daß er entweder nicht vorhandene Störungen vortäuscht oder bestehende übertreibt. Das Urteil darüber, ob und wieweit der Untersuchte sich der Willkür seiner Angaben bewußt ist, oder wieweit ihn Begehrungsvorstellungen beherrschen, steht im allgemeinen nicht dem Augenarzt zu.

Die einzelnen Gruppen der Simulation von Funktionsstörungen der Augen lassen sich gliedern in

1. doppel- oder einseitige Erblindung,
2.   ,,   ,,   ,,   Schwachsichtigkeit verschiedener Grade,
3. Störungen des Gesichtsfeldes,
4.   ,,   ,, Licht- und Farbensinns,
5.   ,,   ,, Tiefensehens.

Bei doppelseitiger Erblindung fehlt in der Regel die amaurotische Pupillenstarre nur bei Läsionen der letzten Abschnitte der Sehbahn. Plötzliche unvermutete Belichtung oder Annäherung der Finger, der Hand oder irgendeines anderen Gegenstandes wird, falls Wärmewirkung und Luftzug ausgeschaltet werden, den Blinden nicht beeindrucken, den Simulanten aber zum Blinzeln oder anderen Abwehrbewegungen veranlassen und so die Überführung ermöglichen.

In vielen Fällen erlaubt schon der äußere Eindruck die Unterscheidung des Blinden und des Simulanten; der erstere hat die Lidspalten weit geöffnet, die Bulbi führen die charakteristischen langsamen, hin- und herirrenden Bewegungen aus; der Simulant wird den eigenartigen starren Blick des Blinden und diese Bulbusbewegungen ohne bestimmte Fixationsrichtung entweder nicht nachahmen können oder stark übertreiben. Der Blinde bewegt sich in einem ihm unbekannten Raum langsam und vorsichtig, er tastet nach etwaigen Hindernissen — z. B. Stühlen —; der Simulant stößt, wenn er sich beobachtet fühlt, gegen sie; wird der Versuch im mattbeleuchteten Dunkelzimmer wiederholt, wird der Blinde sein Benehmen nicht ändern, der Simulant, falls er sich unbeobachtet wähnt, den Hindernissen ausweichen oder sie beiseite schieben. Verbindet man den doppelseitig Blinden beide

Augen, so wird sein Verhalten sich nicht ändern, der Simulant sträubt sich gegen den Verband, der für ihn ungewohnte Bedingungen schafft, so daß er sich zu verraten fürchtet. Zur Aufdeckung der Simulation doppelseitiger hochgradiger Schwachsichtigkeit, die oft sehr mühevoll ist, hat ROTH empfohlen, den Kranken aufzufordern, seinen Namen zu schreiben. Mitten im Wort unterbricht man ihn, lenkt ihn durch irgendwelche Fragen ab und fordert ihn dann später auf, seine Unterschrift zu vervollständigen. Tut er es und setzt er die Feder dort an, wo er aufgehört hat, so ist erwiesen, daß er die feinen Federstriche sieht.

Gute Ergebnisse liefert die *Prismenmethode*. Der doppel- oder einseitig Blinde wird — erforderlichenfalls nach Verschluß des besseren Auges — in 2 oder 3 m Abstand vor eine Wand gesetzt, auf der ein helles Licht (Lampe der Tangentenskala) in Augenhöhe angebracht ist. Der Simulant wird dieses Licht fixieren, um dadurch den starren Blick des Blinden vorzutäuschen. Setzt man nun ein *Vertikalprisma* von $10-12^0$ vor das Auge, so wird die Blickrichtung des Blinden dadurch nicht beeinflußt, das Auge des Simulanten wird aber eine der Stärke des Prismas entsprechende Einstellbewegung machen, die manchmal erst deutlich zu beobachten ist, wenn das Prisma entfernt wird. ALFRED GRAEFE hat das Vorsetzen eines ab- oder adduzierenden Prismas vor das angeblich blinde Auge empfohlen, dadurch wird bei erhaltenem Binokularsehen eine Fusionsbewegung ausgelöst. Der positive Ausfall dieses Versuches beweist, daß das angeblich blinde Auge fixiert. Eine andere Methode zur Prüfung einseitiger Blindheit ist die, zunächst das blinde Auge zu verdecken und die Kante eines Prismas so vor die Pupillenmitte des besseren Auges zu bringen, daß monokulare Diplopie entsteht; jetzt wird das angeblich blinde Auge frei gegeben und das Prisma unmerklich weiter geschoben; der einseitig Blinde sieht nur noch ein entsprechend der Prismenkante verschobenes Licht, der Simulant gibt Doppelbilder an, deren Abstand der Stärke des gewählten Prismas und somit dem der vorher erzeugten monokularen Doppelbilder entspricht.

Bei diesen eben geschilderten Untersuchungsmethoden ist ebenso wie bei allen anderen, die beidäugige Fixation voraussetzen, sorgsam darauf zu achten, daß der untersuchte sich nicht etwa durch Zukneifen eines Auges den monokularen Seheindruck verschafft und so die verwendeten Kunstgriffe durchschaut.

Wollen wir nicht nur die Frage, ob der Kranke überhaupt sieht oder fixieren kann, beantworten, sondern auch die, welche Sehleistung das angeblich schwachsichtige Auge aufweist, so müssen wir wie bei der Sehprüfung *subjektive Simulationsproben* anwenden. In Betracht kommt die *Täuschung* über die *Größe der Probeobjekte* durch Untersuchung in wechselnder Entfernung (der Schwachsichtige mit $S = \frac{1}{4}$ wird diesen Wert stets aufweisen, gleichgültig ob in 6, 4, 3 oder anderer Entfernung geprüft wird; der Simulant wird im allgemeinen nur die ersten 3 Reihen der ihm gebotenen Probentafel lesen und sich so in Widersprüche verwickeln). Gleichen Zwecken dient die Verwendung verschiedener Sehprobentafeln oder solcher, die in einer Zeile Zeichen verschiedener Größe aufweisen, oder deren Objekte unregelmäßig angeordnet sind. Die zweite Gruppe umfaßt die Täuschungen über die *Entfernung* der Sehproben: Prüfung im Dunkelzimmer mit durchscheinenden, von hinten beleuchteten Proben (Lichtsinnprüfer von BIRCH-HIRSCHFELD s. S. 142) oder Untersuchung mit Spiegelschrifttafeln; Kranke, denen die optischen Gesetze nicht vertraut sind, lassen sich oft überführen; sie sehen das Bild im Spiegel und lokalisieren es in seine Ebene, während es tatsächlich ja ebensoweit hinter dem Spiegel liegt, wie der Abstand der Sehprobe vom Spiegel beträgt. Liest ein Kranker z. B. bei der gewöhnlichen Sehprüfung in 6 m nur die erste und zweite Zahlenreihe (36), $S = 6/36$, so wird er in 4 m Abstand vor den Spiegel gesetzt, die Probe ist 2 m hinter ihm aufgestellt; gibt er jetzt wieder das „gleiche Sehvermögen" zu, d. h. erkennt er die beiden obersten Zahlenreihen, so würde $S = {}^{10}/_{36}$ betragen. Gut eignet sich für diese Untersuchung die Sehprobentrommel von HERTEL und der kleine Apparat von BJERKE. In der dritten Gruppe finden sich die Methoden, die den Untersuchten darüber täuschen, *mit welchem Auge* er sieht. Dies kann dadurch erreicht werden, daß dem Kranken ein Probebrillengestell aufgesetzt wird, in dem sich vor beiden Augen rauchgraue Gläser befinden; durch Verstärken des Glases vor dem besseren Auge kann dieses vom Sehakt ausgeschlossen werden. Zweckmäßiger ist die Verwendung sphärischer Gläser. Vor das bessere, bei etwaigem Brechungsfehler durch Brille ausgeglichene Auge wird je ein Konkav- und Konvexglas von 3 oder 4 D. gesetzt, die sich in ihrer Wirkung aufheben. Der Untersuchte wird sich überzeugen, daß er mit dem besseren Auge liest; durch vorsichtiges Wegnehmen des Konkavglases wird dieses Auge aber künstlich (Wirkung des bleibenden Konvexglases) myop gemacht; liest der Untersuchte dennoch weiter, so ist der Beweis erbracht, daß die erzielte Sehleistung die des angeblich schlechteren Auges ist. Gleiches ist durch gleichstarke Sammel- und Hohlzylinder zu erreichen; im Beginn des Versuches sind die Achsen gleichgerichtet; hat der Kranke sich von seinem guten Sehvermögen überzeugt, wird ein Zylinder um 90^0 gedreht; dadurch verstärken sich beide Zylindergläser in ihrer Wirkung, das Sehvermögen des betreffenden Auges wird stark herabgesetzt; liest der Kranke dennoch weiter, so ist die Sehleistung des angeblich schwachsichtigen Auges erwiesen. Auch die Verwendung farbiger Gläser bietet Nutzen

(Rotgrünbrille); rote Gläser machen rote und gelbe Zeichen auf weißem Grund unkenntlich, grüne entsprechend grüne; man verwendet entweder Sehproben mit roten und grünen Objekten oder solche mit roten und schwarzen, oder schließlich solche, bei denen ein Buchstabe oder eine Zahl aus rot und schwarz zusammengesetzt ist (z. B. 3 und 8, 6 und 9, 4 und 1; Simulationsproben der pseudoisochromatischen Tafeln von Stilling).

Eine sehr einfache Methode, die Vortäuschung einseitiger Blindheit bzw. das Bestehen binokularen Sehens nachzuweisen, ist die Nahprobe; während der Kranke liest, wird ein vertikales Prisma vor das schlechtere Auge geschaltet; die entstehenden Doppelbilder hindern ihn, weiter zu lesen, da die Reihen sich ineinander schieben. Beim Vorliegen von Blindheit oder hochgradiger Schwachsichtigkeit wird das Prisma keine Störung bedingen. Sehr bequem ist die lecture controllée von Javal; der Kranke liest in der Naheprobe, ein Bleistift wird unauffällig senkrecht zwischen Probe und Augen gebracht. Bei einäugiger Fixation werden durch ihn mehrere Buchstaben oder Worte verdeckt, der Untersuchte kann sie nur bei Änderung der Blickrichtung, durch Verschieben der Leseprobe oder Bewegen des Kopfes wahrnehmen; besteht aber Binokularsehen, so liest der Kranke fließend weiter. Brauchbare, aber nicht ganz so sichere Ergebnisse wie die oben genannten Methoden ergibt die Verwendung des Stereoskops; fast in allen käuflichen Bildersammlungen sind Simulationsproben enthalten.

Von einer Schilderung der vielen Apparate zur Entlarvung der Untersuchten, der Simulantenfallen, wird hier aus Zweckmäßigkeitsgründen abgesehen; es darf auf die umfassende Darstellung von Köllner verwiesen werden.

Neben der Simulation von Störungen des zentralen Sehvermögens kommt denen von Störungen des Gesichtsfeldes besondere Bedeutung namentlich bei Nervenkranken zu. In der Regel erstreckt sich die Simulation nur auf die Form der konzentrischen Einengung und ist durch Prüfung des Gesichtsfeldes in verschiedenen Entfernungen leicht aufzudecken. Der Simulant neigt dazu, die Gesichtsfeldgrenzen bei wachsender Entfernung des Fixationsobjektes enger anzugeben; so ist es nicht selten, daß bei Prüfung am Perimeter eine konzentrische Einengung von etwa 20⁰ Radius behauptet wird, während bei Prüfung an der Bjerrum-Tafel in 1 m Abstand der Radius 10⁰, in 2 m nur 5⁰ beträgt. Der Untersuchte „sieht" das Objekt stets annähernd im „gleichen" Abstand vom Fixierpunkt und bedenkt nicht, daß diese Strecke die Tangente verschiedener Winkel darstellt.

Die Willkür der Angaben des Untersuchten läßt sich auch in all den Fällen nachweisen, in denen die Gesichtsfeldaußengrenzen spiralenförmig eingerollt sind. Manchmal ist aber die Entscheidung sehr schwer, ob es sich um eine „Ermüdungsspirale" oder um Simulation handelt. Die Simulation zentraler Skotome ist selten; liegt sie vor, ist sie meist durch Prüfen in wechselnder Entfernung aufzudecken. Viel häufiger ist das umgekehrte Verhalten: Bei auffallend schlechtem Sehvermögen werden auch kleine Farbobjekte zentral prompt erkannt. Die oben dargelegten engen Beziehungen zwischen fovealem Farbensinn und zentralem Sehvermögen machen bei allen derartigen Fällen Simulation sehr wahrscheinlich (Ausnahme total Farbenblinde).

Simulation von Hemianopsie oder Quadrantenausfall ist nur schwer zu erlernen und daher meist leicht festzustellen.

Simulation von Störungen des Licht- und Farbensinns sind selten und haben daher für den Neurologen keine besondere Bedeutung. Sie werden durch Bestimmung der Adaptationskurve (Schwellenwerte) und durch Prüfung der Gleichungen am Anomaloskop oder mit den entsprechenden Proben der Stillingschen Tafeln nachgewiesen.

Simulation fehlenden Tiefensehens ist im allgemeinen nur sehr schwer, am besten noch durch den Heringschen Fallversuch aufzudecken.

Literatur [1].

Altenburger: Die Aufdeckung hemianopischer Gesichtsfelddefekte durch die tachystoskopische Methode. Arch. f. Psychiatr. 88, 477 (1929). — Aubert u. Förster: Beiträge zur Kenntnis des indirekten Sehens. Graefes Arch. 3, 1, 38 (1857). — Axenfeld: Tonische Akkommodation. Klin. Mbl. Augenheilk. 62, 59 (1919).

Behr: Reflexcharakter der Adaptationsvorgänge, insbesondere der Dunkeladaptation und deren Beziehungen zur topischen Diagnose und zur Hemeralopie. Graefes Arch. 75,

---

[1] Die Angaben beziehen sich nur auf die im Text erwähnten Arbeiten. Vollständige Literaturübersicht bieten die neueren ophthalmologischen Handbücher.

201 (1910). — Beitrag zur Frage nach Veränderungen und Schädigungen des Auges durch Licht. Graefes Arch. **82**, 509 (1912). — Verhalten und diagnostische Bedeutung der Dunkeladaptation bei den verschiedenen Erkrankungen des Sehnervenstammes. I. Dunkeladaptation bei Neuritis optici und der Stauungspapille. Klin. Mbl. Augenheilk. **55**, 193 (1915). II. Atrophische Zustände des Sehnerven. Klin. Mbl. Augenheilk. **55**, 449 (1915). — Untersuchung des intermediären Gesichtsfeldes. Verslg ophthalm. Ges. Jena 1922, S. 216. — Pupillenbewegungen. GRAEFE-SAEMISCH' Handbuch, 3. Aufl. S. 111. 1924. — BEST, F.: Zur Methode der Gesichtsfelduntersuchung. Z. Augenheilk. **79**, 457 (1933). — BIELSCHOWSKY A.: Methoden zur Untersuchung des binokularen Sehens und des Bewegungsapparates. ABDERHALDENS Handbuch der biologischen Arbeitsmethoden, Bd. 5, Teil 6, S. 757. — Zur Frage der Amblyopia ex anopsia. Klin. Mbl. Augenheilk. **77**, 302 (1926). — Oculomotoriuslähmungen mit cyclischem Wechsel. Graefes Arch. **121**, 659 (1929). — Vertikale Heterotopie der Macula. Klin. Mbl. Augenheilk. **84**, 755 (1930). — Lähmungen der Augenmuskeln. GRAEFE-SAEMISCH' Handbuch, 2. Aufl., 1932. — BIRCH-HIRSCHFELD: Kleiner Apparat zur Festellung zentraler Skotome. Verslg ophthalm. Ges. Heidelberg **1912**, 330. — Sonnenblendung. Kleiner Apparat zur Ergänzung der Prüfung am PRISTLEY-SMITHschen Skotometer zur genaueren Bestimmung zentraler Skotome. Z. Augenheilk. **28**, 324 (1912). — Das 5-Punktadaptometer und seine Anwendung. Z. ophthalm. Optik **5**, 44 (1917). — Einfache Methode zur Bestimmung der Sehschärfe bei Simulation und Übertreibung. Z. Augenheilk. **37**, 289 (1917). — Über Nachtblindheit im Kriege. Graefes Arch. **92**, 273 (1917). — BIRCH-HIRSCHFELD u. W. HOFFMANN: Lichtbehandlung in der Augenheilkunde. Berlin-Wien 1928. — BJERKE: Verwendung von reduzierten Optotypen zur Entlarvung von Simulanten. Z. ophthalm. Optik **5**, 55 (1917). — BJERRUM: Untersuchung des Gesichtsfeldes. M.selsk. Forh. **1889**, 219. — BLATT: Akkommodationskrisen bei Tabes. Graefes Arch. **125**, 236 (1930). — BRÜCKNER: Chromatopsimetrie. LANDOLTS Untersuchungsmethoden. GRAEFE-SAEMISCH' Handbuch, 2. Aufl., Bd. 4,1. 1904. — BÜCKLERS: Spektrographische Untersuchungen über die Absorption des Lichtes durch die menschliche Linse. Verslg ophthalm. Ges. Heidelberg 1930, S. 234.

COMBERG: Einrichtung des McHARDYschen Perimeters zur Aufnahme des Totalgesichtsfeldes. Klin. Mbl. Augenheilk. **73**, 37 (1924). — CORDS: Augensymptome bei der Encephalitis epidemica. Erg. Zbl. Ophthalm. **5**, 225 (1921).

DIETER: Allgemeine Störungen der Adaptation des Sehorgans. Handbuch der normalen und pathologischen Physiologie. Photorezeptoren, Bd. 2. S. 1595. 1931.

EBBECKE: Der farbenblinde und schwachsinnige Saum des blinden Flecks. Pflügers Arch. **185**, 173 (1920). — EDRIGE-GREEN: The detection of colour-blindness from a practical point of view. Proc. roy. Soc. Med. **24**, 45 (1930). — EISLER: Anatomie des menschlichen Auges. Kurzes Handbuch der Ophthalmologie, Bd. 1. 1930. — ELSCHNIG: Vorschläge für die Standardisierung der Sehschärfebezeichnung. Arch. Augenheilk. **102**, 486 (1930). — Internat. ophthalm. Kongr. Amsterdam, 1929. IV. — ELSCHNIG: Siehe KÖLLNER, S. 417. — ENGELKING: Vergleichende Untersuchungen über die Pupillenreaktionen bei der angeborenen totalen Farbenblindheit. Klin. Mbl. Augenheilk. **69**, 177 (1922). — Tritanomalie. Graefes Arch. **116**, 196 (1925). — Anomaltrichromatische Farbensysteme. Verslg ophthalm. Ges. Heidelberg 1925, S. 83. — Spektrale Verteilung der Unterschiedsempfindlichkeit für Farbentöne bei den verschiedenen Formen der anomalen Trichromasie. Klin. Mbl. Augenheilk. **77**, Beil.-H., 61 (1926). — Eichwertkurven bei den anomalen Trichromaten. Klin. Mbl. Augenheilk. **78**, Beil.-H., 209 (1927). — Was wissen wir von Übergangsformen zwischen anomaler Trichromasie und normalem Farbensinn? Verslg ophthalm. Ges. Heidelberg 1927. S. 154. — Einfluß psychologischer Momente auf die farbigen Schwellen des anomalen Trichromaten. Verlg ophthalm. Ges. Heidelberg 1928. S. 139. — Grund und Figur in ihrer Bedeutung für das Farbensehen des anomalen Trichromaten. Graefes Arch. **121**, 479 (1929). — Prüfung des Farbensinnes. Verh. internat. ophthalm. Kongr. Amsterdam 4 (1929). — Schema zur Aufzeichnung des Verlaufs der Dunkeladaptation. Klin. Mbl. Augenheilk. **91**, 367 (1933). — ENGELKING: Siehe KÖLLNER. — ENGELKING u. HARTUNG: Spektraluntersuchungen über die Minimalfeldhelligkeiten der Tritanomalen. Graefes Arch. **118**, 211 (1927). — Ein neues Adaptometer für den klinischen Gebrauch. Klin. Mbl. Augenheilk. **89**, 763 (1932). — EPPENSTEIN: Untersuchung des Gesichtsfeldzentrums und des blinden Flecks mittels des „Universalprismenapparates". Klin. Mbl. Augenheilk. **60**, 620.

FEIGENBAUM: Über vorübergehende und dauernde Störungen der Dunkeladaptation bei Glaukom. Klin. Mbl. Augenheilk. **80**, 596 (1929). — FERREE and RAND: A new laboratory and clinic perimeter. J. of exper. Psychol. **5**, 47 (1922). — An illuminated perimeter with campimeter features. Amer. J. Ophthalm. **5**, 455 (1922). — FICK: Über Stäbchen- und Zapfen-Sehschärfe. Graefes Arch. **45**, 336 (1898). — FLEISCHER: BJERRUM-Methode der Gesichtsfeldprüfung und über ihre Resultate beim Glaukom. Klin. Mbl. Augenheilk. **50**, 62 (1912); **60**, 265 (1918). — FÖRSTER, R.: Über Hemeralopie und die Anwendung eines Photometers. Breslau 1857. — Das Perimeter. Verslg ophthalm. Ges. Heidelberg 1869. S. 411. — FRANCESCHETTI: Vererbung von Augenleiden. BRÜCKNER-SCHIECKs Kurzes

Handbuch der Ophthalmologie, Bd. 1, S. 631. 1930. — Fröhlich: Licht- und Farbensinn. Jena 1921.

Gasteiger: Über Störungen der Dunkeladaptation bei Sehnervenerkrankungen. Klin. Mbl. Augenheilk. 78, 827 (1927). — Gebb u. Löhlein: Zur Frage der Sehschärfenbestimmung. Arch. Augenheilk. 65, 69, 189 (1910). — Gnad: Erkennbarkeit der Buchstaben, Ziffern und Snellenschen Haken. Arch. Augenheilk. 102, 475 (1930). — Göthlin: Die diagnostische Untersuchung des Farbensinnes mit dem Polarisationsanomaloskop. Abderhaldens Handbuch der biologischen Arbeitsmethoden, Bd. 5, Teil 6, S. 903—948. — Gradle: The blind spot. Ann. of Ophthalm. 1915. — Greef: Zur Vereinheitlichung der Gesichtsfeldaufnahmen. Verslg ophthalm. Ges. Heidelberg 1928, S. 167 u. 176. — Z. Augenheilk. 62, 97. — Vereinheitlichung der Achsenbezeichnung und der Gesichtsfeldaufnahmen. Klin. Mbl. Augenheilk. 81, 851 (1928). — Groenouw: Sehschärfe der Netzhautperipherie und eine neue Untersuchungsmethode. Arch. Augenheilk. 26, 85 (1893). — Über die beste Form der Gesichtsfeldschemata. Arch. Augenheilk. 31, Erg.-H., 75 (1895). — Groethuysen: Dioptrik des Auges. Handbuch der normalen und pathologischen Physiologie. Receptions-organe II, Photoreceptoren I, S. 70. 1929. — Grunert: Über angeborene totale Farbenblindheit. Graefes Arch. 56, 132 (1903). — Guillery: Zur Vereinheitlichung der Sehschärfeprüfung. Arch. Augenheilk. 103, 280 (1930). — Sehschärfe. Handbuch der normalen und pathologischen Physiologie, Bd. 12. Receptionsorgane II, Photoreceptoren II, S. 745. Berlin 1931. — Guist: Selbstregistrierendes Magnetperimeter. Z. Augenheilk. 55, 209 (1925). — Guttmann: Farbenschwäche. Z. Sinnesphysiol. 42, 24, 250; 43. 146, 199, 255 (1907). — Anomale Nachbilder. Z. Sinnesphysiol. 44, 5 (1910). — Lokalisation des Farbenkontrastes bei anomalen Trichromaten. Z. Sinnesphysiol. 51, 159 (1920). — Abweichungen im zeitlichen Verlauf der Nachbilder bei verschiedenen Typen des Farbensinns. Z. Sinnesphysiol. 51, 165.

Haitz: Eine Tafel zur binokularen Untersuchung des Gesichtsfeldzentrums vermittels des Stereoskops. München: J. F. Bergmann. — Hartung: Über 3 familiäre Fälle von Tritanomalie. Klin. Mbl. Augenheilk. 76, 229 (1926). — Haycraft: A delicat method of mapping out the blind spot. Lancet 1911. — Hegner: Zur Methodik der Sehprüfung. Arch. Augenheilk. 88 (1921). — Heine: Zapfenmosaik der menschlichen Fovea. Verslg ophthalm. Ges. Heidelberg 1901. — Krankheiten des Auges. Enzyklopädie der klinischen Medizin. Berlin: Julius Springer 1921. — Beiträge zur Anatomie der Macula lutea. Arch. Augenheilk. 97 (1926). (Lit.) — Hering: Lichtsinn: Graefe-Saemisch' Handbuch, 2. Aufl., Bd. 3, Kap. XII. — Hertel: Perimetrie und Perimeter. Verslg ophthalm. Ges. Heidelberg 1924, S. 45. — Untersuchungen des Lichtsinns mit dem Kugeladaptometer. Ein Weg zu seiner Standardisierung. Ber. internat. ophthalm. Kongr. Amsterdam 4 (1929). — Hess, v.: Über Blaublindheit durch Gelbfärbung der Linse. Arch. Augenheilk. 63, 154 (1909). — Über einheitliche Bestimmung und Bezeichnung der Sehschärfe. Arch. Augenheilk. 63, 239 (1909). — Untersuchung über die Methode der Punktperimetrie. Arch. Augenheilk. 84, 1 (1919). — Farbenperimetrie. Arch. Augenheilk. 85, 2 (1919). — Die Rotgrünblindheiten. Pflügers Arch. 185, 147 (1920). — Farbenlehre. Erg. Physiol. 20, 1 (1922). — Methoden zur Untersuchung des Licht- und Farbensinnes sowie des Pupillenspieles. Abderhaldens Handbuch der biologischen Arbeitsmethoden, Bd. 5, Teil 6, Lief. 41. — Refraktion und Akkommodation. Graefe-Saemisch' Handbuch, 3. Aufl. — Hess, v. u. Groethuysen: Akkommodation beim Menschen. Handbuch der normalen und pathologischen Physiologie, Photoreceptoren I, S. 145. 1929. — Hillebrand: Gesichtsempfindungen. Wien: Julius Springer 1929. — Hippel, v.: Netzhautdegeneration durch Eisensplitter. Graefes Arch. 42, H. 4, 151 (1896). — Hoeve, v. d.: Größe des blinden Flecks. Arch. Augenheilk. 70, 155 (1911). — Bedeutung des Gesichtsfeldes für die Kenntnis des Verlaufs der Endigungen der Sehnervenfasern in der Netzhaut. Graefes Arch. 102, 184 (1920). — Hofmann, F. B.: Macullare Dunkeladaptation der total Farbenblinden. Z. Biol. 78, 251 (1923). — Raumsinn des Auges. Graefe-Saemisch' Handbuch, 2. Aufl. 1920 u. 1925. — Holzlöhner u. Stein: Über den gesteigerten farbigen Simultankontrast der anomalen Trichromaten. Z. Sinnesphysiol. 61, 209 (1930).

Igersheimer: Ein neuer Weg zur Erkenntnis krankhafter Veränderungen in der Sehbahn. Heidelberg. Ber. 1916, 343. — Pathologie der Sehbahn I. Graefes Arch. 96, 1 (1918). — II. Dunkeladaptation bei Erkrankung der optischen Leitungsbahn. Graefes Arch. 98, 67 (1919).

Jaensch: Tonische Akkommodation bei Encephalitis lethargica. Klin. Mbl. Augenheilk. 73, 390 (1924). — Parazentrale Skotome bei chronischem Glaukom und ihre prognostische Bedeutung. Klin. Mbl. Augenheilk. 77, 339 (1926). — Spät- und Restsymptome an den Augen nach Encephalitis epidemica. Klin. Mbl. Augenheilk. 77, 813 (1926). — Gesichtsfelddefekte bei Stauungspapille. Arch. f. Psychiatr. 81, 746 (1927). — Supranucleare Medialisparese und internucleare Ophthalmoplegien. Graefes Arch. 125 (1931). — Jess: Verlauf der tonischen Akkommodation. Klin. Mbl. Augenheilk. 69, 837 (1922).

KESTENBAUM: Zur Perimetrie. Heidelberg. Ber. **1924**. — KÖLLNER: Störungen des Farbensinns. Berlin 1912. — Untersuchung auf Simulation. Handbuch von GRAEFE-SAEMISCH, 3. Aufl. Untersuchungsmethoden, Bd. 3, S. 553—660. — KÖLLNER u. ENGELKING: Untersuchung des indirekten Sehens. GRAEFE-SAEMISCH' Handbuch, 3. Aufl. Untersuchungsmethoden, Bd. 3, S. 394 f. 1925. — Abweichungen des Farbensinns. Handbuch der normalen und pathologischen Physiologie. Receptionsorgane II, Photoreceptoren I, S. 502. — KÖNIG, A.: Physiologische Optik. Handbuch der Experimentalphysik, 20,I. Leipzig 1929. — KOHLRAUSCH: Tagessehen, Dämmersehen, Adaptation. Handbuch der normalen und pathologischen Physiologie. Receptionsorgane II, Photoreceptoren II, S. 1499. 1931. — KRAUPA: Glasbläserstar. Arch. Augenheilk. **98**, Erg.-H. (1928). — KRIES, v.: Zur physiologischen Farbenlehre. Klin. Mbl. Augenheilk. **70**, 577 (1923). — KÜHL: Das SALZERsche Campimeter. Zbl. Ophthalm. **20**, 634. Ber. Verslg dtsch. Naturforsch. Hamburg **1928**. — KÜMMEL: Zum Nachweis von Skotomen. Z. Augenheilk. **48**, 343 (1922).

LANDOLT, E.: Untersuchungsmethoden. Handbuch von GRAEFE-SAEMISCH, 2. Aufl., Bd. 4,1. 1904; 3. Aufl. — LARSEN: Demonstration mikroskopischer Präparate vom monochromatischen Auge. Verh. ophthalm. Ges. Wien **1921**, 101. Berlin: S. Karger 1922. — LAUBER: Untersuchung des extramacularen Sehens. Handbuch der biologischen Arbeitsmethoden von ABDERHALDEN, Bd. 5, Teil 6, S. 1153. — Normalperimeter. Z. Augenheilk. **57**, 481 (1925). — Technik der Untersuchungsmethoden des extramacularen Sehens. ABDERHALDENs Handbuch der biologischen Arbeitsmethoden, Lief. 239. Berlin-Wien 1927. — Methodik der Gesichtsfeldmessungen bei herabgesetzter Beleuchtung, 1928 (russ.). Ref. Zbl. Ophthalm. **20**, 837. — LAUBER, TRAQUAIR u. PETER: Vereinheitlichung der Perimetrie. 13. Concilium Ophthal. 1929, Hollandia IV. — LENZ: Zur Pathologie der cerebralen Sehbahn. Graefes Arch. **72**, 1 (1909). — Histologische Lokalisation des Sehzentrums. Graefes Arch. **91**, 264 (1916). — Der jetzige Stand der Lehre von der Maculaaussparung. Klin. Mbl. Augenheilk. **80**, 398 (1928). — LLOYD: Stereoskopische Gesichtsfeldschemata. Ophthalm. Rec. **1917**, 391. — LO CASCIO: Influenza delle positione della papilla del nervi ottici rispetto all' asse ottico dell'occhio sulla forma della sua proiezione perimetrica. Ann. Ottalm. e Clin. ocul. **50**, 607 (1922). — LÖHLEIN: Bildersehprobe für die Nähe für Kinder und Analphabeten. Verslg ophthalm. Ges. Heidelberg 1930. S. 314. Berlin: Julius Springer 1930. — Die Entwicklung des Sehens. Akademische Reden. Jena 1931. — LÖHNER, L.: Sehschärfe des Menschen und ihre Prüfung. Leipzig u. Wien: Franz Deuticke 1912.

MAGGIORE: Sulla perimetrica a mire spettrali di tono, intensità saturazione e grandezza variabili. Ann. Ottalm. e Clin. ocul. **52**, 247 (1924). — MARLOW: Observations on the normal blind spot. New York med. J. **23**, 369 (1923). — MARX: A few notes regarding the determination of the limits of the visual fields. Brit. J. Ophthalm. **4**, 459 (1920). — METZGER: Lokale Störungen der Adaptation des Sehorgans. Handbuch der normalen und pathologischen Physiologie. Photoreceptoren II, 1931. S. 1606. — MÖLLER, G. U.: Untersuchungen über das Dunkelsehen mit TSCHERNINGs photometrischen Gläsern. Acta ophthalm. (Københ.) **7**, 1 (1929). — MÜLLER, G. E.: Typen der Farbenblindheit. Göttingen 1924.

NAGEL: Zwei Apparate für die augenärztliche Funktionsprüfung; Adaptometer und kleines Spektralphotometer (Anomaloskop). Z. Augenheilk. **17**, 201 (1907).

OVIO: Osservationi sulla regione cieca di Mariote. Ann. Ottalm. **36**, 3 (1907).

PECH: La valeur physiologique et clinique des aberrations chromatiques de l'œil. Arch. d'Ophtalm. **47**, 363 (1930). — PIPER: Über messende Untersuchungen und zur Theorie der Hell-Dunkeladaptation. Klin. Mbl. Augenheilk. **45** I, 357 (1907). — POPPELREUTER: Die psychischen Schädigungen durch Kopfschuß im Kriege 1914/16. Leipzig 1917. — PRISTLEY SMITH: A new registering perimeter. Trans. ophthalm. Soc. U. Kingd. **3**, 294 (1882—83).

ROENNE: Über das Vorkommen von Nervenfaserdefekten im Gesichtsfeld und über den nasalen Gesichtsfeldsprung. Arch. Augenheilk. **74**, 180 (1913). — Klinische Perimetrie. Arch. Augenheilk. **87**, 137 (1921). — The different types of defects of the field of vision. J. amer. med. Assoc. **89**, 1860 (1927). — Übergangsformen zwischen anomaler Trichromasie und dichromatischem Farbensystem. Klin. Mbl. Augenheilk. **80**, 47 (1928). — ROESSLER: Die Höhenstellung des blinden Flecks in normalen Augen. Arch. Augenheilk. **86**, 55 (1920). — Refraktionsbestimmung des Auges mit Hilfe der Kobaltlampe. Klin. Mbl. Augenheilk. **84**, 13 (1930). — ROHRSCHNEIDER: Experimentelle Untersuchungen über Veränderungen normaler Augengewebe nach Röntgenbestrahlung. Graefes Arch. **121**, 526, 537; **122**, 282, 383 (1929). — ROTH: Simulation von Blindheit und Schwachsichtigkeit und deren Entlarvung. Berlin: S. Karger 1907. — RUTGERS: Zur Dunkeladaptation. Klin. Mbl. Augenheilk. **71**, 449 (1923). — Dunkeladaptation bei einigen Augenkrankheiten. Klin. Mbl. Augenheilk. **71**, 589 (1923); **72**, 8 (1924).

SALZER: Überblicksperimetrie. Klin. Mbl. Augenheilk. **78**, 6 (1927). — Internat. Ophthalm. Kongr. Amsterdam 1929. — Ergebnisse der Überblicksperimetrie. Klin. Mbl. Augenheilk. **85**, Beil.-H., 34 (1930). — SAMOJLOFF: Untersuchungen über die spektrale Helligkeit beim Protanopen. Klin. Mbl. Augenheilk. **76**, 214 (1926). — SATTLER, C. H.: Behandlung des

Begleitschielens. Verslg ophthalm. Ges. Heidelberg 1927. S. 180. Dtsch. med. Wschr. **1928 I.** — Beseitigung der Amblyopie und Wiederherstellung des binokularen Sehaktes bei Schielenden. Z. Augenheilk. **63**, 19 (1927). — SCHEERER: Der erste sichere Fall von OGUCHIscher Krankheit außerhalb Japans. Klin. Mbl. Augenheilk. **78**, 811 (1927). — Zur entwicklungsgeschichtlichen Auffassung der Brechungszustände des Auges. 47. Heidelberg. Ber. **1928**, 118. — SCHINDLER, EMMA: Klinische Bedeutung der Dunkeladaptation. Klin. Mbl. Augenheilk. **68**, 710 (1922). — SCHWEIGGER: Ein handliches Perimeter. Arch. Augenheilk. **19**, 469 (1888). — SIEGRIST, A.: Refraktion und Akkommodation des menschlichen Auges. Berlin: Julius Springer 1925. — SPECIALE CIRINCIONE: Il senso cromatico ed il suo esame clinico. Ann. Ottalm. e Clin. ocul. **52**, 137 (1924). — STARGARD: Untersuchung des Gesichtsfeldes bei Dunkeladaptation mit besonderer Berücksichtigung der Solutio retinae. Klin. Mbl. Augenheilk. **44 II**, 353 (1906). — Störungen der Dunkeladaptation. Graefes Arch. **73**, 77 (1909). — STEIGER, A.: Die Entstehung der sphärischen Refraktionen des menschlichen Auges. Berlin: S. Karger 1913.

THIEL, R.: Neue Sehprobe. Verslg dtsch. ophthalm. Ges. Heidelberg 1934. — TRAQUAIR: An Introduction to Clinical Perimetry, 2. Auf. London 1931. — TSCHERMAK, V.: Licht- und Farbensinn. Handbuch der normalen und pathologischen Physiologie. Receptionsorgane II, Photoreceptoren I, S. 295. — Theorie des Farbensehens. Handbuch der normalen und pathologischen Physiologie, Receptionsorgane II, Photoreceptoren I, S. 550. — Drei- oder Vierfarbenlehre? Naturwiss. **1930**, 589.

UHTHOFF: Gesichtsfeldmessung. Klin. Mbl. Augenheilk. **1881**, 404. — Zur Schielamblyopie. Klin. Mbl. Augenheilk. **78**, 453 (1927).

VINCENTIIS, DE: Il comportamento della macchia nell'ochio normale e patologico. Ann. Ottalm. e Clin. ocul. **1922**, 495. — VOGT: Totale Farbenblindheit. Klin. Mbl. Augenheilk. **69**, 121 (1922). — Ophthalmoskopie im rotfreien Licht. GRAEFE-SAEMISCH' Handbuch, 3. Aufl. Untersuchungsmethoden, Bd. 3. S. 1.

WERTHEIM: Über die indirekte Sehschärfe. Z. Psychol. **7**, 177 (1894). — WESSELY: Störungen der Adaptation. Kriegstagg ung. ophthalm. Ges. Budapest 1916. Arch. Augenheilk. **81**, Erg.-H., 53 (1916). — Bedeutung der Farbenperimetrie beim Glaukom. Klin. Mbl. Augenheilk. **79**, 811 (1927). — WILBRAND u. SAENGER: Über Sehstörungen bei funktionellen Neurosen. Leipzig 1892. — Neurologie des Auges, Bd. 3. 1904. — WÖLFLIN: Über angeborene totale Farbenblindheit. Klin. Mbl. Augenheilk. **72**, 1 (1924).

ZOTH: Farbenbezeichnungen und -benennungen. ABDERHALDENS Handbuch der biologischen Arbeitsmethoden, Bd. 5. Teil 6, S. 744.

Symptomatologie der Störungen
im Augenbewegungsapparat.

Von **A. Bielschowsky**-Breslau.

Mit 71 Abbildungen.

Symptome von seiten des Augenbewegungsapparates spielen als Zeichen organischer Läsionen oder funktioneller Störungen im Bereiche des zentralen Nervensystems nicht nur wegen ihres überaus häufigen Vorkommens, sondern vor allem deswegen eine so große Rolle in der neurologischen Diagnostik, weil sie vielfach die Lokalisation des Krankheitsherdes sichern oder überhaupt erst ermöglichen, auch nicht selten wichtige Anhaltspunkte für die Pathogenese liefern. Zur vollen Auswertung der motorischen Augensymptome ist die Vertrautheit mit den fundamentalen Gesetzen der *Physiologie des Raumsinns und der Augenbewegungen* unerläßlich. Ohne deren Kenntnis ist weder eine Vermeidung der zahlreichen Fehlerquellen bei der Untersuchung noch die richtige Deutung komplizierter und atypischer Befunde möglich. Eine schematische Untersuchung führt nirgends in der Medizin leichter zu Irrtümern und zum Übersehen diagnostisch wichtiger Einzelheiten, als bei den Störungen des oculomotorischen Apparats, vor allem deswegen, weil nicht-paretische Anomalien dieses Apparates so überaus häufig Abweichungen der paretischen Krankheitsbilder von den schematischen Lähmungstypen, wie sie aus didaktischen Gründen aufgestellt werden müssen, zur Folge haben. Mit Rücksicht hierauf wird die nachstehend zur erörternde Symptomatologie der Störungen im Augenbewegungsapparat eingeleitet durch eine kurze Übersicht über diejenigen physiologischen Gesetze, auf denen die Untersuchungsmethoden und die Diagnostik der Motilitätsstörungen des Sehorgans gegründet sind.

I. Der sensorische Apparat des Doppelauges.

In sensorischer wie motorischer Hinsicht bilden die beiden Augen Teile eines einheitlichen Organs, des *Doppelauges* (E. Hering). Die beiden Netzhautzentren und jedes Paar exzentrischer Stellen, die von den Zentren gleichweit entfernt und in gleicher Richtung liegen, nennt man *korrespondierende* oder *Deckstellen* weil sie sich beim Aufeinanderlegen der beiden Netzhäute decken würden. Zu jedem *Paare* von Deckstellen gehört *eine* (subjektive) Sehrichtung, in der das erscheint, was sich in den beiden (objektiven) Richtungslinien, den durch die Knotenpunkte gehenden Verbindungslinien zwischen Objekt- und Bildpunkt, gelegen ist. Das subjektive Sehfeld und objektive Gesichtsfeld decken sich nicht, weil das Zentrum der Sehrichtungen — der Knotenpunkt des imaginären Doppelauges — entweder in der Gegend der Nasenwurzel („Zyklopenauge") oder im Knotenpunkte des „führenden" Auges liegt, wenn die Bilder *eines* Auges beim Sehen bevorzugt werden. Dieses Verhalten läßt sich durch einen einfachen Versuch veranschaulichen.

Man stelle sich vor eine Fensterscheibe (ff′ in Abb. 1), auf der ein schwarzer Punkt (P) in Augenhöhe derart angebracht ist, daß er — bei Verdecken des rechten Auges — vom linken in einer Richtung mit einem außerhalb des Fensters befindlichen fernen Gegenstand, z. B. einem Schornstein (S) gesehen wird. Dann halte man vor das wieder geöffnete rechte

Auge ein Kartenblatt (KK′) mit kleiner Öffnung, die nur den — jetzt binokular und mit symmetrischer Konvergenz fixierten — Punkt P sichtbar macht. Man wird nun hinter P in der Medianebene (bei Σ) den — in Wirklichkeit nach rechts gelegenen — Schornstein (S) sehen. Brächte man noch in die rechte Gesichtslinie eine Nadelspitze (N) dicht vor das Auge, so würde auch die Nadelspitze in der Medianebene — bei N′ — erscheinen. Kurz: *alles, was in den beiden Gesichtslinien gelegen ist, wird in eine und dieselbe Hauptsehrichtung — nur in verschiedene Entfernung — lokalisiert*, in eine Richtung, die in der Regel zusammenfällt mit der Halbierungslinie des von den Gesichtslinien gebildeten Winkels.

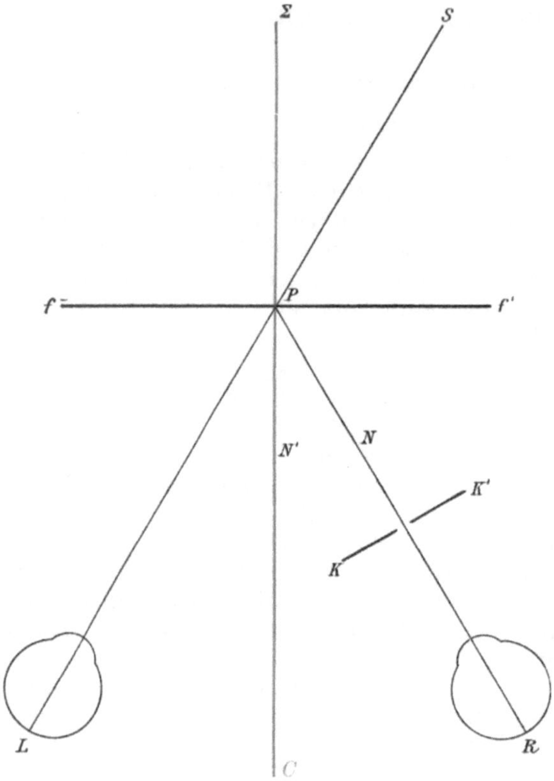

Das Einfachsehen mit 2 Augen beruht auf der Korrespondenz der Netzhäute, deren anatomische Grundlage die Halbkreuzung der Sehnerven im Chiasma bildet. Aus der *gleichartigen* Erregung eines Deckstellen*paares* resultiert eine *einfache* Empfindung. Bei *ungleichartiger* Erregung entsteht das Phänomen des *Wettstreites*: in der dem betreffenden Deckstellenpaare zugehörigen Sehrichtung erscheinen abwechselnd die beiden verschiedenen Bilder, die auf den beiden Netzhautstellen liegen und zwischendurch ein aus beiden Bildern gemischtes Verschmelzungsbild. Beim Blick in die Ferne und parallel gestellten Gesichtslinien bilden sich alle über eine gewisse Entfernung (6 m) hinaus gelegenen Objekte auf Deckstellen ab. Beim Nahesehen mit konvergierenden Gesichtslinien ist die Zahl der

Abb. 1. Identität der (subjektiven) Sehrichtung eines korrespondierenden Paares von Netzhautstellen.

Punkte, die sich korrespondierend abbilden und in ihrer Gesamtheit den sog. *Horopter* bilden, beschränkt auf die Kreislinie, die durch den fixierten und die Knotenpunkte der beiden Augen gelegt ist, und auf die im Fixationspunkt errichtete Senkrechte. Die Bilder aller anderen Punkte des Raumes liegen auf nicht-korrespondierenden *(disparaten)* Netzhautstellen. Überschreitet die Disparation ein gewisses, individuell verschieden großes Maß, so wird der betreffende Punkt doppelt gesehen. Ist die Disparation sehr gering, so sieht man zwar ein einfaches Bild des Punktes, aber er erscheint näher oder ferner als der Fixationspunkt, je nachdem bei der jeweiligen Disparation eigentlich gekreuzte oder gleichseitige Doppelbilder zu erwarten wären.

In Abb. 2 stellt P einen binokular fixierten Punkt dar. Ein zweiter Punkt a liefert die querdisparaten Netzhautbilder l und r. Überträgt man diese auf die (Doppel-)Netzhaut des imaginären Ein-(Zyklopen-)Auges (Abb. 2, λ und ϱ), so kommen zwar beide auf die linke Netzhauthälfte zu liegen, jedoch liegt das dem rechten Auge zugehörige Bild ϱ weiter nach links als das Bild λ. Es ist daher zunächst zu erwarten, daß der Punkt a in *Doppelbildern* erscheint, und zwar in *gleichseitigen*, weil die Sehrichtung der Stelle r weiter nach rechts von der Hauptsehrichtung abweicht als die Sehrichtung von l, das dem rechten Auge zugehörige Bild (α') also rechts von dem entsprechenden des linken Auges (α) erscheint. Auf analoge Weise ist das Zustandekommen *gekreuzter* Doppelbilder zu erklären (Abb. 3), wenn das Netzhautbild des Punktes a im rechten Auge — verglichen mit dem entsprechenden

Bilde des linken Auges — zu weit nach rechts gelegen ist. Letzterenfalls sprechen wir von *gekreuzter Disparation* im Gegensatz zur vorher definierten *gleichsinnigen*.

Die binoculäre Tiefenwahrnehmung, das plastische Sehen, beruht also darauf, daß der Gesichtsfeldinhalt zum Teil korrespondierende, zum Teil disparate Netzhautbilder liefert, und die letzteren vor oder hinter die Horopterebene, in der die auf Deckstellen liegenden Bilder erscheinen, lokalisiert werden.

II. Der motorische Apparat des Doppelauges.

Die Augenbewegungen als optische Reflexe. Der sensorischen entspricht die *motorische Einheit des Doppelauges.* Wie ein Zweigespann mit einfachen Zügeln gelenkt wird, so beeinflußt jeder Bewegungsimpuls ganz gleichmäßig den motorischen Apparat der beiden Augen. *Es ist unmöglich, willkürlich ein Auge allein oder beide Augen ungleichmäßig zu innervieren (motorisches Assoziationsgesetz).* Dieses von E. HERING gefundene Gesetz hat sich bisher auch für die

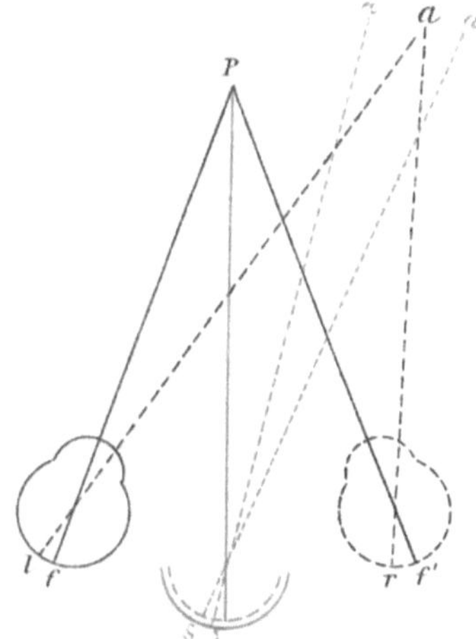

Abb. 2. Diplopie bei gleichseitiger Disparation der Netzhautbilder.

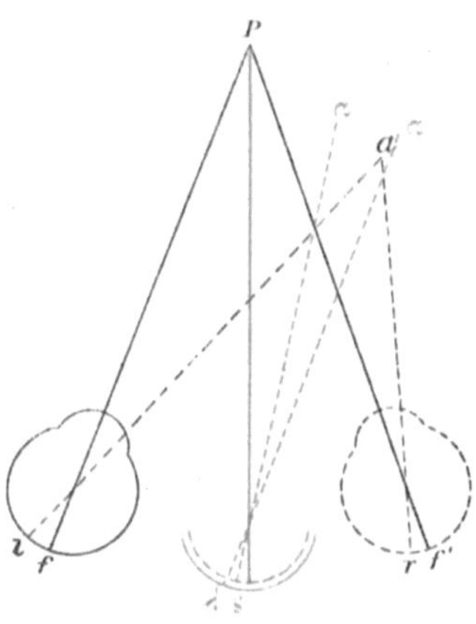

Abb. 3. Diplopie bei gekreuzter Disparation der Netzhautbilder.

Pathologie der Augenbewegungen als absolut zutreffend erwiesen, eine Tatsache, deren Bedeutung für die Untersuchung und Analyse der im folgenden zu erörternden Krankheitsbilder noch mehrfach hervorzuheben sein wird. Alle Beobachtungen, die als Abweichungen von jenem Gesetz aufgefaßt worden sind, haben sich bei genauerer Prüfung als durchaus vereinbar mit dem Assoziationsgesetz erweisen lassen. HERING selbst hat schon gezeigt, auf welche Weise trotz gleichmäßiger Innervation ungleichmäßige oder sogar einseitige Augenbewegungen zustande kommen können.

Die Augen seien zunächst geradeaus auf ein fernes Objekt gerichtet, so daß die Gesichtslinien λl und ϱr (Abb. 4) parallel liegen. Erscheint jetzt in der linken Gesichtslinie bei p ein die Aufmerksamkeit auf sich lenkendes nahes Objekt, so muß das Doppelauge sowohl zur Einstellung für die kürzere Entfernung, als auch zu einer Linkswendung innerviert werden. Die erste Innervation würde, wenn sie allein zur Ausführung käme, die Gesichtslinien auf den in der Medianebene, in annähernd gleicher Entfernung wie p gelegenen Punkt p' zur Einstellung bringen ($\lambda l'$ und $\varrho r'$). Die zweite Innervation würde für sich allein jede Gesichtslinie um denselben Winkel nach links verlagern, um welchen die Gesichtslinie des Zyklopenauges (μm) zur Einstellung auf p aus ihrer primären Lage gedreht werden mußte, so daß also die beiden Gesichtslinien in die Stellungen $\lambda l''$ und $\varrho r'$ kämen. Da aber beide Innervationen gleichzeitig stattfinden, so veranlassen sie das rechte Auge, an dem sie sich summieren, zur Drehung um den Winkel $2\, r \varrho r' = r \varrho r''$. Die linke Gesichtslinie muß in ihrer ursprünglichen Lage bleiben, da sie von jeder der beiden Innervationen zu einer gleich großen Drehung, aber in entgegengesetzter Richtung ($l \lambda l'$ und $l \lambda l''$) veranlaßt wird (HERING).

Daß sich bei dem beschriebenen Versuch die Innervation des linken Auges ändert, trotzdem es anscheinend unverrückt bleibt, dafür hat Hering auch direkte Beweise erbracht, die wir hier übergehen können.

Bei dem soeben skizzierten Versuch ist bereits darauf Bezug genommen worden, daß die Muskeln beider Augen in verschiedenen Gruppierungen zusammenwirken, je nachdem von ihnen die Ausführung *gleich-* oder *gegensinniger Bewegungen* verlangt wird: der linke Medialis z. B. ist als Rechtswender mit dem rechten Lateralis, als Konvergenzmuskel mit dem rechten Medialis assoziiert und untersteht demgemäß verschiedenen Innervationszentren, eine Tatsache, die durch die später zu besprechenden Krankheitsbilder der supra- bzw.

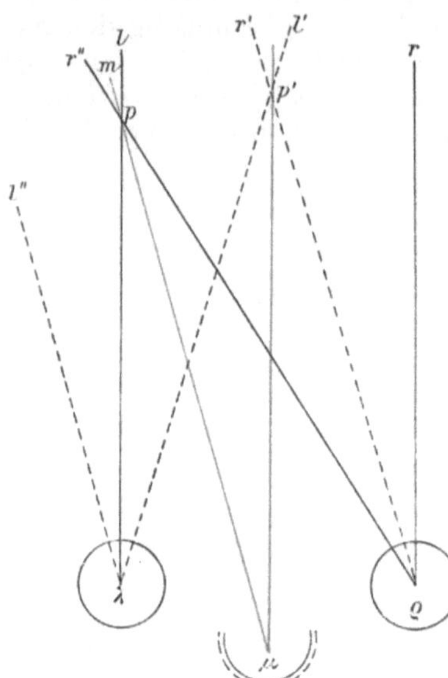

Abb. 4. Einseitige Augenbewegung trotz gleichmäßiger Innervation beider Augen.

internuklearen Medialislähmungen illustriert wird. Je nachdem das eine oder andere Zentrum oder eine der von diesem Zentrum zum Kerngebiet ziehenden Bahnen geschädigt ist, versagt der Medialis in einer seiner beiden Funktionen, d. h. er vermag die Adduktion des betreffenden Auges nur dann auszuführen, wenn sein Kern von dem unbeschädigten Zentrum aus (auf der intakten Bahn) innerviert wird.

Die Augenbewegungen beim Sehen unter normalen Bedingungen dienen dem Zweck, ein Objekt, das die Aufmerksamkeit erregt, auf den Netzhautmitten, den Stellen des schärfsten Sehens, zur Abbildung zu bringen. Dies geschieht mittels einer *gleich*sinnigen Bewegung, wenn die Bilder jenes Objekts auf korrespondierenden Stellen, also in gleicher Richtung zu den Foveae und gleich weit entfernt von diesen liegen. Eine *gegensinnige* Bewegung ist erforderlich, wenn das betreffende Objekt auf *disparaten* Netzhautstellen abgebildet, also außerhalb des Horopters gelegen ist: *gekreuzte* Disparation wird durch Mehrung, *gleichseitige* Disparation durch Minderung der Konvergenz korrigiert, indem die betreffenden Netzhautbilder von den disparaten auf korrespondierenden Stellen überführt werden. Mit dem gegensinnigen muß sich ein gleichsinniger Bewegungsimpuls verbinden, wenn das die Aufmerksamkeit auf sich lenkende Ding nicht bloß näher bzw. ferner, jedoch in derselben Richtung wie das zunächst fixierte Objekt, sondern außerdem rechts oder links, höher oder tiefer als letzteres liegt. Wegen ihrer Beziehung zu den *disparaten* Netzhauterregungen heißen die gegensinnigen auch *Fusionsbewegungen:* sie bewirken die Verschmelzung der Doppelbilder eines disparat abgebildeten Gegenstandes.

Zwischen den gleich- und gegensinnigen Augenbewegungen besteht eine grundsätzliche Verschiedenheit insofern, als nur die ersteren uneingeschränkt dem Willen unterstellt sind. Auch ohne Erregung der Aufmerksamkeit durch peripher gelegene Netzhautbilder vermag man — z. B. im Dunkelzimmer — nach Belieben die Augen zu einer Seitenwendung oder Vertikalbewegung zu innervieren. Die meisten Menschen sind aber nicht imstande, im Dunkelzimmer, also ohne entsprechend gelegenes Fixationsobjekt, auf Kommando die Gesichtslinien einmal in Konvergenz, dann wieder parallel zu stellen. Die gegensinnigen Augenbewegungen entstehen nämlich in der Regel nur infolge eines aus der besonderen Art der sensorischen Erregungen resultierenden *(Fusions-)Zwanges;*

man kann diesem Zwange nicht widerstehen, die von ihm veranlaßten gegensinnigen Bewegungen weder beschleunigen noch aufhalten.

Man setze sich ein Brillengestell mit jederseits einem Prisma von 3⁰, Basis schläfenwärts, vor die Augen. Im Moment des Vorsetzens erscheint das Fixationsobjekt bei genauer Betrachtung in gekreuzten Doppelbildern, die aber sofort verschmolzen werden, ohne daß man sich einer Veränderung seiner Augenstellung bewußt wird, während ein Beobachter jedoch an den Augen der Versuchsperson eine beiderseitige geringe Adduktions-(Konvergenz-) Bewegung und die entgegengesetzte Bewegung bei Fortnahme der Prismenbrille feststellen kann, wobei die Versuchsperson das Fixationsobjekt wiederum nur für den Bruchteil einer Sekunde doppelt sieht. Sowohl die Mehrung wie die Minderung der Konvergenz tritt bei dem Versuch ganz automatisch ein, ohne daß man es verhindern kann.

In noch viel höherem Maße, als für die Konvergenzbewegung, die wegen ihrer Zugehörigkeit zu dem willkürlich beeinflußbaren Naheinstellungsmechanismus eine Sonderstellung unter den gegensinnigen Augenbewegungen einnimmt, gilt das über die weitgehende Unabhängigkeit der Fusionsbewegungen vom Willen Gesagte für die anderen gegensinnigen Augenbewegungen: die (absolute) Divergenz, die positive und negative Vertikaldivergenz und die gegensinnigen Rollbewegungen der Augen um die Gesichtslinien als Achsen (Konklination und Disklination). Diese Bewegungen sind dem Willen so vollständig entzogen, daß sie sich — im Gegensatz zur Konvergenzbewegung — auch durch noch so lange Übungen, normale Gleichgewichtslage (Orthophorie) vorausgesetzt, nicht erlernen lassen, sondern nur unter besonderen Versuchsbedingungen (durch Vermittlung haploskopischer oder Prismenapparate) zwangsmäßig entstehen, wenn künstlich eine entsprechende Disparation der Netzhautbilder des Fixationsobjekts erzeugt wird. Unter normalen Verhältnissen sind diese „ungewöhnlichen Fusionsbewegungen auch bei Herstellung der erwähnten Zwangsbedingungen nur in sehr beschränktem Umfange ausführbar; ihr Eintreten erfolgt nur ganz allmählich, und die erreichten Leistungen sind von Bestand nur für die Dauer der zur Erzeugung notwendigen Zwangsverhältnisse. Die Bedeutung der Fusionsbewegungen tritt unter pathologischen Verhältnissen zutage, vor allem beim latenten Schielen *(Heterophorie)* und bei geringgradigen paretischen Ablenkungen. In solchen Fällen unterhält der Fusionszwang, der auch als „Streben nach binocularem Einfachsehen" bezeichnet wird, diejenige gegensinnige Innervation, durch welche die fehlerhafte Stellung der Augen korrigiert wird *(„Ausgleichsinnervation")*, und zwar bis zu einem Umfange, der das Vielfache der bei normaler Augenstellung (Orthophorie) auf experimentellem Wege herbeizuführenden Fusionsbewegung betragen kann.

Reflektorische Augenbewegungen. Die Beziehungen zwischen den sensorischen und motorischen Teilen des Sehorgans legen den Vergleich mit einem *Reflexapparat* nahe. Und man hat in der Tat bis in die neueste Zeit geglaubt, daß auch unter normalen Verhältnissen Augenbewegungen auf einer Reflexbahn zustande kommen könnten, die der Bahn für den Pupillenreflex ungefähr entsprächen. Nach WILBRAND und SÄNGER (1904) sollten „die Bahnen für die a priori vorhandenen Fusionsbewegungen von der Netzhaut durch den Tractus zum vorderen Vierhügeldach und von da zu den Augenmuskelkernen gehen" weil sie unwillkürlich und normaliter gar nicht ausführbar seien. Später hat BEHR (1909) mittels des von WILBRAND (1899) zum Nachweis jener Reflexbahn empfohlenen Prismenversuchs bei Hemianopsien angeblich mit Erfolg den supranuclearen oder peripheren Sitz der Läsion bestimmt: Ersterenfalls stellten die Patienten, wenn ihnen mit Prismen der fixierte Punkt nach der Seite des Gesichtsfelddefektes verschoben wurde, mit absoluter Sicherheit ihre Augen nach dieser Seite ein, während dies nie geschah, wenn der gleiche Versuch bei Chiasma- oder Tractus-Hemianopsie angestellt wurde. Nachprüfungen an Hemianopikern — durch KÖLLNER (1910), KRUSIUS (1910), JESS (1912) — haben die Angaben

Behrs nicht bestätigt. Meinen Zweifel an einem positiven Ergebnis des Wilbrandschen Prismenversuchs, den ich (1907) zunächst theoretisch mit den für Fälle von Rindenblindheit daraus abzuleitenden Konsequenzen begründet hatte, fanden ihre Bestätigung durch meine Untersuchungen in einem Falle von reiner *Rindenblindheit* (1911), bei dem die spätere Autopsie eine beiderseitige Erweichung des Cuneus, der linken ersten Occipitalwindung und des rechten Gyrus lingualis ergab. Die intra vitam absolut normale Lichtreaktion der Pupillen verbürgte die Intaktheit jener Reflexbahn. Wie zu erwarten, gelang es mit keinem der mannigfach variierten Versuche, bei der Patientin durch irgendwelche Netzhauterregung eine reflektorische Einstellbewegung der Augen auszulösen.

Weder die gleichsinnigen noch die gegensinnigen Augenbewegungen sind also echte, subcortical ablaufende Reflexe. *Nur wenn die sensorische Erregung die Aufmerksamkeit erregt, d. h. ins Bewußtsein tritt, wird sie als „Reflexreiz" motorisch wirksam;* solange der sensorische Reiz nicht beachtet wird, löst er keine Augenbewegungen aus. Nur mit Rücksicht darauf, daß die meisten Augenbewegungen triebartig, d. h. ohne Bewußtwerden einer Bewegungsabsicht erfolgen, darf die motorische Reaktion auf Netzhautreize als „*optischer Reflex*" bezeichnet werden, aber die „Reflexbahn" verläuft zweifellos über die Rinde. Von diesem Gesichtspunkt aus kommt jeder Netzhautstelle ein gewisser motorischer Wert zu: die Netzhautmitte als Ausgangspunkt der Orientierung ist gewissermaßen der Nullpunkt des oculomotorischen Apparates (M. Sachs), weil ihre Erregung keine Augenbewegung „auslöst", während z. B. jede nach links von der Fovea gelegene Stelle einen motorischen „Rechtswert" hat: ihre Erregung veranlaßt eine Rechtswendung, die das bezügliche Netzhautbild auf die Netzhautmitte überführt. Liegen die die Aufmerksamkeit erregenden Bilder eines Gegenstandes auf disparaten Stellen der beiden Netzhäute, so bedarf es zur Überführung der beiden Bilder auf die Netzhautmitten einer gegensinnigen Bewegung, durch welche die disparate in eine korrespondierende Bildlage verwandelt wird. Die gegensinnige muß sich mit einer gleichsinnigen Bewegung verbinden, wenn der Abstand der betreffenden disparaten Stellen von den Netzhautmitten verschieden groß ist.

Die gleichsinnigen Augenbewegungen sind in weit größerem Umfange ausführbar, als die gegensinnigen, von denen unter normalen Bedingungen nur die Konvergenz in Betracht kommt. Die dem Willen nicht unterstellten gegensinnigen (Fusions-)Bewegungen — Divergenz, Vertikaldivergenz und gegensinnige Rollung der Augen um die Gesichtslinien — deren Zustandekommen durch künstliche Versuchsbedingungen erzwungen werden muß, erreichen nur ein sehr geringes Ausmaß, wenn der Sehakt wegen der normalen Beschaffenheit des Augenbewegungsapparates keinen Anlaß zu den bezüglichen gegensinnigen Innervationen bietet. Nur wenn eine solche ständig zum Ausgleich einer angeborenen oder frühzeitig erworbenen Heterophorie (z. B. Vertikaldivergenz) in Anspruch genommen, gleichsam eingeübt ist, findet man beträchtliche Erweiterung des Umfangs der betreffenden gegensinnigen Bewegung.

Eine künstlich — z. B. durch Vorhalten gegensinnig ablenkender Prismen vor beide Augen — hergestellte Disparation der Bilder des fixierten Objekts löst also eine Fusionsbewegung nur dann aus, wenn deren Umfang innerhalb des Rahmens der bezüglichen Fusionsbreite liegt; ist die Disparation zu hochgradig, so erfolgt gar keine oder aber eine gleichsinnige Augenbewegung, durch die das Bild des Fixationsobjekts in dem einen Auge auf die Netzhautmitte, im zweiten auf eine andere exzentrische Stelle gebracht wird und die Disparation der Netzhautbilder fortbesteht.

Daß sich der Inhalt des subjektiven Sehraums mit dem des objektiven („wirklichen") Raums nicht deckt, geht aus den obigen Ausführungen (173) hervor. Die scheinbare Lage der Dinge im Raum — die *Lokalisation der Netz-hautbilder* — ist zunächst abhängig von der Lage der letzteren relativ zueinander. Mit der Lage der Hauptsehrichtung ist die Lage aller (Neben-) Sehrichtungen gegeben: zum Winkel, den zwei Sehrichtungen einschließen, gehört als Bogen die Strecke zwischen den bezüglichen Netzhautstellen. Beim Blick geradeaus liegt für gewöhnlich die Hauptsehrichtung in der Medianebene des Körpers. Jede absichtliche Änderung der Blickrichtung bedingt bei normaler Motilität der Augen eine Verlagerung der Hauptsehrichtung nach der gleichen Richtung und um annähernd denselben Winkel, um welchen die binoculare Blicklinie, d. i. die Blicklinie des imaginären Zyklopenauges, verlagert ist. Hieraus erklärt es sich, daß während und nach Abschluß der Blickbewegung trotz der dabei erfolgenden Verschiebung der Bilder auf den Netzhäuten die zugehörigen Außendinge ihre scheinbare Lage im Raum unverändert beibehalten: die (absolute oder egozentrische) Lokalisation ist nor-mal. Wenn dagegen die Stellungsänderung der Augen nicht willkürlich — durch entsprechende Innervations-änderung — sondern passiv herbeigeführt wird, z. B. durch Fingerdruck oder Zug mit einer Pinzette, so äußert sich die dabei erfolgende Verschiebung der Netzhautbilder in einer *Scheinbewegung* der Außen-dinge entgegengesetzt der Bewegungsrichtung.

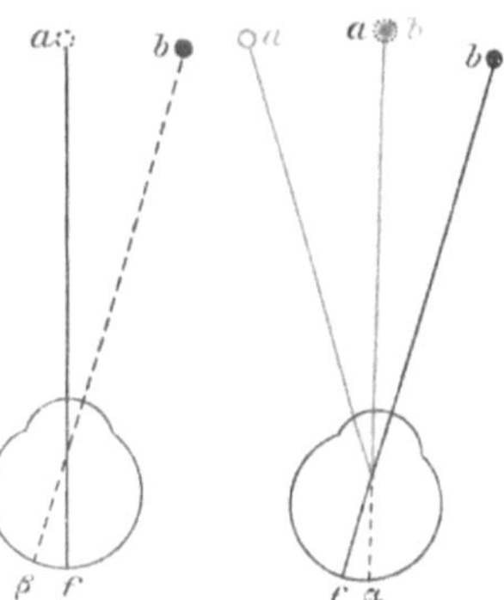

Abb. 5 und 6. Störung der absoluten egozentrischen Lo-kalisation bei passiver Ver-schiebung des Auges.

Das linke Auge sei verdeckt. Das rechte fixiert zunächst den Punkt *a* (Abb. 5), wird *dann passiv* nach rechts gedreht, bis die Gesichtslinie den Punkt *b* trifft. Während der Dre-hung des Auges sieht man *a* und *b* zugleich mit allem, was sonst sichtbar ist, nach links wandern. Ist die Endstellung erreicht (Abb. 6), so erscheint der foveal abgebildete Punkt *b* an dem Ort, wo in Wirklichkeit *a* liegt, während *a* um eine entsprechende Strecke nach links verschoben scheint. (Die *scheinbare* Lage der Objekte *a* und *b* ist in Abb. 6 durch die rote Farbe gekennzeichnet.) Diese falsche Lokalisation bleibt bestehen, solange das Auge in jener Stellung (passiv) fixiert ist.

Die entgegengesetzte Scheinbewegung und Lokalisationsstörung findet sich beim Sehen mit einem paretischen Auge.

Es sei z. B. der rechte Lateralis paretisch, die Gesichtslinie durch den intakten Medialis etwas nasenwärts abgelenkt. Der nach links von der Medianebene gelegene Punkt *A* wird binokular fixiert. Auch alle anderen Dinge im Gesichtsfeld erscheinen an ihrem „richtigen" Ort, so auch der in der Medianebene gelegene Punkt *B*. Wird aber nach Verdecken des linken Auges das rechte zur Einstellbewegung auf den Punkt *B* veranlaßt, so entsteht zugleich mit der zur Einstellung führenden Rechtswendung des rechten Auges eine Schein-bewegung der Außendinge nach rechts, und wenn die rechte Gesichtslinie auf den Punkt *B* eingestellt ist, erscheint *B* mehr oder weniger weit nach rechts von seinem „wirklichen" Ort verlagert; im gleichen Sinne und Umfang natürlich auch alle übrigen auf der rechten Netzhaut abgebildeten Dinge. Scheinbewegung und Lokalisationsstörung sind in diesem Falle dadurch verursacht, daß zur Einstellung des paretischen Auges auf das Objekt *A* wegen der Parese des rechten Lateralis ein Rechtswendungsimpuls aufgebracht werden mußte, der bei intakter Motilität einen wesentlich stärkeren Bewegungseffekt erzielt. Das zeigt die Stellung des (normalen) linken Auges: dieses steht — hinter der Deckung — infolge der normalen Reaktion seiner Muskeln auf den beiden Augen gleichmäßig zufließen-den Rechtswendungs-Impuls sehr viel weiter nach rechts gerichtet, als das rechte Auge, dahin nämlich, wo dem Patienten das Objekt *A* zu liegen scheint. Den Beweis dafür erbringt der später zu besprechende „Tastversuch".

Wir entnehmen aus den soeben besprochenen Beispielen von Störungen der absoluten Lokalisation, daß eine richtige Lokalisation der Außendinge nur möglich ist, wenn 1. die jeweilige Augenstellung willkürlich, d. h. durch eine bewußte Innervation des oculomotorischen Apparates herbeigeführt ist, und 2. auf den Bewegungsimpuls die normale, an die Intaktheit des motorischen Appa-rates gebundene Reaktion erfolgt. Dem Sinne nach kommt diese Formulierung auf dasselbe hinaus, als wenn man sagt: die absolute (egozentrische) Lokalisation d. i. die Beurteilung der Lage der Außendinge hängt ab von der Vorstellung, die wir von unserer jeweiligen Augenstellung (Blicklage) haben [1]. Entspricht diese unserer Vorstellung, so lokalisieren wir „richtig". Das Verhältnis zwischen absoluter Lokalisation und Innervation des Augenbewegungsapparates wird durch die Erfahrung weitgehend beeinflußt. Wenn jemand ein paretisches Auge dauernd zur Fixation benutzt, so verliert sich die anfängliche Lokalisationsstörung sehr rasch, indem die veränderten Innervationsgrößen bei der Lokalisation gleichsam in Rechnung gestellt werden. Darauf wird bei Besprechung der Bewegungsstörungen noch zurückzukommen sein. Im Gegensatz zur Anpassungsfähigkeit der *absoluten* Lokalisation, deren Grundlagen erst intra vitam erworben werden, ist die von der Lage der Netzhautbilder abhängige *relative* Lokalisation, also die Vorstellung von der Lage der Dinge relativ zueinander, von weitgehender Beständigkeit, denn sie ist abhängig von präformierten Einrichtungen des sensorischen Apparates.

Den bisher erörterten Augenbewegungen, die auf optische oder andere sensorische Reize durch Vermittlung der corticalen Zentren erfolgen, stehen die als *echte Reflexe* anzusprechenden Augenbewegungen gegenüber, die bei Bewegungen des Kopfes und Körpers teils vom Vestibularapparat, teils von der Hals- und Körpermuskulatur ausgelöst werden. Die bezüglichen Reize werden den Augenmuskelkernen durch das hintere (dorsale) Längsbündel zugeführt. Ihre physiologische Bedeutung liegt darin, daß innerhalb gewisser Grenzen eine Änderung der Lage der Netzhautbilder, woraus Sehstörungen entstehen könnten, bei Änderung der Kopf- und Körperhaltung verhütet wird.

Am eindeutigsten zeigt dies die parallele (gleichsinnige) Rollung der Augen um die Gesichtslinien als Achsen bei Seitwärtsneigung des Kopfes: bei Linksneigung des Kopfes (um die Sagittalachse) machen beide Augen eine Raddrehung (Rollung) nach rechts. Diese Rollung wird als „kompensatorische" deswegen bezeichnet, weil sie bei genügendem Ausmaß den Einfluß der Kopfneigung auf die Lage der Netzhautmeridiane kompensieren würde, so zwar, daß sich auch bei seitwärts geneigtem Kopfe eine Vertikale im Raum auf dem die Empfindung „vertikal" vermittelnden Vertikalmeridian (Längsmittelschnitt) der Netzhäute abbilden könnte. Die Gegenrollung beträgt allerdings auch bei stärkster Kopfneigung in der Regel nicht mehr als 6—8°. Den Hauptanteil an ihrer Entstehung haben die Labyrinthe, nach deren Ausfall nur ein Rest von Rollung als Ausdruck des Anteils, den die Halsreflexe an ihrer Entstehung haben, hervorzurufen ist.

Die für Stellung und Beweglichkeit der Augen maßgebenden Faktoren.

Außer durch die Augenmuskeln wird die Augenstellung auch noch durch andere Faktoren beeinflußt, deren Kenntnis für das Verständnis der mannigfachen Abweichungen von den typischen Symptomenbildern der Augenmuskellähmungen erforderlich ist. Die Lage der Bulbi in ihren Höhlen ist abhängig von *mechanischen* und *nervösen* Faktoren. Zu ersteren gehören: 1. die topographischen Beziehungen zwischen Bulbi und Adnexen, den Lidern, Muskeln, Fascien und deren ligamentösen Fortsätzen, dem in Menge und Verteilung sehr variablen Fettgewebe, Sehnerven und Blutgefäßen; 2. die physikalischen Eigenschaften der Adnexe (Elastizität, Volumen usw.); 3. die Beschaffenheit (Form, Größe, Öffnungswinkel) der Orbitae und (Form und Größe) der Bulbi: Die *nervöse Beeinflussung* der Augenstellung erfolgt durch Vermittlung der Muskulatur, deren Inner-

---

[1] Dabei ist aber zu beachten, daß es, wie Hering gezeigt hat, ein Stellungsbewußtsein der Augen in dem früher geltenden Sinne — Kenntnis von der Stellung der Einzelaugen auf Grund von „Muskel-" oder „Innervationsgefühlen" — nicht gibt.

vation, wie schon erörtert, teils vom Willen, teils von sensorischen (optischen, akustischen, sensiblen) Reizen, teils reflektorisch veranlaßt wird. Der Einfluß weitgehender individueller Verschiedenheiten des reflektorischen *Muskeltonus*, ist wahrscheinlich für die großen Differenzen der paretischen Schielstellung bei scheinbar gleichartigen Paresen verantwortlich zu machen.

Ruhelage der Augen. Die *anatomische („absolute") Ruhelage* des Einzelauges genau zu ermitteln, ist unmöglich, weil der Einfluß der nervösen Faktoren auf die Augenstellung beim Lebenden nicht vollkommen ausgeschaltet werden kann. Welche Schwierigkeiten sich hieraus für die Diagnostik paretischer Störungen ergeben, wird noch zu besprechen sein. Durch möglichst weitgehende Ausschaltung des Fusionszwanges kann man nur die *relative* Ruhelage der Augen, d. h. ihre Lage relativ zueinander *annähernd* bestimmen. Ausgedehnte diesbezügliche Untersuchungen haben ergeben, daß bei der großen Mehrzahl — mindestens bei 80—90% — völlig normaler, beschwerdefreier Menschen ein *latentes Schielen (Heterophorie)* besteht. Die „ideale" Ruhelage der Augen *(Orthophorie)* ist ebenso selten wie die „ideale" Refraktion (Emmetropie). Bei möglichst vollständiger Ausschaltung des Fusionszwanges findet man in der Regel eine Anomalie der Ruhelage (Heterophorie), d. i. eine Abweichung der Gesichtslinien vom Parallelismus im Sinne einer Divergenz (Exophorie), Konvergenz (Esophorie) oder Vertikaldivergenz (Hyperphorie), nur selten auch eine Neigung der korrespondierenden Meridiane gegeneinander (Cyklophorie). Geringgradige Heterophorien hält der Fusionszwang durch die entsprechende Ausgleichsinnervation — die Exophorie z. B. durch eine Konvergenzinnervation — latent; sie machen sich für gewöhnlich in keiner Weise störend bemerkbar, sind aber für die Symptomatologie der Augenmuskellähmungen deswegen von Wichtigkeit, weil sie ziemlich häufig Abweichungen der Krankheitsbilder vom Lehrbuchschema bedingen. Wenn nämlich der Fusionszwang die infolge einer Augenmuskelparese bestehende Ablenkung nicht überwinden kann, so wird auch eine unabhängig von der Parese bestehende, früher latente Heterophorie manifest und summiert sich zu der paretischen Ablenkung, wodurch diese größer, kleiner oder in anderer Weise modifiziert wird; so kann sich z. B. eine vertikale Komponente nicht-paretischer Herkunft mit der rein seitlichen paretischen Ablenkung verbinden. Auf die sich hieraus ergebenden diagnostischen Schwierigkeiten wird in der speziellen Symptomatologie der Lähmungen noch hinzuweisen sein. Noch eine zweite Schwierigkeit ergibt sich öfters aus der Kombination von paretischen Störungen mit nicht-paretischen Anomalien der Ruhelage. Die zur Korrektur der Heterophorie vom Fusionszwang unterhaltene Innervation bewirkt im Laufe der Zeit eine Veränderung im Tonus der Augenmuskulatur. Wird der Fusionszwang ausgeschaltet, so klingt jene „Ausgleichsinnervation" nur sehr allmählich ab, was die exakte Messung latenter Gleichgewichtsstörungen sehr erschwert. Selbst wenn man ein Auge mehrere Tage lang vom Sehakt ausschließt, um den Einfluß des Fusionszwanges vollständig aufzuheben, kann noch nicht mit Sicherheit gesagt werden, ob die danach ermittelte Augenstellung wirklich die (relative) Ruhelage der Augen zum Ausdruck bringt. Denn bei weiterer Fortsetzung des einseitigen Augenverbandes findet man mitunter nach Ablauf einer Woche eine abermalige Änderung der Augenstellung und zwar durchaus nicht immer im Sinne einer weiteren Zunahme der bereits vorher ermittelten Ablenkung, sondern in Gestalt einer vorher noch nicht nachgewiesenen Ablenkungskomponente, die jetzt erst zum Vorschein gekommen ist, während eine früher ermittelte verschwunden bzw. in die entgegengesetzte umgewandelt sein kann. Da aus äußeren Gründen der durch eine Reihe von Tagen ununterbrochen zu tragende Verband eines Auges nur ausnahmsweise anwendbar ist, muß bei der Untersuchung auf nichtparetische Anomalien der Augenstellung immer damit gerechnet werden, daß die vorübergehende Ausschaltung des Fusionszwanges nur einen Bruchteil der Anomalie manifest werden läßt. Dafür spricht die Erfahrung, daß bei wiederholten Untersuchungen unter gleichen Bedingungen nicht selten ganz verschiedene Ablenkungswerte ermittelt werden, ja mitunter während einer und derselben Untersuchung sehr beträchtliche Schwankungen — abwechselnde Zu- und Abnahme der Ablenkung — gefunden werden. Diese Schwankungen sind bedingt durch unvollständige Erschlaffung bzw. Wiederanspringen der Ausgleichsinnervation, die während der Aufhebung des Fusionszwanges einen Teil der Stellungsanomalie latent hält. Wir besitzen kein Mittel, das in relativ kurzer Zeit die Ausgleichsinnervation so vollkommen erschlafft und die totale Heterophorie derart vollständig manifest werden läßt, wie die Hypermetropie bei Atropinisierung infolge der Lähmung des Ciliarmuskels manifest wird.

Auf diese Schwierigkeiten muß hier deswegen so nachdrücklich hingewiesen werden, weil bei der großen Häufigkeit der Heterophorien stets mit dem Zusammentreffen paretischer und nichtparetischer Anomalien zu rechnen ist. Ferner, weil sehr oft bei frischen Paresen der Fusionszwang in einem Teile des Blickfeldes binoculares Einfachsehen ermöglicht und die Schwankungen der Ausgleichsinnervation ebenso wie in den vorher besprochenen Fällen von einfacher Heterophorie zu sehr wechselnden, unerfahrene Untersucher verwirrenden Befunden Anlaß geben können.

Über den **Anteil der einzelnen Muskeln an den verschiedenen Augenbewegungen** hat man vielfach noch irrige Vorstellungen, die ebenfalls zu Fehldiagnosen führen können. Es gibt eine einzige Stellung für jedes Auge, bei der alle Muskeln *gleichmäßig* tonisch innerviert sind. Diese Stellung ist individuell — je nach der anatomischen Ruhelage — verschieden, dürfte aber im allgemeinen der sog. Primär- oder Mittelstellung (Blick geradeaus in die Ferne) nahe kommen. Bei jeder Änderung der Blickrichtung ändert sich der Spannungszustand der *gesamten* Augenmuskulatur: eine Gruppe verkürzt, die andere verlängert sich. Wenn man die Augen zur Rechtswendung innerviert, so fließt der Impuls also nicht etwa nur zum Rectus lateralis des rechten, zum Rectus medialis des linken Auges, wiewohl diese Muskeln die beabsichtigte Bewegung allein auszuführen imstande wären, sondern er beeinflußt auch die übrigen Muskeln. Die maximale Verlängerung (Erschlaffung) eines Muskels oder einer Muskelgruppe tritt in dem Moment ein, in welchem die Antagonisten den Impuls zur maximalen Verkürzung erhalten.

Das Sherringtonsche Gesetz der reziproken Innervation ist speziell an den Augenmuskeln von Sherrington (1894) und von Topolanski experimentell erprobt worden. Nachdem die motorischen Nerven eines Auges mit Ausnahme des N. VI durchschnitten waren, hatte die Reizung derjenigen Rindenstelle, von der aus vorher eine Adduktionsbewegung auszulösen war, eine Bewegung des betreffenden Auges aus der durch die alleinige Wirkung des Lateralis stark abduzierten Stellung bis annähernd in die Mittelstellung zur Folge. Diese Bewegung kann natürlich nur eine Wirkung der Erschlaffung des Lateralis sein: die Reizung des Rindenzentrums, das unter normalen Bedingungen die Verkürzung der adduzierenden Muskeln (der Agonisten) bewirkt, führt auch zur Erschlaffung des oder der Antagonisten. In dem referierten Versuch sind die Agonisten ausgeschaltet, nur die Erschlaffung der Antagonisten, also insbesondere des Lateralis, tritt ein und läßt das Auge unter dem Einfluß der übrigen, nichtmuskulären Kräfte aus der abduzierten zur Mittelstellung gelangen.

Die irrtümliche Meinung, daß die Agonisten den Widerstand der Antagonisten zu überwinden hätten und die Verlängerung der letzteren durch eine passive Dehnung bewirkt werde, hatte zur Folge, daß man bis in die neueste Zeit die Folgen der Lähmung eines Augenmuskels durch Schwächung (Tenotomie) des Antagonisten zu korrigieren versuchte. Man erreichte damit zwar eine Verringerung der Schielstellung für die primäre Blickrichtung (geradeaus in die Ferne), tauschte aber gegen den kosmetischen Erfolg den schweren Nachteil ein, daß zu der unbeeinflußt gebliebenen Parese des Agonisten eine Insuffizienz des nichtgelähmten Antagonisten gefügt wurde und in dem vorher diplopiefreien Blickfeldbezirk nach der Operation Doppeltsehen auftrat, während die aus der Lähmung hervorgegangene Diplopie im übrigen Blickfeld fortbestand.

Die Bewegungen der Bulbi werden durch je 6 Muskeln — 3 Antagonistenpaare — vermittelt: ein Paar Seitenwender (Rect. lat. und med.) und je 1 Paar grade und schräge Vertikalmotoren. Jedes dieser Antagonistenpaare hat eine gemeinschaftliche Drehungsachse. Da die beiden Seitenwender in der Regel symmetrisch zum Horizontalmeridian der Augen liegen, ist die im Drehpunkt errichtete Vertikale als die den beiden Muskeln gemeinsame Drehungsachse anzusehen. Kleine Abweichungen von der erwähnten symmetrischen Lage bedingen eine entsprechend geringe Nebenwirkung z. B. auf die Höhenlage der Gesichtslinien und die Stellung der Netzhautmeridiane. Das erklärt, weshalb die Doppelbilder bei reiner Abducenslähmung gar nicht selten neben dem seitlichen auch einen — meist allerdings sehr geringen — Vertikalabstand, die Doppelbilder von Konturen auch eine gleichfalls sehr geringe Neigung gegeneinander zeigen. Als Heber und Senker des Auges

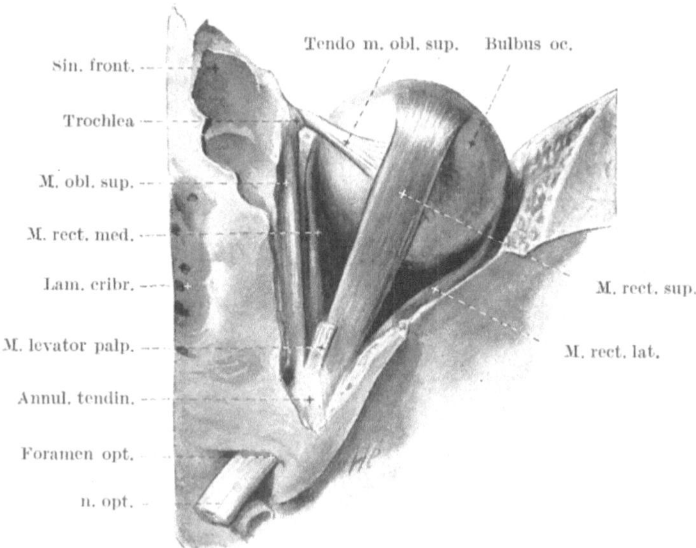

Abb. 7. Die Muskeln des rechten Auges von oben. Levator palp. ist entfernt. (Nach SPALTEHOLZ.)

wirkt je ein gerader mit einem schrägen Muskel zusammen. Die Abb. 7 zeigt die Verlaufsrichtung des Rectus superior und des Obliquus superior (Endstrecke zwischen Trochlea und Bulbusinsertion). Dem Rectus superior annähernd parallel verläuft der Rectus inferior, auch die Verlaufsrichtung des Obliquus inferior (Abb. 8) stimmt mit der des Endstückes des Obliquus superior annähernd überein. Die Muskelebenen der graden und der schrägen Vertikalmotoren bilden also, wie Abb. 7 deutlich erkennen läßt, nahezu einen rechten Winkel miteinander, ein Umstand, der ihre Funktion und die Art ihres Zusammenwirkens verständlich macht. Wenn es nur ein Paar Vertikalmotoren gäbe, die zum Vertikalmeridian ebenso symmetrisch gelagert wären, wie die Seitenwender zum Horizontalmeridian, so wäre die Funktion jener Muskeln eine reine Hebung bzw. Senkung. Aber sowohl die Muskelebene der graden als auch die der schrägen Vertikalmotoren bilden bei Primärstellung der Gesichtslinien einen Winkel mit dieser (und dem Vertikalmeridian). Die Wirkung der genannten Muskeln auf die primär (geradeaus) gestellte Gesichtslinie kann also keine einfache Hebung bzw. Senkung sein. Ist aber die Gesichtslinie um etwa 25⁰ abduziert, so fällt sie mit der Muskelebene des Rectus superior und inferior zusammen, deren Kontraktion nunmehr eine reine Hebung (Senkung) bewirkt. Wird die Gesichtslinie adduziert, so nimmt der Einfluß des graden Hebers und Senkers auf die Vertikalbewegung um so mehr ab, je größer der Winkel zwischen ihrer Muskelebene und der Gesichtslinie wird; bei einer Adduktionsstellung von etwa 65⁰ stände die Gesichtslinie senkrecht auf der Muskelebene und wäre dann die Drehungsachse, um welche der Bulbus bei Kontraktion des Rectus superior oder inferior „gerollt" wird; auf die Hebung und Senkung hätten diese Muskeln jetzt überhaupt keinen Einfluß mehr. Andererseits können die beiden Obliqui eine reine Hebung bzw. Senkung des Auges nur dann bewirken, wenn die Gesichtslinie etwa 50⁰ adduziert ist, so daß sie in der Muskelebene der schrägen Muskeln liegt, während die Gesichtslinie bei einer Abduktion um 40⁰ einen rechten Winkel mit der Muskelebene der Obliqui einschließt und die Achse darstellt, um welche der Bulbus durch Kontraktion jener Muskeln gerollt wird. Nur durch Zusammenwirken je eines geraden und schrägen Hebers (Senkers) kann also ein gleichmäßiges Maximum der Hebung und Senkung im ganzen Blickfeld erzielt werden. Der Anteil des einen und des anderen Muskels an der Hebung (Senkung) ist je nach der Blickrichtung verschieden; den Hauptanteil haben bei geradeaus oder schläfenwärts gerichteter Gesichtslinie die geraden, bei nasenwärts gerichteter (adduzierter) die schrägen Muskeln.

Die theoretische Ableitung der Funktion der einzelnen Vertikalmotoren aus der je nach Lage des Blickpunktes verschiedenen Beziehung der Gesichtslinie zur Muskelebene des oder der betreffenden Muskeln wird durch die Ausfallserscheinungen bei isolierter Parese eines der in Rede stehenden Muskeln vollauf bestätigt. Der nachdrückliche Hinweis hierauf ist notwendig, weil in früheren Darstellungen dieser Verhältnisse der Anteil der einzelnen

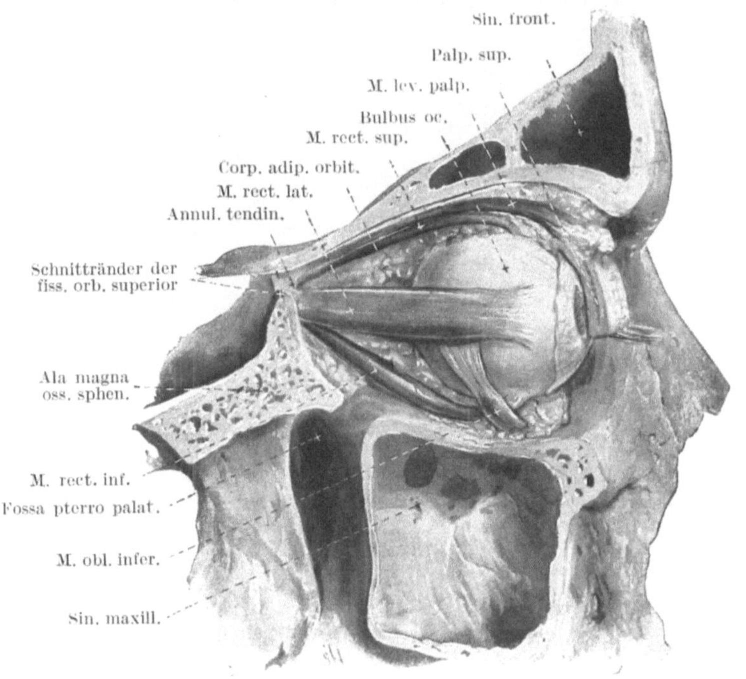

Abb. 8. Muskeln des rechten Auges von rechts. (Nach Spalteholz.)

Augenmuskeln an der Hebung und Senkung abgeleitet wurde von der *isolierten* Aktion jedes Muskels, wie man ihn an der Leiche und am Modell feststellen kann. Daraus sind zahlreiche Fehldiagnosen bei Augenmuskelparesen hervorgegangen. Aus der Beschränkung der Beweglichkeit eines Auges nach innen-unten z. B. wurde eine Parese des Rectus inferior gefolgert, weil dieser Muskel bei *isolierter* Aktion die Gesichtslinie aus der Primärstellung nach unten und etwas nach innen bewegt. Eine solche Folgerung ist falsch, weil intra vitam niemals ein Muskel isoliert innerviert wird, sondern in dem erwähnten Beispiel zur Ausführung der Bewegung nach innen und unten die beiden Senker und der Rectus medialis als Agonisten zusammen in Anspruch genommen werden. Wenn das Blickfeld des betreffenden Auges nur nach innen-unten, nicht aber nach außen-unten eingeschränkt ist, so kann der Rectus inferior unmöglich, gelähmt sein weil der zweite Senker, der Obliquus superior, auf die Senkung bei *abduzierter* Gesichtslinie gar keinen oder nur minimalen Einfluß hat. wie oben gezeigt wurde. Aber — so könnte eingewendet werden — bewirkt nicht die Kontraktion des Obliquus superior Senkung und Abduktion der Gesichtslinie? Das ist zwar der Fall, aber nur in geringem Umfange und nur dann, wenn die Gesichtslinie sich zunächst in annähernd primärer (Mittel-) Stellung befindet. Zur Erreichung der physiologischen Grenzstellung im äußeren-unteren Blickfeldquadranten bedarf es der Mitwirkung des Rectus inferior und Rectus lateralis. Wird die physiologische Grenzstellung nur nach außen-unten. nicht aber im *inneren*-unteren Quadranten erreicht, so ist dafür der Ausfall des Obliquus superior verantwortlich zu machen. Denn auch bei Zusammenwirken des intakten Rectus inferior und des Rectus medialis würde der Ausfall des schrägen Senkers ein Zurückbleiben des betreffenden Auges im Bereich des inneren-unteren Blickfeldquadranten bedingen, weil der Rectus inferior einen um so geringeren Einfluß auf die Senkung des Auges hat, je weiter nach innen (adduziert) die Gesichtslinie gerichtet ist. Es empfiehlt sich also zur Vermeidung von Fehldiagnosen bei Störungen der Vertikalbewegungen stets daran zu denken, daß die Höhenlage des abduzierten Auges vorwiegend von den *geraden*, die des adduzierten Auges vorwiegend von den *schrägen* Muskeln beeinflußt wird.

Blickfeld. Das *Exkursionsgebiet der Augen* zeigt schon bei normalen Individuen weitgehende Verschiedenheiten, die bedingt sind durch entsprechende Verschiedenheiten der für Augenstellung und -bewegungen maßgebenden mechanischen Faktoren. Die größten individuellen Differenzen bestehen für die Blickhebung (20—55°), die kleinsten für die Adduktion (42—53°). Hieraus folgt, daß aus der Bestimmung der Blickfeldgrenzen des Einzelauges keine zuverlässigen Anhaltspunkte für normale oder beschränkte Leistungsfähigkeit der Augenmuskeln zu gewinnen sind. Um so weniger, als aus dem Ergebnis derartiger Untersuchungen nicht zu entnehmen ist, ob die Bewegungsgrenze mittels der normalen oder einer exzessiven Innervation erreicht worden ist.

Das ist leicht zu verstehen, wenn man die Beziehungen der TENONschen Fascie zu den Augenmuskeln betrachtet. Das oberflächliche Blatt der Fascie umkleidet und verbindet die Augenmuskeln miteinander. Von ihm gehen in die Gegend des Äquators Fascienzipfel (ligamentöse Fortsätze) ab und heften sich an die benachbarte Orbitalwand und die Lider. Sie wirken als *Hemmungsbänder*, indem sie sich bei Verkürzung der Muskeln anspannen, so daß die Endstellung des Auges in den verschiedenen Richtungen schon bei einer Verkürzung der Muskeln um etwa $^1/_4$ ihrer Länge erreicht wird, während bei den anderen quergestreiften Muskeln im allgemeinen eine Verkürzung bis auf die Hälfte möglich ist. Durchschneidung der Fascienzipfel ermöglicht Augenbewegungen weit über die physiologische Grenzstellung hinaus (MERKEL). Wenn also normalerweise die Grenzstellung der Augen schon bei einer mäßigen Verkürzung des oder der betreffenden Muskeln erreicht wird, so kann die nämliche Grenze auch bei nicht zu hochgradigen Paresen mit entsprechend verstärkter Innervation noch erreicht werden.

Deswegen reicht die *unoculare* Blickfeldprüfung nur zum Nachweis höhergradiger Paresen aus. Nur die Prüfung des *binocularen* Blickfeldes, d. i. desjenigen Bezirks, worin jeder Punkt binocular fixiert werden kann, läßt schon die leichtesten Grade einseitiger Augenmuskelparesen erkennen; denn der jeweilige Bewegungsimpuls fließt stets beiden Augen gleichmäßig zu, was bei unzulänglicher Reaktion eines paretischen Muskels das Zurückbleiben des betreffenden Auges hinter der Bewegung des anderen und somit Doppeltsehen zur Folge hat.

Noch eine andere im normalen Mechanismus der Augenmuskeln begründete Erscheinung muß bei der Analyse paretischer Krankheitsbilder in Betracht gezogen werden. Durch Blickhebung bzw. -senkung entsteht eine in den mechanischen Einrichtungen begründete Tendenz zur Divergenz bzw. Konvergenz. Sie ist individuell verschieden stark und wird für gewöhnlich vom Fusionszwang überwunden, bei Fehlen desselben aber manifest. Dies führt in der großen Mehrzahl der Fälle dazu, daß ein schon beim Blick geradeaus bestehendes Divergenzschielen durch Blickhebung verstärkt, durch -senkung vermindert, eine Konvergenz in entgegengesetztem Sinne beeinflußt wird (Abnahme der Konvergenz bei Hebung, Zunahme bei Senkung). Hieraus erklären sich manche gelegentlich zu beobachtende Abweichungen paretischer Krankheitsbilder vom Lehrbuchschema.

Das Exkursionsgebiet der Augen wird beim zwanglosen Sehen nur zum kleinsten Teil ausgenutzt; größere Augenbewegungen werden unbewußt durch eine Verbindung der Augen mit gleichgerichteten Kopfbewegungen vermieden, so daß die ersteren auf den mittleren Blickraum beschränkt bleiben. Diesem Verhalten liegt das LISTINGsche Gesetz zugrunde: Es gibt nur *eine* bestimmte Stellung der Gesichtslinien relativ zum Kopfe — die *Primärstellung* —, aus der die Augen nach jeder Richtung um eine feste, zur Gesichtslinien senkrechte Achse, also ohne gleichzeitige Rollung (um die Gesichtslinie) gedreht werden können. Jede Bewegung aus einer *Sekundärstellung* geht mit einer Rollung des Augapfels (Raddrehung) einher. Diese Rollungen erreichen einen nennenswerten Umfang nur bei Bewegungen, die sich den Grenzen des Blickfeldraumes nähern. Die Vermeidung derartiger

Bewegungen durch Zuhilfenahme gleichgerichteter Kopfbewegungen beschränkt die Rollungen auf ein Minimum. Hierdurch wird nicht bloß eine Vereinfachung der für die einzelnen Augenbewegungen erforderlichen Innervation erzielt, sondern es werden auch Scheinbewegungen der Sehdinge vermieden, die eintreten, wenn die Verschiebung der Bilder auf der Netzhaut mit der *beabsichtigten* Blickbewegung nicht harmoniert. Beabsichtigt ist nur die Lageänderung der Gesichtslinien. Eine gleichzeitig ablaufende Rollung um die Gesichtslinien als Achsen — die ja nicht beabsichtigt ist — würde gerade Linien gekrümmt oder in drehender Bewegung erscheinen lassen. Man kann daher das Listingsche Gesetz auf das *Prinzip der vermiedenen Rollung* (Hering) und das *Prinzip des größten Horopters* (Meissner) zurückführen.

III. Die Lähmungen der einzelnen Augenmuskeln.

1. Die Lähmung des Rectus lateralis (Abducens).

Der bei weitem am häufigsten isoliert gelähmte Muskel ist der vom N. VI innervierte *Rectus lateralis*. Deswegen und wegen der Einfachheit des Krankheitsbildes eignet sich die Lateralisparese besonders gut zur Ableitung der objektiven und subjektiven Lähmungssymptome. Wir besprechen zunächst die ersteren.

a) *Die paretische Schielstellung* ist eine Folge der Tonusminderung des gelähmten Muskels: unter dem Einfluß des ungestörten Tonus der übrigen Muskeln tritt eine Schielablenkung ein, deren Richtung im wesentlichen bestimmt ist durch denjenigen Antagonisten des paretischen Muskels, der die gleiche Drehungsachse besitzt. Beim Blick geradeaus weicht daher das Auge mit Lateralislähmung nasenwärts ab. Die Größe der Ablenkung ist sehr verschieden auch bei gleichen Graden der Beweglichkeitsbeschränkung: bald auffallend groß schon im Frühstadium ganz leichter Paresen, bald wiederum sehr gering, selbst bei veralteter totaler Lähmung (Abb. 9), die natürlich gelegentlich auch extreme Ablenkungsgrade aufweist; letzterenfalls besteht in der Regel eine hochgradige Sekundärkontraktur des Antagonisten die den Bulbus auch bei stärkstem Impulse nicht einmal in die Mittelstellung gelangen läßt (Abb. 12).

Der als unmittelbare Lähmungsfolge bestehenden *(primären)* Abweichung des *paretischen* Auges stellen wir die *sekundäre* Ablenkung des *normalen* Auges gegenüber, die bei Übergang der Fixation auf das paretische Auge entsteht. In allen frischen Fällen ist *der sekundäre Schielwinkel größer als der primäre.* Die Differenz kann sehr beträchtlich sein, wie es die Abb. 9 und 10 zeigen, mitunter ist sie nur gering. Ihr Zustandekommen ist folgendermaßen zu erklären: In dem abgebildeten Falle (Abb. 9) ist das linke Auge, wenn das rechte eine geradeaus gelegene Flamme fixiert, um einen sehr geringen Winkel nasenwärts abgelenkt. Die Ablenkung ist nur erkennbar, wenn das rechte (fixierende) Auge verdeckt und Patient zu weiterer Fixation der Flamme ausgefordert wird: jetzt erfolgt eine sehr kleine Abduktionsbewegung (schläfenwärts) des linken Auges, durch die seine Gesichtslinie zur Einstellung auf die Flamme gelangt. Synchron mit dieser Bewegung erfolgt eine sehr viel ausgiebigere Adduktion des rechten Auges, das hierdurch in die sekundäre Schielstellung gelangt (Abb. 10). Die Ungleichmäßigkeit der Bewegungen beider Augen beruht darauf, daß die Linkswendungsinnervation, die nötig ist, um das paretische linke Auge aus der leicht adduzierten Stellung zur Einstellung auf das Fixationsobjekt, also in die Mittelstellung zu bringen, wegen der Lähmung des Lateralis entsprechend verstärkt sein muß. Da jeder Impuls gleichmäßig beiden Augen zufließt, der intakte rechte Medialis also den nämlichen starken Linkswendungsimpuls erhält, den der gelähmte linke Lateralis zur Ausführung der kleinen Bewegung braucht, muß die Bewegung des intakten rechten Auges viel stärker ausfallen, als die assoziierte Bewegung des gelähmten linken Auges: es resultiert die höhergradige Sekundärablenkung des rechten. In atypischen Fällen und in späteren Stadien der Lähmung fehlt diese Differenz zwischen Primär- und Sekundärablenkung, worauf später noch eingegangen wird.

Nicht ganz selten findet sich schon vom Eintritt der Parese an eine Sekundärablenkung. Das kann verschiedene Ursachen haben: entweder hat das gelähmte Auge die bessere Sehschärfe und wird deshalb nach wie vor zum Fixieren benutzt, oder der Patient hat bemerkt, daß er dabei weniger vom Doppeltsehen gestört wird, was auf der Minderwertigkeit des

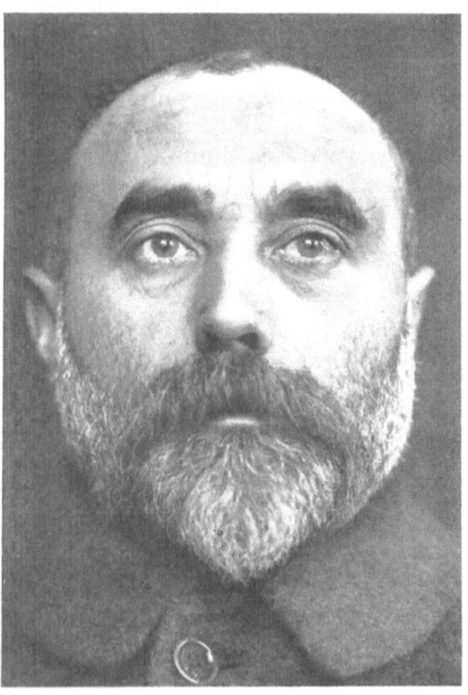

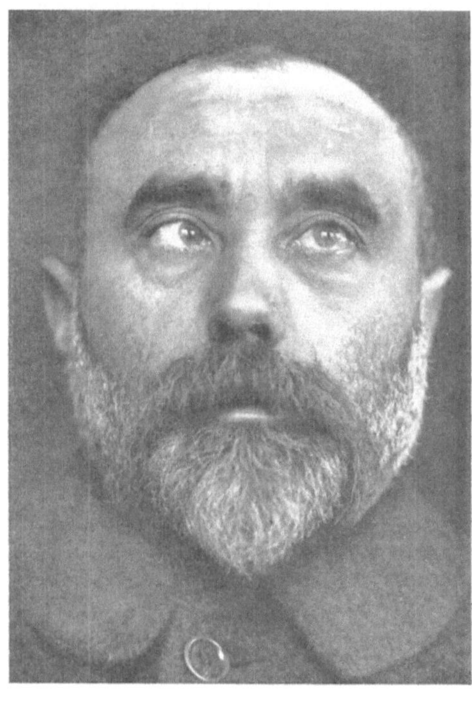

Abb. 9. Totale Lähmung des linken M. rect. lat. Sehr geringe (primäre) Ablenkung des linken Auges.

Abb. 10. Der gleiche Fall bei Sekundärablenkung des gesunden rechten Auges (Fixation mit dem gelähmten Auge).

bei größerem Schielwinkel entsprechend peripherer gelegenen „Trugbildes" beruht. Aus der Schielstellung darf also nicht ohne weiteres geschlossen werden, daß das abgelenkte auch das gelähmte Auge ist.

Die *paretische Ablenkung wächst* beim Blick nach der Wirkungsrichtung des gelähmten Muskels, *nimmt ab* oder verschwindet beim Blick nach der entgegengesetzten Richtung, wobei der paretische Muskel immer weniger und schließlich gar nicht mehr in Anspruch genommen wird.

Diese Regel gilt auch nicht ohne Ausnahme. Früher oder später nimmt der Schielwinkel im Wirkungsbereich des paretischen Muskels nicht mehr zu, schließlich wird er sowohl beim Blick nach der einen wie nach der anderen Seite kleiner. Auch darauf wird später noch einzugehen sein.

b) Solange die Schielwinkelgröße von der Blickrichtung abhängt, besteht in der Regel eine für die Parese charakteristische „*schiefe*" *Kopfhaltung*, die mitunter schon wenn der Patient ins Zimmer tritt, die Diagnose stellen läßt. Der Patient entlastet den paretischen Muskel durch diejenige Kopfhaltung, bei welcher der gelähmte Muskel wenig oder gar nicht in Anspruch genommen wird, so daß binocular fixiert, also einfach gesehen werden kann. Bei Lähmung eines Rechtswenders wird der Kopf nach rechts gedreht, ein in der Medianebene gelegenes Objekt also mit links gestellten Augen (binocular) fixiert.

c) Die *Einschränkung des Blickfeldes* im Wirkungsbereich des gelähmten Muskels gibt nur bei höhergradigen Paresen ein diagnostisch verwertbares Merkmal. Bei leichten Paresen ist aus den oben (S. 182) erwähnten Gründen auch mit exakten Methoden kein Beweglichkeitsdefekt nachweisbar.

d) Von den *subjektiven* Lähmungssymptomen ist das wichtigste die *Diplopie*. Das plötzliche Auftreten von Doppelbildern ist mit einer fast absoluten Sicherheit auf eine Augenmuskellähmung zu beziehen[1]. Lagebeziehung und Abstand der Doppelbilder voneinander bringen die Richtung und Größe der paretischen Ablenkung zum Ausdruck und zeigen daher analoge Verschiedenheiten wie der Schielwinkel, abhängig von der Blickrichtung und von der Fixation mit dem normalen oder gelähmten Auge.

e) Die *Störung der absoluten Lokalisation (fehlerhafte Orientierung)* infolge einer Lähmung ist schon oben (S. 179) erklärt worden. Die Störung ist nur dann eindeutig nachweisbar, wenn das für gewöhnlich abgelenkte gelähmte Auge nach

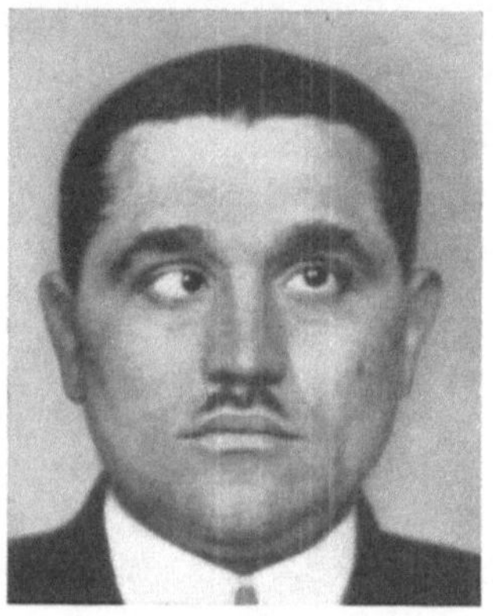

Abb. 11. Totale Lähmung des rechten M. rect. lat. mit hochgradiger Sekundärkontraktur des M. rect. med. (Blick gradeaus.)

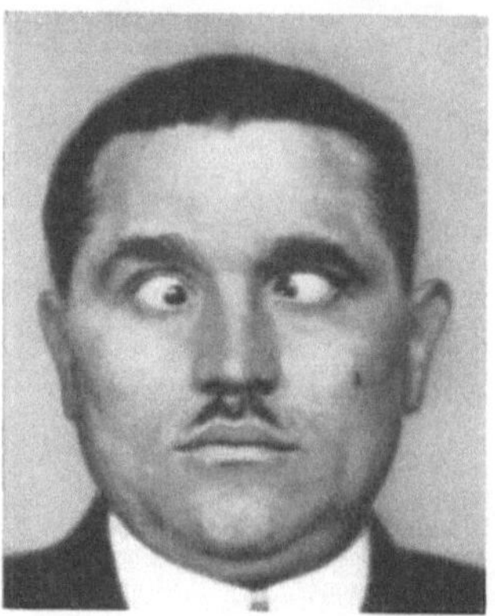

Abb. 12. Der gleiche Fall bei maximalem Rechtswendungsimpuls: Das rechte Auge wird durch die Kontraktur des M. rect. med. im inneren Augenwinkel zurückgehalten.

Verdecken des anderen zum Fixieren verwendet wird. Der Patient sieht beim Beginn der Einstellbewegung eine Scheinbewegung des ganzen Gesichtsfeldes nach der Wirkungsrichtung des gelähmten Muskels, die zugleich mit dem Abschluß der Augenbewegung zum Stillstand kommt. Bei Parese des rechten Lateralis erscheint dann dem Patient das mit dem rechten Auge fixierte geradeaus gelegene Objekt fälschlich mehr oder weniger weit nach rechts verschoben. Gebraucht der Patient aber das paretische Auge dauernd zum Fixieren, so wird der Lokalisationsfehler sehr bald geringer und schließlich überhaupt nicht mehr nachweisbar, weil sich die absolute Lokalisation den veränderten Beziehungen zwischen Innervation und Bewegungsgröße rasch anpaßt.

Die Scheinbewegung der Außendinge verursacht im Frühstadium der Lähmung mitunter Schwindel, aber in der großen Mehrzahl der Fälle nur kurze Zeit, weil sie sich durch Schließen eines Auges oder eine kompensierende Kopfhaltung vor Doppeltsehen und Scheinbewegung schützen.

Gang der Untersuchung. Dem Ungeübten ist dringend zu empfehlen, die einzelnen Akte der Untersuchung auf Augenmuskelparesen in einer bestimmten

---

[1] Seltene Ausnahmen stellen die Fälle dar, bei denen Diplopie entsteht infolge hochgradiger Erschöpfung oder seelischer Erregung, die entweder zum Versagen des Fusionsapparates führt, wobei eine vorher latente Heterophorie manifest wird, oder Augenmuskelspasmen als Teilerscheinung einer funktionellen Neurose auftreten.

Reihenfolge vorzunehmen, einmal, um nichts Wesentliches zu übersehen, sodann, um Fehldeutungen des Krankheitsbildes zu vermeiden. In der *Vorgeschichte* sind Zeitpunkt des Auftretens, die Art der subjektiven Beschwerden und die Bedingungen, unter denen sie besonders fühlbar sind, bereits wichtige Hinweise auf das vorliegende Leiden. Den Zustand des *dioptrischen* und *sensorischen* Apparates muß man kennen, weil unkorrigierte Refraktionsanomalien die Stellung der beiden Augen relativ zueinander auch bei Intaktheit des motorischen Apparates beeinflussen können, und etwa bestehende einseitige Sehschwäche, insbesondere Fehlen des fovealen Fixationsvermögens einzelne Akte der weiteren Untersuchung erschweren oder unmöglich machen.

Objektive Lähmungsmerkmale. Die Untersuchung des oculomotorischen Apparates sollte stets mit der Prüfung der *objektiven* Merkmale beginnen. Sie ist, verglichen mit der Prüfung der subjektiven Symptome, nicht nur wesentlich einfacher und ohne besondere Apparatur durchzuführen, sondern bietet auch eine wertvolle Grundlage zur Beurteilung der Zuverlässigkeit der von der Aufmerksamkeit, Intelligenz und dem guten Willen der Patienten abhängigen subjektiven Erscheinungen, deren Deutung auch dem Augenarzt nicht immer leicht wird. Vielfach ist zunächst eine *habituelle „schiefe"* d. h. von der normalen abweichenden Kopfhaltung zu registrieren; ihr Zweck, die Vermeidung von Doppeltsehen, wird in anderen Fällen durch Zukneifen eines Auges erreicht.

Die Klagen der Patienten über *Diplopie* lassen eine Parese erwarten. Die vorläufige orientierende Prüfung der Augenbewegungen — Blick nach rechts, links, oben, unten und nach den diagonalen Richtungen — läßt nur bei höhergradiger Störung das Zurückbleiben eines Auges beim Blick nach einer bestimmten Richtung erkennen, nicht aber bei leichten Paresen. Die systematische Untersuchung beginnt damit, daß der Patient bei primärer, d. h. normaler, aufrechter Kopfhaltung eine in Augenhöhe und in der Medianebene des Kopfes gelegene kleine helle Flamme fixiert, die mindestens 2 m entfernt an der Wand — am besten im Mittelpunkt einer Tangentenskala (Abb. 13) — angebracht ist.

Die noch immer vielfach geübte Methode, den Patienten einen ihm vor das Gesicht gehaltenen Finger fixieren und dessen Bewegungen folgen zu lassen, ist ganz unzweckmäßig, weil die zum Fixieren des nahen Fingers erforderliche Konvergenz ein pathologisches — z. B. infolge einer P. VI. bestehendes — Einwärtsschielen verdecken kann. Bei einer nichtparetischen Konvergenzschwäche, wie man sie so häufig bei Myopen oder schwächlichen Individuen findet, kann eine mäßige Konvergenz paretischen Ursprungs durch die nichtparetische Insuffizienz der Konvergenz kompensiert, ja überkompensiert werden, so daß die Einstellbewegung bei abwechselndem Verdecken der Augen eine (relative) Divergenz finden läßt.

Verdeckt man dem zur Fixation der kleinen Flamme aufgeforderten Patienten das fixierende Auge, so macht das andere, wenn keine binoculare Fixation besteht, eine Einstellbewegung, aus der die Art (Richtung) der vorher bestehenden Ablenkung erkannt und deren ungefähre Größe geschätzt werden kann. Das verdeckte Auge steht jetzt in einer Schielstellung, die in frischen Fällen deutlich größer ist, als die anfangs bestehende, in diesem Falle also die Sekundärablenkung (s. oben) darstellt.

Jetzt dreht man den Kopf des Patienten nach rechts (bzw. links), wodurch die Augen, um die Flamme weiter zu fixieren, die entgegengesetzte Bewegung also nach links (bzw. rechts) machen müssen. Man erkennt dabei das etwaige Zurückbleiben eines Auges schon daran, daß auf seiner Hornhaut das Reflexbildchen der Flamme vom Zentrum immer weiter peripherwärts rückt, und die Einstellbewegung dieses Auges bei Verdecken des anderen wächst, während sie bei Drehung des Kopfes nach der entgegengesetzten Seite abnimmt, und schließlich ausbleibt: ein Zeichen, daß bei der betreffenden Blickrichtung binocular fixiert wird. Im Anschluß an die Seitenwendung dreht man den Kopf des Patienten um die Horizontal- (Frontal-) Achse — Hebung und Senkung des Kinns — zur Erzielung der entgegengesetzten Vertikalbewegung der Augen, wobei sich deren etwaiger Einfluß auf Richtung und Größe der Ablenkung herausstellt. Den Schluß bilden Drehungen des Kopfes um die Sagittalachse: Neigung gegen die rechte bzw. linke Schulter. Dadurch wird die Blickrichtung des Patienten nicht beeinflußt, wohl aber eine reflektorische (labyrintogene) Innervation der Augen

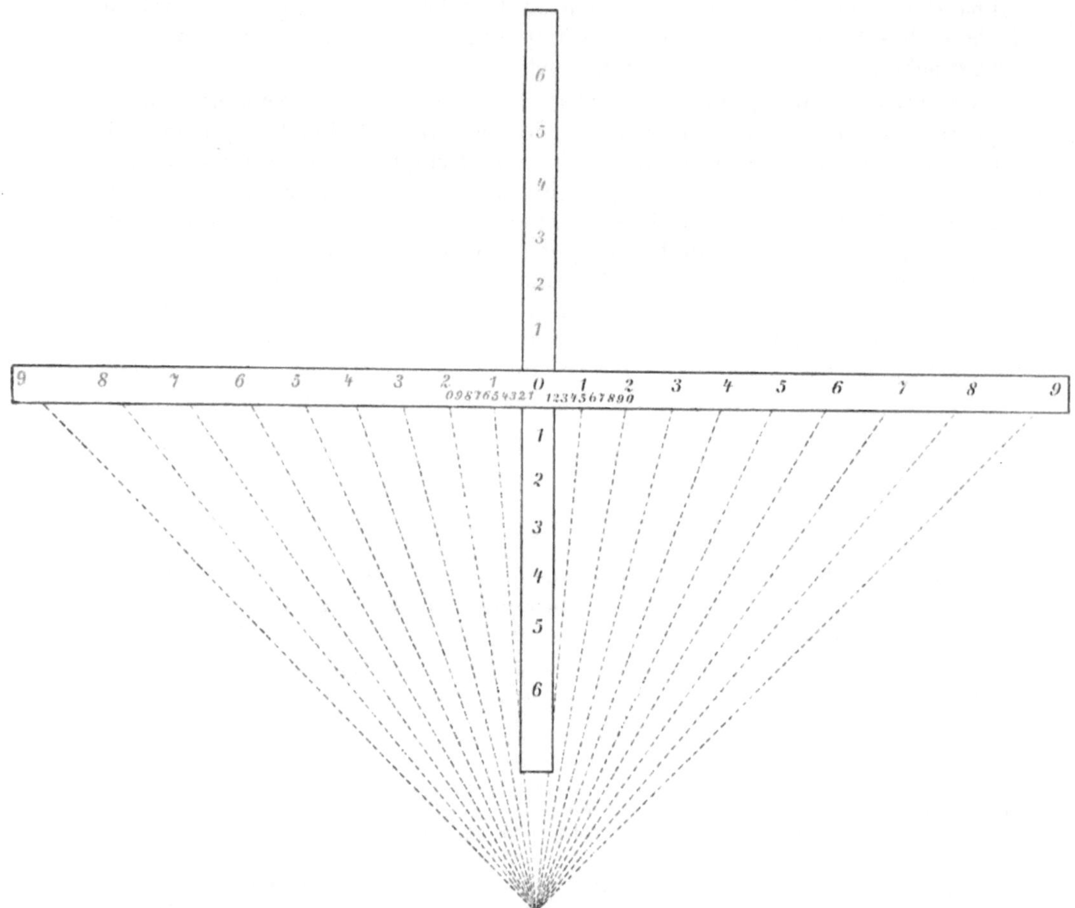

Abb. 13. Tangentenskala (Maddox). Die Zahlen entsprechen Winkelgraden in 5 bzw. 1 m Entfernung.

zur (Gegen-)Rollung um die Gesichtslinien als Achsen erzeugt, woraus sich bei Lähmung eines der an der Ausführung der Rollung beteiligten Heber- und Senkermuskeln diagnostisch wertvolle Anhaltspunkte ergeben können (näheres s. S. 197 f.).

Die soeben beschriebene Untersuchung mit feststehendem Objekt (Flamme) und passiver Bewegung des Kopfes zur Erzielung der gewünschten Augenbewegungen ist weit zweckmäßiger als das früher übliche Verfolgenlassen der umherbewegten Flamme bei feststehendem Kopfe. Zweckmäßiger, weil der Beobachter, der den Kopf des Patienten dreht, ihn zu Augenbewegungen von *bestimmter* Richtung und Größe veranlaßt, während man bei bewegtem Fixationsobjekt die Hilfe eines Assistenten benötigt, der das Fixationsobjekt im Blickfeld herumführt, und der Beobachter den Kopf des Patienten festhalten muß, um die sonst unbewußt erfolgende Beteiligung der Kopf- an den Augenbewegungen zu verhüten, und um gleichzeitig die Augenstellung bei den verschiedenen Blickbewegungen zu kontrollieren.

Die genaue Untersuchung des *Blickfeldes* (der Beweglichkeitsbeschränkung) des gelähmten Auges erübrigt sich in den meisten Fällen, da entweder das Bestehen der Einschränkung schon bei flüchtiger Prüfung ohne weiteres erkennbar ist, oder — bei leichteren Paresen — aus den oben (S. 185) angeführten Gründen auch mit exakter Methodik ein Bewegungsdefekt am gelähmten Auge nicht nachweisbar ist, während durch Aufnahme des *binocularen* Blickfelds (Diplopieprüfung) auch die geringfügigste Ungleichmäßigkeit in der Funktion der assioziierten Muskeln der beiden Augen festzustellen ist. Bei der Prüfung des unocularen Blickfeldes am Perimeter wird eine vom Patienten zu fixierende kleine Flamme am Perimeterbogen entlang bewegt, während der Beobachter über die durch einen kleinen Schirm abgeblendete Flamme hinweg die Lage des Hornhautreflexbildchens relativ zur Pupille des untersuchten Auges kontrolliert. Entfernt sich das Reflexbild von der Pupillenmitte, so ist die Gesichtslinie nicht mehr auf die Flamme eingestellt. Dabei ist aber zu beachten, daß die Gesichtslinie vielfach nicht die Mitte sondern eine exzentrische Stelle der Pupille verläuft, die Abweichung kann bis zu 8⁰ betragen. Die ungefähre Größe dieser Abweichung läßt sich so bestimmen, daß der Patient den Nullpunkt des Perimeterbogens fixiert und der Beobachter die Flamme am Perimeterbogen verschiebt, bis der Reflex in der Pupillenmitte erscheint. Ein Mangel dieser Methode ist die Nähe des Fixationsobjekts am Perimeterbogen (25—30 cm), weil dabei zugleich mit der Akkommodation auch die Konvergenz in Anspruch genommen und dadurch insbesondere die Abduktion erschwert ist. Exakter, aber nur bei gut beobachtenden und willigen Patienten anwendbar, ist die von E. HERING zur Blickfeldprüfung angegebene *Nachbildmethode*. Dem Patienten wird ein vertikales (bzw. horizontales) Nachbild von einer Glühlinie erzeugt, deren Mittelpunkt er fixiert. Dann wird er zu möglichst maximalen Blickwendungen nach den verschiedenen Richtungen veranlaßt und hat anzugeben, bis zu welcher Zahl der 1 m entfernten Tangentenskala (s. S. 190) das Nachbild der Glühlinie gelangt.

Von STEVENS und anderen amerikanischen Autoren sind „*Tropometer*" zur Messung des Blickfeldes angegeben worden. Durch ein senkrecht zur primär gestellten Gesichtslinie justiertes Fernrohr beobachtet man das von einem um 45⁰ gegen die Vertikale gedrehten Spiegel reflektierte Bild des zu untersuchenden Auges. Eine zugleich damit sichtbare Tangentenskala läßt erkennen, wie weit der Hornhautrand nach den verschiedenen Richtungen hin bewegt werden kann.

Subjektive Lähmungsmerkmale. Das wichtigste *subjektive* Merkmal der Augenmuskelparesen ist die *Diplopie,* deren Prüfung für die Erkennung leichter Paresen aber auch zur exakten Registrierung der Lähmungsgrade nicht zu entbehren ist. Der Patient sitzt mit primär gestelltem Kopf gegenüber der 2—2,5 m entfernten Wand, an der in Augenhöhe die *Tangentenskala* (S. 190) angebracht ist; die im Zentrum derselben entsprechend der Medianebene des Patienten befindliche kleine Flamme dient als Fixationsobjekt.

Jede Zahl auf der Skala gibt (in Graden) die Größe des Winkels an, dessen Tangente gebildet wird durch die Strecke zwischen der Zahl und der im Nullpunkt befindlichen Flamme. Der Scheitel des zu den kleinen Zahlen gehörigen Winkels liegt in 1 m, für die großen Zahlen in 5 m Entfernung von der Tafel. Sitzt der Patient in 2 bzw. 2,5 m Entfernung von der Skala, so müssen die Werte der kleinen Zahlen halbiert, bzw. die der großen Zahlen verdoppelt werden. Die dabei entstehenden Fehler sind so gering, daß sie für unsere Zwecke vernachlässigt werden können.

Vor ein Auge des Patienten hält der Untersucher ein dunkelfarbiges (rotes) Glas, durch das nur die gefärbte Flamme sichtbar ist. Bei binocularer Fixation sieht Patient nur ein einfaches (rötliches) Flammenbild im Zentrum der Skala. Bei Schielablenkung eines Auges sieht er, falls nicht hochgradige einseitige Sehschwäche besteht, zwei Flammen; die weiße im Mittelpunkt der Skala, die rote auf einer peripherwärts gelegenen Zahl.

Abb. 14 zeigt als Beispiel einen Fall mit dem Rotglas vor dem linken Auge, an dem auf Grund der voraufgegangenen objektiven Untersuchung eine Abducensparese angenommen wird. Die rote Flamme erscheint dem Patienten auf der roten 6 in der linken Hälfte der Skala. Die Strecke zwischen den gleichseitigen Doppelbildern der Flamme entspricht einem Schielwinkel von 12⁰, da sich die Skala nur in 2,5 m Abstand vom Patienten befindet. Wie Abb. 14 zeigt, ist das rotbelichtete linke Auge auf die Flamme im Zentrum der Skala eingestellt. Warum sieht er sie nicht dort, sondern auf der links davon gelegenen 6? Weil die Fovea (f') des abgelenkten *rechten* Auges auf diese Zahl gerichtet ist und die beiden Foveae als korrespondierende („identische") Netzhautstellen eine und dieselbe (identische) Sehrichtung haben, in der das erscheint, was im gegebenen Augenblick auf den beiden Foveae abgebildet ist, in unserem Beispiel also die 6 und die rote Flamme. Da das Bild der weißen (ungefärbten) Flamme im rechten Auge auf der Stelle α liegt, d. i. 12⁰ nasenwärts von der Fovea, muß die weiße Flamme 12⁰ nach rechts von der roten 6, also im Zentrum der Skala erscheinen. Ob zwischen primärer und sekundärer Ablenkung eine Differenz besteht, erfährt man, wenn nunmehr das Rotglas vor das andere, in unserem Beispiel also vor das rechte Auge gebracht wird. Wenn jetzt die rote Flamme auf der rechtsgelegenen 4 erscheint — gleichseitige Doppelbilder von 8⁰ Abstand —, so haben wir die primäre, bei der vorhergegangenen Prüfung die Sekundärablenkung bestimmt.

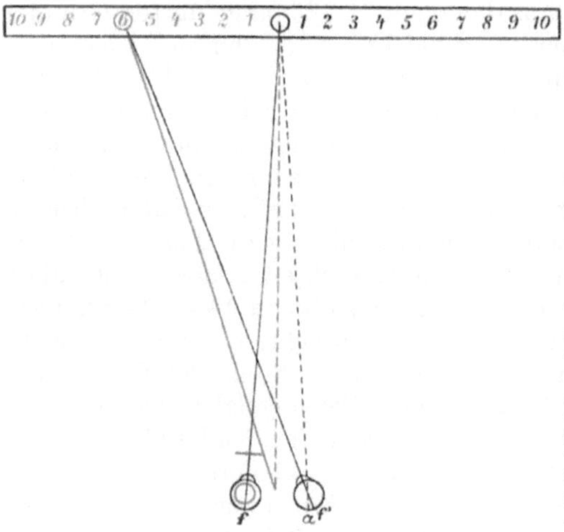

Abb. 14. Messung des Doppelbilder-Abstandes bei pathologischer Konvergenz der Augen.

Das erscheint vielleicht befremdlich, weil wir das Rotglas zunächst vor das paretisch abgelenkte linke Auge gehalten haben; es ist aber leicht zu erklären. Gefragt, wo er die rote Flamme sähe, muß Patient diese fixieren, also die vorher abgelenkte linke Gesichtslinie auf die Flamme einstellen; dabei begibt sich das rechte Auge in die Sekundärablenkung. Das jeweils rotbelichtete Auge wird zur Fixation verwendet, wenn nach dem Ort des roten Flammenbildes gefragt wird. Abb. 15 zeigt die analoge Messung des Doppelbilderabstandes in einem Falle pathologischer Divergenz.

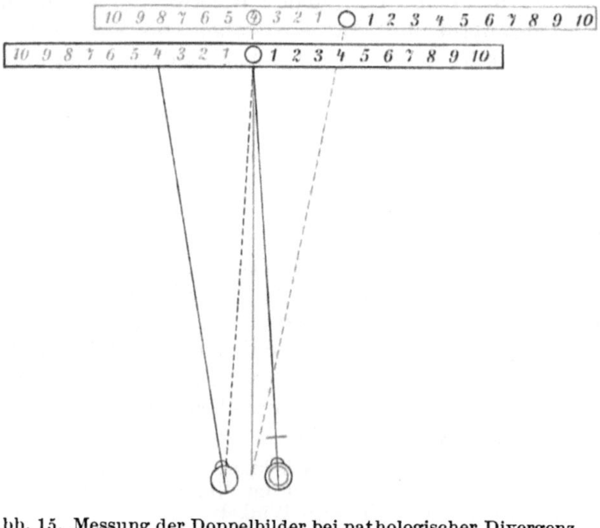

Abb. 15. Messung der Doppelbilder bei pathologischer Divergenz der Augen. Die obere Zahlenreihe gibt an, wo dem Patient die Skala erscheint.

Außer für die Primärstellung — Blick geradeaus — wird der Abstand der Doppelbilder für alle Sekundärstellungen bestimmt, also für Rechts- und Linkswendung, Hebung, Senkung und die Diagonalstellungen des Blickes, herbeigeführt durch entsprechende Drehung des Kopfes um seine Vertikal- bzw. Frontalachse.

Aus dieser Prüfung des binocularen Blickfeldes geht hervor, wie groß der Bezirk ist, innerhalb dessen binoculare Fixation möglich ist. Er ist um so kleiner, je hochgradiger die Parese, und je stärker die sekundäre Kontraktur der Antagonisten ist.

Zur graphischen Registrierung des binocularen Blickfeldes bei Augenmuskel-paresen hat W. Hess (1916) das Prinzip der *Farbenhaploskopie* verwendet.

Durch eine Brille mit einem roten und einem grünen Glase blickt Patient bei primärer Kopfhaltung auf eine in 50 cm Entfernung aufgespannte schwarze Filztafel, auf der sich ein rotes Koordinatensystem befindet (Abb. 16). Ein mittleres Viereck von 30° Breite und Höhe trägt glanzlose rote Marken, die durch das grüne Glas — wenn es genau gegenfarbig ist — unsichtbar sind, weil sie sich vom schwarzen Grunde nicht abheben. Ein grüner Pfeil, der aus dem nämlichen Grunde nur von dem grün-, nicht von dem rotbelichteten Auge gesehen wird, ist mittels eines an einem Zeigestäbchen befestigten Fadens nach den einzelnen roten Marken hin beweglich. Da ein Auge nur den grünen Pfeil, das andere nur die roten Marken sieht, decken sich bei Aufforderung zur Fixation und Berührung einer bestimmten Marke mit dem Pfeil diese bei-den nur dann, wenn beide Ge-sichtslinien auf die Marke ein-gestellt sind. Andernfalls trifft die Gesichtslinie des grünbe-lichteten Auges die Stelle, wo sich der Pfeil befindet, wenn er dem Untersuchten die vom rotbelichteten Auge fixierte Marke zu berühren scheint. Lagebeziehung von Pfeil und Marke zeigen also an, um wie-viel und wohin die Gesichts-linie des grünbelichteten von der des rotbelichteten Auges abweicht, wenn das Doppel-auge unter den zur Fixation der verschiedenen roten Mar-ken erteilten Impulsen steht.

Für gröbere und ty-pische Motilitätsstörungen genügt der beschriebene Apparat. Bei leichten Pa-resen, die nur in der Blick-feld*peripherie* charakteri-stische Ausfallserscheinun-gen ergeben, reicht die Hesssche Tafel, die nur einen mittleren Blickfeld-

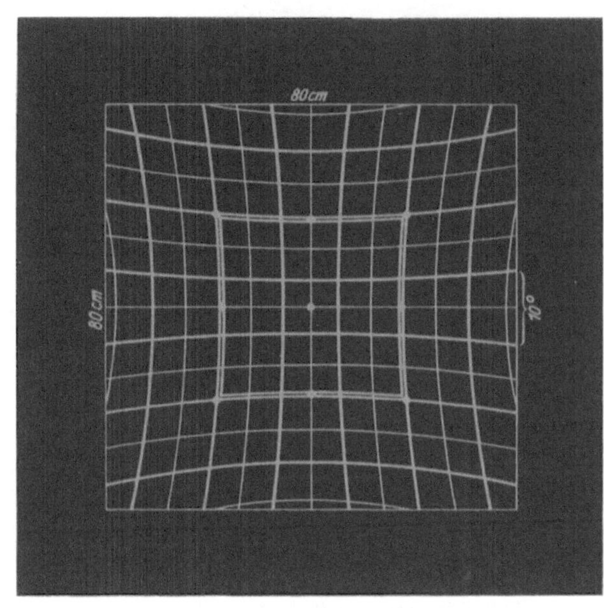

Abb. 16. Graphische Registrierung des binocularen Blickfeldes nach W. Hess.

bezirk von je 15° nach den verschiedenen Richtungen umfaßt, nicht aus und bedarf entsprechender Vergrößerungen. Die Genauigkeit der Befunde wird auch durch den geringen Abstand des Untersuchten (50 cm) vom Fixations-objekt etwas beeinträchtigt, namentlich in der Hinsicht, daß bei Ausschaltung des Fusionszwanges sehr häufig die Konvergenz nicht exakt eingehalten wird, und sich die etwaigen, durch eine Parese bedingten Ausfallserscheinungen kombinieren mit einer seitlichen Verschiebung der beiden Blickfelder als Ausdruck einer nichtparetischen (relativen) Divergenz.

Gleichseitiger Seitenabstand der Doppelbilder, der nach rechts wächst, nach links abnimmt, zeigt eine abnorme *Konvergenz*stellung an: das im einwärts schie-lenden Auge exzentrisch auf der nasalen Netzhauthälfte gelegene Bild des Fixa-tionsobjektes erscheint als „Trugbild" nach der Seite des betreffenden Auges verlagert neben dem auf der Fovea des anderen Auges gelegenen und richtig lokalisierten Bilde. Daß der gleichseitige Seitenabstand der Doppelbilder in der Regel beim Blick nach unten wächst, nach oben abnimmt, beruht auf den oben (S. 185) besprochenen Bedingungen.

Wie beträchtlich der Einfluß der Blickhebung und -senkung auf die Horizontal-ablenkungen sein kann, zeigen die Abb. 17 und 18 eines Falles von Abducenslähmung, an dem die sehr auffällige habituell gesenkte Kopfhaltung zunächst an die Parese eines oder

mehrerer Senkermuskeln denken ließ. Bei primärer Kopfhaltung bestand eine mäßige
paretische Konvergenz, die infolge einer Sekundärkontraktur des Medialis bei Links- und
Rechtswendung des Blicks nicht wesentlich variierte. Deswegen verhalf dem Patienten
eine Seitwärtsdrehung des Kopfes nicht zum binocularen Einfachsehen, wohl aber eine
starke Blickhebung, wie sie durch Senkung des Kinns gegen die Brust erreicht wurde. Die
dabei aus mechanischen Gründen begünstigte Divergenz genügte zur Kompensierung der
paretischen Konvergenz. Bei der durch Rückwärtsneigung des Kopfes veranlaßten Blicksenkung nahm die Konvergenz beträchtlich zu (Abb. 18).

Die *Störung der absoluten Lokalisation* wird nach dem Prinzip des von Graefeschen *Tastversuchs* an jedem Einzelauge geprüft.

Wie oben (S. 179) erörtert wurde,
ist die Vorstellung von der Lage eines
Gegenstandes — die absolute oder

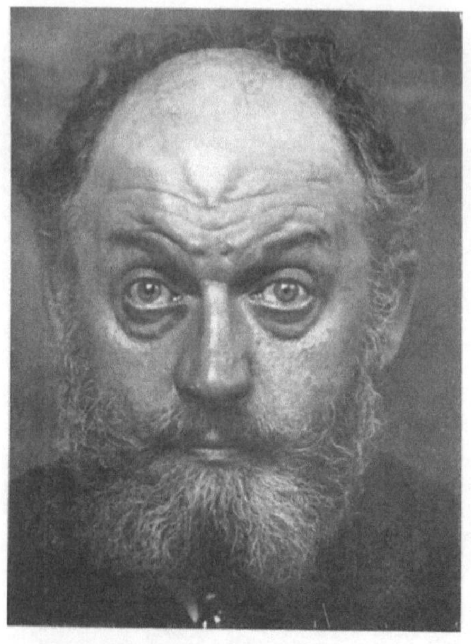

Abb. 17. Einfluß der gesenkten (habituellen) Kopfhaltung bei Abducensparese: binoculare Fixation.

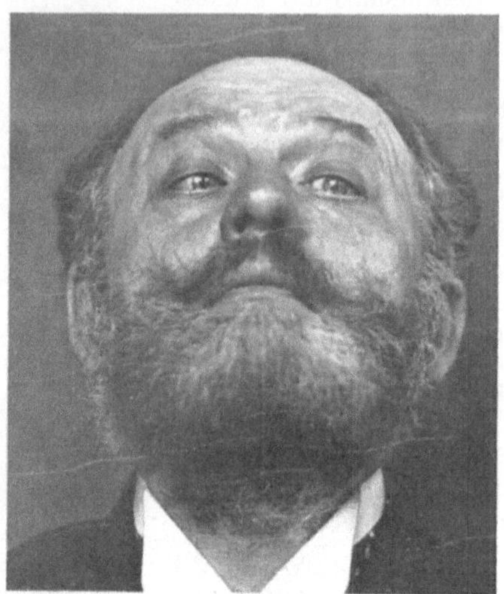

Abb. 18. Einfluß der entgegengesetzten Kopfhaltung (Rückwärtsneigung) in dem gleichen
Falle.

egozentrische Lokalisation — richtig oder falsch, je nachdem die zur Fixation
desselben führende Einstellbewegung Effekt des normalen oder eines abnormen
Innervationsimpulses ist. Solange bei Parese des rechten Rectus lateralis das
linke Auge fixiert, erscheint ein in der Medianebene des Patienten gelegenes
Fixationsobjekt am „richtigen" Ort. Wenn aber das linke Auge verdeckt und
das rechte Auge zum Fixieren veranlaßt wird, so hat schon der Rechtswendungsimpuls, der erforderlich ist zur Einstellung der nasenwärts abgelenkten Gesichtslinie auf das in der Medianebene befindliche Fixationsobjekt, eine Scheinverlagerung des Gesichtsfeldes nach rechts zur Folge. Diese Scheinverlagerung
ist um so größer, je stärker auf Grund der Lateralisparese der zur Einstellung
der Gesichtslinie benötigte Rechtswendungsimpuls sein muß. Die gestörte
Lokalisation läßt der Tastversuch erkennen: bei der Aufforderung, mit dem
Zeigefinger rasch nach dem Fixationsobjekt zu stoßen, geht der Finger rechts
am Fixationsobjekt vorbei, um so weiter nach rechts, je höhergradig und je
frischer die Parese ist.

Die Größe des Lokalisationsfehlers, also des Winkels, um welchen die getastete Richtung
von derjenigen abweicht, in der das Objekt liegt, entspricht der Größe des *sekundären*
Schielwinkels. Exakte Untersuchungen haben diese auf Grund theoretischer Überlegungen
zu erwartende Tatsache erwiesen. Die zur Einstellung des paretischen Auges auf das

Fixationsobjekt erforderliche (abnorme) Innervation ist bestimmend sowohl für die Richtung, in der das Fixationsobjekt erscheint, als auch für die Stellung des normalen (verdeckten) linken Auges, so daß dessen Gesichtslinie dahin gerichtet sein muß, wo das Fixationsobjekt bei alleinigem Sehen mit dem paretischen rechten Auge zu liegen scheint. Der oben skizzierte primitive Tastversuch läßt allerdings den Lokalisationsfehler in der Regel zu klein erscheinen, weil ja auch der tastende Arm und Finger falsch lokalisiert werden, d. h. in der Richtung der Einstellbewegung verschoben erscheinen. Diese Fehlerquelle wird ausgeschaltet, wenn der Patient beim Tastversuch den tastenden Arm und Finger nicht sieht (BIELSCHOWSKY 1906).

Abweichungen vom typischen Bilde der Abducenslähmung. a) Bei leichteren Paresen, niemals bei Paralysen, kann im Laufe der Zeit die *Differenz zwischen primärem und sekundärem Schielwinkel*, ebenso *die Abhängigkeit der Schielwinkelgröße vom Wechsel der Blickrichtung verloren gehen:* die Ablenkung hat dann das Gepräge des konkomitierenden Strabismus convergens. Ausnahmsweise erfolgt die Ausbildung dieses atypischen Verhaltens schon nach wenigen Wochen oder gar Tagen. Sieht man einen solchen Fall erst in diesem Stadium, so kann die Entscheidung, ob eine Abducensparese oder eine sog. Divergenzlähmung (s. S. 239) vorliegt, oder ob eine früher latente nichtparetische Stellungsanomalie (Esophorie) durch irgendwelche den Fusionsapparat schädigende Einflüsse manifest geworden ist, sehr schwierig, ja unmöglich sein.

Unerläßliche Voraussetzung für die Ausbildung dieses atypischen Verhaltens ist die allmähliche Besserung der Funktion des paretischen Muskels, während die zunächst rein funktionelle „Verkürzung" des Antagonisten längere Zeit konstant bleiben kann. Bildet sie sich gleichfalls zurück, so verschwindet die Ablenkung allmählich: restitutio ad integrum. Wird aber die Verkürzung des Antagonisten im Laufe der Zeit durch Strukturänderung des Muskels mechanisch fixiert, so verbleibt schließlich trotz Ausheilung der ursprünglichen Parese ein konkomitierendes Schielen.

b) Mit der Horizontalablenkung kann eine geringe *vertikale,* ausnahmsweise auch eine *Rollungsabweichung* verbunden sein, nachweisbar in der Regel durch ein entsprechendes Verhalten der Doppelbilder. Ob hierin die Kombination der Abducens- mit einer Heber- oder Senkerparese, oder der Ausfall einer von der Regel abweichenden Funktion [1] des paretischen Muskels zum Ausdruck kommt, ergibt die genauere Untersuchung: ersterenfalls müssen die vertikale und Rollungskomponente der Ablenkung bei den verschiedenen Blickrichtungen die für Paresen der Vertikalmotoren charakteristischen Verschiedenheiten zeigen, letzterenfalls fehlen diese Verschiedenheiten oder sind sehr unbedeutend. Schließlich können atypische Ablenkungen auch durch das Zusammentreffen der paretischen mit Störungen nichtparetischer Herkunft bedingt sein. Eine früher latente Vertikalablenkung (Hyperphorie) wird manifest, wenn der Fusionszwang infolge Auftretens einer Parese die Hyperphorie nicht mehr auszugleichen vermag. Daß der vertikalen Komponente der Ablenkung keine Parese zugrunde liegt, ergibt sich aus dem Fehlen der für Paresen der Vertikalmotoren charakteristischen Symptome (s. S. 196).

c) *Ständige Fixation mit dem gelähmten Auge* (Sekundärablenkung des intakten Auges) besteht in manchen Fällen vom Einsetzen der Lähmung an. Häufigste Ursache ist, wie bereits erwähnt, die Minderwertigkeit des Auges mit ungestörter Motilität, bedingt durch höhergradige Ametropie oder krankhafte Veränderungen (Medientrübungen, Hintergrundsanomalien).

Zuweilen sind aber in derartigen Fällen beide Augen gleich sehtüchtig. Die Bevorzugung des paretischen Auges zur Fixation kann in solchen Fällen darauf beruhen, daß dieses Auge

---

[1] Der Lateralis kann neben seiner Hauptfunktion, der Seitenwendung, auch einen gewissen Einfluß auf die Vertikalbewegung und eventuell auch auf die Meridianstellung dadurch besitzen, daß er nicht symmetrisch zum Horizontalmeridian liegt und die Insertionslinie schräg verläuft.

aus irgendwelchen Gründen von jeher beim Sehen bevorzugt wurde, z. B. in Berufen, in denen häufig unocular bzw. so gesehen wird, daß beide Augen verschiedene Sehfelder haben, und nur dem einen die Aufmerksamkeit zugewendet ist (z. B. beim Mikroskopieren) während das Sehfeld des zweiten Auges vernachlässigt wird.

An das Bestehen einer Sekundärablenkung muß gedacht werden, wenn die Ablenkung auffallend groß ist, ferner bei relativ geringer Beweglichkeitsbeschränkung, endlich bei ungewöhnlich starker habitueller, binoculares Einfachsehen ermöglichender Seitwärtsdrehung des Kopfes.

Wenn man in Fällen mit ständiger Sekundärablenkung den Tastversuch anstellt, so findet man bei Prüfung des gelähmten (fixierenden) Auges keinen oder nur einen sehr geringen Tastfehler, dagegen einen beträchtlichen Fehler bei Prüfung des nichtgelähmten, aber für gewöhnlich abgelenkten Auges. Die hierbei in Erscheinung tretende Störung der absoluten Lokalisation hat ein vom Typus der paretischen Lokalisationsstörung grundsätzlich abweichendes Gepräge. Während nämlich in einem typischen Falle von Parese des rechten Abducens bei Fixation mit dem rechten Auge am Fixationsobjekt nach rechts vorbeigetastet wird und der Tastfehler um so größer ist, je weiter nach rechts das Fixationsobjekt liegt, findet man in einem Falle mit der gleichen Lähmung aber ständiger Sekundärablenkung des *nichtgelähmten linken* Auges bei Anstellung des Tastversuches ein Vorbeitasten nach *links*. Daß dies nicht auf einer Parese des linken Lateralis beruht, geht aus der Abnahme des Tastfehlers in der linken und aus seiner *Zunahme* in der *rechten* Blickfeldhälfte, also im Wirkungsbereich des Medialis, hervor. Wäre dieser Muskel paretisch, so müßte in seiner Wirkungsrichtung, d. i. nach rechts, vorbeigetastet werden. In einer derartigen Lokalisationsstörung kommt also nicht eine zu schwache, sondern eine zu *starke* Reaktion des Medialis auf den Einstellungsimpuls zum Ausdruck; die Kontraktion des Muskels erfolgt überstürzt, krampfartig, weil sein Tonus durch die dauernde Inanspruchnahme (zur Unterhaltung der Sekundärablenkung) abnorm erhöht ist. Man nennt den soeben skizzierten einen ,,spastischen" zum Unterschied von dem paretischen Lokalisationsfehler. Zwingt man durch mehrtägigen Verband des paretischen Auges das andere zu dauernder Fixation, so verliert sich der ,,spastische" Lokalisationsfehler sehr bald und der paretische kommt bei Untersuchung des mehrere Tage vom Sehakt ausgeschlossenen Auges zum Vorschein.

2. Das Krankheitsbild der Trochlearislähmung.

Nächst der Abducenslähmung ist die Trochlearislähmung die am häufigsten vorkommende Lähmung eines einzelnen Augenmuskels[1]. Die Kranken klagen über verschieden hochstehende Doppelbilder, die sich besonders beim Treppabgehen unangenehm bemerkbar machen (Fehltreten!). Unter den *objektiven* Merkmalen ist in typischen und frischen Fällen zunächst die *habituelle Schiefhaltung des Kopfes* auffällig: der Kopf ist gegen eine Schulter (um die Sagittalachse) geneigt, vielfach nach der gleichen Seite (um die Vertikalachse) gedreht, das Kinn leicht gesenkt. Bei dieser Kopfhaltung besteht binoculare Fixation.

Ein im frühen Kindesalter bemerkter habitueller Schiefhals (Caput obstipum) beruht nicht ganz selten auf angeborener Schwäche eines Trochlearis, was schon von Cuignet (1873) erkannt, von Landolt (1890) näher beschrieben worden ist. Der oculare Ursprung wird vielfach nicht erkannt und nutzlos lange Zeit mit chirurgisch-orthopädischen Maßnahmen, gelegentlich sogar mit Durchschneidung des M. sterno-cleido-mastoideus — natürlich erfolglos — behandelt, trotzdem gar keine Kontraktur dieses Muskels vorliegt. Ich habe eine große Zahl solcher Fälle gesehen und durch operative Korrektur der okularen Störung das prompte Verschwinden des Torticollis erreicht; sobald auch bei aufrechter Kopfhaltung binoculares Einfachsehen möglich ist, geben die Patienten spontan, d. h. ohne weitere Maßnahmen (Übungen, Bandagen u. dgl.) die schiefe Kopfhaltung auf.

Richtet man den Kopf des Patienten auf und läßt ihn eine kleine Flamme fixieren, so kann man vielfach schon eine Vertikaldivergenz erkennen, an der verschieden hohen Lage der Hornhautreflexbildchen. Das Aufwärtsschielen z. B. des rechten Auges wird bestätigt durch dessen — bei Verdecken des linken Auges erfolgende — Abwärtsbewegung zwecks Einstellung der rechten Gesichtslinie auf das geradeaus gelegene Fixationsobjekt. Nunmehr steht das vorher geradeaus gerichtete linke Auge nach unten abgelenkt (Abb. 19). Wir haben

---

[1] Unter 1750 Augenmuskellähmungen meines eigenen Beobachtungsmaterials fanden sich in 25% isolierte Abducens- und 20% isolierte Trochlearislähmungen.

jetzt den *sekundären Schielwinkel* vor uns, der merklich größer ist, als der primäre, weil der zur Einstellung der rechten, ursprünglich nach oben abgelenkten Gesichtslinie erforderliche Senkungsimpuls beiden Augen gleichmäßig zufließt, aber am nichtgelähmten linken Auge einen größeren Effekt hat, als am paretischen rechten Auge. Bei Linkswendung der Augen wächst die Vertikaldivergenz beträchtlich, bei Rechtswendung verschwindet sie. Das Maximum der Vertikaldivergenz wird erreicht beim Blick nach links-unten (Abb. 20), während sie beim Blick nach rechts-unten nicht mehr wahrnehmbar ist (Abb. 21), ebensowenig im ganzen oberen Blickfeld, auch beim Blick nach links-oben. Hieraus ergibt

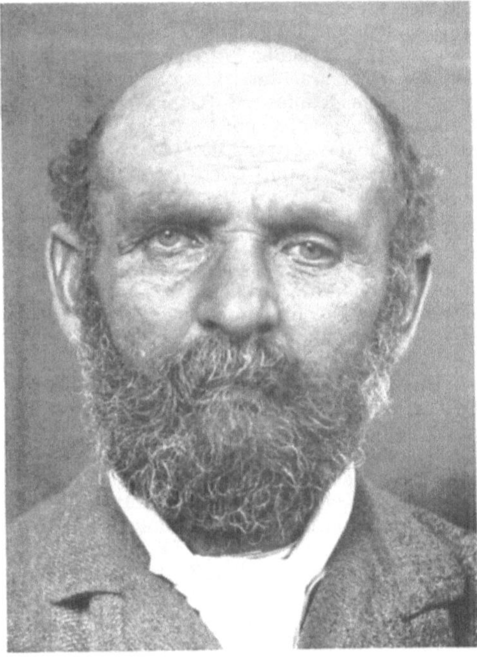

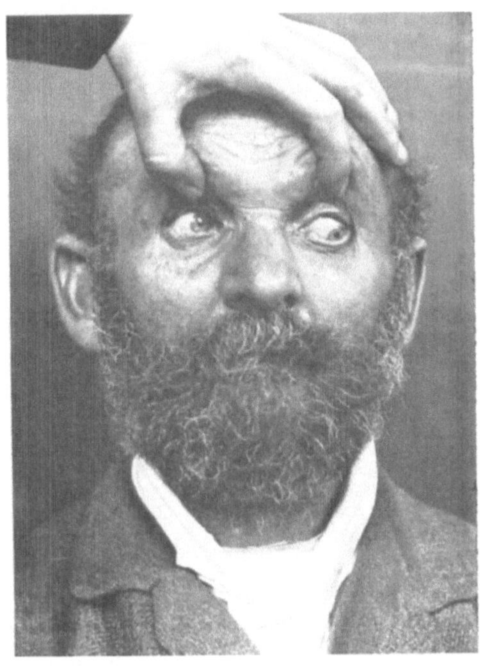

Abb. 19. Rechtsseitige Trochlearislähmung. Das rechte Auge mit der besseren Sehschärfe fixiert, das linke ist in Sekundärabhang (nach unten) abgewichen.

Abb. 20. Beim Blick nach links-unten zeigt sich der totale Ausfall der Funktion des rechten Obliqu. sup.

sich unter Berücksichtigung der oben (S. 183) erörterten Wirkungsweise der Vertikalmotoren die Lähmung desjenigen Senkers des linken Auges, der die *Senkung aus adduzierter Stellung* vorwiegend zu besorgen hat, d. i. des linken *M. obl. sup.*

Ein Merkmal, das man so gut wie ausnahmslos bei Paresen der schrägen Muskeln feststellen kann, ist der sehr auffällige *Einfluß der Seitwärtsneigung des Kopfes auf die Größe der Vertikaldivergenz*. Wie schon erwähnt, ist in typischen frischen Fällen von Trochlearislähmung die Seitwärtsneigung des Kopfes die wesentlichste Komponente in der habituellen „schiefen Kopfhaltung", bei der die Patienten binocular einfach sehen (Abb. 22). Läßt man den Kopf der Patienten nach der entgegengesetzten Seite neigen, *ohne daß dabei die Blickrichtung geändert wird,* so entsteht eine mehr oder minder beträchtliche Vertikaldivergenz (Abb. 23), gleichzeitig geben die meisten Patienten den Zerfall des vorher einfach gesehenen Fixationsobjektes in Doppelbilder an.

Zur Vermeidung von Fehlerquellen, insbesondere einer unbeabsichtigten Änderung der Blickrichtung bei dieser Prüfung dient eine nach dem Prinzip des HELMHOLTZschen

Visierzeichens von F. B. Hofmann und mir angegebene Beißbrettchenvorrichtung (Abb. 24). Der Kopf des Patienten ist durch Einbeißen in das Beißbrettchen in seiner Lage relativ zum Fixationsobjekt, einem auf weißem Karton angebrachten horizontalen Streifen, fixiert. Beißbrettchen und Karton sind an den beiden Enden eines dünnnen Stabes befestigt, der durch eine mit dem Handgriff verbundene kleine Röhre läuft und sich in dieser bei Seitwärtsneigung des Kopfes dreht. Auf diese Weise hat man die Sicherheit, daß das Gesichtsfeld des Patienten die Neigung des Kopfes im gleichen Sinne und Umfange mitmacht, daß also eine etwaige Änderung in der Lage und im Abstand der vom Patienten angegebenen Doppelbilder voneinander *nicht auf Änderung der Blickrichtung* beruht.

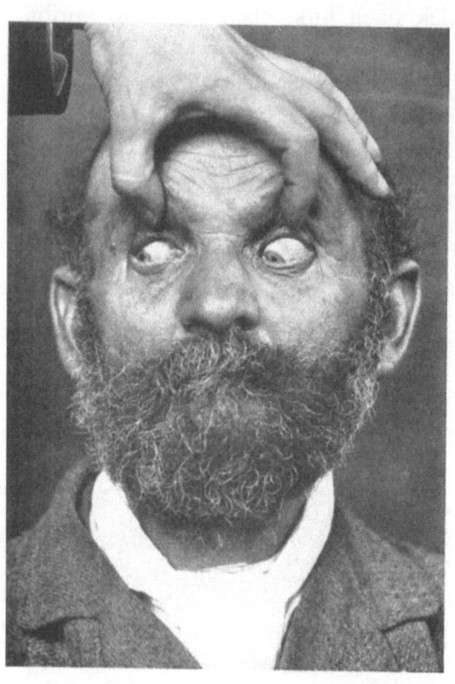

Abb. 21. Beim Blick nach rechts-unten sind beide Augen gleichmäßig gesenkt, trotz der totalen Lähmung des rechten schrägen Senkers.

Wenn bei aufrechter Kopfhaltung (Abb. 24a) ein geringer, bei Rechtsneigung des Kopfes (Abb. 24c) ein hochgradiger Tiefer- und Schrägstand des zum rechten Auge gehörigen Trugbildes besteht, so ist daraus eine vermehrte Inanspruchnahme des paretischen rechten Obl. sup. bei Rechtsneigung des Kopfes zu folgern. Die bei Linksneigung des Kopfes eintretende Umkehr der Höhendistanz der Doppelbilder (Abb. 24b) zeigt, daß auch der linke Obl. sup. — in geringerem Maße als der rechte — paretisch ist, was sich aber erst dann zu erkennen gibt, wenn der linke Obl. sup. durch die bei Linksneigung des Kopfes eintretende Innervation der Augen zur Gegenrollung (nach rechts) in verstärktem Maße in Anspruch genommen wird. Bei fehlerfreier Versuchsanordnung kann die Seitwärtsneigung des Kopfes nur eine von den Vertikalmotoren der Augen vermittelte (Gegen-) Rollung (Raddrehung) der Augen um die Gesichtslinien als Achsen bewirken; bei Linksneigung des Kopfes werden am linken Auge die Ein-, am rechten die Auswärtsroller vom Vestibulärapparat aus zur Gegen- (Rechts-) Rollung innerviert. Einwärtsroller sind die oberen Muskeln (Rectus superior und Obliquus superior). Sie sind — mit Ausnahme der rollenden Komponente — Antagonisten: der Rectus superior hebt und adduziert, der Obliquus superior senkt und abduziert die Gesichtslinie. Eine gleichzeitige Innervation dieser Muskeln kann daher wegen ihrer antagonistischen Wirkungsweise unter normalen Verhältnissen keinen Einfluß auf die Stellung der Gesichtslinie haben und nur eine Rollung des Bulbus um die Gesichtslinie als Achse bewirken. Ist aber der linke Obliquus superior gelähmt, so kann er die antagonistische Wirkung des Rectus superior nicht mehr kompensieren, wenn beide Muskeln bei Linksneigung des Kopfes zur Gegenrollung innerviert werden; dies zeigt sich in der dabei eintretenden Abweichung der linken Gesichtslinie nach oben. Die durch Rechtsneigung des Kopfes ausgelöste reflektorische Linksrollung der Augen wird am linken Auge durch die Auswärtsroller — Rectus inferior und Obliquus inferior — besorgt. Da der gelähmte Obliquus superior sin. nicht in Aktion zu treten hat, vielmehr durch die Innervation seines Antagonisten (Obliquus inferior) entlastet ist, würde die sonst — auch bei aufrechter Kopfhaltung bestehende — Vertikaldivergenz verschwinden, wenn nicht gleichzeitig auch der zweite Obl. sup. gelähmt wäre.

Die eben geschilderte Untersuchungsmethode ist bei frischen, unkomplizierten Fällen für die Diagnose entbehrlich, kann aber in veralteten, atypischen Fällen das einzige, die Differentialdiagnose ermöglichende Symptom darstellen.

In einem Falle von *totaler* Lähmung des Obliquus superior ist die Aufnahme des unocularen Blickfeldes für die *Diagnose* entbehrlich. Das gleiche gilt für die *Doppelbildprüfung*, die man jedoch zur genauen Registrierung des Befundes und zur Kontrolle des Verlaufes braucht. Unentbehrlich ist die Prüfung der Diplopie bei leichteren Paresen ohne gröberen Beweglichkeitsdefekt.

Die durch Vorsetzen des Rotglases vor ein Auge differenzierten *Doppelbilder der horizontalen Tangentenskala* mit der im Nullpunkt befindlichen Flamme zeigen einen *vertikalen,* vielfach auch einen geringen *Lateral*-Abstand und sind *gegeneinander geneigt,* d. h. konvergieren nach rechts oder links. Das Verhalten der Doppelbilder in den verschiedenen Teilen des Blickfeldes ist für eine frische Parese des rechten Obliquus superior in Abb. 25 dargestellt. Bei horizontaler und gesenkter Blicklage liegt das zum rechten Auge gehörige Bild (r) unterhalb des anderen (l), und zwar wächst die Vertikaldivergenz bei zunehmender Blicksenkung, während in der oberen Blickfeldperipherie binocular einfach gesehen

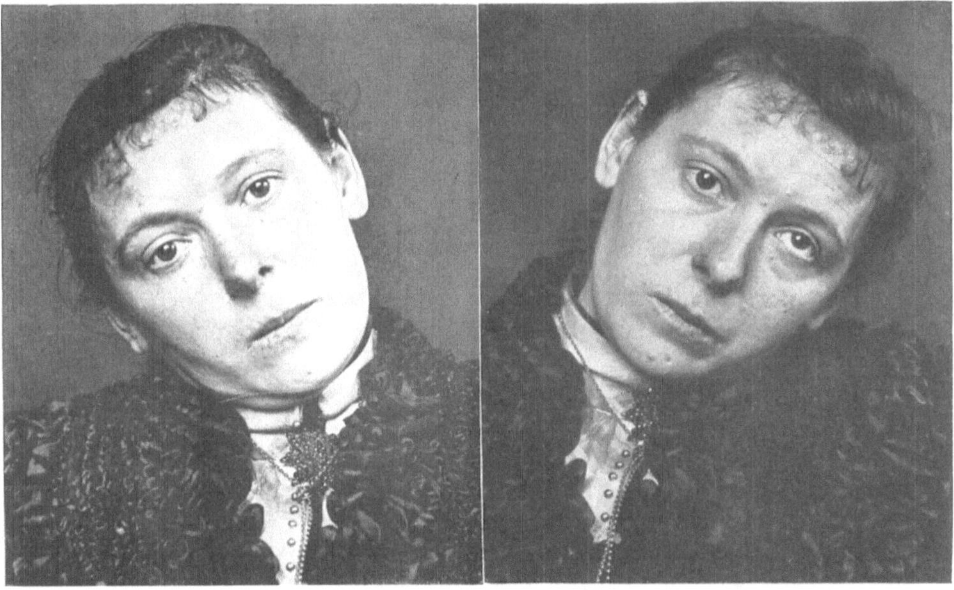

<table>
<tr><td>Abb. 22. Habituelle Rechtsneigung des Kopfes ermöglicht bei linksseitiger Trochlearisparese binoculares Einfachsehen.</td><td>Abb. 23. Bei Linksneigung des Kopfes weicht das paretische linke Auge nach oben ab.</td></tr>
</table>

wird: Beweis, daß ein Senker desjenigen Auges paretisch ist, dem das tieferstehende Bild (r) zugehört. Aber die Vertikaldivergenz wächst nicht nur bei Blicksenkung, sondern auch bei Linkswendung des Blickes (Adduktion des rechten Auges), während sie auch in der Horizontalebene verschwindet, wenn der Blick nach rechts wandert, das rechte Auge also abduziert wird. Ihr Maximum erreicht die Vertikaldivergenz beim Blick nach links-unten, also derjenigen Bewegung, bei der auch das stärkste Zurückbleiben des (adduzierten) rechten Auges zu konstatieren war (Abb. 25).

Die etwa neben der Vertikaldivergenz bestehende Lateraldistanz der Doppelbilder ist in der Regel gering und uncharakteristisch, wenn nicht neben dem Senkermuskel auch ein Seitenwender paretisch ist. Die in den Lehrbuchdarstellungen häufig zu findende Angabe, daß die Doppelbilder bei Trochlearislähmung auch einen *gleichseitigen Abstand* hätten wegen Ausfalls der abduzierenden Komponente des schrägen Senkers ist *irreführend,* weil sie für die zahlreichen Fälle, die vor Eintritt der Parese eine latente Divergenz (Exophorie) als Ruhelage hatten, nicht zutrifft. Die infolge der Lähmung manifest werdende Exophorie verdeckt oder überkompensiert die geringe Konvergenz, die bei Orthophorie aus der Parese des Obliquus superior resultieren würde, so daß die Doppelbilder entweder überhaupt keinen oder sogar einen *gekreuzten* Seitenabstand aufweisen. Letzteres Verhalten besteht nach meinen Erfahrungen in etwa 20% der typischen Trochlearislähmungen. Man soll daher bei Paresen der Vertikalmotoren auf einen etwa angegebenen geringen Seitenabstand der Doppelbilder kein Gewicht legen, es sei denn, daß dieser Abstand bei

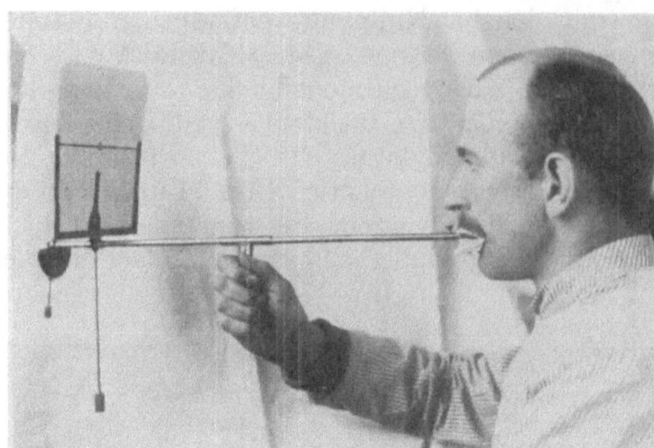 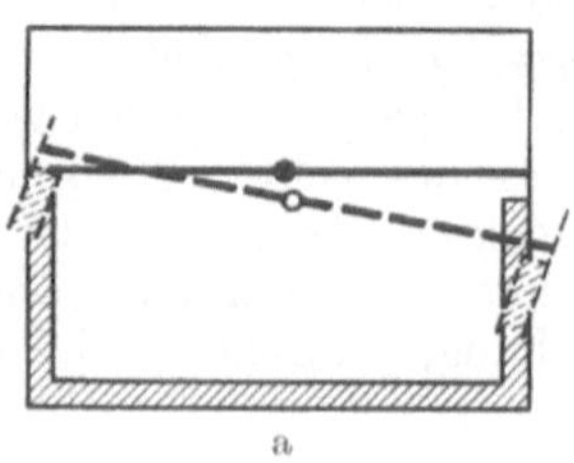

a

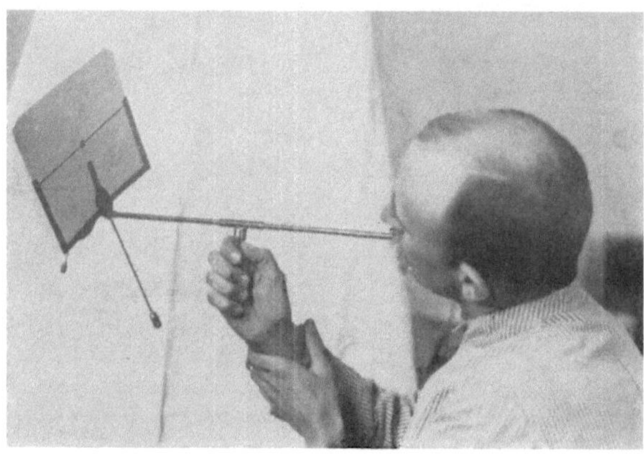 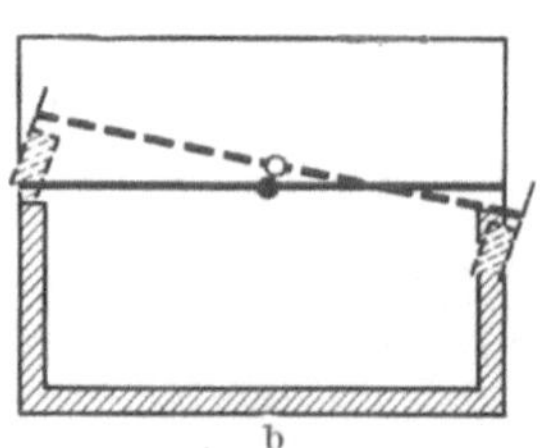

b

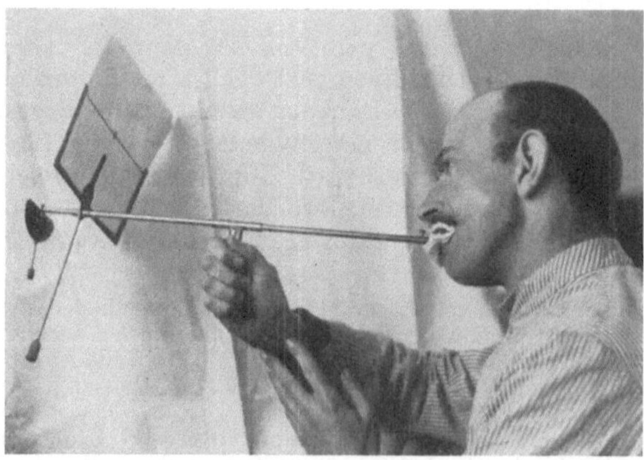 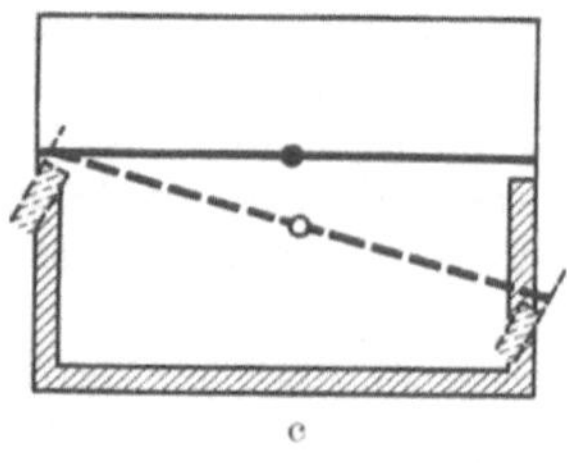

c

Abb. 24a—c. Einfluß der seitlichen Kopfneigung im Beißbrettchenversuch bei einer doppelseitigen Trochlearisparese. Die Doppelbilder des fixierten horizontalen Streifens zeigen bei aufrechter Kopfhaltung (24a) den Höherstand des rechten Auges nebst Verrollung (Meridianabweichung); das zugehörige Trugbild (gestrichelt) steht tiefer und schief. Bei Rechtsneigung des Kopfes (24c) erreicht die Ablenkung ihr Maximum, bei Linksneigung des Kopfes (24b) steht das Bild des rechten Auges höher, worin die Parese des linken Obl. sup. zum Ausdruck kommt, der bei Linksneigung des Kopfes zur Gegenrollung der Augen innerviert wird.

Änderung der Blickrichtung die für Parese eines Seitenwenders charakteristischen Änderungen erkennen läßt.

Sehr charakteristisch dagegen ist bei der Mehrzahl der zur Erörterung stehenden Lähmungen ein „Schiefstand" der Doppelbilder, worin die „Verrollung" des paretischen Auges, d. h. die *Abweichung der korrespondierenden Meridiane vom Parallelismus* zum Ausdruck gelangt.

Abb. 26 veranschaulicht die Lage der (von hinten betrachteten) Netzhautbilder eines horizontalen Streifens in dem oben gewählten Beispiel einer Parese des rechten Obliquus superior. Im linken Auge bildet sich der Streifen auf dem queren Mittelschnitt (AB) der Netzhaut ab, im rechten Auge dagegen auf einem Schrägschnitt (CD) der Netzhaut, weil der quere Mittelschnitt ($A'B'$) infolge der Lähmung des einwärts rollenden Obliquus superior nach außen „verrollt" ist. Da die Streifenbilder nicht mehr auf korrespondierenden Netzhautschnitten liegen, müssen die ihnen entsprechenden Doppelbilder gegeneinander geneigt sein, und zwar um denselben Winkel, um welchen der Netzhautschnitt CD vom queren Mittelschnitt AB abweicht. Wird das auf diesem gelegene Bild in die Horizontalebene lokalisiert, so muß das auf CD gelegene schräg, und zwar von links-unten nach rechts-oben verlaufend erscheinen. Nicht ganz selten gibt der Patient an, daß er das Bild des *nicht*gelähmten Auges oder aber beide Bilder

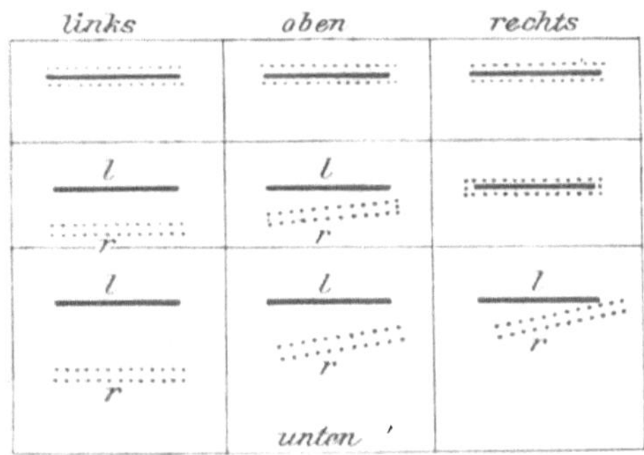

Abb. 25. Doppelbilder in den verschiedenen Teilen des Blickfelds bei Lähmung des rechten Trochlearis.

schräg verlaufen sähe; das ist besonders dann der Fall, wenn das gelähmte Auge für gewöhnlich das fixierende ist (s. S. 195). Aus dem Schrägstand geht also nicht hervor, an welchem Auge die Parese besteht, sondern aus den Angaben des Patienten, ob die höhendistanten Doppelbilder nach rechts oder links konvergieren, kann man lediglich folgern, daß ein Muskel mit einer auswärts bzw. einwärts rollenden Komponente gelähmt ist[1].

Mit Rücksicht auf die letzterwähnten Tatsachen empfiehlt es sich, bei Heber- oder Senkerlähmungen für gewöhnlich die Doppelbilder von *horizontalen* Konturen zu prüfen.

Wenn man nämlich, wie es früher allgemein üblich war, eine Kerze als

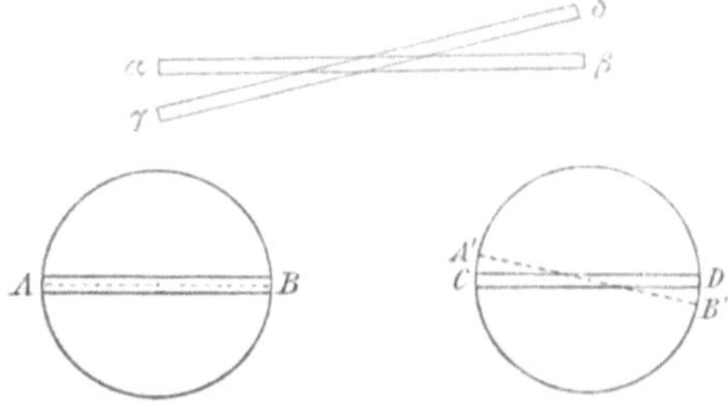

Abb. 26. Netzhautbilder eines horizontalen Konturs bei einseitiger Trochlearislähmung.

Fixationsobjekt benutzt, so können Mißverständnisse dadurch entstehen, daß der geringgradige Lateralabstand bei Paresen eines und desselben Muskels, z. B. des Obliquus superior, in dem einen Falle gleichseitig, im anderen (bei Exophorie) gekreuzt ist. Abb. 27 zeigt die Doppelbilder horizontaler und vertikaler Konturen bei Lähmung des gleichen Muskels, aber mit verschiedener Lateraldistanz der Doppelbilder. Die Doppelbilder des horizontalen Konturs lassen kein Mißverständnis zu, weil die wesentlichen Merkmale der Doppelbilder,

---

[1] Will man feststellen, an welchem Auge eine paretische Meridianablenkung besteht, so läßt man den Patienten im Dunkelzimmer bei aufrechter Kopfhaltung durch eine Röhre, die das ganze übrige Gesichtsfeld abschließt, einen schwach leuchtenden Glühfaden unocular betrachten und genau vertikal bzw. horizontal einstellen. Da hierbei der Einfluß der sog. Erfahrungsmotive ausgeschaltet ist, muß der Glühfaden vom Patienten so eingestellt werden, daß sein Bild auf dem die Empfindung „vertikal" oder „horizontal" auslösenden mittleren Längs- oder Querschnitt liegt. Beim gewöhnlichen Sehakt werden auch mit einem „verrollten" Auge die Konturen „richtig" (vertikal oder horizontal) gesehen, weil der Patient aus Erfahrung weiß, welche Konturen im Raum (z. B. Türen, Wände, Fensterrahmen) horizontal bzw. vertikal sind.

Vertikaldistanz und Schrägstand, die Übereinstimmung auf den ersten Blick erkennen lassen, während die Doppelbilder vertikaler Konturen, je nachdem ihr Lateralabstand gekreuzt oder gleichzeitig ist, nach oben oder nach unten konvergieren, was den Ungeübten leicht irreführen kann.

Abweichungen vom typischen Bilde der Trochlearislähmung. Die oben beschriebene „schiefe" Kopfhaltung vermißt man, wenn sie nicht zu binocularem Einfachsehen verhilft, oder wenn wegen Amblyopie eines Auges keine Diplopie besteht. In manchen Fällen von leichter Parese genügt zur Erreichung dieses Zweckes schon eine *Seitwärtsdrehung* (um die Vertikalachse) des Kopfes nach der Seite des intakten Auges, wodurch das paretische Auge in abduzierte Stellung gebracht wird. In dieser Stellung haben die geraden Vertikalmotoren für die Erhaltung des vertikalen Gleichgewichtes zu sorgen, der paretische Obliquus superior wird hierzu gar nicht oder nur wenig in Anspruch genommen, die geringgradige Meridianablenkung durch den Fusionszwang ausgeglichen. Nur ausnahmsweise begegnet man einer habituellen *Senkung des Kinns,* wodurch die

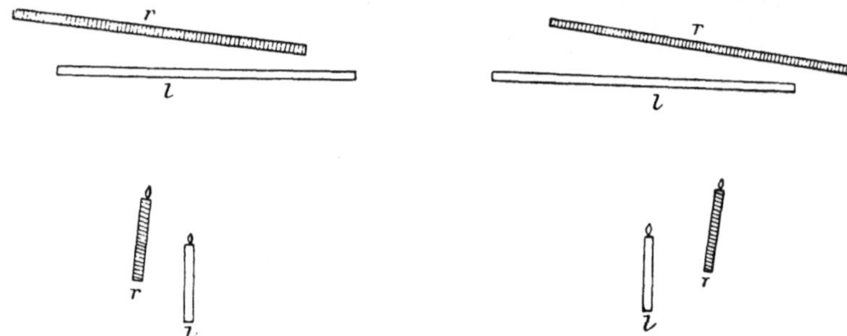

Abb. 27. Doppelbilder eines horizontalen und vertikalen Objekts bei gleicher Vertikal-, aber verschiedener Horizontalabweichung.

Blickebene gehoben, also gleichfalls eine Entlastung des paretischen schrägen Senkers erzielt wird. Diese Kopfhaltung ist aber viel häufiger bei Parese des Rectus inferior, der den Hauptanteil an der Senkung des Auges im mittleren Blickfeldbezirk hat.

Bei längerem Bestande der Lähmung verwischen sich allmählich die paretischen Merkmale insofern, als Blickhebung und Senkung nicht mehr die anfangs so charakteristische Ab- bzw. Zunahme der Vertikaldivergenz bewirken. Schließlich bleibt nur noch der Einfluß der Seitenwendung auf die Größe der Vertikaldivergenz nachweisbar: bei Adduktion des paretischen Auges (Blick nach der Seite des intakten Auges) wird die Vertikaldivergenz maximal, bei Abduktion des Auges wird sie gleich Null oder minimal. Dieses Verhalten beruht auf der Ausbildung einer Kontraktur des Obliquus inferior, dem Antagonisten des paretischen Muskels, während letzterer seine Funktion allmählich wieder gewinnt. Dadurch, daß die Vertikaldivergenz nurmehr durch eine relativ konstante Verkürzung des Obliquus inferior unterhalten wird, ist ein Konkomitieren der Vertikaldivergenz bei reinen Vertikalbewegungen der Augen bedingt. Unbeeinflußt bleibt aber auch dann die Abhängigkeit der Vertikaldivergenz von den Seitenwendungen des Blickes, da es für diese Abhängigkeit belanglos ist, ob die Störung des Gleichgewichtes zwischen den schrägen Muskeln des betreffenden Auges auf einer absoluten oder einer relativen Minderwertigkeit des Obliquus superior beruht; diese Gleichgewichtsstörung macht sich nach wie vor bei Adduktion des paretischen Auges bemerkbar, aber — wie im typischen Anfangsstadium der Lähmung — wenig oder gar nicht, wenn das paretische Auge abduziert ist, da jetzt seine Höhenlage vorwiegend von den geraden Vertikalmotoren abhängig ist. Je stärker die sekundäre Kontraktur des Obliquus inferior wird, um so deutlicher macht sich dessen „Überfunktion" in einer Erweiterung des Blickfeldes nach oben-innen geltend, sie kann dann eine Schwäche des Rectus superior des anderen Auges vortäuschen, das gegenüber dem Beweglichkeitsexzeß des früher paretischen Auges zurückbleibt. Bekommt man einen solchen Fall erst in diesem atypischen Spätstadium zur Untersuchung, so ist die Differentialdiagnose mitunter nur möglich durch den Nachweis des eindeutigen Einflusses, den die Seitwärtsneigung des Kopfes auf die Vertikaldivergenz ausübt: Neigung des Kopfes gegen die Seite des aufwärts abgelenkten Auges erzielt Zunahme, die entgegengesetzte Neigung Abnahme oder Verschwinden der Vertikaldivergenz, ein Verhalten, wie es nur bei (absoluter oder relativer) Minderwertigkeit des Obliquus superior am aufwärts schielenden Auge, niemals bei einer Parese des Rectus superiors des anderen Auges vorkommt.

Ständige Fixation mit dem gelähmten Auge kommt bei Trochlearislähmung aus den bereits für das gleichartige Verhalten bei Abducenslähmungen erörterten Gründen vor. Daß keine Heberlähmung an dem sekundär (nach unten) abgelenkten Auge vorliegt, ergibt sich aus dem Kleinerwerden oder Verschwinden der Vertikaldivergenz bei Hebung und aus der Zunahme des Schielwinkels bei Senkung des Blicks (s. Abb. 20).

3. Das Krankheitsbild der Oculomotoriuslähmung

ist viel weniger einheitlich als das der Abducens- und Trochlearislähmung. Denn diese beiden Nerven versorgen nur je einen Muskel, so daß ihre Schädigung zwar höher- oder geringergradige Ausfallserscheinungen zur Folge haben kann, die wesentlichen Krankheitsmerkmale aber in unkomplizierten Fällen immer die gleichen sind. Der Oculomotorius dagegen innerviert nicht bloß 4 äußere Augenmuskeln und den Levator palpebrae, sondern auch die beiden interioren Muskeln, den Sphincter pupillae und den Ciliarmuskel. Da sein Kerngebiet relativ ausgedehnt ist, die den Hirnschenkel fächerförmig durchsetzenden Nervenwurzeln sich erst unmittelbar vor ihrem Austritt an der Basis zum Stamm vereinigen, und dieser sich sofort nach seinem Eintritt in die Orbita in eine Anzahl nach verschiedenen Richtungen ziehender Äste auflöst, können umschriebene Läsionen sowohl im Kern- oder Wurzelgebiet, wie auch intraorbital Lähmungen einzelner Äste bedingen, während die anderen Äste viel weniger oder gar nicht geschädigt zu sein brauchen. Die von der Lokalisation, der Ausdehnung und der Art des Krankheitsherdes abhängige Verschiedenheit des Krankheitsbildes der Oculomotoriuslähmung verleiht dieser in topischdiagnostischer Hinsicht eine weit größere Bedeutung als sie der (isolierten) Parese des N. VI oder N. IV zukommt, deren Merkmale für sich allein keine Anhaltspunkte für die Lokalisation des Krankheitsherdes geben. Die überaus mannigfaltigen Krankheitsbilder, die bei der Oculomotoriuslähmung vorkommen, können und brauchen hier nicht erschöpfend beschrieben zu werden. Es genügt die Erörterung der wichtigsten Formen zur Erkennung und zum Verständnis auch der sonst noch vorkommenden Zwischenformen.

Wir betrachten zunächst das *Krankheitsbild der totalen Oculomotoriuslähmung.* Die Abb. 28 zeigt die schlaffe *Ptosis.* Das Oberlid hängt faltenlos über die vordere Bulbusfläche herab. Nur durch Inanspruchnahme des Stirnmuskels, erkennbar am Hochrücken der Augenbrauen und starker Querfaltung der Stirn, kann die Lidspalte etwas geöffnet werden. Wird das gelähmte Oberlid passiv gehoben, so sieht man das Auge nach *außen* (schläfenwärts) und etwas nach *unten abgelenkt* (Abb. 29). Es kann zu weiterer Abduktion, nicht aber oder nur in minimalem Umfange zu weiterer Senkung fähig sein. Statt letzterer erfolgt lediglich eine kleine Einwärtsrollung (um die Gesichtslinie als Achse) als Zeichen der isolierten

Wirkung des Obliquus superior, im wesentlichen seiner rollenden Komponente, da er auf die Höhenlage der abduzierten Gesichtslinie so gut wie keinen Einfluß hat. In frischen Fällen kann das gelähmte Auge nur noch bis zur Mittelstellung, *nicht* aber weiter nach *innen* bewegt werden. Die *Hebung* über die Horizontalebene *fehlt*. Die *Pupille* ist in der Regel auf 6—7 mm *erweitert* und vollkommen *starr*, das *Akkommodationsvermögen* für die Nähe *fehlt*.

Zum Symptomenbild der Oculomotoriuslähmung gehört auch ein *Exophthalmus,* dessen Grad individuell sehr verschieden, mitunter sehr auffällig ist, namentlich bei reichlichem Fettgehalt des Orbitalgewebes. Er beruht auf dem *Ausfall* der *retrahierenden* (Neben-)*Wirkung* der geraden Augenmuskeln.

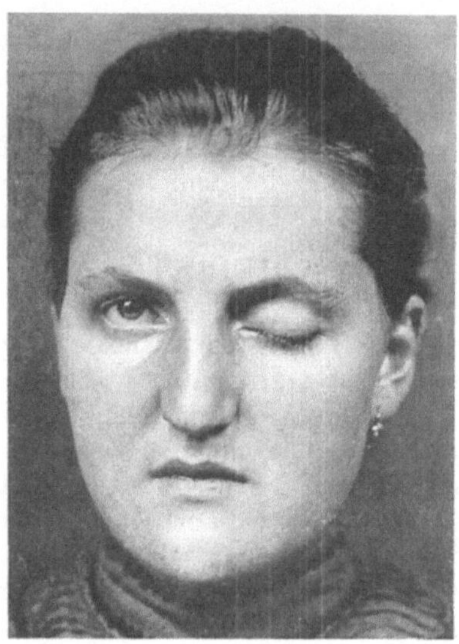

Abb. 28. Schlaffe Ptosis bei Oculomotoriuslähmung.

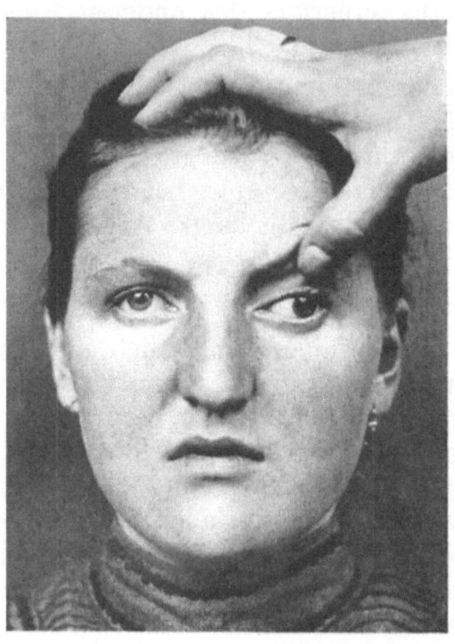

Abb. 29. Der gleiche Fall bei passiv gehobenem Oberlid. Das gelähmte Auge ist nach außen und etwas nach unten abgelenkt.

Gelegentlich sieht man in solchen Fällen von beträchtlichem paralytischen Exophthalmus eine *Retraktion* des Bulbus beim Blick nach der Schläfenseite. In den von mir beobachteten Fällen dieser Art verschwanden Exophthalmus und Retraktionsbewegung gleichzeitig bei Ausheilung der Oculomotoriuslähmung.

Eine *Retractio bulbi kommt auch ohne Exophthalmus vor* und stellt ein wichtiges *Herdsymptom* dar, wie klinische und anatomische Befunde von Koerber (1903), Salus (1910). Cords (1914) und mir (1924) gezeigt haben. In dem einen Falle (Salus, Elschnig) fand sich bei der Autopsie eine Cysticercusblase, die den Aquäductus cerebri ausfüllte und sich nach vorn bis unter die vorderen Zweihügel, nach hinten bis zur Mitte des IV. Ventrikels erstreckte; im 2. Falle Elschnigs ein Tumor, der in der hinteren Hälfte des III. Ventrikels saß und in die Mündung des Aquädukts heineingewuchert war. Im Falle Bárány s bestand ein Vierhügeltumor; bei dem von mir gemeinsam mit O. Foerster beobachteten Patienten ein encephalitischer Prozeß, der auf Grund des gesamten Symptomenkomplexes mit Sicherheit in den Pedunculus cerebri lokalisiert werden konnte. Ich sah auch bei schwerer syphilitischer, sowie bei chronisch progredienter Erkrankung der Augenmuskelkerne hochgradige Retractio bulbi. Das Zustandekommen des von Koerber als *Nystagmus retractorius* bezeichneten Phänomens scheint an eine *diffuse Schädigung des Kerngebiets* zwischen III. und IV. Ventrikel durch Tumoren, Cysticercen, entzündliche oder degenerative Prozesse gebunden zu sein. Die Schädigung besteht nach Elschnig darin, daß jeder Impuls zu einer Augenbewegung sich im ganzen Kerngebiet ausbreitet und eine *gleichzeitige* Kontraktur der äußeren Augenmuskeln zur Folge hat. Es würde auch schon die gleichzeitige Erregung der lateralen und medialen Muskeln zur Erzeugung der Retraktionsbewegung genügen.

Die bei *kongenitalen* Bewegungsstörungen, insbesondere Abduktionsdefekten, sehr häufig zu beobachtenden Retraktionsbewegungen haben eine ganz andere Ursache, wie noch zu erörtern sein wird.

Das Krankheitsbild der totalen Oculomotoriuslähmung ist so eindeutig, daß sich eine nähere Erörterung der *Doppelbilderprüfung* erübrigt. Entsprechend der Divergenz bestehen gekreuzte Doppelbilder, deren Abstand zufolge Ausfalls der Medialisfunktion beim Blick nach der gesunden Seite wächst, nach der entgegengesetzten Seite verschwindet. Das dem gelähmten Auge zugehörige Bild steht bei Blickhebung höher, bei Senkung tiefer, als das andere Bild. Auch der Schrägstand der Doppelbilder ist in den einzelnen Teilen des Blickfeldes verschieden, je nachdem sich der Ausfall der rollenden Komponente der gelähmten Vertikalmotoren auswirkt.

Im *Verlauf der Oculomotoriuslähmung* sind einige individuelle Besonderheiten bemerkenswert. Die im Höhestadium totale Oculomotoriuslähmung beginnt zuweilen mit der Ptosis, so daß die Kranken von der Diplopie zunächst nichts bemerken; häufiger ist aber der Beginn mit Doppeltsehen. Bei den nicht oder nur partiell ausheilenden Lähmungen bessert sich die Ptosis in der Regel auch dann, wenn alle anderen Oculomotoriusäste gelähmt bleiben. Die Hebermuskeln sind relativ häufig am stärksten betroffen und bleiben am längsten gelähmt; das entgegengesetzte gilt für den Rectus inferior.

Bei *unvollständig ausheilenden* Oculomotoriuslähmungen, und zwar vorwiegend bei basaler Läsion des Nervenstammes bilden, sich nicht selten sehr eigenartige *Mitbewegungsphänomene*

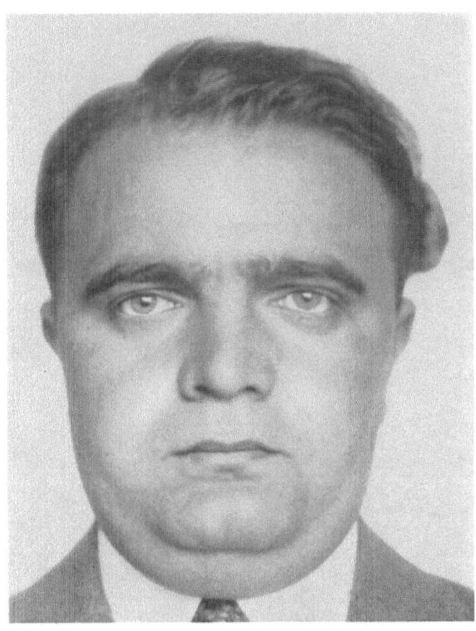

Abb. 30. Blick gradeaus, Oberlider gleich hoch, rechte Pupille erweitert.

vorwiegend am Oberlid und der Pupille des gelähmten Auges aus. Das Intervall zwischen Auftreten der Lähmung und der Mitbewegungsphänomene variiert nach meinen Erfahrungen zwischen 3 und 15 Monaten. In der Mehrzahl der Fälle hat sich die Ptosis mehr oder minder vollständig zurückgebildet, auch die Funktion der vorher total gelähmten äußeren Augenmuskeln gebessert. Was zunächst auffällt, ist eine *Störung im Synergismus der Oberlid- und Bulbusbewegungen*. Sie zeigt sich darin, daß, während sich normalerweise das Oberlid gleichzeitig mit dem Bulbus hebt und senkt, in jenen Fällen das *Oberlid bei der Blicksenkung zurückbleibt*, mitunter auch merklich *retrahiert* wird. Die stärkste Lidretraktion erfolgt in der Regel, wenn mit dem Senkungs- zugleich ein Seitenwendungsimpuls erteilt wird, der das paretische Auge zur Adduktion veranlaßt. Wegen der Ähnlichkeit des beschriebenen mit dem bei Morbus *Basedow* so häufig bestehenden v. GRAEFEschen Zeichen hat man ersteres als „*Pseudo-*GRAEFE*sches Phänomen*" bezeichnet (KOEPPE 1894).

Die Abb. 30—39 zeigen zwei Typen dieses Phänomens. Im 1. Fall bestand nach Schädelbasisbruch zunächst rechts eine totale Oculomotoriuslähmung, die sich allmählich zurückbildete. Schon 3 Monate später wurde das Zurückbleiben des rechten Oberlides bei der Blicksenkung bemerkt. Nach 1 Jahre standen beim Blick geradeaus beide Lider normal (Abb. 30). Von der Lähmung war außer einer ganz geringen Parese des Rectus superior nur noch eine mäßige Erweiterung der rechten Pupille (Abb. 30) mit stark verminderter Licht-, fast normaler Konvergenzreaktion nachweisbar. Das rechte Oberlid senkte sich beim Blick nach *rechts*-unten in völlig normalem Umfange (Abb. 31), während beim Blick nach *links*-unten (Abb. 32) das rechte Oberlid unbewegt hochstehen blieb.

Die Anisokorie, eine Folge der noch bestehenden Parese des rechten Sphincter iridis verschwand beim Blick nach links-unten (Abb. 32), wobei eine isolierte Verengerung der rechten Pupille eintrat. Auch im 2. Falle (Abb. 33) lag eine Basisfraktur mit totaler Lähmung aller Äste des linken Oculomotorius vor. Auffallend war die während der dreijährigen Beobachtungszeit unverändert bleibende enorme Kontraktur des linken Obliquus superior; das hochgradige Abwärtsschielen des linken Auges (Abb. 34) wirkte beim Blick nach oben (Abb. 35) geradezu grotesk. 15 Monate nach Auftreten der Lähmung entstanden in dem bisher ganz

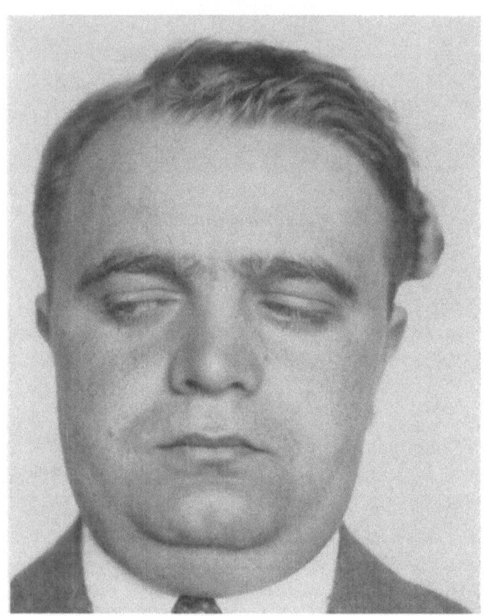 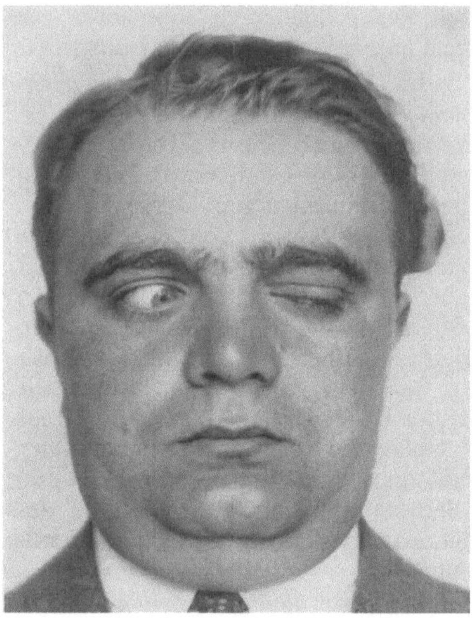

Abb. 31. Gleichmäßige Senkung beider Oberlider beim Blick nach rechts-unten.

Abb. 32. Hochgradige Retraktion des rechten Oberlides beim Blick nach links-unten.

Abb. 30—32. Basale (traumatische) fast ausgeheilte Oculomotoriuslähmung mit Pseudo-GRAEFEschem Phänomen.

schlaff herabhängendem linken Oberlid einige Falten und eine ganz geringe Öffnung der Lidspalte, aber erst im Verlaufe von weiteren 9 Monaten kam das Retraktionsphänomen am linken Oberlid zur vollen Entfaltung, ohne daß die Lähmung der übrigen Oculomotoriusäste auch nur im geringsten zurückging. Auf den Impuls zur Blickhebung reagierte das linke Oberlid zunächst gar nicht; seine Hebung begann erst, wenn die Aufwärtsverlagerung des Blickpunktes 10° überschritt (Abb. 35), ohne daß der linke Bulbus dem Hebungsimpuls folgte. Die Blicksenkung beeinflußte die Stellung des linken Oberlides erst, wenn der Senkungsimpuls ad maximum gesteigert wurde. Dann hob sich das linke Oberlid, so daß fast die ganze Hornhaut sichtbar wurde (Abb. 36).

Eine *maximale Retraktion des linken Oberlides trat nur beim Rechtswendungsimpuls ein*, zugleich mit isolierter Verengerung der linken Pupille (Abb. 34), während der linke Bulbus wiederum unbeeinflußt blieb. Der Linkswendungsimpuls, auf den beide Augen, das linke mit einer Abduktionsbewegung, reagierten, hatte die maximale Erschlaffung des linken Oberlides zur Folge (Abb. 37).

Für das Zustandekommen dieser während des Heilungsprozesses von Oculomotoriuslähmungen sich zuweilen ausbildenden Phänomene scheint mir am plausibelsten und ungezwungensten eine Erklärung, wie sie LIPSCHITZ (1906) für die Entstehung der Mitbewegungen im Verlaufe der *Facialis*lähmung gegeben hat. Und zwar vor allem deswegen, weil in der ganz großen Mehrzahl der zahlreichen bisher beobachteten Fälle *Stammläsionen* vorlagen: Basisfrakturen oder Krank-

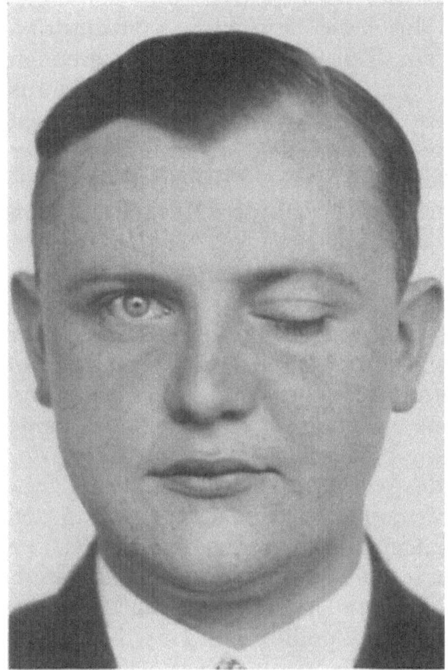

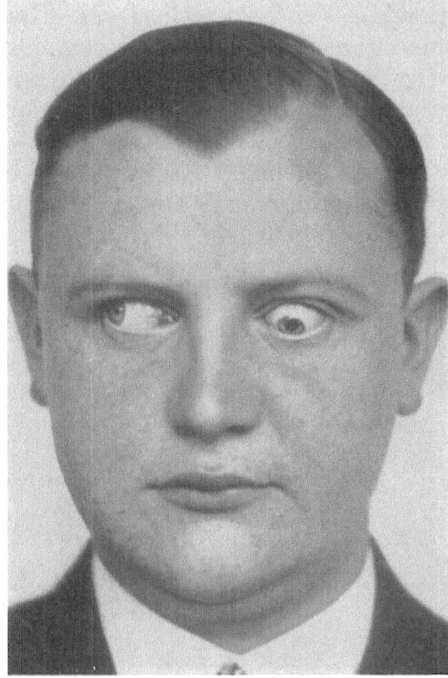

Abb. 33.   Abb. 34.

Abb. 33. Blick gradeaus, schlaffe Ptosis.
Abb. 34. Blick nach rechts: Maximale Retraktion des Oberlides, das bei Blick gradeaus willkürlich nicht gehoben werden kann. Die Adduktion des linken Auges ist aufgehoben, es ist in stark gesenkter Stellung durch Sekundärkontraktur des schrägen Senkers festgehalten.

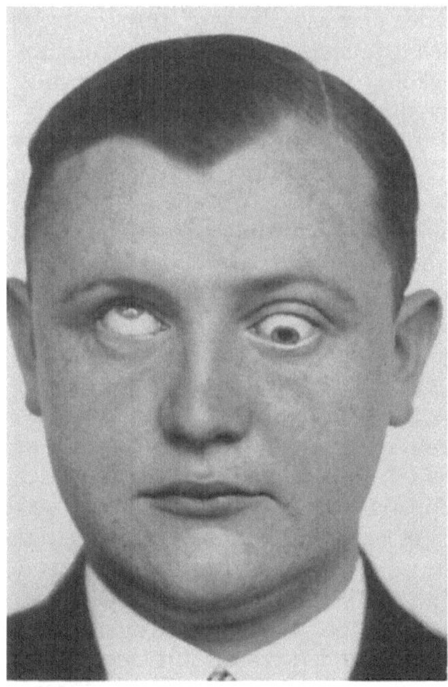

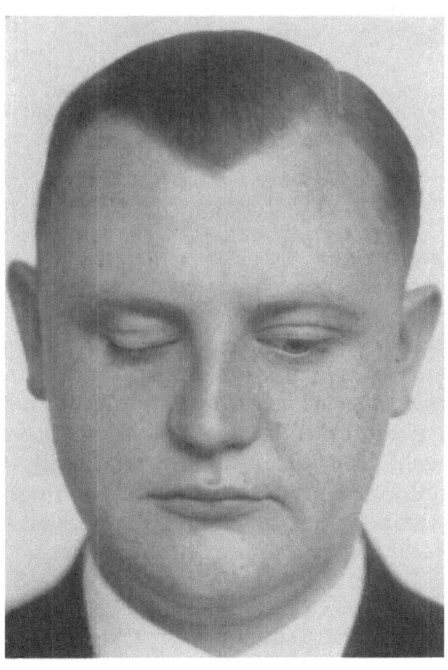

Abb. 35. Blick nach oben: Das linke Auge bleibt nach unten abgelenkt, das linke Oberlid hebt sich sehr beträchtlich.

Abb. 36. Blick nach unten: Linkes Oberlid hebt sich beträchtlich.

heitsprozesse verschiedener Art, deren basaler Sitz durch die sonstigen Symptome sicher zu stellen war. Nach der durch sie bewirkten Kontinuitätstrennung des Oculomotoriusstammes irrt ein Teil der sich regenerierenden Fasern in fremde Bahnen ab, so zwar, daß z. B. aus dem Kern des Rectus medialis und Rectus inferior entspringende Fasern nicht mehr zu diesen Muskeln gelangen, sondern im Levator palpebrae endigen. Je nachdem dieser nur solche „fremde" Nervenfasern oder aber noch einen Bruchteil der aus dem Levatorkern entspringenden Fasern erhält, spricht der Muskel auf den direkten Lidhebungsimpuls nicht an, wohl aber auf Impulse, die dem Rectus inferior und Rectus medialis zugehen, oder der Lidheber ist zwar direkt erregbar, weshalb auch die Ptosis fehlt, aber er kontrahiert sich auch beim Impuls zu bestimmten Augenbewegungen (Adduktion, Senkung), mit denen normalerweise keine Erregung oder sogar eine Erschlaffung des Oberlides verknüpft ist. Wenn ein Teil der abirrenden Nervenfasern statt in den zugehörigen äußeren Augenmuskel in die Bahn für den Sphincter pupillae gelangt, so erfolgt eine isolierte Verengerung der betreffenden Pupille beim Impuls zu derjenigen Augenbewegung, der normalerweise von dem nuclearen Ursprungsgebiet der abirrenden Fasern vermittelt wird.

Eine zweite Gruppe von Oculomotoriuslähmungen verdient wegen ihrer Eigenart eine kurze Erwähnung. Ihr Hauptmerkmal ist der *cyclische Wechsel von Krampf- und Erschlaffungszuständen* an den gelähmten Muskeln, woher sie die Bezeichnung der „cyclischen Oculomotoriuslähmung" (Axenfeld und Schürenberg 1901) erhalten hat. Es sind zwar bisher nur einige 30 Fälle beschrieben worden, aber das Krankheitsbild kommt sicher viel häufiger vor, ohne daß seine Besonderheiten — zumal bei rudimentären Formen — immer

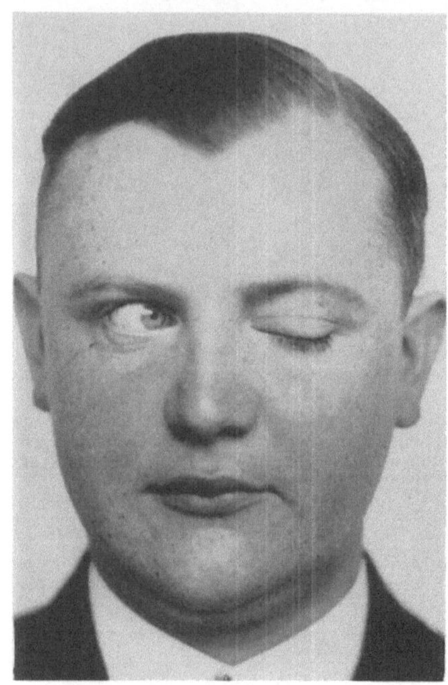

Abb. 37. Blick nach links: Maximale schlaffe Ptosis links, die durch stärksten Lidhebungsimpuls nicht zu überwinden ist.
Abb. 33—37.
Totale basale Oculomotoriuslähmung.

erkannt werden. Die Oculomotoriuslähmung ist in etwa der Hälfte der Fälle angeboren, in der anderen in der Kindheit oder Jugend erworben. In einigen Fällen waren die *cyclischen Phänomene* zweifellos *viel später* aufgetreten als die *Oculomotoriuslähmung,* die stets, wenn auch nicht gleichmäßig stark, alle Äste des Oculomotorius betraf. An dem automatischen Alternieren von Krampf- und Erschlaffungszuständen war ausnahmslos, nicht selten als einziger Muskel, der Sphincter iridis beteiligt, nächst ihm am häufigsten der Levator palpebrae, seltener der Rectus medialis. Das voll ausgeprägte Krankheitsbild zeigt in der *Lähmungsphase* eine typische einseitige Lähmung des Oculomotorius. Ohne Zutun des Patienten treten in dem schlaff herabhängenden Oberlid zuerst schwache, dann immer stärker werdende Zuckungen auf, bis eine letzte ausgiebige Kontraktion des Levator palpebrae das Oberlid hochgehen läßt. Gleichzeitig mit dem „Lidflattern" tritt eine Hippus-ähnliche Unruhe in der anfangs weiten und starren Pupille auf, die schließlich zugleich mit dem automatischen Hochgehen des Oberlides sich maximal verengert; mehrfach konnte in diesem Stadium an dem betreffenden Auge auch eine erhebliche Refraktionszunahme als Ausdruck des Ciliarmuskelkrampfes festgestellt werden. Die volle Abrundung zeigt das Krankheitsbild in den Fällen, in denen bei Einsetzen des *Krampfstadiums* das gelähmte Auge aus seiner Divergenzstellung in die Mittelstellung oder etwas darüber hinaus nach innen geht. Nach kurzer Zeit — nach etwa 1 Minute —, während der Patient seine Blickrichtung unverändert beibehält, senkt sich das Oberlid langsam wieder, die Pupille wird allmählich weiter, das Auge kehrt in seine ursprüngliche Divergenzstellung zurück. An dem geschilderten Vorgang bleibt das normale Auge vollkommen unbeteiligt.

Die Dauer der einzelnen Krampf- und Erschlaffungsphasen ist nicht konstant, sie hängt von verschiedenen Faktoren ab: gedankenloses Dösen begünstigt die Dauer der Erschlaffungsphase, während Unruhe oder Anspannung der Aufmerksamkeit die Krampfphase früher als sonst eintreten und länger anhalten läßt. Sehr bemerkenswert vor allem im Hinblick auf das Problem der Lokalisation des zugrunde liegenden Krankheitsprozesses ist die in der Mehrzahl der darauf untersuchten Fälle nachzuweisende gesetzmäßige *Beeinflussung der beiden Phasen durch Einhalten bestimmter Blickrichtungen.* Läßt man den Patienten während der Krampfphase nach der Seite des gelähmten Auges blicken, letzteres also abduzieren, so löst sich der Krampf fast unmittelbar, und die ihn ablösende Erschlaffungsphase dauert so lange, wie die erwähnte Blickrichtung beibehalten wird. Der Bewegungsimpuls nach der entgegengesetzten Seite führt, auch in den Fällen, in denen wegen totaler Medialislähmung die Mittelstellung nicht (nach innen) überschritten werden kann, nach wenigen Sekunden die Krampfphase herbei und verlängert deren Dauer sehr erheblich, wenn die maximale Innervation zum Blick nach der Seite des intakten Auges beibehalten wird. Die an den geschilderten Phänomenen beteiligten Muskeln kann der Patient also nicht direkt, wohl aber indirekt, d. h. auf einem Umwege zur Aktion bringen. Die Abb. 38—42) zeigen die alternierenden Phasen und ihre Beeinflussung durch bestimmte Blickrichtung an einem besonders charakteristischen Beispiel. Daß der dem höchst merkwürdigen Krankheitsbild zugrunde liegende Prozeß in das Kerngebiet des Oculomotorius zu verlegen ist, von wo er auch auf die supranuclearen Bahnen und die Nervenwurzeln übergreift, habe ich (1929) eingehend begründet, dabei auch die Möglichkeiten für das Zustandekommen der automatisch wechselnden Phasen erörtert.

Eine Gruppe der Oculomotoriuslähmung hebt sich durch ihren Verlauf und die Begleitsymptome aus dem Rahmen aller übrigen Augenmuskellähmungen heraus. Ihre Hauptmerkmale kommen durch die beiden Bezeichnungen „*ophthalmoplegische Migräne*" (CHARCOT) und „*rezidivierende Oculomotoriuslähmung*" zum Ausdruck. Die in großer Zahl beobachteten *typischen* Fälle stimmen in folgenden Punkten überein: 1. Beginn des Leidens in der Kindheit oder Jugend mit anfallsweise auftretenden, halbseitigen Kopfschmerzen, die häufig von Erbrechen und halbseitigem Schwitzen begleitet sind und mehrere Tage dauern; 2. zwischen den Anfällen liegen zunächst längere, später kürzere, völlig symptomlose Intervalle; 3. gewöhnlich erst nach etlichen Jahren entwickelt sich einen Tag oder mehrere nach Beginn des Schmerzanfalles ziemlich rasch eine totale Oculomotoriuslähmung auf der gleichen Seite wie die Kopfschmerzen; diese lassen nach, sobald die Lähmung voll ausgebildet ist; 4. die Lähmung überdauert die Kopfschmerzen einige Tage oder Wochen und bildet sich dann meist restlos zurück; 5. während des nächsten Anfalles, mitunter auch erst nach Einschaltung einer Periode von lähmungsfreien halbseitigen Kopfschmerzanfällen, kehrt die Lähmung wieder, um nach einiger Zeit nochmals zu verschwinden; 6. nach einer Reihe solcher mit Oculomotoriuslähmung kombinierten Anfälle bildet sich die Lähmung nur noch teilweise zurück und bleibt schließlich vielfach auch im schmerzfreien

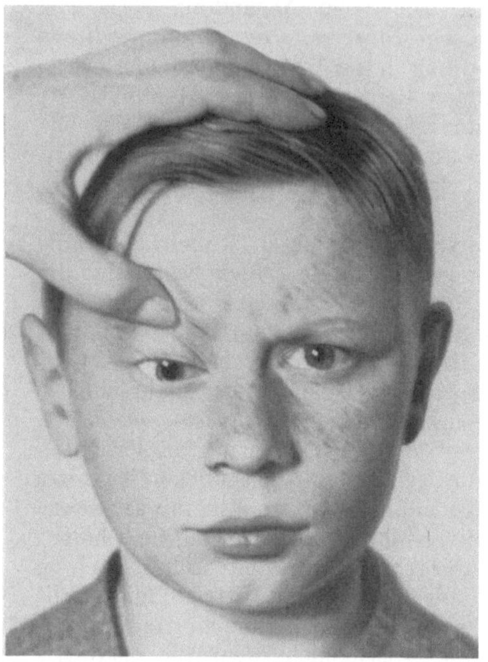

Abb. 38. Erschlaffungsphase: Gelähmtes Oberlid passiv gehoben. Rechte Pupille starr, in maximaler Mydriasis.

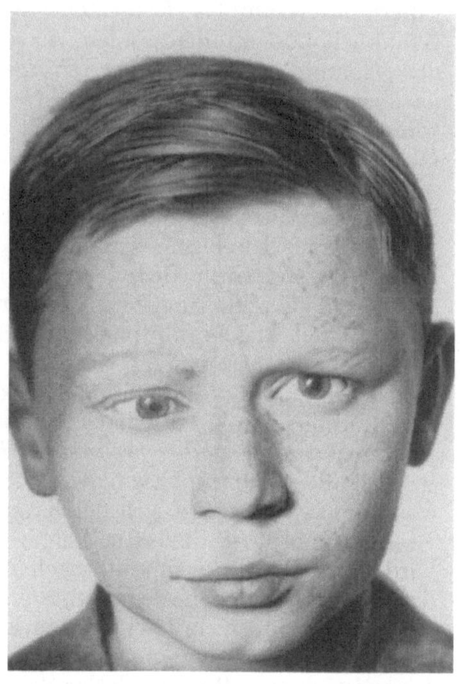

Abb. 39. Krampfphase: Keine Ptosis, rechte Pupille starr, enger als die (normale) linke.

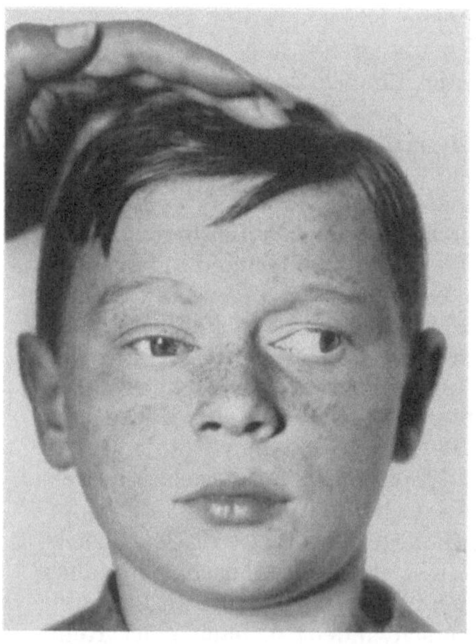

Abb. 40. Krampfphase stationär für die Dauer der Linkswendungsinnervation.

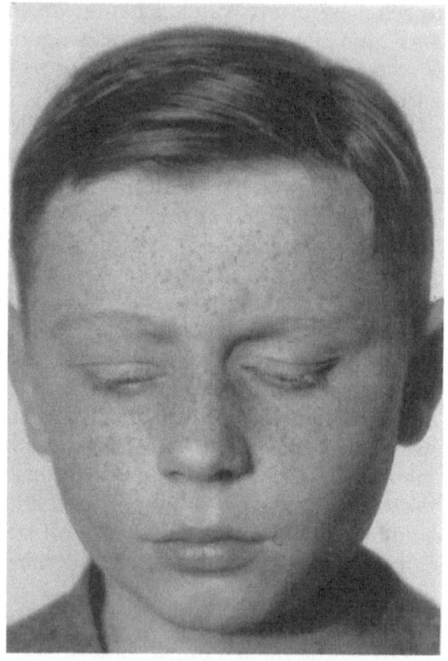

Abb. 41. Blick nach unten während der Erschlaffungsphase.

Intervall bestehen. Die Kopfschmerzattacken bestehen fort oder bleiben nach einiger Zeit weg.

Die Meinungen über die Pathogenese und Lokalisation des Krankheitsbildes gehen noch weit auseinander, zumal in einer Anzahl von Fällen doch bemerkenswerte Abweichungen vom oben skizzierten Typus vorkommen. In dem bekannten Falle von *Möbius* (1884) begann das Leiden schon im 11. Lebensmonat eines sonst gesunden Kindes mit einer 3 Tage anhaltenden Oculomotoriuslähmung ohne Schmerzen; letztere bildeten erst im Alter von 3 Jahren die Einleitung zu der auf ihr Nachlassen folgenden Lähmung. In SENATORS (1888) und zahlreichen anderen Fällen war zwischen großen Serien von einfachen Migräneanfällen ab und zu ein Anfall durch Hinzutreten der Oculomotoriuslähmung kompliziert. Besonders interessant und bedeutsam für das Problem der Pathogenese sind die seltenen Fälle, bei denen die Lähmung im Anschluß an die Schmerzanfälle plötzlich auftritt und *nur minutenlang besteht* (TINEL 1926, PÁKOZDY 1929). Auf Grund der wenigen Sektionsbefunde (THOMSEN-RICHTER, KARPLUS, SHIONOYA, zit. nach WILBRAND-SAENGER 1900 und 1921) wurden die typischen Fälle von ophthalmoplegischer Migräne und einige andere, in denen die Oculomotoriuslähmung mit Lähmung anderer Hirnnerven kombiniert war, auf *basale* Prozesse (Tumoren, Exsudate) zurückgeführt. Dafür sprechen auch Beobachtungen von Fällen, in denen einseitig rezidivierende Ophthalmoplegien mit Lähmungen des N. V, VII ausnahmsweise auch des N. VIII und N. XII, sowie mit bitemporaler oder homonymer Hemianopsie kombiniert waren. Neuerdings hält man es im Hinblick auf die erwähnten atypischen Fälle sowie auf

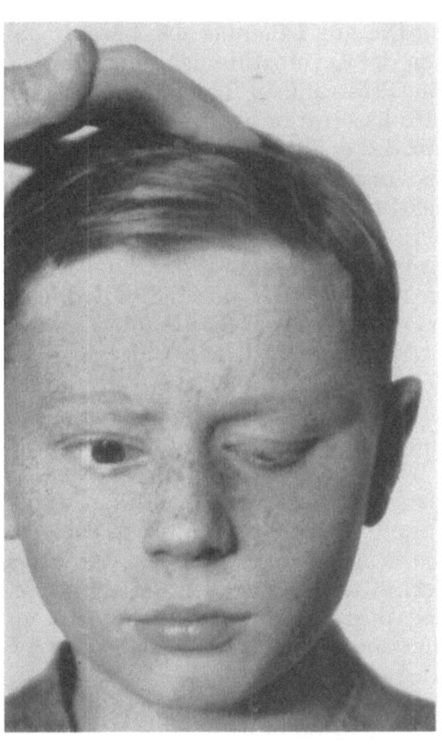

Abb. 42. Blick nach unten während der Krampfphase; rechtes Oberlid retrahiert, Senkung des rechten Auges mangelhaft infolge Lähmung des Rect. infer.

Abb. 38—42. „Cyclische" Oculomotoriuslähmung mit automatischem Wechsel von Krampf- und Erschlaffungsphasen.

die zahlreichen Oculomotoriuslähmungen mit verschiedenartigster Lokalisation ohne Migräneanfälle für wahrscheinlicher, daß ein gleichartiger pathologischer Vorgang — nach FLATAU (1914) *vasomotorische Störungen*, speziell *Gefäßspasmen* — die Hemikranie und zu gewissen Zeiten auch die Oculomotoriuslähmung erzeugt.

Das soeben besprochene Krankheitsbild der mit Migränesymptomen kombinierten rezidivierenden Lähmungen nimmt eine Sonderstellung unter den im Rahmen anderer Krankheitsbilder zu beobachtenden *rezidivierenden* und *alternierenden Augenmuskellähmungen* ein, wie sie bei Lues cerebri, Tabes, multipler Sklerose und Myasthenie, aber auch bei chronischer Meningitis und Polyneuritis gelegentlich vorkommen. Nicht ganz selten bleibt aber auch in Fällen, die jahrelang verfolgt werden können, das Grundleiden unerkannt. Instruktive Beispiele derartiger Fälle habe ich (1915, 1932) ausführlich besprochen.

Unter den partiellen Oculomotoriuslähmungen sind die häufigsten und wegen ihrer lokalisatorischer Bedeutung wichtigsten die *exteriore* und *interiore* Oculomotoriuslähmung [1]. Erstere unterscheidet sich vom Krankheitsbild der totalen Oculomotoriuslähmung nur durch die Intaktheit des Sphincter pupillae und Ciliarmuskels.

Ob die sämtlichen äußeren Oculomotoriusäste oder nur einzelne von ihnen gelähmt sind, erkennt man am Vorhandensein oder Fehlen der für die isolierte Lähmung jedes einzelnen Muskels charakteristischen Merkmale, die nachstehend kurz besprochen werden.

Die auf **Lähmung des Levator palpebrae** beruhende Ptosis ist in der Regel von der „sympathischen" und der „spastischen" Ptosis leicht zu unterscheiden. Die Ptosis infolge Lähmung des vom Sympathicus versorgten glatten Musculus tarsalis superior ist stets unvollständig; das Oberlid deckt beim Blick geradeaus nur das obere Drittel, höchstens die Hälfte der Hornhaut. Gleichzeitig besteht als Ausdruck der Schwäche des glatten Unterlidmuskels auch ein Hochstand des Unterlides infolge einer leichten Orbiculariskontraktur, sowie die charakteristische *Miosis sympathica* mit erhaltener Verengerungs- aber aufgehobener Erweiterungsfähigkeit der Pupille. Bei Cocaineinträufelung bleibt in diesen Fällen die normalerweise durch Sympathicusreizung bewirkte Lidspalten- und Pupillenerweiterung aus. Die als *hysterisches* Symptom öfters zu beobachtende *spastische* Ptosis ist vielfach leicht daran zu erkennen, daß die Braue der betreffenden Seite tiefer und auch das Unterlid zufolge der Orbiculariskontraktur höher als auf der anderen Seite steht; das Oberlid hängt nicht schlaff herab, sondern zeigt eine horizontale Fältelung sowie leicht zuckende (flimmernde) Bewegungen und setzt der passiven Hebung einen merklichen Widerstand entgegen. Die sog. *mechanische (Pseudo-)* Ptosis, bedingt durch ödematöse Lidschwellung, Suggillationen, Tarsitis metastatica u. a. ist bei genauerer Untersuchung mit der Lähmungsptosis nicht zu verwechseln. Die Ptosis bei Trachom verschwindet vielfach auch nach Rückbildung der anfänglichen Verdickung des Lides nicht vollständig und dürfte auf einer trachomatösen Schädigung der Levatorfasern beruhen. Ihr Ursprung ist an den stets nachweisbaren Narben in der Lidbindehaut zu erkennen.

An die Möglichkeit einer *simulierten* Ptosis ist bei Fehlen aller sonstigen, für eine intrakranielle oder orbitale Läsion verwertbaren Symptome zu denken, da sich eine weitgehende einseitige Erschlaffung des Lidhebers erlernen läßt.

Von den *Störungen im Synergismus der Lid- und Bulbusbewegungen* sind die im Verlaufe der Oculomotoriuslähmung vorkommenden bereits S. 205 besprochen worden. Sehr viel seltener sind Beobachtungen von einseitiger Hebung eines paretischen Oberlides bei Abduktion des betreffenden Auges (Fuchs 1893, Freytag 1906, Wilbrand und Saenger 1900, Friedenwald 1896 u. a.). In den betreffenden Fällen bestanden teils erworbene, teils angeborene Lähmungen des Oculomotorius oder Abducens (näheres s. A. Bielschowsky 1910, 1932).

Ein Beispiel des nicht ganz selten vorkommenden Phänomens von Marcus Gunn (1883), der *mit Bewegungen des Unterkiefers assoziierten einseitigen Retraktion des Oberlides* („jaw winking") zeigen die Abb. 43a—e. Es handelt sich fast ausnahmslos um eine kongenitale Anomalie. Meist besteht einseitige Ptosis, zuweilen auch Lähmungen anderer Augenmuskeln desselben Auges. Nur in einem Falle (Vossius 1892) lag eine bilaterale Ophthalmoplegia externa vor. Die einseitige Oberlidretraktion erfolgt bei Öffnen des Mundes — auch schon beim Sprechen, Singen, Kauen — in noch höherem Grade bei Verschiebung des

---

[1] Die für die exteriore Oculomotoriuslähmung vielfach gebrauchte Bezeichnung Ophthalmoplegia externa sollte man aufgeben, da die Bezeichnung „Ophthalmoplegia" für die *Lähmung mehrerer oder sämtlicher Augenmuskelnerven* festgelegt ist.

Unterkiefers nach der Seite des normalen Auges. Gelegentlich bewirkt auch der Schluckakt die einseitige Mitbewegung des Oberlides (ELSCHNIG 1893, MEYER 1888, BLOK 1891). Man nimmt an, daß das von den Kieferbewegungen beeinflußte Oberlid Nervenfasern aus Kernpartien enthält, die auch den M. pterygoideus externus versorgen. Die sonst vorliegende, vom oben skizzierten Typus abweichende Kasuistik sowie andere seltenere Mitbewegungen des paretischen Oberlids habe ich (s. S. 205) ausführlich behandelt.

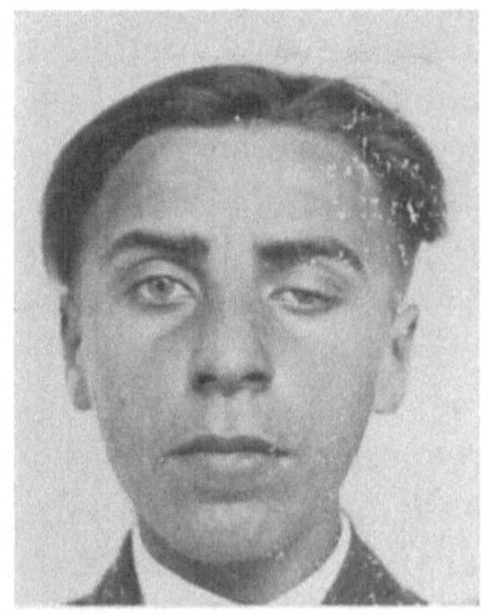

Abb. 43a. Blick geradeaus.

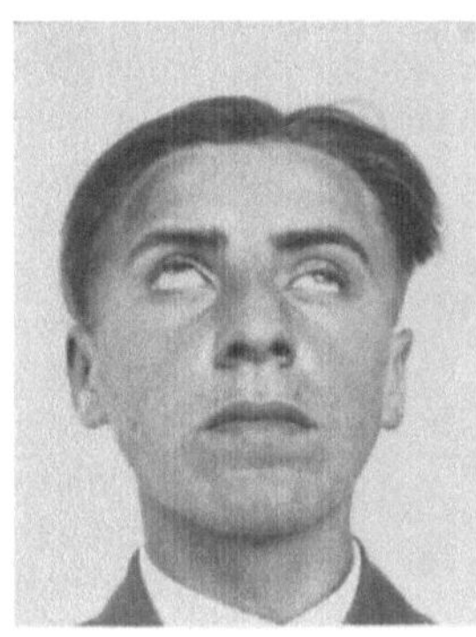

Abb. 43b. Blick nach oben.

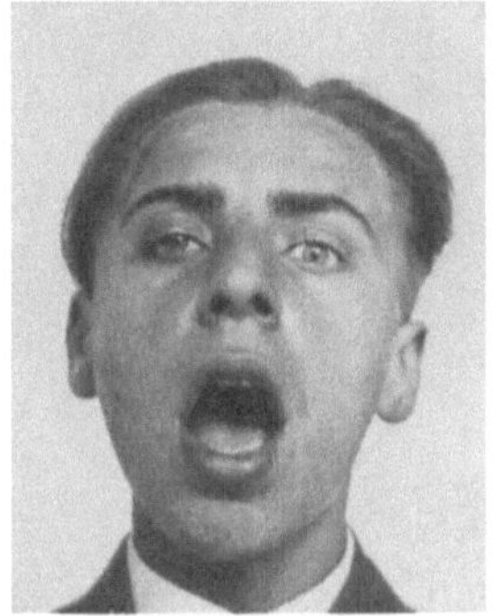

Abb. 43c. Unwillkürliche Hebung des linken Oberlides bei Mundöffnung.

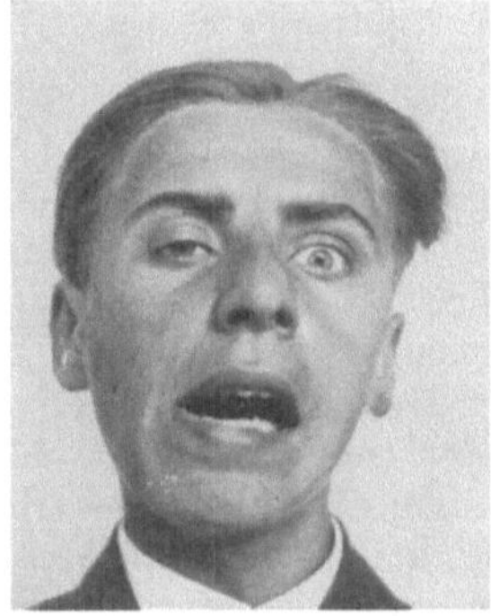

Abb. 43d. Maximale Hebung des linken Oberlides bei Verschiebung des Unterkiefers nach rechts.

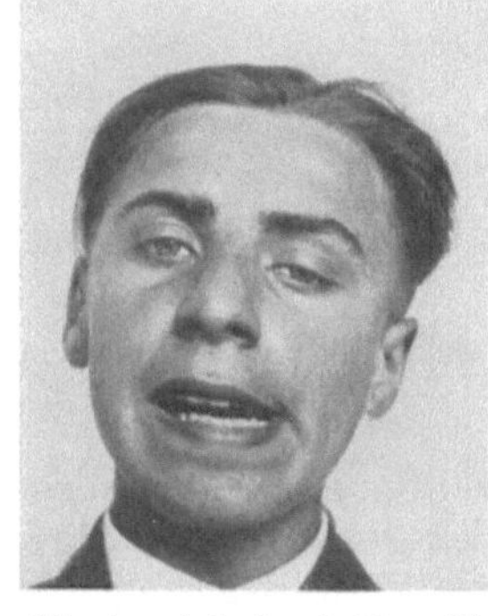

Abb. 43e. Ptosis wird durch Verschiebung des Unterkiefers nach links nicht beeinflußt.

Abb. 43a—e. Phänomen von MARCUS GUNN („jaw-winking") bei kongenitaler Parese des linken Oberlides und der Bulbusheber.

Weit seltener als die isolierte Lähmung des Levator palpebrae sind isolierte Lähmungen der übrigen vom Oculomotorius innervierten äußeren Augenmuskeln, am seltensten die **Lähmung des Obliquus inferior.** Da dieser Muskel eine gemeinsame Drehungsachse mit dem Obliquus superior besitzt, dessen Antagonist er ist, sind die Symptome seiner Lähmung leicht abzuleiten. Das gelähmte Auge steht beim Blick geradeaus nur wenig tiefer als das andere, es bleibt beim Blick nach oben, am stärksten beim Blick nach oben-innen, gar nicht nach oben-außen zurück (Abb. 44—46), weil die schrägen Muskeln erheblichen Einfluß nur auf die Vertikalbewegungen des adduzierten, wenig oder gar keinen auf die des abduzierten Auges besitzen. Im unteren Teil des Blickfeldes besteht vertikales Gleichgewicht. Die Doppelbilder eines horizontalen Konturs stehen schräg zueinander, sie konvergieren nach der Seite des gelähmten Auges, am stärksten bei Abduktion desselben, während sie bei Adduktion, wo die Vertikaldivergenz das Maximum erreicht, parallel werden. Die Lateraldistanz der Doppelbilder ist in der Regel gering, bald gleichseitig, bald — seltener — gekreuzt, analog dem Verhalten bei Lähmung des Obliquus superior. Bei Neigung des Kopfes gegen die Seite des gesunden Auges wird die Vertikaldivergenz größer, nach der anderen Seite kleiner oder gleich Null.

Die geraden Vertikalmotoren, deren Drehungsachse nahezu senkrecht zu der der schrägen Muskeln steht, beeinflussen die Höhenlage am stärksten bei abduzierter, die Meridianstellung am stärksten bei adduzierter Gesichtslinie.

Bei *Lähmung des Rectus superior bzw. inferior* ist die Hebung bzw. Senkung des gelähmten Auges am meisten beschränkt, wenn es nach oben-außen (bzw.

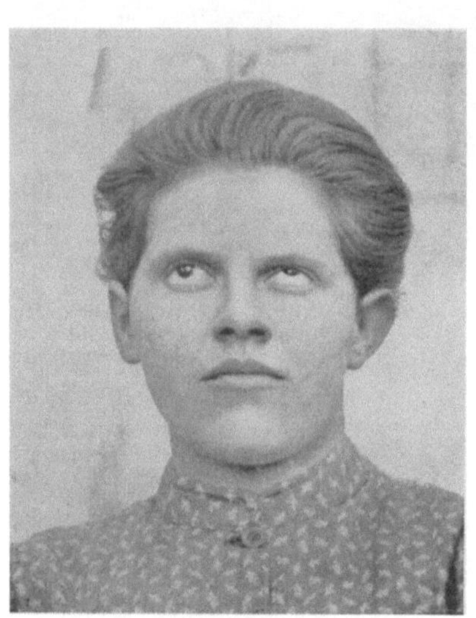

Abb. 44. Paral. m. obl. infer. d. Beim Blick nach oben bleibt das rechte Auge erheblich zurück.

unten-außen) bewegt werden soll, während es beim Blick nach oben-innen (bzw. unten-innen) weit weniger zurückbleibt, weil die Vertikalbewegungen des adduzierten Auges vorwiegend durch die schrägen Muskeln besorgt werden. Die Doppelbilder eines horizontalen Konturs stehen verschieden hoch und schräg gegeneinander. Wenn die Vertikaldivergenz bei Blickhebung wächst, so ist der Rectus superior desjenigen Auges gelähmt, zu dem das höher gelegene Bild gehört, wächst die Vertikaldivergenz bei Blicksenkung, so besteht eine Lähmung des Rectus inferior an dem Auge, dem das tieferstehende Bild angehört. Bei Lähmung des einen wie des anderen Muskels konvergieren die Doppelbilder nach der Seite des gesunden Auges, weil beide Muskeln die Meridianlage in entgegengesetzter Weise beeinflussen, aber das zum gelähmten Auge gehörige Bild, je nachdem der Heber oder Senker gelähmt ist, höher oder tiefer steht als das andere Bild. Die Doppelbilder werden parallel in demjenigen Teil des Blickfeldes, wo ihre Vertikaldistanz am stärksten ist, also bei Abduktion des gelähmten Auges. Die Lateraldistanz der Doppelbilder ist unbeständig, meist sehr gering und für die Diagnose belanglos. Seitwärtsneigung des Kopfes hat bei Lähmung der geraden Vertikalmotoren keinen deutlichen Einfluß auf die Größe der Vertikalablenkung, eine Tatsache, die mitunter für die Differentialdiagnose verwertbar ist, da ein deutlich positiver Ausfall der Kopfneigungsprüfung stets für eine Störung im Bereich der schrägen Augenmuskeln spricht. Wenn überhaupt eine habituelle Kopfhaltungsanomalie besteht, so wird bei Parese des Rectus superior bzw. inferior das Kinn gehoben bzw. gesenkt, um den gelähmten Heber bzw. Senker zu entlasten.

Die **Lähmung beider Heber** eines Auges ist nicht ganz selten, namentlich als kongenitale Störung, gewöhnlich mit einer Ptosis des nämlichen Auges kombiniert. Das Krankheitsbild unterscheidet sich von der Lähmung nur eines — des geraden oder schrägen — Hebers dadurch, daß das betreffende Auge in der *ganzen* oberen Blickfeldhälfte hinter dem gesunden Auge zurückbleibt, und die Doppelbilder eines horizontalen Konturs beim Blick gerade nach oben einander parallel sind, während sie in der linken oberen Peripherie nach der einen, in der rechten nach der anderen Seite konvergieren, weil sich der Ausfall der „rollenden“

Komponente des schrägen Hebers beim Blick des betreffenden Auges nach außen-oben, des geraden Hebers nach innen-oben auswirkt. Einseitige Lähmung beider *Senker*muskeln sind sehr selten, weil diese von verschiedenen Nerven beherrscht werden.

Die isolierte **Lähmung eines Rectus medialis** darf ein besonderes Interesse auch deswegen für sich beanspruchen, weil sie gelegentlich ein *eindeutiges Herdsymptom* bildet. Wie oben (S. 177) erwähnt, nimmt der Rectus medialis unter den Augenmuskeln eine Sonderstellung insofern ein, als seine beiden Funktionen, die Mitwirkung an der gleichsinnigen Seitenwendung und an der Konvergenzbewegung, dem Willen unterstehen. Zwar nehmen auch die übrigen Augenmuskeln an gleich- und gegensinnigen Augenbewegungen teil, aber an letzteren

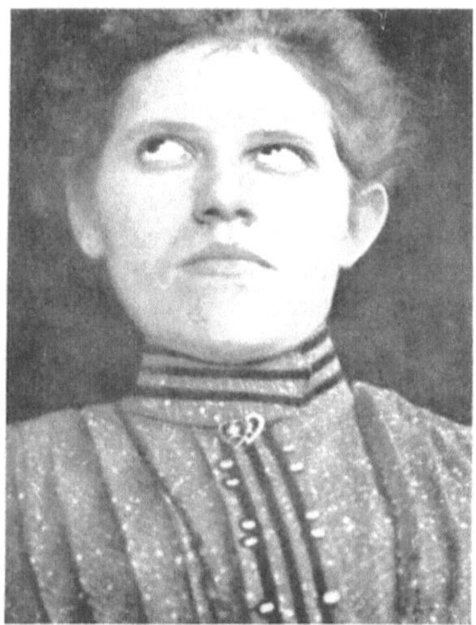

Abb. 45. Der gleiche Fall beim Blick nach rechtsoben: Das rechte Auge erreicht dieselbe Höhenlage wie das linke.

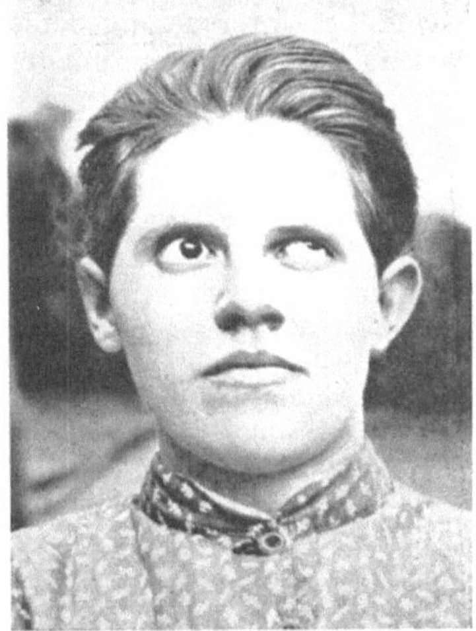

Abb. 46. Der gleiche Fall beim Blick nach linksoben: Die rechte Gesichtslinie kann nicht über die Horizontalebene erhoben werden.

nur in sehr beschränktem Umfange, weil sie nicht, wie die Konvergenz, willkürlich ausführbar sind.

Deswegen ist die willkürliche Erregbarkeit der übrigen Muskeln (außer der des Medialis) nur am Erfolg der *gleich*sinnigen Bewegungsimpulse zu prüfen.

Das *Krankheitsbild der einfachen Medialislähmung*, die man als Teilerscheinung der Oculomotoriuslähmung so häufig zu sehen bekommt, ist als *isolierte* Lähmung äußerst selten. Es ist naturgemäß in vieler Hinsicht das Gegenstück zur Lateralislähmung. Wenn in einem Teile des Blickfeldes noch binoculares Einfachsehen möglich ist, besteht eine habituelle Kopfdrehung nach der Seite des gesunden Auges, wodurch das gelähmte Auge in die Abduktionsstellung gebracht, sein Medialis also entlastet wird. Bei primärer Kopfhaltung besteht ein Divergenzschielen, das beim Blick nach der Seite des gesunden Auges zu,- nach der anderen Seite abnimmt. Die *gekreuzten* Doppelbilder zeigen die entsprechende Distanzzu- und -abnahme bei Seitwendung.

Eine Besonderheit gegenüber den anderen Lähmungen einzelner Augenmuskeln zeigt schon die einfache Medialislähmung durch die vielfach vorhandene Fähigkeit zu willkürlichem, wenigstens zeitweiligen Ausgleich der Schielstellung bei geradeaus gerichteten Gesichtslinien. Wenn ein starker Konvergenzimpuls mit einem maximalen Impuls zur Blickwendung nach der Seite des gesunden

Auges verbunden wird, so erschlafft der Tonus des Lateralis am gelähmten
Auge so völlig, daß dessen Stellung von keinem Seitenwender mehr beeinflußt
ist — der Medialis ist gelähmt, der Lateralis willkürlich erschlafft —; das Auge
kann sich also in die Mittelstellung begeben und dem gesunden Auge parallel
stellen, das geradeaus gerichtet bleibt, weil sich an diesem Seitenwendungs-
und Konvergenzimpuls gerade aufheben.

Daß in solchen Fällen nicht etwa der paretische Medialis allein innerviert wird, geht
hervor aus der — bei nicht zu alten Leuten — stets nachweisbaren, zugleich mit der Beseitigung der Divergenz eintretenden beiderseitigen Refraktionszunahme (akkommodativen
Myopie) und der beiderseitigen Pupillenverengerung: Beweis, daß der gesamte binoculare
Naheinstellungsmechanismus in Aktion gesetzt ist. Ist binoculare Fixation erreicht, so
kann der Akkommodationsspasmus wieder fast restlos erschlafft werden, weil der Fusionszwang für das Fortbestehen der Konvergenzinnervation sorgt, die nur für die Dauer der
willkürlichen Inanspruchnahme mit entsprechender Akkommodationsanspannung verknüpft ist.

Je nach der Untersuchungsmethode kann der Funktionsausfall bei Medialisparesen verschieden groß gefunden werden. Wenn man den Patienten einem in
die Richtung des gesunden Auges seitwärts bewegten Objekt nachblicken läßt,
so steht das Doppelauge unter der vom jeweils fixierten Auge benötigten Innervation. Fixiert das normale Auge, so holt die zur Erreichung der normalen
Abduktionsgrenze dieses Auges führende Innervation aus dem paretischen
Medialis des anderen Auges nicht das Leistungsmaximum heraus. Das geschieht
erst, wenn das paretische Auge zur Fixation veranlaßt, das andere verdeckt wird.

Ob der jetzt erzielte Funktionszuwachs des paretischen Medialis lediglich durch einen
gleichsinnigen Seitenwendungsimpuls erhalten, oder ein Konvergenzimpuls daran beteiligt
ist, kann leicht kontrolliert werden, da letzterenfalls auch Pupillenverengerung (Konvergenzreaktion) und Akkommodationszuwachs eintreten, ganz abgesehen davon, daß bei einem
Konvergenzimpuls natürlich auch das verdeckte (gesunde) Auge statt der Ab- eine Adduktionsbewegung macht. Auf letzteres muß natürlich namentlich dann geachtet werden,
wenn etwa eine Pupillenstarre und wegen des Alters des Patienten Akkommodationslosig-
keit besteht.

Isolierte Medialislähmungen bei Intaktheit der ganzen übrigen Augenmuskulatur sind extrem selten und fast nur durch periphere Verletzungen verursacht.
Nicht ganz so selten aber sind *Lähmungen des Medialis*, bei denen er *nur die
Fähigkeit zur Teilnahme an gleichsinnigen Seitenwendungen eingebüßt hat,
während seine Reaktion auf Konvergenzimpulse* ungestört ist.

Ich habe im Jahre 1902 einen Fall beschrieben, bei dem nach einem stumpfen Hinter-
kopftrauma beide Mediales zur Teilnahme an der gleichsinnigen (parallelen) Seitenwendung
unfähig waren, auf Konvergenzimpuls jedoch noch eine ausgiebige Adduktion zu vermitteln
vermochten. Im Laufe eines Jahres trat die völlige Heilung ein. Seitdem sind eine ganze
Reihe analoger Beobachtungen von isoliertem Ausfall der Seitenwendungsfunktion eines oder
beider Mediales bei intakter oder nur wenig beeinträchtigter Konvergenzfähigkeit mitgeteilt
worden. Auf diese Fälle wird bei Besprechung der assoziierten Blicklähmungen zurückzukommen sein.

Aus dem Nachweis, daß der Medialis nur in der einen Funktion — z. B.
als gleichsinniger Seitenwender — versagt, in der anderen volle Leistungsfähigkeit besitzt, geht eindeutig der *supranucleare* Charakter der Störung hervor. Kern,
Nerv und Muskel sind intakt, nur die Bahn zwischen Kern und dem corticalen
Seitenwendungszentrum unterbrochen, und zwar *nahe dem Kerngebiet des N. III
im hinteren Längsbündel*, wenn der dem paretischen Medialis assoziierte Lateralis
des anderen Auges auf den Seitenwendungsimpuls prompt anspricht. Gerade
für Läsionen des hinteren Längsbündels ist der Nachweis der besprochenen
Störung deswegen so wichtig, weil *diese Läsion in der Regel auch den Ausfall
der Reaktion des gelähmten Medialis auf vestibuläre Reize zur Folge hat.*

Die gleichsinnigen Bewegungen sollen aus den oben (S. 189) angeführten Gründen
stets beim Blick auf mindestens 2 m entfernte Objekte geprüft werden. Ob ein Medialis
auf Konvergenzimpulse besser als auf Seitenwendungsimpulse anspricht, prüft man am

besten so, daß man den Patienten zu maximaler Seitenwendung in der Richtung des gesunden Auges veranlaßt und ihn dann zur Fixation eines in der seitlichen Grenzrichtung gelegenen *nahen* Objektes auffordert. Erfolgt jetzt eine Zunahme der Adduktion des gelähmten Auges über die vorher bei maximalem Seitenwendungsimpuls erreichte Stellung hinaus, so ist die supranucleare Natur der Lähmung erwiesen.

Daß *supranucleare* Herde, wenngleich in der Regel, so doch *nicht* ausschließlich zu *bilateral*-gleichmäßigen Bewegungsausfällen, den sog. *Blicklähmungen* führen, sondern auch einseitige Augenwegungsstörungen veranlassen können, zeigen außer dem soeben besprochenen isoliertem Ausfall der gleichsinnigen Seitenwendungsfunktion des Medialis auch die sehr seltenen Beobachtungen von *einseitiger Lähmung der Hebermuskeln*. Der supranucleare Sitz der Läsion ist

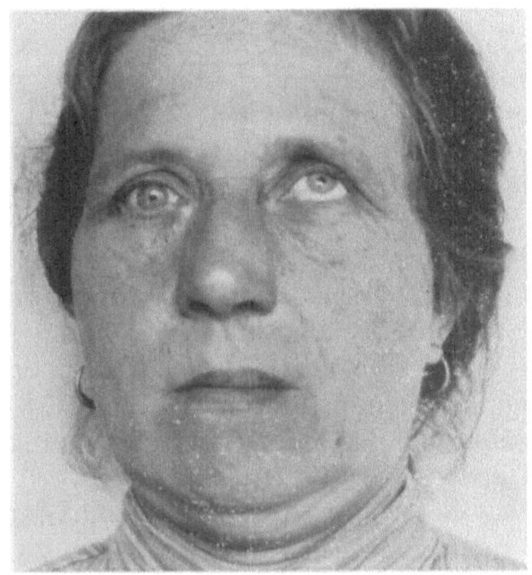

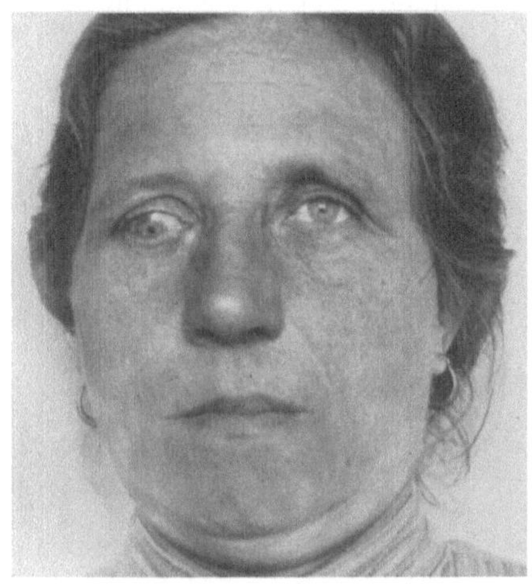

Abb. 47. Totale Lähmung der rechten Augenheber; starkes Abwärtsschielen des rechten Auges bei Horizontalstellung des linken.

Abb. 48. Gleicher Fall beim Blick nach oben, wobei das rechte Auge die Horizontalstellung nicht zu überschreiten vermag (s. Abb. 49).

mitunter nur dadurch festzustellen, daß die betreffenden Muskeln *weder auf Willensimpulse noch auf vestibuläre Reize, wohl aber als Vermittler des* BELLschen *Phänomens beim Lidschluß in Aktion treten*. Nachstehend die Abbildungen eines besonders instruktiven Beispiels.

Bei der 50jährigen Patientin war ein halbes Jahr, ehe sie in die Klinik kam, eine rechtsseitige Lähmung mit Diplopie aufgetreten. An den Augen war nur die Motilität gestört, und zwar bestand *rechts* eine *totale Lähmung der Heber*, links eine Lähmung nur des Rectus inferior. Die Abb. 47 zeigt das hochgradige Abwärtsschielen des rechten bei Fixation mit dem linken Auge, Abb. 48 den völligen Ausfall der rechten Heber beim Blickhebungsimpuls, dem das linke Auge in normalem Umfange folgt, während die rechte Gesichtslinie nur bis zur Horizontalebene gelangt. Auch bei passiver rascher Kopfsenkung sprechen die rechten Heber nicht an. Um so auffälliger wirkt die *durchaus normale, sehr ausgiebige Hebung des rechten Auges, die schon bei sanftem Lidschluß eintritt* (Abb. 49) und die völlige Intaktheit der Kerne und Nervenwurzeln für die rechten Hebermuskeln beweist. Ohne diese Probe hätte die Annahme einer Kern- oder Wurzelschädigung viel näher gelegen angesichts des Ausfalls der willkürlichen und der reflektorischen Erregbarkeit der rechten Heber und der Kombination der rechtsseitigen Heber- mit der zweifellos nuklearen bzw. fasciculären linksseitigen Rectus inferior-Lähmung. Im Laufe der längeren Beobachtungszeit kehrte übrigens die reflektorische Erregbarkeit der rechten Heber (vom Vestibulärapparat aus) wieder, während sie für Willensimpulse unerregbar blieben.

Ob man *einseitige* gleichmäßige Lähmung der beiden *Senker*muskeln *supranuclearen* Ursprungs jemals beobachtet hat, ist mir nicht bekannt. Gegebenenfalls hätte man zu prüfen, ob bei Seitwärtsneigung des Kopfes eine reflektorische *Gegenrollung* der Augen erfolgt, woran die für Willensimpulse gelähmten Muskeln beteiligt sein müßten.

IV. Ein- und doppelseitige Ophthalmoplegien.

Die *einseitige* Lähmung mehrerer bzw. aller motorischen Augennerven *(Ophthalmoplegien)* ist vorwiegend durch *orbitale* und *basale Affektionen* bedingt und daher naturgemäß nicht selten mit Ausfallserscheinungen von seiten anderer Hirnnerven, insbesondere des Nervus opticus, trigeminus und sympathicus verknüpft. Die totale Ophthalmoplegie geht in der Regel mit beträchtlichem („paralytischem") *Exophthalmus* einher, einer Folge des Ausfalls der retraktorischen Wirkung der geraden Augenmuskeln, die durch den Ausfall der schwächeren antagonistischen Wirkungskomponente der schrägen Muskeln nicht ausgeglichen werden kann.

Von den *bilateralen* Augenmuskellähmungen bzw. Ophthalmoplegien sind als besondere Typen vor allem anzuführen: die *bilaterale Lähmung des N. VI, des N. IV, des N. III.* Die erste ist nicht ganz selten und bietet in frischen Fällen keine diagnostischen Schwierigkeiten: die abnorme Konvergenzstellung wächst beim Blick nach rechts wie nach links, in der Regel auch bei Blicksenkung, während sie bei Blickhebung geringer wird. Mitunter nimmt sie schon relativ frühzeitig ein konkomittierendes Gepräge an (s. o. S. 195). Die in solchen Fällen bestehende Schwierigkeit ihrer Abgrenzung von der sog. Divergenzlähmung wird später (S. 239) erörtert.

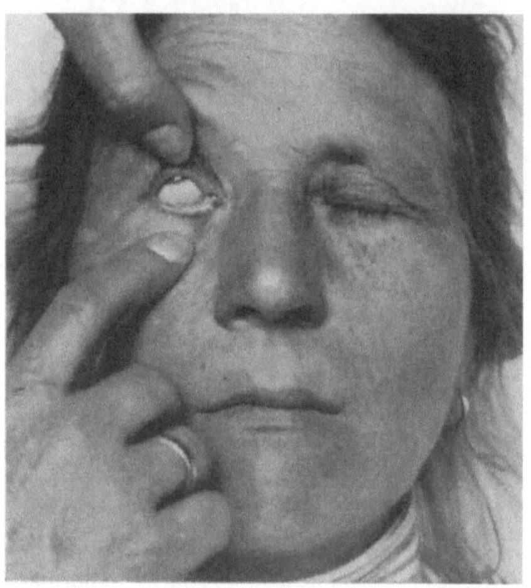

Abb. 49. Gleicher Fall. Die maximale Hebung des rechten Auges beim Lidschlußimpuls beweist die supranucleare Grundlage der rechtsseitigen Heberlähmung.

Das viel seltenere Krankheitsbild der *bilateralen Trochlearislähmung* ist in topisch-diagnostischer Hinsicht von großer Bedeutung, weil eine gleichzeitige Lähmung beider N. IV auch ohne sonstige Symptome mit größter Wahrscheinlichkeit auf eine Schädigung der IV. Kerne oder der in der Gegend des Velum medullare anterius sich kreuzenden Wurzeln hinweist (Blutungen traumatischen Ursprungs, luische Meningitis, Tumoren der Zirbeldrüse). Bei annähernd gleicher Schädigung der beiden N. IV sind die Symptome ungemein charakteristisch: in der Medianebene der oberen Blickfeldhälfte werden kleine Objekte — z. B. eine Flamme — einfach gesehen, in der ganzen oberen Blickfeld*peripherie* besteht vollkommenes binoculares Einfachsehen. Überall sonst erscheinen *Konturen* in spitzwinklig (im oder nahe dem Fixationspunkt) *sich durchkreuzenden Doppelbildern.* Der beim Blick geradeaus auch noch einfach gesehene Fixationspunkt zerfällt gewöhnlich bei Blicksenkung in gleichseitige Doppelbilder. Ein Höhenunterschied der Doppelbilder tritt — und das ist das Hauptmerkmal der bilateralen gleichmäßigen Trochlearislähmung — beim Blick gerade nach unten überhaupt nicht auf, sondern nur seitwärts von der Medianebene, so zwar, daß links davon das zum rechten, rechts davon das zum linken Auge gehörige Bild tiefer rückt. Die Doppelbilder eines horizontalen Streifens konvergieren in der rechten Blickfeldhälfte nach links, in der linken nach rechts. Weitere Einzelheiten des Befundes und dessen Ableitung von der physiologischen Funktion der schrägen Senkermuskeln sind in meiner Arbeit über die doppelseitige Trochlearislähmung (1918) enthalten.

Die *doppelseitige Oculomotoriuslähmung* bietet keine diagnostischen Schwierigkeiten. Die Schielstellung kann namentlich bei sekundärer Kontraktur der

Laterales grotesken Umfang zeigen (s. Abb. 50, 51). Die Intaktheit der N. IV ist aus der „Einwärtsrollung" der oberen Augenpole beim Senkungsimpuls zu erkennen.

Die *bilateralen Ophthalmoplegien* bedürfen einer kurzen Besprechung wegen ihrer Bedeutung als selbständige und als Teilerscheinung anderer Krankheitsbilder. Die *akuten* (subakuten) Ophthalmoplegien sind entweder toxischen oder infektiösen Ursprungs. Hauptrepräsentant der ersteren ist die durch chronischen Alkoholismus hervorgerufene *Poliencephalitis acuta haemorrhagica superior* (WERNICKE 1881): eine bilaterale, gleichmäßig und rasch progrediente, auf die *äußeren* Augenmuskeln beschränkte Lähmung, begleitet von schweren cerebralen Symptomen mit letalem Ausgang innerhalb weniger Tage. Beim *Botulismus*

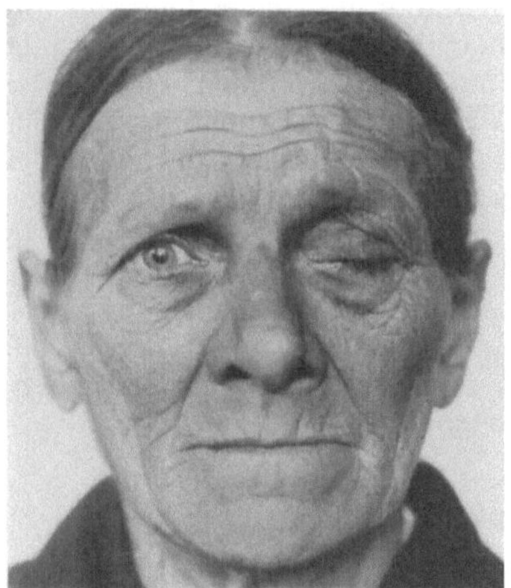

Abb. 50. Bilaterale Oculomotoriuslähmung. Totale Ptosis links.

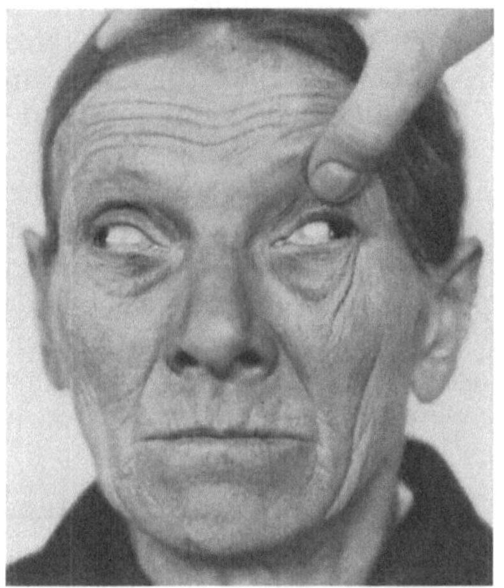

Abb. 51. Enorme Divergenz bei bilateraler Oculomotoriuslähmung mit höchstgradiger sekundärer Kontraktur der lateralen Muskeln.

sind stets die interioren, in etwa 50% der Fälle auch äußere Augenmuskeln gelähmt.

Die *Encephalitis epidemica* geht häufig mit bilateralen, nuclearen und supranuclearen Augenmuskellähmungen einher, an denen besonders die nur noch bei *akuter multipler Sklerose* gelegentlich zu beobachtende außerordentliche Mannigfaltigkeit und der rasche Wechsel der Lähmungserscheinungen auffällt. Wie schwierig die Differentialdiagnose in solchen Fällen sein kann, zeigt ein von O. FOERSTER und mir (1924) beschriebener Fall, bei dem scheinbar eindeutige Symptome einer Encephalitis bestanden, aber nach einem mehr als 8 Jahre dauernden Intervall ungestörten Wohlbefindens alle typischen Merkmale der multiplen Sklerose auftraten (A. BIELSCHOWSKY, Lähmungen d. Augenmuskeln, GRAEFE-SAEMISCHs Handbuch, S. 442).

Auch nach *Diphtherie* gibt es außer den in etwa 8% der Fälle vorkommenden lateralen Akkommodationslähmungen, die in der Regel ohne Pupillenstörung bestehen, sehr selten auch exteriore bilaterale Ophthalmoplegien. UHTHOFF (1885) fand solche nur einmal unter 300 postdiphtherischen Lähmungen der Akkommodation.

Die *chronischen* Ophthalmoplegien als Teilerscheinungen von Erkrankungen des Zentralnervensystems (Tabes, Paralyse, multiple Sklerose, Myasthenie) sind in ihrem Verlauf regellos und wechselnd, bald an einzelnen Muskeln des einen, bald des anderen Auges auftretend und wieder verschwindend, zuweilen auch alle Muskeln mehr oder weniger gleichmäßig befallend. In einer Minderzahl der Fälle entwickelt sich eine *bilaterale Ophthalmoplegia exterior* als ganz *selbständiges* Leiden, das in typischen Fällen ein sehr charakteristisches Bild liefert. Beginn meist in der Kindheit oder früher Jugend, zuweilen aber auch erst nach dem 20. Lebensjahr; ganz allmähliches Fortschreiten der Lähmung, von der die verschiedenen Muskeln beider Augen ohne bestimmte Reihenfolge betroffen werden. Im Anfangsstadium erscheint morgens — nach der Nachtruhe — die Lähmung insbesondere der Lidheber geringer als unter Tags. Sonstige Hirnsymptome können fehlen; gelegentlich erkranken aber später auch die Bulbär- und Vorderhornkerne, seltener diese früher als die Augenmuskelkerne.

Manche derartigen Ophthalmoplegien haben die Anlage zu der Erkrankung ererbt, das Leiden tritt aber erst im späteren Kindesalter, selten nach Abschluß des Wachstums zutage. Andere Fälle zeigen die Parese oder Paralyse aller exterioren Augenmuskeln als kongenitale Anomalie. Bemerkenswert ist, daß auch in solchen Fällen, die zeitlebens frei von anderen Symptomen eines Nervenleidens bleiben, der Lähmungsgrad unter dem Einfluß der Ermüdung und Suggestion schwanken kann, ähnlich wie bei den myasthenischen Augenmuskellähmungen. Ob es sich in den Fällen, in denen von einigen Autoren Remissionen des Leidens beobachtet worden sind (Uthoff zitiert Eliasberg, Dufour, Kunn), wirklich um das hier erörterte Krankheitsbild isoliert bleibender Ophthalmoplegien nuclearen Ursprungs oder — was ich für wahrscheinlicher halte — um Erkrankungen des Zentralnervensystems, z. B. multiple Sklerose oder Myasthenie gehandelt hat, wobei ja die Augensymptome den anderen Krankheitserscheinungen lange vorausgehen können, lasse ich dahingestellt.

V. Die assoziierten (Blick-) Lähmungen.

Von den Lähmungen der einzelnen Muskeln eines oder beider Augen scharf zu trennen sind die *Störungen im Bewegungsmechanismus des Doppelauges*, das, wie oben (S. 175) gezeigt wurde, ein einheitliches Organ in sensorischer wie in motorischer Hinsicht darstellt. Jedes oculomotorische Rindenzentrum beherrscht je 2 zur Ausführung einer bestimmten Bewegung des Doppelauges miteinander verknüpfte Muskelgruppen der Einzelaugen, die Rechts- und die Linkswender, die Heber und die Senker, deren Störungen als horizontale bzw. vertikale Blicklähmungen (bzw. -krämpfe) in Erscheinung treten. Da die gleichen Muskeln in anderer Gruppierung den Zentren für die Vermittlung gegensinniger Augenbewegungen unterstellt sind, so erhält man wertvolle topisch-diagnostische Merkmale schon aus dem Nachweis, daß dieselben Muskeln, die auf Impulse zu gleichsinnigen Augenbewegungen nicht ansprechen, eine ungestörte Funktion zeigen, wenn sie in anderer Gruppierung — z. B. die Mediales zur Konvergenz — innerviert werden. Weitere und noch genauere Anhaltspunkte für die Lokalisation des Krankheitsprozesses ergeben sich daraus, daß in den Augenmuskelkernen eine Anzahl von Innervationsbahnen münden, deren Wirksamkeit gesondert geprüft werden kann.

Die anatomische und physiologische Forschung hat bisher allerdings nur einen Bruchteil der corticalen und subcorticalen Bahnen und Zentren nachweisen können, die wir auf Grund der klinischen Krankheitsbilder annehmen müssen. Auch von letzteren ist vorläufig trotz der Vervollkommnung der Untersuchungsmethoden nur ein Teil restlos zu deuten. Wenn hier zur Vereinfachung der Darstellung jedem Blickzentrum eine bestimmte Muskelgruppe zugeordnet wird, so ist das eine bewußte Schematisierung. Wir dürfen nicht vergessen, daß auch der einfachste Bewegungsimpuls niemals nur einen oder einzelne Muskeln, sondern stets sämtliche Muskeln des Doppelauges beeinflußt, einen Teil derselben zur Verkürzung (Tonuszunahme), den anderen zur Verlängerung (Tonusabnahme) bringt, wobei wiederum der Grad der Verkürzung bzw. Verlängerung der einzelnen Muskeln ganz verschieden ist. Ferner ist zu bedenken, daß der jeweilige Spannungszustand der Augenmuskeln außer vom

Willen noch von anderen, uns nur zum Teil bekannten Faktoren abhängig ist, z. B. vom *Fusionszwang*, der die ungemein häufigen Abweichungen der Augen von der normalen („idealen"), anatomisch-mechanisch bedingten Ruhelage durch zweckmäßige *Tonusänderungen* ausgleicht, ohne daß aber dieser „Ausgleichstonus" etwa stets der gleiche bleibt. Seine Schwankungen können zu erheblichen Differenzen der klinischen Befunde Anlaß geben, die bei wiederholten Prüfungen paretischer Störungen trotz gleicher Untersuchungsbedingungen gefunden werden. Ferner ist der Augenmuskeltonus abhängig von psychischen und insbesondere reflektorischen Einflüssen, die vom Labyrinth, von der Hals- und Rumpfmuskulatur ausgehen und bei wechselnder Kopf- und Körperhaltung Tonusschwankungen der Augenmuskeln hervorrufen.

1. Die assoziierte Lähmung der Seitenwender (seitliche Blicklähmung).

Bei totaler Unterbrechung der Bahn, die den Kernen einer assoziierten Seitenwendergruppe, z. B. dem rechten Abducens- und linken Medialiskern den Bewegungsimpuls vom Blickzentrum im linken Stirnhirn zuführt, fällt die willkürliche Rechtswendung der Augen aus. In unkomplizierten Fällen dieser Art, wie sie in größerer Zahl namentlich bei Herden im Pons oder dessen Nachbarschaft studiert werden konnten, besteht eine — meist geringfügige — gleichsinnige (konjugierte) Ablenkung, im gewählten Beispiel nach links, zugleich mit einer leichten habituellen Kopfdrehung nach rechts, die dem Kranken die mühelose Betrachtung vor ihm gelegener Objekte ermöglicht. *Diplopie fehlt,* weil beide Augen um den gleichen Winkel und in gleicher Richtung abgelenkt, und die Funktionsbeschränkung der assoziierten Muskeln eine ganz gleichmäßige ist: beide Augen gelangen beim Impuls zur Rechtswendung nur in die Mittelstellung, nach links dagegen bis zur normalen Grenzstellung. Wenn die Rechtswender nicht völlig gelähmt sind, so bewirkt der Rechtswendungsimpuls meist einen *Rucknystagmus* nach rechts: das Innervationsmaximum wird nur für einen Moment aufgebracht, dann streben die Augen wieder der Mittelstellung zu, und es bedarf immer erneuter Impulse zur Erreichung der Beweglichkeitsgrenze. Dieses anscheinend zuerst von FOVILLE (1858) bei einseitigen Brückenherden beobachtete Krankheitsbild der seitlichen Blicklähmung ist in reinster Form selten, weil der Herd neben der supranuclearen recht häufig auch eine periphere (nucleare oder fasciculäre) Schädigung setzt. Aus diesem Grunde sind die nachstehend erörterten Merkmale der supranuclearen Lähmung von ebenso großer praktischer wie theoretischer Bedeutung. Wenn in solchen Fällen der zugleich mit dem Lateralis des anderen Auges gelähmte Medialis nur zur Vermittlung der gleichsinnigen Seitenwendung unfähig ist, aber auf Konvergenzimpuls zugleich mit dem Medialis des anderen Auges prompt anspricht, was zuerst STELLWAG VON CARION (1869) beobachtet hat, so ist der supranucleare Charakter der Schädigung für den Medialis erwiesen. Dieser ist der einzige Augenmuskel, dessen Leistungsfähigkeit durch gesonderte Prüfung der gleichsinnigen Seitenwendung *und* der gegensinnigen Konvergenzbewegung festgestellt werden kann, weil die letztere im Gegensatz zu allen anderen gegensinnigen Augenbewegungen dem Willen unterstellt ist. Ob bei der seitlichen Blicklähmung der Lateralis ebenfalls eine rein supranucleare oder eine Kern- bzw. Wurzelschädigung erlitten hat, läßt sich durch Prüfung der Divergenzfähigkeit der Augen nicht feststellen, da ihr Umfang — bei normaler Ruhelage der Augen — viel zu geringfügig ist.

Wohl aber läßt sich diese Frage durch Prüfung der *reflektorischen* Erregbarkeit entscheiden. Schon *Senator* (1883) hatte empfohlen, auf die unter dem Einfluß von Kopfdrehungen eintretenden reflektorischen Augenbewegungen bei Brückenherden im Interesse der topischen Diagnostik zu achten. Sodann vermerkte JENDRASSIK (1886) bei einem Falle mit fast völliger Unbeweglichkeit beider Augen den „interessanten Umstand, der auch eine diagnostische Wichtigkeit haben dürfte, daß die den Lageveränderungen des Körpers entsprechende unwillkürliche Augenbewegung bei dem Kranken vollkommen gut ist".

Bei einem Kranken mit Pseudobulbärparalyse stellte Roth (1901) fest, daß die willkürlich nicht ausführbaren Augenbewegungen mitunter unabhängig vom Willen erfolgten, eine zuerst von Wernicke (1883) in einem gleichartigen Krankheitsfall gemachte Beobachtung, die ihn zur Aufstellung des Krankheitsbildes der *Pseudoophthalmoplegie* veranlaßt hatte. Im Falle Roths vermochten die Augen überdies auch einem bewegten Fixationsobjekt innerhalb ziemlich weiter Grenzen zu folgen, erreichten aber das *normale Bewegungsausmaß erst dann, wenn bei Fixation eines Objekts der Kopf passiv gedreht wurde.* Roth glaubte, dieses Verhalten des gelähmten Auges mit ,,einer Erleichterung der mechanischen Arbeit für die Augenmuskeln" erklären zu können. Diese Erklärung ist abwegig, denn *bei nuclearen bzw. peripheren Augenmuskellähmungen* kann das Exkursionsgebiet der Augen im Wirkungsbereich der gelähmten Muskeln *durch passive Kopfdrehung niemals vergrößert werden.* Wenn dies bei Blicklähmungen möglich ist, so kann darin nur ein Beweis für die *Erhaltung* der *reflektorischen Erregbarkeit* der zur Ausführung von Willkürbewegungen unfähigen Augenmuskeln erblickt werden, wie ich ohne Kenntnis der Demonstration Roths im gleichen Jahre (1901) nachweisen konnte (1903).

Ein 18jähriges Mädchen erkrankte (1901) im Anschluß an eine Zahnextraktion bei eitriger Wurzelperiostitis an einer akuten metastatischen Encephalitis pontis: Leichte Somnolenz, hohes Fieber, Nackenstarre, starke Leukocytose, Neuritis opt. utr., fast vollständige Lähmung beider N. VII., Hemipares. dextra. Beide Augen waren zur Linkswendung völlig unfähig, das linke Auge auch zur Rechtswendung, während das rechte ausgiebig abduziert werden konnte. Auf Konvergenzimpuls reagierten beide Medicales in geringem Umfange. Die Hemiparese und die Lähmung des rechten Facialis heilten aus, der linke Facialis blieb total gelähmt. Die Rechtswendung beider Augen erholte sich weitgehend, die Konvergenzfunktion beider Mediales wurde ziemlich normal, nur die Linkswender blieben anscheinend total gelähmt. Dieser Befund schien darauf hinzuweisen, daß der Ponsherd zugleich mit dem linken Facialis- auch den linken Abducenskern völlig zerstört und die zum rechten Medialiskern ziehende Bahn für die assoziierte Linkswendung hochgradig beschädigt hatte. Daß diese Annahme nicht zutraf, ergab sich aus folgendem Versuch: Wenn die Patientin ein gerade vor ihr gelegenes Objekt fixierte und ihr *Kopf plötzlich mit einem Ruck nach rechts gedreht wurde, so gingen beide Augen nach links bis zur normalen Exkursionsgrenze.* Blieb der Kopf in Rechtsdrehung, so behielten die Augen ihre Linksstellung nicht bei, sondern ,,schwammen" unmittelbar nach *Abschluß der passiven Kopfdrehung,* ohne daß die Patientin es zu hindern vermochte, nach der *Mittelstellung zurück:* Beweis, daß die zur Ausführung einer willkürlichen Linkswendung völlig gelähmten Muskeln noch reflektorisch erregbar waren. Da der *Reflexreiz nur für die Dauer der Kopfdrehung* besteht, hörte seine Wirkung zugleich mit dem Abschluß der Kopfdrehung auf. Ein weiteres Merkmal dafür, daß die Lähmung auch des linken Lateralis im wesentlichen auf einer *supranuclearen* Läsion beruhte, ergab die Feststellung, daß die Augen der Patientin bei ruhig gehaltenem Kopf einem langsam von rechts nach links durch ihr Blickfeld geführten Objekt annähernd bis zu dem Grade von Linkswendung zu folgen vermochten, der auch bei passiver Kopfdrehung erreicht wurde. Ein Verhalten, das in höchst eindrucksvoller Weise kontrastierte mit der fast völligen Unfähigkeit der Patientin, auf Kommando nach links oder auf ein ihr bezeichnetes, in ihrer linken Gesichtsfeldperipherie gelegenes Objekt zu blicken. Auch bei stärkster Willensanstrengung gelangte das linke Auge dabei nicht über die Mittelstellung hinaus nach links, während gleichzeitig das rechte Auge sich schwerfällig zuerst etwas nach unten, dann um einen sehr geringen Winkel nach links bewegte; im Gegensatz zu dieser auffälligen Ungleichmäßigkeit der Reaktion beider Augen auf das Kommando zur Linkswendung war ihre Bewegung nach links beim ,,Nachblicken" (Verfolgen des langsam nach links bewegten Fixationsobjekts) absolut gleichmäßig. Die hierbei erreichte Linksstellung der Augen konnte geraume Zeit beibehalten werden: Beweis, daß die Erregung der Linkswender bein ,,*Nachblicken*" *keine reflektorische,* sondern eine *willkürliche* war.

Das Erhaltenbleiben der *Führungsbewegung,* wie man die Bewegung der Augen beim ,,Nachblicken" nennt, in Fällen mit Verlust der Kommando- und Spähbewegungen, ist anscheinend zuerst von Oppenheim (1895) bei Kranken mit *Pseudobulbärparalyse* beobachtet.

Während sich in dem zuvor referierten Falle das Krankheitsbild einer zunächst peripheren (nuclearen) allmählich in eine supranucleare Lähmung umwandelte, konnte ich in einem anderen Falle den entgegengesetzten Verlauf beobachten.

Ein 4jähriges Kind erkrankte mit Hemiparesis sin., Taumeln und paralytischem Schielen. Der rechte Lateralis war total gelähmt, der ihm assoziierte linke Medialis völlig normal. Die beiden Linkswender waren hochgradig paretisch, konnten auch einem langsam nach links bewegten Objekt nicht nachblicken, reagierten jedoch prompt in ganz normalem Umfange bei rascher Drehung des Kopfes nach rechts. Während der nächsten Monate ging zugleich mit der Verschlechterung des Allgemeinbefindens und Eintritt einer beiderseitigen Facialislähmung auch die Reaktion der Linkswender auf passive Kopfdrehung verloren. Daß jetzt eine Kern- oder Wurzelzerstörung der VI.-Kerne erfolgt war, zeigte sich auch in der zunehmenden Konvergenzstellung der Augen. Die Autopsie ergab einen den Pons diffus infiltrierenden Tumor.

2. Die assoziierte Heber- und Senkerlähmung (vertikale Blicklähmung).

Die bei Ponsherden relativ häufig vorkommenden seitlichen Blicklähmungen sind selten ganz rein, weil der Herd meist neben der supranuclearen auch eine nucleare oder fasciculäre Schädigung des N. VI bewirkt, woraus Diplopie als Ausdruck eines *ungleichmäßigen* Funktionsausfalls der assoziierten Seitenwender resultiert. Reine, d. h. ausschließlich durch supranucleare Läsionen bedingte Blicklähmungen kommen weit häufiger an den *Vertikalmotoren* vor. SPILLER (1904, zitiert nach WILBRAND-SAENGER 1921) fand unter 47 vertikalen Blicklähmungen 26 assoziierte Heberlähmungen, in 16 Fällen war Hebung und Senkung, nur in 5 Fällen die Senkung allein gelähmt. Die Merkmale der vertikalen Blicklähmung, die ich (1906) gemeinsam mit STEINERT an einer Anzahl von Kranken festgestellt habe, ergeben ein höchst charakteristisches Krankheitsbild. In den typischen Fällen ist der Beweglichkeitsausfall an beiden Augen absolut gleichmäßig, so daß *keine Diplopie* besteht. Sie sind unfähig zur Ausführung von *Kommando-* und *Spähbewegungen* im Wirkungsbereich der betroffenen Muskeln, d. h. die Augen können weder auf Befehl, noch wenn sie auf ein peripher im oberen bzw. unteren Blickfeld gelegenes Objekt blicken wollen oder ein solches suchen, gehoben oder gesenkt werden. Dagegen kommt bei *rascher passiver Senkung bzw. Hebung des Kopfes* die *entgegengesetzte Bewegung der Augen* zustande; die Einstellung der Gesichtslinien auf ein gerade vor dem Patienten befindliches Objekt bleibt während der Kopfbewegung erhalten. Nach Abschluß der letzteren können die Augen die gehobene oder gesenkte Stellung nicht behalten, sondern gleiten, ohne daß die Patienten es verhindern können, in die Ausgangslage zurück. In manchen Fällen von assoziierter Heberlähmung fehlt auch die Reaktion auf rasche passive Kopfsenkung, und die supranucleare Natur der Lähmung ist lediglich aus dem *Erhaltensein des BELLschen Phänomens* zu entnehmen.

Die Abb. 52a—d stammen von einem Patienten O. FOERSTERs, dem ich für die Erlaubnis zur Untersuchung des Falles und zur Verwertung der photographischen Aufnahmen zu Dank verpflichtet bin. Im Höhestadium des Krankheitsprozesses (Vierhügeltumor) standen die Augen für gewöhnlich leicht gesenkt (Abb. 52a); die Hebung auf Kommando war nur bis zur Horizontalebene möglich (Abb. 52b), auch bei Führung durch ein fixiertes, langsam nach oben bewegtes Objekt vermochten die Gesichtslinien die Horizontalebene nicht zu überschreiten (Abb. 52c). Nur beim Impuls zum Lidschluß erfolgte eine ausgiebige Aufwärtsbewegung der Bulbi (Abb. 52d). Nach Exstirpation des Tumors kehrte zunächst die Fähigkeit zum Verfolgen des nach oben bewegten Fixationsobjekts, dann auch die willkürliche Blickhebung wieder.

In minder schweren Fällen sind auch die **Führungsbewegungen** im Wirkungsbereich der gelähmten Vertikalmotoren erhalten. Während die Augen unfähig sind, sich auf ein bestimmtes in der oberen bzw. unteren Gesichtsfeldperipherie befindliches Objekt einzustellen, auch dann nicht, wenn man mit dem Spiegel ein Flammenbild auf den bzgl. Netzhautbezirk wirft, können sie dem zunächst in der Ausgangslage der Augen fixierten, dann *langsam* nach oben und unten bewegten Objekt bis zur normalen Grenzstellung folgen. Bei zu rascher Bewegung gelingt das „Nachblicken" nicht. Es gelingt aber wiederum, wenn an

Stelle des fixierten Objekts der Kopf des zu fortdauernder Fixation veranlaßten Patienten langsam in vertikaler Richtung (um die Frontalachse) gedreht wird.

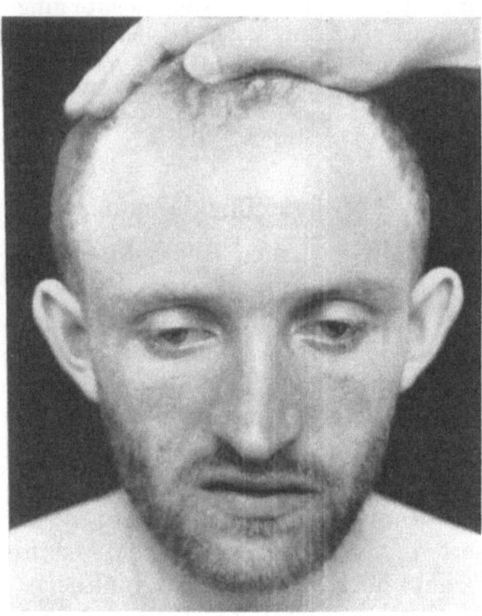

Abb. 52a. Gesenkte Blickrichtung als Ruhelage der Augen bei assoziierter Heberlähmung infolge Vierhügeltumors. (Fall von O. Foerster.)

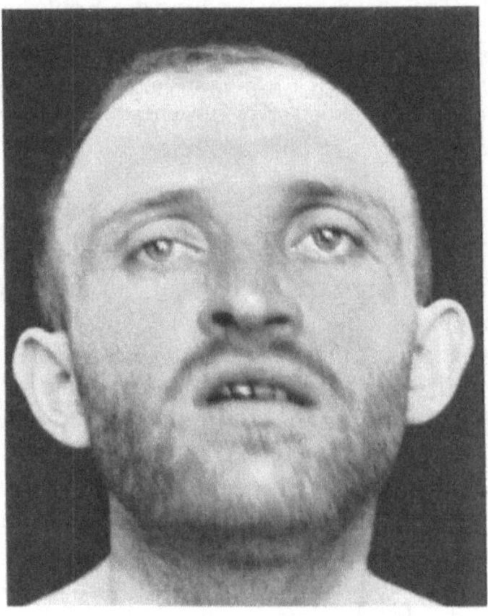

Abb. 52b. Der gleiche Fall bei maximalem Hebungsimpuls. Die Gesichtslinien vermögen die Horizontalebene nicht zu überschreiten.

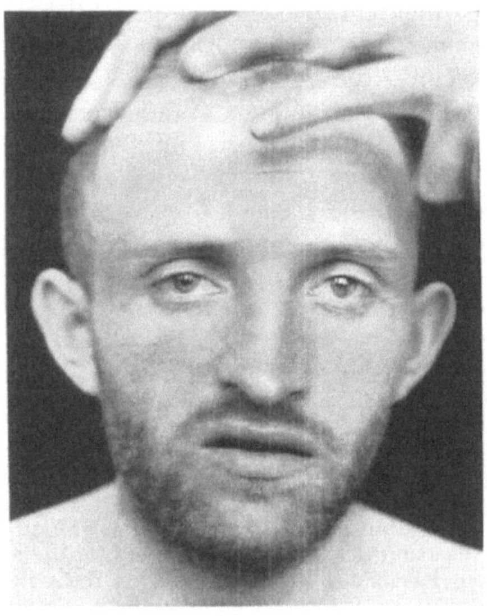

Abb. 52c. Auch beim Verfolgen des langsam nach oben bewegten Fixationsobjektes erheben sich die Gesichtslinien nicht über die Horizontalebene.

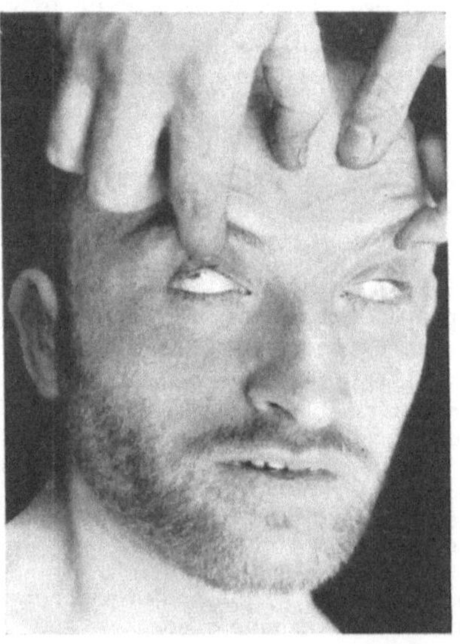

Abb. 52d. Nur beim Impuls zum Lidschluß (der durch Festhalten der Oberlider verhindert wird) erfolgt eine maximale Aufwärtsbewegung der Bulbi. (Bellsches Phänomen.)

Die auf die eine oder andere Weise erreichte *Grenzstellung* der gehobenen oder gesenkten Augen kann *längere Zeit beibehalten werden*, im Gegensatz zu der bei rascher ruckartiger Kopfbewegung erreichten Stellung, die sofort nach Abschluß der Kopfbewegung wieder verloren geht. Die Wesensverschiedenheit

der *willkürlichen* (Kommando-, Spähbewegungen) und der *Führungs*bewegungen
traten bei anderen Versuchen an unseren Kranken mit vertikaler Blicklähmung
in sehr bemerkenswerter Weise zutage. Saß der Kranke einer Sehprobentafel
gegenüber, deren oberste Reihe sich in Höhe seiner geradeaus gerichteten Augen
befand, so konnte er nur diese, aber keine der darunter befindlichen Reihen
lesen. Daß dies nicht Ausdruck einer Sehschwäche war, ließ sich leicht nachweisen: wurde die Tafel gehoben, so las er auch die tieferen Reihen, die nunmehr in Augenhöhe gelangten. Den gleichen Einfluß hatten Prismen, die mit
nach aufwärts gelegener Kante vor die Augen gehalten wurden. Bei nach unten
gerichteter Prismenkante las Patient auch die in Augenhöhe befindliche Seh-
probenreihe nicht mehr, auch wenn das Prisma nur um einen Winkel von 5^0
ablenkte. Da das Gesichtsfeld des Patienten völlig intakt war, so brachte das
Undeutlichwerden der Sehproben bei Vorhalten der nach unten ablenkenden
Prismen lediglich die Unfähigkeit, durch Blicksenkung das von der Netzhautmitte um 5^0 nach oben verschobene Bild wieder auf die Mitte zurückzubringen,
zum Ausdruck. Wenn dieser und andere derartige Patienten den Nullpunkt der
Tangentenskala fixierten, so sahen sie zwar die ober- und unterhalb des Null-
punktes gelegene (exzentrisch abgebildete) Zahl 5, vermochten sie aber nicht zu
fixieren. Wohl aber gelang ihnen dies, wenn sie zunächst auf die Zahl 1, dann
auf 2, 3, 4 und schließlich auf die 5 blickten. Von der 5 zur Fixation der 0
zurückzukehren, war ihnen auch nur dann möglich, wenn sie die Augen entlang
den dazwischen liegenden Zahlen aufwärts „klettern" ließen[1]. Die so zustande
kommenden Vertikalbewegungen verliefen wesentlich langsamer und weit weniger
ausgiebig, als wenn die Augen in gleicher Richtung durch entsprechende Bewegungen des Fixationsobjekts „geführt" wurden. Ebensowenig wie die Vertikalmotoren auf Willensimpulse zur *Verkürzung* zu bringen waren, gelang die willkürliche *Erschlaffung*. Hatte man die Augen durch das langsam bewegte Fixationsobjekt nach oben geführt, so konnten sie trotz aller Anstrengung der Patienten
auf Kommando nicht wieder in die horizontale Blickebene zurückgebracht
werden. Bei *peripherer* (nuclearer) Lähmung der Senker ist dies natürlich möglich,
solange keine organisch fixierte Kontraktur der Heber besteht, während in
unseren Fällen die Senkung erst mit Hilfe der Führung durch ein nach unten
bewegtes Fixationsobjekt zu erreichen war[2].

Offenbar liegt die Läsion in derartigen Fällen oberhalb der Stelle, wo sich
die bis dahin zusammen verlaufenden Bahnen, die den Senkern den Kontraktions-,
den Hebern den Erschlaffungsimpuls zuführen, voneinander trennen.

Die für die Unterscheidung nuclearer (peripherer) von supranuclearen Augenmuskellähmungen so wertvolle **Prüfung der reflektorischen Erregbarkeit** vom
Vestibularapparat aus ist durch BÁRÁNY (1906, 1907) sehr vervollkommnet

---

[1] Ein ganz gleichartiges Verhalten ist auch bei seitlicher Blicklähmung beobachtet
(JANISCHEWSKI 1909). Patient konnte lesen, indem seine Augen von einem zum anderen
Buchstaben wanderten. Am Ende der Zeile angekommen, konnten jedoch die Augen zum
Anfang der nächsten nur gelangen, wenn Patient seine Hand fixierte, die er langsam vom
Ende der eben gelesenen Zeile zu deren Anfang zurückführte, wo er den Anschluß an die
nächsttiefere Zeile fand.

[2] Die Erklärung dieses Verhaltens ergibt sich aus den bekannten Versuchen von SHER-
RINGTON (1894) und TOPOLANSKI (1898). Nach einseitiger Durchschneidung aller motorischen
Augennerven mit Ausnahme des N. VI stand das betreffende Auge stark nach außen abgelenkt. Bei Reizung derjenigen Rindenstelle, von welcher aus bei intakter Motilität Ein-
wärtswendung des betreffenden Auges zu erzielen war, ging es aus der abduzierten in die
Mittelstellung, trotzdem alle Muskeln mit adduzierender Wirkung ausgeschaltet waren:
Beweis, daß die Innervation, die den Agonisten (Adductoren) den Impuls zur Kontraktion
übermittelt, vom nämlichen Rindenzentrum ausgeht und bis in die Nähe der Kerne die
nämliche Bahn durchläuft wie die Erschlaffungsinnervation für die Antagonisten (Abductoren).

worden. Nach mehrmaliger *Drehung um die Körperachse,* am besten mittels Drehstuhl, entsteht durch die Strömung der Endolymphe in den Bogengängen des Labyrinths eine Erregung der Vestibularisendigungen, die einen Rucknystagmus mit der schnellen Phase in der Richtung der Drehung bewirken, also nach rechts, wenn nach rechts gedreht wird. Bei plötzlichem Anhalten schlägt der **Nystagmus** um, den man gut beobachten kann, da er nach Abschluß einer zehnmaligen Drehung etwa 42" anhält. Er wird verstärkt, wenn der Patient ein in der Richtung der schnellen Phase gelegenes Objekt fixiert, dagegen gehemmt, wenn er in die entgegengesetzte Richtung blickt oder zu starker Konvergenz veranlaßt wird. Bei Bewußtlosen, Bettlägerigen und kleinen Kindern ist zur Erzeugung des vestibulären Nystagmus die *calorische* Reizung geeigneter, auf deren Technik hier nicht näher einzugehen ist. Meist werden Spülungen des äußeren Gehörganges mit Wasser von 25^0 angewandt. Die langsame ist die labyrinthogene Nystagmusphase. Fällt bei linksseitiger Spülung die langsame Bewegung des linken Auges nach links aus, so ist die nucleare (periphere) Parese des linken N. VI erwiesen. Bei supranuclearer Lähmung der Linkswender hat die gleiche Spülung eine maximale Linkswendung der Augen zur Folge, solange die Bahn zwischen Vestibularapparat und Augenmuskelkernen erhalten ist. Bei bilateraler *seitlicher Blicklähmung* bewirkt die Ohrspülung keinen Nystagmus, sondern nur von jedem Labyrinth aus die langsame Bewegung der Augen in die betreffende seitliche Endstellung.

Der Ausfall der schnellen Nystagmusphase bei der zuvor besprochenen supranuclearen Lähmung rührt daher, daß die Bahn der schnellen Phase getrennt von der für die langsame Phase verläuft und in den betreffenden Fällen durch den die Blicklähmung erzeugenden Prozeß geschädigt wird. Wie und wo die schnelle Phase entsteht, ist noch nicht sicher. Die Bahn dafür geht, wie DE KLEIJN bewiesen hat, jedenfalls nicht über das Großhirn, sondern verläuft in der Höhe der Augenmuskelkerne; das Zentrum dafür liegt vielleicht in der Gegend des DEITERSchen Kerns und dürfte zugleich mit dem Zentrum für die langsame Phase vom Vestibulum aus erregt werden. Wenn bei vestibulärer Reizung in Fällen von Blicklähmungen auch die schnelle Nystagmusphase auftritt, so ist der Krankheitsherd jedenfalls an einer erheblich höher (corticalwärts) gelegenen Stelle der Blickbahn zu suchen. Das gilt z. B. für manche Fälle von Blicklähmungen bei der Pseudobulbärparalyse.

Meine Auffassung, daß die bei einer supranuclearen Blicklähmung durch *rasche, ruckartige Kopfdrehung* nach der entgegengesetzten Seite auszulösende Augenbewegung eine *vestibuläre* Reaktion der gelähmten Muskeln darstellt, ist von verschiedenen Seiten angezweifelt worden. Am einfachsten zu widerlegen ist der Einwand, daß die bei dem erwähnten Versuche erzielte Reaktion der gelähmten Muskeln nur „ein Ausdruck des Beharrungsvermögens" wäre. Träfe diese Annahme zu, so müßte ja auch bei peripheren Lähmungen durch passive Kopfdrehung die ausgefallene Augenbewegung zu erzielen sein, was niemals der Fall ist. Nach BEHR (1931) dürfte es sich bei dem in Rede stehenden Phänomen „um eine vom Occipitalhirn fortgeleitete supranucleare Fixationsbewegung (Führungsbewegung) handeln". Diese Annahme wird widerlegt durch die Tatsache, daß mittels plötzlicher ruckartiger Kopfdrehung Augenbewegungen zu erzielen sind in Fällen, in denen die betreffenden Muskeln *nur* auf vestibuläre Reizung, sonst aber weder bei langsamer Kopfdrehung ansprechen, noch „Führungsbewegungen" zu vermitteln imstande sind. Ich habe auch Fälle beobachtet, bei denen die allmähliche *Besserung* zum Ausdruck kam in der *Wiederkehr* der vorher fehlenden Führungsbewegungen, andere, bei denen das *Verlorengehen* der letzteren, die im ersten Stadium noch auslösbar waren, die Verschlechterung des Zustandes erkennen ließ, während die Reaktion auf ruckartige Kopfdrehung noch vor der Wiederkehr bzw. noch nach dem Verlust der Fähigkeit zum „Nachblicken" nachweisbar war.

Ebenso wie die passive wirkt auch die *aktive,* vom Patienten selbst ausgeführte Kopfdrehung. Da man dem Patienten beim Kopfdrehungsversuch ein bestimmtes Objekt zur Fixation anweisen muß, um andere, den Erfolg der labyrinthären Erregung aufhebende oder abschwächende (willkürliche) Innervationen der Augenmuskeln zu verhüten, ist die Vermutung geäußert worden, daß bei jenem Versuch die *Fixationsabsicht* am Zustandekommen der Augenbewegung in der Richtung der Blicklähmung beteiligt ist (WIRTHS 1911). Diese Ansicht wird damit begründet, daß (vom Patienten) nicht vermutete oder bei geschlossenen Augen desselben vorgenommene passive Kopfdrehung ohne Einfluß auf die Augenstellung bleibt, während die bloße Aufforderung, mit geschlossenen Augen geradeaus zu blicken, ein positives Resultat der Probe bewirkt. Mit Rücksicht auf diese Angabe ist die von GORDON HOLMES (1930) neuerdings wieder betonte Tatsache von Bedeutung, daß

die *rasche* Kopfdrehung auch *bei Erblindeten mit Blicklähmung* eine Reaktion der zu Willkürbewegungen unfähigen Muskeln bewirkt. Daraus folgt, daß die Fixationsabsicht keine
wesentliche Rolle bei der erwähnten Prüfung spielt, und ihr Ergebnis in demselben Sinne
zu verwerten ist, wie der Ausfall der zweifellos exakteren, aber auch umständlicheren
Prüfung der vestibulären Reaktion der Augenmuskeln nach einer der von BÁRÁNY angegebenen Methoden. Das gilt, was nochmals ausdrücklich hervorgehoben werden muß, nur
für die rasche, ruckartige (passive oder aktive) *Kopfdrehung.* Die bei langsamer (passiver
oder aktiver) Kopfdrehung eintretende, die Beibehaltung der Fixation ermöglichende
Augenbewegung stellt im wesentlichen eine optisch-motorische Reaktion dar, wie die gleich
näher zu besprechende *Führungsbewegung* der Augen; eine labyrinthäre Erregung ist bei
der *langsamen* Kopfdrehung — wenn überhaupt — nur in ganz untergeordnetem Maße im
Spiel. Zu dieser Auffassung berechtigt die Feststellung, daß die vestibuläre Erregung der
gelähmten Augenmuskeln, die man durch eine *rasche, ruckartige* Kopfdrehung nach der
entgegengesetzten Richtung erzeugt, nur solange anhält, wie die Drehung, so daß die bei
deren Abschluß erreichte Endstellung der Augen trotz fortdauernder Fixationsabsicht
nicht beibehalten werden kann; die Augen gleiten („schwimmen") langsam in die Ausgangslage zurück. Im Gegensatz hierzu bleibt die Endstellung der Augen, die durch eine *langsame*
Kopfdrehung oder durch „Führung" erreicht ist, für die ganze Dauer der Fixationsabsicht
erhalten: Beweis, daß die Augen dabei unter einer willkürlichen, von einem corticalen
Zentrum ausgehenden Innervation stehen.

Um über das Wesen der **Führungsbewegungen** Klarheit zu gewinnen, hat
man zunächst folgende Betrachtungen anzustellen. Wenn bei Blicklähmungen
beobachtet wird, daß die Kranken ihre für gewöhnlich nahezu oder völlig unbeweglichen Augen bis in die Endstellungen bringen können, sei es im Affekt oder
gelegentlich auch ohne erkennbare Veranlassung (LEWANDOWSKY 1910), oder wenn
sie sich einen Gegenstand in dem betreffenden Teil der Blickfeldperipherie recht
eindringlich vorstellen (ROTH, s. S. 222), so muß der Blicklähmung eine „transcorticale" Störung zugrunde liegen, d. h. eine Läsion der zwischen den corticalen
Zentren für die Augenbewegungen und anderen Rindengebieten bestehenden
Verbindungen. Derartige Störungen gehören zu dem Krankheitsbilde der
Apraxie (LIEPMANN 1921), wobei die nicht gelähmte Muskulatur nur für gewisse,
aber nicht für alle Bewegungskombinationen verwendet werden kann[1]. Die
in der großen Mehrzahl der Fälle von *assoziierten Blicklähmungen* bestehenden
sind jedoch sicher *keine apraktischen Störungen*. Weil sie zuerst und relativ
häufig bei Pseudobulbärparalyse gefunden wurden, hat man geglaubt, daß man
nur die in solchen Fällen verloren gegangenen *Kommando-* bzw. *Spähbewegungen*
als willkürliche Augenbewegungen, die auf sensorische (optische, akustische,
sensible) Reize erfolgten, ebenso das Nachblicken bei bewegtem Fixationsobjekt
— die sogenannten *Führungsbewegungen* — als Reflexbewegungen ansehen müsse,
WERNICKE (s. S. 222) hat anläßlich seiner theoretischen Konstruktion des Krankheitsbildes einer „Pseudoophthalmoplegie" im Rahmen der Pseudobulbärparalyse
bereits auf die zu erwartende Schwierigkeit des Nachweises eines Ausfalls der
beiderseitigen corticalen Blickzentren hingewiesen, weil die Prüfung der reflektorischen Erregbarkeit der Augenmuskeln vom Vestibularapparat aus noch
unbekannt war. Die Schwierigkeit einer getrennten Prüfung der willkürlichen
und der reflektorischen Erregbarkeit der Augenmuskeln sollte nach WERNICKES
Meinung dadurch bedingt sein, daß die Augenbewegungen überhaupt nicht so
rein willkürlich wären, wie die anderen Willensbewegungen, sondern durch
Gesichtseindrücke auch gegen unseren Willen hervorgerufen werden könnten.
Wenn man von den beim gewöhnlichen Sehen relativ seltenen Spähbewegungen
absieht, die man als echte Willensbewegungen bezeichnen darf, weil man auch
im völlig dunklen Raum nach Belieben die Augen willkürlich nach verschiedenen
Richtungen bewegen kann, so stehen die durch sensorische Reize veranlaßten
und die sogenannten Führungsbewegungen, vor allem jedoch die der Willkür entzogenen Fusionsbewegungen den Reflexbewegungen nahe. Sie sind aber insofern

---

[1] GORDON HOLMES (1921) spricht geradezu von „ocularer Apraxie", die bei Schußverletzungen des Gyrus angul. beobachtet worden sind.

keine echten Reflexe, als — wie ich schon oben ausgeführt habe — *erst das Hinzutreten der Aufmerksamkeit* den *optischen* oder einen anderen *sensorischen* zu einem
Reflexreiz macht: solange der sensorische Reiz nicht beachtet wird, löst er keine
Augenbewegung aus, während ja die echten Reflexe um so prompter und kräftiger
zustande kommen, je *weniger* die Aufmerksamkeit dem zentripetalen Erregungsvorgang zugewendet ist. Wenn man die in Rede stehenden Augenbewegungen
als „*optische Reflexe*" bezeichnet, so ist das insofern berechtigt, als sie gleichsam
triebartig erfolgen, ohne daß man sich einer Absicht zur Bewegung bewußt wird.
Aber man muß sich klar darüber sein, daß die *Reflexbahn über die Rinde läuft.*
Eine subcorticale Reflexbahn, die man in der anatomisch nachgewiesenen Verbindung zwischen dem peripheren Abschnitt der Sehbahn und den Augenmuskelkernen nicht bloß für den Pupillenreflex, sondern auch für die optisch-reflek-
torischen Augenbewegungen annehmen zu dürfen geglaubt hat, ist beim Menschen
sicherlich nicht in Funktion. Auch F. B. Hofmann (1919) stellt die „psycho-
optischen" den gewöhnlichen unbewußten Reflexen gegenüber und sieht das
charakteristische Merkmal der ersteren darin, daß ein optischer Reiz „den
Reflexvorgang erst auslöst, wenn er zuvor zu einer bewußten Empfindung
geführt hat und der Reflexbogen durch eine besondere ‚Stimmung' des Bewußtseins gangbar gemacht ist".

Abgesehen von den recht seltenen Fällen, die wir als „transcorticale" Blicklähmungen bezeichnen dürfen, finden wir bei Verlust der *Willkür-* (Späh-) und
Kommandobewegungen in der Regel auch keine *Einstellbewegungen* auf optische,
akustische und sensible Reize, deren Quelle in der Richtung des Ausfalls der
Blickbewegung liegt. Oder das Ausmaß dieser Einstellbewegungen ist zum
mindesten sehr gering, wenn man sie vergleicht mit den *Führungsbewegungen*,
die man erhält, wenn die Patienten dem langsam in die Richtung des Bewegungs-
ausfalls verschobenen Fixationsobjekt nachzublicken veranlaßt werden. Hieraus
hat man den Schluß gezogen, daß die Innervation zu den genannten auf verschiedene Weise hervorgerufenen Blickbewegungen von verschiedenen Rindenzentren ausgehen und ihre Bahnen zu den Augenmuskelkernen getrennt verlaufen. Es gibt ja mehrere Rindenbezirke, die als Blickzentren anzusehen sind,
weil ihre Reizung assoziierte Augenbewegungen erzeugt. Als *Spähzentrum*
bezeichnet Tschermak (1930) das im Fuß der zweiten Stirnwindung bzw. an
dem Ende der zweiten Stirnfurche gelegene präzentrale oder frontale Blickzentrum (centre sensitivo-moteur nach Roux). Das *optische Blickzentrum*
(centre sensorio-moteur nach Roux), das die durch optische Reize veranlaßten
Augenbewegungen (einschließlich der Fusionsbewegungen) vermitteln soll,
liegt in den beiden Lippen der Fissura calcarina und im Occipitalpol.
Außerdem wird noch ein *akustisches Blickzentrum* zur Vermittlung von Augenbewegungen auf Gehörseindrücke angenommen in der hinteren und temporalen
Querwindung der Insel und im insularen Abhang der ersten Schläfenwindung
zu dieser (Tschermak 1930).

Den Ausfall der Späh- und Kommandobewegungen darf man wohl unbedenklich auf eine Läsion der Bahn zwischen frontalem Blickzentrum und Kerngebiet
beziehen. Strittig dagegen ist die Frage, ob man wegen der so oft festgestellten
Verschiedenheit der Reaktion der Augenmuskeln auf optische Reize, je nachdem
sie von peripher abgebildeten Objekten oder von dem langsam bewegten Fixationsobjekt ausgehen, anzunehmen hat, daß die Innervation in beiden Fällen von verschiedenen Zentren ausgeht und auf verschiedenen Bahnen zu den Kernen verläuft. Ein zwingender Grund zu einer solchen Annahme liegt meines Erachtens
nicht vor. Was an den typischen Blicklähmungen so besonders eindrucksvoll
wirkt, ist die Unfähigkeit zu einer Augenbewegung auch nur von 5° in der
Richtung des Beweglichkeitsausfalls zwecks Einstellung auf ein 5° peripherwärts

vom Gesichtsfeldzentrum gelegenes Objekt, während die Augen dem in der gleichen Richtung bewegten Fixationsobjekt um einen mehrfach so großen Winkel „nachblicken" und auch ohne „Führung" zu dem sonst nicht erreichbaren Bewegungsziel gelangen können, wenn die Kranken die zurückzulegende Strecke sich dadurch in kleinste Abschnitte zerlegen, daß sie die zwischen Ausgang und Ziel der Bewegung gelegenen Objekte — z. B. die Zahlen der Tangentenskala — nacheinander fixieren, die Augen also gleichsam an diesen Objekten entlang tasten oder klettern lassen. Dieses Verhalten zeigt eine weitgehende Ähnlichkeit mit dem, was wir regelmäßig bei Versuchen zur *Ausführung ungewöhnlicher, d. i. dem Willen entzogener Fusionsbewegungen* beobachten. Betrachtet man im Stereoskop oder Haploskop zwei Halbbilder, deren Abstand so gewählt ist, daß zu ihrer Verschmelzung die Gesichtslinien um einen Winkel von 5^0 divergieren müssen, so kommt — *Orthophorie vorausgesetzt* — auch wenn man sich noch so bemüht, keine Verschmelzung der Bilder zustande. Hat man aber bei Beginn des Versuches die für parallele oder leicht konvergente Lage der Gesichtlinien eingestellten Halbbilder verschmolzen, so kann man bei ganz langsamem Auseinanderrücken der Bilder, ohne daß die binoculare Verschmelzung verloren geht, mühelos eine Divergenz von 5^0 und darüber herbeiführen. Auch die Überwindung eines abduzierenden Prismas von 10^0 gelingt nur, wenn man die Prismenwirkung *ganz allmählich* — mittels eines rotierenden Doppelprismas — von 0^0 an steigert. Derartige Augenbewegungen sind also nur ausführbar, wenn die sie auslösenden sensorischen Erregungen von *parazentralen* Netzhautstellen ausgehen. Je näher diese der Fovea liegen, mit um so stärkerem Gewicht treten jene ins Bewußtsein und um so stärker ist auch der Reiz, den sie auf den motorischen Apparat ausüben. Ebenso wie die dem Willen nicht unterstellten physiologischen Augenbewegungen nur durch Summierung kleinster Innervationen einen relativ beträchtlichen Umfang erreichen, könnte bei den Kranken mit Blicklähmungen die vom optischen Blickzentrum ausgehende Bahn derart geschädigt sein, daß sie Einstellbewegungen größeren Umfangs als Effekt peripherer Netzhautreize nicht bewirken kann, wohl aber solche kleinsten Umfanges, zu denen parazentrale Netzhauterregungen den Anstoß geben. Bei langsamer Verschiebung eines binokular fixierten Objektes rücken dessen Netzhautbilder zunächst auf die den Foveae unmittelbar benachbarten Partien und werden in jeder Teilphase der Objektverschiebung durch kleinste Einstellinnervationen immer wieder auf die Netzhautmitten zurückgebracht. So könnte allmählich *durch Summierung kleinster Innervationszuwüchse eine ausgiebige Bewegung* in der Richtung der Blicklähmung zustande kommen.

Ich nehme also an, daß in Fällen, die nicht nur unfähig sind zur Ausführung von Späh- und Kommandobewegungen, sondern auch zur Einstellung auf die in der Blickfeldperipherie gelegene Quelle optischer Reize zwei Bahnen unterbrochen oder geschädigt sind: die vom frontalen Blickzentrum kommende „willkürliche" und die vom occipitalen Zentrum ausgehende „optisch-motorische Reflexbahn". Daß auf der letzteren auch die Innervation zu den „Führungsbewegungen" der Augen abläuft, halte ich für sehr wohl möglich und sehe keinen zwingenden Grund zur Annahme noch einer weiteren Innervationsbahn für diese Bewegungen. An das Bestehen einer solchen glaubt CORDS (1929) auf Grund der von ihm fortgesetzten Untersuchungen KESTENBAUMS (1929) an Säuglingen; bei diesen erfolgen in der 2.—3. Lebenswoche schon prompt Einstellungsbewegungen auf optische Reize, während die Führungsbewegung in Sakkaden abläuft und erst im 4.—5. Monat gleitend wird. CORDS erklärt dies damit, daß die Myelinisierung der Sehstrahlung und der optisch-motorischen Bahn später als die der anderen Blickbahnen erfolgt und daher in dem früheren Lebensstadium statt der Führungsbewegungen aneinandergereihte Einstellbewegungen ausgeführt werden.

Ob man aus den Beobachtungen KESTENBAUMS das Bestehen einer besonderen Innervationsbahn für die Führungsbewegungen folgern darf, erscheint mir zum mindesten zweifelhaft. Denn zum Aufbringen einer längere Zeit dauernden, sich gleichmäßig verstärkenden Innervation, wie sie das Verfolgen eines langsam bewegten Objektes erfordert, gehört schon eine Konzentration der Aufmerksamkeit, zu der Säuglinge in den ersten Lebenswochen sicher nicht fähig sind, während die Einstellbewegung auf einen kurzdauernden optischen Reiz mehr triebartig erfolgt, also einem Reflexakt viel näher steht.

Es bedarf nach dem oben Gesagten wohl keiner näheren Begründung mehr, daß bei *langsamer Kopfdrehung* im Prinzip die gleichen Bedingungen für die Erleichterung der Augenbewegung nach der Gegenseite vorliegen, wie bei langsamer Führung der Augen durch das bewegte Fixationsobjekt.

Der *Sakkadierung der Führungsbewegungen* als Zeichen einer Störung der letzteren kommt nach Cords (1925, 1926) eine topisch-diagnostische Bedeutung zu. Bing (1923) hat diese Störung als „oculares Zahnradphänomen" bezeichnet wegen seiner Ähnlichkeit mit der von Camillo Negro (1901) als „Zahnradphänomen" beschriebenen, an den Extremitätenmuskeln bei Paralysis agitans und besonders häufig bei Encephalitis epidemica zu beobachtenden Störung: die betreffende Bewegung wird durch rhythmisch aufeinander folgende Sperrungen in gewissen Intervallen unterbrochen, analog der durch ein Zahnrad bedingten Bewegungshemmung.

Eine Schädigung der Bahn, auf der die Innervation zu Führungsbewegungen abläuft, hat zur Folge, daß die langsame (gleitende) Bewegung beim Nachblicken ersetzt ist durch aufeinanderfolgende Einstellbewegungen (Sakkaden). Derartige Fälle wären demnach Gegenstücke zu den Blicklähmungen, in denen die willkürlichen (Späh- und Kommando-) und die Einstellbewegungen fehlen, während die Führungsbewegungen erhalten sind. Ich habe Fälle der ersteren Art nie gesehen und kann daher Cords nicht folgen, wenn er die Führungsbewegungen auf einer eigenen von der Occipitalrinde ausgehenden optischmotorischen Bahnen entstehen läßt.

Die Blicklähmungen bei Großhirnläsion und die konjugierte Deviation. So reichhaltig das zur Verfügung stehende Material der supranuclearen Augenmuskellähmungen auch ist, es sind doch mit relativ seltenen Ausnahmen nur diejenigen Fälle einer genauen Analyse der Augensymptome zugängig, bei denen Läsionen des Hirnstammes bzw. der in der Nähe des Kerngebiets gelegenen Hirnteile vorliegen. In diesen Fällen können die Augensymptome, wie wir gesehen haben, sehr wertvolle, weil zuverlässige Hinweise auf den Sitz des Krankheitsherdes liefern. Weit spärlicher ist das *ophthalmologisch* verwertbare und verwertete Material der durch *Großhirnläsionen* erzeugten Blicklähmungen. Theoretisch lassen sich verschiedene Krankheitsbilder, die auf den Ausfall einzelner Rindenzentren bzw. der von ihnen zu den Augenmuskelkernen ziehenden Bahnen beruhen, konstruieren. Es wäre z. B. denkbar, daß bei isolierter Schädigung des frontalen (präzentralen) Blickzentrums oder der von ihm absteigenden Bahn die reinen Willkür- (Späh- oder Kommando-) Bewegungen fehlen, während auf periphere Netzhaut- oder andere sensorische Erregungen, wenn sie mit genügendem Gewicht ins Bewußtsein treten, entsprechende Einstellbewegungen der Augen erfolgen. Ein derartige Verhalten ist insbesondere in Fällen von Pseudobulbärparalyse beobachtet worden, kommt aber bei Läsionen der Blickbahnen im Bereich des Hirnstammes nicht vor. Daß die durch sensorische Reize veranlaßten reflexartigen Augenbewegungen bei Hemisphärenläsionen fehlen können, während die Willkür- (Späh-) Bewegungen erhalten sind, ist ebenfalls denkbar. Eindeutige klinische Beobachtungen derartiger Fälle liegen aber nicht vor. Die Unzulänglichkeit unserer Kenntnisse von der auf Großhirnläsionen beruhenden Blicklähmung hat mehrere Gründe. Erstens gehen die Lähmungen in der Regel rasch zurück, vielleicht weil jede Hemisphäre Zentren für die Rechts- und Linkswendung der Augen besitzt; zweitens ist der Zustand der Kranken meist derart, daß eine exakte Untersuchung unmöglich oder doch der Befund nicht eindeutig ist. Die Hauptschwierigkeit liegt jedoch in der bei Großhirnläsionen fast immer mit der Blicklähmung oder -parese verbundenen *kon-*

jugierten Ablenkung, der zuerst von VULPIAN (1866) und PRÉVOST (1868) beschriebenen *déviation conjuguée,* die kein Lähmungssymptom zu sein braucht, wie es die Ablenkung der Augen bei Ponsherden in der Regel ist, sondern sicherlich in manchen Fällen eine Reizwirkung darstellt. Darauf läßt schon der Umstand schließen, daß die konjugierte Ablenkung vielfach schon nach Stunden — bei Wiederkehr des Bewußtseins — verschwindet. Schon WERNICKE (1881) hat deswegen die konjugierte Ablenkung als indirektes Herdsymptom aufgefaßt und sie auf das Übergewicht der Zentren in der intakten Hemisphäre zurückgeführt.

Bei weitem am häufigsten führen Hirnblutungen, wesentlich seltener Erweichungen und Tumoren zu dem eigenartigen Bilde der *konjugierten Ablenkung der Augen und des Kopfes nach der Seite des Herdes (von den gelähmten Gliedern weg).* Die Ablenkung erreicht mitunter sehr hohe Grade, aber nur während des Stadiums der Bewußtlosigkeit. Sie nimmt rasch ab und verschwindet oft schon nach einigen Stunden, sobald das Bewußtsein wiederkehrt, auch wenn die Hemiplegie fortdauert. In den Fällen von Hemiplegie mit sogenannter Frühkontraktur der Glieder sind Augen und Kopf nicht nach der Seite des Herdes, sondern auf Grund eines Reizzustandes nach den im Krampfzustand befindlichen Gliedern gerichtet. Prüft man die Augenbewegungen, bevor die konjugierte Ablenkung verschwunden ist, so findet man die Bewegung nach der entgegengesetzten Seite mehr oder weniger behindert, nur ausnahmsweise aufgehoben. Die Blicklähmung oder -parese bleibt nur selten längere Zeit hindurch bestehen und manche Autoren nehmen — wohl mit Recht — an, daß dauernde Blicklähmungen bei Großhirnläsionen immer auf eine Mitaffektion der Blickbahn im Pons- und Vierhügelgebiet hinweisen. Die Seltenheit bleibender Blicklähmungen bei Großhirnläsionen wird verschieden erklärt. Von manchen Autoren damit, daß jede Hemisphäre Zentren für Links- und Rechtswendung der Augen besitzt, von denen allerdings das für die Bewegung nach der kontralateralen Seite anscheinend regelmäßig überwiegt. Da ferner jede Hemisphäre mehrere Zentren besitzt, von denen Augenbewegungen nach der gegenüberliegenden Seite auslösbar sind, halten andere Autoren es für möglich, daß bei Ausfall der einen corticonuclearen Bahn die anderen Zentren vikariierend eintreten, was allerdings erst nach Wiederkehr des Bewußtseins geschehen kann.

Die konjugierte Ablenkung beruht in erster Linie darauf, daß bei Läsion einer Blickbahn die *Antagonisten* der gelähmten Seitenwender *keinen Erschlaffungsimpuls* erhalten, der den Kernen auf derselben Bahn zufließt, auf welcher die Innervation der Agonisten erfolgt. Vielfach ist aber außer der Lähmung der einen wohl auch eine Reizung der antagonistischen Seitenwendergruppe an dem Zustandekommen der konjugierten Ablenkung beteiligt, da bei ausgedehnten Läsionen (z. B. Blutungen) der einen Hemisphäre die andere nicht unbeeinflußt bleibt. Als Herdsymptom ist die konjugierte Ablenkung im allgemeinen nur für die Seite der Läsion zu verwerten, bei Großhirntumoren ist sie auch dafür kein sicheres Zeichen.

Nachstehende Gegenüberstellung faßt die Unterscheidungsmerkmale der durch Hemisphären- und Ponsläsionen verursachten Störungen der seitlichen Blickbewegungen zusammen

Konjugierte Deviation bei Hemisphärenläsion.	*Konjugierte Deviation bei Ponsherden.*
1. Im ersten Stadium *regelmäßig* und *hochgradig.*	1. Relativ *selten* und in der Regel *geringgradig.*
2. Deviation meist von kurzer Dauer.	2. Deviation, wenn vorhanden, von Dauer.
3. Deviation nach der Seite des Herdes.	3. Deviation nach der Gegenseite.
4. Deviation vielfach Reizsymptom (erhöhte Spannung der Antagonisten).	4. Deviation in der Regel Lähmungs-, nur selten Reizsymptom.

<table>
<tr><td>

Konjugierte Deviation bei Hemispärenläsion.

5. Kopfdrehung als regelmäßiges Begleitsymptom in gleicher Richtung wie die Deviation der Augen.

6. Assoziierte Lähmung der kontralateralen Seitenwender meist gering und flüchtig.

7. Stets *gleichmäßige* Funktionsstörung der assoziierten Seitenwender.

8. Extremitäten- und Facialislähmung auf der Seite der Blicklähmung.

9. Bei doppelseitiger Hemisphärenläsion sind alle (auch die vertikalen) Bewegungen beschränkt oder aufgehoben (Zykloplegie).

</td><td>

Konjugierte Deviation bei Ponsherden.

5. Kopfdrehung kein typisches Merkmal; wenn vorhanden, in der Regel entgegengesetzt der Deviation der Augen.

6. Assoziierte Blicklähmung nach der Seite des Herdes fast stets schwer und von Dauer.

7. Häufig *ungleichmäßige* Lähmung der assoziierten Seitenwender infolge Übergreifens des supranuclearen Herdes auf den oder die Kerne.

8. Extremitätenlähmung, wenn vorhanden, *gekreuzt* mit der Blicklähmung; Facialislähmung, wenn vorhanden, in der Regel gleichseitig mit der Blicklähmung.

9. Bei doppelseitiger Ponsläsion bilaterale Blicklähmung ohne Störung der Vertikalbewegungen.

</td></tr>
</table>

Assoziierte Lähmungen der Vertikalmotoren ohne gleichzeitige Lähmung der Seitenwender scheinen bei Großhirnherden nicht vorzukommen, wie ja selbständige, von den Seitenwendungszentren abgrenzbare corticale Zentren für Blickhebung und -senkung bisher nicht nachgewiesen sind. Letzteres gilt auch für die von vielen Autoren in den Vierhügeln und der Brücke nahe den Augenmuskelkernen vermuteten *subcorticalen Blickzentren.* Man muß letzteren, wie *Behr* (1931) ausgeführt, die feinere Regulierung der Blickbewegungen zuschreiben. Von den corticalen Zentren kommen lediglich die Bewegungsimpulse, die subcorticalen besorgen die Einzelheiten der Ausführung, indem sie bestimmte Gruppen von Muskeln in Aktion treten lassen, dabei auch den Grad und die Schnelligkeit ihrer Verkürzung, das exakte Zusammenspiel von Kontraktion der Agonisten und Erschlaffung der Antagonisten bestimmen. Daß diese Funktion der subcorticalen Blickzentren von den großen Stammganglien (Corpus striatum, Thalamus, Hypothalamus) reguliert wird, zeigen die bei Erkrankung der letzteren, insbesondere bei der Encephalitis epidemica beobachteten Störungen (s. S. 219, 234).

Fassen wir die vorstehend erörterten Tatsachen und Überlegungen noch einmal zusammen, so lassen sich folgende *Haupttypen der assoziierten Blicklähmungen* voneinander abgrenzen. 1. Die *Pseudo-Ophthalmoplegien im engeren Sinne* des Wortes, wie sie besonders als Teilerscheinungen der Pseudobulbärparalyse vorkommen: die *willkürlich* (auf Kommando) *nicht ausführbaren* Augenbewegungen erfolgen *unabhängig vom Willen*, im Affekt, oder dann, wenn es gelingt, den Kranken für ein im Wirkungsgebiet der gelähmten Muskeln befindliches Objekt oder einen von dort ausgehenden sensorischen (optischen, akustischen, sensiblen) Reiz zu interessieren. Die *Fähigkeit zum Nachblicken* — Verfolgen des langsam bewegten Fixationsobjekts — ist erhalten, aber nur dann nachweisbar, wenn die Aufmerksamkeit des Patienten auf das zu fixierende Objekt gelenkt werden kann. Die *reflektorische (vestibuläre) Erregbarkeit* der Augenmuskeln ist völlig *ungestört.*

Diese Form der assoziierten Bewegungsstörung kann bei *völliger Intaktheit des gesamten oculomotorischen Apparates* durch das *Ausbleiben* der vom Kranken verlangten Bewegungs*impulse* bedingt sein. Ihr liegt dann eine (transcorticale) Läsion zugrunde, durch welche die Verbindungen der frontalen Blickzentren mit anderen Rindengebieten gestört sind. Man findet gelegentlich sehr *ähnliche Ausfallserscheinungen bei Erkrankungen des extrapyramidalen Systems* (s. S. 234). Ob auch eine isolierte Schädigung des frontalen Blickzentrums oder der von ihm zum Kerngebiet absteigenden Bahn das Bild der in Rede stehenden Form der Pseudo-Ophthalmoplegie erzeugen kann, ist noch ungewiß.

2. Zu den *Pseudo-Ophthalmoplegien im weiteren Sinne des Wortes* gehören die Fälle, bei denen assoziierte Bewegungen der Augen weder auf Kommando, noch spontan, noch als Folge irgendwelcher psychischer oder sensorischer Erregungen entstehen, wohl aber hervorzurufen sind durch „*Führung*“, d. i. durch langsame Bewegung des fixierten Objekts oder — bei feststehendem Fixationsobjekt — durch *langsame Drehung des Kopfes* nach der entgegengesetzten Seite. Auch auf *vestibuläre* und andere *reflektorische Reize* sprechen die gelähmten Muskeln an.

Für diese Gruppe von Fällen muß eine Schädigung der von den oculomotorischen Rindenzentren zur Kernregion gehenden Bahnen, insbesondere der frontalen, angenommen werden. Daß außer der letzteren auch die vom occipitalen Rindenzentrum ausgehende Bahn geschädigt ist, halte ich in den Fällen für wahrscheinlich, in denen sich die Augen zwar von dem langsam bewegten Fixationsobjekt „führen“ lassen und bei langsam gedrehtem Kopf die Fixation beibehalten, aber weder durch eine plötzliche periphere Netzhauterregung noch durch Verschiebung des Netzhautbildes (mittels Prismen) um wenige Winkelgrade vom Zentrum nach der Seite der Blicklähmung zu einer entsprechenden (Einstell-)Bewegung zu veranlassen sind. Das Versagen dieses „psycho-optischen“ Reflexmechanismus ist mit der Intaktheit der vom occipitalen Blickzentrum ausgehenden Bahn kaum vereinbar. Mit Rücksicht hierauf hat man zur Vermittlung der *Führungsbewegungen,* die bei dieser Gruppe von Blicklähmungen auszulösen sind, eine *besondere* Bahn und ein *selbständiges Rindenzentrum* angenommen. Welche Bedenken gegen eine solche Annahme sprechen, habe ich oben (S. 228 f.) eingehend auseinandergesetzt und unter Hinweis auf das Zustandekommen der dem Willen entzogenen Fusionsbewegungen dabei gezeigt, daß sich das Erhaltensein der Führungsbewegungen mit der wegen Ausfalls der optischen Bewegungsreflexe anzunehmenden Störung der occipitalen Blickbahn sehr wohl in Einklang bringen läßt.

Der Krankheitsherd ist bei dieser zweiten Gruppe der Blicklähmungen zwar supranuclear, aber schon in die *Nähe* des Kerngebiets — Brückengegend bei seitlichen, Vierhügelgegend bei vertikalen Blicklähmungen — zu lokalisieren.

3. In einer dritten Gruppe der assoziierten Blicklähmungen sind die *gleichsinnigen* Augenbewegungen *nur noch reflektorisch* auslösbar, weil nur die Bahn intakt ist, auf der den Augenmuskeln vestibuläre Erregungen zugeleitet werden. Bei der seitlichen Blicklähmung können aber die *medialen* Muskeln auf *Konvergenzimpulse* noch reagieren, bei der supranuclearen Lähmung der Blickheber ist anscheinend stets auch das BELLsche Phänomen erhalten. Der Krankheitsherd sitzt in diesen Fällen in nächster Nähe der Kerne, also meist im Pons- oder Vierhügelgebiet, das hintere Längsbündel muß im wesentlichen intakt sein.

4. Wenn assoziierte Muskelgruppen beider Augen auch reflektorisch — vom Vestibularapparat her — nicht mehr erregbar sind, so liegt entweder eine *Läsion des* bzw. *der hinteren Längsbündel* oder bei vertikaler Blicklähmung sowie auch bei Ausfall aller Augenbewegungen („Zykloplegien“) eine *nucleare Ophthalmoplegie* vor. Der *supra*nucleare Charakter der Blicklähmung ist bei Ausfall der assoziierten Seitenwender an der Erhaltung der Konvergenzfunktion der Mediales [1] bei Ausfall der Blickheber am Erhaltensein des BELLschen Phänomens zu erkennen.

---

[1] Ob die Lähmung des assoziierten Lateralis auf supranuclearer oder Kernläsion beruht, ist nicht mit Sicherheit zu entscheiden, da — wie z. B. in einem von BERTELSEN und RÖNNE (1909) mitgeteilten Falle von seitlicher Blicklähmung — ein Herd alle zentralen Verbindungen des VI. Kerns zerstören, diesen selbst und seine Wurzeln intakt lassen kann.

5. In einer letzten Gruppe von Blicklähmungen bestehen neben den Merkmalen der supranuclearen auch Symptome der nuclearen Schädigung, Schielstellung und Doppelsehen, aber deutlich verschiedene Reaktion der betreffenden Muskeln, je nachdem sie unter dem Einfluß von Willensimpulsen oder vestibulären Reizen stehen.

3. Die assoziierten Bewegungsstörungen bei Erkrankungen des extrapyramidalen motorischen Systems.

Von den bisher besprochenen Blicklähmungen zu trennen sind die ihnen bei flüchtiger Untersuchung recht ähnlichen Störungen, die man gelegentlich bei *Erkrankungen des extrapyramidalen motorischen Systems*, also hauptsächlich bei Erkrankungen des *Corpus striatum* findet. In jenen Fällen bestehen Anomalien des Muskeltonus (Hyper- oder Hypotonie), Stellungsanomalien bzw. Störungen des normalen Verlaufs willkürlicher Bewegungen, auch unwillkürlich Bewegungen, wie sie bei Chorea und Athethose an der übrigen Körpermuskulatur wahrzunehmen ist. Diese sogenannten *amyostatischen* Bewegungsstörungen sehen die Augenärzte am häufigsten im Verlauf oder als Folgezustand der *Encephalitis epidemica*. Entsprechend der Starrheit der gesamten Körperhaltung, die dem Gesicht ein maskenhaftes Aussehen verleiht, fällt auch an den Augen eine Starrheit als Folge der *Seltenheit von Lid- und Augenbewegungen* auf. Je nach dem Stadium des Krankheitsprozesses sind die Kranken zu Augenbewegungen leicht oder schwer zu veranlassen.

Da gerade bei der Encephalitis auch wirkliche Augenmuskel- und Blick*lähmungen* häufig vorkommen, müssen im Interesse der genauen Lokalisation des Krankheitsprozesses die bezüglichen objektiven und subjektiven Prüfungen systematisch vorgenommen werden. Aber auch bei anderen Erkrankungen des extrapyramidalen Systems (Paralysis agitans, Pseudosklerose und Wilsonscher Krankheit, Huntingtonscher Chorea) kommen oculare Bewegungsstörungen vor, die von den bekannten Symptombildern der Paresen und Spasmen scharf zu trennen sind. Die gelegentliche Komplikation mit Nystagmus und Schielstellungen, deren Ursprung nicht immer aufzuklären ist, erschwert die Untersuchung und Analyse der Störungen. Charakteristisch für deren *striäre* Natur ist folgendes. Auf Kommando können die Augen nicht oder nur unvollkommen bewegt werden, spontane Bewegungen sind selten, aber doch gelegentlich zu beobachten. Höchst auffällige Differenzen bestehen zwischen dem Versagen der Augenmuskeln für Kommandobewegungen und ihrer ausgiebigen, aber mitunter ruckweise (sakkadiert) ablaufenden Funktion bei „Führung" (Verfolgen des langsam durch das Blickfeld geführten Fixationsobjekts) bzw. langsamer Drehung des Kopfes oder Körpers während der Fixation eines Gegenstandes. Während aber bei der „echten" supranucleären Blicklähmung die Augen sofort nach Ablauf rascher Kopf- oder Körperdrehung in die Mittelstellung zurück „schwimmen", ohne daß der Patient es zu hindern vermag, verbleiben die Augen bei den amyostatischen Störungen der Blickbewegungen solange in der extremen Seiten- oder Höhenlage, die durch Kopfdrehung herbeigeführt ist, als die Fixationsabsicht fortbesteht.

4. Die Lähmungen der gegensinnigen[1] Augenbewegungen. Konvergenzlähmung.

Das Gegenstück der gleichsinnigen Seitenwenderlähmung bilden die Lähmungen der gegensinnigen (Konvergenz- und Divergenz-) Bewegungen der

---

[1] In der Literatur werden die gegensinnigen noch vielfach als „dissoziierte" Lähmungen bezeichnet. Es wäre besser, letztere Bezeichnung nicht mehr zu gebrauchen. Die beiden Augen bilden ja ein einheitliches Organ, dessen Teile durch anatomische Einrichtungen

Augen. Das Vorkommen einer durch organische Läsion verursachten Konvergenzlähmung ist schon deswegen zu erwarten, weil — wie uns die Beobachtungen an seitlichen Blicklähmungen gezeigt haben — die medialen Augenmuskeln zur Ausführung gleichsinniger Bewegungsimpulse völlig unfähig sein, die Konvergenzbewegung dagegen in ganz normalen Umfange vermitteln können, woraus die ungestörte Innervation der Mediales von einem besonderen Konvergenzzentrum her zu folgern ist. Es liegt nahe, die corticale Vertretung aller gegensinnigen Augenbewegungen, also auch der Konvergenz, in der Hinterhauptsrinde zu suchen, weil die gegensinnigen Bewegungen vom Willen nur in sehr beschränktem Maße beherrscht werden, und als Glieder des eigenartigen Fusionsmechanismus unter Umständen sogar gegen den Willen — zwangsmäßig — entstehen, was sie den echten (subcorticalen) Reflexbewegungen so ähnlich macht. Außer dem corticalen gibt es wahrscheinlich noch ein *subcorticales* Konvergenzzentrum. Dafür spricht die relative Häufigkeit der Konvergenzlähmung bei Herden im Vierhügelgebiet. Eine isolierte Schädigung dieses Zentrums oder der von ihm zu den Oculomotoriuskernen absteigenden Bahn muß das Bild der reinen *Konvergenzlähmung* hervorbringen. Als ihr wesentlichstes Merkmal ist theoretisch zu erwarten, daß die Medialis auf Einstellungsimpulse für die Nähe nicht ansprechen, während jeder Mediales die Fähigkeit, zugleich mit dem Lateralis des anderen Auges an der gleichsinnigen Seitenwendung der Augen mitzuwirken, in vollem Umfange bewahrt hat. In der Literatur sind zahlreiche Fälle von Konvergenzlähmungen mitgeteilt, in denen die Diagnose allerdings nicht immer berechtigt erscheint. Denn das Fehlen einer Konvergenzbewegung ist noch nicht beweisend für das Vorliegen einer organischen Läsion des Konvergenzzentrums oder seiner Bahn zu den Oculomotoriuskernen. Die Unterscheidung *organisch* bedingter Konvergenzlähmungen von den sehr häufigen *funktionellen* Störungen der Konvergenzfunktion ist nicht immer leicht, weil die Konvergenzbewegung nicht nur vom Willen — dem Impulse zur Naheeinstellung der Augen — sondern auch vom Fusionsapparat beherrscht wird und beim Sehen unter normalen Verhältnissen zwar durch einen Willensimpuls eingeleitet, aber hinsichtlich des Ausmaßes und ihrer Beständigkeit (Einhaltung eines bestimmten Grades) von der Mitwirkung des dem Willen nicht unterstellten Fusionsapparates abhängig ist. Fehlt der Fusionszwang wegen Blindheit oder Sehschwäche eines Auges von Kindheit an, so fehlt auch die Konvergenz so gut wie regelmäßig oder ist doch nur rudimentär vorhanden, ohne daß eine organisch bedingte Lähmung derselben vorliegt. Im späteren Leben einseitig Erblindete verlieren allmählich die Konvergenz als physiologisches Glied der Naheeinstellung; sie können zwar meist mit einer starken Willensanstrengung auf ein dicht vor ihren Augen befindliches Objekt konvergieren, aber auch bei Fortdauer des Naheeinstellungsimpulses — erkennbar an dem Bestehenbleiben von Akkommodation und Pupillenverengerung — geht die Konvergenz bald zurück, weil der Einfluß des an den binocularen Sehakt gebundenen Fusionszwanges fehlt. Das gleiche ist der Fall bei der großen Mehrzahl der seit ihrer Kindheit divergent Schielenden, ebenso auch bei denjenigen Formen von

---

zu gemeinsamer Tätigkeit miteinander verknüpft (assoziiert) sind. Diese Verknüpfung bezieht sich ebenso auf die gleichsinnigen wie auf die gegensinnigen Bewegungen. Zu beiden Bewegungsarten werden die bezüglichen Muskelgruppen beider Augen von gemeinsamen Zentren her gleichmäßig innerviert. Von *dissoziierten* Bewegungen sollte man nur sprechen, wenn die beiden Einzelaugen sich unabhängig voneinander bewegen, also ihre Verknüpfung zu einem einheitlichen Organ, dem „Doppelauge" HERINGS, gelöst ist. Solche dissoziierten Bewegungen kommen vielleicht im Schlaf und in tiefer Narkose vor, obgleich es nicht ausgeschlossen ist, daß auch diese Bewegungen die Tätigkeit von supranuclearen, auf das *Doppel*auge wirkenden Zentren nach Ausfall des hemmenden Einflusses übergeordneter Rindenzentren zum Ausdruck bringen.

Strabismus convergens, denen keine abnorme Erregbarkeit des Konvergenzzentrums zugrunde liegt. Der Mangel der Konvergenzinnervation kommt in Fällen letzter Art darin zum Ausdruck, daß der Schielwinkel bei Annäherung des Fixationsobjektes kleiner wird.

In einer zweiten Gruppe kann eine Insuffizienz der Konvergenz[1] trotz intakten Binocularsehens und normaler Ruhelage der Augen (Orthophorie) ebenfalls eine rein funktionelle Störung sein, so z. B. fast regelmäßig bei unkorrigierten Myopen mittleren und höheren Grades, die zu ihrer Nahearbeit keine Akkommodation brauchten. Wegen der kurzen Arbeitsdistanz verzichten sie auf die Konvergenz, die ihnen zu anstrengend ist. Ihre Augen stehen dann zwar in relativer Divergenz, aber sie werden durch Doppeltsehen nicht gestört, weil die Netzhautbilder der fixierten Gegenstände im abgelenkten Auge wegen ihrer peripheren Lage so minderwertig sind, daß sie leicht „unterdrückt“ werden können. Höhergradige Myopen konvergieren, auch wenn sie ihre Konkavgläser tragen, nicht oder nur unvollkommen, weil die Konvergenz um so anstrengender ist, je länger bzw. prominenter die Bulbi sind. Letzteres ist auch die Ursache der Insuffizienz der Konvergenz bei der Basedowschen Krankheit, wenn der Exophthalmus die Konvergenzbewegung erschwert.

Weiter gibt es eine Form der Insuffizienz der Konvergenz, die man als rein *funktionelle Neurose* anzusehen hat: bei anämischen, schwächlichen Individuen, bei Rekonvaleszenten nach erschöpfenden Krankheiten und bei funktionellen oder organischen Nervenleiden ohne Läsion des cerebralen Konvergenzapparates. In solchen Fällen kann eine Konvergenzlähmung vorgetäuscht werden, wenn nur in der gewöhnlichen primitiven Weise — Aufforderung zur Fixation der Nasenspitze oder des vorgehaltenen Fingers — untersucht wird. Um den funktionellen Charakter der Störung zu erkennen, muß versucht werden, die betreffenden Patienten *für ein nahes Objekt zu interessieren*.

Eine Patientin, bei der seit einigen Jahren eine Konvergenzlähmung diagnostiziert und wegen ständigen Doppeltsehens Arbeitsunfähigkeit (Invalidität) angenommen war, stellte auf meine Frage, ob sie die Bewegungen des Sekundenzeigers meiner dicht vor ihre Augen gehaltenen Taschenuhr sehen könnte, ganz prompt die Augen in die geforderte Konvergenz, las auch kleinste („Diamant-“) Schrift binocular, während bei Vorhalten und Annäherung eines einzelnen Gegenstandes keine Konvergenz, aber auch keine Akkommodation und Pupillenkontraktion hervorzurufen war. Daß es sich hier um eine hysterische Anomalie gehandelt hat, ging auch aus dem (allerdings vorübergehenden) Erfolge der suggestiven Brillentherapie hervor.

In solchen Fällen wird eine Konvergenzlähmung nur dadurch vorgetäuscht, daß der vom Untersucher verlangte *Innervationsimpuls für die Naheinstellung vom Patienten nicht aufgebracht wird*, sei es auch Mangel an Energie — bei Hysterie, Neurasthenie, Erschöpfungszuständen — oder aus Mangel an gutem Willen.

Endlich kann das Bild der Konvergenzlähmung dadurch entstehen, daß der Fusionsapparat zum Ausgleich hochgradiger Anomalien der Ruhelage der Augen, besonders stark in Anspruch genommen ist. Über einen sehr instruktiven Fall dieser Art hat Wirth (1925) aus meiner Klinik berichtet:

Der 17jährige Patient klagt über störende Diplopie beim Nahesehen. Als Kind soll er stark geschielt haben. Die Untersuchung ergab tadellose binoculare Einstellung der Augen; zunächst war auch nicht einmal latentes Schielen nachweisbar. Nur zur Konvergenz waren die sonst völlig normalen Augen unfähig. Erst nach längerer Beobachtung und Anwendung besonderer Untersuchungsmethoden war ein beträchtliches, für gewöhnlich durch den sehr starken Fusionszwang völlig verdecktes Aufwärtsschielen des rechten Auges manifest zu machen. Nach operativer Herstellung des Muskelgleichgewichts durch eine Myektomie des rechten Obliquus inferior besserte sich binnen kurzer Zeit auch die Konvergenzbewegung, womit die Diplopie beim Nahesehen beseitigt war.

---

[1] Die dafür noch immer vielfach gebrauchte Bezeichnung „Insuffizienz der Interni“ ist falsch, wenn diese bei gleichsinnigen Seitenwendungsimpulsen eine ganz normale Leistungsfähigkeit erkennen lassen.

Falls es auf keine andere Weise gelingt, den Patienten zur Konvergenz auf ein nahes Objekt zu veranlassen, muß man versuchen, ob dies durch Vermittlung des Fusionszwanges möglich ist. Während der Patient ein kleines, nicht zu fernes (1—2 m) Objekt, etwa einen weißen vertikalen Streifen auf dunklem Grunde fixiert, wird an dem vor ein Auge gehaltenen Doppelprisma durch ganz langsame Drehung eine adduzierende Prismenwirkung eingeschaltet. Besteht tatsächlich eine Konvergenzlähmung, so gibt der Patient sofort gekreuzt Doppelbilder an, das Auge hinter dem Prisma bleibt unverrückt. Löst aber der durch die einseitige Bildverschiebung erzeugte Fusionsreiz die zum Ausgleich der Disparation führende Konvergenzinnervation aus, so sieht man das Auge hinter dem Doppelprisma eine der zunehmenden Prismenwirkung entsprechende Adduktion ausführen; Doppelbilder treten erst dann auf, wenn die Grenze der Adduktionsbreite für die bezügliche Entfernung überschritten wird.

Um mit einiger Sicherheit oder zum mindesten großer Wahrscheinlichkeit eine funktionelle Konvergenzstörung ausschließen und eine *echte*, d. h. durch *organische Läsion* des Konvergenzzentrums oder der supranuclearen Konvergenzbahn bedingte, isolierte *Parese oder Paralyse der Konvergenz* diagnostizieren zu können, müssen folgende Voraussetzungen gegeben sein: 1. Es müssen sichere Anhaltspunkte für eine organische intrakranielle Erkrankung vorliegen; 2. die Anamnese muß für einen relativ plötzlichen Eintritt der Konvergenzlähmung sprechen; 3. das Krankheitsbild bei Untersuchungen zu verschiedenen Zeiten und mit verschiedenen Methoden, insbesondere Prüfung der Fusionsbreite mittels Doppelprismas für verschiedene Entfernungen usw., eine gewisse Konstanz zeigen; 4. Akkommodation und die mit der Naheeinstellung der Augen verknüpfte Pupillenreaktion müssen sich hervorrufen lassen, ohne daß dabei auch die Konvergenz anspricht; 5. besteht neben der Konvergenzlähmung auch eine doppelseitige Ophthalmoplegia interior (Akkommodations- und Pupillenlähmung), so ist das Bestehen einer *organischen* Erkrankung des Kerngebietes und vielleicht auch der supranuclearen Konvergenzbahn sichergestellt.

Fälle, die die eben genannten Bedingungen erfüllen, sind sehr selten. Ich habe unter mehreren tausend Augenmuskellähmungen der verschiedenartigsten Form nur ganz vereinzelte „echte" Konvergenzlähmungen sicherstellen können.

Nachstehende Beobachtungen sind Beispiele für solche mit großer Wahrscheinlichkeit auf organische Läsion der Konvergenzbahn zu beziehende Lähmungen.

Ein Offizier erlitt eine Verwundung durch ein Geschoß, das in die vordere Stirnseite unmittelbar neben der Medianebene an der Haargrenze eindrang und in der Gegend der rechten Sehsphäre stecken blieb. Neben einer kompletten *Hemiplegia sin.* und hochgradiger *konzentrischer*, allmählich sich bessernden *Gesichtsfeldeinschränkung* bestand eine *Anisokorie* auf Grund einer *mangelnden Erweiterungsfähigkeit* der sonst normal reagierenden linken Pupille, ein Symptom, das zusammen mit der geringen, aber deutlichen Verkleinerung der linken Lidspalte auf eine *Sympathicusläsion* hinwies, wie sie auch in ganz seltenen Fällen von zentraler Hemiplegie — zuerst von NOTHNAGEL — beschrieben worden ist. Als weiteres Symptom zeigte der Patient eine hochgradige *Konvergenzparese* bei intakter Seitenwendungsfunktion der Mediales. Die Promptheit und Ausgiebigkeit der Pupillenverengerung sowie der Akkommodation bei Aufforderung zur Einstellung der Augen auf den Sekundenzeiger der Uhr oder auf kleinste Sehproben zeigte, daß das *Ausbleiben der Konvergenzbewegung in diesem Falle nicht auf einen mangelhaften Impuls* zu beziehen war, wie in den so häufigen Fällen von funktioneller Insuffizienz der Konvergenz, sondern daß eine organische Läsion der Konvergenzbahn oder ihres subcorticalen Zentrums stattgefunden hatte. Dafür sprach auch die geringe, aber sehr deutliche isolierte Parese des linken Rectus superior, die auf eine umschriebene Blutung im Oculomotoriuskern hinwies.

MARLOW (1928) beschreibt eine Konvergenzlähmung bei einem 30jährigen Physiologen, der an typischer Hemikranie leidet. Während eines heftigen Anfalls bemerkte der Patient plötzlich gekreuzte Doppelbilder von allen Gegenständen, die weniger als 65 cm von ihm entfernt waren. MARLOW fand eine entsprechend hochgradig herabgesetzte Konvergenzbreite ohne Beeinträchtigung der Seitenwendungsfunktion der Mediales und ihrer Ver-

knüpfung mit den lateralen Muskeln. Außerdem bestand eine ganz leichte Akkommodationsparese des rechten Auges. In den nächsten Tagen ging die Konvergenzparese ziemlich rasch
zurück, nach 6 Tagen lag der Konvergenznahepunkt bereits wieder in 9—10 cm, ebenda
bei einer Nachuntersuchung nach 8 Wochen.

Bei einem von Reese (1923) beobachteten 26jährigen Patienten war ebenfalls plötzlich
ohne äußere Veranlassung Diplopie aufgetreten, als deren Ursache Reese eine totale Konvergenzlähmung fand. Die gleichsinnigen Augenbewegungen waren normal, ebenso die
Akkommodation. Anfangs bestand Diplopie auch für die Ferne als Ausdruck einer Exophorie, die durch den Ausfall der Ausgleichs- (Konvergenz-) Innervation manifest geworden
war; nach kurzer Zeit kehrte das Einfachsehen zunächst für die Ferne wieder, dann rückte
der Konvergenznahepunkt immer näher heran und erreichte nach 4 Wochen den normalen
Abstand (7,5 cm). Reese nahm eine kleine zentrale Blutung als Ursache der Lähmung an.

Besonders zahlreiche Fälle von Konvergenzlähmungen wurden bei *Grippe* (Encephalitis
epidemica) beobachtet. Sie scheinen aber nur in einer beschränkten Zahl eindeutig organischen Ursprungs gewesen zu sein.

Der Ausfall der Konvergenzbewegung kann auch *Teilerscheinung eines
Ausfalls* bzw. *hochgradiger Herabsetzung aller Fusionsbewegungen* sein. Ich habe
eine Anzahl solcher Fälle namentlich bei Kriegsteilnehmern, vereinzelte aber
auch in Friedenszeiten gesehen; nachstehend einige Beispiele.

1. Ein Arzt, der als Offizier eine Batterie der schweren Artillerie führte, merkte nach
einer überaus erschöpfenden Kriegsperiode, in der er auch unter ungenügender Ernährung
zu leiden hatte, daß er im Scherenfernrohr nicht mehr binocular sehen und demzufolge
das Feuer seiner Batterie nicht mehr leiten konnte. Dann trat zunächst zeitweilig, allmählich
immer häufiger, Doppeltsehen auf, dessentwegen er mir zur Untersuchung zugeschickt
wurde. Ich fand als Ursache des Doppeltsehens eine periodisch manifeste Divergenz von
nur 4⁰ bei einer mäßigen Anisometropie mit voller Sehschärfe auf dem emmetropischen und
0,4 auf dem ametropischen Auge. Mittels Prismen war vollkommenes Binocularsehen zu
erzielen, aber die am Doppelprismenapparate geprüfte Fusionsbreite war für alle Fusionsbewegungen sehr herabgesetzt.

2. Bei einem 22jährigen Jäger, der früher nie doppelt gesehen hatte, trat, nachdem er
10 Monate im Felde gestanden hatte, Doppeltsehen auf, ohne daß er einen bestimmten Anlaß
dafür anzugeben wußte. Die Untersuchung ergab bei normaler Sehschärfe und Emmetropie
eine manifeste Divergenz von 5⁰ ohne irgendwelche paretischen Merkmale. Die Fusionsbreite war für alle gegensinnigen Augenbewegungen hochgradig herabgesetzt; durch abduzierende Primen war binoculares Einfachsehen im ganzen Blickfeld zu erzielen.

Plötzlich auftretende Diplopie läßt — namentlich bei Erwachsenen —
in erster Linie an eine paretische Augenmuskelstörung denken. Diese war
in den referierten Fällen mit Sicherheit auszuschließen; nicht nur fehlte jede
Einschränkung des Blickfeldes, sondern Lagebeziehung und Abstand der Doppelbilder voneinander zeigten die für nicht-paretische (konkomitierende) Stellungsanomalien charakteristische Beständigkeit. Das Hauptmerkmal der vorliegenden
Störung war die mehr oder minder vollständige *Unfähigkeit zur Ausführung der
gegensinnigen — bei voller Intaktheit der gleichsinnigen — Augenbewegungen.*
Veranlassung zu mehr oder minder plötzlichem Versagen des Fusionsmechanismus
können die verschiedenartigsten Ursachen geben, die zu einer physischen oder
psychischen Erschöpfung führen: Langwierige und schwere Allgemeinerkrankungen, Überarbeitung, Entbehrungen, Aufregungen, Sorgen, aber auch
Schreck und dergleichen. Der Ausfall der Konvergenzbewegungen im Rahmen
jener Störungen ist deswegen besonders oft zu konstatieren, weil durch ihn
die bei Erwachsenen verbreiteste Anomalie der Ruhelage, die Exophorie,
manifest wird, ferner weil die Konvergenz die bei weitem umfangreichste aller
Fusionsbewegungen und ihr Ausfall deswegen viel leichter nachweisbar ist,
als der Ausfall oder die Einschränkung der übrigen gegensinnigen Bewegungen,
deren Umfang nur einige Winkelgrade, also einen kleinen Bruchteil der Konvergenzbreite beträgt.

Zur Entscheidung, ob der Ausfall der Konvergenzfunktion als isolierte
Konvergenzlähmung (-parese) oder als Symptom einer Schädigung des gesamten
Fusionsapparates anzusehen ist, verhilft die *Prüfung der Fusionsbreite* mittels

Prismen oder HERINGs Haploskop. Bei reiner Konvergenzlähmung wird man die Fusionsbreite für die Divergenz, Vertikaldivergenz und gegensinnige Rollungen der Augen um die Gesichtslinien normal oder im Verhältnis zu der hochgradigen Einschränkung der Konvergenzbreite nur unwesentlich vermindert finden. Derartige Prüfungen dürften bisher wohl nur selten vorgenommen worden sein; sie sind aber dringend zu empfehlen, weil ihr Ergebnis gelegentlich von Bedeutung für die Lokalisation des Krankheitsprozesses sein kann.

Während die Einschränkung oder Aufhebung aller Fusionsbewegungen einschließlich der Konvergenz in erster Linie auf eine Beeinträchtigung der Rindenfunktion hinweist, hat man in den Fällen von eigentlicher (reiner) Konvergenzlähmung, die bisher zur anatomischen Untersuchung gekommen sind, fast immer Herde im Gebiet der Vierhügel bzw. der Nachbarschaft des III. Kernpaares gefunden. Auch die relativ häufige Kombination der vertikalen Blickund Konvergenzlähmungen spricht dafür, daß die Konvergenzlähmung besonders häufig durch Läsionen in dem genannten Gebiet hervorgerufen werden kann.

Divergenzlähmung.

Die *Divergenzlähmung* ist noch kein allgemein anerkannter Krankheitstypus, bedarf aber schon aus differentialdiagnostischen Gründen einer näheren Erörterung, da eine große Zahl klinischer Beobachtungen das Vorkommen einer Divergenzlähmung zum mindesten als möglich erscheinen lassen.

Als typische Merkmale der Divergenzlähmung werden die folgenden angesehen:

1. Plötzliches Auftreten *gleichseitiger Doppelbilder* von allen Gegenständen, die jenseits einer gewissen, meist etwa 25—30 cm betragenden Distanz liegen.

2. Die der Diplopie zugrunde liegende, meist geringe oder mäßige *Konvergenzstellung* der Augen *wächst weder bei Rechts- noch bei Linkswendung* der Augen, sondern bleibt entweder so groß, wie beim Blick geradeaus, oder nimmt sogar nach beiden Seiten etwas ab. Die meist festzustellende Zunahme der Konvergenz bei Blicksenkung und Abahme bei Blickhebung bringt nur die mechanisch bedingte (physiologische) Erleichterung der Konvergenz bzw. Divergenz bei Verlagerung der Blick*ebene* zum Ausdruck. Hieraus resultiert eine mitunter sehr auffällige habituelle Kopfhaltung: Senkung des Kinns gegen die Brust, wie sie durch die Abb. 17 (S. 194) veranschaulicht wird.

Der betreffende Patient bot das charakteristische Bild der Divergenzlähmung, hatte bei aufrechter Kopfhaltung 12° Konvergenz, bei gesenktem Blick > 20°, bei Blickhebung dagegen binoculares Einfachsehen.

3. Bei *Annäherung* des Fixationsgebietes *rücken die Doppelbilder aufeinander zu und verschmelzen* in einer bestimmten, häufig ungefähr der gewöhnlichen Arbeitsdistanz entsprechenden Entfernung; das *binoculare Einfachsehen bleibt für diese Entfernung des Fixationsobjektes auch bei Seitenwendungen der Augen bestehen.*

4. Wenn man das Fixationsobjekt aus der Ebene, in der es binocular einfach gesehen wird, wieder *langsam* vom Patienten entfernt, so bleibt die binoculare Fixation noch eine — mitunter beträchtliche — Strecke weit erhalten. Die so ermittelte fernste Ebene, in der noch binoculare Fixation möglich ist, liegt viel weiter vom Patienten ab, als die Ebene, in der bei Annäherung des zunächst doppelt gesehenen (fernen) Objekts die Verschmelzung der Doppelbilder erfolgt (Einfluß des Fusionszwanges).

5. Rückt das Fixationsobjekt aus dieser Ebene noch näher an den Patienten heran, so zerfällt es in der Regel sehr bald wiederum in Doppelbilder; diese sind jetzt aber *gekreuzt* infolge einer *relativen Divergenz* der Gesichtslinien, worin eine *Insuffizienz der Konvergenz* zum Ausdruck gelangt.

6. Abduzierende Prismen, mit denen eine Verschmelzung der gleichseitigen Doppelbilder von entfernten Objekten zu erzielen ist, ermöglichen binoculares Einfachsehen *im ganzen Blickfeld*. Das so erzielte Binocularsehen bleibt auch bei ganz allmählicher Abschwächung der Prismen noch eine Weile bestehen; erst bei einer wesentlich geringeren Prismenwirkung tritt wieder Zerfall in gleichseitige Doppelbilder ein (Einfluß des Fusionszwanges).

7. Gröbere Einschränkungen des Blickfeldes sind nicht nachweisbar.

8. Eine weitgehende Konstanz des Schielwinkels erscheint namentlich in den Fällen mit geringer Ablenkung auffällig.

Die erste Mitteilung über Divergenzlähmungen stammt von Parinaud (1883), andere von Stölting und Bruns (1889), Uhthoff (1893), Straub (1897), Dor (1898), Duane (1899) u. a. In meinem Vortrag über die Divergenzlähmung (1900) und der anschließenden Diskussion wurden die theoretischen Grundlagen und die klinischen Merkmale des Krankheitsbildes eingehend erörtert. Die große Mehrheit der Autoren war und ist wohl auch heute geneigt, die Existenz eines besonderen Zentrums für die Divergenzinnervation und damit auch die Berechtigung zur Aufstellung des Krankheitstypus der Divergenzlähmung zu bejahen. Andererseits muß aber zugegeben werden, daß es manche theoretische Argumente nebst klinische Beobachtungen gibt, die zum mindesten Zweifel an der Eindeutigkeit der als Divergenzlähmung aufgefaßten Störungen aufkommen lassen.

Gegen die Annahme einer besonderen Divergenzinnervation hat schon Berry (1893), dem später Alfred Graefe (1898) zustimmte, theoretische Erwägungen und klinische Erscheinungen ins Feld geführt. Er hält die Annahme einer „aktiven" Divergenzinnervation, die beim Übergang von der Konvergenz zum Parallelismus der Gesichtslinien, also von der Nah- zur Fernstellung der Augen mitzuwirken hätte, für überflüssig, weil hierzu die Erschlaffung der Konvergenzinnervation ebenso genüge, wie die bloße Erschlaffung der assoziierten Seitenwendung für die Rückkehr der Gesichtslinien von der Seiten- in die Mittelstellung. Daß an der letzteren Bewegung auch die antagonistischen Seitenwender beteiligt sind, also z. B. die Linkswender an der Bewegung der Augen von extremer Rechts- zur Mittelstellung, habe ich(Graefe-Saemischs Handbuch S. 29 f., 1907) einwandfrei nachweisen können. Auch die Ansicht, daß kein Bedürfnis für eine Divergenzinnervation vorläge, wäre nur dann berechtigt, wenn die „normale" Ruhelage der Augen identisch wäre mit der „idealen" Form derselben (Orthophorie). Letztere ist aber die Ausnahme, Heterophorie — sie ist bei mehr als 80% aller Menschen nachzuweisen — die Regel, so daß zur Ermöglichung des binocularen Einfachsehens neben der übrigen Innervation zu gegensinnigen Augenbewegungen auch die Divergenzinnervation zum Ausgleich konvergenter Ruhelagen der Augen benötigt wird. Wie wir bei jedem Menschen mit intakter Augenmotilität durch Fusionsreize gegensinnige Vertikalbewegungen und gegensinnige Rollungen um die Gesichtslinien als Achsen erzwingen können, Bewegungen, die für den Sehakt bei intaktem Muskelgleichgewicht völlig entbehrlich sind, so ist auch die auf gleiche Weise — etwa durch Vorhalten abduzierender Prismen — zu erzielende Divergenz als Leistung einer aktiven Divergenzinnervation anzusehen.

Die Meinung Berrys u. a. Autoren, daß man die Symptome der Divergenzlähmung auch von einem *Spasmus der Konvergenz* ableiten könne, hat indessen eine gewisse Berechtigung, wie nachstehende Beobachtung zeigt:

Ein 22jähriger Mann, der im Jahre zuvor wegen Epilepsie aus dem Militärdienst entlassen war, aber auch jetzt noch gelegentlich Wutanfälle bekommt, in denen er nicht weiß, was er tut, wurde mir von einem Kollegen überwiesen, der den Patienten 4 Monate zuvor wegen einer P. VI d., an die sich bald eine P. VI s. anschloß, behandelt hatte. Lähmungen und Diplopie verschwanden zunächst, letztere war aber einige Tage vor der Überweisung an mich wieder aufgetreten.

Ich fand bei dem Patienten Emmetropie, normalen Visus und Hintergrund, normales Gesichtsfeld, Pupillen und Akkommodation gleichfalls normal (Nahepunkt in 10 cm). Beim Blick in die Ferne 5—6° Konvergenz, nach beiden Seiten sehr geringe, bei Blickhebung beträchtliche Abnahme (bis 1°), bei Senkung Zunahme (bis 8°). Bei Annäherung des Fixationsobjektes erfolgt in 40 cm Distanz Verschmelzung der gleichseitigen Doppelbilder, auch für Rechts- und Linkslage des Objektes. Bei noch weiterer Annäherung treten sofort gekreuzte Doppelbilder auf; ihr Abstand voneinander wächst mit zunehmender Annäherung des Objekts. Mit einem Prisma 5° beiderseits, Basis außen, Binocularsehen im ganzen Blickfeld.

Dieser Befund entspricht dem *typischen Bilde der Divergenzlähmung*. Wiederholte Nachprüfungen während der 6wöchigen Beobachtungsdauer ergaben aber folgende Besonderheiten.

Wenn der Patient die Augen eine Weile geschlossen hält und dann öffnet, so sieht er im ersten Moment *gekreuzte* Doppelbilder von 2° Distanz, die sofort aufeinander losrücken, verschmelzen, und dann als *gleichseitige* Doppelbilder bis 6° auseinandergehen. Eine Brille mit Prisma 3° beiderseits, Basis schläfenwärts macht binoculares Einfachsehen.

Verringert man die Prismenwirkung ganz allmählich durch Zusatz abduzierender Prismen (Basis nasenwärts), so bleibt schließlich auch nach vollständiger Kompensierung der Prismenwirkung binoculares Einfachsehen für einige Minuten bestehen. Vorübergehend vermag Patient sogar abduzierende Prismen von 1° beiderseits zu überwinden, danach stellt sich aber immer wieder die ursprüngliche Konvergenz von 5—6° ein.

Das soeben geschilderte Verhalten ist *mit der Annahme einer Divergenzlähmung unvereinbar*; die Ruhelage der Augen ist sicherlich eine schon nach kurzdauerndem Lidschluß für einen Moment nachweisbare *Divergenz*. Da auch der Fusionsmechanismus, wie die Prismenversuche zeigen, soweit wirksam ist, daß die Gesichtslinien sich sogar in (minimale) Divergenz überführen lassen, ist mit dem Ausfall der Divergenzinnervation allein die gewöhnlich bestehende abnorme Konvergenzstellung beim Blick in die Ferne nicht zu erklären. In diesem Falle muß vielmehr ein leichter Erregungszustand (Spasmus) der Konvergenzinnervation angenommen werden, dessen Ursprung wohl in der erhöhten allgemeinen Erregbarkeit des Nervensystems zu suchen ist. Daß ein solcher geringgradiger Konvergenzspasmus nicht unbedingt mit einem Akkommodationsspasmus verbunden zu sein braucht, ist bekannt. Die in der Vorgeschichte des Falles erwähnte anfängliche Parese des einen und später des anderen Abducens dürfte dadurch vorgetäuscht gewesen sein, daß zunächst ein höhergradiger Konvergenzkrampf mit ständiger Ablenkung erst des einen, dann des anderen Auges bestand, und die bei einem Konvergenzkrampf ziemlich häufigen Intensitätsschwankungen bei Wechsel der Blickrichtung an eine Parese denken ließen. Man könnte gegen die Annahme eines Konvergenzkrampfes in dem referierten Falle einwenden, daß die bei Annäherung des Objekts auf 40 cm auftretende relative Divergenz der Ausdruck einer Insuffizienz der Konvergenz war, während ein Konvergenzkrampf die Zunahme der Konvergenz beim Nahesehen erwarten ließe. Dieser Einwand ist deswegen nicht stichhaltig, weil für neuropathische Individuen die Kombination von abnormer Erregbarkeit und abnormer Erschöpfbarkeit ein charakteristisches Krankheitsmerkmal darstellt. Der leichte Erregungszustand des Konvergenzapparates kann es nicht verhindern, daß seine Erschöpfbarkeit bei stärkerer Inanspruchnahme zutage tritt.

Noch eine weitere Anomalie kann zur Verwechslung mit dem Krankheitsbilde der Divergenzlähmung Anlaß geben. Ebenso wie der Verlust oder die hochgradige Schwächung des Fusionsapparates eine Exophorie manifest werden und zunächst an eine Konvergenzlähmung denken läßt, kann eine Fusionsschwäche die entgegengesetzte Anomalie der Ruhelage, eine *Esophorie*, manifest werden lassen und eine *Divergenzlähmung vortäuschen*. Gewöhnlich ist aber in solchen Fällen die Fusionsbreite für alle gegensinnigen Augenbewegungen hochgradig herabgesetzt, so daß eine diesbezügliche Prüfung die Differentialdiagnose ermöglicht.

Bei Besprechung der *atypischen Formen der Abducenslähmung* ist schon auf die Schwierigkeit ihrer Abgrenzung vom *Bilde der Divergenzlähmung* hingewiesen worden. Diese Schwierigkeit ergibt sich dadurch, daß die paretische Schielstellung und dementsprechend auch die Distanz der gleichseitigen Doppelbilder bei Seitenwendung nicht mehr die charakteristischen Unterschiede zeigen, wie bei frischer P. VI, sondern bei Rechts- und Linkswendung entweder annähernd ebenso groß bleiben, wie beim Blick geradeaus, oder sogar nach links und nach rechts abnehmen: ein Verhalten, das auch als charakteristisch für die Divergenzlähmung angesehen wird.

Ein Beispiel für derartige atypische Formen der P. VI ist in Abb. 17—18 wiedergegeben.

Der Kranke, ein Tabiker, bot alle Merkmale, die als charakteristisch für die Divergenzlähmung gelten: Die Konvergenz betrug bei horizontaler Lage der Blickebene 12°, nahm nach beiden Seiten gleichmäßig ab, verschwand bei Hebung der Blickebene — daher die habituell gewordene stark gesenkte Kopfhaltung —, sowie bei Annäherung des Fixationsobjektes; bei Blicksenkung nahm die Konvergenz beträchtlich zu, mit adduzierenden Prismen sah Patient im ganzen Blickfeld binocular einfach. Da aber durch die sorgfältige Prüfung der absoluten Lokalisation mittels des Tastversuchs nach der im S. 294 beschriebenen Methode eine paretische Lokalisationsstörung bei Fixation mit dem rechten Auge festzustellen war, mußte die anfängliche Diagnose „Divergenzlähmung" fallen gelassen und das Krankheitsbild als Spätstadium einer konkomitierend gewordenen Paresis N. VI d. angesehen werden.

Ich habe wiederholt aus dem anfänglich typischen Bilde der P. VI das soeben geschilderte atypische, von der Divergenzlähmung kaum abgrenzbare Bild entstehen sehen und würde deswegen Zweifel an der Berechtigung der Diagnose „Divergenzlähmung" hegen, wenn mir nicht auch Fälle begegnet wären, in denen sich *das typische Bild der Divergenzlähmung ziemlich unvermittelt in das ebenso typische Bild der einfachen P. VI umwandelte.* Derartige Beobachtungen machen es wahrscheinlich, daß die Divergenzlähmung durch einen Herd in der Brückengegend erzeugt werden kann, eine Vermutung, die allerdings noch keine anatomische Bestätigung gefunden hat.

VI. Die Ataxie der Augenbewegungen.

Von mehreren Autoren sind bei Tabikern Störungen der Augenbewegungen beschrieben und in Parallele zu den sonstigen ataktischen Störungen gesetzt worden.

In dem von CURSCHMANN (1905) demonstrierten Fall von „Konvergenzkrämpfen bei Tabes" fand FEILCHENFELD (1905) für gewöhnlich keine Schielstellung. Die Augen konnten sowohl einem nach verschiedenen Richtungen bewegten Objekt mühelos folgen, als auch irgendwo im Raum befindliche, nahe und ferne Gegenstände, auf die man die Aufmerksamkeit des Patienten lenkte, binocular fixieren. Wenn er aber nach irgendeiner Richtung blicken sollte, ohne daß ihm ein bestimmtes Objekt als Ziel der Bewegung bezeichnet war, trat ein maximaler Konvergenzkrampf ein. Dieser ging sofort zurück, wenn Patient zur Fixation eines bestimmten Objektes angewiesen wurde, oder wenn seine Aufmerksamkeit sich spontan einem Gegenstand zuwandte. Im Dunkeln war er außerstande, die Augen zu bewegen.

FEILCHENFELD bezeichnete die vorliegende Störung als *sensorische Ataxie der Augenmuskeln* und nimmt einen Verlust der kinästhetischen Empfindungen an, mittels deren unter normalen Verhältnissen auch bei Ausschaltung des Gesichtssinns eine Kontrolle darüber möglich ist, ob die in Ausführung begriffene der vorgestellten Bewegung entspricht. Daß statt der vom Patienten geforderten gleichsinnigen Bewegung regelmäßig ein Konvergenzkrampf auftrat, führt FEILCHENFELD auf die latente Anomalie der Ruhelage (Esophorie) sowie darauf zurück, daß die Konvergenzbewegung die „gebahntesten Reflexwege" besitzt. Der Konvergenzkrampf trat übrigens in dem betreffenden Falle auch bei Darmkrisen und anderen Störungen des Allgemeinbefindens auf.

Daß bei paretischen Störungen an Stelle der von den gelähmten Muskeln verlangten Augenbewegungen ein Konvergenzkrampf eintritt, ist nichts Ungewöhnliches, worauf hier verschiedentlich, sowohl bei nuclearen Ophthalmoplegien wie auch bei supranuclearen, insbesondere vertikalen Blicklähmungen hingewiesen worden ist. Angestrengte, aber infolge einer Lähmung erfolglos bleibende Innervationen irren anscheinend mit Vorliebe in die Konvergenz-

bahn ab. Der Konvergenzkrampf in dem referierten Falle ist sicherlich kein
für Tabes charakteristisches Augensymptom. Ob die Unfähigkeit des Patienten
zur Ausführung von Kommandobewegungen, an deren Stelle regelmäßig ein
Konvergenzkrampf eintrat, während die Augen mühelos auf jedes bewegte
oder feststehende Objekt im ganzen Blickraum eingestellt werden konnten,
mit dem von FEILCHENFELD angenommenen Verluste der kinästhetischen
Empfindungen zu erklären ist, mag dahingestellt bleiben. Es sei jedoch daran
erinnert, daß es vielen Menschen mit ganz normalen Augenbewegungen schwer
fällt, die Augen „auf Kommando" ohne Anweisung eines bestimmten Bewegungs-
zieles zu bewegen: sie können z. B. nicht oder erst nach längerer Übung „nach
unten" sehen, während die Bewegung prompt gelingt, wenn sie „auf die Füße"
blicken sollen. Daß der Konvergenzkrampf bei den sog. funktionellen Neurosen
eine große Rolle spielt, wird noch zu erörtern sein.

Bei den von GUILLERY (1894) beschriebenen „latenten Augenmuskelstörungen bei Tabes"
handelte es sich offenbar teils um nichtparetische Heterophorien (Anomalien der Ruhelage),
die bei Erschwerung bzw. Aufhebung des Fusionszwanges manifest wurden, teils um leichte
Paresen, die nur bei gewissen Blickrichtungen zu Doppeltsehen führten, jedenfalls lag keine
für Tabes charakteristische Anomalie vor.

Neuerdings ist aber in einer Anzahl französischer Publikationen die tabische
„Ataxie" der Augenbewegungen wiederum erörtert worden. CANTONNET (1920)
beschreibt einen Fall, dessen Augen dem bewegten Objekt zwar folgten, aber
während der Bewegung mitunter anhielten oder nach der Ausgangsstellung
zurückgingen und dann wieder dem Objekt nachliefen. Diese Unordnung in
der Bewegung, speziell das zeitweilige Stillstehen der Augen, erfolgte bei wiederholten Untersuchungen durchaus regellos, bald an der einen, bald an anderer
Stelle.

Die sonstigen hierher gehörigen Mitteilungen (BRUSSELMANNS 1924, GAU-
DISSART 1926, KYRIELEIS 1931) scheinen zum Teil nicht erschöpfend bzw. mit
hinlänglicher Sicherung gegen Fehldeutung der Befunde untersucht und sind
außerdem so verschiedenartig, daß eine der tabischen Ataxie der Extremitäten
analoge Störung der Augenbewegungen zur Zeit noch nicht anerkannt werden
kann.

VII. Die Störungen der Augenbewegungen bei Hysterie (Psychoneurosen).

Eine gesonderte Besprechung der bei Hysterie und verwandten Krank-
heitszuständen vorkommenden oder wenigstens darauf zurückgeführten Störungen im Augenbewegungsapparat erscheint aus zwei Gründen notwendig:
erstens weil bis in die neueste Zeit in der neurologischen und ophthalmologischen
Literatur bezüglich der Bedeutung der Hysterie als Grundlage dieser Störungen
zum Teil diametral entgegengesetzte Anschauungen zu finden sind; zweitens
weil als hysterische Symptome Augenbewegungsstörungen beschrieben sind,
die — abweichend von allen sonstigen bei Erkrankungen des Zentralnervensystems zu beobachtenden motorischen Augenstörungen — mit den physiologischen Gesetzen der Augenbewegungen nicht in Einklang zu bringen sind.

Alle Autoren stimmen darin überein, daß bei der *Hysterie* die *spastischen*
Störungen der Augenmuskeln an Häufigkeit alle andersartigen weit überwiegen.
Dies steht durchaus im Einklang mit der Anschauung, daß bei der Hysterie
eine *abnorme Erregbarkeit des Zentralnervensystems* vorliegt, und mit der Erfahrung, daß *spastischen Störungen* so gut wie ausnahmslos Innervationen zugrunde liegen, die dem *Willen unterstellt*, bzw. durch Übung *erlernbar* oder
suggerierbar sind. Als „einfachste hysterische Reaktion am Auge" (KEHRER 1917)
wird mit Recht der *Blepharospasmus* bezeichnet, der in den mannigfaltigsten
Formen und Graden, allein oder mit anderen Augenstörungen kombiniert,

beschrieben worden ist. Daß man ihn erst dann als hysterisch bezeichnen kann, wenn eine genaue Untersuchung die Abwesenheit aller Veränderungen ergibt, die reflektorischen Lidkrampf unterhalten, versteht sich von selbst. Von der paretischen ist die spastische Ptosis meist leicht zu unterscheiden: bei letzterer findet man einen Tieferstand der Braue, stärkere Fältelung der Lidhaut, relativen Hochstand des unteren Lidrands, fühlbaren Widerstand bei passiver Hebung des Oberlides. Beachtenswert ist die in zahlreichen Fällen von Kriegsneurosen wiederum bestätigte Tatsache, daß der Lidkrampf als einziges Zeichen von Hysterie vorkommt, allerdings fast stets im Gefolge von mehr oder minder erheblichen Verwundungen oder Erkrankungen der Augen oder ihrer Adnexe, z. B. Conjunctivitiden, Blendung und anderen Vorgängen, die längerdauernde unangenehme Sensationen im Bereiche des Trigeminus bewirken.

Nächst dem Lidkrampf am häufigsten ist der *hysterische Konvergenzkrampf,* der im Kriege ebenfalls wiederholt als einziges Zeichen der Hysterie beobachtet worden ist (Oloff 1920). Typische Fälle von Konvergenzkrampf sind leicht zu erkennen und mit Sicherheit von paretischen und konkomitierenden Ablenkungen zu unterscheiden: da der vom Rindenzentrum ausgehende Impuls stets gleichzeitig allen an der Einstellung der Augen für die Nähe beteiligten Muskeln zufließt, so ist mit einem *Konvergenzkrampf stets eine beiderseits gleichmäßige Zunahme der Refraktion (Akkommodationskrampf) und eine Pupillenverengerung* durch Kontraktion der Ciliar- und der Irisschließmuskeln verbunden. Fehlt die Refraktionszunahme als Begleiterscheinung der abnormen Konvergenzstellung, was sich durch Nachprüfung der Refraktion nach Atropinisierung leicht feststellen läßt, oder ist sie ungleichmäßig auf beiden Augen, sind die Pupillen nicht verengt oder sind sie ungleich, so ist mit großer Wahrscheinlichkeit eine organische, und zwar eine subcorticale Läsion anzunehmen, die natürlich durch hysterische Erscheinungen kompliziert sein kann. Ein weiteres, sehr wichtiges Erkennungsmerkmal des hysterischen Konvergenzkrampfes ist die *Unbeständigkeit des Grades der Ablenkung,* der Akkommodation und der Pupillenweite bei Kontrollprüfungen in kurzen Zwischenräumen und bei gleichen Untersuchungsbedingungen. Endlich ist der *Einfluß der suggestiven Therapie,* wenigstens bei leichteren Fällen, ein wertvolles Hilfsmittel. Daß bei höhergradigem Konvergenzkrampf die Seitenwendung der Augen, insbesondere die Abduktion beschränkt ist, auch ohne daß eine Parese besteht, kann nicht wundernehmen, da eine Auswärtswendung der Augen in normalem Umfange nur möglich ist bei völliger Erschlaffung der betreffenden Einwärtswender. Hysterische Konvergenzspasmen können durch die verschiedensten Umstände ausgelöst werden: durch Nervenshock, Überanstrengung oder Verletzung der Augen bzw. ihrer Umgebung u. a.

In einem von Kehrer berichteten Falle war nach einem Schädeltrauma, das zunächst zu einer mehrtägigen Benommenheit, konjugierten Deviation und Pupillendifferenz geführt hatte, eine Konvergenz aufgetreten, deren spastische Natur aus ihrer schwankenden Stärke und gleichzeitig bestehender Scheinmyopie (Akkommodationskrampf) erkannt wurde. Der hysterische Charakter ergab sich aus der prompten Heilwirkung der suggestiven Therapie.

Ein sehr instruktives Beispiel für die Entstehung eines als hysterisches Symptom gedeuteten Konvergenzkrampfes liefert folgende Beobachtung:

Im Anschluß an eine Verwundung durch Gewehrgranate nahe dem linken inneren Augenwinkel entwickelte sich bei einem Soldaten ein Krankheitsbild, dessentwegen er mir nach 9 Monaten überwiesen wurde; fast kontinuierliches Kopfzittern, spastische (unvollständige) Ptosis, Konvergenzkrampf mit hochgradiger Miosis und einer durch Akkommodationskrampf bedingten Scheinmyopie. Letztere verschwand sofort bei Verdecken eines Auges; dann war die Refraktion des anderen etwas hyperopisch, der Visus = 6/4, Pupillenweite und -reaktion normal. Wurde das verdeckte Auge wieder geöffnet, so sank der Visus infolge des sofort einsetzenden Akkommodationskrampfes und war nur mit starken Konkavgläsern zu normaler Höhe zu bringen. Bei genauerer Untersuchung war eine eindeutige

Parese beider Senker des linken Auges als Folge der Verwundung festzustellen. Wie der Patient auf näheres Befragen angab, war er durch die nach der Verwundung sofort in Erscheinung tretende vertikale Diplopie ungemein gestört. Bei seinen Bemühungen, wieder einfach zu sehen, war ein Konvergenz-Akkommodationskrampf aufgetreten, der die Doppelbilder undeutlich und auch durch ihr Auseinanderrücken weniger störend machte.

In diesem Falle war also die Verletzung der Senkermuskeln die mittelbare Ursache des als hysterisch aufgefaßten Symptomenkomplexes: er verschwand fast momentan bei Aufsetzen einer Brille mit linksseitigem Mattglase. Nach Beseitigung der Diplopie durch operative Korrektur der paretischen Schielstellung verschwanden auch die Symptome der „Neurose".

Auch die bei Hysterie gelegentlich beobachteten *konjugierten Ablenkungen* sind als Spasmen der betreffenden assoziierten Seitenwender aufzufassen.

Der *Nystagmus*, der ja nur eine besondere Art von Augenmuskelspasmen darstellt, kommt zweifellos, wenn auch verhältnismäßig selten, als ein Symptom funktioneller Neurosen vor, wie namentlich Beobachtungen während des Krieges gezeigt haben. Das ist verständlich, weil Nystagmus erlernt werden kann (BRÜCKNER 1917), und manche Menschen auch ohne Einübung jederzeit und beliebig lange Augenzittern aufbringen können, wofür allerdings eine besondere Anlage angenommen werden muß.

Charakteristisch für die als *hysterisch* aufzufassende Form des Augenzitterns scheinen folgende Merkmale zu sein: 1. Neuropathische Veranlagung, eventuell früheres Augenzittern und andere Störungen von seiten der Augen. 2. Die Nystagmusanfälle sind fast stets kombiniert mit Lid-, Konvergenz-, Akkommodations- und Pupillenspasmen. 3. Der Nystagmus ist ein außerordentlich schnellschlägiger „Schüttel"-Nystagmus; die Frequenz der Zuckungen übertrifft sowohl die beim sog. angeborenen als auch die beim Nystagmus der Bergarbeiter beobachteten in der Regel ganz erheblich. 4. Einfluß der suggestiven Therapie. Bemerkenswert ist, daß der *hysterische Nystagmus* im Gegensatz zu den vorher besprochenen spastischen Augenstörungen auf hysterischer Grundlage *niemals als einziges hysterisches Symptom vorkommt* (KEHRER 1917).

Die Frage, ob auch *Lähmungen* einzelner Augenmuskeln und einseitige Ophthalmoplegien auf hysterischer Grundlage vorkommen, wird von der Mehrzahl der Autoren verneinend beantwortet. Aber selbst ein so erfahrener und kritischer Forscher wie UHTHOFF kann, trotzdem er selbst eindeutige Augenmuskellähmungen hysterischen Ursprungs nie gesehen hat, doch nicht umhin, zu erklären: „trotzdem bleiben in der Literatur eine Anzahl von Beobachtungen, die wohl einen Zweifel an dem gelegentlichen Vorkommen einer isolierten Augenmuskellähmung (sc. hysterischen Ursprungs) nicht aufkommen lassen".

Der Zweifel daran ist zunächst aus theoretischen Erwägungen berechtigt. Da das pathologische Geschehen bei der Hysterie sich im Bereiche der *Hirnrinde* abspielt, so kann es auch am Augenbewegungsapparat nur solche Ausfalls- und Reizsymptome hervorbringen, die die Merkmale corticaler Innervationsstörungen zeigen, wie wir sie bei den assoziierten Blicklähmungen und den konjugierten Deviationen kennengelernt haben. An diesen Störungen sind stets die zu bestimmten *willkürlichen* Bewegungen miteinander verknüpften Muskelgruppen *beider Augen gleichmäßig* beteiligt, entweder gelähmt oder im Krampfzustande.

Beispiele von hysterischen *Blicklähmungen* sind insbesondere während des Krieges beobachtet worden. Die Störung trat mitunter im unmittelbaren Anschluß an einen schweren Nervenshock auf (LÖHLEIN 1916), in anderen Fällen entwickelte sie sich ganz allmählich im Gefolge einer Periode besonderer Anstrengungen und Aufregungen (UHTHOFF 1917).

Der Patient LÖHLEINs brachte trotz völliger Unfähigkeit, auf Geheiß irgendwelche Augenbewegungen auszuführen, beim Lesen einer großen Zeitung sowohl Seitenwendungs-

als auch Vertikal- und Konvergenzbewegungen mühelos auf. Bei dem Patienten Uhthoffs fehlten nicht nur die Augenbewegungen auf „Kommando", sondern auch die Fähigkeit zum Nachblicken bei Bewegung des Fixationsobjekts (Führungsbewegungen). Nur durch passive Kopfdrehung waren, wie im Falle Löhleins, Augenbewegnugen nach den verschiedenen Richtungen hin auszulösen. Außerdem waren bei Uhthoffs Patienten, wenn er sich selbst überlassen oder durch ein Gespräch abgelenkt war, Augenbewegungen zu beobachten, die binnen wenigen Wochen durch im wesentlichen suggestiv wirkende Maßnahmen (Übungen, Galvanisation) wieder normalen Umfang erreichten. In keinem dieser Fälle bestand Diplopie.

Die soeben geschilderten Augensymptome zeigen eine weitgehende Ähnlichkeit mit den bei Pseudobulbärparalyse und bei Läsionen des extrapyramidalen Systems beobachteten; ich habe z. B. bei der Huntingtonschen Chorea und bei postencephalitischem Parkinsonismus ganz gleichartige Störungen im Augenbewegungsapparat gesehen. Der hysterische Ursprung einer Blicklähmung darf also nur dann angenommen werden, wenn der neurologische Befund keinerlei Anhaltspunkte für organische Störungen des Zentralnervensystems bietet.

Doppeltsehen als selbständiges hysterisches Symptom wird jetzt in der Literatur kaum noch erwähnt. Es sollte spontan nur zeitweise auftreten, bald gekreuzt, bald gleichseitig, unbeständig sein und keinerlei Merkmale der paretischen Diplopie zeigen (Liebrecht 1897). Eine nur zeitweilig auftretende Diplopie mit — bei wiederholten Untersuchungen — wechselnden Doppelbilderabständen läßt in erster Linie daran denken, daß eine *latente Stellungsanomalie (Heterophorie) manifest* geworden ist; denn wir wissen nicht nur, daß fast jeder Mensch eine Heterophorie hat, sondern auch, daß bei *Erschöpfung des Energievorrats,* wie sie bei schwächlichen und „nervösen" Individuen sehr leicht eintritt, der *Fusionszwang versagt,* der zuvor die Stellungsanomalie latent gehalten hat. Den Nachweis erbringt die *Prüfung der Fusionsbreite* mit dem Doppelprisma. Unbeständigkeit des Doppeltsehens und Schwankungen der Doppelbilderabstände sind bei Heterophorien nichts Ungewöhnliches. Je nachdem die Patienten ausgeruht und konzentrationsfähig oder erschöpft und unaufmerksam sind, findet man bei der Untersuchung keine Diplopie oder Doppelbilder mit bald größerem, bald geringeren Abstande, entsprechend der jetzt auch objektiv nachweisbaren Schielstellung. Natürlich müssen grobe Widersprüche in den Angaben der Patienten und ein Mißverhältnis zwischen objektivem (Schielstellungs-) und subjektivem (Doppelbilder-) Befund an eine (beabsichtigte oder krankhafte) Unzuverlässigkeit der Angaben denken lassen. Sie ist in der Regel sehr einfach dadurch festzustellen, daß Prismen vorgeschaltet werden, deren ablenkende Wirkung sich bei zuverlässigen Angaben in entsprechender Beeinflussung des Abstandes und der Lagebeziehung der Doppelbilder geltend macht.

Die *Konvergenzlähmung,* die bei Hysterie relativ häufig erwähnt wird, ist lediglich ein Ausdruck mangelnder oder unzureichender Willens*impulse* und durch zweckmäßige Änderung der Untersuchungsbedingungen (s. S. 236) als rein funktionelle Störung meist unschwer zu erkennen.

Eine *hysterische Divergenzlähmung* ist bei Kranken angenommen worden (Wissmann 1916), die ferne Objekte in gleichseitigen, nahe in gekreuzten Doppelbildern, nur Dinge in einer gewissen mittleren Distanz einfach sehen. Mit anderen Worten heißt das: die Augen solcher Patienten stehen in mäßiger Konvergenz, die weder gemehrt noch gemindert werden kann. Wenn in Fällen von *Hysterie* nicht etwa Anhaltspunkte für eine organische Herdläsion zu gewinnen sind, so dürfte meines Erachtens das *Bild* der *Divergenzlähmung* am ehesten auf einer durch zeitweiliges Versagen des Fusionszwanges manifest gewordenen Esophorie beruhen. Daß derartige Störungen plötzlich im Anschluß an einen psychischen Insult (Ärger, Aufregung, Schreck) eintreten, ist nichts Ungewöhnliches. Ein Konvergenzspasmus käme nur dann in Betracht, wenn die Schielstellung schwankend wäre, und auch die Refraktion bei wiederholten Prüfungen Differenzen zeigte, die auf Akkommodationsschwankungen zu beziehen wären.

Auch Fälle von hysterischem „*Divergenzkrampf*" oder „*Krampf der Externi*" sind mehrfach beschrieben worden. Es dürfte sich bei der in den betreffenden Fällen zeitweilig — z. B. im Falle KEHRERs (1917) in Verbindung mit hysterischem Lidkrampf — auftretenden Divergenz vermutlich um eine Anomalie der Ruhelage (Exophorie) gehandelt haben, die der Fusionszwang für gewöhnlich durch entsprechend erhöhten Tonus der Konvergenzmuskeln latent hielt. Zeitweilig, z. B. in KEHRERs Fall bei Einsetzen des Lidkrampfes, setzte der Fusionszwang aus, die Konvergenzinnervation erschlaffte, und ließ die latente Divergenz manifest werden, was noch unterstützt wurde durch die mit dem Lidschluß verknüpfte Hebung der Bulbi (BELLsches Phänomen), wodurch schon normalerweise das Auftreten einer Divergenz begünstigt wird.

Den Mitteilungen über *einseitige Ophthalmoplegien und Lähmungen einzelner* (nichtassoziierter) *Muskeln auf hysterischer Grundlage* stehe ich sehr skeptisch gegenüber.

In derartigen Fällen muß zunächst daran gedacht werden, daß Lähmungen organischen Ursprungs mit Erscheinungen von Hysterie verknüpft sind, wie das mehrfach durch die Autopsie festgestellt worden ist (PARINAUD, zitiert nach WISSMANN 1916). Es ist von vornherein im höchsten Grade unwahrscheinlich, daß einseitige Ophthalmoplegien oder Lähmungen einzelner Augenmuskeln, also Störungen, die sonst nur bei nuclearen bzw. peripheren Schädigungen des okulomotorischen Apparates gefunden werden, bei Hysterie vorkommen, weil alle willkürlichen oder durch sensorische Erregungen ausgelösten Innervationen stets von den *Rindenzentren* ausgehen und *beiden Augen gleichmäßig* zufließen. Die in der Literatur niedergelegten Befunde von angeblich hysterischen Augenmuskellähmungen sind zu unvollständig, als daß die erwähnten Bedenken durch sie hinfällig gemacht werden können.

An dem Vorkommen einer hysterischen *Ptosis* ist dagegen nicht zu zweifeln weil eine willkürliche Erschlaffung der Lidheber nicht nur bilateral, sondern auch unilateral möglich ist: nach einiger Übung bringen auch normale Individuen eine einseitige völlige Erschlaffung des Lidhebers zustande.

Durch die ganze neuere Literatur über unser Thema ziehen sich Erörterungen über eine angeblich neben der spastischen und paretischen vorkommende *dritte Art der hysterischen Augenbewegungsstörungen*. Ihr erster Autor ist KUNN (1898), der eine *Dissoziation der Augenbewegungen* folgendermaßen schildert: „Die Augen werden nicht in einer bestimmten Stellung festgehalten unter jenen subjektiven und objektiven Begleitsymptomen, wie wir sie bei wahren Augenmuskelkrämpfen zu beobachten Gelegenheit hatten, sondern sie gehorchen nur nicht dem Willen der Patienten, wandern vielmehr, wie bei tiefem Koma, regellos, eines unabhängig vom andern umher. Früher miteinander untrennbar assoziierte Bewegungen sind zerfallen". KUHN führt die Störung zurück auf eine „Herabsetzung der zu den willkürlichen symmetrischen Augenbewegungen erforderlichen corticalen Energie, ähnlich wie im Schlaf, Rausch, in der Narkose". Auch KEHRER (s. S. 248) glaubt mit einer „abnormen Dissoziationsfähigkeit der Augenmuskulatur" diejenigen Bewegungsstörungen bei Hysterie erklären zu dürfen, die ihm weder spastischen noch paretischen Ursprungs zu sein scheinen.

Die Annahme einer weitgehenden „individuellen Dissoziationsfähigkeit" (LEWANDOWSKI 1914) im Bereich der Augenmuskeln steht in so schroffem Widerspruch zu unseren bisherigen, durch die physiologische Forschung und klinische Erfahrungen wohlbegründeten Anschauungen, daß sie eine genauere Prüfung erfordern.

Wir haben hier schon wiederholt von der Verbundenheit der beiden Augen zu einem einheitlichen Organ, dem Doppelauge, gesprochen, die an seinem motorischen Apparat darin zum Ausdruck kommt, daß es unmöglich ist, einen einzelnen Muskel oder die Muskeln eines Auges allein oder auch nur ein Auge stärker als das andere zu innervieren. Dieses Gesetz, gegen dessen allgemeine Gültigkeit bisher keine einzige eindeutige klinische oder physiologische Beobachtung ins Feld geführt werden konnte, wird häufig mißverstanden. Es wird übersehen, daß die *bilateral-gleichmäßige Innervation* unter Umständen einen *ungleichmäßigen,* ja scheinbar streng einseitigen *(Bewegungs-) Effekt* haben kann, was in der physiologischen Einleitung zu diesem Abschnitt (S. 175 f.) ausführlich erörtert worden ist. Wenn man die zunächst auf ein fernes geradeangelegenes Objekt gerichteten Augen auf einen nahen und links von der Medianebene befindlichen Gegenstand einstellen will, so müssen die Augen gleichzeitig zur Naheeinstellung (Konvergenz) und zur Linkswendung innerviert werden. Diese beiden Innervationen wirken am linken Auge einander entgegen, wo der Lateralis zur Linkswendung, der Medialis zur Konvergenz innerviert wird; am rechten Auge dagegen fließen sie beide zum Medialis. Infolgedessen muß der Bewegungseffekt trotz bilateral-gleichmäßiger Innervation am linken Auge geringer, als am rechten sein, ja wenn das nahe Objekt grade vor dem linken Auge liegt, ausschließlich am rechten Auge eintreten, weil die antagonistische Wirkung der gleichzeitigen Kontraktion des Lateralis und des Medialis keine Stellungsänderung des linken Auges zulassen.

Dissoziierte Bewegungen im strengen Sinne des Wortes, d. h. als Ausdruck nichtassoziierter Innervationen, sind einwandfrei festgestellt *im Schlaf, in tiefer Narkose, im Koma,* kurz unter solchen Verhältnissen, in denen die *Augenbewegungen nicht unter der alle übrigen Einflüsse beherrschenden Macht der oculomotorischen Rindenzentren stehen, also unabhängig vom Willen und Fusionszwang erfolgen können auf Grund von Erregungen subcorticalen Ursprungs.* Dagegen lassen die Fälle, die in der Literatur als Belege für eine abnorme Dissoziationsfähigkeit der Augenmuskeln bei Hysterie beschrieben sind, nach meiner Überzeugung auch eine Deutung zu, die mit dem bisher als allgemeingültig erkannten Grundgesetz der Augenbewegungen durchaus in Einklang zu bringen ist. Das sei an folgenden Beispielen erläutert.

Kehrers Patient zeigte „habituelles Gleichgewichtsschwanken in der Innervation der äußeren Augenmuskeln meist so, daß einmal beim Blick geradeaus auf den Untersucher die Sehachse jeweils des einen Auges einige Grade abweicht, was unmittelbar danach oder wenige Minuten später bei gleicher Innervation nicht der Fall ist". Es handelt sich um einen Hysterischen, bei dem Erregungs- und Erschöpfungszustände miteinander abwechseln. Die Schwankungen in der Augenstellung sind in einfachster Weise so zu erklären, daß eine Heterophorie durch wechselnde Anspannung und Erschlaffung der Ausgleichsinnervation bald verdeckt, bald manifest wird, je nachdem der Fusionsapparat (durch eine Willensanstrengung des Patienten) in Tätigkeit tritt oder bei Ermattung versagt, ganz ähnlich, wie man es oft bei Leuten beobachten kann, die mit dem Einschlafen kämpfen: zeitweilig geht das eine oder andere Auge in Schielstellung, im nächsten Moment — durch das Auftreten von Doppelbildern oder einen anderen Umstand veranlaßt — setzen Fixationsbestreben und Fusionszwang wieder ein, das Schielen verschwindet. Zur Annahme einer dissoziierten Innervation liegt in Kehrers Fall keine Veranlassung vor..

Im Falle von Kunn handelt es sich um eine 20jährige Patientin, die nach einer Reihe von immer häufiger auftretenden Anfällen hysterischen Charakters mit rechtsseitiger Hemiplegie und Hemianästhesie ins Krankenhaus kam.

Die Kranke ist apathisch, sehr schläfrig, antwortet aber sinngemäß. Rechts Anosmie und Anästhesie im Bereich des rechten Trigeminus. Schlaffheit der von letzterem innervierten Kaumuskeln. Rechte Nasolabialfalte verstrichen, rechts auch Hörschwäche, Aufhebung der Kopfknochenleitung und Fehlen des Geschmackes. Zunge weicht nach links ab, kann nach rechts kaum über die Mittelstellung bewegt werden. Beim Zurückziehen der festgehaltenen Zunge fühlt man deutlich die Kontraktion der linken Hälfte und Zurückbleiben der rechten. Sprache langsam, ungestört. Schlaffe Extremitätenlähmung rechts, zuweilen leichte Zuckungen. Komplette Hemianästhesie und -analgesie. Lagebewußtsein von den rechten Extremitäten fehlt. Linke Stirnhälfte gefaltet, kann leicht gerunzelt werden. Rechte Stirnhälfte vollkommen glatt. Frontalis nicht innerviert.

Bezüglich der Augen gibt Kunn an, daß sie nach Hochheben der herabhängenden Lider zunächst symmetrisch stehen, nach einer Weile tritt plötzlich starkes Einwärtsschielen des rechten Auges ein (Verhalten der Akkommodation und der Pupillen hierbei ist nicht notiert). Rechts- und Linkswendung sind nur mit Mühe und für kurze Zeit auszuführen, die Augen weichen bald in die Mittelstellung zurück. Bei einer späteren Untersuchung wird notiert: Wenn die Lider plötzlich gehoben werden, so „hört Patientin vollkommen zu fixieren auf, doch dreht sie die Augen, eines unabhängig vom anderen in der abenteuerlichsten Weise, so daß nicht nur Seiten-, sondern auch Höhenablenkung entsteht". Dabei keine Bewegungsbeschränkung, nur Unfähigkeit zur Fixation und „eine völlige Dissoziation der Augenbewegungen bei gewissen Blickrichtungen". In den nächsten Tagen Besserung des Allgemeinbefindens und der Augenbewegungen, jedoch bleibt die Neigung zum Konvergenzkrampf und eine Erschwerung der Seitenwendung, die mit nystagmischen Zuckungen einhergehen; mit Plangläsern Beseitigung der Ptosis und des Doppeltsehens.

Ob in diesem Falle neben der zweifellosen Hysterie nicht doch noch eine organische Erkrankung vorgelegen hat, muß dahingestellt bleiben. Der Nervenstatus läßt diese Möglichkeit jedenfalls als gegeben erscheinen. Es könnte als Ursache der erschwerten Seitenwendung eine leichte, organisch bedingte Parese eines oder beider Nervi abducentes vorgelegen haben, die durch zeitweilige Konvergenzspasmen hysterischen Ursprungs kompliziert war, was durch genaue Prüfung der Doppelbilder, des Verhaltens der Akkommodation und der Pupillen bei der Seitenwendung und während der Konvergenzspasmen festzustellen gewesen wäre. Was die Angabe über das zeitweilige Herumirren der Augen bei Aufhören der Fixation anlangt, so ist Kunn der Meinung, daß die Augen dabei dem Willen der Patientin nicht gehorchten. Ich möchte glauben, daß dieses „Herumirren" der Augen nicht *gegen,* sondern *ohne* den Willen der Patientin in einem Zustande erfolgte, in dem — ähnlich wie im Schlaf oder in der Narkose bei jedem Normalen — subcorticale Erregungen der Einzelaugen in dissoziierten Bewegungen zum Ausdruck gelangen. *Die Unfähigkeit zur Fixation bei unbehinderter Beweglichkeit der Augen spricht für das Fehlen von Willensimpulsen infolge Ausschaltung der Rindenfunktion.* Sehr wahrscheinlich befand sich die Kranke *zeitweilig* in einem — vielleicht schon durch Hochheben der Lider herbeigeführten — *hypnotischen Dämmerzustand.* Der Wechsel zwischen diesem und hysterischen Krampfanfällen vermag meines Erachtens das scheinbar so widerspruchsvolle Bild der Augenstörungen so vollständig zu erklären, daß die Gültigkeit des Assoziationsgesetzes auch durch die Kunnsche Beobachtung nicht in Frage gestellt ist. Es ist eben doch ein grundsätzlicher Unterschied zwischen Assoziationen, die durch Gewöhnung und Einübung intra vitam *erworben* sind, und *angeborenen,* die, wie die Assoziationen der von den Rindenzentren ausgelösten Bewegungen des Doppelauges oder wie die Verknüpfung der Konvergenz mit der Akkommodation und der Pupilleninnervation ihre präformierte anatomische Unterlage haben. Die *erworbenen* Assoziationen können durch Übung ebenso *gelöst* werden, wie sie entstanden sind, die *angeborenen nicht.*

Ich vermag also die sog. Dissoziationen der Augenbewegungen als hysterische Erscheinungen ebensowenig anzuerkennen, wie die hysterischen Augenmuskellähmungen. Vielmehr sind die bei der Hysterie beschriebenen Störungen der Augenbewegungen wohl größtenteils — wenn sie nicht organischen Läsionen entstammen — entweder auf *Krampfzustände* oder auf *Ausfallserscheinungen infolge mangelnder Willensimpulse zurückzuführen.*

Kurz zusammengefaßt sind es folgende Tatsachen, durch deren Berücksichtigung sich die bei Hysterie beobachteten motorischen Augenphänomene wohl ausnahmslos erklären, d. h. mit den physiologischen Gesetzen der Augenbewegungen in Einklang bringen lassen: 1. Einseitige oder nicht gleichmäßige Bewegungen der Augen kommen auch normalerweise vor, wenn den Augen Impulse zur gleichsinnigen Seitenwendung und zur Konvergenz gleichzeitig zugesandt werden; 2. die bei der großen Mehrzahl aller Menschen bestehenden geringgradigen Anomalien des Muskelgleichgewichts (Heterophorien) werden gewöhnlich durch die vom Fusionszwang unterhaltene Ausgleichsinnervation verdeckt, gelegentlich — z. B. bei Ermüdung — aber manifest, wobei Doppelbilder auftreten. Spontanes Aufgeben der Fixationsansicht kann erlernt werden: dann gehen die Augen in Schielstellung, z. B. in Divergenz und diese Bewegung kann als „dissoziierte" Anomalie imponieren, weil sie von Menschen ohne Heterophorie nicht willkürlich ausgeführt werden kann; 3. Schielstellungen spastischen

Ursprungs sind nicht immer leicht von solchen paretischen Ursprungs zu unterscheiden; 4. beim Zusammentreffen von hysterischen Symptomen mit organischen Erkrankungen des Zentralnervensystems können letztere lange Zeit unerkannt bleiben. Wichtig in differentialdiagnostischer Hinsicht ist die *Unbeständigkeit* hysterischer Augenbewegungsstörungen, ferner deren Beeinflußbarkeit durch *suggestive* Maßnahmen. Dabei ist allerdings daran zu denken, daß auch organisch bedingte Augenmuskelparesen — z. B. bei multipler Sklerose oder inzipienter Tabes — sehr flüchtig sein können, und das Verschwinden solcher Motilitätsstörungen im Verlaufe einer suggestiven Behandlung nicht ohne weiteres als Beweis für den hysterischen Ursprung angesehen werden darf. Im allgemeinen besteht jedenfalls noch immer der Ausspruch Mauthners zu Recht, daß die Häufigkeit der hysterischen Augenmuskelstörungen direkt proportional ist der Möglichkeit, die betreffenden Zustände willkürlich hervorzurufen.

VIII. Die kongenitalen Bewegungsstörungen.

Die kongenitalen Bewegungsstörungen bedürfen einer kurzen Besprechung wegen der Eigentümlichkeiten, die sie von den erworbenen Lähmungen unterscheiden. Von den beiden Hauptgruppen der angeborenen Bewegungsstörungen soll hier nur die erste berücksichtigt werden, welche in ihren wesentlichen Merkmalen mit den erworbenen Störungen übereinstimmen. Die zweite Hauptgruppe umfaßt die atypischen Beweglichkeitsdefekte, die gar keine oder nur sehr entfernte Ähnlichkeit mit den intra vitam erworbenen Bewegungsstörungen zeigen. Ich habe sie im Handbuch der gesamten Augenheilkunde (1932) ausführlich besprochen.

Die *kongenitalen Beweglichkeitsstörungen im Bereich der Seitenwender* sind die bei weitem häufigsten. Ein großer Teil von ihnen zeigt in seinen Hauptmerkmalen ein geradezu gesetzmäßiges Verhalten, das von allen Autoren übereinstimmend festgestellt und auch durch eine genügende Zahl anatomischer Befunde weitgehend geklärt ist.

Mein eigenes Material umfaßt 68 Fälle, die ich im Handbuch der gesamten Augenheilkunde (1932) tabellarisch zusammengestellt habe. Aus ihnen ergibt sich folgendes:

1. Das Hauptmerkmal ist die in der Regel vollständige *Unfähigkeit zur Abduktion* eines — und zwar meist des *linken* — oder beider Augen. In meinem Material war die Störung am linken Auge in 43 (61%), am rechten in 9 (13%), an beiden in 16 Fällen (23,5%) vorhanden. Alle Zusammenstellungen eines nicht zu kleinen Beobachtungsmaterials heben übereinstimmend das auffällige, vorläufig nicht zu erklärende Überwiegen des linksseitigen Abduktionsmangels hervor.

2. Die gleiche Übereinstimmung besteht bezüglich des *häufigeren Vorkommens* der Anomalie beim *weiblichen* Geschlecht. Unter meinen 68 Fällen war das Verhältnis der weiblichen zu den männlichen Patienten gleich 40:28, in der Zusammenstellung von Birch-Hirschfeld wie 30:20, in Duanes Material wie 31:20.

3. Sehr häufig ist der Ausfall der Abduktion mit einer mehr oder minder ausgesprochenen *Beschränkung der Adduktion* desselben Auges verbunden (in 30 unter 68 Fällen). Zuweilen — in 6 meiner Fälle — besteht allerdings das Gegenteil, ein *Exzeß der Adduktion,* und zwar anscheinend meist dann, wenn schon bei primärer Blickrichtung ein beträchtlicher Grad von Strabismus convergens vorliegt.

4. Nicht ganz so häufig — in 33 von 68 Fällen — bewirkt der Impuls zur Adduktion eine meist sehr deutliche, vereinzelt sogar ganz enorme *Retraktion*

des betreffenden Bulbus fast ausnahmslos begleitet von einer mehr oder minder auffälligen *Verkleinerung der Lidspalte,* die durch Tieferrücken des oberen und Höherrücken des Unterlids zustande kommt und in der Hauptsache wohl Folge des Zurücktretens des Bulbus in die Orbita ist. Dabei ist bemerkenswert, daß häufig die Retraktionsbewegung um so ausgesprochener ist, je stärker sich die Adduktion des betreffenden Auges beschränkt erweist. Aber auch wenn die Adduktion nur wenig oder überhaupt nicht beschränkt ist, kommen beträchtliche Retraktionsbewegungen vor, andererseits können sie fehlen trotz erheblicher, ja höchstgradiger Beschränkung der Adduktion.

5. *Enophthalmus bei primärer Blickrichtung* ist selten: er war in 8 meiner Fälle deutlich vorhanden.

6. *Habituelle Anomalien der Kopfhaltung* finden sich nahezu ebenso häufig wie eine normale Kopfhaltung. Letztere ist in 20 Fällen vermerkt. Darunter befinden sich einzelne mit permanentem Schielen bei allen Blickrichtungen und solche, die bei primärer Blickrichtung keine bzw. nur eine sehr geringe (latente) Konvergenz oder Divergenz zeigten. Es bestätigt sich also die auch für die erworbenen Motilitätsstörungen gültige Regel, daß Bewegungsstörungen der Augen für gewöhnlich nur dann zur abnormen Kopfhaltung Veranlassung geben, wenn letztere ein binoculares Einfachsehen ermöglicht bzw. erleichtert. Auch die Art der Kopfhaltungsanomalie entspricht dem für die erworbenen Paresen geltenden Gesetz, wonach diejenige Kopfhaltung gewohnheitsmäßig eingenommen wird, die ihren Zweck, den oder die geschwächten bzw. funktionsunfähigen Muskeln soweit zu entlasten, als es zur Erreichung eines mühelosen Binocularsehens nötig, in der für die Patienten bequemsten Weise erfüllt.

7. In etwa der Hälfte der Fälle mit ein- oder beiderseitigem Abduktionsmangel ist die *Schielstellung* bei primärer Blickrichtung und Kopfhaltung so gering, daß sie vom Fusionszwang latent gehalten wird, mitunter besteht sogar nicht einmal latentes Schielen; in 6 Fällen fand sich eine geringe latente *Divergenz,* in allen übrigen eine latente oder manifeste Konvergenz. Vermutlich sind die individuell sehr verschiedenen anatomischen (Struktur-) Verhältnisse an den Seitenwendern, wovon noch zu sprechen sein wird, Schuld daran, daß trotz scheinbar gleicher oder doch ähnlicher Funktionsstörung bald keine oder sehr geringe, bald höhergradige Schielstellungen bei primärer Blickrichtung bestehen.

8. Der *sekundäre Schielwinkel* ist mit verschwindenden Ausnahmen in allen Fällen, in denen er sich überhaupt prüfen, d. h. das gelähmte Auge sich zur Einstellung auf das Fixationsobjekt bringen läßt, *beträchtlich größer als der primäre.*

9. Die Ablenkung wächst beim Blick nach der Seite des Abduktionsdefektes und verschwindet oder verringert sich nach der gegenüberliegenden Seite.

10. *Spontane Diplopie* wird nur ausnahmsweise angegeben, ist aber in der Mehrzahl der Fälle durch farbige Differenzierung der beiderseitigen Netzhautbilder hervorzurufen.

11. Etwa die Hälfte der Patienten mit angeborenem Abduktionsmangel verfügt über *binoculares Einfachsehen* in der Blickfeldmitte und der Seite des gesunden Auges.

12. Es wird ihnen dadurch erleichtert, daß *Visus* und *Refraktion* in der Mehrzahl der Fälle (65%) *auf beiden Augen gleich* oder nahezu gleich ist.

Von *sonstigen angeborenen Anomalien* sind neben der Störung der Augenbewegungen zu nennen: Fehlen bzw. minimale Ausbildung der Schilddrüse, Epicanthus, hochgradige Asymmetrie der Gesichtshälften, choreatische Bewegungen, Imbezillität bzw. Demenz, Spaltung der Uvula, Verdoppelung des Haarwirbels, angewachsene Ohrläppchen usw.

Nicht ganz selten besteht neben dem Abduktionsdefekt das Bild der Überfunktion des Obliquus inferior an demselben Auge: statt oder neben der

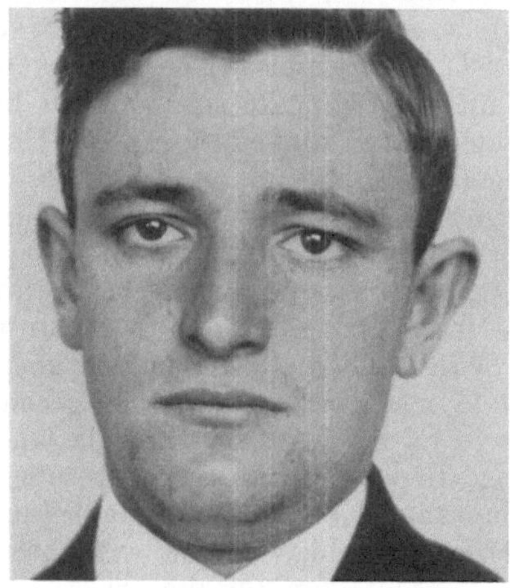 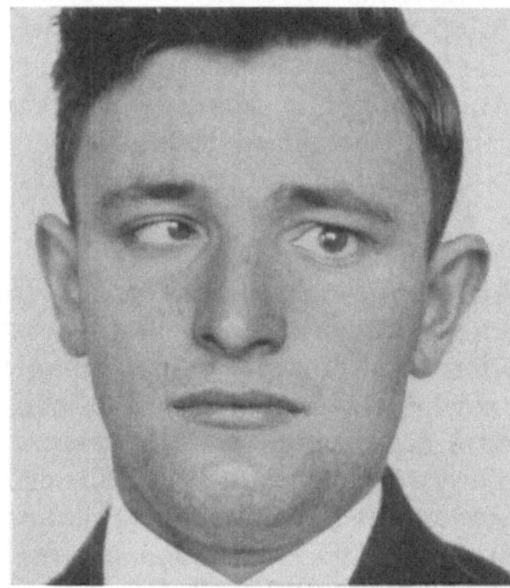

Abb. 53. Kongenitaler Beweglichkeitsdefekt. Beim Blick gradeaus binoculares Einfachsehen.
Abb. 54. Kongenitaler Defekt der Abduktion links: Das linke Auge vermag bei maximalem Impuls zur Linkswendung der Mittelstellung nicht zu überschreiten.

Adduktion des letzteren entsteht ein hochgradiges Aufwärtsschielen beim Blick nach der Seite des intakten Auges (Näheres s. S. 202).

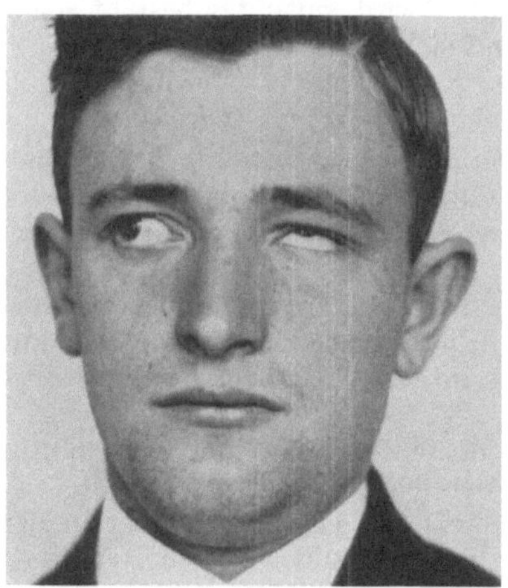 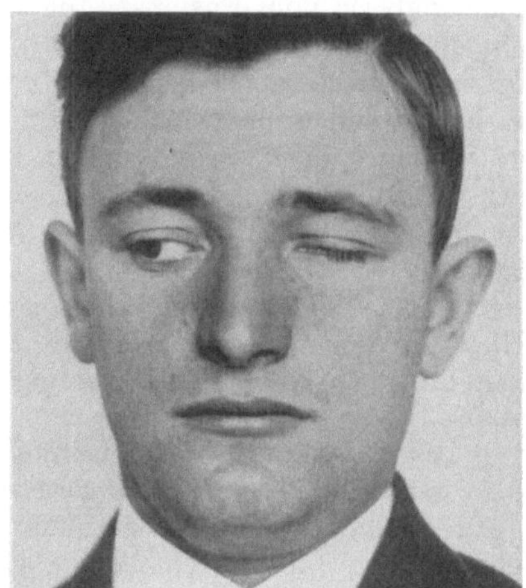

Abb. 55. Beim Impuls zur Rechtswendung erfolgt links eine Aufwärtsbewegung mit Retraktion des Bulbus und Verkleinerung der Lidspalte.

Abb. 56. Beim Blick nach rechts-unten wird der linke Bulbus maximal nach hinten (orbitalwärts) retrahiert, die Lidspalte maximal verengt.

Ein Beispiel dafür zeigen die Abb. 53—56. Trotz völligen Ausfalls der Funktion des linken Lateralis *keine* Schielstellung beim Blick gradeaus, hochgradiges Aufwärtsschielen des linken Auges an Stelle der Adduktion beim Impuls zur Rechtswendung, verbunden mit einer Retraktion des Bulbus, die ihr Maximum erreicht beim Blick nach rechts-unten, wobei auch die linke Lidspalte sich höchstgradig verengert.

Heredität und Geburtstraumen spielen nach meinen Erfahrungen in der Ätiologie der besprochenen Störungen nicht die große Rolle, wie man früher vermutete. Sichergestellt ist in der großen Mehrzahl der Fälle eine abnorme

Beschaffenheit — Ersatz der betreffenden Muskeln durch unelastische bindegewebige Stränge ohne muskuläre Elemente — oder völliges Fehlen der lateralen, mitunter auch der medialen Augenmuskeln oder eine abnorm weit rückwärts, öfters auch zugleich nach unten oder
oben verlagerte Insertion derselben. Daß ein
sehniges Band ohne contractile Elemente
die Stelle eines Augenmuskels einnimmt, ist
an dem Widerstand zu erkennen, den man
beim Versuch, den Bulbus passiv (mit der
Pinzette) nach der Seite des Antagonisten
zu drehen, findet. Die anatomischen Befunde erklären das oft zu beobachtende
Fehlen oder die Geringfügigkeit der Schielstellung trotz völligen Ausfalls der Lateralis-
funktion [1], sowie das relativ häufige Phänomen der Retractio bulbi bei Innervation
des Medialis, zu der es kommen muß, wenn
nicht gleichzeitig mit der Verkürzung dieses
Muskels eine Verlängerung (Erschlaffung)
des Antagonisten erfolgt. In vereinzelten
Fällen ist ein als Retractor bulbi wirkender,

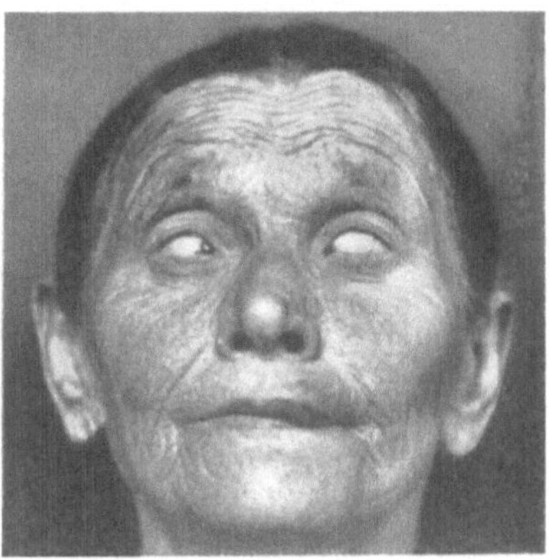

Abb. 57. Bilateraler kongenitaler Abduktionsdefekt mit maximaler Kontraktur
der Mediales.

am hinteren Bulbusabschnitt inserierender Muskel — ein Ersatz oder abnormer
Zweig des Medialis — gefunden worden. Viel seltener als die geringgradigen

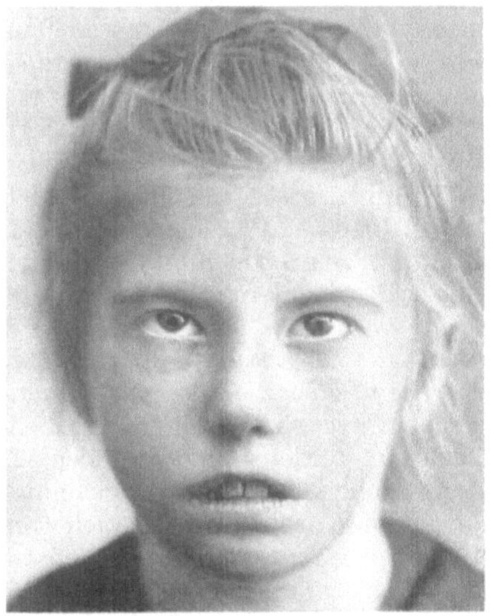

Abb. 58. Kongenitale beiderseitige Lähmung der
vier Seitenwender und der Nn. faciales.

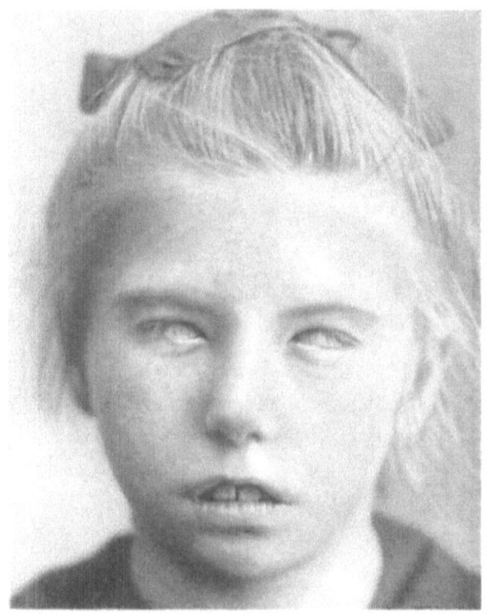

Abb. 59. Sehr auffälliges BELLsches Phänomen
infolge völligen Ausfalls der Lidschlußmuskeln.

findet man bei kongenitalem Fehlen der Abduktion exzessive Schielstellung
(Abb. 57) die durch maximale Kontraktur der Mediales unterhalten wird. In

---

[1] Das Fehlen einer nennenswerten paretischen Schielstellung kann natürlich nur dann
durch ein die Stelle des Lateralis einnehmendes sehniges Band bedingt sein, wenn auch die
Adduktion des betreffenden Auges fehlt oder sehr gering ist. Ist diese normal, so müssen
andere Ursachen für das Fehlen der Ablenkung vorliegen, worauf hier nicht näher einzugehen ist.

derartigen Fällen hat man wohl angeborene Anomalien im nervösen Teil des motorischen Apparates (Kernaplasie) anzunehmen.

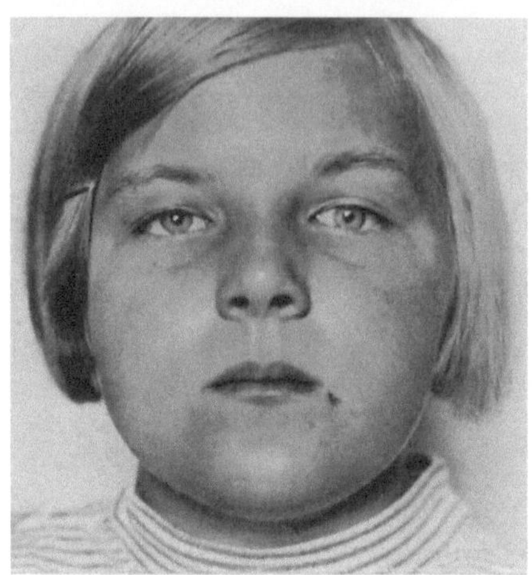

Abb. 60. Kongenitale Überfunktion des rechten M. obl. inferior. Keine Ablenkung beim Blick gradeaus.

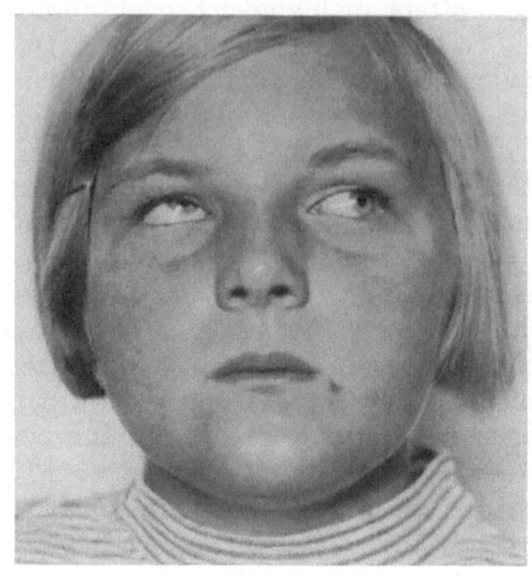

Abb. 61. Beim Blick nach links hochgradiges Aufwärtsschielen des rechten Auges.

Ein ungemein charakteristisches Krankheitsbild bieten die Fälle von *angeborener bilateraler Seitenwender-* (seitlicher Blick-) *Lähmung mit doppelseitiger Facialislähmung.* Die Abb. 58 und 59 stammen von einem 9jährigen Mädchen, das seit der Geburt den maskenartigen Gesichtsausdruck zeigt infolge totaler Lähmungs ämtlicher Äste beider Nn. VII. Trotz völliger *Unfähigkeit zur Seitenwendung* der Augen besteht keine Schielstellung; das Bellsche Phänomen beim Lidschlußimpuls zeigt den Funktionsausfall der Musculi orbiculares. *In auffälligem Gegensatz zu dem gänzlichen Fehlen der Links- und Rechtswendung der Augen steht in derartigen Fällen die durchaus normale Konvergenzbewegung,* die mit entsprechender Akkommodations- und Pupillenverengerung einhergeht. Eine gleichsinnige Seitenwendung der Augen ist auch vom Vestibularapparat aus nicht auszulösen, weder durch calorische Reizung noch durch zehnmalige Drehung im Drehstuhl: Beweis für den supranuclearen Charakter der doppelseitigen Blicklähmung durch

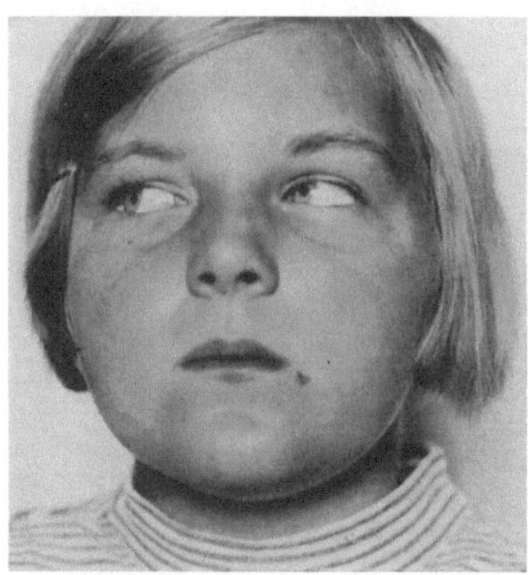

Abb. 62. Beim Blick nach rechts gleiche Höhenlage beider Augen.

Unterbrechung der hinteren Längsbündel. Die Läsion muß in nächster Nähe des 6. und 7. Kernpaares lokalisiert werden.

Die ersten Beschreibungen des interessanten Krankheitsbildes stammen von A. Graefe (1875), Harlan (1881), Chisolm (1887), Möbius (1888) und Schapringer (1889). Am bekanntesten ist der Fall von Möbius geworden wegen der ausgezeichneten Schilderung des Krankheitsbildes und die sich daran knüpfende Kontroverse zwischen Möbius und A. Graefe. Letzterer bezweifelte, daß die medialen Muskeln gelähmt seien, weil bei Verdecken eines Auges das andere einem langsam nach der Nasenseite zu bewegten Objekt zu folgen, also eine Adduktion auszuführen vermochte. Möbius machte den berechtigten Einwand, daß man eine Adduktion, die *nur bei Verschluß des zweiten Auges* zu erhalten ist, nicht als Beweis für die Reaktion des Medialis auf einen (gleichsinnigen) *Seitenwendungsimpuls* ansehen dürfte. Möbius hat auch, wenn er „das eine Auge des Patienten nicht ganz, sondern nur halb schloß" und ihn ein seitwärtsbewegtes Objekt verfolgen ließ, immer eine *gegensinnige*, also *Konvergenzbewegung* eintreten sehen. Merkwürdigerweise haben beide Autoren es unterlassen, das eindeutige Kriterium für die diskutierte Frage heranzuziehen, das sie im Verhalten der völlig normalen *Pupillen* während der Adduktionsbewegung hätten finden können. Ich habe den Kranken, der den Anlaß zu der erwähnten Meinungsverschiedenheit bildete, noch öfters gesehen und bei jeder *Adduktionsbewegung*, die er auch ohne Verschluß des zweiten Auges auf Kommando auszuführen gelernt hatte, eine *deutliche Konvergenzreaktion beider Pupillen* festgestellt, trotzdem die Adduktion eine streng einseitige war. Heute wäre die erwähnte Kontroverse auch durch die Prüfung der vestibulären Reaktionsfähigkeit der Seitenwender zu entscheiden gewesen.

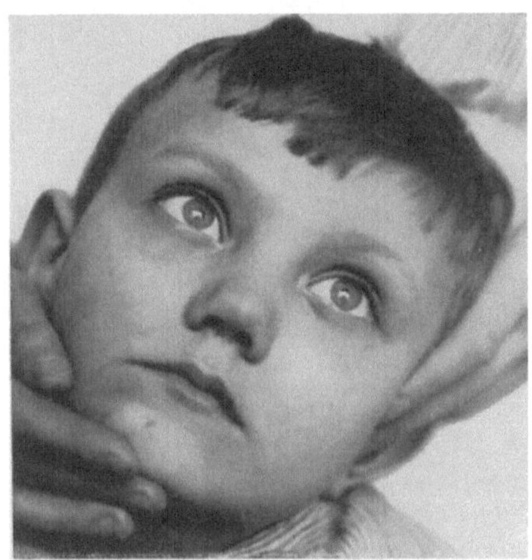

Abb. 63. Kongenitale Überfunktion des rechten M. obl. inter. Bei der (habituellen) Linksneigung des Kopfes binoculare Fixation.

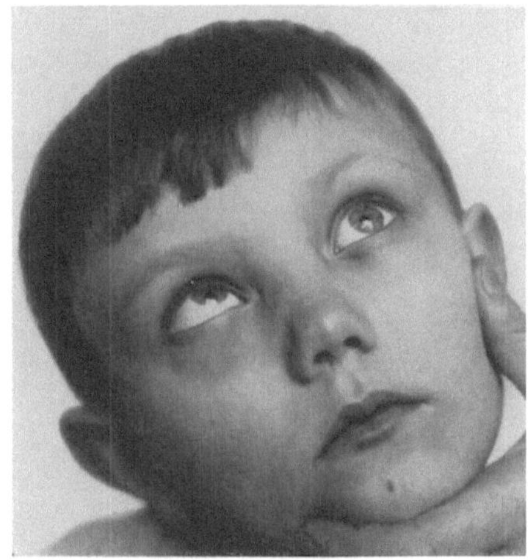

Abb. 64. Bei Rechtsneigung des Kopfes maximalwärts Aufwärtsschielen des rechten Auges infolge Überfunktion des rechten M. obl. infer.

Die *angeborenen Störungen der schrägen Muskeln* kommen nächst der kongenitalen Seitenwenderstörungen am häufigsten zur Beobachtung und sind deswegen von praktischer Bedeutung, weil sie vielfach mit einem habituellen *Torticollis* einhergehen, der, weil seine Ursache nicht erkannt, nicht selten orthopädisch-chirurgisch — natürlich ohne Erfolg — behandelt wird. Das Krankheitsbild hat weitgehende Ähnlichkeit mit dem einer Trochlearislähmung, die durch die Entwicklung einer sekundären Kontraktur des Obliquus inferior ein atypisches (konkomitierendes) Gepräge erhalten hat (s. S. 202). Ob die angeborene Störung in der nämlichen Weise aus einer Trochlearisparese hervorgegangen ist oder eine *primäre „Überfunktion" des Obliquus inferior* darstellt, ist nicht mit Sicherheit zu entscheiden. Theoretisch ist jedenfalls das Vorkommen einer solchen primären Überfunktion möglich. Denn ich konnte im unmittelbaren Anschluß an operative (Stirnhöhlen-Radikaloperationen) oder traumatische Rückwärtsverlagerung der Trochlea nicht nur das — viel häufigere — Bild der Parese des Obliquus superior, sondern gelegentlich auch das Bild der Überfunktion des Obliquus inferior beobachten. Die beiden Krankheitsbilder stimmen in allen Merkmalen außer den folgenden überein: 1. Die Parese des schrägen Senkers bedingt eine Zunahme der Vertikaldistanz der Doppelbilder bei Blicksenkung, Überfunktion des schrägen Hebers dagegen Zunahme der sonst ganz gleichartigen Doppelbilder bei Blickhebung; 2. bei der Überfunktion des Obliquus inferior findet sich eine Erweiterung des Blickfeldes des betreffenden Auges nach oben-innen, bei Parese des Obliquus superior eine Einschränkung des Blickfeldes nach unten-innen. Die in beiden Fällen gleichartige

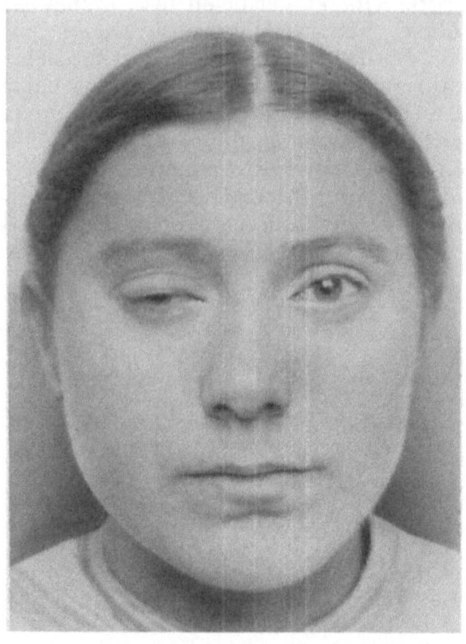

Abb. 65. Kongenitale Ptosis mit zeitweiligem Spasmus des paretischen Lidhebers.

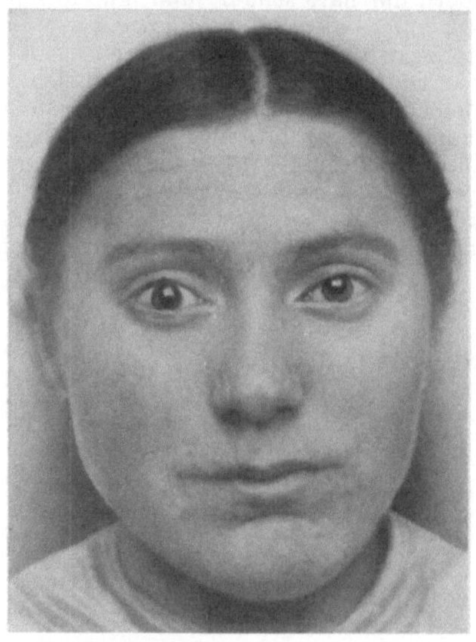

Abb. 66. Zeitweiliger Spasmus des paretischen rechten Lidhebers: Die rechte Lidspalte ist weiter geöffnet als die linke.

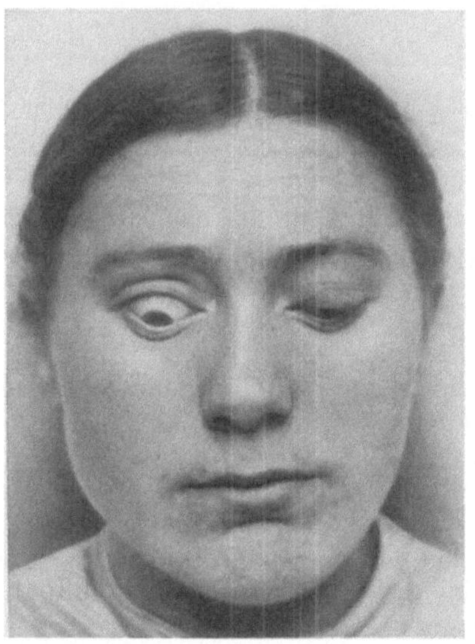

Abb. 67. Durch den zeitweiligen Spasmus des rechten Lidhebers kommt bei Blicksenkung das Bild des Pseudo-Graefeschen Phänomens zustande.

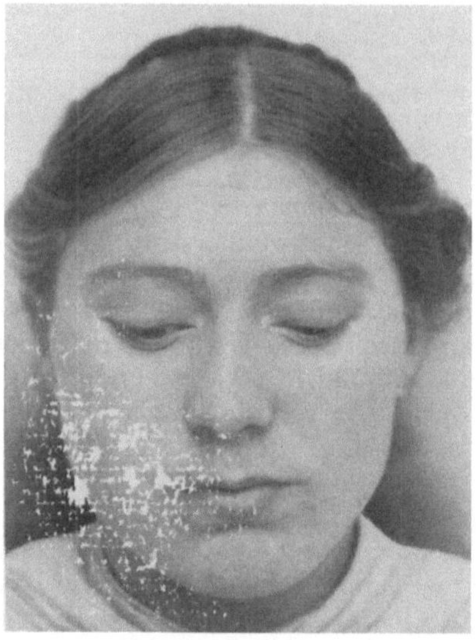

Abb. 68. Willkürliche Hemmung des Lidheberspasmus bei Blicksenkung.

habituelle Seitwärtsneigung des Kopfes findet sich nur dann, wenn durch sie binoculares Einfachsehen ermöglicht wird.

Die Abb. 60—62 und 63—64 zeigen Beispiele der angeborenen Überfunktion des Obliquus inferior, die als einzige Anomalie, aber auch im Verein mit angeborenen Defekten der Seitenwender vorkommt (s. Abb. 53—56, S. 252). Der eine Fall zeigt beim Blick geradeaus keine Schielstellung, beim Blick nach links hochgradiges Aufwärtsschielen des rechten Auges, während die Rechtswendung beider Augen ganz gleichmäßig erfolgt. Im zweiten

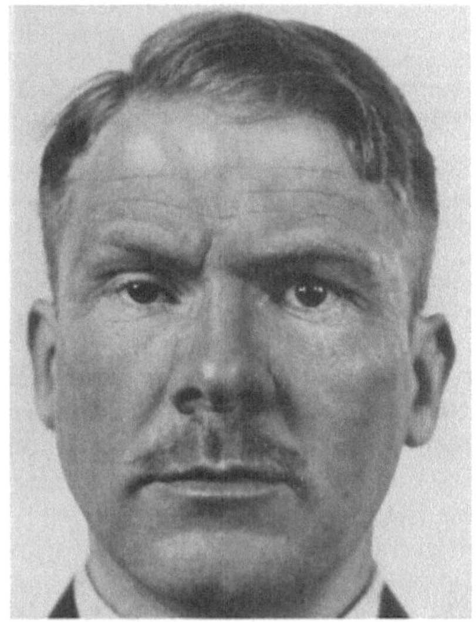

Abb. 69. Kongenitale leichte Ptosis rechts.

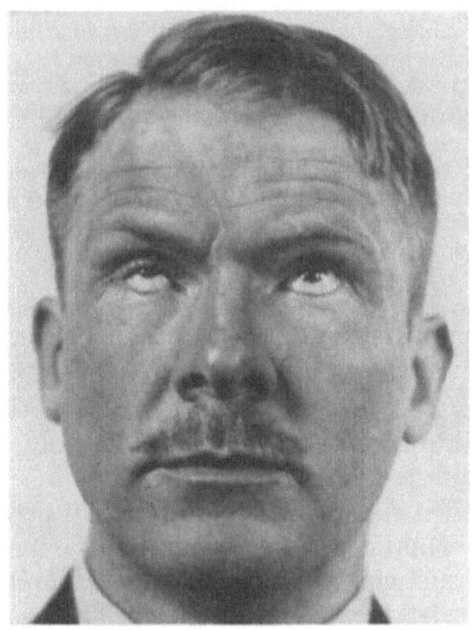

Abb. 70. Kongenitale leichte Ptosis rechts, erkennbar auch bei Blickhebung.

Falle ist nur bei habitueller Linksneigung des Kopfes, die seit früher Kindheit besteht, binoculare Fixation möglich, bei der entgegengesetzten Neigung des Kopfes (Abb. 63) erreicht das schon bei aufrecht gehaltenem Kopf erkennbare Aufwärtsschielen des rechten Auges den höchsten Grad. Die Erklärung für den Einfluß der Kopfneigung in diesen Fällen und für das Verschwinden des Tortikollis nach Herstellung des Gleichgewichts der schrägen Augenmuskeln ist schon oben (S. 197 f.) gegeben worden.

Die anatomische Grundlage für die angeborene Überfunktion des Obliquus inferior kennt man noch nicht. Entweder ist sie der Ausdruck einer sekundären Kontraktur dieses Muskels im Verlaufe einer Parese des Obliquus superior oder eine primäre Anomalie, beruhend auf dem Fehlen des als Hemmungsband für die Kontraktion des Obliquus inferior dienenden Fascienligaments.

Unter den *angeborenen Lähmungen des Oculomotorius* oder einzelner Äste desselben zeigt nur ein kleiner Bruchteil Besonderheiten, die den erworbenen Lähmungen dieses Nerven abgehen. Solche Besonderheiten bietet die schon (S. 208 f.) besprochene Gruppe der sog. *cyclischen Oculomotoriuslähmungen* mit *automatischem* Wechsel

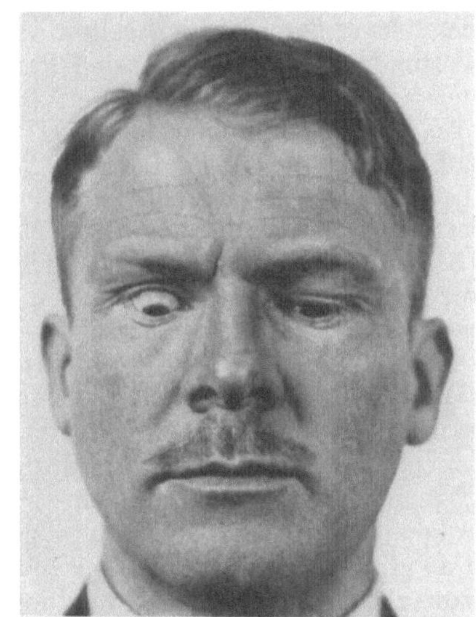

Abb. 71. Spasmus des paretischen rechten Lidhebers bei Blicksenkung. Willkürliche Erschlaffung unmöglich.

von Krampf- und Erschlaffungsphasen. In einigen dieser Fälle war die Anomalie nicht angeboren, sondern erst in der Kindheit entstanden oder bemerkt worden, vielleicht wegen allmählicher Zunahme der Lähmungserscheinungen.

Eine weitere Gruppe umfaßt die Fälle mit dem gleichfalls bereits besprochenen Phänomen des „*Jaw winking*" (S. 212).

Der ersten Gruppe nahe stehen die seltenen Fälle, in denen bei *angeborener einseitiger Ptosis* das gelähmte Oberlid *für Momente willkürlich gehoben* werden kann, zeitweilig aber unabhängig vom Willen ein Spasmus im paretischen Lidheber eintritt, besonders auffällig bei Blicksenkung, wobei das Bild des *Pseudo-Graefeschen Phänomens* eintritt (Abb. 65—68). Von dem Bilde der cyclischen Oculomotoriuslähmungen unterscheiden sich die letzterwähnten Fälle erstens dadurch, daß der Lidheberspasmus willkürlich gehemmt werden kann (Abb. 67), zweitens dadurch, daß der Wechsel zwischen Krampf und Erschlaffung auf die Lidheber beschränkt ist, während bei der cyclischen Oculomotoriuslähmung ausnahmslos auch die interioren Muskeln an jenem Wechsel beteiligt sind. Eine andere Variante der angeborenen Lidphänomene zeigen umstehende Abbildungen eines Falles mit ganz geringer kongenitaler Ptosis oder doch ohne sonstige Störungen an der Bulbusmuskulatur (Abb. 69—71). Beim Blick nach unten tritt eine höchst auffällige *Retraktion des paretischen Oberlides* ein (Abb. 71). Willkürliche Erschlaffung des Levator-Spasmus ist im Gegensatz zu dem zuvor besprochenen Typus unmöglich.

Während kongenitale Paresen des Levator palpebrae relativ häufig, auch die des Rectus superior gelegentlich als isolierte Störungen vorkommen, sind isolierte Lähmungen eines der übrigen vom Oculomotorius versorgten Muskeln als kongenitale Anomalien äußerst selten. Ich habe nur noch in ganz vereinzelten Fällen den *Rectus medialis seit Geburt gelähmt* gefunden.

Häufiger begegnet man ein- oder doppelseitigen kongenitalen Oculomotoriuslähmungen, ausnahmslos mit *Intaktheit der interioren Äste*. Isolierte Lähmung der letzteren kommt gleichfalls als kongenitale Störung nicht ganz selten vor und zwar in der Mehrzahl der Fälle als Zeichen von Lues congenita.

IX. Die Krämpfe der Augenmuskeln.

Im Gegensatz zu der großen Häufigkeit isolierter Augenmuskellähmungen als einziger Krankheitszeichen oder Teilerscheinungen anderer Erkrankungen, besonders des Zentralnervensystems, sind *einseitige Spasmen einzelner Augenmuskeln* außerordentlich selten. Am *Levator palpebrae* haben wir Spasmen in Verbindung mit kongenitalen Paresen bereits kennengelernt (S. 256), und von den ähnlichen Lidphänomenen abgegrenzt, die bei unvollständiger Ausheilung von Stammlähmungen des N. III auftreten und wahrscheinlich darauf zurückzuführen sind, daß im Lidheber Nervenfasern endigen, die nicht oder nur zum Teil aus dem Levatorkern, vorwiegend aus anderen Partien des Oculomotoriuskerns, insbesondere aus dem Medialis- und Rectus inferior-Kern stammen (S. 205). Einseitige Spasmen mehrerer Augenmuskeln stellen in reinster Form die ebenfalls schon besprochenen „*cyclischen Oculomotoriuslähmungen mit automatischem Wechsel von Krampf- und Erschlaffungsphasen*" dar (S. 208 f.). Was sonst in der Literatur von einseitigen Augenmuskelspasmen beschrieben ist (Wilbrand-Sänger 1921), ist zum Teil wegen unzulänglicher Befunde für eine kritische Analyse nicht verwertbar, zum Teil läßt es berechtigte Zweifel daran zu, ob die Einseitigkeit der Spasmen auch wirklich von abnormen *einseitigen* Erregungen ausgehen. Denn, wie oben (S. 175) erörtert, können einseitige Augenbewegungen trotz bilateral-gleichmäßigen Innervationen zustande kommen. Das gilt vor allem für Seitenwendungen der Augen, die beim Zusammentreffen von gleichsinnigen Seitenwendungen mit Konvergenzimpulsen ungleichmäßig, unter Umständen auch einseitig sein können. Aber auch *einseitige Vertikalbewegungen* können auf analoger Grundlage entstehen, vorausgesetzt, daß eine vom Fusionszwang verdeckte Vertikaldivergenz als (Anomalie der) Ruhelage besteht. Wenn die vom Fusionszwang unterhaltene Ausgleichsinnervation aus irgendwelchen Gründen — willkürlich oder unwillkürlich — aufgegeben wird, so weicht, während das eine Auge die Fixation beibehält, das andere nach oben oder unten ab; es kehrt mittels der entgegengesetzt ablaufenden Bewegung zur binokularen Einstellung zurück, wenn — z. B. bei Wiederbelebung der Aufmerksamkeit — der Fusionszwang von neuem die Ausgleichsinnervation einleitet.

Beobachtungen von einseitigen Divergenz-, Konvergenz- und Vertikaldivergenzbewegungen sind vielfach als Ausnahmen von dem sog. Associationsgesetz der Augenbewegungen gelegentlich aber auch als Spasmen einzelner Augenmuskeln gedeutet worden. Ich habe mehrfach Gelegenheit gehabt, derartige Fälle nachzuprüfen und speziell bei den einseitigen Divergenz- und Vertikaldivergenzbewegungen feststellen können, daß es sich um Anomalien der Ruhelage handelte, die bald manifest bald latent waren, je nachdem die Ausgleichsinnervation aufgegeben oder in Anspruch genommen wurde. Wieso diese bilateral-gleichmäßig wirkende Innervation nur in der Bewegung eines Auges zum Ausdruck kommt, ist oben (S. 175) erklärt worden.

Die Mehrzahl der in der Literatur erwähnten einseitigen Augenmuskelspasmen wurden bei Hysterie gefunden; sie dürften auf abnorme gleichzeitige Erregungen von gegen- und gleichsinnig wirkenden Muskelgruppen beider Augen zurückzuführen sein. An den in tiefer Narkose und bei Komatösen zu beobachtenden dissoziierten und einseitigen Augenbewegungen dürften die *corticalen* Zentren unbeteiligt sein. Abgesehen von den vorher erwähnten einseitigen Spasmen des Levator palpebrae und den zum Krankheitsbilde der cyclischen Oculomotoriuslähmung gehörigen, anfallsweise auftretenden Augenmuskelkrämpfen sind einseitige Augenmuskelkrämpfe, wenn sie überhaupt vorkommen, wohl ganz außerordentlich selten im Gegensatz zu den *Spasmen assoziierter Muskelgruppen* beider Augen. Von diesen haben wir die Hauptrepräsentanten für die Spasmen sowohl der gleichsinnig als auch der gegensinnig wirkenden Muskeln bereits kennengelernt: die *konjugierte Deviation* (S. 230) und den *Konvergenzkrampf* (S. 240). Letzterer ist die bei weitem häufigste Form der bei *Hysterie* zu beobachtenden Augenmuskelkrämpfen. Viel seltener sind dabei gleichsinnige krampfartige Ablenkungen der Augen nach einer Seite oder in vertikaler bzw. schräger Richtung. Außer bei Hysterie sind derartige konjugierte Augenmuskelkrämpfe vereinzelt bei den verschiedenartigsten Erkrankungen des Zentralnervensystems — bei Epilepsie, Hirntumoren, Paralysis agitans, Athetose —, in größerer Zahl aber nur beim *postencephalitischen Parkinsonismus* beobachtet worden. Die bereits sehr umfangreiche Literatur der *postencephalitischen Blickkrämpfe* ist von KYRIELEIS (1931) zusammengestellt. Die Anfälle werden mitunter — durchaus nicht immer — eingeleitet durch ein Stadium allgemeinen Unbehagens, Depression, Angstgefühl und Kopfschmerzen. Dann tritt eine gleichsinnige Ablenkung beider Augen meist nach oben und etwas seitwärts, vorwiegend nach rechts, seltener nach unten oder in rein seitlicher Richtung auf (Abb. 20 und 21 aus Bd. 6, S. 727 des Kurzen Handbuchs der Ophthalmologie, 1931). Manche Kranken klagen dabei über Schmerzen. Im Beginn des Anfalls ist die HERTWIG-MAGENDIEsche Schielstellung beobachtet worden (BING und SCHWARTZ, zitiert nach KYRIELEIS), wobei Diplopie, die sonst wegen der Gleichmäßigkeit der beiderseitigen Ablenkung fehlt, bestanden haben soll. Neben der Abweichung der Augen nach oben besteht auch ein entsprechender Hochstand der Oberlider auch der Kopf ist vielfach nach hinten gebeugt. Während des Krampfzustandes sind willkürliche Augenbewegungen erschwert oder unmöglich. Die Augen können nur mit großer Anstrengung für Momente auf ein zur Fixation gebotenes Objekt eingestellt werden. Der Anfall dauert Minuten oder Stunden lang, hört dann ziemlich plötzlich auf und hinterläßt ein Gefühl der Erleichterung, worauf öfters Schlaf eintritt. Beim Einschlafen während des Anfalls hört dieser auf. Die Anfälle treten zunächst in größeren zeitlichen Zwischenräumen von Tagen oder Wochen auf, können sich aber in späteren Stadien derart häufen, daß es täglich zu zahlreichen Anfällen kommt. Mehrfach wird angegeben, daß durch grelle Belichtung Blickkrämpfe ausgelöst, durch Verdunklung seltener gemacht werden. Auszulösen sind Anfälle auch durch *Hyperventilation* (Georgi 1926 u. a.) *sowie durch Physostigmin* (Zucker 1925). Die vestibuläre Erregbarkeit wurde bei den in Rede stehenden Fällen teils normal, teils herabgesetzt gefunden. Die *Pathogenese* der Blickkrämpfe ist noch unaufgeklärt. Ihre Auffassung als Reizsymptom ist von Pearson (1927) u. a. abgelehnt worden. Sie sollen vielmehr analog den choreo-athetoiden Bewegungen durch Ausfall der von höheren Zentren normalerweise ausgeübten Hemmung bedingt sein, wodurch striäre Erregungen frei werden.

X. Nystagmus.

Als Nystagmus bezeichnet man zitternde oder zuckende Augenbewegungen, die meist schnell, zuweilen aber auch ziemlich langsam verlaufen. Sie sind in der Regel unabhängig vom Willen, nur ausnahmsweise können sie willkürlich ausgeführt werden (Brückner 1917). Die Unterscheidung zweier Gruppen, des undulierenden oder *Pendelnystagmus* und des *Rucknystagmus,* gründet sich darauf, daß bei ersterem die Bewegungsphasen in der einen und der anderen Richtung annähernd gleich groß und gleich schnell sind, während beim Rucknystagmus deutlich die eine Phase rasch, die andere langsam abläuft. Maßgebend für die Benennung ist die Richtung, nach welcher die raschen Rucke erfolgen, z. B. Rucknystagmus nach rechts (Rechtsrucken), wobei auch anzugeben ist, bei welcher Blickbewegung die Rucke auftreten.

Die nystagmischen Bewegungen erfolgen in horizontaler, vertikaler, schräger (diagonaler) Richtung oder als kurze Raddrehungen um die Gesichtslinie, wobei der vertikale Meridian Pendelbewegungen nach der Schläfen- und Nasenseite ausführt. Durch Kombination von Horizontal- und Vertikalbewegungen entsteht der circumduktorische Nystagmus, der die Gesichtslinie einen Kegelmantel umschreiben läßt. Die einzelnen Zuckungen unterscheidet man als grob-, klein- und mittelschlägige, je nachdem ihre Amplitude einen Winkel von etwa 15° übersteigt oder kleiner ist als 5° oder sich zwischen diesen Grenzwerten hält. Die kleinsten und gleichzeitig schnellsten nystagmischen Bewegungen findet man — abgesehen vom hysterischen „Schüttelnystagmus" — beim Augenzittern der *Bergarbeiter.* Als Maximum fand Ohm bei diesen in der Minute 763 Zuckungen, also eine Zuckung in 0,08 Sekunden. Ein kontinuierlicher Nystagmus bedingt stets eine Herabsetzung der Sehschärfe, und zwar ist diese um so schlechter, je größer die Zuckungsamplitude ist. Ist diese bei verschiedenen Blickrichtungen verschieden groß, so zeigen die Patienten eine habituelle *Schiefhaltung des Kopfes,* wodurch diejenige Blickrichtung erzielt wird, bei der die Zuckungen am geringsten oder ganz selten sind [1].

Der intra vitam erworbene Nystagmus bedingt in der Regel *Scheinbewegungen* der Außendinge, insbesondere bei großer Zuckungsfrequenz, weil im allgemeinen nur mit der *willkürlichen* Änderung der Blickrichtung eine die Verschiebung der Netzhautbilder während der Augenbewegung kompensierende Verlagerung der (subjektiven) Sehrichtungen eintritt (s. o. S. 179). Beim angeborenen oder in frühester Kindheit eintretendem Nystagmus fehlen die Scheinbewegungen, was man als eine der Unterdrückung des Doppeltsehens beim Schielen analoge Anpassungserscheinung des sensorischen Apparates aufzufassen hat.

Physiologischer Nystagmus entsteht bei maximalen Blickwendungsimpulsen in Gestalt kleiner Rucke nach der bezüglichen Richtung. Er beruht darauf,

---

[1] Ein starker Konvergenzimpuls bringt meist auch lebhaften undulierenden Nystagmus für die Dauer der Konvergenz zum Stillstand.

daß die maximale Innervation nur für kurze Zeit aufgebracht werden kann, und ihr Nachlassen die Augen etwas nach der Mittelstellung zurückgleiten läßt, bis — bei Fortdauer der Fixationsabsicht — eine erneute Innervationsanstrengung die Augen wieder in die extreme Stellung treibt. Dieser Endstellungsnystagmus ist gewissermaßen das physiologische Analogon desjenigen Nystagmus, der bei assoziierter *Blickparese* regelmäßig zu beobachten ist (s. u.). Auch der *optokinetische* Nystagmus, der bei Betrachtung rasch an den Augen vorüberziehender Objekte — z. B. beim Blick aus einem fahrenden Zuge („Eisenbahn-Nystagmus") — auftritt, ist ein physiologisches Phänomen. Man kann es leicht hervorrufen, wenn man vor den Augen eine mit senkrechten schwarzen und weißen Streifen versehene Rolle rotieren läßt (BÁRÁNY). Die Augen folgen eine Zeitlang einem der Streifen bis in die Nähe der Blickfeldgrenze und gehen dann mit einem raschen Ruck nach der entgegengesetzten Richtung, bis der Blick an einem anderen Streifen haften bleibt und dessen Bewegung nachgeht.

Der bei *Drehung des Körpers um die Längsachse* auftretende Nystagmus entsteht als physiologischer Reflex durch den Reiz der in den Bogengängen des *Labyrinths* sich bewegenden Lymphe. Dieser labyrinthogene Nystagmus, ebenso die bei Änderung der Kopflage relativ zum Rumpf auftretenden nystagmischen Bewegungen, die teils vom Labyrinth, teils von den Hals- und Rumpfmuskeln ausgelöste Reflexe darstellen, werden an anderer Stelle dieses Bandes ausführlich besprochen.

Von den *pathologischen* Nystagmusformen haben einige vorwiegend für den Augenarzt Interesse. Das gilt zunächst für den *Nystagmus der Schwachsichtigen,* dem in frühester Kindheit erworbene oder angeborene Sehschwäche zugrunde liegt, z. B. Cataracta congenita, totale Farbenblindheit, Pigmentdegeneration der Netzhaut, Chorio-Retinitis e lue congenita, Albinismus, zentrale Hornhauttrübungen infolge von Blennorrhoea neonatorum usw. In diesen Fällen besteht ein meist kleinschlägiges, sehr regelmäßiges Pendelzittern, für dessen Entstehung in erster Linie das Fehlen der funktionellen Überlegenheit der Fovea über die exzentrischen Netzhautstellen verantwortlich ist.

Normalerweise beherrscht das Streben, den jeweiligen Gegenstand der Aufmerksamkeit auf den Stellen des schärfsten Sehens zur Abbildung zu bringen, die Innervation des oculomotorischen Apparates. Trägt die Fovea als „Ausgangspunkt der Orientierung" (M. SACHS) das Bild des die Aufmerksamkeit anziehenden Gegenstandes, so ist gleichzeitig mit dessen „Fixation" auch die Augenstellung „fixiert". Eine Änderung der letzteren tritt beim Sehen unter den gewöhnlichen Bedingungen erst ein, wenn die Aufmerksamkeit sich einem zunächst exzentrisch abgebildeten Dinge zuwendet; die in diesem Moment einsetzende Augenbewegung ist beendet, sobald das Netzhautbild jenes Dinges auf die Fovea überführt worden ist. Hat diese aber kein funktionelles Übergewicht, so gibt es keine Netzhautstelle, deren Erregung durch ein die Aufmerksamkeit anziehendes Objekt den Stillstand der Augen bedingt. Die Unruhe der Augen in solchen Fällen erklärt allerdings noch nicht, wie das durch seine Gleichmäßigkeit so eigenartige Pendelzittern entsteht. Vielleicht stellt dieses nur eine Steigerung des „*Pseudofixationsnystagmus*" (DODGE) dar, wie man die sehr kleinen Schwankungen der Gesichtslinien (3—5 Winkelminuten) um den Fixationspunkt bezeichnet, die auch bei ruhiger Fixation nachgewiesen sind (DODGE, OEHRVOLL, MARX und TRENDELENBURG, DOHLMANN).

Daß die Amblyopie eine unerläßliche Voraussetzung für diesen Nystagmus bildet, ergibt sich aus seinem Schwinden bei Herstellung eines brauchbaren Sehvermögens mit fovealer Fixation [1]. Bei völlig Erblindeten besteht kein eigentlicher Nystagmus, wohl aber eine eigentümliche Unruhe der Augen, über deren Stellung die Patienten gar nicht orientiert sind. Sie können zwar nach einer bestimmten Richtung blicken, aber die Augen gehen bald, ohne daß die Patienten es merken, in die Mittelstellung zurück, und die unwillkürlichen, mitunter ruckenden Bewegungen beginnen von neuem.

---

[1] Auch bei kleinen Kindern, die in sehr dunklen Wohnungen leben, ist ein Nystagmus schon von RAUDNITZ (1897) beobachtet worden. Er ist meist mit Kopfwackeln (Spasmus nutans) verbunden und verschwindet bei Aufenthalt in hellerer Umgebung bald vollständig. Derartigen „Dunkelnystagmus" hat RAUDNITZ auch bei Hunden und Katzen erzeugt, die er von der Geburt an im Dunkeln aufwachsen ließ.

Einseitger Nystagmus ist selten und kommt fast ausschließlich bei frühzeitig entstandener Sehschwäche oder Erblindung des betreffenden Auges vor. Im Gegensatz zu den sonstigen Nystagmusformen ist der einseitige Nystagmus in der Regel ein *vertikaler* Pendelnystagmus. In welchem Teile der oculomotorischen Bahn der dem einseitigen Nystagmus zugrunde liegende Erregungsvorgang sich abspielt, ist noch unbekannt. Die Einseitigkeit der Störung scheint gegen eine supranucleare bzw. corticale Erregung zu sprechen, jedoch ist diese nicht auszuschließen, weil einseitige Augenbewegungen, wie oben (S. 175) erwähnt, auch durch binoculare Innervationen entstehen können, wenn gleich- und gegensinnige Bewegungsimpulse gleichzeitig auf die beiden Augen einwirken. Die Tatsache, daß bei den Fällen mit einseitigem Vertikalnystagmus durch Verdunkelung des fixierenden Auges vielfach eine prompte Abwärtsbewegung des anderen (schwachsichtigen oder blinden) Auges auszulösen ist, spricht dafür, daß diese Fälle dem sog. dissoziierten Aufwärtsschielen nahe stehen, bei dem die gelegentlichen einseitigen Augenbewegungen wahrscheinlich aus abnormen Erregungen der die Vertikaldivergenz beherrschenden, also bilateral wirkenden Zentren hervorgehen; das eine Auge läßt nur deswegen keine deutliche Bewegung erkennen, weil diese durch die Fixationsabsicht gehemmt ist (Bielschowsky 1931).

Die ätiologische Bedeutung der Dunkelheit ergibt sich auch aus dem häufigen Vorkommen eines kleinschlägigen *Nystagmus bei Bergarbeitern* in Kohlengruben mit ungünstiger Beleuchtung. In Erzbergwerken und Kohlengruben mit elektrischer Beleuchtung tritt er nicht oder nur ausnahmsweise auf. Bei den an Nystagmus erkrankten Bergarbeitern verschwindet er bald, wenn die Leute die Grubenarbeit aufgeben.

Die Bedeutung der *Vererbung* in der Ätiologie des Nystagmus ist durch zahlreiche Stammbäume von *Nystagmikerfamilien* erwiesen. Auch die Fähigkeit mancher Menschen mit beiderseitiger guter Sehschärfe, einen willkürlichen kleinschlägigen Nystagmus nach Belieben auftreten und wieder verschwinden zu lassen, ist wohl auf eine angeborene Anlage zurückzuführen, die für gewöhnlich durch das Fixations- und Fusionsbestreben gehemmt ist.

Als *latenten Nystagmus* bezeichnet man ein beiderseitiges Augenzittern, das nur bei Verdecken des einen oder anderen Auges auftritt, und zwar auch dann, wenn das eine (verdeckte) Auge hochgradig schwachsichtig ist. Es ist ein Rucknystagmus mit der raschen Phase nach der Seite des unverdeckten Auges. Die verschiedenartigen Erklärungsversuche sind bisher unbefriedigend.

Die bisher besprochenen Nystagmusformen sind durch Augenanomalien oder im wesentlichen auf den *sensorischen* Apparat der Augen wirkende Faktoren verursacht. Die den Neurologen in erster Linie interessierenden Nystagmusformen sind dagegen lediglich auf Beeinflussung des *motorischen* Apparates des Sehorgans zurückzuführen. In einer großen Zahl von Fällen sind Reizvorgänge — physiologische und pathologische — im *Labyrinth* und dem *Vestibularapparat* dafür verantwortlich, worüber Klestadt in diesem Band ausführlich berichtet. Dort sind auch die Unterscheidungsmerkmale des zentralen vom peripheren (labyrinthogenen) Nystagmus nachzulesen.

Die Lage der vestibulären Kerne und Bahnen bringt es mit sich, daß bei Krankheitsprozessen im Bereich der hinteren Schädelgrube, speziell bei Herden im Hirnstamm und Kleinhirn (Kleinhirnbrückenwinkel) so häufig Nystagmus, und zwar horizontaler Rucknystagmus vorkommt. Ein vertikaler Nystagmus wird vorzugsweise bei Vierhügelherden gefunden. Auch Störungen der oculomotorischen Bahnen zwischen Kernen und Rindenzentren, sowie der letzteren selbst können mit Nystagmus einhergehen. Ob die betreffenden Abschnitte direkt oder durch Fernwirkung geschädigt sind, spielt keine Rolle. Deswegen und weil auch die Art des Zitterns — das horizontale ist fast immer ein Rucknystagmus, nur beim vertikalen wird auch ein Pendelnystagmus erwähnt — keine zuverlässigen Anhaltspunkte für die Lokalisation des den Nystagmus auslösenden Prozesses liefert, kann der Nystagmus noch nicht als eindeutiges Herdsymptom verwertet werden.

Ob der bei Kleinhirnerkankungen so häufige Rucknystagmus vom Kleinhirn oder vom Pons her entsteht, ist eine noch strittige Frage. Er ist beim Blick nach der kranken Seite stärker, als beim Blick nach der entgegengesetzten Seite, relativ langsam (etwa 2—3 Rucke in der Sekunde), nur selten vertikal oder rotatorisch. Nach BAUER und LEIDLER (zit. nach BEST 1931) geht vom Kleinhirn eine Hemmung des Nystagmus aus, so daß bei Ausfall einer Kleinhirnhälfte der Nystagmus nach dieser Seite gesteigert ist. Die langsame Phase soll nach GORDON HOLMES vom Kleinhirn ausgelöst und eine Folge des Lagetonus der Augen sein, was auch in einer geringen konjugierten Abweichung der Augen nach der gesunden Seite zum Ausdruck kommt, ohne daß eine eigentliche Blicklähmung besteht. Nur ganz selten ist die HERTWIG-MAGENDIEsche Schielstellung dabei beobachtet worden.

Der *Rucknystagmus bei assoziierten Blickparesen* beruht, wie oben (S. 221) schon erwähnt, auf analogen Ursachen, wie der physiologische Nystagmus bei extremen Blickbewegungsimpulsen. Wenn die paretischen Muskelgruppen maximal innerviert werden, so gelangen die Augen nur für Momente in die erreichbare Grenzstellung, dann streben sie wieder der Ausgangslage zu; von dort werden die gelähmten Muskeln durch erneute Impulse zu der nämlichen vorübergehend stärkeren, aber bald nachlassenden Kontraktion veranlaßt, so daß sich daraus ein Rucknystagmus ergibt mit der raschen Phase nach dem Wirkungsbereich der paretischen Seitenwender, Heber oder Senker, während die langsame Phase in entgegengesetzter Richtung verläuft. In derartigen Fällen ist der supranucleare Sitz der Läsion schon durch die Gleichmäßigkeit des beiderseitigen Beweglichkeitsdefekts, vielfach auch durch die Verschiedenartigkeit der Reaktion auf Willensimpulse und vestibuläre Reize gesichert. Ob der Herd in der Blickbahn oberhalb der Kerne oder im hinteren Längsbündel sitzt, läßt der paretische Nystagmus nicht erkennen. Der Rucknystagmus bei der *multiplen Sklerose* und bei *Krankheitsherden in der hinteren Schädelgrube* dürfte, wenn er nicht auf einer Schädigung der vestibulären Bahnen beruht, in vielen Fällen gleichfalls Ausdruck ein- oder beiderseitiger Blickparesen sein, die durch Beeinträchtigung der im hinteren Längsbündel zu den assoziierten Augenmuskelgruppen ziehenden Innervationsbahnen bedingt sind. Auch bei *Läsionen des corticalen frontalen Blickzentrums*, die zu konjugierter Deviation der Augen führen, findet sich ein Rucknystagmus, wenn der Kranke sich bemüht, die seitliche Abweichung der Augen zu korrigieren. Die schnelle Phase entspricht der willkürlichen Innervation, die langsame der passiven Rückkehr der Augen in die Deviationsstellung, die entweder einen Reizvorgang des einen Zentrums zum Ausdruck bringt, oder aus der Lähmung des Zentrums der anderen Seite resultiert. Diesen corticalen oder „*Rindenfixationsnystagmus*" unterscheidet BARTELS von dem „*Hirnrindennystagmus*", bei dem klonische Zuckungen der Augen nach der Seite der bestehenden konjugierten Deviation bestehen. Bei diesem dem labyrinthären ähnlichen Nystagmus ist die schnelle Phase das primäre.

Dem *optokinetischen* Nystagmus, der als physiologisches Phänomen beim Betrachten einer Anzahl mit gleichmäßiger Geschwindigkeit an den Augen vorbeiziehender Objekte auftritt, wird neuerdings bei cerebralen Störungen des oculomotorischen Apparats eine topisch-diagnostische Bedeutung beigemessen. Die einseitige Läsion der den corticalen Sehzentren benachbart liegenden optischen Blickzentren oder der von ihnen ausgehenden optisch-motorischen Bahn bringt den optokinetischen Nystagmus auf der entgegengesetzten Seite des Blickfeldes zum Verschwinden. Die darauf bezüglich Prüfung mittels der BÁRÁNYschen rotierenden Trommel kann unter Umständen den Nachweis von Läsionen der optisch-motorischen Bahn ermöglichen.

Über den sog. *Nystagmus retractorius* siehe S. 204, über *hysterischen Nystagmus* S. 245.

Der Nystagmus ist bei cerebralen Krankheitsprozessen, wie wir gesehen haben, als Herdsymptom nur relativ selten verwertbar, soweit nicht eindeutige

Symptome des labyrinthären bzw. vestibulären Ursprungs bestehen. Da die letzteren auch anderen Orts ausführlich besprochen sind, kann hier von einer Aufzählung der zahlreichen verschiedenartigen Erkrankungen des Zentralnervensystems, die mit Nystagmus einhergehen, um so mehr Abstand genommen werden, als diesbezügliche Angaben in der Literatur einander weitgehend widersprechen. Die Untersuchungsmethoden bedürfen für den Nystagmus noch einer erheblichen Vervollkommnung, ehe die einzelnen Nystagmusformen die große diagnostische Bedeutung erlangen, wie sie die Augenmuskellähmungen besitzen.

Literatur.

Die Literatur dieses Kapitels ist in den letzten Jahren mehrfach erschöpfend zusammengestellt, vor allem in meiner (1932) Bearbeitung der Augenmuskellähmungen für das Handbuch der gesamten Augenheilkunde (GRAEFE-SAEMISCH), sowie in verschiedenen Kapiteln des ebenfalls im Verlage von Julius Springer erschienenen „Kurzen Handbuchs der Ophthalmologie", Bd. 3 und Bd. 4, 1931, außerdem bis zum Jahre 1920 im Bd. 8 der „Neurologie des Auges" von WILBRAND und SAENGER. Nachstehend habe ich daher nur die wichtigsten und von mir im Original benutzten Publikationen aufgeführt. Die Abkürzungen Gr.-S.Hdb. für das Große Handbuch, K.Hdb. für das „Kurze Handbuch", W.S. für WILBRAND-SAENGERs Neurologie des Auges sind Hinweise auf die oben genannten Sammelwerke.

HERING, E.: Beiträge zur Physiologie. Leipzig: Wilh. Engelmann 1861—1864. — Lehre vom binokularen Sehen. Leipzig: Wilh. Engelmann 1868. — CUIGNET: Du Torticollis oculaire. Rec. d'Ophtalm. 1873, 24. Zit. nach LANDOLT. — GRAEFE, A.: Motilitätsstörungen. Gr.-S. Hdb., 1. Aufl., 1875. — HERING, E.: Raumsinn und Augenbewegungen. HERMANNs Handbuch der Physiologie, Bd. 3. 1879. — HARLAN: Interm. conc. strab. conv. Trans. amer. ophthalm. Soc. 1881, 277. — WERNICKE: Lehrbuch der Gehirnkrankheiten, 1881. — GUNN: Congenital ptosis. Lancet 1883 II. — MOEBIUS: Neur. Beitr. 1883, H. 4. 75. — SENATOR: Zur Diagnose der Herderkrankungen in der Brücke usw. Arch. f. Psychiatr. 14, 643 (1883). — JENDRASSIK: Vom Verhältnis der Poliomyelencephalitis zur Basedow-Krankheit. Arch. f. Psychiatr. 17, 2 (1886). — MOEBIUS: Über angeborene doppelseitige Abducens-Facialislähmung. Münch. med. Wschr. 1888 I. — SENATOR: Über periodische Oculomotoriuslähmung. Z. klin. Med. 13, H. 3 (1888). — SCHAPRINGER: Über angeborene beiderseitige Pleuroplegie. Abducens- und Facialislähmung. N. Y. med. Wschr. Dez. 1889. — WERNICKE: Herderkrankungen des unteren Scheitelläppchens. Arch. f. Psychiatr. 20, 243 (1889). — LANDOLT: Torticollis oculaire. Bull. méd. 1890, 578. — BLOCK: Önwillekeurige medebeweging van een ptosisch ooglid bij andere spierbewegingen. Nederl. Tijdschr. Geneesk. 2, Nr 6 (1891). — VOSSIUS: Zwei Fälle von angeborener fast vollständiger Unbeweglichkeit beider Augen und der oberen Augenlider. Beitr. Augenheilk. 1892, H. 5. 1. — BERRY: The innervation of the ocul. muscles. Ophthalm. Rev. 1893. — ELSCHNIG: Mitbewegungen eines normalen Augenlides beim Kauen und Schlucken. (Demonstration). Wien. klin. Wschr. 1893 II. — FUCHS, E.: Assoziation von Lidbewegung mit seitlichen Bewegungen des Auges. Beitr. Augenheilk. 1893, 11, H. 12. — UHTHOFF: Ein Fall von stationärer gleichnamiger Diplopie im Sinne einer Divergenzlähmung usw. Berl. klin. Wschr. 1893 I. — GUILLERY: Über latente Augenmuskelstörungen bei Tabes dorsalis. Arch. Augenheilk. 29, 361 (1894). — KOEPPEN: Beiträge zur pathologischen Anatomie und zum klinischen Symptomenkomplex multipler Gehirnerkrankungen. Arch. f. Psychiatr. 26, 99 (1894). — SHERRINGTON: Experimental note on the movement of the eye. J. of Physiol. 17, 27 (1894). — OPPENHEIM: Zur Symptomatologie der Pseudobulbärparalyse. Fortschr. Med. 13, 1 (1895). — FRIEDENWALD: The movements of the eyelids associated with movements of the jaw and with lateral movements of the eyeball. Bull. Hopkins Hosp. 7, Nr 64 (1896). — LIEBRECHT: Über physiologisches und hysterisches Doppeltsehen. Arch. Augenheilk. 34 (1897). — RAUDNITZ: Zur Lehre vom Spasmus nutans. Jb. Kinderheilk. 45, 145, 416 (1897). — STRAUB: Über Lähmungen der Divergenz. Zbl. Augenheilk. 1897. — DOR: Ein Fall von Divergenzlähmung. Ophthalm. Klin. 1898, Nr 17. — GRAEFE, ALFRED: Motilitätsstörungen usw. Gr.-S. Hdb., 1. Aufl. 1898. — KUNN: Über Augenmuskelstörungen bei Hysterie. Beitr. Augenheilk. 3 (1898). — SACHS, M.: Klinische Beiträge zur Lehre von den Augenmuskellähmungen (unter besonderer Berücksichtigung der Affektionen der Seitenwender). Arch. Augenheilk. 37, 9 (1898). — TOPOLANSKI: Das Verhalten der Augenmuskeln bei zentraler Reizung usw. Graefes Arch. 46, 452 (1898). — WILBRAND: Über die diagnostische Bedeutung des Prismenversuchs usw. Z. Augenheilk. 1899, 129. — BIELSCHOWSKY, A.: Über die sog. Divergenzlähmung. Ber. 28. Verslg ophthalm. Ges. Heidelberg 1900. — HOFMANN u. BIELSCHOWSKY: Verwertung der Kopfneigung zur Diagnostik von Augenmuskellähmungen aus der Heber- und Senkergruppe. Graefes Arch.

51, 174 (1900). — WILBRAND u. SAENGER: Die Neurologie des Auges, Bd. 1, S. 56 f. Wiesbaden: J. F. Bergmann 1900. — AXENFELD u. SCHÜRENBERG: Beitrag zur Kenntnis der angeborenen Beweglichkeitsdefekte der Augen. Klin. Mbl. Augenheilk. 39,1, 64 (1901). — NEGRO et TREVES: Physiopathologie de la contraction musc. volont. (maladie de Parkinson). Paris 1901. — ROTH: Demonstration von Kranken mit Ophthalmoplegie. Ref. Neur. Zbl. 1901, 921. — BIELSCHOWSKY, A.: Die Innervation der Mm. recti int. als Seitenwender. Ber. 30. Verslg ophthalm. Ges. Heidelberg 1902. — DODGE: Five types of eye movements etc. Amer. J. Physiol. 8, 307 (1902). — KOERBER: Über 3 Fälle von Retraktionsbewegungen des Bulbus (Nystagmus retractorius). Ophthalm. Klin. 1903, 65. — WILBRAND u. SAENGER: Neurologie des Auges, Bd. 3, Abt. 1, Teil 4, S. 384. 1904. — CURSCHMANN, HANS: Über Konvergenzkrämpfe bei Tabes dorsalis. Neur. Zbl. 10 (1905). — DUANE: Paralysis of divergence. Ophthalmology 1905. — FEILCHENFELD: Fall von sensorischer Ataxie der Augenmuskeln. Z. klin. Med. 56, 389 (1905). — BIELSCHOWSKY, A.: Das Wesen und die Bedeutung latenter Gleichgewichtsstörungen usw. Graefes Arch. 62, 400 (1906). — Störungen der absoluten Lokalisation. Ber. 34. Verslg ophthalm. Ges. Heidelberg 1906. — BIELSCHOWSKY u. STEINERT: Ein Beitrag zur Physiologie und Pathologie der vertikalen Blickbewegungen. Münch. med. Wschr. 1906 II, 1613. — FREYTAG: Zur Kenntnis der paradoxen Lidbewegungen. Beitr. Augenheilk. 1906, H. 65, 1. — LIPSCHITZ: Beitrag zur Lehre von der Facialislähmung nebst Bemerkungen zur Frage der Nervenregeneration. Mschr. Psychiatr. 20, Erg.-H., 84 (1906). — BÁRÁNY: Die Untersuchung der vestibularen und optischen Augenbewegungen und ihre Bedeutung für die topische Diagnose der Augenmuskellähmungen. Münch. med. Wschr. 1907 I. — BIELSCHOWSKY, A.: Die Motilitätsstörungen der Augen. Gr.-S. Hdb. Lief. 111, S. 29. 1907. — BIELSCHOWSKY, A.: Über den reflektorischen Charakter der Augenbewegungen, zugleich ein Beitrag zur Symptomatologie der Blicklähmungen. Klin. Mbl. Augenheilk. 45, Beil.-H. (1907). — BIRCH-HIRSCHFELD: Krankheiten der Orbita. Gr.-S. Hdb. Bd. 9, Kap. XIII. 1907. — BERTELSEN u. RÖNNE: Ein Fall von Polioencephalitis mit assoziierter Blicklähmung supranuclearen Ursprungs. Mschr. Psychiatr. 25, 148 (1909). — BEHR: Zur topischen Diagnose der Hemianopsie. Graefes Arch. 70, 340 (1909). — KÖLLNER: Über den WILBRANDschen Prismenversuch bei der Hemianopsie. Z. Augenheilk. 24, 9 (1910). — KRUSIUS: Beiträge zur Frage des topischen Wertes des hemianopischen Prismenphänomens. Arch. Augenheilk. 65, 383 (1910). — LEWANDOWSKY: Handbuch der Neurologie. Berlin 1910. — BIELSCHOWSKY, A.: Über totale Rindenblindheit. Münch. med. Wschr. 1911 II. — SALUS: Über erworbene Retraktionsbewegungen des Auges. Arch. Augenheilk. 68 (1911). — WIRTHS: Beitrag zum klinischen Bild der assoziierten Blicklähmungen usw. Z. Augenheilk. 26, 318 (1911). — JESS: Über die hemianopische Pupillenstarre und das hemianopische Prismenphänomen. Arch. Augenheilk. 71, 66 (1912). — BÁRÁNY: Fall von Nystagmus retractorius. Wien. klin. Wschr. 1931 I, 440, 480. — ELSCHNIG: Nystagmus retractorius, ein cerebrales Herdsymptom. Med. Klin. 1913 I, 8. — CORDS: Demonstration eines Falles von Nystagmus retractorius. Ref. Zbl. Ophthalm. 1, 155 (1914). — FLATAU: Die Migräne. Berlin 1914. — LEWANDOWSKY: Die Hysterie. Handbuch der Neurologie, 1914. — BIELSCHOWSKY, A.: Beitrag zur Kenntnis der rezidivierenden und alternierenden Ophthalmoplegia exterior. Graefes Arch. 80, 433 (1915). — UHTHOFF: Die Augenveränderungen bei Erkrankungen des Nervensystems. Gr.-S. Hdb. Bd. 11,2, Abt. B. 1915. — HESS, W. R.: Ein einfaches messendes Verfahren zur Motilitätsprüfung der Augen. Z. Augenheilk. 35, 20 (1916). — LÖHLEIN: Psychogene Blicklähmung unter dem Bilde einer beiderseitigen Lähmung aller äußeren Augenmuskeln. Klin. Mbl. Augenheilk. 56, 541 (1916). — WISSMANN: Die Beurteilung von Augensymptomen bei Hysterie. Slg Abh. Augenheilk. 10, H. 1/2 (1916). — BRÜCKNER: Willkürlicher Nystagmus. Z. Augenheilk. 37, 184 (1917). — KEHRER: Über seelisch bedingte Hör- und Sehausfälle usw. Münch. med. Wschr. 1917 II, 1250. — UHTHOFF: Kriegsneurologisch-ophthalmologische Mitteilungen. Arch. f. Psychiatr. 58, 31 (1917). — BIELSCHOWSKY, A.: Über doppelseitige Trochlearisparese usw. Ber. 41. Verslg ophthalm. Ges. Heidelberg 1918. — HOFMANN, F. B.: Gr.-S. Hdb. (Raumsinn), Bd. 3, Kap. XII. 1919. — CANTONNET: l'ataxie ocul. des tabétiques. Presse méd. 28, 156 (1920). — CORDS: Die Augensymptome bei der Encephalitis epidemica. Zbl. Ophthalm. 5, 225 (1920). — OLOFF: Über psychogene Störungen der äußeren Augenmuskeln im Kriege. Z. Augenheilk. 43, 282—305 (1920). — HOLMES, GORDON: Palsies of the conjug. ocul. movem. Ref. Zbl. Ophthalm. 6, 48 (1921). — LIEPMANN: Über Apraxie. Erg. Med. 1921. — WILBRAND-SAENGER: Neurologie des Auges, Bd. 8. 1921. — NEGRO, C.: Sul fenomen della troclea dentata etc. Pensiero med. 1922, H. 44. — NEGRO, F.: Le phénomène de la roue dentée dans les syndr. basedow. etc. Revue neur. 35, 502 (1922). Ref. Zbl. Ophthalm. 20, 482. — REESE: Paralysis of Converg. Ref. Zbl. Ophthalm. 13, 236 (1922). — BING: Das Zahnradphänomen und die antagonistische Innervation. Schweiz. Arch. Neur. 77 (1923). — BIELSCHOWSKY, A.: Über Retraktionsbewegungen und andere ungewöhnliche Bewegungsphänomene der Augen. Klin. Mbl. Augenheilk. 73 (1924). — BIELSCHOWSKY, A. u. O. FOERSTER: Ein Fall mit ungewöhnlichen Augensymptomen bei Encephalitis. Klin. Mbl. Augenheilk. 73, 247 (1924). — BRUSSEL-

Manns: Contrib. à l'étude de l'ataxie ocul. Arch. d'Ophthalm. **41**, 19 (1924). — Cords: Über die Führungsbewegungen. Ber. 45. Verslg dtsch. ophthalm. Ges. **1925**. — Wirth: Latentes Vertikalschielen unter dem Bilde der Konvergenzlähmung. Klin. Mbl. Augenheilk. **75**, 471 (1925). — Zucker, K.: Über die Wirkung des Physostigmins bei Erkrankungen des extrapyramidalen Systems. Mschr. Psychiatr. **58**, 11 (1925). — Gaudissart: Contrib. à l'étude des troubles de la tonicité des muscles ocul. au cours du tabes. Rev. d'Otol. etc. **4**, 128 (1926). — Georgi: Ungewöhnliche postencephalitische Symptomenbilder etc. Z. Neur. **106**, 602 (1926). — Tinel: Paralysies réflexes passagères du moteur ocul. accomp. les crises paroxysm. d'une névralgie fac. d'orig. dentaire. Ref. Zbl. Ophthalm. **17**, 385 (1926). — Pearson: Spasmodic assoc. movements of the eyes etc. Ref. Zbl. Ophthalm. **19**, 400 (1927). — Marlow: Ophthalmoplegische Migräne: Conv.-paral. Amer. J. Ophthalm. **11**, 222 (1928). — Bielschowsky, A.: Über die Okulomotoriuslähmung mit cyclischem Wechsel von Krampf- und Erschlaffungszuständen am gelähmten Auge. Graefes Arch. **121**, 659 (1929). — Cords: Zur Pathologie der Führungsbewegungen. Graefes Arch. **123**, 173 (1929). — Kestenbaum: Zur Entwicklung der Augenbewegungen und des optokinetischen Nystagmus. Graefes Arch. **124** (1929). — Pakozdy: Schwere Migräne mit ungewöhnlichen Symptomen. Klin. Wschr. **1929** I, 216. — Bartels: Auge und Ohr: K.Hdb., Bd. 3. 1930. — Cords: Physiologie der Augenbewegungen. K.Hdb., Bd. 3. 1930. — Holmes, Gordon: Spasm of fixation. Ref. Zbl. Ophthalm. **25**, 402. — Tschermak: Augenbewegungen. Handbuch der normalen und pathologischen Physiologie, Bd. 12, 2, S. 1086, 1930. — Alajouanine, Th. et R. Thurel: Révision des paralysies des mouvements associés des globes oculaires. (Contribution à l'étude de la dissociation des activités volontaire et réflexe.) (I. mém.). Ref. Zbl. Ophthalm. **25**, 752 (1931). — Behr: Die Erkrankungen der Augennerven. K.Hdb., Bd. 6. S. 165. 1931. — Bielschowsky, A.: Die einseitigen und gegensinnigen (dissoziierten) Vertikalbewegungen der Augen. Graefes Arch. **125**, 493 (1931). — Kyrieleis: Augenveränderungen bei den entzündlichen Erkrankungen des Zentralnervensystems. K.Hdb., Bd. 6. 1931. — Über Störungen der Koordination der Augenbewegungen bei Tabes. Klin. Mbl. Augenheilk. **86**, 253 (1931). — Bielschowsky, A.: Die Lähmungen der Augenmuskeln. Gr.-S. Hdb., 1932.

Pupille.

Von P. A. Jaensch-Essen.

Mit 2 Abbildungen.

A. Anatomie.

Die Pupillenreaktionen sind bedingt durch Kontraktion des M. sphincter iridis, des Verengerers, und des M. dilatator, des Erweiterers. Beide Muskeln stellen gewissermaßen das Erfolgsorgan für mannigfache Reize dar und werden innerviert vom vegatativen Nervensystem, der Schließmuskel vom kranial-autonomen über den N. oculomotorius, der Erweiterer vom sympathischen System.

Sie sind bei allen Wirbeltieren vorhanden, ektodermalen Ursprungs und entstehen aus dem Pigmentepithel. Der Schließmuskel des Menschen entwickelt sich am Ende des 4. Fetalmonates, der Erweiterer ist nicht vor dem Ende des 6. oder Anfang des 7. Monats nachzuweisen (Mann, Seefelder, v. Szily). Der Sphincter, von Ingalls treffend 'als optischer Muskel bezeichnet, umgibt als flacher Ring von 0,6—0,8 mm Breite (Wolfrum, Salzmann) und etwa 0,1 mm Dicke die Pupille; seine Kontraktion verengert, seine Erschlaffung erweitert sie. Der Dilatator, dessen Muskelnatur jetzt nicht mehr bestritten werden kann[1], erstreckt sich als geschlossene, der radialen Faltung der hinteren Irisfläche sich anpassende Platte („hintere Grenzschicht") von der Wurzel der Regenbogenhaut bis in die Pupillarzone, erreicht freilich den Pupillarrand nicht. Er besteht aus einer Lage flacher Muskelzellen; durch besondere Verfahren hat Berner im Frontalschnitt pigmentierte Muskelzellen nachgewiesen, die von dem ringmuskelartig verdickten peripheren Randteil in schräger Richtung zum Ciliarmuskel ziehen, mit dem sie verschmelzen; andere Fasern gelangen zum Ligamentum pectinatum im Kammerwinkel. Nach Redslob, der freilich nicht Muskelzellen als Bindeglieder zwischen Mm. dilatator und ciliaris, sondern kollagene Fasern annimmt, findet sich nahe dem Pupillarrand eine fibröse Platte, die den Sphincter vom Dilatator trennt und beiden Muskeln als Insertionsfläche, „Skelet der Iris", dient. Sie hat jedoch keine färberischen Eigentümlichkeiten und stellt sich im Radialschnitt nur als dichtes, gefäßarmes und lacunenloses Irisgewebe dar.

Das scheinbare Mißverhältnis zwischen dem mächtigen Sphincter und dem nur etwa $8\,\mu$ breiten Dilatator ändert sich, wenn der Rauminhalt der Dilatatorplatte mit der des Sphincters verglichen wird; Redslob errechnete den Wert 3 : 1.

Die Mm. sphincter und dilatator iridis sind beim Menschen glatte Muskeln, während der erste bei den Vögeln noch quergestreift ist (Noll).

Bei der Beurteilung der Pupillenreaktionen und ihrer krankhaften Abweichungen ist stets zu bedenken, daß diese Muskeln antagonistisch im Sinne der Hemmung und der Anregung durch das vegetative Nervensystem beeinflußt werden, daß die aktive Innervation des einen meist zugleich mit einer Tonusminderung des anderen verbunden ist, und daß die Pupillarbewegung nach Behr einen komplexen Innervationsvorgang darstellt.

Bahnen und Zentren. Der *aufsteigende,* zentripetale *Schenkel der Lichtreflexbahn* beginnt in der Netzhaut. Der pupillomotorische Empfangsapparat liegt in den die sensorisch-optischen Eindrücke vermittelnden Außengliedern der Sinnesepithelien, den Stäbchen und Zapfen (v. Hess).

---

[1] Infolgedessen halte ich es für unnötig, auf die gegenteilige Auffassung einzugehen, die Münch und Rischard vertreten haben. — Redslob führt als weiterer Beweis für die muskuläre Natur des Dilatators die bei Polarisation mikroskopisch nachzuweisende Doppelbrechung der Muskelzellen an. Poos u. a. Untersuchungen haben die Doppelinnervation des M. sphincter aufgedeckt.

Die Netzhautaußenteile können pupillomotorische Erregungen vermitteln; unter physiologischen Verhältnissen ist ihnen jedoch die Fovea centralis und ihre nächste Umgebung weit überlegen. Enge quantitative Beziehungen bestehen zwischen der visuellen und pupillomotorischen Funktion der einzelnen Netzhautbezirke (v. HESS: schnellere Abnahme der motorischen Erregbarkeit von der Fovea centralis nach der Schläfenseite). Für sehr geringe Lichtstärken ist die Netzhautperipherie pupillomotorisch unempfindlich; ihre Erregbarkeit entspricht annähernd den Farbgrenzen des Gesichtsfeldes.

Die Bahn läuft durch den Sehnerven mit Halbkreuzung im Chiasma zum Tractus opticus und von hier zum Oculomotoriuskern. Die Frage, ob im N. opticus *getrennte visuelle* und *pupillomotorische Fasern* laufen, ist noch immer unentschieden.

Das Vorkommen von 2 verschieden starken Faserarten führte v. GUDDEN u. a. zur Annahme einer funktionellen Sonderung, die v. HESS auf Grund vergleichender Untersuchungen bei Tieren und der von ihm und GROETHUYSEN am Differentialpupilloskop erhobenen Befunde bei Sehnervenleiden (gleichmäßige Schädigung der optischen und pupillomotorischen Unterschiedsempfindlichkeit) bestritten hat. Die klinischen Beobachtungen (FINKELMANN und MAYER, GIFFORD und MAYER, HIRATA, JAENSCH) — Amaurose mit erhaltener Lichtreaktion und amaurotische Pupillenstarre bei mehr oder minder normalem Sehvermögen — machen das Bestehen nur einer Faserart bzw. -leitung für zwei völlig getrennte Funktionen zu zwei beträchtlich voneinander entfernt liegenden Zentren unwahrscheinlich. Die Bedenken, die v. HESS gegen diese auf Krankenbeobachtung gegründete Anschauung vorgebracht hat, sind nicht alle berechtigt. BEHR hat in dieser Frage einen vermittelnden Standpunkt eingenommen; nach ihm dient „ein Teil der Fibrillen im Achsenzylinder der visuellen, ein anderer Teil, und zwar der relativ widerstandsfähigere, der pupillomotorischen Reizleitung". Ihm widersprechen v. BAHR und auf Grund anatomischer Befunde BODENHEIMER und KORBSCH.

Das Bestehen einer hemianopischen Pupillenreaktion bei Läsionen des Chiasmas oder des Tractus zeigt, daß auch nach der Halbkreuzung im Chiasma die visuellen und pupillomotorischen Fasern oder Fibrillen zunächst mit- und nebeneinander verlaufen. Erst im proximalen Drittel des Tractus trennen sie sich als feines, gesondertes Bündel von den visuellen; während diese teils zum Corpus genic. ext., teils zum Thalamus gelangen, ziehen die pupillomotorischen durch den vorderen Vierhügelarm zum Sphincterkern.

Teile dieser Bahn konnten an menschlichen Embryonen PATON und MANN sowie MONTALTI zeigen. Im Vierhügelgebiet besteht ein Schaltneuron zwischen den Tractus- und den radiären oder Bogenfasern, die zum Sphincterkern führen. Diese Fasern sind schon im 4. Fetalmonat zu erkennen, nehmen später an Zahl zu. Durch Tierexperimente (KARPLUS und KREIDL, MONTALTI, RANSON und MAGOUN) an Katzen und Affen wurde diese Ansicht bestätigt: Reizung eines Tractus und eines vorderen Vierhügelarmes führt zur doppelseitigen Pupillenverengerung, Durchschneidung beider vorderen Vierhügelarme zu einer monatelang anhaltenden reflektorischen Pupillenstarre. SPIEGEL und NAGASAKA erzielten freilich andere Ergebnisse.

Die Schwierigkeiten der anatomischen Darstellung der aufsteigenden Pupillenbahn beim Menschen (Versagen der Markscheidenfärbung und der MARCHI-Methode für das Kerngebiet bei aufsteigender Degeneration — BERNHEIMER u. a.) hat G. LENZ durch Anwendung der Fibrillenfärbung nach M. BIELSCHOWSKY überwunden. In lückenlosen Schnittserien konnte er nachweisen, daß vom Tractus opticus „erst in den hintersten, zentralsten Schnitten des Corpus genic. ext. sich von dessen innerer Kante eine Bahn abzweigt, die — medianwärts und nach oben strebt und von den letzten Ausläufern des Tractus von unten her ziemlich reichlichen Zuzug erhält". Sie entsteht aus zwei Schenkeln, ist aus parallel verlaufenden Fasern zusammengesetzt und strebt dem Sulcus lat. des vorderen Vierhügels zu, ohne an das Corp. genic. med. Fasern abzugeben. Eine Anzahl Fasern endet im Vierhügeldach, ein geschlossener Faserzug kann jedoch zur Commissura post. verfolgt werden. Er teilt sich in einen schwächeren, auf der gleichen Seite verlaufenden und einen stärkeren, zur anderen Seite kreuzenden Faserzug. Die Faserbündel ziehen durch die Commissura post., das tiefe Mark und in unmittelbarer Nähe des hinteren Längsbündels zur „Frontalspitze" des N. III. „Der *Kern für den Sphincter pupillae* ist die in den kleinzelligen Polkern bzw. die Kopfteile der EDINGER-WESTPHALschen Kerne eindringende *Frontalspitze des Hauptkernes*." Er konnte so die histologische Grundlage der von BEHR auf klinische Beobachtungen gegründeten Forderung erbringen; nur die Annahme einer pupillomotorischen Doppelversorgung der Macula ist durch diese Befunde noch nicht anatomisch erhärtet.

Die Deutung der histologischen Befunde dieser Faserzüge ist noch erschwert durch eingelagerte Ganglienzellgruppen; eine kleinzellige liegt unmittelbar vor dem Eintritt der Fasern in die hintere Commissur, eine andere aus großen, sehr hell gefärbten Zellen bestehende vor dem Polkern. Diese entspricht dem Kern von DARKSCHEWITSCH und wird von LENZ als Schaltstelle bezeichnet, während er der ersten Zellgruppe die gleiche Bedeutung nur unter Vorbehalt des Ergebnisses weiterer Untersuchungen pathologischer Fälle zuerkennt, wie er auch unentschieden läßt, ob nur der Tractusschenkel der von ihm gefundenen afferenten Pupillenbahn die motorischen Fasern enthält, oder ob solche auch aus dem äußeren Kniehöcker kommen.

Während SPIEGEL mit seinen Mitarbeitern sich den Anschauungen von LENZ über den Verlauf des aufsteigenden Schenkels der Pupillenreflexbahn anschließen und nur die Bedeutung der hinteren Commissur bezweifeln, weil ihre Verletzung bei der Katze die Lichtreaktion der Pupille nicht beeinträchtigen soll, sind RANSON und MAGOUN auf Grund ausgedehnter Tierversuche zu der Ansicht gelangt, daß die aufsteigende Pupillenbahn zwar durch die vorderen Vierhügelarme laufe, aber keine Beziehungen zu den Vierhügeln selbst habe.

Als Sphincterkern galt nach TSUCHIDA der frontale kleinzellige Polkern der beiden seitlichen Hauptkerne, nach EDINGER und WESTPHAL, BERNHEIMER, LEVINSOHN, BEHR jedoch der paarige kleinzellige Mediankern (EDINGER-WESTPHALscher Kern, seitlich der Raphe und medial vom großzelligen, nach BERNHEIMER der Versorgung der äußeren Augenmuskeln dienenden Hauptkern).

Die Frontalspitze des Hauptkernes ist der *Sphincterkern:* das vordere kleinzellige Gebiet — vor den Kopfteilen der EDINGER-WESTPHALschen Kerne —, vielleicht aber auch das hintere stehen in noch ungeklärter Beziehung zur Lichtreaktion.

LENZ fand als anatomische Grundlage der *reflektorischen Pupillenstarre* Untergang der afferenten Pupillenreflexfasern und wechselnd schwere Veränderungen des dorsalen Teils des kleinzelligen Gebietes (mündliche Mitteilung) bei guter Erhaltung des Sphincterkernes selbst. Falls die Schädigung auf diesen Kern übergreift [1], fehlt auch die Konvergenzreaktion der Pupille. Bei der Ophthalmoplegia interna ist die anatomisch nachweisbare Schädigung beschränkt auf den Sphincterkern, der völlig ausgeschaltet, oft in eine gliöse Narbe verwandelt ist, unter Mitbeteiligung der anliegenden Seite des Zentralkernes. Für die Beurteilung der Pupillenstörungen ist es wichtig, bereits an dieser Stelle darauf aufmerksam zu machen, daß bei der von LENZ beschriebenen Kranken klinisch eine vollständige Lähmung der Augenmuskeln bei maximaler Mydriasis mit Ausfall der Lidschlußreaktion bestand; als Ursache der totalen Pupillenstarre wurde anatomisch schwerste Schädigung (gliöse Narbe [2] der Frontalspitze des Hauptkernes selbst mit weitgehender Vernichtung der Ganglienzellen bei verhältnismäßig geringer Beeinträchtigung des dorsalen kleinzelligen Gebietes nachgewiesen, während das Fehlen der Akkommodation durch die Zerstörung der

---

[1] Es braucht aber nicht zur Vernichtung des Kernes zu kommen. Diese teils im NISSL-, teils im Fibrillenbild erhobenen Befunde geben gleichzeitig die Erklärung für das von anderen Forschern beobachtete Freibleiben der EDINGER-WESTPHALschen Kerne trotz einer intra vitam beobachteten absoluten Pupillenstarre. Sie erweitern so die früheren Angaben von BEHR und bestätigen gleichzeitig auch die experimentellen Befunde von BERNHEIMER und LEVINSOHN, die durch Zerstörung eines EDINGER-WESTPHALschen Kernes beim Affen dauernde absolute Starre, durch Reizung dieses Zellgebietes (BERNHEIMER) aber Verengerung der gleichseitigen Pupille hervorgerufen haben.

[2] Luische Gefäßerkrankungen und Blutungen. — Die Verdichtung der Glia in der subependymalen Zone um den Aquädukt bei reflektorischer Pupillenstarre hat auch WARKANY beschrieben; er fand keinerlei Schädigungen im Sphincterkern; seine Befunde sind somit als indirekter Beweis der Ansicht von LENZ anzusprechen, der ja die Aufklärung für das Erhaltenbleiben des Sphincterkernes und als anatomische Grundlage der reflektorischen Pupillenstarre eine Läsion der pupillomotorischen Fasern zwischen der Kreuzung im Vierhügelgebiet und Comm. post nachgewiesen hat.

der Frontalspitze benachbarten Hälfte des Mediankernes (Bernheimer und andere Fälle von Lenz) verursacht ist.

Im wesentlichen stimmen mit den Untersuchungen von Lenz über die Lage der Sphincterkernes die von Grünstein und Georgieff überein [1], die bei einem Kranken mit doppelseitiger Parese der Nn. IV und Nn. III bei erhaltener Pupillenreaktion und Akkommodation histologisch zwei Herde im Gebiete des Mittelhirns nachweisen konnten, deren einer die beiden Trochleariskerne, den medialen (Akkommodations-) Kern und die beiderseitigen großzelligen Hauptkerne des N. III zerstört hatte, während die Edinger-Westphalschen Kerne beider Seiten wenigstens im vorderen Teil unversehrt waren.

Diese Deutung der pathologischen Fälle erscheint dem Augenarzte zweifelsfrei, sie wird auch noch durch die Tatsachen gestützt, daß von der Frontalspitze wie vom Edinger-Westphalschen Kern Oculomotoriusfasern ausgehen, die sich dem Stamme beigesellen und hier die bekannte axiale Lage einnehmen, die ihnen eine auffallende Widerstandsfähigkeit gegen basale Schädigungen des N. III-Stammes aller Art verleiht.

Über die Lage des *Konvergenzzentrums* sowie über die von diesem zum Sphincterkern ziehenden *Bahnen* und über die der *Lidschlußreaktion der Pupille* bis zum Sphincterkern dienenden Fasern liegen bisher keine anatomischen Untersuchungen vor.

Die *absteigende*, zentrifugale *Pupillenverengerungsbahn* läuft im N. oculomotorius durch den Sinus cavernosus und die Fissura orbitalis superior zur Augenhöhle.

Hier teilt der dritte Hirnnerv sich in die einzelnen Äste für die von ihm versorgten äußeren Augenmuskeln; die Pupillenfasern ziehen in oder mit dem Ast für den Obl. inf., trennen sich nach einer kurzen Strecke von ihm und bilden die kurze Wurzel des Ganglion ciliare, einer Schaltstelle: bei Durchschneidung des N. III ist absteigende Degeneration bis zum Ggl. cil., aufsteigende bis zum Sphincterkern, bei der der postganglionären Fasern aber nur Entartung bis zum Nervenknoten beobachtet. Die Radix longa des Ciliarganglions stammt aus dem N. nasociliaris des N. V 1, die Radices sympathicae aus dem Geflechte der Arteria ophthalmica. Aus dem Ganglion führen die markhaltigen Nn. ciliares brevi (4—10) zum Auge; sie bilden zunächst Anastomosen mit den Nn. cil. longi [2] (L .R. Müller), durchbrechen dann mit etwa 20 Ästchen die Lederhaut und laufen „zwischen ihr und der Aderhaut", also im suprachorioidealen Raum, nach vorn zum Strahlenkörpermuskel. Hier treten sie in Verbindung mit den Zellen des Plexus ciliaris (H. Müller), geben feine Fasern zum M. ciliaris und zum M. sphincter iridis ab.

Der absteigende Schenkel der Pupillenreflexbahn dient nicht nur als motorische Leitung für die Licht-, sondern auch für die Konvergenzreaktion und das Lidschlußphänomen.

Die *aktive Erweiterungsbahn* verläuft im Sympathicus.

Schon Budge hat als Sitz des Centrum cilio-spinale die Grenze von Hals- und Brustmark angegeben. Die Mitteilungen von L. R. Müller, Bing und Franceschetti, Magitot und Baillart, Leriche und Fontaine über genauere Lage dieses Zentrums und über den Verlauf der pupillenerweiternden Bahn werden bestätigt und erweitert durch die Beobachtungen am Menschen nach Vorderseitenstrangdurchschneidung von O. Förster. Er führt in einer gemeinsamen Arbeit mit Gagel aus, daß die pupillenerweiternde Bahn vom Corpus subthalamicum durch die Haube des Hirnstammes absteigt, das ganze Hals-

---

[1] Baillart gibt an, der „Sphincterkern" sei nicht ein Teil des N. III-Kernes, sondern ein angelagerter parasympathischer Kern, von dem Bewegungs- wie Hemmungsimpulse zum Ganglion ciliare geleitet werden. Die exakten Untersuchungen von Lenz haben hier Aufklärung gebracht und meines Erachtens jeden — meist auf klinische Beobachtung oder auf histologische Untersuchung mit unzulänglichen Methoden — gegründeten Zweifel beseitigt.

[2] In ihnen ist möglicherweise die von Poos im pharmakologischen Versuch nachgewiesene Doppelinnervation des Sphincters und des Ciliarmuskels begründet. Auch Behr erörtert die Möglichkeit der Regelung der exakten Abstufung der gegenläufigen Bewegungen in der Iris durch die Verbindung der pupillenerweiternden, vom Halssympathicus stammenden Fasern mit den kranial-autonomen verengernden des N. III. Nach Coppez verlaufen die sympathischen Fasern für das Auge in den langen *und* kurzen Ciliarnerven.

mark durchzieht, im Vorderseitenstrang läuft und ihr Ende am Seitenhorn des ersten Thorakalsegmentes, zum Teil auch des D 2 oder im untersten Abschnitt des C 8, findet. Aus dieser Gegend — Seitenhorn D 1 bzw. C 8—D 2 — entspringt das zweite Glied der pupillenerweiternden Neuronenkette, die präganglionäre Strecke; sie gelangt durch die erste vordere Thorakalwurzel (bzw. C 8- und D 2-Wurzel) in den entsprechenden Spinalnerven, dann durch dessen Ramus communicans in den Grenzstrang des Sympathicus. In ihm steigt sie durch die Ggl. cerv. inf. und med., ohne in ihnen eine Unterbrechung zu erfahren, zum Ggl. cerv. supr. empor. Hier liegt die Umschaltung zur postganglionären Strecke, die mit dem Plexus caroticus in die Schädelhöhle und von hier zur Augenhöhle zieht. Sie gelangt zum Ggl. ciliare, bildet hier aber keine Synapse, sondern läuft in den langen Ciliarnerven zur Iris. Belangreich ist FÖRSTERS Feststellung, daß das periarterielle Geflechtwerk der Art. carotis com. und int. schon unterhalb des Ggl. cerv. supr. pupillenerweiternde Fasern führt, da nach Exstirpation dieses Geflechtes bei unversehrtem Grenzstrang und obersten Halsganglion manchmal der HORNERsche Symptomenkomplex beobachtet ist.

Die Beobachtungen von Keratitis neuroparalytica bei Erkrankungen des Ggl. Gasseri oder Alkoholeinspritzung in diesen Nervenknoten (BEHR) zeigen, daß die postganglionäre Strecke durch den vordersten Abschnitt des Ggl. Gasseri zieht; die pupillenerweiternden Fasern gelangen dann im N. nasociliaris in die Augenhöhle und durch das Ggl. ciliare mit den Nn. ciliares longi, die BAILLIART als Äste des N. V bezeichnet, zum M. dilatator pupillae; die langen Ciliarnerven enthalten mehr marklose als markhaltige Faserbündel.

Die pupillenerweiternde Bahn ist demnach in 3 Neurone gegliedert. Bei etwaigen Unterbrechungen läßt sich der Sitz der Schädigung aus dem unterschiedlichen pharmakologischen Verhalten der Pupille feststellen (vgl. S. 314).

Auf dem Boden der von METZNER und WÖLFFLIN beim Kaninchen erhobenen Befunde (BALADO) berichtet DIETER über mehr als 30 Kranke mit totaler Ausräumung des Mittelohrs, bei denen er Ptosis, Miosis, nach Cocain sehr ausgesprochene Anisokorie, flüchtige Miosis (MIODONSKI) und Enophthalmus sah; er nahm an, daß auch beim Menschen pupillenerweiternde sympathische Fasern durch die Paukenhöhle verlaufen, wie beim Hund (CAMIS, LUNEDEI), bei der Katze (ARSLAN, DE KLEYN) und beim Kaninchen (ZANNI); bei diesen Tieren bedingt, wie vielfache Untersuchungen zeigen, eine Zerstörung des Mittelohrs sofort Auftreten des HORNERschen Symptomenkomplexes. VOM HOFE und PERWITZSCHKY haben diese Angaben für den Menschen nicht bestätigen können. Untersuchungen an Radikaloperierten in Breslau ergaben ebenfalls keinen Anhalt für eine Sympathicusstörung. Hingegen fand METZGER unter 26 Radikaloperationen 9mal deutliche Verengerung der gleichseitigen Pupille, 7mal eine geringe Anisokorie im Sinne einer Sympathicusschwäche, KÖRÖSIKI bei 15 von 40 Operierten gleichseitige Miosis, WEYL bei 9 von 35, STELLA bei 3 Kranken. Die Sympathicusschädigung scheint demnach nur zu bestimmten Zeiten nach der Operation nachweisbar zu sein und vom Feuchtigkeitsgehalt der Paukenhöhle abzuhängen.

Die Verbindung zwischen *pupillenerweiternder* sympathischer *Bahn* und dem *N. trigeminus* ist als sichergestellt zu bezeichnen (KURE, PAPILIAN und CONCEANU, ROCHAT).

Nach BAILLIART führt die Durchschneidung des N. V zur Störung der vasodilatatorischen Fasern, damit zur Ernährungsschädigung der Hornhaut und zur Keratitis neuroparalytica, die freilich nach WILBRAND und BEHR häufiger im Anschluß an eine Alkoholinjektion in das Ganglion Gasseri angetroffen wird. Auch RAEDER wie HARTMANN beschreiben als Folge der N. V-Durchschneidung neben Fehlen des okulokardialen Reflexes und bei völliger Durchschneidung aller Fasern neben Areflexie der Cornea die HORNERsche Trias, die jedoch nicht so hochgradig sein soll wie nach der Sympathektomie. Die postoperative Pupillenverengerung dauert jedoch meist nicht lange Zeit.

Von verschiedenen Seiten ist die Funktion der einzelnen Abschnitte der Pupillenreflexbahn, die Lage ihrer und etwaiger übergeordneter Zentren in mühevollen *Reiz-* und *Zerstörungsversuchen* am Tier geprüft.

a) Direkte Reizung der Irismuskulatur und ihres nervösen Eigenapparates. An frisch enukleierten Augen oder nach Opticusdurchschneidung führen elektrische, thermische und auch Lichtreize zur Pupillenverengerung (HERTEL, MARENGHI). MURASE bestreitet auf

Grund von Rattenversuchen die Miosis am enukleierten Auge auf Lichtreize, bestätigt sie aber für den faradischen Strom. Keiler sah Lichtreaktion an blinden Mäusen mit kongenitaler Aplasie der Neuroepithelien; die Reizlatenz übertraf aber die der normalen Tiere um das Vierfache. Bei Warmblütern ist die Pupillenverengerung vor allem bei Verwendung kurzwelligen Lichtes zu erreichen. Die Kontraktion des Sphincters ist nicht auf Wärmewirkung zu beziehen, die eine Erschlaffung bedingt; Hertel spricht dem Pigment im Sphincter eine lichtkatalytische Wirkung im Sinne einer sensibilisierten Substanz zu, die messenden Untersuchungen van Herks haben seine Angaben bestätigt. Er und Ten Cate deckten Fehlerquellen bei der Aufzeichnung spontaner Irisbewegungen auf: die langsamen gleitenden Bewegungen sind spontane, sie können so stark sein, daß sie die Beobachtung der Lichtreaktion erschweren; sie hören nach 1—1$^1/_2$ Stunden auf und sind vorher durch Pharmaca beeinflußbar (nach Tirmann Sauerstoffmangel).

Die Untersuchungen der Pupillenreaktionen am isolierten, künstlich durchbluteten Hundekopf und am überlebenden Menschenauge haben keine einheitlichen Ergebnisse gezeitigt (Brukhonenko und Tehetchuline, Pollak, Wegner).

b) Zerstörungen im Bereiche der Sphincterinnervation. Bernheimer und Loewenstein sahen nach einseitiger Schädigung des Edinger-Westphalschen Kernes beim Affen Starre der gleichnamigen, Kraplus und Kreidl bei Durchschneidung des vorderen Vierhügelarmes Starre der gegenseitigen Pupille. Durchschneidung des N. oculomotorius führt in der Regel zur Pupillenstarre mit Mydriasis, die am bedeutendsten nach Exstirpation des Ganglion ciliare ist (Adler, Ishibashi, Ken Kuré, Niitani: beim Hund ist die pharmakologische Beeinflußbarkeit derartiger Pupillen erhalten).

c) Elektrische Reizversuche im Bereiche des Edinger-Westphal*schen Kernes* (Bernheimer), der vorderen Vierhügel (v. Bechterew und Ferrier, Karplus und Kreidl) und des Oculomotoriusstammes, vor allem aber der kurzen Ciliarnerven führen zur Miosis. Falls das Ganglion ciliare durch Nicotin gelähmt ist, reagieren nur noch die kurzen Ciliarnerven auf diese Reize.

d) Zerstörungen im Bereiche der sympathischen Pupillenbahn. Einseitige Durchschneidung oder Ausschaltung des Ggl. cerv. supr. oder der postganglionären Fasern führt zur Miosis der gleichseitigen Pupille; gleiches ist zu erzielen durch Zerstörung des Centrums cilio-spinale oder der vorderen Wurzeln und Rami communicantes (Sternschein), auch durch halbseitige Durchschneidung oder Leitungsunterbrechung durch Vereisung (Chloräthyl) des Halsmarkes oberhalb C 8 oder der Medulla oblongata, Hitze oder Kälteschädigung des Ggl. cerv. sup. (Tristaino); der Erfolg (Miosis bzw. Anisokorie) blieb aus, wenn bereits vorher der Halssympathicus durchschnitten war, oder verschwand, wenn dieser Eingriff als zweiter stattfand (Bumke und Trendelenburg). Diese Miosis bleibt nur einige Wochen: nach Halssympathicusdurchschneidung bei der Katze sind die normalen Funktionen schon nach 28—36 Tagen wiedergekehrt, während erst nach etwa 2 Monaten die Fasern regeneriert sind (v. Brücke). Schon Trendelenburg und Bumke haben unmittelbar nach der Durchschneidung eine als Reizzeichen anzusprechende Pupillenerweiterung beobachtet, an die die „paralytische Miosis" anschließt. Im Stadium der Miosis nach Sympathektomie kann die Pupille der operierten Seite durch Narkose, Asphyxie, Schmerzreize u. a. eine „paradoxe Erweiterung" erfahren: Gesteigerte Ansprechbarkeit des Dilatators auf Blutreize (Lewandowsky). Byrne: Einwirkung der durch Aktivierung oder Hemmung endokriner Drüsen bedingten Veränderungen in der Zusammensetzung des Blutes. Er unterscheidet nach Verletzung peripherer Nerven eine *wahre paradoxe* Erweiterung der gleichseitigen Pupille. falls die Läsion oberhalb, eine *pseudoparadoxe* Erweiterung der gegensinnigen Pupille. falls sie unterhalb D 10 liegt. Die erste ist durch Adrenalininjektion 5—12 Tage nach der Operation nachweisbar, die andere auch später noch durch Druck auf die erkrankten oder geschädigten Körperteile auslösbar. Er hat auch eine „paradoxe Pupillenverengerung" nach Schädigung des M. orbicularis oc. oder der äußeren Augenmuskeln beschrieben und mit einer Zunahme der Sphinctererregbarkeit infolge Verminderung afferenter Impulse erklärt. — Ein paradoxes Phänomen hat Schaffer beschrieben: Die nach einseitiger Halssympathicusdurchschneidung eintretende Miosis der gleichen Pupille geht in Mydriasis über, wenn nach einer Stunde der Sympathicus der anderen Seite durchschnitten wird. Von Byrne und Sherwin sind diese Angaben für die Katze, von Besso an Kaninchen und Katzen, von Kogi für Frosch, Hund, Kaninchen und Katze, von Franceschetti an Kaninchen jedoch nicht bestätigt.

Balado gibt folgende Tabelle der Durchschneidungsversuche:

Durchschneidung	*Erfolg:*
des N. opticus	Mydriasis und Erblindungsstarre
der kurzen Ciliarnerven	maximale Mydriasis, manchmal auch leichte Verengerung; stets fehlt die Lichtreaktion

Durchschneidung	*Erfolg:*
der langen Ciliarnerven und des N. opticus	keine Änderung der Pupillenweite [1], Fehlen der direkten, bei erhaltener konsensueller Lichtreaktion
der kurzen und langen Ciliarnerven und des Opticus	mäßige Miosis bei fehlender Lichtreaktion
der beiden Optici in der Schädelhöhle	maximale Mydriasis bei Reflexlosigkeit der Pupille
des Halssympathicus	Miosis mit guter Lichtreaktion
Exstirpation des Ggl. cerv. sup.	Leichte Miosis bei prompter Lichtreaktion.

KARPLUS und KREIDL konnten die sympathischen Bahnen weiter hirnwärts verfolgen und fanden an der Basis des Zwischenhirns im medialen Teil des frontalen Abschnittes des Hypothalamus im *Corpus* oder *Nucleus* subthalam. *Luysi* ein *subcorticales Zentrum*; es ist eingeschaltet in eine vom Frontalhirn zum Halssympathicus führende Bahn; seine abwärts ziehenden Fasern durchlaufen die Pedunculi cerebri, kreuzen dann teilweise und treten daher mit dem Halssympathicus beider Seiten in Verbindung; SPILLER, BEATTIE, DUEL und BALLANCE bestreiten die Kreuzung einer beträchtlichen Faserzahl.

Die Lage des *corticalen Sympathicuszentrums* ist noch unbekannt; TRENDELENBURG erzielte nach Abtragung des Großhirnmantels zwar eine gleichseitige Pupillenverengerung, die nicht so ausgesprochen war, wie nach einseitiger Durchschneidung der Medulla obl., fand jedoch, daß die halbseitige Durchtrennung des unteren verlängerten Markes nach Abtragung beider Hemisphären in mehreren Sitzungen keine stärkere Anisokorie hervorruft als bei unversehrtem Großhirn. Er nahm daher für das Tier eine ziemlich weitgehende Unabhängigkeit der sympathischen Pupilleninnervation von der Hirnrinde an. Recht kompliziert liegen die Verhältnisse bei der *Reizung*; Einwirkung galvanischen oder faradischen Stromes auf den Halssympathicus, das Zentrum ciliospinale, das Halsmark führen bei den meisten Versuchstieren zur Pupillenerweiterung. Für den Menschen ist gleiches durch Reizung des Halssympathicus durch WÖLFLIN und UNVERRICHT nachgewiesen.

Die elektrische Reizung in der Gegend des Corpus Luysi ruft nach KARPLUS und KREIDL, SHIGEMATSU, INGRAM, RANSON und HANNETT, RANSON und MAGOUN bei Katzen und Hunden ebenfalls Pupillenerweiterung hervor. Die letzten Forscher arbeiteten mit der bipolaren Nadel der HORSLEY-CLARKEschen stereotaxischen Instruments und erzielten Pupillenerweiterung auch bei Reizung zahlreicher anderer Punkte der Haube des Mesencephalon und der Brücke, die von Substantia reticularis gebildet sind. SHINOSAKI berichtet über Untersuchungen an 350 Katzen: Reizung des ganzen LUYsschen Körpers führte zu stärkster Pupillenerweiterung mit Klaffen der Lidspalte und Rückziehung der Nickhaut, die des vorderen medialen Abschnittes zum bilateralen Nystagmus, die des lateralen zur Miosis, bei galvanischen Strömen zur Mydriasis. Ebenso ergibt Reizung der Rinde in der Gegend des Gyrus sigmoideus Pupillenerweiterung. Beim Affen führt die galvanokaustische Zerstörung des LUYsschen Körpers zum HORNERschen Symptomenreflex. Die doppelseitige Mydriasis nach Reizung der Gegend des Gyrus sigmoideus wurde von WANG, LU und LAU bestätigt; sie konnten gleichzeitig dartun, daß auch die Erweiterung der Pupille sowohl durch Hemmung des Parasympathicustonus, die nach Durchschneidung des N. III fehlt, als auch durch Reizung der Zentren des Tuber cinereum durch Steigerung des Sympathicotonus bedingt ist. — BEATTIE, DUEL und BALLANCE gründeten ihre Ansicht, die pupillenerweiternde Bahn laufe ungekreuzt vom Hypothalamus durch das Halsmark zum Grenzstrang und Auge, auf die Beobachtung, daß die Reizung des hypothalamischen Zentrums die gleichseitige Pupille erweitert.

LEWY fand an Katzen drei funktionell verschiedene Bezirke. Schwacher galvanischer Strom (2 mA) führt zum Exophthalmus und Klaffen der Lidspalte, stärkerer (4—5 mA) auch zur Pupillenerweiterung der gleichen Seite. Dagegen bedingen schwache und mittlere faradische Reize maximale Miosis und Enophthalmus, nach ESTABLE und BALDOMIR auch kontralaterale Ohrbewegungen und Nystagmus, sehr starke jedoch Sympathicusreizsymptome. Die gleichzeitige Durchschneidung des Vagus und Sympathicus beeinflußt die faradisch ausgelöste Reaktion nicht, verringert aber die galvanisch bedingte. Zerstörung

---

[1] Diese Angabe steht im Widerspruch zu den Ergebnissen früherer Untersuchungen.

des Corp. subthal. führt meist zum gleichseitigen Hornerschen Symptomenkomplex. Von noch größerer Bedeutung sind die an Katzen erhobenen Befunde von Shinosaki; er weist eine elektiv reizbare, der Pupilleninnervation dienende Stelle im Corp. subthal. nach; galvanischer Strom [1] von 3—5 mA ergibt Erweiterung, mittelstarker faradischer Verengerung der gleichseitigen Pupille, mit der manchmal eine geringe Erweiterung der gegenseitigen verbunden ist. Mit der vollendeten Zerstörung des Corp. subthal. hört diese Reizbarkeit sofort auf; falls die Reizung genau auf das Corp. Luysi beschränkt ist, erfolgt Erweiterung oder Verengerung *nur* der gleichseitigen Pupille; hat aber das Nadelmesser diese Stelle nicht richtig getroffen und sind dadurch benachbarte Gebiete gereizt und zerstört, so kommt es zu den vorgenannten Reaktionen an der Pupille der anderen Seite. Beim Kaninchen ziehen vielleicht sympathische Faserzüge durch den Balken; Herzfeld und seine Mitarbeiter fanden nach elektrischer Reizung der vorderen Balkenteile stets Pupillenerweiterung und nach Balkenverletzung Änderung der elektrischen Erregbarkeit des Halssympathicus.

Die Frage nach einem *sympathischen*, nach Karplus und Kreidl im Stirnhirn zu suchenden *Rindenzentrum* ist bisher anatomisch noch nicht gelöst. Physiologische und klinische Beobachtungen (Psychoreflexe der Pupille) sowie Reizversuche, die ausnahmslos zur Pupillenerweiterung führten, zeigen die Bedeutung der Rinde. Elektrische Reizung eines beliebigen Punktes der Rinde führt zur Pupillenerweiterung auch noch nach N. III- oder N. sympathicus-Durchschneidung; diese Verhältnisse erschweren die Deutung derartiger Versuche und haben Behr zu der Ansicht gebracht, daß „unter physiologischen Erregungsbedingungen der Hirnrindeneinfluß auf die Pupille lediglich in Form einer Hemmung des Sphinctertonus sich vollzieht, erst bei abnormer Steigerung der corticalen Erregung, z. B. im Affekt, auf die Sympathicusbahn überschlägt und dann auch zu einer aktiven Innervation des Dilatators führt". Ein *corticales Sphincterzentrum* konnte trotz der vielen ihm gewidmeten Arbeiten bisher nicht nachgewiesen werden.

B. Physiologie der Pupillenbewegungen [2].

Das den Pupillenreaktionen zugrunde liegende Spiel der beiden Antagonisten ist bedingt durch Tonussteigerung bzw. -verminderung. In Untersuchungen an Augen mit traumatischer Lochbildung in der Iris konnte Behr feststellen, daß die physiologische Weite der Pupille auf gleichzeitiger, gleichmäßiger und hochgradiger Verminderung des Sphincter- und des Dilatatortonus, die Lichtreaktion auf gleichlaufender Tonussteigerung des Sphincters und -minderung des Dilatators, die Konvergenzreaktion auf einseitiger Steigerung des Sphinctertonus beruhen, daß hingegen die Erweiterung, die psychosensiblen Reaktionen, zunächst durch Hemmung des Sphinctertonus und erst bei gesteigerter Reizgröße durch Tonuserhöhung des Dilatators bedingt sind.

I. Die Verengerungsreaktionen.

Behr weist darauf hin, daß unter physiologischen Bedingungen einer Pupillenverengerung stets ein nervöser Vorgang zugrunde liegt, der ausgelöst sein kann in Form einer Reflex- oder in der einer Mitbewegung.

1. Die Verengerung bei Belichtung.

a) Die direkte Lichtreaktion.

Verengerung beider Pupillen tritt ein, wenn die Belichtung einer oder beider Netzhäute plötzlich gesteigert wird (umgekehrt führt plötzliche Verminderung der Lichtmenge zur Pupillenerweiterung). Diese Veränderungen der Pupillenweite fehlen, wenn die Zu- oder Abnahme der Belichtung allmählich erfolgt.

---

[1] Beide Stromarten zeigen noch deutlicher ihre Wirkung als Sympathicusreize durch Klaffen der Lidspalte und Zurückziehen der Nickhaut.

[2] Alle Arbeiten vor 1920 sind eingehend bei Behr besprochen. Aus Gründen der Raumersparnis wird daher auf ihre Anführung verzichtet.

Daraus ergibt sich, daß für das Zustandekommen des Lichtreflexes zwei Faktoren von Wichtigkeit sind: der Lichtreiz selbst und der Adaptationszustand (TAKEMURA).

Nach Belichtung erfolgt nach einer kurzen *Latenzzeit* [1] eine deutliche Verengerung der Pupille; sie läßt 2 Phasen erkennen, eine primäre etwa 0,4 Sek. dauernde, in der der Pupillendurchmesser sich um 2,4 mm verengt und die anschließende sekundäre, die 0,3 Sekunden dauert und eine Verengerung um 0,4 mm bedingt (GRADLE und EISENDRAHT). GRADLE und ACKERMANN geben neuerdings auf Grund von kinematographischen Untersuchungen junger blauäugiger Menschen als Latenzzeit 0,1875 Sek. an; die primäre Kontraktion erfolgt nach 0,4365 Sek. mit einer Geschwindigkeit von 5,48 mm/sec., die zweite und letzte Kontraktion nach 0,3125 Sek. mit 1,34 mm/sec., nach Beendigung der Belichtung erweitert die Pupille sich mit einer Geschwindigkeit von 0,95 mm/sec. Die *Reflexzeit* zwischen dem Beginn des Reizes und dem Maximum der Sphincterkontraktion beträgt rund 1 Sek. (WEILER). — Anschließend erfolgt eine geringe (sekundäre) Pupillenerweiterung, deren Zustandekommen bisher noch unklar ist, nach WEILER auf Gegenzug des Dilatators oder Hemmung des Sphincterzentrums von der Hirnrinde aus beruhen soll; schließlich kehrt die Pupille nach einigen Schwankungen („Nachzittern") wieder zur Ruhelage zurück. Zu einer völligen Ruhestellung der gesunden Pupille kommt es nicht, solange das Auge belichtet wird.

Bei zentraler Reizung und gleichbleibender Adaptation ist die Größe des pupillomotorischen Effektes abhängig von der Intensität der Belichtung und der Lage sowie Ausdehnung der vom Licht getroffenen Netzhautteile (die Änderung der Pupillenweite ist der Quadratwurzel der Lichtintensität umgekehrt und der Entfernung der Lichtquelle direkt proportional — OVIO).

Die Angaben über die Dauer der Pupillenverengerung nach Belichtung schwanken; sie kann nach BEHR abgekürzt werden durch psychische und sensorische Einflüsse sowie durch abnorm rasche pupillomotorische Anpassung der Netzhaut; wiederholte Belichtung der gleichen Netzhautstelle durch gleich starke Reizlichter führt zur Ermüdung, die sich zunächst in einer Zunahme der Reflexzeit kundtut (LOEWENSTEIN, SILVESTRINI).

SCHLESINGER wies nach, daß ein rotes Reizlicht von 1 MK maximale, nach 5maliger Reizung bei Verwendung eines Lichtes gleicher Wellenlänge nur noch eine abortive, nach 20maliger Reizung keine Kontraktion mehr auslöste; sie erfolgte sofort, falls mit einer Komplementärfarbe gereizt wurde, war jedoch im Ausmaß herabgesetzt; die Ermüdung trat schneller ein. Die Ermüdungszeit für weißes Licht soll etwa 5, die bis zur Areflexie 20 Sek. betragen. Nach COUVREUX ermüdet die wiederholte plötzliche Änderung der Lichtreflexstärke die Pupille schneller als längere Einwirkung starker, aber gleichmäßiger Lichtreize. Beeinflussung der Unterschiedsschwelle durch Blendung (MARGOTTA).

Der Anpassungsfähigkeit des menschlichen Auges an verschiedene Belichtung, der sensorischen Adaptation, entspricht die pupillomotorische.

LAURENS hat zum Beleg dieses Verhaltens das folgende Beispiel angegeben: Ist ein Auge für 600 Lux adaptiert und wird die Helligkeit auf 400 Lux vermindert, erweitert sich die Pupille; umgekehrt verengt sie sich, wenn das auf 200 adaptierte Auge einer Belichtung von 400 Lux ausgesetzt wird. Die Skala des Reizlichtes zerfällt demnach durch Adaptation in einen positiven pupillenverengenden und einen negativen pupillenerweiternden Teil (BEHR).

Wirkt ein Reizlicht, das eine Pupillenverengerung hervorgerufen hat, längere Zeit ohne Änderung der Versuchsbedingungen auf das Auge ein, so erweitert sich die Pupille langsam, bis ein neuer Gleichgewichtszustand zwischen Sphincter und Dilatator erreicht ist (*physiologische Pupillenweite* SCHIRMERS: 3,5—4 mm); dieser Endzustand wird praktisch nach 15 Minuten erreicht; er tritt ein bei Lichtstärken zwischen 100—1100 Lux.

---

[1] BYRNE hat eine „präliminäre Pupillenerweiterung" während der Latenzzeit beschrieben, die von anderer Seite nicht bestätigt, von BEHR als psycho-sensorisch angesprochen ist. Sie soll nicht durch Unterbrechung der sympatischen Bahn, wohl aber durch Homatropin aufgehoben werden. Nach O. LOEWENSTEIN findet sie sich selten bei der direkten, häufig bei der konsensuellen Reaktion. Die Reizlatenz des Lichtreflexes ist von WEILER mit 0,2, von GARTEN und FUCHS mit 0,5, durch die Filmaufnahmen von GRADLE und EISENDRAHT mit 0,18, von LOEWENSTEIN mit 0,06 Sekunden ermittelt.

Die *Pupillenweite* des einzelnen Menschen bleibt durch viele Jahre unverändert, ist aber vom Alter des Beobachteten abhängig[1]. Die Ausdehnung der *pupillomotorisch wirksamen Zone* der Netzhaut ist durch Untersuchungen am Differentialpupilloskop ermittelt. Die Darstellung der „isokinetischen" Punkte, das sind solche gleicher pupillomotorischer Erregbarkeit, ergibt exzentrische, den relativen Farbgrenzen ähnliche Kurven. ABELSDORF und FEILCHENFELD wiesen die Überlegenheit des maculären Bezirkes nach und zeigten, daß unter pathologischen Verhältnissen jede beliebige Netzhautstelle pupillomotorisch erregbar ist[2].

Im dunkeladaptierten Auge nimmt die pupillomotorische Erregbarkeit der Macula nur in sehr geringem Maße, die der stäbchenhaltigen paramaculären Bezirke jedoch stark zu, besonders für kurzwellige Lichter.

Exakte Untersuchungen aus neuer Zeit (SCHRÖDER) haben geringe Unterschiede der Pupillenweite für verschieden starke Reizlichter ergeben; die Pupillenweite schwankt zwischen 4,3 und 3,0 mm bei Beleuchtungsstärken zwischen 0,10 und 1000 Lux. Nach COUVREUX hängt sie vom Adaptionszustand wie von der Akkommodation und Konvergenz ab:

Pupillenweite bei Belichtung mit:	0,5	1	4	10	50	200 Lux
bei Akkommodation:						
0,0 Dptr.	5,15	4,9	4,2	3,8	3,15	2,75 mm
1,0 ,,	4,3	4	3,7	3,4	2,9	2,6 mm
2,0 ,,	3,8	3,5	3,3	3,0	2,7	2,45 mm
3,0 ,,	3,75	3,2	3	2,8	2,5	2,3 mm
5,0 ,,	3,0	2,7	2,6	2,5	2,3	2,2 mm
7,0 ,,	2,7	2,6	2,45	2,3	2,2	2,1 mm

Beim Aufhören des Lichtreizes erweitert die Pupille sich in der Regel sofort und stark, erreicht bei 15 Minuten Dunkelanpassung einen Durchmesser bis 10 mm, kann aber bei langem Dunkelaufenthalt (7—8 Stunden — GARTEN) noch eine Spur weiter werden:

	GARTEN	WEILER
Pupillenweite	4,76 mm	3,8 mm
Nach 5 Sekunden Dunkelaufenthalt	3,36 mm	3,8 mm
,, 30 ,, ,,	7,30 mm	6,4 mm
,, 15 Minuten ,,	7,59 mm	7,4 mm

Von einigen Seiten ist eine Latenzzeit zwischen Reizende und Beginn der Pupillenerweiterung beschrieben, die BEHR auf einen retinalen Adaptationsvorgang zurückführt.

Die *Reizschwelle* des Lichtreflexes ist bei Verwendung besonderer Apparate von ENGELKING nach vollendeter motorischer und sensorischer Dunkelanpassung mit 0,001 Lux für den ersten Beginn, 0,025—0,04 Lux für die Vollreaktion bestimmt worden (sensorische Reizschwelle des Menschen nach v. KRIES 0,025—0,05 Lux). Die *Unterschiedsschwelle* (für das belichtete Auge) prüften SCHLESINGER und GROETHUYSEN: bei Kindern besteht ein niederer, bei Erwachsenen ein höherer Schwellenwert — etwa 0,7 MK; am Differentialpupilloskop entspricht der geringste Unterschied zweier unmittelbar nacheinander auf die Netzhaut einwirkender Lichtreize, durch die eine eben noch wahrnehmbare Pupillenverengerung ausgelöst wird, dem Verhältnis 95 : 100 (motorische und sensorische Unterschiedsempfindlichkeit[3] = Photobase ZELDENRUSTS). In neuester Zeit ist auch die *Chronaxie* des

---

[1] Die Pupille der Frauen ist im allgemeinen etwas weiter als die der Männer, die jüngerer Menschen weiter als die älterer. Der Refraktionszustand soll gleichfalls Bedeutung haben; die Pupillenweite der Myopen ist etwas größer als die der Hypermetropen (SCHIRMER, TANGE). Bei Myopie 12 D. fand jedoch MYASHITA engere Pupillen als bei Emmetropen. — Da an gesunden Augen die Adaptionsfähigkeit der Netzhaut mit zunehmendem Alter gleichbleibt, ist die bei Greisen oft beachtete Miosis auf Starrwerden der radiär gerichteten Irisgefäße, „Verholzung" (S. 284) und auf Entartung des Gewebes des kleinen Kreises zurückzuführen.

[2] Hierauf beruht die prompte Lichtreaktion bei Amblyopia ex anopsia, bei zentralem Skotom, Netzhautablösung usw. (BARBIERI, GROETHUYSEN, KLEEFELD u. a.).

[3] Nach PEIPER fehlt die Pupillenunruhe bei Frühgeburten und Neugeborenen; sie tritt erst im 5.—6. Monat in Erscheinung; die pupillomotorische Unterschiedsempfindlichkeit nimmt in den ersten Lebensmonaten stark, dann langsam zu; die Schulkinder haben schon die Werte der Erwachsenen erreicht — RUDDER.

Lichtreflexes geprüft[1], doch erfordern diese Untersuchungen so komplizierte Apparate, daß ihrer Anwendung auf ein größeres klinisches Material vorerst unüberwindliche Schwierigkeiten entgegenstehen. Die Schwankungen der Chronaxiewerte sind für jeden Menschen verhältnismäßig gering, meist 5—6%, die der Photobase 5—30% (ZELDENRUST). Die Beziehungen zwischen Intensität und Zeitdauer des Reizlichtes lassen sich durch eine Kurve von hyperbelähnlichem Verlauf darstellen; durch Pharmaca, Inkrete und Ionen Ca'' und K' ist eine Beeinflussung der Reizschwelle zu erzielen: die Erregbarkeit des optischen Systems wird durch $CaCl_2$, Adrenalin, Atropin, Parathyreoidea und Corpus luteum herabgesetzt, durch KCl, Cholin, Pilocarpin, Physostigmin, Thyreoidea, Ovarium und Hypophysenhinterlappensekret gesteigert (ALTENBURGER und KROLL). Aktionsströme bei Irisbewegungen hat BRAUNSTEIN nachgewiesen.

Von den Schwellenwertsbestimmungen sind besonders belangreich die von LAURENS über die Reizwerte spektraler Lichter verschiedener Wellenlänge auf die tierische und menschliche Pupille. Die maximale Wirkung wird am helladaptierten Menschenauge bei gleicher Stärke des einfallenden Lichtes erzielt durch Licht von 554,2 $\mu\mu$, für das dunkeladaptierte hat Licht von 504,3 $\mu\mu$ die stärkste Wirkung. Die Reflexzeit ist für alle Wellenlängen die gleiche, das Ausmaß der Sphincterkontraktion ist aber verschieden. Die pupillomotorischen Werte sind vergleichbar der Empfindlichkeit der Stäbchen und Zapfen für Lichter niederer und höherer Intensität. Diese Untersuchungen ermöglichen das Verständnis der Feststellungen früherer Zeit über die pupillomotorische Wirkung farbiger Flächen am helladaptierten Menschenauge. BROCA und später TOULANT konnten Pupillenverengerung durch plötzliche „Belichtung" der Augen mit ultravioletten Strahlen nachweisen, in der der eine ein Zeichen direkten Reizes des Irismuskulatur im Sinne HERTELS, der andere, wohl mit mehr Recht, eine Folge der Fluorescenz der Linse sieht, die eine direkte Lichtwirkung auf die Netzhaut ausübt. Diese vergleichenden Untersuchungen über pupillomotorische Wirkung der Spektralfarben ermöglichen gleichzeitig den objektiven Nachweis von Farbensinnstörungen. Für den Protanopen (Rotblinden) hat rotes Licht nur niedrigen, blaues annähernd normalen Reizwert, der Deuteranope verhält sich wie der Normale, der total Farbenblinde zeigt bei Helladaptation eine Verschiebung des Maximums der pupillomotorischen Valenzen nach dem kurzwelligen Ende des Spektrums (v. HESS); ENGELKING fand bei Protanomalen und Protanopen eine dem Normalen entsprechende Pupillenerweiterung bei herabgesetzter Beleuchtung, bei Totalfarbenblinden aber nicht; der Unterschied in der Pupillenreaktion verschwindet beim Dämmerungssehen; die Verengerung der Pupille auf Licht soll beim Totalfarbenblinden langsamer erfolgen als beim Normalen; BEHR und unsere eigenen Untersuchungen konnten diese Angabe nicht völlig bestätigen. ENGELKING wies aber am Differentialpupilloskop eine Herabsetzung der motorischen Unterschiedsempfindlichkeit des Totalfarbenblinden bei starker Helladaptation nach und konnte zeigen, daß alle sonst untersuchten Farbenuntüchtigen hinsichtlich der Pupillenreaktion sich grundsätzlich, aber nicht quantitativ gleich verhalten, und daß kein Übergang zwischen Farbenschwachen bzw. Rot-Grünblinden und den Totalfarbenblinden besteht.

b) Die konsensuelle (indirekte) Lichtreaktion.

Diese Reaktion fehlt allen Tieren mit Totalkreuzung der Sehnerven und auch noch den Nagern und Huftieren, mit teilweiser Kreuzung der Opticusfasern; sie ist erst bei den Rassen von den Carnivoren aufwärts entwickelt (TREACHER COLLINS).

Beim Menschen beruht sie auf der Verbindung der Netzhaut jedes Auges mit beiden Sphincterkernen: die Belichtung des einen führt auch zur Verenge-

---

[1] Leitungsgeschwindigkeit der pupillo-dilatatorischen, sympathischen Fasern (KLEITMAN und CHAUCHARD):

	Reizung vor dem Ggl. cervic. sup.	Reizung hinter dem Ggl. cervic. sup.
Kaninchen	$^{2,3}/_{1000}$ Sek.	$^{1,3}/_{1000}$ Sek.
Katze	$^{2,5}/_{1000}$ Sek.	$^{1,2}/_{1000}$ Sek.
Hund	$^{2,6}/_{1000}$ Sek.	$^{1,6}/_{1000}$ Sek.
	Reizung vor dem Ggl. ciliare	Reizung hinter dem Ggl. ciliare
Hund	$^{0,8}/_{1000}$ Sek.	$^{0,25}/_{1000}$ Sek.

Durch Urethannarkose wird die Summationszeit der Iriserweiterer von 4 auf 1 Sek. herabgesetzt. Der Schwellenwert der Reize ist um so größer, je größer der zeitliche Abstand des Einzelreizes ist. Dieser Anstieg erfolgt bei äthernarkotisierten Katzen und Kaninchen allmählich, jedoch steil bei Hunden nach Großhirnabtragung.

KARPLUS und KREIDL fanden für Sympathicuserregung an der Nickhaut eine Reizlatenz bei Ischiadicusreizung etwa 0,75, bei der des Halssympathicus etwa 0,3 Sek. SCHILF und HAMDI (Katzen- und Kaninchenpupille) Latenzzeit von 0,26—0,82 Sek.

rung der Pupille des anderen Auges [1]. Meist ist die direkte Lichtreaktion gleich der konsensuellen hinsichtlich Reizlatenz, Reflexzeit, Kontraktionsgröße, oft (nach Bach in 40%) findet sich aber ein bemerkbarer Unterschied zwischen der Schnelligkeit und dem Ausmaß der direkt und der konsensuell reagierenden Pupille.

Belichtung nur eines Auges ruft eine direkte Pupillenverengerung an diesem und eine konsensuelle am (verdeckten) anderen hervor. Diese Miosis wird an beiden Augen bei Freigabe des zweiten trotz gleichbleibender Lichtmenge stärker (sekundäre Lichtreaktion von Weiler, die Behr als Reizsummation erklärt). Werden beide Augen gleichzeitig belichtet, ist das Ausmaß der Verengerung beider Pupillen stärker als bei der Belichtung nur eines Auges. Wird jedoch ein Auge verdeckt, so erweitert sich auch die Pupille des freibleibenden, „direkt" reagierenden.

Die Unterschiede des Pupillendurchmessers bei direkter und konsensueller Reaktion betragen nur 0,6 mm. Groethuysen fand die indirekte motorische Unterschiedsempfindlichkeit gleich der direkten, Karpow kam zu anderen Ergebnissen.

An der von Behr angenommenen pupillomotorischen Doppelversorgung der Maculae kann wohl kaum gezweifelt werden. Seine Angabe, daß Belichtung der temporalen Netzhauthälfte eines Auges eine stärkere konsensuelle und im Verhältnis schwächere direkte Lichtreaktion nach sich ziehe, hat den Widerspruch Wewes gefunden, der in mühsamen Untersuchungen dartun konnte, daß beide Netzhauthälften pupillomotorisch gleichwertig seien, und daß nur gelegentlich eine Überlegenheit der temporalen für die direkte, der nasalen für die konsensuelle Reaktion nachzuweisen sei (v. Hess). Wir glauben auf Grund verhältnismäßig roher Untersuchungen bei Gesunden mit dem Hemikinesimeter nach Jess die pupillomotorische Überlegenheit der nasalen Netzhauthälfte für die direkte Lichtreaktion im Sinne Behrs bestätigen zu können. Wessely wies mit einem von ihm erbauten, sehr genau arbeitenden Hemikinesimeter neuerdings die physiologische Überlegenheit der „temporalen Lichter" nach; zum gleichen Ergebnis kam v. Bahr.

2. Konvergenzreaktion.

Mit der Einstellung der Gesichtslinien der Augen auf ein nahegelegenes Objekt ist eine Verengerung der Pupillen vergesellschaftet; sie beginnt erst, wenn die Konvergenz bereits einen gewissen Betrag erreicht hat, und ist um so ausgesprochener, je näher das fixierte Objekt den Augen liegt. Mit dem Übergang vom Nahe- zum Fernsehen erweitert sich die Pupille. Die Latenzzeit der Konvergenzreaktion soll der des Lichtreflexes entsprechen, der Ablauf der Sphincterkontraktion jedoch bei der Konvergenzreaktion langsamer sein.

Eine durch maximale Konvergenz verengte Pupille wird bei plötzlicher starker Belichtung noch enger; eine durch starke Belichtung verengte wird durch Konvergenz noch enger („Konvergenznachverengerung", Rakonitz). Die Konvergenzmiosis unterscheidet sich vom Lichtreflex dadurch, daß die Verengerung der Pupille solange anhält, wie der Konvergenzimpuls besteht.

Lange Jahre wurde das augenärztliche Schrifttum von der Streitfrage beherrscht, ob die Verengerung der Pupillen bei der Naheeinstellung an die Konvergenz oder an die Akkommodation gebunden sei. Behr ist zu dem Schluß gekommen, daß Konvergenz, Akkommodation und Pupillenverengerung untereinander unabhängig, aber bei normalen Menschen stets vergesellschaftet sind (Synkinesien, Belloni) und daß der Einfluß der Konvergenz auf die Pupille bei weitem überwiegt. Nur auf den zentralen Innervationsimpuls kommt es an, der die drei gekoppelten Bewegungen der inneren und äußeren Muskulatur gleichmäßig in die Wege leitet. Entgegen der früheren Auffassung der Konvergenzreaktion als Mitbewegung sieht er in ihr eine selbständige Zweckbewegung und nennt sie *„Naheeinstellungsreaktion"*; diese Bezeichnung haben Bing und Franceschetti aufgenommen, weil sie den alten Streit „Konvergenz- oder Akkommodationsmiosis" zu beenden scheint.

Die Arbeiten neuerer Zeit, die sich teils auf experimentelle Untersuchungen (Ausschaltung der Akkommodation durch Konvexgläser, der Konvergenz durch Prismen, Kestenbaum und Eidelberg), teils auf klinische Beobachtungen stützen, lassen die alte Bezeichnung „Konvergenzreaktion" berechtigt erscheinen (Caspary und Görlitz, Dupuy-

---

[1] Bartels sah Amaurose bei Tuberkulose der Orbita, anfangs Erblindung mit amaurotischer Starre; später S. = Finger 1,5 m, direkte Lichtreaktion 0, konsensuelle am anderen Auge +. Er vermutet, daß für die konsensuelle Reaktion besondere Fasern bestehen. Ähnliches beobachtete Jaensch.

DUTEMPS, GUALDI, IKEZAWA, RONCHI, SUDA, TREACHER COLLINS). Die Myopen, die nicht akkommodieren, weil sie das gebotene Objekt in ihrem Fernpunkt sehen, weisen Pupillenverengerung auf, sobald die Gesichtslinien konvergieren. Bei einigen Kindern mit postdiphtherischer Akkommodationsparese sahen wir erhaltene Lichtreaktion mit Verengerung der Pupillen bei der Konvergenz (SUDA). Die enge Bindung der Miosis an die Konvergenzbewegung zeigen unseres Erachtens auch die seltenen Fälle von echter Konvergenzstarre der Pupille, während bei Insuffizienz der Konvergenz trotz fehlender Konvergenzbewegung eine Pupillenverengerung eintritt, wenn nur der Impuls zur Konvergenz aufgebracht wird. Untersuchungen an Einäugigen haben ergeben, daß meist eine Pupillenverengerung gleichzeitig mit der Konvergenzbewegung auftritt; sie fehlte bei den Untersuchten, bei denen die Konvergenzbewegung ausblieb (GUALDI). Die Tatsache, daß bei einer Reihe von Auswärtsschielenden trotz normaler Akkommodation die Pupillenverengerung fehlt, ist wohl mit Impulsmangel zu erklären, da beim periodischen Strabismus divergens in der Regel enge Pupillen bei Parallelstellung der Gesichtslinien nachzuweisen sind, die sich beim Manifestwerden der Divergenz (Nachlassen des Konvergenzimpulses) erweitern. Gegen diese Auffassung sprechen Arbeiten von FILETTI, RAKONITZ u. a., die auf enge Verknüpfung von Miosis und Akkommodation hinweisen; diese Ausführungen können aber meines Erachtens die oben gegebene Darstellung nicht widerlegen.

Die Lage des Konvergenzzentrums ist bisher nicht bekannt. Nach BEHR kommt für die Lockerung der physiologischen Verknüpfung von Akkommodation und Konvergenz dem optischen Wahrnehmungszentrum beträchtliche Bedeutung zu; die vom Naheeinstellungszentrum kommenden Impulse werden unter seinem Einfluß in den subcorticalen Zentren nach Bedarf gesteigert oder abgeschwächt.

3. Pupillenverengerung beim Lidschluß (Orbicularisphänomen, Reaktion von WESTPHAL-PILTZ).

Beim starken willkürlichen, beim beabsichtigten, aber durch passives Aufhalten der Lider verhinderten und beim reflektorischen Lidschluß tritt eine Pupillenverengerung ein; sie ist leicht nachzuweisen an blinden Augen und solchen mit reflektorischer oder unvollständiger absoluter Pupillenstarre (A. v. GRAEFE), jedoch auch an gesunden Augen bei Herabsetzung der Belichtung während des Lidschlusses (BUMKE), bei Ermüdung der Netzhaut durch länger dauernde starke Belichtung oder bei leichter Kokainisierung.

Ihre Beobachtung beim Gesunden ist erschwert durch den Lichtreflex, „dessen Bewegungsrichtung derjenigen der Lidschlußreaktion gerade entgegengesetzt ist, sowohl durch die beim Lidschluß einsetzende Erweiterungstendenz, gegen die die Verengerungsphase der Lidschlußreaktion anzukämpfen hat, wie in der Verengerung der Pupille beim Wiederöffnen der Lider (Lichtreaktion), die die Erweiterungstendenz der Lidschlußreaktion nach Aufhören des forcierten Lidschlusses überlagert" (BEHR). Die klinische Bedeutung des Orbicularisphänomens ist bisher noch nicht sichergestellt; hier kann nur darauf verwiesen werden, daß es in sehr vielen Fällen (rund 75%, FRIOSSI) von reflektorisch oder absolut starren Pupillen erhalten ist.

Für die Deutung der Lidschlußreaktion ist es wichtig, daß sie rein einseitig ausgelöst werden kann, aber wie der Lidschluß doppelseitig auftritt. Es soll sich um eine echte Mitbewegung handeln, die unabhängig ist vom BELLschen Phänomen und synergisch dem willkürlichen oder reflektorischen vom Opticus oder Trigeminus ausgelösten Lidschluß, während sie bei Kontraktionen des M. orbicularis oc. nach elektrischer Reizung des peripheren Facialisstammes fehlt (BUMKE).

Dieses eigenartige Verhalten haben BEHR u. a. zu der Annahme gebracht, daß die Lidschlußreaktion auf einer direkten Faserverbindung zwischen dem Facialis- und dem Sphincterkern beruht, die wahrscheinlich im hinteren Längsbündel zu suchen ist. Die auf klinische Beobachtungen gestützte abweichende Ansicht BIELSCHOWSKYs ist unten berichtet (S. 304).

Pupillenverengerung als Mitbewegung bei willkürlicher Kontraktion des M. corrugator supercilii hat Schlesinger, des M. levator palp. Steiner beschrieben. Behr u. a. konnten diese Reaktionen nicht bestätigen.

4. Verengerung durch galvanischen Strom (Bumke).

Schwache, durch das Auge geleitete Ströme können eine Lichtempfindung auslösen (Helmholtz u. a.), etwas stärkere eine Pupillenverengerung.

Bei Verwendung einer 80 qcm großen indifferenten Elektrode auf dem Brustbein und einer 10 qcm großen Reizelektrode neben oder auf dem Auge ist bei Anodenschließung durch Stromstärken von 2,4 mA eine direkte, von 0,3 mA eine konsensuelle Verengerung zu erzielen. Kathodenöffnung, Anodenöffnung und Kathodenschluß erfordern stärkere Ströme und sind weniger wirksam. Auf die Fehlerquellen und ihren Ausschluß hat Bumke selbst verwiesen: 20 Minuten Adaptation, Ruhigstellung der Bulbi, Vermeidung des Zukneifens, etwaiger psychischer Beunruhigung usw.

5. Verengerung bei Trigeminusreizung (Okulopupillarreflex).

Während die Trigeminusneuralgie meist zur Pupillenerweiterung führt, soll nach Bach die Reizung der okularen Fasern z. B. durch Fremdkörper in Horn- oder Bindehaut nach einer anfänglichen Erweiterung (Bumke u. a.) eine beträchtliche Pupillenverengerung bedingen, die Finkelnburg auch an einer lichtstarren Pupille nach Berührung des Bulbus beobachtete. Irisreizung (Hyperämie) soll nicht in Betracht kommen. Untersuchungen an der Spaltlampe, bei denen wir in den letzten Jahren zarte Trübung des Kammerwassers bei derartigen Kranken sahen, sind, soweit ich die von Bumke und Behr angeführten Arbeiten einsehen konnte, nicht vorgenommen. Das Vorkommen einer durch Reizung der okulären Trigeminusfasern bedingten Miosis steht demnach nicht außer Zweifel, kann aber auch nicht bestritten werden. Behr nimmt eine subcorticale Bahn dieses Reflexes an — Ramus ophth., Ggl. Gasseri, N. V-Kern, hinteres Längsbündel, Sphincterkern, N. III — und stellt ihn der über die Großhirnrinde verlaufenden Erweiterungsreaktion nach Trigeminusreizung gegenüber. Vielleicht sind die Angaben von Tessier über Miosis nach stumpfen Traumen beim Tier auf ähnliche Weise zu erklären. Ishikawa bezieht sie freilich auf Degeneration der Sphincterfasern.

6. Verengerung im Schlaf.

Im Schlaf werden die Pupillen um so enger, je tiefer der Schlafzustand ist[1]. Lichteinfall kann diese Miosis noch verstärken. Behr sieht in diesem Verhalten ein Mittel, den echten Schlaf vom vorgetäuschten zu unterscheiden.

Die Schlafmiosis ist mit dem Fortfall aller sensiblen, sensorischen und psychischen Erregungen erklärt. Der alte Gedanke einer Tonuserhöhung im Oculomotorius bzw. im Sphincter als Ursache der Pupillenverengerung gewinnt wieder an Bedeutung durch den Nachweis einer Vorherrschaft des Parasympathicus im Schlaf (W. R. Hess). Von besonderer Wichtigkeit sind die Versuche von Wieland und Schoen an der Katze und am Menschen; sie konnten nachweisen, daß jede Steigerung der CO_2-Spannung des Blutes durch Erregung des Sphincter- oder des von Poetzl in dieser Gegend angenommenen Zentrums zur Miosis, jede Verminderung aber durch Fortfall dieser Erregung zur Mydriasis führt[2].

Beim Erwachen ist eine kurz dauernde starke Pupillenerweiterung beobachtet.

Neue Untersuchungen von Shinoda an Kaninchen im Urethanschlaf, der die gleichen Veränderungen an der Pupille hervorruft wie der physiologische, zeigten, daß die nach Durchschneidung des Ggl. ciliare erweiterte Pupille während des Schlafes weit bleibt, während die durch Durchschneidung des obersten Halsganglions verengte im Schlaf noch enger wird. Hieraus ergibt sich der Weg der Schlafmiosis über den N. III. Im Schlaf soll eine Steigerung des Sphinctertonus eintreten, während die Erweiterung der Pupille beim plötzlichen Erwachen, die durch Belichtung nicht aufzuhalten ist, auf plötzlicher und übermäßiger Entspannung des Sphinctertonus und auf aktiver Beteiligung des Dilatatortonus (Reizwirkung der Umwelt auf den Sympathicus) beruhen soll. Die Pupillenerweiterung beim Erwachen ist auch an großhirnlosen Tieren oder an solchen, denen beide Sehnerven oder das oberste Halsganglion durchschnitten sind, nachzuweisen.

---

[1] Ausnahmen: Säuglinge der ersten Monate (Pietrusky, Wätzold).

[2] Miosis durch Morphium und Pupillenverengerung während des Schlafes sollen wesensgleich sein.

7. Verengerung aus anderen Ursachen.

Nach Untersuchungen von UDVARHELYI, WODAK und FISCHER, SPIEGEL, BENJAMINS, TEN CATE u. a. können *otogene Reize* Pupillenverengerung bedingen. Während an die Miosis nach akustischen Reizen sich meist schnelle Erweiterung anschließt, so daß BEHR in ihnen nur eine sensible-sensorische Reaktion sieht, wird bei *Drehung* eines Menschen oder Tieres um seine Längsachse — vestibuläre Reflexe — die Pupille starr und eng. Nach beendeter Drehung verstärkt diese Miosis sich plötzlich beträchtlich, nach $1^1/_2$ Sek.[1] wird die Pupille meist schnell weiter als vor der Drehung. Diese Mydriasis klingt in 30 Sek. hippusartig ab und weicht der normalen Pupillenweite (ARSLAN).

Die Bahn dieser von WODAK als echter Reflex angesprochenen Reaktion führt über den N. vestibularis durch das hintere Längsbündel zu beiden Sphincterkernen (*ein* Labyrinth genügt zur Beeinflussung der Zentren *beider* Augen) und durch den N.III zum Schließmuskel. Bei der Katze bleibt der vestibulare Reflex auch nach Durchschneidung der Sehnerven und Sympathicotomie erhalten, schwindet aber nach. Atropingabe oder Oculomotoriusdurchschneidung (SPIEGEL).

Energisches Ausatmen kann zur Pupillenverengerung führen, die wahrscheinlich ebenso wie die oft in der Agone beobachtete Miosis auf Änderungen der Blutzusammensetzung (vermehrte CO_2-Spannung) zu beziehen ist.

Umstritten ist die von WIELAND und SCHOEN beobachtete Miosis nach der Nahrungsaufnahme, die ADLERSBERG und KAUDERS in Abhängigkeit von der Salzsäuresekretion setzen (von KRAUSE und WICHMANN bestritten).

II. Die Erweiterungsreaktionen.

A. Die passive Erweiterung.

Die Erweiterung der Pupille infolge Tonusminderung durch Herabsetzung der Belichtung — Dunkelerweiterung — wurde bereits oben erwähnt[2].

B. Die aktive Erweiterungsreaktion.

1. Pupillenunruhe.

Die Pupille des wachen Gesunden zeigt dauernd geringe Schwankungen ihres Durchmessers von unregelmäßigem Ausmaß — nie über 1,0 mm —. Bei gleichbleibenden Untersuchungsbedingungen wiederholen sie sich 30—120mal in der Minute. Die Bewegungen des Pupillenrandes bei der Unruhe sind ausgesprochen ungleich. Nach BEHR hat die Pupillenunruhe (LAQUEUR) als Folge der dauernd dem Bewußtsein zufließenden sensiblen, sensorischen und psychischen Reize und des Widerstreites zwischen den von der Hirnrinde ausgehenden Pupillenerweiterungs- und den vom Sphincterkern kommenden -verengerungsimpulsen erklärt. Nach O. LOEWENSTEIN ist sie, unabhängig von psychischen Vorgängen, der Ausdruck periodischer Tonusschwankungen.

Die Pupillenunruhe und ihre Abart, die *wurmförmigen Zuckungen,* die LOEWENSTEIN nicht mehr anerkennt, sind unabhängig von der Stärke der Belichtung, der Weite der Pupillen und dem Ausmaß der Konvergenz. Sie können verschwinden bei Greisen, ferner stets im tiefen Schlaf, in tiefer Narkose, Atropinmydriasis oder nach Oculomotoriusdurchschneidung (GUIST), während sie nach intrakranieller Opticusdurchschneidung, in leichter Narkose und unter Einwirkung der Miotica erhalten, durch Cocain sogar verstärkt werden. Ihre Bahn führt demnach über den Oculomotorius.

---

[1] Die Latenzzeit hängt ab von der Schnelligkeit und Zahl der Umdrehungen; die sekundäre Mydriasis im Sinne eines negativen Nachbildes ist bei Tages- besser als bei künstlichem Licht zu beobachten. Die Reaktion fehlt nach SPIEGEL bei reflektorischer Pupillenstarre oder -trägheit.

[2] Schlechte Dunkelerweiterung findet sich regelmäßig bei Iritis, aber oft auch als erstes Zeichen einer beginnenden Pupillenstörung. KOFMAN und BUJADOUX konnten mit ihrem „Reflexometer" zeigen, daß Kranke, deren Pupillenweite sich trotz Abschwächung der Belichtung nicht ändert, oder bei denen die Pupille bei mittlerer Belichtung verhältnismäßig weit bleibt, erst bei starker plötzlich erheblich enger wird, meist an Lues, solche, deren Pupille sich auf geringe Reize verengt, bei mittlerer Belichtung aber erweitert und erst bei hoher Lichtstärke wieder eng wird, meist an Encephalitis leiden.

Von der Pupillenunruhe ist zu trennen der *Hippus*[1], die rhythmischen, konzentrischen Bewegungen des ganzen Pupillarrandes, die nach GAUPP als klonischer Krampf, nach DONATH als Tremor des Sphincters zu erklären und nach LOEWENSTEIN von sensorischen, sensiblen und psychischen Reizen abhängig sind (Tik).

2. Erweiterung auf sensible und sensorische Reize sowie auf psychische Vorgänge.

Aus den Feststellungen BUMKES u. a. wissen wir, daß jede Erregung der sensiblen Sphäre und jedes psychische Geschehen Pupillenerweiterung von beträchtlicher Variationsbreite (LOEWENSTEIN) hervorrufen kann, falls der Reiz die Bewußtseinsschwelle überschreitet. Die Reizlatenz der Erweiterungsreaktionen schwankt zwischen 0,29 und 0,44 Sek. (ALBRECHT, BRAUNSTEIN, WEILER). Diese Reaktionen sind insofern abhängig von der Weite der untersuchten Pupille, als sie bei mittelweiten gut, bei sehr weiten oder sehr engen jedoch kaum wahrnehmbar sind.

a) Sensible Reize, Schmerzreaktion.

Im Gegensatz zu der oben erwähnten ziemlich seltenen Verengerung der Pupille auf Trigeminusreize steht die viel häufigere Erweiterung, die *Schmerzreize* (Nadelstiche, Kneifen, stärkere Faradisation usw.), manchmal schon lediglich die Berührung im Trigeminusgebiet, aber auch im Bereich jedes anderen sensiblen Nerven und der inneren Organe auslösen können.

In zahlreichen Beobachtungen an Menschen und Untersuchungen am Tier wurde der Weg dieses „pathischen Reflexes" ermittelt. Die Pupillenerweiterung ist durch elektrische Reizung sensibler Nerven oder der Hirnrinde auszulösen. Werden diese erregbaren Rindenbezirke exstirpiert, so sind nach BRAUNSTEIN periphere Reize beim Kaninchen unwirksam; AMSLER, LEVINSOHN und TRENDELENBURG wiesen jedoch den Reflex bei Affen, Hunden und Katzen trotz ausgedehnter Rindenexstirpation und Abtragung beider Großhirnhemisphären noch nach.

Sympathicusdurchschneidung oder -lähmung sowie die Oculomotoriusdurchschneidung heben die Erweiterungsreaktion nicht auf; sie fehlt, wenn das Ganglion cervic. exstirpiert, der Sympathicusstamm, der N. oculomotorius und der N. trigeminus unterhalb des Ggl. Gasseri durchschnitten sind (SAMAJA).

Die eingehenden Untersuchungen AMSLERS u. a. haben die Doppelnatur des „pathischen Reflexes" aufgedeckt. Sein Weg führt über die Großhirnrinde (Abschwächung der Mydriasis durch Morphium) und über das subthalamische Sympathicuszentrum von KARPLUS und KREIDL (Abschwächung der Wirkung schmerzhafter Reize in Äther- und Chloroformnarkose bevor eine Rückenmarkslähmung eintritt). Reizung beider Stellen gibt durch Reizsummation stärkste Mydriasis; Ausschaltung der Großhirnrinde oder des Sympathicus hebt die Reaktion nicht auf, mindert aber die Erweiterung. Die Impulse fließen den Irismuskeln, auf zwei Wegen zu: zunächst ein Hemmungs- (Erschlaffungs-) Impuls für den Sphincter pup. über den N. oculomotorius, kurze Zeit später eine aktive sympathische Innervation des Dilatator (BARTELS, BLIER, LIEBEN und KUHN, LIEBEN und SITTIG u. a.).

Den sensiblen Reaktionen sind zuzurechnen die Pupillenerweiterung bei Sondierung der Tuba Eustachii (BILANCIONI und BONANI), bei Einführung eines Wattetampons in die Nase (naso-facialer Reflex von WEIL, FRANKEL und JUSTER), und die freilich nicht regelmäßig zu beobachtende Erweiterung der Pupille des anderen Auges bei Durchschneidung des Sehnerven im Verlauf einer Enucleation (nicht völlige Leitungsunterbrechung der Ciliarnerven).

b) Sensorische Reize.

Geräusche (Lärmtrommel), Annäherung einer tönenden Stimmgabel an das Ohr oder Aufsetzen auf den Warzenfortsatz , elektrische Reizung des N. acusticus und auch Kaltwasserspülung oder Lufteinblasung in den äußeren Gehörgang und Reizung des Vestibularapparates führen zur Erweiterung der Pupille; manchmal geht ihr eine kurz dauernde Verengerung voran. Die Mydriasis ist doppelseitig; nach Zerstörung der Cochlea oder Durchschneidung des N. acusticus ist die Reaktion von der Seite der Operation nicht mehr auslösbar. Durch-

---

[1] Verbindung mit Nystagmus (GUIRAL).

schneidung des Halssympathicus (beim Menschen, BUMKE) oder Exstirpation des Ganglion cerv. supr. schwächt die gleichseitige Reaktion ab, Durchschneidung des N. oculomotorius oder Atropinisierung des M. sphincter hebt sie auf. Als afferente Bahn des subcorticalen Reflexes ist demnach der N. acusticus als efferente der N. oculomotorius für Erschlaffungs-, der Sympathicus für aktive Erweiterungsimpulse anzusprechen (ARSLAN, BENJAMINS, CEMACH, FERRERI, IHZUKA, LUNEDI, NELISSEN und WEWE, NISHIMURA, SOMMER, SCHURYGIN, UDVARHELY, WODAK).

Auch optische Reize können gelegentlich zur Mydriasis führen und so eine paradoxe Pupillenreaktion vortäuschen.

c) Psychische Erregungen.

Die Pupillenerweiterung bei Schreck oder heftiger Angst, bei gespannter Erwartung und im Zorn, also bei verschiedenen affektbetonten psychischen Vorgängen, kann sehr erheblich sein. Für den Weg dieser Reaktion gilt das vorher über die Erweiterung nach sensiblen und sensorischen Reizen Gesagte, mit denen sie ja auf das engste verknüpft ist, und die sie im Sinne einer Reizsummation verstärken kann.

Den überragenden Einfluß psychischer Vorgänge und Zustände auf die Pupille wies BUMKE nach: „Jedes lebhaftere geistige Geschehen, jene psychische Anstrengung, jeder Willensimpuls, ob er nun eine Muskelaktion zur Folge hat oder nicht, jedes Anspannen der Aufmerksamkeit, jede lebhafte Vorstellung, gleichviel welchen Inhaltes, jeder Affekt kann ebensowohl eine Pupillenerweiterung bewirken wie *jeder* dem Gehirn von der Peripherie zufließende sensible Reiz."

Den psycho-sensiblen Reaktionen sind daher zuzurechnen die Pupillenerweiterung bei Muskelanstrengung (Händedruck) — REDLICH und WESTPHAL — sowie die nach schmerzhaftem Druck auf die Iliacalgegend — E. MEYER.

In diese Gruppe ist wohl auch die von MONTANARI beschriebene Pupillenerweiterung nach Fingerdruck auf den Ansatz des M. trapezius an der Linea semicircularis occipitalis, das „Jot-Phänomen" (juxta-occipito-trapezoidales Phänomen) einzuordnen, das bei fast 77% von 142 Menschen nachgewiesen wurde, bei Lues, vor allem bei Tabes dorsalis und progressiver Paralyse aber fehlte. Ferner gehören hierher die „willkürlichen Pupillenbewegungen" (Vorstellung tiefer Dunkelheit soll Erweiterung, hellen Lichtes Verengerung bedingen — manchmal sogar an blinden Augen —, „Hirnrindenreflex" von HAAB, optisches Vorstellungsphänomen von GOLDFLAM).

BEHR hat darauf verwiesen, daß eine „willkürliche Verengerung der Pupille nur dann angenommen werden darf, wenn Konvergenzmiose mit Sicherheit ausgeschlossen ist (skiaskopischer Nachweis etwaiger Akkommodation).

„Bedingte Reflexe" im Sinne PAWLOWs hat CASON beschrieben. Ihm gelang es, die an sensorische Reize (Glockenzeichen) geknüpfte Mydriasis durch Übung zu steigern.

3. Erweiterung beim Seitwärtsblicken.

TOURNEY fand bei seitlichen Blickbewegungen eine *Erweiterung* der Pupille des *abduzierten*, gelegentlich eine Verengerung der des adduzierten *Auges*.[1] Diese Erweiterung beträgt meist nur 0,5 mm und beginnt 3—5 Sek. nach Ausführung der Blickbewegungen, bleibt unter hippusartigen Schwankungen bestehen, solange der Abduktionsimpuls andauert. Sie ist unabhängig von der Lichtreaktion und vom Sympathicus; sie ist auch an amaurotischen Augen und beim HORNERschen Symptomenkomplex nachzuweisen. BEHR nimmt eine Zerrung der kurzen Ciliarnerven bei Abduktion des Auges an und dadurch eine Behinderung der Reizleitung vom Ganglion ciliare zum Sphincter (DOYNE, IGI, KARBOWSKI, KRAMER, MARIN-AMAT, MICELI, DE ROSA, SABBADINI, SCARLETT, TOURNAY, VELTER und TOURNAY.

4. Erweiterung beim tiefen Einatmen

ist das Gegenstück zu der beim Ausatmen beobachteten Verengerung (S. 281).

Zur Physiologie und *Psychologie* der Pupillenbewegungen hat O. LOEWENSTEIN zahlreiche Beiträge geliefert, die an Filmaufnahmen der Pupillen gewonnen sind und zum Teil

---

[1] Blicksenkung bedingt Miosis, Blickhebung Mydriasis — IGI; die Pupillenverengerung beim gesenkten Blick ist wohl Folge der mit dieser Bewegung vergesellschafteten Konvergenz und daher gleich der Miosis bei Adduktion als Konvergenzreaktion anzusprechen.

von anderen Mitteilungen ganz wesentlich abweichen. Nach ihm hat jede Persönlichkeit eine bestimmte, ihr zukommende Form des Gesamtverlaufes des Lichtreflexes der Pupille; alle psychischen Reize bewirken Pupillenerweiterung und Hemmung des Lichtreflexes, solange die Pupillen sich noch im Erweiterungsstadium befinden; die durch Schmerz erzeugten pupillomotorischen Wirkungen sind stärker als die durch Schreck; sie hemmen den Lichtreflex. Druckschmerz und aktive Muskelanspannung können dies ebenso wie Furcht und Angst nur im Stadium der Erweiterung; ist dies beendet, so fördern sie Ausmaß und Ablauf der Lichtreaktion. Die bei jedem Menschen nachzuweisende Pupillenunruhe kann an beiden Augen verschieden sein, sie hängt in ihrer Form vom Lichtreaktionstypus des Betreffenden ab und beruht auf periodischen Tonusschwankungen, die fast ausschließlich von somatischen Zuflüssen bestimmt werden.

III. Die Pupillenweite, -lage und -form.

Die Weite der Pupille hängt ab von den in den vorstehenden Abschnitten beschriebenen Faktoren, ferner von Lebensalter, Geschlecht und Refraktionszustand. Man unterscheidet gewöhnlich enge (miotische) Pupillen mit einem Durchmesser von 2,5 oder weniger Millimeter, mittelweite mit einem solchen unter und weite (mydriatische) über 4 mm [1].

Beim Neugeborenen sind die Pupillen meist enger als 3 mm, erweitern sich bei herabgesetzter Belichtung bis 5, verengern sich bei der Lichtreaktion auf 1,5. Die Pupillenweite nimmt dann vom 1. Lebensmonat bis zum 6. Lebensjahr langsam zu, im Alter jedoch wieder ab. (Senile „Verholzung" des Irisgewebes, Elastizitätsverlust der radiär verlaufenden Gefäße und hyaline Degeneration des Pigmentsaums, nach Lutz Gefäßschädigungen im Linsenkern). Bei Hypermetropen ist die Pupille gewöhnlich enger, bei jugendlichen Myopen weiter als bei Emmetropen unter gleichen Belichtungsbedingungen [2].

Wärmeeinwirkung kann zur Pupillenerweiterung führen (Hertel), doch hält Behr das Vorliegen einer psycho-sensorischen Reaktion nicht für ausgeschlossen. Der Einfluß der Atmung (vagotonischer Reflex) auf die Pupillenweite und die Miosis im Schlafe sind oben besprochen. Bei Erschöpfungszuständen, bei hungernden, übermüdeten, anämischen Menschen ist die Pupille oft auffallend weit [3].

Gallenga fand Mydriasis als Zeichen der Ermüdung im Hochgebirge, Luckish und Moss bei gesunden Menschen nach der Tagesarbeit (Untersuchungen mit Brocas Pupillometer).

In der Agone ist die Pupille gewöhnlich stark verengt, erweitert sich im Augenblick des Todes mit dem Aufhören der Herztätigkeit. 2—3 Stunden nach dem Tode verengt die Pupille sich infolge Totenstarre [4] des Schließmuskels (Dauer 36—48 Stunden) und ist dann reflextaub; ihr Nachlassen und Tensionsverlust führt zur Erweiterung (Palmieri, Tanner, Willer u. a.).

Die Pupille liegt im allgemeinen zentral und ist rund. Geringe Abweichungen in der Lage kommen vor bis zu der auf Entwicklungsstörung zurückzuführenden Ectopia pupillae, die oft mit Subluxatio lentis vergesellschaftet ist (Schrifttum bei R. Seefelder, E. Hossmann u. a.). Formänderungen können bedingt sein durch angeborene Anomalien des Pupillarsaumes, durch Reste der Tunica vasculosa lentis (Membrana pupillaris persistens), durch hintere Synechien bei Iritis, aber auch durch angeborene Hypoplasie oder erworbene Atrophie des

---

[1] Die Ausdrücke *Miosis* und *Mydriasis* werden sowohl für den Zustand als auch für die Verengerungs- oder Erweiterungsbewegung gebraucht.

[2] Matsuo bestreitet Beziehungen zwischen Refraktion und Pupillenweite; Sanna fand im histologischen Schnitt durch hypermetrope und myope Augen auffallend gleichmäßigen Bau des Sphincter im Gegensatz zum M. ciliaris.

[3] Bumke beschreibt Mydriasis mit träger Lichtreaktion bei Geisteskranken infolge Nahrungsverweigerung. Nach mehrtägiger künstlicher Ernährung fand er jedoch normale Pupillenweite und -reaktionen. Pflegepersonen wiesen nach Nachtwachen durchschnittlich 1,0—1,5 mm weitere Pupillen auf (vermehrte Pupillenunruhe) als nach durchschlafener Nacht.

[4] Nach Sebastianini ist bei plötzlichen Todesfällen beim Menschen und Hund unmittelbar nach dem Tode die Pupille viel weiter als bei langsam eintretendem Tode (Tamura). Silberstern wie Tonelli wiesen unregelmäßig ovale oder vieleckige Verzerrung der Pupille beim Fingerdruck auf das Leichenauge nach. Als sichere Zeichen des Todes sind diese Schwankungen der Pupillenweite aber nicht zu werten.

Stromablattes der Iris, schließlich durch Mißbildungen, die alle Übergänge von der Birnform der Pupille (Spitze nach unten) bis zum vollkommenen Kolobom der Iris und Aderhaut zeigen. Diese mannigfachen Möglichkeiten müssen ausgeschlossen werden, ehe geringe Grade der Entrundung oder mäßige exzentrische Lage als sicher pathologische Zeichen gewertet werden können.

IV. Pupillenschema.

Den wechselnden anatomischen und physiologischen Erkenntnissen entsprechen die schematischen Darstellungen der Bahn des Lichtreflexes (BACH,

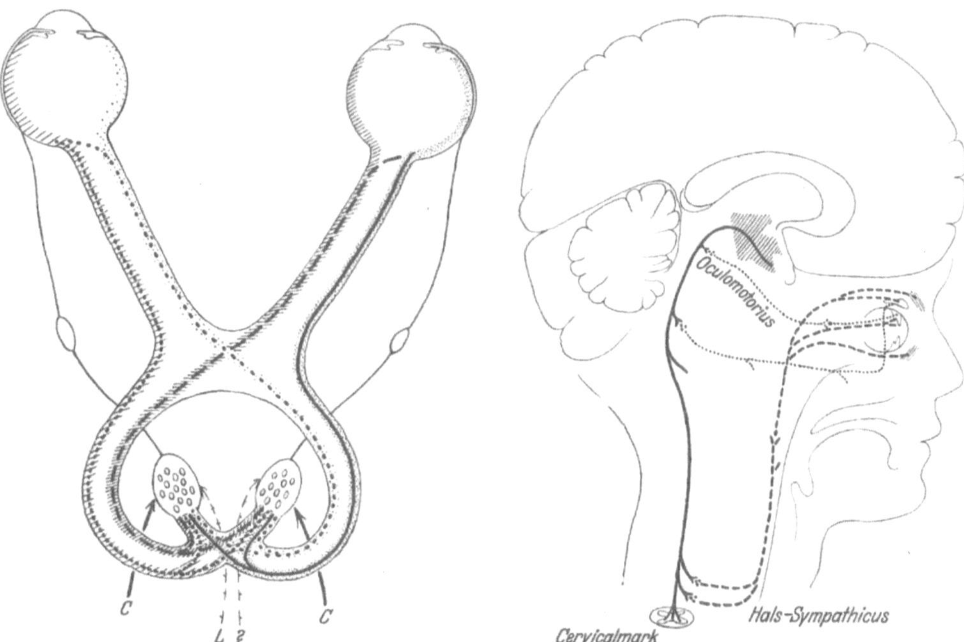

Abb. 1. Pupillenreflexbahn nach BEHR.

Abb. 2. Parasympathische und sympathische Versorgung des Auges und seiner Umgebung. (Nach L. R. MÜLLER.)

BERNHEIMER, GROETHUYSEN, KNOBLAUCH, LEVINSOHN, LIEPMANN-BUMKE, MARQUEZ, WICK u. a.).

Das von BEHR entworfene Schema steht mit den in den vorstehenden Abschnitten berichteten Tatsachen gut im Einklang. Ich beschränke mich daher auf seine Wiedergabe trotz des Widerspruchs von WEWE. Die von BIELSCHOWSKY, LEVINSOHN u. a. zur Erklärung der isolierten Lichtstarre angenommene Zweiteilung der Wurzel der absteigenden Pupillenbahn (der eine Schenkel für Lichtreflex, der andere für die Konvergenzmiosis) ist anatomisch bisher nicht sichergestellt.

BEHRS Schema (Abb. 1) zeigt die Halbkreuzung der pupillomotorischen Fasern im Chiasma, die Kreuzung des größten Teils der Fasern im Vierhügelgebiet, ihre Einmündung in den Sphincterkern und dessen Doppelversorgung aus macularen Bezirken. Zum Kern werden auch die Erregungen vom Konvergenzzentrum (C) und die für die Lidschlußreaktion (L?) — wahrscheinlich durch Vermittelung des hinteren Längsbündels — geleitet. Die absteigende Verengerungsbahn läuft im N. oculomotorius.

Da auf dem Wege des 3. Hirnnerven dem Sphincter auch Hemmungsimpulse zukommen, die ihn erschlaffen lassen (z. B. Schmerzreaktion), ist auf Grund der Tierversuche noch eine Verbindung der sympathisch-parasympathischen Bahn anzunehmen, die von ventral in den Sphincterkern einstrahlen soll (Abb. 2).

Die Erweiterungsbahn besteht aus dem aufsteigenden Schenkel vom Empfangsorgan für sensible oder sensorische Reize zur Hirnrinde bzw. subcortical zum Centrum subthalmicum und aus dem absteigenden, von der Rinde zum Corpus Luysi (Psychoreflex), von hier durch die Medulla oblongata (Kreuzung) zum Centrum ciliospinale, durch Rami communicantes (präganglionäre Strecke) zum Ggl. cerv. supr. im Carotisgeflecht zum Trigeminus bzw. mit der Arteria ophthalmica zur Orbita.

C. Pharmakologie.

In den letzten Jahrzehnten ist die pharmakologische Beeinflußbarkeit der lebenden und überlebenden Irismuskulatur von vielen Forschern untersucht. Von deutschen Arbeiten sind die von Poos besonders hervorzuheben, die sich durch übersichtliche Darstellung auszeichnen und in exakten Versuchen weitgehend zur Klärung dieser schwierigen Fragen beigetragen haben. Eine kurze

Tabelle 1.

	Reizmittel	Sphincter	Dilatator	
Temperatur	Kälte	+	+ }	Bezogen auf Tonus und
	Wärme	—	— }	Spontanrhythmus
	Mechanisch	+	+ }	Entsprechend der
	Elektrisch	+	+ }	Zuckungskurve der glatten Muskulatur
	Sauerstoffzufuhr	+	+ }	Abhängig von der Tonus-
	Sauerstoffmangel	—	— }	lage
H-Ionenkonzentration	Alkalisierung	+	+	Schon bei $p_H = 8{,}1$ sehr stark
	Säuerung	—	—	Langsame Erschlaffung
Ionen	Kalium	+	+	Tonus +, verstärkter Spontanrhythmus
	Magnesium	—	+ }	Wirkung ähnlich wie
	Calcium	—	+ }	Adrenalin, rasch eintretend
	Barium	+	+	Stärkste Sphinctererregung (Krampf)
	Strontium	+	+	Starke Sphinctererregung
Sympathicus-reizung	Adrenalin	—	+ }	Erschlaffung und Verlust
	Cocain	—	+ }	der Spontanrhythmik, bzw.
	Calcium	—	+ }	Verstärkung derselben am
	Ephedrin	—	+ }	Dilatator
Parasympathicus-lähmung	Atropin	—	O	
	Homatropin	—	O	
	Scopolamin	—	O	
Parasympathicus-reizung	Eserin	+	O }	
	Pilocarpin	+	O }	In Alkalilösung wirk-
	Insulin	+	O }	samer als in saurer
	Cholesterin	+	O }	
	Morphin	+	O	
	Ergotamin	+	O	
	Curare	O	+	

Erklärung: + positiv (Erregung); — negativ (Lähmung); O ohne Einfluß.

Übersicht der bis 1931 erschienenen Arbeiten und der gewonnenen Ergebnisse bringen Bing und Franceschetti. Wir kennen folgende Mittel:

1. Mydriatica. Sie erweitern die Pupille durch Lähmung des Parasympathicus oder Reizung des Sympathicus. Passive Mydriatica: Atropin, Scopolamin, Hydrastinin, Homatropin. — Aktive Mydriatica: alle Sympathicusreizmittel hemmen gleichzeitig den Sphinctertonus (Poos u. a.): Cocain, Novocain, Rutamin, Procain, Suprarenin (Glaukosan), Ephedrin. Die Mischung der parasympathicuslähmenden und sympathicusreizenden Mittel ergibt potenzierte Wirkung.

2. Miotica. Pilocarpin und Eserin oder Physostigmin bewirken beim Menschen Miosis durch Reizung der Nervenendigungen im Sphincter. Histamin führt zum Sphincterkrampf,

Insulin, Muscarin, Cholin, Neurin, Pacyl, Acethylcholin und Morphin zur mehr oder minder ausgesprochenen Miosis.

3. Komplex wirkende Substanzen. Diese Mittel können „sowohl Sympathicotropie als auch Parasympathicotropie bekunden" (Barium, Secalealkaloide, Ergotoxin und Ergotamin (Gynergen), Hypophysenpräparate; ferner wird die Pupillenweite beeinflußt durch Temperatur, H-Ionenkonzentration, Ionenwirkung, CO_2-Spannung des Blutes.

Ich muß mir ein Eingehen auf diese wichtigen Untersuchungen versagen und mich beschränken auf die Wiedergabe der am isolierten Irispräparat von Poos erhobenen Befunde (s. Tabelle 1).

BING und FRANCESCHETTI haben folgende Beispiele für die Stellung der Pupillenwirkung bestimmter Pharmaca im Rahmen der Gesamtbeeinflussung des vegetativen Nervensystems angeführt:

1. Positive Sympathicotrophie: Adrenalin erregt die Nervenendigungen des sympathischen Systems, erzeugt dadurch Pupillenerweiterung, Vasokonstriktion, Piloerektion, Tachykardie, Erweiterung der Bronchien, Hemmung der Magen- und Darmmuskulatur, Hyperglykämie.

2. Positive Parasympathicotropie: Pilocarpin erregt die Nervenendigungen des autonomen Systems, erzeugt dadurch Pupillenverengerung, Vasodilatation, Tränen- und Speichelfluß, Bradykardie, Kontraktion der Bronchien und der Magen- und Darmmuskulatur.

3. Negative Parasympathicotropie: Atropin lähmt die Nervenendigungen des autonomen Systems, erzeugt dadurch Pupillenerweiterung, hemmt Tränen- und Speichelsekretion, führt zu Tachykardie und lähmt Bronchial-, Magen- und Darmmuskulatur.

4. Negative Sympathicotropie: Ergotamin scheint — wenigstens bezüglich gewisser Organfunktionen — eine Hemmung des Sympathicus zu bedingen, daher Vasodilatation, Bradykardie, Beseitigung der Adrenalinhyperglykämie.

D. Pathologie der Pupillenbewegungen.

BEHR hat in Abänderung der früheren Vorschläge von UHTHOFF u. a. angeregt, zu unterscheiden: 1. Störungen im Bereich des aufsteigenden (zentripetalen) Schenkels des Lichtreflexbogens — amaurotische und hemianopische Starre; 2. Störungen im Bereich der zentralen Verbindungsneurone (reflektorische Starre, Schaltschädigung); 3. Störungen im Oculomotoriuskern und 4. in seiner Wurzel oder im Stamm; 5. Störungen im Bereich des Ganglion ciliare und der hinteren Ciliarnerven bis zu ihren Endigungen in den Muskeln; 6. Störungen der supranuclearen Bahnen zwischen Sphincterkern und Naheeinstellungszentrum bzw. Orbiculariskern (Konvergenzstarre, absolute Pupillenstarre mit erhaltenem Lidschlußphänomen, pathologische Mitbewegungen); 7. Störungen im Verlauf der Erweiterungsbahn. Trotz der unverkennbaren Vorzüge dieser Einteilung dürfte es zweckmäßig sein, die ältere Anordnung beizubehalten, die in erster Linie den klinischen Erfordernissen genügt.

I. Störungen der Verengerungsreaktionen.

1. Die Erblindungsstarre (amaurotische Starre, Reflextaubheit).

Bei ausgesprochener einseitiger amaurotischer Starre fehlt die direkte Lichtreaktion des blinden und die konsensuelle des anderen Auges, während die Pupille des blinden Auges konsensuell bei Belichtung des anderen in normaler Weise erregbar ist und ebenso auf andere Impulse (Konvergenz- und Lidschlußreaktion) prompt anspricht; die Ursache der Erblindungsstarre ist eine Störung im aufsteigenden Teil des Reflexbogens, Erkrankung der Netzhaut oder des Sehnerven; sie ist in der Regel[1] durch Augenspiegeluntersuchungen nachzuweisen.

Abgesehen von den Fällen plötzlicher Erblindung entwickelt sich die amaurotische Starre gewöhnlich allmählich. Ihr Fortschreiten hängt ab von der Geschwindigkeit des Umsichgreifens der ursächlichen Veränderungen. Mit dem Schwunde des Sehvermögens ist eine mehr oder minder ausgesprochene

---

[1] Ausnahmen bilden die seltenen mit Erblindung einhergehenden Fälle von frischer retrobulbärer Neuritis, bei denen bekanntlich der Augenspiegelbefund während der ersten Zeit normal bleiben kann. Besteht die Erblindung längere Zeit, so ist bei diesen Kranken ebenso wie bei den nach Verletzung des Sehnervenstammes (Bruch oder Riß im knöchernen Kanal) noch 3 oder 4 Wochen teilweiser oder völliger Sehnervenschwund nachzuweisen.

Trägheit des Lichtreflexes verbunden. Sie äußert sich in einem schnellen Zurückgehen der Pupillenverengerung nach der Belichtung, zuweilen in einem trägen
Ablauf der unausgiebigen Verengerung. Behr bezeichnet dieses Übergangsstadium als „amblyope Pupillenschwäche"; dieser Ausdruck ist auch insofern
treffend, als gerade bei Kranken mit großen zentralen Skotomen meist auf
dem Boden einer Sehnervenstammerkrankung oder mit erhaltenen exzentrischen Gesichtsfeldresten wie bei der Netzhautablösung eine derartige Beeinträchtigung der Lichtreaktion der Pupille [1] nachzuweisen ist, falls nicht zu
starke Lichtquellen zur Prüfung verwendet werden. In der Regel ist die konsensuelle Reaktion der anderen Pupille entsprechend gestört.

Als Ausnahmen sind Kranke beobachtet, bei denen trotz peripher bedingter Amaurose [2]
die Lichtreaktion der Pupille erhalten war, oder bei denen sie trotz Wiederkehr der Funktion
eines meist exzentrischen Gesichtsfeldrestes dauernd fehlte (vgl. S. 268). Für die überwiegende Mehrzahl aller Erblindeten läßt sich jedoch eine enge Verknüpfung des Grades der
Sehstörung mit der Trägheit bzw. dem Ausfall der Lichtreaktion nachweisen. Bumke
konnte bei Prüfung der galvanischen Reflexerregbarkeit der Pupille zeigen, daß bei völliger
Erblindungsstarre auch der galvanische Schließungsreiz pupillomotorisch unwirksam ist.
Der Nachweis prompter Pupillenreaktion bei Belichtung eines angeblich blinden Auges
gilt daher mit Recht als ein ziemlich sicheres Simulationszeichen.

Bei der typischen einseitigen Erblindungsstarre ist die Pupille der erkrankten
Seite bei gleichmäßiger Belichtung beider Augen bis $1/4$ mm weiter als die andere.
Nach Verdecken des gesunden Auges erweitert sie sich schnell (Fortfall der
konsensuellen Reaktion). Dabei schwindet die Pupillenunruhe des blinden
Auges, solange das sehtüchtige verdeckt bleibt (v. Bechterew). Der Nachweis
der einseitigen Erblindungsstarre bereitet keine Schwierigkeiten; diese stellen
sich erst ein, wenn doppelseitige Erblindung vorliegt. Hier sind Verwechselungen
mit doppelseitiger reflektorischer Starre möglich. In der Regel erlaubt aber
die für die reflektorische Starre charakteristische Miosis die Unterscheidung,
da bei doppelseitiger Amaurose die Pupillen mittelweit bis stark erweitert sind.

Die Gründe für diese Mydriasis bei doppelseitiger Erblindung sind noch
unklar. Nach Behr ist sie in einer Herabsetzung oder einem völligen Ausfall
des Sphinctertonus zu suchen, nach Poos handelt es sich um Übergewicht der
dem Sphincter durch den Sympathicus zufließenden Impulse.

2. Die hemianopische Starre.

Die Halbseitenstarre (Hemiakinese v. Hess) ist von Wilbrand entdeckt,
von Wernicke ausführlicher beschrieben. Ihr Vorkommen, von vielen Seiten
bestritten, kann heute vor allem auf Grund der Arbeiten von C. Behr als
zweifelsfrei gelten. Ihr Nachweis ist freilich nicht ganz einfach und ist auch
uns in früheren Jahren meist mißlungen — Bozzoldi. Er ist einwandfrei mit
dem von Behr angegebenen Apparat zu führen.

Bei heteronymer oder homonymer Hemianopsie verengern die Pupillen sich prompt
bei Belichtung der sehenden Netzhauthälften; sie bleiben starr, ja erweitern sich etwas
bei der der blinden. In manchen Fällen fehlt zwar die hemianopische Starre, aber auch bei
ihnen ist „der Unterschied in dem Reaktionsausschlag bei der Wechselbelichtung vielfach
noch so ausgesprochen, daß ein Zweifel kaum entstehen kann" (hemiamblyopische Schwäche).
Die Halbseitenstarre der Pupille ist ein charakteristisches und lokalisatorisch wertvolles
Symptom einer Schädigung der vorderen Zweidrittel des Tractus zwischen Chiasma und der
Abzweigungsstelle der Pupillenbahn kurz vor dem äußeren Kniehöcker, etwa in der Frontalebene der Wurzeln der vorderen Vierhügelarme.
Mit der homonymen Halbseitenblindheit ist eine *Anisokorie* vergesellschaftet, die bei
herabgesetzter Belichtung deutlicher wird. Die weitere Pupille findet sich auf der Seite der

---

[1] Bei der Amblyopia ex anopsia der Schielenden ist die direkte wie konsensuelle Pupillen-
Lichtreaktion normal.

[2] Bei zentral bzw. cortical bedingter Erblindung ist die Lichtreaktion normal; bei
diesen Kranken fehlt meist die Opticusatrophie.

Hemianopsie, also herdgekreuzt. Sie ist in den ersten Stunden oder Tagen nach Eintritt der Sehstörung besonders deutlich. In der Regel ist die direkte Lichtreaktion der weiteren Pupille (bei Verwendung schwacher Reizlichter) im Vergleich zum anderen Auge herabgesetzt, während die konsensuelle Reaktion überwiegt. Bei der heteronymen Hemianopsie fehlt diese Pupillendifferenz. Bei einseitiger Erblindung und temporaler Hemianopsie des anderen Auges soll die Pupille des blinden Auges enger sein. Diese letzte Angabe konnten wir bei gleichartigen Kranken freilich nicht bestätigen. Vielleicht bestand die Störung schon zu lange Zeit; auch *Behr* sah bei zwei länger beobachteten Kranken die anfangs ausgesprochene Anisokorie verschwinden. Die Anisokorie wie die hemianopische Pupillenstarre oder -trägheit sind zweifelsfrei in den ersten Tagen der Störung nachzuweisen, also in einer Zeit, in der der Augenarzt den Kranken nur in seltenen Fällen untersuchen kann.

Bei Läsionen des Corpus geniculatum findet sich homonyme Hemianopsie mit halbseitiger Lichtsinnstörung und später Opticusatrophie, bei solchen der Sehstrahlung oder Rinde homonyme Hemianopsie mit Maculaaussparung, falls die Schädigung nicht im vorderen Drittel der Sehstrahlung liegt; die hemianopische Pupillenstarre mit ihren Begleiterscheinungen fehlt aber ebenso wie Sehnervenschwund.

Die BEHRschen Angaben sind von vielen Seiten auf Grund klinischer Beobachtungen bestätigt (in den letzten Jahren von BUNGE, BUSSY, CUMMIENS, HESSBERG, KREIKER, NORDMANN, OLOFF, PASTORE, RAND, SORIANO, UHTHOFF); ihre Richtigkeit wird bewiesen durch die Durchschneidung eines Tractus, die BUMKE und TRENDELENBURG an Kaninchen, PASTORE an Hunden, KARPLUS und KREIDL an Katzen vornahmen und durch Sektionsbefunde am Menschen, bei denen vor dem Tode hemianopische Pupillenstarre nachgewiesen war (MATZDORF).

In diesem Zusammenhang ist auch jener Hypophysistumoren mit einseitiger Erblindung zu gedenken, bei denen durch Belichtung der temporalen Netzhauthälfte des blinden Auges noch eine Pupillenverengerung zu erzielen war (IGERSHEIMER, MAGNUS und eigene Beobachtungen).

Gegen die von verschiedenen Seiten (BEST) geäußerte Ansicht, die hemianopische Pupillenstarre komme auch bei Läsionen im Hinterhauptlappen vor und sei als Fernsymptom aufzufassen, haben BEHR und OLOFF eingewendet, die hemianopische Starre finde sich nie bei unkomplizierten intracerebralen Hemianopsien. Auch die Mitteilung DIETERs über Schwinden der hemianopischen Starre nach Lumbalpunktion bei einem Hypertoniker, bei dem die Sektion einen walnußgroßen Erweichungsherd am Pol des rechten Hinterhauptlappens aufdeckte, und ebenso die Beobachtungen von WEILL und NORDMANN, die bei corticalen oder subcorticalen Läsionen das BEHRsche Tractussyndrom gesehen haben, sprechen nicht gegen die Anschauung BEHRs, da die mikroskopische Untersuchung des Tractus fehlt, auf deren Wichtigkeit schon HENSCHEN hingewiesen hat, und so eine Leitungsunterbrechung des Tractus auf dem Boden eines vorübergehenden Gefäßspasmus als Ursache der hemianopischen Starre nicht ausgeschlossen ist. Die Einwände von LUTZ gegen die lokalisatorische Bedeutung der hemianopischen Reaktion sind nicht beweiskräftig.

Von ganz besonderer Wichtigkeit sind nun die sehr seltenen Beobachtungen von *hemianopischer Pupillenstarre ohne Hemianopsie*. Da der Fall von SCHWARZ nach BEHRs Urteil auf einer Läsion im absteigenden Schenkel des Reflexbogens beruht, die von LUTZ angeführte Arbeit von FISHER (Sektion: Tumor des vorderen Zweihügelarmes) mir nicht zugängig war, kann ich nur auf eine einschlägige Beobachtung von BEHR verweisen. Er fand bei einer nach Schlaganfall linksseitig Gelähmten mit Sprachschwierigkeiten bei vollem Sehvermögen und normalem Gesichtsfeld die linke Pupille weiter als die rechte und Pupillenstarre auf mon- oder binokulare Belichtung von links, während die Pupillen bei Lichteinfall von rechts sich prompt verengerten. Die Schädigung ist bei diesen Kranken in einer Unterbrechung des pupillomotorischen Bündels nach der Abzweigung vom Tractus vor der Kreuzung im Vierhügelgebiet bzw. der hinteren Commissur zu suchen.

3. Reflektorische Pupillenstarre.

Diese als wichtigste bezeichnete, in ihrer klinischen Bedeutung von ARGYLL-ROBERTSON erstmals gewürdigte Störung, die isolierte Lichtstarre, ist Gegenstand mannigfacher Untersuchungen gewesen (UHTHOFF, BUMKE und BEHR). Da wir nach BEHR „in dem ARGYLL-ROBERTSONschen Phänomen in seiner klassischen Reinheit vielleicht das eindeutigste Symptom der ganzen neurologischen Diagnostik besitzen", ist die möglichst scharfe Umreißung des klinischen Bildes unerläßlich (BUMKE). Soll die fast pathognomonische Bedeutung für die metaluischen Erkrankungen nicht verwischt werden, darf im Sinne der älteren Auffassung des Krankheitsbildes (Adie) von reflektorischer Pupillenstarre nur gesprochen werden, wenn die direkte und konsensuelle Lichtreaktion aufgehoben bzw. pathologisch herabgesetzt, die Konvergenzreaktion völlig unversehrt, ja in typischen Fällen beträchtlich gesteigert ist und Reizmiosis besteht.

In vielen Fällen, besonders deutlich bei einseitiger Erkrankung wahrnehmbar, ist die Pupillenenge vergesellschaftet mit Anisokorie, Entrundung und einer charakteristischen Änderung der Zeichnung und Farbe der Iris. — Im Anfang der reflektorischen Starre findet man eine auffallende Pupillenunruhe; sie verschwindet, je ausgesprochener die Störung der Lichtreaktion ist. — Die sensiblen, sensorischen und psychischen (Erweiterungs-) Reaktionen sind meist schon frühzeitig herabgesetzt. Mydriatica, selbst Atropin, erweitern die reflektorisch-starren Pupillen nur schlecht.

Die Aufzählung dieser Symptome zeigt bereits, daß die Diagnose der reflektorischen Pupillenstarre doch nicht ganz so leicht ist, wie sie im ersten Augenblicke erscheint. Die von Bumke, Behr u. a. hervorgehobenen Unstimmigkeiten in der Krankheitsbezeichnung sind im wesentlichen darauf zurückzuführen, daß den einzelnen Kennzeichen, insonderheit der Reizmiose, der Steigerung der Konvergenzreaktion und dem Verhalten der konsensuellen Reaktion nicht genügend Beobachtung geschenkt ist[1]; sie beruhen aber auch darauf, daß der Augenarzt die Prüfung der sensiblen und psychischen Reaktionen oft nicht durchführen kann, während die Untersuchung des Neurologen unvollkommen ist, wenn ihm kein Hornhautmikroskop (Beurteilung der Pupillenunruhe) zur Verfügung steht. Bei Sprechstundenuntersuchungen und in der Konsiliarpraxis ist die pharmakologische Untersuchung der Pupillen kaum möglich. Eine andere Fehlerquelle liegt darin, daß der Augenarzt die Kranken mit reflektorischer Pupillenstarre oft nur einmal sieht und sich daher nicht durch Kontrolluntersuchungen davon überzeugen kann, daß der Durchmesser der als reflektorisch starr oder träge bezeichneten Pupille wochen- und monatelang unverändert bleibt, ein für die Differentialdiagnose wichtiges Zeichen, dessen Wert Behr erst kürzlich hervorgehoben hat. Gerade bei den nicht auf Lues beruhenden Fällen ist diese Kontrolle unerläßlich; so sahen wir „reflektorische Pupillenstarre" bei Encephalitikern schwinden; zur Lichtstarre trat eine Konvergenzträgheit, oder die enge Pupille erweiterte sich und bot so das Bild der unvollständigen absoluten Starre. Äußere Verhältnisse verbieten jetzt oft die unerläßlichen serologischen Untersuchungen[2].

Die Feststellung der einzelnen *Symptome* kann Schwierigkeiten bereiten. Die reflektorische Starre bildet sich allmählich aus; in den Anfangsstadien findet sich Verlust des konzentrischen Charakters der Pupillenverengerung und träger Ablauf der Reaktion an einzelnen Stellen des Pupillarrandes (Nachschleppen Behrs). Je weiter die Störung sich entwickelt, um so eindrucksvoller ist das Bild; sie durchläuft das Stadium der Lichtträgheit, ehe die Starre vollkommen ausgebildet ist. So ist es nicht erstaunlich, daß an Pupillen, die bei der gewöhnlichen Prüfung — auch im Dunkelzimmer mit heller Taschenlampe — dem unbewaffneten Auge starr erscheinen, am Hornhautmikroskop noch träge Lichtreaktion zu beobachten ist (Longuet), und daß nach ausgiebiger Dunkeladaptation bei Reizung mit sehr starkem Licht — überlasteter Nitra- oder Bogenlampe — noch eine freilich meist geringe und unausgiebige Verengerung wahrgenommen werden kann.

Der Grad der Störung der Lichtreaktion läßt sich zahlenmäßig am Differentialpupilloskop von Hess ermitteln: Groethuysen, Last u. a., denen wir auf Grund eigener Untersuchungen nur beipflichten können, fanden eine mehr oder minder starke Herabsetzung der motorischen Unterschiedsempfindlichkeit bei normaler optischer, falls diese nicht

---

[1] Infolgedessen können eine Reihe von Veröffentlichungen über das Argyll-Robertsonsche Phänomen hier nicht berücksichtigt werden. Daß die von Marquez u. a. für unwichtig gehaltene Reizmiosis ein Zeichen von überragender Bedeutung ist, geht schon daraus hervor, daß Robertson seine Mitteilung im Edinburgh med. J. 15 von 1869 unter dem Titel: „Four cases of Spinal Miosis, with remark of the action of light on the Pupill" erscheinen ließ.

[2] Viele auswärtige Kranke lehnen die empfohlene neurologische Untersuchung ab und verweigern die Lumbalpunktion. Die Untersuchungen unserer Augenkranken sind daher nicht unter Erschöpfung aller ärztlichen Hilfsquellen durchzuführen. Darauf beruht auch die ungewöhnlich große Zahl von Pupillenstarren, bei denen ätiologisch nur „Lues" wegen positiver Wa.R. im Blut beim fehlenden Liquorbefund angegeben ist.

infolge anderer Erkrankungen (Sehnervenatrophie) gelitten hatte. Diese Untersuchung
erlaubt manchmal eine Frühdiagnose, ehe die Pupillenstörung mit bloßem Auge wahrnehmbar ist (MEMMESHEIMER).

Im Gegensatz zu der Lichtträgheit oder -starre steht das Verhalten der
Konvergenzreaktion. Sie ist nie gestört. In typischen Fällen schnurren die
Pupillen beim Konvergenzimpuls zu einem Durchmesser von 1 mm und weniger
zusammen; die Verengerungsbewegung erfolgt in der Regel deutlich schneller
und stärker als beim Gesunden.

Im allgemeinen ist die reflektorisch starre Pupille *auffallend eng;* die Größe des ermittelten Durchmessers hängt ab von der Ruhe und sicheren Fixation des Kranken, die bei
vielen Bettlägerigen fehlt, und von der Art der Untersuchung (Abschätzung durch Vergleich mit der HAABschen Skala oder der Scheibe des MORTONschen Augenspiegels, Messung
mit dem Keratometer von WESSELY, dem Glaslineal nach SCHLOESSER, einem anderen
Maßstab, z. B. Strabometer, oder dem Meßokular im Hornhautmikroskop oder Pupilloskop [1].
Mit BUMKE hat BEHR von einer genauen Festlegung des Begriffes Miosis in Millimetern
abgesehen; die reflektorisch starre Pupille ist enger als die gesunder gleichalteriger Menschen;
„relative Miosis".

BEHR hat über ein Material von 120 Pupillen mit vollkommener reflektori-
scher Starre berichtet. Ich selbst verfüge über 180 einschlägige Beobachtungen.
Hinsichtlich der Pupillenweite ergeben sich geringe Unterschiede zu den in
Klammern angegebenen Zahlen BEHRs:

	Pupillenweite bis					
	1 mm	2 mm	3 mm	4 mm	5 mm	6 mm
Bei vollkommen reflektorischer Starre	(3) 1	(22) 17	(26) 90	(4) 20	(1) 0	—
Bei unvollkommener reflektorischer Starre	—	(13) 6	(29) 26	(13) 19	(5) 1	(4) —

Vergleichen wir die Zahlen der engen Pupillen bis zu 3 mm Durchmesser und der mittel-
bzw. weiten über 3 mm, so ergibt sich

	Enge Pupille bis zu 3 mm	Weite Pupille über 3 mm
Bei vollkommen reflektorischer Starre	(51 = 91%) 108 = 84%	(5 = 9%) 20 = 16%
Bei unvollkommen reflektorischer Starre	(42 = 65%) 32 = 62%	(22 = 35%) 20 = 38%

Mit BEHR können wir aus unserem eigenen Material folgern, daß „die Neigung
zur absoluten oder relativen Miose der Störung des Lichtreflexes nachfolgt".

Setzt man als obere Grenze für die Miosis 2 mm, so ergeben sich wesentliche Unterschiede. BEHR fand 33 von 120 Pupillen = 31,5% unter 2 mm, ich nur 24 von 180 = 13,3%.
Wenn ich nur die 90 Fälle von Tabes dorsalis berücksichtige, so finde ich 15 Fälle = 16,6%
unter 2 mm.

Die Ursache dieser „Reizmiosis" ist bisher noch unbekannt.

Die Auffassung, sie beruhe auf Ausfall der sensiblen und psychischen Reize, die normaler-
weise den Sphinctertonus hemmen und zur Erweiterung führen, infolge Erkrankung der
Hinterstränge im Halsmark bei Tabes und Paralyse, „spinale Miosis", mag für viele der
Kranken zutreffen, wenn auch die sympathische Pupillenbahn im Vorderseitenstrang läuft
(FÖRSTER). FUCHS hat in Anlehnung an ROSENBERG an die Unterbrechung des Reflex-
bogens im Halsmark, möglicherweise im Zentrum cilio-spinale, gedacht. Für diese Annahme

---

[1] Bei den Angaben der Pupillenmaße wird in der Regel der Krümmungsradius der
Hornhaut vernachlässigt. Seine Größe bzw. Abweichung vom Normalen und die Tiefe
der vorderen Augenkammer beeinflussen aber die scheinbare Größe der Pupille. — Beim
Messen mit dem Glaslineal hat auch der Abstand des Lineals vom Auge Bedeutung: Je
weiter es entfernt ist, um so ungenauer werden die Messungen.

spricht im gewissen Sinne die sehr schlechte Erweiterung reflektorisch starrer Pupillen auf Cocain und die bessere Wirksamkeit von Adrenalin. Poos nimmt daher einen Fortfall der sympathischen Hemmungen für den Sphincter mit gleichzeitiger Tonusverminderung des Dilatator an; da aber auch die Tonisierung des Sphincters durch den Lichtreflex fehlt, ergibt sich eine Pupillenweite, die vorzugsweise durch den Autotonus der Irismuskeln, relativ unabhängig von nervösen Einflüssen, bestimmt wird. Gegen diese Erklärung ist einzuwenden, daß Einträufeln von Suprareninlösung (1/1000) in den Bindehautsack nicht alle reflektorisch starren Pupillen erweitert, daß beim Hornerschen Symptomenkomplex die Pupillenreaktionen ungestört und die Wirkung der parasympathischen Mydriatica ungeschwächt sind, während reflektorisch starre Pupillen sich sogar nach Atropin schlecht erweitern. Die „Halsmarktheorie" mußte daher verlassen werden. Sie war auch nicht zu vereinen mit den Beobachtungen von Tabikern und Paralytikern ohne neurologische Symptome, ohne Störung der Sehnenreflexe und der Sensibilität, bei denen die Diagnose durch das eindeutige Ergebnis der Liquoruntersuchungen sichergestellt war (Tabes superior, Hirnformen von Tabes und Paralyse). Schon Erb hat darauf hingewiesen, daß das Argyll-Robertsonsche Phänomen als Anfangs- oder Frühsymptom gesondert auftreten und den anderen Krankheitserscheinungen um viele Jahre vorangehen kann [1].

Diese Überlegungen haben dazu geführt, die auffällige Enge der reflektorisch starren Pupillen als Ausdruck eines *Reizes* anzusprechen, der eine Tonuserhöhung des Sphincters verursacht und bedingt ist durch den Fortfall des hemmenden Einflusses des Lichttonus, der von der Hirnrinde ausgehenden Hemmungsimpulse für den Sphincterkern und wahrscheinlich auch auf einer Mitbeteiligung des von Karplus und Kreidl nachgewiesenen hypothalamischen sympathischen Zentrums beruht; Gozzano sieht wie früher Moeli und Hirschl die Ursache der Aufhebung der „sog. sympathischen Pupillenreaktion bei bestehendem Argyll-Robertsonschem Phänomen" in einer Unterbrechung der wahrscheinlich von ventral in den Sphincterkern einstrahlenden Hemmungsbahnen in unmittelbarer Nähe der geschädigten afferenten Bahn des Lichtreflexes (Redlich). Merritt und Moore bezeichnen als Schädigungsstelle die, an der die sympathischen und die dem Lichtreflex dienenden Fasern nahe beieinander verlaufen; sie liegt im vorderen Teil des Hirnstammes unmittelbar ventral der hinteren Commissur. Auch das Haenelsche Symptom — herabgesetzte Druckempfindlichkeit der Augäpfel bei Tabes — ist auf Sympathicusschädigung zu beziehen (Memmesheimer und Lunecke). Die Annahme des Fortfalls oder Fehlens der Hemmungsimpulse (Amsler) gibt eine für die meisten Beobachtungen von Reizmiosis befriedigende Erklärung (dysvegetative Entstehung der reflektorischen Pupillenstarre, Rizzatti). Sie steht im guten Einklang mit den Untersuchungen von Poos und genügt auch dem von verschiedenen Seiten erhobenen Einwand, ein im wesentlichen degenerativer Prozeß im Hirn, eine gliöse Narbe, könne nicht einen Jahre und Jahrzehnte dauernden „Reiz" auf die umliegenden Gebilde ausüben. Eine Gliawucherung, die die Endglieder der afferenten pupillomotorischen Fasern schädigt, kann ebensogut die den Hemmungsimpulsen dienenden dicht oral des Sphincterkerns ausschalten. Die histologischen Befunde von Lenz sind mit dieser Anschauung vereinbar. Ob der Sphincter noch eine

---

[1] Es liegt daher nahe, die Fälle von ungeklärter Ätiologie der reflektorischen Pupillenstarre als monosymptomatische Metalues aufzufassen. Wir beobachteten 3 Kranke dieser Art: 54jährige Frau. S. = 6/8. Beiderseits Ptosis, Abducensparese links, Tuberkulose der Tränendrüse (Zeidler). Beiderseits direkt und konsensuell lichtstarre, kaum 2 mm weite Pupillen. Konvergenz 1,0, Lidschluß +. Blut- und Liquor-Wa.R. negativ. — 59jährige gesunde Frau. S. mit Korr. As. mixtus beiderseits = 6/12. Pupille rechts 3,0, links 2,5, beiderseits lichtstarr. Konvergenz rechts 2,0, links 1,5. Lidschlußreaktion erhalten. Blut-Wa.R. negativ. Neurologisch o. B. — Wahrscheinlich gehört die zweite Kranke in das Gebiet der beginnenden absoluten Starre; die trägen Bewegungen der Iris, die wir am Hornhautmikroskop beobachteten, veranlaßten uns jedoch, sie wegen des Fehlens der Erweiterungsreaktionen und des sehr schlechten Ansprechens auf Mydriatica der reflektorischen Starre zuzuzählen. — 37jähriger Kaufmann, 1912 Schanker. Blut-Wa.R. mehrfach negativ, Liquorbefund normal. Beiderseits lichtstarre Pupillen, rechts 3,5, links 2,5 mm, Konvergenz rechts 2,0, links 1,5 mm, Lidschlußreaktion normal.

Kontraktur im Sinne BEHRS und REDLICHS erfährt, auf die die im Laufe der Jahre zunehmende Miosis zurückzuführen ist, muß dahingestellt bleiben. Die Größenverhältnisse des Ring- und des Flächenmuskels machen eine derartige Annahme zweifelhaft. Der Fortfall der Hemmungsimpulse braucht jedenfalls nicht zum „Sphincterkrampf" zu führen.

Die Reizmiosis scheint jedoch nur bei Unversehrtheit des N. oculomotorius aufzutreten:

55jähriger Arzt. Pupillen seit mehreren Jahren sehr eng. Lues cerebri. 19. 11. 31 frische Paralyse N. III rechts mit schlaffer Ptosis; rechte Pupille 4 mm, absolut starr (Licht-, Konvergenz- und Lidschlußphänomen fehlten), linke reflektorisch starr (2,0 mm Konvergenz bis 1,25 mm, Lidschluß sehr deutlich), beide Pupillen konsensuell unerregbar. Unter Bismut-Neosalvarsanbehandlung schwand die N. III-Paralyse völlig; beide Pupillen waren wieder gleich weit und reflektorisch starr (2,0 mm), reagierten sehr prompt auf Konvergenzimpuls (1,25 mm) und beim Lidschluß. Die gesteigerte Konvergenzreaktion war um so auffallender, als anfangs noch eine ausgesprochene Parese des R. med. dexter bestand (in I-Stellung 20⁰ Div., bei Linkswendung mehr als 35⁰). Die N. III-Paralyse ist zweifelsohne Folge einer Schädigung des Nerven an der Hirnbasis oder seiner Wurzel; sie hatte alle N. III-Fasern leitungsunfähig gemacht. Das Weitwerden der rechten Pupille ist beim Fehlen jedes Anhaltes für einen Reiz des sympathischen Systems am leichtesten durch Leitungsunterbrechung im N. III-Stamm zu erklären. Nach Wiedererlangung der Leitfähigkeit stellte die zentrifugale Bahn sich wieder her, die absolute (totale) Pupillenstarre wich der reflektorischen.

Die abnorme Pupillenenge hat hohen diagnostischen Wert. WEISZ hat versucht, die Größe des Pupillendurchmessers zur Grundlage einer neuen Einteilung der Pupillenstörungen zu machen: Er trennt miotische Pupillen mit gesteigerter Konvergenzreaktion — ARGYLL-ROBERTSONsches Phänomen — von den mittelweiten mit normaler Konvergenzreaktion — einfache reflektorische Starre — und den weiten mit fehlender Licht- und Konvergenzreaktion — absolute Starre. BEHR hat aber bereits mit Recht hervorgehoben, daß für die Diagnose der isolierten Lichtstarre die Weite der Pupille geringere Bedeutung als der Ablauf der Reaktionen hat.

Die *Anisokorie* ist besonders eindrucksvoll in den Fällen von einseitiger reflektorischer Starre bei herabgesetzter Beleuchtung. Aber auch bei Erkrankung beider Augen wird sie verhältnismäßig oft angetroffen, nach UHTHOFF in etwa 20, nach unseren Beobachtungen in 31% [1], VANCEA in 46%.

Die *Entrundung* der Pupille ist bei beginnender reflektorischer Starre bei Untersuchung am Hornhautmikroskop verhältnismäßig häufig nachzuweisen, später kann sie leicht durch die starke Verengerung verdeckt werden.

Veränderung der *Pupillenweite* ist nach BEHR von LEVINSOHN und ARNDT, BACH u. a. beschrieben. Wir haben gleich BEHR bei der „echten" reflektorischen Störung nur feststellen können, daß die Miosis im Laufe der Jahre stärker und aus einer Trägheit eine ausgesprochene Starre wurde. Ausnahmen beobachteten wir nur bei Encephalitis: wir sahen aus „reflektorischer" Starre eine absolute entstehen.

Falls die Miosis längere Zeit bestanden hat, kommt es zu einer von DUPUYS-DUTEMPS, JACKSON und BEHR beschriebenen und als charakteristisch bezeichneten *Änderung* der *Irisbezeichnung und Farbe:* die in der normalen Regenbogenhaut die radiär gestellten gefäßführenden Leisten miteinander verbindenden zahlreichen Anastomosen mit wechselndem Verlauf schwinden. Bei der reflektorisch starren, verengten Pupille finden sich fast nur radiär gestellte Leisten. Da die Krypten verflachen, bekommt die Iris ein atrophisches Aussehen, als sei sie „gewaltsam gedehnt". BEHR betonte, daß diese Veränderungen leichter bei einseitiger reflektorischer Starre wahrzunehmen seien und sprach von einer schon makroskopisch bemerkbaren *Heterochromie*. Die hellere Iris ist die stärker verengte. Wir sahen diese Veränderungen in Augen mit heller Iris, während sie bei solchen mit brauner Regen-

---

[1] Auch hier ist zu berücksichtigen, daß sie viel häufiger bei Kranken der Augenklinik nachgewiesen ist, bei denen Messungen vorgenommen wurden, als bei den nicht transportfähigen Tabikern und Paralytikern der Nervenklinik, die ich als Konsiliarius untersucht und bei denen ich auf Schätzung der Pupillenweite angewiesen war. Dies gilt um so mehr, als der Unterschied der Pupillenweite nach BEHR gewöhnlich nur 0,25—0,5 mm beträgt.

bogenhaut [1], die der Mehrzahl unserer Kranken, schwer oder nicht wahrnehmbar ist. Behr sieht in ihnen eine Folge der chronischen Dehnung des Irisgewebes; sein Vergleich mit den sehr ähnlichen Veränderungen des Regenbogenhautgewebes bei vorderer Synechie nach perforierenden Verletzungen ist nicht überzeugend, weil bei diesen anatomisch immer entzündliche, wenigstens mit Zellvermehrung einhergehende Vorgänge und narbige Veränderungen im Gebiet der Synechie, die auf den Sphincter übergreifen können, nachzuweisen sind. Eine andere Erklärung als die von Behr gegebene ist für das eigenartige Phänomen bisher aber noch nicht gefunden. Dupuy-Dutemps berichtete 1929 über ähnliche Irisveränderungen (Unregelmäßigkeit des Pupillenrandes und der Kontraktion der einzelnen Sektoren sowie Reaktionsträgheit auf physiologische und pharmakologische Reize) bei Läsion des peripheren Neurons der absteigenden Bahn. Nach ihm kann eine langsame Änderung der Form und Weite der Pupille von der maximalen Mydriasis zur ausgesprochenen Miosis trotz vollständiger Irislähmung infolge trophischer Störungen eintreten. Er gründet auf diese Erkenntnis die Ansicht, daß beim Argyll-Robertsonschen Phänomen peripheren (extra- oder intraokulare) Störungen Bedeutung zukomme. Filippi-Gabardi nimmt auf Grund der an der Spaltlampe nachgewiesenen Irisatrophie und der Beziehung zwischen der Vollständigkeit der Starre und dem Grade des Gewebsschwundes eine Schädigung des Ganglion ciliare als Ursache der reflektorischen Starre an. Diese Ausführungen widersprechen unseren heutigen Anschauungen über die Lokalisation der reflektorischen Starre und werden ebenso wie die von Marina und von Lafon („Irisinnervation") widerlegt durch anatomische Untersuchungen des Ganglion ciliare, das in einschlägigen Fällen unversehrt war (Samaja). Nach Luria ist das Undeutlichwerden der Iriszeichnung ein Frühsymptom der Lues; Tieri unterscheidet verschiedene Art der „Irisatrophie" bei Tabes und bei Paralyse; seine Angaben sind bisher von anderer Seite nicht bestätigt (Rizzo). Nur McGrath, nach dem echte reflektorische Pupillenstarre *nur* bei Neurolues vorkommt, beschrieb bei Tabes gleichmäßige Atrophie im kleinen und großen Kreise, bei Paralyse Schwund im kleinen Kreise. Er fand bei Tabes und Taboparalyse nie normale Lichtreaktion und hält die staubförmige Pigmentverstreuung für ein arteigenes tabisches Zeichen.

Als wichtiges pathognomonisches Symptom der reflektorisch starren Pupille ist die *Unruhe* beschrieben, meist nur mit besonderen optischen Hilfsmitteln wahrnehmbare peristaltische Bewegungen; sie unterliegen psychischer Beeinflussung nicht und sind etwa in der Hälfte der Fälle von reflektorischer Pupillenstarre nachzuweisen. Je ausgesprochener jedoch die Störung der Lichtreaktion und die Verengerung der Pupille ist, um so mehr verschwindet die Unruhe (Behr sah sie bei 40 von 60 Fällen unvollkommener, aber nur bei 6 von 52 Fällen vollkommener reflektorischer Starre). Diese Pupillenunruhe kann zeitweise eine geringe Verengerung oder Erweiterung vortäuschen, je nachdem der Lichtreiz in die Verengerung oder Erweiterungsphase fällt. Söderbergh fand eine derartige „paradoxe Pupillenreaktion" bei 36 von 87 Kranken mit Argyll-Robertsonschem Phänomen; er bezeichnet sie als Ausdruck eines sensorischen Reizes. Ihr ungleichmäßiges Auftreten in den einzelnen Abschnitten der Regenbogenhaut sichert aber vor Verwechslungen.

Die *Pupillenerweiterung* auf sensorische und psychische Reize fehlt im allgemeinen schon bei der beginnenden, fast ausnahmslos im Stadium der vollkommenen Starre, die auf sensible Reize meist (Samaja).

Die *Lidschlußreaktion* ist nicht beeinträchtigt; sie ist in vielen Fällen auffallend prompt bis gesteigert, gelegentlich schon beim einfachen Blinzeln so deutlich, daß sie eine paradoxe Lichtreaktion vortäuschen kann. Die Ursache ihrer Steigerung ist nach Behr mit Wahrscheinlichkeit im Fortfall der im Lichtreflex gelegenen Hemmung zu suchen.

Als weitere Zeichen der reflektorischen Starre hat Weiler das frühzeitige Fehlen der sekundären Reaktion, das schnelle Nachlassen der Pupillenverengerung nach Belichtung und eine Verlängerung des Latenzstadiums beschrieben.

Die *pathologische Anatomie* der reflektorischen Starre ist durch die Untersuchungen von Lenz geklärt. Er brachte den histologischen Nachweis für die

---

[1] Ein rassisch bedingtes Verhalten gegenüber metaluischen Erkrankungen konnten wir nicht beobachten. Nach Zsakó soll die Lichtstarre bei hellfarbiger Iris später auftreten als bei dunkler.

von BUMKE u. a. geäußerte Ansicht, die isolierte Lichtstarre sei bedingt durch eine Schädigung des Endneurons der pupillomotorischen Bahn.

Auf andere Befunde [1] einzugehen oder die auf sie gegründeten Vermutungen hier nochmals zu erörtern, erübrigt sich; es darf auf BUMKE und auf BEHR verwiesen werden, die beide einen ausgezeichneten Überblick über die Entwicklung der histologischen Kenntnisse früherer Zeit geben.

Der *Verlauf* der reflektorischen Starre ist im allgemeinen ein fortschreitender: Aus der Pupillenträgheit entwickelt sich die Starre, aus der mittelweiten Pupille wird die ausgesprochen enge. Eine Besserung oder gar Heilung der Pupillenstörung (MAAS, PIRES, SCHREIBER) hat schon UHTHOFF im Hinblick auf die der Tabes zugrunde liegenden anatomischen Veränderungen für sehr unwahrscheinlich erklärt. LENZ hat die Degeneration der pupillomotorischen Fasern nachgewiesen. Abgesehen von den sehr seltenen Fällen mit intermittierendem Verlauf oder den zu den ganz ungewöhnlichen Ausnahmen zu rechnenden Beobachtungen von Wiederkehr des Lichtreflexes (BUMKE) sowie dem Auftreten der Starre während gastrischer Krisen und ihrem Verschwinden mit deren Aufhören (Literatur bei BEHR), ist Besserung bei der reflektorischen Starre auf dem Boden der Metalues nicht zu erwarten; die neueren Angaben bestätigen die Unwirksamkeit spezifischer Behandlung (LURIA); wir sahen bei unseren an Tabes oder Paralyse leidenden Kranken weder nach Neosalvarsan-Bismuth- noch nach Malaria- oder SWIFT-ELLIS-Behandlung trotz weitgehender Sanierung des Liquors Besserung echter reflektorischer Starre. Infolgedessen müssen wir die glänzenden Erfolge von CLARK bezweifeln, der nach Malariabehandlung bei 22 von 28 Kranken mit doppelseitiger reflektorischer Starre die Wiederkehr normaler Pupillenreaktion beobachtete. OHYAMA untersuchte 180 Kranke mit progressiver Paralyse, die mit Malaria behandelt waren; von 72 lichtstarren Pupillen blieben 62 starr, bei 10 zeigte sich eine am Pupilloskop meßbare Besserung der Lichtreaktion, aber nur bei 4 kehrte sie doppel-, bei 6 einseitig wieder. Von Wichtigkeit ist auch die Angabe, daß von 178 Kranken, deren Lichtreaktion vor der Behandlung erhalten war, 32 keine Änderung, 34 Besserung, aber 42 einwandfreie Verschlechterung der Pupillenreaktion zeigten. Günstiger sind jedoch die Heilungsaussichten bei der nichtsyphilitischen reflektorischen Starre auf dem Boden einer Intoxikation (BEHR) oder Arteriosklerose (LENZ und SCHWAB). BEHR schließt daraus, „daß ein intermittierendes Auftreten eher gegen die metaluische Grundlage der Pupillenstörung" spricht [2].

Die reflektorische Starre eines Auges ist gelegentlich mit vollkommener oder beginnender absoluter des anderen verbunden; wir konnten das Zusammentreffen an zwei unserer Kranken beobachten; bei einem dritten bestand bei Tabes beginnende reflektorische Pupillenstarre rechts mit Ophthalmoplegia int. bei Oculomotoriusparese links:

66jähriger Kranker. S. beiderseits 1,0. Pupille rechts dunkel = hell 3 mm, Konvergenzreaktion sehr prompt 1,5 mm. Lidschlußreaktion normal bis gesteigert. Konsensuell unerregbar, links absolut starr, 3,5 mm, Lidschluß fehlt. Die linke Pupille erweitert sich bei Adduktion auf 4, verengert sich bei Abduktion bis 2,5 mm. 6 Jahre später war S. R. = 6/36, L. = 0. Beiderseits primäre Opticusatrophie. Pupille rechts 1,5 direkt und konsensuell starr, Konvergenz und Lidschlußreaktion prompt, links 2,5 mm völlig lichtstarr, beim Konvergenzimpuls erfolgt eine nur am Hornhautmikroskop wahrnehmbare träge wurmförmige Bewegung, Abduktionsphänomen eben noch angedeutet. Beiderseits verwaschene Iriszeichnung. Zur Parese des N. III sin. ist die des N. III dexter getreten (Beschränkung der Hebung, Ausfall der Adduktion).

Die Entwicklung einer absoluten Starre aus einer einseitigen reflektorischen (KASTAN) haben wir nur bei einem 42jährigen, 2 Jahre beobachteten Kranken gesehen: Lues latens. Wa.R. im Blut positiv, im Liquor negativ. Trägerwerden und Erlöschen der anfangs gesteigerten Konvergenzreaktion links. Die Pupille blieb mittelweit; die rechte reagierte

---

[1] SPILLER, REDLICH: Umspülung der Gebilde des zentralen Höhlengraus durch spirochätenhaltigen Liquor. — HAUPTMANN: Toxische Genese der reflektorischen Starre.

[2] NIELSEN u. VERITY: Reflektorische Pupillenstarre bei Polyneuritis acuta; Dauer 9 Tage.

prompt auf direkte und indirekte Belichtung wie auf Konvergenzimpuls trotz hochgradiger Insuffizienz der Konvergenz. Akkommodation beiderseits nicht gestört.

So groß die diagnostische Bedeutung der typischen isolierten Lichtstarre ist, so wenig ist über die *prognostische* bekannt. Von Dreyfuss ist auf die Bedeutung des Liquorbefundes verwiesen (s. Behr, der auch seine und andere Anschauungen über reflektorische Pupillenstarre bei negativem Liquorbefund darlegt); doch scheint die isolierte Lichtstarre bei völlig negativem Liquorbefund sehr selten zu sein, falls alle heute üblichen Reaktionen geprüft werden (Albrecht). Unter 120 Kranken ist nicht eine seronegative Tabes und nur einmal Lues latens verzeichnet. Der Versuch, die prognostische Bedeutung der reflektorischen (und anderen) Pupillenstarren aus dem *Lebensalter* des Kranken zur Zeit des Nachweises der Störung (Hess-Thaysen) abzuleiten, ist nicht glücklich. Behr hat an seinem Material gezeigt, daß die isolierte Lichtstarre am häufigsten zwischen dem 40. und 50. Lebensjahr angetroffen wird. Unsere Kranken bestätigen diese Feststellung.

	Jahre					
	20—30	31—40	41—50	51—60	61—70	71 und älter
Reflektorische Starre . .	2	28	55	36	5	3
Reflektorische Trägheit .	6	6	24	13	2	—
% rund:	8	34	79	49	7	3
	4	19	44	27	4	1

Heygster hat bei 122 Fällen von reflektorischer Starre, ebenfalls am häufigsten zwischen 40.—50. Lebensjahr, das Todesfallmaximum 7 Jahre nach Feststellung der Störung gefunden. Da aber nicht alle Kranken an den Folgen der Lues zugrunde gegangen und andere Leiden nicht ausgeschlossen sind, weichen die von ihm für Kranke mit Pupillenstörungen gefundenen Zahlen nicht wesentlich von denen der bekannten allgemeinen Mortalitätsstatistiken ab.

Diese Versuche haben Hess-Thaysen zur Annahme geführt, daß die Feststellung im höheren Lebensalter (über 55 Jahre) prognostisch günstiger ist, während nach Heygster wie Heine die Kranken zwischen dem 25. und 35. Lebensjahr die beste Prognose haben.

Ätiologie. Weiler wie Bumke sind auf Grund ihrer Untersuchungen an mehreren tausend Kranken mit Pupillenstörungen zu dem Schluß gekommen, daß echte reflektorische Pupillenstarre außer bei Tabes, Paralyse und Hirn- oder konstitutioneller Syphilis noch niemals beobachtet ist. Nun muß zwar auf Grund einiger neuerer Erkenntnisse diese Angabe gemildert werden, die typische reflektorische Pupillenstarre bleibt aber nach wie vor das Zeichen für eine syphilogene Erkrankung, insonderheit für Tabes und Paralyse; die nichtluischen Erkrankungen, die zur isolierten Lichtstarre führen, bilden nur einen verschwindend kleinen, praktisch als Ausnahmen nur wenig ins Gewicht fallenden Teil, der aber theoretisch um so größeres Interesse bietet.

Die Angaben über *Häufigkeit* der reflektorischen Pupillenstarre bei Tabes und Paralyse schwanken je nachdem ihnen die Krankenschaft einer Nervenklinik oder einer Irrenanstalt zugrunde gelegt ist. Aus den bei Bumke, Wilbrand-Saenger und Behr wiedergegebenen Zahlen läßt sich ein Durchschnittswert von 70% berechnen. Mit ihm stimmen einzelne Nachweise aus neuerer Zeit überein (Holmes, Pires und Cuncha, Rabinovič, Triossi). Merritt und Moore fanden unter 749 Kranken 426 mit Tabes dorsalis und progressiver Paralyse, 323 mit Neurolues; von ihnen wiesen 240 = 56,2% bzw. 47 = 14,6% reflektorische Pupillenstarre auf, nur 4,2% der Kranken mit Tabes und Paralyse, 33,5% der mit Neurolues hatten normale Pupillenreaktionen. Voss gibt die Häufigkeit der reflektorischen Pupillenstarre bei progressiver Paralyse mit tabischen Symptomen mit 50%, bei der ohne mit solchen Zeichen mit 39% an. Ein weiteres Eingehen auf derartige Mitteilungen erübrigt sich, weil die älteren meist aus einer Zeit stammen, in der die serologische Sicherstellung der Diagnose noch unbekannt war, und weil nach dem Urteil von E. Fuchs, der eine ungeheure Krankenschaft sah, die Syphilis ihren Charakter derart verändert hat, daß in den letzten Jahrzehnten die Lues des Nervensystems erheblich vermehrt ist. Vom Hofe fand unter 200 Luikern einer Beratungsstelle bei 25% Pupillenstörungen, Irmgard Fischer sah bei 213 Kranken mit progressiver Paralyse nur 14mal normale Pupillenreaktion. Gelegentlich können Kranke mit Tabes, Paralyse oder Lues cerebri seronegativ sein; Albrecht, der besonders strenge Forderungen für den Begriff des „normalen Liquors" bei diesen Erkrankungen aufgestellt hat, berichtet über 31 von 1004 Kranken, bei denen isolierte Pupillenstörungen bestanden; bei 12 von ihnen war der Liquor normal; reflektorische wie absolute Pupillenstarre sind unter ihnen gleich häufig vertreten. Unsere eigenen Kranken sind folgendermaßen zu gliedern:

Bei:	Tabes	Tabo-paralyse	Paralyse	Lues cerebri	Lues[1]	nicht-luischen Leiden
Vollkommene reflektorische Pupillenstarre .	59	9	29	7	20[2]	4
Beginnende reflektorische Pupillenstarre .	19	4	8	7	11	3
	78	13	37	14	31	7
oder = %	43	7	21	8	17	4

Diese Zahlen bestätigen demnach die früheren Angaben. 71% aller beobachteten Fälle sind metaluischen, 96% aber syphilitischen Ursprungs.

In den letzten Jahren ist von verschiedenen Seiten auf das Vorkommen reflektorischer Pupillenstarre bei Mittelhirn-, besonders Vierhügel- und Zirbeldrüsentumoren hingewiesen (CASTEX und CAMAUER 7mal von 40 Fällen; GLOBUS, ROGER und ALBERT-CREMIEUX, WILSON). Die Durchsicht dieser Arbeiten zeigt, daß es sich nicht um reflektorische Starre in der oben dargelegten engen Umreißung des Begriffes handelt; meist sind die Pupillen mittelweit, die Konvergenzreaktion ist nicht gesteigert. Eigene Beobachtungen von Pupillenstörungen bei Vierhügel- und in einem Fall von Zirbeldrüsengeschwulst gehören in das Gebiet der absoluten Starre. Das Vorkommen der isolierten Lichtstarre ist gerade bei Vierhügelerkrankungen und Geschwülsten [3] sehr wahrscheinlich, einwandfreie Beobachtungen liegen vor (BEHR), vielleicht sind sie deshalb so selten, weil die anderen Augensymptome: vertikale Blicklähmung, besonders nach oben, und Nystagmus bzw. N. III-Schädigung in Verbindung mit meist hochgradiger Stauungspapille die Diagnose und somit die Lokalisation des krankhaften Prozesses sichern. Weder UHTHOFF, der auf Grund eines großen Materials die Geschwülste der Vierhügel von denen der Zirbeldrüse abzugrenzen versuchte, noch die neuesten Übersichten von BEST und KYRIELEIS lassen eine über den Begriff der Ausnahme hinausgehende Häufigkeit der reflektorischen Pupillenstarre bei Erkrankungen und Geschwülsten dieser Gegend erkennen. McGRATH bezeichnet die reflektorische Starre bei Mittelhirntumoren treffend als *Pseudo-*ARGYLL-ROBERTSON*sches Phänomen*; er hebt hervor, daß der Gewebsschwund der Regenbogenhaut stets fehle. Aus eigenen Beobachtungen, die freilich sehr spärlich sind, möchte ich schließen, daß bei Mittelhirntumoren zwar eine Reizmiosis vorkommen kann; ich sah einen 24jährigen Kranken mit Vierhügelsymptomen bei großer Geschwulst des rechten Thalamus opt.: Blicklähmung nach oben, weite, fast starre Pupillen, Stauungspapille, 7 Tage später wiesen die lichtstarren Pupillen nur noch einen Durchmesser von 2,5 mm auf, die Steigerung der Konvergenzreaktion fehlte aber.

Auf das Vorkommen der reflektorischen Pupillenstarre bzw. -trägheit beim schweren *Alkoholismus* (Delirium) hatten schon früher UHTHOFF und v. GUDDEN verwiesen. In den letzten Jahren haben CAMAUER, PETER und SAMAJA über je eine Beobachtung bei Korsakow-Psychose berichtet; bei diesen Kranken konnte Lues auch durch serologische Untersuchungen ausgeschlossen werden. — STEINDORFF sah reflektorische Pupillenstarre mit Miosis bei *Veronal-*, W. R. MEYER bei *Yohimbinvergiftung,* LOEWENSTEIN und MENDEL bei Hirnschädigungen durch *elektrische Einwirkungen* (angeblich Kernschädigung).

Bei entzündlichen Erkrankungen des Zentralnervensystems scheint die reflektorische Starre ganz besonders selten zu sein.

---

[1] Kranke mit positivem Blut-Wassermann, die nicht neurologisch untersucht werden konnten.

[2] Darunter ein 22jähriges Mädchen mit Lues congenita. Daß reflektorische Pupillenstarre als einziges Symptom der Erblues (neben Hypalgesie am ganzen Körper) vorkommen kann, zeigt der von FLECK beobachtete 17jährige Kranke; wenn auch die Weite der Pupillen nicht angegeben ist, so steht die Zugehörigkeit dieser Beobachtung zur reflektorischen Pupillenstarre außer Zweifel, da sie von einem so erfahrenen Untersucher wie WILBRAND festgestellt ist. — ROSNOBLET bezeichnet die Pupillenstörungen, reflektorische wie totale Starre, als Frühsymptom der juvenilen Tabes.

[3] Die Angabe von FROIDBISE über reflektorische Pupillenstarre bei Brückenherden ist hingegen unverständlich.

Unter den zahllosen Beobachtungen von Pupillenstörungen im Verlauf der *Encephalitis epidemica* ist auch reflektorische Pupillenstarre beschrieben[1]. Eine sich über mehrere Jahre erstreckende Beobachtung derartiger Kranker hat jedoch grundlegende Unterschiede zwischen diesen Pupillenstörungen und der metasyphilitischen reflektorischen Starre ergeben; meist fehlte die Steigerung der Konvergenzreaktion, nicht selten war die Miosis bei der Naheeinstellung ausgesprochen träge oder verschwand im Laufe der Beobachtung, so daß das Bild der unvollkommenen absoluten Starre entstand. Die Pupillenstörungen bei Encephalitis bessern sich oft. Reys will die klassische reflektorische Starre in 40% seines Krankenmaterials gesehen haben. Behr, Cords und Blank, A. Meyer, Stern, Teulières u. a. stimmen darin überein, daß sie für die akuten Fälle mindest zweifelhaft ist und bei den Spätstadien fehlt. Wir können diese Auffassung an unseren Kranken bestätigen. Nach Mehrtens und Barken spricht der Nachweis des Argyll-Robertsonschen Phänomens für Neurolues und gegen Encephalitis. Reflektorische Pupillenstarre kann vorgetäuscht werden durch die bei Encephalitis nicht seltene starke spastische Miosis auf dem Boden eines Sphincterkrampfes, auf die schon Bielschowsky u. a. hingewiesen haben. Bei Ausheilung einer absoluten Starre kehrt meist die Konvergenz- vor der Lichtreaktion wieder (Goldflam); derartige Kranke geben dann leicht zu Fehldiagnosen Anlaß. Wir sahen Encephalitiker mit sehr engen, völlig oder fast völlig starren Pupillen und solche mit hochgradig miotischen (auch nach 10 Minuten Dunkelaufenthalt nur 2 mm weit) mit prompter Licht- und Konvergenzreaktion. Diesen Beobachtungen gleichzuachten sind die von Uyemura über Reizmiosis ohne jede Pupillenstörung bei Kohlenoxydgasvergiftung und die von Stursberg über Übererregbarkeit des Lichtreflexes der Pupille bei Carcinomatose.

Nach Froidbise soll reflektorische Starre bei multipler Sklerose und Meningitis epidemica vorkommen (auch bei Syringomyelie — unsere eigenen Fälle boten nur das Bild der Sympathicusparese). Bei *multipler Sklerose* haben Abramson und Teitelbaum 3 Kranke mit reflektorischer Pupillenstarre beschrieben. Nun sind bei diesem Leiden Pupillenstörungen jeder Art bekanntlich sehr selten (Kyrieleis weniger als 0,5%, nur Wexberg hat sie häufiger angetroffen). Wir sahen bei 49jährigem Mann 2,75 mm weite, fast lichtstarre Pupillen mit stark gesteigerter Konvergenz- und lebhafter Lidschlußreaktion. — *Meningitis epidemica* mit reflektorischer Pupillenstarre haben wir nicht beobachtet, aber absolute Starren mit Reizmiosis gesehen. Bei *cerebraler Kinderlähmung* wird sie von Capite, bei *Friedreichscher Ataxie* von Barret, beim *Herpes zoster opthalmicus* mit Keratitis von Valière-Vialeix sowie Satanowsky beschrieben und als sehr selten bezeichnet (Renard sah absolute Starre und Ophthalmoplegia int.). Nur bei wenigen dieser Beobachtungen bestanden Reizmiosis, Steigerung der Konvergenzreaktion oder atrophische Irisveränderungen.

Über Vorkommen der reflektorischen Starre bei *endokrinen Störungen,* beim Diabetes mellitus, berichtet Behr eingehend.

Wir sahen eine 63jährige Frau (Blut-Wa.R. negativ), deren rechte Pupille 1,25 mm weit war und auf Licht nur bei Beobachtung am Hornhautmikroskop noch eine Spur reagierte. Konvergenz- und Lidschlußreaktion sehr deutlich. Linke Pupille zeigte normale direkte und konsensuelle sowie Konvergenzreaktion. Die Erklärung für das einseitige Vorkommen der Lichtträgheit ist fast unmöglich, wenn man sie nicht in einer beim Diabetes häufig beobachteten Pigmentverstreuung und somit als Zeichen einer Erkrankung der hinteren Irisschichten sowie des Dilatators ansprechen will.

Eine andere 43jährige Kranke mit endokriner Fettsucht wurde uns von der Medizinischen Klinik überwiesen. S. mit Korrektion = 6/4. Pupillen 2 mm, direkt und konsensuell lichtstarr. Bei Konvergenz kleiner als 1 mm. Lidschluß gesteigert. Starker Händedruck bedingt keine Erweiterung der Pupillen.

Die bequemste Erklärung dieser eigenartigen Ausnahmefälle ist die einer monosymptomatischen Metalues; sie ist aber nicht zu beweisen. Leichter verständlich sind die seltenen Fälle von reflektorischer Pupillenstarre bei Arteriosclerosis cerebri.

Lenz und Schwab beobachteten eine 63jährige Frau mit linksseitiger totaler und rechtsseitiger unvollständiger Hemianopsie; mit der Besserung des Sehvermögens von Fingerzählen in 1 m Abstand auf 6/8 trat eine Anisokorie auf, rechte Pupille 3,5, linke 2,5 mm. Beide Pupillen waren völlig lichtstarr, die Konvergenzreaktion jedoch gut. Nach 4 Tagen verengten die Pupillen sich, die Lichtreaktion kehrte wieder. Wir selbst sahen einen 54jährigen, zeitweise benommenen Arteriosklerotiker. Pupillen 3 mm, Lichtreaktion (Taschenlampe) fast 0, sehr gute Konvergenzreaktion trotz hochgradiger Insuffizienz der Konvergenz und tadelloser Reaktion beim Lidschluß.

---

[1] Bernasconi, Blum, Cuatrecasas, Grage, Hudovernig, Krabbe, Stevenson, Thomson, Wilhelm. Gelegentlich ist die Encephalitis mit einer Lues verbunden — Auriat und Gré.

Für diese Kranken muß man wohl kleine Blutungen und Erweichungen in der Gegend der Schaltstellen im Vierhügelgebiet annehmen, deren Ausdehnung so gering ist, daß sie zwar die pupillomotorische Bahn schädigen, die Bahnen oder Zentren der Blickbewegungen aber unversehrt lassen.

Diese seltenen Beobachtungen wurden erwähnt, weil sie einen Anhalt dafür geben, wieweit die frühere Anschauung, die reflektorische Starre sei ein sicherer Beweis für Lues, aufrechterhalten werden kann. Sie tragen so deutlich das Gepräge ungewöhnlicher Ausnahmen, daß sie zwar eine Einschränkung der früheren Hypothese erfordern, sie aber nicht entkräften. Je enger im Sinne BEHRs und BUMKEs der Begriff der reflektorischen Starre gefaßt wird, um so weniger Fälle nichtsyphilitischer Natur werden sich finden.

Gewisse Schwierigkeiten bereitet jedoch die Abgrenzung der echten reflektorischen Starre von der bei Verletzungen der Halswirbelsäule wie des N. oculomotorius.

Für die erste Form hat BEHR nachgewiesen, daß sie nicht Zeichen der Schädigung eines im Halsmark gelegenen, von REICHARD u. a. auf Grund klinischer und anatomischer Untersuchungen angenommenen Zentrums des Lichtreflexes, sondern durch Ausfall der zentralen Sympathicusbahn bedingt ist. Dieser verursacht nicht nur eine Lähmung des Dilatator iridis, sondern gleichzeitig „eine Tonussteigerung des Sphincterkernes infolge Fortfalles der vom Ganglion cerv. supr. ausgehenden Hemmungseinflüsse". „Diese Tonussteigerung im Kerngebiet ist die Ursache dafür, daß nur stärkere Dauerreize (Konvergenz und Lidschluß) imstande sind, den Tonus noch soviel weiter zu erhöhen", daß eine Pupillenverengerung eintritt.

Die im Gefolge von Oculomotoriusverletzungen eintretende „traumatische reflektorische Starre" (die *pseudoreflektorische traumatische Starre* BEHRs), die zuerst von AXENFELD beschrieben ist, zeigt zwar weitgehende klinische Übereinstimmung mit der echten reflektorischen Starre, unterscheidet sich aber von ihr durch das Verhalten der Pupillenunruhe, den auffallenden Wechsel der Pupillenweite und die medikamentöse Beeinflußbarkeit, vor allem die schnell eintretende Mydriasis nach Einträufelung von Cocain in den Bindehautsack.

BEHR hebt folgende Merkmale hervor:

	Reflektorische Starre	Pseudoreflektorische Starre
Lichtreaktion	aufgehoben	aufgehoben
Naheeinstellungsreaktion	erhalten oder gesteigert	erhalten oder gesteigert
Orbicularisphänomen	vorhanden	gesteigert
Pupillenunruhe und psychosensible Reaktionen	träge oder aufgehoben	herabgesetzt, ohne träge zu sein
Pupillenweite in der Ruhe . . .	dauernd konstant oder relativ miotisch	sehr wechselnd
Cocain und Atropin erweitert .	sehr langsam und unausgiebig	rasch bis zur starken Mydriasis

In ganz seltenen Ausnahmefällen scheint gelegentlich aber echte reflektorische Pupillenstarre nach *Schädeltrauma* vorzukommen (FINKELBURG, WICK u. a.). Ihre Ursache ist wohl wie bei Arteriosklerose in kleinen umschriebenen Blutungen im Vierhügelgebiet zu suchen (MATZDORFF, TAUSSIG, TERRIEN). Bei einem 9jährigen, von RUGG-GUNN beobachteten Mädchen mit Schädeldach- und -grundbruch bestand neben der Lichtstarre der rechten Pupille eine Akkommodationslähmung; die Konvergenzreaktion war hingegen sehr prompt.

Besondere Schwierigkeiten bietet die Feststellung der einseitigen reflektorischen Pupillenstarre wie die der doppelseitigen kaum, wenn von den besprochenen Ausnahmen und von einzelnen seltenen Fällen doppelseitiger Erblindung mit amaurotischer Starre und Miosis abgesehen wird.

4. Die Konvergenzstarre der Pupille.

Unter sinngemäßer Beachtung der für den Begriff der reflektorischen Pupillenstarre aufgestellten Grundsätze kann von der von manchen Seiten als „umgekehrtes ARGYLL-ROBERTSONsches Phänomen" bezeichneten Konvergenzstarre der Pupille nur dann gesprochen werden, wenn die Lichtreaktion und das

Lidschlußphänomen normal, die Konvergenzbewegung der Bulbi frei und ausgiebig sind und die Akkommodationsbreite dem Alter des Untersuchten entspricht. Unter 41 von Kestermann und Schwarz zusammengestellten Beobachtungen genügen diesen Anforderungen nur 3 (Samelsohn, Schwarz sowie Mignot, Schrameck und Parrot), bei den anderen Kranken war entweder die Akkommodation nicht angegeben (11) bzw. gelähmt (4) oder die Konvergenzbewegung [1] (20) oder beide gestört (3).

Eine „Konvergenzlähmung" ist dann anzunehmen, wenn die gegensinnige Bewegung der Bulbi völlig fehlt, die normalerweise mit ihr verbundene Verengerung der Pupille aber erfolgt. Sie ist bisher das einzige sichere diagnostische Hilfsmittel. Bleibt die Pupillenreaktion aus, so können wir nicht entscheiden, ob es sich um eine Lähmung oder einen Impulsmangel, eine Insuffizienz der Konvergenz, handelt (Bielschowsky). Gerade die Beobachtung von Kranken mit postencephalitischem Parkinsonismus hat uns gezeigt, daß bei scheinbarer Konvergenzlähmung die gegensinnige Bewegung wie die Pupillenverengerung eintrat, sobald der Reiz verstärkt wurde (statt des Fixierens eines Fingers des Beobachters Betrachten des Sekundenzeigers der Taschenuhr oder Lesen von Diamantdruck in einer der Lage des Nahepunktes des Untersuchten entsprechenden Entfernung). Welche Rolle hierbei das Wecken der Aufmerksamkeit spielt, ist nicht zu entscheiden.

Bielschowsky hat über 3 Fälle von isolierter Konvergenzstarre der Pupille berichtet, die den oben dargelegten Forderungen genügen. Das gleiche gilt für einen Kranken Bests. Wegen der Seltenheit und des eigenartigen Verlaufes gebe ich den bei einem dieser Kranken erhobenen Befund kurz wieder, da ich ihn durch 8 Jahre verfolgen konnte:

Geb. 1910. Seit 6. Lebensjahr Ptosis und Zwangshaltung des Kopfes nach rückwärts infolge Paralyse der Heber und Kontraktur der Senker, Fehlen der Abduktion und leichte Behinderung der Adduktion; die Konvergenzbewegung ist mit deutlicher Retraktion verbunden (manchmal verschwindet die Hornhaut im inneren Lidwinkel). Die Pupillen waren seitengleich, im Dunkeln 7 mm, im Hellen 3 mm. Konvergenzreaktion fehlte, jedenfalls war sie im Hellen nicht wahrzunehmen, im Dunkelzimmer erfolgt eine ganz geringe Verengerung auf etwa 6,25 cm. Bei maximaler Konvergenz und intendierter Senkung — Versuch der Fixation der eigenen Nasenspitze — war 1925 noch eine Verengerung der Pupille auf etwa 4,5 mm festzustellen, sie fehlte 1932 völlig, obwohl die gegensinnige Bewegung und die Retraktion unverändert waren. (S = 6/60—6/36, zeitweise akkommodative Myopie bis 10 D. Neurologische und interne Untersuchung ergaben keinen Anhalt für sonstige Erkrankungen. Blut und Liquor normal.)

Gegen die Einordnung von Kranken mit Oculomotoriusparesen in die Gruppe der isolierten Konvergenzlähmung der Pupille bestehen im allgemeinen starke Bedenken. Bei unseren Kranken war jedoch die Konvergenzbewegung so ausgiebig, die hierbei erfolgende Retraktion der Bulbi so eindrucksvoll, daß eine Behinderung der gegensinnigen Bewegung nicht angenommen werden konnte.

Eine ähnliche Beobachtung konnten wir kürzlich bei einem 23jährigen Kranken machen: Seit 2 Wochen beiderseits N. III-Parese mit ungleich starkem Ausfall aller äußeren Äste und unvollständiger Ptosis. Schwäche beider Nn. IV, VII, IX und XII. S = 6/8—6/6. Nahepunkt beiderseits 15 cm. Pupillen im Dunkeln 7—6,5 mm, im Hellen 3,0; Verengerung bei Belichtung und Erweiterung im Dunkeln erfolgten prompt. Obwohl beim Impuls zur Konvergenz die Divergenz der Gesichtslinien sich von 42—50 auf 30° verringerte, verengerten die Pupillen sich nicht: ihre Weite war lediglich von der Intensität der jeweiligen Belichtung abhängig.

Es dürften kaum Zweifel bestehen, daß der ausgedehnte Prozeß, dessen Natur nicht geklärt werden konnte (Blut und Liquor völlig normal), die dem Lichtreflex dienenden Bahnen und Kernteile verschont, die für die Konvergenzreaktion der Pupille aber geschädigt hatte.

Von besonderem Interesse sind Beobachtungen *einseitiger Konvergenzstarre:* Bei einem Tabiker (Sehvermögen, Akkommodation, Gesichtsfeld, Fundus und Augenbewegungen normal) war die rechte Pupille mittelweit und lichtstarr, verengte sich prompt bei Konvergenz, „während die linke bei Konvergenzbewegung fast vollkommen starr blieb, während sie sich auf Belichtung in lebhafter Weise sowohl direkt wie konsensuell verengte" (Levinsohn).

---

[1] Gleiches gilt für Hirntumoren mit Amaurose oder Amblyopie bei postpapillitischer Atrophie mit erhaltener träger Licht- und fehlender Konvergenzreaktion (Adrogue).

Die Ursache des isolierten Ausfalls der Konvergenzreaktion ist in einer Zweiteilung des Sphincterkernes gesucht. Man hat angenommen, daß der dem Lichtreflex dienende Teil gesund, der für die Konvergenzreaktion geschädigt sei.
Diese von vielen Seiten bestrittene Anschauung findet eine Stütze in den anatomischen Untersuchungen von LENZ.

Die *Ätiologie* dieser Störung ist unbekannt. SCHWARZ wie BIELSCHOWSKY
haben angeborenen Kernmangel vermutet; Lues scheint eine Rolle zu spielen
(BEST, MIGNOT, LEVINSOHN); für andere Fälle ist die Ursache unklar (SAMEL
SOHN und eigene Beobachtungen). NEMLICHER und SURAT sahen Konvergenzstarre beim Parkinsonismus, FOSTER bei Encephalitis epidemica (Lähmung der
äußeren Augenmuskeln nebst Reizmiosis).

Die Seltenheit der isolierten Konvergenzstarre der Pupille verbietet, aus den
wenigen Beobachtungen weitgehende Schlüsse für die Lokalisation der Schädigung zu ziehen. Ganz allgemein ist nur zu sagen, daß sie ebensogut in einer
Läsion des „zweiteiligen Sphincterkernes" wie in einer Unterbrechung der von
dem noch unbekannten Konvergenzzentrum zum Kern ziehenden Bahn gesucht
werden darf.

MOLNÁR hat für seinen 29jährigen Kranken mit Konvergenzstarre der Pupillen eine
supranucleare Läsion der Pupillenbahn angenommen; im Hinblick auf die vorstehenden
Ausführungen muß hervorgehoben werden, daß das Lidschlußphänomen dieses Kranken
gestört war.

5. Die absolute und die totale Pupillenstarre.

Bei der *absoluten* Pupillenstarre fehlen die direkte und konsensuelle Licht-
und die Konvergenzreaktion oder sind pathologisch vermindert, das Lidschlußphänomen ist hingegen normal. Eine *totale* Pupillenstarre ist dadurch gekennzeichnet, daß alle Reaktionen aufgehoben bzw. gestört sind [1].

Die absolute und totale Starre entwickeln sich in der Regel allmählich;
zuerst leiden der Lichtreflex (Frühdiagnose durch Nachweis einer Störung der
motorischen Unterschiedsempfindlichkeit — GROETHUYSEN, TENNER u. a.) und
die sensiblen Reaktionen, später tritt die Störung der Konvergenzreaktion
und bei manchen Kranken die des Lidschlußphänomens auf. Wir können somit
eine unvollkommene oder beginnende absolute Starre (Trägheit) von der vollkommenen und der totalen unterscheiden. Die Grenzen zwischen diesen einzelnen
Gruppen sind aber nicht scharf. Die Pupillenunruhe ist im Anfang erhalten,
sie schwindet mit zunehmender Starre. Die Störung des Lichtreflexes betrifft
in der Regel nicht den ganzen Umkreis der Pupille, sondern ist in den einzelnen
Irissektoren mehr oder minder deutlich; sie zeigen bei Beobachtung am Hornhautmikroskop oft ein „Nachschleppen". Hierdurch kommt es zu einer schon dem
unbewaffneten Auge auffallenden Entrundung (große, stumpfe Winkel).

Die auffallende Ungleichmäßigkeit zwischen der meist stärkeren Störung des Lichtreflexes und der der Konvergenzreaktion ist nach BEHR durch die unterschiedliche Reizvalenz zu erklären: Die Belichtung ist ein plötzlicher Reiz, der schnell durch die pupillomotorische Adaptation der Netzhaut abgeschwächt wird. Die Naheeinstellung stellt
hingegen einen Dauerreiz dar, der ebenso lange anhält wie der Impuls zur Konvergenz.
GOLDFLAM wies die beim Normalen unmögliche Ermüdbarkeit der Konvergenzreaktion
durch mehrfache Wiederholung als Frühsymptom der beginnenden absoluten Starre nach.

Die absolute Starre unterscheidet sich von der reflektorischen aber nicht
nur durch die eben genannten Symptome, sondern auch durch das Verhalten
der Pupillenweite, den anatomischen Sitz der Läsion und die ursächlichen
Erkrankungen.

---

[1] Diese Einteilung hat BIELSCHOWSKY vorgeschlagen. BEHR hat jedoch die absolute
und totale Starre gemeinsam abgehandelt, weil bei vielen Mitteilungen Angaben über das
Lidschlußphänomen fehlen. Wir folgen ihm daher aus Zweckmäßigkeitsgründen, weil auch
bei einem großen Teil unseres eigenen Materials die Lidschlußreaktion nicht vermerkt ist.

Unter 440 Kranken fanden wir 50mal die Störung einseitig (11,4%). Bei 310 Kranken wurde die luische Natur der Pupillenstarre sichergestellt (70%), bei 130 Kranken wurden nichtsyphilitische Leiden nachgewiesen (30%).

Die Weite der Pupillen und die Art des Grundleidens zeigt folgende Übersicht:

Tabelle 2.

		Kleiner als 1 mm	Bis 2 mm	3 mm	4 mm	5 mm	6 mm	7 mm	7 mm bis 8 mm	Maße fehlen	Zusammen	%
Tabes dors.	vollk.	—	—	8	8	6	2	—	—	4	—	—
	beg.	—	2	12	27	20	6	1	—	—	96	22
Taboparalyse	vollk.	—	—	2	1	1	—	1	—	—	—	—
	beg.	—	—	2	5	2	2	—	—	—	16	3
Progr. Paralyse	vollk.	—	—	4	7	14	1	—	—	1	—	—
	beg.	—	—	2	19	20	1	2	—	5	76	17
Lues cerebri	vollk.	—	—	—	2	3	—	—	—	—	—	—
	beg.	—	1	5	14	10	—	2	1	1	39	9
Lues	vollk.	—	—	1	3	7	3	—	—	—	—	—
	beg.	—	—	3	23	14	6	1	2	3	66	15
Lues cong.	vollk.	—	—	1	—	3	5	2	—	—	—	—
	beg.	—	1	—	1	2	1	1	—	—	17	4
Andere	vollk.	—	—	3	3	4	2	2	—	—	—	—
	beg.	—	5	6	23	13	12	4	3	2	82	19
Encephalitis	vollk.	—	—	—	1	3	1	—	—	1	—	—
	beg.	—	1	3	7	12	1	—	—	—	30	7
Arteriosklerose	vollk.	—	—	—	1	—	—	—	—	—	—	—
	beg.	—	—	2	10	3	2	—	—	—	18	4
		—	10	54	155	137	45	16	6	17	440	100

Der Vergleich der Pupillenweite bestätigt vollauf die Angaben Behrs, daß bei der absoluten Starre die Pupillen beträchtlich größer sind als bei der reflektorischen. Wir fanden bei unseren Kranken:

	Enge Pupille bis zu 3 mm	Mittelweite und weite Pupillen
Vollkommene absolute Starre	19 = 18%	86 = 82%
Beginnende „ „	45 = 14%	273 = 86%

Unsere Kranken beweisen aber nicht den anderen Schluß, den Behr aus seinen Zahlen zog: je weiter die Pupillen, um so seltener sind die Fälle von beginnender (unvollkommener) Starre. Der Rückgang der Pupillenweite im Laufe der Erkrankung (Bach) ist gelegentlich beobachtet. Ungleichmäßige Ausbildung der Starre auf beiden Augen, Zusammentreffen absoluter Trägheit der einen mit totaler Starre der anderen Pupille haben wir wiederholt gesehen. Ebenso ist die *Anisokorie* ein häufiges Vorkommnis (50% unserer Kranken). Sie beträgt oft über 1, manchmal bis 3 mm. Sehr selten sind die Fälle, bei denen die Weite der lichtstarren Pupille sich mit krisenartigen Anfällen ändert; ob dieses Vorkommen stets als Zeichen einer Sympathicusreizung (Kalk) anzusprechen ist, muß dahingestellt bleiben. Über das Vorkommen der absoluten Starre in den einzelnen *Lebensaltern* gibt die folgende Tabelle einen Überblick. Während das Häufigkeitsmaximum der reflektorischen Starre im 5. Jahrzehnt liegt, finden wir bei der absoluten Starre eine annähernd gleichmäßige Verteilung vom 3.—6. Jahrzehnt.

Die totale und die absolute Pupillenstarre ist das Zeichen einer Schädigung der *absteigenden Pupillenbahn*, meist des Kern- oder Wurzelgebietes. Zerstörung aller Ganglienzellgruppen wird Ausfall aller Pupillenreaktionen bedingen, auf

Tabelle 3.

		bis 10	11—20	21—30	31—40	41—50	51—60	61—70	> 70	Zusammen
Tabes dors.	vollk.	—	—	2	8	6	8	—	—	—
	beg.	—	—	5	15	34	13	4	1	96
Taboparalyse	vollk.	—	—	—	1	2	2	—	—	—
	beg.	—	—	—	3	6	2	—	—	16
Progr. Paralyse	vollk.	—	—	1	8	13	4	1	—	—
	beg.	—	—	1	22	16	9	1	—	76
Lues cerebri	vollk.	—	—	—	—	2	2	1	—	—
	beg.	—	—	8	10	12	4	—	—	39
Lues	vollk.	—	—	3	2	4	4	1	—	—
	beg.	—	—	7	17	17	8	3	—	66
Lues cong.	vollk.	3	3	3	2	—	—	—	—	—
	beg.	2	3	—	1	—	—	—	—	17
		5	6	30	89	112	56	11	1	310
Andere	vollk.	1	1	2	4	4	2	—	—	—
	beg.	—	2	12	14	19	14	6	1	82
Encephalitis	vollk.	—	1	3	2	—	—	—	—	—
	beg.	1	2	6	6	7	1	1	—	30
Arteriosklerose	vollk.	—	—	—	—	—	—	1	—	—
	beg.	—	—	—	—	2	8	5	2	18
		2	6	23	26	32	25	13	3	130

teilweiser Vernichtung beruhen die Beobachtungen, in denen der Lichtreflex stärker als die Konvergenzreaktion geschädigt ist (anatomische Befunde von UCHIDA). Schwierigkeiten für die Lokalisation bereitet jedoch das Verhalten der *Lidschlußreaktion*, da die Kranken nicht selten sind, bei denen die Pupillen weder auf Belichtung noch beim Konvergenzimpuls, sondern nur beim Lidschluß reagieren. Eingehende Untersuchungen über die Häufigkeit und das Verhalten der Orbicularisphänomens danken wir BEHR. Mir selbst stehen Aufzeichnungen über 163 Kranke zur Verfügung; bei 16 war die Pupillenstarre einseitig; die Gesamtzahl der kranken Pupillen beträgt somit 310. Von diesen war die:

LidschluBreaktion	Licht- und Konvergenz- reaktion erloschen	Lichtreaktion erloschen, Konvergenz- reaktion träge	Licht- und Konvergenz- reaktion erhalten, aber träge	
prompt	22 = 7%	107 = 35%	22 = 7%	151 = 49%
träge	23 = 7,5%	66 = 21%	15 = 5%	104 = 33%
erloschen	31 = 10%	17 = 5,5%	7 = 2%	55 = 18%
				310 = 100%

Die Tatsache, daß das Orbicularisphänomen verhältnismäßig häufig normal oder doch wenigstens prompter und ausgiebiger ist als die Licht- und Konvergenzreaktionen der gleichen Pupille, hat BEHR zu dem Schluß gebracht, daß hier nicht eine nucleare, sondern eine extra- (supra-) nucleare Läsion vorliege; die erkrankten Teile sollen dem Sphincterkern gewissermaßen als Kappe aufsitzen, während die Leitung für das Orbicularisphänomen, die im hinteren Längsbündel zu suchende Verbindung zwischen den N. VII- und N. III-Kernen, und der absteigende Schenkel der Pupillenbahn unversehrt sei.
Diese Hypothese steht zum Teil mit anatomischen Befunden im Einklang. LENZ sah bei Kranken mit totaler Pupillenstarre Zerstörung der unmittelbar vor dem Kern gelegenen Teile der aufsteigenden Pupillenbahn, aber auch des Kerngebietes selbst. Die Beeinträchtigung der sensiblen Reaktionen, deren Bahn ja von ventral den Sphincterkern erreichen soll, würde als Stütze für BEHRS Ansicht zu werten sein. Gewisse klinische Beobachtungen lassen aber an dieser Erklärung zweifeln: BIELSCHOWSKY berichtet über Kranke mit einseitiger Ophthalmoplegia int., bei denen anfangs alle Reaktionen fehlten, später Lichtstarre

mit träger Konvergenz- und tadelloser Lidschlußreaktion bestand. Bei anderen Kranken mit sicherer Stammläsion des Oculomotorius fand er bei Licht- und Konvergenzstarre ein ungestörtes Orbicularisphänomen. Er nimmt daher an, daß die Bahn für die Lidschluß-reaktion weder den Kern noch das Wurzel- (Stamm-) Gebiet des N. III durchläuft, sondern auf uns vorerst noch nicht bekannten Wegen, vielleicht im N. VI, zieht, durch die Anasto-mosen zwischen den Nn. VI und III im Sinus cavernosus sich den N. III-Fasern zugesellt und so zum Ggl. ciliare gelangt. Er stützt diese Anschauung auf die Beobachtungen ab-normer Mitbewegungsphänomene der Pupille, die besonders bei Stamm- oder Wurzel-läsionen des N. III angetroffen werden (cyclische Oculomotoriuslähmung). Gegen den Verlauf der Bahn für das Lidschlußphänomen im hinteren Längsbündel sprechen im gewissen Sinne jene Fälle von ungleichmäßiger Blicklähmung, Ophthalmoplegia internuclearis (Lutz, Jaensch), bei denen trotz Unterbrechung der Bahnen des hinteren Längsbündels und Ausfalls der willkürlichen Bewegungen und vestibulären Erregbarkeit der Augenmuskeln die Pupillenreaktionen unversehrt sind. Würde die Erklärung Behrs zutreffen, so wäre ein isolierter Ausfall der Lidschlußreaktion bei Schädigungen des hinteren Längsbündels zu erwarten. In einschlägigen Fällen konnten wir eine derartige Pupillenstörung bisher nicht nachweisen.

Die neuere Erklärung Bielschowskys kann auch nicht Anspruch auf allgemeine Gültig-keit erheben, weil bei einzelnen Kranken alle Pupillenreaktionen gleichmäßig fehlen oder herabgesetzt sind und bei anderen zwar Lichtstarre besteht, die Konvergenzreaktion jedoch normal, das Lidschlußphänomen aber träge ist, ohne daß Lähmungen der äußeren Augen-muskeln nachzuweisen sind. Ob die erwähnten Verbindungen zwischen dem N. III und VI bei den einzelnen Menschen verschieden ausgebildet sind, und ob so bei Kern- oder Wurzel-schädigung des N. III und guten Anastomosen die Lidschlußreaktion der Pupille erhalten bleibt, bei schwachen oder fehlenden aber erloschen ist, läßt sich nicht entscheiden. An die Möglichkeit eines doppelten Innervationsweges (durch N. III-Kern und durch Anastomosen) ist wegen der funktionell so wichtigen Schlafmiosis zu denken. Behrs Annahme einer extranuclearen Läsion der Licht- und Konvergenzbahnen setzt wieder voraus, daß die von dem noch unbekannten Konvergenzzentrum zum Sphincterkern ziehenden Nerven-fasern diesen von oral erreichen; dann ist nicht recht verständlich, warum sie bei der zur reflektorischen Starre führenden Läsion im kernnahen Abschnitt des aufsteigenden Schenkels des Lichtreflexbogens im Vierhügelgebiet nicht häufiger in Mitleidenschaft gezogen werden.

Auf Grund dieser Überlegungen ist die *Ursache* der absoluten oder totalen Pupillenstarre zu suchen in einer Schädigung des *Sphincterkernes* selbst oder der absteigenden Pupillenbahn in der *Wurzel* bzw. dem *Stamm des Oculomotorius*, seltener im *Ganglion ciliare*, den *Ciliarnerven* oder schließlich im *Muskel selbst*.

Nach Behr sind gerade die Erkrankungen des Ganglion oder des postganglionären Abschnittes der Bahn durch maximale Mydriasis gekennzeichnet. Sie werden meist als Begleitsymptom von (primären oder sekundären) Erkrankungen der Orbita beobachtet. Die Schädigung des Sphincters selbst ist, wenn Einwirkung von Medikamenten oder intra-okularer Fremdkörper bzw. Synechien ausgeschlossen sind, eine Folge der Einwirkung stumpfer Gewalt. Oft finden sich kleine Sphincterrisse, es kommt jedoch auch Lähmung des Schließmuskels bei runder Pupille vor (Karbowski, Scotti, Tallei).

Die Feststellung dieser peripheren Schädigungen wird entweder durch den objektiven Befund oder durch die Anamnese leicht möglich sein. Schwieriger, oft unmöglich ist die Unterscheidung zwischen N. III-Kern-, Wurzel- oder Stammschädigung.

Ätiologisch kommt den verschiedenen Formen der *Lues* auch bei der absoluten Starre überragende Bedeutung zu[1]; nach unserer eigenen Zusammenstellung in 70%. Nach den auf großes Beobachtungsmaterial gegründeten Angaben von Bumke, Marina, Uthoff und Weiler besteht absolute Starre oder Trägheit bei rund 40% der Paralytiker; sie ist demnach wesentlich häufiger als die reflektorische Starre. Im Vergleich mit anderen Statistiken haben wir ver-hältnismäßig häufig bei Tabes dorsalis absolute Starre beobachtet.

Von Wichtigkeit sind auch die Kranken, bei denen die absolute Pupillenstarre oder Trägheit das einzige Augensymptom einer erworbenen oder angeborenen Syphilis ist (Gut-zeit, Kranz, Markoff, Seidler, eigene Beobachtungen). Bei der angeborenen Lues findet sie sich verhältnismäßig oft, bei der juvenilen Paralyse häufiger als bei der juvenilen Tabes (Genet, Ferguson und Critchley, Babonneix und Blum). Von unseren nichtsyphilitischen

---

[1] Ebenfalls für die von Ilberg (Korsakowsches Syndrom) und Lagrange und Pesme (Lumbalanästhesie) beschriebenen Kranken.

Kranken litten 30 an Encephalitis epidemica und 18 an Arteriosclerosis cerebri (DUFT-SCHMID) bzw. arteriosklerotischer Demenz.

Die *Encephalitis epidemica* führt in einem sehr hohen Prozentsatz zu Augen-, vornehmlich Pupillenstörungen, die sowohl im akuten als auch im Spätstadium beobachtet sind (REYS 50 bzw. 95%). Von allen Seiten ist die ungewöhnliche Häufigkeit der Entrundung und Anisokorie [1] betont, dann folgt in zahlenmäßiger Abstufung die Beobachtung einer Lichtstarre und -trägheit bei normaler [2] oder geschwächter Konvergenzreaktion [3], schließlich die einer mehr oder minder vollkommenen absoluten Starre [4]. Ophthalmoplegia int., Pupillenträgheit oder -starre mit Akkommodationslähmung sind nicht selten [5], doch ist es bei dieser durch Impulsmangel gekennzeichneten Erkrankung sehr schwer, zwischen echter Lähmung und mangelhafter Innervation zu unterscheiden. Beruht doch auch die so häufige isolierte Konvergenzstarre bei Encephalitis meist auf einer Insuffizienz der Konvergenz [6].

Wichtig kann die absolute Starre, die sich aus einer im Beginn der Beobachtung nur mäßigen Trägheit mit Anisokorie entwickelt, bei *Hirntumoren* und raumbeengenden Prozessen werden, z. B. Cysticercus, Echinococcus (ADROGUE und BALADO, CARLETON, DAVIS und CUSHING, ESCARDO, FRIGERIO, GIANNULI, GLASER, GROSZ, HARNISCH, HÖGNER, HORRAX, KORBSCH, LUTZ, MAROTTA, MAXWELL, NEIDING, PETER, PISANI, PLICQUE, SELETZKI, STRAUSS, WIEGMANN, ZUCKER u. a.). Sie kann sowohl als Fernsymptom (Fälle von transitorischer Starre, LÜDECKE) als auch als Ausdruck einer direkten Schädigung der Pupillenbahnen und -kerne in Erscheinung treten; so wird sie besonders häufig bei Mittelhirn-, Vierhügel- und Zirbeldrüsentumoren angetroffen. Doch kommt ihr wegen der anderen eindrucksvollen Zeichen (Stauungspapille, vertikale Blicklähmung usw.) oder dem Zusammentreffen mit ein- oder doppelseitiger Oculomotoriuslähmung nur untergeordnete Bedeutung für die Lokalisation der Geschwulst zu. HEINE spricht den Pupillenanomalien bei Vierhügel- und Zirbeldrüsenerkrankungen jede charakteristische Eigenschaft ab. Wir selbst sahen bei den in Rede stehenden Kranken Mydriasis mit ausgesprochener Pupillenträgheit. UHTHOFF hat sie nur in je 7% der Groß- und Kleinhirntumoren angetroffen. Größere Bedeutung für die Lokalisation kann die einseitige Pupillenstarre oder -trägheit gewinnen. Bei Hypophysentumoren ist sie selten (UHTHOFF 3%, DI MARZIO), falls nicht der Tumor auf den Sinus cavernosus übergreift und so die absteigende Pupillenbahn im N. III-Stamm schädigt; dann werden die Symptome die gleichen sein wie bei Geschwülsten des Keilbeins oder solchen, die vom Nasen-Rachenraum bzw. den Nebenhöhlen ausgehen (SEGUINI). Nach BEHR soll bei peripherer Schädigung des Oculomotoriusstammes in der Gegend des Sinus cavernosus bis zur Fissura orbitalis sup. Miosis auf der kranken Seite bestehen als Ausdruck des ungestörten Tonus des Ganglion ciliare, während bei orbitalen Prozessen, die das Ganglion bzw. das Endneuron der absteigenden Pupillenbahn treffen, maximale Mydriasis vorherrscht. Unsere eigenen Beobachtungen (HERZAU) bestätigen diese Angaben nur zum Teil [7], wir sahen außer Miosis auch Mydriasis und Starre der weiten Pupille.

---

[1] ARBELA und MONTANARI, BLUM, BUSACCA, CAMERON, CORDS und BLANK, FOLK, GOLDFLAM, HANSEN und GOLDHOFER, HOLDEN, LIBBY, MALLING, PALOMAR COLLADO, SOLOWJEW, STEVENSON.

[2] CLAUSEN, HOLDEN, JAENSCH, M. MEYER, MOSSO.

[3] BUSACCA, FOLK, GIRONE, HOGUE, KASSNER, YOUNG.

[4] BIELSCHOWSKY und FOERSTER, CLAUSEN, MACKENZIE, MARGULIS, OLKON und BEARD, TERRIEN und VEIL, WENDEROWIC.

[5] D'ANTONA, BUSACCA, CHOLINA, CORDS, GROSS und METAXAS, L'HERMITTE, LIBBY, M. MEYER, MEHRTENS und BARKAN, TERRIEN und VEIL, WAARDENBURG, WHITTINGTON. MORGAN und SYMONDS beschreiben die Ophthalmoplegia int. als forme fruste der Encephalitis.

[6] ESTAPÉ, HALL, HOLTHUSEN und HOPMANN, STERN. Sekundäre Konvergenzstarre: Nahemiosis fehlt bei Konvergenzlähmung (CORDS und BLANK). BIELSCHOWSKY zeigte aber, daß die Konvergenzreaktion der Pupillen trotz doppelseitiger Medialislähmung normal sein kann.

[7] Eine besonders eigenartige Beobachtung machten wir 1927 bei einer 49jährigen Frau mit Nasen-Rachentumor. S. R. 6/8, L.-2,0 sph. 6/24. Beiderseits Maculae corneae. Rechts temporal alter subkonjunktivaler Irisprolaps. Paralyse N. VI sin. Beiderseits Ausfall der direkten und indirekten Lichtreaktion (Pu. rechts 2,5, links 2 mm weit). Fehlen der Konvergenzbewegung der Bulbi und -reaktion der Pupillen. Hornhautsensibilität normal. Keine Stauungspapille. Die Kranke starb nach wenigen Monaten. Obwohl vielleicht die

Beim *Großhirnabsceß* fand Uhthoff in 5,3%, beim *Kleinhirnabsceß* in 7% Pupillen-störungen; auch hier können toxische oder Fernschädigungen von Bedeutung sein. Gold-flam weist auf das häufige Vorkommen von Ptosis und Sphincterlähmung beim Schläfen-lappenabsceß hin.

Verhältnismäßig häufig wird neben Anisokorie Pupillenstarre oder -trägheit bei *Menin-gitis*, vorwiegend bei der tuberkulösen der Kinder (Lechler, Pleschke), bei serosa (Uht-hoff) und epidemica — Genickstarre — (Heine) beobachtet. Sie kann hier das erste und auch das einzige Symptom einer N. III-Beteiligung sein und dürfte auf toxischer Schädigung beruhen. Wieweit das gleiche für ihr Auftreten nach *Lumbalanästhesie* und sogar -punktion gilt (Blatt, Riva, Santonastaso u. a.) ist nicht zu entscheiden. — Oft ist sie mit Meningis-mus und Augenmuskellähmungen vergesellschaftet. Nach *Diphtherie* sind alle Arten von Pupillenstörung mit Ausnahme der reflektorischen Starre beobachtet (Ploman).

Auch bei Erkrankungen der *Hirngefäße* ist die Pupillenstarre — manchmal in Gemein-schaft mit Augenmuskelstörungen oder Hemianopsie — ziemlich häufig. Bei Hirnerweichung fand Uhthoff sie in 13, bei Hirnblutung sogar in 33% seines Materials. Gelegentlich scheint die Weite der Pupille von der Art des Grundleidens abzuhängen. Miosis deutet auf Hirn-hyperämie oder Apoplexie, Mydriasis auf Hirnanämie oder Thrombose, doch hat auch diese Regel keine allgemeine Gültigkeit (Heine). Nach Schubert ist einseitige Mydriasis bei Apoplexie ein prognostisch ernstes Zeichen; die Pupillenerweiterung erreicht oft extreme Grade, findet sich stets auf der Seite der (größeren) Blutung, schwindet schon nach wenigen Stunden. Die Kranken, bei denen sie länger anhielt, starben binnen 2 Tagen.

Diagnostische Bedeutung haben die Pupillenstörungen bei *intrakraniellen Blutungen* und beim *Schädelbruch* (Macewen). In fast 80% finden sich Augensymptome, unter denen die Pupillenveränderungen durch ihre Häufigkeit und Flüchtigkeit[1] auffallen, die sich oft der Beobachtung des Augenarztes entziehen. Einseitige Erweiterung und in schweren Fällen Starre zeigt die Seite der Blutung an; bei Druckentlastung schwindet die Pupillen-störung, kehrt aber beim erneuten Druckanstieg wieder (Adrogue und Balado, Blakeslee, Blum, Cairns, Goulden, Holman und Scott, Katzenstein, Matzdorf, Menninger, Tietze u. a.). Die Lokalisation dieser Pupillenstörung, deren Wert naturgemäß durch eine etwaige N. III-Lähmung stark gemindert wird, ist noch umstritten. Während Cairns Schädigung der Rinde und weißen Substanz, Sarbo für die anfängliche Miosis corticale Reizung annimmt, ist sie nach Ranzi Folge einer Kompression des N. III-Kernes, nach Hutchinson, Wiesmann und Hoessly sowie Kaplan durch Druck auf den N. III-Stamm bedingt; diese letzte Ansicht setzt eine leichtere Verletzbarkeit der Fasern für den Sphincter voraus, sie ist nicht zu vereinen mit den mannigfachen Beobachtungen von N. III-Läh-mungen durch Wurzel- oder Stammläsion, bei denen zwar die äußeren Augenmuskeln mehr oder minder vollständig ausgefallen, die Pupillenreaktionen aber oft ungestört sind. — Da im allgemeinen bei der absoluten Starre die Licht- und Konvergenzreaktion fehlen, so ist die Schädigung des Sphincterkernes wohl das Wahrscheinlichste; ob es sich um eine Blutung, Ischämie durch Gefäßspasmen oder vorübergehende Leitungsunterbrechung infolge Er-schütterung handelt, muß dahingestellt bleiben. Aus den Nachweisen über die Art und Häufigkeit der Augensymptome beim Schädelbruch (Böhm, Liebreich, s. Wilbrand und Saenger) ist zu entnehmen, daß das Bestehen einer isolierten Pupillenstarre beim Schädel-bruch ein *prognostisch ungünstiges* Zeichen ist. Ihr Vorliegen ist jedenfalls eine wichtige Anzeige für eine baldige druckentlastende Operation bzw. für Unterbindung der Art. meningea media. Spontane oder postoperative Rückbildung der Lichtträgheit zeigen Besserung des Allgemeinbefindens und Schwinden der Lebensgefahr an.

Nach Popper findet sich nach Schädelverletzungen oder Hirnschädigungen, die zur Bewußtseinstrübung führen, nicht selten eine Anisokorie; die Pupille auf der Seite der Blutung oder der größeren Blutung ist weiter. Bei Apoplexie soll die gleichseitige Pupille die engere sein, sie erweitert sich maximal, sobald die Blutung in die Ventrikel durchbricht. Auch Popper hält die Pupillenstörung für ein durchaus ungünstiges Zeichen. Er führt die Pupillenerweiterung bei Blutungen im Gebiet der Stammganglien und der Seiten- sowie

---

doppelseitige Lichtstarre als Ausdruck einer peripheren Schädigung der absteigenden Pupillenbahn angesprochen und die Miosis im Sinne Behrs erklärt werden kann, dürfte es doch ungezwungener sein, eine Metastase als Ursache der Pupillenstörung in der Gegend der Kreuzung der aufsteigenden Pupillenbahn anzunehmen und die Pupillenenge als „Reiz-miosis" anzusprechen. Der völlige Mangel eines Konvergenzimpulses erlaubt keine Ent-scheidung, ob das Fehlen der Pupillenverengerung auf eine Insuffizienz oder Parese der Konvergenz zurückzuführen ist, zumal die Anisometropie an sich schon die Aufhebung des beidäugigen Sehens und bei langem Bestand die Unterdrückung etwaiger Doppelbilder bedingt haben kann.

[1] Anfangs nicht selten Miosis, die nach kurzer Zeit einer Erweiterung weicht. Bing und Franceschetti rechnen die Pupillenstörungen bei intrakraniellen Blutungen zur *spastischen Starre*.

des 3. Ventrikels auf Enthemmung des N. III-Mechanismus und Reizung der sympathischen hypothalamischen Zentren zurück und sieht in ihr ein Zeichen der Hirndrucksteigerung. Bei Blutungen in die Brücke, die in den 4. Ventrikel durchbrechen, sah er meist Miosis.

Gegenüber diesen Störungen tritt die Häufigkeit der Pupillenstarre bei *anderen Hirnerkrankungen* erheblich zurück (multiple Sklerose nach KYRIELEIS nur 0,5%, nach GRIPNER und WEXBERG ist sie freilich häufiger anzutreffen), *Myasthenie* (DUSSELDORP, RAKONITZ [1]), *Pseudosklerose* (HEINE). Gelegentlich können auch *Vergiftungen* [Blei (BLATT, GURVIČ, NEIDUNG und FELDMANN, NEPORENT), Botulismus (CLARK, MOREL und MARTIN, MEYERS), lang anhaltender Atropingebrauch (FAVALORO)] zur Pupillenstarre bei unversehrter Akkommodation führen. Bei der Tabak-Alkoholamblyopie fehlen nach C. H. SATTLER Pupillenstörungen in der Regel. Die berichteten Beobachtungen von absoluter Pupillenstarre bei oder nach *Herpes zoster* (BÄR, RENARD sowie GENET, der auch Depigmentation der Regenbogenhaut beschrieben hat), nach *Partus* (VALUDE), bei *Tetanie* (RUTISCH), in Verbindung mit hereditärer, nicht kongenitaler Ptosis (NEUMANN), sowie Benzinvergiftung (ROTH, SCHWARZ) gehören zu den Seltenheiten. Bei einer Reihe von Kranken bleibt jedoch die Ursache der Pupillenstarre trotz langjährigen Bestandes unklar (GALLOWAY, HOLMES).

6. Ophthalmoplegia interior.

Sofern mit der absoluten Pupillenstarre oder -trägheit eine Akkommodationslähmung verbunden ist, bezeichnen wir das Krankheitsbild als *Ophthalmoplegia interior*. Hieraus ergibt sich, daß zweifelsohne eine Reihe von absoluten Starren bei alten Leuten dieser Gruppe zuzurechnen sind; die mit zunehmendem Alter eintretende Minderung der Linsenelastizität verhindert jedoch den Nachweis. Infolgedessen ist im allgemeinen die Feststellung einer Ophthalmoplegia int. nur bei Kranken bis zum Alter von 50 Jahren möglich. Die Sonderstellung dieser Krankheitsgruppe ergibt sich aus der Tatsache, daß bei angeborener Oculomotoriuslähmung, progressiver Ophthalmoplegie, Polioencephalitis superior (WERNICKE), Myasthenia gravis u. a. die inneren Augenmuskeln entweder verschont oder wesentlich später gelähmt werden als die äußeren.

Nach älteren Angaben tritt die Ophthalmoplegia interior wesentlich häufiger ein- als doppelseitig auf (BEHR). Unsere eigenen Beobachtungen stehen mit dieser Anschauung nicht im Einklang. Wir sahen 26 einseitige und 21 doppelseitige Fälle.

Im Gegensatz zur reflektorischen und zur absoluten Starre finden sich bei der Ophthalmoplegia interior meist weite Pupillen [2]. Wahrscheinlich sind sie um so weiter, je vollständiger die Lähmung der vom N. III versorgten Binnenmuskulatur des Auges und je jünger der Kranke ist. Wir fanden:

Lebensalter	Pupillenweite								Zusammen
	bis 2 mm	3 mm	4 mm	5 mm	6 mm	7 mm	8 mm	über 8 mm	
bis 10 Jahre	—	—	—	—	1	—	3	—	4
„ 20 „	—	—	—	1	2	2	1	—	6
„ 30 „	—	—	—	5	7	5	2	1	20
„ 40 „	—	—	1	7	3	1	1	—	13
„ 50 „	—	1	—	2	—	1	—	—	4
	—	1	1	15	13	9	7	1	47

Diese Neigung zur ausgesprochenen, nicht selten extremen Mydriasis hat BEHR veranlaßt, eine *Schädigung des Endneurons* der parasympathischen Bahn (Ggl. ciliare, postganglionäre Fasern und Endplatten in den Muskeln) als Ursache der Lähmung der Binnenmuskeln anzunehmen. Für viele der einseitig auftretenden Erkrankungen genügt diese Erklärung vollauf. Schwerer zu verstehen ist eine symmetrische doppelseitige periphere Schädigung bei Erkrankungen, die vorzugsweise die Ganglienzellen des Kerngebietes schädigen

[1] Sehr eigenartige Verhältnisse bot die 23jährige Kranke mit Myasthenia gravis, über die NEVIN berichtet: Seit 12 Jahren bestanden Abducensparesen, dann eine monatelang anhaltende Unbeweglichkeit des rechten, später auch des linken Auges mit doppelseitiger Ptosis; die Pupillen waren teils 4, teils 6 mm weit, ihre Lichtreaktion war im allgemeinen träge, zeigte aber sehr verschiedenes Verhalten; Ermüdungssymptome fehlten. Beim Konvergenzimpuls verengten sich beide Pupillen für 30—60 Sekunden Dauer sehr stark von 7 auf 3 mm.

[2] IGERSHEIMER berichtet über seltene Fälle von reflektorischer Pupillenstarre mit Akkommodationslähmung.

20*

(Diphtherie, Botulismus). Der Verlauf der Ophthalmoplegia ist ebenfalls nicht ohne weiteres mit peripherer Schädigung zu erklären. Nicht selten kehrt das Akkommodationsvermögen und die Konvergenzreaktion der Pupille wieder, während der Lichtreflex länger oder dauernd fehlt. Dies wäre nur denkbar, wenn außer der verschiedenen Wertigkeit des Lichtreizes und des Konvergenzimpulses eine verschiedene Leitfähigkeit der absteigenden Bahn, insbesondere des Endneurons für den Lichtreflex und für den Impuls zur Konvergenz und zur Akkommodation bestände. Der Annahme einer peripheren Schädigung widersprechen auch die Beobachtungen von völligem Ausfall der Licht- und Konvergenzreaktion der Pupille sowie der Akkommodation bei normalem, oft auffallend prompten und ausgiebigen Lidschlußphänomen. Eine Schädigung der Endplatten in den Muskeln ist unwahrscheinlich, weil viele dieser Pupillen durch Pilocarpin oder Eserin zu verengern, durch Cocain noch zu erweitern sind, also die pharmakologische Ansprechbarkeit erhalten ist.

Bach u. a. haben eine Schädigung des N. III-Stammes angenommen, in dem die Bahnen für die Augenbinnenmuskeln zentral verlaufen (Fuchs). Die einen (Bielschowsky) sehen hierin einen Grund für ihr Verschontbleiben in manchen Fällen von N. III-Stammschädigung, andere nehmen aber eine besondere Verletzbarkeit dieser Fasern und eine isolierte axiale Neuritis des Oculomotorius als Ursache der Ophthalmoplegia interior an in Anlehnung an die leichte Verletzbarkeit und häufige isolierte Erkrankung des papillomaculären Bündels im Sehnerven (Behr). Diese Ansicht fordert Widerspruch heraus, da es nicht angängig ist einen sensorischen und einen motorischen Nerven miteinander zu vergleichen; sie ist bisher auch anatomisch noch nicht gesichert.

Das Zusammentreffen von Sphincter- und Akkommodationslähmung kann, wie früher Mauthner und Uhthoff ausführten, durch einen *Kernprozeß* verursacht sein; bei anatomischer Untersuchung eines Kranken mit Ophthalmoplegia (exterior et interior) nach Botulismus fand Lenz 1924 schwere Gefäßveränderungen und Blutungen im Gebiet der N. III-Kerne, vor allem in der Mittellinie, die basalwärts bis zum Austritt der Oculomotoriusfasern reichten, und Entartung der Ganglienzellen bei verhältnismäßig geringer Schädigung der kleinzelligen Mediankerne[1]. Aus diesem Befunde geht hervor, daß das Krankheitsbild der Ophthalmoplegia interior verursacht sein kann durch eine Erkrankung der die Pupillenbahnen enthaltenden *Oculomotoriuswurzelfasern*. Je nach der Ausdehnung der Schädigung und der Art der befallenen Fasern kann demnach eine isolierte Ophthalmoplegia int. oder eine solche in Verbindung mit Ausfall äußerer Augenmuskeln eintreten. Jedenfalls erscheint die Annahme einer Wurzelläsion mit mehr oder minder ausgesprochener Beteiligung des Sphincter- bzw. Oculomotoriuskerngebietes berechtigt und näherliegend als die einer Schädigung im peripheren Neuron.

Der *Verlauf* der Störung ist sehr verschieden, neben völligem Ausfall des Sphincters wie des Ciliarmuskels finden sich Lichtstarre bei erhaltener oder träger Konvergenzreaktion und Akkommodationsparese, ja manchmal in Fällen unvollständiger Heilung, Lichtstarre oder -trägheit bei normaler Konvergenzmiosis und Akkommodation[2]. Völlige Heilung haben wir bei Jugendlichen ohne Lues beobachten können. Rückfälle bzw. Verschlechterung der Pupillen- wie der Akkommodationsstörung kommen ebenfalls vor. Nach Igersheimer, der bei Lues die Ophthalmoplegia interior wesentlich häufiger als die absolute Pupillenstarre sah, lassen sich folgende Abarten der klinischen Bildes unterscheiden:

	Lichtreaktion	Konvergenzreaktion	Akkommodation
1.	völlig erloschen	völlig erloschen	total gelähmt
2.	noch träge	noch träge	„ „
3.	völlig erloschen	völlig erloschen	Parese
4.	träge	träge	„
5.	erloschen	erhalten bis normal	„
6.	„	erloschen	Lähmung einer Seite bei normaler Akkommodation des anderen Auges
7.	Mydriasis bei erhaltener Reaktion (beginnende Fälle)		Parese

[1] Lenz bezweifelt auch die Berechtigungen der Lokalisation der Akkommodation im unpaaren Mediankern; diese sonst allgemein übernommene Anschauung Bernheimers bietet ja der Erklärung einseitiger Akkommodationslähmung durch nucleare Schädigung sehr große Schwierigkeiten.

[2] Das Orbicularisphänomen kann trotz absoluter Pupillenstarre und Paralyse der Akkommodation erhalten sein (Adrogue, Bielschowsky und eigene Beobachtungen).

Die letzte Untergruppe steht im Widerspruch zu den Angaben Uhthoffs u. a., daß die Lähmung des Spincters und des Ciliarmuskels in der Regel gleichzeitig eintritt; wir konnten dies bei einigen unserer Kranken bestätigen.

Ätiologisch hat für die Ophthalmoplegia interior die *Lues* nicht die gleiche überragende Bedeutung wie für die Pupillenstarren. Nach Uhthoff findet sie sich in etwa 25% (Igersheimer 78,6%), bei unseren eigenen Kranken in 36%. Bumke hat angegeben, „daß die Ophthalmoplegia interna zwar bei Syphilis häufig, bei metasyphilitischen Erkrankungen recht selten, und da, wo sie vorkommt, wohl immer auf einer Komplikation mit sekundärer Lues zurückzuführen" ist. Schon Uhthoff und später Behr haben über einwandfreie Ophthalmoplegia interior bei Tabes berichtet. Unter unseren Kranken finden wir 7mal Lues, je 2mal Lues congenita, Lues cerebri, Tabes dorsalis und 4mal progressive Paralyse. Die Diagnosen sind durch Untersuchung der Breslauer Nervenklinik gesichert.

Von besonderem Interesse sind die beiden Tabiker; bei dem einen (37 Jahre) bestand anfangs eine rechtsseitige N. III-Parese (Ausfall der Rr. med., sup. und inf. mit Ptosis) mit Ophthalmoplegia int. (direkte und konsensuelle Licht- und Konvergenzreaktion erloschen, Lidschlußphänomen träge, Akkommodationsparalyse). Nach 1 Jahr hatten die Lähmungen der äußeren Augenmuskeln sich etwas, die der inneren weitgehend gebessert: Lichtreflex noch träge, Konvergenz- und Lidschlußreaktion sowie Akkommodation normal. — Der andere war 25 Jahre alt; linksseitige unvollständige Ophthalmoplegia int. bzw. doppelseitige Lichtstarre mit völligem Ausfall der Akkommodation links (rechte Pupille 4, linke 6 mm weit — Konvergenzreaktion prompt, rechts 2, links 3 mm, Lidschlußphänomen sehr lebhaft).

Unsere Krankenschaft unterscheidet sich auch dadurch von den älteren Nachweisen, daß wir 9 Kranke (19%) mit *Encephalitis epidemica* sahen; hier handelt es sich nicht nur um frische akute Erkrankungen, sondern auch um postencephalitischen Parkinsonismus. — Ophthalmoplegia int. nach Prellung des Augapfels ohne sonstige Schädigung (Linsensubluxation usw.) wurde 3mal, nach Schädelbruch 2mal beobachtet. In 3 Fällen trat sie als einzige Störung nach Botulismus, 2mal nach Diphtherie auf. In 19% blieb die Ursache unklar [1].

Die Kranken mit Encephalitis und Botulismus zeigten doppelseitige Störungen. Vielleicht ist die Häufigkeit der Doppelseitigkeit bei unseren Kranken mit den anders gearteten Grundleiden gegenüber den älteren Zusammenstellungen zu erklären.

Die nicht seltenen Fälle mit Ophthalmoplegia int. infolge unsachgemäßer Verwendung von Atropin am Auge müssen selbstverständlich unberücksichtigt bleiben [2]. Wir haben aber in den letzten Jahren mehrfach Encephalitiker beobachtet, die Scopolamin oder Atropin per os erhielten und bei denen mit Pupillenträgheit leichte Akkommodationsparesen auftraten; sie verschwanden solange das Mittel ausgesetzt wurde, und kehrten Tage oder Wochen nach Aufnehmen der Kur wieder. Ob es sich hier um eine individuell gesteigerte Ansprechbarkeit auf diese Medikamente handelt, oder ob der encephalitische Prozeß, der ja so häufig Augenmuskellähmungen bedingt, eine besondere Paresenbereitschaft im Kern- oder Wurzelgebiet des Oculomotorius setzt, muß dahingestellt bleiben.

Außer den erwähnten Erkrankungen ist die Ophthalmoplegia int. nach Erkältungen, bei Nebenhöhlenerkrankungen, Hirntumoren, Friedreichscher Ataxie (Barret), Tuberkulose und auch angeboren (Lewinsohn) beobachtet. Über die ätiologische Bedeutung des Botulismus berichteten in den letzten Jahren Bielschowsky, O. Lentz, Macdonald, über die von Schlangenbiß Blatt, von Arzneimittelschädigungen André-Thomas, von Bleivergiftung Blatt und von Prellungsverletzungen Tessier.

---

[1] Wegen des Zusammentreffens von Ophthalmoplegia int. mit Oculomotoriusparese (besonders bei Encephalitis) verweise ich auf den Abschnitt von Bielschowsky.

[2] Eine eigenartige Beobachtung machten wir bei einem 11jährigen Mädchen mit Strab. conv. bei Hypermetropie: Nach 3tägiger Gabe von je 2 Tropfen 1%iger Atropinlösung trat eine totale Ophthalmoplegia int. auf, die nach 6 Monaten noch fast unverändert bestand. — Ob es sich hier um abnorme Empfindlichkeit gegenüber Atropin oder um eine andere Störung handelte, läßt sich nicht entscheiden. Unter den vielen hundert Kindern mit Strabismus, die wir atropinisieren mußten, steht diese Beobachtung einzigartig da.

II. Störungen der Erweiterungsreaktionen.

1. Störung der psychosensiblen Reaktionen, spastische (mydriatische) und katatonische Pupillenstarre (Spasmus mobilis), willkürliche Pupillenbewegungen.

Das oft frühzeitige Verschwinden der psychosensiblen Reaktionen wurde bereits bei Abhandlung der reflektorischen und der absoluten Pupillenstarre besprochen. Hier ist nachzutragen, daß sie in seltenen Fällen auch beim Normalen fehlen können, und daß große individuelle Schwankungen vorkommen (BEHR, WEILER). Am häufigsten wird ihre Störung beobachtet bei schweren organischen Veränderungen der Hirnrinde (Imbezillität, Idiotie, epileptische und alkoholische Demenz, Spätstadium der progressiven Paralyse). Nach BUMKE, auf dessen erschöpfende und allgemein anerkannte, auf großes eigenes Beobachtungsmaterial gegründete Übersicht ich hier nur verweisen kann, ist das Fehlen der Psychoreflexe, der Pupillenunruhe und der reflektorischen Erweiterung auf sensible Reize ein für Dementia praecox (Schizophrenie) geradezu typisches Symptom. Er konnte auch zeigen, daß bei der katatonischen Form die Psychoreflexe und Pupillenunruhe, wenigstens in ausgebildeten Fällen, stets fehlen, daß bei etwa 25% der Kranken aber durch sehr schmerzhafte Reize noch eine schwache Pupillenerweiterung auszulösen ist (im Beginn des Leidens oder der Remission). Die Licht- und Konvergenzreaktion ist in diesen Fällen gewöhnlich normal.

In den letzten Jahren sind nur verhältnismäßig wenig Arbeiten diesen Fagen gewidmet; sie bestätigen und erweitern im gewissen Sinne die Darstellung BUMKEs. Nach CANDIDO DA SILVA sind die Störungen der Erweiterungsreaktionen um so ausgesprochener, je stärker der Intelligenzdefekt ist. Die Häufigkeit der Pupillenstörungen bei Dementia praecox zeigt ein Bericht über 400 Kranke von MENNINGER: In 65% fand er Pupillenanomalien (abnorme Weite in 17, abnorme Enge in 6,5, Anisokorie in 11, leichte Unregelmäßigkeiten der Form in 23%); er schließt daraus, daß die Pupillenstörungen bei der Schizophrenie häufiger als bei anderen nichtsyphilitischen Erkrankungen angetroffen werden und Zeichen minderwertiger Konstitution sind. Ähnlich sind die Befunde von KAMINSKAJA-PAWLOWA (277 Fälle). Exakte Untersuchungen stellte FEINSTEIN an; er sah in 50% seiner Schizophrenen Fehlen oder Minderung der Pupillenunruhe bzw. Ausbleiben der Erweiterungsreaktion; ähnliche Störungen fand er bei Imbezillen und beim postencephalitischen Parkinsonismus, während die Manisch-Depressiven normale Reaktionen zeigten. Nach PICKERTs Untersuchungen an großem Material (929 Kranke) kann das BUMKEsche Zeichen bei allen Krankheiten, wenn auch nicht immer konstant, am häufigsten bei Schizophrenie und Metalues vorkommen, aber auch bei anderen Formen der Syphilis, seltener bei Alkohol- und Opiummißbrauch, bei Angst und anderen Affekten, bei Bewegungsarmut der Augäpfel und pseudodemenzähnlichen Zuständen (STEINER und STRAUSS). ABELY und TRILLOT wiesen auf die besonders bei den katatonen Formen der Schizophrenie vorkommende auffallende Pupillenerweiterung hin, die sie als Dilatatorkrampf durch Hypertonie des Sympathicus auffassen; sie sehen im Verhalten der Pupillen einen motorischen Apragmatismus, der dem Wesen der Dementia praecox entsprechen würde. SCHILDER und PARKER konnten zeigen, daß die Störungen der Erweiterungsreaktionen bei schizophrenen Negern ungleich häufiger als bei kranken Weißen sind. SATA fand ein eigenartiges Verhalten nach intravenöser Suprareningabe: Während der Puls weich war, war die Pupillenweite normal, mit der Erhölung des Pulses nahm sie zu, mit der Wiederkehr der Hypotonie ab.

Diese Störungen sind aber nicht nur bei der Schizophrenie anzutreffen, bei der sie nach LOEWENSTEIN und WESTPHAL besondere Bedeutung haben, sie sind auch häufig bei *Encephalitis* und Parkinsonismus beobachtet (FEINSTEIN, SAMAJA: KEHRER sah gleiches bei WILSONscher Krankheit). Die *mydriatische* Starre beruht auf spastischer Kontraktur des Dilatators bei gleichzeitiger Minderung oder Hemmung des Sphinctertonus. Dieser vielleicht sympathische Reiz kann so stark sein, daß alle Verengerungsreaktionen fehlen: daher liegt die Möglichkeit einer Verwechslung mit der absoluten Pupillenstarre nahe.

In reiner Form tritt sie im epileptischen Anfall auf, den sie oft etwas überdauert. Sie kann nach HERRMANN und ALEXANDER auf beiden Augen nacheinander erscheinen bzw. verschwinden (periodische Pupillenstarre HERMANN). Bei etwa der Hälfte der Epileptiker, die ich in der Breslauer Nervenklinik untersuchen konnte, ist mir eine für das Alter des Kranken ungewöhnlich starke Mydriasis aufgefallen, die jedoch den Lichtreflex oder die Konvergenzreaktion nicht beeinträchtigte. NEGRO wies beim anfallsfreien Epileptiker eine zunächst ausgiebige Verengerung der Pupille auf Lichteinfall nach, die aber trotz gleichbleibender Belichtung von einer schnell folgenden Erweiterung abgelöst werde; in sehr schnellem Wechsel folgen Verengerung und Erweiterung einander, so daß schließlich ein Hippus entsteht, der nach einigen Sekunden in eine Mydriasis mit fehlender Lichtreaktion übergeht. NOTKIN, COOMBS und PIKE fanden, daß die Pupillenreaktionen während des epileptischen Anfalles beim Menschen oder des Krampfzustandes mit Absynth und Campher vergifteter Katzen nie normal waren; im tonischen und klonischen Krampf waren sie weit und lichtstarr, im Stadium des Nachlassens bestand Mydriasis und Anisokorie manchmal mit Lichtstarre, meist mit Lichtträgheit, 3 Minuten nach dem Anfall waren die Pupillen eng und boten oft das Bild paradoxer Reaktion, die vorgetäuscht wird durch die der Lichtreaktion schnell folgenden Erweiterung; nach weiteren 3—4 Minuten waren die Pupillenreaktionen und -größen wieder normal, obwohl das BABINSKYsche Phänomen noch positiv, Blutdruck und Puls noch hoch waren. Diese Beobachtungen sind am einfachsten durch Tonuserhöhung des Dilatators zu erklären. Damit würde in Einklang stehen die schnelle Erweiterung derartiger Pupillen nach geringen Cocaingaben. Das Fehlen des Klaffens der Lidspalte und des Exophthalmus spricht nicht gegen Sympathicusreiz, da ja bei Sympathicuslähmung Ptosis und Enophthalmus fehlen oder im Heilungsstadium vor der Miosis verschwinden können. WÖLFLIN beobachtete bei faradischer Reizung des menschlichen Halssympathicus (bronchiogenes Carcinom) fast maximale Pupillenerweiterung ohne Exophthalmus. Für eine Minderung des Sphinctertonus als Ursache der Mydriasis bei Epileptikern habe ich keinen Anhalt gefunden. Wodurch dieser vermutete Reizzustand der sympathischen Innervation bedingt ist und an welcher Stelle der Erweiterungsbahn eine Einwirkung stattfindet, läßt sich freilich nicht sagen. Nach NEGRO dominiert das corticale Sympathicus- über das corticale Sphincterzentrum. Das anfallsweise Auftreten einer rezidivierenden Pupillenstarre bzw. -trägheit in Verbindung mit heftigem Halbseitenkopfschmerz noch viele Jahre nach einer Schädelverletzung (PIOTROWSKI) dürfte dieser Gruppe zuzurechnen sein [1]. Gleiches gilt für die spastische Starre im pathologischen Rauschzustand oder dem der Psychopathen oder nervös Minderwertigen (BING und FRANCESCHETTI); die Kopfbeugungsmydriasis (FLATAUS phénomène nuquo-mydriatique bei Meningitis und anderen mit Nackensteifigkeit einhergehenden Hirnerkrankungen (CONOS, ECKSTEIN, EHRLICH, FLATAU, MENSI) ist nach BEHR Ausdruck einer Steigerung der physiologischen Schmerzreaktion der Pupille; ob es sich dabei tatsächlich um Zerrung der Dura an den Nervendurchtrittsstellen handelt, wie FRENKIEL meint, läßt sich nicht entscheiden.

Die spastische Pupillenstarre stellt im Gegensatz zur Lähmungsstarre in der Regel nur ein *vorübergehendes Symptom* dar. Gleiches gilt noch ausgesprochener von dem Symptom von E. MEYER (Pupillenerweiterung bzw. -starre bei Druck auf die Iliacalgegend bei Schizophrenen, Katatonikern, Neurotikern, Hysterikern u. a.) und dem von REDLICH (maximale Erweiterung mit herabgesetztem, unter Umständen aufgehobenem Lichtreflex bei Muskelanstrengungen, z. B. starkem aktiven Händedruck bei Hysterie, Schizophrenie, Katatonie); REDLICH nimmt Hemmung des Spinctertonus und Reizzustand im Dilatator an; Cocain begünstigt das Symptom, dessen Ausmaß abhängig ist von der jeweiligen Muskelaktion (PIERACCINI). Beide Symptome kommen nur selten beim gleichen Menschen vor. Nach WESTPHAL sollen enge Beziehungen zwischen dem Iliacalsymptom und dem Spasmus mobilis bestehen. Das MEYERsche Symptom wird mit einem Krampfzustand des Dilatators erklärt, der bedingt ist durch die „mechanische Reizung der ihrerseits übererregbaren sympathischen Elemente im kleinen Becken" (KEHRER). BEHR kommt bei Besprechung dieser Pupillenstörungen zu dem Schluß: „Bei der spastischen, mydriatischen Starre handelt es sich also nach allem im Grunde nur um eine abnorme Steigerung physiologischer Innervationsvorgänge, die durch mannigfache psychisch-sensible Erregungen ausgelöst werden kann." Die katatonische Pupillenstarre (WESTPHAL), Spasmus mobilis (KEHRER), ist eine vorübergehende Aufhebung oder erkennbare Hemmung (LOEWENSTEIN und WESTPHAL) der Licht- und Konvergenzreaktion, die in der Regel mit Formänderung (ovale, entrundete oder spaltförmige Pupillen) verbunden ist. Diese Störung tritt plötzlich auf, meist ohne äußeren Anlaß, und weicht ebenso schnell, wenn auch auf unbestimmte Zeit, normalen Verhältnissen. Sie findet sich am häufigsten im vorgeschrittenen Stadium des katatonischen Stupors, ist aber auch bei chronischer Erkrankung des Zwischenhirns und Encephalitis, sowie bei Manisch-Depressiven beobachtet (HARTMANN, KEHRER, KOESTER, A. MEYER, ROSSI, STERN, WESTPHAL). Der Spasmus mobilis beruht auf organischer Grundlage, während die oben genannten Formen der spastischen mydriatischen Starre vor allem bei funktionellen Kranken, nur gelegentlich bei organischen Hirnleiden als Ausdruck funktioneller Überlagerung angetroffen werden (BEHR).

Diese Störungen der psychosensiblen Reaktionen entziehen sich in der Regel der Beobachtung des Augenarztes und sind von Neurologen beschrieben. Ich kann daher nur nochmals auf die ausführliche Darstellung von BUMKE verweisen.

Als psychisch bedingt sind auch jene eigenartigen Fälle anzusprechen, in denen bei nervösen oder hysterischen Personen psychische Erregung (Vorstellung einer Lebensgefahr), starke Mydriasis mit Störung der Lichtreaktion verursacht (Angstsymptom BUMKES). Die seltenen Beobachtungen von *willkürlicher Pupillenerweiterung* sind auf ähnliche Weise (Vorstellung von etwas Schreckhaftem, Alpdruckartigem) zu erklären (PETROVIČ und TSCHEMOLOSSEW); DONATHS Kranke zeigte psychogene Pupillenbeein-

---

[1] Nach BEHR ist die in einzelnen Fällen von Migräne beobachtete Pupillenstarre verursacht durch Schädigung des motorischen Sphincterneurons und somit der absoluten Pupillenstarre im Sinne der ophthalmoplegischen Migräne zuzurechnen.

flussung bei bald rechts, bald links auftretender Lähmung der Pupillen und Akkommodation mit wechselnder Hemianästhesie wohl auf hysterischer Grundlage, sie ist als unvollständige ophthalmoplegische Migräne anzusprechen.

Besondere Schwierigkeiten bereiten dem Augenarzte die Fälle von Pupillenstörung bei *Hysterie*. Die Beobachtungen von Karplus und die Darlegungen Bumkes lassen keinen Zweifel an ihrem gelegentlichen Vorkommen (Heermann). Sie lassen aber leider nicht erkennen, ob Konvergenz- bzw. Akkommodationsimpulse und Augenmuskelstörungen bzw. Heterophorien als Ursache der beschriebenen Miosis mit Sicherheit ausgeschlossen sind. Einige dieser Beobachtungen sind vielleicht in das Gebiet der „willkürlichen Pupillenbewegungen" bei Neuropathen zu verweisen (Ellis: hysterische Blindheit mit Lichtstarre und Akkommodationsparese, Heilung durch Psychotherapie), andere als Hirndrucksymptome zu erklären (Focher: hysterische Krampfanfälle mit starker Pulsverlangsamung nach Luftdruckschädigung durch Granatexplosion — anfallsweise Miosis mit erhaltener Lichtreaktion). Best hat sich dahin geäußert, daß der Hysteriker Reflexe unterschieben könne, und daß im hysterischen Anfall sowohl weite, reaktionslose Pupillen wie Miosis allein beobachtet seien; dennoch bleibe die mydriatische Starre meist eine Begleiterscheinung der Epilepsie, enge und lichtstarre Pupillen bei Hysterie gehörten aber zu den seltenen Ausnahmen.

2. Reizzustände der sympathischen Pupillenbahn.

Mag für diese Formen der spastischen Pupillenerweiterung die Leitung über den Sympathicus zweifelhaft sein, so sind doch *Reizzustände* im Gebiet des Halsteiles des *Grenzstranges* bekannt, die zu starker Mydriasis mit Herabsetzung der Licht- und Konvergenzreaktion führen; sie sind Folge akut entzündlicher Erkrankungen der tiefen Halslymphdrüsen und verschwinden mit der Besserung des Grundleidens (Angelucci in Verbindung mit Basedowsymptomen, Laignel und Lavastine) oder von Narbenzug bzw. entzündlichen Veränderungen im Plexus brachialis (Holsten). (Reizmydriasis bei pleuro-pulmonalen Prozessen s. Anisokorie.) Nach de Stella soll die schnellere und ausgiebigere Wirkung der Mydriatica bei Facialisschädigung auf den Ausfall der im N. VII laufenden parasympathischen Fasern zu beziehen sein; bei verschiedenen Kranken mit Facialisparese konnten wir kein unterschiedliches Verhalten der beiden Pupillen nach Cocaingaben nachweisen.

3. Sympathicuslähmung.

Sie ist seit langem bekannt und führt zum Hornerschen Symptomenkomplex (Ptosis, Miosis, Enophthalmus). Die Pupillenverengerung durch Dilatatorlähmung ist am wichtigsten, weil sie in wenig ausgesprochenen Fällen das einzige Symptom der Störung sein kann. Sie ist bei herabgesetzter Beleuchtung leichter festzustellen als im hellen Licht. Ihr Grad ist abhängig von dem Sitz der Störung. Nach Levinsohn ist Pupillenenge nach Exstirpation des Ganglion cervicale supr. ausgesprochener als nach Resektion des Grenzstranges.

Die Licht- und Konvergenzreaktion sind bei der Sympathicuslähmung in der Regel ungestört[1], ebenso die psychischen und sensorischen, während die sensiblen Reaktionen weniger ausgiebig sind als beim Gesunden (Weiler).

Mit der Hornerschen Trias können vergesellschaftet sein Schweißdrüsen- und vasomotorische Störungen (Claude-Bernardscher Symptomenkomplex), Störungen der Tränensekretion, die zu einem eigenartigen, von Metzger entdeckten Farbenschillern des Hornhautreflexbildchens führt, Hypotonie des Bulbus, Hemiatrophia faciei (Scarlett bei 9 von 16, Marinescu, Kreidler und Facon bei 29 von 35 Kranken). Nicht ganz selten ist *Heterochromie*[2] beobachtet (7 unserer Kranken, darunter ein 6jähriges Mädchen mit angeb-

---

[1] Jellinek berichtet über einseitige Pupillenstarre und Hornerschen Symptomenkomplex nach elektrischem Trauma (Läsion C 7—D 1); von Karplus und Redlich ist aber darauf hingewiesen, daß zur Erklärung der Pupillenstarre die Annahme eines zweiten Herdes unerläßlich sei. Gleiches gilt für den 19jährigen Kranken mit Sarkom der Halswirbelsäule, bei dem Siebert zuerst rechtsseitigen Hornerschen Symptomenkomplex, dann doppelseitige reflektorische Pupillenstarre beschrieben hat.

[2] *Heterochromie.* Die Iris der kranken Seite ist heller. Nach Behr, der 1927 die bis dahin vorliegenden Berichte zusammenstellte und kritisch sichtete, sind 3 Formen zu unterscheiden: „1. die durch kreuzweise Vererbung der elterlichen oder vorelterlichen Irisfarbe entstandene, 2. die bei einer Sympathicusveränderung (-lähmung) bestehende, von der es zweifelhaft ist, ob zwischen beiden Veränderungen kausale oder nur zeitliche Beziehungen vorliegen, 3. die Fuchssche Heterochromie" — entzündliche Veränderungen (Hornhautbeschläge), Katarakt, Veränderungen des retinalen Pigmentsaumes und schließlich des Pigmentepithels der Irishinterfläche —.

lich angeborener Störung). Wieweit Vererbung oder Geburtstraumen bei diesen angeborenen Formen mit Irisverfärbung Bedeutung haben, läßt sich nicht entscheiden — Cornil und Jeandilize, Kranz, Menestrine, Orrico.

Heterochromie bei erworbener Sympathicuslähmung beschrieben Adamantiadis, Hutter, Reys, Scarlett zum Teil nach operativen Eingriffen (Strumektomie), während Brüning und Stahl betonen, daß sie nach Operationen am Halssympathicus nie Heterochromie beobachtet haben.

Eine Aufklärung dieser sich widersprechenden Angaben brachten die Arbeiten von Passow, vor allem sein Beitrag zum Verständnis des Symptomenkomplexes Horner-Syndrom, Heterochromie, Status dysraphicus: Wird bei jungen Kaninchen, Katzen oder Hunden der Halssympathicus reseziert, so läßt sich nach 2—3 Monaten Entfärbung der gleichseitigen Regenbogenhaut feststellen; die gleiche Operation bei älteren Tieren beeinflußt die Iris nicht. Seine ausgedehnten Untersuchungen ließen ihn Horner-Syndrom und Heterochromie auf „embryonale Entwicklungsstörungen im Bereich der Ursprungszellen des Sympathicus" zurückführen. Ihnen liegt die gleiche Hemmung bei der spinalen Raphebildung zugrunde, die nach Henneberg zur Syringomyelie (Dysraphie), nach Bremer zum Status dysraphicus führt. Die anatomische Grundlage sind „embryonal bedingte Höhlenbildungen und Gliose im unteren Hals- und oberen Brustmark — Syringomyelie — oder in der Medulla obl. — Syringobulbie.

Erbliches Vorkommen der Hornerschen Trias bei 3 Generationen sahen Samaja, bei Mutter und Sohn Passow. Als angeboren ist die Sympathicuslähmung auch bei den Kranken Buttlers mit Halsrippe anzusprechen.

Unter 58 Kranken mit einseitiger Hornerscher Trias sahen wir 4mal Struma, die wohl durch Druck auf den Sympathicus eine Leitungsstörung bedingt (Izzo, Troell, der eine Verstärkung der Ptosis, Lee, der ihr Auftreten nach Strumaresektion beobachtete), Verletzungen des Halsgrenzstranges und der Halswirbelsäule bzw. Halsmarkes (2mal nach Operation am Halssympathicus, je 1mal nach Exstirpation des Plexus brachialis und des Ganglion Gasseri [1]. Trauma der Halswirbelsäule, Blutung in die vorderen Cervicalwurzeln nach Sturz haben wir einmal beobachtet, 4mal hingegen Syringomyelie des Halsmarkes (Roskan, Scarlett). Bei 6 Kranken war Schädelbruch und Commotio cerebri nachzuweisen; der Befund eines Kranken bietet besonderes Interesse:

Sturz vom Motorrad. Erblindung links mit amaurotischer Starre und absteigender Opticusatrophie, rechts normales Sehvermögen für Ferne und Nähe, Abducensparalyse und Sympathicuslähmung. — Mit einem einzigen Herd sind diese Symptome nicht zu erklären. Die Opticusatrophie und Amaurose links beruhen auf Bruch des knöchernen Sehnervenkanales, die Abducensparalyse wohl auf Schädigung des Nerven an der Schädelbasis, die Sympathicusparese jedoch auf Unterbrechung ihrer Bahn wahrscheinlich im Hirn.

Bei je einem Kranken bestanden Hirntumor, hochgradige Arteriosclerosis cerebri, bei je 2 Lues (Ramond) und Encephalitis, bei 3 Erkrankungen (Empyem und Geschwülste) der Kiefer-, Siebbein- und Keilbeinhöhle (Frogé-Wucherungen des Rachenringes), bei 2 Magenkrebs; in diesen Fällen dürfte es sich nur um ein zufälliges Zusammentreffen mit dem Hornerschen Symptomenkomplex handeln. In 55% blieb die Ursache der Störung unklar.

Bei Erkrankungen der Medulla oblongata haben Arend sowie Pilotti, bei Verschluß der Art. cerebelli inf. post. Philibert und Rose sowie Richter, bei akuter fieberhafter Erkrankung Neter bei 2 Kindern, bei cerebraler Kinderlähmung Babonneix Sympathicuslähmung beschrieben.

Im Einklang mit den unten zu besprechenden Sympathicusstörungen bei Hals-, Pleura- und Mediastinalverletzungen, Aneurysmen und Geschwülsten (Courcoux und Lereboullet, Jullien, Scarlett, Terrien) steht die Beobachtung von Romano und Eyherabide: Hornerscher Symptomenkomplex bei Spontanpneumothorax. Sie erklären ihn aus einer Schädigung der Beziehungen des Ggl. cervicale inf. und der Ansa Vieusseni zur Lungenspitze.

Sehr schwierig sind die Fälle von Hornerscher Trias bzw. Miosis auf dem Boden *endokriner Störungen* zu erklären: Verderame beobachtete Beeinflussung des Halssympathicus im Sinne einer Lähmung beim Keratokonus und führte sie auf Schilddrüsenwirkung zurück, Arroyo sah eine sympathisch bedingte Anisokorie bei Addisonscher Krankheit, sie verschwand nach Fütterung mit Nebennierenpräparaten, Siebert beschrieb linksseitigen *Horner* bei einem Diabetiker. Beim Kranken Cars — Diabetiker — bestanden hintere Synechien, er kann daher hier nicht weiter berücksichtigt werden; Zweifel bestehen auch hinsichtlich des Kranken von Nielsen und Stegman, bei dem eine direkte und konsensuelle Licht- und Konvergenzstarre als Ausdruck der Vagotonie bezeichnet wird.

---

[1] Auch bei zentraler Läsion sind gleichseitige Lähmungen des Trigeminus und Augensympathicus beobachtet: „paratrigeminale Sympathicuslähmung" Raeder. Ob die von Weill und Nordmann nach Stirnhirnoperation beobachtete Hornersche Trias ähnlich zu erklären ist, muß dahingestellt bleiben.

AUBARET und MARGAILLAN beobachteten Miosis infolge Sympathicuslähmung bei Herpes zoster — vielleicht bestand hier eine enge Pupille infolge beginnender Iritis, die bei dieser Erkrankung nicht selten ist.

Die Freiheit der parasympathischen Bahn bei der HORNERschen Trias beweist eine Mitteilung von LIGERTWOOD: Bei 29jähriger Frau bestand im Anschluß an Halsdrüsenoperation typischer Horner, im Verlauf eines Herpes zoster mit Hornhautbeteiligung trat eine absolute Pupillenstarre auf; Atropin und Cocain waren wirkungslos, Eserin verengte die Pupille. — Unklar bleibt auch der Kranke DENTIS mit Ulcus rodens corneae und HORNERscher Trias.

Alle Fälle von peripherer Sympathicuslähmung (im 3. Neuron nach FÖRSTER) sind dadurch gekennzeichnet, daß Cocain, wenigstens in geringen Dosen, die kranke Pupille im Gegensatz zur normalen nicht oder kaum nennenswert erweitert, während Adrenalin, das normalerweise bei Einträufelung in den Bindehautsack keine pupillomotorische Wirkung hat, oft die sympathisch starre Pupille erweitert und entrundet, und zwar um so ausgesprochener, je frischer die Lähmung ist (POOS, dessen Angaben wir entgegen MOSSO bestätigen können).

Die klinischen Beobachtungen der Pupillenenge nach Sympathicuslähmung sind durch O. FÖRSTERs Untersuchungen an Menschen, vor allem an Kranken, bei denen die Chordotomie ausgeführt wurde, in wesentlicher Weise ergänzt. Scheinbare Widersprüche finden in dieser dem Augenarzt sonst kaum zugänglichen Krankenschaft ihre Aufklärung. FÖRSTER wies eine Dreiteilung der pupillenerweiternden Bahn nach (vgl. S. 270): Das 1. Neuron erstreckt sich vom Corpus subthalamicum bis zum Vorderhorn C_8—D_2, das 2. von hier bis zum Ggl. cervicale supr., das 3. vom obersten Halsganglion bis zum Dilatator.

Wird die sympathische Bahn in irgendeinem der 3 Neurone unterbrochen, so bleibt Atropin, das den Parasympathicus lähmt, stets wirksam; Cocain, das den Sympathicus reizt, ist bei Unterbrechung im 2. oder 3. Neuron wirkungslos, während es beim Sitz der Schädigung im 1. Neuron erhöhte Mydriasis der vorher engen, der einseitigen Halsmark-Chordotomie gleichnamigen Pupille verursacht. Adrenalin, das beim Gesunden meist keinen mydriatischen Einfluß hat, erweitert die Pupille außerordentlich stark bei Unterbrechung des 3., nicht aber bei Schädigung des 2. oder 1. Neurons. Die sympathische Schmerzreaktion fehlt bei Ausschaltung des post- oder präganglionären Neurons vollständig oder ist doch stark herabgesetzt. „Daß sie nicht stets ganz erloschen ist, rührt daher, daß die auf den sensiblen Reiz hin eintretende Pupillenerweiterung nicht ausschließlich auf einer Innervation des Dilatator pupillae durch den Sympathicus, sondern zum geringen Teil auch auf einer Inhibition der vorbestehenden Kontraktion des Sphincter pupillae beruht, wie dies KARPLUS experimentell bei der Katze nachgewiesen" und FÖRSTER für den Menschen bestätigen konnte. „Interessanterweise ist nun bei der Unterbrechung der zentralen, in der Haube des Hirnstammes und im Vorderseitenstrang des Halsmarkes absteigenden Bahn die sympathische Pupillenreaktion nicht nur erhalten, sondern sie ist sogar über die Norm gesteigert, manchmal so lebhaft gesteigert, daß schon sensible Reize, die gar nicht schmerzhaft sind wie einfaches passives Erheben des Armes, ausreichen, um die Pupillenerweiterung herbeizuführen."

FÖRSTER hat auf Grund seiner Beobachtungen folgende Übersicht gegeben:

Wirksamkeit von	Bei Unterbrechung der pupillenerweiternden Bahn im		
	3. Neuron	2. Neuron	1. Neuron
Atropin	+	+	—
Cocain	—	—	+ +
Adrenalin . . .	+ + +	—	—
Schmerzreiz . .	(∓)	(∓)	+ +

Durch Beachtung der FÖRSTERschen Untersuchungen wird es gelingen, die hohe Zahl der sogenannten unklaren Fälle von HORNERscher Trias bzw. Sympathicuslähmung einzuengen und den Sitz der Schädigung mit einer bisher unbekannten Genauigkeit zu ermitteln.

4. Angeborener Dilatatormangel.

Von den Fällen mit angeborenem HORNERschen Symptomenkomplex sind jene zu trennen, bei denen Ptosis und Enophthalmus fehlen und seit frühester Jugend eine oder beide Pupillen sehr eng sind (0,5—1 mm). Sie erweitern sich nicht bei Cocaineinträufelung in den Bindehautsack (bis 10% Lösung), wohl aber auf Atropin.

Die wenigen bekannten Beobachtungen lassen keinen Schluß auf das Verhalten der Pupillenreaktion zu. Bei dem Kranken SAUPEs war die Licht- und Konvergenzreaktion erhalten, bei denen von HOLTH und BERNER jedoch erloschen. Die Akkommodation ist immer normal.

HOLTH und BERNER haben als anatomische Grundlage dieser Störung eine mangelhafte Entwicklung des Dilatators nachgewiesen. Er ist nur im kleinen Kreis der Iris vorhanden, erreicht jedenfalls die Iriswurzel und den Ciliarkörper nicht. Seine Zellen zeigen embryonales Verhalten. Hierdurch erhält der wohlgebildete M. sphincter das Übergewicht über den Erweiterer.

Wir konnten in 10 Jahren 3 Kranke beobachten, die wahrscheinlich zu dieser Gruppe gehören, bei denen jedenfalls weder Anhalt für eine Sympathicusparese noch für hintere Synechien oder Seclusio pupillae bestand.

1. 2jähriges geistig und körperlich zurückgebliebenes Kind, Skoliose. Lichtreaktion der nur 2 mm weiten Pupille erhalten; Cocain (5% mehrmals eingeträufelt) ist wirkungslos, ebenso 1% Homatropin; $^1/_2$% Atropinlösung erweitert die Pupillen auf etwas mehr als 3 mm; sie werden längsoval und starr (Papillen und Fundus o. B., Wa.R. negativ).

2. 42jährige Frau, stets enge Pupillen, Durchmesser 2,5, absolut starr, nur am Hornhautmikroskop Andeutung einer Reaktion in der nasalen Hälfte nachzuweisen. 5% Cocain erweitert sie nicht, Homatropin nach 5 Minuten auf rechts 4, links 3,5 mm. S. = 6/5; intern und neurologisch o. B.

3. 51jähriger Mann. Links Altersstar; nach Operation mit Starglas S. = 0,75. Rechts im 14. Lebensjahr Steinsplitterverletzung. Linse in den Glaskörper luxiert, Iris schlottert. Schwere Aderhautsklerose und zahlreiche Narben nach Chorioiditis. S. + 12,0 sph. = 1,0. Rechte Pupille 3 mm, bei starker Belichtung 2 mm. Weder durch wiederholte Cocaingaben noch Suprarenin subkonjunktival oder Atropin ist eine Erweiterung zu erzielen, während Eserin die Pupille auf 1,25 mm verengt. — Keine Lues. Wahrscheinlich ist eine kongenitale Mißbildung, vielleicht eine Schädigung des Dilatators Ursache der Störung, Sphincterrisse, Irisdialyse oder auffallende Depigmentierung als Zeichen einer Erkrankung der Irishinterfläche waren nicht nachzuweisen.

III. Anisokorie.

Die Pupillen weisen bei vielen völlig gesunden Menschen verschiedene Weite auf. Diese Störung ist als harmlose, oft angeborene Anomalie zu bezeichnen, wenn die genaue Untersuchung keinen Anhalt für ein Augenleiden [Glaukom, Folgezustände von Iritis (LAFON) oder Hemmungsbildungen, Membrana pupillaris persistens, Subluxatio lentis (ALEXIADÈS)], die neurologische und interne keinen für Erkrankungen ergibt, die zur Ungleichheit der Pupille führen, ferner wenn alle Reaktionen, auch die Erweiterung auf Cocain, seitengleich und ausgiebig erfolgen, der Unterschied in der Weite der Pupillen annähernd unverändert bleibt. Eine Anisokorie kann vorgetäuscht sein dadurch, daß die konsensuelle Lichtreaktion etwas weniger ausgiebig als die direkte ist, oder daß der Einfallswinkel des Lichtes in beide Augen bzw. Abstand und Helligkeit der Lichtquelle nicht die gleichen sind (PETROVIČ und SPIRIDONOWA). Schließlich ist eine dioptrisch bedingte Ungleichheit der Pupillen bei Anisometropen bekannt: das myope Auge zeigt die weitere, das hyperope die engere Pupille (KOEGEL). Diese Angaben fanden wir bei 6 bzw. 2 unserer 32 Fälle bestätigt [1].

BEHR denkt für die Kranken mit dauernd gleichbleibendem Befund an eine angeborene abnorme Kreuzung der pupillomotorischen Fasern im Chiasma, durch die der eine Sphincter-

---

[1] ZUR NEDDEN und BEHR sahen bei zentralen Hornhauttrübungen Anisokorie, und zwar Erweiterung der gleichseitigen Pupille ohne Störung der Reaktionen. Die Ursache hierfür ist unklar.

kern das Übergewicht erhält, oder an eine „konstitutionelle Anomalie im Sinne des Fehlens des Tonusgleichgewichtes in dem Sphincter-Dilatatorsystem".

Pathologische Anisokorie. Das Vorkommen ungleich weiter, starrer oder träger Pupillen ist in den vorhergehenden Abschnitten bereits besprochen. Die krankhafte Anisokorie kann zustande kommen durch Lähmung des Parasympathicus oder Reizung des Sympathicus, falls die kranke Pupille weiter, durch Reiz des Sphincters oder Lähmung des Dilatators, falls sie die engere ist.

VELTER und TOURNAY gliedern die Anisokorie daher in Störungen 1. der Verengerer (einseitige Sphincterlähmung oder -krampf) infolge orbitaler oder basaler Erkrankungen bei akuter und chronischer Meningitis, Prozessen im Gebiet der Hirnschenkel und toxischer Schädigung; sie fanden in 25—30% ihrer Kranken mit multipler Sklerose Anisokorie, meist einseitige Mydriasis [1], 2. der Erweiterer: Lähmung des Sympathicus bei Verletzung des Halsstranges, Reizung bei Erkrankungen der Nase und ihrer Nebenhöhlen, der Zähne, des Brust- und Bauchraumes.

Gelegentlich findet sich Pupillenungleichheit als erstes Anzeichen einer beginnenden Trägheit, ohne daß mit den üblichen klinischen Untersuchungsmethoden eine Störung der Reaktion nachweisbar ist, die jedoch bei Anwendung des Differentialpupilloskopes aufgedeckt werden kann (Lues, Encephalitis: DOTTI, HANSEN und GOLDHOFER; Arteriosklerose, Commotio cerebri, Hirntumoren oft mit trägen Reaktionen: D'ALLOCCO, HORRAX und BAILEY, PARKER, VELTER und TOURNAY; nach Trepanation: LANDOLT [2] und bei der HEINE-MEDINschen Krankheit [Poliomyelitis]: NORDMANN und DUHAMEL).

In den letzten Jahren ist die spontane oder provozierbare (durch Atropin- oder Cocaingabe bzw. durch Adrenalinreaktion von LOEWY) Anisokorie bei pleuro-pulmonalen Erkrankungen, besonders der *Spitzentuberkulose* eingehend untersucht [3].

Sie findet sich bei sehr vielen dieser Kranken; die Angaben über ihre Häufigkeit schwanken jedoch. Die Pupille der kranken oder bei doppelseitigen Prozessen stärker befallenen Seite ist die weitere. Die Mydriasis ist bedingt durch Reizung der über die Pleurakuppe ziehenden sympathischen Fasern infolge entzündlicher Prozesse (geschwächte Hemmung der dilatatorischen sympathischen Fasern — BARÁTH). Falls die Erkrankung lange Zeit besteht, sollen die sympathischen Fasern zerstört werden können, so daß es zur Miosis kommt. Die Lichtreaktion der Pupille kann dabei etwas geschwächt sein (MAZZUCONI). Bei Verwendung von Atropinlösung hält die Mydriasis der kranken Pupille mehrere Tage länger an als die der gesunden (SERGENT, KAEDING, ROSSI). Der Nachweis dieser Anisokorie gilt als wichtiges Hilfszeichen für die Feststellung einer Tuberkulose. Sie soll aber auch als ROQUÉsches Zeichen bei Erkrankungen des Bauchraumes [4], des Mediastinums [5], des Herzens und der Aorta [6] vorkommen.

Diesen Reizzuständen der sympathischen Bahn sind gleichzusetzen die Beobachtung einer Mydriasis beim peritonsillären Absceß (HORNING-WENGER), bei Zahnwurzelerkrankung (PIPERNO) und die auf zentrale Störung, Reizung des sympathischen Zentrums im Stirnhirn, bezogene Mitteilung von FIAMBERTI über gleichseitige Mydriasis bei Stirnhirntumor.

---

[1] Diese Angabe konnten wir nur bei Kranken mit einseitigem großem Zentralskotom bestätigen.

[2] Er sah bei 29 Kranken 18mal Mydriasis und 11mal Miosis auf der Seite der Operation. Wir konnten diese Beobachtung am Krankenmaterial der Breslauer Chirurgischen Klinik nur selten bestätigen.

[3] ALTERTHUM, BRELET, CARUSI, DOTTI, FANELLI, HOLZAPFEL, ISOLA, JUARROS, JULLIEN, LAFON, LOPEZ-PEREIRA, MARIANO, MARTIN, MOSSA, PANSINI, PISONI, POLEV, SERGENT und GEORGE, SERGENT und PÉRIN, SOSSI, VECCHIO, VELTER und TOURNAY, ZUCALI.

[4] BARÁTH, DONINI; tuberkulöse Peritonitis: CAVALLINI, Appendicitis: BUCHMANN, RABBONI, Pankreaserkrankungen: BAILEY, COCKCROFT, LEPEHNE und SCHLOSSBERG, Magenleiden: TOUZET, Malaria: DEDIMOS. Bei Milzvergrößerung ist die linke Pupille weiter als die rechte; diese Anisokorie schwindet bei Akkommodation und Konvergenz sowie beim Rückgang der Milzschwellung und im Fieberanstieg, während dessen ja die parasympathischen Funktionen überwiegen.

[5] ALIQUÒ-MAZZEI, BONANNO, HANSEN; ferner bei phlegmonöser Mandelentzündung und Peritonsillarabsceß: VERNIEUWE, bei Schwefelkohlenstoffvergiftung: FRIGERIO und und VISSICH, bei Lepra: BHADURI.

[6] KWASKOWSKI beschreibt vorübergehende Erweiterung der linken Pupille als Frühzeichen von Kreislaufstörungen, die um so länger anhielt, je schwerer sie waren; die Azidose soll einen Sympathicusreiz bedingen.

Das Gegenstück bilden gewissermaßen die Kranken von JANNUZZI mit Angina phlegmonosa mit gleichseitiger Miosis; er erklärt die Pupillenenge freilich in Abweichung der sonstigen Anschauungen mit der Übertragung eines Schmerzreizes vom Gaumensegel durch Nervenanastomosen auf das Ganglion ciliare. Ich halte eine Sympathicusparese für wahrscheinlicher.

Die Bedeutung dieser Feststellungen für den Neurologen und den Ophthalmologen liegt in erster Linie darin, daß ihn ihre Kenntnis vor Fehldiagnosen schützen kann.

Bei intrakraniellen Prozessen, Blutungen und lokalem Hirndruck ist die gleichseitige Pupille meist erweitert (s. S. 306).

Vorübergehende Anisokorie ist als Vorbote epileptischer Anfälle und bei Dementia praecox beschrieben. Wir sahen sie bei Schizophrenen.

IV. Seltene Pupillenstörungen.

1. Pupillotonie.

Die *Pupillotonie* (tonische Konvergenzreaktion, myotonische Pupillenreaktion) ist ein gut abgegrenztes selbständiges Krankheitsbild. Die mydriatische Pupille ist für die gebräuchlichen Untersuchungsmethoden (auch bei Verwendung der Spaltlampe) direkt und konsensuell lichtstarr [1], die Konvergenzreaktion erfolgt nur langsam, ist aber im normalen Umfang möglich.

Die Pupille verharrt in dem erreichten Verengerungszustand auch nach Aufhören des Konvergenzimpulses noch mehrere Sekunden, erweitert sich dann ganz allmählich — erst nach mehreren Sekunden, manchmal gar Minuten wird die Ausgangsweite erreicht (Typus SAENGER) —, seltener beginnt die Erweiterung sogleich mit Beendigung der Konvergenz (Typus STRASBURGER). REITSCH und KYRIELEIS halten diese Unterscheidung verschiedener Typen für überflüssig. Die Störung ist nach den vorliegenden Literaturberichten meist angeboren und bleibt unverändert (GEHRCKE, ILLING, YOW). Nur in 15% wird sie doppelseitig angetroffen. Sie kann mit tonischer Akkommodation vergesellschaftet sein.

Ihre *Ursache* ist nicht völlig geklärt. BEHR nimmt eine Schädigung des Kerngebietes im Sinne einer Neurose an, eine Dysfunktion der Ganglienzellen. KYRIELEIS hat in sehr schönen Untersuchungen gezeigt, daß Strychnin eine wesentliche Verbesserung des vorher fehlenden Lichtreflexes derartiger Pupillen bis zum normalen Reaktionsablauf bewirkt. Er verlegt wegen dieses pharmakologischen Verhaltens die Schädigung in das dem Sphincterkern vorgelagerte Schaltsystem, dessen Zellen noch nicht völlig zugrunde gegangen seien. Mag auch gegen einzelne der von KYRIELEIS untersuchten Kranken eingewendet werden, daß sie nicht das Vollbild der Pupillotomie boten, so geben seine Versuche doch eine durchaus glaubhafte Erklärung für das eigenartige Verhalten der Pupillen, zumal er zeigen konnte, daß nach völliger Vernichtung der Ganglienzellen bei der reflektorischen oder absoluten Starre Strychnin wirkungslos ist, während es bei Pupillenträgheit eine deutliche Verbesserung der Reaktionen verursacht. Seine Untersuchungen entkräften die von anderer Seite aufgestellten Theorien, auf die daher hier nicht eingegangen zu werden braucht. KEHRER hat in einer ausführlichen Arbeit versucht, das Krankheitsbild der Pupillotonie weiter zu fassen; die von ihm als Pupillotonie bezeichneten Brüder mit progressiver Muskeldystrophie wiesen erhaltene Lichtreaktion bei verlängerter Latenzzeit auf; vom augenärztlichen Standpunkt aus sind sie den unvollständigen absoluten Pupillenstarren zuzurechnen. Der Versuch KEHRERS, 12 Unterformen der Pupillotonie zu unterscheiden, ist augenärztlich nicht anerkannt, er hat vielmehr Widerspruch von kompetenter Seite gefunden (BEHR). Infolgedessen dürfte ein weiterer Bericht sich hier erübrigen.

ADIE sowie MOORE beschrieben (Pseudo ARGYLL-ROBERTSON pupills) Kranke mit Pupillotonie, bei denen die Sehnenreflexe vorwiegend der unteren Gliedmaßen fehlten, ohne daß ein Anhalt für Lues bestand. Bei der Kranken, über die GAUDISSART und MASSION-VERNIORY berichten, wechselte das Verhalten der Reflexe.

In den letzten Jahren sind nun mehrfach Beobachtungen von *erworbener Pupillotonie* mitgeteilt (BARKAN bei 2 Luikern, KARPOW als Folge einer anfangs bestehenden Pupillenträgheit, REITSCH im Anschluß an eine Ophthalmoplegia int., ROEMHELD als Spätfolge nach Tangentialschuß, GUILLAIN und SIGWARD nach Scharlach, BROUWER bei Polyneuritis).

---

[1] BEHR hat nachweisen können, daß diese Lichtstarre nur eine scheinbare ist. Bei sehr langer Dunkeladaptation erweitern sich derartige Pupillen und verengern sich bei Rückkehr ins Tageslicht allmählich („tonische Versteifung durch den Lichtreflex"). Ich habe diese Angabe an meinen eigenen Beobachtungen nicht bestätigen können.

Mögen Zweifel hinsichtlich der Zugehörigkeit dieser Fälle zur Pupillotonie berechtigt sein — unter den oben berichteten Kranken mit unvollständiger absoluter Pupillenstarre fanden wir 12, bei denen die Lichtreaktion fehlte und die Konvergenzreaktion ein ausgesprochen tonisches Gepräge zeigte (5mal ein- und 7mal doppelseitig) —, so bieten die Kranken doch das charakteristische klinische Bild. Gleiches gilt für die Kranke Kieps, während die Kranken Cardells ein Zusammentreffen von Pupillotonie mit Akkommodationskrampf zeigten; ich möchte annehmen, daß hier eine ausgesprochene tonische Akkommodation bestanden hat. Auch Beobachtungen von typischer Pupillotonie und tonischer Akkommodation beim postencephalitischen Parkinsonismus (Cords, Jaensch, Jellife, Piltz, Weill und Reys) machen das Vorkommen erworbener Pupillotonie wahrscheinlich.

Wir fanden unter unseren Kranken (s. nebenstehende Tabelle).

Bei einer Kranken sind die Ergebnisse der Akkommodationsprüfung nicht vermerkt, ein anderer war Presbyop (58 Jahre). Unter den Kranken mit erworbener Pupillotonie sahen wir 3mal Encephalitis und 1mal Botulismus. Bei diesen Kranken war die Akkommodation normal.

	Pupillo-tonie	Akkommodation	
		normal	tonisch
Angeboren:			
einseitig . .	5	2	2
doppelseitig .	1	—	1
Erworben:			
einseitig . .	2	—	1
doppelseitig .	2	1	1
	10	3	5

2. Neurotische Reaktion.

Diese von Piltz beschriebene, von Westphal und Behr bestätigte Reaktion ist insofern das Gegenstück zur myotonischen, als der Ablauf der Lichtreaktion tonisch ist: die Pupille verengt sich langsam bei Belichtung, verharrt längere Zeit in dem erreichten Verengerungszustand, ist während dieser Miosis lichtstarr und erweitert sich langsam.

Über eigene Beobachtungen dieser Störung verfüge ich nicht. Behr hält sie möglicherweise für den Ausdruck einer zentralen Sympathicusstörung.

3. Pathologische Mitbewegungen der Pupille.

Es handelt sich um die zuerst von A. v. Graefe beobachtete, seither von vielen Seiten bestätigte, in manchen Fällen von absoluter und totaler, sehr selten auch reflektorischer Pupillenstarre anzutreffende Verengerung der Pupille bei Abduktion des Bulbus *(Abduktionsphänomen)*. Nach Behr tritt diese Verengerung erst einige Zeit nach dem „Beginn der forcierten Seitenwendung" auf, bei den Kranken von Bielschowsky, Blatt (normale Augen), Salus, Wirth erfolgte sie schnell und schon bei geringer Innervation des Abducens. Meist ist bei diesen Kranken das Orbicularisphänomen besonders deutlich (es fehlte beim Kranken von Salus).

Die *Ursache* des Abduktionsphänomens ist bisher unklar. Behr glaubt an ein Überspringen der durch das hintere Längsbündel dem Externus- und Internuskern zugeleiteten Impulse der Seitenwendung auf afferente, zum Sphincterkern ziehende Bahnen; das soll dadurch ermöglicht werden, das sich regenerierende Pupillenfasern in falsche Richtung geraten und mit dem hinteren Längsbündel in Verbindung treten. Bielschowsky, Salus u. a. nehmen eine Impulsüberleitung durch die Anastomosen zwischen dem N. VI- und N. III-Stamm bzw. Ganglion ciliare an.

Pathologische Mitbewegungen der Pupillen sind ferner beobachtet bei Lähmungen des Oculomotoriusstammes oder einzelner von ihm versorgten Muskeln. Sie unterscheiden sich vom Abduktionsphänomen dadurch, daß ihnen das reizlose Intervall fehlt und daß zu ihrer Auslösung nicht angestrengte, sondern einfache Innervation des gelähmten äußeren Augenmuskels erforderlich ist. Sie werden auf dem Boden der Lipschitzschen Theorie durch Einwachsen der sich regenerierenden Nervenfasern in falsche Bahnen erklärt (Hauptvogel)[1].

---

[1] Sehr eigenartig ist eine leider nur kurz referierte Beobachtung von Cords: doppelseitige Erblindung nach Schußverletzung. Rechts Phthisis dolorosa, Erblindungsstarre links. Diese Pupille verengert sich jedoch, sobald das Auge irgendeine Blickbewegung ausführt, und beim starken Lidschluß. Passive Bewegung des Bulbus bleibt wirkungslos. Starker schmerzhafter Händedruck führt ebenfalls zur Verengerung der Pupille. — Cords nimmt an, daß vielleicht die Fasern für den Dilatator in die für den Sphincter eingewachsen seien.

Die von LOHMANN beschriebene Mitbewegung äußerer Augenmuskeln bei Veränderungen der Pupille gehören in das Gebiet der einseitigen, durch Änderung der Belichtung auszulösenden (dissoziierten) Vertikalbewegungen erblindeter Augen.

4. Cyclische Oculomotoriuslähmung.

Gewisse seltene Fälle von Oculomotoriuslähmung sind durch cyclischen Wechsel von Krampf- und Erschlaffungszuständen ausgezeichnet, die am eindeutigsten an der Pupille, etwas seltener am gelähmten Oberlid zu beobachten sind. Diese stets einseitige Lähmung braucht nicht alle vom N. III versorgten äußeren Augenmuskeln zu treffen. Die Pupille ist gleichfalls gelähmt oder hochgradig paretisch. Ihr Durchmesser verändert sich jedoch: „Der Sphincter pupillae ist der *einzige* Muskel, der ausnahmslos in allen bisher zur Kenntnis gekommenen Fällen die cyclischen Phänomene, das automatische Alternieren von Krampf- und Lähmungszuständen zeigt" (A. BIELSCHOWSKY).

Während der Krampfphase verengt die Pupille sich, oft von 8 auf 2 mm, gleichzeitig hebt sich das gelähmte Oberlid, nach einer Pause von 5—20 Sekunden folgt die Erschlaffungsphase, die durch Erweiterung der Pupille und Lidsenkung gekennzeichnet ist. Da dieser Wechsel in zeitlich unregelmäßigen Abständen vor sich geht, kann das Vorhandensein einer Lichtreaktion vorgetäuscht werden, wenn der Lichtreiz in die Verengerungsphase fällt; auf der Höhe des Sphincterkrampfes oder der völligen Erschlaffung oder in die Erweiterungsphase ist die Pupille lichtstarr.

Den willkürlichen Augenbewegungen kommt insofern ein Einfluß auf die cyclischen Bewegungsphänomene zu, als beim starken Impuls zur Abduktion der Eintritt der Krampfphase wesentlich verzögert, der Grad der Miosis verringert wird. Es gelingt bei Aufrechterhalten des Strebens zur extremen Abduktion den Zyklus zu verändern; der Mydriasis folgt eine nur geringe Verengerung der Pupille, die unter starken hippusartigen Schwankungen schnell wieder extrem weit wird. Erlischt aber der Seitenwendungsimpuls infolge Ermüdung oder Ablenkung der Aufmerksamkeit, so setzt zugleich starke Miosis (mit Spasmus des Lidhebers und M. ciliaris) ein. Die intentierte Adduktion hingegen verlängert die Verengerungsphase erheblich und schwächt die Erweiterung; die Adduktion läßt den Spasmus mit viel kürzerem Intervall eintreten und schneller das Höhestadium erreichen. Ähnliche Wirkung haben der Impuls zur Konvergenz, die Blickhebung und der Lidschluß; sie verkürzen die mydriatische zugunsten der miotischen Phase. Es ist daher schwer zu entscheiden, ob der Sphincterspasmus ein Orbicularisphänomen der Pupille vortäuscht, oder ob ein solches tatsächlich vorhanden ist, wie von verschiedenen Seiten angegeben wurde.

Ciliarmuskelspasmen kommen zusammen mit dem Sphincterspasmus vor, aber nicht in allen Fällen; stets ist der Spasmus des M. ciliaris wesentlich geringer als der des M. sphincter. Bei der überwiegenden Mehrzahl aller beobachteten Kranken ist das gelähmte Auge mehr oder weniger amblyopisch.

Alle in Rede stehenden Beobachtungen sind bei v. HIPPEL, SALUS, BEHR, BIELSCHOWSKY einschließlich des zu dieser Gruppe gehörenden Falles von DOHME angeführt, seither sind noch Mitteilungen von FRIGERIO (vollständiger Ausfall der Nn. III und IV rechts), GREVES, SELINGER (kongenitale Lues) und STEIN erfolgt. Die Erklärung der cyclischen Phänomene ist außerordentlich schwer. Da die Lähmung der äußeren Augenmuskeln bei einzelnen Kranken supranuclear bedingt war, hat man eine Schädigung des Kernes selbst und der supranuclearen Bahn angenommen, die zwar nicht alle Ganglienzellen bzw. Fasern zerstört, das Kerngebiet aber doch von seinen Verbindungen mit corticalen und subcorticalen Zentren getrennt hat. Nach BIELSCHOWSKY ist der größte Teil des Kerngebietes degeneriert bis auf einzelne Zellgruppen, die die am cyclischen Spiel beteiligten Muskeln innervieren; wechselnde Blutzufuhr löst hier die Krampf- und Lähmungszustände aus; die Degeneration soll sich auf die supranuclearen Bahnen in unmittelbarer Nähe des Kerngebietes erstrecken, während die absteigende Bahn im N. III-Stamm unversehrt ist. Anatomische Untersuchungen fehlen bisher.

5. Hippus. Springende Pupillen.

Als *Hippus* wird ein rhythmisches, aber regelloses Schwanken des Pupillendurchmessers bezeichnet. Der schnelle Wechsel der Pupillenweite ist unabhängig von Belichtung und Konvergenz und psychosensibel nicht beeinflußbar. In der Regel ist der Hippus doppelseitig. Der von DIMITZ und SCHILDER sowie BETLHEIM beschriebene, als Pupillennystagmus bezeichnete Wechsel zwischen Verengerung und Erweiterung ist wohl der Gruppe des Hippus zuzurechnen. HERZOG sieht in ihm ein wichtiges Frühzeichen, ja manchmal das einzige Hirnsymptom der multiplen Sklerose.

Springende Pupillen — eine Pupille ist bald enger, bald weiter als die andere — kommen nach Bielschowsky in verschiedenen Formen vor. In der ersten Gruppe besteht Mydriasis bald auf dem einen, bald auf dem anderen Auge bei gleichbleibenden Untersuchungsbedingungen. Diese Anomalie wird bei organischen (Tabes, progressive Paralyse) und funktionellen Erkrankungen (Neurasthenie) des Nervensystems beobachtet (gelegentlich auch bei Vergiftungen, von Badjul als alternierende spastische Mydriasis bei Gliom des Vierhügelgebietes). Die zweite Gruppe ist bedingt durch einseitige Lichtstarre oder Sphincterparese bei mittlerer Pupillenweite: die gelähmte Pupille ist im Hellen die weitere, im Dunkeln die engere. Als 3. Gruppe ist die einseitige Änderung der Pupillenweite bei der cyclischen Oculomotoriuslähmung zu nennen (ihr ist wohl der Kranke Landolts zuzurechnen).

Die Ursache des Hippus wie der ersten Gruppe der springenden Pupillen ist bisher unbekannt.

Eine sehr seltene Störung hat Bychowski bei Vierhügelerkrankung beobachtet: Bei 39jährigem Mann mit Blicklähmung nach oben und Ausfall des M. r. inf. sin. wiesen beide Pupillen eine ungewöhnliche Beharrungstendenz auf; waren sie nach Dunkelaufenthalt erweitert, blieben sie auch im hellen Raum weit; waren sie im Hellen eng, erweiterten sie sich im Dunkeln nicht.

6. Die paradoxen Reaktionen.

Die Umkehr der physiologischen Pupillenreaktionen ist sicher außerordentlich selten. Erfahrene Beurteiler, wie Uhthoff, lehnten ihr Bestehen ab und bezogen die entsprechenden Mitteilungen auf Untersuchungsfehler [1]. Heute kann nach der kritischen Sichtung der vorliegenden Beobachtungen durch Piltz und Behr kein Zweifel daran bestehen, daß gelegentlich paradoxe Reaktionen als sehr seltene Ausnahmen vorkommen.

a) Die paradoxe Lichtreaktion.

Sie bildet die Umkehr der physiologischen Verhältnisse. Die Belichtung des Auges führt zur Erweiterung, seltener aber die Beschattung zur Verengerung.

Die paradoxe Reaktion ist der Ausdruck einer Störung der zentralen Reizübertragung (Behr) und kommt als seltene Begleiterscheinung einer reflektorischen oder absoluten Starre vor. Behr versuchte das Phänomen nach dem Arndt-Schulzschen Gesetz zu erklären: Unter krankhaften Bedingungen können schon geringe Reize Hemmung oder Lähmung der Zellen hervorrufen. „Es ist daher denkbar, daß schon ein sich in der physiologischen Breite bewegender Lichtreiz zu einer Hemmung oder gar Lähmung der sich in einem pathologischen Reizzustand befindenden Schaltneuronzellen führt, wodurch der Sphinctertonus sich vermindern muß." Bewirkt der Reiz nur Tonushemmung, so erweitert die Pupille sich bei Belichtung wenig und nur langsam, kommt es zur Lähmung, erweitert sie sich prompt und ausgiebig. Fällt mit der Beschattung die hemmende oder lähmende Wirkung des Lichtreizes fort, kehrt der frühere Zustand wieder, die Pupille verengert sich.

---

[1] In eigenen Beobachtungen konnten durch eingehende Prüfung stets Untersuchungsfehler nachgewiesen werden. Welche Vorsicht bei der Beurteilung der Pupillenstörungen, insonderheit der seltenen geboten ist, zeigen die Beobachtungen von Grüter und Meyer sowie von v. Szily und eine kürzlich gemachte eigene: Der sehr aufgeregte Kranke hatte eine Verletzung des linken Auges erlitten (operatives Kolobom nach oben, partielle Katarakt; Lichtreflex direkt und konsensuell prompt). Das rechte Auge war normal. Die Pupille war im Zimmer (Rücken zum Fenster) 2 mm weit, direkt und konsensuell lichtstarr, bei Konvergenz träge Verengerung. Im Dunkelzimmer erweiterte die Pupille sich bis 6 mm, reagierte prompt (direkt und konsensuell) auf Licht, auch am Hornhautmikroskop. Es bestand periodisches Auswärtsschielen bis 20°. Wurde die Aufmerksamkeit des Kranken erregt, so innervierte er zur Konvergenz, die Divergenz verschwand, ging in Konvergenz bis 10° über. Letzteres vornehmlich beim Lidschluß im Sinne eines Konvergenzspasmus. Diese starke Konvergenzbewegung der Bulbi und -reaktion der Pupille täuschte eine Lichtstarre für einfache Untersuchung mit der Taschenlampe vor, Beschattung änderte sie nicht, während Belichtung des rechten Auges die Divergenz manifest und infolge Fortfalls bzw. Hemmung der Konvergenzmiose die Pupille weiter werden ließ. Während des Beginnes dieser Erweiterung war mit der Taschenlampe keine Lichtreaktion (wohl aber am Hornhautmikroskop) nachzuweisen, sie kehrte prompt wieder, sobald die Pupille einen Durchmesser von 3—3,5 mm erreicht hatte. Die psychosensiblen Reaktionen waren insofern „paradox", als jeder Versuch zu einer Konvergenzbewegung und damit zur Miosis führte. — Ähnliches konnten wir bei Kranken mit reflektorischer Pupillenstarre und latenter (periodischer) Divergenz beobachten; die scheinbare Erweiterung der Pupille bei Belichtung war bedingt durch Nachlassen der Konvergenzinnervation.

Loewenstein versucht 3 Gruppen der paradoxen Lichtreaktion zu trennen:

1. Typus von Bechterew-Westphal = bei Belichtung zunächst minimale Verengerung, dann Erweiterung der Pupille.

2. Typus Kehrer = Erweiterung mit langer Latenzzeit.

3. Typus Behr, Leitz, Morselli = wahre paradoxe Lichtreaktion mit Erweiterung unmittelbar nach Belichtung.

Bielschowsky, der die oben erwähnten Zweifel Uthoffs teilt, sieht in einem Teil der Fälle von paradoxer Lichtreaktion cyclische Pupillenphänomene bei unvollständiger oder nur auf die Pupillenzentren beschränkter Oculomotoriuslähmung. Manchmal scheinen auch abnorm lebhafte Psychoreaktionen eine paradoxe Lichtreaktion vortäuschen zu können.

Die paradoxe Lichtreaktion ist verhältnismäßig häufig bei Lues beobachtet (Akita, Medea, Panico), Tabes (Behr), progressive Paralyse (Loewenstein), bei Encephalitis (Rabinowitsch), Schädelbruch (Struijken), Schilddrüsengeschwulst (Medea).

Ganz aus dem Rahmen der in Rede stehenden Störungen fallen der Luiker Sarnos, bei dem eine paradoxe Lichtreaktion nach 20 Tagen normalen Verhältnissen gewichen war, und der Kranke Gusualdos mit Meningitis tuberculosa, bei dem die paradoxe Reaktion nur 2 Tage bestand.

b) Die paradoxe Konvergenzreaktion = perverse Pupillenreaktion.

Bei dieser sehr seltenen Störung sind die Licht- und psychischen Reaktionen normal, bei Konvergenz erweitern die Pupillen sich, beim Blick in die Ferne verengern sie sich wieder.

Bei der Untersuchung der paradoxen Konvergenzreaktion drohen fast noch mehr Fehlerquellen als bei der der anderen Reaktionen (Beschattung der Pupille durch die mit der Konvergenz verbundenen Senkung der Bulbi und der Lider usw.). Wenn diese auch in den neueren Mitteilungen berücksichtigt und tunlichst ausgeschlossen wurden, so bleiben doch immer noch Zweifel. In der Regel fehlt der Nachweis, daß die betreffenden Kranken über binokulares Einfachsehen in der Nähe während der paradoxen Pupillenreaktion verfügten, ferner oft die Angabe, ob tatsächlich maximale Konvergenz erreicht wurde wie bei dem Kranken von Weill und Nordmann. Die einzigartige Beobachtung von Friedenthal (Lues eerebri mit totaler Pupillenstarre rechts, Lichtstarre, fehlendem Lidschlußphänomen und paradoxer Konvergenzreaktion links) berichtet über Insuffizienz der Konvergenz; war die Konvergenzbewegung unausgiebig, fehlte die paradoxe Erweiterung der linken Pupille, war sie ausgiebig, so war auch die Mydriasis augenfällig. — Der Kranke Kuhlmanns litt an einer Ophthalmoplegia int. rechts und absoluter Pupillenstarre links bei kongenitaler Lues, beim Kranken Kauses war die Lichtreaktion beiderseits normal, bei Konvergenz erweiterten sich beide Pupillen, obwohl „beim Lesen zeitweise ein Strabismus convergens des linken Auges" eintrat.

Die Tatsache, daß bei dieser Störung trotz der lange bestehenden Lichtstarre die Pupillenunruhe nicht aufgehoben war (die Angaben über psychische und sensible Reaktionen sind nicht einheitlich) und die kranken Pupillen sich nach Cocaingaben prompt und ausgiebig erweiterten, läßt an einen Reizzustand oder eine Tonuserhöhung der Erweiterungsbahn denken [1]. (Zusammentreffen der paradoxen Konvergenzreaktion mit Migräneanfällen bei dem ersten von Vysin beobachteten Kranken.)

Sehr eigenartig ist die Beobachtung Meninger von Lerchenthals: Ein 22jähriger Katatoniker konnte auf den ihm bis 15 cm genäherten Finger des Arztes konvergieren. Die lichtträgen Pupillen wiesen dabei anfangs eine träge, wenig ausgiebige, dann eine perverse Konvergenzreaktion auf, die in eine Konvergenzstarre überging, bei Besserung kehrte die paradoxe Reaktion und schließlich träge und wenig ausgiebige Konvergenzreaktion wieder.

c) Paradoxe Sympathicuserweiterung.

Das Schaffersche Symptom ist bisher nicht anerkannt. Die durch einseitige Durchschneidung des Halssympathicus verengte Pupille erweitert sich und wird weiter als eine normale, wenn einige Zeit nach dem ersten Eingriff der Halssympathicus der anderen Seite durchschnitten wird. Paradoxe und pseudoparadoxe Pupillenreaktion nach Durchschneidung afferenter Bahnen ist von Byrne berichtet.

---

[1] Behr nimmt eine extranucleare Schädigung im Bereich der afferenten Bahnen des Lichtreflexes und der Naheeinstellung an. Der vom Konvergenzzentrum kommende Impuls soll vor der Einstrahlung in den Kern abgedrosselt und auf die den Sphinctertonus hemmenden Bahnen (psychisch-sensible Erweiterungsbahnen) überspringen.

E. Untersuchungsmethoden.

Aufgabe der Untersuchung ist die Feststellung der Pupillenweite unter gegebenen Bedingungen und des Ablaufes der Bewegungen, sowie die Ermittelung der Art und Stärke des Reizes und seiner Wirkung am Erfolgsorgan. Die Prüfung zerfällt in *Pupillometrie* und *Kinesimetrie.*

Die Pupillometrie bestimmt den Durchmesser der ruhenden Pupille durch Zirkel-messungen des Spiegelbildes der Pupille, Verwendung des Strabometers oder des Kerato-meters von Wessely, des Tangentenpupillometers nach Schlösser (Glaslineal mit ein-geätztem spitzem Winkel, das vor dem Auge so gehalten wird, daß die Schenkel des Winkels annähernd den Tangenten des Sehloches entsprechen) oder das von Ferree und Rand angegebene Fernrohr mit erleuchteter Maßskala. Ein einfaches, leicht zu handhabendes Pupillometer hat Bliedung angegeben; die zu untersuchende Pupille wird durch eine vergrößernde Konvexlinse betrachtet und durch 2 Prismen so anvisiert, daß die obere Pupillenhälfte frei bleibt, während die von der unteren ausgehenden Strahlen durch die Prismen gehen, so daß sie in seitlicher Verschiebung erscheint. Das eine dem untersuchten Auge nahe Prisma steht fest, das andere ist verschieblich. Nun wird die Einstellung der Prismen gesucht, bei der die Ränder der sichtbaren Pupillenhälften sich gerade berühren; der Abstand der Prismen wird auf einer Skala abgelesen, je 1 mm entspricht $^1/_{10}$ mm Pupillen-weite. Diese Methode erlaubt exaktere Messungen als die vorgenannten.

Neben dem Glaslineal sind weitverbreitet die Pupillometer nach Haabs Prinzip: Schwarze Kreisflächen von 1,5—8 mm Durchmesser auf weißem Grunde; die Pupille wird mit ihnen verglichen und die Weite *geschätzt.* Der Mortonsche Augenspiegel weist eine nach gleichem Prinzip gebaute drehbare Scheibe auf. Die diesen Schätzungen anhaftenden Mängel lassen sich durch Übung beseitigen. Die nach ähnlichen Grundsätzen gebaute isochrome Pupillen-skala von Krusius ermöglicht Untersuchung der Pupille im auffallenden und durchfallenden Licht.

Die *entoptische* Methode wurde zuerst von Fick benutzt; durch eine kleine stenopäische Lücke wird eine punktförmige Lichtquelle in der vorderen Brennebene des Auges erzeugt; sie bildet sich auf der Netzhaut als Kreis ab, dessen Größe im geraden Verhältnis zur Pu-pillenweite steht. Der gleiche Grundsatz dient dem Apparat von Broca: 2 feine steno-päische Lücken werden so vor das zu untersuchende Auge gehalten, daß der Abstand ihrer Mittelpunkte dem Pupillendurchmesser entspricht. Der nicht akkommodierende Unter-suchte sieht 2 sich berührende Zerstreuungskreise. Durch eine 45^0 geneigte Glasplatte und Konvexlinse werden die Lücken von einer Mattscheibe beleuchtet, deren Helligkeit durch eine Lampe mit Widerstandsschaltung verändert werden kann. Ähnlich ist der Apparat von Nicolai, der entgegen der Ansicht anderer Untersucher (Behr, Scotti) eine mathe-matisch genaue Pupillenmessung bis auf Unterschiede von 0,05 mm erzielt haben will. Moss verbesserte Brocas Pupillometer.

Die Projektionspupillometer (Hess, Bumke, Schirmer) spiegeln mit einer im Winkel von 45^0 zur Blickrichtung geneigten Glasplatte oder mit einem Prisma einen Maßstab in die Pupillarebene; mit ihnen sind wesentlich genauere Messungen möglich als mit den vor-genannten Methoden.

Physiologischen Untersuchungen dienten das Un- und Binokularpupillometer von Krusius und Ohm [1].

Die Kinesimetrie. *Die photo- und kinematographischen Methoden.* Versuche, eine objek-tive Messung der Pupillenweite im Lichtbild zu ermöglichen, haben du Bois-Reymond und Cohn unternommen. Verschiedene Apparate sind von Bellarminoff, Garten, Fuchs, Piltz angegeben. Die für exakte Untersuchungen anerkannt besten Instrumente sind aber der große Apparat von Weiler und die neuerdings von O. Loewenstein sowie Machemer konstruierten, die das bewegte Filmband zur Aufzeichnung der Pupillenreaktionen benutzen.

Apparate zur Messung der pupillomotorischen Reiz- und Unterschiedsschwelle. Die pupillo-motorische Erregbarkeit eines Auges kann bestimmt werden durch die Ermittelung der *Reizschwelle,* der kleinsten Lichtstärken, die eine eben noch wahrnehmbare Pupillenreaktion auslösen, und der *Unterschiedsschwelle,* der kleinsten Lichtstärkenunterschiede, die bei Wechselbelichtung des untersuchten Auges noch zu einer Pupillenverengerung bzw. Er-

---

[1] Von einer Schilderung dieser und der anderen, später genannten Apparate habe ich abgesehen, weil sie nur im Besitze weniger Kliniken sind und daher für die praktischen Bedürfnisse des Neuro- wie des Ophthalmologen kaum in Betracht kommen. Ich verweise auf die ausführliche Darstellung von C. Behr in seiner auch als Sonderdruck erschienenen „Lehre von den Pupillenbewegungen" im Handbuch der gesamten Augenheilkunde, 3. Aufl. Berlin 1924, bzw. auf die Beschreibungen der einzelnen Autoren, deren Namen in diesem Abschnitt genannt und im Schriftenverzeichnis nachgewiesen sind.

weiterung führen. Diese erste Methode ist wohl nur zu Laboratoriumsversuchen benutzt, die zweite ist in den letzten Jahren für die frühzeitige Aufdeckung der Pupillenstörung wichtig geworden.

Zur Bestimmung der *Reizschwelle* dient das Pupillometer von SCHLESINGER, das die Reizung eines kleinen Retinalbezirkes gestattet, der Apparat von ENGELKING zur Prüfung der Reizschwelle des Lichtreflexes und der Pupillenreaktionsmesser von FACKENHEIM, der der einfachste, aber leider auch am wenigsten zuverlässigste ist.

Die *Unterschiedsschwelle* wird bestimmt mit dem von C. v. HESS angegebenen, auf Grund langjähriger Versuche gebauten Differentialpupilloskop. Der Apparat (C. Zeiß-Jena) ist auf einen höhenverstellbaren, verschieblichen Stativ angebracht. Er hat einen seitlichen Arm mit einer Nitralampe, deren Licht durch eine Linsenkombination auf ein im Winkel von 45⁰ stehendes Prisma fällt und eine kreisförmige Fläche gleichmäßig beleuchtet. Das Licht geht dann durch die Frontlinse des Apparates, vor der ein durch einen Hebel beweglicher Doppelrahmen angebracht ist; er trägt in der oberen Hälfte einen Schieber mit einer freien und drei mit hell- bis dunkelgrauen Glasplatten versehenen Öffnungen, deren Durchlässigkeitswerte bekannt sind, in der unteren zwei sehr flache, gegeneinander verschiebliche Graukeile. Je weiter diese einander decken, um so weniger Licht werden sie durchlassen. Ihre Stellung ist an einer kleinen Skala abzulesen. Beobachtung der zu untersuchenden Pupille durch ein Fernrohr in 15—30 cm Abstand.

Zur Untersuchung der *motorischen Unterschiedsempfindlichkeit* wird in den oberen Rahmenteil ein Grauglas von bekannter, konstanter Lichtdurchlässigkeit eingeschoben, die Graukeile so gestellt, daß sie mehr Licht absorbieren als das Grauglas. Durch Drehen der Schraube wird die Keilstellung solange geändert, bis bei Wechselbelichtung durch Grauglas oder Graukeile kein Unterschied der Pupillenreaktion mehr zu ermitteln ist. An der Skala ist die Stellung der Keile abzulesen, für die aus der dem Apparat beigegebenen Tabelle die Lichtdurchlässigkeit zu ersehen ist. — Dann wird die pupillomotorische Gleichung auf der weniger stark absorbierenden Seite der Graukeile bestimmt. „Durch Division der Prozentzahl der Durchlässigkeit der ersten Keilstellung mit der größeren Lichtabsorption durch die Prozentzahl der Durchlässigkeit der zweiten Stellung mit der geringeren Lichtabsorption als die der Vergleichsgläser ist die motorische Unterschiedsempfindlichkeit zahlenmäßig festzustellen. Dieser Quotient der Lichtdurchlässigkeit ist für alle 3 konstanten Graugläser gleich und beträgt beim Normalen 0,9. Ist er kleiner als 0,8, so besteht eine pathologische Herabsetzung der Unterschiedsempfindlichkeit." Die motorische Unterschiedsempfindlichkeit für die konsensuelle Reaktion ist gleich der direkten. Die optische Unterschiedsempfindlichkeit ist auf ähnliche Weise wie die motorische zu bestimmen.

Mit dem Differentialpupilloskop hat GROETHUYSEN viele hundert Kranke untersucht und dadurch die klinische Brauchbarkeit und den Wert der Methode bewiesen. Ihm haben BOLOTINA u. a. beigepflichtet, während KARPOW und MEINERI sich ablehnend verhalten.

Ein Nachteil des Differentialpupilloskops ist der, daß die beiden Hälften des Doppelrahmens durch eine (stets verdunkelnde) Metallbrücke getrennt sind. Es ist vermieden worden in 2 Apparaten, von denen der von SANDER das Prinzip der Verwendung zweier Graugläser verschiedener Lichtdurchlässigkeit (oberes nur 2,3%, unteres 2,3—55%) aufrechterhält (mit ihm haben BÖMER, SCHÖPFER, GIFFORD und MAYER jedoch mit einem auf den Beleuchtungstubus des Hornhautmikroskops gesetzten Apparat gute Ergebnisse gewonnen), während das Widerstandspupilloskop von ENGEL die Helligkeit der Lampe durch einen Widerstand mit Gleitschieber verändert.

Der Bestimmung der Unterschiedsschwelle dienen auch das Reflexometer von KOFMANN und BUJADOUX, das von GROS und MAZZUCCONI mit gutem Erfolg verwendet ist, das Universalpupillometer von KLEEFELD und schließlich das etwas ungenaue Instrument von LEHRFELD.

Die *Ausdehnung* der *pupillomotorischen Zone* und die pupillomotorische Bedeutung einzelner Stellen der Netzhaut wird durch verschiedene von HESS angegebene Apparate (Pupillenperimeter) und das Peripupillometer von SCHLESINGER ermittelt.

Die von HESS eingeführte Methode der Wechselbelichtung dient vor allem zur Aufdeckung der hemianopischen Pupillenreaktion bzw. -starre. Der Grundsatz all dieser Apparate ist der, daß abwechselnd die temporale oder nasale Netzhauthälfte bei gleichbleibendem diffusem Zerstreuungslicht gereizt wird (Hemikinesimeter von HESS, JESS, VOGT, BRAUN); am billigsten und den klinischen Bedürfnissen genügend ist der Apparat von BEHR, den ich an einem in der Breslauer Klinik befindlichen Modell etwas abgeändert habe. SCHMELZER verwendet die Spaltlampe zur Untersuchung der hemianopischen Starre. Eine einfache Ersatzmethode hat CUMMINS angegeben: Er stellt den Kranken bald mit der rechten, bald mit der linken Seite an ein helles Fenster und mißt die Pupillenweite; ist die dem Gesichtsfeldausfall entsprechende Körperseite dem Fenster zugekehrt, fällt das Licht auf die „blinden" Netzhauthälften. Die Pupillen sind weiter als bei Reizung der „gesunden".

Dem gleichen Prinzip entspricht das Verfahren von MODONESI (kleine Lämpchen, deren Helligkeit durch Widerstand reguliert ist, sind an den Bügeln eines Brillengestelles befestigt).

Gang der Untersuchung. Da die Beschaffung dieser eben teils aufgezählten, teils kurz beschriebenen Apparate nur in seltenen Fällen möglich sein wird und ihre Handhabung eingehende Übung voraussetzt, wird der Praktiker nur wenig Nutzen von ihnen haben und sich im allgemeinen auf die alten klinischen Methoden beschränken, die freilich von vielen Seiten Abänderungsvorschläge erfahren haben.

Die *Weite* der Pupillen wird im diffusen Tageslicht mit dem Glaslineal gemessen oder dem HAABschen Pupillometer bestimmt, während der Kranke das Gesicht einem 2 m entfernten Fenster zugewendet und bei Blickhebung den hellen Himmel betrachtet. Durch Verdecken oder lichtdichtes Verbinden eines Auges wird die konsensuelle Reaktion ausgeschaltet, die Messung wird wiederholt. Nun wird der Kranke mit dem Rücken zum Fenster gestellt und nach kurzer Adaptation die Pupillenweite abermals gemessen.

Der *Lichtreflex* wird so geprüft, daß der Untersuchte den Blick zum Himmel richtet, der Untersucher ihm zunächst beide Augen mit den Händen verdeckt, dann die rechte oder linke Hand schnell fortzieht und damit die direkte Reaktion der linken oder rechten Pupille, bei gleichzeitigem Wegnehmen beider Hände ebenfalls die direkte und unter der deckenden Hand die konsensuelle Reaktion bestimmt. Das gleiche ist oft bequemer im Dunkelzimmer bei Benutzung einer elektrischen Taschenlampe oder am Hornhautmikroskop zu erreichen (Prüfung des Ablaufes der Reaktionen, Verlängerung der Latenzzeit, Art und Schnelligkeit der Reaktion, Verhalten der Pupillenunruhe, der psycho-sensiblen Reaktionen).

Dann folgt die Prüfung der *Konvergenzreaktion* und des *Lidschlußphänomens*.

Alle Untersuchungen im Dunkelzimmer dürfen erst nach einer entsprechenden Adaptation vorgenommen werden, sonst besteht die Gefahr einer Fehldiagnose, da verwendete geringere Lichtreize während der nur langsam folgenden Abnahme der Helladaptation der Netzhaut zunächst unterschwellig bleiben können. Eine geeignete Methode zur Prüfung und Wahrnehmung feinster Reaktionen hat GJESSING in Anlehnung an BUMKEs Vorgehen vorgeschlagen: Das zu untersuchende Auge wird beleuchtet mit der Lampe am Lucanusbogen des Hornhautmikroskops; durch Änderung des Widerstandes wird die Belichtung soweit gedrosselt, daß die Pupille und Regenbogenhautzeichnung eben noch erkennbar sind, dann wird das Lichtbüschel der Spaltlampe so auf das Auge gelenkt, daß es entweder gerade den Pupillenrand oder die Sphinctergegend trifft.

Von dem Vorgehen ERBENs, den Lichtreflex durch Fixation eines fernen Punktes zu steigern oder von der Verwendung des Diaphanoskops zur Pupillenprüfung (PACALIN) haben wir keinen Nutzen gesehen.

Literatur.

a) Das gesamte ältere Schrifttum ist ausführlich angegeben bei
BUMKE, O.: Pupillenstörungen bei Geistes- und Nervenkranken, 2. Aufl. Jena 1911. (Bis 1910.) — BEHR, C.: Die Lehre von den Pupillenbewegungen. Handbuch der gesamten Augenheilkunde und Sonderdruck. Berlin 1924. (Von 1840—1920.)

b) Monographien und zusammenfassende Darstellungen.
BACH, L.: Pupillenlehre. Berlin 1900. — BACH, L. u. P. KNAPP: Handbuch der inneren Medizin von MOHR und STAEHELIN, Bd. 6. Berlin 1919. — BING, R.: Symptomatologie der Gehirnkrankheiten. Handbuch der inneren Medizin von BERGMANN-STAEHELIN, 2. Aufl., Bd. 5,1. Berlin 1925. — BING, R. u. A. FRANCESCHETTI: Pupille. Kurzes Handbuch der Ophthalmologie, Bd. 6. Berlin 1931. Schrifttum 1925—1930.
HEDDÄUS: Pupillenreaktion auf Licht. Wiesbaden 1886. — Semiologie der Pupillenbewegung. GRAEFE-SAEMISCH' Handbuch der gesamten Augenheilkunde, 2. Aufl., Bd. 4. 1904.
LEWIN, L. u. H. GUILLERY: Wirkung von Arzneimitteln und Giften auf das Auge. Berlin 1913. — LÖHLEIN, W.: Beziehungen des Auges zu den inneren Krankheiten. Handbuch der speziellen Pathologie und Therapie von KRAUS-BRUGSCH, Bd. 9,1. Berlin 1922.
UHTHOFF, W.: Augenveränderungen bei Vergiftungen usw. Handbuch der gesamten Augenheilkunde, 2. Aufl.
WEILER, K.: Untersuchungen der Pupille usw. Berlin 1910. — WILBRAND, H. u. C. BEHR: Neurologie des Auges. Erg.-Bd. München 1927. — WILBRAND, H. u. A. SAENGER: Neurologie des Auges, Bd. 9. Störungen der Pupillen. München-Wiesbaden 1922.

c) Schrifttum seit 1921.

Abély, X. et Trillot: Symptôme et syndrome pupillaire de la démence précoce. Ann. méd.-psychol. 91 (1933). Ref. Zbl. Ophthalm. 29, 184. — Abramson, J. L. and M. H. Teitelbaum: The Argyll Robertson phenomenon in multiple sclerosis. Amer. J. Ophthalm. 16, 676 (1933). — Adamantiadis: Syndrome oculo-sympathique. Arch. d'Ophtalm. 42, 741 (1925). — Adie, W. I.: Argyll Robertson pupils true and false. Brit. med. J. 1930, 136. — Pseudo Argyll Robertson pupils. Brit. med. J. 1931, 928. — Complete and incomplete forms of the benign disorder characterised by tonic pupils and absent tendon reflexes. Brit. J. Ophthalm. 16, 449 (1932). — Tonic pupils and absent tendon reflexes. Brain 55, 98 (1932). — Adler, F. H.: Demonstration of normal and abnormal pupillary reflexes. Amer. J. Ophthalm. 8, 287 (1925). — Pupilloscopic findings in lesions in different parts of the reflex arc. Arch. d'Ophtalm. 55, 262 (1926). — Adlersberg, D. u. F. Kauders: Magensaftsekretion und Pupillenweite. Klin. Wschr. 1924 II, 1161; 1927 I, 23. — Adrogue, E.: Fehlen der Konvergenzreaktion der Pupillen bei der Gehirndrucksteigerung. Rev. Especial. méd. 1, 44 (1926). Ref. Zbl. Ophthalm. 17, 765. — Über die innere Ophthalmoplegie mit erhaltenem Westphal-Piltz. Rev. Especial. méd. 1, 1046 (1926). Ref. Zbl. Ophthalm. 18, 660. — Adroguè, E. u. M. Balado: Pupillendifferenz bei Hirndruck. Prensa méd. argent. 11, 301 (1924). Ref. Zbl. Ophthalm. 16, 315. — Die Pupille und der vermehrte Hirndruck. Prensa méd. argent. 11, 908 (1925). Ref. Zbl. Ophthalm. 17, 529. — La pupille et l'hypertension cranienne. Annales d'Ocul. 162, 688 (1925). — Akita, S.: Über einen Fall von paradoxer Lichtreaktion der Pupillen. Acta Soc. ophthalm. jap. 27, 28 (1933). — Albrecht, L.: Betrachtungen über negativen Liquor bei Paralyse, Tabes und Lues cerebrospinalis. Dtsch. Z. Nervenheilk. 127, 272 (1932). — Alexander, W.: Ungleichmäßiges Verschwinden der Pupillenstarre beim epileptischen Anfall. Med. Klin. 1922 I, 831. — Alexiadès: Un cas de corectopie prononcée. Turk. oftalm. Gaz. 1 (1929). Ref. Zbl. Ophthalm. 23, 26. — Arch. d'Ophtalm. 46, 154 (1929). — Aliquò-Mazzei: L'anisocoria spontanea e provocata nei vizi cardiaci scompensati. Atti Accad. Fisiocritici Siena 4, 501 (1929). — d'Allocco, O.: Ulteriore contributo sui tumori cerebral. Policlinico, sez. med. 30, 207 (1923). — Altenburger, H. u. F. W. Kroll: Die vegetative Beeinflussung des optischen Systems. Z. Neur. 124, 527 (1930). — Alterthum, L.: Provozierte Anisokorie bei der Lungentuberkulose. Dtsch. med. Wschr. 1924 I, 275. — Amsler, C.: Schmerz und Pupille. Arch. f. exper. Path. 103, 138 (1924). — André-Thomas, Cerise et Barré: Troubles visuels, mydriase, aréflexie pupillaire — par intoxication médicamenteuse probable. Rev. d'Oto-Neuro-Ocul. 4, 168 (1926). — Angelucci: Imagine di una sindrome d'eccitazione del simpatico cervicale. Arch. Ottalm. 32, 278 (1925). — d'Antona, S.: Contributo alla sintomatologia della encefalite epidemica. Ann. di Neur. 38, 1 (1921). — d'Arbela, F. ed A. Montanari: La sintomatologia dell'encefalite epidemica. Riv. Clin. med. 1928. Ref. Zbl. Ophthalm. 20, 683. — Arend, R.: Beitrag zur Symptomatologie der Erkrankungen des verlängerten Markes und der Brücke. Z. Neur. 108, 218 (1927). — Arroyo, C. F.: Asthenokorie, ein neues Symptom der Nebenniereninsuffizienz (span.), 1923. Ref. Zbl. Ophthalm. 11, 404. — Arslan, K.: Sull'origine dei fenomenie vegetativi oculari consecutivi a labirintectomia sperimental. Valsalva 7, 313 (1931). Ref. Zbl. Ophthalm. 26, 55. — Arslan, K. e G. Weisz: Il reflesso vestibolo-pupillare. Arch. ital. Otol. 42, 30 (1931). — Aubaret et Margaillan: Zona optalmique avec blépharo-spasme et myosis. Marseille méd. 60, 805 (1923). — Auriat, G. et I. Gré: De la valeur du signe d'Argyll-Robertson. Rev. d'Otol. etc. 5, 706 (1927). — Axenfeld, Th.: Über traumatisch-reflektorische Pupillenstarre. Dtsch. med. Wschr. 1906 I, 663.

Babonneix, L.: Dilatation pupillaire unilatérale dans la paralysie infantile. Gaz. Hôp. 94, 85 (1921). — Babonneix, L. et I. Blum: De quelques stigmates oculaires sensorio-moteurs au cours des encéphalopathies infantiles. Gaz. Hôp. 1930 I, 857. Ref. Zbl. Ophthalm. 24, 94. — Bach-Seefelder: Atlas zur Entwicklungsgeschichte des menschlichen Auges. Leipzig 1911—1914. — Badjul, P. A.: Ein Fall „springender Pupillen". Z. Neur. 122, 48 (1929). — Bär, A.: Folgezustand von Herpes zoster ophthalmicus. Z. Augenheilk. 55, 393 (1925). — Bahr, G. v.: Über die Pupillenbahnen und die anatomische Ursache des Argyll-Robertsonschen Phänomens bei der sog. Metalues. Nord. med. Tijdskr. 1933. Ref. Zbl. Ophthalm. 29, 583. — Die verschiedene pupillomotorische Valenz der Netzhauthälften. Acta ophthalm. (Københ.) 11, 196 (1933). — Bailey, H.: Loewy's mydriatic test in the diagnosis of acut pancreatitis. Practitioner 117, 122 (1926). Ref. Zbl. Ophthalm. 17, 324. — Balado, M.: Irisstudien (span.). Ref. Zbl. Ophthalm. 17, 193 (1926). — Periphere Nervenbahnen der Pupillen. Arch. Oftalm. Buenos Aires 1, 685 (1926). Ref. Zbl. Ophthalm. 17, 881. — Irisinnervation. Ref. Zbl. Ophthalm. 18, 834. — Periphere Nervenbahnen der Pupille beim Menschen. Arch. Oftalm. Buenos Aires 2, 192 (1927). Ref. Zbl. Ophthalm. 18, 307. — Baráth, E.: Über die diagnostische Bedeutung der Adrenalinmydriasis bei inneren Krankheiten. Med. Klin. 1922 II, 1182. — Bedeutung der durch Arzneimittel hervorgerufenen Pupillenreaktionen bei inneren Erkrankungen. Orv. Hetil. (ung.) 68, 416 (1924). Ref. Zbl. Ophthalm. 15, 335. — Pharmakologische Pupillenreaktion und ihre

Bedeutung bei abdominalen Erkrankungen. Z. exper. Med. **40**, 343 (1924). — Barbieri, A.: Das helle Sehfeld und der Pupillarreflex. Arch. Oftalm. Buenos Aires **4** (1930). Ref. Zbl. Ophthalm. **23**, 178. — Barkan, O.: Über tonische Reaktion der Pupillen. Arch. Augenheilk. **87**, 189 (1921). — Barret, Th. M.: Friedreichs Ataxie. Arch. of Neur. **17**, 28 (1927). — Bartels, M.: Gibt es besondere Pupillenfasern für die indirekte Reaktion? Z. Augenheilk. **75**, 22 (1931). — Baudouin, A.: Le signe d'Argyll Robertson. Paris méd. **1934 I**, 363. — Beattie, J., A. B. Duel and Ch. Ballance: The effects of stimulation of the hypothalamic pupillo-dilator centre after succesful anastomoses between the cervical sympathetic and certain motor nerves. J. of Anat. **66**, 283 (1932). — Behr, C.: Bedeutung der Pupillenstörungen für die Herddiagnose der homonymen Hemianopsie und ihre Beziehungen zur Theorie der Pupillenbewegungen. Dtsch. Z. Nervenheilk. **46**, 81 (1919). — Lidschlußreaktion der Pupillen. Verslg ophthalm. Ges. Heidelberg 1920. S. 189. — Die paradoxe Lichtreaktion der Pupillen. Klin. Mbl. Augenheilk. **69**, 189 (1922). — Ergebnisse der Pupillenforschung. Zbl. Ophthalm. **14**, 465 (1925). — Differentialdiagnose der reflektorischen Pupillenstarre und der sog. traumatischen reflektorischen Starre. Z. Augenheilk. **58**, 27 (1925). — Hemianopische Pupillenstarre ohne homonyme Hemianopsie. Z. Augenheilk. **58**, 388 (1926). — Der Anteil der beiden Antagonisten an der Pupillenbewegung bei den verschiedenen Reaktionen. Graefes Arch. **125**, 147 (1930); **130**, 411 (1933). — Bellina, G.: Pupilla nella sifilide. Boll. Ocul. **4**, 537 (1925). — Belloni, G. B.: Osservazioni sulla fisiologia e fisiopathologia di alcuni movimenti pupillari importanti per la semeiotica nervosa. Riv. hem. **3**, 1 (1930). Ref. Zbl. Ophthalm. **23**, 580. — Benedetti, S. de: I sintomi oculari del parkinsonismo encefalitico. Ann. Ottalm. **53**, 398 (1925). — Benjamins, C. E.: Tierversuche über den akustischen Pupillenreflex. Nederl. Tijdschr. Geneesk. **66**, (1922). Ref. Zbl. Ophthalm. **9**, 417. — Bernasconi, Cramer E. u. E. Adroguè: Epidemische Encephalitis mit Augenstörungen. Ref. Zbl. Ophthalm. **18**, 661. — Berneaud, G.: Traumatische maximale Pupillenenge. Z. Augenheilk. **65**, 329 (1928). — Berner, O.: Muskuläre Verbindungen zwischen M. dilatator pupillae und M. ciliaris. (norweg.) Ref. Zbl. Ophthalm. **14**, 904 (1925). — Studies on the peripheral relations of the musculus dilatator pupillae. Brit. J. Ophthalm. **10**, 420 (1926). — Bernheimer: Die Reflexbahnen der Pupillenreaktionen. Graefes Arch. **47**, 1 (1899). — Besso, M. G.: Sopra un preteso fenomeno pupillare dopo lesione del simpatico. Arch. di Sci. biol. **4**, 184 (1923). Ref. Zbl. Ophthalm. **11**, 349. — Best, F.: Augenveränderungen bei Erkrankungen des Zentralnervensystems. Kurzes Handbuch der Ophthalmologie, Bd. 6, S. 498. 1931. — Augenstörungen bei Hysterie. Ergebnisse 100. Zbl. Ophthalm. **30**, 321. — Konvergenzstarre. Klin. Mbl. Augenheilk. **88**, 682 (1932). — Betlheim, St.: Pupillennystagmus. Dtsch. med. Wschr. **1924 II**, 1605. — Bhaduri, B. N.: Temporary anisocoria in a leprosy patient. Amer. J. Ophthalm. **10**, 194 (1927). — Bielschowsky, A.: Konvergenzstarre der Pupillen. Klin. Mbl. Augenheilk. **71**, 11 (1923). — Beiderseitige Ophthalmoplegia int. infolge Botulismus. Klin. Mbl. Augenheilk. **71**, 762 (1923). — Augensymptome bei Encephalitis epidemica. Klin. Wschr. **1925 I**, 120. — Springende Pupillen. Klin. Mbl. Augenheilk. **80**, 399 (1928). — Über die Okulomotoriuslähmungen mit cyclischem Wechsel von Krampf- und Erschlaffungszuständen am gelähmten Auge. Graefes Arch. **121**, 659 (1929). — Einige Probleme aus der Pathologie der Pupillenbewegungen. Klin. Mbl. Augenheilk. **88**, 682 (1932). — Die Lähmungen der Augenmuskeln. Graefe-Saemischs Handbuch der gesamten Augenheilkunde, 1932. — Bielschowsky, A. u. O. Foerster: Ungewöhnliche Augensymptome bei Encephalitis. Klin. Mbl. Augenheilk. **73**, 247 (1924). — Bilancioni e Bonani: Il reflesso pup. in rapporto al cateterismo della tuba eustachiana. Boll. Mal. Or. **39**, 73 (1921). Ref. Zbl. Ophthalm. **7**, 65. — Blakeslee, G. E.: Eye manifestation in fracture of the skull. Arch. of Ophthalm. **2**, 566 (1929). — Blatt, N.: Zur Frage des Abduktionsphänomens. Klin. Mbl. Augenheilk. **69**, 735 (1922). — Augenveränderungen durch Schlangenbiß. Z. Augenheilk. **49**, 288 (1923). — Augenmuskellähmungen nach Lumbalanästhesie. Wien. klin. Wschr. **1928 II**, 1048—1051. — Akkommodationslähmung und Pupillenstörung nach Bleivergiftung. Klin. Mbl. Augenheilk. **86**, 482 (1921). — Bliedung: Optisches Pupillometer. Dtsch. Z. gerichtl. Med. **6**, 32 (1925). — Blier, K.: Reciprocal inhibition during on the type of pupillary dilatation. Proc. Soc. exper. Biol. a. Med. **26**, 461 (1929). — Blum, J.: Contribution à l'étude du syndrôme oculomoteur tardif de l'encéphalite épidémique. Clin. ophtalm. **17**, 123, 183 (1928). — Blum, K.: Über die praktische Bedeutung von Pupillenstörungen bei den intrakraniellen Blutungen. Dtsch. Z. Nervenheilk. **121**, 291 (1931). — Bodenheimer, E. u. H. Korbsch: Klinisch-anatomischer Beitrag zur Pupillarfasertheorie. Graefes Arch. **121**, 46 (1928). — Bömer, M.: Über die praktische Verwendbarkeit des Sanderschen Pupilloskops. Klin. Mbl. Augenheilk. **90**, 207 (1933). — Bolotina, S.: Hesssches Pupilloskop in der neurologischen Klinik. Dtsch. Z. Nervenheilk. **121**, 95 (1931). — Bonanno, A. M.: L'anisocoria in corso di radioterapia dei tumori del mediastino. Gazz. Osp. **1928 II**, 1175. — Bozzoli: Lesione del tractus opticus e reazione emianopica. Soc. ital. Oftalm. 1928. — Bramwell: s. Discussion. — Braun, G.: Hemikinesimeter. Klin. Mbl. Augenheilk. **87**, 441 (1931); **88**, 61 (1932). — Braunstein, E. P.: Elektrische

Aktionsströme der Iris. Klin. Wschr. **1925** I, 302. — BRELET, M.: L'inégalité pupillaire et le réflexe oculo-cardiaque dans la tuberculose pulmonaire. Gaz. Hôp. **97**, 1112 (1924). BROCA, A.: Pupillomètre. Rev. d'Opt. **3**, 493 (1924). — Un pupillomètre permettant la mesure de la pupille en lumière dosée. C. r. Acad. Sci. Paris **178**, 415 (1924). — BROUWER, L.: Über gemeinsames Vorkommen von Pupillotonie und Areflexie der Extremitäten. Nederl. Tijdschr. Geneesk. **1933**. Ref. Zbl. Ophthalm. **30**, 593. — BRÜCKE, G. v.: Recovery of normal tonus in the course of regeneration of the cervical sympathetic nerv. J. comp. Neur. **53**, 225 (1931). — BRÜNING, F. u. O. STAHL: Chirurgie des vegetativen Nervensystems. Berlin 1924. — BRUKHONENKO, S. et S. TSCHETCHULINE: Expériences avec la tête isolée du chien. J. Physiol. et Path. gén. **27**, 31, 64 (1929). — BUCHMANN: Frage des Symptoms MOŠKOWSKIJS bei Appendicitis. Ref. Zbl. Ophthalm. **17**, 764. — BUNGE, E.: Homonyme Hemianopsie. Abh. Augenheilk. **1928**, H. 8. — BUSACCA, A.: Contributo clinico alle lesioni oculari nell'encefalite letargica. Boll. d'Ocul. **2**, 502 (1923). BUSSY, L.: Les signes orbito-oculaires des maladies de l'hypophyse. J. Méd. Lyon **50**, 171 (1924). — BUTTLER, T. H.: A note on two cases of cervical ribs with eye symptoms. Trans. ophthalm. Soc. U. Kingd. **42**, 339 (1922). — BYCHOWSKI, G.: Herderkrankung des linken vorderen Vierhügels mit eigentümlicher Sensibilitätsstörung sowie ungewöhnlichen Pupillenreaktionen. Mschr. Psychiatr. **52**, 191 (1922). — BYRNE, J.: Pseudoparadoxal pupil-dilatation following lesions of afferent paths. Amer. J. Physiol. **61**, 93 (1922). — Preliminary dilatation a phase of the pupillary light reflex. Amer. J. Physiol. **61**, 369 (1922). — Afferent relations of the skin and viscera to the pupil dilatator mechanism. Amer. J. Physiol. **65**, 482 (1923). — Paradoxical pupil constriction following lesions of the proprioceptive paths. Amer. J. Physiol. **68**, 42 (1924). — The mechanism of paradoxial pupil dilatation and constriction. Amer. J. Physiol. **77**, 509 (1926). — The pupils in somatic and visceral disorders. J. nerv. Dis. **63**, 105 (1926). — The proprioceptive innervation of the ocular muscles. Amer. J. Physiol. **88**, 151 (1929). — BYRNE, J. and C. P. SHERWIN: Mechanism of pupil inequality following bilateral section of the cervical sympathetic. Amer. J. Physiol. **70**, 9 (1924).

CAIRNS, G.: The ocular manifestations of head injuries. Trans. ophthalm. Soc. U. Kingd. **49**, 314, 342 (1929). — CAMAUER, A. E.: Diagnostische Wichtigkeit der reflektorischen Pupillenstarre. Prensa méd. argent. **17**, 490 (1930). Ref. Zbl. Ophthalm. **24**, 585. — CAMERON, W. G.: Clinical aspects of eye symptoms in encephalitis lethargica. Amer. J. Ophthalm. **6**, 389 (1923). — CANDIDO DA SILVA, I.: Innere Augenmotrizität und Psyche. Act. conf. lat. amer. neur. 1 (1929). Ref. Zbl. Ophthalm. **25**, 112. — CAPITE, A. DE: Le paralisi cerebrali nell'infanzia. Pediatr. arch. **1**, 125 (1925). — CAR, A.: Schwäche der glatten Irismuskulatur bei Diabetes. Z. Augenheilk. **57**, 614 (1925). — CARDELL, J. D. M.: 2 cases of myotonic pupil. Proc. roy. Soc. Med. **26**, 37 (1932). — CARLETON, H. H.: Ocular signs and the frontal lobes. Trans. ophthalm. Soc. U. Kingd. **48**, 463 (1928). — CARUSI, R.: L'anisocoria provocata nella tuberculosi iniziale. Policlinico **31**, 933 (1924). — CASON, H.: The conditioned pupillary reaction. J. of exper. Physiol. **5**, 108 (1922). Ref. Zbl. Ophthalm. **10**, 359. — CASPARY u. GÖRITZ: Synergie von Akkommodation und Pupillenreaktion. Pflügers Arch. **193**, 225 (1922). — CASTEX, M. R. y A. I. CAMAUER: Vierhügelsymptomenkomplex. Rev. otol. etc. y Cir. neur. **1**, 121 (1927). Ref. Zbl. Ophthalm. **19**, 782. — CAVALLINI, E.: La midriasi nelle peritoniti tubercolari. Ann. Med. nav. e colon. **2**, 294 (1927). — CHAUCHARD et A., B. CHAUCHARD et N. KLEITMAN: Modifications de l'excitabilité de l'appareil irido-dilatateur par l'uréthane. C. r. Soc. Biol. Paris **100**, 323, 398 (1929). — CHOLINA, A. A.: Augensymptome bei Encephalitis epidemica. Ges. Neur. u. Psychiatr. Kiew 1922. Ref. Zbl. Ophthalm. **10**, 231. — CLARK, C. P.: Eye changes observed in paretic patients after treatment with Malaria. Amer. J. Ophthalm. **13**, 946 (1930). — CLARK, E.: Outbreak of botulism. Amer. J. Publ. Health **19**, 885 (1929). — CLAUSEN: Postencephalitische Pupillenstörungen. Klin. Mbl. Augenheilk. **82**, 108 (1929). — COCKCROFT, W. L.: LOEWI's adrenalin mydriasis as a sign of pancreatic insufficiency. Brit. med. J. **1920**, 669. — CONOS: Quelques cas d'une nouvelle affection neurotrope. Encéphale **25**, 675 (1930). Ref. Zbl. Ophthalm. **25**, 35. — COPPEZ, H.: Le sympathique oculaire. Ann. et Bull. Soc. roy. Sci. méd. et natur. Brux. **1927**, 239. — CORDS, R.: Augensymptome bei der Encephalitis epidemica. Zbl. Ophthalm. **5**, Erg. 22, 225 (1921). — Eigenartiges Pupillarphänomen bei einem an Schußverletzung Erblindeten. Russk. oftalm. Ž. **10**, 309 (1929). Ref. Zbl. Ophthalm. **22**, 623. — CORDS, R. u. I. BLANK: Okuläre Restsymptome nach Encephalitis epidemica. Klin. Mbl. Augenheilk. **72**, 394 (1924). — CORNIL et JEANDILIZE: Hétérochromie dans un cas congénital de syndrome de CLAUDE BERNARD-HORNER. Bull. Soc. Ophtalm. Paris **1927**, 308. — COURCOUX, A. et J. LEREBOULLET: Syndrome phrenico-pupillaire avec paralysie du plexus brachial dans un cas de cancer du poumon avec tuberculose associée. Arch. méd.-chir. Appar. respit. **6**, 569 (1931). Ref. Zbl. Ophthalm. **27**, 803. — COUVREUX, J.: Sur le réflexe photomoteur. C. r. Acad. Sci. Paris **178**, 416, 1388 (1924). — Les lois de la constriction pupillaire. Rev. d'Opt. **4**, 555 (1925). — CRESWELL, TH. H.: Congenital miosis. Brit. J. Ophthalm. **8**, 278 (1924). — CUATRECASAS, J.:

Pupillenerscheinungen der epidemischen Encephalitis. Rev. méd. Barcelona **1931**. Ref. Zbl. Ophthalm. **25**, 492. — CUMMINS, I. D.: WERNICKE's pupillary reaction. Brit. J. Ophthalm. **7**, 421 (1923).

DEDIMOS, P.: Les manifestations oculaires du paludisme. Arch. d'Ophtalm. **49**, 166, 249 (1932). — DIETER, W.: Über die symp. Innervation der Augen. Klin. Mbl. Augenheilk. **79**, 547 (1927). — Pflügers Arch. **217**, 293 (1927). — Über die topisch-diagnostische Bedeutung der Anisokorie bei homonymer Hemianopsie (BEHRsches Phänomen). Z. Augenheilk. **66**, 300 (1928). — DIMITZ u. SCHILDER: Pupillennystagmus. Neur. Zbl. **1920**, 561. — *Discussion* on the phys. a. path. of the pupil reactions. Trans. ophthalm. Soc. U. Kingd. **44**, 1 (1924). — DOHME, B.: Pupillenphänomene bei angeborener Okulomotoriuslähmung. Z. Augenheilk. **58**, 38 (1925). — DONATH, I.: Zur Frage der willkürlichen Pupillenerweiterung. Klin. Mbl. Augenheilk. **87**, 509 (1931). — DONINI, G.: Dell' anosocoria nelle sindromo addominali. Giorn. Clin. med. **9**, 50 (1928). — DOTTI, P.: Anisocoria spontanea e anisocoria provocata. Note Psichiatr. **14**, 27 (1926). — La inegualianza pup. Tuberculosi **23**, 93 (1931). — DOYNE, P. G.: Tournays reaction. Brit. J. Ophthalm. **7**, 420 (1925). — DRESSEL, K.: Vegetatives Nervensystem. Zbl. Ophthalm. **14**, Erg. 48, 1 (1925). — DUFTSCHMID, E.: Aneurysma dissecans aortae mit Lähmungserscheinungen. Wien. klin. Wschr. **1925** I, 119. — DUPUY-DUTEMPS, L.: Pathognomische Zeichen an Pupille und Iris bei Läsion des peripheren ciliaren Neurons. Internat. ophthalm. Kongr. Amsterdam 1929. — Le rétrécissement engyopsique de la pupille est associé à la convergence. 44. Congr. Soc. franç. d'Ophtalm. **1931**. — DUSSELDORP, M.: Augensymptome bei Myasthenia gravis pseudoparalytica. Rev. de especialidades **1**, 1001 (1926). Ref. Zbl. Ophthalm. **18**, 660.

ECKSTEIN, E.: Epidemische Meningitis serosa. Z. Kinderheilk. **50**, 564 (1931). — EHNMARK, E. u. B. JACBOWSKY: Meningeales Melanom mit reflektorischer Pupillenstarre. Uppsala Läk.för. Förh. **31**, 565 (1926). Ref. Zbl. Ophthalm. **17**, 682. — EHRLICH, M.: Le phénomène nuquo-mydriatique de FLATAU. Rev. franç. Pédiatr. **2**, 225 (1926). — EIDELBERG, L. u. A. KESTENBAUM: Konvergenzreaktion der Pupille und Naheeinstellung. Z. Psychiatr. **46**, 1 (1928). — ELLIS, D.: A case of hysterical blindness in which the pupil reflex to light was lost. Guy's Hosp. Rep. **80**, 26 (1930). — ENGEL, S.: Pupille. Fortschr. Neur. **2**, 344 (1930). — Widerstandspupilloskop. Arch. Augenheilk. **103**, 657 (1930). — ENGELKING, E.: Vergleichende Untersuchungen über die Pupillenreaktion bei angeborener totaler Farbenblindheit. Klin. Mbl. Augenheilk. **69**, 177 (1922). — ERBEN, S.: Möglichkeit, den Lichtreflex der Pupille zu steigern. Wien. klin. Wschr. **1916** I, 570. — ESCARDO y ANAYA, V.: Kleinhirntumor. 1923. Ref. Zbl. Ophthalm. **13**, 94. — ESTABLE, Cl. u. J. M. BALDOMIR: Untersuchung der thalamischen Zentren usw. An. Otol. etc. Uruguay **3**, 37 (1933). Ref. Zbl. Ophthalm. **30**, 167. — ESTAPÉ, I. M.: Pyramidale und extrapyramidale Symptome. Anh. neurobiol. **5** 33 (1925). Ref. Zbl. Ophthalm. **15**, 911.

FACKENHEIM: Pupillenreaktionsmesser. Dtsch. med. Wschr. **1921** I, 238. — FANELLI, Z. F.: L'ineguaglianza pupillare provocata nella diagnosi e prognosi delle tuberculose pulmonate. Riforma med. **39**, 991 (1923). — FAVALORO, G.: Sopra una rara e grava alterazione dell'iride in deguito ad uso prolungato di collirio di atropina. Soc. ital. oftalm. Rom 1927. — FEINSTEIN, W.: Erweiterungsreflexe der Pupillen und ihr Fehlen bei Dementia praecox. Arch. f. Psychiatr. **85**, 329 (1928). — FERGUSON, F. R. and McCRITCHLEY: A clinical study of congenital neuro-syphilis. Brit. J. Childr. Dis. **26**, 163 (1929). — FERREE, C. E. and G. RAND: Pupillometer. Amer. J. Ophthalm. **8**, 945 (1925). — An instrument for measuring the breadth of the pupil. Amer. J. Psychol. **38**, 292 (1927). — A device for varying and controlling the entrance pupil. Amer. J. Psychol. **45**, 329 (1933). — FERRERI, G.: Il reflessi vestibulo-pupillare. Riv. otol. ecc. **8**, 385 (1931). — FIAMBERTI, A.: Contributo allo studio dei tumori del lobo frontale sin. Riv. Neur. **4**, 113 (1931). Ref. Zbl. Ophthalm. **26**, 723. — FILETTI, A.: Fenomeni d'astenopia accomodativa nella visione d'imagini sfocate e mecanismo dell riflesso accomodativo. Ann. Ottalm. **55**, 258 (1927). — FILIPPI-GABARDI, E.: Le alterazioni dell'iride nella sindrome di ARGYLL-ROBERTSON. Riv. otol. ecc. **10**, 737 (1933). — FINKELMANN, J. and LEO C. MAYER: Metastatic carcinoma of the eye and brain. Arch. of Ophthalm. **10**, 83 (1933). — FINKELNBURG: Bisher nicht beschriebener Pupillenreflex (Pharynxreflex der Pupille). Z. Neur. **91**, 183 (1924). — FISCHER, IRMGARD: Normale Pupillenreaktion bei progressiver Paralyse. Med. Klin. **1932** I, 13. — FLATAU, E.: Le phénomène nuquo-mydriatique. Revue neur. **28**, 1200 (1921). Ref. Zbl. Ophthalm. **8**, 32. — FLECK, U.: Isolierte reflektorische Pupillenstarre bei einem gesunden Erwachsenen als Ausdruck einer Lues cong. Z. Neur. **65**, 34 (1921). — FOCHER, L.: Prä- und intraparoxysmale Anisokorie (Miosis) bei Hysterie. Neur. Zbl. **40**, Erg.-Bd. 138 (1921). — FÖRSTER, O. u. O. GAGEL: Die Vorderseitenstrangdurchschneidung beim Menschen. Z. Neur. **138**, 1 (1932). — FOLK, M. L.: Ocular disorders in encephalitis leth. Amer. J. Ophthalm. **9**, 677 (1926). — FOSTER MORE: s. Discussion. — FOSTER, M. L.: The ocular symptoms of epid. encephalitis. Trans. amer. ophthalm. Soc. **19**, 259 (1921). — FRANCESCHETTI, A.: Vererbung von Augenleiden. Kurzes Handbuch der Ophthalmologie, Bd. 1, S. 741. 1930. — FRENKIEL, B.: Mydriatisches Pupillenphänomen bei meningitischen Kindern (poln.), 1929. Ref. Zbl.

Ophthalm. 22, 375. — Friedenthal, G.: Paradoxe Naheeinstellungsreaktion. Klin. Mbl. Augenheilk. 80, 191 (1928). — Frigerio, A.: Sui sintomi pupillari nei tumori del lobo frontale. Riv. otol. ecc. 3, 261 (1926). — Un caso di melattia ciclica dell'oculomotor. Riv. otol. ecc. 5, 389 (1928). — Frigerio, A. e F. Vissich: Pseudotabe da probabile origine fossica. Riv. otol. ecc. 1, 557 (1924). — Frogé: Syndrome de Claude Bernard-Horner. Bull. Soc. Ophtalm. Paris 1927, 204. — Froidbise, F.: Réactions pupillaires et le signe d'Argyll Robertson. Le Scalpel 78, 610 (1924). — Fuchs, E.: Augenveränderungen bei Lues, Tabes und Paralyse. Arch. Oftalm. Buenos Aires 2, 1 (1927). Ref. Zbl. Ophthalm. 19, 115.

Gallenga, R.: Sul comportamento del diametro pupillare in alta montagna ni rapporto alla fatica. Congr. Soc. ital. oftalm. Rom 1931. — Rass. ital. Oftalm. 1, 263 (1932). — Galloway, N. P. R.: Pupils inactive to light and accommodation. Trans. ophthalm. Soc. U. Kingd. 52, 525 (1933). — Gaudissart et Massion-Verniory: Un cas tardivement reconnu de pupillotonie. J. belge Neurol. 33, 203 (1933). — Gehrcke: Tonische Konvergenzbewegungen der Pupillen und tonische Akkommodation. Neur. Zbl. 40, Erg.-Bd., 93 (1921). — Genet, L.: Mydriase unilatérale dans l'hérédo-syphilis. Bull. Soc. Ophtalm. Paris 4, 379 (1933). — Irrégularité, fixité et troubles de coloration de l'iris dans le zona opthalmique. Bull. Soc. Ophtalm. Paris 3, 234 (1934). — Gesualdo, G.: Su d'un caso di reflesso pupillare paradosso. Riv. Neuropat. ecc. 15, 60 (1922). Ref. Zbl. Ophthalm. 8, 511. — Giannuli, F.: Glioma mesincefalico-ponte. Riv. otol. ecc. 3, 1 (1926). — Gifford, S. R. and L. L. Mayer: The clinical use of the Sander pupilloscope. Arch. of Ophthalm. 6, 63 (1931). — Retained pupillary reactions with no perception of light. Arch. of Ophthalm. 6, 70 (1931). — Gipner, J. T.: The ophth. findings in cases of multiple sclerosis. Med. Clin. N. Amer. 8, 1227 (1925). — Girone, V.: Sindrome cerebello parkinsonoide da encefalite epid. Neurologica (Napoli) 41, 223 (1924). — Gjessing, H. G. A.: A slight improvement in the method of examining the pupil reaction. Acta ophthalm. (København) 8, 233 (1930). — Glaser, M. A.: Tumours of the pineal usw. Brain 52, 226 (1929). — Globus, J. H.: Tumors of the quadrigeminate plate. Arch. of Ophthalm. 5, 418 (1931). — Goldflam, S.: Zur Frage der sog. willkürlichen Pupillenbewegung. Klin. Mbl. Augenheilk. 69, 407 (1922). — Die große Encephalitisepidemie 1920. Dtsch. Z. Nervenheilk. 79, 1 (1922). — Symptomatologie des Schläfenlappenabscesses. Dtsch. Z. Nervenheilk. 90, 38 (1926). — Goulden, Ch.: The ocular manifestations of head injuries. Trans. ophthalm. Soc. U. Kingd. 49, 333 (1929). — Gozzano, M.: Wodurch kommt es zur Aufhebung der sog. sympathischen Pupillenreaktion bei bestehendem Argyll-Robertsonschen Phänomen? Z. Neur. 95, 644 (1921). — Gradle, G. S. u. E. B. Eisendraht: Reaktionszeit der normalen Pupille. Klin. Mbl. Augenheilk. 71, 311 (1923). — Gradle, H. S. and W. Ackermann: The reaction time of the normal pupil. J. amer. med. Assoc. 99, 13, 34 (1932). — Grage, G.: Isolierte reflektorische Pupillenstarre. Z. Neur. 73, 627 (1921). — Greeves: s. Discussion. — Groethuysen: Über die Beziehungen zwischen motorischer und optischer Unterschiedsempfindlichkeit bei normalen und krankhaften Zuständen des Sehorgans. Arch. Augenheilk. 87, 152 (1920); 88, 83 (1921). — Gros, H. R.: Réflexométrie pupillaire. Clin. ophtalm. 15, 203 (1926). — Gross, K.: Homolaterale Lähmung. Z. Neur. 80, 298 (1922). — Gross, K. u. M. Metaxas: Klinik und Therapie der Encephalitis epidemica. Jb. Psychiatr. 43, 63 (1924). — Grünstein, A. u. O. Georgieff: Pupilleninnervation. Z. Neur. 94, 403 (1925). — Gualdi, V.: Contributo spec. allo studio della reazione pupillare alla convergenza. Congr. Soc. ital. Oftalm. 1930. — Lett. oftalm. 7, 205 (1930). Ref. Zbl. Ophthalm. 24, 400. — Sul comportamento della reazione pupillare alla convergenza nel monoculo. Boll. Ocul. 12, 430 (1933). — Guillain, G. et J. Sigwald: Sur une affection spéciale non syphilitique caractérisée par des troubles pupillaires et l'abolition des réflexes tendineux. Bull. Soc. méd. Hôp. Paris 48, 720 (1932). Zbl. Ophthalm. 27, 801. — Guiral, R. J.: Nystagmus und Hippus. Rev. cub. oftalm. 1929. Ref. Zbl. Ophthalm. 24, 400. — Guist, G.: Wurmförmige Zuckungen der Iris. Verh. ophthalm. Ges. Wien 1922, 351. — Gurvič, B.: Einfluß des Bleies auf das Sehorgan, 1931. Ref. Zbl. Ophthalm. 26, 540. — Gutzeit, R.: Isolierte einseitige Lähmung des Sphincter iridis bei Lues cong. Klin. Mbl. Augenheilk. 78, 266 (1927).

Hall, A. I.: Discussion on the ocular symptoms of encephalitis lethargica. Trans. ophthalm. Soc. U. Kingd. 41, 499 (1921). — Hansen, K. Pupillenungleichheit als Symptom innerer Erkrankungen. Dtsch. Z. Nervenheilk. 107, 71 (1928). — Hansen, K. u. Goldhofer: Pupillenungleichheit und vegetative Asymmetrie bei Postencephalitis. Dtsch. Arch. klin. Med. 152, 12 (1926). — Harnisch: Tumoren des rechten Schläfenlappens bei Rechtshändern. Dtsch. Z. Nervenheilk. 90, 177 (1926). — Hartmann, E.: Les conséquences phys. et path. de la section du trijumeau chez l'homme. Annales d'Ocul. 161, 161 (1924). — II. Interpretation des modifications physiol. observées. Annales d'Ocul. 161, 241 (1924). — Hartmann, H.: Katatonische Pupillenstarre. Wien. klin. Wschr. 1924 II, 1013. — Hauptmann, A.: Ausbau meiner Metalues-Theorie auf Grund neuerer Forschungsergebnisse. Z. Neur. 128, 107 (1930). — Hauptvogel: Pathologische Mitbewegung der Pupille. Klin. Mbl. Augenheilk. 74, 785 (1925). — Heermann, H.: Gibt es totale hysterische Reflexstörungen? Passow-Schaefers Beitr. **29**, 417 (1932). — Heine, L.: Augenveränderungen bei Pseudosklerose. Klin. Mbl. Augenheilk. **91**, 433 (1933). — Pupillenstörungen und Lebensdauer. Dtsch. med. Wschr. **1933** II, 1538. — Herk, A. W. H. van: Pupillenverengerung der isolierten Iris durch Belichtung. Nederl. Tijdschr. Geneesk. **71** I, 1704 (1927). Ref. Zbl. Ophthalm. **18**, 526. — Le rétrécissement par éclairage de la pupille de l'iris isolé. Arch. néerl. Physiol. **13**, 534 (1928). Ref. Zbl. Ophthalm. **21**, 404. — Pupillenverengerung der isolierten Iris auf Lichtreize. II. Absorption des Lichtes durch den Musc. sphincter iridis von Rana esculenta. Arch. néerl. Physiol. **14**, 7 (1929). Ref. Zbl. Ophthalm. **21**, 787. — Herman, E.: Beitrag zur periodischen Pupillenstarre (poln.). Ref. Zbl. Ophthalm. **16**, 615. — Herrmann, G.: Ungleichzeitiges Auftreten der Pupillenstarre bei epileptischen Anfällen. Med. Klin. **1922** I, 399. — Hertel, E.: Pupillenverengerung auf Lichtreize. Graefes Arch. **65**, 106 (1906). — Herzau, W.: Zur Klinik der ein- und doppelseitigen Ophthalmoplegie peripheren Ursprungs. Graefes Arch. **125**, 207 (1930). — Herzfeld, E., K. Kroner, R. Krüger u. P. Lichie: Studien und augensympathische Symptome nach Balkenreizung. Z. exper. Med. **67**, 567 (1929). — Herzog, F.: Bedeutung des Hippus in der Diagnose der multiplen Sklerose. Orv. Hetil. (ung.) **1932**. Ref. Zbl. Ophthalm. **28**, 115. — Med. Klin. **1932** II, 1705. — Hess, C. v.: Pupille. Handbuch der normalen und pathologischen Physiologie. Receptionsorgane, Bd. 2, S. 176. — Untersuchungen über die Ausdehnung des pupillomotorisch wirksamen Bezirkes der Netzhaut und über die pupillomotorischen Aufnahmeorgane. Arch. Augenheilk. **58**, 182 (1907). — Untersuchungen zur Physiologie und Pathologie des Pupillenimpulses. Arch. Augenheilk. **60**, 327 (1908). — Hessberg: Binasale Hemianopsie. Z. Augenheilk. **55**, 51 (1925). — Hess-Thaysen, Th.: Das Argyll-Robertsonsche Symptom. Ugeskr. (dän.) Laeg. **86**, 47 (1924). Ref. Zbl. Ophthalm. **12**, 480. — Heygster, G.: Pupillenstörungen und Lebensdauer. Z. Augenheilk. **65**, 166 (1928). — Hirata, Z.: Interessante Pupillenreaktion bei einem Fall von einseitiger Okulomotoriuslähmung mit Neuritis retrobulbaris acuta. Acta Soc. ophthalm. jap. **37**, 15 (1933). — Högner, J.: Klinische Erscheinungen bei Erkrankungen des 3. Gehirnventrikels und seiner Wandungen. Dtsch. Z. Nervenheilk. **97**, 238 (1927). — Hofe, K. vom: Verlauf der okulopupillären sympathischen Fasern beim Menschen. Klin. Mbl. Augenheilk. **81**, 392 (1928). — Häufigkeit von Augensymptomen nach syphilitischer Infektion. Z. Augenheilk. **79**, 511 (1933). — Hofe, K. vom u. R. Perwitzschky: Pupille und Mittelohr. Arch. Augenheilk. **98**, 181 (1927). — Verlauf der okulo-pupillären sympathischen Fasern beim Menschen. Arch. Augenheilk. **99**, 405 (1928). — Hogue, G. I.: Ocular manifestations in encephalitis lethargica. Amer. J. Ophthalm. **5**, 592 (1921). — Holden, W. A.: The ocular manifestations of epidemic encephalitis. Arch. of Ophthalm. **50**, 101 (1921). — Holman, E. and W. M. I. Scott: Unilateral dilatation and fixation of pupil in severe skull injuries. J. amer. med. Assoc. **84**, 1329 (1925). — Holmes, G.: Some clinical manifestations of tabes dorsalis. Brit. med. J. **1923**, Nr 3237, 47. — Partial iridoplegia associated with symptoms of other disease of the nervous system. Trans. ophthalm. Soc. U. Kingd. **51**, 209 (1931). — Holsten, R.: Halssympathicusreizung nach Plexusverletzung. Dtsch. Z. Nervenheilk. **110**, 195 (1929). — Holth, S. and O. Berner: Congenital miosis or pinhole pupils owing to developmental faults of the dilatator muscle. Brit. J. Ophthalm. **7**, 401 (1923). — Another case of cong. miosis or pinhole pupils owing to hypoplasia of the dilatator muscle. Sonderdruck 1924. — Holthusen, G. u. R. Hopmann: Spätzustände bei Encephalitis lethargica. Dtsch. Z. Nervenheilk. **72**, 101 (1921). — Holzapfel, W. H.: Pupillary reactions in health and in diseases other than ocular. N. Y. State J. Med. **31**, 765 (1931). Ref. Zbl. Ophthalm. **26**, 121. — Hornig-Wenger: L'abscès peri-amygdalien et mydriase. Rev. d'Otol. etc. **9**, 580 (1931). Ref. Zbl. Ophthalm. **26**, 557. — Horrax, G.: Differentialdiagnosis of tumors primarily pineal and primarily pontile. Arch. of Neur. **17**, 179 (1927). — Horrax, G. and P. Bailey: Tumors of the pineal body. Arch. of Neur. **13**, 423 (1925). — Hossmann, E.: Beiderseitige Ektopia pupillae. Klin. Mbl. Augenheilk. **90**, 210 (1933). — Hudovernig, K.: Postencephalitische reflektorische Pupillenstarre. Z. Neur. **90**, 69 (1924). — Hutter, K.: Operative Schädigung des Halssympathikus. Wien. klin. Wschr. **1926** II, 1273.

Igersheimer, I.: Syphilis und Auge, 2. Aufl. Berlin 1928. — Suprasellare Tumoren. Internat. Kongr. Amsterd. 2, 6, 78 (1930). — Klin. Mbl. Augenheilk. **84**, 161 (1930). — Igi, L.: Modificazioni del diametro pupillare nei vari movimenti dei globi oculare. Arch. di Neur. **6**, 220 (1925). — Ihzuka, K.: Experimentelle Untersuchung über den otogenen (akustischen) Pupillenreflex. Acta Soc. ophthalm. jap. **34**, 85 (1930). — Ikezawa, F.: Naheeinstellungsreaktion und Pupillenweite. Acta Soc. ophthalm. jap. **34**, 1549 (1930). — Ilberg, G.: Korsakowsches Syndrom bei Lues cerebrospinalis. Z. Neur. **129**, 420 (1930). — Illing, E.: Pupillotonie. Mschr. Psychiatr. **85**, 135 (1933). — Ingalls, N. W.: The dilatator pupillae and the sympathetic. J. comp. Neur. **35**, 167 (1923). — Ingram, W. R., S. W. Ranson and F. I. Hannett: Pupillary dilatation produced by direct stimulation of the tegmentum of the brain stam. Amer. J. Physiol. **98**, 687 (1931). — Ishibashi, S.: Experimentelle Untersuchungen über den Einfluß der Durchtrennung der oculoparasympathischen Bahn. Acta Soc. ophthalm. jap. **37**, 1043 (1933). — ISHIKAWA: Experimentelle Untersuchungen über die Entstehung der traumatischen Mydriasis. Graefes Arch. **120**, 317 (1928). — ISOLA, D.: Sui segui simpatici oculopupillari dell'apicite tubercolare. Note Psichiatr. **9**, 171 (1921). Ref. Zbl. Ophthalm. **7**, 427. — IZZO, R. A.: HORNER- und ROMBERGsches Symptom bei einer lungentuberkulosen Frau (span.), 1926. Ref. Zbl. Ophthalm. **18**, 28.

JAENSCH, P. A.: Tonische Akkommodation bei Encephalitis lethargica. Klin. Mbl. Augenheilk. **73**, 390 (1924). — Spät- und Restsymptome an den Augen bei Encephalitis epidemica. Klin. Mbl. Augenheilk. **77**, 813 (1926). — Zur Therapie des tabischen Sehnervenschwundes. Z. Augenheilk. **71**, 12 (1930). — Supranukleare Medialisparesen und internukleare Ophthalmoplegie. Graefes Arch. **125**, 592 (1931). — Vorkommen gesonderter pupillomotorischer Fasern. Z. Augenheilk. **81**, 35 (1933). — JANNUZZI, S.: Di un sintoma oculare frequente nelle angine flemmonose. Arch. ital. Otol. **37**, 669 (1926). — JELLIFE, S. E.: The myotonic pupil. J. of Neur. **13**, 349 (1933). — JELLINEK, ST.: Einseitige Pupillenstarre und HORNERs Symptomenkomplex nach elektrischem Trauma. Z. Augenheilk. **46**, 142 (1931). — JESS, A.: Über den Verlauf der tonischen Akkommodation. Klin. Mbl. Augenheilk. **69**, 837 (1922). — Hemikinesimeter. Internat. ophthalm. Kongr. Amsterdam 1929. — JUARROS, C.: Pupillendifferenz als Ursache diagnostischer Irrtümer (span.), 1924. Ref. Zbl. Ophthalm. **14**, 96. — JULLIEN, W.: Inégalité pup. et tuberculose pulmonaire. Ann. Méd. **15**, 149 (1924).

KAEDING, K.: Beziehungen zwischen Lungentuberkulose und vegetativem Nervensystem. Münch. med. Wschr. **1924** I, 225. — KALK, G.: Ein Fall mit seltenen Pupillenphänomenen. Med. Klin. **1925** I, 401. — KAMINSKAJA-PAWLOWA, u. S. H. GOLDBLADT: Augenbefunde bei Geisteskranken und Epileptikern. Allg. Z. Psychiatr. **89**, 62 (1928). — KAPLAN, A.: Chronic subdural haematoma. Brain **54**, 430 (1931). — KARBOWSKI: Les symptômes associés à la réaction pupillaire de TOURNAY. Arch. d'Ophtalm. **42**, 626 (1925). — Isolierte einseitige Sphinkterlähmung bei erhaltener Akkommodation, 1927. Ref. Zbl. Ophthalm. **19**, 127. — KARPLUS u. KREIDL: Gehirn und Sympathikus. Arch. f. Physiol. **203**, 533 (1924). — KARPOW, C.: Über die Ergebnisse einiger Untersuchungen mit dem v. HESSschen Differentialpupilloskop. Klin. Mbl. Augenheilk. **71**, 57 (1923). — Myotonische Akkommodation und Pupillenreaktion. Klin. Mbl. Augenheilk. **71**, 218 (1923). — KASSNER: Augenkomplikationen als Spätfolgen der Encephalitis lethargica. Klin. Mbl. Augenheilk. **72**, 59 (1924). — KASTAN, M.: Pupillenstörungen bei Hirnlues. Med. Klin. **1924** II, 992. — KATZENSTEIN, E.: Veränderungen an der Pupillenform bei Commotio et Contusio cerebri. Schweiz. Arch. Neur. **27**, 286 (1931). Ref. Zbl. Ophthalm. **26**, 741. — KAUSE, L.: Paradoxe Naheeinstellungsreaktion. Klin. Mbl. Augenheilk. **79**, 165 (1927). — KEELER, C. E.: Le réflexe irien à la lumière chez la souris à rétine sans batonnets. C. r. Soc. Biol. Paris **96**, 10 (1927). — Iris movements in blind mice. Amer. J. Physiol. **81**, 107 (1927). — KEHRER, F.: WILSONsche Krankheit. Klin. Mbl. Augenheilk. **68**, 830 (1922). — Zur Pathologie der Pupillen. Z. Neur. **81**, 345 (1923). — KESTENBAUM, A. u. L. EIDELBERG: Konvergenzreaktion der Pupillen und Naheeinstellung. Graefes Arch. **121**, 166 (1928). — KESTERMANN: Beitrag zur akkommodativen Pupillenstarre ohne Lichtstarre. Klin. Mbl. Augenheilk. **70**, 141 (1923). — KIEP, W. H.: MARKUS's pupillary phenomen. Trans. ophthalm. Soc. U. Kingd. **51**, 630 (1931). — KLEEFELD, G.: Pupillométrie phys. et path. Annales d'Ocul. **158**, 4 (1921). — KLEITMAN, N. et A. B. CHAUCHARD: Etude quantitative de l'excitabilité des nerfs moteurs de la pupille. C. r. Soc. Biol. Paris **92**, 163 (1925). — KOEGEL, Pupillenabstand und Refraktion. Z. ophthalm. Opt. **1916**, 130. — KÖRÖSI, A.: Zur Ätiologie der Pupillendifferenz. Mschr. Ohrenheilk. **67**, 207 (1933). — KOESTER: Spasmus mobilis (wechselnde katatone Pupillenstarre bei Schizophrenen). Arch. f. Psychiatr. **81**, 601 (1927). — KOFMAN et BUJADOUX: Le réflexomètre pupillaire. C. r. Soc. Biol. Paris **86**, 1165 (1922). — Les résultats de la réflexometric dans l'étude du réflexe photomoteur normal. C. r. Soc. Biol. Paris **86**, 1166 (1922). — Recherches sur la réflecométric pupillaire normale et pathologique. Annales d'Ocul. **160**, 943 (1923). — KOGO, SH.: SCHAFFERsche Mydriasis. Acta Soc. ophthalm. jap. **35**, 49 (1931). — KORBSCH, G.: Amaurose und erhaltener Lichtreflex. Nervenarzt **1**, 657 (1928). — Paralyseähnliche Verlaufsart des Tumor cerebri. Arch. f. Psychiatr. **72**, 165 (1924). — KRABBER, K. H.: Le signe d'ARGYLL-ROBERTSON dans l'encephalite épidémique. Revue neur. **32**, 45 (1925). — KRAMER: Abduktionsreaktion der Pupille. Dtsch. med. Wschr. **1922** II, 1327. — KRANZ, H. W.: Hemihypertrophie der oberen Körperhälfte, HORNERscher Symptomenkomplex. Klin. Mbl. Augenheilk. **73**, 695 (1924). — Isolierte einseitige Lähmung des Sphincter iridis bei Lues cong. Klin. Mbl. Augenheilk. **76**, 670 (1926). — KRAUSE-WICHMANN: Magensaftsekretion und Pupillenweite. Klin. Wschr. **1926** II, 1963. — KREIKER: Einige nicht der Mikroskopie des Auges dienende Verwendungsmethoden der Spaltlampe. Z. Augenheilk. **55**, 45 (1925). — KUBIK: Gegenwärtiger Stand der Pupillenlehre. Klin. Mbl. Augenheilk. **70**, 541 (1923). — KUHLMANN, E.: Paradoxe Konvergenzreaktion der Pupillen. Klin. Mbl. Augenheilk. **72**, 409 (1924). — KUMAGAI, N.: Über den Faserverlauf der sog. ventralen Portion des Strat. prof. pontis, besonders deren nähere Beziehung zum Brückenarm. Mitt. med. Fak. Tokyo **28**, 585 (1922). — Kure: Das autonome Nervensystem. Acta Soc. ophthalm. jap. **35**, 39 (1931). — Kwaskowski, W.: Linksseitige Pupillenerweiterung als Frühzeichen von Kreislaufinsuffizienz, 1932. Zbl. Ophthalm. **29**, 52. — Kyrieleis, W.: Strychninwirkung bei der sog. Pupillotonie. Graefes Arch. **123**, 1 (1929). — Augenveränderungen bei entzündlichen Erkrankungen des Zentralnervensystems. Kurzes Handbuch der Ophthalmologie, Bd. 6, S. 704. 1931.

Lafon, Ch.: Les inégalités pupillaires. Annales d'Ocul. **158**, 736 (1921). — Le signe d'Argyll-Robertson. Rev. d'Oto-Neuro-Ocul. **5**, 527 (1927). — Nouvelle contribution à l'étude des inégalités pupillaires. Annales d'Ocul. **164**, 770 (1927). — Lagrange, H. et P. Pesme: Paralysie de l'oculo-moteur externe du côté droit et ansiocorie par myosis du même côté apres rachianestésie. Arch. d'Ophtalm. **39**, 573 (1922). — Lampis, E.: Sindrome di Claude Bernard-Horner. Boll. Ocul. **8**, 239 (1929). — Landolt, M.: Sur l'inégalité pupillaire des trépanès. Annales d'Ocul. **159**, 158 (1922). — Un cas de fausse mydriase à bascule. Arch. d'Ophtalm. **44**, 769 (1927). — Last, S. L.: Frühdiagnose der luetischen Pupillenstörung mit dem Hessschen Differentialpupilloskop. Dtsch. Z. Nervenheilk. **107**, 243 (1929). — Laurens, H.: Studies on the relative physiological value of spectral lights. III. The pupillomotor effects of wavelengths of equal energy content. Amer. J. Physiol. **64**, 97 (1923). — Lawrentjew, N.: Pupillensymptome bei Parkinsonismus (russ.). Ref. Zbl. Ophthalm. **12**, 481. — Lechler, A.: Reflektorische Pupillenstarre nach epidemischer Cerebrospinalmeningitis. Med. Korresp.bl. Württemberg **93**, 9 (1923). — Lee, F. H.: Disorders of motility of the iris. J. amer. med. Assoc. **100**, 1395 (1933). — Lehrfeld, L.: Quantitative pupillary light reflex. Amer. J. Ophthalm. **11**, 897 (1928). — Lemierre, A. et E. Bernard: Graves lésions des centres nerveux au cours d'une méningite cérébrospinale. Gaz. Hôp. **98**, 453 (1925). — Lentz, O.: Fleischvergiftungen. Z. Hyg. **103**, 321 (1924). — Lenz, G.: Anatomische Untersuchungen eines Falles von Botulismus mit Ophthalmoplegie. Z. Neur. **92**, 221 (1924). — Über akut auftretende bzw. transitorische Pupillenstörung. Verslg ophthalm. Ges. Heidelberg 1925. S. 119. — Untersuchungen über die intracerebrale Bahn des Pupillarreflexes. Verslg ophthalm. Ges. Heidelberg 1927. S. 140. — Untersuchungen über die anatomische Grundlage der Pupillenstörungen insbesondere der reflektorischen Pupillenstarre. Verslg ophthalm. Ges. Heidelberg 1928. S. 234. — Anatomische Grundlage der Ophthalmoplegia interna. Z. Augenheilk. **69**, 102 (1929). — Lenz u. Schwab: Doppelseitige Hemianopsie, vorübergehende typische reflektorische Pupillenstarre, Pseudobulbärparalyse. Klin. Mbl. Augenheilk. **74**, 228 (1925). — Lepehne, G. u. E. Schlossberg: Ist Adrenalinmydriasis differentialdiagnostisch verwertbar? Dtsch. med. Wschr. **1924 II**, 1433. — Leriche, R. et R. Fontaine: De quelques faites physiologiques nouveaux touchant les fibres oculopupillaires du sympathique cervical. Pressé méd. **1926**, 1313. Ref. Zbl. Ophthalm. **18**, 469. — Levinsohn, G.: Auge und Nervensystem. München-Wiesbaden 1920. — Einseitige Konvergenzstarre der Pupillen. Klin. Mbl. Augenheilk. **70**, 756 (1923). — Lewy, F. H.: Reizversuche zur zentralen Pupilleninnervation. Z. Neur. **47**, 820 (1928). — Dtsch. Z. Nervenheilk. **102**, 89 (1928). — L'hermitte, J.: L'encéphalite léthargique. Arch. d'Ophtalm. **38**, 11 (1921). — Libby, G. F.: Epidemic encephalitis from the standpoint of the ophthalmologist. Trans. amer. ophthalm. Soc. **20**, 81 (1922). — Amer. J. Ophthalm. **5**, 785 (1922). — Lieben, S. u. R. G. Kahn: Emotionelle Reaktion der Pupillen. Pflügers Arch. **225**, 699 (1930). — Lieben, S. u. O. Sittig: Beobachtungen zur sog. „emotionellen Reaktion" der Pupillen. Prag. Arch. Tiermed. **8**, 87 (1928). — Ligertwood, L. M.: Mydriasis and cycloplegia as a result of herpes ophthalmicus. Edinburgh med. J. **34**, 423 (1927). Ref. Zbl. Ophthalm. **19**, 403. — Loewenstein, K. u. K. Mendel: Hirnschädigungen durch elektrische Einwirkungen (elektrotraumatische Encephalomyelosen). Dtsch. Z. Nervenheilk. **125**, 211 (1932). — Loewenstein, O.: Variationsbreite des Lichtreflexes und der Psychoreflexe der Pupillen. Arch. f. Psychiatr. **82**, 285 (1927). — Natur der sog. Pupillenunruhe. Mschr. Psychiatr. **66**, 126 (1927). — Über die sog. paradoxe Lichtreaktion der Pupillen. Mschr. Psychiatr. **66**, 140 (1927). — Loewenstein, O. u. A. Westphal: Kinematographische Untersuchungen über Störungen der Pupillenbewegung mit besonderem Hinblick auf den sog. Spasmus mobilis. Arch. f. Psychiatr. **82**, 315 (1927). — Experimentelle und klinische Studien zur Physiologie und Pathologie der Pupillenbewegungen. Berlin: S. Karger 1933. — Longuet: La contraction pup. chez certains tabétiques. Bull. Soc. Ophtalm. Paris **3**, 210 (1931). — López Pereira, S.: Die provozierte Anisokorie in der Diagnose der Lungentuberkulose (span.). Ref. Zbl. Ophthalm. **15**, 249. — Luckiesh, M. and Fr. K. Moss: Size of pupil as a possible index of ocular fatigue. Amer. J. Ophthalm. **16**, 393 (1933). — Lüdecke, E.: Zur Symptomatologie der Erkrankungen der Ventrikel. Dtsch. Z. Nervenheilk. **98**, 193 (1927). — Lunedei, A.: A proposito della genesi dei fenomeni vegetativi oculari da labirintectomia. Valsalva **7**, 469 (1931); Ref. Zbl. Ophthalm. **26**, 54. — Sulle cause delle variazione vegetative oculari da labirintectomia e sul decorso delle fibre pupillo-dilatatrici. Boll. Soc. Biol. sper. **6** (1931). Ref. Zbl. Ophthalm. **26**, 121. — Luria, R. A.: Diagnostischer Wert isolierter Pupillensymptome bei der visceralen Syphilis. Dtsch. med. Wschr. **1929 I**, 1037. — Lutz, A.: Alternating hemiplegia (MILLARD-GUBLER) with remarks on the paths of the pupillodilatator and vestibulo-ocular fibres in the brain stens. Arch. of Neur. 5, 166 (1921). — Klin. Mbl. Augenheilk. 66, 669 (1921). — Über asymmetrische homonyme Hemianopsia und Hemiakinesis pup. Graefes Arch. 116, 184 (1925). — Über einige weitere Fälle von binasaler Hemianopsia. Graefes Arch. 125, 103 (1930).

MAAS, O.: Zur Prognose der Tabes dorsalis. Z. Neur. 86, 73 (1923). — MACDONALD, P.: A case of sudden monocular dilatation of the pup. Brit. med. J. 1921, 854. — MACHEMER, G.: Beiträge zur Physiologie und Pathologie der Pupille. I. Klin. Mbl. Augenheilk. 91, 302 (1933). — MACKENZIE, J.: The parkinsonian syndrome in lethargic encephalitis. Lancet 1923, 1385. — MAGITOT et BAILLIART: Le systeme nerveux organique de l'oeil. Annales d'Ocul. 163, 92 (1926); 164, 81 (1927). — MAGNUS, G.: Röntgenbestrahlung der Hypophysentumoren nebst Bemerkungen über hemianopische Pupillenstarre. Graefes Arch. 121, 225 (1928). — MAGOUN, H. W. and S. W. RANSON: Loos of pupillary light reflex resulting from lesions in the region of the posterior commissure. Proc. Soc. exper. Biol. a. Med. 31 (1933). Ref. Zbl. Ophthalm. 31, 528. — MALLING, B.: Augensymptome bei Encephalitis lethargica (norweg.), 1921. Ref. Zbl. Ophthalm. 6, 541. — MARGOTTA, G.: Sul comportamento della sensibilita retinica per il reflesso fotomotore della pupille. Boll. Ocul. 10, 937 (1931). — MARGULIS, M. S.: Ophthalmoplegischer Symptomenkomplex der akuten epidemischen und sporadischen Mesencephalitis. Z. Neur. 93, 219 (1924). — MARIANO, M.: Disfunz. pup. nelle adenopatie tracheo-bronchiali di natura tubercolosa. Prat. pediat. 2, 269 (1925). Ref. Zbl. Ophthalm. 16, 547. — MARIN-AMAT, M.: Pupillensymptome. Med. ibera 1931. Ref. Zbl. Ophthalm. 26, 404. — MARINESCO, G., A. KREIDLER et E. FAÇON: Sur la pathogénie de l'hémiatrophie faciale. Bull. Sect. Sci. Acad. roum. 14 (1931). Ref. Zbl. Ophthalm. 27, 333. — MARKOFF, D.: Unbeweglichkeit der Pupillen als Einzelsymptom bei der Syphilis des Nervensystems, 1924. Ref. Zbl. Ophthalm. 14, 816. — MAROTTA, R.: L'occhio meningito. Fol. med. (Napoli) 15, 443 (1929). Ref. Zbl. Ophthalm. 22,3 72. — MARQUEZ, M.: Einseitiges ARGYLL-ROBERTSON-Phänomen im Verlauf von pulsierendem Exophthalmus traumatischen Ursprungs. Klin. Mbl. Augenheilk. 73, 588 (1924). — Arch. d'Ophtalm. u. Proc. Clin. 1924. Ref. Zbl. Ophthalm. 14, 674. — MARTIN, A.: L'inégalité pup. provoquée dans la tuberculose pulmonaire. Bull. méd. 36, 281 (1922). — MARZIO, CHR. DI: La distrofia adiposogenitale. Riv. otol. ecc. 1, 271 (1924). — MATSUO, Y.: Refraktion und Pupillenweite. Acta Soc. ophthalm. jap. 35, 39 (1931). Ref. Zbl. Ophthalm. 25, 112. — MATSUZAII, Y.: Versuche über die paradoxe Adrenalinmydriasis nach Abschneidung der postganglionären Fasern des obersten Halsganglions. Acta Soc. ophthalm. jap. 34, 149 (1930). — MATZDORFF, P.: Über seltene Beobachtungen an den Pupillenreflexen. Arch. f. Psychiatr. 69, 451 (1923). — Beiträge zur Kenntnis der sog. spontanen Meningealblutungen. Z. Neur. 89, 247 (1924). — MAXWELL, E.: Notes on two cases of intra-cranial tumours. Trans. ophthalm. Soc. U. Kingd. 49, 519 (1929). — MAZZUCCONI, M.: La reflessometria pupillare con l'apparecchio KOFMAN e BUJADOUX modificato. Ann. Ottalm. 53, 808 (1925). — Ann. Med. nav. e colon. 1 (1926). Ref. Zbl. Ophthalm. 17, 528. — McGRATH, W. M.: Observations upon abnormalities of the pupils and iris in tabes dorsalis, general paralysis and tabo-paralysis. J. ment. Sci. 78, 362 (1932). — MEDEA, E.: Contributo allo studio della così detta reazione paradossa della pupilla. Ist. Lombardo 65 (1932). — Zbl. Ophthalm. 29, 317. — MEHRTENS, H. G. and O. BARKAN: Researches on the pupillary in epidemic encephalitis. Arch. of Neur. 10, 399 (1923). — The use of the pupilloscope in neurology. California State J. Med. 21, 13 (1923). Ref. Zbl. Ophthalm. 10, 103. — MEINERI, L.: Il pupilloscopie differentiale di HESS. Giorn. Med. mil. 75 (1927). Ref. Zbl. Ophthalm. 21, 211. — MEMMESHEIMER, A.: Sind durch klinische Untersuchungsmethoden bei liquorpositiven Syphiliskranken im Frühstadium Veränderungen am Zentralnervensystem nachweisbar? Dtsch. med. Wschr. 1923 II, 1180. — MEMMESHEIMER, A. u. H. LUNECKE: Liquorpositive Luesfälle im Frühstadium und ihre Augenveränderungen. Dermat. Z. 39, 213 (1923). — MENESTRINA, G.: Sindrome di HORNER. Boll. Oculi. 4, 62 (1925). — MENNINGER, W. C.: Pupillary anomalies in schizophrenia. Arch. of Neur. 20, 186 (1920). — The pupils as an aid to the diagnosis in states of coma. J. nerv. Dis. 65, 553 (1927). — MENNINGER v. LERCHENTHAL, E.: Perverse Pupillenreaktion. Z. Neur. 100, 460 (1926). — MENSI: Il fenomeno di FLATAU. Clin. ed Igiene infant 5 (1930). Ref. Zbl. Ophthalm. 25, 112. — MERRITT, H. H. and M. MOORE: The ARGYLL-ROBERTSON pupil. Arch. of Neur. 30, 357 (1933). — METZGER, E.: Neues Begleitsymptom der HORNERschen Trias. Klin. Wschr. 1926 II, 2109. — Pupillendifferenzen nach Mittelohroperation. Klin. Mbl. Augenheilk. 89, 817 (1932). — METZNER u. WÖLFLIN: Über pupillendilatatorische Sympathicusfasern, welche durch das Mittelohr verlaufen. Zbl. Physiol. 28 (1914)., — MEUMANN, E.: Nichtkongenitale Form der hereditären Ptosis. Arch. Augenheilk. 99, 661 (1928). — MEYER, A.: Über das A. WESTPHALsche Pupillenphänomen bei Encephalitis epidemica. Arch. f. Psychiatr. 68, 525 (1923). — Encephalitis epidemica. Arch. f. Psychiatr. 70, 466 (1924). — MEYER, M.: Seltenere Folgezustände bei chronischer Encephalitis. Dtsch. med. Wschr. 1923 II, 1333. — MEYER, W. R.: Yohimbinvergiftung. Dtsch. med. Wschr. 1924 II, 1513. — MICELI, J.: Sulla reazione pupillare nello sguardo di lateralita. Giorn.

Ocul. 11, 102, 120 (1930). — MIODÖNSKI, J.: Anisokorie infolge Ohrbeschädigung. Ref. Zbl. Ophthalm. 25, 112, 334. — MIYASHITA: Pupillenweite bei starker Myopie und bei Pigmentdegeneration der Netzhaut. Klin. Mbl. Augenheilk. 74, 157 (1925). — MODONESI F.: Alla semiologia pupillare.... „il pupilloscopio" e i suoi vansaggi. Bull. Sci. med. 101, (1929). Ref. Zbl. Ophthalm. 22, 186. — MOLNÁR, J.: Konvergenz-Pupillenstarre. Orv. Hetil. (ung.) 1933. Ref. Zbl. Ophthalm. 30, 455. — Mschr. Psychiatr. 87, 376 (1934). — MONTALLI, M.: Le eminenze bigemine anteriori dell'uomo. Soc. congr. ital. oftalm. Rom 1927. p. 132. — Ann. Ottalm. 56, 1 (1928). — MONTANARI, A.: Sopra un fenomeno cervico-midriatico nell'uomo. Riv. Clin. med. 34, 183 (1933). — MOORE, R. FOSTER: The non-luetic ARGYLL-ROBERTSON pupil. Trans. ophthalm. Soc. U. Kingd. 51, 203, 224 (1931). — MOREL, CH. et R. DE ST. MARTIN: Une épidémie de botuline. Presse méd. 30, 829 (1922). — MORGAN, O. G. and C. P. SYMONDS: A series of cases with rapid onset of unequal pupils and failure of accommodation. A forme fruste of encephalitis lethargica. Guy's Hosp. Rep. 77, 23 (1927). Ref. Zbl. Ophthalm. 18, 668. — Internal ophthalmoplegia. Proc. roy. Soc. Med. 24, 867 (1931). — MOSS, FR. K.: A modified BROCA pupillometer. J. ophthalm. Soc. amer. 22, 735 (1932). — MOSSA, G.: L'anisocoria nella tubercolosi polmonare e suo comportamento nel pneumotorace. Lett. oftalm. 9, 544 (1932). — Anisocoria e frenicoexeresi. Lett. oftalm. 10, 540 (1933). — MOSSO, G.: Disturbi oculari nella encefalite letargica. Boll. Clin. 39 (1922). Ref. Zbl. Ophthalm. 8, 327. — La sindrome di CLAUDE BERNARD-HORNER. Ann. Ottalm. 50, 44 (1922). — MÜLLER, L. R.: Lebensnerven. Berlin 1924. — MURASE, G.: Zur Frage der direkten Erregbarkeit der Säugeriris durch Licht. Pflügers Arch. 197, 261 (1922). — MYERS, W. A.: Botulism, an isolated case. Med. Clin. N. Amer. 7, 1277 (1924).

NAGASAKA s. SPIEGEL. — NEGRO, F.: Hippus et mydriase avec rigidité pupillaire par action lumière chez les épileptiques pendant la période intraparoxystique. Revue neur. 39 I, 1359 (1932). — Zbl. Ophthalm. 28, 298. — NEIDING: Geschwulst des Mittelhirns. Dtsch. Z. Nervenheilk. 88, 75 (1925). — NEIDING, M. u. P. FELDMANN: Nervensymptome bei Bleivergiftungen bei typographischen Arbeitern. Dtsch. Z. Nervenheilk. 84, 297 (1924). NELISSEN, A. M. u. H. WEWE: Über Pupillenerweiterung bei Kaltwasserspülung des äußeren Gehörganges. Arch. Augenheilk. 93, 204 (1923). — NEMLICHER u. SURAT: Über Störungen der Blickeinstellung beim Nahesehen bei den postencephalitischen Parkinsonzuständen. Dtsch. Z. Nervenheilk. 102, 481 (1928). — NEPORENT, M.: Bleiwirkung auf das Auge. Arch. Oftalm. (russ.) 7 (1930). Ref. Zbl. Ophthalm. 24, 725. — NETER, E.: Lähmung des Halssympathicus. Klin. Wschr. 1924 I, 631. — NEVIN, S.: Mysthania gravis, with abnormal pupils. Proc. roy. Soc. Med. 25, 1542 (1932). — NICOLAI, G. F.: Pupillenmessung. Rev. Assoc. méd. argent. 1929. Ref. Zbl. Ophthalm. 22, 375. — NIELSEN, J. M. and L. V. STEGMAN: A case of nonsyphilitic pupillary inaction associated with evidence of vegetative imbalance. Arch. of Neur. 16, 597 (1926). — NIELSEN, J. M. and LLOYD E. VERITY: ARGYLL-ROBERTSON pupils in polyneuritis. Ann. int. Med. 3, 707 (1930). — NISHIMURA, H.: Variation du diamètre pupillaire par l'excitation directe d'un nerf acoustique. C. r. Soc. Biol. Paris 97, 158 (1927). — NOICA, D. et POPÉA: Sur les symptômes d'excitation et sur ceux de paralysie du grand sympathique dans les lésions médulaires. Bull. Hosp. Bucarest 3, 117 (1921). Ref. Zbl. Ophthalm. 7, 427. — NOLL, A.: Pupillenreaktionen beim Vogel. Klin. Mbl. Augenheilk. 75, 301 (1925). — Pupillenweite der Taube. Pflügers Arch. 207, 92 (1925). — NORDMANN, J.: L'anisocorie dans l'hémianopsie bitemporale à un oeil. Rev. d'Otol etc. 9, 171 (1931). — NORDMANN, J. et E. DUHAMEL: Lésions oculaires dans l'épidemie de poliomélitite du Bas-Rhin en 1930. Bull. Soc. Ophtalm. Paris 1931. — NOTKIN, J., H. C. COOMBS and F. H. PIKE: Clinical and experimental observations on the Babinski reversal—during the convulsive and postconvulsive stages of epilepsy. Amer. J. Psychiatr. 11, 679 (1932).

OHYAMA, K.: Über Beeinflußbarkeit der Pupillenstörungen der progressiven Paralyse durch Malariabehandlung. Fol. psychiatr. jap. 1, 1 (1933). — OLKON, D. M. and H. BEARD: Unique postencephalitic syndrome: Complete pupillary immobility, HIRSCHSPRUNG colon and vesical incontenence. Arch. of Neur. 24, 781 (1930). — OLOFF: Hemianopische Pupillenreaktion. Münch. med. Wschr. 1922 I, 462. — ORRICO, J.: Angeborener CLAUDE BERNARD-HORNERscher Symptomenkomplex. Semana méd. 1930. Ref. Zbl. Ophthalm. 23, 576.

PACALIN, G.: De l'utilisation de l'eclaireur par contact pour la recherche des réflexes pupillaires photo-moteurs. Arch. d'Ophtalm. 42, 735 (1925). — PALMIERI, V. M.: Il segni oculari della morte. Riforma med. 1929, 1214. Ref. Zbl. Ophthalm. 22, 565. — PALOMAR, COLLADO, F.: Augensymptome bei bei lethargischer Encephalitis (span.), 1924. Ref. Zbl. Ophthalm. 14, 88. — PANICO, E.: Reazione paradossa della pupilla, 1932. Ref. Zbl. Ophthalm. 29, 52. — PANSINI, G.: La disuguaglienza pup. nella pleurite tuberculosa. Gazz. internaz. med.-chir. 1924, 136. — PAPILIAN, V. et H. CONCEANU: Experimentelle Untersuchungen über das Vorhandensein pupillo-dilatatorischer Fasern im Trigeminus, 1923. Ref. Zbl. Ophthalm. 11, 460. — Les fibres pupillo-dilatatrices du trijumeau. Annales d'Ocul. 161, 26 (1924). — PASSOW, A.: Augensymptome bei interner Anwendung der auf das parasympathische Nervensystem wirkenden Medikamente. Arch. Augenheilk. 97, 432 (1926). —

HORNER-Symptom, Heterochromie und Status dysraphicus, ein Symptomenkomplex. Arch. Augenheilk. **107**, 1 (1933). — Über experimentell erzeugte neurogene Heterochromie Arch. Augenheilk. **108**, 137 (1933). — Über die einheitliche Ätiologie ungeklärter okularer Paresen im jugendlichen Alter. Verh. ophthalm. Ges. Heidelberg **1934**. — PASTORE, F.: I segni diagnostici differenziali nele emianopsia. Rev. d'Otol etc. **4**, 557 (1927). — PATON, L. and J. C. MANN: The development of the third nerve nucleus and its bearing on the ARGYLL-ROBERTSON pupil. Trans. ophthalm. Soc. U. Kingd. **45**, 610 (1925). — PEIPER, A.: Pupillenspiel des Säuglings. Jb. Kinderheilk. **112**, 179 (1926). — PETER, A.: Reflektorische Pupillenstarre und Alkoholismus chron. gravis. Dtsch. Z. Nervenheilk. **100**, 131 (1927). — PETER, G.: Metastatische Carcinome der weichen Hirnhaut. Z. Neur. **89**, 1 (1924). — PETROVIČ, A. u. A. SPIRIDONOWA: Pupillenerweiterung auf seitliche Beleuchtung. Russk. oftalm. Ž. **11** (1930). — Zbl. Ophthalm. **24**, 104. — PETROVIČ, A. u. A. TSCHEMOLOSSOW: Zur Frage über „willkürliche" Pupillenerweiterung. Klin. Mbl. Augenheilk. **87**, 230 (1931). — PFEIFER, R. A.: Die nervösen Verbindungen des Auges mit dem Zentralorgan. Kurzes Handbuch der Ophthalmologie, Bd. 1, S. 387. 1930. — PHILIBERT, A. et F. ROSE: Un cas de syndrome de artère cérébelleuse postéro-inférieure. Progrès méd. **52**, 229 (1924). — PICKERT, A.: Untersuchungen über die psychischen Pupillenreflexe bei Geisteskranken. Z. Neur. **3**, 728 (1927). PIERACCINI, C.: La midriasi da sforzo. Rass. Studi psychiatr. **17** (1928). Ref. Zbl. Ophthalm. **20**, 656. — PIETRUSKI, F.: Verhalten der Augen im Schlaf. Klin. Mbl. Augenheilk. **68**, 355 (1922). — PILOTTI, G.: Sindrome bulbo-protuberanziale. Policlinico **34**, 624 (1927). — PILTZ, J.: Encephalitis choreiformis et leth., 1921. Zbl. Ophthalm. **6**, 112. — PIOTROWSKI, A.: Anfallsweise rezidivierende Pupillenstarre. Ref. Zbl. Ophthalm. **15**, 719. — PIPERNO, A.: Un caso di anisocoria da causa dentaria. Riv. ital. Stomat. **2** (1933). Ref. Zbl. Ophthalm. **30**, 514. — PIRES, W.: Tabes juvénile. Rev. sud-amér. Méd. (Paris) **2** (1931). Ref. Zbl. Ophthalm. **27**, 139. — PIRES, W. y B. E. CUNHA: Augenstörungen bei parenchymatöser Neurolues. Rev. d'Otol. etc. **1929**. Zbl. Ophthalm. **22**, 371. — PISANI, D.: I tumori del lobo frontale. Riv. otol. ecc. **3**, 289 (1926). — PISONI, E.: L'inegualianza pupillare manifesta latente provocata nella tuberculose polmonare. Tuberculose **15**, 255 (1923). — PLICQUE, J.: Recherches sur la fréquence et l'étiologie des diverses formes d'inégalité pupillaris. 40. Congr. Soc. franç. Ophtalm. Paris 1927. — PLISCHKE, W.: Zur Klinik der Meningitis tuberculosa im Kindesalter. Arch. Kinderheilk. **89**, 103 (1929). — PLOMAN, K. G.: On post-diphtheritic changes in the eye. Acta ophthalm. (Københ.) **9**, 221 (1931). — POLEV, L.: Anisokorie bei Kindertuberkulose. Ref. Zbl. Ophthalm. **18**, 100. — Tuberkulose und Anisokorie, 1930. Ref. Zbl. Ophthalm. **24**, 789. — Sympathische Anisokorie bei Tuberkulose, 1927. Ref. Zbl. Ophthalm. **20**, 487. — POLLAK, F.: Untersuchungen am überlebenden menschlichen Auge. Graefes Arch. **125**, 220 (1930). — Poos, F.: Insulinmiosis und Adrenalinmydriasis. Verslg ophthalm. Ges. Heidelberg 1921. S. 117. — Wirkungsmechanismus des Sympathikus auf die isolierten Irismuskeln. Klin. Mbl. Augenheilk. **77**, 5, 500 (1926). — Funktionen der Irismsukeln im Licht neuerer Untersuchungen. Klin. Mbl. Augenheilk. **78**, Beil.-H., 227 (1927). — Zur Frage der Ergotaminwirkung am Auge. Klin. Mbl. Augenheilk. **79**, 577 (1927). — Sulla fisiologia e farmacologia degli organi muscolari lisci dell'occhio. Soc. ital. Oftalm. Rom 1927. — Pharmakologische und physiologische Untersuchungen an den isolierten Irismuskeln. Naunyn-Schmiedebergs Arch. **126**, 307 (1927). — Der Anteil der beiden Antagonisten an der Pupillenbewegung bei den verschiedenen Reaktionen. Graefes Arch. **125**, 308 (1930). — Poos, F. e G. SANTORI: Sull'azione dell'ergotamina sull'occhio. Ann. Ottalm. **56**, 769 (1928). — Pupillenmotorische und akkommodatorisch beeinflussende Wirkung der autonomen Nervengifte bei relativ aufgehobener Blutkammerwasserschranke (Sympathicuslähmung). Graefes Arch. **121**, 443 (1929). — POPPER, L.: Über die Pupillen in schweren cerebralen Insulten. Wien. med. Wschr. **1933 I**, 120.

RABBONI, F.: L'anisocoria nelle flogosi dell'appendice. Ann. ital. Chir. **12**, 892 (1933). — RABINOVIČ: Tabische Augensymptome und Tabes. Russk. oftalm. Ž. **9** (1929). Ref. Zbl. Ophthalm. **21**, 580. — RABINOWITSCH, A.: Hirntumor unter dem Bild der epidemischen Encephalitis. Dtsch. Z. Nervenheilk. **88**, 67 (1925). — RAEDER, J. G.: „Paratrigeminal" paralysis of oculo-pupillary sympathetic. Brain **47**, 149 (1924). — RAKONITZ, E.: Über das Auseinanderhalten der Akkommodation und Konvergenzreaktion. Mschr. Psychiatr. **67**, 6 (1928). — Verhalten der Pupillenreaktionen bei der Myasthenie. Mschr. Psychiatr. **73**, 308 (1929). — RAMOND, L.: Syndrome de CLAUDE BERNARD-HORNER. Presse méd. **1930**, 787. — RAND, C. H.: The significance of a dilated pupil on the homolateral hemiplegie side in cases of intracranial hemorrhage following head inguries. Arch. Surg. **18**, 1176 (1929). Ref. Zbl. Ophthalm. **22**, 375. — RANSON, S. W. and H. W. MAGOUN: Respiratory and pupillary reactions induced by electrical stimulation of the hypothalamus. Arch. of Neur. **29**, 1179 (1933). — The central path of the pupillo-constrictor reflex in response to light. Arch. of Neur. **30**, 1193 (1933). — RASELLI, A.: Iris der Katze. Graefes Arch. **111**, 309 (1923). — REDLICH, E.: Zur Charakteristik des von mir beschriebenen Pupillenphänomens. Mschr. Psychiatr. **49**, 1 (1921). — Zur Pathologie der reflektorischen Pupillenstarre. Wien. klin.

Wschr. **1922 I**, 756. — Redslob, E.: Sur l'appareil dilatateur de l'iris. 41. Congr. franç. ophthalm. Paris 1928. — Reitsch: Pupillotomie. Klin. Mbl. Augenheilk. 74, 159 (1925). — Renard, G.: Troubles pupillaires et zona. Bull. Soc. Ophtalm. Paris **1928**, 555. — Les complications oculaires du zona ophtalmique. Bull. méd. **1932**, 31. — Reys, L.: L'encéphalite épidémique. Clin. ophtalm. 12, 477 (1923). — Atrophie optique et paralysie du sympathique oculaire par projectil. Rev. d'Oto-Neuro-Ocul. 4, 379 (1926). — Richter, G.: Anatomische Veränderungen nach Verschluß der Arteria cerebelli inf. post. mit retrooliv. Erweichungsherd. Arch. f. Psychiatr. 71, 272 (1924). — Rischard, M.: Sur la vraie valeur des muscles de l'iris. Bull. Histol. appl. 8 (1931). Ref. Zbl. Ophthalm. 25, 340. — Riva, G.: L'occhio in rapporto alla rachianestesia. Arch. Ottalm. 31, 60 (1924). — Rizzatti, E.: Reazione pup. alla luce e sintoma di Argyll-Robertson. Note Psichiatr. 59 (1930). Ref. Zbl. Ophthalm. 25, 111. — Rizzo, C.: Segno di Argyll-Robertson e fibre pupillari del nervo ottico. Riv. Pat. nerv. 38, 916 (1931). — Rochat, G. F.: Einfluß des Trigeminus auf die Pupille des Kaninchens. Ref. Zbl. Ophthalm. 16, 881. — Die pupillenverengernden Fasern im Trigeminus beim Kaninchen. Graefes Arch. 118, 260 (1927). — Rochon-Duvigneaud: La forme et les mouvements de la pupille dans la série des vertébrés. Bull. Soc. Ophtalm. Paris **1927**, 288. — Roemheld, L.: Zur Frage der traumatischen Pseudotabes nach Kopfschuß. Neur. Zbl. 40, Erg.-Bd., 100 (1921). — Roger, G. et A. Cremieux: Gliome cérébral à foyers multiples. Gaz. Hòp. **1929**, 1781. — Romano, N. y R. A. Eyherabide: Bernhard-Hornerscher Symptomenkomplex bei Spontanpneumothorax. Riv. Soc. méd. int. 4 (1928). Ref. Zbl. Ophthalm. 21, 406. — Ronchi, V.: Ragioni ottichi della reazione pupillare alla convergenza. Boll. Ocul. 10, 481 (1931). — Rosa, G. de: Sul riflesso del Tournay. Arch. Ottalm. 33, 538 (1927). — Roskam, J.: Un cas de syringomyelie type Morvan. J. de Neur. 25, 305 (1925). — Rosnoblet, J.: Les manifestations oculaires du tabes juvénile. J. Méd. Lyon 9 (1928). Ref. Zbl. Ophthalm. 20, 471. — Rossi, G.: Valore semiotico della prova della anosocoria atropina nella tuberculosi polmonare. Fol. med. (Napoli) 9, 754 (1923). Ref. Zbl. Ophthalm. 13, 340. — Rossi, O.: Encefalite epidemica e sintomatologia. Boll. Ist. sieroter. milan. 3, 141 (1924). Ref. Zbl. Ophthalm. 14, 81. — Roth, O.: Akute Schwerbenzinvergiftung. Arch. Gewerbepath. 4, 727 (1933). — Rudder, B. de: Pupillomotorische Erregbarkeit im Kindesalter. Z. Kinderheilk. 41, 535 (1926). — Rugg-Gunn, A.: Traumatic-monocular Argyll-Robertson pupil. Proc. roy. Soc. Med. 27, 352 (1934). — Rutisch, E. v.: Pupillenstarre bei Tetanie. Dtsch. med. Wschr. **1925 II**, 2079.

Sabbadini ,D.: Anisocoria fisiologica di Tournay. Riv. otol. ecc. 3, 131 (1926). — Anisocoria associata allo sguardo nelle lesioni metaluetiche del sistema nervoso. Riv. otol. ecc. 3, 234 (1926). — Salus, R.: Zur Frage der Mitbewegung der Pupille. Klin. Mbl. Augenheilk. 71, 289 (1923). — Salzmann: Anatomie und Histologie des menschlichen Auges, 1912. — Samaja, N.: La midriasi al dolore. Riv. sper. Freniatr. 49. Ref. Zbl. Ophthalm. 17, 387. — Segno di Argyll-Robertson e ganglio ciliare. Note Psichiatr. 9, 181 (1921). Ref. Zbl. Ophthalm. 8, 32. — Segno di Argyll-Robertson unilaterale non sifilitico. Note Psichiatr. 9, 233 (1921). Ref. Zbl. Ophthalm. 7, 427. — Gozzo e paralisi del simpatico cervicale ereditari e familiari. Riv. Pat. nerv. 25, 284 (1921). — Pupilla e respiro. Note Psichiatr. 10, 202 (1922). — Sander, E.: Über quantitative Messung der Pupillenreaktion und einen geeigneten Apparat. Klin. Mbl. Augenheilk. 83, 318 (1929). — Bemerkungen zum Pupillometer. Klin. Mbl. Augenheilk. 83, 354 (1929). — Sanna: Sui rapporti di volume e comportamento .... del muscolo sfintere dell'iride... Ann. Ottalm. 57, 550 (1929). — Santonastaso, A.: Sui disturbi della motilita oculare consecutivi alle rachianestesia e alle punture lombari. Ann. Ottalm. 52, 193 (1924). — Sarbo, A. v.: Über Parchymeningitis haemorrhagica interna. Dtsch. Z. Nervenheilk. 92, 216 (1926). — Sarno: Su di un caso di inversione del riflesso pupillare alle luce. Neurologica (Napoli) 42, 49 (1921). — Satanowsky, P.: Häufigkeit von parenchymatöser Keratitis, einseitigem Argyll-Robertson, Cyclitis und Glaukom nach Herpes ophth., 1931. Ref. Zbl. Ophthalm. 27, 138. — Sato: s. Spiegel. — Satta, A.: Su di un fenomeno cardio pupillare. Studi sassar., 3. Febr. **1925**, 94. Ref. Zbl. Ophthalm. 15, 874. — Sattler, C. H.: Beiträge zum klinischen Bild der Tabak-Alkoholamblyopie. Klin. Mbl. Augenheilk. 70, 433 (1923). — Saupe, K.: Über einen Fall von angeborenem Fehlen des M. dilatator pupillae selbst oder seiner Innervierung. Klin. Mbl. Augenheilk. 68, 464 (1922). — Scarlett, M. H.: Symptomes oc.-pup. associés à une cellulite aiguë de la region sus-claviculaire. Annales d'Ocul. 162, 699 (1925). — Frequency of the Claude Bernard-Horner syndrome. Amer J. Ophthalm. 11, 961 (1928). — Schlesinger, E.: Ermüdbarkeit des Pupillenreflexes bei Einwirkung monochrom. Reize. Klin. Wschr. **1926 I**, 799. — Neuer Apparat zum Studium der Physiologie und Pathologie des Pupillenreflexes (Peripupillometer). Z. Augenheilk. 62, 96 (1927). — Zur Physiologie und Pathologie des Pupillenreflexes. Nervenarzt 1, 337 (1928). — Schilder, D. and S. Parker: Pup. disturbances in schizophrenic negroes. Arch. of Neur. 25, 838 (1931). — Schilf, E. u. I. Hamdi: Pupillenerweiterung nach Reizung des Halssympathicus. Pflügers Arch. 200, 228 (1923). — Schmelzer: Untersuchung der hemianopischen Pupillenstarre mittels der Spaltlampe. Klin. Mbl. Augenheilk. 87, 200 (1931). — Schöpfer: Sanders Pupillometer. Klin. Mbl. Augenheilk. 83, 354 (1929). — Schreiber, Z.: Aus- und Rückbildungsdauer eines Falles von Argyll-Robertson. Z. Augenheilk. 81, 66 (1933). — Schröder, G.: Zahlenmäßige Beziehungen zwischen den physikalischen und physiologischen Helligkeitseinheiten und Pupillenweite bei verschiedener Helligkeit. Z. Sinnesphysiol. 57, 195 (1926). — Schuberth, K.: Anisokorie bei komatösen Apoplexien. Wien. klin. Wschr. 1929 II, 1428. — Schurygin: 1901. Zit. bei Behr. — Schwarz: Zusatz zur Arbeit (Kestermann). Klin. Mbl. Augenheilk. 70, 148 (1923). — Schwarz, H. G.: Chronische Benzinvergiftung. Dtsch. med. Wschr. 1932 I, 449. — Scotti, P.: Misurazione del forame pupillare. Ann. Ottalm. 57, 886 (1929). — Sulle alterazioni funzionali dell'iride da trauma. Annales d'Ocul. 58, 491 (1930). — Sebastianini, G. I.: Compartamento delle pupilla post-mortem. Zacchia 9 (1930). Ref. Zbl. Ophthalm. 26, 55. — Seefelder, R.: Entwicklung des menschlichen Auges. Kurzes Handbuch der Ophthalmologie, Bd. 1, S. 476. — Mißbildungen des menschlichen Auges. Kurzes Handbuch der Ophthalmologie, Bd. 1, S. 476. — Seguini, A.: Sintomatologia oculare nei tumori dei seni della faccia. Riv. otol. ecc. 5, 45 (1928). — Seidler, M.: Isolierte Sphinkterlähmung als einziges Anzeichen angeborener Lues. Klin. oczna (poln.) 6 (1928). Ref. Zbl. Ophthalm. 21, 405. — Seletzki: Geschwulst des Thalamus opticus. Arch. f. Psychiatr. 82, 434 (1927). — Selinger, E.: Cyclic or rhythmic oculomotor paralysis. Arch. of Ophthalm. 4, 32 (1930). — Sergent, E.: Inégalité pupillaire et tuberculose pulmonaire. J. des Pract. 38, 8 (1924). — Sergent, E. et Georgi: Le syndrôme pupillaire dans les affections pleuri-pulmonaire. Presse méd. 36, 529 (1928). — Sergent, E. et Périn: L'inégalité pupillaire provoquée. Revue de la Tbc. 2, 323 (1921). Ref. Zbl. Ophthalm. 7, 426. — Shigematsu, T.: Pupilleninnervation des Luysschen Körpers, 1930. Ref. Zbl. Ophthalm. 26, 150. — Shinoda, G.: Schlafmiosis, 1934. Ref. Zbl. Ophthalm. 31, 440, 441. — Shinosaki, T.: Reizversuche zur zentralen Pupilleninnervation am Corpus Luysi. Z. exper. Med. 66, 171 (1929). — Zentrale Innervation der Pupille. Acta Soc. ophthalm. jap. 36, 59 (1932). — Siebert, H.: Zur Frage des Hornerschen Symptomenkomplexes. Mschr. Psychiatr. 86, 131 (1933). — Silberstern: Deformierbarkeit der Pupille und ihre Wertung als Todeszeichen. Wien. med. Wschr. 1924 II, 2720. — Silvestrini, Fr.: La rappresentazione analitica della adattabilità della pupilla etc. Ann. Ottalm. 58, 255 (1930). Söderbergh, G.: Argyll-Robertson-Phänomen. Sv. Läkartidn. 1930. Ref. Zbl. Ophthalm. 24, 104. — Solowjew, L.: Augenerkrankung bei Encephalitis epidemica, 1924. Ref. Zbl. Ophthalm. 14, 403. — Sommer, I.: Über einen Ohr-Pupillenreflex. Z. Laryng. usw. 21, 111 (1931). — Soriano, F. J.: Hemianopische Reaktion. Arch. argent. Neur. 6 (1930). Ref. Zbl. Ophthalm. 24, 267. — Sossi, O.: Sull'anisocoria nella tubercolosi polmonare. Riv. Pat. e Clin. Tbc. 2 (1928). Ref. Zbl. Ophthalm. 20, 657. — Spiegel, E. A.: Vegetatives Nervensystem: Experimentelle Analyse des Einflusses des Vestibularisapparates auf die Pupille. Arb. neur. Inst. Wien 25, 413 (1924). — Zur Lokalisation des Argyll-Robertsonschen Phänomens. Wien. klin. Wschr. 1925 I, 189, 216. — Experimentalstudien: V. Sato, G.: Erregungszustand der medullären Zentren nach doppelseitiger Labyrinthausschaltung. Pflügers Arch. 215, 106 (1926). — Experimentalstudien: VI. Nagasaka, G.: Beziehungen des Pupillenreflexbogens zum vorderen Vierhügel. Ein Beitrag zur Frage der Genese der reflektorischen Lichtstarre der Pupille. Pflügers Arch. 215, 120 (1926). — Further experiments on the localization of the Argyll-Robertson phenomen. Festschrift f. Marinesco 1933. Ref. Zbl. Ophthalm. 30, 79. — Spiegel, L. u. J. Sommer: Ophthalmo- und Oto-Neurologie. Wien u. Berlin Julius Springer 1931. — Spiller, W. G.: Zit. bei Wilbrand u. Behr. Amer. J. med. Sci. 159, 325 (1920). — The Argyll-Robertson phenomen. Arch. of Neur. 24, 566 (1930). — Stein, R.: Oculomotoriuslähmung mit cyclischer Innervation der inneren Augenmuskeln. Med. Klin. 1931 I, 350. — Steiner, G. u. A. Strauss: Die körperlichen Erscheinungen. Handbuch der Geisteskrankheiten von Bumke, Bd. 9, Spez. Teil 5. Schizophrenie von Wilmanns. Berlin 1932. — Stella, H. de: L'anisocorie dans les inflammations de la caisse. Ann. d'Otolaryng. 12, 1410 (1933). — Rapport entre les réactions pupillaires et le facial. Ann. d'Otolaryng. 13, 1 (1934). — Stern: Epidemische Encephalitis. Berlin 1928. — Sternschein, E.: Beitrag zur Untersuchung der Beziehungen zwischen Halssympathicus und Pupille. Pflügers Arch. 193, 281 (1922). — Stevenson, M. M.: The life history of epidemic encephalitis in the child. Arch. Dis. Childh. 3 (1928). Ref. Zbl. Ophthalm. 20, 468. — Strauss, I. and J. H. Globus: Intracranial tumors. Surg. Clin. N. Amer. 8, 321 (1928). — Struyken, H. I. L.: Ausgedehnter Schädelknochenbruch mit paradoxer Pupillenreaktion, 1925. Ref. Zbl. Ophthalm. 15, 62. — Stursberg, G.: Übererregbarkeit des Lichtreflexes der Pupille. Dtsch. med. Wschr. 1933 II, 1580. — Suda, S.: Konvergenz- und Akkommodationsreaktion der Pupille. Acta Soc. ophthalm. jap. 35, 47 (1931). — Untersuchungen über Konvergenz- und Akkommodationsreaktion der Pupille. Acta Soc. ophthalm. jap. 36, 110 (1932). — Szily, A. v.: Beitrag zur Kenntnis der Anatomie und Entwicklungsgeschichte der hinteren Irisschichten usw. Graefes Arch. 53 (1902). — Über die hinteren Grenzschichten der Iris. Graefes Arch. 64 (1908). — Zur vergleichend-anatomischen Ausgestaltung der Chiasmagegend. Verslg ophthalm. Ges. Heidelberg 1927. — Der Augenarzt als Kriminalist. Klin. Mbl. Augenheilk. 80, 521 (1928).

TAKEMURA, K.: Relation between the length of dark adaptation and the diameter of the illuminated pupil. Acta Soc. ophthalm. jap. **35**, 46 (1931). — TALLEI, E.: Le vie pupillari e i disturbi di motolità dell'iride d'origine traumatica. Boll. Ocul. **5**, 689 (1926). — TAMARU, Y.: Pupillenweite des menschlichen Auges direkt nach dem Tode. Ref. Zbl. Ophthalm. **21**, 297. — TANNER DE ABREN, H.: Augen bei der gerichtlichen Todesfeststellung, 1930. Ref. Zbl. Ophthalm. **24**, 132. — TAUSSIG, L.: Reflektorische Pupillenstarre nach Kopftrauma ohne Lues. Ref. Zbl. Ophthalm. **15**, 602. — TEN CATE, J.: Quelques remarques sur les mouvements spontanés de l'iris isolé. Arch. néerl. Physiol. 8 (1923). Ref. Zbl. Ophthalm. **10**, 439. — Pupillenverengerung bei akustischen Reizen. Nederl. Tijdschr. Geneesk. **1933**. — TENNENT: Case of unilateral mydriasis. Glasgow med. J. **106** (1926). Ref. Zbl. Ophthalm. **17**, 914. — TENNER, A. S.: A case of neuritic optic atrophy in a tabetic. Arch. of Ophthalm. **51**, 581 (1922). — TERRIEN, F.: Manifestations cliniques du syndrome oculo-sympathique paralytique. Presse méd. **29**, 61 (1921). — Des troubles oculaires à la suite de traumatismes crâniocérébraux. Progrès méd. **54**, 411 (1926). — TERRIEN, F. et P. VEIL: Troubles de la convergence et de la motilité pupillaire séquelles d'encéphalite épidémique. Arch. d'Ophtalm. **43**, 709 (1926). — TESSIER, G.: Sui disturbi funzionali traumatici dell'iride. Ann. Ottalm. **57**, 105 (1929). — Comportamento dell'iride e della pressione endoculare... Ann. Ottalm. **57**, 299 (1929). — TEULIÈRES, M. et J. BEAUVIEUX: Les manifestations oculaires tardives dans l'encéphalite épidémique. Rev. d'Otol. etc. **9**, 349 (1931). — THOMSEN, G.: Eye symptoms in 115 cases of encephalitis. Acta ophthalm. **3**, 131 (1925). — TIERI, A.: La sindrome morfologica dell'iride nella tabe e nella paralisi progressiva. Soc. ital. Oftalm. **1928**. — TIETZE, A.: Stumpfe Kopfverletzungen. Beitr. klin. Chir. **137**, 523, 632 (1926). — TONELLI, L.: La deformabilità pupillare segno di morte reale. Policlinico **1932**. Ref. Zbl. Ophthalm. **27**, 151. — Policlinico **1932**, 205. — TOULANT: Le réflexe pupillaire à la lumière ultra-violette. 39. Congr. Soc. franç. Ophthalm. 1926. — TOURNAY, A.: Sur l'anisocorie normale dans le regard latéral extrème. Arch. d'Ophthalm. **44**, 574 (1927). — TOUZET: Anisorie d'origine gastrique. Arch. d'Ophthalm. **39**, 44 (1922). — TREACHER COLLINS, E.: The Montgomery lecture on the evolution of the pupillary reactions. Lancet **1924 I**, 583. — TRIOSSI, S.: I sintomi oculari nella tabe. Ann. Ottalm. **54**, 936 (1926). — Contributo alla conoscenza della reazione pupillo-palpebrale (Fenomeno di GALASSI-WESTPHAL). Riv. otol. ecc. **5**, 311 (1928). — TRISTAINO, L.: Fenomeni oculare consecutivi al riscaldamento ed al raffreddamento del ganglio cervicale sup. Arch. Oftalm. **40**, 49, 97 (1933). — TROELL, A.: Augensymptom bei Strumakranken, 1925. Ref. Zbl. Ophthalm. **15**, 366.

UCHIDA, K.: Tabes mit Augenmuskelstörungen. Arb. neur. Inst. Wien, **29**, 348 (1927). — UDVARHELYI, K.: Über einen vestibulären Pupillenreflex. Internat. Zbl. Ohrenheilk. **18**, 233 (1921). — UHTHOFF, W.: Binasale Hemianopsie. Klin. Mbl. Augenheilk. **70**, 138 (1923). — UYEMURA, M.: Registrierung der Pupillenbewegung. Acta Soc. ophthalm. jap. **34**, 1082 (1930). Ref. Zbl. Ophthalm. **24**, 166. — 2 Fälle von Augenschädigung durch Kohlengasvergiftung. Acta Soc. ophthalm. jap. **36**, 134 (1932).

VALIÈRE-VIALEIX: Nouveau cas de signe d'ARGYLL-ROBERTSON unilateral consécutif au zona. Bull. Soc. Ophtalm. Paris **1931**, 103. — Annales d'Ocul. **168**, 341 (1931). — VALUDE, E., L. GIROT et SCHIFF-WERTHEIMER: De l'évolution favorable d'une paralysie totale des yeux et de la face survenue après accouchement. Annales d'Ocul. **161**, 614 (1924). — VANCEA, P.: Existiert ein Symptomenkomplex der Iris bei Tabes und Paralysis progressiva? Z. Augenheilk. **73**, 254 (1931). — VECCHIO, FR.: Il valore dell'anisocoria provocata. Prat. pediatr. **6**, 362 (1928). Ref. Zbl. Ophthalm. **21**, 297. — VELTFR, E. et A. TOURNAY: L'inégalité pupillaire. Bull. Soc. Ophtalm. Paris **1927**, 390. — Arch. d'Ophthalm. **44**, 721 (1927). — Les anisocories réflexes et par répercussivité. Rev. d'Otol. etc. **6**, 1 (1928). — VERDERAME, F.: Sul comportamento della pupilla nel cheratocono. Torino 1926. — Weitere Beiträge zum Verhalten der Pupillen bei Keratokonus. Klin. Mbl. Augenheilk. **78**, Beil.-H., 145 (1927). — VERNIEUWE: Le signe de l'inégalité pupillaire ou signe de Roque en oto-rhino-laryngologie. Le Scalpel **77**, 133 (1924). — VOGT, A.: Neues Hemikinesimeter. Klin. Mbl. Augenheilk. **69**, 119 (1922). — VOSS, H.: Über die Häufigkeit normaler Pupillenreaktionen bei progressiver Paralyse. Allg. Z. Psychiatr. **99**, 445 (1933). — VYSIN: s. KAUSE.

WAARDENBURG, P. I.: Ocular disturbances in encephalitis leth. Amer. J. Ophthalm. **5**, 580 (1921). — WAETZOLD, D.: Auge und Schlaf. Klin. Mbl. Augenheilk. **87**, 808 (1931). — WANG, G. H., TSE-WEI LU and TSUN-TO LAU: Pupillary construction from cortical stimulation. Chin. J. Physiol. 5 (1931). Zbl. Ophthalm. **26**, 739. — Pupillary dilatation from cortical stimulation. Chin. J. Physiol. **6**, 225 (1932). Zbl. Ophthalm. **28**, 586. — WARKANY, J.: Verhalten der Glia im Mittelhirn bei reflektorischer Pupillenstarre. Arb. neur. Inst. Wien **26**, 455 (1924). — WEGNER u. ROESE: Zu Studien des überlebenden Auges. Arch. Augenheilk. **105**, 639 (1932). — WEIL, P., EMILE-, LÉVY-FRANKEL et JUSTER: Le réflexe naso-facial. C. r. Soc. Biol. Paris **87**, 28 (1922). — WEILL, G. et J. NORDMANN: Un cas de réaction pupillaire dite perverse. Rev. d'Otol. etc. **10**, 733 (1932). — Le calibre de la pupille dans l'hémianopsie homonyme. Rev. d'Otol. etc. **11**, 20 (1932). — Á propos de la pathogénie de certaines anisocories après traumatisme cranien. Rev. d'Otol. etc. **11**, 516 (1933). —

WEILL, G. et L. REYS: Pupillotonie. Rev. d'Oto-Neuro-Ocul. **4**, 433 (1926). — Réaction tonique d'une pupille etc. Strasbourg méd. **2**, 231 (1926). Ref. Zbl. Ophthalm. **17**, 530. — WEISZ, M.: Symptomatologie der reflektorischen Pupillenstarre. Ref. Zbl. Ophthalm. **17**, 386. — WENDEROWIČ, E.: Symptomatologie und Diagnostik der epidemischen Encephalitis. Arch. f. Psychiatr. **70**, 427 (1924). — WESSELY: Prinzipielles und Technisches zur Hemikinesimetrie. Klin. Mbl. Augenheilk. **92**, 252 (1934). — WESTPHAL, A.: Pupillenphänomene bei Encephalitis epidemica nebst Bemerkungen und die Entstehung der „wechselnden absoluten" Pupillenstarre. Z. Neur. **68**, 226 (1921). — Zur Frage des von mir beschriebenen Pupillenphänomens bei Encephalitis (wechselnde Pupillenstarre, Spasmus mobilis). Dtsch. med. Wschr. **1925**, 2101. — WEWE: Zur Physiologie des Lichtreflexes der Pupille. Graefes Arch. **100**, 137 (1919). — WEXBERG, E.: Differentialdiagnostik der multiplen Sklerose. Z. Neur. **99**, 43 (1925). — WEYL, R.: Über sympathisch bedingte Pupillendifferenzen bei Mittelohrerkrankungen. Arch. Ohr- usw. Heilk. **134**, 217 (1933). — WHITTINGTON, TH. H.: Ocular complications of chronic epidemic encephalitis. Brit. med. J. **1931**, 981. — WICK: Schema der reflektorischen Pupillenstarre. Klin. Mbl. Augenheilk. **70**, 505 (1923). — WIEGMANN: Fall von RECKLINGHAUSENscher Krankheit mit Komplikationen von seiten der Augen. Klin. Mbl. Augenheilk. **68**, 395 (1922). — WIELAND, G. u. R. SCHOEN: Beziehungen zwischen Pupillenweite und CO_2-Spannung des Blutes. Arch. f. exper. Path. **100**, 190 (1923). — WILHELM: Striatumerkrankung bei Encephalitis epidemica. Berl. klin. Wschr. **1921**, 1353. — WILLER, H.: Ergebnisse der Pupillen-Messungen an der Leiche. Dtsch. Z. gerichtl. Med. **6**, 22 (1925). — WILSON, S.: Diskussion zu HORRAX. — WILSON, S., A. KINNIER and M. GERSTLE jr.: The ARGYLL ROBERTSON sign in mesencephalitic tumors. Arch. of Neur. **22**, 9 (1929). — WILSON, S., A. KINNIER and G. DE M. RUDOLF: Case of mesencephalitic tumor with double ARGYLL ROBERTSON pupil. J. of Neur. **3**, 140 (1922). — WODAK, E.: Erwiderung auf „Bemerkung" UDVARHELYIS. Internat. Z. Ohrenheilk. **18**, 235 (1921). — WODAK, E. u. M. G. FISCHER: Studien über die vom N. VIII ausgelösten Pupillenreflexe. Beitr. Anat. usw. Ohr usw. **19**, 15 (1922). — WÖLFLIN, E.: Zur Frage der experimentellen Halssympathikusreizung. Klin. Mbl. Augenheilk. **68**, 460 (1922).

YOUNG, A. W.: A clinical analysis of an extrapyramidal syndrome: paralysis agitans and postencephalitic parkinsonism. J. of Neur. **8**, 9 (1927). — YOW, CH.: Reflex iridoplegia with myotonic reaction of pupils. Proc. roy. Soc. Med. **25**, 690 (1932).

ZANNI, G.: La sindrome di CLAUDE BERNARD-HORNER. Valsalva **1927**. Ref. Zbl. Ophthalm. **19**, 457. — ZEIDLER, M.: Tuberkulose der Tränendrüse. Klin. Mbl. Augenheilk. **78**, 815 (1927). — ZELDENRUST: Chronaxie des Lichtreflexes. Arch. Augenheilk. **104**, 585 (1931). — ZSAKÓ, I.: Regenbogenhautfarbe und Pupillenreaktion, 1928. Ref. Zbl. Ophthalm. **21**, 845. — ZUCALI, A.: Osservazioni solla midriasi pupillare nella tuberculosi polmonale. Osp. magg. **17**, 169 (1929). Ref. Zbl. Ophthalm. **22**, 622. — ZUCKER, K.: Tumor im IV. Ventrikel. Dtsch. Z. Nervenheilk. **86**, 71 (1925).

Symptomatologie der Erkrankungen des V., VII., IX., X., XI. und XII. Hirnnerven.

Von **F. Kramer**-Berlin.

Mit 8 Abbildungen.

I. Nervus trigeminus.

Der Trigeminus versorgt sensibel das Gesicht und den Kopf bis zur Scheitelhöhe. Vom Gesicht bleibt nur frei ein Teil der Ohrmuschel und ein Gebiet an der lateralen hinteren Seite über dem Unterkiefer. Die Grenzlinie ist die Scheitel-

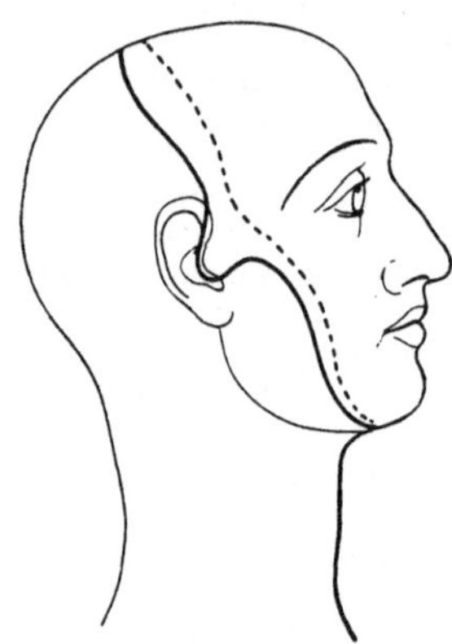

Abb. 1. —— Trigeminusgrenze.
· · · · · Grenze des
Überlagerungsgebietes.

Ohr-Kinnlinie (vgl. Abb. 1). Sie beginnt in der Scheitelhöhe, geht nach unten im konvexen Bogen zur Ohrmuschel, die sie im vorderen Teil des oberen Randes schneidet; dann geht sie durch das Cavum der Ohrmuschel hindurch, umschließt den Tragus und tritt an dessen unterem Rande in das Gesicht ein. Sie verläuft dann im Bogen nach vorn und geht abwärts bis zum Unterkieferrand und schließlich an diesem entlang bis zur Mittellinie. Am Ohre versorgt der Trigeminus die obere und vordere Wand des äußeren Gehörganges und die vordere Hälfte des Trommelfelles, während die anderen Teile des Gehörganges und des Trommelfelles vom Auricularis vagi innerviert werden. Von den Schleimhäuten fällt in den Versorgungsbereich des Trigeminus die Conjunctiva bulbi, die Schleimhaut der Mundhöhle und der Zunge bis zu einer Grenzlinie, die von der Gegend des Foramen coecum seitwärts an der Plica palatoglossa und dem vorderen Gaumenbogen heraufzieht. Die Uvula ist in das Gebiet des V. Nerven eingeschlossen, dagegen nicht die Tonsillen und der hintere Gaumenbogen. Die Nasenhöhle wird sensibel versorgt bis zu einer Grenze, die am freien Rande des weichen Gaumens verläuft und seitlich bis zur Öffnung der Tube aufsteigt. Auch die tiefen Teile des Gesichts werden vom Trigeminus sensibel innerviert: der Augapfel, die Augenhöhle, die Knochen des Gesichts einschließlich der Zähne sowie die Gesichtsmuskulatur, der Schädelknochen, entsprechend der Grenze der äußeren Sensibilität, und die Dura mater der vorderen und mittleren Schädelgrube. Die Geschmacksempfindungen der vorderen Zweidrittel der Zunge werden ebenfalls durch den Trigeminus vermittelt, und zwar durch die Chorda tympani. Motorisch innerviert der Trigeminus den Masseter, den Temporalis, den Pterygoideus externus und internus, den Mylohyoideus und den vorderen Bauch des Digastricus.

Die Grenze der drei Äste des Trigeminus sind aus dem Schema zu erkennen. Dabei ist zu bemerken, daß die Grenze zwischen dem ersten und zweiten Ast durch den unteren Lidrand verläuft. Das Oberlid sowie die gesamte Conjunctiva bulbi und palpebrarum gehören dem ersten Ast an, nur die Haut des Unterlides dem zweiten.

Über die sensible Versorgung der tiefen Teile durch die einzelnen Äste ist folgendes zu bemerken: Die Dura mater der vorderen Schädelgrube wird vom Ramus recurrens des zweiten Astes, die der mittleren Schädelgrube vom Ramus recurrens des dritten Astes, das Tentorium von dem des ersten Astes versorgt, während die Dura der hinteren Schädelgrube dem Gebiete des Vagus angehört. Die Schleimhaut des Sinus frontalis, der vorderste Teil der Nasenhöhle, sowohl Septum als auch laterale Wand, gehören dem ersten Aste an (Nervus ethmoidalis), der hintere Teil der Nasenhöhle, die Keilbeinhöhle und die Kieferhöhle werden vom zweiten Aste versorgt, ebenso die Schleimhaut der Oberlippe, das Zahnfleisch und der Gaumen, während die Schleimhaut der Unterlippe, das Zahnfleisch des Unterkiefers, die Schleimhaut der Zunge und des unteren Teiles der Mundhöhle vom dritten Aste innerviert werden. Der Gehörgang und das Trommelfell gehören, soweit sie nicht vom Ramus auricularis vagi versorgt werden, ebenfalls dem dritten Ast an. Die Innervation der vom Trigeminus versorgten Muskeln erfolgt ausschließlich durch den Ramus mylohyoideus des dritten Astes.

Da sich der Nerv unmittelbar nach dem Austritt aus dem Ganglion Gasseri in seine drei Äste teilt, kommt ein Ausfall seiner gesamten Innervation nur bei Läsionen an der Schädelbasis vor. Sonst ist immer nur das Gebiet einzelner Hauptäste bzw. deren Zweige betroffen.

Die Ausbreitung der Sensibilitätsstörung bei einer Schädigung des Gesamtnerven läßt sich am besten nach Exstirpation des Ganglion Gasseri beobachten (F. KRAUSE, CUSHING, DAVIES, O. FOERSTER). Die Grenze der Sensibilitätsstörung entspricht dabei fast genau dem anatomischen Verbreitungsgebiet. Während die anatomischen Untersuchungen (ZANDER und FROHSE) ein erhebliches Übereinandergreifen des Trigeminusgebietes sowohl in der Mittellinie mit dem der anderen Seite als auch hinten mit den benachbarten Cervicalnerven ergeben, findet sich bei den klinischen Untersuchungen in der Regel in der Mittellinie eine scharfe und konstante Grenze der Sensibilitätsstörung. Hinten besteht nur eine geringe Überlagerung mit den Nachbargebieten (Occipitalis major, Occipitalis minor, Ramus auricularis vagi, Auricularis magnus, Cutaneus colli anterior). Die Grenze der erhaltenen Sensibilität bei Läsionen der benachbarten Cervicalnerven weicht nur in verhältnismäßig geringem Grade von der oben geschilderten anatomischen Begrenzung des Trigeminusgebietes ab. Nur in den vom Vagus versorgten Bezirken des Gehörganges und des Trommelfelles besteht eine Ausnahme. Es sei auch noch bemerkt, daß bei zentralen Affektionen (Syringomyelie) sich die gleiche Grenze des Trigeminusgebietes ergibt, und zwar sowohl, wenn es betroffen, als auch, wenn es ausgespart ist (SCHLESINGER, SÖLDER, KUTNER und KRAMER).

Nach Exstirpation des Ganglion Gasseri ist in dem gesamten Trigeminusgebiet die Sensibilität für alle Qualitäten aufgehoben. Auch tiefer Druck wird nicht als schmerzhaft empfunden. Verschiebungen der Gesichtshaut werden nicht wahrgenommen, solange nicht benachbarte Teile mit erhaltener Empfindung mitbewegt werden. Operationen im Gesicht können schmerzlos ausgeführt, das Auge enukleiert, Zähne gezogen werden u. a. Die völlige Aufhebung der Empfindung reicht genau bis an die Mittellinie heran. Nach oben, hinten und unten findet sich dagegen an der Grenze ein schmaler Bezirk, in dem nur eine partielle Empfindungsstörung nachweisbar ist, entsprechend der schmalen Überlagerungszone. Die Grenze ist in dem Schema nach den Untersuchungen von DAVIES gestrichelt eingezeichnet. Während der Rückbildung zieht sich meist die Empfindungsstörung überhaupt auf diese oder eine ähnliche Grenze zurück, während in der Mittellinie in der Regel keine Änderung nachweisbar ist.

Bei Läsionen der einzelnen Äste des Trigeminus entspricht die Ausbreitung der Anästhesie ebenfalls dem anatomischen Verbreitungsbezirk oder weicht nur in geringem Grade von ihm ab (vgl. Abb. 2). Eine Überlagerung der Versorgungsgebiete findet also auch hier nicht oder nur in geringem Grade statt. Das gleiche scheint für die einzelnen Zweige der Äste zu gelten, so daß auch die Läsion kleinerer Zweige noch deutlich nachweisbare und gut abgrenzbare Zonen gestörter Empfindung ergibt. Bei Schädigungen des ersten Astes reicht der Ausfall bis an den Scheitel und greift entsprechend dem Gebiet des Nervus ethmoidalis auf dem Nasenrücken bis dicht an die Nasenspitze heran über. Die Conjunctiva ist völlig anästhetisch. Corneal- und Conjunctival-reflexe fehlen. Die Grenze der Störung geht durch den Rand des Unterlides. Bei Läsionen einzelner Zweige des ersten Astes, wie wir sie besonders bei den Schußverletzungen im Kriege gesehen haben, ergeben sich Bezirke entsprechend den anatomischen Feststellungen. Verletzungen im Bereiche des Daches der Orbita oder in der Gegend der Augenbraue veranlassen isolierte Ausfälle im Bereiche des Nervus supraorbitalis, die sich von denen des gesamten ersten Astes durch Freibleiben eines Bezirkes an der Mittellinie der Stirn und des vorderen Schädelabschnittes, des Nasenrückens und des oberen Augenlides und der Conjunctiva unterscheiden. Bei Verletzungen an der Stirn kann man gelegentlich isolierte Läsionen einzelner Zweige des Nervus supraorbitalis beobachten. Es findet sich dann eine Empfindungsstörung in Form

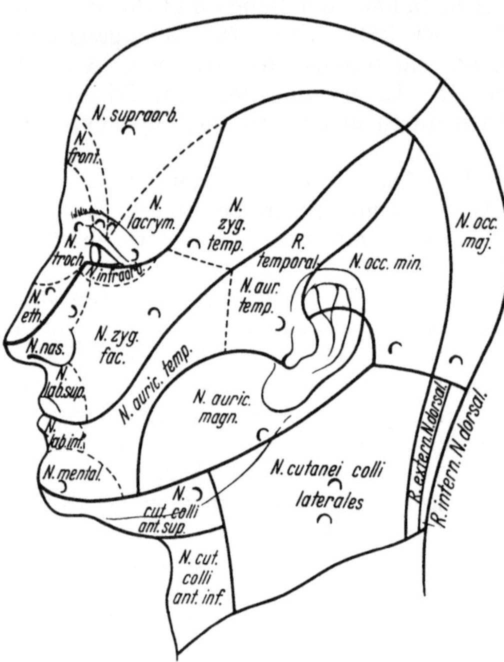

Abb. 2. Die sensiblen Versorgungsgebiete des Kopfes. (Nach Hasse).

eines schmalen, senkrecht verlaufenden Streifens an der Stirn. Das gibt uns einen Hinweis, in welcher Weise die Gebiete der einzelnen Zweige des Nerven angeordnet sind.

Läsionen des ganzen zweiten Astes sind selten, so daß wir nur ausnahmsweise Gelegenheit haben, Sensibilitätsstörungen in seinem gesamten Verbreitungsgebiet zu beobachten. In der Regel finden die Läsionen erst im Verlauf des Nerven im Canalis infraorbitalis und am Austritt durch das gleichnamige Foramen statt. Die Sensibilitätsstörung betrifft dann nur den Verbreitungsbezirk dieses Nerven (vgl. Schema) und läßt den Bereich des Nervus zygomatico-temporalis frei. Bei Gesichtsverletzungen kann man auch gelegentlich Läsionen einzelner Zweige des Nerven beobachten. An der Nase reicht die Empfindungsstörung in der Regel nicht ganz an die Grenze des bei Läsion des ersten Astes betroffenen Gebietes heran, so daß hier eine schmale Überlagerungszone anzunehmen ist. Die Schleimhaut verhält sich nach den Angaben Foersters folgendermaßen: In der Nasenhöhle finden sich weder bei Unterbrechungen des ersten noch des zweiten Astes Ausfallserscheinungen, so daß hier eine weitgehende Doppelversorgung anzunehmen ist. Dagegen ist bei Ausschaltung des zweiten Astes die Schleimhaut der Oberlippe, des Oberkiefers und des harten Gaumens total anästhetisch, die Zähne und der Knochen des Oberkiefers sind nicht immer völlig unempfindlich. Der weiche Gaumen nimmt in wechselndem Maße an der Sensibilitätsstörung teil; die Uvula bleibt stets verschont.

Empfindungsstörungen im gesamten Verbreitungsgebiet des dritten Trigeminusastes sind nur selten zu beobachten. Wir haben sie fast nur bei Schußverletzungen gesehen. Das Ausbreitungsgebiet der Störung kann dem anatomischen Versorgungsbereiche fast genau entsprechen, wie wir es in einem Falle

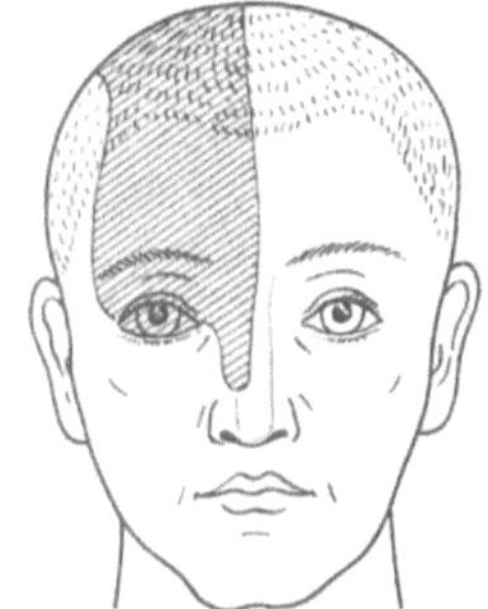

Abb. 3. Sensibilitätsstörung im 1. Ast des Trigeminus.

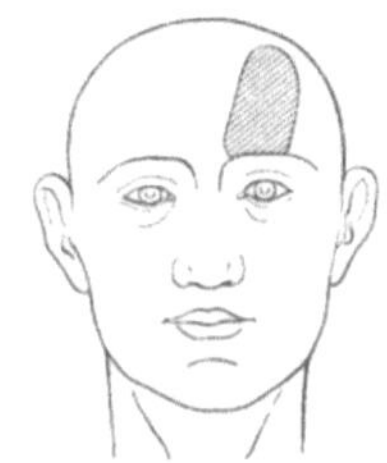

Abb. 4. Sensibilitätsstörung im N. supraorbitalis.

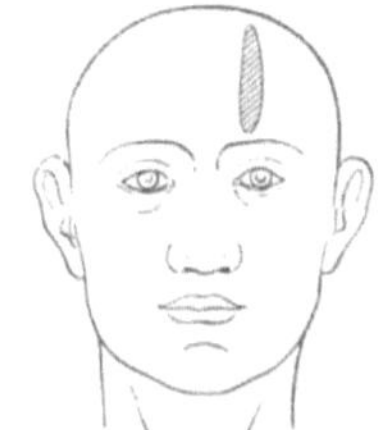

Abb. 5. Sensibilitätsstörung in einem Zweig des N. supraorbitalis.

beobachten konnten. Der Bezirk des Auriculotemporalis kann aber auch nur in geringem Grade betroffen sein oder freibleiben (FOERSTER), was auf eine Überlagerung mit dem ersten und zweiten Aste hinweist. Am häufigsten ist

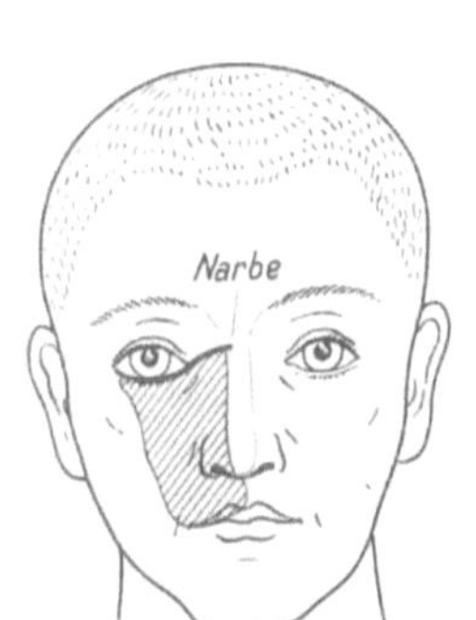

Abb. 6. Sensibilitätsstörung im N. infraorbitalis.

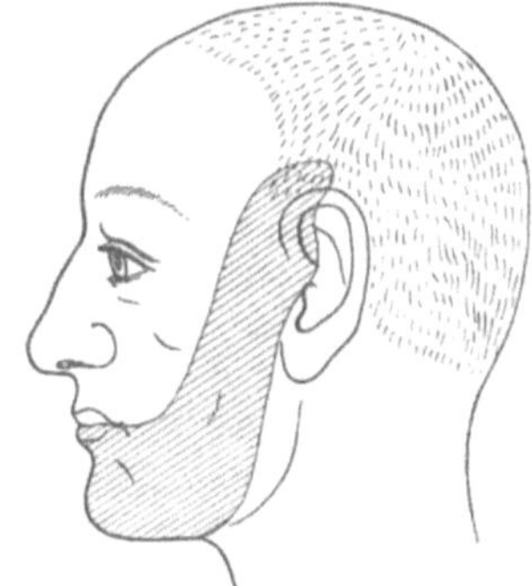

Abb. 7. Sensibilitätsstörung im 3. Ast des Trigeminus.

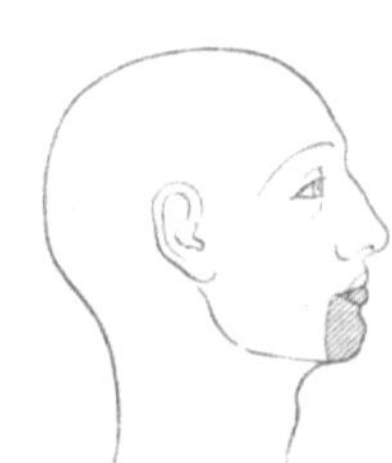

Abb. 8. Sensibilitätsstörung im R. mentalis.

der Alveolaris inferior betroffen. Es sind besonders Verletzungen des Unterkiefers, die ihn in seinem Verlaufe in dem gleichnamigen Kanal des Unterkiefers schädigen. Die Sensibilitätsstörung an der Haut beschränkt sich auf die Unterlippe, sie ist auf der einen Seite von der Mittellinie, auf der anderen Seite von einer Linie, die vom Mundwinkel senkrecht oder etwas konvex nach außen gekrümmt herabläuft, scharf begrenzt. Regelmäßig ist auch die Schleimhaut der Unterlippe und des Zahnfleisches in einem entsprechenden Bezirk anästhetisch. Die Schleimhautstörung reicht um so weiter nach hinten, je mehr zentral die Verletzungsstelle gelegen ist. Bei Verletzungen des gesamten dritten Astes ist die gesamte Schleimhaut der Wange bis zur Grenze des zweiten Astes an der Oberlippe anästhetisch, ferner die Dentina aller Zähne des Unterkiefers, der gesamte Mundboden und die Unterfläche der Zunge (Foerster). Wenn die Läsion zentral vom Abgange des Nervus lingualis gelegen ist, ist auch die Oberfläche der Zunge in ihren vorderen zwei Dritteln anästhetisch, doch ist die hintere Grenze gegenüber dem Glossopharyngeus nicht ganz scharf und konstant. In den vorderen zwei Dritteln der Zunge ist der Geschmack aufgehoben.

Schmerzen sind bei Verletzungen des Trigeminus selten, dagegen sind sie das charakteristische Symptom bei Neuritiden und vor allem bei Neuralgien. Sie sind dann häufig äußerst schwer und zeigen einen intermittierenden Verlauf. Bei Neuralgien finden sich auch charakteristische Druckpunkte. Der für den ersten Ast liegt am Foramen supraorbitale, der für den zweiten Ast am Foramen infraorbitale. Der Druckpunkt für den dritten Ast, der in der Nähe seines Eintritts in den Alveolarkanal sich befindet, ist schwerer nachzuweisen. Man findet ihn aber öfters, wenn man entweder hinter dem Kieferwinkel nach vorn in die Tiefe drückt, oder wenn man von der Mundhöhle aus einen Druck nach lateral hinter dem Ligamentum pterygomandibulare ausübt.

Die motorischen Äste des Trigeminus stammen ausschließlich aus dem dritten Aste, so daß es nur bei Läsionen des gesamten Stammes oder des Ramus tertius zu Bewegungsausfällen kommt. Meist sind sämtliche Muskeln betroffen, nur gelegentlich kann man bei Kieferverletzungen einen isolierten Ausfall des Mylohyoideus und des Digastricus (vorderer Bauch) beobachten, wie wir es in einem Falle von Schußverletzung sahen. Die Atrophie des Temporalis und des Masseter läßt sich an dem Eingesunkensein der entsprechenden Gegenden im Gesicht beim Betrachten erkennen. Bei einseitiger Lähmung ist der Kieferschluß auf der betroffenen Seite schwächer als auf der gesunden. Das kann man besonders deutlich konstatieren, wenn man den geöffneten Mund gegen Widerstand schließen läßt. Die sonst deutlich palpable Kontraktion des Temporalis und Masseter bleibt beim Zusammenbeißen der Zähne aus. In der Ruhe ist in der Regel ein Abweichen des Kiefers nicht deutlich nachweisbar. Bei der Mundöffnung weicht der Unterkiefer von Anfang an nach der kranken Seite ab, zunehmend mit der Entfernung der Zähne voneinander. Die Senkung des Unterkiefers geschieht normalerweise nicht als eine Scharnierbewegung um die Drehachse des Gelenkkopfes, sondern von Anfang an wird der Gelenkkopf nach vorn über den Gelenkhöcker geschoben. Gleichzeitig erfolgt eine Drehung des Unterkiefers um eine Achse, die nicht durch den Gelenkkopf geht, sondern durch einen Punkt der weiter unten, nahe dem hinteren Rande des aufsteigenden Unterkieferastes liegt (Braus). Der Unterkiefer dreht sich also nicht als ein einarmiger, sondern als zweiarmiger Hebel. Die vielfach gegebene Darstellung, die Mundöffnung erfolge zunächst als reine Scharnierbewegung und erst die weite Mundöffnung werde durch das Vorschieben des Gelenkkopfes bewirkt, trifft also nicht zu. Wie man sich mit Palpation leicht überzeugen kann, beginnt die Mundöffnung bereits mit dem Nachvorngleiten des Gelenkkopfes. Eine reine Scharnierbewegung kann in den Kiefergelenken, wie man leicht feststellen kann, normalerweise überhaupt nicht ausgeführt werden (Braun). Die normale Mundöffnung wird durch den Musculus pterygoideus externus ausgeführt. Sie ist nicht passiv, sondern nur durch aktive Muskelkräfte möglich. Die antagonistische Wirkung, also das Zurückbringen des Gelenkkopfes in die ursprüngliche Lage, wird von den untersten Fasern des Musculus temporalis bewerkstelligt. Erfolgt die Kontraktion des Pterygoideus externus zusammen mit einer Anspannung der kieferschließenden Muskeln (Temporalis, Masseter, Pterygoideus internus), so wird der Kiefer nach vorn geschoben. Bei Erschlaffung dieser Muskeln wird unter Mitwirkung der Schwere der Unterkiefer gesenkt und der Mund geöffnet. Als Hilfsmuskeln helfen dabei die vom Zungenbein zum Unterkiefer verlaufenden Muskeln mit, diese können für sich allein ohne Mitwirkung des Pterygoideus externus das Nachvorn-rücken des Kieferköpfchens nicht veranlassen, sie können aber — wovon man sich bei doppelseitiger Lähmung überzeugen kann — eine recht kräftige Kiefer-öffnung, aber nur als reine Scharnierbewegung erzeugen.

Bei einseitiger Kaumuskellähmung findet auf der gelähmten Seite nur eine Scharnierbewegung im Kiefergelenk statt, während auf der gesunden Seite der normale Vorgang im Kiefergelenk sich abspielt. Der Kiefer rückt also auf der gesunden Seite nach vorn und bleibt auf der kranken zurück. Da der Pterygoideus externus bei einseitiger Wirkung einen Zug nach median ausübt, findet ein Herüberrücken nach der kranken Seite statt, das mit zunehmender Mund-öffnung sich verstärkt. Die gleiche Abweichung zeigt sich auch beim Vor-schieben der Zähne.

Die mahlenden Bewegungen, wie sie beim Kauen erforderlich sind, werden durch abwechselnde Kontraktionen beider Pterygoidei externi bewirkt. Bei einseitiger Lähmung kann diese Bewegung nur nach der kranken, aber nicht nach der gesunden Seite erfolgen.

Doppelseitige Lähmung der Kaumuskeln kommt nur ausnahmsweise zur Beobachtung. In solchen Fällen (KRAMER) hängt der Unterkiefer herab, der Mund kann nicht geschlossen werden. Immerhin ist eine gewisse Hebung des Unterkiefers mit Hilfe von Kontraktion der Unterlippe noch möglich und es kann gelingen, die Lippen bis annähernd zum Schluß aneinander heranzu-bringen. Doch geschieht diese Bewegung nur mühsam und kraftlos. Das Kauen ist unmöglich, das Schlucken ist infolge des mangelnden Mundschlusses sehr erschwert und meist nur möglich, wenn der Unterkiefer passiv durch die Hand gestützt wird. Die Mundöffnung geschieht nicht bis zur normalen Weite, sie verläuft als reine Scharnierbewegung; doch kann der Mund mit ausreichender Kraft gegen Widerstand offen gehalten werden, was nur auf eine Wirkung der vom Zungenbein zum Unterkiefer verlaufenden Muskeln zurückgeführt werden kann. Diese können also für sich allein — was gegenüber anders lautenden Angaben betont werden muß — eine nicht unerhebliche Kraft für die Mund-öffnung entfalten.

Die Lähmung des Mylohyoideus und des vorderen Bauches des Digastricus macht sich praktisch wenig bemerkbar, doch kann man die Erschlaffung bei der Palpation fühlen und der Nachweis der elektrischen Entartungsreaktion ist ohne Schwierigkeiten möglich. FOERSTER fand das Schlaffbleiben dieser Muskeln deutlich, wenn der Kranke einen vorn im Munde befindlichen großen Bissen verschlucken soll.

Die Lähmung des vom Trigeminus versorgten Sphenopalatini hat praktisch keine wesentliche Bedeutung. Es ist mehrfach bei Trigeminusläsionen ein Tieferstehen des Gaumensegels auf der erkrankten Seite, das sich bei der Pho-nation noch verstärkt, beschrieben worden. Konstant ist dieser Befund jedenfalls nicht und in der Mehrzahl der Fälle wird er vermißt. Möglich ist es, daß bei einer durch Glossuspharyngeus-Schädigung bewirkten Gaumensegellähmung die Bewegungsstörung stärker ist, wenn auch noch eine Trigeminusläsion hinzukommt.

Das gleiche gilt für die Lähmung des Tensor tympani. Nach LUCAE soll der Muskel der Akkommodation des Ohres für musikalische Töne dienen. Bei seinem Ausfall soll Unfähigkeit, tiefe musikalische Töne aufzufassen, bestehen. In den Fällen von Exstirpation des Ganglion Gasseri finden sich in der Regel keine Symptome von seiten des Gehörorgans. In einzelnen Fällen wurde Ohren-sausen beobachtet, ohne daß jedoch ein Zusammenhang mit der Lähmung des Muskels mit Sicherheit nachgewiesen werden konnte.

Die vom Facialis versorgte mimische Gesichtsmuskulatur kann infolge des Wegfalles der Sensibilität gewisse Bewegungsanomalien zeigen. In der betroffenen Gesichtshälfte ist die Muskulatur oft schlaffer und die Bewegungen folgen nicht exakt denen der anderen Seite. Auch bei doppelseitiger Affektion läßt sich diese auf den Verlust der muskulären Sensibilität zu beziehende Koordinationsstörung beobachten.

Von trophischen Störungen ist die Keratitis neuroparalytica zu erwähnen. Die theoretische Deutung ist strittig, insbesondere die Frage, ob der Ausfall der sensiblen Nerven unmittelbar eine Störung der trophischen Funktionen bewirkt, oder ob der mangelnde Schutz der Hornhaut gegen Verletzungen infolge der Empfindungsstörung lediglich als Ursache anzusehen ist. Bezüglich der Erörterung dieser Frage kann hier auf das allgemeine Kapitel über trophische Störungen verwiesen werden. Daß der mangelnde Schutz gegen Läsionen von Bedeutung ist, ergibt sich aus der größeren Häufigkeit und größeren Intensität der Keratitis neuroparalytica im Tiererperiment gegenüber den Beobachtungen beim Menschen.

Von anderen trophischen Störungen ist noch der bei Trigeminusneuritiden auftretende Herpes zoster zu nennen.

II. Nervus facialis.

Der Facialis innerviert die Gesichtsmuskulatur, das Platysma, den Stylohyoideus, den hinteren Bauch des Digastricus, den Stapedius. Er beteiligt sich an der Innervation der Gaumensegelmuskulatur. Die Läsion des Nerven äußert sich in erster Linie in der Lähmung der Gesichtsmuskulatur, die in der Ruhe bereits zu erkennen ist. Da die Gesichtsmuskeln die Falten des Gesichts bedingen, da sie das Verhalten der Lidspalten, des Mundes, der Nase in hohem Maße beeinflussen, so prägen sich die Anomalien in dem Gesichtsausdruck deutlich aus. Eine einseitige Lähmung gibt sich in einer Asymmetrie des Gesichts zu erkennen. Die Stirn ist auf der gelähmten Seite glatt, ohne die normalen Falten. Die Augenbraue hängt herunter, die Lidspalte ist infolge des Überwiegens des Levator palpebrae weiter als auf der gesunden Seite. Das untere Augenlid hängt schlaff herunter und steht meist etwas vom Bulbus ab. Die Oberlippe hängt herab. Die Nasolabialfalte ist verstrichen, die Medianlinie der Oberlippe ist nach der gesunden Seite verzogen. Die Nase weicht etwas nach der gesunden Seite ab. Das Nasenloch ist etwas enger als auf der gesunden Seite. Der Nasenflügel hebt sich nicht bei der Inspiration. Der Mundwinkel steht tiefer, die Oberlippe hängt etwas herab, das Lippenrot ist verschmälert. Der Lippenschluß ist mangelhaft. Auch die Unterlippe ist nach der gesunden Seite verzogen. Die kleinen Falten am Kinn fehlen. Das Auge tränt, da wegen der Lähmung des Orbicularis oculi die Tränen nicht fortbewegt werden, infolge des leichten Ektropiums der Tränenpunkt nicht eintaucht und infolge der Lähmung des auch vom Facialis versorgten Hornerschen Muskels der Tränenkanal die Tränen nicht aufnimmt. Zuweilen kommt es auch zu Speichelfluß aus dem Mundwinkel der gelähmten Seite. Bei lange bestehender Lähmung stellt sich Atrophie der Muskulatur ein. Die betroffene Seite erscheint etwas abgemagert, eingesunken.

Die Asymmetrie verstärkt sich erheblich, wenn der Patient Gesichtsbewegungen ausführt. Am Lachen, Weinen, Sprechen beteiligt sich die gelähmte Gesichtshälfte nicht, ebensowenig an allen anderen mimischen Bewegungen. Während sich alle Affekte in der gesunden Gesichtshälfte in normaler Weise ausprägen, bleibt die gelähmte in steinerner Ruhe.

Die verschiedenen Abschnitte der Gesichtsmuskulatur werden dadurch geprüft, daß man eine Reihe von Einzelbewegungen ausführen läßt. Beim Stirnrunzeln ist die Lähmung des Musculus frontalis an dem Ausbleiben der Querfalten der Stirn zu erkennen, beim Zusammenziehen der Augenbrauen der Ausfall der Corrugator supercilii an dem Fehlen der Falten zwischen den Augenbrauen. Das Auge kann nicht geschlossen werden, es bleibt ein breiter Spalt offen. Auch bei völliger Lähmung des Orbicularis oculi kommt aber noch eine Abwärtsbewegung des oberen Augenlides infolge der Erschlaffung des Levator palpebrae zustande. Im Schlaf ist der Augenschluß meist etwas ausgiebiger als er im Wachen willkürlich möglich ist. Es ist dies wahrscheinlich die Folge der vollkommeneren Erschlaffung des Levator palpebrae. Eine Bewegung des unteren Lides tritt beim Versuch des Augenschlusses, wenn die Lähmung total ist, nicht ein. Die Beobachtung des Unterlides ist für die Feststellung der Vollständigkeit der Lähmung wichtig, da das Verhalten des Oberlides allein Zweifel in dieser Beziehung erwecken kann. Alle Bewegungen des Mundes (Zähnezeigen, Mundspitzen, Seitwärtsziehen der Mundwinkel) werden nur mit der gesunden Seite ausgeführt und dabei die Ober- und Unterlippe sowie die Kinnhaut nach dieser Seite herübergezogen. Das Sprechen geschieht nur mit einer Mundhälfte; die Sprache ist undeutlicher, da das Aussprechen der Lippenlaute Schwierigkeiten macht. Die Fähigkeit zu pfeifen ist aufgehoben, weil der Kranke den Mund nicht genügend spitzen kann. Die Backen können nicht aufgeblasen werden; Ausblasen eines Lichtes gelingt gar nicht oder nur aus großer Nähe. Beides ist die Folge des ungenügenden Lippenschlusses, der eine ausreichende Steigerung des Luftdruckes in der Mundhöhle nicht zustande kommen läßt. Beim Trinken fließt die Flüssigkeit aus dem Mundwinkel der gelähmten Seite heraus; doch ist dies meist nur im Anfangsstadium der Lähmung zu konstatieren, da die Kranken es schnell vermeiden lernen, indem sie nur mit der gesunden Seite trinken. Auch beim Essen treten Störungen auf; wenn während des Kauaktes Speisen zwischen die Zahnreihen und die Wange gelangen, so werden sie normalerweise durch den Druck der Wangenmuskulatur in das eigentliche Cavum oris zurückgebracht, infolge der Lähmung bleiben sie jedoch liegen und müssen häufig mit Hilfe der Zunge, oder mit Hilfe des Fingers fortgeschafft werden. Auch das lernen die Kranken vermeiden, indem sie nur mit der gesunden Seite kauen. Die Lähmung der äußeren Ohrmuskeln ist in der Regel nur dann nachweisbar, wenn der betreffende Kranke die Fähigkeit der willkürlichen Ohrbewegung besitzt. Die Lähmung des Platysma macht sich praktisch ebenfalls nicht geltend. Sie ist aber deutlich erkennbar, wenn der Kranke das Platysma willkürlich innervieren kann. Meist kann man beim weiten Öffnen des Mundes unter gleichzeitigem Herabziehen der Unterlippe die Kontraktion des Muskels auf der gesunden Seite und das Ausbleiben der dadurch bedingten Faltenbildung auf der kranken Seite deutlich erkennen.

Bei doppelseitiger Lähmung des Facialis fällt beim Betrachten in der Ruhe die Ausdruckslosigkeit des Gesichts auf. Infolge des Fehlens der normalen Falten, infolge der Unfähigkeit, Affekten in Veränderungen der Gesichtsinnervation Ausdruck zu geben, infolge der Abnahme des Lidschlages bekommt das Gesicht einen starren, unbeweglichen, maskenartigen Charakter. Der Mund steht etwas offen, die Unterlippe hängt herab, der Speichel fließt aus den Mundwinkeln heraus. Die Haltungsanomalien sind die gleichen wie bei einseitiger Lähmung, nur daß die Asymmetrie fortfällt. Willkürliche Gesichtsbewegungen, Lachen, Weinen usw. sind unmöglich.

Bei den peripheren Facialislähmungen betrifft der Bewegungsausfall in gleicher Weise die willkürlichen wie die mimischen Ausdrucksbewegungen, während bei den zentralen bekanntlich eine Dissoziation zwischen beiden möglich ist.

Die Behinderung des Sprechens ist bei der doppelseitigen Facialislähmung erheblich stärker als bei einseitiger. Die Lippenlaute P und B werden aspiriert ausgesprochen, auch M, F und W sind beeinträchtigt. Die Störung beim Trinken und Essen ist ebenfalls ausgesprochener als bei einer einseitigen Läsion.

Bei unvollständiger Lähmung sind alle Erscheinungen qualitativ dieselben, nur weniger ausgeprägt. Die Bewegungen kommen zustande, bleiben jedoch bei einseitiger Parese hinter denen der gesunden Seite zurück. In ganz leichten Fällen kann es schwierig sein, die Störung von den auch normalerweise häufig vorkommenden Asymmetrien in der Gesichtsinnervation zu unterscheiden. Bei den inkompletten Lähmungen ist die Prüfung der Kraft der Bewegungen von diagnostischem Werte. Das Auge kann dann oft vollkommen geschlossen werden, doch ist die Kraft des Lidschlusses erheblich herabgesetzt. Wenn man beide Augen kräftig zukneifen läßt, so kann man das Auge der kranken Seite erheblich leichter öffnen als das der gesunden. Der entsprechende Versuch läßt sich am Munde ausführen, indem sich hier auf der einen Seite die festgeschlossenen Lippen leichter auseinanderdrängen lassen. Die Kraft des Mundschlusses läßt sich auch dadurch prüfen, daß man einen zwischen den Lippen festgehaltenen Gegenstand herauszuziehen versucht.

Bei dem Versuch des Lidschlusses ist eine Bewegung des Augapfels nach außen und oben zu beobachten (Bellsches Phänomen). Dieses Symptom, dem ursprünglich eine pathologische Bedeutung zugeschrieben wurde, ist eine normale Mitbewegung des Bulbus mit dem Lidschluß. Sie dient dazu, das Auge möglichst schnell und vollständig unter den Schutz des oberen Augenlides zu bringen. Sie ist normalerweise immer nachweisbar und tritt um so deutlicher hervor, je energischer der Lidschluß erfolgt. Daher ist das Phänomen bei Facialislähmung, wo ein starker Impuls zum Orbicularis oculi geht, und wo die offen bleibenden Lider die Bewegung gut beobachten lassen, besonders deutlich festzustellen. Mit der Besserung der Lähmung und der Abnahme der Energie des Lidschlusses nimmt es oft an Deutlichkeit ab. Gelegentlich kann man auch andere Bewegungen des Bulbus beobachten, so nach unten innen und nach oben innen.

Nicht ganz selten sind Abweichungen der Zunge zu konstatieren, und zwar sowohl nach der gesunden als auch nach der kranken Seite. Zur Erklärung wurde mehrfach der Ausfall des vom Facialis versorgten Stylohyoideus herangezogen. Die Abweichung der Zunge kann aber leicht durch die Asymmetrie des Mundes vorgetäuscht werden, da sie infolgedessen der kranken Seite näher zu liegen scheint als der gesunden. Zur Unterscheidung braucht man nur durch passives Emporheben der Oberlippe die Symmetrie wiederherzustellen, um die Täuschung zu korrigieren. Eine Ablenkung nach der gesunden Seite, die man gelegentlich beobachten kann, ist wohl dadurch zu erklären (Hitzig), daß die Kranken die Zunge absichtlich von dem genäherten gelähmten Mundwinkel fernhalten.

Es ist strittig, inwieweit sich der Facialis an der Innervation des Gaumensegels beteiligt. Vielfach wird die Ansicht vertreten, daß der Facialis durch den vom Ganglion geniculi ausgehenden Nervus petrosus superficialis major das Gaumensegel mitinnerviert. Dementsprechend wurde angenommen, daß eine Gaumensegelparese charakteristisch für die zentral vom Ganglion geniculi lokalisierte Facialislähmung sei. Da jedoch bei Facialislähmungen in der Regel eine Störung der Gaumensegelbewegung nicht nachzuweisen ist, ist diese Anschauung bezweifelt worden. Bei den Kriegsläsionen des Facialis hat aber Foerster viermal bei ganz zentral gelegener Unterbrechung des Nerven Gaumensegelparese beobachten können, ohne daß der Vagus die geringste Störung erkennen ließ. Er schließt daraus, daß die anfangs erwähnte Ansicht doch zu Recht bestehe. Daß die Lähmung des Gaumensegels trotz Totaltrennung des

Facialisstammes oft gar nicht hervortritt, liegt seiner Ansicht nach daran, daß das Velum noch vom Vagus versorgt wird.

Die Lähmung des Stylopharyngeus ist bei isolierter Facialislähmung nicht zu erkennen; nach FOERSTER scheint sie aber bei gleichzeitiger Verletzung des Hypoglossus eine Rolle zu spielen, indem infolge des gleichzeitigen Ausfalles des Styloglossus und des Stylohyoideus der Zungengrund auf der erkrankten Seite erheblich tiefer steht als auf der gesunden Seite.

Als Symptom der Lähmung des Stapedius (wenn der Nerv oberhalb des Abganges des zu diesem Muskel gehörenden Astes lädiert ist) wird gelegentlich abnorme Feinhörigkeit (Hyperakusis), besonders für tiefe Töne, beobachtet. Es wird dies damit erklärt (LUCAE), daß bei Ausfall des Stapedius der antagonistische Tensor tympani überwiegt und damit die Spannung des Trommelfelles zunimmt.

Die Mehrzahl der Facialislähmungen betrifft den gesamten Nerven, sei es, daß er an der Schädelbasis, während seines Verlaufes im Felsenbein oder bei seinem Austritt durch das Foramen stylomastoideum betroffen ist. Partielle Lähmungen einzelner Äste kommen nur bei Verletzungen im Gesicht vor. Man kann sie bei operativen Durchschneidungen, bei Mensurschmissen beobachten. Während des Krieges sah man sie nicht ganz selten bei Gesichtsschüssen. Ihre Symptomatologie ergibt sich ohne weiteres, wenn man die Funktion der von dem betroffenen Aste versorgten Muskeln in Betracht zieht. Operationen der submaxillaren Lymphdrüsen am Unterkieferrande bewirken oft eine Läsion des zum Triangularis labii inferioris laufenden Facialisastes. Es bleibt dann eine Verschmälerung des Lippenrotes und ein Zurückbleiben der Unterlippe der betroffenen Seite beim Sprechen als Folge zurück.

Bei der Restitution schwerer Facialislähmungen kommt es nicht ganz selten zu Kontrakturen und Mitbewegungen. Man beobachtet sie in der Regel nur dann, wenn anfangs völliger Bewegungsausfall und Entartungsreaktion bestand. In diesem Falle sind sie aber verhältnismäßig oft zu konstatieren, und zwar häufiger als man gewöhnlich annimmt. Systematische Nachuntersuchungen von Facialislähmungen haben uns gezeigt, daß nur eine geringe Minderzahl von Facialislähmungen, sofern sie überhaupt eine Tendenz zur Restitution zeigen, ganz frei von solchen Phänomen bleibt, allerdings sind sie oft nur sehr wenig ausgesprochen und nur bei sorgfältig darauf gerichteter Aufmerksamkeit zu erkennen. Beide Phänomene treten in der Regel zusammen auf. Sie zeigen sich, wenn die Restitution funktionell und elektrisch einsetzt. In der Regel bleiben sie dann bestehen und sind einer Therapie so gut wie gar nicht zugänglich. Die Kontraktur äußert sich darin, daß die Muskeln der vorher gelähmten Seite stärker angespannt sind als die der gesunden; die Falten der betroffenen Gesichtshälfte werden tiefer, die Stirn ist stärker gerunzelt, die Nasolabialfalte mehr ausgeprägt; die Lidspalte ist verengert, der Mund nach der kranken Seite verzogen. Die Muskelkonturen sind an manchen Stellen sichtbar. Bei oberflächlicher Betrachtung scheint die andere Gesichtshälfte paretisch zu sein. Die willkürliche Beweglichkeit ist wiedergekehrt, aber mehr oder minder mangelhaft.

In der Regel sind mit diesen Kontrakturen abnorme Mitbewegungen in der Gesichtsmuskulatur verknüpft. Diese Mitbewegungen sind früher als Spontanzuckungen beschrieben worden. Es ist zuerst von REMAK, später insbesondere von LIPSCHITZ darauf hingewiesen worden, daß es sich bei diesen scheinbaren Spontanzuckungen lediglich um Mitbewegungen mit dem Lidschlag handelt. Eine sorgfältige Beobachtung des Patienten kann in jedem Falle die Richtigkeit dieser Ansicht erweisen. Die häufigste Mitbewegung ist die, daß beim Lidschluß gleichzeitig ein Anheben der Oberlippe auf der erkrankten Seite eintritt.

Es erfolgt nicht selten dabei eine Innervation des Platysma und meist eine solche der Kinnmuskulatur. Die Anspannung des Musculus mentalis beim Lidschluß kann man in Fällen beobachten, in denen jede andere Mitbewegung fehlt, und in denen eine Kontraktur nicht vorhanden ist. Auch die umgekehrte Mitbewegung, daß bei willkürlichen Mundbewegungen, beim Zähnezeigen usw. sich die Lidspalte verengert, ist nicht ganz selten zu beobachten. Die Mitbewegung tritt beim unwillkürlichen Lidschlag in Form einer schnell verlaufenden Zuckung auf. Das hat zu der oben erwähnten fälschlichen Annahme von spontanen Zuckungen geführt. Der Grad der Ausprägung der Kontrakturen und der Mitbewegungen ist in den einzelnen Fällen recht verschieden. Meist gehen beide Phänomene in ihrer Intensivität einander parallel. In schweren Fällen kann eine isolierte Innervation einzelner Teile der Gesichtsmuskulatur überhaupt unmöglich sein. Bei jedem Impuls kontrahiert sich die gesamte vom Facialis innervierte Muskulatur. In leichten Fällen kann die Kontraktur fast ganz fehlen und nur eine geringfügige Mitbewegung des Musculus mentalis mit dem Lidschluß stattfinden. In der Regel ist die zurückbleibende Parese um so erheblicher, je stärker die Kontraktur und die Mitbewegungen sind.

Nach Verletzungen einzelner Facialiszweige, so bei Mensurschmissen oder Schußverletzungen an der Wange, die eine isolierte Parese der Oberlippenmuskulatur bedingen, kommen ebenfalls Mitbewegungen vor. Es ist bemerkenswert, daß in diesen Fällen die Innervation des nicht geschädigten Orbicularis oculi eine Mitbewegung der Oberlippe veranlaßt.

In seltenen Fällen kann man auch die gleichen Mitbewegungen beobachten, ohne daß eine Facialislähmung vorangegangen ist.

Die Deutung der Kontrakturen sowie der Mitbewegungen ist noch unklar. Da beide Erscheinungen fast immer zugleich auftreten, ist zu vermuten, daß sie auch in ihrer Genese in Zusammenhang stehen. Bemerkenswerterweise beobachten wir diese Phänomene nur am Facialis und an keinem anderen Nervengebiet. Für die Kontrakturen könnte man die Erklärung darin suchen, daß es sich um Schrumpfungsvorgänge in den entarteten Muskeln handelt (Bernhard, Lipschitz), die sich, sobald bei der Restitution der Tonus wiederkehrt, bemerkbar machen. Daß diese Kontrakturen im Gesicht so viel leichter auftreten als in anderen Muskelgebieten, kann auf mechanischen Gründen beruhen, da die subcutanen Gesichtsmuskeln bei dem Mangel an fixen Ansatzpunkten dem Zuge der Kontraktur leichter folgen als die Extremitätenmuskeln.

Die Mitbewegungen werden von Lipschitz auf eine abnorme Verlaufsweise der regenerierten Nervenfasern zurückgeführt. Bei der Regeneration wächst ein mehr oder minder großer Teil der Fasern nicht mehr in die alte Bahn hinein, sondern gelangt in andere Muskeln. Wird jetzt der Impuls in der gleichen Weise wie früher erteilt, so kommt er außer in den Muskel, in dem die Bewegung beabsichtigt ist, auch in andere. Entsprechend der Zahl der abirrenden Fasern und ihren Verlaufsweisen ist die Intensität und die Art der Mitbewegungen verschieden. Lipschitz stützt seine Ansicht auf die Beobachtung, daß in solchen Fällen mitunter Muskeln von abnormen Stellen aus elektrisch reizbar sind. So einleuchtend diese Theorie auch zunächst erscheint, ist sie doch nicht befriedigend. Der Einwand, daß wir die gleichen Erscheinungen auch an anderen Nerven beobachten müßten, für die auch die gleichen Voraussetzungen der Restitution gelten, ließe sich noch entkräften. Die Gesichtsbewegungen unterliegen in sehr viel geringerem Grade der Kontrolle, und die Abweichungen von der Norm machen sich praktisch viel geringer geltend, als es bei den Extremitätenmuskeln der Fall ist. Die infolgedessen nur geringe Anregung zur Korrektur verhindert darum bei den Gesichtsmuskeln den sonst stattfindenden Ausgleich. Andere Einwände wiegen schwerer, so die schon erwähnte Tatsache, daß

Mitbewegungen vorkommen bei der willkürlichen Innervation von Muskeln, die gar nicht gelähmt waren. ·Wir sahen in einem Falle Mitbewegungen der früher gelähmten Mundmuskulatur bei Innervation der gesunden Mundhälfte. Auch wäre bei einem zufälligen Verlauf der abirrenden Fasern die Bevorzugung ganz bestimmter Mitbewegungen, die wir in der großen Mehrzahl der Fälle beobachten, nicht recht erklärlich. Wir müssen auf Grund dieser Erwägungen sagen, daß eine befriedigende Erklärung der Erscheinungen noch nicht besteht.

Bei manchen Facialislähmungen kehrt trotz voller Restitution der elektrischen Erregbarkeit die willkürliche Beweglichkeit nicht zurück. Funktionell bleibt die Lähmung bestehen. In der Regel sind es Gesichtslähmungen, die in der Kindheit auftraten (OPPENHEIM, BERNHARD, PLACZEK). Diese Fälle werden meist nach dem Vorgange OPPENHEIMs als Gewohnheitslähmungen gedeutet. Das Kind hat während der Lähmung die Innervation der Gesichtsmuskulatur vergessen und lernt sie nach eingetretener Wiederherstellung nicht wieder, zumal der Antrieb hierzu aus den schon erwähnten Gründen fast ganz fehlt. Es liegt danach nahe, eine Besserung dadurch zu versuchen, daß man den Facialis elektrisch reizt und Übungen vor dem Spiegel unter Kontrolle der Augen machen läßt. Doch bleiben auch diese Versuche in der Regel ohne Erfolg. Deswegen muß es dahingestellt bleiben, ob die Erklärung zutrifft.

Bei einseitigen Facialislähmungen beobachten wir öfters, daß Teile der Mundmuskulatur, und zwar besonders der Orbicularis oris und der Mentalis motorisch und elektrisch nicht völlig ausgefallen sind. Sie lassen sich dann auch bei der Nervenreizung von der gesunden Seite her miterregen. Man muß danach eine Mitinnervation durch von der anderen Seite herüberkreuzende Nervenfasern annehmen.

III. Nervus vagus.

Der Vagus beteiligt sich an der Innervation des Gaumensegels. Durch den Laryngeus superior innerviert er den Musculus cricothyreoideus, den Cricoepiglotticus, den Aryepiglotticus. Durch den Laryngeus inferior versorgt er alle übrigen Kehlkopfmuskeln.

Wie schon erwähnt, teilt er sich in die Innervation des Gaumensegels mit dem Facialis, doch bestehen anscheinend in dem Ausmaße seines Anteils individuelle Differenzen, so daß bei Vagusläsionen ebenso wie bei Facialisunterbrechungen Gaumensegellähmungen auftreten, fehlen oder mehr oder minder stark ausgeprägt sein können (FOERSTER). Die Bedeutung des Trigeminus, der den Tensor veli palatini versorgt, scheint dagegen nur von untergeordneter praktischer Bedeutung zu sein.

Bei einseitiger Lähmung hängt das Gaumensegel auf der erkrankten Seite herab und hebt sich bei der Phonation nicht. Die Uvula ist nach der gesunden Seite abgewichen. Bei doppelseitiger Lähmung hängt das Gaumensegel unbeweglich herunter und wird beim Schlucken und beim Phonieren nicht gehoben. Die Sprache klingt nasal, da die Nasenhöhle gegen die Mundhöhle nicht abgeschlossen werden kann und infolgedessen eine Resonanz in ihr eintritt. Das Schlucken ist durch die Lähmung des Gaumensegels erheblich gestört, und zwar macht besonders das Schlucken von Flüssigkeiten Schwierigkeiten, da diese infolge des mangelnden Abschlusses in die Nasenhöhle gelangen, zum Verschlucken Veranlassung geben oder durch die Nase herauskommen. Die Schluckstörung kann, wie wir es gelegentlich bei postdiphtherischer Lähmung beobachten, so stark sein, daß die Kranken mit der Schlundsonde ernährt werden müssen. Feste Speisen werden dagegen meist erheblich besser geschluckt.

Die durch die Vagusläsion bedingten Kehlkopfsymptome hängen von der Lage der Verletzungsstelle im Verlaufe der Nerven ab. Ist er oberhalb des

Abgangs des Nervus laryngeus superior geschädigt, so sind sämtliche Kehlkopfmuskeln ausgefallen. Liegt die Läsion zwischen dem Abgang beider Kehlkopfäste, so beschränkt sich der Ausfall auf die vom Laryngeus inferior versorgten Kehlkopfmuskeln. Dasselbe gilt von den nicht seltenen isolierten Schädigungen dieses Astes. Bei Vagusläsion unterhalb des Abganges des unteren Kehlkopfnerven fehlen natürlich alle Kehlkopfsymptome.

Die Lähmung des vom Laryngeus superior versorgten Cricothyroideus macht sich praktisch nicht erheblich geltend. Der Muskel spannt das Stimmband. Nach seiner Lähmung soll die Stimme rauher als normal sein, das Stimmband tiefer stehen. Der Ausfall der ebenfalls vom Laryngeus superior versorgten Kehldeckelmuskeln soll eine mangelhafte Hebung des Kehldeckels und des Larynxverschlusses zur Folge haben. Praktisch bedeutsam ist der Ausfall der vom Laryngeus inferior innervierten Muskeln. Es findet sich dann eine völlige Stimmbandlähmung. Das Stimmband der gelähmten Seite steht in Cadaverstellung, einer Mittelstellung zwischen Abduktion und Adduktion, es bleibt beim Phonieren unbeweglich. Die Sprache ist heiser und kann einen bitonalen Charakter einnehmen. Meist wird mit der Zeit durch Hinübertreten des gesunden Stimmbandes über die Mittellinie ein leidlicher Schluß der Glottis ermöglicht und dadurch die Heiserkeit fast ganz ausgeglichen.

Bei doppelseitiger Recurrenslähmung bleiben die Stimmbänder beim Phonieren in Ruhe. Die Stimmritze steht dauernd offen. Es besteht Heiserkeit; durch den Luftstrom können die schlaffen Stimmbänder einander genähert und Stridor erzeugt werden. Bei partiellen Lähmungen wird entsprechend dem Rosenbach-Semonschen Gesetz in der Regel zuerst der Abductor geschädigt. Bei einseitiger Lähmung steht dann das Stimmband der Mittellinie genähert und behält bei Atmung und Phonation diese Stellung bei. Die Stimme ist nicht beeinträchtigt, gewöhnlich auch nicht die Atmung. Bei doppelseitiger Abductorenlähmung besteht inspiratorische Dyspnoe, die einen sehr schweren Charakter annehmen kann. Die Stimmbänder stehen im laryngoskopischen Bilde dicht nebeneinander, bei kräftiger Inspiration rücken sie noch näher zusammen.

Bei Lähmung der Cricoarytaenoidei laterales klafft die Glottis ligamentosa, bei Ausfällen der Arytaenoidei transversi die Pars cartilaginea der Glottis; die Internuslähmung äußert sich in einem schmalen ovalen Spalt, der bei der Phonation zwischen den Stimmbändern offen bleibt.

Die Sensibilitätsstörungen bei Vagusläsion nehmen nach Foerster den Larynx und die diesem zugekehrte Fläche der Epiglottis ein. Die Vorderfläche der Epiglottis verliert ihre Sensibilität nur bei kombinierter Vagus- und Glossopharyngeusläsion. Am Trommelfell und am äußeren Gehörgang fand Foerster bei isolierter Vagusläsion niemals Sensibilitätsstörungen. Man muß darum in diesen vom Auricularis vagi anatomisch versorgten Gebieten eine erhebliche Überlagerung mit den benachbarten Nervengebieten annehmen.

Störungen der Innervation des Herzens machen sich bei einseitiger Läsion des Vagus nicht geltend. Eine vorübergehende Pulsbeschleunigung ist dabei beobachtet worden. Bei doppelseitiger Vaguslähmung, die in der Regel den Tod zur Folge hat, wäre eine Pulsbeschleunigung zu erwarten, bei Reizung des Vagus eine Pulsverlangsamung.

Bezüglich des Einflusses des Nervus vagus und seiner Erkrankungen auf die Funktion der inneren Organe kann auf das Kapitel über die Erkrankung des vegetativen Nervensystems verwiesen werden.

IV. Nervus glossopharyngeus.

Der Glossopharyngeus beteiligt sich an der Innervation der Pharynxmuskulatur. Früher wurde meist angenommen, er teile sich mit dem Vagus

in die Versorgung der Schlundmuskulatur und des Gaumensegels. Neuere
Untersuchungen, insbesondere die Beobachtungen von FOERSTER an den Kriegs-
schußverletzungen sprechen aber dafür, daß die Pharynxmuskulatur im wesentlichen vom Glossopharyngeus abhängt, während dieser Nerv an der Innervation
des Gaumensegels unbeteiligt ist, das der Vagus und der Facialis versorgt.
Nach FOERSTER ist bei isolierter Verletzung des IX. Nerven die Lähmung
der Rachenmuskulatur konstant. Bei einseitiger Lähmung hängt die hintere
Rachenwand auf die Seite der Läsion schlaff herunter. Beim Phonieren und
beim Auslösen des Würgreflexes sieht man die hintere Rachenwand sich
kulissenartig nach der gesunden Seite herüberschieben. Bei beiderseitiger
Lähmung bleibt sie unbeweglich. Das Schlucken ist bei völliger Lähmung
sehr schwer gestört, vor allem das von festen Speisen; während Flüssigkeiten
ohne besondere Schwierigkeiten herunterfließen, bleiben feste Speisen über
dem Kehlkopfeingang liegen und setzen sich besonders oft im Sinus pyriformis
fest. Ernährung mit der Schlundsonde kann notwendig werden. Beiderseitige
Paresen können das Schlucken schon in erheblichem Maße beeinträchtigen,
aber auch einseitiger Ausfall der Pharynxmuskulatur kann eine gewisse Beeinträchtigung des Schluckaktes bedingen, so daß die Kranken Mühe beim
Herunterbringen der Bissen haben. Entartungsreaktion läßt sich gelegentlich
in der Schlundmuskulatur nachweisen.

Die Sensibilitätsstörung bei Glossopharyngeusverletzung betrifft nach
FOERSTER folgende Gebiete: Der hinterste Teil der Zunge ist völlig anästhetisch,
doch ist die Grenze nach dem Trigeminusgebiet im vorderen Teil der Zunge
fließend und inkonstant. Anästhetisch ist ferner die Plica palatopharyngea,
weiter die hintere Rachenwand. Dagegen besteht keine Störung an der Uvula
und dem weichen Gaumen. Diese verlieren die Sensibilität erst bei kombinierter
Trigeminus- und Glossopharyngeusverletzung, die Tonsille, die Plica glosso-
palatina sowie der hintere Teil des Cavum nasale erst bei kombinierter Läsion
des V., VII., IX. und X. Gehirnnerven. Die der Zunge zugekehrte Fläche der
Epiglottis wird anästhetisch nur bei kombinierter Vagus- und Glossopharyngeusläsion. Doch scheinen diese Befunde nicht ganz konstant zu sein und die Überlagerung mit den benachbarten Nervengebieten unterliegt wohl nicht unerheb-
lichen individuellen Schwankungen.

Der Rachenreflex ist in der Regel aufgehoben, bei einseitiger Verletzung nur
auf der Seite der Läsion.

Der Glossopharyngeus teilt sich mit dem Chordaanteil des Lingualis in die
Innervation des Geschmackes. Es wird meist in der Regel angegeben, daß die
vorderen zwei Drittel der Zunge von der Chorda tympani, das hintere Drittel
der Zunge und der weiche Gaumen vom Glossopharyngeus versorgt werden.
Dem entspricht auch die Mehrzahl der klinischen Befunde. Doch bestehen
hier erhebliche individuelle Schwankungen. Die Grenze beider Gebiete an der
Zunge liegt bald mehr vorn, bald mehr hinten. Es kann auch vorkommen, daß
bei Glossopharyngeusschädigung der Geschmack an der ganzen Zunge aufgehoben ist.

Im Gebiet des Glossopharyngeus kommen Neuralgien vor, die ein recht
charakteristisches Bild darstellen. Die Schmerzattacken gehen von der Pharynxwand und der Zungenbasis aus und strahlen nach der Epiglottis- und Mandel-
gegend, auch nach dem Ohr zu aus. Die Anfälle werden ausgelöst durch Schlucken,
Sprechen, Niesen, Husten, auch schon durch Mundöffnen; Druck auf die Tonsille,
die Pharynxwand, den Zungengrund, auf den Kieferwinkel wird als schmerzhaft empfunden und kann ebenfalls zum Auslösen einer Schmerzattacke Veranlassung geben (WEISENBURG, SICARD und ROBINEAU, DANDY, CHAVANY und
WELTI, WOLF, MISCH u. a.).

V. Nervus accessorius.

Das periphere Verbreitungsgebiet des Nerven ist der Sternocleidomastoideus und der Trapezius. Beide Muskeln erhalten außerdem Zweige aus dem Cervicalplexus, und zwar der Sternocleido aus dem zweiten und dritten Cervicalnerven, der Trapezius aus dem dritten und vierten. Diese Fasern treten entweder direkt in den Muskel ein oder gehen als Anastomosen zum Accessorius. Die klinischen Beobachtungen sprechen dafür, daß bei dem Sternocleido die cervicale Innervation nicht von wesentlicher Bedeutung ist, da bei reiner Accessoriusläsion der Muskel in der Regel ganz ausgefallen ist. Dieser Standpunkt wird auch von Foerster auf Grund der Kriegserfahrungen vertreten. Beim Trapezius spielen die Cervicalnerven in der Innervation zweifellos eine bedeutende Rolle. Während die anatomischen Ansichten differieren, welcher Teil des Muskels cervical versorgt wird, sprechen die klinischen Beobachtungen bei Accessoriusverletzungen eindeutig in dem Sinne, daß sie lediglich für die obere Portion in Frage kommen, während die mittlere und untere allein vom XI. Nerven versorgt wird. Ist dieser Nerv verletzt, so finden wir regelmäßig einen völligen funktionellen Ausfall in der mittleren und unteren Portion mit totaler Entartungsreaktion, während die obere Portion erhalten bleibt. Individuelle Differenzen scheinen nur in dem Grade der Versorgung zu bestehen; die obere Portion kann völlig intakt bleiben, sie kann aber auch etwas paretisch sein und partielle Entartungsreaktion zeigen. Oft ist auch der akromiale Teil besser erhalten als der claviculare. Einen völligen Ausfall des Trapezius sehen wir in der Regel nur, wenn auch die entsprechenden Cervicalnerven geschädigt sind, wie z. B. mitunter bei Halsdrüsenoperationen.

Der Ausfall des Sternocleidomastoideus ist an dem mangelnden Hervortreten seiner Kontur am Halse zu erkennen. Das wird besonders deutlich, wenn man den Kopf nach der gesunden Seite drehen oder das Kinn nach unten drücken läßt, vor allem, wenn die Bewegung gegen Widerstand ausgeführt wird. Normalerweise springt dann der Muskelbauch stark hervor. Praktisch macht sich die Lähmung des Sternocleido wenig geltend. Der Muskel beugt den Kopf nach der innervierten Seite und dreht ihn mit dem Kinn nach der entgegengesetzten Seite. Er ist auch an der rein seitlichen Bewegung des Kopfes beteiligt, indem dann gleichzeitig durch andere Muskeln seine beugende und drehende Wirkung ausgeschaltet wird. Ferner ist er inspiratorischer Hilfsmuskel, indem er sowohl das Sternum als auch die Clavicula hebt. Bei doppelseitiger Wirkung beugt er den Kopf nach vorn; ist jedoch der Kopf bei Beginn der Kontraktion bereits nach hinten geneigt, so wird eine weitere Rückwärtsbeugung hervorgerufen (Duchenne). Die bei einseitigem Ausfall zu erwartende Stellungsanomalie des Kopfes im Sinne eines Überwiegens des Muskels der gesunden Seite ist in der Regel nicht zu konstatieren. Sowohl die Dreh- als die Beugebewegungen des Kopfes werden von den anderen daran beteiligten Muskeln ausreichend geleistet, so daß sie in vollem Umfange und mit genügender Kraft ausgeführt werden. Das gilt auch von der beiderseitigen Lähmung, wie wir sie bei atrophischer Myotonie nicht selten sehen.

Der Nerv gibt den Ast zum Sternocleido bei seinem Verlauf unter diesem Muskel ab. Ist er distalwärts von dieser Stelle geschädigt, wie es meist der Fall ist, so ist nur der Trapezius gelähmt.

Bei völligem Ausfall des Trapezius, wie sie nur bei gleichzeitiger Mitverletzung der oberen Cervicalnerven zu beobachten ist, steht die Schulter auf der Seite der Lähmung tiefer und ist nach vorn gesunken. Das Akromion ist gesunken und steht weiter nach vorn, so daß die Clavicula annähernd horizontal in der Ebene des Brustbeins verläuft. Infolge der abnormen Stellung der Schulter erscheint die Brust abgeflacht, so daß man bei oberflächlicher Betrachtung

einen Ausfall des Pectoralis vermuten kann. Meist sieht man von der Achsel-
höhle mehrere ausgeprägte Falten nach oben verlaufen im Gegensatz zur normalen Seite, wo meist nur eine flachere Falte sichtbar ist. Der Nacken-Schulter-
wulst ist abgeflacht. Die Nacken-Schulterlinie zeigt im Gegensatz zu ihrem
normalen regelmäßig geschwungenen Verlauf einen mehr senkrecht und einen
mehr horizontal verlaufenden Schenkel. Beide sind durch einen dem inneren
Schulterblattwinkel entsprechenden Knick getrennt. Der innere Schulterblattwinkel tritt infolge der Drehung der Scapula stärker nach oben hervor
und ist darum auch von vorn angedeutet sichtbar. Bei der Betrachtung von
hinten fällt auf, daß das Schulterblatt weiter von der Mittellinie absteht, es ist
derart gedreht, daß der untere Winkel nach innen, der äußere nach unten
verschoben ist. Der innere Schulterblattrand verläuft darum von oben außen
nach unten innen (Schaukelstellung). Der untere Schulterblattwinkel ist in der
Regel etwas vom Thorax abgehoben. Bei nicht zu starkem Fettpolster fällt
bei der Besichtigung das Fehlen der normalen Trapeziuskontur auf. Der sonst
nicht sichtbare Rhomboideus kommt dagegen zum Vorschein. Besonders
deutlich ist der Ausfall des Muskels erkennbar, wenn man den Kranken veranlaßt, die Schultern zurückzunehmen und gleichzeitig die Arme kräftig nach
außen zu rotieren. Auf der gesunden Seite ist dann die Kontraktion des Muskels
besonders in der mittleren und unteren Portion gut sichtbar. Das Schulterblatt
rückt dort an die Mittellinie heran, auf der Seite der Lähmung dagegen bleibt
die Kontraktion aus, die Schulter wird nur in geringem Grade durch den Rhomboideus, dessen Anspannung sichtbar wird, adduziert und dabei gleichzeitig
etwas gehoben.

Die Hebung der Schulter kann noch zustande kommen, aber in geringerem
Grade und mit geringerer Kraft als normal. Sie erfolgt mit Hilfe des Levator
scapulae. Das Akromion bleibt dabei hinter der Hebung des inneren Scapula-
winkels zurück, so daß eine Drehung des Schulterblattes stattfindet.

Ist die obere Portion des Trapezius erhalten, so ist der Tiefstand der Schulter
sehr wenig ausgesprochen; die Hebung der Schulter erfolgt in normaler Weise,
nur in der Kraft mehr oder minder herabgesetzt. Die Schulter ist nach vorn
gerückt; die Schaukelstellung ist meist vorhanden, jedoch erheblich geringer als
bei gleichzeitigem Ausfall der oberen Portion. Beim Zurücknehmen der Schulter
ist auch hier der Mangel der Adduktion sowie das Aufsteigen des Schulterblattes deutlich zu erkennen.

Der Ausfall des Trapezius macht sich bei der Mehrzahl der Bewegungen im
Schultergelenk in einer Abschwächung der Kraftleistung bemerkbar. Bedeutungsvoll ist dabei die Aufgabe des Muskels, das Schulterblatt zu fixieren und
es in eine für die betreffenden Bewegungen und die Wirkung der anderen Muskeln
geeignete Stellung zu bringen. So ist die Außenrotation des Armes beeinträchtigt,
da zu einer ausgiebigen Auswärtsdrehung die Zurücknahme der Schulter erforderlich ist. Auch ist die Kraftleistung des Infraspinatus geringer, wenn die Scapula
durch den Trapezius nicht ausreichend fixiert ist. Die Nachvornbewegung
der Schulter ist dagegen nicht gestört, ebenso die Einwärtsrotation des Armes,
die sogar infolge des mangelnden Gegenzuges des Muskels ausgiebiger erfolgt
als normal. Am stärksten beeinträchtigt ist die Hebung des Armes, da hierfür
die drehende Wirkung, insbesondere der akromialen Portion von Bedeutung
ist. Der Arm kann darum häufig nicht bis zur Senkrechten gehoben werden
und die Kraft der Hebung ist geschwächt. Das ist bei totalem Trapeziusausfall
ausgesprochener als bei Erhaltensein der oberen Portion.

Öfters kann man, insbesondere bei älteren Fällen von totaler Lähmung des
Muskels, eine sehr starke Behinderung der Armhebung in seitlicher Richtung
konstatieren. Der Arm kann nicht ganz bis zur Horizontalen abduziert werden

und auch der Versuch, ihn passiv weiter zu erheben, stößt auf einen unüberwindlichen Widerstand. Man kann dann feststellen, daß das Hindernis im Sternoclaviculargelenk liegt. Das sternale Ende des Schlüsselbeins ist aus der Gelenkpfanne nach vorn und oben gedrängt. Infolge dieser veränderten Gelenkstellung ist offenbar die bei der Armhebung erforderliche Hebung des akromialen Endes des Schlüsselbeins nicht mehr möglich und durch knöchernen Widerstand im Sternoclaviculargelenk gehemmt. Wird der Arm nicht rein seitlich, sondern etwas nach vorn gerichtet in die Höhe geführt, so geschieht die Elevation sowohl aktiv wie passiv unbehindert. Die dabei erfolgende Drehung der Clavicula um die horizontale Achse beseitigt offensichtlich das Hindernis. Es ist zu vermuten, daß beim Ausfall der oberen Trapeziusportion der Bandapparat des Sternoclaviculargelenkes, an dem dann das Gewicht des Armes fast ausschließlich hängt (Ligamentum sternoclaviculare und Ligamentum interclaviculare), nachgibt und infolgedessen eine geringe Subluxation eintritt. Daß die obere Trapeziusportion und der Bandapparat des Claviculargelenkes im wesentlichen das Gewicht des Armes tragen, war auch in einem von uns beobachteten Falle von traumatischer Luxation des sternalen Endes der Clavicula nach hinten zu erkennen. Hier war eine deutlich verstärkte Anspannung der oberen Trapeziusportion nachweisbar, die für den ausgefallenen Bandapparat des Sternoclaviculargelenkes eintrat.

Patienten mit Trapeziuslähmung klagen auch oft, besonders beim Tragen von Gegenständen, über Schmerzen in der Schultergegend, die wohl auf einer stärkeren Beanspruchung des Bandapparates beruhen.

VI. Nervus hypoglossus.

Der Hypoglossus versorgt die gesamte Zungenmuskulatur, ferner durch den Ramus descendens den Geniohyoideus, Sternothyreoideus, Sternohyoideus, Thyreohyoideus, Omohyoideus. Die Zungenbeinmuskeln erhalten durch die Ansa hypoglossi Fasern aus den Cervicalwurzeln, so daß sie bei isolierter Hypoglossusläsion nicht gelähmt sind.

Die Schädigung des Hypoglossus erfolgt bei Prozessen, insbesondere Geschwülsten, an der Schädelbasis oder in den lateralen Partien des Halses, auch Verletzungen dieser Gegenden können den Nerven treffen; bei Schußverletzungen am Halse konnte man während des Krieges nicht ganz selten Hypoglossuslähmungen beobachten. Periphere Hypoglossuslähmungen sind in der Regel einseitig, nur bei Querschüssen durch den Hals sieht man beiderseitige Verletzungen häufiger.

Bei einseitiger Lähmung besteht eine starke Atrophie der gelähmten Zungenhälfte. Die Zunge ist verschmälert, verdünnt, fühlt sich schlaff an, zeigt Falten, Runzeln, starke fibrilläre Zuckungen und Muskelwogen. Sie ist häufig auf der gelähmten Seite stärker belegt als auf der anderen. Bei ruhiger Stellung im Munde liegt die Zunge entweder gerade oder zeigt eine Krümmung nach der gesunden Seite Die Zungenwurzel steht öfters auf der kranken Seite höher als auf der gesunden, was von Gowers auf den Ausfall des Musculus hyoglossus bezogen wird. Foerster beobachtete in einem Falle ein Tieferstehen der Zungenwurzel auf der gelähmten Seite, weil hier außer dem Styloglossus auch der vom Facialis versorgte Stylohyoideus gelähmt war. Das Abweichen der Zunge nach der gesunden Seite bei der Ruhelage im Munde ist auf die überwiegende Wirkung des Styloglossus der gesunden Seite zu beziehen. Wird dieser Muskel beim Zurückziehen der Zunge angespannt, so verstärkt sich diese Abweichung und tritt in allen Fällen deutlich hervor. Da der Styloglossus von hinten lateral nach vorn medial verläuft, wird bei einseitiger Wirkung die Zunge nach der

Seite des sich kontrahierenden Muskels herübergezogen. Das Herausstrecken der Zunge wird vor allem durch den Genioglossus bewirkt; er wird dabei durch den Geniohyoideus unterstützt. Bei extremem Vorstrecken der Zunge wird der Unterkiefer durch die Wirkung der Pterygoidei externi vorgeschoben. Bei einseitiger Kontraktion des Genioglossus wird die Zunge nach der entgegengesetzten Seite bewegt; infolgedessen weicht die herausgestreckte Zunge nach der Seite der Lähmung hin ab. Nicht selten zeigt dabei die Raphe eine konkave Krümmung nach der gesunden Seite, was FOERSTER auf ein Überwiegen des Transversus linguae der gesunden Seite bezieht. Besonders in frühen Stadien der Lähmung kann eine Abknickung der Spitze nach der gesunden Seite beobachtet werden. DINKLER, der zuerst hierauf aufmerksam machte, bezieht dies auf das Überwiegen eines longitudinalen Bündels, das die Zunge nach der Seite seiner Kontraktion zieht.

Die Bewegung der Zunge im Munde ist nach der gelähmten Seite gestört, Sie kann hier nicht zum Abtasten der Zähne, Backentaschen, des Mundwinkels benutzt werden, eine Störung, die sich auch beim Fortbewegen der Speisen im Munde unangenehm geltend macht. Der Patient kann Bissen, die nach der gelähmten Seite hinübergewandert sind, nur schwer von dort zurückholen. Die Lähmung des Longitudinalis und des Hyoglossus ist wohl in erster Linie die Ursache dieser Bewegungsbehinderung. Die Wirkung des Genioglossus der anderen Seite läßt aber die Bewegungen noch teilweise zustande kommen. Die herausgestreckte Zunge kann nur unvollkommen nach der gesunden Seite bewegt werden infolge des Ausfalls des Genioglossus.

Elektrisch findet sich in der gelähmten Zungenhälfte totale Entartungsreaktion (bzw. bei leichterer Lähmung partielle Entartungsreaktion oder einfache Herabsetzung). Sie ist gut nachweisbar im Longitudinalis superior; dagegen ist die Erregbarkeit im Transversus der gelähmten Seite meist erhalten. Wir müssen annehmen, daß eine Mitversorgung der Quermuskulatur von der gesunden Seite her erfolgt.

Ein Ausfall der vom Hypoglossus versorgten Zungenbeinmuskulatur ist, wie erwähnt, bei reiner Hypoglossuslähmung nicht zu beobachten infolge der Mitversorgung durch Cervicalnerven. Nur wenn die Ansa hypoglossi ganz zerstört ist, sind diese Muskeln gelähmt. Ihr Ausfall läßt sich in der elektrischen Entartungsreaktion unschwer nachweisen. Der Schildknorpel weicht dann etwas nach der gesunden Seite ab. Der Kehlkopf tritt auf der betroffenen Seite deutlicher hervor und weicht beim Schluckakt nach der gesunden Seite ab (BERNHARD), auch die Atrophie der Muskeln ist deutlich fühlbar.

Die Funktionsstörungen bei einseitiger Hypoglossuslähmung sind nur gering. Das Schlucken ist meist überhaupt nicht gestört. Bei operativen Hypoglossusdurchschneidungen, wie sie etwa bei Nervenpfropfungen ausgeführt werden, kann man das schon unmittelbar nach dem Eingriff feststellen. Auf die Behinderung der Fortbewegung der Bissen im Munde ist schon hingewiesen worden, doch macht sich diese, besonders bei alten Lähmungen, infolge Gewöhnung praktisch nicht erheblich bemerkbar. Auch die Störung der Sprache ist meist gering, nur die Zungenlaute sind mehr oder minder leicht beeinträchtigt.

Schwerer sind die Ausfälle bei doppelseitiger Hypoglossuslähmung, besonders wenn die Lähmung komplett ist. Die Zunge liegt dann unbeweglich im Munde, ist im ganzen stark verkleinert, zurückgesunken. Die Wurzel hebt sich stark gegen den Gaumen empor, sie kann eine Spur nach vorn bewegt werden (FOERSTER). Der Zungengrund kann gehoben werden unter gleichzeitiger Anspannung des Mundbodens. Das ist auf die Wirkung des vom Trigeminus versorgten und darum erhaltenen Mylohyoideus zurückzuführen. Auch läßt sich das Erhaltensein dieses Muskels elektrisch deutlich nachweisen. Ein Vorstrecken der Zunge und seitliche Bewegungen sind unmöglich. Wenn man die Zunge passiv nach vorn zieht, so kann sie, allerdings, nur unvollkommen durch die vom Facialis innervierten Stylohyoidei wieder zurückgezogen werden. Der Schluckakt ist sehr erheblich gestört. Immerhin bewirkt das Erhaltensein des Mylohyoideus, daß die Mitwirkung der Zunge beim Schluckakt nicht ganz aufgehoben ist. Vor allem ist der erste Akt des Schluckaktes gestört, in dem der Bissen nach hinten geführt wird. Die Kranken müssen mit dem Finger dabei nachhelfen. Der Speichel sammelt sich im Munde; die Kranken müssen ihn durch Ansaugen zurückziehen. Das Schlucken von Flüssigkeiten ist dagegen nur wenig beeinträchtigt.

Die Sprache ist stark gestört, wenn auch oft nicht ganz so schwer, als man es erwarten sollte. Vor allem sind die Laute, bei denen die Zunge besonders beteiligt ist, geschädigt. So wird das „L" nur undeutlich hervorgebracht, ebenso auch das „K", beim „S" wird gelispelt. Das „Z" wird wie scharfes „S" gesprochen, das „I" wird an das „E" angenähert. Es ist aber auch eine Beeinträchtigung aller Laute bis auf die Lippenlaute nachzuweisen.

Literatur.

Von der älteren Literatur sind hier nur die wichtigen zusammenfassenden Darstellungen und die im Text herangezogenen Arbeiten angeführt. Bezüglich der sonstigen älteren Literatur siehe die 1. Auflage dieses Handbuches. Bezüglich der Kriegsliteratur, die auch hier nur teilweise angeführt ist, siehe O. Foerster: „Die Verletzungen der peripheren Nerven" im Ergänzungsband zum Handbuch der Neurologie, Berlin 1929, und das Sammelreferat von Wexberg: „Kriegsverletzungen der peripheren Nerven" [Z. Psychiatr. Ref. 13, 73, 281 (1917)].

Bernhardt: Die Erkrankungen der peripheren Nerven. Wien 1902. — Zur Pathologie veralteter peripherischer Facialislähmungen. Berl. klin. Wschr. 1903. — Die Lähmungen der peripherischen Nerven. Dtsch. Klin. 1906. — Braus, H.: Anatomie des Menschen, Bd. 1. Berlin 1921.

Chavany et Welti: La névralgie du nerf glosso-pharyngien. Presse méd. 1932. — Cohn, Toby: Erkrankungen der peripheren Nerven. Handbuch der speziellen Pathologie, herausgeg. von Kraus u. Brugsch. Wien u. Berlin: Urban & Schwarzenberg 1924. — Curschmann u. Kramer: Lehrbuch der Nervenkrankheiten, 2. Aufl. 1925. — Cushing: The Sensory Distribution of the Fifth Cranial Nerve. Bull. Hopkins Hosp. 15 (1904).

Davies: The functions of the Trigeminal Nerve. Brain 30, 219. — Dinkler: Stamm- und Wurzellähmungen des Hypoglossus. Dtsch. Z. Nervenheilk. 13. — Duchenne: Physiologie der Bewegungen. Übersetzt von Wernicke. Cassel u. Berlin 1885.

Erb: Die Krankheiten der peripheren cerebrospinalen Nerven. Leipzig 1876.

Foerster, O.: Handbuch der ärztlichen Erfahrungen im Weltkriege, Bd. 4, Abschn. 3. — Handbuch der Neurologie, Erg.-Bd., herausgeg. von Bumke u. Foerster, II. Teil. — Frohse: Die oberflächlichen Nerven des Kopfes. Berlin u. Prag 1895.

Hasse, C.: Atlas der motorischen und sensiblen Nervenversorgung. Wiesbaden. — Hitzig: Die Stellung der Zunge bei peripherer Facialislähmung. Berl. klin. Wschr. 1892.

Kramer: Symptomatologie peripherer Lähmungen. Berlin 1922. — Schußverletzungen peripherer Nerven. Mschr. Psychiatr. 51, 344 (1922). — Doppelseitige Trigeminuslähmung. Zbl. Neur. 50, H. 10/11 (1928). — Krause, F.: 27 intracranielle Trigeminusresektionen. Münch. med. Wschr. 1901.

Lipschitz: Facialislähmung nebst Bemerkungen zur Frage der Nervenregeneration. Mschr. Psychiatr. 1906. — Lucae: Über Akkommodation und Akkommodationsstörungen des Ohres. Berl. klin. Wschr. 1874.

Misch: Neuralgie des Glossopharyngeus. Z. Psychiatr. Ref. 66 (1933).

Oppenheim: Lehrbuch der Nervenkrankheiten. Berlin 1913.

Pitres, A. et L. Testut: Les Nerfs en Schémas. Paris 1925. — Placzek: Die elektrischen Erregbarkeitsverhältnisse bei veralteten peripheren Facialislähmungen. Berl. klin. Wschr. 1893.

Remak: Über die Pathogenese der nach Facialislähmung zurückbleibenden Spontanzuckungen. Berl. klin. Wschr. 1888.

Veraguth: Erkrankungen der peripheren Nerven. Handbuch der inneren Medizin von Bergmann u. Staehelin, Bd. 5. 1925.

Zander: Beiträge zur Kenntnis der Hautnerven des Kopfes. Anat. H. 9 (1897).

Symptomatologie der Erkrankungen des N. VIII einschließlich Leitung im Hirnstamm.

Von WALTER KLESTADT-Magdeburg.

Mit 32 Abbildungen.

Die folgende Darstellung soll sich dem Bedürfnis des Nervenarztes anpassen. Ich konnte mich aber nicht entschließen, nur das Notwendigste zu bringen. Im Gegenteil, in einem Nachschlagwerk mußte der Nervenarzt meines Erachtens nicht nur finden, was er methodologisch unbedingt selbst zu tun hat; er muß aus ihm auch ersehen, was Grundsätzliches an Untersuchungsweisen geschaffen ist und sich eine Vorstellung von den zugrunde liegenden Vorgängen machen können, damit er dem Einzelfall gegenüber alle diagnostischen Möglichkeiten selbst erwägen und an den Untersuchungsergebnissen diejenige Kritik ausüben kann, die auf unserem Gebiete unverhältnismäßig notwendig ist.

Symptomatologisch dagegen habe ich mir, so paradox das erscheinen mag, eine gewisse Zurückhaltung auferlegt. Abgesehen von dem durch die Untersuchungsmethodik nunmehr beanspruchten Raum geben nämlich individuelle Verschiedenheiten, von Stimmungslage und körperlichem Befinden abhängige Schwankungen, die persönliche Note der Technik in einem Maße Anlaß dazu, das anderen Teilgebieten gegenüber ungewöhnlich erscheint, und zwar noch um so mehr, je „verfeinerter" die Methode ist — auf die Verfeinerung aber zielt die ganze otoneurologische Diagnostik hin. Außerdem ist das kaum noch übersehbare — und für mich kaum erreichbare — Beobachtungsgut in verschwindend geringem Maße durch Gegenproben ausreichend gesichert, „verifiziert", so daß wir uns mit rein klinischen Ableitungen, Analogien u. ä. behelfen müssen.

So habe ich eine Darstellung gesucht, die, ohne auf das Bestreben nach Vollständigkeit zu verzichten, möglichst kritisch und, wenn zweckmäßig, bis an die Grenze des Schematischen didaktisch die zahlreichen Möglichkeiten aufzeigt, die der N. VIII bei der Teilnahme an Erkrankungen des Nervensystems oder Erkrankungen seines eigenen nervösen Anteils — bis in den Hirnstamm hinein — der Diagnostik bietet.

A. Anatomisch-physiologische und klinische Vorbemerkungen.

Diese Vorbemerkungen beschränken sich auf diejenigen Daten, die der Leser unserer Darstellung sich in die Erinnerung muß zurückrufen können, und die er nicht in unserem oder den anderen Abschnitten des Handbuches findet. Von Abbildungen ist aus Raumgründen abgesehen, da sie mit dem Besitz von Atlanten Allgemeinbesitz des Arztes sein werden.

Die *Gestalt* des *äußeren Ohres* weist für uns nur das wichtige Moment auf, daß der äußere Gehörgang zwischen knorpeligem und knöchernem Teil nach unten vorn leicht abgewinkelt ist, so daß auch nach der üblichen Reckung des beweglichen Ohres nach hinten oben oft noch Teile des schiefstehenden Trommelfelles unübersehbar bleiben. Krankhafte Gestaltsveränderungen

(Mißbildungen, Fisteln, Cysten) mahnen daran, daß eine etwaige nervöse Störung ebenfalls angeboren sein könnte. Auch die Einengung des äußeren Gehörganges durch Exostosen hat insofern für uns eine Bedeutung, als in diesen Fällen zuweilen Labyrinthkapselveränderungen mit degenerativen Veränderungen am nervösen Ohrapparat vorkommen.

Die Nerven*versorgung* des äußeren Gehörganges geschieht durch 3 Nerven, den N. auriculotemporalis N. V, den N. auricularis magnus aus C. 3 und den R. auricularis N. X. Diese Nervenverzweigungen sind die Receptoren einer Anzahl von Reflexen, unter denen sich neben dem bekannten Husten-, Kitzel-, Blinzel- und Tränenreflex solche auf die Rr. cochlearis und vestibularis (s. S. 423) befinden. Von ihren Endorganen muß auch die Hemmung gewisser vestibulärer Reflexe ausgehen, wobei in Analogie zu anderen Hemmungen vielleicht der Vagusast die maßgebliche Rolle spielt. Die übrigen Nerven scheinen hingegen mehr auf einen eigenartigen neuritischen Infekt zu reagieren, den sog. Herpes zoster oticus. Bevorzugt dabei sei die „Huntersche Zone", die der Versorgung durch den N. intermedius zugeschrieben wird (Svenson, Laurens).

Die Sensibilitätsstörung des Gehörganges in toto ist recht charakteristisch für hysterische Reaktionsweise.

Die physiologischen Leistungen des äußeren Ohres interessieren uns nicht; wir überprüfen seine Mitarbeit an der Schalleistung sowieso durch die — in jedem Fall unentbehrliche! — Ohrspiegelung und durch die Stimmgabelversuche (s. S. 381).

Innerer Abschluß des äußeren Ohres und äußerer des mittleren Ohres in einem ist das *Trommelfell*. Krankhafte Veränderungen an ihm können auch mit Leiden in Verbindung stehen, die kürzere oder längere Zeit zurückliegen, und über deren fraglichen Zusammenhang mit einem Nervenleiden am besten der Ohrenarzt entscheiden soll. Die hinter dem Trommelfell befindliche *Paukenhöhle* erhält ihren Luftinhalt und -ausgleich durch die Ohrtrompete vom Nasenrachen aus, so daß auch Einwirkungen, die von der mittleren Schädelbasis her auf die Ohrtrompete kommen, sich an Paukenhöhle bzw. dem Trommelfell bemerkbar machen können. Der *Luftraum* der Pauke steht an der Membran des runden Fensters (Nebentrommelfell) in Anlehnung mit dem Labyrinthwasser und enthält die Kette der Gehörknöchelchen (Hammer, Amboß, Steigbügel) als wichtigsten Schallübermittler für die durch die Gehörgangsluft dem Trommelfell aufgezwungenen Schwingungen. Der Hammergriff am einen Ende der Kette ist in das Trommelfell eingewebt, die Fußplatte des Steigbügels am anderen Ende ist syndesmotisch in das ovale Fenster eingelassen und hat dort ebenfalls Labyrinthwasser unmittelbar vor sich.

Der Luftraum erhält unter normalen Bedingungen mit dem Wachstum eine gewaltige Erweiterung durch mit Schleimhaut ausgekleidete *Zellräume,* die den Warzenfortsatz erfüllen. Sie können sich aber auch über ihn heraus erstrecken, so um das Labyrinth herum bis in die *Spitze der Pyramide des Felsenbeines.* Über diese Zellen werden vielfach Mittelohreiterungen fortgeleitet und führen zu den Verwickelungen (Komplikationen) an Hirnhäuten, an Blutleitern des Zentralnervensystems und an diesem selbst. In ohrentspringenden Entzündungen — übrigens auch in Tumoren — der Spitze kann die Ursache liegen von Lähmungen des N. VI (Gradenigoscher Symptomenkomplex) und von Reizzuständen im Trigeminus; die röntgenologische Darstellung des Gebietes kann bedeutsam für die Diagnose dieser Leiden werden, die sich an den genannten Nerven bemerkbar machen, zu denen auch noch der N. VIII kommen kann. Fehlen einer Pneumatisation schließt übrigens diese Erkrankungen nicht unbedingt aus.

Die *Knöchelchenreihe* wird außer durch Schallschwingungen auch durch die im Rahmen der Hörfunktion — aber auch auf andere Reize hin — reflektorische und sogar willkürlich erfolgende Tätigkeit von *Ohrbinnenmuskeln* bewegt: dem M. tensor tympani, versorgt durch einen Ast des N. V, 2 und dem M. stapedius, versorgt von einem Ästchen des N. VII. Reizungen oder Lähmungen dieser Nerven können daher — allerdings recht subtile — Hörsymptome zeigen. Gemeinsam mit Trommelfell und Knöchelchenkette spielen die Ohrbinnenmuskeln die bestimmende Rolle für die *Weiterleitung* allen durch Luft ins Mittelohr gelangten *Schalles* ins Labyrinth; dabei ist eine gewisse Schutzwirkung gegen Schallschädigung des Labyrinthes ihnen nicht abzusprechen. Ein Teil des Schalles wird dem Labyrinth auch durch den Schädelknochen zugeführt, in der Hauptsache dann durch Vermittelung der Ringmembran der Steigbügelplatte. Zuleitung eines Schalles vom Boden her ist praktisch bedeutungslos (LANGENBECK). Unter krankhaften Verhältnissen mag das anders sein, da auch der Erschütterungsanteil starker akustischer Energie dem Sinnesorgan gefährlich werden kann. Physiologischerweise wird es aber nur durch periodische Schwingungen erregt, die *auf* dem geschilderten *Luft- oder Knochenwege* dem Labyrinthwasser zugeleitet werden.

An der *Nervenversorgung der Paukenhöhle* ist bemerkenswert, daß im Geflecht auf der Labyrinthgrenzwand, dem Promontorium, vegetative Fasern sich befinden. Dieser Plexus tympanicus wird gespeist vom Gg. oticum (N. V, R. 3) und erhält auf diesem Wege Fasern vom Sympathicus des oberen Halsganglions, über den N. IX auch Fasern vom Parasympathicus; eine zweite sympathische Verbindung besteht durch den Paukenboden. Diesem Geflecht werden einige Symptome zugeschrieben, die man kennen soll.

Hinsichtlich der Gefäße ist im Zusammenhang mit dem Mittelohr zu erinnern an das zuweilen tiefe Einschneiden des Sinusbettes in die Warze sowie an die Hebung des Paukenbodens durch den Bulbus V. jugul., der sich hier unter ihm befindet, während die Carotis dicht unter der Schnecke entlang zieht! Von den Thrombophlebitiden jener Blutleiter, insbesondere des Bulbus aus kann durch Miterkrankung der durch das For. lacerum ziehenden Nervenstämme leicht ein neurologisch irreführendes Krankheitsbild sich entwickeln.

Der spezifische Apparat des VIII. Hirnnerven, das *innere Ohr*, liegt in eine besonders gebaute und harte Kapsel eingeschlossen im Gefüge des Felsenbeines. Diese *Labyrinthkapsel* besitzt zum Mittelohr hin die genannten Lücken, die durch Steigbügelplatte bzw. Nebentrommelfell abgeschlossen sind, zum Schädelinneren hin eine Anzahl von Nervenlöchern, deren teilweise siebförmiges Feld der Rückseite ein äußerst charakteristisches Bild gibt. Diese Einlage stellt zugleich den Grund des inneren Gehörganges dar. Innerhalb des Labyrinthes baut sich auf ihm die knöcherne Schneckenspindel auf, deren Spitze unter dem Promontorium liegt. Die knöcherne Schnecke schließt sich dabei von medial vorn her dem knöchernen Vorhof, dem Mittelstück der Labyrinthkapsel an, auf dem in drei zueinander annähernd senkrechten Ebenen die knöchernen Bogengänge sitzen. Von seinem Grund, dem Fundus, aus führt der innere Gehörgang fast frontal nach innen und bildet nächst dem Labyrinth die seitliche Grenze der Pyramidenspitze. Weitere Verbindungen zu Gebilden des Schädelinneren werden durch zwei Kanälchen vermittelt, in denen sich die gleichnamigen Ausläufer des häutigen Labyrinthes befinden, die Aquaeductus cochleae bzw. vestibuli. Sie enthalten Labyrinthwasser, eine klare, eiweißarme Flüssigkeit, die außerdem sämtliche Hohlräume des Innenohres erfüllt, und zwar als Peri- bzw. Endolymphe (s. u.).

Das *häutige Labyrinth des Vorhofes und der Bogengänge*, welches Endolymphe enthält, ist mit einem feinsten Bindegewebsgespinst an der Innenseite der knöchernen Labyrinthkapsel sozusagen schwebend — in dem perilymphatischen Labyrinthwasser — befestigt, soweit es ihr nicht unmittelbar angeheftet ist, wie z. B. an den Eintrittsstellen der Nervenzweige zu den Sinnesendstellen.

Die *häutige Schnecke* oder *Ductus cochlearis,* ebenfalls endolymphhaltig, steht in festem Zusammenhang mit zwei Wänden der oberen oder Vorhofstreppe der knöchernen Schnecke, deren seitlichen Raum sie in beträchtlichem Umfang einnimmt. Nur das untere Ende hängt als Blindsack gegenüber der Steigbügelplatte in der Perilymphe. Das obere, ebenfalls blinde Ende läßt an der Spitze gerade noch eine Verbindung frei, zwischen der Vorhof- und der Schneckentreppe, durch welche die Perilymphe bzw. die ihr aufgezwungenen Wellenbewegungen sich — $2^3/_4$ Windungen hindurch — fortbewegen können. Dem Ductus cochlearis streben die Nerven und Gefäße durch die knöcherne Spindel zu, die im ROSENTHALschen Kanal auch dem spiraligen Ganglion cochleare Platz gewährt. Dessen periphere Dendriten strahlen in gleicher Anordnung von dort durch die Scheidewand der Treppen in das Organon spirale CORTI, das eigentliche Hörsinnesorgan aus.

Der *häutige Vorhof* besteht aus zwei blasigen Gebilden, dem *Utriculus* und dem *Sacculus,* mit je einer Sinnesstelle, den *Maculis,* die den statischen Sinnes- oder Otolithenapparat tragen.

Die *häutigen Bogengänge* zeigen, wie übrigens auch die knöchernen, an einem Ende ihres Halbbogens je eine Erweiterung, die *Ampulle.* In ihnen sitzen auf quergestellten Leisten die dynamischen Sinnesapparate, die *Cristae ampullares.*

Die „wagerechte" Ampulle befindet sich am vorderen Ende, die „hintere" am unteren und die „obere" am vorderen Ende des gleichnamigen Bogenganges. Bemerkenswerterweise münden die glatten Schenkel der beiden senkrechen Bogengänge mit einem gemeinsamen Schenkel in den knöchernen Vorhof bzw. den Utriculus.

Die Nerven des Vorhofsbogengangsapparates treten unmittelbar aus der knöchernen Kapsel in die Sinnesendstellen, wobei aus entwicklungsgeschichtlichen Gründen der N. saccularis zum R. cochlearis die nachbarlichsten Beziehungen zeigt.

Die Endolymphe der häutigen Bogengänge hat ein gemeinsames Bett mit derjenigen der beiden Vorhofsäckchen, da der Utriculus, in den die Bogengänge münden, seinerseits durch einen kurzen Kanal mit dem vom Sacculus ausgehenden *Ductus endolymphaticus,* der Vorhofswasserleitung, in Verbindung steht. Dessen Ende wiederum ist der platte *Saccus endolymphaticus,* der an der hinteren Felsenbeinfläche in einer Duraduplikatur, nicht weit vom *Porus acusticus internus,* eingeschlossen ist. Er stellt einen seltenen, klinisch nicht diagnostizierbaren Überleitungsweg zum Schädelinneren vor.

Einen Übergang vom häutigen Vorhofsbogengangsapparat zum Ductus cochlearis gibt es dagegen nicht. Die Lichtung dieser wohl bestehenden Verbindung, des *Ductus reuniens,* ist wenigstens nach SCHÖNEMANN und HELD unwegsam, wenn auch nie verödet (ECKERT-MOEBIUS); eigenartig, denn entwicklungsgeschichtlich gehört, also auch beim Menschen, ein Teil des häutigen Vorhofes (der Sacculus) zur Schnecke, mit dem er die Pars inferior des Labyrinthes im Gegensatz zum Gesamtrest, der Pars superior [1] bildet. An diesen Entwicklungsgang scheint es eine Erinnerung zu geben in einer Erkrankungskombination, die einmal von DE KLEYN und VERSTEEGH beobachtet worden ist. Physiologisch ist die jüngere Abtrennungsart in die zwei getrennten Endolymphbezirke zu verstehen, da doch ein Unterschied besteht zwischen den gröberen Verschiebungen der Lymphe durch die dynamischen und statischen Reize im gesamten Vorhofbogengangsapparat einerseits und der letzten Endes in Wellen umgesetzten Schallbewegung in der Schnecke andererseits.

Eine Verbindung der Endolymphe *beider* Labyrinthabschnitte mit dem Hirnwasser erfolgt, gewissermaßen die Nervenbündel durchsickernd, auf dem Wege der Nervenkanäle entlang den perineuralen Lymphspalten. Die Perilymphe fließt außerdem, wie auch KARLEFORS' neuere Untersuchungen es bestätigt haben, durch die Schneckenwasserleitung nächst dem Bulbus V. jugularis mit dem Liquor des Subarachnoidalraumes zusammen, also an einer Stelle, der im Hinblick auf die nachbarlichen Nervendurchtritte schon Erwähnung getan wurde.

---

[1] Deskriptiv handelt es sich mehr um das seitlich gelegene Labyrinth.

Die Sinnesendstellen [1] erscheinen so kunstvoll gebaut, daß ihr Anblick sofort den Eindruck erweckt, daß sie der Aufnahme bestimmter Energien angepaßt sind. Die Papilla acustica ist so gestaltet, daß sämtliche in einer Art Wunderbau angeordneten Gebilde des CORTISCHEN Organes den hochempfindlichen Empfangsapparat bilden helfen. Dabei könnte sowohl die den Haaren der Sinneszellen anliegende Membrana tectoria den für die Energieübersetzung wesentlichen Teil ausmachen als auch die *Mbr. basilaris.* Beide Membranen sind entsprechend dem Gesamtbau der Schnecke spiralig gewunden; beide verbreitern sich merkwürdigerweise von der Basis aus zunehmend bis zum Ende des Ductus cochlearis. Die Mbr. basilaris setzt sich außerdem aus quergestellten Radialfasern zusammen, deren Spannung und Maße nach der Spitze zu zunehmen (WILKINSON s. WAETZMANN), Eigenschaften, die mit der Empfänglichkeit für die verschiedene Höhe der Töne in Verbindung gebracht werden. Der Basalmembran wurde zuletzt von den Theoretikern der Vorrang gegeben.

An den *Maculis* der Vorhofsäckchen wird von den Haaren der Sinneszellen die flache *Otolithenmembran* getragen, deren Oberfläche mit sog. Hörsteinchen besetzt ist, die jener offenbar irgendwie elastisch anhaften. Die Steinchen aus Aragonit (ROHRER und MASUDA) sind spezifisch schwerer als die Endolymphe und lösen je nach Stärke von Zug oder Druck stärkere oder schwächere Erregung aus (BÁRÁNY, MAGNUS-DE KLEYN bzw. QUIX). BREUER nahm eine gleitende Bewegung der gesamten Otolithenmembran auf der Macula an, die aber nach dem anatomischen Verhalten (s. KOLMER, ROHRER und MASUDA) nur von geringem Ausmaß sein kann. Eine Kombination beider Vorgänge ist ebenfalls denkbar.

Den *Cristae* der Bogengangsampullen sitzt wie ein Sattel die *Cupula* auf, durch Länge und Einscheidung ihrer Sinneshaare nach beiden Seiten recht bewegungsfähig [2]. Es liegt daher die Annahme nahe, daß sie von Bewegungen der Endolymphe mitgenommen werden können und daher geeignet sind, diese mitgeteilte Bewegungen des Körpers zu verzeichnen.

Die feinsten Vorgänge unter dem Einfluß der Reizung sind uns unbekannt. Interessant ist, daß WITTMAAK versucht hat, sie auf Grund seiner experimentellen Studien für sämtliche Sinnesendstellen auf einen gemeinsamen Nenner zu bringen. Nach ihm stehen ihre Zellgebäude unter einem hydrostatischen Tonus. Dieser wird unterhalten durch den Turgeszenzgrad derselben gegenüber dem Labyrinthwasserdruck. Somit reagieren die Sinnesendstellen auf Druckschwankungen, die vestibulären auf einmalige, die cochleären auf rhythmische Stöße. Nach ROHRER und MASUDA steht zu dieser anatomisch gewonnenen Anschauung die Beobachtung derartiger Vorgänge aus. Sie ermöglicht uns indessen, heute eine Reihe krankhafter Erscheinungen leichter zu verstehen, für die pathologisch-anatomische Veränderungen bisher noch nicht eindeutig gegeben waren [3].

Um die Übertragung der Energieformen auf die Empfangsorgane und die Vermittlung an die Rindenbezirke bis zu ihrer Wahrnehmung zu erklären, sind eine Anzahl von Theorien geschaffen worden.

Über das Hören stammt die älteste und verbreitetste von HELMHOLTZ. Nach ihr sind die Radialfasern in der Grundmembran gewissermaßen eine Klaviatur.

---

[1] Als Abbildungen seien neben den Atlanten die Handbuchabschnitte von KOLMER, ECKERT-MÖBIUS und HELD (s. Schriftenverz.) empfohlen.

[2] Nach STEINHAUSENS Untersuchungen an lebend und überlebend angefärbten Cupulis sind sie weniger beweglich, indem sie an der Decke der Ampulle entlang schleifen; STEINHAUSEN hält auch nur *eine* Bewegungsrichtung für wirksam.

[3] Siehe WITTMAAK, RUNGE, STEURER im Handbuch der pathologischen Anatomie, HENKE-LUBARSCH, Bd. 12.

Der durch diese Resonatoren in seine Elemente zerlegte Schall wird dann nur noch zur Hörrinde transportiert. Aber gerade diese Art spezifizierter Beförderung bereitet dem Verständnis große Schwierigkeiten. Auch konnten physikalisch nicht alle Fragen durch die *Resonanztheorie* einwandfrei beantwortet werden trotz der Weiterentwicklung, die sie erfahren hat, und die unter anderem die klinisch bedeutsame Annahme brachte, daß mit jeder Frequenz eine Gruppe benachbarter Fasern — die sich bei verschiedenen Tönen überschneiden darf — in Schwingungen gerät (s. Waetzmann). Ein großer Vorzug der Theorie ist aber neben der leichten Faßlichkeit der Umstand, daß sie in Übereinstimmung zu bringen ist mit einer Reihe experimenteller und pathologisch-anatomischer Tatsachen der elektiven Hörschädigung (s. S. 430). Das war mit einer zweiten Theorie, die nach der Helmholtzschen die weitgehendste Beachtung gefunden hat, der *Schallbildertheorie* von R. Ewald, zunächst nicht möglich. Mit Hilfe von Modellversuchen war Ewald zu der Ansicht gelangt, daß die gesamte Grundmembran in ihrer Längsrichtung in Schwingungen gerät, die sich in eine Reihe stehender Wellen unterteilen, und die jeweils das räumlich spezifisch angeordnete Schallbild darstellen. Dabei blieb dem Zentralorgan noch ein beträchtlicher Teil differenzierter Hörleistung überlassen. Erst nach weiterer Ausarbeitung glaubten Koch-Gildemeister diese „Vielortstheorie" allein auf Grund erzwungener Schwingungen auch auf die umschriebenen Hörschädigungen anwendungsfähig gemacht zu haben, so wie es die „Einortstheorie" der Resonanz ist.

Weitere, von der durch den Steigbügelendolymphstoss bedingten Ausbuchtung der Grundmembran gedanklich ausgehende „Erschütterungs-" oder mechanische Theorien, z. B. von Bonnet, ter Kuile, Max Meyer, können nach Waetzmann trotz fruchtbarer Ideen naturwissenschaftlich den Hörakt in allen Möglichkeiten nicht so verständlich machen wie die Resonanztheorie, und sie befriedigen klinisch durchaus noch nicht.

Eine originelle Theorie des Klinikers Specht verlegt die Differenzierung in die Zelle, deren Elektrochemismus auf den Ton abgestimmt ist und verzichtet weitgehend auf die physikalischen Vorgänge.

Rein psychologische Hörtheorien, die der Rindentätigkeit die Schallanalyse zuschreiben (z. B. Rutterfords „Telephontheorie"), erscheinen nicht nur angesichts der vollendeten Architektur des peripheren Organes sinnwidrig, sie dürften weder den Naturwissenschaftler noch den Kliniker ganz befriedigen. Wohl aber steckt in fast allen Theorien ein Stückchen richtiges Erkennen, und Gildemeister hat Recht, wenn er vermutet, daß auch hier der Körper sein Ziel auf verschiedenen Wegen erreichen wird; aber auch darin hat er Recht, daß das auch für die nervenärztlichen Fragen wichtige Zusammenspiel der peripheren und der zentralen Hörorgane noch eine unbebaute Provinz sei! In der Tat scheint nicht nur *eine* „Auswahlstelle" für die akustischen Einheiten vorhanden zu sein; auch im zentralen Gebiet kommen einschlägige Vorgänge vor, doch, so einhellig tondifferenziert, wie man es erwarten sollte, wird die Rinde von den Forschern nicht angesehen (vgl. Börnstein gegenüber Pfeiffer, Munk u. a.), mag auch Brunners Meinung zutreffen, daß das Manko klinischer Befunde für eine zentrale Differenzierung ein Manko unserer Methodik sein könne. Jedenfalls besitzen wir noch eine ungenügende Zahl verifizierter Fälle, in denen umschriebene Hörausfälle peripher und zentral sich qualitativ entsprechen (Polyak). „Innersprachliches" Hören ist natürlich immer eine zentrale Angelegenheit.

An den Sinnesendstellen der *Vorhofsäckchen* liegt die Sache insofern einfacher, als die „Hörsteinchen" (s. oben) der Theorie den Weg weisen. Es wäre aber eigentlich die Aufstellung je einer Membran in den drei Ebenen erforderlich. Dem entspricht die natürliche Anlage nicht vollkommen. Der Utriculusfleck steht im ganzen wagerecht und der Sacculusfleck zu ihm senkrecht

(Rüdinger, Breuer, s. Bárány). Für die dritte Ebene hätte man nach Magnus-de Kleyn sich mit dem Dorsallappen der Sacculusmacula einigermaßen behelfen können, da dieser zum Hauptteil der Macula abgebogen ist und, wie es schien, die Raddrehungen leitete. Indessen neuere Tierversuche machen die, zum mindesten die obligate Funktion des ganzen Sacculusotolithen als Statoreceptor noch fraglich (Werner, de Versteegh u. a. siehe de Kleyn[1]). Für die Erregung der *Bogengangssinnesendstelle* ist ebenfalls eine mittel- oder unmittelbar entstandene Druckwirkung verantwortlich gemacht worden (Biehl), doch konnte sie denjenigen Theorien den Rang nicht ablaufen, die eine Bewegung der Sinneshaare im Strom der Endolymphe zur Grundlage nehmen. Das Urbild derselben ist die *Endolymphströmungstheorie* nach Crum-Brown, Mach und Breuer. Sie besagt, daß beim Übergang von Ruhe in Bewegung und umgekehrt sowie bei Zunahme oder Abnahme der Bewegungsgeschwindigkeit immer eine Übergangszeit vorhanden sein muß, innerhalb welcher die Endolymphe gegenüber der Wand zurückbleibt oder voraneilt. Im Zusammenhang damit, also dem Trägheitsmoment, müssen notwendigerweise die Cupula und ihre Haare abgelenkt werden. Dank ihrer Elastizität kehren sie zuletzt in ihre Ausgangsstellungen zurück. Die Bogengänge wären also geeignet, Winkelgeschwindigkeiten zu perzipieren, vielleicht auch schon geradlinige Fortpflanzungen der Bewegung, wie es Magnus-de Kleyns Tierversuchen entsprechen würde. In allen drei Ebenen angebracht, können sie diesen Zweck in Zusammenarbeit restlos erfüllen.

Da der größere Teil des Bogengangsumfanges an feinen Fäden aufgehängt ist, wäre es nicht ausgeschlossen, daß hier auch die Zentrifugalkraft angreifen kann, wie es de Nó sagt, indem sie Deformationen dieser Teile hervorruft. Doch dürfte die auf Wittmaak, bzw. Magnus und de Kleyns Otolithenabschleuderungsversuche sich begründende *Meinung*, die relativ schwerbelasteten Otolithenorgane hierfür in Anspruch zu nehmen, dadurch kaum entkräftet werden.

Die Endolymphströmungstheorie eignet sich auch zur Erklärung sog. inadäquater Reizung durch Wärme nach Bárány. Ihr Gedanke gab auch den Boden ab für Brünings Theorie der galvanischen Erregbarkeit des Labyrinthes durch Kataphorese. Klinische Reizungen in Gemeinschaft mit Versuchsergebnissen und mathematischen Berechnungen (Maier und Lion, Schilling und Gaede s. Rohrer) lassen gar nicht daran zweifeln, daß man durch Drehung und durch grobe Druck- oder Saugwirkung an nachgiebigen Labyrinthstellen eine Bewegung von Endolymphe bzw. Sinneshaaren in bestimmter Richtung mit bestimmtem Erfolg erzeugen kann; ob aber immer der Erregungsvorgang unter alleiniger Vermittlung der Strömung sich abspielt, ob und inwieweit nervöse und zirkuläre Momente (Kobrak, Scácz u. v. a., s. späteren Text) hinzukommen, bleibe dahingestellt.

Schmaltz glaubte an Stelle der Bewegung der Endolymphe eine Bewegung von Ionen in derselben setzen zu müssen. Diese stammen von einer andauernden Ionenwanderung, welche dialytisch einer Sekretion ähnlich durch das Epithel erfolgt, um das Ionengleichgewicht in der Lymphe aufrecht zu erhalten. Sie bildet einen Diffusionsschleier um die Cupula, dessen Verschiebung eben es sei, die im Sinne einer osmotischen Theorie von Bethe die Nervenfasern reize. Das Reizvollste an Schmaltzs Theorie ist, daß analog Ionen als Mittelglied der Erregung an allen übrigen Sinnesendstellen tätig sein sollen, die dort durch die Schwere bzw. die schallerzeugte Rhythmik beeinflußt werden.

Hinsichtlich der *Weiterleitung* des im Sinnesorgan aus dem Schall gewordenen Erregungserzeugnisses sind wir also noch einigermaßen im unklaren, aber wir

---

[1] Im übrigen sind die Maculae auch ohne Otolithen nach Magnus-de Kleyn noch erregungsfähig, aber — nicht auf Schwerkraft.

wissen doch, daß es sicher empfunden, höchst fein unterschieden und im Seelischen weiterverarbeitet werden kann. Hinsichtlich der von dem Vorhofbogengangsapparat dem Zentralnervensystem verabreichten Eindrücke wissen wir aber noch weniger, obwohl wir eine ganze Zahl von gesetzmäßigen Funktionsabläufen kennen. Sicherlich werden ebenso wie von den verschiedenen Abschnitten der Schnecke von den vestibulären Sinnesendstellen, zum mindesten je einer derselben entsprechend, gesonderte Nervenfasern bzw. -bündel oder -bahnen zentralwärts zu eigenen Zentren ziehen; inwieweit sie aber voneinander geschieden bleiben, wieso die verschiedenen Reizarten bzw. die Umkehr einer und derselben im Reizansatz zu der eben für sie charakteristischen Äußerung führt, ist unserer Erkenntnis noch verborgen. Verschiedene Forscher (Jones, Fischer, Muskens) wollen eigene Bahnen für die vestibuläre Erregung in jeder Ebene für sich über den Hirnstamm hinauf verlaufen lassen, die aber auch dort nicht in toto parallel liegen. Für die grobe Trennung der „sagittalen" Bündel allen anderen gegenüber spricht mancherlei, für die aller „senkrechten" untereinander ist noch jeder Beweis ausständig. Sehr viel für sich hätte die Auffassung, daß die spezifischen Umkehrungen teils durch Umschaltung einer Reflexbahn, teils durch Koppelungen von Macular- und Kupularbahnen sich ergeben. Die Verarbeitung vestibulärer Eindrücke zu Empfindungen und darüber hinaus ist physiologisch-psychologisch vielseitig bearbeitet, „anatomisch" nahezu terra incognita.

Von der funktionellen Differenzierung abgesehen, kennen wir anatomisch die vestibulären und kochleären Bahnen vom II. Neuron ab nur noch in den Grundlinien. Dabei handelt es sich um ein topodiagnostisch wichtiges Gebiet, in dem dichtgedrängt ein unerhörtes Gewirr von Nervenelementen uns noch in einem Gegensatz zu stehen scheint zu den normalerweise ohne die geringste Verwirrung in ihm ablaufenden Verbindungen. Bis zu mindestens drei weiteren Neuren scheint ein jeder der beiden Octavusäste hier im Hirnstamm besitzen zu können.

Vom Sinnesorgan ab schließen sich zunächst die spiralig austretenden Fasern des R. co. und die Äste des R. vest. zum *gemeinsamen Stamm des N. VIII* zusammen. Ihm liegt vom Fallopischen Kanal ab auch der N. *VII*, dessen engste Nachbarschaft zum gesamten Ohr kaum der Erinnerung bedarf, dicht an und mit ihm der sekretorische N. intermedius. Die, zum Teil erst zentral gelegene Faservermischung dieser Nerven mit dem VIII. sowie die Faservermischung zwischen R. co. und vest. sind noch durchaus bestritten. Trifft dieser hauptsächlich von Winkler (s. Ziehen u. a.) vertretene Faseraustausch zu, so bleibt noch fraglich, wie die Fasern zu bewerten sind. Belangvoll kann ferner die auch von Ziehen bestätigte Feststellung sein, daß sich Ganglienzellen vom Charakter der Gg. spirale bzw. scarpae durch das ganze periphere Neuron hindurch in den beiden R. verstreut finden[1]. Das Ganglion des Cochlearis erstreckt sich sozusagen über den Faserfächer innerhalb der Schnecke. Das Ganglion des Vestibularis bildet sich erst nach Sammlung aller Äste im Anfangsstück des inneren Gehörganges, dicht hinter ihm durchquert den N. VIII eine „Aufhellungszone", die dem Gliaseptum der sensiblen Wurzeln entspricht (Alexander und Obersteiner). Während des Verlaufes zum Schädelinneren zeigt der N. VIII nur die Scheide der Spinnwebenhaut; die der harten Hirnhaut hat sich sofort der knöchernen Gehörgangswand angelegt und dient als Periost. In diesem trichter- bis röhrenförmigen meningealen Raum steht die Hirnflüssigkeit mit der Labyrinthflüssigkeit in dem

---

[1] Vgl. dazu den neuerlichen Hinweis Brunners (Mschr. Ohrenheilk. **1935**, S. 800, 1049) darauf, daß die Cajalschen Hörzellen nach de Crinis mit den Spiralganglienzellen übereinstimmen und bis in die Hörrinde verteilt sind.

schon erwähnten engstnachbarlichen Zusammenhang. Im Schädelinneren mündet dieser Raum unmittelbar in die Cisterna lateralis pontis. Ihre Erweiterungen, meist Folge von Verklebungen, bilden die sog. Cysten derselben, eine vermehrte Wasseransammlung im Gehörgang selbst den Scheidenhydrops, der zum „Stauungsohr" führen kann (BRUNNER). Der Hydrops kann das Duraperiost des Kanals zu Knochenan- oder abbau anregen, was die röntgenologisch oft nachweisbaren Veränderungen (HENSCHEN, STENVERS, BRUNNER) erklärlich werden läßt.

Innerhalb des Kanales laufen auch die großen *Gefäße* zum bzw. vom Labyrinth. Wichtig für funktionell und anatomisch bedingte Störungen ist hier 1. die wiederum dem entwicklungsgeschichtlichen Geschehen zur Last liegende gemeinsame Versorgung des Sacculus und eines Schneckenteiles von einem Ast aus (SIEBENMANN). 2. Die Versorgung der Basalwindung einer-, der übrigen Windungen andererseits durch je ein Ästchen und 3. die Natur der Schlagadern als Endgefäße. Die von der A. basilaris stammende A. aud. int. hat manche Varianten, unter denen auch die Verbindung zur A. vertebralis von Belang werden kann, besonders in neurochirurgischer Hinsicht und zum Verständnis mancher objektiver Ohrgeräusche.

Der VIII. Stamm zerfällt nahe dem verlängerten Mark wiederum in seine beiden Hauptzweige, *Wurzeln,* indem sich der R. co. als mediale (vordere, ventrale), der R. vest. als laterale (hintere, dorsale) getrennt in das Mark einsenken. Der Hauptteil der Co-Fasern endet in den beiden Ganglien, dem *ventralen Co-Kern* und dem *Tuberculum acusticum.* Eine Anzahl derselben ziehen wohl auch weiter in die *Kerne des sekundären Neurons,* die Oliva superior, den Ncl. corporis trapezoides, vielleicht sogar bis in die Kerne der seitlichen Schleife, die im ganzen das *dritte chochleare Neuron* beherrscht. Diese, wie die wiederum von dem zweiten und dritten Neuron ausgehenden Verbindungen sind so verwickelt und im Meinungsstreit der Anatomen noch so wenig übereinstimmend festgelegt, daß man über Feinheiten der Struktur dieses Systems besser im Abschnitt von POLLAK oder in den Spezialarbeiten nachschlägt, von denen ich ZIEHEN und HELD anführe.

Die *vestibulären Bahnen* vermeinen wir leicht erschöpfender überblicken zu können, weil die Bündel größtenteils weiter entfernt voneinander ziehen und wir die zugehörigen Funktionen zu kennen glauben. Aber im Grunde ist alles auch noch so im Fluß, daß ich ebenfalls auf die genannten Arbeiten, sowie noch auf KAPLAN, SPITZER, MARBURG und REICH verweisen möchte. Ihnen ist auch die diagnostisch wichtige Auskunft über die Ausdehnung des ganzen vom VIII. System bestrichenen Gebiete und die mehr oder minder nahe Nachbarschaft zu den verschiedensten Kernen alias Zentren zu entnehmen. Nur in den Grundlinien müssen wir auch das vestibuläre System skizzieren: Zwei Kerngruppen wenden sich die Wurzeln zu: einer medialen, bestehend aus dem *Ncl. triangularis* und einer lateralen, die den *Ncl. der absteigenden Vestibulariswurzel,* den *Ncl. Deiters* sowie den *Ncl. Bechterew oder angularis* umfaßt. Nur wenige Fasern ziehen hier vorbei. Von ihnen sind diejenigen zur Kleinhirnrinde am interessantesten, wenn auch an Zahl gering (ZIEHEN, MARBURG, ISHISHARA). Im übrigen bildet nach überwiegender Auffassung der *Ncl. fastigii* das Verbindungsglied zum Kleinhirn, eine Funktion, die er auf dem Wege von der Kleinhirnrinde zurück ausschließlich versieht. Neben den sekundären bzw. tertiären und quartären Neuren, die von hier zu den vestibulären Kernen ziehen, streben solche aufwärts, die unter anderem auch einem fronto-pontocerebellaren System angehören müssen, das für Großhirnerkrankungen bedeutsamer ist als für unseren Gegenstand. Vermutlich gibt es aber auch Züge zu den roten Kernen, von denen — als Zwischenstation — aus pyramidale

Bahnen zur spinalen Muskulatur innerviert werden, denen andererseits zugleich in unmittelbarem Neuron von vestibulären Kernen aus Antriebe zugeleitet werden. Ein vestibulärer Einfluß auf extrapyramidale Innervationen scheint über die unmittelbaren vestibulo-mesencephalen Wege zu gehen, deren anatomische Aufspaltung ebenfalls von Pollak dargestellt wird und die bis an den Thalamus opt. heran in mühsamen Arbeiten von Spitzer, Nishigawa, van Gehuchten, Muskens und Marburg studiert worden ist. Die vestibulär-mesencephale Strecke dient aber in der Hauptsache vestibulärer Innervation der Augenmuskeln und dieser wesentlich über das hintere Längsbündel, in dem es engste Gemeinschaft mit den Bahnen der assoziierten Blickbewegungen haben muß. Die spinale pyramidale Muskelinnervation wird weiter von dem vestibulären Kerngebiet aus erreicht, wobei die absteigende Wurzel eine ganze Strecke weit eine zweite Speisung gibt.

Was unserer Darstellung sonst noch an anatomisch-physiologischen Einzelheiten dringend vonnöten ist, wird diese selbst bringen. In Frage der Gefäßversorgung des Hirnstammes muß je nach Fall der einschlägigen Abschnitte des Handbuches herangezogen werden.

B. Allgemeines über Symptome und Untersuchung der beiden Äste des N. acusticus.

Die Erkrankungen des VIII. Hirnnerven, seiner Bahnen und Zentren geben sich in *Reiz-* oder in *Ausfallserscheinungen* der beiden im Ohr vereinten Organe zu erkennen, und zwar entweder von allein — *in Spontansymptomen* —, oder sie verlaufen stumm — *in latenten Symptomen*. Das stumme Vorhandensein hängt weitgehend von den persönlichen seelischen Eigenschaften des Betroffenen ab. Die stummen oder versteckten Symptome sind nur durch eine Untersuchung der Ohrfunktionen festzustellen.

Die Untersuchung erstreckt sich *zunächst* auf die *Spontanerscheinungen*. Hinsichtlich *des Hörapparates* sind wir dabei so gut wie gänzlich auf das Zutun des Untersuchten, auf seine Antworten angewiesen! Man denke an die Feststellung von Ohrensausen oder des Grades einer Schwerhörigkeit. Die Angaben des Untersuchten sind dabei um so höher zu bewerten, je bessere Kontrollen wir über ihre Richtigkeit besitzen, je zuverlässiger uns die Person erscheint. Unter den cochlearen, von sich aus auffallenden Symptomen können wir nur von den wenigen Ohrgeräuschen, die einer zweiten Person hörbar zu machen sind, und von denjenigen Hörverlusten, die bereits zu Veränderungen der Sprache geführt haben, sagen, daß sie als Krankheitsmerkmale so unabhängig wie irgendmöglich vom Untersuchten seien.

Der *Vorhofbogengangsapparat* zeigt ebenfalls eine Reihe von Spontanerscheinungen, die sich nach außen hin nicht von selbst kund zu tun brauchen oder deren Kenntnis wir nur durch Aussagen des Untersuchten erhalten können. Unter ihnen befinden sich nicht nur Empfindungen des Schwindels, sondern auch greifbare Zustände, wie der kompensierte Labyrinthausfall. Aber in der überwiegenden Zahl der Fälle gehen sie mit Gleichgewichtsstörungen an Gliedern, Körper, Kopf oder Augen einher, wodurch die Mitteilungen ohne weiteres bekräftigt erscheinen, objektiviert werden. Vielfach handelt es sich nur um eine Frage der Stärke des krankhaften Reizes bzw. der Reizbarkeit des vestibulären Symptomes, ob subjektive Spontanerscheinungen allein oder subjektive und objektive Spontanerscheinungen von diesem Ohranteil aus auftreten. Es kommen aber auch spontane Gleichgewichtsstörungen ohne subjektive Symptome, also ohne Störungsempfindungen des Gleichgewichts vor.

Aber doch verlangt es uns mit Rücksicht auf jene „Subjektivität" nach Methoden, die auf von uns gesetzte Reize hin Vorgänge hervorrufen, die für den Untersucher sinnlich wahrnehmbar sind. Wir erzeugen mit ihnen Reizantworten — *die reaktiven Symptome.* Das Auftreten der Reizantwort kann uns sprachlich mitgeteilt werden. Dann ist sie nicht viel weniger subjektiv als es z. B. die Spontanerscheinungen des Hörorgans sind. Erfolgt die Reizantwort dagegen durch andere Bewegungsvorgänge, so besitzt sie einen mehr oder weniger objektiven Charakter. Ihr Wert läßt sich der Feststellung eines gestaltlichen Zustandes durch das Auge oder das Gefühl — der Inspektion und Palpation — gleichstellen, wenn der Bewegungsvorgang einen *Reflex* vorstellt. Eine Mittelstellung hinsichtlich der Zuverlässigkeit nehmen dagegen diejenigen Vorgänge ein, auf deren Ablauf auch der Wille, das Bewußtsein, die Stimmung sehr leicht Einfluß ausüben. Sie werden „*Reaktionsbewegungen*" genannt. Bedeutungslos ist aber der seelische Gesamtzustand auch für die Reflexe nicht. Das zeigen in schönster Weise die Vorhofbogengangsprüfungen. Auf der Analyse und der isolierten Darstellung dieser reaktiven Symptome beruht denn zur Hauptsache auch die Untersuchungsmethodik dieses Organsystems.

Der genaueste Nachweis der Reizantworten geschieht durch *Aufzeichnung solcher Bewegungsvorgänge*, durch Geräte der Registrierung oder der Aufnahme im laufenden Lichtbild. Dabei handelt es sich bisher aber noch um umständliche und vor allem kostspielige Methoden. Sie setzen besondere technische Fertigkeit voraus und blieben bisher klinischen Anstalten vorbehalten.

Die *Untersuchungsmethodik des Gehörorgans* bedient sich in nur geringem Umfange der *Reflexe.* Sie baut sich vielmehr auf Frage und Antwort auf.

Die Übertragung der Tierversuche von WEVER und BRAY brächte uns wohl das Ideal einer Hörprüfung. In ihnen würde die bei der Erregung des Sinnesorganss erzeugte Energie in Gestalt elektrischer Schwingungen — der *Aktionsströme* — von Nerven abgeleitet und auf elektroakustischem Wege in ein Ebenbild der Gehörsperzeption verwandelt, das der Untersucher durch ein Telephon abhört! Die Versuche gelangen dem Verfasser wohl auch mit Anlegung der Elektrode am Schläfenbein statt am freigelegten Nerven. Aber trotz aller Vorsichtsmaßnahmen des Erfinders ist die physiologische Natur dieses Phänomens noch nicht völlig gesichert. Von gleichlaufenden Untersuchungen an Ohrgesunden oder Ohrkranken habe ich nichts bisher gelesen.

Mit der *Chronaxie* als Leistungsmaßstab für den R. cochlearis ist über das rein wissenschaftliche Interesse hinaus bisher noch nichts gewonnen.

Die durch Frage und Antwort gekennzeichnete Hörprüfung erfolgt 1. mit Reizen, die in vollem Umfang als adäquat gelten können, mit Sprache und Geräuschen, sowie 2. mit Reizen, die nicht durchgängig als adäquat — d. h. als den üblichen organzugehörigen Reizen des täglichen Lebens entsprechend — bezeichnet werden dürfen, mit isolierten Tönen.

Dabei wird geprüft auf Tongehör und auf die Hörstärke, weniger dagegen auf die Richtungswahrnehmung bzw. das „Stereohören" und das Unterscheidungsvermögen für Töne. Die letzteren mit assoziativen Momenten verbundenen Reaktionen auf Hörreize, insbesondere auf Sprach- und musikalische Komplexe, haben indessen Bedeutung für die corticalen und subcorticalen Störungen des Hörens, die aber nicht unserer Besprechung unterliegen.

Die durch motorische Reizantworten gekennzeichnete *Vestibularprüfung* findet statt 1. mit der Qualität, nicht immer der Quantität nach adäquaten Reizen, der Drehung, der Lageveränderung sowie über Kreislauf und Hirnwasser gehenden Einwirkungen; 2. mit inadäquaten Reizen, wie Wärme, galvanischem Strom und Luftdruck. Ob die Reizantwort dann mit der Empfindung gestörten Gleichgewichtes einhergeht, ist durch Befragung festzustellen.

Die Chronaxie als Untersuchungsmethode des rechten Vestibularis hat bereits in einigen Fällen klinisch Anwendung gefunden.

Der Ohrenarzt pflegt nun, auch wenn er Erkrankungen des Nerven und seiner höheren Verbindungen nachgehen will, zunächst eine eingehende anatomische *Untersuchung vorauszuschicken,* in deren Brennpunkt die Besichtigung *mit dem Ohrenspiegel* steht. Auch der Nervenarzt darf es nicht unterlassen, sich wenigstens insoweit zu unterrichten, daß er ein Abweichen vom normalen anatomischen Verhalten ausschließen kann. Nur unter dieser Voraussetzung ist die zu besprechende funktionelle Untersuchung an sich einwandfrei und stets unbedenklich.

Dem Ohrenarzt immer vorbehalten muß bleiben: 1. die Sicherung der Richtigkeit anormaler Hörbefunde durch die Ohrtrompetenuntersuchung; 2. die Durchführung von Verfahren, die mit dem Mittelohr in Berührung bringen, wenn das Trommelfell durchlocht ist; 3. die Wertung der Befunde bei krankhaft verändertem Mittelohr.

C. Symptomatologie des R. cochlearis einschließlich seiner Untersuchung.

1. Der Verlust an Hörvermögen.

Das Hauptmerkmal der Hörnervenschädigung ist die *Schwerhörigkeit,* deren höchsten Grad wir als *Taubheit* bezeichnen. Um dieses Symptom genau zu kennzeichnen, gegebenenfalls auch erst herauszufinden, stehen uns zur Verfügung die funktionellen Untersuchungsmethoden des R. cochlearis. Wir können zwei Gruppen unterscheiden:

1. Methoden, die in jedem Falle verwendet werden sollen, die wir *allgemeine Methoden* nennen wollen.

2. Methoden, die Sonderfällen vorbehalten sind und die wir *besondere Methoden* nennen wollen.

Eine sinngemäße Auswahl unter beiden ist natürlich gestattet. Mit der ersten Gruppe werden wir die Besprechung einleiten, die zweite werden wir erst an später Stelle, S. 408, bringen.

1. Nachweis durch die allgemeinen Untersuchungsmethoden. Erster Teil der Funktionsprüfung des Ohres.

Allgemeine Methoden sind
a) die Prüfung des Sprachgehörs,
b) die Prüfung des Tongehörs,
   ba) hinsichtlich der Schalleitung durch Luft bzw. Knochen,
   bb) hinsichtlich Tonhöhe, gegebenenfalls auch Tonstärke.

a) Die Prüfung des Sprachgehörs.

Wir verwenden die Flüstersprache und die Umgangssprache; reicht deren Stärke nicht aus, so muß noch die Rufsprache herangezogen werden (s. S. 380).

Die *Sprache* ist das bequemste Hörprüfungsmittel. Aber die Benutzung der Sprache hat auch ihre Nachteile. Unter noch so günstigen Bedingungen sind ihre Stärke und ihr Klang individuell sehr verschieden. Selbst derselben Person fällt es nicht leicht, immer mit der gleichen Sprechstärke die Prüfungsworte herauszubringen. Jedenfalls besitzt die *Flüstersprache* noch eine größere Beständigkeit der Lautstärke als die *Umgangssprache* (Stumpf). Auch wird die Tonhöhe der Flüstersprache auffallend weniger durch Alter und Geschlecht beeinflußt als die Umgangssprache (HELMHOLTZ, s. BOENNINGHAUS).

Um einigermaßen vergleichbare Prüfungen vorzunehmen, pflegt man nach BEZOLDs Vorschlag die *Flüstersprache mit* der sog. *Reserveluft* zu geben. Man hat also zunächst einen gewöhnlichen ungezwungenen Ausatmungszug zu tun, um dann mit der weiter zur Ausatmung zur Verfügung stehenden Luft das Prüfungswort zu sprechen. Dabei soll möglichst wenig von diesem Luftrest verbraucht werden, um die jeweils „leiseste" Flüstersprache (KÜMMEL) zu benutzen.

Wichtig ist es, daß jeder Untersucher zunächst die Hörweite seiner eigenen Flüstersprache für gesunde Ohren bestimmt (KÖRNER). (Werte für dieselbe s. S. 373.)

Mit Umgangssprache ist nicht etwa erst dann zu prüfen, wenn die Flüstersprache nicht mehr gehört wird — sondern *stets neben der Flüstersprache!* Das Bild vom Sprachgehör wäre sonst unvollkommen (BRUCK) und irreführend (NADOLECZNY). Das Verhältnis des Ergebnisses aus beiden Prüfungen ist für Begutachtungen überaus wichtig. Außerdem gibt es zuweilen Anhaltspunkte für die Diagnose. Die Umgangssprache kann unter Umständen sogar schlechter gehört werden als die Flüstersprache, allerdings ein Ausnahmefall und nur bei schweren Erkrankungen des Schalleitungsapparates vorgekommen.

Es wird geprüft mit einzelnen Worten [1]. Diese Prüfungsworte müssen nach bestimmten Gesichtspunkten *ausgewählt* werden. Das geschieht zunächst *nach 2 theoretischen Gesichtspunkten,*

1. nach dem *Wortklangcharakter,*
2. nach dem *Sprachverständnis.* Dazu kommt
3. *ein klinischer Gesichtspunkt,* nämlich der Hinweis auf den *Sitz der Erkrankung.*

Zu 1. Die Sprache, der die Worte entlehnt werden, setzt sich zusammen aus Lauten. Diese wiederum bestehen physikalisch genommen aus Geräuschen und Klängen. Physiologisch entspricht dem etwa die Unterscheidung in stimmlose und stimmhafte Laute, grammatikalisch in Konsonanten und Vokale.

Auch die Konsonanten besitzen mehr oder weniger tönenden Beiklang. Sie stehen indessen an Tonklang weit hinter den Vokalen zurück. Die klingenden bzw. tönenden oder stimmhaften Laute, die Vokale, büßen von ihrem stimmhaften Charakter stark ein, wenn in Flüstersprache geredet wird. Immerhin machen sich noch in den geflüsterten Worten dadurch Unterschiede bemerkbar, daß die Vokale, je nach der Tonhöhe ihres Klanges, leichter oder schwerer gehört werden. Es ist daher im allgemeinen *maßgebend für den Grad der Hörbarkeit der führende Vokal* in Silbe, Worten oder gegebenenfalls Satz. Natürlich bestimmt auch an den geräuschhaften Lauten, den Konsonanten, die Tonhöhe ihre Hörbarkeit. Da die Tonstärke der Konsonanten aber hinter der der Vokale zurückbleibt, so werden sie gewöhnlich erst von entscheidender Bedeutung für das *volle* Verständnis des Gesprochenen (s. unten). Bei Fehlen des Gehöres für Worte in Umgangssprache können wir uns noch an das „*Vokalgehör*" allein halten. Es bezeugt uns einen Hörrest, der für die Entwicklung der Sprache bei Taubstummen, u. a. auch bei zentral Sprachgestörten, überaus bedeutungsvoll werden kann.

Man darf also sagen, daß *die höheren und helleren Töne sowie die schärferen Geräusche am besten an der Sprache gehört werden. Für das volle Sprachgehör* in streng wissenschaftlichem Sinne, bei dem kein einziger Bestandteil der

---

[1] Prüfung mit Sätzen ist, von den Sonderfällen in dem zweiten Teil unserer Hörprüfungsmethoden abgesehen, Sache der *Sprachprüfung,* nicht der Hörprüfung!

gesprochenen Rede in seinem spezifischen Charakter beschädigt sein soll, ist die *Unversehrtheit der gesamten Tonstrecke von c^1—c^5* (256 Hz—4096 Hz) erforderlich (Stumpf).

Stumpf hat das in Versuchen festgestellt, in denen mit Methoden der modernen Physik die Sprachlaute zerlegt, einzelne Töne herausgeschnitten und wiederum aus ihren akustischen Elementen die Laute der Sprache schrittweise aufgebaut wurden.

Am bedeutsamsten für das richtige Verstehen der Sprachlaute, im besonderen der Vokale, erwiesen sich dabei weniger der Grundton als seine *Teiltöne.* Von diesen kommen *praktisch nur die Obertöne* — von Herrmann auch *Formanten* genannt — in Betracht, Töne, die nach Helmholtz und Stumpf harmonisch sind. Für die Grundtöne der Vokale — auf C (64 Hz) bis zum zweigestrichenen c (512 Hz) — liegen sie eben in jener Tonstrecke c^1—c^5, bei einigen Konsonanten sogar noch höher in der fünfgestrichenen Oktave.

Im einzelnen sind die Formanten der drei phonetisch hellsten Vokale „Ü“, „E“, „I“ um c^4 (2048 Hz) verteilt. Die Formanten des sprachlichen Hauptvokals A befinden sich in der zweiten Oktave. Der dunkelste Vokal „U“ hat seine Formanten zwischen g^1 und c^2 liegen. Die höchsten Formantlagen unter den Konsonanten besitzen das „Gaumen-Ch“, „F“ und vor allem „S“; sie reichen bis in die fünf- und selbst die sechsgestrichene Oktave hinauf. Die Formanten der sog. hellen Vokale und der als scharfe Zisch- und Reibelaute geltenden Konsonanten, liegen also dem oberen Ende, die der klangpsychologisch gegensätzlichen Laute dem unteren Ende der für das Sprachgehör wichtigen Tonstrecke näher.

Mit Rücksicht auf diese Eigentümlichkeiten der Sprache *ordnen wir die Prüfungsworte ein in*

 a) eine *Gruppe hohen bzw. hellen oder scharfen Lautcharakters* und
 b) eine *Gruppe tiefen bzw. dunkel oder dumpfen Lautcharakters.*

Einige Ohrenärzte (Bönninghaus u. a.) halten es für zweckmäßig, noch eine Mittelgruppe einzuschalten. Aber bei einer größeren Serie von Prüfungsworten werden sich doch immer Übergänge der verschiedensten Art finden. Manche Prüfer wiederum halten nur den Gebrauch einsilbiger Worte für richtig. Sie beanstanden an mehrsilbigen Worten die ungleiche Tonstärke der Silben. Wir können aber die Gesamtbetonung der Worte, die in musikalischem, dynamischem und zeitlichem Akzent besteht, doch nur in einem begrenzten Maße ausgleichen. Wir müssen uns daher damit begnügen, Worte auszusuchen (s. unten S. 376), deren Laute sich möglichst gleich in Tonhöhe und -stärke verhalten bzw. bilden lassen; „isozonal“ und „äquiintensiv“ nannten das Zwaardemaker und Quix.

Zu 2. Trotz der Zusammensetzung aus den einfachsten akustischen Gebilden ist *Sprachgehör nicht identisch mit Ton- und Geräuschgehör.*

Der *Vorgang beim Verstehen der Sprache* besteht bekanntlich darin, daß die akustisch am deutlichsten hervortretenden Laute erfaßt, sozusagen als Merkmale herausgegriffen werden und nun abhängig von Übung, Interesse, Aufmerksamkeit und anderen seelischen Momenten die Worte, gewöhnlich sinngemäß, *kombiniert* werden.

Eine echte Hörschwelle können wir mit dem akustischen Gemisch, das wir Sprache nennen, überhaupt nicht bestimmen! Suchen wir nach der Hörweite für Sprache, so müssen wir die Kombinationsfähigkeit mit in Rechnung setzen. So prüfen wir das *Sprachverständnis,* neben dem Wortklang das Wortverstehen[1].

---

[1] Dem Sprachverständnis für Sätze — das für die sprachliche Prüfung von Belang ist — entspricht eine kürzere Entfernung als dem Verständnis für die einzelnen Worte des Satzes (Wirth, Nadoleczny), und es zeigt größere Schwankungen als das Verständnis für die Worte einer Klanggruppe.

Ein gewisser Grad von Hörbarkeit ist für das Sprachverständnis selbstverständlich unentbehrlich. GRADENIGO unterschied eine Hördistanz und eine Verstehdistanz. Nach FLETSCHER (s. KATZ) ist einem bestimmten Grad von Hörbarbeit ein bestimmter Grad von Verstehbarkeit zugeordnet. Davon geben KATZ'-Untersuchungen ein Bild: gegen 60% Sprachgehör ermöglichen gutes Sprachverständnis, gegen 40% Sprachgehör ein gutes Wort-, d. h. befriedigendes Sprachverständnis, gegen 20% Sprachgehör lassen das Sprachverständnis noch ausreichen.

Die Assoziationsvorgänge besitzen dabei, wie derselbe Verfasser sich ausdrückt, dennoch ein bestimmtes Maß von Selbständigkeit gegenüber dem primären Höreindruck. Deshalb ist niemals eine genaue Feststellung des Sprach- und natürlich auch des Tongehörs zu versäumen, wenn zentrale, mit Sprechvorgängen verknüpfte Hörvorgänge untersucht werden!

Besonders schwierig liegen dabei die Verhältnisse bei der subcorticalen sensorischen Aphasie WERNICKES (S. FISCHER). Ich erinnere daran, daß in dem hochbedeutsamen Falle von FOERSTER und GAGEL — mehrfacher zentraler Schädigungen durch RECKLINGHAUSENsche Tumoren — die Ansichten von HINSBERG, GOERKE und von mir über den Anteil, den die peripheren Veränderungen an den Hörnerven einerseits, die zentralen aber diffusen — nicht gerade im Hörzentrum gelegenen — Veränderungen andererseits an der Worttaubheit hatten, mit dem der Nervenärzte nicht völlig zur Übereinstimmung zu bringen waren. Eine wesentliche Klärung der Sachlage auf diesem schwierigen Gebiet hatte C. S. FREUD bereits 1895 gebracht, indem er in sorgsamen Untersuchungen feststellte, daß allein eine periphere Ohrerkrankung genügen kann, Verständnisfehler zu erklären, solange überhaupt noch sprachlich verwendbare Hörreste vorhanden sind! Tiefer in diesen Stoff einzudringen, ist nicht Aufgabe unseres Abschnittes.

Nach der alten weitbekannten Lehre BEZOLDs sollte eine schmälere Hörstrecke, b^1 bis g^2, die „*Sprachsext*" ausschlaggebend das Sprachverständnis bestimmen. Nach STUMPFs Feststellungen gibt es aber keinen Fall, in dem diese Sext allein und zugleich das Sprachverständnis erhalten gewesen oder auch nur beide zugleich gefehlt hätten. Damit kann die Lehre keine allgemeine Gültigkeit mehr beanspruchen, zum mindesten nicht für Normalhörige. Für Fälle von Taubstummheit „mit Hörresten" scheint in ihr erfahrungsgemäß immer noch ein beachtlicher praktischer Wert zu stecken (WANNER, NADOLECZNY KATZ, BROCK). Allerdings ist nach GRAHE der Befund mancher Taubstummheit nur auf Grundlage der STUMPFschen Forschungen zu verstehen. Es bleibe dahingestellt, ob die Unstimmigkeiten nicht in Verwendung verschiedenen Gerätes zur Tonprüfung[1] ihre Erklärung finden.

Im einzelnen sind für das Wortverständnis, so wie es in der praktischen Sprachgehörsprüfung zum Ausdruck kommt, wenig wesentlich die höchsten Töne. Die Empfindlichkeit unseres Ohres für sie ist auch niedriger als für die mittleren Töne. Das Maximum dieser Empfindlichkeit liegt nach MAX WIEN bei c^4, also ebenfalls innerhalb jener für das Sprachgehör wichtigsten Strecke c^1 bis c^5.

Ebenso vermindert die Unterdrückung tiefer Töne das Verständnis nur wenig. Zum Beispiel setzt nach KATZ ein Heraufschieben der unteren Tongrenze bis 450 Hz das Silbenverständnis nur um 2% herab, während eine Ausschaltung der Töne bis 800 Hz, d. h. nur bis in die nächsthöhere zweigestrichene Oktave hinauf es bereits um 65% vermindert!

Die tiefen Töne sind, wie KATZ und SALIS es nennen, „Energieträger", nicht „Formträger" der Sprache. So hält für das Verständnis der Flüstersprache NADOLECZNY überhaupt nur die Strecke c^3 bis g^4 (gegen 1000—3000 Hz) für maßgebend. Nach SELL wird

---

[1] Nach dem letzten Aufsatz von SCHWARTZ kann z. B. beim Otoaudion die Verschiedenheit der Ausgangslautstärke die Ursache sein.

Flüstersprache im allgemeinen schon nicht mehr verstanden, wenn die obere Tongrenze unter c^4 gesunken ist. Also die hohen Tonlagen herrschen in ihr vor. Das volle Verständnis für Umgangssprache verträgt jedoch nach G. Claus noch eine Herabsetzung bis f^2, also bis tief ins Formantengebiet wichtiger Vokale hinein. Nach demselben Verfasser bringt die Herabsetzung der oberen Tongrenze unter c^4 (2048 Hz) für die Umgangssprache den Ausfall von „I", unter g^3 den weiteren Ausfall von „E" mit sich, was ein Vergleich mit der Stumpfschen Tabelle leicht begreifen läßt.

Die schärfsten Zisch- oder Reibelaute erleiden nach G. Claus bzw. Stumpf noch keinerlei Einbuße, wenn die obere Tongrenze nicht unter c_1 herabgesetzt wird. Köhler hingegen will schon bei Herabsetzung auf c^7 Störungen an „S", „F", „Ch" beobachtet haben. Diese Empfindlichkeit im Bereich der höchsten sprachwichtigen Töne kann klinisch für die Sprachgehörsprüfung insofern von Bedeutung sein, als ein Lispeln zum Hinweis auf eine Herabsetzung der oberen Tongrenze dienen kann (Fröschels und Fremel u. a.). Die falsche Aussprache der Zischlaute ist dann daraus zu erklären, daß die Gehörskontrolle über den richtigen Klang der eigenen Aussprache des „S", „Sch" usw. fehlt.

Das Sprachverständnis wird erleichtert durch das Vorkommen des Vokals A und der Zischlaute, insbesondere des Sch, die dank ihrer akustischen Eigenschaften am weitesten gehört werden.

Die theoretischen und klinischen Sprachgehörstudien decken sich ganz in diesen Ergebnissen mit den von K. W. Wagner vorgenommenen Untersuchungen über die Verständigung am Telephon.

Um das „Erraten" nach Möglichkeit einzuschätzen bzw. ausschließen zu können, sind *zwei Wege* beschritten worden: a) die Prüfung mit sinnlosen Worten und b) die Prüfung mit Wechsellauten.

Zu a) Die *Prüfung mit sinnlosen Worten* wurde besonders von sprachärztlicher Seite, so durch Gutzmann und durch Panconcelli-Calcia empfohlen. Der Untersuchte wird jedoch durch sie leicht stutzig und im Antworten gehemmt, oder er deutet das Kauderwelsch falsch und rät im gesteigerten Maße.

In den letzten Jahren haben Sell und Katz die Methode wieder aufgenommen. Mittels eines elektroakustischen „Sprachmeßgerätes" von Sell haben Katz und v. Salis ein Verfahren ausgebildet, das jene Mängel als ein Mindest zu betrachten erlaube. Es wird *„quantitative Hörprüfung mit der Sprache"* genannt und das Hörvermögen im Prozentsatz der richtig verstandenen sinnlosen Silben ausgedrückt. Der Normalhörige versteht danach 94—100% richtig; die individuelle Schwankungsbreite beträgt 10%.

Diese Methode ist an eine nicht einfache und nicht billige Apparatur gebunden. Sie hängt von der akustischen Güte derselben ab, und letzten Endes setzt sie noch ein Maß von Intelligenz voraus für die Herstellung der notwendigen Fühlung zwischen Prüfer und Geprüften, die eine allgemeine Verwendung erschwert. Lampert bemängelt sie überhaupt als nicht lebenswahr.

Zu b) Die *Prüfung mit Wechsellauten* hatte Bárány 1910 angegeben. Lampert hat zu ihr verbesserte Prüfungsreihen aufgestellt, weil er an Báránys Worttabellen technische Verstöße gegen des Erfinders eigene Prinzipien glaubte aussetzen zu müssen. Lamperts Tabellen geben auch eine besonders reiche Wortauswahl[1]. Der Wechsellaut steht dabei bald im An-, im In- und bald im Auslaut.

Diese Methode stellt dem Geprüften keine unnatürliche sprachliche Aufgabe. Sie verschärft unwillkürlich seine Aufmerksamkeit, indem sie die Vokale oder die Konsonanten in einer Reihe von Worten gleich beläßt und geradezu dazu reizt, das Augenmerk dann auf die Verschiedenheit der gewechselten anderen Lautgruppe zu lenken. Das Wechseln des einschlägigen Lautes im Testwort erfolgt nach Möglichkeit oft. *Festgestellt wird also das Gehör für den gewechselten Laut.* Es handelt sich dabei also eigentlich um eine vorzügliche *Prüfungsmethode der Hörschärfe.* Aber dem alltäglichen Gebrauch des Sprachgehörs entspricht auch sie nicht. Dieses ist vielmehr auf jenes Kombinieren eingestellt.

---

[1] Siehe Lamperts Arbeit S. 85.

Ferner beansprucht eine derartige Untersuchung viel Zeit und Mühe. Für den Nervenarzt als Untersucher gibt nach dem heutigen Stand der Dinge eine einfachere Sprachgehörsprüfung noch hinreichend Aufschluß. Wohl aber empfiehlt es sich auch für ihn, sich an die Wechsellautmethode zu erinnern, wenn offenbar viel „kombiniert" wird oder für Worte derselben Wortklanggruppe eine große Hörbreite besteht. Dann streut man zweckmäßig einige ähnlich klingende Worte ein, um nicht allzuweit vom wirklichen Sprachgehör — der Prüfung der Perzeption — durch die Prüfung des Sprachverständnisses — der Apperzeption — abzurücken.

Zu 3. Für die Auswahl der Prüfungsworte hat sich rein aus der Praxis ein beachtenswerter Gesichtspunkt ergeben: Langjährige Erfahrung hatte gelehrt, daß hohe und scharfe Laute vorzugsweise und frühzeitig schlecht gehört werden, wenn die Schwerhörigkeit ihre Ursache in Erkrankung der eigentlichen nervösen Elemente des Ohres — in Schnecke, Nervenstamm und Gehirnbahnen — ihre Ursache hat, daß tiefe und dumpfe Laute gleicherweise beeinträchtigt werden, wenn der Schaden den schalleitenden Apparat des Ohres getroffen hat.

Wir erhalten daher durch geeignete Zusammenstellung von Prüfungswerten einen *Hinweis auf den Sitz der Schwerhörigkeit*. Dies Verfahren läßt sich um so leichter durchführen als es im gewissen Sinne der Benutzung des Wortklangcharakters (s. o.) gleichläuft Die zugrunde liegende These hatte natürlich eine pathologisch-anatomische Bestätigung erfahren. Die histologischen Überprüfungen hatten aber auch schon verhältnismäßig früh darüber aufgeklärt, daß die These keinerlei *Ausschließlichkeit* besitze. Angesichts des verwickelten Aufbaues der Sprachgebilde konnte man auch vom funktionellen Standpunkt aus in ihr nur eine grobe Schlußfolgerung sehen. So ist sie gewiß *nicht bindend, aber doch richtungweisend für die Diagnose*; denn, was wir später als Typ der Mittelohr- oder der Innenohrschwerhörigkeit kennen lernen werden, zeigt immer dies verschiedene Verhalten den Prüfungsworten gegenüber. *Damit leistet in einfacher Form die Prüfung mit der Sprache dasselbe wie die* (bald zu besprechende) *einfachste Prüfung mit Stimmgabeltönen*. Dadurch werden jedem Arzt, insbesondere dem Nervenarzt, Methoden in die Hand gegeben, die bei einiger Sorgfalt die Diagnosenstellung fördern.

Diese Sorgfalt soll die

Beschreibung der Prüfungstechnik

lehren. Als Stoff für eine allgemein brauchbare, nicht zu verwickelte Prüfung mit der Sprache muß eine reiche Zahl an *Testworten* zur Verfügung stehen.

Ohne viele Mühe hat man eine vielseitige und gut verständliche Auswahl zur Hand, wenn die Worte nach dem Vorschlag von BEZOLD der Zahlenreihe, am besten von 1—100, entlehnt werden. Von den *Zahlworten* rechnen „6", „7", „20" zu den am leichtesten hörbaren Testen bzw. den Kennworten für den empfindenden Hörapparat. „100", „8", „50" — sprich „funfzig!" — gehören zu den am schwersten hörbaren Testen bzw. gelten als Kennworte für den schallleitenden Apparat. Die übrigen Zahlen lassen sich leicht ihren klanglichen Charakter nach dazwischen einordnen.

Die Prüfung mit Zahlworten hat aber eine Schattenseite: Die Zahlworte sind allzu geläufig, der Rahmen der Erwartung ist zu eng gespannt; daher ist jenem „Kombinieren" ein überaus breiter Raum gegeben. Wechselt man die Zahlwerte mit anderen Worten ab, so bleibt denn auch das Ergebnis der Hörweite für diese hinter derjenigen für Zahlworte beträchtlich zurück. Es ist deshalb im Krankenblatt zu vermerken, ob das Ergebnis mit Zahlworten oder anderen Testworten gewonnen worden ist.

Der *Gebrauch anderer Testworte* — zu denen sich Haupt-, Eigenschafts- und Zeitworte im Infinitiv am besten eignen — bleibt mehr der ohrenärztlichen Untersuchung im engeren Sinne vorbehalten. Der Nervenarzt benötigt sie 1. sofern sich der Geprüfte gar zu nachlässig auf das Raten verlegt, 2. sofern bei Untersuchung geweckter Personen mit Zahlworten der Raum sich als zu klein erweist und schließlich 3. sobald die seelischen Qualitäten des Gehörs mitgeprüft werden sollen. Für die Verwendung solcher Worte legt man sich am besten ein Verzeichnis an, das man während der Prüfung einsehen kann (BOENNINGHAUS sen.).

Ich verweise dazu auf die Worttabellen in den alten Arbeiten von WOLFF, BLOCH, REUTER und nochmals auf LAMPERT [1]. Zur Kennzeichnung des Prinzipes der Anlage eines solchen Verzeichnisses gebe auch ich einige Beispiele. Ich teile dabei nur in zwei Gruppen ein, je eine mit hellem und mit dumpfem Klangcharakter. Wer will, kann sich aus ihnen eine Mittelgruppe schaffen.

sechs	siebzig	siebenundsiebzig
zwölf	vierzehn	Eisenschiene
zehn	hitzig	Waisenkind
heiß	spitzig	Erdkunde
weiß	witzig	Husaren
Reis	zischen	hundertacht
Fisch	wischen	Straßenbahn
Tisch	siegen	Magdeburg
Wisch	riechen	Blumentopf
Tat	biegen	Abendbrot
Bad	Katze	
Rad	Tatze	
zahm	Hacke	
Rahm	Hammer	
Lamm	Affe	
Mann	Mamma	
Mohn	Kukuk	
Hohn	Hummer	
Huhn	Uhu	

Es ist ratsam, Worte, auch Zahlworte, deren Ausfallen besonders markant ist, mit den zugehörigen Entfernungen sich aufzuschreiben und in wiederholten Nachprüfungen das Ergebnis zu vergleichen. Um den Anforderungen, die oben, besonders unter 2. dargestellt sind, zu genügen, halte ich es für erwünscht, ein-, zwei- und mehrsilbige Worte sich bereitzulegen.

Sollen Gedankenverknüpfung oder -schnelligkeit auf Grundlage der Höreindrücke geprüft werden, so muß man sich Prüfungssätze bilden, die Stichworte enthalten, die sich — je nach Absicht des Prüfers — im Tonfall, Klang oder Sinn ähneln (NADOLECZNY).

Es bleiben noch eine *Reihe von Sicherungsmaßnahmen* einzuhalten, soll die Untersuchung einwandfrei sein:

Erstens ist zu *vermeiden, daß der Geprüfte „abliest".* Von dieser Fähigkeit, mit dem Gesichtssinn wahrnehmbare Sprachbewegungen zum Verstehen des Gesprochenen zu verwenden, macht der Normalhörige verhältnismäßig wenig Gebrauch; dazu besitzt er im Gehör einen zu feinen und zuverlässigen Sinn.

Immerhin wird diese Gabe individuell verschiedenartig zur Gewohnheit. Der sog. optische Vorstellungs- bzw. Ausdruckstyp bevorzugt sie mehr als akustisch eingestellte Personen.

Der Schwerhörige benutzt sie, sei es bewußt, sei es unbewußt als Kompensation. Der Simulant beruft sich unter Umständen auf diese Fähigkeit oder nutzt sie in anderer Weise aus.

Eine gewisse Behinderung des Absehens bringt bereits die Aufstellung des Geprüften mit sich. Er soll — von Ausnahmen bei der Simulationsprüfung,

---

[1] Schriftenangabe s. LAMPERT.

s. S. 410 abgesehen — seitlich zum Prüfer, ihm mit einem Ohr zugewandt stehen. Die sicherste Gewähr gibt der Verschluß der Augen.

Zweitens hat der Untersucher sich die *Gewähr* dafür zu schaffen, *daß nicht „hinübergehört" wird,* daß also das Ergebnis in der Tat nur vom geprüften Ohr stammt [1]. Diesem Zwecke dienen 2 Methoden:

    1. *der* Lucae-Dennert*sche Versuch,*
    2. *die Vertaubung des nichtgeprüften Ohres.*

Zu 1. Dieser Versuch besteht darin, daß die Prüfung einmal mit alleinigem Verschluß des nichtgeprüften Ohres und dann mit Verschluß beider Ohren vorgenommen wird.

Dieser Verschluß muß zuverlässig durch feste Einfügung des angefeuchteten Fingers in den Gehörgang vorgenommen werden. Der Druck auf den Tragus ist niemals dem Gehörgangsverschluß gleichwertig.

Hört der Untersuchte unter sonst unveränderten Bedingungen mit Verschluß beider Ohren nicht mehr, so ist sichergestellt, daß er zuvor mit dem geprüften Ohr gehört hat. Wir sprechen vom positiven Ausfall des Lucae-Dennertschen Versuches.

Fällt er negativ aus, wenden wir uns Methoden der zweiten Art zu:

Zu 2. Wir schalten das andere Ohr vom Hörakt aus, indem wir es „vertauben". Dazu stehen uns *Vertaubungsmittel* in größerer Zahl zur Verfügung. Das *Prinzip* der Methode besteht stets in *Erzeugung eines Störlärmes.*

Zwei einfache Mittel sind das *Reiben der Ohrmuschel* mit flacher Hand nach B. Kayser und *der Schüttelversuch* nach Wagner. Der Wagnersche Versuch wird ausgeführt mit heftigen, kurzen Schüttelbewegungen der in den Gehörgang eingeführten Fingerkuppe. Ein Nachteil desselben *kann* eine ungenügende Vertaubung sein. Die Töne oberhalb der eingestrichenen Oktave — von Hünermann mit Stimmgabeln geprüft — werden nämlich „hindurchgehört". Je höher der Ton, um so leichter dringt er durch. Und die Teiltöne aus diesem Bereich sind, wie wir erfuhren, gerade für das Sprachgehör wichtig. In diesem Falle nutzt nach meiner Erfahrung manchmal die Überprüfung nach Art des Lucae-Dennertschen Versuches: Es wird dann außerdem das Prüfungsohr mit angefeuchteter Fingerkuppe verschlossen oder — wenn noch gehört wird — verschüttelt. Versagt auch diese Kontrolle — „Lucae-Dennert-Wagner-*Kombination* negativ" — so sind wir auf Verstärkung des Störlärms mit besonderen Lärmapparaten angewiesen.

Der älteste und gebräuchlichste Lärmapparat ist die *Lärmtrommel* von R. Bárány. Durch ein Uhrwerk wird eine Feder gespannt; diese hält ein Klöppelchen, das bei Entspannung der Feder auf eine Celluloidplatte schlägt, die in den trommelartigen Resonanzkasten liegt. Mit einer Olive, die in den Gehörgang gesetzt wird, wird das intensive Geräusch auf kürzestem und bestem Wege dem Labyrinth zugeleitet. Von diesem Abschluß hängt zugleich das Fernhalten jeden anderen Schalles, also auch der Stimme des Prüfers und damit die Zuverlässigkeit des kleinen Gerätes ab. Sie ist ferner geknüpft an den geeigneten Charakter und die ausreichende Stärke des Lärmes. Diese Eigenschaften stimmen indessen nicht an jedem Exemplar überein [2]. Vor allem läßt mit dem Ablaufen die Kraft des Bárányschen Apparates schnell nach (Hünermann, Runge). Eine Konstanz des Lärmes bei gut abstufbarem Anwachsen der Lautstärke gewährt eine Konstruktion von Klestadt, die mit dem elektrischen

---

[1] Für bestimmte, u. a. gutachtliche Zwecke, bedienen wir Ohrenärzte uns auch der „beidohrigen" Sprachgehörsprüfung.

[2] Die Angabe von Schwarz im letzten Aufsatz, daß hohe Frequenzen nicht vertäubt würden, trifft sicher nicht für jede Báránysche Trommel und auch nicht für mein auf dieser Seite erwähntes Instrument (s. meine Trillerpfeifversuche!) zu.

Strom betrieben wird und das Prinzip des Wagnerschen Hammers benutzt; ein muschelförmiger Ansatz mit Gummischwammhülse überzogen, an Stelle der Olive, gewährt einen sichereren, das Hinüberhören mildernden Abschluß als diese [1]. Allerdings sind zu seiner ambulanten Benutzung hinreichend starke Batterien bzw. ein Anschlußapparat immer mitzuführen [2].

Es sollte ein jeder derartige Apparat nicht nur vor der Anschaffung, sondern vor jeder Anwendung auf seine Vertaubungskraft am normalhörigen Ohr geprüft werden (Klestadt)! Um sicher zu gehen, bedarf es zur Prüfung je eines Apparates für jedes Ohr. Wird nach gleichzeitigem Anlassen derselben in beiden — gesunden — Ohren noch irgendwelcher Schrei, Trillerpfiff oder Ähnliches vernommen, so *„schlägt der Apparat durch"*. Die *Beschaffung* eines Gerätepaares ist *nicht zu umgehen für Zwecke der Begutachtung und der Operationsanzeige* in bestimmten Fällen, von denen die ohrentstammenden labyrinthogenen Kleinhirnabscesse und ähnliche Komplikationen den nervenärztlichen Interessenkreis lebhaft berühren. Den springenden Punkt bildet dabei die Feststellung einseitiger Taubheit, auf die wir aber erst später eingehen (s. S. 408 f.).

Zum Zwecke der Prüfung auf einseitige Schwerhörigkeit macht sich an den Lärmapparaten *nachteilig* bemerkbar, *daß sie auf dem Wege der „natürlichen Knochenleitung"* (Frey) *das anderseitige Hörvermögen beeinträchtigen.* Diese Herabsetzung kann z. B. nach Untersuchungen, die Rindfleisch unter meiner Leitung vorgenommen hat, für Sprache bis zu $^2/_3$ der Hörweite gehen; auch die maximale Herabsetzung des Tongehörs für die ein- und zweigestrichene Oktave bleibt nach Kompanejetz nicht weit dahinter zurück! Sie trifft ein schwerhöriges Ohr ebenso wie ein normalhöriges Ohr; aber in keinem Fall — und das ist für die Frage der richtigen Operationswahl entscheidend — schalten die genannten Apparate bei noch so geringen Hörresten das „andere" Ohr vollkommen aus!

Die Beeinflussung des zweiten Ohres durch den Wagnerschen Schüttelversuch kommt dagegen praktisch auf Null heraus (Hünermann). Selbst bei Anwendung der Flüstersprache bleiben die Hörwerte des geprüften Ohres nicht oder nur wenig hinter dem wirklichen Hörvermögen zurück, soweit *ich* das aus vergleichenden Untersuchungen an Lucae-Dennert-positiven Personen feststellen konnte. Für die Umgangssprache traf das nicht zu. Daher muß man für jede Prüfung Lucae-Dennert-negativer Personen mit Umgangssprachenprüfung auf den Schüttelversuch verzichten. Das dann mit Anwendung eines Lärmapparates gefundene Hörvermögen stellt aber nur ein Mindestmaß, nicht das zutreffende Maß für die betreffende Hörprobe dar!

Drittens ist zur Sicherung der Hörprüfungsergebnisse jeder *Lärm nach Möglichkeit zu vermeiden*; die Güte des Hörens nimmt unter normalen Verhältnissen allgemein mit der Stärke störender Geräusche, selbst mit dem Auftreten ungewöhnlich lauter Klänge ab. Unterbrochene Schalleinwirkungen stören stärker als gleichmäßige das Gehör für Sprache; dieser „Verdeckungseffekt" geht übrigens nicht parallel dem für Töne (L. Hirsch). Unsere Umgebung ist nie frei von Geräuschen. Auf den Nullpunkt wird dieser Umweltlärm zurückgeführt in der sog. *Camera silenta.* Ihr Besitz ist ein Reservat wohlausgestatteter Anstalten.

Um brauchbare, leidlich einheitliche Erfahrungswerte zu erhalten, verlegen wir die Hörprüfung, insbesondere diejenige auf Sprachgehör, in geschlossene Räume, wobei wir deren Resonanzverhältnisse in Rechnung setzen und uns nach Möglichkeit von jenen Fehlerquellen zu befreien suchen.

---

[1] Der von Schwarz erwähnte Langenbecksche Vertäuber bedeutet durch seine Bleipanzerung einen weiteren Fortschritt; sie ist von Schwarz denn auch für die Betäubung bei der Tongehörsprüfung mit Hilfe eines zweiten Lautsprechers (s. S. 389) übernommen worden, zu einer Methode, die das Hinüberhören durch Knochenleitung (s. u.) ganz vermeidet. [Schwarz: Z. Hals- usw. Heilk. 38, 241 (1935).]

[2] Ähnliche Verfahren durch Zuleitung von Geräuschen einer Wasserstrahlpumpe (Voss), mittels telephonartiger Apparate (Neumann) u. a. m. ersehe man aus den Zentralblättern.

Andererseits sind für Fragen des praktischen Lebens — Autoverkehr! — zuweilen entsprechende Störlärmproben in die Hörprüfung einzuschalten (ESCH, LANGENBECK, PERWITZSCHKI und BITTERAUF). Bisher lag für sie auf neurologischem Gebiet noch kein Bedürfnis vor.

Ungestörtes oder gar besseres Hören im Lärm muß die Aufmerksamkeit immer auf Otosklerose oder andere starke Schalleitungsstörungen lenken. Auffallend *stark behelligt durch Lärm* im Verhältnis zu noch leidlich gutem Hörvermögen werden manche Kranke mit Störungen des nervösen Apparates, so oft Altersschwerhörige.

Viertens ist die *Aufmerksamkeit* des Geprüften während des ganzen Verlaufes *wachzuerhalten*. Dabei sind zwei Umstände zu berücksichtigen: 1. Die sprachpsychologische Erfahrung, daß man im Beginn der Prüfung gewöhnlich *kleinere Werte für die Hörweite* erhält, *während man sich prüfend dem Untersuchten nähert, größere Werte, wenn man sich von ihm entfernt.* 2. Ist an die *Ermüdung* zu denken. Der Hörsinn zeigt nämlich eine auffallend schnelle Ermüdung, aber auch eine ebensolche Erholung. — Wir werden noch bei der Stimmgabelprüfung auf sie besonders zu achten haben. — Kinder und Neurastheniker können in dieser Hinsicht manche Schwierigkeit bereiten (STEIN und POLLAK, KRUKOWER, KOBRAK). Subcorticale, sensorische Sprachstörungen können zu Verwechslungen mit Ermüdung Anlaß geben. Am stärksten macht sich die Ermüdung an — allen — Hörprüfungen bei zentralen Erkrankungen bemerkbar (BLEYL, BRUNNER, GÜTTICH).

Im Anschluß an diese Vorsichtsmaßnahmen sei zuletzt daran erinnert, daß leicht unrichtige Ergebnisse dadurch gewonnen werden, daß ein *ungenügender Luftgehalt der Paukenhöhle nicht beachtet* worden ist. Er ist des öfteren bei nur ganz geringfügigen Veränderungen im Trommelfellbild vorhanden. In diesen Fällen ermöglicht erst die Vornahme der Luftdusche das Hörbild zu bekommen, dessen wir zur Beurteilung des nervösen Apparates benötigen.

Unter Beachtung dieser Fehlerquellen suchen wir nunmehr als *Maß für die Schwerhörigkeit* die Entfernung, in der die Testworte noch richtig verstanden werden. Sie nennen wir *die Hörweite.*

Der Ohrgesunde besitzt ein Sprachgehör, für dessen Leistung die verfügbaren Prüfungsräume gewöhnlich nicht ausreichen. Wir pflegen bei der Prüfung am Kranken das Sprachgehör als normal anzusetzen, wenn Flüstersprache mindestens 10 m weit gehört wird. In kleineren Räumen behalfen wir uns dabei in der Art, daß die Hörweite um die Hälfte größer angenommen wird als die Raumlänge an Entfernung hergab, wenn das geprüfte Ohr vom Untersucher abgewendet ist, um das Doppelte, wenn auch noch der Untersucher sich umkehrt.

Ein Hörvermögen für 10 m Flüstersprache besagt also noch nicht, daß hinter ihm nicht eine leichte Verminderung des Sprachgehörs steckt, die wir mangels äußerer Bedingungen verkennen müssen, für die wir aber durch unsere Tonprüfung (s. später) Anhaltspunkte gewinnen können. Das trifft am ehesten für zentrale Hörstörungen zu.

Die Hörweite für Umgangssprache ist aus der Hörweite für Flüstersprache nicht ohne weiteres zu erschließen. Beim Ohrgesunden sind von verschiedenen Seiten Verhältniszahlen festgestellt worden, der sog. *Index vocalis*[1]. GRADENIGO (s. ZWAARDEMAKER) hat ihn seiner Zeit mit 1 : 13 angegeben, KOMPENAJETZ in neuerer Zeit mit 1 : 18. RINDFLEISCH fand in Untersuchungen, die er unter meiner Aufsicht ausführte, ein Schwanken zwischen 1 : 5 und 1 : 9.

---

[1] Damit nicht zu verwechseln ist der index loquelae (ZWAARDEMAKER). Er soll die Grenzen zeigen, in denen die Verständlichkeit der Worte einer Wortklanggruppe schwanke, und die zwischen 1 : 5 und 1 : 11 liegen.

Wir können aus solchen Unterschieden nur ersehen, wieviel von der Verschiedenheit des Stimmorganes, der Landessprache und der Umgebung abhängt[1].

Für kranke Ohren ließ sich nach Rindfleisch überhaupt kein Ergebnis ausfindig machen, das zu verallgemeinern wäre. Nur Werte über 1 : 5 und unter 1 : 9 müssen nach unseren Erfahrungen die Aufmerksamkeit auf Simulation lenken. Nach Spiegel und Sommer allerdings trifft das Verhältnis 1 : 8 durchgängig zu, solange die Flüstersprache noch mindestens 1 m weit gehört wird.

Werden Worte in Umgangssprache selbst am Ohr — „a. c." — nicht mehr richtig verstanden, so wird zunächst noch auf *Vokalgehör* geprüft. Reicht das Gehör auch dafür nicht aus, so werden Worte bzw. Vokale noch einmal *mit Rufstimme* als Hörprüfung verwandt.

Eine knappe Kennzeichnung der Hörschärfe für Sprache etwa in Bruchteilen der normalen Hörschärfe, vergleichbar der Kennzeichnung der Sehschärfe, besitzen wir bisher nicht.

Für den Nervenarzt dürfte es noch wichtig sein zu wissen, daß die Hörweite für gesonderte Worte zu der Hörweite für die fließende Rede bei den verschiedenen Schwerhörigen sich ganz verschieden verhält.

In einer Hörweite unter 10 m tritt der Unterschied zwischen dem Sprachgehör für helle bzw. dunkelklingende Worte oft deutlich hervor. Die Extreme kennzeichnen die Güte des Sprachgehörs; die Spanne zwischen beiden Größen gibt *die Hörbreite für Sprache*.

Dieser bezeichnende Wert der Extreme veranlaßt mich mit, nur 2 Gruppen der Testworte (s. oben) zu bevorzugen. Ist die Hörbreite beachtenswert groß, so müssen die Hörweite in Umgangs- und Flüstersprache für die 2 Gruppen gesondert im Befund aufgezeichnet werden. Weicht das Gehör für irgendwelche Testworte stark von der Regel ab, so sind diese besonders zu vermerken[2]. Es ist zur Zeit noch nicht entschieden, ob diese Ausnahmen nicht für manche zentrale Hörstörungen Bedeutung haben.

Anhang. Neuere Bestrebungen, die Sprachgehörsprüfung durch elektroakustische Methoden zu ergänzen und zu verbessern, hat eine gewisse Zukunftsbedeutung. Sie haben zum Ziel, eine sichere Konstanz der Prüfungswerte zu geben (unter Umständen unter Benutzung des Grammophons), die Lautstärke im vollen Bereich der Hörbarkeit abzustufen. Sie sollen ferner eine dritte Person zur Vornahme einer zuverlässigen Prüfung überflüssig machen und Massenprüfungen — z. B. in Schulen — in verkürzter Zeit ermöglichen. In Amerika erfreuen sich derartige Geräte bereits größerer Beliebtheit und werden dort meist Audiometer genannt. Ein Übelstand an ihnen war bisher die Schwierigkeit, Telephonmembranen herzustellen, die die Sprachlaute völlig unversehrt wiedergeben. Besonders weit vervollkommnet ist eine Apparatur deutschen Ursprunges von Sell, deren praktische Auswertung bereits oben erwähnt wurde.

b) Die Prüfung des Tongehörs.

Zu diesem Zweck bedienen wir uns musikalischer Instrumente. Die Prüfung mit Stimmgabeln ist die älteste und bisher auch noch die verbreitetste Methodik.

Die Verwendung von Harmonikatönen, eine an sich gute Technik von Urbantschitsch-Wien, hat sich dauernd eigentlich nur bei seinen Schülern, also ziemlich örtlich im Gebrauch erhalten.

Besondere Konstruktion „belasteter" Stimmgabeln von Bezold und Edelmann konnten dem Bedürfnis nach obertonfreien Stimmgabeln genügen. Zur Ergänzung für die Prüfung der hohen, mit Stimmgabeln nicht oder unzweckmäßig zu erzielenden Töne zog man Pfeifen, Klangstäbe, schwingende Drahtseiten heran. Seit der Entwicklung der Funktechnik ist ein Gerät erstanden,

---

[1] Unterteilung der Hörweite auf ¼ bzw. ½ Meter ist daher über den bzw. die ersten Meter der Hörweite hinaus nicht mehr zweckmäßig.

[2] Auch eine ganz übersichtliche Darstellung der Sprachgehörsergebnisse von Körner sei hier in Erinnerung gebracht. Er trägt die akustisch markantesten Zahlworte auf der Abszisse eines Koordinatensystems ein und errichtet auf ihr Säulen, deren Höhe die durchschnittliche Hörweite derselben für das gesunde Ohr vorstellen. In diesen Säulen wird die Hörweite des kranken Ohres für jedes der Zahlworte einschraffiert.

das dort, wo die äußeren Verhältnisse es gestatten, in scharfem Wettbewerb mit den genannten Geräten getreten ist.

Nur noch als Behelf zu bezeichnen ist heutzutage die *Taschenuhr*, deren exakter Ersatz, der *einheitliche Hörmesser* nach POLITZER, durch die vollkommeneren Methoden schnell überholt war. Die *Taschenuhr* selbst aber wird noch immer, mit Vorliebe vom Kranken, zur Hörprüfung benutzt. Sie kann aber nur zu grober und schneller Orientierung dienen. Man hüte sich vor Irrtümern, zu denen dieses Instrument, von denen jedes Fabrikat ein anderes Schallerzeugnis gibt, bei Prüfung in Luft- und mehr noch in Knochenleitung beste Gelegenheit bietet. Seine Verwendbarkeit ist zudem durch die geringe Stärke des Tickens begrenzt.

Für die Prüfung des Tongehörs sind die bei Beschreibung des Sprachgehörs angegebenen Regeln und Vorsichtsmaßnahmen sinngemäß zu beachten. Die Vertäubung des nichtgeprüften Ohres muß dabei mit derselben Frequenz (Schwingungszahl, Tonhöhe) erfolgen wie die Hörprüfung, worauf mich jüngst Herr Dr. SCHWARZ aufmerksam gemacht hat.

Zu ba) *Prüfung der Schalleitung durch Luft und Knochen.* Sie wird vorgenommen

1. in einigen typischen Stimmgabelversuchen,
2. fortlaufend an Tönen der hohen und höchsten Oktaven.

Zu 1. Für diese *Stimmgabelgrundversuche* kommt man mit wenigen Instrumenten aus. Es sind das praktischerweise die handelsüblichen Stimmgabeln A und a^1, für etwas eingehendere Prüfung eine oder mehrere C-Stimmgabeln von der großen bis zur zweigestrichenen Oktave. Es handelt sich um

α) den SCHWABACHschen Versuch,

β) den WEBERschen Versuch,

γ) den RINNEschen Versuch,

δ) den GELÉEschen Versuch.

Sie sollen Gemeingut eines jeden Arztes sein.

Die drei erstgenannten Versuche gehören zu jeder Funktionsprüfung, der vierte bleibt bestimmten Fällen vorbehalten.

α) Der SCHWABACHsche Versuch (1885).

Mit ihm wird die Zeit verglichen, die eine tönende, auf dem Scheitel gesetzte Stimmgabel beim Prüfer und beim Geprüften zum Abklingen gebraucht.

Der physiologische Vorgang besteht darin, daß der betreffende Klang durch den Schädelknochen dem inneren Ohr beiderseits zugeleitet wird. Da die Schalleitungsverhältnisse zur Schnecke von der Mittellinie des Schädeldaches aus generell und individuell verhältnismäßig wenig Schwankungen zeigen, so pflegen Normalhörige den Stimmgabelton gleichviel Sekunden lang zu hören. Sind aber die anatomischen Verhältnisse des Ohres im Sinne einer verstärkten Schallzuführung verändert oder ist das Tonaufnahmevermögen (die Perzeption) vermindert, so wird der Ton der Stimmgabel vom Scheitel aus verlängert oder verkürzt gegenüber der Norm gehört.

Zur Ausführung nimmt man eine Stimmgabel, am besten aus der kleinen, der ein- oder zweigestrichenen Oktave. Man verwende nie eine zu hohe Stimmgabel, denn sie hat eine verhältnismäßig kurze Abschwingungszeit, was sich im Falle krankhafter Verkürzung der Knochenleitung recht unangenehm bemerkbar machen kann. Man sichere sich auch, daß von der gewählten Stimmgabel nicht mittels Luftleitung durch den Gehörgang etwa die Tonzuleitung vom Scheitel her übertönt wird und eine falsche Abschwingungszeit vom Scheitel her vortäuscht. Andererseits darf nicht eine zu tiefe Stimmgabel genommen werden. Sie erzeugt zugleich sehr lebhafte Erschütterungen, Vibrationen, so daß wiederum Täuschungen vorkommen können. Es sind nämlich an der

Grenze der Hörbarkeit von ohrgesunden wie -kranken Menschen vibratorische und akustische Empfindungen sehr schwierig voneinander zu unterscheiden. Man macht den Untersuchten daher zweckmäßig hierauf aufmerksam, bzw. „übt" mit ihm das Verfahren.

Auch der Druck, mit dem die Stimmgabel aufgesetzt wird, kann von Einfluß sein; denn es handelt sich doch um aufgezwungene Schwingungen, und die Koppelung wird durch ihn verändert. Es ist darum auch zu empfehlen, eine Stimmgabel mit verbreiteter Fußplatte zu nehmen. Ein „sauberes" Ergebnis muß bei Druckschwankungen geringen Grades unverändert bleiben (Frenzel). Man vergleicht nun die Differenz der Abschwingungsdauer, indem die Stimmgabel sinngemäß, zuerst dem Untersucher oder dem Kranken auf den Scheitel gehalten wird.

Es kommt vor, daß der Geprüfte — guten Willens — seine Beobachtung verschweigt, wenn infolge ungleicher Verhältnisse der beiden Ohren die Tonempfindung in *ein* Ohr verlagert wird (s. Weberscher Versuch). Das Ergebnis des „Schwabach" an sich wird dadurch nicht beeinträchtigt.

Ferner wird der Wert dieses Versuches leicht ungenau durch ungenügende Beobachtung des Ermüdungsfaktors. Es soll deshalb im Augenblick des Verklingens der Stimmgabelstiel eben angelüftet und nach kurzer Pause wieder aufgesetzt werden. Gewöhnlich gibt der Geprüfte dann an, den Ton wiederzuhören. Das Hin und Her kann sich mehrmals wiederholen. Diese Streckung des Versuches darf nie verabsäumt werden! Die letztgenannten Umstände erfordern es, den Patienten immer wieder zu befragen und zu verlangen, daß er das Abklingen des Stimmgabeltones *sofort* meldet [1].

Eine Vereinfachung des Versuches kann dadurch erfolgen, daß das Anlassen der Stimmgabel mit einem Dölgerschen Erreger geschieht. Dies ist eine Klemme, die auf die Zinken gesetzt wird und abgezogen wird. Ihre Weite ist mit einer Schraube zu verstellen. An einer Skala ist die Spannweite einzustellen, mit der im Versuch am Ohrnormalen die Testzeit für den Schwabachschen Versuch ermittelt ist. Nachprüfungen der Testzeit bleiben aber nicht erspart. Mit dem Abziehen der Klemme muß die Zählung der Sekunden beginnen.

Die Benutzung einer Stoppuhr macht die Messung der Abschwingungsdauer bei jedem Modus leichter und genauer.

Eine Verlängerung der Kopfknochenleitung weist auf eine Außen- oder Mittelohrerkrankung, eine Verkürzung auf Erkrankung des Sinnesorgans oder der Hörleitung hin. Man schreibt den Ausfall des Versuches, indem man hinter das Wort „Schwabach" 1. die verwendete Tonhöhe — in Noten oder Schwingungszahl, bzw. Hertz- und 2. das Plus- oder Minuszeichen mit Angabe der Sekundenzahl setzt, z. B. Schwabach (256 Hz) — 15″. Eine zweite Prüfung und dann mit Stimmgabel eines tieferen Tones ist nur erforderlich, wenn der höhere Ton vom Scheitel gar nicht gehört wird.

β) *Der Webersche Versuch* (1843).

Dieser Versuch soll die Frage beantworten, ob ein Ton einer auf den Scheitel aufgesetzten Stimmgabel „im Kopf" gehört wird, oder ob er auf einer Seite stärker als auf der anderen gehört, man sagt dann „lateralisiert" wird.

Die dem Schädel aufgezwungenen Schallschwingungen pflanzen sich nämlich über ihn fort gemäß der Verteilung der Knochensubstanz, also von der Mittellinie aus symmetrisch (Frey). Sind die Sinneseindrücke von dem linken und rechten Sinnesorgan aus identisch, so verschmelzen sie zu einer Tonempfindung „mitten im Kopf". Sind die Verhältnisse auf einer Seite derart verändert,

---

[1] Näheres über die Ermüdungserscheinungen ist der Arbeit v. Bleyls zu entnehmen. Über ihre Einwirkung in dem sofort zu besprechenden Weberschen Versuch äußert sich ausführlich Krukower.

daß eine stärkere Erregung auf ihr erfolgen muß, so wird gesetzmäßig die schwächere Tonempfindung unterdrückt, also der Stimmgabelton vom Scheitel her stärker in die erregte Seite verlegt (vgl. Prinzip des Bloch-Stengerschen Versuches S. 415).

Ein jeder Ohrgesunde kann sich dieses Phänomen leicht vorführen, wenn er beim Versuch den Gehörgang einer Seite verschließt. Man erklärt nach Mach diesen Hergang damit, daß der Abfluß des Schallwellenanteils, der auf die Luft im Gehörgang übergegangen ist, behindert wird und durch diesen Zuwachs an Schallenergie eine vergrößerte Erregung des Sinnesorgans statthat.

Liegen krankhafte Zustände im Mittelohr vor, so werden die Amplituden und die Phasen der Schwingungen der Gehörknöchelchenkette im Verhältnis zu den dem Labyrinth unmittelbar aufgezwungenen Schwingungen derart verändert, bzw. eingestellt, daß dem kranken Ohr ein stärkerer Anteil der Stimmgabelenergie als Reiz zugeführt wird als dem gesunden Ohr. Das äußert sich zugleich an der verlängerten Knochenleitung über dem Warzenfortsatz (siehe nächster Versuch). Das Verständnis für diese Vorgänge vermitteln in klarster Weise Versuche von Herzog und von Krainz.

Wird das Sinnesorgan einer Seite, also die Schnecke, geschädigt und dadurch die Schallaufnahme in ihm benachteiligt, so muß umgekehrt im gesund gebliebenen Ohr der Ton stärker vernommen werden.

Eine beiderseitige Erkrankung läßt den Versuch an Wert abnehmen. Ferner überlagert jede Mittelohrveränderung die Schalleitungsverhältnisse des Innenohres; Rückschlüsse auf Innenohrbeteiligung fallen in solchen Fällen völlig weg. Der Webersche Versuch ist auf geringfügige Mittelohrveränderungen ein allzu feines Reagens (Frey); er wird auch allzu leicht durch irgendwelche Asymmetrien im Gebiete, das der Schall vom Scheitel bis zum Ohr durchläuft, beeinflußt. Man soll daher im ganzen *nur Wert auf ihn legen, wenn sein Ausfall sich zwanglos in das Bild einfügt, das die anderen Untersuchungen ergeben.*

Beim Versuch gehen wir mit der Stimmgabel vor wie beim Schwabachschen Versuch. Die Fragestellung erfolgt sinngemäß anders. Erfaßt der Geprüfte nicht gleich das Phänomen, so läßt sich der „Weber" durch Fingerverschluß des Gehörgangs ad aures demonstrieren, und nun hat der Geprüfte einen Maßstab für seine Aussage. Diesen „Kniff" lernen wir wieder bei den Täuschungsproben kennen (s. S. 413).

Um Irrtümer zu vermeiden, ist es klar, daß Fremdkörper in Gehörgang, insbesondere also Ohrenschmalz, vorher entfernt sein müssen. Dieser Maßnahme kommt praktisch nur geringe Bedeutung zu, wenn ordnungsgemäß jeder funktionellen Untersuchung eine Ohrenspiegelung vorausgeht.

Im Protokoll deutet man durch einen Pfeil hinter dem Wort „Weber" die Seite der Verlagerung, findet sie nicht statt, durch je einen Pfeil nach beiden Seiten von ihm ihr Fehlen an.

γ) *Der Rinnesche Versuch* (1855).

Durch diesen Versuch soll festgestellt werden, ob die Luftleitung oder die Knochenleitung an demselben Ohr von längerer Dauer ist.

Normalerweise wird dabei durch die Luftleitung über Trommelfell-Knöchelchenkette mehr an Schallenergie zugeleitet als von der Fossa mastoidea aus durch die Knochenleitung. Man nennt diesen Ausfall des Versuches „Rinne positiv".

Läßt die Schallaufnahmefähigkeit vom Sinnesorgan oder Nerv nach, so bleibt an sich wohl das gleiche Zeitverhältnis zwischen Luft- und Knochenleitung erhalten, der Rinne also ebenfalls positiv — nur die Dauer beider ist verkürzt, eine Erscheinung, die Rauch „kleiner Rinne" genannt hat. Werden die für höhere Töne bestimmten Abschnitte von Sinnesorgan oder Nerv bevorzugt betroffen, so sinkt die Knochenleitung unverhältnismäßig stark herab, und es kommt eher als im ebengenannten Fall zum völligen Versagen der Knochenleitung: der Rinne ist „absolut positiv" geworden.

Andererseits können Hindernisse für die Schallfortpflanzung und Veränderungen im Mittelohr, wie wir es soeben beim WEBERschen Versuch erfahren haben, die Knochenleitung verlängern. Diese Verlängerung für sich allein kann Frühzeichen einer Schalleitungserkrankung sein (BRÜHL). Übersteigt die Dauer der Knochenleitung die der Luftleitung, so spricht man vom „Rinne negativ". Mit der Schwere einer Störung am Schalleitungsapparat wird zu gleicher Zeit die Luftleitung herabgesetzt, der Rinne immer deutlicher negativ. Erlischt die Luftleitung, so wird im Quotienten der Zähler O. Der Ausfall wird deshalb wohl auch „∞ negativ" geschrieben.

Verkürzung der Luft-, Verlängerung der Knochenleitung machen sich um so eher bemerkbar, je tiefer der Ton ist. Darum beginnt man die Prüfung am besten mit einer verhältnismäßig tiefen Stimmgabel, deren Vibrationen aber noch möglichst schwach fühlbar sind. Dazu eignet sich gut c 128. Geht man — weil c 128 noch positiv — zu C 64 über, so prüfe man an sich vorsorglich, ob nicht der Stielton der Stimmgabel — im Gegensatz zu seinem C gebenden Zinkenton — eine Oktave höher liegt, wie FRENZEL an einer Reihe unbelasteter Stimmgabeln hat feststellen können! Man könnte sonst einen falschen negativen Rinne erhalten[1]! Vor einem falschen negativen Rinne durch Hinüberhören zum anderen Ohr muß sich der Untersucher zu bewahren wissen. Er muß auch für prompte Meldung des Tonabklingens und flinken Stellungswechsel der Gabel sorgen, wenn keine Irrtümer diesen besonders leistungsfähigen Versuch schädigen sollen. Zwecklos wird nach FREY der Versuch, wenn das Gehör so weit verringert ist, daß sichere Unterscheidung vom Fühlen der Schwingungen überhaupt nicht mehr vorhanden ist.

Mit RUNGE halte ich die regelmäßige Vornahme mit 4 Tönen von c^3 bis C gegenüber KISCH, BRÜHL u. a. nicht, speziell nicht für Nervenfälle erforderlich. RUNGE bewertet sehr hoch den verständnisvollen Vergleich der Dauer von Luft- und Knochenleitung. Als Normwerte für die unbelastete C-Gabel werden 60—70 Sekunden für Knochenleitung, 120 Sekunden für Luftleitung gegeben. Die im Versuch erhaltenen Werte besagen jedenfalls mehr als eine alleinige Angabe des Zeitunterschiedes hinter dem „+" oder „—".

δ) *Der* GELLÉE*sche Versuch* (1881).

In diesem Versuch wird danach gefahndet, ob ein durch den Knochen — Fossa mastoidea — zugeleiteter Ton sich ändert, wenn ein Druck auf die Steigbügelplatte ausgeübt wird.

Bei diesem Versuch wird, wie von vornherein zu erwarten, die Verschiebung des Labyrinthwassers bzw. der Schwingungsablauf in ihm verändert (s. HERZOG u. a.) und auch der auf die Luft im Gehörgang abgestrahlte Schallanteil in ungewöhnlicher Form durch die Knöchelkette ins Innenohr befördert.

Die Folge des Eindrückens der Steigbügelplatte beim Ohrgesunden ist ein Leiserwerden des Tones; ein Nachlassen des Druckes läßt den Ton wieder anschwellen — unbeschadet der Gesamtverminderung der Tonstärke während der Abschwingungszeit. Dieser Tonstärkenwechsel macht den GELÉE-Versuch „positiv" — das Ausbleiben desselben „negativ". Eindeutiger ist es, vom Ausfall als „normal" oder „pathologisch" zu sprechen.

Zur Ausführung des Versuches wird die schwingende Stimmgabel c oder c^1 auf den Warzenfortsatz aufgesetzt und die Gehörgangsluft mit einem gut abdichtenden Gebläse (POLITZER-Ballon) gegen das Trommelfell gedrückt. Für die Verwendbarkeit des GELÉEschen Versuches ist unerläßlich eine geistige Erfassung der Aufgabe, die vielen Prüflingen nicht leicht fällt.

---

[1] Ob man einen negativen Rinne bei Schädigung des N. VIII erhalten kann infolge von Gefäßfüllungsunterschieden bei Tumoren und anderen Grundkrankheiten (s. DEMETRIADES) bleibe noch dahingestellt.

Klinisch ist aus dem pathologischen Ausfall nur auf die Unbeweglichkeit des Steigbügels im ovalen Fenster zu schließen, nicht auf eine Mittelohrerkrankung im Gegensatz zu einer Innenohrerkrankung, wie ursprünglich mit dem Entdecker andere französische Ohrenärzte meinten. Der Versuch kann unter Umständen einen wichtigen diagnostischen Hinweis dadurch geben, daß der Vestibularapparat zwangsweise durch den Druck miterregt wird. Das äußert sich in Schwindel usw. und ist bei unversehrtem Trommelfell ein Zeichen angeborener Syphilis am Labyrinthfenster.

Anhang. RUNGEs Wasserfüllungsversuch (W.F.V.) (1923).

Zur Unterscheidung von Mittelohr- und Innenohrschwerhörigkeit hat RUNGE den Wasserfüllungsversuch — scil. des Gehörganges — angegeben. Durch ihn wird normalerweise eine Verlängerung der Knochenleitung um etwa das Doppelte erzielt. Diese bleibt mit Verringerung der Beweglichkeit von Gehörknöchelchen und Fenster hinter der Norm zurück. Da eine Innenohrerkrankung, die nur in einer Neuroepitheldegeneration besteht, gegenüber der Degeneration des sonstigen Kochlearapparates den Knochenleitungswert im Versuch jedoch nicht über den Wert der Luftleitung ansteigen läßt, so verspricht die Methode auch für die feinere Diagnose der Nervenschwerhörigkeit wichtig zu werden. Weitere Berichte über den Wasserfüllungsversuch aus Arbeiten des Schrifttums und eigener Erfahrung konnte ich nicht bringen.

Zu 2. Diese Prüfung wird bisher nicht allgemein oder systematisch vorgenommen. Es sei jedoch auf sie hingewiesen; denn 1. eröffnet sich hier der Prüfung ein Feld, das der modernen Vorstellung vom „Hörfeld" (WEGEL [s. GILDEMEISTER], WAETZMANN) entspricht, nachdem die geeignete Apparatur (s. S. 389) dazu geschaffen ist, und 2. legen schon einige Zeit Kliniker, z. B. G. CLAUS, Wert darauf, mit dem Monochord (s. S. 387) auch in Knochenleitung die obere Tongrenze zu suchen.

Zu bb) Qualitative und quantitative Tonprüfungen.

Das Hören von reinen Tönen und Klängen entspricht, von musikalischen Darbietungen abgesehen, nicht der gewohnten alltäglichen Reizweise des Sinnesorganes. Das Bestreben, das Tongehör systematisch zu prüfen, entsprang offenbar der Auffassung, daß die Töne die „Empfindungselemente" (GAD) unserer akustischen Welt sind.

Das Tongehör wird zwar mit dem Sprachgehör implizite geprüft. Aber erst die zusätzliche Prüfung des Tongehörs gibt ein vollständiges, klareres und auch zuverlässigeres Bild vom Hörvermögen. Sie besteht aus der
1. qualitativen Tonprüfung und der 2. quantitativen Tonprüfung.
Diese können vorgenommen werden
A. mit mechanoakustischem und B. mit elektroakustischem Gerät.

Zu A. *Mechanoakustisch* untersuchen wir qualitativ mit der „fortlaufenden Tonreihe", quantitativ mit einer Anzahl unbelasteter Stimmgabeln und mit Klangstäben.

Qualitative Prüfung mit der fortlaufenden Tonreihe.

Das Instrumentarium stammt von BEZOLD und EDELMANN [1]. Es ist in mühevollen Arbeiten mit der Absicht hergestellt worden, reine Töne zu erzeugen. Erst in neuerer Zeit hat man gefunden, daß es diesen Zweck nicht vollauf erfüllt (BRÜNINGS). Besonders die unteren Stimmgabeln zeigen starke und langtönende Obertöne [2] (NADOLECZNY). Aber solange das höherwertige, elektroakustische

---

[1] In den Jahren 1893 bis 1907 entwickelt (s. Katalog Nr. 13, Edelmann u. Sohn, München).

[2] Welch starke Gefühlsbetonung der durch die Obertöne gegebene Klangcharakter hervorruft, und welche Bedeutung dies *seelische Moment* auch für die qualitative Tonprüfung erlangen kann, zeigt eine Angabe FRÖSCHELS, nach der die Tonzuführung mit den obertonreichen Pfeifen V. URBANTSCHITSCHS noch Ergebnisse zeigen kann bei sog. tauben Kindern, bei denen die Stimmgabeln keine Möglichkeit haben, „das ungeübte oder gar „schlafende" Gehirn genügend zu beeindrucken". Es sei allerdings nicht verschwiegen, daß FRÖSCHELS in diesem Punkte anderer Ansicht ist als NADOLECZNY und andere Untersucher.

Instrumentarium noch nicht Allgemeinbesitz der Fachärzte sein kann, muß und kann uns die Bezold-Edelmannsche Tonreihe ausreichen, die auch für sich schon einen beträchtlichen Anlagewert repräsentiert. Außerdem müssen wir sie kennen, da die Überzahl der Befunde, von denen wir in den symptomatologischen Abschnitten berichten werden, noch mit ihr aufgenommen ist.

Dies Gerät setzt sich zusammen aus belasteten Stimmgabeln, gedackten Pfeifen und einer Galtonpfeife (s. Abb. 1 u. 2).

Die Stimmgabeln beginnen in der Tiefe mit C_2 (16 Hertz) und geben bis zur dreigestrichenen Oktave[1] kräftige und längerdauernde Töne. Die Belastung besorgen Laufgewichte an den Zinken. Sie sollen die Obertöne dämpfen und ermöglichen es, eine Reihe von sich folgenden Halb- und Volltönen von einem Instrument zu

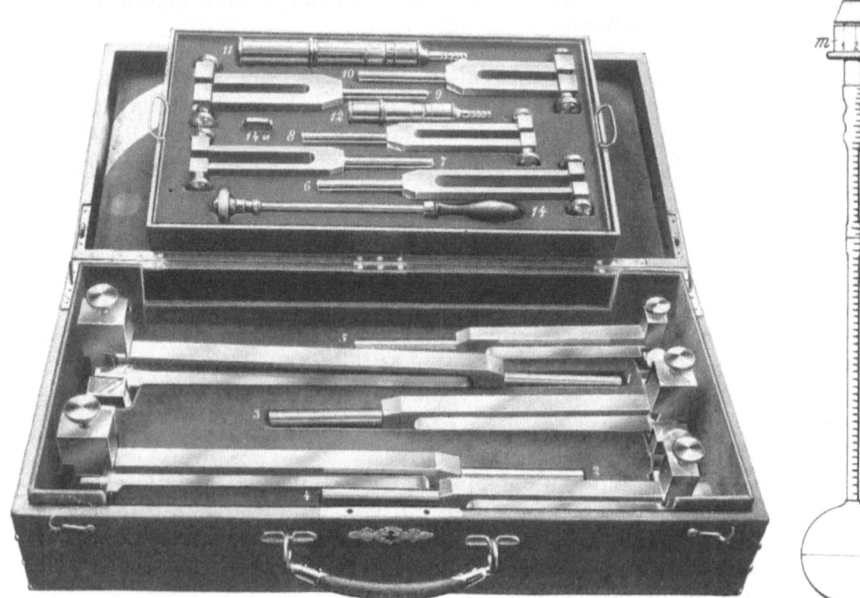

Abb. 1.   Abb. 2.

Abb. 1. Instrumente der fortlaufenden Tonreihe nach Bezold-Edelmann. „Belastete" Stimmgabeln und gedackte Pfeifen; im oberen Kasten ist der Anschlagschlägel zu sehen.

Abb. 2. Galton- oder Tongrenzpfeife nach Edelmann. *a* Handgriff. *b* Pfeifenkörper. *h* Mikrometertrommel, die im Rohrende des Pfeifenkörpers einen luftdichten Stempel vor und zurückschieben läßt. *r* die „verstellbare Maulweite" zwischen dem Rohrende des Pfeifenkörpers und der — unten gelegenen — scharfen, kreisrunden Schneide des Mundstückes, das mit *m* der Teiltrommel gehoben und gesenkt wird. *c* Gummigebläse mit *s* Reduzierventil im Schlauch.

erhalten. Die höchsten Töne von a^4 bis g^7 werden mit Hilfe eines besonderen Instrumentes (s. unten) hervorgerufen. Im dazwischen liegenden Tongebiet werden die gedackten Pfeifen verwendet. Die Instrumente müssen nicht nur exakt gebaut und geeicht sein, sondern verlangen auch eine sachgemäße Bedienung, über die die größeren Lehrbücher und Schlittler im Handbuch der Hals-, Nasen- und Ohrenheilkunde Auskunft geben.

Der in ihren Schwingungswerten leicht unbeständigen Galtonpfeife (siehe Hegener) wird von einer Reihe von Untersuchern das Monochord[2] vorgezogen (s. auch Schaefer). Die Abbildung eines vielgebrauchten Modells desselben hilft

---

[1] Genau bis a^0 (870 Hz).
[2] Von F. A. Schulze: Z. Ohrenheilk. **56**, 167 (1908).

zum Verständnis (Abb. 3). Das Prinzip ist eine schwingende Metallsaite. Beim vorschriftsmäßigen Anstreichen längs der Saite entstehen longitudinale Schwingungen, die in Luftleitung geprüft werden, beim queren Anstreichen transversale Schwingungen, die von einem seitlich angebrachten Stützansatz aus die Prüfung der Knochenleitung ermöglichen. Auch dies Instrument ist nicht ganz einfach zu bedienen, um brauchbare Töne zu erhalten (UFFENORDE). Mancherseits wird die Knochenleitungsprüfung dieser ultramusikalischen Töne hoch eingeschätzt, so von GRAHE für die zentralen Hörstörungen. Nach MYGIND-DEDERDING ergibt die Prüfung der oberen Tongrenze ohne Knochenleitung überhaupt nicht korrekte Ergebnisse. G. CLAUS fand mit Monochord eine isolierte

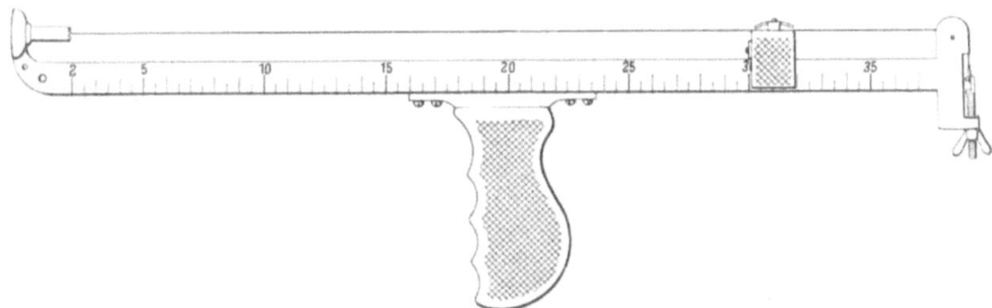

Abb. 3. Monochord nach STRUYCKEN-SCHAEFER, geeignet auch zur Prüfung mit Knochenleitung; wird mit einem Lederläppchen oder mit einem Geigenbogen angestrichen. (Firma H. Pfau-Berlin).

Herabsetzung der oberen Tongrenze in Knochenleitung als erste Erscheinung einer Nervenschwerhörigkeit.

Die BEZOLD-EDELMANNsche Tonreihe benutzen wir nur in Luftleitung; sie umfaßt also Töne von Subkontra C bis g^7, das ist von 16 000 bis rund 20 000 Hertz. Mit ihr sollen bestimmt werden, wie es BEZOLD lehrte:

1. die untere Tongrenze,
2. die obere Tongrenze, und
3. etwaige Tonlücken oder Toninseln.

Aus den Untersuchungen mit ihr an Taubstummen stammt BEZOLDs weltbekannte Angabe von der „Sprachsechst b^1—g^2" (s. oben S. 373).

Quantitative Prüfung mit Stimmgabeln.

a) Mit unbelasteten Stimmgabeln von der Kontra = bis zur fünfgestrichenen Oktave.

Die Töne werden im Abstand von Halboktaven oder von Oktaven gewählt. Man mißt die Hördauer und drückt die des kranken Ohres im Hundertsatz derjenigen eines gesunden Ohres aus. Dabei ist die Verschiedenheit der Abschwingungskurven nicht berücksichtigt. Einigermaßen der Wirklichkeit entsprechende Werte sind dann erst mit Tabellen zu berechnen.

Dies Verfahren kann ebenfalls mit Stimmgabeln der fortlaufenden Tonreihe vorgenommen werden, nachdem sie von den Laufgewichten entlastet sind, oder mit von EDELMANN besonders angefertigten Stücken. Die richtige — also noch von EDELMANNs Angaben abweichende — Auswertung hat erst kürzlich LANGENBECK dargelegt.

Mehr sei darüber nicht gesagt, obwohl eine Anzahl Forscher — OSTMANN, GRADENIGO, STRUYCKEN u. a. — in gedankenreichen, mühsamen Arbeiten besondere Stimmgabeln für „objektive Hörmessungen" herzurichten suchten, ohne daß diese Instrumente allgemein oder für die Dauer hätten Eingang finden können, und — ohne daß es ihnen gelungen wäre, damit die „absolute Hörschärfe" zu bestimmen.

Aber, soweit oben skizziert, ist die Kenntnis der Methode unentbehrlich, da wir quantitativen Angaben, die nach ihr gewonnen sind, wiederholt im Schrifttum begegnen und namhafte Verfasser glauben, sie trotz der bekannten Bedenken noch nicht beiseite legen zu dürfen (Näheres siehe bei Grahe, Nadoleczny). In diesen Fällen wird in der Regel das Ergebnis als Hörrelief oder in einer Kurve wiedergegeben [1].

Jedenfalls sind Ergebnisse wie diese nicht als absolut exakte Werte aufzufassen.

Der quantitativen Stimmgabelprüfung den Rang abgelaufen haben die elektroakustischen Prüfungen (s. unten). Eine Ausnahme davon macht nur

b) die Prüfung mit Stimmgabel oder Klangstab c[5] bzw. c[6].

Auf die Zweckmäßigkeit dieser Verwendung einer unbelasteten c[5]-Stimmgabel hat mit Nachdruck 1922 Uffenorde hingewiesen. Sie ist nach ihm ein feinerer Anzeiger der nervösen Schwerhörigkeit als Galtonpfeife und Monochord und gibt ein besseres und richtigeres Bild von der Hörnervenleistung als die obere Tongrenze. Vorbedingung ist eine hinreichend lange Abschwingungsdauer des Instrumentes, das eine Hördauer von mindestens 24—30 Sekunden haben soll (Oberwegner). Einen gleichmäßigen Anschlag mit dieser Auswirkung erreichte Uffenorde, indem er einen der bekannten hölzernen Zungenspatel „fast nur seiner Schwere nach" auf ein Zinkenende fallen ließ. Die Untersuchung erfolgt nur in Luftleitung. Gemessen wird die Hördauer, am besten im klinischen Vergleich zum Ohrgesunden (Brüggemann). Der Wert dieser bequemen und für die Sprechstunde wichtigen Methode, die schon vor dem Krieg Jaehne und Friedrich — s. Uffenorde — angewandt hatten, wurde unter anderen von Brüggemann, Herbert Vogel und Heermann bestätigt.

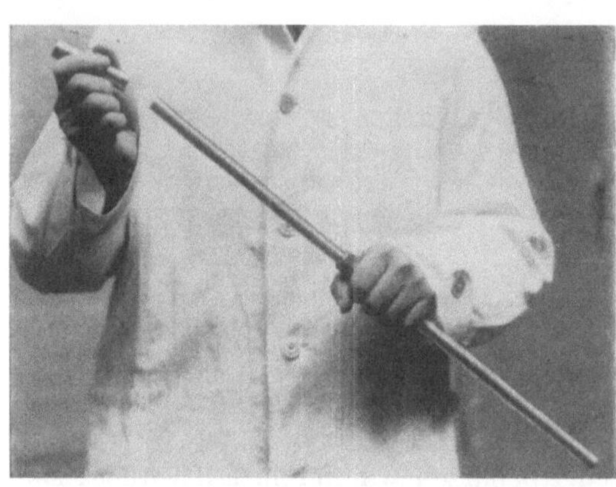

Abb. 4. c[5]-Klangstab; getrenntes Stück in der rechten Hand des Untersuchers ist der Anschlagschlägel; unter der linken Hand sieht man den Griff, der so angebracht ist, daß Ober- und Nebentöne möglichst schnell gedämpft werden. (Firma H. Pfau-Berlin.)

Um eine noch längere Abschwingungsdauer zu erzielen, haben Schaefer und Wethlo einen *Klangstab c[5]* konstruiert (Abb. 4).

Dies Instrument besteht aus Leichtmetall. Ein Griff ist mit Dämpfer angebracht, um unerwünschte Nebentöne fernzuhalten. Der Anschlag mit einer kleinen zylindrischen Walze geschieht so, daß longitudinale Schwingungen entstehen. Von Eichung könne keine Rede sein.

Schlittler hielt an Hand klinischer Untersuchungen den Klangstab für besonders geeignet; sein Instrument besaß für Normalhörige eine Tondauer von 30 Sekunden im Durchschnitt, und diese Zeit schwankte individuell nur um höchstens 3 Sekunden, ein besonderer Vorzug!

Auf Uffenordes Veranlassung wurde auch ein Klangstab c[6] von Wethlo hergestellt. Dieses Instrument, von Trübsbach und von Oberwegner in Uffenordes Klinik vergleichend überprüft, muß vorläufig noch hinter den beiden c[5]-Instrumenten zurückstehen.

Überhaupt ist die Benutzung des Klangstabes für den ohrenärztlich nicht gewiegten Untersucher noch heikel; u. a. wird sein Ton besonders stark (nach Trübsbach bei c[6] i. M. bis zu 50%) zum anderen Ohr hinübergehört und wird leicht ein kräftiger Unterton gebildet, der bei Schalleitungsschwerhörigkeit an Stelle des Grundtones (c[5]) als gehört bzw. als der geprüfte Ton angegeben werden kann.

---

[1] Zur schnellen Erfassung der wichtigsten akuten Feststellungen verhilft die Aufschreibweise von Nadoleczny [Z. Ohrenheilk. 35, 472 (1934)], die mit dem gesamten Hörprüfungsbefund das Hördiagramm, das Schaubild der Formantstrecken nach Stumpf vereinigt.

Zu B. *Elektroakustisch* untersuchen wir qualitativ und quantitativ mit demselben Gerät.

Die Konstruktion elektrokaustischer Hörmeßgeräte verdanken wir dem Fortschritt der Fernsprech- und Funktechnik. Modelle, aus denen die heute klinisch gebräuchlichen Apparaturen sich entwickelt haben, wurden ungefähr zu gleicher Zeit nach dem Kriege in U.S.A. — BUNCH, ZUEHL — und in Deutschland bekannt — SCHWARTZKOPF bzw. GRIESSMANN. Bei uns hat dann SCHWARZ von GRIESSMANN und SCHWARTZKOPF den Auftrag ingenieurtechnischer Ausarbeitung übernommen und ihn bis heute in gemeinschaftlicher Arbeit mit Klinikern, vor allem KAHLER und RUF, fortgeführt. Sein Gerät geht unter dem von GRIESSMANN gegebenen Namen „*Otoaudion*". In U.S.A. nennt man die entsprechenden Erzeugnisse *Audiometer*, also ebenso wie die oben erwähnten elektrischen Prüfungsinstrumente für das Sprachgehör. Drüben sind auch noch Konstruktionen im Gebrauch, die nur in Oktavenabständen untersuchen lassen.

Unser Gerät,

das *Otoaudion*,

besitzt eine fortlaufende Tonreihe. Es erzeugt — bis auf begrenzte Einwände — einfache reine Töne, die nach dem „Überlagerungsverfahren", neuerdings auch nach dem „Stoßerregungsprinzip"[1] dargestellt werden. Es hat einen Tonumfang von der unteren bis zur oberen Tongrenze. Die Frequenzen folgen einander in vollen Tonabständen. Jeder Ton dieser fortlaufenden Reihe kann gradweise verstärkt bzw. abgeschwächt werden von der normalen Empfindungsschwelle bis zur fühlbaren, unter Umständen schmerzhaft fühlbaren Stärke bzw. über diese beiden Grenzen hinaus. Der Tongehalt des Gerätes beherrscht also das gesamte WEGELsche Hörfeld (s. WAETZMANN oder GIESSWEIN)[2].

Die Abstufung geschieht vom Schaltbrett aus an mit Skala versehenen Drehknöpfen. Die Eichung der Tonhöhe und die Festlegung der Tonstärkestufen kann nach SCHWARZ und TIGLER der Arzt an Hand einer Gebrauchsanweisung ausführen; sie bedürfen zeitweilig der Nachprüfung bzw. Nachstellung.

Die Versorgung mit Strom erfolgte bisher durch Akkumulatoren, weil nur auf diese Weise die elektrischen, und das bedeutet zugleich die akustischen Schwingungen, alias Töne konstant zu halten waren. Nunmehr ist es wohl gelungen (LANGENBECK, SCHWARZ), das Gerät unmittelbar aus dem Stromnetz zu speisen, ohne Genauigkeit und Zuverlässigkeit zu gefährden.

Die Tonabgabe geschieht durch *Telephon oder Lautsprecher.* Der elektrodynamische Lautsprecher wird bevorzugt, weil er die Töne am besten physikalisch rein gibt. Auf diese Weise wird *in Luftleitung geprüft* mit Schallschwingungen[3], die durch elektrische Wechselströme[3] erzeugt sind.

Zur *Prüfung der Knochenleitung* ist ein Zusatzgerät geschaffen, das *Knochentelephon.*

Dieses Instrument setzt die elektrischen Schwingungen in mechanische Stöße[3] um, die es dem Knochen und dieser dem Innenohr übermittelt. Das nach Angaben von E. BÁRÁNY hergestellte Knochentelephon von SCHWARZ beseitigt die bisher diesem Gerät anhaftenden Mängel weitgehend, indem es vom Anlagedruck unabhängig wurde und die Abstrahlung an die Luftleitung möglichst unterdrückte.

Ein weiteres Zusatzgerät, der „*Verstärker*", wurde dem Otoaudion beigegeben, in der Absicht, die Stärke der Töne in jedem Fall ausreichend zu gestalten.

---

[1] Kurze Darstellung in dem soeben erschienenen Aufsatz von SCHWARZ [Z. Hals- usw. Heilk. **38**, 248 (1935)].

[2] Nach SCHWARZ (ebenda) umgreift unsere neue deutsche Konstruktion dieses — das bei einer Ausgangslautstärke von etwa 93 Phon und einem Schalldruck von 20 Dyn/qcm von $E_2 = 20$ Hz bis $c^7 = 20\,856$ Hz reiche — nicht, sondern bei der gewählten Ausgangslautstärke von 70 Phon und einem Schalldruck von 1 Dyn/qcm eine Strecke von $C_1 = 32$ Hz bis $c^7 = 16\,384$ Hz. Doch ist durch Verstärkung (s. unten) eine Erweiterung des Tonumfanges zu erwarten.

[3] Sie sind von gleicher Frequenz und proportionaler Amplitude wie die Wechselstromschwingungen.

Er ist getrennt oder gemeinschaftlich dem Schallabgeber für Luft- bzw. Knochenleitung vorzuschalten.

Von der äußeren Erscheinung des Gerätes soll die Abb. 5 eine Anschauung geben[1].

Über die physikalischen Grundlagen, die Entwicklung der Konstruktionen und die Ansprüche, die an sie zu stellen sind, ist ein ausgezeichneter Überblick aus der Zusammenfassung von Katz zu gewinnen. Dort findet man auch übersichtlich die verschiedenen Arten nebeneinandergestellt, in denen das Untersuchungsergebnis *graphisch* dargestellt werden kann. Bei uns ist es üblich,

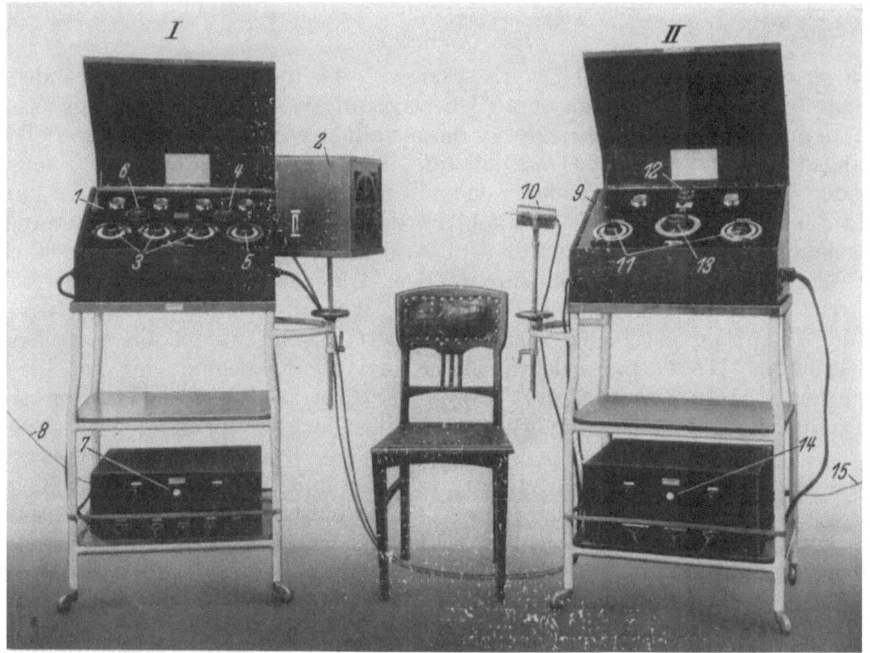

Abb. 5. Beispiel eines Otoaudion. Anordnung nach Schwarz. (Von Herrn Dr. Schwarz-St. Blasien zur Verfügung gestellt.)
1 *Otoaudion, Type St. 6.* 2 Elektrodyn. Lautsprecher. 3 Tonbereiche I—III. 4 Tonhöhenkorrektion. 5 Schwächungswiderstand für Lautstärke. 6 Lautstärkenkorrektion. 7 Netzanschluß für Otoaudion, 8 Anschlußkabel zur Lichtleitung.
9 *Otoaudion-Verstärker, Type OV 12.* 10 Elektrodyn. Knochentelephon. ungepanzert. 11 Schwächungswiderstände für Stenger-Versuch. 12 Lautstärkenregler. 13 Walzenschalter zur Einstellung verschiedener Hörprüfverfahren. 14 Netzanschluß für Verstärker. 15 Anschlußkabel zur Lichtleitung.

in einem Koordinatensystem längs der Abszisse die Frequenzen — in Oktavenabständen — und längs der Ordinate die Intensitätswerte einzutragen (Abb. 6). Auf diese Weise erhält man von einem normalen Ohr eine Kurve, die parabelähnlich ist; dabei ist als Ausgangslautstärke die unserem Sprechempfinden angepaßte Lautstärke von 70 Phon für alle Frequenzen gewählt. Diese Normalkurve steht stets zum Vergleich im Diagramm. Die Werte des kranken Ohres, also die Reizschwellen für den jeweiligen Ton, setzen die Kurve des kranken Ohres zusammen, die daneben im Diagramm zu stehen kommt und von der des normalen Ohres in interessanter Weise abweicht. Als Beispiel gebe ich zwei Kurven von Schwarz bzw. Kahler und Ruf wieder, auf denen links eine typische Einschränkung der oberen Tongrenze und verringerte absolute

---

[1] Seine Bedienung muß nach der Gebrauchsanweisung gelernt werden.

Empfindlichkeit für hohe Töne, rechts das reziproke Verhalten vom unteren Tonende her veranschaulicht ist.

Es lassen sich ferner auf *einem* Schaubild sinnfällig einzeichnen:

1. Die Kurven für Luft- und die für Knochenleitung, wobei der letzteren die gewählte Verstärkung beigesetzt wird. Man spricht dann nach H. KOBRAK zweckmäßig von der „Bodenkurve“ und der „Aufblähungskurve“.

2. Die Kurven des rechten und des linken Ohres,

3. irgendwelche Vergleichskurven.

Das Otoaudion besitzt in seiner vollkommensten Ausführung den *Hauptvorzug*, jeden Ton jeden Stärkegrades beliebig oft, nach minuten-, stunden- und tagelangen Pausen in derselben Reinheit zu geben. Auch die Dauer der sonst umständlichen Hörprüfungen kann durch seine Benutzung bedeutend verkürzt werden.

Aber noch ist unter den verhältnismäßig wenigen in Gebrauch befindlichen Apparaturen nicht eine jede von ganz gleichem Typ — selbst bei uns in Deutschland, wo so gut wie ausschließlich Geräte der Audion-Krafft-Werke aufgestellt sind. — Somit können die Ergebnisse

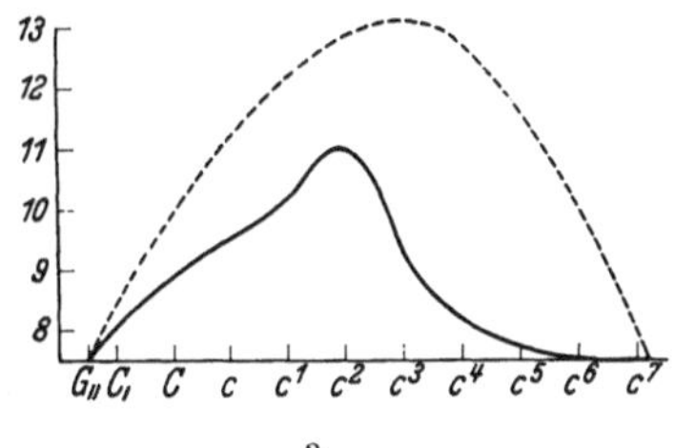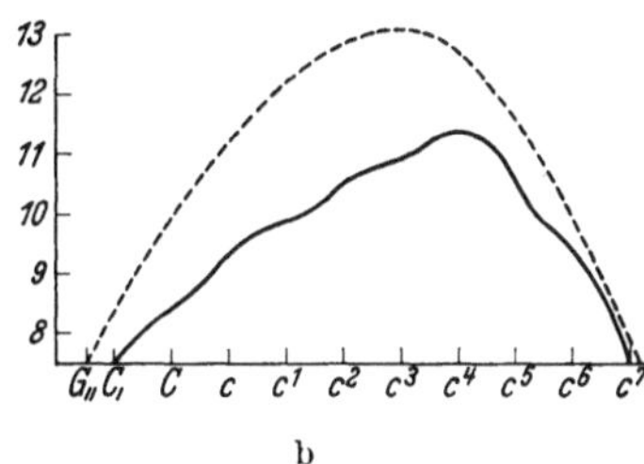

Abb. 6a und b. Gestrichelt: Normalkurve. Durchgezogen: in a Kurve einer Innenohr-, in b Kurve einer Mittelohrschwerhörigkeit. [Aus SCHWARZ-TIEGLER: Passow-Schaefers Beitr. 28 (1930)].

aller Untersucher nicht völlig identisch sein (KATZ). Vielleicht fällt auch nicht ein Stück wie das andere aus; z. B. bezieht WIRTH Unregelmäßigkeiten der Tonstärke zwischen c^3 und c^4 auf den Lautsprecher. Häufig werden Schwankungen durch den Strom veranlaßt, dessen Tücken noch nicht allen Ortes sicher beherrscht zu werden scheinen (s. aber oben). Verlangt das Instrumentarium doch *sorg- und mühsame Wartung*, zu der letzten Endes ein höherer *Anspruch an physikalischem Verständnis* zu stellen nötig — nicht aber immer zu erfüllen ist. Ich werde mir aus den Berichten auch nicht darüber klar, inwieweit der Verstärker heute allen Anforderungen an die Tonstärke sowohl in hohen wie auch in tiefen Frequenzen gerecht wird. Beanstandungen derselben liegen jedenfalls aus letzten Jahren vor (KATZ, WIRTH, NADOLECZNY, LANGENBECK). Ich selbst habe seinerzeit die höchsten vom mechanischen Gerät erzeugbaren, noch gut hörbaren Frequenzen am Apparat gänzlich vermißt. Die Unreinheiten, über die an tiefsten und vor allem an höchsten Tönen („Zwitschern“ [1]) geklagt wurde, sind anscheinend durchgängig behoben, da wir immer wieder der Hervorhebung der physikalisch reinen Töne des Otoaudions begegnen. Immerhin hat erst jüngst wieder WANNER von „zu viel falschen Reizen“ gesprochen, die bei seiner Anwendung auftreten, und die Ursache für die von RUF als bedeutungsvoll bei zentralen Hörstörungen angesehenen Zacken in der dreigestrichenen Oktave „sicherlich im Instrument“ [2] gesucht.

Mit dem alten Gerät der fortlaufenden Tonreihe erhaltene Ergebnisse lassen sich nicht immer ohne — zuweilen sogar starke — Vorbehalte mit den Otoaudionkurven vergleichen.

Diese Unstimmigkeit bedeutet eine Erschwerung des Verständnisses unter den verschiedenen klinischen Forschungsstätten, die wir zur Genüge vom alten Hörgerät her kennen, und die das Otoaudion gerade beseitigen sollte, und die sich auch an den symptomatologischen Feststellungen, auf die unsere Darstellung hinausgeht, bemerkbar machen müssen. Wir müssen deshalb (Kap. 4)

---

[1] Zwitschertöne fallen nach dem Stoßerregungsverfahren fort (SCHWARZ).

[2] Auch nach SCHWARZ sind möglicherweise Einsattelungen der Hörkurven noch Mängeln in der Apparatur zuzuschreiben.

manche unterschiedliche Darstellungen nebeneinander stellen, die letzten Endes vielleicht nur in technischen Dingen ihre Ursache haben.

Das Otoaudion ist ferner nicht frei von *Fehlerquellen*, die das alte Hörgerät besitzt. So besteht mit dem Lautsprecher leicht die Möglichkeit, „hinüber zu hören", natürlich abhängig von Tonhöhe und -stärke. Das ist aber auch der Fall am Telephon, das auf dem Wege der Knochenleitung „durchhören" lassen kann. An einer neuen Konstruktion von Schwarz sind allerdings je ein Lautsprecher für jedes Ohr angebracht, deren einer als Vertäubungsgerät (s. S. 377) wirkt. Welch unangenehme Benachteiligung für die Hörprüfung des anderen Ohres jedoch solch Gerät hat, haben wir kennengelernt (vgl. S. 378). Gerade an Audiometerkurven können schon geringfügigere Unterschiede in der Stille des Prüfungsraumes sich deutlich kundgeben, wie Bunch an einigen Kurven gezeigt hat. Zu den übrigen oben angeführten Störungsquellen können sich beim Lautsprecher noch besondere *Unannehmlichkeiten der Resonanz im Prüfungsraum* hinzugesellen.

Trotzdem dank dem Otoaudion exakte Tonerzeugnisse für Luft- und Knochenleitung zur Verfügung stehen, sind — wie Katz darlegt — noch nicht die exakten Grundlagen geschaffen, um audiometrisch die Hörempfindlichkeit zwischen Luft- und Knochenleitung zu vergleichen, d. h. um mit ihm die Stimmgabelgrundversuche zu verfeinern [1]. Um den sehr wichtigen *Stengerschen Versuch* (s. S. 415), bei dem es genau auf Höhe und Stärke zweier Töne ankommt, auszuführen, sind zwei Apparate oder wenigstens zwei völlig getrennte Lautsprechereinrichtungen notwendig, was einer bedeutsam größeren Ausgabe gleichkommt; andererseits genügen obertonhaltige Stimmgabeln zu diesem Zweck.

In dieser Kostspieligkeit des Otoaudion, die bisher noch etwa 10—50fach diejenige der Bezold-Edelmannschen Tonreihe übertrifft, liegt überhaupt schon ein größeres Hindernis für seine Verbreitung als etwa in der Raumbeanspruchung und Transportfrage im Krankenbetrieb. Angesichts seines hohen wissenschaftlichen Wertes, der die längeren Ausführungen an dieser Stelle nicht zu umgehen erlaubt, ist das bedauerlich [2].

Um so erstaunlicher mag es wirken, wenn wir rückblickend feststellen können, daß *wenige handelsübliche Stimmgabeln ausreichen, um den Nervenarzt von der Gestalt einer Hörnervenerkrankung das richtige Gerippe zu geben.* Mit Gabel c (128) und c^1 (256) sind die typischen Stimmgabelgrundversuche anzustellen — mit zwei Stück c^1 läßt sich sogar auf einseitige Taubheit und Simulation derselben bestens prüfen (s. S. 415); über die Empfindlichkeit für hohe Töne gibt eine langschwingende c^5-Stimmgabel vorzügliche Auskunft. Allenfalls kann man noch mit C_{16} — falls man ein Exemplar erhält, das mindestens so starken Klang wie Vibration gibt — sonst C_{24}, bei sicher normalem Mittelohr allenfalls noch mit C_{32} einen Einblick ins Gebiet nächst der unteren Tongrenze gewinnen.

Selbst für den Ohrenarzt hängt die Antwort auf die Frage „elektro- oder mechanoakustisches Gerät" nur von den Anforderungen an die Genauigkeit ab, die an ihn gestellt werden (Langenbeck). Da ist für die praktische klinische Diagnose auch heute noch oft genug — neben der Sprachprüfung — mit der Tonprüfung älteren Stils, unter Umständen sogar in der eben skizzierten primitiven Form auszukommen. Für den Ausbau der otoneurologischen Diagnostik aber ist erst die exakteste, also die audiometrische Tonprüfung gerade gut genug. Trotzdem ist in dieser Zeit des Werdens die kontinuierliche alte Tonreihe als Vergleichstest noch unentbehrlich.

So scheiden wir von diesem Teil der Hörprüfung mit dem Eindruck, daß noch nicht alle Fragen, welche die Klinik an uns stellt, mit der verfügbaren Methodik erschöpfend oder auch nur untadelig richtig werden beantwortet können.

---

[1] Ein Ausweg könnte dadurch gefunden werden, daß man die Reizschwellenkurven für Luftleitung und Knochenleitung einander angleicht, indem die Verstärkerapparatur benutzt wird (mündliche Mitteilung von Herrn Dr. Schwarz).

[2] Nach frdl. Mitteilung von Herrn Dr. Schwarz beseitigen neuere Konstruktionen diese Schwierigkeiten so gut wie gänzlich. Halten diese Konstruktionen der Kritik stand, so sehe ich im Otoaudion das Instrument der Zukunft für jeden Arzt.

2. Allgemeine Eigenschaften von Schwerhörigkeit und Taubheit.

Die Schwerhörigkeit, die *Hypakusis*, kennzeichnen wir mit Hilfe der beschriebenen Methoden

1. in qualitativer Hinsicht und
2. in quantitativer Hinsicht.

Qualitativ wird seit Jahrzehnten unterschieden in eine *Mittelohrschwerhörigkeit* und in eine *Innenohrschwerhörigkeit*.

Beide Typen waren ursprünglich als feste, unabänderliche Erscheinungsformen gedacht. Sie zeigten sozusagen umgekehrte Vorzeichen (s. unten). Die Abweichungen von diesen zwei Typen wurden als eine mehr oder weniger *kombinierte Schwerhörigkeit* gedeutet, also als ein Hörschaden, der seine Ursache teils im Mittelohr, teils im Innenohr habe. Diese Erklärung erwies sich auf die Dauer nicht als durchgängig richtig:

Einmal kamen viele Fälle vor, deren Veränderungen nachweislich[1] nur im Mittelohr oder im Innenohr lokalisiert waren, bei denen dies oder jenes Merkmal aber doch im Sinne des anderen Typus vorhanden gewesen war. In ihnen mußten wir also Ausnahmen von der Regel erblicken.

Zweitens lagen in einer Anzahl von derartigen funktionellen Befunden — neben oder gänzlich ohne periphere Organveränderungen — krankhafte Störungen im Zentralnervensystem vor. Man hätte die Untersuchungsformeln solcher Fälle zum mindesten als *Bilder atypischer Schwerhörigkeit* bezeichnen müssen. Aber man hatte schon verhältnismäßig frühzeitig durch SIEBENMANN kennengelernt, daß Schwerhörigkeit mit betonter Mittelohrstruktur auch bei zentralem Sitz der Ursache als leidlich typisch gelten mußte.

Trotz dieser Verstöße gegen eine korrekte Bezeichnung haben sich die beiden Benennungen erhalten! Sie erwiesen sich didaktisch als sehr geeignet. Für die große Masse der reinen Ohrerkrankungen gaben sie nämlich einen guten Leitfaden ab, indem sie sozusagen einen Ausgangspunkt für die Überlegung bildeten, von dem aus die Abweichungen vom Typ an Hand der anderen Krankheitszeichen gedeutet wurden. Außerdem bewährten sie sich als Mittel zu knapper Verständigung im großen und ganzen.

Als gleichwertig mit der Bezeichnung Mittelohrschwerhörigkeit wird die Bezeichnung *Schalleitungsschwerhörigkeit*, als gleichwertig mit der Innenohrschwerhörigkeit werden die Bezeichnungen *Nervöse, Nerven- oder Schallempfindungsschwerhörigkeit* gebraucht. Für diese Synonyma gilt, was wir oben von den Grundbezeichnungen gesagt haben. Nun kommt noch hinzu, daß im Innenohr eine Veränderung im chemischen, besonders aber im physikalischen Verhalten der Endolymphe eine Störung hervorrufen kann, die wir doch im strengen Sinne auch der Schalleitung, wenigstens zum Teil zur Last legen müssen! Das ist die sog. lymphokinetische Erkrankung.

Wir kennzeichnen die beiden Grundtypen durch die drei grundlegenden Stimmgabelversuche, die obere und die untere Tongrenze. Diese Eigenschaften lassen sich sehr prägnant im Schema wiedergeben:

Mittelohrschwerhörigkeit		*Innenohrschwerhörigkeit*
negativ	Rinne	positiv
verlängert	Schwabach	verkürzt
ins kranke Ohr	Weber	ins gesunde Ohr
heraufgesetzt	untere Tongrenze	normal
normal	obere Tongrenze	herabgesetzt

Dazu käme nunmehr bei Otoaudionprüfung[2]:

nach c^4	Verlagerung des Höroptimum	nach c^2

---

[1] Durch spätere histologische Untersuchung.

[2] Diese Zufügung gebe ich, nachdem Dr. SCHWARZ jetzt (Änderung bei der Korrektur, Verf.) die von WIRTH u. a. erwähnten Einzeldaten als Regel aufgestellt hat (vgl. auch die Kurven S. 391).

In der ursprünglichen Zusammensetzung sind die Typen Erzeugnisse der unumschränkten Herrschaft des mechanoakustischen Gerätes. Die mit dem Otoaudion aufgenommenen Kurven scheinen sich mit den Tongrenzen, wie unsere Beispiele von S. 391 zeigen, in das Schema einzufügen. Aber das letzte Wort ist sicher noch nicht gesprochen; denn das Otoaudion hat bereits eine bemerkenswerte Umstellung unserer Begriffe erzwungen: die Tonlücken, die uns die Bezold-Edelmannsche kontinuierliche Tonreihe kennengelernt hatte — sie spielten besonders in der Lehre der Taubstummheit eine wesentliche Rolle —, verschwanden bei audiometrischer Prüfung (Grahe, von Wirth bestätigt), indem die „fehlenden" Töne mittlerer Tonlage über die Hörschwelle gehoben wurden. Durch die Wirkung von Verstärkern werden schon mit den — einem Otoaudion gegenüber schwachen — elektrischen Hörverbesserungsapparaten krankhaft eingeschränkte Hörgrenzen erweitert. Ist da das Ende dieser zauberhaften Wirkung an den äußeren Hörgrenzen zu erwarten? Die Herstellung des Schwarzschen Verstärkers galt doch gerade der Intensität im Endbereich der Apparatur und kennzeichnet damit deren relative Schwäche[1]!

Bedienen wir uns weiter unserer Ausdrucksweise, so müssen wir uns in erhöhtem Maße bewußt sein, wie soeben schon gesagt, einem stillschweigenden Übereinkommen gemäß zu verfahren. Von amerikanischer Seite, z. B. Drury, sind auch schon neue zahlreiche Audiogrammtypen aufgestellt worden. Mir fehlt noch jede Erfahrung darüber. Für die Diagnose beachtenswerte Angaben aus audiometrischen Befunden werde ich jedenfalls zitieren. Das Schrifttum erweckt geradezu den Eindruck, als ob die Audiogramme noch weniger lokalistische Schlußfolgerungen zulassen möchten als unser altes Hörrelief; Bunch erwähnt schon das Vorkommen identischen Audiogrammes bei Leitungs- und Nervenschwerhörigkeit! Zur Charakterisierung diente Bunch dann der Ausfall der Stimmgabelversuche. Und auch Wirth hat, wenn ich ihn recht verstehe, die Ansicht, daß die Otoaudionkurven der Schwerhörigkeitstypen sich ähnlicher werden, wenn dem Ohr ein elektrischer Hörapparat vorgeschaltet wird.

Bei der Typendarstellung im geschriebenen Schema verdeutlicht den Befund der Tongrenzen die Hinzufügung des Instrumentes, bei den Stimmgabelgrundversuchen die der Note des Tones, mit denen das Ergebnis gewonnen ist. Eine für die Qualität der Schwerhörigkeit meist wertvolle Ergänzung erfährt dies Schema durch die Ergebnisse der Sprachgehörsprüfung, wenn ausgesprochene Hörweitenunterschiede für die Wortklanggruppen oder für bestimmte einzelne Worte vorhanden sind.

Die quantitativen Angaben — sei es aus alten Methoden, sei es aus Audiogrammen — vervollständigen das Typenschema zum *Hörbild*.

Zweckmäßig ist es, jeder derartigen Schreibung des Hörbildes 1. die Angabe beizugeben, ob und mit welcher Methode (s. S. 375) die Beziehung der Werte auf das geprüfte Ohr gesichert worden ist, und 2. in Nervenfällen mit nicht völlig normalem Hörvermögen, aber ohne wesentlichen Trommelfellbefund die Angabe, ob eine und welche Hörveränderung durch Katheterisierung hervorgerufen ist'

Bestrebungen, eine international gleichmäßige Schreibweise des Hörprüfungsbefundes durchzuführen [2], haben sich nicht durchsetzen können. Eine Schreibweise zu gemeinsamem Gebrauch hatte auch die Deutsche otologische Gesellschaft [3] empfohlen — mit demselben Erfolg.

Quantitativ kennzeichnen wir die Schwerhörigkeit durch die Zahlenwerte, die in erster Linie mit der Sprachgehörprüfung, in zweiter mit den quantitativen Tonprüfungen auf mechano- oder elektroakustischem Wege festgestellt worden sind. Diese Zahlenwerte sind nun im allgemeinen nicht etwa für alle Frequenzen

---

[1] Vgl. dazu S. 389.
[2] Siehe Möller, 8. Internat. Kongr. Budapest 1909, Passow-Schaefers Beitr. 3, 326 (1910).
[3] Siehe Panse 1907, Diskussion zu Hinsberg.

proportional. Darauf wies uns schon die Nominierung der beiden Grundtypen der Schwerhörigkeit und der Tonlücken hin. Bereits die verschiedenartigen, mehr oder weniger groben Aufstellungen von Hörreliefs, in aller Deutlichkeit aber die Audiogramme können Zacken bzw. Kurvenwellen auffälliger Größe verzeichnen. Daneben kann aber außerdem eine annähernd gleichmäßige Herabsetzung der sämtlichen mit der betreffenden Apparatur erhaltenen Töne statthaben. Gerade um derartige Feststellungen ganz peinlich durchzuführen, gebührt dem Otoaudion der Vorzug vor der quantitativen Stimmgabeluntersuchung (LANGENBECK, BUNCH).

Diese beiden für uns hier quantitativen Momente hält BRÜNINGS auseinander: Nur die Erscheinung, bei der das kranke Ohr das gesamte Schallerzeugnis sozusagen zu schwach registriert, ist nach BRÜNINGS eine quantitative Schwerhörigkeit, „Unterhörigkeit oder Hypakusie". Die unterschiedlich starke Empfindlichkeit für Töne aber, die dem Hörer eine Klangentstellung verschaffen muß, wird zur qualitativen Schwerhörigkeit, der „Fehlhörigkeit oder Parakusis"; in dieser Richtung präzisiert BRÜNINGS das Symptom mit Rücksicht auf instrumentelle Hörverbesserungsfragen.

Das nach dem bisherigen Gebrauch qualitativ mit größerer oder geringerer Genauigkeit als Leitungs-, Nerven- usw. Schwerhörigkeit oder als atypische oder kombinierte Schwerhörigkeit bezeichnete Symptom wird quantitativ an Stelle der genauen Zahlen in Beschreibung oft auch kurz als *„gering-, mittel- oder hochgradige Schwerhörigkeit"* bezeichnet. Für die Diagnostik besagt eine derartige Bewertung nicht viel, da die verschiedenartigen Erkrankungen mit jedem Grad der Schwerhörigkeit einhergehen können. Gewisse allgemeine Richtungen können, wie wir z. B. bei den Hörleitungsstörungen sehen werden mit den Gradangaben — in Wort oder Zahl — immerhin schon gegeben werden.

Jene allgemein gehaltenen Begriffe haben ihr eigentliches Gebiet im Untersuchungswesen für bestimmte Arbeits- und Dienstleistungen, z. B. im Heer und für die Bemessung der Hörschäden im Versicherungs- bzw. Versorgungswesen. Die Werte für den Grad der Schwerhörigkeit, von diesem Gesichtspunkt aus gesehen, werden durchaus nicht immer übereinstimmend in den betreffenden Anweisungen und den einschlägigen Büchern (KAUFMANN, PASSOW u. a.) oder den Handbüchern der Unfallheilkunde angegeben. Anhaltspunkte kann der Gutachter diesen Arbeiten entnehmen.

Der *klinische Wert quantitativer Angaben* der Schwerhörigkeit ist bedeutsamer *für das Urteil über den Verlauf eines Leidens,* welchen Sitz es auch habe. Die Prüfung der Abstufung der Schwerhörigkeit gibt Aufschluß darüber, *ob die Erkrankung sich in auf- oder absteigender Linie* befindet. Gerade um derartige Feststellungen ganz peinlich durchzuführen, gebührt dem Otoaudion der Vorzug vor der quantitativen Stimmgabeluntersuchung (LANGENBECK, BUNCH). In einem nicht einigermaßen korrespondierenden Verhältnis werden Grad der Schwerhörigkeit und Schwere der Erkrankung wohl nur dann stehen, wenn es sich um mittelbare Einwirkungen auf den Hörnerven handelt (ich sehe hier von Erkrankungen des Mittelohres ab!).

Z. B. kann ein weitestgehender Rückgang des Grades der Schwerhörigkeit nach einer Entlastungstrepanation eintreten, ohne daß deshalb der ursächliche Prozeß zurückgegangen wäre (z. B. Fall CASSIRER-HEYMANN).

Von höherer Bedeutung ist oft die Feststellung der extremsten Schwerhörigkeit.

Wiederum vom praktischen Standpunkt aus unterscheidet man auch hier neben der „*wirklichen* Taubheit" — die allein wir hier schlankweg Taubheit nennen wollen! — eine „*praktische* Taubheit", z. B. in Gestalt eines isolierten Vokalgehörs auf einem Ohr. *Diese letztgenannte nennt das Gesetz auch die „an Taubheit grenzende Schwerhörigkeit".* Aus der Heranziehung des Gesetzes geht schon hervor, daß es sich bei ihr vielfach um Unfälle oder Berufskrankheiten handelt. Ihre Feststellung ist „praktisch" überaus wertvoll bei der Taubstummheit, für die dieser Zustand sprachwichtige Hörreste bedeutet.

Der Höchstgrad des Hörverlustes, eben die „wirkliche Taubheit“, zeigt im Verlauf von Ohrenkrankheiten die vollzogene Ausschaltung der Schnecke an. Wir streifen hier nur, daß dieser Augenblick — im Verein mit der Ausschaltung des vestibularen Ohranteiles — dem Ohrenarzt in Fällen mittelohrentspringender Eiterungen die Entscheidung über Tod und Leben seines Kranken in die Hand gibt. Im Anschluß daran fixieren wir aber den Satz, daß die Feststellung dieser Ausschaltung für eine ganze Zahl von Hirnhautentzündungen sowie von Hirnabscessen den ursächlichen Zusammenhang mit dem Ohr sicherstellt, und daß sie damit auch den einzig richtigen Weg des Eingriffes weist! Dieser hat nämlich bei labyrinthogenen otitischen Komplikationen über das Labyrinth zu gehen!

Andererseits müssen wir ebenso fest im Gedächtnis behalten, daß für die nichtlabyrinthogenen eitrigen Verwicklungen vom Ohr aus der Grad der Schwerhörigkeit keinerlei Maßstab abgibt. Die Schwerhörigkeit kann bei ihnen sogar unmerklich schwach sein, ohne dadurch etwa die Gutartigkeit des Prozesses zu bezeugen. Der Nachweis einer kurz vorausgegangenen, wenn scheinbar auch schon der Hörfunktion nach in der Heilung befindlichen Mittelohrentzündung entscheidet bei diesen Erkrankungen des Schädelinneren über die Wahl des Operationsweges vom Ohr aus.

Andere Meningitiden rücken vom Schädelinneren gegen das Ohr vor und führen dann in der Mehrzahl ihrer Fälle wiederum zur vollständigen Ertaubung. Im Vordergrund steht hier die epidemische Genickstarre. Nach ihr wäre der Mumps zu nennen, dessen „metastatische“ Otitis interna vermutlich stets eine fortgeleitete Meningitis parotitica ist (O. Voss).

In einer großen Reihe von Erkrankungen stellt die Taubheit nichts weiter dar als den höchsten erreichbaren Grad der mit ihnen verbundenen Schwerhörigkeit.

Die *Geschwindigkeit, mit der die Schwerhörigkeit fortschreitet oder zurückgeht,* kann der Beachtung wert sein.

Schnelles Nachlassen des Gehörs spricht mit einiger Wahrscheinlichkeit für das Angreifen der Schädlichkeit im peripheren Neuron; denn schon im verlängerten Mark beginnt eine Kreuzung der Bahnen, so daß der Stärke des Gehörverlustes bei Erkrankungen vom Nachhirn aufwärts gewisse Grenzen gesetzt sind.

Bei den entzündlichen Erkrankungen pflegt die rasche Steigerung der Schwerhörigkeit ein Mahnzeichen zu vermehrter Aufmerksamkeit zu bedeuten, mag die Ansteckung von der Tube oder von den Hirnhäuten aus vordringen. Doch ist sie — abgesehen von der eben erwähnten diffusen, eitrigen mittelohrentstammenden Labyrinthitis — kein unbedingtes Zeichen der Wendung zum Schlimmsten, weder in Hinsicht auf die Funktion noch in Hinsicht auf das Leben. Sogar die verhältnismäßig gutartige Innenohrerkrankung, die Labyrinthitis serosa, zeigt manchmal recht schnelles Aussetzen des Gehörs. Indes geschieht das Aussetzen in der Regel doch schrittweise bei ihr; das trifft besonders für die Labyrinthitis serosa bei Tuberkulose zu.

Nicht selten entwickeln sich im beschleunigten Zeitmaß die infektiösen und toxischen Neuritiden des N. cochlearis, für welche die Progredienz an sich bereits von Oppenheim in seinem Lehrbuch als charakteristisch angegeben wurde. Neben mancher ursächlich unklar gebliebenen — oft einseitigen — Ertaubung finden wir typische Beispiele bei der Vergiftung infolge zu reichlicher Chiningaben und nach akuten Infektionskrankheiten, unter ihnen unerwartet oft bei Influenza, eine Erfahrung, die ich Joseph Fischer bestätigen kann. Auch das syphilitische Neurorezidiv des Cochlearis pflegt besonders flott in die Erscheinung zu treten.

Ein *schlagartiges Auftreten der Schwerhörigkeit* bei kongenitaler Syphilis hat Schlittler in einem Drittel der Fälle beobachtet; das konnten allerdings

ORLEANSKI und ALEXANDER an beträchtlich großem Material nicht *einmal* bestätigen; ebenso nicht MAYER OTTO; nach ihm ließ die angeborene Syphilis bald langsam, bald auch in beschleunigtem, selbst auf Stunden beschränktem Tempo die Hörstörung zur Erscheinung kommen.

Bei veralteter erworbener Syphilis erwähnt ALEXANDER diese überraschende Erscheinungsart. Selbst bei der multiplen Sklerose kann die kochleare Erkrankung — so gibt ENGELHARDT an — plötzlich einsetzen.

Schlagartig bricht naturgemäß das Hörvermögen *ab*, wenn apoplektische Insulte im kochlearen System vor sich gehen. Dabei ist Taubheit die sichere unmittelbare Folge, wenn die Blutung bzw. die Kreislaufstörung die Schnecke trifft (s. auch die MENIÈREsche Krankheit S. 636). Anscheinend tritt — einseitige — Taubheit auch nach Apoplexien und ähnlichen Insulten im Kochlearkerngebiet *einer* Seite ein (BRÜHL). Bei höherem Sitz des Herdes braucht das Gehör infolge der beiderseitigen nervösen Versorgung des Sinnesorganes nicht mit einem Male auszufallen. Nur gleichzeitig eintretenden ausgedehnten Blutungen in beiden Schläfenlappen oder auch in der Großhirnhörleitung folgt Taubheit, wie das HENSCHEN (s. GRAHE) zuerst hervorgehoben hat. Die Fälle einseitiger Taubheit infolge einseitiger Blutung in der inneren Kapsel sind älteren Datums (KAUFMANN 1886, VELTER 1883). (Im übrigen sei hinsichtlich dieser Großhirnhörstörungen auf den entsprechenden Abschnitt verwiesen.)

Unvermittelt treten die Hörschäden vielfach bei Schädelverletzungen auf. Oft genug ist der Verunglückte, wenn er aus der Bewußtseinsstörung erwacht, taub. Ebenso scharf schneidet meist die funktionelle Ertaubung nach eindrucksvollen, erschütternden Ereignissen in das Erscheinungsleben ein; mit gleicher Zauberhaftigkeit kann sie verschwinden.

Langsames Fortschreiten der Schwerhörigkeit ist nichts Ungewöhnliches bei längerem Bestehen jedweden Ohrleidens nicht perakuten Charakters. Bemerkenswert ist die Angabe NEUMANNs, nach der auf eine Verletzung im Bereich der Bogengänge hin sich der Hörschaden nur langsam ausbildete. Es dürfte damit das Anschlagen nur der knöchernen Bogengangswand gemeint sein, denn nach freiwilligem oder unfreiwilligem Aufschlagen des Bogenganges bis zum Abfluß von Labyrinthwasser scheint doch — soweit ich die Berichte übersehe — schnell Taubheit zu folgen. Ich hatte Gelegenheit, ihr Auftreten im Laufe weniger Minuten zu verfolgen; dies Ohr ist taub (und vestibulär unerregbar) bei klinisch relativ benignem Verlauf der Labyrintherkrankung geblieben.

Langsam rückt die Funktionsschädigung auch bei ausgesprochen chronischem Grundleiden vor; dazu gehören manche Stoffwechselerkrankungen und auch die von GLASSCHEIB beschriebene strumiprive Schwerhörigkeit. Progressiv verschlechtert sich nach Beobachtungen von SOMMER das Hörvermögen bei der Syphilis congenita tarda.

Das ausgesprochene Einschleichen einer Schwerhörigkeit sehen wir recht oft bei endokraniellen Erkrankungen. Es erfolgt durch eine allmähliche, evtl. mittelbare Einwirkung auf den Hörnerven. Also kommen hier in Betracht in und um den Hörnerven: chronisch entzündliche Vorgänge um die Octavuswurzeln, ferner Geschwülste, entzündliche Schwellungen, unter Umständen auch Abscesse, die vom Kleinhirn, also von der nächsten Nachbarschaft aus auf den Octavus drücken. Aber auch Tumoren und Entzündungen des Großhirns können durch eine Steigerung des Druckes innerhalb des Schädelraumes oberhalb des Zeltes eine langsame Verschlechterung des Hörens bewirken, indem sie den Druck durch Vorschieben des Tentoriums oder, was viel häufiger der Fall ist, durch die Vermittlung eines Hydrocephalus auf Nerven oder Kerngebiet sich fortpflanzen lassen. Natürlich gibt es auch derartige zentrale Schwerhörigkeiten, die sehr schnell fortschreiten (FRENZEL).

Derartige Verschlechterungen des Gehörs können anderen, greifbareren Merkmalen eines Acusticus- oder Kleinhirnbrückenwinkeltumors bis zu 3 und 4 Jahren voraus laufen (Mingazzini, Marburg u. a.). Nach Cushing ist dabei die Schwerhörigkeit ein langdauernder *Vorbote* von Neurinomen, während z. B. Meningiome ein schnelles Aufeinanderfolgen der Symptome — gewöhnlich stellen sich am frühesten nach dem Erscheinen der Schwerhörigkeit die Kopfschmerzen ein — zeigten. Selbst zwei intrapontine Gliome (unter 28 Fällen des Cushingschen Materials) waren durch eine lange Zeit isoliert bestehende Schwerhörigkeit eingeleitet worden (List). Aus Innenohrschwerhörigkeit sahen Brühl einige Male nach langer Beobachtungsdauer sich eine Paralysis progressiva, Marie und Walton (s. Portmann) Tabes dorsalis entwickeln. Als Gesamtdauer einer derartigen fortschreitenden Schwerhörigkeit hat Morelle einmal 15 Jahre angegeben. Sein Patient hörte kurz vor dem Tode immer noch 30 cm weit Flüster- und 1 m weit Umgangssprache! Ein schnelles Fortschreiten der Schwerhörigkeit spricht in gewissem Grade sogar gegen Tumor.

Das auf lange Zeit verzettelte Schwinden des Gehöres ist denjenigen Schäden eigentümlich, die auf Entartungen der nervösen Zellen und Fasern bezogen werden. Ganz protrahiertes Nachlassen des Hörvermögens nach Schädelverletzungen oder Labyrintherschütterung, insbesondere auch nach Explosionsschäden sowie nach Starkstromverletzungen (Klestadt, Petzal, Forschner) muß wohl heute in vereinzelten Fällen ebenfalls als Symptom sekundärer degenerativer Erkrankung im peripheren Neuron anerkannt werden (Brunner, Wittmaack, Voss), häufiger jedoch dürfte es durch eine seelische, in solchen Fällen einem organischen Kern aufgepfropfte Schwerhörigkeit bedingt sein (Kehrer). Die Entscheidung, ob organisch oder seelisch bedingt, wird praktisch um so schwieriger, als oft 1. der R. cochlearis allein betroffen ist und 2. die Erkrankung als späte Verschlechterung primärer Hörschäden oder sogar als rein sekundärer Späthörschaden in die Erscheinung treten kann.

Dabei ist wichtig zu wissen, daß eine traumatische Verschlechterung einer Otosklerose — eine häufig gestellte Frage — als Spätschaden nicht, als Frühschaden auch nur sehr bedingt anerkannt werden kann.

Wechsel im Grad der Schwerhörigkeit wird von Kranken häufig berichtet. Am geläufigsten ist er uns von chronischen Mittelohrleiden und der Otosklerose her. Von Beziehungen zur Witterung hört man dabei oft. Ein Auf und Ab während eines im ganzen doch fortschreitenden Hörverlustes zeigen manche schleichenden Prozesse wie Neuritiden und vor allem manche Starkstromschäden. Geradezu *launisch* kann der Schwerhörigkeitsgrad sich ändern bei Hysterischen. Flüchtige Schwerhörigkeiten finden sich bei zentralen Leiden erwähnt (Anton, Panse). Eine „*transitorische*" Ausschaltung des Gehörs wurde sogar als ganz charakteristisch für die multiple Sklerose angegeben (O. Beck). Wie Brock und Gagel an Hand eines histologisch untersuchten fehldiagnostizierten Falles betonen, könne in diesem Merkmal aber kein sicheres Unterscheidungsmittel gegen Tumoren gesehen werden. Jedenfalls können auch die Krankheitsvorgänge, die im Tumor vor sich gehen, oder die von ihm in der Umgebung ausgelöst werden, derart sein, daß die schon vorhandene Taubheit auf eine Zeitlang wieder dem Gehör Raum gibt (Fälle von Güttich bzw. Haike, Felsenbeintumoren mit dem Bild des Kleinhirnbrückenwinkeltumors).

Plötzliche Schwankungen zum Schlechteren und zum Besseren, unter Umständen ganz groben Maßes, erleben wir bei Anfällen von Menièreschem Typ (s. unten), z. B. der sog. angiospastischen Octavuskrise Kobraks oder der Otitis interna vasomotoria Brunners. Schwere organische Zustände können angesichts der weitgehenden Rückkehr der Funktion dabei gewiß nicht vorliegen.

Besserungen sind das Zeichen eines heilenden oder eines durch Heilmittel beeinflußten Leidens. Ganz merkwürdig ist dabei eine Angabe MYGINDs, nach der die beträchtliche Hörverbesserung sich auf die Zeitdauer der Atropinwirkung beschränkte. Die Vermittlung des Gefäß- bzw. des Gefäßnervensystems dabei ist nicht leicht verständlich.

Selbst eine *endgültige Wiederherstellung des Hörvermögens* kann nach schwerstem Ausfall erfolgen; nicht immer aber geht sie usque ad integrum physiologicum. Sie kommt bei peripheren, bei zentralen Erkrankungen vor. Multiple Sklerose (KOBRAK, ENGELHARDT), Fleischvergiftungen (RUTTIN, NINGER [1]), Flecktyphus und Typhus neuritis (POPOFF, E. URBANTSCHITSCH), die verschiedenen Formen der Octavussyphilis seien als Beispiele erwähnt. Sogar bei Tumoren kann sie erfolgen, wenn das Gewächs entfernt ist, ehe die nervösen Cochleariselemente sämtlich dem Gewebstod verfallen waren (GRAHE, s. RUTTIN, NILS ANTHONI, DE STELLA, O. FOERSTER [Fall 2, Gliom im Vierhügelgebiet], BRUNNER [Fall 4, Kleinhirnbrückenwinkeltumor], GÜTTICH [Zelttumor] u. a. m.). Auffallend stark und schnell macht sich der Rückgang bemerkbar, wenn die Hörstörung nur durch eine Fernwirkung entstanden war. So verdient der Fall von CASSIRER-HEYMANN Erwähnung, bei dem ein Sarkom des Zeltes eine Taubheit hervorgerufen hatte, die innerhalb 7 Wochen nach der Operation einem Gehör für Flüstersprache auf 6 m gewichen war.

Besserungen größeren Ausmaßes, die durch stumpfe Schädelverletzung erworbene Schwerhörigkeit zeigt, ist BRUNNER geneigt, auf Veränderungen zu beziehen, die sich allein auf den lymphokinetischen Apparat beschränkt haben.

Schritt für Schritt gehen meist die noch besserungsfähigen Neuritisschwerhörigkeiten zurück, wie das ZEIDLER (s. auch E. URBANTSCHITSCH) vom Typhus abdominalis besonders hervorhebt. Eine bemerkenswerte Schwerhörigkeit, die sich nach FREY an die Lumbalpunktion eines Ischiaskranken anschloß und auf 3 m Flüstersprache herunterging, ließ „sukzessiv" nach bis zur Norm, nachdem sie 12 Tage lang bestanden hatte. Wichtig für die Differentialdiagnose sind dabei Bemerkungen von RUTTIN und BÁRÁNY zu dieser Krankenvorstellung, die übereinstimmend darauf hinwiesen, daß solchen — also einen verzögerten, gleichmäßigen — Verlauf auch funktionelle Störungen nach Lumbalpunktion nehmen können.

Eine *fortlaufende Bestimmung des Verhältnisses zwischen Flüster- und Umgangssprachengehör* wurde bisher nicht für die nervenärztliche Diagnose herangezogen. An die Feststellung eines Mißverhältnisses wurde überhaupt nur für die Großhirnstörungen gedacht, die aber hier nicht zuständig sind. Für rein ohrenärztliche Zwecke besitzt diese Feststellung manchmal schwerwiegende Bedeutung, so im Taubstummenunterricht, für die Wahl von Hörverbesserungsgeräten. Von vornherein auffällig wird eigentlich nur die Veränderung zu ungunsten der Flüstersprache durch die Herabsetzung der oberen Tongrenze. Bekannt ist diese Erscheinung besonders von der Altersschwerhörigkeit — die übrigens ihre Schatten nach ZWAARDEMAKER (s. PERB und FINT) bis in das 3. Lebensjahrzehnt vorauswerfen kann. Über das Mißverhältnis von Sprachgehör zu Tongehör s. S. 371 f.

Die *Seite der Schwerhörigkeit* entspricht im allgemeinen der Seite der Erkrankung im Hörsystem. Eine Ausnahme bilden die seltenen *Fälle vollständig oder rein gekreuzter Schwerhörigkeit*. Diese kommt erstens bei einseitigen Herden in dem Hirnstamm im Bereich des Corp. geniculat. med. bzw. des Lemniscus lat. und der Großhirnbahn bis hinauf in die HESCHLschen Windungen vor (SPIEGEL und SOMMER). Allerdings bleibt die Frage offen, ob dies Merkmal nicht dem einer teils gekreuzten, teils ungekreuzten Schwerhörigkeit weichen muß,

---

[1] Persönliche Mitteilung (Original tschechisch).

welches die Beobachtungen jüngeren Datums zumeist aufweisen. Die Unterschiede könnten in dem Ergebnis einer nicht übereinstimmenden Hörprüfungsmethodik begründet sein.

Sie entwickelt sich zweitens vereinzelt in einer geradezu paradox erscheinenden Weise bei Tumoren des Kleinhirnbrückenwinkels und des Nerv. VIII selbst, aber nicht, ohne daß bis zum Ende des Leidens das Gehör auf der Tumorseite in Mitleidenschaft gezogen wäre (Güttich, Wartenberg, List). Die gekreuzte Schwerhörigkeit war dann *mittelbar* hervorgerufen, und der einseitige Herd hatte letzten Endes zu beiderseitiger Hörstörung geführt. Aus gekreuzter Schwerhörigkeit darf man nicht etwa auf einen besonders großen Tumor schließen (Güttich, Ref.).

Mittelbar kann auch von der vorderen und mittleren Schädelgrube aus eine Einwirkung auf das Gehör beider Seiten statthaben. Diese Fälle sind weitaus seltener als die von Tumoren der hinteren Schädelgrube aus. Marburg gibt in seinem Handbuch eine derartige Beobachtung von Schläfenlappentumoren an.

Die eigentliche Ursache der mittelbaren Hörschädigung liegt in Hirnschwellung, in Verschiebungsfolgen, Erhöhung des Hirnwasserdruckes bzw. Stauungserscheinungen. Sie trifft bald den Nervenstamm, bald aber auch das Kerngebiet, d. h. die Abschnitte, die uns vom Kochlearsystem jenen Einwirkungen gegenüber am meisten ausgesetzt erscheinen. Leichte anatomische Veränderungen im Labyrinth hat anscheinend Quix in solchen Fällen finden können.

Eine einseitige Erkrankung kann fernerhin *unmittelbar* zu einer Hörschädigung auf beiden Ohren führen, und zwar in zwei Fällen: 1. bei der für uns heute typischen Form der Hörstörung nach einseitiger Unterbrechung der Hörleitung oberhalb der Kernebene bzw. vom Kreuzungsgebiet ab aufwärts. Von ihr aus entsteht *eine nur zum Teil gekreuzte, zum Teil gleichseitige Schwerhörigkeit,* über die wir später noch genaueres mitzuteilen haben.

2. ist mit dem seltenen Fall zu rechnen, daß von einem bereits schwerhörigen Ohr aus eine eitrige oder nichteitrige Encephalitis des Schläfenlappens entsteht, die nun das gegenseitige Ohr benachteiligt. Auf solche Weise erreichen Hörschäden dann manchmal höchste Grade, wie bei einem von einem cholesteatomtauben Ohr ausgehenden Schläfenlappenabsceß von Rhese.

Gar nicht selten ist es aber auch, daß die Ohren bzw. Hörbahnen selbst *beiderseitig* erkranken. Das geschieht bald zu gleicher Zeit, bald — häufiger noch — nacheinander. Völlige Proportionalität zwischen beiden Seiten besteht dabei eigentlich nie — bis Ertaubung eingetreten ist. Das Vorkommen hochgradiger Seitenunterschiede vorher versteht sich von selbst.

Die Beiderseitigkeit findet mannigfach *Begründung: Entwicklungsstörungen* sind gern symmetrisch. Aus ihnen erklärt sich eine ganze Gruppe von Fällen angeborener Taubstummheit. Gewöhnlich liegen periphere Hemmungsbildungen zugrunde; aber auch zentrale Defekte wären nicht ausgeschlossen, wie die noch spärlichen anatomischen Hirnuntersuchungen solcher Fälle immerhin vermuten lassen (Brunner).

Für eine gewisse *angeborene Anlage* spricht auch die Eigentümlichkeit, daß ein Tumor an beiden N. VIII auftreten kann. Oft sind das Fälle von Morbus Recklinghausen. Neben einer Art Organminderwertigkeit können *im Laufe des Lebens erworbene Dispositionen* eine Rolle spielen, wenn sich die physiologische Abnutzung verhältnismäßig frühzeitig im beiderseitigen Nachlassen des Gehöres kundtut.

Beiderseits zugleich treten ungemein oft die verschiedensten Mittelohr- und Innenohrerkrankungen auf. Das steht in Zusammenhang zunächst mit der *symmetrisch gleichen Ansteckungsaussicht vom Rachen einerseits, von den Hirnhäuten andererseits aus.* Dann scheinen *die Zirkulationsverhältnisse* von Einfluß zu sein. Dabei sind anscheinend weniger die Ohren mit stark krankhaft veränderten Gefäßen gemeinsamer Gefahr ausgesetzt, was aus der in der Regel einseitigen Lokalisation eines echten Labyrinthschlages durch Blutung, Thrombose oder Embolie hervorzugehen scheint — es müssen wohl mehr die normalen oder wenigstens nicht hochgradig beeinträchtigten Gefäßinnervations- und Strombahnverhältnisse der symmetrischen Zuführung oder Auswirkung der Schädlichkeit günstig sein. So sehen wir alle Gifte, die chemischen [1] wie die biologischen, häufig beiderseits den Hörnerven angreifen. Wir kennen eine beiderseitige Otitis interna vasomotorica nach Traumen (BRUNNER). Selbst die Merkwürdigkeit von Tumormetastasen in beiden Felsenbeinen, wie sie MANASSE beschrieben hat, ist man versucht, unter diesem Gesichtspunkt zu betrachten. Eigentümlich auch ist es, daß die metastatische Osteomyelitis die inneren Ohren stets beiderseits ergreift (MÜLLER). Für das Zustandekommen dieser symmetrischen Metastasierung, die Ursache beiderseitiger Hörstörung wird, mag allerdings *die Verteilung der zuführenden Gefäße* von großer Bedeutung sein, da diese in der Schnecke nach Art von Endarterien funktionieren. Nachdem jetzt die Tuberkulose des Felsenbeins für häufig hämatogen angesehen wird, gehören vielleicht manche beiderseitige Fälle derselben — die Mehrzahl bleibt rachenentstammend — auch hierher. Die kongenitale Syphilis, die sicher auf dem Blutwege sich verbreitet, sahen denn auch ORLEANSKI und ALEXANDER überwiegend beide Hörorgane schädigen. Die erworbene Syphilis dagegen bringt die häufig beiderseitige Schädigung des R. cochl. und überhaupt des N. VIII gleich vielen akuten Infektionskrankheiten gewöhnlich auf dem Liquorwege zustande.

Beiderseitige Funktionsherabsetzung gibt es ebenfalls beinahe regelmäßig, wenn Erzeugnisse des eigenen Körperstoffwechsels den Spiegel des betreffenden Stoffes im Blute erhöhen, so bei Gicht oder Diabetes, und, folgen wir BERBERICHs Untersuchungen, die die Altersschwerhörigkeit auf eine Lipoidanreicherung zurückführen, auch bei dieser sonst auf die Atherosklerose der Gefäße bezogenen Form einer in der Regel beiderseitigen Schwerhörigkeit.

Beide Ohren befällt auch die in ihren Ursachen noch immer nicht eindeutig geklärte Otosklerose, die in allmählichem Fortschreiten zu praktischer Taubheit zu führen pflegt.

Beiderseitig führen ferner einige exogene physikalische Schädigungen eine Gehörsverminderung herbei. Unter bestimmten Voraussetzungen ist das der Fall bei der exzessiven Knall- und Luftdruckschädigung, bei Schädelerschütterungen und -brüchen, fast durchgängig bei den Lärmschädigungen der Ohren.

Beiderseits *gleichzeitig* im Anschluß an eine schwere Kopfverletzung einsetzende Ertaubung kann sowohl Begleiterscheinung eines Schädelbruches und Nervenabrisses, gewöhnlich eines Bruches durch die Labyrinthe selbst sein als auch ein typisch psychogener Hörverlust. Im zweiten Fall ist die Beiderseitigkeit wohl die Folge davon, daß der Mensch von der Tätigkeit seiner beiden Sinnesorgane nur die Vorstellung eines einzigen Sinnesvorganges hat.

Wechselseitiges Auftreten von Schwerhörigkeit ist von eigentlichen Ohrleiden allgemein bekannt. Hier und da kommt diese Erscheinung unter dem Einfluß eigensüchtiger Wünsche zustande, also psychogen. Von organischen, auch retrolabyrinthär lokalisierten Erkrankungen hätte man wohl nur an Syphilis und an multiple Sklerose zu denken, die beide bezeichnenderweise spontane Rückgänge in ihrem Verlaufe zeigen können.

Auf eine Seite allein beschränkt sich die Hörstörung weit häufiger bei Erkrankungen des Abschnittes vom Sinnesorgan bis zur Wurzel als bei Erkran-

---

[1] Recht sinnfällig zeigt sich diese Eigentümlichkeit an einer gewerbehygienischen, umfangreichen Untersuchung, die SACHER bei chronischer Bleivergiftung vorgenommen hat, und bei der der Untersucher nur ausnahmsweise eine nicht doppelseitige Hörstörung finden konnte.

kungen, die von hier aus aufwärts ihren Sitz haben. Einseitig bleibt sie um so eher, je weniger sich den Schädelinhalt beeinflussende Vorgänge anschließen. Höchst bemerkenswert ist, daß bei den sog. Menièreschen Anfällen vielfach nur das Organ einer Seite und damit auch nur ein R. cochl. betroffen wird. Die einseitige Schwerhörigkeit ist zuweilen das einzige im anfallsfreien Intervall noch vorhandene Krankheitszeichen. Sein Nachweis läßt dann mehr auf eine organische als auf eine somatisch-funktionelle Natur des Anfalles schließen. Die Seite der Erkrankung befällt (nach ihrem Beschreiber Demetriades) auch die — Einsprüchen Schlittlers zufolge noch problematische — Schwerhörigkeit bei ohrfernen malignen Tumoren; sie soll sogar um so stärker sein, je näher das Gewächs dem Ohre sitzt.

Im übrigen engt die Einseitigkeit des Merkmals „Schwerhörigkeit" die diagnostischen Möglichkeiten nie ein! Periphere wie zentrale Ursachen, raumbeschränkende wie entzündliche Prozesse jeder Art können sich mit ihr anmelden, um schließlich beide Hörsysteme zu beteiligen oder doch unter einseitiger Hörstörung bis zum Ende zu verlaufen.

Über die *Häufigkeit*, mit der ein Verlust der Funktion des R. cochl. gegenüber anderen Sinnesnerven auftritt, sind mir keine Sammelnotizen bekannt außer einer allerdings für uns belangvollen, der Listschen Statistik aus Cushings Klinik über die chirurgischen Erkrankungen des VIII. und Kleinhirnbrückenwinkels. Nach ihr übertreffen die cochlearen Erscheinungen nach Zahl, Zeit und Dauer des Auftretens sämtliche anderen Symptome zum Teil in weitem Abstand.

Ich möchte doch einige Zahlen derselben anführen, da es sich um verifizierte Fälle handelt:

Schwerhörigkeit kam vor unter 175 Neurinomen in 98% (Ohrensausen in 74%)
                           25 Gliomen   ,, 72% (,,   ,, 44%)
                           15 Meningiomen ,, 81% (,,   ,, ˙81%).

3. Besondere Eigenschaften von Schwerhörigkeit und Taubheit.

a) Latenz und Wannersches Symptom.

Unter „*Latenz*" *einer Hörstörung* verstehen wir das Unbemerktbleiben der Hörstörung überhaupt, mag der Kranke sich gänzlich normalhörig wähnen, mag ihm der Hörverlust nur auf einem Ohr bewußt geworden sein, oder mögen noch Hörreste hinter einer Taubheit (Taubstummheit!) verborgen sein. Selbstverständlich können auch Dritte — vor allem die Angehörigen — sich über das Vorhandensein von Hörstörungen täuschen, weil diese im praktischen Leben nur dann offenbar zu werden brauchen, wenn gerade mal die Anforderungen, die gestellt wurden, nicht voll erfüllt werden.

Gern werden latente Hörschäden zu Unrecht — teils irrtümlich, teils vorsätzlich — in Verbindung gebracht mit Unfällen oder neuen Erkrankungen ganz anderen Ursprunges. Ferner verhält sich die obengenannte *prodromale Schwerhörigkeit* des öfteren *zunächst latent*. Ihre Erkennung soll aber gerade zur Entdeckung der operativ prognostisch günstigsten Tumoren am N. VIII und im Brückenwinkel beitragen!

Dabei ist es erstaunlich, daß selbst eine *einseitige Taubheit latent* bleiben kann. Das dürfte damit in Verbindung stehen, daß sich — wie schon einmal erwähnt — die gleichzeitigen Erregungen aus den beiden Empfangsapparaten zu *einer* Empfindung und damit zu *einem* Vorstellungsbild aus dem *paarigen* Ohrorgan vereinigen. Unter dessen Einfluß scheint eine unmerkliche Anpassung vor sich zu gehen, so daß bei langsamer Entwicklung die Hörstörung der allgemeinen Aufmerksamkeit entgeht oder den in Wirklichkeit bereits vollständigen Hörverlust einer Seite nur als Schwerhörigkeit empfinden läßt. Selbst einer schnelleren Entwicklung mag dies Anpassungsbestreben dadurch gewachsen sein, daß wir noch mit *einem* Ohr recht gut zu lokalisieren vermögen. Selbstverständlich bestimmen maßgebend Intelligenz, Vorstellungstyp, Temperament und andere seelische Eigentümlichkeiten die Erscheinung der Latenz mit.

Eine beiderseitige Schwerhörigkeit von geringerer Stärke wird meist eher bemerkt als eine *einseitige höhergradige Schwerhörigkeit*. Eine symmetrisch gleiche Hörverminderung begünstigt allerdings das Verborgenbleiben. Kommt die Schwerhörigkeit auf der zweiten Seite erst langsam nach, so kann sie allerdings einige Zeit latent bleiben, wie WARTENBERG meint, weil die andere Seite das Bild beherrscht. Dann handelt es sich sozusagen um eine *relative Latenz*, weil das Urteil auf ein nicht normales Hörvermögen bezogen wird. Dieser Zustand stellt sich des öfteren bei den Tumoren des N. VIII und des Kleinhirnbrückenwinkels ein. Ein anderes Beispiel für ihn gibt eine Bemerkung ALBRECHTs, der bei Nachforschungen über die erbliche Verbreitung der Taubstummheit im Württembergischen oft Schwerhörige traf, die im Kreise der Ertaubten ihrer Familie sich nicht hörkrank fühlten.

Eine Latenz kann *theoretisch bei jedwedem Leiden* im Hörsystem vorkommen. Sie hat eine besondere Bedeutung für die rein otoneurologische Symptomatologie. Der Entdeckung nicht entgehen kann sie nur, wenn ohne Rücksicht auf die Aussagen des Kranken systematisch eine Hörprüfung vorgenommen wird: Bei geringgradiger, womöglich noch symmetrischer Schwerhörigkeit *kann die Sprachgehörsprüfung unzureichend sein*. Und die Tonprüfung wird der Aufgabe erst mit ihrer verfeinerten quantitativen Methodik voll gerecht; unser Wissen in dieser Richtung können wir noch nicht als abgeschlossen betrachten, da die bisherigen Untersuchungen in der Regel mit den älteren Methoden vorgenommen worden sind.

Aber schon die Stimmgabeluntersuchungen haben uns Symptome kennen gelehrt, die eine Schwerhörigkeit ankündigen, ohne daß der Kranke von ihr etwas weiß. Ich erinnere an die verkürzte Wahrnehmung des Stimmgabelklanges c^5, die nach UFFENORDE allein eine nervöse Schwerhörigkeit anzeigen kann.

Eine solche unauffällige Herabsetzung der oberen Tongrenze konnte MUCK mit Hilfe der Kalt- oder Heißspülung hervorrufen; diese von ihm als „Hypacusis transitoria vasogenica" gedeutete Erscheinung deckt sich wohl mit der „calorischen Hörreaktion", von der F. KOBRAK bereits 1920 gesprochen hat, die er jedoch nur an kranken Ohren beobachten konnte.

Weit bekannter durch die allgemein verbreitete Anwendung des SCHWABACHschen Versuches ist *als Einzelsymptom* sonst nicht bemerkbarer Hörstörung die *Verkürzung der Kopfknochenleitung vom Scheitel* aus, die ich übrigens hier und da doch von einem „kleinen Rinne" — nach RAUCH — begleitet gefunden habe.

Das Verborgenbleiben dieses Merkmals ist leicht verständlich; stellt die Knochenleitung doch einen im alltäglichen Hören kaum bemerkbaren „Nebenweg" (RHESE) vor! *Dies Symptom, die isolierte Verkürzung der Kopfknochenleitung*, rückte zeitweilig dadurch in den Brennpunkt des Interesses, daß verschiedene Untersucher glaubten, aus ihm auf bestimmte organische Veränderungen schließen zu dürfen, und Widersprüche dagegen nicht ausblieben:

Ursprünglich hatten WANNER und GUDDEN es an Hand allerdings von nur zwei obduzierten Fällen verkündet als ein Zeichen einer Verwachsung oder Verdickung der Hirnhäute bzw. einer Raumbeschränkung durch Tumoren. Seit dieser Zeit wurde es *auch mit dem Namen „WANNERsches Zeichen" bedacht*. Später glaubte O. BECK aus ihm die generalisierte Syphilis erschließen zu können.

HERZOG hatte schon bald die pathologisch-anatomische Beweisführung von WANNER und GUDDEN für unzureichend erklärt und auf zwei wichtige, noch heute gültige Punkte hingewiesen, die aber die Bewertung des Symptoms in dem erweiterten, von uns unten festgehaltenen Sinne nicht beeinträchtigen können. Herzog hatte hervorgehoben, daß das Symptom wieder verschwinden kann, daß es aber auch nichts weiter als das Frühzeichen einer labyrinthären Schwerhörigkeit sein könne. Herzog hatte die Vernachlässigung der quantitativen Stimmgabelprüfung zu beanstanden und bezweifelte auch die sichere Gewähr für normales Gehör derjenigen Fälle endokranieller Veränderungen, die Hasslauer als gewichtigen Beleg für Wanners Ansicht beigebracht hatte. Herzogs Rüge an der Hörprüfung hat angesichts der vervollkommneten elektroakustischen Technik aktuelle Bedeutung. Aber selbst vorausgesetzt, daß ein nicht absolut normales Gehör in den Fällen mit Wannerschem Zeichen sich als Regel herausstellt, so dürfte dies ja auch latent sein, und der verkürzte Schwabach gibt das Mahnzeichen, das wir in ihm sehen wollen, in erster Linie für alle diejenigen, die vorerst nur das einfache Prüfungsgerät besitzen werden. Zu ihnen wird wohl der Neurologe gehören.

Wanners Auffassung hinsichtlich der Hirnhautverwachsung mit dem Schädeldach konnte dann Fremel an Hand reichen Materials von Kriegsverletzungen eindeutig als unzutreffend abtun. Fremels Schädelschußverletzte zeigten normale oder gar verlängerte Kopfknochenleitung, je nach den durch die Verletzungsfolgen umgestalteten Schallüberleitungsverhältnissen; nie aber begegnete ihm eine Verkürzung der Kopfknochenleitung![1] Nicht selten dagegen begegnete die Verkürzung ihm in Verbindung mit irgendwelchen, offenbar hysterischen Sensibilitätsstörungen, die vom Ohrbezirk aus sich ausbreiteten. Im Verfolg seiner Ergebnisse erklärte Fremel das Merkmal der verkürzten Kopfknochenleitung *als seelisch bedingt*! Trotzdem gab er zu verstehen, daß eine Laesio auris interna deshalb nicht strikte ausgeschlossen werden dürfe.

Eine ähnliche Wandlung machte die andere Deutung der isolierten Verkürzung der Kopfknochenleitung durch: Oskar Beck hatte mit ihr *die syphilitische Ansteckung feststellen* wollen, nachdem er 80—85% des großen Wiener klinischen Materials durch sie gekennzeichnet gefunden hatte. Er hatte dabei das Zusammentreffen dieses Zeichens mit dem Einsetzen der Seropositivität hervorgehoben. Darin hatte ihm auch O. Voss beistimmen können[2]. Wanner war es gar „zum großen Erstaunen der Internisten in München" gelungen, auf diese Weise in 95% der Syphilisfälle die richtige Diagnose zu stellen. Mit Becks Feststellung zusammengehalten, schien dies Symptom also beinahe treffender zu sein, als die Wassermannsche Reaktion.

Als Erklärung meinte Voss für die syphilitischen Fälle eine spezifische meningeale Erkrankung ansehen zu müssen. O. Beck suchte aber das ausschlaggebende Moment in Erhöhung des Liquordruckes, wenn er auch die Hirnwasserbefunde von Voss im übrigen bestätigen konnte. Beck hatte nämlich eine bis zu 4 Stunden nach dem Lendenstich anhaltende Senkung des Druckes im Hirnwasser beobachtet. Diese Abhängigkeit von der Lumbalpunktion ist jedoch nicht die Regel (Marschak, Rhese). Stein und Cemach (s. Rhese) haben durch Anlegen einer Stauungsbinde um den Hals wohl den Liquordruck erhöhen, aber nicht die Verkürzung der Kopfknochenleitung erzielen können.

Nun hatte Wodak es für gut denkbar gehalten, daß diese Erscheinung *auch bei Syphilis rein funktionell* zu erklären sei. Ganz sicher konnte Wodak seiner Meinung aber kaum gewesen sein; denn er wollte bei ganz exakter Prüfung stets auch eine Herabsetzung der oberen Tongrenze herausbekommen haben, und — das ist das Wesentliche — er sagt, daß solche Fälle dann nicht mehr unterschieden seien von manchen andersartigen, geringgradigen Schwerhörig-

---

[1] Auch Brunner — mit belasteter Stimmgabel c oder C vom Warzenfortsatz aus geprüft — hat 1925 an traumatischen Schädelfällen fast immer nur Verkürzungen (!) erhalten, die nicht sicher über die Norm hinausgingen.

[2] Rhese konnte das (1919) nicht bestätigen.

keiten. Darin hat Wodak sicher recht. Ebenso ist ihm zuzustimmen, wenn er die Art, in der viele Patienten mit verkürzter Kopfknochenleitung ihre subjektiven Angaben machen, und den divergenten Ausfall mehrfach wiederholter Hörprüfung bei ihnen als ernste Mahnung hinstellt, lieber seelische Bedingtheit anzunehmen als eine nicht weiter gestützte organische Schädigung zu unterstellen. Aber ebensowenig wie man m. M. n. die Hartnäckigkeit des Wannerschen Zeichens — das doch immer eine pathologische Erscheinung bleibt — gegenüber der Salvarsankur mit Wodak als Beleg für die funktionelle Natur der Affektion annehmen kann, ebensowenig kann man in allen mit diesem Zeichen monosymptomatisch belasteten Syphilitikern Leute von hysterischer Reaktionsweise sehen. Ich habe das Wannersche Zeichen bei einer Reihe ganz „unverdächtiger" Syphilitiker angetroffen.

Im selben Sinne fällt die Entscheidung aus, wenn Fremels These (s. oben) zur Diskussion gestellt wird. Freilich muß man zugeben, daß die monosymptomatisch verkürzte Kopfknochenleitung aus organischer und aus rein funktioneller Ursache in der Erscheinung ganz identisch sind, wie wir das bald auch von dem Gesamtbild einer nervösen Schwerhörigkeit und der seelisch bedingten Schwerhörigkeit hören werden. Aber entkräftigt nicht Fremel selbst schon seine Auffassung durchgängig seelischer Bedingtheit bei Schädelverletzten durch seine gleichzeitige Mitteilung, niemals bei Ohrgesunden, Hysterikern oder Neurasthenikern, und seien sie auch Kriegsteilnehmer gewesen, das Wannersche Zeichen gefunden zu haben? Wir können doch nicht Schädelverletzte um dieses Symptomes willen für neurotisch erklären. Ich habe es jedenfalls an mehreren schädelverletzten bzw. verschütteten Kriegsteilnehmern, bei einigen in mehrjähriger Beobachtungszeit feststellen können [1], ohne daß sich irgendwelche Hinweise im Sinne eines Entschädigungsbegehrens oder Ähnliches ergeben hätten. Unter ihnen waren intelligente Personen, auf deren exakte Angabe im Versuch man sich verlassen konnte.

Andererseits habe ich — und haben vermutlich auch andere Beobachter — bei ohrgesunden Neuropathen verschiedenster Art doch eine isolierte Verkürzung der Kopfknochenleitung angetroffen, die für nichts anderes als Ausfluß jener Anlage anzusprechen war, obwohl es an und für sich merkwürdig erscheinen könnte, daß eine seelisch bedingte Erscheinung latent sein soll; aber Kehrer hat uns über diese Möglichkeit aufgeklärt. Wir wollen an dieser Stelle sogar die Möglichkeit betonen, daß aus seelischen Gründen, Abspannung oder allgemeiner Beeinträchtigung der Funktionen, z. B. bei Hirntumoren, eine Verkürzung der Schalleitung im Kopfknochen — wie auch oft genug eine solche der Luftleitung — zum Vorschein kommen kann. Aber auch sie gestattet keine schematische Verallgemeinerung zugunsten stets funktionellen Ursprungs, die wir auch nicht etwa aus der Häufigkeit des Zusammenfallens seelischer Allgemeinbeeinflussung und organischer Leiden im Schädelinneren ableiten dürfen.

Bei aller Skepsis dürften mit mir manche Untersucher zugeben, daß die Knochenleitung bei vorsichtiger mehrfacher Überprüfung verkürzt bleiben kann, daß sie sich mit der Zeit zu einer eindeutigen nervösen Schwerhörigkeit ausgestalten kann, daß sich ihr letztens auch offenbare Zeichen einer Erkrankung im Schädelinneren zugesellen können! Dazu kommt, daß in dem Gesamthörbild, wenn es zur Entwicklung kommt, die Verkürzung der Kopfknochenleitung geradezu hervorsticht und auf diese Weise das Wannersche Symptom gewissermaßen immer noch durchschimmern läßt.

So hat Schlittler die Verkürzung früh und stark bei der kongenitalen Syphilis gemerkt. Mauthner sagte in bezeichnender Weise: „Gegenüber der Verkürzung bei der luischen

---

[1] Teilweise mit dem „kleinen" Rinne verbunden, wie oben gesagt.

Schwerhörigkeit bedeutet selbst eine Verkürzung bei der degenerativen Schwerhörigkeit, so paradox es scheinbar klingt, noch immer eine Verlängerung." Orleansky und Alexander haben sie auch für normalhörige Syphilitiker als charakteristisch gelten lassen. Marschak fand an 50 genau untersuchten Metasyphilitikern 22mal die „symptomlose" Verkürzung.

Rhese, der hochgradige Verkürzung — für c — zuweilen schon im primären Stadium, aber kraß steigend an Stärke und Zahl [1] in älteren Stadien feststellte, sah auch bei normalhörigen jüngeren, tertiären Syphilitikern nie normale Knochenleitung. Ebenso symptomlos, berichtet er, konnte die „besondere Verkürzung der Kopfknochenleitung" nach Kopftraumen [2] sein, „die vorzugsweise bei nahezu normalem Sprachgehör außerordentlich auffällt, und die man sonst nur bei Lues findet." Leicher hielt es erst noch in diesem Jahr auf Grund von 64 Begutachtungen, die im Laufe von 2—10 Jahren wiederholt von ihm selbst vorgenommen waren, für erforderlich, darauf hinzuweisen, daß „die Verkürzung der Kopfknochenleitung nach Schädelverletzungen überhaupt das einzige Symptom einer sonst nicht in Erscheinung tretenden Hörstörung sein kann", und nennt die länger anhaltende Schädigung der Kopfknochenleitung im Verhältnis zur Luftleitung „eine bemerkenswerte Besonderheit im Heilverlauf".

Sacher nennt den verkürzten Schwabach als Anfangszeichen der kochlearen Bleischädigung. Beeger hat ihn als letztes Überbleibsel einer Neuritis noch nach 1 Jahre gefunden.

Das sind Beispiele — denen ich eigene anschließen könnte — die sich auf Erkrankungen beziehen, die wohl im Labyrinth, mehr oder weniger aber auch retrolabyrinthär ihren Sitz haben. Ich habe ferner das Zeichen immer mehr als eine der Beigaben, *natürlich fakultativer Art*, von organischen Erkrankungen des Schädelinneren kennen gelernt, sei es als Vorläufer, sei es als hervorspringender Punkt im Bild der schon entwickelten Schwerhörigkeit. Wie Freystadtl traf ich es auch bei bzw. nach Encephalitis epidemica. Neben einer ganzen Zahl von Fällen, in denen die Diagnose neurologisch nicht weit über „endokranieller Prozeß" hinaus gestellt werden konnte, wiesen es auch verschiedene Tumorfälle auf. In gleichen Lagen finde ich es auch in Beschreibungen von Fällen seitens anderer Verfasser, jüngst erst wieder im Verhandlungsbericht Güttichs. Natürlich traf ich es auch in Fällen, die vermutlich rein labyrinthär zu lokalisieren waren, z. B. bei älteren Personen oder Stoffwechselkranken [3].

Das Symptom, wie wir es *nunmehr auffassen* wollen, ist *auf den schallempfindenden Apparat und die Hörleitung* (bis zum Schläfenlappen hinauf [Marburg, Rhese]) *zu beziehen; an diese ist vorzüglich zu denken, wenn die untere Tongrenze zugleich heraufgesetzt sein sollte* (s. Abschnitt 4, S. 431).

Worin die eigentliche Mechanik der Erscheinung liegt, bleibt dahingestellt. Sollte sie auch in einzelnen Fällen [4] physikalisch und nicht physiologisch zu erklären sein — s. Fremel oben —, so behält sie doch stets diagnostischen Wert. *Die ursprüngliche Deutung Wanners hat sich also gründlich verschoben; das Symptom hatte Bestand.* Die Berechtigung, seine Existenz auch auf Rechnung funktioneller Vorgänge zu setzen, sei ausdrücklich als Verdienst der scharfen Kritik an ihm hervorgehoben. Wo das Zeichen *sowohl organisch als auch seelisch bedingt* sein könnte, kann es für das organische Leiden nur mit großer Zurückhaltung in Anspruch genommen werden (was bereits von einer Anzahl der Wanner-Guddenschen posttraumatischen Fälle zu sagen wäre). Wo aber ein Wannersches Zeichen in unserem Sinne vorhanden ist, da sollte es den Untersucher veranlassen, ja nach dem Charakter der übrigen Symptome seine Aufmerksamkeit gerade auf die gegenteilige Krankheitsgruppe mit zu richten. Darin sehe ich den Hauptwert des Symptomes. Um es als organisch aufzufassen, muß jedenfalls verlangt werden, daß mit einer gewissen Beständigkeit ein Zeitunterschied gegenüber dem Ohrgesunden besteht, dessen Größe außerhalb der Fehlerbreite des verwendeten Instrumentes und der individuellen Schwankung

---

[1] Reichliche Zahlenwerte des Verf., auch für C, dort!
[2] Von Rhese übrigens schon 1904 besprochen.
[3] Erst jüngst noch treffe ich die Angabe von 90% bei regelmäßiger Untersuchung von (40) Diabetikern (Sternberg, A.: Zbl. Hals- usw. Heilk. 25, 105).
[4] Vielleicht hier und da beim Turmschädel oder bei Knochentumoren.

liegt bzw. während der Beobachtungszeit als solche sich erweist[1]. Manche
Meinungsverschiedenheit über sein Vorkommen ist im Methodisch-Technischen
begründet. Nachlassen und Verschwinden ist kein Beweis für funktionelle Natur,
wohl aber sprechen grobe Schwankungen im Ergebnis für sie. Ausnehmend
starke isolierte Verkürzung unmittelbar nach einem Unfall und ähnlichem
Geschehnis ist in gleichem Sinne auszulegen.

b) Seelische Bedingtheit der Hörstörung.

Was wir soeben an dem einzelnen Symptom der Verkürzung der Kopfknochenleitung kennen gelernt haben, kann auch mit dem mehr oder weniger
gesamten Bilde der Innenohrschwerhörigkeit geschehen: Es kann durch Vorgänge bedingt werden, für die wir keinerlei Veränderungen oder Parallelvorgänge
an Organen, Geweben oder Säften kennen, und die wir auf einen seelischen Ursprung zurückführen müssen. Wir bezeichnen derartige Hörstörungen im allgemeinen als *funktionelle Hörstörungen*. Das ist insofern nicht ganz korrekt, als
„funktionell"[2] auch Hörstörungen genannt werden, die wir als Folgen örtlicher
Einwirkung von Nerven, speziell von Gefäßnerven ansprechen ohne Rücksicht
darauf, daß für ihr Auftreten sowieso wohl immer mit einer psychopathischen
Grundlage zu rechnen ist.

Zu diesen funktionellen *Hörstörungen* gehören zunächst diejenigen *der Hysterie*
— wir dürfen vielleicht sagen — der Friedenshysterie. Neben sie traten nämlich
seit dem Weltkrieg Störungen, die mehr oder weniger der wohlbekannten hysterischen Beigaben entkleidet waren, so daß ihr höchster Grad als *monosymptomatische* Hysterie des Gehöres angesprochen werden müßte. Indes, so wenig eine
ganz eigenartige, für die Auffassung der Störung maßgebliche geistige Einstellung
dieser Kranken verkannt werden konnte, der Psychiater (KEHRER) vermochte
ihr doch nicht das Prädikat „hysterisch" zu erteilen. Anscheinend gelangte die
Apperzeption des Gehörten nicht zum vollen Bewußtwerden; zum mindesten
machte der Kranke von ihm nicht in jeder Lage den uns geläufigen natürlichen
Gebrauch. Die Abhängigkeit der Hörstörung vom seelischen Ganzen wurde
jedoch unwiderleglich dadurch bewiesen, daß sie durch psychotherapeutische
Maßnahmen gänzlich oder bis auf geringe Reste zu beheben war (KEHRER).
KEHRER wollte gewissermaßen nichts von seelischer Spezifizierung vorweg
nehmen, als er für derartige Hörstörungen im besonderen den Namen „*psychogen*" einführte.

Seelisch bedingt ist aber unbestreitbar noch eine weitere Gruppe von Hörstörungen, die wir von jeher als eine Auswirkung von Verstellung betrachtet
haben, die *Störungen durch Simulation und Dissimulation*.

In diesen ganzen Komplex seelisch bedingter Hörstörungen haben wir einen
verbreiterten und vertieften Einblick durch die Erlebnisse und Erfahrungen
im Weltkrieg gewonnen. Fast gleitende Übergänge und Vergesellschaftung
solcher Störungen sind uns bekannt geworden. Alle boten sie bei der Hörprüfung
annähernd dasselbe *Funktionsbild*, nämlich das *einer vollständig oder wesentlich
nervösen Schwerhörigkeit*; der psychologischen Analyse war erst in der Hauptsache
die Trennung den Beweggründen nach vorbehalten. So verstand es sich nahezu
von selbst, daß Ohrenärzte und Nervenärzte sich gleicherweise um Studium
und Verständnis dieser Störungen bemühten. Den gegebenen Untergrund
für die Untersuchungsmethodik bildeten die in der Ohrenheilkunde geübten

---

[1] Nach RHESE von 30% des Durchschnittswertes an, was ich, allgemein gefaßt, für
allzu hoch halte; $^1/_5$ der Abschwingungsdauer gegenüber dem Ohrgesunden dürften
genügen. RHESE nimmt allerdings von diesen Fällen an, daß bereits eine erhebliche Schädigung der Nervenapparates vorliegt.

[2] Auch somatisch-funktionell.

„Simulationsproben". Um einige neue wurden sie in dieser Zeit vermehrt. Mit ihnen soll zunächst die Entscheidung gefällt werden, ob die Hörstörung überhaupt organisch oder seelisch bedingt ist. *Danach* muß die *psychologische Analyse ergeben*, inwieweit die Störung im Sinne der drei Abarten als „hysterisch", „psychogen" oder „simuliert" aufzufassen ist.

Kann ein aktives Zutun erschlossen werden, so besagt das aber noch nicht, daß die Gesamtheit der Hörstörung seelisch bedingt ist: Es kann ein gut Teil Hörverlust hinzugeschwindelt sein, um sozusagen den bewußten und willkommen gewordenen Schaden — vielleicht schon älteren Ursprungs — sinnfällig zu machen. Man sprach dann immer schon von *Übertreibung,* Aggravation. Erfolgte aber dieses „Abrunden nach oben" (Kehrer) nur aus der psychopathischen Grundeinstellung heraus infolge „apperzeptiver Untererregbarkeit" oder „affektiver Absperrung", so nannte Kehrer den Zuwachs an Hörschaden auf den organischen Kern eine *„Aufpfropfung"* einer psychogenen Schwerhörigkeit.

Die *Untersuchungsmethoden,* mit denen wir die geschilderte Aufgabe lösen sollen, sind also auf besondere Zwecke zugeschnitten. Wir bringen sie daher an dieser Stelle als den

Zweiter Teil der Funktionsprüfung des Ohres.

Die große Zahl dieser *besonderen Methoden* ist vielleicht der Ausdruck der Schwierigkeiten, die auf diesem Grenzgebiet bestehen. Das Angebot ist gewiß nicht zu bedauern. Selbst für klarere Fälle werden Kontrollen nicht ungern gesehen. In der überwiegenden Zahl der Prüfungen jedoch hängen von ihnen gleichzeitig gerichtliche, gutachterliche oder ähnliche Entscheidungen ab, deren schwerwiegende Verantwortung der Arzt mit zu tragen hat.

Unter den Methoden befinden sich allerdings manche, z. B. diejenigen zur Feststellung von Taubheit, die auch in psychogen gänzlich unverdächtigen Fällen zur Anwendung kommen. Sie werden hier beschrieben, weil ihre Bedeutung in der Abgrenzung wahrhafter und scheinbarer Hörschwächen ihre Höhe erreicht und Wiederholungen vermieden werden sollen.

So scharf, wie es vielleicht aus den vorausgegangenen Sätzen herauszulesen wäre, sind natürlich ohrenärztliche und nervenärztliche Methoden nicht auseinander zu halten. Vielmehr greifen ihre Prinzipien mehr oder weniger gegenseitig in einander ein. Wir wollen darum auch einteilen in:

1. Methoden mit vorwiegend psychologischer Einstellung und
2. Methoden mit vorwiegend physiologischer Einstellung.

Wir wollen beide Gruppen unterteilen danach, ob die Untersuchungsmethode *abgestellt* ist

a) auf subjektive Reaktionen oder *b) auf objektive Reaktionen.*

Zu 1a). Zur ersten Gruppe gehören 1. die *Überrumpelungsversuche.*

Beispiele für diese oder die im folgenden geschilderten Arten des Vorgehens findet man in den Lehrbüchern der Ohrenheilkunde, zum Teil auch nur in den Einzelarbeiten. Hinweise auf sie müssen ebenso wie manche Ergänzungen der in unserem Abschnitt dargestellten Untersuchungstechnik aus ihnen entnommen werden. Dabei sei auf die Bearbeitungen von Imhofer und von Amersbach verwiesen, die auf die gutachterliche bzw. gerichtsärztliche Seite abgestellt sind, von französischen Verfassern auf Escat.

Die Beschäftigung mit funktionell Hörgestörten gibt so unglaublich viel Mannigfaltigkeiten, daß auch der reichste Stoff eines Buches keinen fertigen Untersucher machen kann. Hier müssen wir uns — schon um des Platzes wegen — mit der Schilderung der Grundzüge der Verfahren begnügen.

Da gibt es plumpe und feinere Fälle, in die der Patient sozusagen gesprächsläufig gelockt wird. Man scheut auch nicht davor zurück, den Schlaf zu unterbrechen oder — wenn die Gelegenheit sich bietet — mit Hilfe der Narkose zu überlisten. Der Witz liegt darin, den Schwerhörigen oder Tauben zu Äußerungen oder Handlungen zu verleiten, die sein Verständnis für den Hörreiz beweisen.

Diese Versuche setzen scharfes Denken und geistige Geschicklichkeit beim Untersucher, möglichst das Gegenteil beim Untersuchten voraus. Ihre einwandfreie Bewertung ist oft sehr schwierig.

Ihre Anwendbarkeit beschränkt sich wesentlich auf beiderseitige und höchstgradige Schwerhörigkeit sowie Taubheit.

2. Täuschungen des Geprüften bei scheinbar regelrechter Hörprüfung.

Sie kann erfolgen

a) durch mehrfache Wiederholungen der Prüfungen. Die Wiederholungen werden vorgenommen

aa) zu verschiedenen Zeiten.

Die übrigen Bedingungen müssen unverändert bleiben. Bei unsicheren Ergebnissen müssen die Zeitabstände bis zu ein und mehr Tagen betragen. Auch die kürzesten Pausen sollen zur Ablenkung des Geprüften vom augenblicklichen Vorhaben verwendet werden.

bb) abwechselnd mit verdeckten und offenen Augen.

Zweckmäßig ist es, mit verdeckten Augen zu beginnen! Die möglichst unerwartete Nachprüfung mit offenen Augen raubt dem betrügerisch Gesinnten sein Sicherheitsgefühl.

Das kombinierte Vorgehen nach aa) und bb) ist besonders ratsam und ist sinnentsprechend auch bei anderen Methoden zu verwenden.

Der Zeitaufwand für diese Prüfungsweise wird bedeutsam vermindert, die Sicherheit des Ergebnisses dabei noch gesteigert, wenn der Untersucher in der Lage ist, ein Otoaudion zu verwenden. Mit ihm braucht man nach Aufnahme der Kurve nur mit einer oder der anderen Intensität über das ganze Hörfeld hinwegzugleiten und hat sofort genaue Vergleichswerte (s. LANGENBECK u. a.).

b) Durch Heranziehung eines zweiten Untersuchers.

aa) Unter Einwirkung auf *ein* Ohr:

Es wird versucht, den Geprüften über die Entfernung der Schallquelle zu täuschen. Der zweite Untersucher, von dessen Existenz der Untersuchte möglichst keine Ahnung haben soll, hat die Aufgabe, durch Beklopfen der Schulter, Anhauchen oder ähnliche Maßnahmen glauben zu machen, daß der eigentliche Untersucher in einer für das Gehör des Geprüften ausreichenden Nähe stehe. In Wirklichkeit prüft dieser aus weit größerer Entfernung. Dabei bedient er sich der üblichen Sprachgehörsprüfung. Um die Ausbildung dieses Vorgehens hat sich seiner Zeit besonders WARNECKE verdient gemacht.

bb) Unter Einwirkung auf *beide* Ohren (Methoden von TSCHUDI, KERN, HUMMEL).

Der zweite Untersucher bemüht sich vom anderen Ohr aus den Höreindruck unmerklich zu beeinflussen. Die Untersucher können sich auch je eines Hörschlauches bedienen, der am Sprechende mit je einem Trichter versehen ist. Dabei geben geschickt — durch Klangähnlichkeit, Einfügung von sinngemäß zu erwartenden Worten u. ä. — zusammengestellte Verschiedenheiten im vorher ausgemachten Wortlaut von Prüfungssätzen die Möglichkeit zur Entlarvung.

Nur wer einseitig organisch taub ist oder mindestens so schwerhörig, daß der Hörreiz unter der Hörschwelle des kranken Ohres bleibt, kann sich dabei nicht verplappern. Jeder andere wird durch die beiden gleichzeitigen Höreindrücke zum mindesten stutzig werden und sich dadurch verraten.

Die Einwirkung auf beide Ohren erweckt leicht Mißtrauen in die Prüfung. Die Schlauchmethode erlaubt diese Hemmung zu umgehen, indem beide Stimmen sozusagen vereinigt werden. Dazu werden die Schläuche unauffällig zusammengeführt und durch ein Y-Stück verbunden. Der nunmehr wieder allein tätige Untersucher spricht bei dieser Schlauchmethode in den Schalltrichter am gemeinsamen Schlauchende und markiert das Besprechen des rechten oder linken Ohres durch Zudrücken des jeweils in das gegenseitige Ohr führenden Schlauches. — Wird dabei als Prüfungsmittel statt der Sprache ein Stimmgabelton benutzt, so geht dieser Versuch wohl auch unter dem Namen COURTADES.

Der letztgenannte Versuch hat den Nachteil, daß das Zuklemmen sowie ein Nachlassen des Sprechluftstromes von den meisten Personen sehr leicht bemerkt wird. Hinter die

Verschiedenheit der zwei Stimmen kommt der Prüfling im allgemeinen schwerer, besonders wenn die Flüstersprache verwendbar ist, die sie einander angleicht. An der Prüfung durch zwei Ärzte nehmen übrigens manche Personen deshalb nicht Anstand, weil sie sich dadurch verdächtig zu machen fürchten.

Widersprechen bei den Methoden 2a und 2b die Antworten beträchtlich den Erwartungen, die natürlicherweise zu stellen sind, so darf eine betrügerische Absicht als dargetan gelten, es sei denn, daß der psychiatrische Fachmann glaubt, diese Unzuverlässigkeit als „rein psychogen" in Anspruch nehmen zu müssen.

Bei organischen Störungen dürfen Schwankungen im Hörvermögen nicht über das Maß dessen hinausgehen, was der Erfahrung nach durch Krankheitsart, Wetter, Außenlärm usw. gegeben ist und das dem Untersucher unbedingt bekannt sein muß. Mißverhältnis von Gehör für Flüstersprache und Umgangssprache ist allerdings nur mit allergrößtem Vorbehalt als Grund zum Mißtrauen zu verwerten!

Die Methoden sind einfach, aber doch vielfach mit Erfolg anzuwenden. Sie verlangen allerdings recht viel Geduld. Sie besitzen eine ganz außerordentliche Bedeutung dadurch, daß breitere Kreise der Ärzteschaft allein mit ihnen in der Lage sind, unsichere Kantonisten zu überführen, mit Einschränkung sogar den Grad ihrer Schwerhörigkeit herauszubringen. Mit Einschränkung, denn ein positives Ergebnis darf quantitativ nur als Mindestwert betrachtet werden!

Die genannten Methoden können bei Schwerhörigkeit verschiedenen Grades, auch beider Seiten benutzt werden.

c) Täuschung durch musikalische Aufgaben.

Sie kann natürlich nur unter Voraussetzung einer gewissen musikalischen Begabung erfolgen. Die Methoden stammen von Barth. Sie bestehen im Vorsingenlassen bekannter Melodien oder im Versuch, den Geprüften dadurch zum Abgleiten zu bringen, daß auf einem begleitenden Instrument Rhythmus oder Melodie variiert werden. Es bleibe dahingestellt, ob 1. nicht spät taub oder hochgradig schwerhörig gewordene Menschen trotz dieses Versuches richtig singen und 2. ob nicht musikalisch begabte Schwindler sich wohl hüten werden, auf die falsche Tonfährte zu folgen bzw. fehlerfrei nachzusingen. Ich hatte noch nie die Möglichkeit, an geeignetem Material diese verlockenden Vorschläge durchzuproben; ich glaube nur, auf sie hinweisen zu müssen, weil auf sie in einschlägigen Fällen corticaler [1] Hörstörungen doch wohl mal zurückgegriffen werden müßte. Nach Amersbach können Barths Methoden nur entscheiden, ob eine organische oder funktionelle Störung vorliegt.

3. Nutzbarmachung des Ablesens.

Der Dissimulant liest stets ab. Wird die Beobachtung der Mundmimik des Untersuchers ihm entzogen, so kann der Dissimulant seine Leistung nicht mehr vorweisen.

Auch der hochgradig Schwerhörige kann sich mit Ablesen behelfen. Der gewiegte Simulant, dem dies bekannt ist, gibt die Ablesefähigkeit gern als Grund für seine auffällig gute Verständigung im Umgang vor. Er wird dann aber bei *stummen* Mundsprechbewegungen versagen, während der echte Schwerhörige und erst recht der Dissimulant auch dann ihre Kunst beweisen.

Nadoleczny hat absichtlich das Ablesen von Zahlworten gelehrt, um den Prüfling dann zu täuschen: Er ließ einen versteckt gehaltenen zweiten Untersucher die Stichworte sprechen, während er nur die Lippen bewegte, jedoch nicht — dem verabredeten Worte entsprechend. Das Verfahren beansprucht geraume Zeit. Wer sich aufs Ablesen versteht, nimmt aber doch Anstoß an der ungewöhnlichen Mimik. Wohl aber ist die Methode bei den oben bezeichneten Schwindlern, die sich hinter dem Ablesen verstecken, meiner Erfahrung nach und ohne viel Lernens zu verwenden! Sie geben im falschen Stolz auf ihr Können prompt Antwort.

4. Die Berücksichtigung von Tastempfindungen, die mit dem Hören gleichzeitig erfolgen. Erschütterungen, die mit Schall verbunden sind, macht sich der Mensch um so mehr nutzbar, je hochgradiger er schwerhörig ist. Er reagiert dann sehr fein auf sie. Der funktionell Hörgestörte hingegen läßt sich manchmal

---

[1] Die Methoden werden im Handbuch nur in diesem Abschnitt gebracht.

nichts davon anmerken, nicht einmal, wenn ihm tiefe, stark vibrierende Stimmgabeln zu fühlen gegeben werden. „Sperren sich" solche Kranken doch unter Umständen gegen krachende Geräusche beim Überrumpelungsversuch! Der schlaue Simulant gibt aber mit Vergnügen an, daß er eine auf den Kopf gesetzte schwingende Stimmgabel fühle! Um so ergötzlicher, daß er auf eine künstliche Verquickung von Gefühls- und Gehörswahrnehmung hereinzufallen pflegt; das ist der *Bürstenversuch nach* GOWSEJEFF.

Sein Prinzip liegt darin, daß beim Bestreichen des bekleideten Rückens mit der glatten oder der borstigen Seite einer Bürste der Unterschied gewöhnlich durch die Gehörswahrnehmung festgestellt wird. Simulanten — und ebenso verhalten sich in der Regel funktionell Hörgestörte — verraten sich, wenn gleichzeitig zum Strich mit der glatten Fläche über den Rücken der Versuchsperson der — hinter ihr stehende — Untersucher mit einer zweiten Bürste an seiner eigenen Kleidung bürstend herumstreicht. Richten sie doch ihre Antworten danach, ob sie überhaupt ein Bürsten hören! Der hochgradig Schwerhörige wird im Gegensatz dazu ungestört durch das Bürstengeräusch den Strich mit der glatten Fläche mit Sicherheit erkennen. Möglicherweise kann das ein „psychogen" Kranker auch tun, nämlich — sobald er sich der Hörempfindung der Bürstengeräusche nicht bewußt wird und sich auf das Gefühl allein verläßt.

Es ist klar, daß dieser Versuch nur für Fälle hochgradiger Schwerhörigkeit sich eignet; im Falle der Einseitigkeit kann das gesunde Ohr durch Lärmapparat ausgeschaltet werden.

Zu 1 b) Objektive Reaktionen zu erhalten, entsprang dem *Wunsch, von den willkürlichen Äußerungen der Geprüften unabhängig zu werden.* Wir besitzen 1. *die Methode von* OTTO LÖWENSTEIN.

Sie greift als Reizantwort Bewegungsvorgänge auf. Es handelt sich dabei aber nicht um das grobwahrnehmbare psychomotorische Verhalten, auf das wir ja stets ein wachsames Auge zu halten haben und auf das einige Überrumpelungsversuche sogar vollständig abgestellt sind, Bewegungen, die ein geriebener Schwindler zu unterdrücken vermag. Vielmehr besteht LÖWENSTEINs Methode in der *Aufzeichnung der unbewußten Ausdrucksbewegungen,* welche die Bewußtseinsvorgänge an dem spinal und vegetativ innervierten Muskelapparat hervorrufen. LÖWENSTEIN hat im besonderen die von ihm sog. „*sekundären Ausdrucksbewegungen" als Test* genommen, die sich an den Atmungs- und Pulsschwankungen der sog. Haltungskurven von Gliedern oder Kopf zeigen. Aus den Abbildungen ist die Apparatur ohne Erläuterung zu verstehen. Eine Kurve gibt ein Beispiel der Verwendung wieder (Abb. 7).

LÖWENSTEIN hat, zum Teil mit Unterstützung durch BRUNZLOW, eingehend alle Reaktionen auf Hörreize durchstudiert. Die Kurve des funktionell Schwerhörigen oder Tauben *jeder* Abart zeigt auf die für ihn angeblich unterschwelligen Reize genau dieselben Ausdrucksbewegungen wie die Kurve des an Ohr und Geist Gesunden. Organisch Schwerhörige bzw. Taube reagieren auf die Hörreize unter den gleichen Bedingungen dagegen nicht.

2. Die Methode von ALBRECHT. Sie bedient sich des psychogalvanischen Reflexes von VERAGUTH. ALBRECHT hat ihn in die Ohrenheilkunde eingeführt: Die Erregung des Hörnerven veranlaßt eben auch Schwankungen derjenigen Eigenströme, die von der Haut abzuleiten sind.

Im Versuch legt der Untersuchte jede Hand auf eine Elektrode. Die Apparatur wird hinter ihm aufgebaut. Der Strom — aus einem, nach den Originalarbeiten zusammengestellten Stromkreis entnommen — wird eingeschaltet. Ein zweiter Beobachter muß die Ausschläge des Galvanometers ablesen, während der Hauptuntersucher die Hörprüfung vornimmt. Jedes, auch noch so unbewußte Hören, ergibt normalerweise einen Ausschlag.

Bei beiden Methoden ist *die sprachliche Antwort ausgeschaltet* und man erhält die Antwort auf die Fragen sozusagen schwarz auf weiß. Sie haben manchmal schon dort zum Ziel geführt, wo es mit Maßnahmen, die an subjektive Reaktionen (s. unter 1a und 2a) gebunden sind, nicht zu erreichen war.

Beide Methoden sind verwendbar für Schwerhörigkeit sowie Taubheit, aber beide nicht für einseitige Hörstörung, es sei denn, die Natur der Schwerhörigkeit der anderen Seite ist bereits eindeutig als organisch festgelegt und ihr Grad ist höher, als er auf der Prüfungsseite zu erwarten ist. Die Vertäubung des nicht-geprüften Ohres würde nämlich selbst einen Hörreiz setzen, der den Versuch niemals rein bleiben ließe! Nach Löwenstein ist auch das Verständnis des Gehörten prüfbar, nach Albrecht nicht.

Als Nachteil wurde speziell für die Verständnisprüfung empfunden (Brunz-low), daß die akustischen Reize inhaltlich überhaupt innerhalb des Gedanken-kreises des Untersuchten liegen müssen. Ferner erschwere es die Prüfung, daß

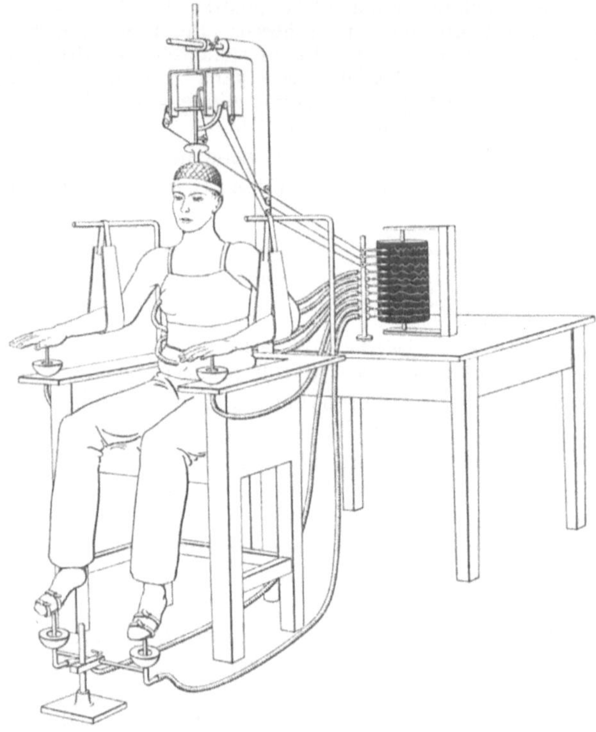

Abb. 7. Gleichzeitige Bewegungsanalyse von Kopf, Extremitäten, Brust- und Bauchatmung. Über-sicht über die Versuchsanordnung. (Aus Otto Löwenstein: Experimentelle Hysterielehre.)

andersartige seelische Eindrücke zu vermeiden sind, die gleichartige Reaktionen auslösen können. Diese Kunst, den Hörreiz zu isolieren, soll schwieriger bei der Albrechtschen Methode sein. Der Wert der Methoden läßt zuweilen bei der Wiederholung nach, da Gewöhnung an den Hörreiz eintreten kann. Dadurch dürfte die Verwendbarkeit zur quantitativen Hörprüfung verringert werden. Immerhin läßt sich im besonderen die Hörweite für Sprache durch sie manchmal feststellen (vgl. Abb. 7 und das Werk von Löwenstein); natürlich erhält man damit auch nur Mindestwerte.

Maßgebend ist nur ein positiver Ausfall. Leider gibt es bei beiden Methoden auch mal Versager. Es gibt ferner vereinzelte Leute, die aus Böswilligkeit oder übergroßer Nervosität nicht die „motorische Ruhe" für diese Versuche auf-bringen. Die „Objektivität" der Prüfungen reicht nie aus, um zu sagen, die

Hörstörung sei simuliert, hysterisch oder „psychogen". Das bleibt ganz der psychiatrischen Klärung des Falles vorbehalten. Der Willenseinfluß macht sich allerdings dadurch bemerkbar, daß die Ausschläge durch ihn auffallend stark werden, wie LÖWENSTEIN und BRUNZLOW durch den Vergleich „experimenteller Simulanten" mit echten Simulanten feststellen konnten. Der starke Ausschlag schließt aber andererseits nicht die psychogene Natur im engsten Sinne aus.

Beide Methoden können mit ihrem großen Gerät nur Rüstzeug bevorzugter Anstalten sein.

Zu 2a) Die *vorwiegend physiologisch eingestellten Methoden* sind naturgemäß auch auf Irreführung angelegt; aber ihre Ausschläge erfolgen nahezu oder ganz mit der Sicherheit des Gesetzes, mögen sie sich der sprachlichen oder der reflektorischen Reizantwort bedienen. Sie müssen bei gefügigen Personen zu der im jeweiligen Rahmen möglichen Entscheidung führen.

Unter ihnen eröffnen die Reihe wiederum Versuche, in denen wir auf eine sprachliche Antwort, also *auf subjektive Reaktion angewiesen* sind.

Allgemeine Anhaltspunkte geben uns die drei erstgenannten Versuche:

1. Die künstliche Verlagerung eines Tones. Sie geschieht nach Art des WEBERschen Versuches. Eine langschwingende Stimmgabel wird auf den Scheitel gesetzt. Wird nun das noch hörende

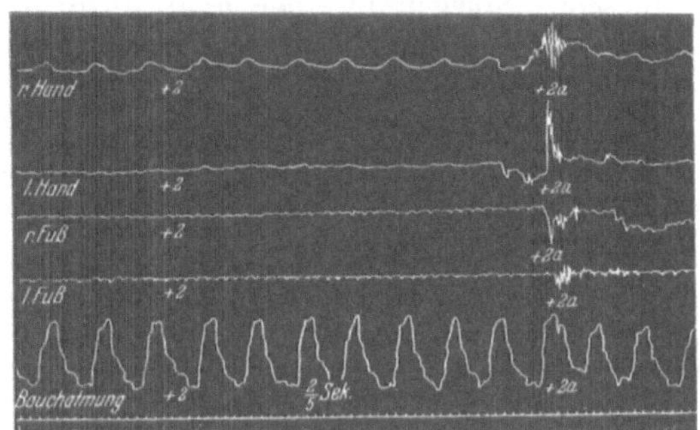

Abb. 8. Feststellung der wahren Hörfähigkeit. Nachweis des inhaltlichen Verstehens. Erhöhte Suggestibilität. Von + 2 bis + 2a: Furchtsuggestion in Flüstersprache aus 3 m Entfernung. Bei + 2a verbale Lösung der Furcht 2/5. (Aus OTTO LÖWENSTEIN: Experimentelle Hysterielehre.) (Es handelte sich um eine Schwerhörigkeit nach Granateinschlag von angeblich beiderseits 20 cm Umgangssprache nach Untersuchung von BRUNZLOW; ursprünglich habe Ertaubung bestanden. Neurologisch: weder organische Abweichungen von der Norm noch irgendwelche erhöhte Reizbarkeit. Subjektiv: psychopathische Beschwerden, beiderseits hochgradig schwerhörig.)

Ohr mit der Fingerbeere verschlossen, so *muß* der Ton in ihm gehört werden — falls nicht zufällig Mittelohrveränderungen am angeblich tauben Ohr vorhanden sind. Wird diese Tonempfindung abgestritten, so ist die Unglaubhaftigkeit erwiesen.

2. Sprachgehörprüfung des kranken Ohres bei Verschluß des hörenden. Wird dadurch *jedes* Hören aufgehoben, so ist die Antwort unzutreffend, es sei denn, das Hörvermögen des anderen Ohres wäre gerade mal unzureichend für ein „Herüberhören".

In beiden genannten Versuchen kann allenfalls ein „psychogen" Tauber stumpfsinnigen Types oder auch — wie ich es beobachtet habe — ein ängstlicher organisch Tauber in das Ableugnen sozusagen hineinschlittern. Dann dürfte eine „goldene Brücke" genügen, um ihm den Rückweg zu bahnen, der ihn vor der sonst verdienten Behandlung als Schwindler bewahrt. Hartnäckig in seiner Behauptung bleibt bloß der Betrüger.

3. Der CHARSCHAKsche Versuch. (Er ist erst in den letzten Monaten[1] veröffentlicht worden.) Wir wissen, daß eine Lärmtrommel auch das nicht von ihr vertäubte Ohr beeinträchtigt. Wird nun auf diesem Ohr ebenso gut gehört wie ohne Rasseln, so liegt nach CHARSCHAK eine Verstellung vor. Das müßte auch zutreffen, denn die wirkliche Hörweite ohne die Lärmstörung müßte ja über die zugegebene Grenze hinausreichen!

---

[1] Der Bearbeitung dieses Abschnittes.

Hält *dieser Versuch* bei den Nachprüfungen allen individuellen Unterschieden stand, so ist ihm eine Zukunft vorauszusagen, da die *Entlarvung simulierter Schwerhörigkeit* — s. zu 1 — noch den undankbaren Aufgaben gehört, für die jede Hilfe willkommen ist.

Die nächsten *Versuche berechtigen zu ganz eindeutigen Entscheidungen.*

4. Die Feststellung des scheinbaren Gehörs auf der Seite der Taubheit, das Bezoldsche Spiegelbild oder das Pseudohörrelief. Bei Prüfung mit der Bezoldschen kontinuierlichen Tonreihe auf der Seite des tauben Ohres wird von a[1] ab aufwärts in zunehmendem Maße „gehört". Mit diesem Bild des Herüberhörens ist die organische Natur der Taubheit sichergestellt. Von einem funktionell Tauben sind mir zuverlässige Angaben in diesem Sinne nicht bekannt, vermutlich weil mit den Hörbemühungen um dieses Ohr die Hemmung des funktionell Hörgestörten prompt in Aktion tritt. Besonders überzeugend wirkt in diesem „Spiegelbild" der quantitativen Hörprüfung die Wiederkehr von Zacken oder Lücken, wenn diese auf dem nichttauben Ohr vorhanden sein sollten (Schlittler).

Nach Langenbeck ist die Ausübung der Spiegelbildmethode mit dem Otoaudion[1], zu der allerdings eine nicht ganz einfache Umrechnung erforderlich ist, durchaus zuverlässig, um noch Hörreste auf dem angeblich tauben Ohr festzustellen.

5. Der Marxsche Versuch. Er beruht auf der Vertäubung des hörenden Ohres mit dem Lärmapparat. Dieser Lärm wird natürlich gehört. Nicht gehört werden darf aber von einem auf dem anderen Ohr Tauben eine gewissermaßen suggestive Frage des Untersuchers, die während des Abrasselns gestellt werden muß, wie etwa: „Auf *diesem* Ohr hören Sie doch das Geräusch?"

Geradezu frappierend antwortet der Schwindler ja oder gar nein! Auf diesen positiven Ausfall hin würde ich es nicht wagen eine nur „psychogene Hörstörung" anzunehmen — natürlich kommen diese *Versuche 4 und 5 nur für einseitige Taubheit* in Frage.

6. Der Lombard-Báránysche Versuch. In diesem Versuch wird das noch hörende Ohr, bei angeblich beiderseitiger Hörstörung werden beide Ohren vertäubt (s. S. 377). Der Prüfling wird zum Sprechen oder Vorlesen veranlaßt. Er pflegt dann unwillkürlich während der Vertäubung seine Stimme zu verstärken, weil ihm die Kontrolle durch das Gehör genommen ist. Wir kennen diese Stimmverstärkung ja als Spontanerscheinung von Leuten her, die schwerhörig geworden sind. Durch Ab- und Anstellen des Apparates im Laufe des Sprechens kann man das Phänomen abwechselnd in Erscheinung treten und verschwinden lassen und bei einseitiger Taubheit auch den Effekt vergleichen mit dem, der durch die sichere Vertäubung beider Ohren hervorgerufen wird.

Der Lombardsche Versuch läßt sich *nur verwenden für die Frage nach Taubheit oder mindestens hochgradiger Schwerhörigkeit.* Ein Unterschied zwischen diesen beiden Graden ist mit ihm nicht zu machen. Er eignet sich zur Prüfung *auf einseitige und auf beiderseitige Hörstörung.*

Der positive Ausfall, das ist das Erheben der Stimme, beweist das Vorhandensein beträchtlicher Hörfähigkeit. Der *negative Ausfall* hingegen ist für sich allein *nicht bindend* für die Annahme hochgradiger organischer Schwerhörigkeit oder Taubheit, da uns hier und da Normalhörige begegnen, die im Lombard nicht lauter sprechen als ohne Vertäubung. Aber auch die Auslegung des Versuches in diesem Sinne für oder gegen seelische Bedingtheit fordert Vorsicht, um nicht auf Täuschungsmanöver hereinzufallen: *Die Reaktion* ist nämlich *der willensmäßigen Einwirkung gut zugängig* sowohl hinsichtlich einer Stimmverstärkung als auch ihrer Unterdrückung.

---

[1] Auch von Shambaugh als zuverlässige Leistung des Audiometers empfohlen.

7. *Der* BLOCH-STENGER*sche Versuch.* Dieser genial erdachte Versuch stammt von BLOCH (s. HECHINGER). Die von BLOCH unabhängige Ausarbeitung durch STENGER hat ihm aber seine allgemeine Verbreitung verschafft, so daß er gewöhnlich nur kurz nach diesem Verfasser benannt wird. Er hat in seiner weiteren Entwicklung, seiner Bedeutung entsprechend, ein lebhaftes, ganz aktuelles Interesse gefunden.

Er basiert auf zwei physiologischen Gesetzen: 1. Werden zwei Schallreize von gleicher Qualität und Stärke zu gleicher Zeit den Ohren geboten, so wird nur *ein* Schalleindruck „im Kopf" empfunden. Ändert sich die Stärke, so wird der stärkere Eindruck wahrgenommen, der schwächere unterdrückt — mit anderen Worten ausgedrückt, es wandert der Schall nach der Seite des stärkeren Schalleindruckes ab. 2. Die Intensität der Schallempfindung ist bei gleichbleibender Intensität des Schalles abhängig von seiner Entfernung.

Da die Intensität des Schalles sich nicht einfach proportional, sondern proportional dem Quadrate der Entfernung [1] verhält, so ist der Entfernungswechsel ein sehr feines Reagens auf den Schalleindruck. Das hat den Vorteil, daß der STENGERsche Versuch schon mit einem Paar gleichfrequent schwingender, unbelasteter Stimmgabeln, z. B. $c^1 = 256$ Hz. gut auszuführen ist, — wie das auch ursprünglich geschehen ist. Ihre Schwingungsdauer reicht daher meist auch aus, um in solch kurzer Entfernung vom Ohr die nötigen Varianten zu geben, die unehrlichen Prüflingen nicht die beliebte Ausrede ermöglichen, der Ton sei bereits verklungen.

Soll jedoch die Intensitätsschwankung bei gleichbleibender Entfernung als veränderliches Moment benutzt werden, so wird der Versuch mit besonders dafür hergestelltem Gerät (s. unten) ausgeführt oder mit dem Otoaudion. Vom Otoaudion sind dann zwei Geräte erforderlich; eine Vereinfachung läßt sich allerdings erzielen durch Verwendung von zwei Lautsprechern an einer otologischen Meßbank, wie sie von SCHWARZ am S-Audiometer angeordnet sind. Die Anschaffung solcher Geräte bedeutet natürlich eine große Ausgabe. Darum wird in der Praxis vorläufig noch der STENGERsche Versuch mit einem Stimmgabelpaar die gangbare Methode bleiben.

Die Anstellung des Versuches ist nach dieser Schilderung der Grundsätze klar. Doch muß der *Untersuchungsplan für jeden Fall* hinsichtlich der Reihenfolge der Tondarbietungen *sorgfältig durchdacht* werden. In dem folgenden Schema ist der Hergang für den einfachsten Fall, den einseitiger Taubheit bei normalhörendem gesunden und normalhörenden simulierendem Ohr dargestellt.

Die Aufstellung zeigt, daß die vier Situationen, die denkbar sind, gut unterschieden werden können. Fällt die waagerechte Reihe von Antworten (a—d) anders aus, als es der nach der ersten senkrechten Säule angenommenen bzw. vorgegebenen Situation zufolge der Fall sein muß, so braucht man sie nur mit den anderen waagerechten Reihen zu vergleichen, um aus der ersten Säule die Situation, die der Wirklichkeit entspricht, abzulesen. Durch jede andere Antwort, die den hier angeführten nicht entspricht, wäre der Betreffende ohne weiteres überführt. Würde z. B. unter 3a die Antwort lauten „im Kopf" oder „nichts", so hätte sich der Betreffende verraten, da der Taube immer nach rechts lateralisiert.

Hinsichtlich der Technik ist bei Simulationsverdacht noch zu beachten: *Vor* dem Versuch werden am besten zunächst die Hörfähigkeit des nicht der Simulation unterworfenen Ohres festgelegt und erst danach die Augen verbunden. Ferner soll man die Dauer des „Herüberhörens" der Stimmgabel kennen, die

---

[1] Wir dürfen für diese Erläuterung die streng wissenschaftliche Ungenauigkeit dieser Zahlenangabe schon mit Rücksicht auf die kurzen Entfernungen unbeachtet lassen.

Schema der Lagen, die sich im Stengerschen Versuch bei Prüfung auf linksseitige Taubheit ergeben.

Steht je eine Stimmgabel	a vom rechten und linken Ohr gleich weit entfernt	b dem rechten Ohr näher	c dem linken Ohr näher	d nur vor dem inken Ohr
so ist als Antwort zu erwarten, falls VP				
1. ohrgesund ist	im Kopf	im rechten Ohr	im linken Ohr	im linken Ohr
2. links taub ist	im rechten Ohr	im rechten Ohr	im rechten Ohr	im rechten Ohr [1], aber nur solange die Intensi-. tät zum „Hinüberhören" ausreicht; sonst nichts
3. links angeblich taub ist	im rechten Ohr	im rechten Ohr	nichts	nichts
4. links angeblich taub ist und bei Kenntnis über den Verlauf des Versuches betrügen will	im rechten Ohr	im rechten Ohr	im rechten Ohr	im rechten Ohr, aber ohne sinngemäße Beziehung zur Möglichkeit des „Hinüberhörens"

an einer zuverlässig einseitig tauben Person in Erfahrung gebracht wird. Man vermeide zu kurz dauernde Stimmgabelklänge, damit der Prüfling den Versuch nicht immer wieder schnell abbricht, weil er überhaupt nichts höre. Man wähle keine allzu große Tonstärke, um nicht zu oft ein „Herüberhören" vorschützen zu lassen.

Starke Töne sind andererseits erforderlich, wenn man es mit *verwickelten* Fällen zu tun hat, d. h. Fälle, in denen eine organische Schwerhörigkeit auf einer oder auf beiden Seiten vorhanden ist. Man muß dann nämlich von der Voraussetzung ausgehen, daß erst die Entfernung „auszutarieren" sei, in der der Höreindruck links und rechts identisch sind.

Dieser *Sonderfall der Schwerhörigkeit auf dem „gesunden" Ohr oder auf einer aufgepfropften Schwerhörigkeit auf einem der beiden oder gar beiden Ohren* erschwert es allerdings ganz gewiß, die Übersicht über den Versuch zu behalten (Langenbeck). Wenn man sich aber für jeden der 3 bzw. 4 möglichen Fälle ganz genaue Schemata von der Art, wie wir es für den einfachsten Fall oben getan haben, entwirft, so meine ich, sollte es doch gelingen, der Situation noch Herr zu werden. Doch kann es dann erforderlich werden, die Veränderung der Entfernung, erzeugt mit abklingender, relativ tonschwacher Stimmgabel, auszutauschen gegen die Veränderung der Tonstärke unter Fortdauer des Tones, also zum Otoaudion überzugehen, wie offenbar schon durch Langenbeck und Frenzel geschehen. Damit wird der Versuch zwar zur ausgesprochenen Laboratoriumsmethode, aber die Möglichkeiten, die sich so bieten, auch die aggravierte oder eine aufgepfropfte Taubheit zu entlarven bzw. einen Hinweis auf eine psychogen verstärkte Schwerhörigkeit zu erhalten, sind von ganz besonderer Bedeutung, wenn auch die Hindernisse, Anstrengungen und Schwierigkeiten nicht gering zu schätzen sind, die mit dieser Aufgabe beim Stand der Dinge noch verknüpft sind.

Diese Überlegung, die das Entfernungsgesetz für den Fall des Vorhandenseins von organischen Schwerhörigkeitskernen aufnötigt, führt auch zu der Schlußfolgerung, daß man darüber hinaus auf der Grundlage dieses Versuches den wirklichen Grad der Schwerhörigkeit müßte feststellen können. Leider gelang es in meinen vor 14 Jahren mit Prof. Waetzmann und Dr. Meier — damals in Breslau — angestellten Proben nicht, die Störungen

---

[1] Der besonders Gutwillige gibt eventuell „links" an, um die wohl empfundene Richtung zu bezeichnen.

zu überwinden, die durch Interferenzen im Prüfungsraum hervorgerufen wurden. Eine Äußerung von Dr. LANGENBECK [1] läßt hoffen, daß er mit Hilfe der neuesten Technik diese lohnende Aufgabe lösen wird.

Einen wesentlichen Fortschritt bedeuten die HINSBERGschen *Modifikationen des* STENGERschen *Versuches*, denn 1. führten sie auch die Sprache als Prüfungsmittel in diese Methodik ein und 2. stellten sie die Identität der beiden Schallquellen her, indem 2 Telephonmembranen mit einem Schallerzeugnis beschickt wurden [2].

Im physikalischen Sinne werden allerdings die Membranen die Sprache, wenn auch wenig, so doch in ungleicher Weise verzerren; aber das geschieht doch nur in einem für den physiologischen Effekt praktisch nicht störendem Maße.

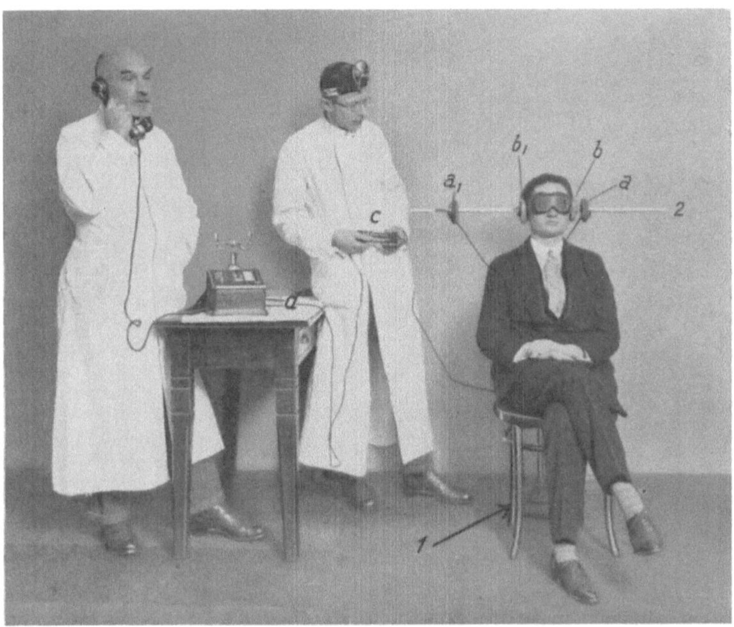

Abb. 9. Gerät zur HINSBERGschen Modifikation I des BLOCH-STENGERschen Versuches.
a, a₁ Telephonmuscheln; *b, b₁* Phantommuscheln; *c* Umschalter für *a* bzw. *a₁*; *1* Fuß des Gestelles;
2 Querstange des Gestelles. (Aus HINSBERG: Z. Hals- usw. Heilk. 21.)

In einer *ersten* Anordnung benutzte HINSBERG eine Telephonanlage. Damit wurde die eigentliche Schallquelle, der Sprecher am Mikrophon, in einen anderen Raum hinausverlegt, was für die Benutzung der Umgangssprache wesentlich ist. Zum Vermittler der Schallquelle wurden die Telephonmuscheln, die auf einem Gestell angebracht wurden, an dem ihre Entfernung verändert werden konnte. Die Untersuchungsweise ist aus der Abb. 9 erkenntlich.

(Die Hörer am Kopf dienen nur als Phantom!) Den Telephonhörer, den der Versuchsleiter in der Hand hat, benutzt er, um dem im Raum ja nicht hörbaren Schalltest zu überprüfen und zur Verständigung mit dem Hilfsuntersucher außerhalb des Raumes. Den Umschalter, den auf dem Bild eine 4. Person hält, kann der Versuchsleiter natürlich selbst bedienen.

In einer *zweiten* Anordnung ging HINSBERG dazu über, die Schallstärkeregelung mit Hilfe von Widerständen [3] zu besorgen. Die Telephonanwendung machte er dann fakultativ,

---

[1] Die LANGENBECK auf einer Sitzung der Sächs.-Thür. Hals-Nasen-Ohrenärzte tat.

[2] Wie später auch am S-Audiometer von W. SCHWARZ.

[3] Eine primitive und für nicht durch Kernschwerhörigkeit komplizierte Fälle ausreichende Zusammenstellung auf dieser Basis mit Telephonübertragung hat, unabhängig von HINSBERG, auf meine Veranlassung CARL HOPMANN hergestellt; ich erwähne sie, weil die Beschaffung sehr billig ist -- denn die einzelnen Teile können aus den Altbeständen der Telephonzeugämter entnommen werden.

indem sie über einen — wie die Abb. 10 zeigt — sehr handlich angefertigten Apparat geleitet wurde.

Dieser ist nämlich mit einem Summer ausgerüstet, der selbständig als Schallregler benutzt werden kann. Und drittens kann in den Apparat das Otoaudion zur Tonerzeugung eingeschaltet werden. In dem Kopfhörer, der für die Versuchsleiter bestimmt ist, verfolgt dieser den jeweiligen „Fall" mit eigenen Ohren.

Langenbeck hat auseinandergesetzt, daß bei Vorhandensein einer beträchtlichen organischen Kernschwerhörigkeit das Hinsbergsche Prinzip nicht mehr ausreichen dürfte und einseitige Schwerhörige als Taube durchgehen lassen kann.

Bei Verwendung der Sprache wird nämlich nicht mehr mit der Hörschwelle wie bei der Verwendung von Tönen gearbeitet, sondern mit stark überschwelligen Intensitäten, die zum Verständnis vom Gesprochenen erforderlich sind. So kann der Apparat unter Umständen nicht mehr die Lautstärke hergeben, die den Ton in das schon stark schwerhörige „simulierende" Ohr zu verlagern vermag. Bei Schwerhörigkeit auf dem anderen Ohr kann eine so große Lautstärke erforderlich werden, daß sich wiederum ein Hinüberhören störend bemerkbar macht. Selbst „Dissimulation" sei möglich, wenn ein Ohr in der Tat sprachtaub, aber noch mit Tongehörsresten vorhanden sei; das gesunde Ohr verhilft dann zur Ergänzung des Sprachverständnisses im Versuch.

Die Identität der Schallquelle hatte Seiffert schon 1922 auf einfachste, für den Praktiker wertvolle Weise erreicht. Die Mitteilung Seifferts wird fast nirgends erwähnt. Die Anordnung Seifferts ist aus seiner Skizze (s. Abb. 11) leicht zu verstehen.

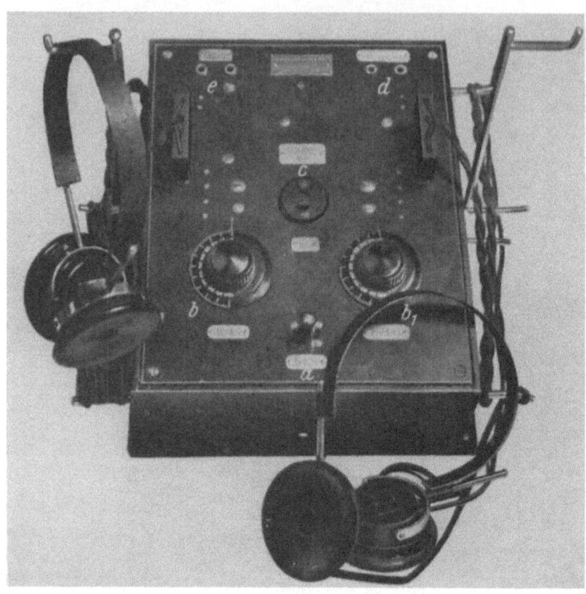

Abb. 10. Gerät zur Hinsbergschen Modifikation II des Bloch-Stengerschen Versuches. *a* Hebel zur Beschickung der beiden linken, der beiden rechten und aller Kopfhörer mit Sprechstrom; *b, b₁* Rheostaten zur Regelung der Tonstärke in den linken bzw. rechten Kopfhörern; *c* Hebel zur Einschaltung des Summers; *d* Stechkontakte zur Einschaltung von Otoaudion oder Telephon unter Ausschaltung des Summers; *e* Stechkontakte zur Einschaltung eines Akkumulators an Stelle des Netzstromes.
(Aus Hinsberg: Z. Hals- usw. Heilk. 32.)

Seiffert bespricht sein Vorgehen im einzelnen. Fast gänzlich übergeht er indes die kleinen, aber leidigen Erschwerungen, die durch den Gebrauch von Schläuchen sich ergeben können und sich doch auch bei ihm ergeben müßten; nur die Notwendigkeit des exakten und symmetrischen Sitzes der Oliven bespricht er. Man wird gut tun, die ohrnahen Abschnitte der Schläuche zu stützen und keine zu kurzen Schläuche zu nehmen.

Seiffert weist ebenfalls auf die Möglichkeit hin, den Grad der Schwerhörigkeit zu messen. Was sie anbetrifft, sei auf unsere oben erwähnten Erfahrungen hingewiesen; die Biegungen und die erforderliche Länge der Schläuche dürften die Schwierigkeiten nur vergrößern.

Der Bloch-Stengersche Versuch in allen seinen Ausführungen ist — um das zu wiederholen — nur für Untersuchung einseitiger Hörstörungen geschaffen. Die *Feststellung einseitiger Taubheit* und die *Unterscheidung funktionellen Ursprunges vom organischen* besorgt er in *vollendeter Weise*. Ein Ergebnis, das nach der Aufstellung in der 4. waagerechten Reihe unseres Musters von S. 416

gewonnen ist, beweist untrüglich die Schwindelei. Ein Ergebnis nach Reihe 3 tut es in der Regel ebenfalls; denn eine *einseitige funktionelle Taubheit* dürfte eine Ausnahme sein. FR. KOBRAK führt ihr Vorkommen in seinem Lehrbuch zwar ausdrücklich an, aber man kann es mit LANGENBECK kaum anders erwarten, als daß ein derartiger Psychopath sich gegen die Schalleindrücke, die von der „tauben" Seite kommen, *vollkommen* seelisch sperren wird, d. h. auch den gleichzeitigen Schalleindruck von der hörenden Seite nicht apperzipieren wird. Die Ergebnisse nach Reihe 1 und 2 sind ganz eindeutig.

Abhängig bleiben wir aber leider immer noch von der Gutwilligkeit der Person, alles über sich ergehen zu lassen und mit der Antwort nicht zurückzuhalten. Manchesmal helfen uns geeignete Kombinationen mit früher geschilderten Methoden über einen toten Punkt der Untersuchung hinweg.

Der mir von Dr. SCHWARZ zugesandte Vortrag von Dr. ÖSTERLE zeigt, daß sich die MARXsche Klinik der von mir hier gemachten und lange Zeit verwendeten methodischen Angaben mit gleichem Erfolg bedient, nur unter dem Nutzen der Verbesserung, die das Audiometer — auch gegenüber der von mir durch HOPMANN angelegten Modifikation der HINSBERGschen Apparatur — bedeutet.

Zu 2b) Physiologisch im besten Sinne sind die *Hörprüfungsmethoden des N. cochlearis mittels reflektorischer Reaktionen.* Sie geben ganz gewiß eine *objektive Antwort.* Seelische Momente wie Aufmerksamkeit, Spannung, Ermüdung wirken allerdings auf die Reflexe ein. Eine willkürliche Beeinflussung tritt ohne weiteres sicher nicht in Tätigkeit; allenfalls kann sie in längerer Übung über den Weg psychischer Komplexe etwa nach Art bedingter Reflexe erlernt werden.

Der zuführende *Reflexschenkel* geht *gemeinsam für sämtliche Reflexe* vom Sinnesorgan bis zum Nucleus cochlearis ventralis und dorsalis bzw. dem Tuberculum acusticum. Dann schließen sich die verschiedensten Verbindungen an. Sie sind an Zahl der Funktionseinheiten — der Neuren — und an Wertigkeit — kollaterale oder Hauptfaserbündel — recht verschieden. Durch die großen Schaltstationen des Corpus trapezoides, der oberen Oliven, vermutlich auch der Substantia reticularis, wird

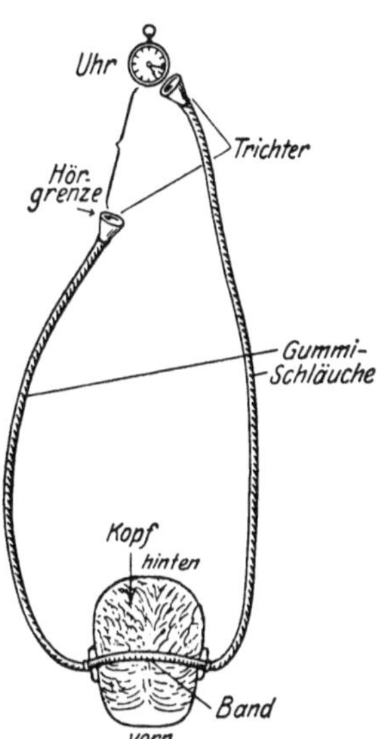

Abb. 11. Anordnung der SEIFFERTschen Modifikation des BLOCH-STENGERschen Versuches. Die gesunde Seite entspricht der rechten Seite des Pat. [Aus SEIFFERT: Z. Hals- usw. Heilk. 4 (1922).]

manche cochleogene Erregung zu einer Reihe von Zentren abführender Reflexschenkel geleitet, die unmittelbar in Kernen der Medulla oblongata oder über Verbindungsbahnen in den Spinalkernen einerseits, in Hirnstammkernen andererseits erreicht werden. Die anatomische Fundierung ist noch lückenhaft (ZIEHEN, ABDERHALDEN); Hinweise sind zu ersehen bei ANTHON, EDINGER, ZIEHEN, WALLENBERG; siehe dort auch die eigenartigen Faseraustausche zwischen r. cochl. und r. vest. nach WINKLER.

Die cochlearen Reflexe sind Teile *einer* mehr oder weniger geregelten Muskelreaktion auf Schallreize (Schreckreaktion, GÖBEL). Sie tritt deutlicher an Tieren als an Menschen in Erscheinung und wird an jugendlichen Individuen, auch des Menschen, häufiger beobachtet als am Erwachsenen. Die Abhängigkeit von der Gesamtsituation — nach GOLDSTEIN — ist an ihnen gut zu merken.

Unsere Beschreibung geht von ihrem Auftreten sozusagen in seelischer Gleichgewichtslage aus und berücksichtigt die Reflexe im einzelnen, soweit sie ohrenärztliches Interesse gefunden haben. Die Reflexe als Einzelerscheinung sind geordnet und als Orientierungs- und Schutzreflexe anzusehen. Sie gehören zu den mehrfach gesicherten, d. h. der kennzeichnende Reizerfolg kann von mehreren Sinnesorganen aus erzielt werden. Andererseits können sie mit gleichartigen Reflexen an Kopf, Körper und Gliedern einhergehen, die AUGUSTE JELLINEK als „akustische Stellreflexe" zusammengefaßt hat.

Reflexe vom Gehörorgan aus gehen

1. zum N. cerebralis III, IV und VI. Diese Verbindungen zu den vordersten motorischen Hirnnerven, den äußeren Augenmuskeln sind zwar lange bekannt als Zuwendung zum Schall; sie ließen die Vorstellung von einem Zusammenhang von Hörsinn und Raumwahrnehmung durch vestibuläre Erregung nie ganz versacken, zumal die enge räumliche Gemeinschaft der beiden Sinnesorgane den Gedanken immer wieder nahelegte (Cyon, Bechterew, Güttich). Aber erst mit Tullios Versuchen wurden diese Lehre und die zu ihr gehörigen Reflexe auf einen festen Boden gestellt. Dieser Verfasser konnte seine in Breite und Tiefe gehenden Studien an Tieren für den Menschen dadurch ergänzen, daß er im Dunkeln während des Erklingens eines Stimmgabeltones einen Lichtpunkt fixieren ließ. Ein Wandern des Lichtpunktes bezeugte dann das Vorhandensein von Augenbewegungen. Aber der Anteil der vestibulären Sinnesendstellen ist dadurch noch nicht eindeutig gesichert (de Kleyn). Die Ergebnisse der Nachprüfungen sind anregend, aber gehen auseinander. Uns kommt es hier auf das klinische Moment an. Da hatte ungefähr gleichzeitig Fröschels entsprechende Beobachtungen an Taubstummen gemacht. Fröschels' Technik bestand darin, daß er durch einen Hörschlauch Töne der Urbantschitschschen Harmonika in den Gehörgang leitete, eine Methode, mit der im übrigen nach Fröschels überhaupt Hörreste bei Taubstummen manchmal noch nachgewiesen werden können, wenn die üblichen Methoden keinen Erfolg mehr gehabt haben. Auf diesen Reiz hin erfolgt dann eine langsame Augenbewegung zur nichtgeprüften Seite (mit oder ohne gleichzeitige Kopfbewegung s. unten). Nur ausnahmsweise geht sie zur selben Seite. Ihr schließt sich eine schnelle Ruckbewegung an, die nicht über die Ausgangsstellung hinausgeht. In jeder Stellung der Augen blieb die Reaktion gleich.

Die Richtung der von Fröschels „A-Z" (Augenzuckung) genannten Bewegung war meist waagerecht, konnte aber auch einmal drehend, schräg oder gar senkrecht sein. Bei verschiedenen Tönen blieb sie nicht immer gleich. Sie ist sogar — nach Auguste Jellinek — von der Tonhöhe abhängig, ein „gerichteter Bewegungsreflex". Die Reflexe erfolgten nur auf Töne von der großen bis zur dreigestrichenen Oktave (Fröschels). Wurden ungleich hörende Ohren zu gleicher Zeit erregt, so erhielt Fröschels den Gesamtausschlag sozusagen durch die arithmetische Summierung verkleinert und mit Richtung auf das schlechter hörende Ohr — infolge stärkerer Erregbarkeit des anderen besser hörenden Ohres.

Der Reflex war so intensiv, daß er sich bei gleichzeitig vorhandenen, durch Kalt- oder Drehreiz (s. S. 495, 515) erzeugten heftigen vestibulären Augenbewegungen vorübergehend durchsetzen konnte. Dagegen war er der Ermüdung ausgesprochen unterworfen.

Lageveränderungen des Kopfes ließen die Richtung des Reflexes nach Fröschels, abgesehen von einer außerordentlichen Verstärkung durch Überstreckung, unbeeinflußt. Jellinek hat später doch davon berichtet, daß Verschiedenheiten der Haltung diesem Reflex andere Formen geben.

Dieser „motorische Schallreflex auf die Ohren" (Jellinek) ist so gut wie ausschließlich bei Taubstummen mit Hörresten gefunden worden. Ein Befund bei spät erworbener Taubstummheit nach (Sturz auf den Hinterkopf) entstammt Fröschels' letzter Veröffentlichung. Im übrigen hatte er nie an über 150 gesunden Säuglingen, Kindern und Erwachsenen den Reflex hervorrufen können, wohingegen 118 seiner Taubstummen 50 positive Befunde aufgewiesen hatten. Zum Teil waren diese Personen nach den bisher gebräuchlichen Prüfungen für völlig taub gehalten worden.

Der Verwendungskreis des Reflexes ist demnach eng; aber er sollte nicht unbekannt bleiben! Noch unentschieden ist es, ob er zwangsläufig zugleich mit einem taktilen Reflex abläuft.

Jedenfalls ist es vorsichtig, wie überhaupt bei der von Fröschels angegebenen Hörschlauchprüfung, damit zu rechnen. Doch betont Fröschels entgegen Wotzilka, daß das Fortlassen des Schlauches die positiven Fälle gewaltig vermindere, daß der Ersatz der Harmonikatöne durch Stimmgabeltöne sogar die Prüfung illusorisch mache. — Eine Verwechslung mit dem vestibularen Fistelsymptom ist selbstverständlich zu vermeiden (FRÖSCHELS).

Das Vorkommen dieser Schallreflexe beim Menschen nur unter krankhaften Bedingungen deutet FRÖSCHELS dahin, daß „vielleicht reflektorische Einstellungsbewegungen des Auges bzw. Kopfes und Körpers auf Schallreize einmal dem Menschengeschlecht eigen waren und daß das Bestehen solcher Reaktionen bei hochgradig Schwerhörigen zum Teil auf die Seltenheit der Perzeption akustischer Reize, zum Teil auf Atavismus zurückzuführen ist".

Der *Reflexbogen* beschränkt sich im Tierversuch denn auch auf das Paläencephalon (JELLINEK). In Untersuchungen einer großhirnlosen menschlichen Mißgeburt, „Mittelhirnwesen", hat GAMPER sich dahin ausgesprochen, daß die Zentren für die gleichsinnigen Augenbewegungen im Hirnstamm zwischen VIII-Eintritt und Augenmuskelkernen liegen müssen, und daß das Kleinhirn einen regulierenden Einfluß dabei ausübe. Nach ZIEHEN benutzen diese Hörreflexe zu Auge und Kopf vielleicht den Tractus tectobulbaris bzw. spinalis, nachdem sie voraussichtlich ihre Hauptetappen in den Kernen des Corpus trapezoides und der Oliva sup. der gleichen oder der gekreuzten, vielleicht auch beider Seiten gefunden haben. Die Brauchbarkeit für die Diagnose supranukleärer Augenmuskellähmungen sollte daher geprüft werden.

2. Zum N. m. tensoris tympani des N. trigeminus r. III (nach HENSEN, s. CEMACH).

Zum Trommelfellspanner läuft ein Reflexweg, dessen Scheitelhöhe wir nicht kennen. Den Erfolg des Tensorreflexes kann man wohl mit dem Ohrenspiegel erkennen, jedoch recht schwierig und nur unter der Gunst ungewöhnlich guter Beobachtungsverhältnisse. SCHÄFER und GIESSWEIN geben seine Häufigkeit für Ohrgesunde nur mit 15% an. H. KOBRAK hat ihn am „Ausbauchungsvolumen" mit einem Gerät gemessen, das in einer Capillarröhre den Stand einer auf das Trommelfell geschütteten Wassersäule anzeigte. Das Verfahren ist jedoch für die Klinik noch ungenügend ausgebaut.

Den Einwärtszug am Trommelfell vermag der Tensor übrigens auch willkürlich auszuführen; allerdings gelingt das nicht jedem Menschen und dann individuell recht verschieden.

3. Zum N. VII. Wir müssen dabei unterscheiden zwischen a) dem Reflex zum N. stapedius und b) den Reflexen zu den mimischen Muskeln, im besonderen
ba) zu den Ohrmuschelmuskeln und bb) zu den Augenschließmuskeln.

Zu a). Es ist bemerkenswert, daß der kleine Ohrbinnenmuskel gänzlich unabhängig von den anderen VII-Muskeln arbeitet (LÜSCHER). Wir kennen noch keine gesonderte Bahn für ihn; nur scheint es sich um einen von höheren Gebieten unabhängigen Reflexbogen zu handeln.

Der Stapediusreflex wird mit dem LÜSCHERschen Ohrmikroskop beobachtet. Durch größere Trommelfellöcher hindurch kann das unmittelbar geschehen (LÜSCHER). Bei unversehrtem Trommelfell ist die von KOBRAK erdachte Aufhellung des Trommelfelles vorauszuschicken. Diese „optische Perforation" (KOBRAK) schränkt die Verwendung vorläufig beträchtlich ein.

Nach LÜSCHER soll der Reflex bei Normalen durchweg vorhanden sein. Der Reflex spricht nur im obersten und untersten Tonbereich nicht an. Auf höhere Töne antwortet er leichter als auf tiefere. Er ist tonspezifisch und abhängig von der Tonintensität. Schnelle Ermüdung und Erholung sind ihm eigentümlich. Er kann wohl schon auf die Erwartung des Tones hin in einer Bereitschaft sein; aber Lauschen genügt nicht, ihn hervorzurufen (LÜSCHER).

Einen gleichartigen Effekt fand LÜSCHER nach sensibler Reizung im Ohrgebiet, den er auf Verzweigungen des N. cerv. III, nicht auf solche des Trigeminus oder Vagus bezieht. Diese sensiblen Reflexe können wenig Anlaß zur Täuschung geben, weniger als zufällige Geräusche, auf die der Reflex sehr fein reagiert!

Der Effekt erfolgt beiderseitig; dennoch vermag bei unterschiedlichem Hörvermögen von rechtem und linkem Ohr der Stapesreflex dank seiner Intensitätsabhängigkeit wichtige Aufschlüsse zu geben, wie das KOBRAK beschreibt.

Trotz der Umständlichkeit und Kostspieligkeit seines Nachweises könnte dieser Reflex in Zukunft in besonders gelagerten Fällen von Bedeutung werden.

Zu b) Die übrigen cochleo-facialen Reflexe sind auf einfachere Weise zu beobachten.

Zu ba) Der *Ohrmuschelreflex* (nach Esser-Preyer s. Cemach).

Auf ihn zu achten, sind wir weit weniger am Menschen gewohnt als an unseren Haustieren. Beim Menschen handelt es sich um einen verkümmerten Reflex, vergleichbar der Fähigkeit zur willkürlichen Bewegung der Ohrmuschel, die nur noch vereinzelte Personen besitzen und diese auch nur in einem bescheidenen Maße. Trotzdem verteilen sich noch die willkürlichen und die reflektorischen Bewegungen auf verschiedene Abschnitte der Ohrmuschel (Bernfeld). Aber derartige Feinheiten spielen keine Rolle für uns. Der Ohrmuschelreflex soll sich am besten durch Reizung mit Stimmgabeltönen auslösen lassen, am deutlichsten in den mittleren Tonlagen und — im Einklang mit seiner ursprünglichen Bestimmung als Lauschbewegung — auf leises Ertönen in Erscheinung treten (Ruttin, Fabrikant und Sommer. Der Reflex ermüdet schnell; man sieht ihn bald einseitig, bald beiderseitig.

Die Häufigkeit wird von Fabrikant und Sommer auf ungefähr ein Drittel normaler Fälle angegeben. Bei Vorhandensein von Schwerhörigkeit läßt er diesen Verfassern zufolge mit großer Wahrscheinlichkeit auf Innenohrschwerhörigkeit schließen. Bei einseitiger Taubheit kann er einseitig, und zwar auf der Seite der Taubheit schwächer sein wie das Ruttin beobachtet hat. Aber noch geringe Hörreste überhaupt reichen zu seiner Auslösung aus.

Der Reflex bietet leicht zu Irrtümern Veranlassung: Bereits mit Spontanbewegungen oder Mitbewegungen beim Schlucken, bei lebhafter Atmung und ähnlichen Vorgängen droht eine Verwechslung. Bernfeld hat ferner gezeigt, daß — wenn auch selten — taktile Ohrmuschelreflexe vorkommen, vor allem, daß diese nach Art bedingter Reflexe psychisch hervorgerufen werden können. Das verlangt Vorsicht; denn derartige Bewegungen können sich sogar bei vollkommen Tauben zeigen.

Zu bb) *Der cochleo-palpebrale oder Lidschlagreflex.* Am bekanntesten unter dem Namen Müller-Bechterewscher auro-palpebraler Reflex ist er das auffälligste Überbleibsel des allgemeinen muskulären Schreckreflexes des Säuglings. Als Teilreflex von Anfang an selbständig, bleibt er lebtaglang bestehen und ist mit etwa 95 %igen Vorkommen (Cemach) der häufigste und konstanteste unter den motorischen Cochlearreflexen (Schaefer und Giessmann, Wodak, Mosso, Helsmoortel und Nyssen).

Man prüft ihn am zweckmäßigsten mit hohen intensiven Stimmgabeltönen. Am meisten zu empfehlen scheint uns nach Wotzilka (s. Giessmann-Schaefer) die Stimmgabel c^4 mit federndem Metallhammeranschlag zu sein.

Nach Bárány soll schon der Neugeborene auf das Geräusch der Lärmtrommel reagieren. Voss erhielt auf diesen Schallreiz erst 3—4 Wochen nach der Geburt den Lidschlagreflex weit später als es ihm mit Stimmgabeln der 4. und 6. Oktave gelungen war. Sicher ist dieser Reflex am Tage der Geburt sowohl von Voss wie von Bárány (s. Voss Aussprache) und Demetriades gesehen worden. Demetriades zufolge trat er allerdings erst 4—6 Stunden nach der Geburt auf. Auf Wiederholungen läßt der Reflex in der Stärke nach. Catel nimmt auf diesen Umstand soweit Rücksicht, daß er den Reflex am selben Tag nur einmal zu prüfen rät.

Der cochleo-palpebrale Reflex ist bei Bewußtlosen hervorzurufen und darin besteht sicher schon eine diagnostische Bedeutung desselben (Falta). Trotzdem muß beim wachen Menschen wohl immer mit gewissen Bindungen zu höher verankerten Vorgängen bzw. zum Seelenleben gerechnet werden. Nach Cemach hemmt die Erwartung sein Auftreten, während Überraschung es fördert. Helsmoortel und Nyssen benutzten das Bewußtwerden der Tonempfindung als Hilfsmittel, um den positiven Ausfall zu erzielen. Belinoff denkt an konstante corticale Hemmungen bei diesen Reflexvorgängen. Brunner (s. Cemach) sieht in dem Reflex nur eine instinktive Bewegung. Vielleicht in diesem Sinne ist Faltas Rat zu verstehen, den spontanen Lidschlag gewissermaßen als Gleitschiene auszunützen.

Der Lidschlagreflex scheint immer beiderseitig in Tätigkeit zu treten. Bei Neugeborenen ist es sicher der Fall (Catel). Bárány sah dabei den Reflex am gleichseitigen Auge kräftiger ausfallen, was Voss nicht bestätigen konnte.

Im Tierversuch läuft er auch dann noch an beiden Augen ab, wenn die Kreuzungen der cochlearen Bahnen im Rhombencephalon unterbrochen sind (SPIEGEL und KASHESHITA). Welche Vorstellung man sich sonst vom Verlauf seiner Bahnen macht, entnehme man POLLAKs Abschnitt.

In einem Lidschlag kann auch die Reizantwort auf Berührungen bestehen. Sie erschwert die Deutung des cochlearen Reflexes.

Der Typ des taktilen Reflexes ist den Ohrenärzten bekannt als „Kitzelsymptom" von FRÖSCHELS, dessen Ausfallen u. a. charakteristisch sein soll für Otosklerose (in 95% der Fälle will ihn FRÖSCHELS bei Reizung vom Gehörgang aus vermißt haben[1]. Dieser Reflex stellt nur einen Anteil aller trigeminalen Reflexe des Ohrgebietes dar[2]. Bemerkenswert ist, daß der „aurale Quintus" eine gewisse Selbständigkeit in reflektorischer Hinsicht zeigt, ähnlich dem N. VII (s. oben) (R. FISCHER). KISCH hat einen gleichartigen Reflex beschrieben, der auf Wärmereizung im Gehörgang — in nicht weniger als 80% der Fälle — eintritt, und gibt dabei das Vorkommen eines gleichseitigen, also einseitigen reflektorischen Blinzelns an. Ob die trigeminal-palpebralen Reflexe psychischen Hemmungen unterliegen, bleibe dahingestellt.

Mit Rücksicht auf die sensiblen Lidschlagreflexe kann auch eine Konstruktion BELINOFFs, das Mikrotympanon, das ein abstufbares Geräusch gibt und die Knochenleitung zur Reflexauslösung mit ausnützen soll, nicht für glücklich gehalten werden. Selbst die Zuleitung des Tones durch einen Schlauch mit gepolsterter Ohrolive nach FALTA (1921) muß noch Bedenken erregen. Dank der Empfindlichkeit und der seelischen Beeinflußbarkeit (WOTZILKA) gestaltet nämlich eine jede Kontrollprüfung mit diesen Parallelreflexen die Lage nur undurchsichtiger.

Den Lidschlagreflex meinen manche Untersucher (MOSSO, ALEXANDROV) wegen seines frühzeitigen, nahezu konstanten Vorkommens als ein Zeichen der Geburtsreife verwerten zu können. CATEL fand jedoch an zahlreichen Frühgeburten rund ein Fünftel positive Fälle und ein regelmäßig negatives Auftreten nur an 2 Fällen. Der Reflex ist also dazu nicht brauchbar. CATEL und KRAUSPE erhielten sogar von einer mesoanencephalen Mißgeburt auf c^5-Anschlag einen beiderseitigen Lidschlagreflex. CATEL hält ihn ferner mit Recht für ungeeignet, bald nach der Geburt die Frage nach der Taubheit zu entscheiden, da weit mehr Versuche negativ als positiv ausfielen und 4 von 16 Säuglingen regelmäßig negativ reagierten. Damit entfällt auch die Hoffnung von KUTVIRT (s. PRČECHTEL) (s. Voss Acta XI. Ausspr.) und von DEMETRIADES, aus ihn Rückschlüsse auf Geburtsschäden zu ziehen, die DEMETRIADES darauf gründete, daß er bei Frühgeburten positive Ausschläge erst vom 6. bis 8. Tage ab erhalten hatte (vgl. oben Voss u. a.).

Einige Verfasser loben den Lidschlagreflex zum Nachweis von Hörresten (MOSSO, HELSMOORTEL und NYSSEN, BELINOFF, ALEXANDROV, in begrenztem Maße auch CEMACH). FALTA hält ihn für unentbehrlich zum Nachweis der Simulation. WODAK kann diesen Standpunkt nicht teilen. WODAK lehnt auch jede Abhängigkeit vom Grade der Schwerhörigkeit (FALTA) ab. Traf er doch negativen Ausfall bis zu 3 m Flüstersprache! Er meint sogar, daß an Taubstummen mit Hörresten die Gewohnheit den Reflex bis zum Verschwinden abstumpfen kann.

Bei Neuropathen jeder Gattung ist der Reflex wohl leicht auszulösen, aber er kann nicht als sicherer Beweis für diese Gesamteinstellung gelten. Sein Hervortreten bei Säuglingen ist ja auch Ausdruck einer vielfältigen reflektorischen Übererregbarkeit (CATEL); mit 70% war der Lidschlußreflex nächst dem Schnutenphänomen, das 93% erreichte, der häufigste Reflex in CATELs Untersuchungsreihen.

---

[1] Das *Kitzelsymptom* ist übrigens nach FREMEL nicht geeignet, die organische Natur der Beschwerden eines Kopfverletzten wahrscheinlich zu machen, da FREMEL es weit öfter bei ohrgesunden als ohrverletzten „Traumatikern" fand, auch einseitiges Ausbleiben ohne verständliche Erklärung antraf. — Auch als Unterscheidungsmerkmal der Hörstummheit von Taubstummheit ist sein Ausfall nach der Zusammenstellung von KOMPANEJETZ nicht zu verwenden.

[2] Zu denen übrigens nicht der Hustenreflex vom Gehörgang aus gehört, der vermutlich ein Vagusreflex ist.

Der Lidschlagreflex kann dazu verhelfen, die supranukleäre Facialislähmung zu erkennen. Auch läßt sich mit ihm die Besserung oder Verschlechterung einer Facialislähmung gut verfolgen (Falta).

4. Zum — motorischen — N. X. Es handelt sich um den „*Stimmbandschreckreflex*" von O. Muck. Muck hat ihn beim Kehlkopfspiegeln psychogen Taubstummer gefunden. Er bestand in einer kurzen symmetrischen, mehr oder weniger ausgiebigen Adduktionsbewegung, gefolgt von einem tiefen Einatmungszug. Der Reflex kommt selbst bei neuropathischen Individuen (Mucks Patienten waren hauptsächlich Leute, die Verschüttungen oder Granatexplosionen erlebt hatten) nur sporadisch vor; aber er trat einige Male auch isoliert auf, d. h. ohne begleitende Zuckung am Rumpf oder den Augenschließmuskeln, wie Muck berichtet. Er wurde von ihm durch ein ganz ausnehmend starkes und völlig unerwartet einsetzendes klapperndes und hochklingendes Geräusch erzeugt. Zuweilen blieb er bei der Wiederholung aus. Die Erwartung des Geräusches hemmte sein Auftreten, allerdings nicht in allen Fällen.

Da die Aufmerksamkeit des Untersuchten bei dieser Methode vorzüglich abgelenkt wird, eignet sie sich recht gut für Prüfung auf funktionelle Natur der Störung. Allerdings setzt sie Erfahrung im Kehlkopfspiegeln voraus; denn ähnliche Spontanbewegungen bei den Stimmbändern sind bei leicht erregbaren Personen nicht ungewöhnlich und erfordern zunächst ein längeres Beobachten, ehe der Reiz in Tätigkeit treten darf. Muck selbst hält den Reflex trotz des mächtigen Schallreizes, dessen er sich bediente, nur beim Fehlen aller Hörreste für zuverlässig, d. h. also nur bei Prüfung auf beiderseitige Taubheit.

5. Zu vegetativen Nerven. Sympathische und parasympathische Geflechte funktionieren dabei mehr oder weniger gleichzeitig. Wir kennen

a) *einen Pupillenreflex* und b) *vasomotorische Reflexe.*

Zu a) *Der cochleare Pupillenreflex* (n. Schurygin, s. Cemach). Wohl als ein Zusammenspiel beider vegetativer Nerven aufzufassen ist ein Oscillieren der Pupille auf hohe kräftige Stimmgabeltöne hin, das zuerst Ostino beschrieben hat. Es wurde bestätigt von Udvarhély. Udvarhély erklärte zugleich, auf der Seite der vorgehaltenen Stimmgabel eine starke Erweiterung der Pupille am Schluß ihres Spieles gesehen zu haben. Vor Ostino hatte den Reflex schon Schurygin (s. Cemach) gesehen und die raschere Verengerung vor der langsameren Erweiterung hervorgehoben. Auch nach Schaefer und Giesswein geht der Reflex dieser Art in zwei Phasen vor sich. Nach der freiäugigen Beobachtung am Menschen ist wohl die Erweiterung der auffallende und kräftigere Teil der Reaktion. Fischer und Wodak fanden, daß der Reflex nach Beruhigung der physiologischen Unruhe der Pupille am deutlichsten hervortrete.

Im Tierversuch (Ishuka) kann allerdings der Parasympathicus die Hauptrolle spielen, da nach Durchschneidung des N. oculomotorius oder Atropinwirkung die Reaktion auf derselben Seite höchstens eben noch bemerkbar ist, während nach Durchschneidung des Halssympathicus oder Exstirpation des Ganglion cervicale supremum die Erscheinung nur abgeschwächt ist. Übereinstimmend haben Ishuka sowie Spiegel und Kakeshita festgestellt, daß der Hirnstamm für das Zustandekommen des Reflexes ausreicht und daß die Großhirnrinde dabei nicht erforderlich ist. Übereinstimmend wird auch sein Zentrum in der Regio subthalamica gesucht. Fischer und Wodak halten daneben einen Weg über die Großhirnrinde ohne gleichzeitigen Bewußtseinsvorgang, sein Vorkommen als Effekt eines psychophysischen Vorganges für denkbar.

Die klinische Prüfung beginnt, ähnlich der Prüfung der vorhergenannten Cochlearreflexe, mit Herstellung einer Art Nullage und verlangt besonders günstige Beobachtungsmöglichkeit der Pupille, für die Kümmel Augenspiegel und Lupe empfiehlt. Man schlägt am besten die Stimmgabeln nach Fischer und Wodak leicht an. Dagegen legen Schaefer und Giesswein Wert auf schnell und kräftig einsetzende Töne, Cemach auf rasch zu voller Stärke anwachsende Töne. Sie fordern Prüfung mit ansteigenden Tönen von c bis c⁴. FISCHER und WODAK bedienen sich Töne der ersten und zweiten Oktave, während CEMACH sie wiederum aus der 4. und 5. nimmt. In diesen Verschiedenheiten liegt wohl der Grund für die gegensätzlichen Angaben über die Anschlagstärke. Bei dieser Prüfung ist wiederum Rücksicht zu nehmen auf die Ermüdbarkeit des Reflexes.

Der cochleo-pupilläre Reflex ist mit unbewaffnetem Auge in etwa einem Drittel der Fälle gefunden worden (CEMACH, SCHAEFER und GIESSWEIN). Er weist große Unterschiede von Person zu Person auf (FISCHER und WODAK). Die Beobachtung wird leicht durch den Lidschlag gestört. Psychischen Einflüssen ist gerade dieser Reflex nach SCHAEFER und GIESSWEIN am wenigsten unterlegen. Nach FISCHER und WODAK jedoch ist es schwierig, ihn von Einwirkungen psychischer Natur abzugrenzen. Im allgemeinen wird er an beiden Augen zu beobachten sein. ISHUKA hat im Tierversuch nach Zerstörung der Schnecke oder des Hörnerven *einer* Seite die Reaktion auf beiden Augen erhalten. Von einseitigen Reflexen am Menschen berichtet uns UDVARHÉLY: Da man mit leisen, nicht „hinübergehörten" Tönen den Reflex erhalten kann, sei aus seiner verschiedenen Stärke ein Rückschluß auf den Grad des Hörvermögens der beiden Seiten erlaubt.

Verloren geht der Reflex bei stark vorgeschrittener Hörstörung (CEMACH). Aber selbst ein völliger Verlust des Reflexes links und rechts ist nicht als Beweis für Taubheit brauchbar, weil selbst Normale in über der Hälfte der Fälle den Reflex nicht zeigen.

Der positive Ausfall besagt nur das Vorhandensein von Hörvermögen überhaupt. Er besagt nichts über das Sprachverständnis (SCHAEFER und GIESSWEIN). Nicht einmal gegen Taubheit ist sein Vorhandensein in die Waagschale zu legen, so schwierig seien nach FISCHER und WODAK alle anderen Möglichkeiten für sein Zustandekommen auszuschließen. Außer den seelischen Einflüssen kommen auch hier sensible und vor allem optische vestibulare Reize ursächlich für den pupillären Reizerfolg in Frage.

Entfernte Gefahr einer Verwechslung des cochleo-pupillären Reflexes besteht noch mit einer Mydriasis, die als Folge eines Reizes auftritt, der direkt auf den peripheren Teil des efferenten Reflexschenkels in der Paukenhöhle einwirkt, mit dem tympano-pupillären „Nervenreflex". Die Erregung gelangt dann mit vegetativen Fasern vom tympanischen Geflecht auf dem Promontorium nächst der Schädelbasis entlang durch die Fiss. orbital. sup. zum R.I. N. trigem. und von dort durch die Nn. ciliares longi zur Pupille. Wenn auch der Nachweis für diesen Weg nur beim Tier erbracht sei (BURLET, DE KLEYN und SOCIN), so spricht KÖRÖSI für die Gültigkeit am Menschen das Vorkommen der gegensätzlichen tympano-pupillären Lähmung in Form der homolateralen Miosis, wie er selbst, MIODONSKI, DE STELLA, LOEWY u. a. sie bei Veränderungen an der Paukenwand beobachtet haben. Die Kenntnis dieser Ursache einer einseitigen Miosis im Mittelohr ist an sich differentialdiagnostisch wichtig für den Nervenarzt. Dieser Reflex wäre somit nur ein Reizzustand, wie er in der Tat durch Kältereiz ausgelöst worden ist.

Besondere Lebhaftigkeit des Reflexes wird für neurasthenische Personen angegeben. Aber auch schon Jugendliche zeigen meist einen deutlichen cochleopupillaren Reflex. Seine Lebhaftigkeit setzen SCHAEFER und GIESSWEIN im allgemeinen der des Patellarreflexes gleich.

Zu b) *Der cochleo-vasomotorische Reflex.*

Er wurde von HELSMOORTEL jr. und NYSSEN nach einer Methode von WIERSMA aufgezeichnet. Er soll noch bei Hörresten vorhanden sein und wurde von dem Verf. als Ersatzmittel des psycho-galvanischen Reflexes zur Feststellung funktioneller Hörstörungen empfohlen. Er ist am Zustandekommen der sekundären Ausdrucksbewegung — s. LÖWENSTEIN S. 411 — mitbeteiligt. An sich hat er kaum eine praktische Bedeutung gewonnen.

6. Zu den spinalen motorischen Nerven[1].

---

[1] Zu denen auch die spinalen Accessoriuskerne gehören.

Auf diese Reflexe wiesen wir schon hin bei Erwähnung der allgemeinen Schreckreaktion. Wir erkennen sie wieder in den Überraschungsbewegungen, die der Simulant auf Hörreize (s. S. 411) macht. Implizite haben wir sie in den sekundären Ausdrucksbewegungen der Löwensteinschen Kurven (s. S. 413) mit zur Darstellung gebracht.

Die Technik der Prüfung entspricht der für die Schallreflexe auf die Augenmuskeln nach Fröschels. Jellinek betont, daß die Harmonikatöne schlagartig und kräftig angeblasen werden sollen. Die Haltung des Körpers müsse beobachtungsgerecht eingestellt werden.

Die Deutlichkeit der Reflexe an Körper und Gliedern bleibt hinter derjenigen am Kopf und den Augen zurück. Aber selbst die Finger sind beteiligt (Jellinek). Wird ein Erfolgsorgan, z. B. der Kopf, festgehalten, so können sich die Reflexe verstärkt an anderen Muskeln — im gegebenen Fall an den Augenmuskeln (die zwar durch kraniale Verbindungen cerebral, aber doch den spinalen Kernen ganz analog angeschlossen sind) auswirken. Der Kopfreflex wird als Kopfwendung und gleichgerichtet der Augenwendung „vom Schall hinweg" beschrieben.

Die Intention zu diesen motorischen Reaktionen reicht aus, wie Jellinek mitteilt, um an den spinal innervierten Muskeln im Aktionsstrombild den Reflex sich ankündigen zu lassen — sicher ein Zeichen gewisser, wenn auch fakultativer Beziehungen zum Großhirn. Trotzdem sind in der menschlichen Pathologie diese „isolierten" Muskelreflexe nicht ohne weiteres dem allgemein verteilten Muskelreflex gleichzusetzen. Wird dessen Häufigkeit schon mit 55—85% gar beim Erwachsenen eingeschätzt (Schaefer und Giesswein), so wurde der einfache Schallreflex auf Kopf, Körper oder Glieder bisher nur ganz selten und fast ausschließlich an Taubstummen mit Hörresten konstatiert. Immerhin zeigten 5 unter 118 Fällen von Fröschels allein Kopf- oder Körperreaktion. Tullio (s. Fröschels) beschrieb Tonreflexe auf die Extremitäten bei Labyrinthentzündungen, eine Erscheinung, bei der es nach des Verfassers eigenen Untersuchungen noch dahingestellt bleibt, ob der Reflex nicht vom Bogengangsapparat ausging.

Augenscheinlich handelt es sich um dieselben „akustischen Reflexe", die Bazett und Penfield an enthirnten Tieren erhielten, denen sie die gesamte Hirnmasse unmittelbar vor der Brücke entfernt hatten. Wenn sie dabei noch Augenwendungen, einmal selbst Nystagmus sahen, so ist diese Erscheinung wohl daraus zu erklären, daß *ein* Kern, vielleicht Reste desselben für das Zustandekommen dieser Bewegung ausreichen.

Der Anwendungskreis der Reflexe ist noch eng, sie müssen nur erwähnt werden, um das Bild der „akustognostischen" Reflexe (Jellinek) abzurunden.

Im Vordergrund der klinischen Bedeutung der cochlearen Reflexe in ihrer Gesamtheit steht die Frage nach der *Brauchbarkeit bei der Simulationsprüfung.* Die Ansichten gehen — wie wir schon sahen — stark auseinander. In den Ergebnissen hängt wohl viel von der Technik und der Innehaltung aller erdenklichen Vorsichtsmaßnahmen ab. Meiner Meinung und Erfahrung nach haben die cochlearen Reflexe nicht voll die Erwartung gehalten, die man a priori an sie hätte stellen dürfen.

Aber man soll sie sozusagen immer in der Reserve halten; denn sie geben eine sehr wertvolle Orientierung, und in verzwickten, überaus schwierigen Fällen werden sie auch mal der Schlüssel zum Erfolg. Die Einzelbeschreibung zeigte die Schattierungen ihrer Verwendbarkeit. Stets muß man sich erinnern, daß der Ausfall des einen Reflexes nichts im Voraus besagt für den Ausfall eines anderen. Das Fehlen der Reflexe ist nicht mehr als ein starker Hinweis auf organische Taubheit.

Klinisch sind der cochleo-palpebrale und der cochleo-pupillare Reflex noch am höchsten einzuschätzen. Sie fügen sich auch in die übliche nervenärztliche Untersuchungstechnik zwanglos ein. Die Laboratoriumsmethoden nach Löwenstein und Albrecht sind höherwertig. Soweit die Untersucher mit den psychophysischen Verfahren vertraut und im Besitz der zugehörigen Geräte sind, werden sie die Aufschreibungen der sekundären Ausdrucksbewegungen und den psychogalvanischen Reflex vorziehen, besonders wenn es auf eine aktenmäßige Vorweisung des Versuchserfolges ankommt. Der Mucksche Reflex bleibt dem im Kehlkopfspiegeln Geübten vorbehalten.

Die Auswertung der Hörreflexe auf die Augenmuskeln setzt ein gut Teil Erfahrung in der ärztlichen Beobachtung an Taubstummen und im Verkehr mit ihnen voraus. Sie finden Interesse bei Ohrenärzten und bei sprachärztlich interessierten Nervenärzten. Sie dienen wesentlich zur Unterscheidung von völlig Taubstummen und von Taubstummen mit Hörresten.

Mit den in Teil II der Funktionsprüfung des Gehörs beschriebenen Methoden dürfte die *Feststellung einer seelischen Bedingtheit von Hörstörungen* gelingen. Sie ermöglichen es oft bereits, eine Täuschungsabsicht aufzudecken. Ist dies nicht der Fall, so kann die Schwerhörigkeit in *dem* Falle als hysterisch bezeichnet werden, daß sich außerhalb des Ohres irgendwelche körperliche oder seelische Zeichen hysterischer Reaktionsweise finden. Ein typisches Beispiel dafür ist die gleichzeitig mit der Ertaubung eintretende Verstummung von Feldzugssoldaten gewesen.

Früher — seit GRADENIGOS Darstellung der hysterischen Schwerhörigkeit in SCHWARZES Handbuch — hatte man geglaubt, bestimmte Symptome aus der allgemeinen Funktionsprüfung des Ohres — Methode unter Teil I — als bezeichnend entnehmen zu können, so z. B. eine gleichstarke Herabsetzung des Hörvermögens für den Tonbezirk zwischen c und c^5 oder Tonlücken, die nach CHAVANNE (s. KÜMMEL) an den Grenzen dieses abgeschwächten Bezirkes unter C bzw. über c^3 sich finden sollten. Diese Auffassungen sind überholt.

Anerkannt bleiben dagegen als Hinweise auf Hysterie: der Widerspruch zwischen dem quantitativen Tongehör und dem Sprachgehör, Unstimmigkeiten im Prüfungsergebnis mit verschiedenen Methoden sowie — nach KÜMMEL, BOURGEOIS u. a. — als konstantestes Zeichen ein vielfacher, unverständlicher Wechsel im Ausfall *einer* Prüfung.

Aber die genannten Symptome sind wiederum *jeder* funktionellen Hörstörung eigentümlich. Der Unterschied „hysterisch" oder „psychogen" ist diesenfalls nur in der seelischen Note zu suchen. Das kann zu einer mühsamen Aufgabe werden: Auslösendes und fixierendes Moment sind immer im Erleben der Person gegeben. Konstitutionelle Stumpfheit, Hypochondrieen, seelische Infizierbarkeit, die KEHRERs psychogene Kranke zeigten, können Hysteriker gleichfalls aufweisen. Ebenso verhält es sich mit dem von KEHRER betonten Moment, daß ein alteingesessener organischer Hörschaden sozusagen die materielle Substanz bildet, an die sich nun das seelische Krankheitsempfinden auskrystallisiert und sich in vermehrter Leistungsunfähigkeit zum Ausdruck bringt. Vielleicht, daß die „psychogene Kurve bei aktiver Behandlung", auf die KEHRER großen Wert zur Klärung des Falles als „psychogen" gegenüber der organischen Natur legt, einen Anhaltspunkt geben kann, indem z. B. eine — sagen wir — kritische Heilung doch schon die mehr affektbetonte hysterische Grundlage annehmen läßt? Eine plötzliche, seelisch bedingte beiderseitige Ertaubung dürfte von uns Ohrenärzten jedenfalls immer als hysterisch angesehen werden (PASSOW, HINSBERG)!

Schließlich ist selbst der Nachweis einer kleinen Mogelei nicht zur Unterscheidung auszuwerten, denn sie bedeutet für beide seelische Schattierungen doch nur ein und denselben kleinen Schritt vom Wege. Derartige krankhafte und durchaus nicht immer plumpe Schwindeleien bedürfen schon feinfühligster Seelenbearbeitung, um die richtige Auslegung zu finden.

Darum bleibe überhaupt die überaus heikle und verantwortungsvolle Aufgabe, eine monosymptomatische funktionelle Hörstörung für nicht hysterisch zu erklären, am besten dem Psychiater überlassen!

Andererseits dürfen wohl seelisch bedingte Hörstörungen von Personen, die Begehrungsvorstellungen erkennen lassen, und denen ein Betrug noch nicht nachgewiesen werden kann, mit der Verlegenheitsbezeichnung „psychogen" belegt werden. Solche kommen auch vor im Anschluß an Vertäubungen, die den Charakter des Hysterischen tragen, z. B. nach Granatexplosionen. Ihre Abgrenzung von sekundären organischen Schäden gehört bis auf den heutigen Tag zu den schwierigsten Aufgaben — siehe LEICHER, KOCH u. a.

4. Hörbild und Lokalisationsmöglichkeiten.

a) Beziehung von Krankheitsvorgängen im Sinnesorgan zum Hörbild.

Zur richtigen Bewertung des Hörbildes ist es auch für den Nervenarzt nicht entbehrlich, über einige grundlegende Feststellungen aus der pathologischen Physiologie des Ohres unterrichtet zu sein, der anatomisch eigenartige Veränderungen in der Labyrinthkapsel, unter Umständen verbunden mit Entartungen am Sinnesapparat, entsprechen.

Haben wir uns hierbei auch nicht mit den *Erkrankungen des Mittelohres oder gar des äußeren Gehörganges* zu befassen, so verlangt das Verständnis für das Symptom „Schwerhörigkeit" es doch, den Überblick — *mit Auswahl* — auf dieses Schalleitungsgebiet auszudehnen. So ist es zunächst wissenswert, daß allein eine *Verstopfung des äußeren Gehörganges*, also ein Vorgang, der im Mittelohr bestenfalls nur die Schwingungsfähigkeit beeinträchtigt, außer den Eigentümlichkeiten der Mittelohrschwerhörigkeit auch noch eine Herabsetzung der oberen Tongrenzen hervorrufen kann (s. Runge, Heermann). Die Folge ist eine gemischte Schwerhörigkeit, ein Hörbild, das wir — und darin liegt für uns der springende Punkt — auch von anderen, z. B. den zentralen Störungen her kennen.

Am häufigsten liegt die *Ursache einer Mittelohrschwerhörigkeit in entzündlichen Ausschwitzungen* ins Gewebe und in die Hohlräume des Mittelohres. Nicht gerade selten geben ohne irgendwelchen Erguß Verminderung des Luftgehaltes oder narbige Veränderungen im Trommelfell, an den Fensternischen und der Gehörknöchelchenkette, das sind *die Katarrhe und die Folgezustände der Entzündungen*, die Grundlage ab.

Unter den hochgradigen Versteifungen des Schwingungsapparates — die bei *Adhäsivprozessen* und bei „*Otosklerose*"[1] vorkommen — vermag die *Fixierung des Steigbügels* im ovalen Fenster merkwürdigerweise — wenn auch nicht als Regel — *nebenher eine Herabsetzung der oberen Tongrenze* hervorzurufen. Runge zitiert als Beleg den Fall Wittmaack-Markmann, in dem das Innenohr frei von jeder krankhaften Veränderung, die Steigbügelplatte völlig knöchern mit dem Fensterrand verwachsen war Auch in ganz modernen Tierversuchen (von Crowe, Hughson und Witting), in denen durch Ableitung von Schallschwingungen vom lebenden Nerven in Gestalt elektrischer Energie und Rückverwandlung derselben in hörbare Luftschwingungen nach der Methode von Wever und Bray geprüft wurde, konnten Situationen hergestellt werden, in denen allein am Schalleitungsapparat des Mittelohres vorgenommene Eingriffe die Hörfähigkeit für hohe Töne beeinträchtigten!

Eine *völlige Vermauerung der beiden Fensternischen*, die — also über die erwähnte Versteifung hinaus! — dem Labyrinthwasser für die ihm allein durch Knochenleitung übermittelten Schwingungen nur noch die minimale Ausweichmöglichkeit in die Labyrinthwasserleitungen läßt, ruft *an sich* — soweit wir bisher übersehen (s. Runge) — *keine vollständige Taubheit* hervor. Nach Panse soll dieser Zustand allerdings bei unversehrtem Zustand des Labyrinthes schon Taubheit veranlassen. Nach Rejtö kann er die *Kopfknochenleitung verkürzen*, eine Erscheinung, die gleicherweise eintreten soll, wenn Druck vom Labyrinth bzw. vom Schädelinneren her auf beide noch beweglichen Ausweichstellen zugleich wirkt.

Es liegt geradezu ein *Kardinalpunkt der Diagnostik* in der Feststellung, daß *eine reelle Taubheit immer den nervösen Abschnitt, wenn nicht allein betreffen, so doch mindestens mitbetreffen muß!* Im allgemeinen kann ein Hinweis darauf. daß das Mittelohr nicht allein die Schwerhörigkeit verschuldet haben kann, schon aus der Herabsetzung des Gehörs für Flüstersprache unter 1 m oder für Umgangssprache unter $^1\!/_2$ m (Spiegel und Sommer) entnommen werden.

---

[1] Weitere Einzelheiten über die pathologische Physiologie sind bei Runge und bei Rhese zu finden.

Ebensowenig führt ein *Fehlen der ganzen Gehörknöchelkette* zwangsweise zu schwerster Schwerhörigkeit. Vielmehr wird nach HERZOG sogar von der kleinen Oktave an nach aufwärts noch gehört.

Von dem eingestrichenen a ab aufwärts erstreckt sich — daran sei erinnert! — das von BEZOLD so genannte Spiegelbild des Hörreliefs des tauben Ohres bei gesundem Ohr der anderen Seite; in ihm nimmt das Hörvermögen für die Töne nach aufwärts proportional zu, so daß bei oberflächlicher Beachtung schon eine Mittelschwerhörigkeit der tauben Seite vorgetäuscht werden könnte, worauf RUNGE besonders hinweist.

Der *Innenohrschwerhörigkeit* entsprechen anatomische Bilder der verschiedensten Art, die uns zum überwiegenden Teil aber nur aus Erkrankungen von Labyrinth und peripherem Anteil der primären Hörbahn gut bekannt sind.

Klinisch ist angesichts dieser reichen Auswahl *ein* ätiologischer Faktor nie aus dem Auge zu lassen: die Syphilis. Konnte doch BUSCH aus BRÜHLs Material nicht weniger als 52% Innenohrschwerhörigkeit unbekannter Ursache als syphilitisch entlarven!

Wir können aus einem noch so exakt aufgenommenen Funktionsprüfungsergebnis die Strukturveränderung im Sinnesorgan bei weitem nicht immer untrüglich ablesen. Wir besitzen in dieser Hinsicht überhaupt erst wenige leidlich sichere Anhaltspunkte:

Im Falle entzündlicher Ursache besagt eine *völlige Taubheit* für Luft- und Knochenleitung auf der kranken Seite, daß eine ganz diffus verteilte Erkrankung im peripheren Neuron vorhanden ist. Dabei brauchen die Zellen des nervösen Apparates in dem durch unsere histologische Methodik gegebenen Bilde noch keine hochgradige oder vollständige Zerstörung aufzuweisen. RUNGE schließt — nicht nur aus eigenem Urteil — daß bereits die entzündliche Veränderung der Lymphe ausreichen *könne,* um das Hören aufzuheben. Auf dieser Art Unstimmigkeit zwischen Funktion und Struktur fußt wiederum unsere Vorstellung davon, wie sich — nach nicht häufig, aber doch sicher gemachten Beobachtungen — hochgradige, bis zur Taubheit gehende Schwerhörigkeit dieses Ursprunges wieder bessern kann.

Von *akut-entzündlichen Erkrankungen des Innenohres* ergreifen *eitrige diffuse Labyrinthitiden* gewöhnlich schnell das ganze Sinnesorgan und rufen, wie gesagt, *Taubheit* hervor. Nur weniger stürmische und weniger virulente sowie chronisch-entzündliche Vorgänge lassen *Reste des Gehörs* anfänglich oder dauernd bestehen. Es handelt sich dann um umschriebene Erkrankungen der Schnecke bei der sog. *Labyrinthitis circumscripta* oder um gänzlich oder vorwiegend seröse Ausschwitzungen der *diffusen, aber serösen Labyrinthitis.* Der Taubheit kann von einem — klinisch kaum sicher bestimmbaren — Zeitpunkt ab bereits eine bindegewebige oder knöcherne Verödung des Labyrinthes entsprechen.

In praktisch wichtigem Gegensatz zu dieser Art Abbild stationärer Taubheit steht übrigens die geringe, manchmal fehlende Neigung zu solider Verheilung von Labyrinthbrüchen; die traumatische Spätmeningitis auf diesem Wege ist daher eine gefürchtete und oft noch verkannte Folge [s. KLESTADT (1913) oder NAGER u. a.].

Eine Innenohrerkrankung, die vom Mittelohr fortgeleitet ist, kann, solange noch Gehör vorhanden, selbstverständlich nur eine gemischte Schwerhörigkeit zeigen. Eine meningogene oder hämatogene Innenohrerkrankung kann die reine Innenohrschwerhörigkeit aufweisen. Nur in 2 Fällen kommen auch dann Ausnahmen zustande: 1. durch Miterkrankung endokranieller Abschnitte der Hörbahn[1], die die untere Tongrenze zusätzlich heraufsetzen können — s. unten, 2. durch eine lymphokinetische Erkrankung[1], die für sich genommen ein Hörbild echter Mittelohrschwerhörigkeit hervorruft.

---

[1] Auf diesen Vorgängen beruhen die verhältnismäßig häufigen gemischten Schwerhörigkeiten bei der Syphilis.

Durch die wenigstens wesentlich *auf die Lymphflüssigkeit beschränkte Laby-rintherkrankung* wird nach HERZOG nämlich zunächst einmal nur die Zuleitung des Schalles zum eigentlich empfangenden Sinnesgewebe beeinträchtigt, ebenso wie dieser Konsistenzwechsel in entsprechender Weise auch eine kennzeichnende Veränderung in der vestibulären Reizaufnahme mit sich bringt (NEUMANN, BRÜNINGS).

Die Hypothese F. KOBRAKS (1920), nach der *angioneurotische Vorgänge im Labyrinth* die Grundlage für labyrinthentstammende Mittelohrschwerhörigkeit abgeben, sei deshalb erwähnt, weil vor einiger Zeit von BRUNNER dem vaso-motorischen Zentrum in der Medulla oblongata für die durch Hirnerschütterung ausgelösten Hörschäden und speziell für die mit Mittelohrschwerhörigkeit einher-gehenden eine führende Rolle beigelegt wurde.

Über eine „*neurotrophische Otitis*" bei Lues und Tabes schreibt COLLET, die sich unter dem Typ der Mittelohrschwerhörigkeit entwickele, verbunden mit Schmerzanfällen, Anästhesien und Hyperästhesien im Gesicht, trophischen Störungen und plötzlichen spontanen Zahnschmerzen, wozu manchmal Ohrensausen und Schwindel vor allem auf der schwerhörigen Seite kämen. Diese Fälle seien nach dem Referenten „unendlich zahlreich". *Ich* habe einmal etwas Vergleichbares gesehen bei einer Polyneuritis menieriformis, bei der — vermutlich durch Ausfall des hier und da vorhandenen, aller Wahrscheinlichkeit nach vasoneurotischen Mittelohrbefundes (s. RUTTIN, KLESTADT) isoliert eine Mittelohrschwerhörigkeit neben den anderen Nervensymptomen bestand.

Ferner wurde uns für die *typische Innenohrschwerhörigkeit der beruflichen Lärmschwerhörigkeit* eine Unterlage geboten *in einer streng lokalisierten primären Degeneration in* CORTIschem *Organ* bzw. zugehörigen Nervenfasern bis einschließ-lich Spiralganglienzellen derselben. Auf Grund zahlreicher Tierversuche der WITTMAAKschen und SIEBENMANNschen Schulen, sowie einer Reihe diesen Forschungsergebnissen im großen und ganzen entsprechender mikroskopischer Befunde an Ohren Berufsschwerhöriger von HABERMANN, ZANGE u. a. ist es so gut wie sicher, daß *auf intensive, fortgesetzte Einwirkung höherer Töne Ent-artungen im basalen und ihm nächstgelegenen Windungsabschnitt der Schnecke,* daß *nach intensiver, fortgesetzter Einwirkung tieferer Töne* — die außer durch Luftleitung, auch durch Bodenleitung des Schalles übermittelt werden können, wenn wir WITTMAAKs Auslegung seiner Versuche zustimmen, der sich v. EICKEN und BARTH allerdings nicht anschließen — *Entartungen von höher gelegenen Schneckengebieten* folgen.

Diese Lokalisationslehre bestätigten im letzten Jahrzehnt mit einer originellen Methodik, der Ganglienzellauszählung, an Fällen, deren Schwerhörigkeit während des Lebens exakt nachgewiesen war, GUILD und Mitarbeiter. Sie scheint auch *zuweilen Gültigkeit für die eigenartige absteigende Degeneration* des Cochlearis zu haben, denn CROWE zufolge entsprach der Herabsetzung der oberen Ton-grenze in einem Falle metastatischen Krebses im inneren Gehörgang eine Zerstörung des Sinnesorganes in der unteren und mittleren Schneckenwindung.

Ferner soll diese Lokalisation *infolge von örtlichen Zirkulationsstörungen* vor-kommen können, da die Gefäßversorgung der Schnecke in ähnlicher Anordnung angelegt ist (F. KOBRAK). Mir ist nicht bekannt, ob anatomisch untersuchte Belegfälle für diese Angabe vorliegen. In diesem Zusammenhange finde ich es aber interessant, daß von der Schwerhörigkeit der Caissonarbeiter, die so gut wie sicher durch Freiwerden von „N"-Blasen im Blute zustande kommt, Berichte über Herabsetzung der oberen Tongrenze (neben Verkürzung der Kopfknochenleitung) vorliegen (HEERMANN, THOST); aber es wird auch Taub-heit von ihr berichtet (KIAER)[1].

---

[1] Symptome im Sinne einer Schalleitungsstörung können bei diesen wahren „Tuben-akrobaten" (HEERMANN) ihre Ursache sehr wohl im Mittelohr haben.

Mit größter Schnelligkeit eine *hochgradige Innenohrschwerhörigkeit* hervorbringen können *einmalige intensive Knalle* (Explosionen, Abschüsse). Aber in gewissem Gegensatz zu den zertrümmernden Wirkungen, die man im Tierversuch an den Zellen sieht, kann sie beim Menschen rückgängig werden, genau wie es der Fall bei der protrahierten Lärmschwerhörigkeit ist, deren Erholungsfähigkeit aber auch im Tierversuch an übriggebliebenen lebensfähigen Sinneszellen zum Ausdruck kommt. Niemals entsteht in beiden Fällen — abgesehen von einer bald vorübergehenden „Vertäubung" (KÜMMEL) durch Knall — mehr als ein der praktischen Taubheit gleicher Zustand. Absolute Taubheit gemahnt darum stets bei akustischer Hörschädigung an begleitende seelische Störung.

Tonlücken bzw. Toninseln, wie sie z. B. bei Syphilis (G. ALEXANDER) beobachtet werden, können wir *durch ungleichmäßige Verteilung der Degeneration in dem spiraligen aufsteigenden Sinnesorgan* deuten, nachdem wir einen vergleichbaren Vorgang aus Versuchen von HELD und KLEINKECHT an Meerschweinchen kennengelernt haben, die nach umschriebener Lockerung von Abschnitten der Basilarmembran einen derartigen Tonausfall erhielten.

Einen Anlauf, die feinen *Vorgänge einer reinen Neuroepitheldegeneration* am Menschen zu diagnostizieren, hat RUNGE mit dem Wasserfüllversuch — s. S. 385 — gemacht; sie sollen *sich also wiederum in einer reinen Schalleitungsstörung vom Labyrinth aus kundgeben.* Nach WITTMAAK und seinen Schülern (RUNGE, STEURER) kann diese Entartungsform genügen, um, wenn in zartem Alter erworben, bis zur Taubstummheit zu führen.

Dieser mühsam für eine Anzahl von Hörstörungen errungene Boden droht wieder zu schwanken: Neuere Untersuchungen aus amerikanischen Forschungsstätten (GUILD 1932) haben merkwürdige Widersprüche zwischen der geläufigen Auffassung von Funktion und Funktionsverlust einerseits, den Veränderungen am histologisch differenzierten Strukturbild des Sinnesorganes andererseits aufgedeckt. Allerdings könnte die Lösung der Zweifel nach Ansicht der Forscher selbst zum guten Teil in den Mängeln liegen, die unser modernes elektrisches Hörgerät bislang besaß. Wir müssen uns ja auch Zweifel an der Zuverlässigkeit der oben angegebenen Tonlücken gefallen lassen. Selbst vermeintliche Tatsachen gaben noch immer Anlaß zum Streit über ihre Richtigkeit. So stehen die Meinungen sich hart in der Frage gegenüber, ob ein völlig entartetes CORTISches Organ noch Reste von Hörvermögen — von seiten anderer Sinnesendstellen als derjenigen der Cochlea — zulasse, ob ihm nicht doch nur eine Ergänzungsleistung beim Hörakt obliege! ZANGE (1911), WITTMAAK und RUNGE (1923) halten diese Möglichkeit für gegeben. G. ALEXANDER, O. MAYER (1923), GUILD halten sie für ausgeschlossen und erachten die Gewebsbilder, auf die sich jene Forscher stützen, nicht einmal für bewiesen intravital [v. EICKEN (1923, Disk.) und RUNGE, s. a. GOEBEL].

Diese Einwendungen reichen aber noch nicht aus, um die Verwendbarkeit der oben gegebenen Daten für die Diagnose zu behindern. Derartige Schwierigkeiten steigern sich noch im Rahmen der zweiten, in diesem Abschnitt gestellten Aufgabe, der

b) Deutung des Hörbildes für den Bereich der Hörbahn
(Großhirn ausgenommen).

In Krankheitsfällen des Zentralnervensystems wird nämlich die „Verifizierung" noch umständlicher und anspruchsvoller. Streng genommen müßte anatomisch das gesamte Cochlearissystem, vom peripheren Organ angefangen, einschließlich der gesunden Seite makroskopisch und mikroskopisch — zum mindesten technisch vorbereitet und in einer größeren Zahl der Fälle auch tatsächlich — vollständig zur Untersuchung gebracht werden. Klinisch müßte mit vollkommenster Hörprüfungsmethodik fortlaufend, möglichst nahe bis ans Ende des Erkrankten durchgeprüft werden. Dabei werden die Angaben häufig schon lange vorher durch die Abstumpfung der geistigen Leistungsfähigkeit, die das Hirnleiden an sich oder ein gesteigerter Hirndruck mit sich bringen, unzuverlässig oder fallen gar aus. Die Ausbeute in dieser Hinsicht ist darum auch noch mager, und wir müssen uns zu gutem Teil mit klinischen Erfahrungen oder wertvollen Teilergebnissen begnügen. Mit der Übertragung von Tierversuchsergebnissen müssen wir angesichts der reinen Subjektivität der Symptome noch mehr zurückhalten als am R. vestibularis.

Im voraus wollen wir bemerken: *Von eigentlichen cochleären Krankheitsbildern können wir nicht reden. Mit der Festlegung des Hörbildes werden nur einige Möglichkeiten umrissen, andere ausgeschlossen. Es besteht also eine lokalisatorische Mehrdeutigkeit. Aber es bleibt dabei, daß wir gewisse Fingerzeige aus dem Hörbild auf Sitz, hier und da auch auf Art der Schädigung der Hörbahn erhalten.*

Lassen wir die Möglichkeiten beiseite, die ohne ursprüngliches Angreifen der Schädlichkeit im Sinnesorgan zu einer Mittelohrschwerhörigkeit führen könnten, so haben wir es jetzt mit der richtigen „Nervenschwerhörigkeit" zu tun. Ihr funktioneller Kern ist stets der Typ der Innenohrschwerhörigkeit. Er wird nur recht oft abgewandelt durch Austausch der normalen unteren Tongrenze gegen eine heraufgesetzte oder durch Aufnahme von dem Mittelohrtyp eigentümlichen Stimmgabelgrundversuchsergebnissen. So entsteht eine irgendwie kombinierte Schwerhörigkeit, die im Zusammenhang mit einer sicher endokraniellen Erkrankung auch „zentrale Schwerhörigkeit" genannt wird, eine Bezeichnung, die man vielleicht mit Ruttin (s. unten) für eine andere spezielle Erscheinung aufbewahren sollte. Was die Stimmgabelgrundversuche anbetrifft, so darf in diesem Falle auf dem Weberschen Versuch kein entscheidender Wert gelegt werden. Sein Ausfall paßt allzu oft nicht in das durch die übrigen Symptome gegebene Bild der Schwerhörigkeit hinein, ohne daß sich eine Erklärung dafür geben ließe. Er wird allgemein noch für „unzuverlässig" erachtet. Im übrigen bleiben die Stimmgabelversuche natürlich unentbehrlich. Das kann offenkundig hervortreten, wenn von der Verfeinerung der Hörprüfung durch das elektroakustische Gerät Gebrauch gemacht wird. Bunch gibt solch Beispiel hochgradigster Ähnlichkeit der Kurven zweier Fälle, von denen einer sich durch die Grundversuche[1] als Schalleitungs-, der andere als Nervenschwerhörigkeit erwies!

Bei den Erkrankungen des Zentralnervensystems ist der Durchsicht des Schrifttums nach *der reine und selbständige Komplex der Innenohrschwerhörigkeit* nicht einmal häufig, sicherlich seltener, als er mir an eigenem Material mit der bisherigen Technik begegnet ist! Meine Tonprüfungen und die meisten Berichte, auf die ich mich beziehen muß, sind noch mit der Bezoldschen Tonreihe und mit unbelasteten Stimmgabeln vorgenommen worden. Selten sind derartige Fälle aber auch heute noch nicht zu nennen. Mit einiger Berechtigung ist bei ihnen der Krankheitssitz zunächst im Nervenstamm, demnächst im Rindenhörbereich, am wenigsten im Mittelhirn zu erwarten.

Tonausfälle lassen die Erkrankung um so mehr im Cortischen Organ suchen — allenfalls noch in der spiraligen Aufsplitterung des modiolären Nerven, einschließlich seiner Etappen im Spiralganglion —, je differenzierter sie sind.

---

[1] Die nunmehr, wie ich nach Angabe von Schwarz in seiner letzten Mitteilung entnehme, durch Verwendung des Knochentelephons ebenfalls exakt mit dem Otoaudion auszuführen sind.

Soweit im Rindengebiet ein tonunterschiedlicher Ausfall vorkommt (s. Pfeifers Abschnitt des Handbuches), bleibt er an Mannigfaltigkeit sicher hinter den peripher verursachten weit zurück (es sei denn, es handle sich um Hysterie); es scheinen dabei zugleich mehr die tiefen Töne oder die hohen Töne im ganzen getroffen zu werden.

Wir müssen hier nochmals auf die problematische Existenz verweisen, die den Tonausfällen durch die elektroakustische Prüfung gegeben worden ist. Unter ihrem Einfluß tauchten nämlich an Stelle von Tonlücken Tonempfindungen über die Empfindungsschwelle empor; selbst die klassischen Tonlücken bei Taubstummen konnten nicht mehr bestätigt werden (Grahe, Wirth). Das symptomatische Prinzip wurde jedoch dadurch nicht hinfällig, da an die Stelle der Lücken dann tiefe Einschnitte der Kurve treten.

Derartige „Ausfälle" in Otoaudionkurven sah Mittermaier bei einem Erweichungsherd in der Med. obl. sowie mehreren Fällen schwerer Hirnerschütterung, einmal aber auch bei beginnendem Mittelohrkrebs! „Sturzartig" waren die Zacken bei Fällen multipler Sklerose, die Ruf zugleich geprüft hatte; beide Verfasser scheinen als Erklärung wesentlich die große Zahl und Vielfältigkeit der Herde in der zentralen Hörbahn, Ruf auch im peripheren Neuron im Auge zu haben.

Vom Ausfall an Tönen hängt bekanntlich (s. S. 371) auch eine etwaige *Sprachgehörstörung* ab. Jede psychologische, also im strengen Sinne sprachliche Beigabe, kann eine Hörstörung nur durch Herde im Großhirn erfahren.

Auch das auffallende Mißverhältnis zwischen der Entfernung, in welcher die Worte gehört und in welcher sie verstanden werden, das Ruttin bei Großhirntumoren festgestellt hat, könnte man schon dahin rechnen.

Nicht zu verwechseln mit diesen Störungen, die eigentlich Sprachstörungen und nicht Hörstörungen sind, ist jene Schwerhörigkeit für die Sprache. Ihre Ursache ist auch bei zentraler Schwerhörigkeit nach Brunner nur in der „elementaren Hörleitung" — wie er sie nennt — zu suchen, die aber mit dem Hörstamm im medialen Kniehöcker ihr Ende habe. Trotzdem sehe ich — nach den kasuistischen Berichten zu urteilen — bisher keine bestimmte Ordnung in diesem Mißverhältnis zwischen Sprach- und Tongehör bei endokraniellen Störungen. Es ist verständlich, wenn von Grahe und Rhese hervorgehoben wird, daß ein verhältnismäßig gutes Verständnis für die Sprache gegenüber der Einschränkung des Tongehörs bei Großhirn-, besonders bei Rindenerkrankungen vorkommt. Können doch einseitige Herde der Hörrinde die Hörfunktion in hohem Maße schonen, da die gesunde Seite noch beide Ohren zwar ungleich stark, aber doch im gesamten Tonbereich versorgt. In einem Fall von Bunch (s. Crowe) blieben sogar Ton- und Sprachgehör unversehrt, obwohl die rechte Großhirnhälfte vollständig entfernt worden war.

Ruf hat — mit Otoaudion — diese Angaben insoweit bestätigt, als er einige Male bei geringer Tongehörsschädigung, darunter auch in einem Falle der Behelligung der Hörbahn im Hirnstamm, mit beiderseitiger asymmetrischer Hörstörung (s. unten), das Sprachgehör noch nicht beeinträchtigt fand. Grahe (1923) ließ früher diese Art des Mißverhältnisses bezeichnend für das Nachhirn sein.

Ruttin u. a. (s. Güttich) aber hoben gerade das schlechte Sprachgehör im Gegensatz zu gutem Tongehör nahezu normalen Stimmgabelgrundversuch bei Großhirnerkrankungen hervor.

Auch in 2 Fällen (Nr. 5 und 3) von Börnstein ist meiner Meinung nach das Gehör für Flüstersprache mehr herabgesetzt, als dem Tongehör nach erwartet werden sollte.

Dies Mißverhältnis erhielt von Ruttin für den Fall, daß die Hörstörung beiderseits fast oder ganz gleichmäßig vorhanden war, den Namen „*zentrale*"

Hörstörung, da sie für die Diagnose von Tumoren der Hirnsubstanz, die nicht die Basis erreicht hätten, bezeichnend sein soll.

Andererseits konnte Güttich wiederum eine derartige Beobachtung von einem Kleinhirnbrückenwinkeltumor vorbringen, dessen in seinen Aussagen besonders zuverlässiger Träger bei Tongrenzen von 11 000 bis 16 Hertz (Otoaudion) die Flüstersprache erst 15 cm weit, später nur noch am Ohr gehört hat. Ein anderes Zusammentreffen entnehme ich Grahe (s. unten).

Eine *Herabsetzung des Gehörs im gesamten Tonbereich* ist mehr oder weniger allen zentralen Hörstörungen gemeinsam, auch solchen, die ungleichmäßig über den Tonbereich verteilt sind. Es besteht also zugleich eine „*Unterhörigkeit*" nach Brünings. Das ergibt sich besonders aus Prüfungen mit dem Otoaudion von Wirth, Mittermaier, wurde aber auch schon mehrfach mit älteren Methoden. so von Rhese und — wohl in einem Teil seiner Fälle — von Güttich festgestellt. Unter den Angaben war mir besonders aufgefallen, daß aus der Stimmgabelzeit Marburg gerade von einem Vierhügeltumor und aus der Otoaudionzeit Ruf wiederum von einem solchen die Herabsetzung für alle Töne berichten: in Marburgs Fall bestand diese Hörstörung zeitig und war mit herabgesetzter Kopfknochenleitung verbunden. Die verfeinerte quantitative Darstellung läßt weiterhin, nach Wirth wenigstens für Luftleitung, bei hochgradigen Schwerhörigkeiten die Schärfe der Typen bei einer bevorzugten Einschränkung des Tongehörs von den Enden her immer mehr verwischen. Es werden eben auch da scheinbare Tonverluste über die Nullinie emporgehoben, so daß sich die Störung als Herabsetzung für alle Töne, wenn auch in ungleicher Stärke, herausstellen kann (Hinzutreten einer „*Fehlhörigkeit*" nach Brünings).

Gleichmäßig verteilt sollte *die Tongehörseinschränkung* nach Gradenigo und Bonvicini (s. Grahe) bezeichnend für eine Rindenerkrankung sein; das lehnt Grahe ab. Dieselbe Angabe wird für Hysterie gemacht, trifft aber lange nicht durchgängig zu. Eher ist der *sprunghafte zeitliche Wechsel im Tongehör* (Passow, Wodak, Mauthner) eine Erscheinung der Hysterie. Zum mindesten kennen wir solche Eigentümlichkeit bei organischen Hirnaffektionen kaum, nicht einmal im Verlauf der multiplen Sklerose, einer Krankheit, die doch sonderbare vorübergehende und bezeichnend wechselvolle Hörschädigungen zeigt.

Bei Neuropathen ist ferner mit einer anderen Variante zu rechnen, der *bevorzugten Herabsetzung des Tongehörs im mittleren Bereich.* Dieses, etwa zwischen 1000 und 5000 Doppelschwingungen (M. Wien). ist das Gebiet der höchsten Empfindlichkeit des menschlichen Ohres. Es unterliegt auch jeder Art der Ermüdung am leichtesten (H. Rhese). Somit ist es *prädisponiert für eine funktionelle Störung des Tongehöres, der unter Umständen ein auffallend gutes Sprachverständnis gegenübersteht.*

Eine organisch begründete Hörverminderung an gleicher Stelle könnte von dieser neurotischen Form im Hörbild kaum zu trennen sein, wenn wir Rheses Auffassung uns anschließen würden, daß Erschütterungsfolgen nach Kopftraumen sich in der Hirnrinde durch dieses Symptom der erleichterten Ermüdung kundgeben könnten.

Eine ältere Angabe Gradenigos, daß ein bevorzugtes Ergriffensein der Hörfähigkeit im mittleren Tonbereich den retrolabyrinthären Sitz kennzeichne, wird von Jos. Fischer (1920) an einer Reihe infektiöstoxischer Neuritiden nach Influenza nicht bestätigt. Wir begegnen ihr noch einmal bei de Kleyn und Versteegh (s. Rhese); sie beschreiben einen Typ der Innenohrschwerhörigkeit im Anschluß an epidemische Hirnhautentzündung als neuritisch, der geringgradig ist und die beiden Tongrenzen kaum beschädigt. Rhese läßt dieses Hörbild aber nur als eine Ausnahme gelten.

Zu einer *bevorzugten Erhaltung der Töne im mittleren Tonbereich* kann es, wie aus unserer Darstellung herauszulesen ist, leicht kommen. Von einer ,,*konzentrischen Einengung*'' aber sollte man dabei erst sprechen, wenn sie durch die Intensitätskurve, insbesondere ein unverhältnismäßig starkes Einrücken von beiden Flanken des Tonbereiches her auffällig betont wird, wie wir es von Mittelhirnstörungen noch werden angeben müssen. Eine derartige Einengung haben an Otoaudionkurven RUF und WIRTH von Syphilitikern und von Kretinen gesehen, WIRTH auch bei einem Kleinhirntumor.

Das Hörbild der retrolabyrinthären Erkrankung ist offenbar neben der reinen Innenohrschwerhörigkeit, wie eine Reihe namhafter Untersucher (GRAHE, MARBURG, MYGIND, RHESE u. a.) angeben, nicht selten durch eine zusätzliche Heraufsetzung der unteren Tongrenze ausgezeichnet. Doch kann nicht verschwiegen werden, daß in einer recht ansehnlich großen Zusammenstellung von Untersuchungen an Hirntumoren aus Wiener Kliniken J. FISCHER immer nur von der kochlearen Störung als von einer typischen Innenohrschwerhörigkeit spricht. GRAHE selbst gab 6 Untersuchungen von Hirnverletzten wieder, deren untere Tongrenze regelmäßig erhalten war. Während in diesen Fällen aber die Hörstörung von Hirnrinde oder -mark aus entstanden sein könnte, befinden sich unter FISCHERs Fällen genug, in denen die Hörbahnen an tiefer Stelle beschädigt sein müssen.

Nach GRAHE ist die Heraufsetzung der unteren Tongrenze sogar gegenüber der reinen Innenohrerkrankung ein *Kennzeichen für die Nervenstammerkrankung* (die übrigens im Sprachgebrauch gewöhnlich unter der ,,retrolabyrinthären'' Störung verstanden wird). Sie finde sich regelmäßig. Die obere Tongrenze kann sogar normal bleiben, wie GRAHE hervorhebt. Das ist um so erstaunlicher, als nach GRAHE zugleich konstant eine deutliche Hörstörung für die Sprache besteht, die untere Tongrenze aber den Beispielen nach selten — z. B. Fall QUIX, Fall FREY (s. GRAHE) — auch nur bis in die ein- oder mehrgestrichene Oktave hinaufschnellt. *Ich* habe[1] unversehrte oder kaum heraufgesetzte untere Tongrenzen bei einer Reihe von Stammerkrankungen aus verschiedenen Ursachen getroffen. Den Standpunkt GRAHEs vermag auch GÜTTICH nicht zu teilen. Er hat unter anderem in einem Tumorfall sogar 5 Monate lang das Normalbleiben der unteren Tongrenze verfolgen können. GÜTTICH kommt in seinem großen Referat zu dem Schluß, daß es für Nervenstammerkrankungen kein übereinstimmendes Hörbild gibt.

Jedenfalls zeigte die Heraufsetzung der unteren Tongrenze eine Reihe verschiedenen Ursachen entstammender geweblicher Veränderungen im Nervenstamm bei anatomisch unversehrtem Innenohr, so die gummöse meningitische Radikulitis (VOSS), die interstitielle retrolabyrinthäre Neuritis (SIEBENMANN), der Druck eines Kleinhirntumors (LANGE) sowie Herde der multiplen Sklerose, die im Falle BROCK und GAGEL in der Wurzel und im ventralen Cochleariskern auftraten. Dabei ist aus dem Grad der Beteiligung der tiefen Töne bisher kein funktioneller Unterschied dafür zu entnehmen gewesen, daß etwa der Abschnitt innerhalb des inneren Gehörganges oder der Abschnitt innerhalb von Hirnhäuten und Mark erkrankt waren — Lokalisationsunterschiede, auf die andere, nicht vom N. VIII stammende Symptome hinweisen müssen[2].

Ganz besonderer Art ist die Deutung, auf die histologische Befunde von KRASSNIG aufmerksam machen. Danach kann die Zugabe der Erhöhung der unteren Tongrenze zur Innenohrschwerhörigkeit verursacht werden durch ursächlich gleiche, aber örtlich selbständige, entzündliche Infiltrate in der Labyrinthperipherie, die KRASSNIK ,,*Paralabyrinthitis*'' nannte. Die nach Abzug

---

[1] Allerdings nur mit der BEZOLDschen Tonreihe.
[2] S. besonders die neue Arbeit von BRUNNER (Mschr. Ohrenheilk. **1935**, 257).

dieses Symptomes verbleibende Innenohrschwerhörigkeit ist dann die Folge der eigentlichen Neuritis. Das bedeutet eine Kombination der Herde, an die so gut wie ausschließlich bei Syphilis oder Metasyphilis gedacht zu werden braucht.

Rhese erklärt es, wie schon früher Siebenmann (s. Grahe), für besonders bemerkenswert, daß ungemein oft diese Form der Hörstörung im unteren Tonbereich *beginne,* während das Verhalten im oberen Tonbereich recht wechselnd sei. Diese Beobachtung finde ich bei der Durchsicht an den gut verwertbaren Fällen des Schrifttums bestätigt.

Die Einschränkung des Tongehörs von unten her scheint jedenfalls nach den bisher vorliegenden „verifizierten" Fällen so gut wie jeder Schaden an den Hörbahnen mit sich bringen zu können, wo immer er angreife — selbst am corticalen Ende (Börnstein, Rhese, Marburg).

Sonderbarerweise findet sich eine sogar *enorme, isolierte Einschränkung der unteren Tongrenze bis zur viergestrichenen Oktave* in einer — älteren — Beschreibung eines Fibrosarkoms des Hinterhauptlappens (!) von Panse. Wie es hier im einzelnen zu dieser Entwicklung gekommen sein mag, muß dahingestellt bleiben. Und ganz aus dem Rahmen fällt eine richtige Mittelohrschwerhörigkeit, die vor kurzem Kl. Vogel bei einem kirschgroßen Tumor einer Kleinhirnhemisphäre fand. Das $4^1/_2$ Jahre später wieder normale Hörvermögen macht es wahrscheinlich, daß eine Fernwirkung (vielleicht auf die Labyrintharterie?) vorgelegen hat.

Was *das Kerngebiet* anbetrifft, so müssen wir uns noch mit unserem Urteil zurückhalten. Erstens liegen hier anatomisch die Verhältnisse so, daß — ganz abgesehen von der relativen Spärlichkeit des überhaupt mikroskopierten verifizierten Materials — sich ein Herd selten auf die Kerne beschränkt, ohne daß er selbst oder ein begleitender Vorgang — z. B. Störungen von Blut- und Säfteumlauf — sich über ihn hinaus auswirken[1]. Markwärts, also aufwärts müssen sich dann sofort Erscheinungen von seiten des sekundären Systems der Hörleitung (s. unten) hinzugesellen. Von dem Wurzelgebiet aus abwärts aber sind die Erscheinungen unter Umständen schon auf das periphere System der Hörleitung zurückzuführen.

Zweitens liegen reine oder überwiegende Kernschäden bisher *nur klinisch* diagnostiziert vor, so durch Blitzschlag (J. Fischer), bei Intoxikationen (Ruttin), Blutungen [Ruttin (1933)], während der Nachweis der tatsächlichen Existenz so umschriebener Veränderungen an anderen Fällen erbracht wurde, z. B. für Encephalitis epidemica durch Gavello[2], bei Schädelverletzungen durch Evans und Courville sowie für Hirnerschütterungen durch Brunner und elektrische Schäden durch Panse[3] — für die letztgenannten beiden nur im Tierversuch. Vor allem ist in einem verifizierten Falle enzephalitischer Schwerhörigkeit von Krassnig leider auch schon der Nerv degeneriert, so daß sich die von Krassnig noch an einem weiteren Falle beobachtete Herabsetzung der mittleren *und* unteren Töne schwer auf die bedeutenden Alterationen der Ganglien im Ncl. co. ventr. und der medialen VIII-Wurzel allein beziehen läßt (ganz abgesehen von den oben gegebenen und von Zange bereits vorgebrachten Einwendungen).

Das *verhältnismäßig gute Erhaltensein des Gehörs für Flüstersprache,* von Krassnig in diesen Fällen mit Recht durch die Erhaltung der hohen Töne erklärt, habe sich nach Grahe als charakteristisch für Erkrankungen der Med. obl. ergeben. Der zugleich durch den Verlust der Obertöne *zum Geräusch verwandelte Klangcharakter der tiefen Töne,* den Krassnig noch hervorhebt, wurde von Bárány als ein Symptom der Nervenstammerkrankung angesehen.

---

[1] Vgl. den eben erwähnten interessanten Fall von Brock und Gagel.

[2] wobei ich mich allerdings nur an den Inhalt des Referates der italienischen Arbeit halten kann; ich bedauere es sehr, denn 2 der Fälle sind offenbar klinisch und anatomisch untersucht worden.

[3] Panse: Schädigung des Nervensystems durch technische Elektrizität. Berlin 1930.

Vom Hirnstamm aus kann das Hörbild recht verschiedenartig gestaltet werden. Nehmen wir den nächsten Abschnitt der Hörleitung bis zum Mittelhirn, d. h. bis sich ihre Fasern beiderseits in der lateralen Schleife zu Seiten der Vierhügel wieder zusammengefunden haben, so können wir mit GRAHE praktisch von den *Hörstörungen des verlängerten Markes und der Brücke* sprechen. GRAHE betont bei diesen den Wechsel, den das Verhalten der Tongrenze in den verschiedenen Fällen zeigt, so daß also neben der typischen Innenohrschwerhörigkeit deren Abarten mit heraufgesetzter unterer Tongrenze, evtl. auch ohne Einengung der oberen Tongrenze vorkommen. In seinem Fall 4, einem malignen Gliom des Kleinhirns, das in dem Versorgungsbereich der Art. cerebelli post. inf. in die Medulla oblongata hineinwuchs, fand er mit quantitativer Stimmgabelprüfung sogar eine zackige Hörkurve mit Tiefpunkten in der ein- und viergestrichenen Oktave, Höchstpunkten in der Subkontra- und der fünfgestrichenen Oktave.

F. KOBRAK wiederum hebt das normale Verhalten der tiefen Töne im Gegensatz zu der ausgesprochenen Verkürzung des Gehörs für die Töne von a^1 aufwärts hervor. Vielleicht steht doch die Beteiligung der kochlearen Kernsubstanz selbst mit der Erniedrigung der oberen Tongrenze in Verbindung. Zu dieser Auffassung scheinen RUTTIN nach Mitteilungen über Giftschäden und GRAHE nach Besprechung der Symptome einer Thrombose der Art. cerebelli inf. post. zu neigen.

KRASSNIG gab auf Grund seiner Befunde der Vermutung Ausdruck, daß die Bahnen für die höheren Töne getrennt, und zwar entlang dem oberflächlicheren der beiden Cochleariszüge im Kerngebiet aufwärts verlaufen. THORNVAL (1916) hatte nach einem Befunde bei einem Sarkom der Kleinhirndura angenommen, daß die stark eingeengte untere Tongrenze ihre Ursache in einer Kompression der Hörbahn zwischen Ncl. ventralis co. und dem Tuberc. acusticum gehabt habe. Aber nach EDINGER treten ja *alle* Fasern in den großzelligen Cochleariskern *und* dessen Verlängerung, das Tub. acust. ein!

MYGIND denkt hingegen, wenn er gerade auf die Einengung vom unteren Tonbereich her bei Medulla oblongata-Tumoren hinweist, dabei zugleich an den Ausfluß einer allgemeinen Wirkung vom Schädelinneren auf das innere Ohr, die er im „Stauungsohr" sicht. Vielleicht handelt es sich in diesem Falle, analog der oben erwähnten, vorzugsweise auf die kern-, also zellreiche Nervensubstanz zu beziehenden Einwirkung, hier mehr um eine bevorzugte Einwirkung auf die Nervenfasern. Dem würden die Cochlearisneuritiden mit niedriger oberer Tongrenze bzw. typischer Innenohrschwerhörigkeit nicht zu widersprechen brauchen, da im ganzen Verlauf des Nervenstammes sich Ganglienzellen verstreut finden (ZIEHEN). Wie dem auch sei, der Hinweis, den uns die Atypie der unteren Tongrenze im Bild einer Innenohrschwerhörigkeit gibt, geht meiner Übersicht nach am wenigsten auf den supranukleären Bahnabschnitt, soweit er unterhalb des Mittelhirns sich befindet.

Hörstörungen im Mittelhirn selbst modifizieren nun mit scharfer Prägnanz das Hörbild. Geradezu von geschichtlicher Bedeutung ist die Bearbeitung dieses Gebietes durch SIEBENMANN und seinen Schüler CHRIST geworden. Sie haben die Einschränkung des Tongehörs von unten her als Vorläufer zur Bildung des atypischen Hörbildes erkannt, das sie als *Mittelhirnschwerhörigkeit* beschrieben haben. Auf diese Weise entwickelte sich nach ihnen die „*konzentrische Einengung*" im Verlaufe solchen Leidens, in dem nach dem erwähnten Auftakt von beiden Seiten aus das Tonfeld gleichmäßig eingeengt wird und zuletzt in Mitte des normalerweise stärksten Tongehörgebietes die biologisch wichtigste Strecke als Insel restiert. Trotzdem darf die konzentrische Einengung nicht als Reservat der Mittelhirnschwerhörigkeit aufgefaßt werden. Wir hörten bereits, wie derselbe Zustand bei peripheren Hörschäden vorkommt, und auch Herde nahe an oder in Hörrinde weisen — bei all ihrer Buntheit — mal dies Bild auf, z. B. im Fall 4 von Börnstein.

Diese Mittelhirnschwerhörigkeit pflegt *beträchtlichen Grades und auf beiden Seiten* vorhanden zu sein aus Gründen, die wir gleich kennen lernen werden. Steigert sie sich zur Taubheit, so wird sie dann auch als *Mittelhirntaubheit* bezeichnet. Dieser höchstgradige Ausfall von Hörvermögen unterscheidet die Mittelhirnschwerhörigkeit auch von der Schwerhörigkeit, die durch Zerstörung an den noch höher gelegenen Hörbahnen auftritt, mit Ausnahme der symmetrischen Vernichtung der Hörzentren, die — im Gegensatz zu einseitigem Ausfall derselben! — Taubheit hervorruft (Henschen). Er unterscheidet sie auch von den Hörstörungen im rhombencephalen Gebiet mit Ausnahme der Herde in Kern *und* Wurzel.

Die Angabe einseitiger, gekreuzter Taubheit bei innerhalb der Hirnsubstanz zu suchender Erkrankung stammt meist aus älteren Berichten[1]. Wir müssen damit rechnen, daß schwächere gleichseitige Hörstörungen dabei unentdeckt geblieben sind oder vielleicht Wirkungen auf das primäre Neuron vorlagen, wobei auch an den intramedullaren Wurzelabschnitt zu denken ist[1]. Für die Brückenerkrankungen ist die Seltenheit bzw. die Geringfügigkeit der Hörstörung sogar bezeichnend. Zu beiderseitiger Taubheit kommt es bei ihnen überhaupt nie (Güttich).

Diese quantitativen Verschiedenheiten des Hörbildes bei Erkrankungen im Hirnstamm haben ihre *Ursache in der Verteilung der sekundären kochlearen Bahnen,* die unmittelbar nach dem Austritt aus den primären Kernen sich in mehrere Züge aufspalten, von denen ein Teil — vermutlich der größere — teils sofort, teils später, daher auch in verschiedenen Höhen zur anderen Seite kreuzt. Ihnen steht auf diesem Wege unverhältnismäßig viel Raum zur Verfügung, oder anders ausgedrückt: die einzelnen kochlearen Bündel nehmen für sich im Verhältnis zum Querschnittsvolum des Zentralnervensystems in diesen Ebenen wenig Platz ein gegenüber dem Mittelhirngebiet, in dem jedes Kreuzen eingestellt ist und die für die Rinde einer jeden Seite bestimmten Faserzüge für sich vereint ziehen. Daher ist die Hörbahn trotz der Verschmälerung des Hirnstammes in seinem höheren Abschnitt einer gleichzeitigen und kräftigeren Einwirkung auf beiden Seiten leichter ausgesetzt als in seinem tieferen Abschnitt.

Die eigenartige Verzweigung der sekundären Hörbahnen bringt es fernerhin mit sich, daß im gesamten Hirnstamm ein einzelner kochlear gelegener Herd stets eine Hörstörung auf beiden Seiten zur Folge hat, während ja die Schädigung eines peripheren Neuron des Cochlearis das Gehör nur auf der Herdseite beeinflußt. Nur je eine Ausnahme kennen wir für diese beiden Fälle:

Ein einseitiger peripherer Herd vermag nämlich in seltenen Fällen den peripheren Abschnitt der anderseitigen Hörbahn in Mitleidenschaft zu ziehen. Das kann geschehen im vorgeschrittenen Zustande raumbeschränkender Prozesse durch Verlagerung, durch Vermittlung des Hirndrucks und ähnlicher Folgen der Grunderkrankung. In jedem Fall kann eine solche Wirkung nur von Herden

---

[1] Daran hat sich nichts Entscheidendes geändert durch den — nach Niederschrift dieses veröffentlichten — Fall Brunners; weniger wegen der eigenartigen, hochbedeutsamen Deutung der Atrophie des primären Cochlearneuron bei fehlender Degeneration im Zwischenstück des hinteren Hirnstammes als ein erweitertes Verhalten gegen das Wallersche Gesetz auf der Grundlage der Einstreuung anatomisch gleichartiger Cajalscher Zellen von Hirnrinde bis in die Peripherie des kochlearen Systems, sondern wegen des bei der letzten Untersuchung auf der *gesunden* Seite noch erhobenen Befundes einer Herabsetzung des Gehörs für die hohen Stimmgabeltöne, also einer immerhin elektiven und nicht schlankweg auf den seelischen Zustand beziehbaren Hörstörung!

im intrakraniellen, also nicht im intraossalen Abschnitt der primären Hörbahn ausgehen.

Ein einseitiger Herd der sekundären Hörbahn kann (*ausnahmsweise* auch im höheren Hirnstamm) ohne jede Störung verlaufen. H. Brunner führt neben dem Fall Schaller — subependymäres Gliom, das die linke laterale Schleife stark „verdünnt und zusammengeschmolzen" hatte; das Gehör war „offenbar gut" (Graham, s. Schaller) — einen eigenen Fall eines Glioms im Thalamus an, der den medialen Kniehöcker ganz wesentlich beeinträchtigte. Bemerkenswert ist auch noch ein Fall desselben Verfassers, eine Encephalitis lethargica, die kaum irgendwelche Teile der sekundären Hörbahn von Infiltration unversehrt gelassen hatte, und in dem doch noch akzentuierte Flüstersprache und ein geringes Tongehör 2 Tage vor dem Tode festgestellt worden waren. Grahe glaubt diese Befunde nur durch eine unzureichende Empfindlichkeit der gewählten Hörprüfung erklären zu können. Grahes Standpunkt muß indessen noch mit hinreichend gesicherten Beweisfällen gestützt werden. Einstweilen ist die Tatsache nicht widerlegt, daß einige mit den zu ihrer Zeit verfügbaren Mitteln untersuchte Fälle von Tumoren *der lateralen Schleife und des medialen Kniehöckers* keinerlei Hörstörung zeigten. Die Erklärung muß darin liegen, daß die gesammelte sekundäre Hörbahn einer Seite von beiden Sinnesorganen versorgt wird. Mag die Speisung derselben von dem Receptor aus auch ungleich sein, es ist nicht dargetan, daß diese Energie quantitativ und qualitativ nicht auslangen könne, um — vielleicht auch nur individuell — ein klinisches Hörbild voller Perzeption zu geben.

Im *Gebiet der verzweigten sekundären Hörbahn* kann die Richtigkeit der Brunnerschen Ansicht [1] nicht besser bewiesen werden als dadurch, daß Güttich in 6 unter 9 Fällen normale, in 1 Fall fast normale Hörverhältnisse fand. Die Erklärung ist hier natürlich leichter zu geben, da die Möglichkeit, Ausfälle einzelner Faserzüge auszugleichen, sehr groß ist.

Um so klarer ist es, daß eine *Unterbrechung beider lateraler Schleifen oder medialer Kniehöcker* völlige Taubheit ergeben muß. Laufen die Bahnen doch hier eine ganze Strecke im gesammelten Strang! Dabei liegen sie aber um so freier, je weiter brückenwärts sich die lateralen Schleifen begeben haben. Die Bahnen vermögen daher den geringsten Widerstand im Vierhügelgebiet und auch noch in dem unter das Pulvinar und nahe an den Hirnschenkel eingeschobenen Corp. geniculatum mediale zu leisten. Eine Leitungsunterbrechung kommt deshalb am ehesten an dieser Stelle zustande. Die Wahl des Namens „Mittelhirntaubheit" durch Siebenmann hat darin seinen Grund.

Die ausgesprochen seitliche Lage des Sammelbündels der lateralen Schleife läßt es aber auch verstehen, wenn nach totalem Verlust der gesamten Haube in der Vierhügelgegend nur eine erst an Taubheit grenzende Schwerhörigkeit im Falle eines cystischen Tumors der Vierhügelgegend von Foerster bestand. Sie erläutert zugleich das *späte,* aber auch *progrediente Auftreten,* das Siebenmann für Mittelhirnstörung bezeichnend erklärt.

Indes, die geschilderte Gesamtlage läßt Siebenmanns Aussage, daß kaum in einem anderen Gebiet so oft Erkrankungen von Hörstörungen begleitet gefunden werden wie im Mittelhirn — in seiner Zusammenstellung in 34,5% — doch auffallend erscheinen. Schließlich kann man doch vom rhombencephalen Hirnstammgebiet mit seiner beinahe knäuelartigen Hörbahnverzweigung weniger hörstörungsfreie Herdansiedlungen erwarten als vom Mittelhirn, in dem die ventralen Bezirke der Haube mit den Hörbahnen gar nichts zu tun haben und eine recht ansehnliche Ausdehnung besitzen! Siebenmann erwähnt auch selbst,

---

[1] Brunner selbst hat Herde von Lues und von Tuberkulose, die sich unter den tumorartigen Prozessen ja mit Vorliebe in der Brücke ansiedelt, ohne kochleare Symptome gesehen.

daß nach den Berichten an 12 relativ reinen Vierhügeltumoren das Hörvermögen unversehrt geblieben war.

Um keinen Irrtum aufkommen zu lassen, wollen wir hier festlegen, daß natürlich *in der Regel von der lateralen Schleife einer Seite aus eine Schwerhörigkeit* ausgelöst wird. Und zwar erzeugen Herde von dort aus prägnant den eigenartigen Verteilungstyp, den wir oben anatomisch zu verstehen suchten. Er besteht in stärkerer Schwerhörigkeit auf der gekreuzten und schwächerer Schwerhörigkeit auf der gleichen Seite, wie sie von Brunner und Bleier, J. Fischer, Güttich u. a. (s. Grahe) beschrieben ist, und an der Ruf eine Ähnlichkeit der von den beiden Seiten aufgenommenen Otoaudionkurven aufgefallen ist. Es handelt sich naturgemäß um dasselbe Hörbild wie von der verzweigten Hörstrecke oberhalb der Kreuzungen aus, sozusagen ein *„pontines"* Hörbild. Analog können auch einseitige Herde, die in Fortsetzung der Hörbahnen im Großhirn sich befinden, eine gekreuzte stärkere, gleichseitig schwächere Schwerhörigkeit hervorrufen.

Aus dem Rahmen fällt ein obduzierter Fall Wallenbergs (s. a. Grahe), eine Thrombose der Art. cerebelli post inf. mit nur einseitiger Innenohrschwerhörigkeit; bei ihr war eine Zerstörung der Trapezfasern kurz nach dem Austritt aus dem ventralen Kochlearkern vor der Kreuzung sowie noch vor Eintritt in die obere Olive gefunden worden. Dementsprechend befand sich die Schwerhörigkeit auf Seite des Herdes, denn die Kreuzung war — von oben her betrachtet — schon so gut wie gänzlich vor sich gegangen. Auch Marburg meint, daß der unvollständigen und herdgleichseitigen Hörstörung die Gegend der Oliva superior — und allerdings auch der lateralen Schleife — zugrunde liege.

Es kommt auch eine gekreuzte Schwerhörigkeit für sich allein Siebenmann zufolge vor, der sich darin Weinland anschließt [1]. Ob unsere vorgeschrittene Hörprüfungstechnik es bei dieser Möglichkeit nur einseitiger Hörstörung belassen wird, sei dahingestellt (vgl. oben). Unangetastet aber bleiben wird der *inverse Typ* — stärkere Schwerhörigkeit auf der gleichen, schwächere auf der gekreuzten Seite —, für den Siebenmann die Fälle Hope und Mohr zitiert. Siebenmanns Deutung für sie leuchtet ein: entweder sei die anatomische Anordnung ebenfalls invers, indem das stärkere Faserbündel nicht kreuze, oder (diese Annahme ist gewagter) es fände eine Rückkreuzung statt.

Dem inversen Befund könnte allerdings eine Täuschung zugrunde liegen, darauf hat Grahe aufmerksam gemacht. Es könnte nämlich eine Mitbeeinflussung des peripheren Neuron der ungekreuzten Seite die an sich schwächere Schwerhörigkeit zur stärkeren stempeln. Grahe selbst meint, daß von der Octavuseintrittsebene aufwärts jener markante Kreuzungstyp auftreten müsse. Wallenberg (s. oben) hatte seiner Zeit (1915) erklärt, daß Brückenherde noch bis zum Eintritt des Trigeminus die gleichseitig stärkere Hörstörung hervorrufen würden. Diese Frage bedarf wohl weiterer Überprüfung.

Ebenso unterliegt noch der Erforschung die Auswirkung der vielfachen Aufsplitterung der Hörbahn zwischen primären Kernen und Schleifenkernen auf das Hörprüfungsergebnis. Gewiß ist mit Recht der Satz aufgestellt, daß ein Herd bei praeter propter gleicher Größe und Störungskraft das Hören um so weniger benachteilige, je mehr er sich auf das *Gebiet der distalen Brücke* und dort wiederum auf eine Seite beschränke. Das ist im Sinne Wallenbergs die zentrale partielle Schwerhörigkeit. Und in der Tat, eine Taubheit oder auch nur eine hochgradige Schwerhörigkeit, die sich allein von diesem Abschnitt des Hirnstammes ableiten ließe, habe ich nirgends angetroffen.

Aber darüber hinaus sehr wenig entwirrt sind noch Gefüge und Leistungen dieses Gebietes der Etappen, Schaltstellen und Kollateralen. Es ist mit Sicherheit zu erwarten, daß hier Scheitel- und Zwischenstücke der kochlearen Reflexe zu suchen sind. Klinisch sind sie

---

[1] Ohne die oben gegebene Beanstandung würde der neue Fall Brunners auch hierher gehören.

für die Diagnostik der supranukleären Beeinträchtigung an den Erfolgsorganen noch überaus vorsichtig zu verwenden. Anatomisch werden ihre Zentren in Trapezkernen und vor allem der oberen Oliven vermutet (ZIEHEN, ANTON, WALLENBERG); WALLENBERG meint, daß diese Bahnen über den dorsalen Kern, das Tuberculum acustic., kommen. Er wertet die Verbindungen dieses Bezirkes im Anschluß an Beobachtungen von URBANTSCHITSCH sen. ganz besonders hoch, weil hier die Zusammenhänge des Cochlearis zu suchen sein müßten, die zu derjenigen Muskulatur beständen, die am Schreiben und Sprechen beteiligt ist.

Im Hörbild der zentralen Schwerhörigkeit müssen wir uns noch einmal mit der *Knochenleitung* befassen. Wir haben von ihrer isolierten Verkürzung bereits unter dem Begriff des WANNERschen Symptoms gesprochen. Wir haben dessen Bedeutung anerkannt als wichtiges Zeichen oder Vorzeichen einer Erkrankung des nervösen Hörsystemes, wenn wir auch in ihm keinerlei Gewähr für das Bestehen einer bestimmten organischen Veränderung erblicken konnten, etwa im Sinne der von WANNER und GUDDEN angegebenen Verwachsung der Hirnhäute mit dem Schädeldach, und wenn wir sein Auftreten auch nicht als eine regelmäßige Begleiterscheinung endokranieller Affektionen haben hinstellen können.

Die Kopfknochenleitung im Rahmen einer zentralen nervösen Schwerhörigkeit ist ebenfalls nicht regelmäßig verkürzt.

Es kommt sogar vor, daß sie normal ausfällt —, ohne daß gleichzeitig eine versteckte Ursache im Mittelohr übersehen wäre, die die Verkürzung der Kopfknochenleitung ausgeglichen hätte. GRAHE hat z. B. die Kopfknochenleitung als normal angegeben bei einem Kleinhirnoblongata-Gliom, ferner bei 3 nur klinischen Fällen (Nr. 4, 6, 7), darunter einer Thrombose der Art. cerebelli post. inf. Nur in einem Teil der Skala nicht verkürzt fand F. KOBRAK die Knochenleitung; nur die mittleren Stimmgabeln gaben Verkürzung bei Schläfenlappentumoren MARBURGs. RUTTIN hat normale Dauer bei Tumoren der mittleren Schädelgrube beschrieben. BRUNNER schreibt von einigen Tumoren der Brücke und des verlängerten Markes, die ja schwache Hörstörungen zu geben pflegen, daß besonders die Kopfknochenleitung nur geringfügige Verkürzung zeige.

Immerhin fehlt dieses Symptom im Bilde einer zentralen Schwerhörigkeit selten gänzlich.

Eine hervorstechende Verkürzung bei Innenohrschwerhörigkeit nach Schädelverletzung und bei Syphilis mußte immer wieder an Untersuchungen größeren Materials [RHESE, WODAK (1920), ALEXANDER und seine Schüler, LEICHER] festgestellt werden. Nur ist in diesen Fällen die ernste Erwägung am Platze, ob die ursächliche Veränderung nicht, mindestens zum guten Teil, im peripheren Ende des Hörsystems, also im Labyrinth, sitzt. Wir erinnern uns, daß HERZOG schon lange erklärt hat, das WANNERsche Symptom möchte ein Frühzeichen einer Labyrintherkrankung, nicht einer Erkrankung des Schädelinneren sein. Eine gleiche Überlegung dürfte am Platze sein bei einigen weiteren Erkrankungen, die mit nervöser Schwerhörigkeit einhergehen, und deren Kopfknochenleitung vielfach auffällig verkürzt war. Dabei denke ich an manche Vergiftungen, die RUTTIN beschrieben hat, mit Salzsäure, Leuchtgas, Medinal, Oxalsäure sowie an Folgen des elektrischen Starkstromes (s. KLESTADT, PERWITZSCHKY). Andererseits entspricht das Vorhandensein der verkürzten Kopfknochenleitung innerhalb der vorübergehenden Innenohrschwerhörigkeit, die nach Lumbalpunktion, unter anderen von FREY und von BÁRÁNY beobachtet wurde, doch für den Anteil retrolabyrinthärer Einwirkungen auf dieses Symptom.

Da die Verkürzung der Kopfknochenleitung auch die Mittelhirnschwerhörigkeit einigermaßen regelmäßig — GRAHE — zu begleiten scheint, liegt die Vermutung nahe, daß sie, soweit es sich um zentrale Ursachen handelt, denjenigen Fällen weniger eigentümlich ist, die sich dort abspielen, wo die Hörbahnen auf größerem Raum verzweigt verlaufen. Das ist nur der Fall im Hirnstamm hinter den Vierhügeln und — vor ihnen mit zunehmender Annäherung an die Hirnrinde. Damit scheinen die Angaben der Berichte übereinzustimmen.

Unter den nach Grahe wechselreichen Bildern der Störung der Hirnrinde ist der Schwabachsche Versuch von dem Verfasser selbst anscheinend gewöhnlich verkürzt angetroffen worden, wenn auch oft nur für tiefe Töne, womit wohl die Stimmgabel A in der betreffenden Arbeit gemeint war.

Für die übliche Verkürzung spricht mir auch Siebenmanns gegnerische Stellungnahme zur alten Angabe Politzers, daß bei zentraler Schwerhörigkeit nur die Knochenleitung für Töne, aber nicht für das Ohrgeräusch herabgesetzt sei. Auch in der ansehnlichen Zusammenstellung J. Fischers von Hirntumoren scheint das Verhalten der Kopfknochenleitung nicht aus dem Rahmen des Bildes der Innenohrschwerhörigkeit herausgefallen zu sein. Meine eigenen Erfahrungen decken sich mit diesen Angaben und den Befunden, die dem reichhaltigen Beobachtungsgute des Güttichschen Referates zu entnehmen sind. Nicht nur als Teil der zentralen Schwerhörigkeit, sondern auch oft auf kürzere oder längere Zeit als einziges Symptom von seiten des Cochlearis ist es in ihm in der überwältigenden Mehrzahl der Hirntumoren zu finden.

Eine Verlängerung der Kopfknochenleitung bei zentraler Schwerhörigkeit scheint so gut wie gar nicht, auch nicht bei Mittelhirnschwerhörigkeit vorzukommen. Ich fand nur bei Engelhardt einmal solche Angabe bei einer Schwerhörigkeit der multiplen Sklerosen.

Zusammenfassend können wir sagen, daß eine Innenohrschwerhörigkeit bei normalem Mittelohr das Augenmerk auch auf das Schädelinnere lenken muß,

1. wenn die Verkürzung der Kopfknochenleitung unverhältnismäßig gering- oder hochgradig ist;

2. wenn zugleich die untere Tongrenze heraufgesetzt ist;

3. wenn eine analoge „zentrale" Schwerhörigkeit auf beiden Seiten, aber ungleich stark gefunden wird (Hörbild der Verzweigungsstrecke der sekundären Hörbahn);

4. wenn eine analoge „zentrale" Schwerhörigkeit auf beiden Seiten schnell fortschreitet (Hörbild der wiedergesammelten Strecke der Hörbahn im Vierhügelgebiet); ferner auch, wenn

5. die Sprache über das nach dem Tongehör zu erwartende Maß hinaus schlecht verstanden wird (im Großhirn verursachte organische, vor allem aber funktionelle Schwerhörigkeit).

Bindende Schlüsse sind aus den Hörbildern nicht zu ziehen. Ihr Wert zeigt sich im Zusammenhalt mit den anderen Symptomen. Isoliert begegnen wir dem Komplex einer zentralen Schwerhörigkeit wohl so gut wie nie. Darin unterscheidet sie sich von dem Einzelsymptom des „Wannerschen Zeichens". Dieses stellt an sich auch nur ein verschwommenes Allgemeinsymptom dar. Die zentrale Schwerhörigkeit ist ein bereits prägnantes Allgemeinsymptom; denn sie weist auf eine Schädigung hin, die sich an Hörbahnen bzw. -zentren jedenfalls schon — wie ich so sagen darf — fühlbar bemerkbar macht. Außerdem ist ihre organische Natur zweifellos leichter zu sichern als die des „Wannerschen Zeichens".

Inwieweit die *zentrale Schwerhörigkeit aus mittelbarem oder aus unmittelbarem Angreifen des Schadens* entstanden zu denken ist, hängt davon ab, ob sich die nichtkochlearen Symptome mit ihr auf den Nenner örtlicher Gemeinsamkeit oder Nachbarschaft bringen lassen. Das Hörbild wird von sich aus im Falle 4 am kräftigsten zur Annahme umschriebener Lokalisation drängen. Fall 3 läßt ihr wohl ziemlich Spielraum, aber gibt doch auch noch einen recht starken Hinweis, da die Seitenbestimmung, die die anderen Symptome geben, im Verhältnis zu der Seite, die mit der stärkeren bzw. der schwächeren Schwerhörigkeit angekündigt wird, dem Hörbild als Herdzeichen mächtige Geltung verschaffen kann. Sind die nichtkochlearen Symptome arm an Zahl oder schwach an Deutungskraft, so stellen Fall 3 sowie auch Fall 2 immer noch ein Symptom vor, das am ehesten auf Tumoren und andere raumbeschränkende Prozesse der hinteren Schädelgrube zu schließen erlaubt. Je ausgesprochener die Hörstörung dann ist, aus um so größerer Nähe wird der Herd auf das nervöse Hörsystem wirken. Dabei könnte der Fall 3 auch durch eine getrennte Einwirkung auf die primäre Hörbahn der *beiden* Seiten zustande kommen.

Das *Auftreten zentraler Hörstörungen kann bei allen Lokalisationen auffallend lange auf sich warten lassen.* Am leichtesten bleiben Schädigungen in Brücke und verlängertem Mark von kochlearer Beteiligung verschont.

Im Gegensatz dazu ist es geradezu erstaunlich zu sehen, wie in einigen Fällen sozusagen faustdicker Bedrängung des peripheren Neuron das Gehör unbeeinflußt blieb. Beispiele dafür reichen vom Einbruch eines Felsenbeintumors ins Labyrinth (GRÜNBERG, NÜRNBERG) bis zur Entwicklung raumbeengender Gebilde im Kleinhirnbrückenwinkel.

Bemerkenswert finde ich besonders 3 Fälle: Einen Ponstuberkel von OSCAR BECK (1915), der haarscharf oral der Deiterskernebene abschloß, ein bohnengroßes Gewächs von AGAZZI, das ungefähr mitten zwischen verlängertem Mark und Boden des inneren Gehörganges seinen Sitz hatte, sowie ein zwar sehr kleines, von SCHLITTLER beschriebenes Fibrom, das aber doch in der Mitte des Nervenkalibers saß und die Zweige des Cochlearis, wie der Schnitt zeigte, sehr zusammengedrückt hatte. SCHLITTLERs Kranker hatte mit diesem Nerven noch 8 Tage vor dem Tode die Flüstersprache ebensoweit hören können wie auf der gesunden Seite!

Weniger auffällig ist es, wenn von der Hypophyse aus (Tumor von BRUNNER), mehr schon, wenn von größeren Tumoren der Vierhügel aus — s. oben und Fall BÁRÁNY (1913) — die medialen Kniehöcker bzw. die Schleifenbahn unbeteiligt gelassen werden [1]. Wohl aber ist unseren anatomischen Kenntnissen nach zu erwarten, daß Kleinhirntumoren Kerne, Wurzeln und Nervenstamm nicht zu beeinträchtigen brauchen. Aber einige Fälle waren doch wohl so umfangreich, daß die Beschreiber diese Eigenschaft glaubten hervorheben zu müssen.

Ich nenne Fälle von FISCHER und PÖTZL, von GÜTTICH (1934) und BRUNNER (1934) sowie ein kleinapfelgroßes Endotheliom des Zeltes von JOS. FISCHER.

Daß selbst die Kerne nicht so leicht, wie etwa diejenigen des R. vest., von der Nachbarschaft aus in Mitleidenschaft gezogen werden, bezeugt das Freibleiben des Cochlearis beim Hydrocephalus internus [BRUNNER (1933)] und fast kraß bei dem Gliosarkom des Wurms von SEIFFERTH-FRENZEL, das klammerartig in den Boden des IV. Ventrikels eingewachsen war.

Das uns wohl interessierende Verhalten des Gehörs bei Entwicklungshemmungen des Kleinhirns kennen wir nur klinisch von 2 Fällen (DENKER und DE KLEYN-SCHENK her; nur im 2. Falle war eine geringe quantitative Störung vorhanden. Von „Mittelhirnwesen" (GAMPER, CATEL und KRAUSPE, EDINGER und FISCHER war nur noch ein akustischer Schreckreflex zu bekommen.

Bemerkenswert ist es fernerhin, daß die seltene blande, nicht ohrentstammende Thrombose des Sinus transversus keine Rückwirkung auf das Hörsystem ausübt (Fall von HILPERT, dem ich einen eigenen Fall hinzufügen kann).

Letzten Endes ist noch einmal an die Möglichkeit einer *Kombination selbständiger Ohren- und Nervenleiden* zu erinnern, welche die Diagnose erschweren kann, um so mehr als dieses Zusammentreffen recht selten ist. So wird von O. BECK der Fall eines Tumors berichtet, der sich bei einem berufschwerhörigen

---

[1] In einer neuen Arbeit weist BRUNNER (1935) nach, daß schon *kleinere* Tumoren, die am Übergang von Mittel- und Zwischenhirn sitzen, zu einer schweren Hörstörung führen können, wenn sie nur den zwischen hinteren Vierhügeln und medialen Kniehöckern gelegenen Teil der sekundären Hörbahn — von BRUNNER kurz „Isthmus acusticus" genannt — ergreifen (vgl. S. 439).

Kesselschmied entwickelt hatte, und ich fand bei Brunner (1925) die Mitteilung über einen isolierten Tegmenbruch bei gleichzeitig bestehenden Hemmungsbildungen im Innenohr, sowie die Angabe des latenten Aufflackerns einer Labyrinthlues unter den Folgeerscheinungen einer Schädelverletzung, eine Kombination, auf die wir erfahrungsgemäß im Gutachtenwesen oft zu achten haben.

Von Kombination sprechen wir dagegen nicht, wenn eine Erkrankung des Zentralnervensystems vom Ohr aus entsteht. Das sind Komplikationen. Sie bilden den Hauptanteil derjenigen Nervenerkrankungen, deren richtige Erkennung ohne ohrenärztliche Unterstützung undenkbar ist. Ihnen ist auch ein eigener Handbuchabschnitt gewidmet. Hier sei nur erwähnt, daß unter den Verwicklungen selbständig eine Hörstörung auszulösen, anscheinend nur die Encephalitis bzw. der Absceß im Schläfenlappen vermag; wenigstens sind metastatische Herde vom Ohr aus in kochlearen Kernen und Bahnen nicht beschrieben, bzw. konnten ihre Symptome gleich denen einer meningitischen Wirkung auf den Nervenstamm nicht mehr vom Hördefekt im Ausgangsohr abgegrenzt werden.

II. Ohrgeräusche.

Hörempfindungen, für die kein Hörreiz außerhalb des Körpers uns bekannt ist, nennen wir Ohrgeräusche (entotische Geräusche, Tinnitus). Sind dabei Hörreize innerhalb des Körpers festzustellen, so sprechen wir von *objektiven Ohrgeräuschen.* Das Charakteristische für sie ist, daß der Vollgesunde sie nicht zu beachten pflegt oder sie nur unter bestimmten Bedingungen wahrzunehmen vermag, oder daß erst krankhafterweise eine objektive Geräuschquelle im Körper entstanden ist. Kommt es ohne diese zu derartigen Empfindungen, so bezeichnen wir sie als *subjektive Ohrgeräusche.*

Mit objektiven Ohrgeräuschen identifiziert werden konnte eine Reihe von *Klangphänomenen des Körpers.*

Verhältnismäßig oft werden *Muskelgeräusche* als Quelle von Ohrgeräuschen genannt. Die Gelegenheit, solche wahrzunehmen, ist dem Ohr allerdings vorzüglich geboten durch seine Binnenmuskeln. Die meisten Menschen kennen solche Beobachtungen von Ermüdungszuständen her oder aus der Reaktion auf schrille Töne oder auch als Nebenerscheinung mimischer Bewegungen.

Manche Personen verstehen es sogar, willkürlich den Musc. tensor tympani zusammenzuziehen und dadurch ein Knacken oder Knittern hervorzubringen, an dem übrigens auch die Trommelfellbewegung Anteil haben könnte. Zuweilen vermag ein Untersucher das Geräusch zu hören, wenn er sein Ohr nahe genug heranbringt.

Der „Stapediuston" dagegen, den R. Bárány durch Öffnen des Mundes und Zurückziehen des Oberkiefers an sich selbst, wie früher schon Filehne, hervorrufen kann, ist wohl objektiv vorhanden, aber offenbar nicht stark genug, um vom Untersucher festgestellt werden zu können. Bárány belegte ihn deshalb auch mit dem besonderen Namen *„objektiv-subjektives Ohrgeräusch".*

Diese Ohrmuskelgeräusche können auch als sensible Reflexe vom N. X. oder den obersten Cervicalnerven aus betätigt werden (Kato).

Auf die *Muskeln der Ohrtrompete und der Gaumenmuskulatur,* die ja eine funktionelle Gemeinschaft bilden, werden gelegentlich Ohrgeräusche bezogen. Ihr Charakter soll einem Knattern oder Ticken entsprechen (Gaus).

Die Muskulatur ist zuweilen auch *nur mittelbar* an der Erzeugung objektiver Ohrgeräusche schuld. Es handelt sich dann um *Schleimgeräusche* (Elskov) oder *Luftstromgeräusche* (Kümmel). Auch manche Ohrgeräusche, die bei Nebenhöhlenerkrankungen vorkommen sollen (Conrad Stein), mögen auf diese Weise entstehen, sei es durch Miterkrankung der Tube, sei es durch Verbesserung der Schalleitung, die sonst nicht hörbare endosomatische Klangphänomene hörbar werden läßt. Auf dieselben Vorgänge sind die objektiven Geräusche zurückzuführen, die Entzündungen im Mittelohr und ihre Folgen hervorrufen. Gerade die Schalleitungsveränderung dürfte bei ihnen eine große Rolle spielen [Kobrak, Leiri (1930)];

können doch z. B. durch Einlegen eines künstlichen Trommelfells die Geräusche verschwinden [NADOLECZNY (1935)]! Ebenfalls indirekt durch Geräusche sich auswirken werden die Lähmungen der Nervenästchen, die zu den Binnenmuskeln führen.

Diese *muskulären Geräusche* zeigen sich *sämtlich* nie oder auch nur auf eine leidlich längere Zeit ununterbrochen. Sonst müßten ihnen ja auch tetanische Kontraktionen zugrunde liegen. Solche sind aber selbst mit den modernen unmittelbaren Untersuchungsmethoden der Binnenmuskeln (KOBRAK, LÜSCHER) meines Wissens bisher noch nicht beobachtet worden.

LÜSCHER selbst hat — wenn auch viel seltener als einige von ELSKOV zitierte Franzosen — pulsierende Lichtreflexe als objektives Zeichen der Tensorkontraktion am Trommelfell gesehen; ELSKOV war das nicht gelungen.

Von Systemerkrankungen des zentralen oder peripheren Nervensystems her sind uns muskuläre Geräusche nicht bekannt. Neurasthenische Personen bringen sie dagegen vielfach als Klagen vor. Überfeinfühlige Leute halten sich zuweilen auch über Geräusche auf, die sich *letzten Endes als harmlose Geräusche* entpuppen, welche allgemein oder bei diesen und jenen Individuen allein abhängig von Körperbau und -funktion auftreten.

Sie können herstammen vom physiologischen Gähnen oder Schlucken, bei manchen Leuten vom Reiben des Kehlkopfs an der Wirkelsäule beim Schluckakt, *von Kiefer-, Gebiß-, Zungenbewegungen* u. ä. Selbst von den Gelenken des Atlas sollen Ohrgeräusche diesen Typs schon ausgegangen sein (WORMS). Wir kommen damit ins Reich der Kuriositäten und an die Grenze des geistig Normalen.

Für den Nervenarzt ist die Kenntnis der muskulären Ohrgeräusche deshalb wichtig, weil sie *Frühzeichen versteckter tubennaher Gewächse an und unter der Schädelbasis sein* können. Die Berichte darüber, die in jüngster Zeit sich gemehrt haben (GATSCHER), kann ich nur bestätigen. Ich selbst fand in diesen Fällen übrigens fast durchgängig zugleich blande Ergüsse in der Paukenhöhle.

Als Prototyp der objektiven Ohrgeräusche treten uns die akustischen Phänomene des Kreislaufs entgegen. Als „*Gefäßgeräusch*" sehen BALDENWEEK, sowie ZWAARDEMAKER (s. LEIRI) bereits ein „normales Ohrgeräusch" an, das in der Camera silenta oder beim nächtlichen Lauschen in ruhigem Raum zum Bewußtsein komme. Es soll dem sanften Rauschen des Windes im Walde ähneln und fast unmerklich sacht an- und abschwellen. BALDENWEEK führt es auf Gefäßrauschen in der A. carotis zurück. Zweifellos können wir uns Phänomene der Carotis zu Gehör bringen. Wir brauchen nur die Tonquelle zu verstärken oder die Schalleitungsverhältnisse zu verbessern. So hat wohl ein jeder nach starker Anstrengung schon den Schlag seiner Carotis nicht nur gefühlt, sondern auch gehört — besonders deutlich, wenn er dann noch seinen Kopf auf eine gut resonierende Unterlage gelegt hatte. In der Regel empfinden wir aber dabei ein Klopfen. Allenfalls nehmen wir so auch die Herztöne wahr. Ein „Rauschen" kommt uns nur zu Gehör, wenn irgendwelche Wirbelbildungen in der großen Halsschlagader auftreten. Das kann allerdings vereinzelt mal der Fall sein — ohne jede Herzaffektion. Dann aber handelt es sich um Krankheitszustände am Gefäßsystem.

Starke Herztöne können natürlich auf diesem Wege hörbar werden. Die *Manifestation krankhafter Geräusche* stellt sich weit häufiger ein, wenn die Ursprungsstätte dem Ohre näher liegt. Sie rühren dann oft her von Schlagadern, deren Kaliber kleiner ist als das der Carotis.

So werden die A. occipitalis (z. B. BUSTIN, KÖRÖSI) und die A. vertebralis (ALOIN) bzw. basilaris und vor allem die A. auditiva interna genannt. Neben Aneurysmen an endo- und ektokraniellen Schlagadern [1] kommen Gefäßneubildungen (VLASTO) und selbst reichlich vasculierte Strumen als Geräuschquelle in Betracht.

---

[1] einschließlich des Aneurysma arteriovenosum (KÜMMEL), von dem aus sich der Exophthalmus pulsans entwickelt.

Auch aus den großen Halsblutadern können die Ohrgeräusche stammen [1]. In ihnen entstehen Wirbelbildungen bei ungewöhnlichen Kopfhaltungen, vor allem bei blutarmen und bleichsüchtigen Individuen (Nonnensausen) noch leichter als in den Schlagadern.

Diese Geräusche aus Gefäßen werden früher und stärker vernommen, je *nach der Gunst der Resonanzverhältnisse* des Schädels (FREY), die wiederum von der Blutfülle des Schädels nicht unabhängig sind, wie DEMETRIADES an schönen Versuchen am Sympathicus bewiesen hat. Lage auf der kranken Seite oder Nachlassen des allgegenwärtigen Lärmes begünstigen die Perzeption.

Je empfindlicher die Personen sind, um so eher klagen sie über derartige Wahrnehmungen. Neurastheniker der verschiedenen Typen, Blutarme, Bleichsüchtige, durch bestimmte Berufe oder durch Unterernährung, sowie durch Blutverluste geschwächte Individuen finden wir vorzugsweise unter ihnen. Die enorme Stärke, die objektive Geräusche aus Gefäßen erreichen können, genügt jedoch unter Umständen, um selbst willenstarke Personen in Verzweiflung zu bringen.

Der Klangcharakter der vasculären objektiven Ohrgeräusche liegt naturgemäß immer einem Sausen, Rauschen, Brausen, Zischen und ähnlichen Parakusien nahe. Solange die ursächlichen Geräusche nicht unterbunden werden, hören diese Ohrgeräusche auch nicht auf.

Von den durch exsudative Mittelohrprozesse hervorgebrachten Gefäßgeräuschen wollen wir hier nicht sprechen; sie können durch das Trommelfellbild bereits aus der neurologisch-diagnostischen Überlegung ausgeschaltet werden.

Die *subjektiven Ohrgeräusche* treten unter den mannigfachsten Formen in die Erscheinung. Neben den den objektiven Ohrgeräuschen gleichen Klangcharakteren hört man Gießen, Blasen, Brausen, Zischen, Knattern, Knistern, Rasseln und anderes mehr angegeben. Vielfach zeigen sie mehr musikalischen Charakter, so etwa Klingen, Singen, Läuten, Klingeln. Sie entsprechen dann meist höheren Tönen. Tiefe Töne kommen aber auch vor.

Manche Kranke geben gern bildliche Beschreibungen, wie etwa: „mir summt ein Insekt im Ohr" — „ich denke, ich stände dauernd unter einem Wasserfall" oder „es ist, als ob dauernd an unserer Klingel gezogen würde". Zuweilen läßt sich sogar die Tonhöhe des Geräusches vom Kranken bestimmen. Von verschiedener Tonhöhe *eines* Geräusches auf dem linken und dem rechten Ohr ist selten die Rede.

Das subjektive Geräusch ist gewöhnlich auf derjenigen Seite zu vernehmen, die der Erkrankung entspricht. Es kann auch auf beiden Seiten zu Geräuschwahrnehmungen kommen: 1. wenn beiderseits eine Erkrankung am cochlearen System sich entwickelt, und 2. wenn Ohrgeräusche als Allgemeinerscheinung bei endokranieller Erkrankung auftreten. Sollte ihre Auslösung ohne Zutun des peripheren und des zentralen Endes des Hörsystems zustandekommen können — s. theoretische Erörterungen unten —, so müßten 3. Herde im Kreuzungsgebiet der beiderseitigen Bahnen im gleichen Sinne wirken können. Unter derselben Voraussetzung wären von Herden in einer Hörleitung oberhalb der Kreuzung aus Ohrgeräusche auf der gekreuzten Seite allein oder stärker denkbar.

Wechsel im Geräuschcharakter kommt — wenn auch selten — vor. Bemerkenswerterweise kann er *nach Erlöschen der Hörfunktion* eintreten (PANSE). Ebenso bemerkenswert ist es, daß nach diesem Ereignis überhaupt noch Geräusche bestehen bleiben können. Natürlich verstummen sie auch oft nach Ausstoßung der Schnecke (RHESE) und anderen Zeichen des örtlichen Gewebstodes am Cochlearapparat. Sind sie vorhanden, so sind sie indes — wie

---

[1] Interessant ist auch die Angabe ROLLINS [Arch. Ohrenheilk. **138**, 8 (1934)] — die ich nach der Niederschrift las —, daß die Zerreißung der Begleitvene des N. petr. superfic. maj. nach WITTMAAK, also einer sehr kleinen und für das innere Ohr nebensächlichen Blutader, die Ohrgeräusche der Otosklerose bis zum Schwinden beeinflussen kann.

F. KOBRAK sagt — ein „trügerischer Trost“ dafür, daß das Ohr noch nicht „ganz tot“ sei.

Die *Verwechslung* solch „entotischen“ Geräusches mit einem tatsächlichen Geräusch in der Umgebung findet gewöhnlich nur einmal statt. Nach dieser Täuschung wird das Geräusch alsbald meist in das Ohr verlegt, hier und da auch in irgendeinem Abschnitt des Schädelinneren. *Mehrere verschiedenartige Geräusche* zu gleicher oder zu verschiedener Zeit werden hier und da als Klage vorgebracht.

Der *Lärm der Umwelt* verdeckt das Ohrgeräusch mehr oder weniger. Nachts tritt es darum vielfach mehr hervor. Nur Kranke mit sog. *Parakusis Willisii* hören manchmal auch ihre subjektiven Geräusche im Lärm besser. Das Ohrgeräusch selbst spielt oft die Rolle eines Störlärmes. Es kann eine Schwerhörigkeit vortäuschen. Das Vorhandensein einer Schwerhörigkeit andererseits ist keineswegs Vorbedingung für das Zustandekommen von Ohrgeräuschen!

Kennzeichnend ist die *Störung des Einschlafens* durch die Geräusche. Daß *Stimmungslage* und allgemeine *Widerstandskraft* die Intensität beeinflussen, erscheint wenig auffällig. Die *weiblichen Funktionszustände*, Menses, Schwangerschaft, wirken leicht begünstigend. Merkwürdiger, aber einwandfrei gesichert ist die häufige Abhängigkeit vom *Wetter*. Vielfach ist für den Wechsel keinerlei Erklärung ausfindig zu machen.

Manche Leute sind ungewöhnlich empfindlich gegenüber subjektiven Ohrgeräuschen. Sie lassen sich in ihrem seelischen Gleichgewicht durch sie ungemein beeinträchtigen. Selbstmorde, die mit derartigen Sensationen in Zusammenhang gebracht worden sind, haben wohl immer seelisch stark abnorme Personen betroffen.

Andere Menschen vertragen oder bemeistern subjektive Geräusche so, daß erst die Ausforschung seitens des Arztes ihr Bestehen aufdeckt. Erleichtert wird die Duldung durch *schubweises Auftreten*. Dieses entspricht dem Auf und Ab des ursächlichen Krankheitsgeschehens; insbesondere spielen Liquor- und Blutdruckschwankungen eine Rolle, nächst ihnen wohl das Gefäßnervenspiel.

Das zeitweilige Auftreten wirkt natürlich, wenn die Ohrgeräusche *an sog. Anfälle gebunden* sind. Die akustische Aura des Morbus sacer ist hier für uns weniger von Belang als die essentiellen und die symptomatischen Anfälle vom MENIÈREschen Typ und manche Migränen, die vielleicht Äquivalente des MENIÈREschen Anfalles sein können (F. KOBRAK). Dabei kann sich das Ohrensausen als *Anzeichen eines bevorstehenden Anfalles* erweisen, der im übrigen rein vestibulär abläuft, wie ein Fall von PÓGANY zeigt. BRÜHL berichtet von hochgradiger Steigerung des Ohrenklingens nach den Krämpfen der Taboparalyse.

Beide *Geschlechter*, jedes *Lebensalter* kann von subjektiven Ohrgeräuschen befallen werden. Die Unterschiede, die in der Verteilung festzustellen sind, hängen einfach von den ursächlichen Erkrankungen ab. So ist das höhere Lebensalter entschieden bevorzugt. Das trifft für subjektive Ohrgeräusche als Merkmal von Ohrenleiden wie von Nervenleiden zu.

Die subjektiven Ohrgeräusche gehören zu den verbreitetsten Erscheinungen bei *Ohrerkrankungen*. Nach KEREKES sollen 50—60% aller Ohrerkrankungen mit Ohrgeräuschen einhergehen. Darunter befinden sich natürlich viele organbegrenzte, zum mindesten nicht mit Nervenerscheinungen vergesellschaftete Mittel- und Außenohrkrankheiten. Aber diese Verteilungsziffer wird von den *Erkrankungen der nervösen Ohranteile und ihrer zentralen Abschnitte* mindestens erreicht, wenn nicht übertroffen. So führe ich an, daß unter CUSHINGs Neurinomen des Kleinhirnbrückenwinkels 73% Ohrensausen und Schwerhörigkeit, zum Teil als jahrelanges Mahnzeichen des kommenden schweren Geschehens gehabt haben (LIST). Allerdings *hängt* diese *Häufigkeit auch mit Art und*

Eigentümlichkeiten des Gewächses zusammen, z. B. waren Geräusche in einer
— allerdings kleineren — Zahl von Gliomen desselben Ursprungsgebietes
verhältnismäßig selten, nämlich in etwa 25% zu verzeichnen.

Naturgemäß überwiegen die *Erkrankungen in der hinteren Schädelgrube* als
Verursacher von subjektiven Ohrgeräuschen. Alle Schädigungen am Nervenstamm stehen dabei an der Spitze. Ganz auffallend oft sind Ohrgeräusche bei
den verschiedenartigsten Vergiftungen zu treffen. Ihr isolierte oder allenfalls
von wenigen allgemeinen Symptomen begleitete Anwesenheit ist daher immer
eine Mahnung, nach toxischen Schäden zu forschen, wobei dieser Begriff im
weitesten Sinne zu fassen ist, z. B. können Substanzen des Stoffwechsels
(German und Kelemen) der inneren Sekretion (Glasscheib), ja vielleicht
allergische Reaktionen (Else Lewy, Beyer und Aussprache dazu) in Betracht
kommen.

Als ein *unentbehrliches Glied* gilt das Ohrensausen in gewissen neurologisch
bedeutsamen Symptomenkomplexen, so dem Bárányschen, dem eine umschriebene Meningitis im Kleinhirnbrückenwinkel (Zisternenhydrops Kobraks)
zugrunde zu liegen pflegt, der Migraine otique nach Escat (s. J. Fischer), dem
Menièreschen Symptomenkomplex, der organische Grundlagen (Blutungen im
Innenohr) oder vasomotorische Ursache haben kann (Octavuskrisen Kobraks).

Auch zu einem „Keilbeinhöhlensyndrom", beschrieben von Oaks und Merrill — dessen
Ätiologie aber wohl noch der Beweisführung harrt —, soll es gehören. Das Syndrom
besteht in Kopfschmerzen hinter dem Warzenfortsatz, Brummen oder Summen, zuweilen
mit erheblicher Schwerhörigkeit verbunden, und in Schwindel. Die Symptome würden
ausgelöst durch Reizung des N. vidianus am Boden der Keilbeinhöhle!

Bei Encephalitis lethargica und multipler Sklerose kann sich Ohrensausen
bemerkenswerterweise öfter als Gehörsverminderung einstellen (Wodak, Engelhardt).

Ganz regelmäßig zeigten Ohrensausen die Fälle von Caissonkrankheit in
Thosts Beobachtungsreihe.

Von Erkrankungen im Hirnstamm aus kommen, besonders im Brückengebiet,
Ohrgeräusche eher vor als von den höheren Teilen der Hörleitung aus (Marburg).
Nur vom Hörgebiet der Schläfenlappen aus erscheint das Symptom wieder
häufiger, während Gehörhalluzinationen vom Schläfenlappen aus auffallend
selten waren (Marburg).

Im Falle *raumbeschränkender Prozesse* sind die sekundären Erscheinungen,
Verlagerung, Blut- und Liquorverteilung usw. mitbeteiligt am Zustandekommen
der Geräusche. Das Auftreten von Ohrensausen nach Lumbalpunktionen
(Frey) hier und da auch mal ein Verschwinden danach, ist zwanglos auf mechanische Momente zu beziehen. Marburg bringt die Ohrgeräusche bei allen Hirntumoren mit Stauungsvorgängen im Labyrinth in Verbindung.

Natürlich können Ursachen, die vom zentralen VIII. her Ohrgeräusche veranlassen, es manchmal ebensogut vom peripheren VIII. her tun, woran stets bei
Herz-, Gefäß- und Nierenleiden, Hypertonie und ähnlichem zu denken ist.

„Nervöses Ohrensausen" ist nur eine Diagnose der Verlegenheit, wenn wir
keinerlei körperlichen Schaden mit dem Ohrgeräusch in Verbindung zu bringen
wissen. Die Bezeichnung trifft einigermaßen zu, sobald es sich um neurasthenische Personen handelt oder um Individuen, die durch körperliche oder seelische
Anstrengungen stark geschwächt, im vulgären Sinne „nervös" sind. In solchen
Fällen haben sich dann manchmal Zusammenhänge ergeben, die nicht exakt
bewiesen, aber doch klinisch-empirisch von gewisser Wahrscheinlichkeit sind.
Sie beziehen sich auf Körperstellen abseits des Ohres, die sich in gesundem
oder in krankhaftem Zustande befinden. Vor allem ist es das Gebiet des N. V.,
von diesem wieder das der Nase und der Zähne (Borries, Eitelberg, s. auch

die älteren Lehrbücher von POLITZER und URBANTSCHITSCH); man spricht von „reflexogenen Zonen" und von „reflexogenen Ohrgeräuschen". Die Reflexogenität besteht in konformem Werden und Vergehen von Reizvorgängen in den Zonen einerseits, der Ohrgeräusche andererseits.

Auch ein paradoxer Transfer wird angegeben: die im Volke ziemlich verankerte Ansicht von der Besserung der Ohrgeräusche mit dem Einsetzen von Zahnschmerzen.

Über einschlägige Versuche wird ferner in Verbindung mit der sensiblen Erregung vestibulärer Reflexe und des Schwindels berichtet (BORRIES).

Dabei ist aus dem Heilerfolg einer Methode nicht etwa ein bindender Schluß zu ziehen, daß die Ursache des Ohrgeräusches in der beseitigten Erkrankung gelegen habe. Ohrensausen kann nämlich spontan verschwinden; Ohrensausen ist seelischen Hemmungen weitgehend zugänglich (KÜMMEL). Ob die zuweilen geringe Beachtung von Ohrengeräuschen durch Personen, die unter Hirndruck stehen (BRUNNER), mehr als Hemmung, denn als mangelnde Konzentration anzusehen ist, bleibt fraglich.

Im übrigen scheint mir der *seelische Einfluß spontan häufiger auslösend als hemmend* in Tätigkeit zu treten. Die *Hemmung* wird besser durch die *von außen* kommenden Suggestionen wirksam. Von diesen hysterischen und neurasthenischen Reaktionen eine *Simulation* der Ohrgeräusche zu unterscheiden, kann nahezu unmöglich werden (vgl. seelische Schwerhörigkeit S. 407).

Ferner kann es sich stets bei allen, insbesonders den traumatischen endokraniellen Affektionen um eine „*seelische Überlagerung*" eines organischen Kerns der Ohrgeräusche handeln. BRUNNERs Studien warnen vor einer zu schroffen Ablehnung organischer Grundlage nach stumpfen Schädeltraumen. Er macht auf die — auch sonst zutreffende — Tatsache aufmerksam, daß ein Hörschaden nicht Vorbedingung von Ohrgeräusch sei. KÜMMEL hingegen hielt, allerdings wohl wesentlich auf Grund der Kriegserfahrungen, im Falle isolierter Ohrgeräusche den Verdacht auf rein funktionelle Natur stets für gerechtfertigt.

Wichtig zu wissen ist heutzutage, daß Schwachstromverletzungen z. B. im Telephonbetrieb wohl ausschließlich als seelisch bedingt zu beurteilen sind (MAUTHNER), daß Starkstromverletzungen gewöhnlich organisch — vermutlich in Gewebsveränderungen des Zentralnervensystems (s. PANSE) — begründet sind, auch wenn sie, also auch die Ohrgeräusche, erst spät auftreten (KLESTADT, PERWITZSCHKY).

Die Angabe von *Ohrgeräuschen längere Zeit nach Erlöschen der Hörfunktion* z. B. nach Brüchen ist mir des öfteren in Fällen begegnet, die durchaus als organisch glaubhaft waren. Unser einschlägiges verifiziertes Material ist ja auch nur herzlich geringfügig. Ich möchte noch darauf aufmerksam machen, daß sich nach den therapeutischen Durchschneidungen des N. VIII. das Ohrensausen sehr bald wieder einstellen kann, wie ich Krankengeschichten von DANDY und von CARRIES und RUSSEL BRAIN entnehme, und daß es dann doch ungezwungener ist, die Ohrgeräusche mit diesem greifbaren Vorgang in Verbindung zu bringen als nach DANDY mit dem allgemeinen nervösen Verhalten.

Vorsicht in der Qualifizierung ist schon deshalb geboten, weil Ohrgeräusch jahrelang das einzige, „*prämonitorische*" Zeichen einer organischen Erkrankung des Schädelinneren sein kann, so bei präsklerotischen Zuständen, bei multipler Sklerose (BERGER, s. ENGELHARDT), vor allem bei Tumoren am und im Kleinhirnbrückenwinkel.

8 Jahre bestand es bei solchem nach GOODHART (s. LEWIN), 7 Jahre nach EVANS; in einem Falle von Felsenbeinhämangioendotheliom von SPECHT und VÖLKER, bei dem der

N. VIII später ganz zerstört gefunden wurde, war es 7 Jahre lang sogar das einzige neurologische Symptom.

Auffallend spät tritt Ohrensausen nach Brunner bei den medial gelegenen VIII.-Tumoren auf. Initial wie terminal erstreckt es sich oft *über längeren Zeitraum* bei den toxischen Co.-Schäden verschiedensten Ursprunges. Das krasse Gegenteil, einen explosionsartigen Knall als den entscheidenden Auftakt zu einer Taubheit, sah im Menière-Anfall Koch.

Mit Fortentwicklung der Erkrankungen können Ohrgeräusche dann wieder *verschwinden*, worauf bei den VIII.-Tumoren zuerst Wagener aufmerksam gemacht hat, Ein jahrelanges Verbleiben kommt nicht nur bei Ohrenkrankheiten im engeren Sinne, sondern auch und sogar ohne jede Progredienz nach Brunner (1925) bei der „Hirnerschütterung mit Ohrsymptomen" vor.

Diagnostisch ist der eindeutige Nachweis eines Ohrgeräusches — wie gesagt — nur bei der Gruppe der objektiven Geräusche zu geben. Streng genommen wäre er auch nur dann erbracht, wenn der Untersucher ein der Beschreibung des Kranken entsprechendes Geräusch in hinreichender Nähe am Ohrorgan selbst *auskultieren* kann.

Dabei soll sich ein Anlegen an den Warzenfortsatz gewöhnlich — also auch bei nicht verlängerter Knochenleitung — besser erweisen als ein Abhören vom Gehörgang (O. Beck). Die Perzeption der objektiven Geräusche wird natürlich dem Gesetz der Fortleitung des Schalles im Schädel folgen (Frey).

Andererseits gibt es Geräusche, *die mit freiem Ohr wahrzunehmen* sind. Die erstaunliche Entfernung von 70 cm berichtet einmal Schattner. Ferner läßt sich die Gefäßnatur manchmal *nachweisen durch Abdrücken von Gefäßen oder Unterbindung* derselben. (Bárány). An anderen Personen wiederum lassen sich die Gefäße schon durch Kopflageveränderungen genügend verengen, um das Geräusch zum Verschwinden zu bringen. In anderen Fällen trat es erst auf wenn durch Kopfdrehungen oder besondere Kopfhaltungen Blutstauungen erzeugt wurden. Mitteilungen über solche Zusammenhänge darf man immer als Hinweis auf die objektive Natur von Ohrgeräuschen ansehen.

Hingegen darf man nicht die *Auslöschung von Geräuschen durch Cocaineinwirkung* — die bei durchlochtem Trommelfell unschwer vom Promontorium aus zu erreichen ist — als Belege für die objektive, im besonderen die Gefäßnatur von Geräuschen ansehen. Das Cocain beeinflußt nämlich nicht nur die Gefäße, es lähmt auch den nervösen Endapparat.

Wohl aber kann der Cocainversuch *für subjektive Geräusche* einen starken Hinweis auf eine periphere Auslösungsstelle der Erregung geben. In gleichem Sinne ist *das galvanische Auslösch- und Steigerungsphänomen* zu verwenden. Sein positiver Ausfall läßt es zu, mit größerer Wahrscheinlichkeit den Sitz des Ohrensausens im ersten oder im zweiten Neuron als höher hinauf zu suchen, denn wie wäre sonst die elektive — galvanische — Reizung des cochlearen Systems zu verstehen?

Tiefer Toncharakter läßt stark mit einer Ursache rechnen, die außerhalb des nervösen Apparates des Ohres liegt; durchaus aber nicht ausnahmslos! Jos. Fischer (1921) hat z. B. auch von tiefen Tönen der Ohrgeräusche bei Hirntumoren berichtet; ein Kranker mit VIII-Fibrom sprach mir von einem durchaus dumpfen Rasseln. Andererseits zeigen sich bei den Adhäsivprozessen und der Otosklerose recht oft von Anfang an hochklingende Geräusche. Knistern, Knacken, Knarren, die mit Verlagerungs- oder Druckgefühl im Mittelohr einhergehenden Geräusche weisen natürlich auf den nicht nervösen Ohranteil hin, besonders wenn sie an Stärke und Dauer unregelmäßig sind. Dennoch kann nur davor gewarnt werden, aus dem Lautcharakter des subjektiven Ohrgeräusches voreilige Schlüsse auf seinen Ursprung zu ziehen!

Sehr schwierig kann es werden, die Ohrgeräusche und zwar beiderlei Art zu *unterscheiden von akustischen Sinnestäuschungen,* die objektiven von den Illusionen, die subjektiven von den Halluzinationen. Während die Ohrgeräusche vorwiegend einen einfachen Charakter tragen, haben die Sinnestäuschungen das Komplexhafte alles Psychischen an sich. Auch ein lokalisatorischer Unterschied scheint vorzuliegen: Die subjektiven Ohrgeräusche werden so gut wie durchgängig in das Sinnesorgan oder in seine Nähe verlegt. Höchstens bei der ersten Wahrnehmung der unangenehmen Erscheinung oder wenn das Geräusch unerwartet erneut in den Vordergrund des Bewußtseins tritt, täuscht sich der Kranke und denkt an äußere Schallquellen. Er verbessert sich schnell. Das objektive Ohrgeräusch wird in Richtung seiner Schallquelle gesucht. Die Herkunft der Sinnestäuschung wird in der Regel außerhalb des Körpers vermutet, wenn innerhalb, so doch häufig in einer für die Ohrgeräuschentstehung unverständlichen Entfernung vom Ohr. Außerdem haben die Ohrgeräusche vielleicht häufiger als die Sinnestäuschungen die Eigenschaft, ohne Unterbrechungen zu erklingen.

Sonderbare Beziehungen zwischen beiden Phänomenen bestehen: Die otogenen Ohrgeräusche können Anlaß zu akustischen Illusionen geben, aber nur bei seelisch abnormen Personen (BRÜHL, LEIDLER). Das Auftreten von Ohrgeräuschen bei Halluzinierenden kann deren Zustand verschlechtern. Nach BRÜHL, der eine reiche Erfahrung besitzt, sollen bei zentraler Reizung des cochlearen Systems, vom Stamm bis zur Rinde, sogar Melodien oder Stimmen gehört werden. Andererseits hat die Beseitigung von Ohrgeräuschen schon seelisch abnorme Zustände gebessert.

Um bei retrolabyrinthären Leiden mit einiger Sicherheit sagen zu können, daß wir *im Ohrgeräusch* ein *Herd- oder ein Fernsymptom* vor uns haben, besitzen wir kein Mittel.

Die *Prognose* eines Nervenleidens wird *durch die Ohrgeräusche nicht irgendwie gekennzeichnet.* Immerhin stimmen lange Dauer, große Stärke, hartnäckige Rückfälle nicht gerade zuversichtlich; sie lassen hinter sich das Gespenst eines schicksalbestimmenden Leidens nicht verschwinden [z. B. RUTTIN, RAUCH (1919), im Falle SPECHT-VÖLKER]. Für nicht eitrige Ohrenleiden ist die Prognose unerfreulich höchstens hinsichtlich des Lebens. Nach Heilung des Leidens, mag es im Ohr oder im Nervensystem sitzen, können auch die Geräusche endgültig beseitigt sein. Ein Verbleiben ist hier und da als eine Art Narbenerscheinung anzusehen und dann harmlos.

Nunmehr vertraut mit den klinischen Eigentümlichkeiten können wir einiges *zur Theorie der subjektiven Ohrgeräusche* sagen: Physikalisch brauchen wir uns nicht mit ihnen zu befassen, weil es für unsere klinischen Erörterungen nicht von Belang ist, ob die Ohrgeräusche in Tönen oder in Geräuschen bestehen. Pathologisch gesehen, sind sie am leichtesten verständlich als ein Erregungszustand. Allerdings würde man die Angriffsfläche im kochleären System für um so umgrenzter halten müssen, je spezialisierter akustisch die Ohrgeräusche sind und danach auch eine Zuteilung des Erregungszustandes an Peripherie, Bahnen oder Zentren vornehmen müssen. Gewöhnlich, müssen wir annehmen, belegen die Erregungen, die subjektive Ohrgeräusche hervorrufen, nur leidlich ausgebreitete Bezirke der „Klaviatur".

Können nun von diesen Stellen der Erregung her inadäquate Reize einen akustischen Effekt erzielen? Das muß doch nach unserer Definition — s. S. 444 — die Kernfrage sein.

Zunächst könnten solche Reize *mechanischer* Natur sein. Dabei ist es durchaus denkbar, daß die Binnenmuskeln durch irgendeinen auf Nerven- oder

Blutweg zugeführten Reiz in analoger Weise in Aktion gesetzt werden, wie bei der Schallüberleitung — nur eben mit dem Unterschied, daß kein Schall übergeleitet wurde. Warum sollten auf diese Weise keine subjektiven Geräusche vom Klangcharakter entstehen können? Ich könnte mir eine Selbstbeobachtung, zu der ich gleichlautende Angaben auch von anderen Leuten erhalten habe, kaum anders erklären: Dies klingende Geräusch tritt unvermutet auf; es klingt langsam ab und ist während dieser Zeit durch Aufmerken lauter zu hören. Es dauert höchstens einige Minuten. Es verschwindet stets auf längere, manchmal sehr lange Zeit. Sämtliche Personen waren ohrengesund; nur bei mir traf die Erscheinung dasjenige Ohr, das vor langen Jahren eine akute Mittelohreiterung durchgemacht hatte.

Die grobmechanische Auslösbarkeit von Ohrgeräuschen wird schon durch die alte Erfahrung bewiesen, daß Ohrschmalzpfröpfe das Symptom auslösen können; es verschwindet nämlich sofort mit ihrer Beseitigung. Uffenorde (s. Trübsbach) hat sogar durch Berührung einer Labyrinthfistel in 2 Fällen ein helles Klingen hervorrufen können[1]. Am belangvollsten für unseren Gedankengang sind aber Studien von Charousek. Ihm gelang es, experimentell durch Druck- und durch Saugwirkung subjektive Ohrgeräusche zum Verschwinden zu bringen, hervorzurufen[1] und anscheinend auch die Geräusche während ihres Bestehens durch den Versuch zu ändern. Derartig wirkende Kräfte mögen unter krankhaften Bedingungen im peripheren Erfolgsorgan, in Außen-, Mittel- und Innenohr und im Fall ihrer Funktionsaufhebung in den noch funktionierenden Enden der Nervenfasern liegen. Mit Recht hebt Charousek hervor, daß bereits das gesunde Ohr Druckschwankungen verschiedenster Art, z. B. in seinem Gefäßsystem, unterliege. Sollten also solche Reize subjektive Spontangeräusche auslösen, so muß der Sinnesendapparat vorher bzw. zeitweilig seine normale Kompensationsfähigkeit gegen diese Druckschwankungen eingebüßt haben.

Von anderer Richtung her kommt die mechanische Einwirkung, wenn sie im Laufe von Vorgängen auftritt, die mit einer Druckerhöhung im Schädelinneren verlaufen. An der mittelbaren Verbindung von Hirn- und Labyrinthwasser ist nach Tierversuchen, z. B. von Scácz und den anatomischen Studien am Menschen (Karlefors) nicht zu zweifeln. Das Cortische Organ könnte also auf diesem rückläufigen Wege ganz analog wie auf dem normalen Wege irgendwie erregt werden.

Ferner ist es möglich, daß entsprechend dem Spontannystagmus infolge von Druck auf die Vestibulariskerne ein Druck auf die ventralen oder die dorsalen cochlearen Kerngebiete eine Erregung von Ganglienzellen in ihnen hervorruft, die eben als Ohrgeräusch sich kundtut.

Weit öfters müssen wir den inadäquaten Reiz in *toxischen* Einwirkungen suchen. Ob das Gift von außen zugeführt oder im Körper gebildet, welcher Art es ist, ob es auf dem Liquor-, Blut- oder Lymphweg oder per continuitatem herangekommen ist, der toxische Reiz kann auch an den höheren Neuronen, also noch kranialwärts der Cochlearkerne angreifen! Vielleicht besitzen diese Gifte sogar eine Elektivität für bestimmte Abschnitte des Cochlearsystems?

Nachweisbar anatomische Veränderungen dürften keine conditio sine qua non für einen Geräuscheffekt sein. Wir können uns davon — und das ist grundsätzlich für unsere Auffassung — eine Vorstellung machen an Hand eines inadäquaten Reizes, der zum mindesten in der von uns gewählten Stärke und Ansatzweise unnatürlich ist, an Hand des elektrischen Stromes:

---

[1] Das schon 1921 von Kragh (s. Nylén) beobachtete Sausen auf Kompression be i Fistelfällen ist übrigens kein Zeichen des Sitzes der Fistel an der Schnecke!

Der *galvanische Strom* vermag nämlich das Sinnesorgan akustisch zu erregen [1]. Dieses gehorcht dabei einem Gesetz unterschiedlicher Polwirkung. Es wird verkörpert durch die sog. Normalformel BRENNERs KSKl. $>$ AnÖKl. $>>>$ AnSKl $>>$ KÖKl. (zu lesen: Kathoden- bzw. Anodenschließungs- bzw. Öffnungsklang). Es kommt dabei häufig gar nicht oder nur schwach zum Anodenschließungs- bzw. Kathodenöffnungsklang. Der Stromerfolg besteht in *Sensationen, die spontanen Ohrgeräuschen gleich sind; mit Abschalten* des Stromes sind die Sensationen *verschwunden.*

Ob dieser inadäquate Reiz dabei auch noch am Nervenstamm mit demselben typischen Erfolg wirksam werden kann wie am Endorgan steht dahin. Zwar reagierten tote Labyrinthe, auf deren Seite dauernd Ohrensausen bestand, aber sie reagierten mit einer sog. — galvanischen — Hyperästhesie [2]. Und das geschah außerdem meist in „paradoxer" Form, d. h. mit dem Auftreten der Geräuschempfindungen auf der anderen Seite, also im erhaltenen Ohr! Trotzdem bleibt die Annahme der Reizbarkeit des Nervenstammes auf inadäquate Reize wahrscheinlich; denn 1. ist der zweite Ast des N. VIII, der rechten Vestibularis, sicher vom Stamm aus elektrisch erregbar, und 2. treten auf mechanische Erregung bei Durchschneidung des N. VIII am Menschen in örtlicher Betäubung nach COLEMAN und LEGERLY meist Geräusche auf [3].

Für unsere Betrachtungen beinahe wichtiger als die künstliche Erzeugung der Ohrgeräusche ist die Tatsache, daß spontane subjektive Ohrgeräusche in beträchtlicher Zahl von Fällen durch den Strom — gewöhnlich durch die Anode — zum Abklingen und Verstummen gebracht, durch den Gegenpol verstärkt werden können. Darüber hinaus kommt es zu einer Nachwirkung verstärkender, bzw. schwächender Art auf die Ohrgeräusche, die auch therapeutisch ausgenutzt wird (v. MEURERS, KLESTADT).

Mit inadäquaten Reizen lassen sich also beim Menschen künstliche Ohrgeräusche unverzüglich erzeugen und tilgen. Das entspräche den physiologischen Vorgängen der Erregung und der Hemmung. Im Falle der Anwendung des galvanischen Stromes können wir uns von der gegensätzlichen Wirkung leicht an Hand der Ionenwanderung eine Vorstellung machen und uns auf Grund derselben beispielsweise die experimentell entwickelte Auffassung KUPFERs aneignen, daß Ohrengeräusche einen Nervenstrom des verletzten oder dauernd alterierten Nerven in ein oder der anderen Richtung zum Ausdruck bringen.

Jedenfalls müssen ebensogut wie eine von außen zugetragene Energie innerhalb des Körpers vorhandene physiologische Mechanismen das Hörsystem beeinflussen können. Dann könnten wir uns *vom Werden und Vergehen subjektiver Geräusche etwa folgende Vorstellung* machen:

Sicherlich bestehen dauernd diffuse, exogene Geräuschempfindungen als Folge von Geräuschen, die unter gewöhnlichen Verhältnissen unter der Perzeptionsschwelle liegen oder uns noch nicht bewußt werden. Daher müssen

---

[1] Die Technik (s. MANN) entspricht der Methode zur Erregung des Vestibularapparates (s. S. 461); nur sind am gesunden Ohr meist recht hohe Stromstärken erforderlich und ist die Reaktion mit noch erträglicher Stromstärke bei weit über der Hälfte normaler Personen nicht zu erzielen! Damit ist auch der Verwendbarkeit der Reaktion in ihrer Form von heute zur Erkennung einseitiger Schwerhörigkeit und Taubheit und zur Lokalisierung derselben in die Schnecke oder retrolabyrinthär (RAMADIER und DAVID) das Urteil gesprochen.

[2] Das bedeutet: Auf geringe Stromstärken hin tritt sogar ein Kathodenschließungsdauerklang auf, der sich aus dem Kathodenschließungsklang entwickelt, sowie ein erleichtertes Auftreten von Anodenschließungsklang, eventuell auch Kathodenöffnungsklang.

[3] Leider ist diese bedeutsame Frage von den angelsächsischen Neurochirurgen, die öfters die Operation ausgeführt haben — soweit ich sehen kann — nicht mit exakten Einzelangaben belegt.

entweder Ausgleichserregungen vorhanden sein oder Hemmungsmechanismen, wenn die Apperzeption dieser Geräusche nicht zustande kommen soll.

Das Vorhandensein von Hemmungen bedeutet einen Spannungszustand irgendwo im Nervensystem außerhalb des Cochlearsystems. Setzt ihn ein beliebiger Reiz in vermehrte Tätigkeit, so werden die vorhandenen Ohrgeräusche nachlassen: Vermindert er ihn, so werden die Ohrgeräusche lauter, eventuell erst hörbar. Führt er zur Lähmung des Hemmungsmechanismus, so läuft die Erregung des Sinnesorganes „ungehemmt" ab, d. h. unter mächtiger Ohrgeräuschentwicklung. Solche mittelbaren Hemmungswirkungen könnten im ganzen Verlauf des cochlearen Systems Einfluß gewinnen. Für die seelisch bedingten Änderungen der Geräusche wäre diese Erklärung leicht faßlich — wenn im Kern auch nur ein Rätsel durch ein anderes vorläufig ersetzt wird. Für die Geräuschentstehung durch corticale Affektionen haben übrigens jüngst Hoff und Silbermann ebenfalls ähnliche Auffassungen der Enthemmung entwickelt. Nehmen wir nun an, daß der zentrale Hemmungsmechanismus auch vom Schneckenorgan, bzw. dem rechten Cochlearis aus dauernd beeinflußt wird, so läßt sich die obenerwähnte, eigenartige Beobachtung von der Wiederkehr der Ohrgeräusche nach anfänglich durch eine Durchschneidung des N. VIII erzielter Beseitigung verstehen. Ein einfacher Erregungszustand von der Nervenschnittfläche aus vermöchte sie nicht zu erklären. Es waren wohl die Erregungen vom Endorgan her unterbrochen, aber — es fiel auch die Belebung des Hemmungsmechanismus fort und mit ihm der Ausgleich der — zum mindestens vom anderen Ohr aus — ihn zunehmend stärker in Anspruch nehmenden unterschwelligen Erregungen. Wenn unter Umständen sogar das Geräusch auf der operierten Seite das der anderen Seite nun übertraf, so wäre diese Erscheinung dahin zu erklären, daß die vom erhaltenen Ohr zugeleiteten diffusen Hörerregungen zu Empfindungen führen, die in beide Seiten projiziert würden, auf der kranken Seite jedoch nach dem Ausfall der von ihm gesteuerten Hemmungen verstärkt erscheinen. Auf derartige Mechanismen weist auch der überraschende Erfolg hin, den Brüning durch einseitige Sympathicusresektionen am Hals erzielen konnte. Man muß doch annehmen, daß auch der Sympathicus jenen Regulationsmechanisums der Geräuschwahrnehmung steuert, so daß von ihm nicht der erhöhte Erregungszustand im N. VIII „abgeschnitten" wird, sondern daß der Ausgleichsmechanismus umgestellt, also z. B. die Hemmung verstärkt werden kann. Dieser Steuerungsweg eröffnet uns weiterhin einen Ausblick auf das Verständnis von den pharmakodynamischen Wirkungen der ausgesprochen vegetativ abgestellten Mittel auf Ohrengeräusche.

Jedenfalls werden durch die Annahme toxischer, elektrischer, shockartiger und anderer Beeinflussungen eines Regelungsmechanismus der ständigen Geräuschperzeptionen die Phänomene ungezwungener gedeutet als durch die Annahme, daß Ohrgeräusche „Erinnerungsbilder" seien (Babitt). Schließen die Erinnerungsbilder nach Gliederabsetzungen sich doch unvermittelt dem Eingriff an und verblassen mit der Zeit!

III. Verschiedene seltenere Hörstörungen.

1. Die Paracusis Willisii (genannt nach Th. Willis).

Jeder Lärm pflegt das Hörvermögen zu beeinträchtigen. Ohrgeräusche verhalten sich in der Regel wie ein Störlärm. Bei dieser Hörstörung liegt die paradoxe Eigenschaft vor, daß im Lärm der Umgebung besser gehört wird als in ruhiger Umgebung. Sie findet sich als fakultative Beigabe bei einer Reihe von Schalleitungsstörungen. Mit Vorliebe werden „Otosklerotiker" von ihr betroffen. Sie scheint *vereinzelt auch bei Innenohrschwerhörigkeit* vorzukommen (bei Neuritis, s. Lehrbuch URBANTSCHITSCH) wie bei der Berufsschwerhörigkeit der Kesselschmiede (LAKE).

Einige Verfasser führen die Paracusis Willisii — wohl im Hinblick auf die Erkrankung im Schalleitungsapparat — auf die Verlängerung der Kopfknochenleitung zurück. Dabei erschiene jedoch auffällig, daß auch die Sprache, nicht nur Töne (s. unten) besser gehört werden. In der Sprache spielen aber die höheren Töne die ausschlaggebende Rolle für das Hören, nicht die tieferen (s. unten), während von einer Verbesserung der Aufnahme durch die verlängerte Knochenleitung nur die tieferen Töne wesentlich betroffen sein können! Andere meinen, daß das schalleitungsgeschädigte Ohr sich vor dem normalen oder sonst geschädigten Ohr in der günstigen Lage befinde, von dem Lärm weniger behelligt zu werden. Voraussetzung müßte dann sein, daß die im Lärm enthaltenen Töne bzw. Geräusche wesentlich nicht im Sprachgebiet lagen. Sichergestellt ist jedenfalls, daß in der Camera silenta auch diese Kranken eine Herabsetzung des Hörvermögens durch Störlärm erleiden (WIRTH) und daß durch das unbewußte Lautersprechen mit dem hochgradig Schwerhörigen das Besserhören im Lärm oft nur vorgetäuscht wird (LANGENBECK, L. HIRSCH u. a., s. WIRTH).

Wie dem auch sei, die Paracusis Willisii weist so sicher auf ein eigentliches Ohrleiden hin, und zwar auf ein solches, an das sich kaum einmal eine endokranielle Komplikation anschließt, daß hier nicht Platz ist, auf dies Merkmal näher einzugehen.

2. Paracusis loci.

So wird eine fälschliche Verlegung der Richtung, aus der der Schall kommt, genannt. Diese Erscheinung hat sich trotz ihres theoretischen Interesses und vieler Bemühungen um ihre Ergründung noch wenig Beachtung in der praktischen Heilkunde verschaffen können. Schon die überaus große Fehlerbreite, die der Normalhörige im richtigen Raumhören entwickelt, hielt bisher davon ab. Klagen über pathologische Erscheinungen dieser Art begegnen uns auch sehr selten, wie Voss hervorhebt.

Eine Bedeutung für die Ohrenheilkunde besitzt die Bestimmung der Schallrichtung — „stereoskopisches" Hören — insoweit, als grobe Täuschungen in der Auffassung der Schallrichtung für einige Berufe des Verkehrslebens — Streckenbeamte der Eisenbahn u. ä. — sozialmedizinisch wichtige Symptome abgeben. In diesen Fällen handelt es sich gewöhnlich um einseitigen hochgradigen oder vollkommenen Ausfall des Hörvermögens. Die einschlägigen Prüfungen müssen natürlich mit Schallquellen und in einer Schallumgebung ausgeführt werden, die den Aufgaben des betreffenden Berufes entsprechen (PERWITZSCHKY und BITTERAUF).

In der Nervenheilkunde stehen bisher mehr die seelischen Momente im Vordergrund, da gerade sie bei der Bestimmung der Lage der Schallquelle im Raum eine wesentliche Rolle spielen. So sind derartige Störungen zuweilen allein das Zeichen hochgradiger Nervosität.

Gewisse Aussichten auf diagnostischem Gebiete eröffnen sich möglicherweise durch die neuere Entwicklung der Kenntnisse von den Reflexen des Richtungshörens durch TULLIO und FRÖSCHELS. Die Methoden müssen wir unter den Reflexen des Vestibularapparates später — s. S. 461 — bringen. Ebenso verlangen Versuche des amerikanischen Chirurgen GREENE Aufmerksamkeit, der mit eigener Methode die Schallokalisation unter Variierung des Intensitäts- und des Zeitmomentes untersuchte. Während dabei die Ohrenfälle auffallend gute Fähigkeiten bewiesen, boten die Nervenfälle interessante Abweichungen, und zwar am häufigsten bei Schläfenlappentumoren, und bei diesen wieder bei erhöhtem Druck im Schädelinneren.

3. Hyperakusien und akustische Hyperästhesien.

Eine übernatürliche Feinhörigkeit, eine Hyperakusis, kennen wir als Allgemeinsymptom eines seelischen Zustandes der Übererregbarkeit. Dabei handelt es sich — so fand ich — häufig mehr um eine Überempfindlichkeit gegenüber der taktilen Komponente der Hörempfindung, eine *Hyperaesthesia acustica,* als um eine Verbesserung des an sich physiologisch schon beträchtlich hohen Standes unseres Hörvermögens, also um echte *Hyperakusis,* eine Erweiterung des Hörreliefs. — Diese Frage ist mit Hilfe des mit Verstärker versehenen Otoaudions erneut zu überprüfen.

Die Betroffenen waren in der Regel daher auch nicht beglückt von dieser Steigerung ihrer Sinnesleistung. Das Richtighören konnte dabei sogar beeinträchtigt sein. — Die taktile Empfindlichkeit gegen Schall erlischt nicht mit der akustischen. Daher ist es auch nur scheinbar paradox, wenn Ertaubte noch eine derartige Reizbarkeit aufweisen. Eine Hyperakusis ist in diesem Falle natürlich ausgeschlossen.

Die Hyperaesthesia acustica kann sowohl *Mittelohr- wie Innenohraffektionen* begleiten. Es werden dann manchmal noch andere seelische Reizerscheinungen, wie Angst, Aufregung und anderes als ihre Auswirkungen angesehen, obgleich alle diese Erscheinungen sehr wohl nebeneinandergeordnet sein können!

Derartige Zustände zeigen gleitende *Übergänge in eindeutig seelisch bedingte Störungen des Höraktes,* aber auch in Krankheitsbilder, hinter denen organische Leiden im Schädelinnern verborgen sein können.

So findet sich diese Reizerscheinung in beiderlei Form vielfach bei neurasthenischen und hysterischen oder irgendwie geschwächten Individuen oder auch Personen, die unter dem Eindruck ungewöhnlicher Erlebnisse, z. B. eines Blitzschlages am Telephon (Blegvad) oder des Trommelfeuers standen. Die Hyperaesthesia acustica, die sich später als *Vorläufer einer Hirnerkrankung* entpuppt, ist nach dem Stand unserer Kenntnisse auch nur als ein Symptom allgemeiner cerebraler Reizbarkeit auszulegen, die nicht selten solche Leiden einleitet. Und nicht viel anders können wir akustische Hyperästhesien im Zuge von Migränen oder von Trigeminusneuralgien auffassen, solange wir über sensible Elemente im N. VIII noch unzulänglich unterrichtet sind (Ziehen, Brunner). Heftige Schmerzzustände, deren Kernbezirk das Ohr war, sind wohl unter dem Namen *Neuralgie des Plexus tympanicus* oder des Ganglion geniculatum, als Jacobsohnsche Neuralgie oder Tic douloureux des Ohres beschrieben worden (Reichert). Angaben über gleichzeitige akustische Hyperästhesien finden sich aber dabei nicht.

Ein Zustand erhöhter zentraler Erregbarkeit liegt, diesmal durch Gifteinfluß bedingt, auch bei der Hyperaesthesia acustica nach Alkoholmißbrauch (Politzer) oder bei akuter Nicotinvergiftung (Lickint) vor. Ähnlich aufzufassen wäre auch die *Hyperakusis dolorosa,* die bei Tabes dorsalis und Paralysis progressiva Krassnig, Habermann, Mayer — zum Teil allerdings nur gegen hohe Töne — beobachtet haben wollen, Erscheinungen, die Marschak an beachtlich großem Material nicht bestätigen konnte.

Ich lasse es dahingestellt, ob nicht auch die *vorübergehende Scharfhörigkeit* (Oxyakoia) die nach Ablauf von Zuständen von Gehörsverschlechterung beobachtet wird, funktionell zu deuten ist. Möge sie nun nach organischen Veränderungen, wie einer Mittelohreiterung, oder nach Funktionsstörungen, etwa einer Narkose, auftreten, die *Kontrastwirkung* ist dieselbe. Die verhältnismäßig lange Dauer derselben ist aus der allgemeinen seelischen Lage heraus schon zu verstehen.

In Richtung des seelischen Einflusses auf die Hörschärfe weisen nicht nur die Beobachtungen über den Einfluß der Aufmerksamkeit, der Ermüdung u. ä., sondern auch die in Politzers Lehrbuch genannte Scharfhörigkeit unter der Einwirkung geistiger, unter Umständen sogar toxisch (durch Alkoholgenuß) erzeugter Erregung. Beobachtungen LESCHKEs an sich selbst sprechen von plötzlichem Einsetzen vor dem Einschlafen oder beim Aufwachen während der Nacht, sowie von bedeutsamer Verstärkung der eigenen Stimme während der Dauer der Hyperakusie. Nach LESCHKE ist es gar nicht selten, daß Sinnestäuschungen oder Pavor nocturnus mit dem Symptom verbunden sind; akustische Vorstellungstypen, so vor allem musikalisch Begabte sollen am ehesten von dieser Erscheinung bevorzugt bzw. belästigt werden!

Indes ist es auch nicht ausgeschlossen, daß sich eine grobmaterielle Wirkung am Nervenstamm in *erhöhter spezifischer Erregbarkeit sämtlicher Fasern* bemerkbar mache. Daran läßt jedenfalls ein Fall von *Acusticustumor* denken, den (nach POLITZER) MOOS beobachtet haben will.

In einem *Feinerhören*, allerdings nur eines Abschnittes der Tonskala, nämlich *der musikalischen Töne*, soll sich eine Aktionsstörung in den Ohrbinnenmuskeln kundgeben können. Nach Schilderung von LANDOUZY lassen sich Wirkungen in diesem Sinne beobachten, wenn mit einer *Lähmung des N. VII auch der R. n. stapedii* funktionsbeeinträchtigt ist. Auf einen Krampfzustand *in diesem Muskel* sollte auch das Auftreten von Schmerzen in den Zähnen unter dem Einfluß hoher, meist unvermuteter Töne bzw. Geräusche zu beziehen sein, das nach KÜMMEL jedenfalls nur auf funktioneller Grundlage zu verstehen sei. KÜMMEL hebt schon Übergänge zu Selbstbeobachtungen normaler Personen hervor, die ich aus mehreren Mitteilungen bestätigen könnte (vgl. S. 449). Ich erinnere mich auch an Angaben über Hyperaesthesia dolorosa in frühen Stadien von Herpes zoster oticus mit und ohne Facialisbeteiligung. Ebenfalls *auf einen Tonbezirk abgestellt*, auf den mittlerer und höherer Töne, ist die Hyperaesthesia acustica, die A. R. PFEIFER (nach BÖRNSTEIN) als corticales Symptom beschreibt.

Als *Überempfindlichkeit gegen „Nebengeräusche"* kann nach TRÖMMER auch die merkwürdige Erscheinung gedeutet werden, die WAGENER als „paradoxe Schwerhörigkeit" zweimal bei basalen Prozessen (einmal davon bei Carcinose der Meningen) beobachtet hat. „Verkehrt" benannte er sie, weil dicht am Ohr eine höchstgradige Hörschwäche bestand, während in etwa 1 m Entfernung mittellaute Sprache verstanden wurde. Zur Verdeutlichung erinnert TRÖMMER, dessen Ansicht HEGENER anscheinend teilt, an das Verständlichwerden der Sprache am Telephonhörer in einer Entfernung, die die Nebengeräusche nicht mehr wahrnehmen läßt.

Die sog. „*galvanische Hyperästhesie des Cochlearis*" gibt nur einen ganz allgemeinen Hinweis auf den Störungssitz im peripheren Neuron. Sie soll nach LUDW. MANN sogar bei jedem Fall eines Morbus Menière vorhanden sein. Ebenfalls sehr häufig lasse sie sich als Frühzeichen sonst noch symptomloser oder -armer endokranieller Tumorentwicklung finden (ebenso wie die allgemeine Hyperästhesie der Schädelhaube), — ein Moment, an das man sich doch hier und da wieder erinnern sollte!

Jedoch stehen der vorbehaltlosen Verwendung dieses Merkmals zur Zeit große Bedenken gegenüber. Sie bestehen in der Inkonstanz der Reaktion, die sich bereits beim Ohrgesunden zu erkennen gibt, in den beachtenswerten Unterschieden der Untersuchungsergebnisse aus der Zeit, in der sich GRADENIGO, WITTMAACK, FRIEDRICH (s. MANN), MACKENZIE bzw. ALEXANDER noch sehr eifrig mit der Klinik der galvanischen Reaktion beschäftigt haben. Man hatte damals sogar Schwierigkeit, sich auf die Begriffsbestimmung zu einigen. Als Mindestforderung muß man jedenfalls das Reagieren nach der BRENNERschen Formel bei einer Stromstärke von höchstens 5 mA, möglichst noch unter derselben, ansehen.

4. Doppelhören und Falschhören.

Ein *Doppelhören* ist bekannt in zweierlei Form (nach R. Kayser): 1. als Nachhören desselben Schalles, die *Diplacusis echotica* und 2. als Verhören eines gegebenen Tones, indem neben ihm noch ein zweiter Ton wahrgenommen wird, der nicht gegeben war. Das ist die *Diplacusis dysharmonica,* und zwar die *monotica,* wenn das Ereignis sich auf demselben Ohr vollzieht — der weitaus seltenere Fall — oder die Diplacusis *diotica,* wenn auf dem kranken Ohr der mit dem gesunden Ohr richtig gehörte Ton zu gleicher Zeit falsch gehört wird.

Beide Phänomene sind auch schon zugleich an demselben Ohre beobachtet worden (z. B. Fall Seiffert).

Vom Doppelhören werden anscheinend häufiger hohe Töne betroffen als tiefe. Wenn Ausfall bzw. Tonverschiebung sich in der Gruppe der Obertöne bemerkbar macht, wird die Klangfarbe durch diese Störung verändert. Unter Umständen geschieht das allein, wenn nämlich der Grundton richtig gehört wird [s. Gordon, Barth (1903, 1906)]. Bald wird ein zu tiefer Ton, bald ein zu hoher Ton gehört. Die Tondifferenzen können sicher bis zu einer Oktave betragen (F. Seiffert, Stehlik). Auch Pseudogeräusche (Stehlik) können bei diesem Phänomen die Stelle eines Tones einnehmen.

Das Doppelhören ist *fast ausschließlich ein Merkmal krankhafter Veränderungen im Ohr.* Sollte aber eine lokalisierte Zuordnung von Faserbündeln bzw. Rindenfeldern zu bestimmten Tönen, um deren Nachweis sich vor allem Pollak und Pfeiffer bemüht haben, in der Tat existieren, so wäre auch damit zu rechnen, daß diese Erscheinung als *zentrales* Herd*symptom* auftreten kann. Sicherlich kann Ermüdung zur Diplakusis führen (Fialowczky, s. Kelemen[1]) Rhese bezieht Doppelhören nach Telephonieren, ebenso wie nach Jodkali- oder Chloroformintoxikation auf zentrale Vorgänge, sofern das Labyrinth sich als normal erweist.

Unter den *Ohrleiden* überwiegen nach Ansicht der meisten Autoren wohl die *Mittelohraffektionen.* Die *exsudativen Prozesse* stehen dabei im *Vordergrund.* Sie sollen durch Resonanzstörung Doppelhören erzeugen. Es ist aber durchaus nicht unwahrscheinlich, daß diese Krankheitsvorgänge doch zumeist durch ihre Einwirkung auf das Labyrinth das Phänomen hervorrufen. Hier geben dann Änderungen der Spannung oder der Dämpfung im Bereich des Cortischen Organs den letzten Anstoß zu seinem Auftreten. Mancherseits werden die Verstimmungen auch feinen transsudativen und exsudativen Auflagerungen auf den feinen schwingenden Teilen zugeschrieben (z. B. von Shambaugh). Solche Entstehung kann *im Laufe einer selbständigen Innenohrerkrankung* vor sich gehen.

Auf gewisse, noch unklare Beziehungen zum vestibulären Labyrinth darf man daraus schließen, daß sich gleichzeitig Schwindel (Stehlik) oder auch Lagenystagmen einstellen können.

Das dysharmonische Doppelhören setzt für das Erkennen das *Vorhandensein des Tonunterscheidungsvermögens* voraus. Eine eingehende Diagnose verlangt ein gutes Tongehör nicht nur vom Kranken, sondern auch vom Arzt. Die Stimmgabeln reichen aber aus, um sich mit dem Kranken wenigstens über die Richtigkeit seiner Beobachtungen zu verständigen. Das Merkmal wird ja immer ursprünglich von Seite des Kranken festgestellt.

Das dysharmonische Doppelhören belästigt am meisten Personen, die musikalisch gut durchgebildet oder auf ihr musikalisches Gehör angewiesen sind. Da für die Musik die ultramusikalischen Töne wesentlich sind, können übrigens beträchtliche Tondefekte im tieferen Bereich vorhanden sein, ohne das musikalische Hören zu vernichten (Nadoleczny). Ganz besonders unangenehm bemerkbar macht sich die Verquickung mit Ohrgeräuschen. Solch künst-

---

[1] Von Kelemen ist inzwischen eine ausführliche gute Bearbeitung (Mschr. Ohrenheilk. **1935,** 722) erschienen.

lerisch begabte und tätige Menschen sind oft sehr feinnervig und übererregbar; sie suchen recht oft zunächst den Nervenarzt auf, indessen — wie oben gesagt — in der Regel eigentlich ein Mittelohrleiden ihren Klagen zugrunde liegt.

Das echotische Doppelhören ist von musikalischen Fähigkeiten unabhängig; Es wird so gut wie ausschließlich bei Mittelohrkatarrhen gefunden, ist aber als verzögerte Gehörsempfindung (R. KAYSER) oder als Auftauchen eines akustischen Gedächtnisbildes aufzufassen (V. URBANTSCHITSCH).

Vor Verwechslungen mit Sinnestäuschungen muß sich der Untersucher des Doppelhörens natürlich schützen.

Das Symptom ist anscheinend in allen Fällen wieder zum Verschwinden gekommen.

Würde die Schwerhörigkeit nur in einer ganz gleichmäßigen Herabsetzung des Hörvermögens bestehen, so würde der Kranke wohl schlechter oder schwächer hören, aber doch im ganzen richtig — so sollte man meinen. Da indessen unsere Empfindlichkeit nicht für alle Töne gleich ist, so muß eine Verzerrung des Hörbildes stets eintreten. Wenn nun auch noch die Töne und Geräusche in den verschiedenen Tonhöhenbezirken ungleichmäßig stark ausfallen — und das ist in der Regel der Fall! —, so muß es eigentlich immer zu einem ausgesprochenen *Falschhören* kommen (BRÜNINGS).

Der Normalhörende kann sich schwer eine Vorstellung von diesem krankhaften Hörgebilde machen. Das glückt — soweit wir überhaupt eine solche Behauptung aufstellen dürfen —, wenn man aus einem Hörerzeugnis Töne und Tonteile — sozusagen nach dem Muster des Hörreliefs eines Falles von Schwerhörigkeit — herausschneidet, wie das einmal BRÜNINGS vor der großen Fachversammlung mit Hilfe des K. W. WAGNERschen Gerätes der telegraphentechnischen Reichsanstalt vorgeführt hat.

Dieses falsche Bild der Schallerzeugnis wird sicherlich vom Schwerhörigen — natürlich entsprechend seinen geistigen Fähigkeiten — weitgehend psychisch ausgeglichen. Das erlauben ihm seine Kombinationsfähigkeit, sowie die Sprache, sein alltägliches, unfreiwilliges Hörprüfungsmittel, willkommene Gaben aus gesunden Tagen. Ermöglichen ihm doch auch Gesichts- und Tasteindrücke an vielen Gefahren des täglichen Lebens vorbeizugehen, als ob diese für ihn in kaum höheren Maße bestünden als für den Normalhörigen! So wird das eigentliche falsche Vorstellungsbild, in der Hauptsache aus der Erfahrung heraus, korrigiert, dem ordnungsgmäßigen angeglichen. Hochgradiger, insbesondere quantitativer Hörverlust schränkt diese Leistungen selbstverständlich ein[1].

Aus diesem Grunde wird *Falschhören gewöhnlich in einem Zug und Sinn gebraucht mit Schwerhören! Eine Kennzeichnung für sich fand das Falschhören* nur unter bestimmten Umständen:

1. Wenn das S. 458 erwähnte Doppelhören den Kranken sozusagen darauf stößt.

2. Wenn Personen eine gewisse musikalische Auffassung im Leben geläufig ist, sie z. B. ein absolutes Tonbewußtsein besitzen.

3. Wenn Personen auf ein musikalisches Gehör irgendwie angewiesen sind, aus geistigen, gesellschaftlichen oder beruflichen Gründen.

Krankheitsbilder, welche das Falschhören herausheben wollen, sind auch die *Störungen des Tonunterscheidungsvermögens*. Nur vereinzelt begegnet man Hinweisen auf sie.

---

[1] Der angeborene Taubstumme wird die wenigsten Qualitäten nach dieser Richtung hin entwickeln.

Bald im Rahmen einer Mittelohr-, bald im Rahmen einer Innenohrerkrankung haben Brunner und Schnierer mit Stimmgabel von c—c⁵ Fehlerhaftigkeit im Tonunterscheiden feststellen können. Aber ein Merkmal von einiger Konstanz oder Bedeutung wollen Verfasser nicht in diesem Fehler erblicken. Sie legen den seelischen Vorgängen bei der Urteilsbildung entscheidenden Wert bei. Dazu bestimmt sie einmal die Häufigkeit, mit der sie unter ohrgesunden Versuchspersonen die Versager als Neurastheniker ausmachen konnten, andererseits die wichtige Feststellung, daß selbst schwere organische Hörschäden noch eine Tonunterscheidung ermöglichen konnten.

Robert Bárány hat zwei Gruppen der Herabsetzung des Tonunterscheidungsvermögens angegeben: Die erste tritt selten beiderseitig, gewöhnlich einseitig auf und macht sich in den tiefen und mittleren Tonlagen bis zu c² herauf bemerkbar; die andere, in der Regel beiderseitig, geht mit Herabsetzung der oberen Tongrenze einher und läßt nur wenige Töne gefälscht erscheinen. Während Bárány hinter der erstgenannten Gruppe eine *Erkrankung des Hörnerven* sieht, vermutet er als Grund für die zweite Gruppe eine *fortschreitende Degeneration des Sinnesepithels*.

Bárány tat eines Falschhörens ferner Erwähnung bei Schilderung eines nach ihm benannten Symptomenkomplexes. Es soll sich dabei oft auf der kranken Seite finden. Auch mit der von Paul v. Liebermann sog. *Orthosymphonie* hat sich Bárány beschäftigt: Während beim Anschlag einer Oktave, wenn er zu gleicher Zeit erfolgte, beide Töne richtig gehört werden, wird von den mit dieser Störung Behafteten beim Nacheinanderanschlagen der beiden Töne, von unten nach oben, der höhere Ton in einem falschen größeren Intervall gehört. Es handelt sich dabei wohl um zentrale Vorgänge.

Börnstein hält ein *cerebral bedingtes Falschhören* für extrem selten. Man müsse sich nur gut davor bewahren, eine Hörstörung mit einer Sprachstörung zu verwechseln. Aber wir müssen uns bewußt bleiben, daß ja die Sprache ebenso innig mit dem akustischen Rezeptionsapparat wie mit dem motorischen Erfolgsapparat verbunden ist! Trifft die Lehre einer getrennten zentralen Lokalisation der Tonaufnahme zu, so könnten doch leicht derartige verkehrte Schaltungen sich einstellen.

Der zentrale Einfluß mahnt uns, nicht einer Verwechslung mit hysterischen oder neurasthenischen Merkmalen zu verfallen. Sind doch gerade die hochempfindlichen musikalischen Menschen besonders zu einer dieser Reaktionsweisen geneigt!

Auch als Vorbote einer groben organischen Störung, der Acusticustumoren wird das Falschhören — von Mangazzini[1] — genannt.

Man sieht, daß gerade dieses Symptom ebenso eine genaue ohren- wie eine genaue nervenärztliche Allgemeinuntersuchung verlangt. Es bleibt zukünftiger Arbeit vorbehalten, das Symptom des Falschhörens weiter zu studieren und auszuwerten.

D. Die Symptomatologie des Ramus vestibularis einschließlich seiner Untersuchung.

Die Merkmale der Schädigung der Ohrgleichgewichtsnerven sind überaus mannigfaltig. Das hat seinen Grund 1. in der Zahl der Erfolgsorgane, an denen wir sie zu beobachten pflegen, 2. in der Zahl der Reizmittel, die wir verwenden und deren jedes verschiedenartig abgewandelt werden kann und 3. schließlich darin, daß sich die Symptome in mannigfaltiger Weise vergesellschaften.

---

[1] Im Handbuch der Neurologie des Ohres.

Diese Symptome nachzuweisen dient die *Funktionsprüfung* des R. vestibularis. Sie *beschäftigt sich mit objektiven und mit subjektiven Vestibularsymptomen*.

Die erstgenannten, die körperlichen Symptome, geben sich zur Hauptsache in Reflexen — zur Not auch nur durch Einwirkungen auf den Tonus — der cerebrospinal innervierten Muskulatur kund. Diese machen sich als Gleichgewichtsstörungen kenntlich. Sie stehen ganz im Vordergrund der vestibularen Funktionsprüfung. Ihnen gesellen sich mehr oder weniger regelmäßig und deutlich vegetative Erscheinungen reflektorisch bei. Die Kenntnis der körperlichen Symptome vermittelt uns am besten das Verständnis der subjektiven Symptome. Die Erzeugung der körperlichen Symptome durch die Funktionsprüfung vermag zugleich subjektive hervorzurufen. Ein methodischer Unterschied besteht wohl — zum Teil — für die theoretische Forschung, für die klinische Untersuchung aber nur in geringem Umfang, so daß die *Untersuchungstechnik beider Gruppen gemeinsam besprochen* werden kann.

I. Die vestibuläre Untersuchung =
Dritter Teil der Funktionsprüfung des Ohres.
1. Untersuchung auf cerebrospinale Reflexe.

Die vestibulären Gleichgewichtsstörungen bestehen in ihrer *einfachen Form* in einer Bewegung in *einer* Richtung: Vom Zweckmäßigkeitsstandpunkt aus gedeutet suchen sie die zuvor innegehabte Lage wiederherzustellen. Dabei wird die Täuschung vorausgesetzt, daß die neu erstrebte Lage die tatsächliche bzw. ursprüngliche Gleichgewichtslage sei. In Wirklichkeit aber führen die spontanen oder reaktiven Vestibularerregungen erst aus ihr heraus; sie stellen ein Abweichen aus Ruhe oder der zur Aufgabe gemachten Bewegung heraus dar.

In dieser Form äußern sich beim Menschen diese Gleichgewichtsstörungen am Körper und den Gliedmaßen. — Das Wort „Körper" setzen wir in unserer ganzen Darstellung immer dem Rumpf gleich, um uns der Ausdrucksweise einzufügen, die MAGNUS in seiner umfassenden Lehre vom gesamten Körpergleichgewicht gebraucht. — Am Kopf können sie auch in der *verwickelten Form* einer *zusammengesetzten Bewegung* auftreten, in Form des „Nystagmus". Geradezu typisch ist diese Form für die vestibulären Gleichgewichtsstörungen der Augen, die uns am Kopf dieses vestibuläre Symptom am sinnfälligsten zeigen. Das ist darauf zurückzuführen, daß in der aufrechten Haltung des Menschen Kopf und vor allem Augen weit voran stehen vor Körper und Gliedmaßen für die Erhaltung und Wiedergewinnung des Gleichgewichtes. Die Augen sind nicht nur dank ihrer, einer cardanischen vergleichbaren Aufhängung (CORDS) und ihrer vielseitigen Beweglichkeit für diese Aufgabe höchst geeignet, sondern es spielen auch die Gesichtseindrücke für den genannten Zweck die geradezu führende Rolle. Im Zusammenhang damit benutzen wir zur klinischen Prüfung den Ohraugenapparat, wie BARTELS diesen Mechanismus nennt, in erster Linie.

Der *funktionelle Vorrang der Augen vor dem Kopf* ist *beim Menschen* so groß, daß der Nystagmus des Kopfes bei uns im Gegensatz zu den Vierfüßlern nur ganz vereinzelt zur Beobachtung kommt. Der Kopf reagiert beim Menschen gewöhnlich nur mit der einfachen Abweichbewegung. An den *Augen* aber ist diese, die *Deviation*, nur als sozusagen konstruktiver *Teil der zusammengesetzten nystagmischen Bewegung* zu sehen *oder* — als eine *besondere* Antwort des Vestibularapparates in seiner Eigenschaft *als Sinnesorgan der Lage*, in der sie *„Gegenbewegung oder kompensatorische Bewegung der Augen"* genannt wird[1].

Die zusammengesetzte Bewegung entsteht dadurch, daß jener oben erwähnten einfachen Bewegung eine zweite sich anschließt, aber in umgekehrter Richtung und mit einer größeren Geschwindigkeit. Wiederum vom Zweckmäßigkeitsstandpunkt aus ausgedrückt; das Auge ist bestrebt, schnell zur Ausgangsstellung zurückzukehren — um bei geöffneten Lidern den gesehenen Gegenstand nicht zu verlieren. Nun aber wiederholt sich diese Hin- und Herbewegung eine Zeit lang. Wir könnten das in dem Sinne auffassen, daß die Augen gleichsam bereit sind, ein größeres Feld für ihre Aufgabe zu beherrschen als in *einer* Kopfhaltung zur Verfügung steht, indem sie sich gewissermaßen immer wieder einen neuen Ausgangspunkt für ihre Steuerungsbewegungen suchen.

Diese zusammengesetzte Bewegung wird infolge der verschiedenen Geschwindigkeit ihrer beiden Bestandteile zu einem Rucken. Infolge der Wiederholungen erhält sie den Charakter eines klonischen Krampfes, während die Deviation bei längerer Dauer einen tonischen Charakter trägt[1]. Eben diese Ruckbewegung ist jener Nystagmus.

Den *Nystagmus der Augen* können wir als das *Hauptmerkmal der Ohrgleichgewichtsnervenschädigung* ansprechen, so wie die Schwerhörigkeit das der Hörnervenschädigung ist. Brunner legt dem Nystagmus dieselbe Bedeutung für den Ohrenarzt bei, die der Pupillarreflex für den Augenarzt besitzt.

Somit haben wir zu fahnden nach Gleichgewichtsstörungen

a) der Augen, b) des Kopfes, c) des Körpers, d) der Glieder.

Und die Prüfung erstreckt sich nunmehr

1. auf ihr spontanes Vorhandensein und 2. auf ihr reaktives Auftreten.

Unter dem ersten Gesichtspunkt kommen mehr der Vorversuch, sei es an Personen, die keine vestibulären Spontansymptome zeigen, sei es an solchen, die sie aufweisen, in Betracht als eine erschöpfende Schilderung dieser Symptome selbst; unter dem zweiten Gesichtspunkt gelangen mehr die Reaktionen des gesunden Labyrinthes bei der Funktionsprüfung zur Darstellung als die Reaktion im Falle vestibulärer Erkrankung.

Die Beobachtung aller Symptome hat ihre Voraussetzungen, die am besten mit der *Beschreibung des Vorversuches* zu erfassen sind. Die Besprechung der eigentlichen Krankheitsmerkmale kann erst erfolgen, nachdem diese recht umfänglichen methodischen bzw. physiologischen Vorkenntnisse erworben sind. Die Untersuchung des spontanen Verhaltens ist die unbedingte Voraussetzung der Beurteilung der reaktiv erzeugten Gleichgewichtsstörungen. Sie bedarf besonderer Besprechung für jedes der genannten Erfolgsorgane.

Jede Methode der reaktiven Auslösung, also der Labyrinthreizung, ist verwendbar, um die Reaktionen an sämtlichen Erfolgsorganen hervorzurufen. Ihrer Beschreibung wird also Genüge getan mit einmaliger Darstellung jeweils im Anschluß an die Augensymptome. An diesem Organpaar äußern sich physiologischerweise bei jeder Methodik die Reaktionen am leichtesten und deutlichsten. Es ist eigentlich nur eine quantitative Frage, ob wir Reaktionen an den übrigen Erfolgsorganen ebenfalls zum Erscheinen bringen können. Die individuelle harmonische Zusammenfügung der sämtlichen Reaktionen auf einen Reizversuch hin oder schon spontan stellt den Begriff „Vestibuläres Syndrom" vor.

---

[1] Die den Gegenbewegungen im Tierversuch gegebene und durchwegs treffende Bezeichnung „tonische Reflexe" wurde von M. H. Fischer in die menschliche Pathologie übernommen, aber in allgemeinerem Sinne für sämtliche vestibulären Deviationen gebraucht. Ihre ausschließliche Benutzung für die otolithischen Augenreflexe im engeren Sinne würde angesichts bestimmter Unterschiede dem tierphysiologischen Verhalten gegenüber ebenfalls das Verständnis erschweren.

Die Zahl der reaktiven Untersuchungen läßt sich den Besonderheiten des Falles anpassen, d. h. praktisch gesagt einschränken; die Spontanreaktionsprüfungen müssen dagegen in jedem Krankheitsfall sämtlich vorgenommen werden. Diese von BÁRÁNY schon 1913 für die neurologische Diagnostik aufgestellten Grundsätze haben sich kaum verändert, höchstens insofern als die Prüfung an den Gliedern auf ein, in Ausnahmefällen zwei Gelenke des Armes beschränkt bleiben kann.

a) Die Untersuchung des spontanen Verhaltens im Vorversuch.

Es ist selbstverständlich, daß die hier entwickelten Grundsätze auch bei der Untersuchung mittels Reizungsmethoden sinngemäß Anwendung finden. Einige auf die Beobachtung im Reizversuch bezügliche Hinweise müssen wir hier bereits einfügen.

Augen. An den Augen handelt es sich um Reflexe auf die äußeren Augenmuskeln. Dem Reizerfolg nach *unterscheiden* wir vom praktischen Standpunkt aus in *Nystagmus und Deviation.* Dabei sind wir uns bewußt, daß — wie mitgeteilt — in einer Reihe von Reaktionen die Deviation nur als Bestandteil des Nystagmus aufzufassen ist. Die Beobachtungsweise der Reizerfolge bleibt sich stets gleich. Die richtige Deutung des Auftretens einer Deviation hängt von der Methodik der Untersuchung ab.

Von vornherein als *nichtvestibulär* kennzeichnet sich eine ebenfalls rhythmische und krampfhafte Augenbewegung, das Pendeln, das BARTELS (1928) letzthin noch unterteilt hat in Pendelnystagmus und in Pendelzittern. Der Pendelnystagmus setzt sich aus gröberen, etwa gleichgroßen und gleichgeschwinden Hin- und Herbewegungen um einen gedachten Mittelpunkt zusammen. Ist die Bahn der Bewegung nicht gradlinig, so trifft der auch übliche Name „undulierender" Nystagmus gut zu. Im Pendelzittern ist der Schwingungsausschlag auf ein äußerstes, eben noch mit freiem Auge erkennbares Maß verkleinert.

Der Pendelbewegung wollten seiner Zeit namhafte Augenärzte (UTHOFF, v. GRAEFE) den Namen „Nystagmus" vorbehalten wissen, während die Rucke nur als „nystaktische Zuckungen" gelten sollten. Dieser Vorschlag hat sich nicht durchgesetzt. Im Gegenteil wohl von jedem Sonderfach wird heute mit „Nystagmus" schlechthin — neben dem übergeordneten Begriff — gerade der Rucknystagmus gemeint, der sein Prototyp eben im vestibulären Nystagmus findet.

Inwieweit Beziehungen zwischen den beiden Erscheinungsformen des Nystagmus bestehen könnten, werden wir an anderer Stelle zu erwähnen haben.

Um von einem vestibulären Nystagmus zu sprechen, müssen wir die den Ruck ausmachende schnelle oder rasche, sowie die langsame Bewegung einander folgen sehen. Wir nennen diese Bewegungen im Nystagmus *Komponente oder Phase.* Ihre Aufeinanderfolge gibt den Rhythmus.

Der Unbefangene wird die rasche Phase für charakteristisch halten. Darauf ist es auch zurückzuführen, daß ihre Richtung als Schlagrichtung gilt [1]. Es läßt sich aber nachweisen, daß nur die langsame Phase vom Labyrinth aus erzeugt wird. Die rasche Phase hat eine zentrale Entstehung. Der vestibuläre Nystagmus hat also den Rhythmus lang-kurz. Folgt der labyrinthären Phase die zentrale Phase nicht, so bleibt es bei der vestibulären Deviation. Folgt sie

---

[1] Nur in älteren Arbeiten, so in den klassischen Experimentalstudien von HÖGYES 1881, finden wir die Benennung der Nystagmusrichtung nach der Richtung der langsamen Phase, die KORÁNJI und LOEB der Logik halber, aber irrtümlich noch als „üblich" bezeichnen.

nicht prompt, so können Pausen und Schübe auftreten; der Nystagmus wird
irregulär, „zergliedert" (KLESTADT). Diese Eigentümlichkeit *kann* sich am
Anfang und am Ende eines regulären Nystagmus zeigen, ohne daß er deshalb
schon als krankhaft zu bezeichnen ist.

Die *Beschreibung des Nystagmus* nennt erstens seine *Schlagebene;* waagerecht,
senkrecht, drehend[1]. Die Schlagebenen werden bezogen auf die Ebenen der
Bogengänge. Sie werden also nicht umbenannt, wenn die Lage des Kopfes im
Raum verändert ist; z. B. schlägt der waagerechte Nystagmus bei Neigung des
Kopfes auf eine Schulter senkrecht im Raum. Kombinationen der Schlagebene
sind mit voller Bezeichnung wiederzugeben; die stärkere Schlagebene ist am
besten zuletzt zu nennen.

Durch die Kombinationen können Abweichungen der Schlagbahn von der geraden Linie
entstehen, die als wellenförmig, ovoid u. ä. zu bezeichnen wären, aber eindeutig vestibulär
wohl nicht beobachtet sind, — s. aber Bergmannsnystagmus.

Den Nystagmus benennen wir zweitens nach der *Schlagrichtung:* Nystagmus
nach links und rechts, nach oben und unten oder nach der schrägen Richtung,
die er hat, den drehenden Nystagmus nach der Seite, zu der sich der obere
Hornhautpol hinbewegt; alles von der Versuchsperson aus gesehen.

Die Beobachtung ist am leichtesten in der Endstellung seiner Schlagrichtung.
In ihr äußert er sich zuerst, in ihr ist er stets am stärksten. Tritt er nur in Endstellung auf, so liegt — wir sprechen mit RUTTIN drittens von einem *Stärke-
grad* des Nystagmus — Nystagmus I. Grades vor. In Mittelstellung wird er
zum Nystagmus II. Grades, in der der Schlagrichtung entgegengesetzten Endstellung zum Nystagmus III. Grades. Dazwischen haben wir einen Nystagmus
I.—II. Grades oder II.—III. Grades vor uns.

Der Nystagmus besitzt viertens eine *Größe seines Ausschlages.* Sie wird
schätzungsweise mit klein-, mittel- und grobschlägig angegeben. Er hat fünftens
eine *Geschwindigkeit* seiner rhythmischen Folgen. Gewöhnlich ist sie, umgekehrt
der Größe des Ausschlages, lebhaft, mäßig schnell oder langsam.

Beobachten wir einen *reaktiven Nystagmus,* so lassen sich auch noch andere
Eigentümlichkeiten bestimmen:

1. Die Zeit vom Ansetzen des Reizes bis zum Beginn der Augenreaktion,
die *Latenzzeit oder Zeitschwelle.*

2. Die *Zeitdauer,* welche die Reaktion anhält.

3. Die *Zahl der Schläge* während der Dauer der Reaktion.

Die *Kennzeichnung einer Deviation* geschieht — unter entsprechender Abwandlung — nach denselben Gesichtspunkten.

Der Untersuchung auf vestibulären Nystagmus können nun aus einer
Reihe von Umständen *Schwierigkeiten* erwachsen, *die vom Auge ausgehen.* Sie
entstehen 1. durch bereits physiologisch vorhandene Einflüsse auf die Augenmuskeln, 2. eine krankhafte Ausgestaltung derselben und 3. durch rein krankhafte Zustände. Sie vermögen gleichartige oder zum mindesten dem Nystagmus
ähnliche Bewegungen hervorzurufen oder auch die vestibulären Augenbewegungen zu hemmen oder zu steigern. Ihre Beschreibung leitet gleitend über von
den Fehlerquellen der Untersuchung zur Differentialdiagnose des Nystagmus;
diese selbst soll aber erst in Verbindung mit dem Krankheitszeichen Nystagmus
erörtert werden, so daß sich hier auf einige der nichtvestibulären Nystagmen
nur kurze Hinweise unter den zuständigen Gesichtspunkten finden.

So wie vor der reaktiven Prüfung auf Vorhandensein eines vestibulären
Spontannystagmus, so muß vor dessen Feststellung auf die Auswirkung jener
Einflüsse stets geachtet bzw. geprüft sein. Die *Fehlerquellen* haben im engeren

---

[1] Deckt sich mit der Bezeichnung „rollend".

Sinne ihre Ursache 1. in optischen Verhältnissen und 2. im Nervenmuskel-
apparat der Augen bzw. 3. in der gemeinschaftlichen Einwirkung dieser Faktoren.

Optisch kommen zunächst *die allgemeinen Beleuchtungsverhältnisse* in Betracht. Nystagmus und Deviation sind an sich wohl ohne Hilfsmittel, wir
wollen sagen am freien Auge zu beobachten. Immer ist es dabei nützlich, das
Verhalten der Gefäße der Conjunctiva sclerae zu verfolgen. Dennoch ist eine
gute Beleuchtung erforderlich, sonst entgehen uns leicht kleine und vereinzelte
Ausschläge, vor allem die drehenden, „rotatorischen".

Nur dank Belichtung mit dem Augenspiegel konnte BARTELS (1928) bei
Säuglingen und sogar schon bei einem normalgeborenen 7-Monatskind rhythmische
Ruckbewegungen von zuweilen auftretenden unregelmäßigen Spontanzuckungen
der Augen unterscheiden. Noch Erwachsene, insbesondere nervöse und Entschädigung begehrende Personen, zeigen manchmal eine Unruhe der Augen
in seitlicher Blickrichtung, aus der die echten Rucke noch am ehesten mit Hilfe
bester Beleuchtung herauserkannt werden können. Die seitliche fokale Beleuchtung benutzte UHTHOFF dazu. Auf Erkennbarkeit kleiner Nystagmen
durch Augenspiegelung wiesen schon zeitig O. RUTTIN (s. RUTTIN) jüngst
wieder DOHLMAN und JACKSON hin.

Eine zweifelhafte Sachlage kann durch *Vorsetzen von Vergrößerungsgläsern*
geklärt werden. Diese Maßnahme erleichtert überhaupt die Beobachtung eines
jeden Nystagmus. Schon aus diesem Grunde ist die Benutzung der unten
genannten Spezialbrillen zu empfehlen, zu deren Ausbildung allerdings die
Beseitigung anderer Fehlerquellen Anlaß gab.

Der Grad der Helligkeit übt ferner einen beachtenswerten Einfluß aus auf
die Geschwindigkeit der Nystagmusfolge; sie ist im hellen Raum größer als
im dunklen (OHM, BARTELS). Diese Merkwürdigkeit tritt besonders hervor
bei Prüfung des Vestibularapparates während der Drehung und hat zum guten
Teil ihren Grund außerdem darin, daß bei offenen Augen zugleich ein durch
Fixieren — s. u. — bedingter Nystagmus sich einstellt, der in seinem Wesen
nichts anderes ist als ein weit und breit von Eisenbahnfahrten her bekanntes
Phänomen. Ein genauer Untersucher wird selbstverständlich achtgeben, daß
im Prüfungsraum nicht derartige optokinetische Zuckungen sich in den Ablauf
anderer Untersuchungen auf Nystagmus einschleichen können.

Die Lichtempfindung wirkt nach BARTELS (1928) irgendwie tonisierend auf
die Augenmuskeln, also optostatisch im Sinne von CORDS.

In diesem Zusammenhang ist auch interessant, daß ENGELBRECHT an einem postencephalitischen Zustand beobachten konnte, wie allein abhängig von der Beleuchtung und auf
deren Dauer beschränkt eine assoziierte Rechtsrollung der Augen sich einstellte. Nach
ENGELBRECHT muß infolge der entzündlichen Veränderung der Lichtreiz Gelegenheit
gehabt haben, auf die vestibulären Bahnen überzuspringen.

Ungenügende Helligkeit führt andererseits zu auffälligen nystagmusartigen
und nystagmusgemischten Bewegungen, allerdings nur unter der Voraussetzung krankhafter Verhältnisse am Auge — s. okulärer Nystagmus — oder
unnatürlich langer Einwirkungszeit — s. Dunkelnystagmus und Bergmannsnystagmus, an dem das Vestibularsystem ebenfalls Anteil haben soll (OHM).

Von seiten des Nerv-Muskelapparates können zu *Fehlerquellen* werden
1. die Anstrengung der äußeren Augenmuskeln bei ausgiebigen assoziierten
Bewegungen,
2. die Einstellungsvorgänge und
3. die Vorgänge während der Fixation bzw. Fusion.
Noch unter Bedingungen, die sich als gänzlich oder nahezu physiologisch
bezeichnen lassen, bringen diese Faktoren Erscheinungen zustande, die täuschen
können, nämlich

den Ermüdungsnystagmus,

den Einstellungsnystagmus und

die Hemmung des Nystagmus durch Fixation oder auch durch Konvergenz.

Der *Ermüdungsnystagmus und der Einstellungsnystgamus sind also nichtvestibulärer Natur.*

Mit Ermüdungszuckungen haben wir es unter normalen Verhältnissen deshalb so oft zu tun, weil Blickbewegungen in der Richtung des Nystagmus die Beobachtung erheblich begünstigen und daher in der Funktionsprüfung reichlich von ihr Gebrauch gemacht wird. Nun fordern wir bei der Prüfung, daß der Kopf still gehalten wird; das geschieht entgegen der täglichen Gewohnheit, die Blickbewegungen durch Kopfbewegungen zu erleichtern pflegt (Fischer und Sommer, Güttich). Schon dadurch wird einer Muskelermüdung Vorschub geleistet. Dabei ist uns ein Ermüdungsnystagmus wesentlich von den Seitenwendern her bekannt, vermutlich im Zusammenhang damit, daß diese Muskeln auf dem Weg in die Endstellung unverhältnismäßig stärker in Anspruch genommen werden als Heber und Senker [Kestenbaum (1921)] oder gar Roller bei den größten von ihnen verlangten Ausschlägen.

Entsteht solcher Nystagmus infolge von Anstrengung, so geht das Auge aus der äußersten Stellung, die es erreicht, langsam zurück. Aus diesem Vorgang heraus bewegt es sich mit einem Ruck wieder auf seine Endstellung zu, da ja der Innervationsauftrag weiterläuft. Sie wird gewöhnlich zunächst wieder erreicht. Hier und da bleibt das Ergebnis der Ruckbewegung doch etwas hinter ihr zurück, um — zuweilen in Schüben — sich wieder vollständiger zu zeigen. Jedenfalls wiederholt sich der geschilderte Vorgang im Rhythmus des Nystagmus. Nach dieser Erklärung, die wohl Uffenorde zuerst gegeben hat, ist demnach die langsame Bewegung als die primäre zu bezeichnen. Zuweilen sind die Ausschläge recht klein. Dann verschwindet — wenigstens für das freie Auge — der Unterschied der Geschwindigkeit, und der Nystagmus wird dem einfachen Zittern ähnlich.

Gelegenheit zu Einstellungszuckungen, auf die bereits Bárány von Anfang an hinwies, bietet sich, weil mit dem Blickapparat — auftragsgemäß oder ganz von allein — eine Einstellung auf einen Sehgegenstand zu erfolgen pflegt. Die Einstellung wird nicht nur durch reflektorische Regelungen, die im Hirnstamm vor sich gehen, besorgt, sondern es bestimmen sie auch Impulse von den Stellungszentren — im Fuß der II. Stirnwindung — und den Blickzentren — in der Fissura calcarina — aus (Cords, Kestenbaum s. Brunner). Die Muskeln erreichen das von diesem Mechanismus ihnen gesteckte Ziel unter feinen Schwankungen. Ist die Treffsicherheit gering, so werden die Schwankungen sichtbar und können ebenfalls den Ruckcharakter zeigen. Da die erste Bewegung natürlich auf schnellstem Wege dem Ziel zustreben wird, ist die Auffassung Kestenbaums verständlich, am Einstellungsnystagmus die rasche Phase als die primäre Phase zu betrachten.

Anzusehen ist dieser Unterschied beiden Nystagmusarten bei unserer freiäugigen Beobachtung nicht. Überhaupt ist praktisch die Trennung beider zum Teil nicht durchführbar. Der Einstellungsnystagmus ist selbstverständlich auch mit Anstrengung verbunden. Ob eine in ihrem Gefolge aufgetretene Ermüdung stärker ist als die Einstellungsschwankung, wer wollte das dem Phänomen ansehen?

So arbeiten Ermüdung und Einstellung auch offenbar zusammen, wenn *bei konvergiertem Blick* im Gegensatz zu in die Ferne gerichtetem Blick unter sonst ganz gleichen Bedingungen ein Nystagmus entsteht. Ich habe das überaus oft beobachtet und in Vorlesungen gezeigt. Dieser Nystagmus macht sich auch in seitlicher Blickrichtung bemerkbar und — verständlicherweise — um so mehr, je stärker die Seitenwendung ist. (Andererseits ist wohl anzunehmen, daß eine mit der Fixation zugleich statthabende Konvergenz einen vestibulären Nystagmus hemmen könne — wie wir es von diesem Vorgang gleich erfahren werden.) Zwangsläufig ist diese Erscheinung nicht, wohl aber ist sie die Grundlage unnormaler, meist immer leicht vom vestibulären Nystagmus zu unterscheidender Zuckungen.

Als *sicheren und reinen Einstellungsnystagmus* können wir nur einen Nystagmus bezeichnen, der sich sofort zeigt, was ja der Ermüdungsnystagmus durchaus nicht zu tun braucht, und dem Ruhe folgt! Die Deutung als Einstellungsnystagmus gewinnt an Berechtigung, wenn das Auge ihn bereits eine Strecke vor der Endstellung aufweist. Die Muskeln ungeschwächter Personen werden in dieser Stellung kaum ermüdet sein. Außerdem haben nach KESTENBAUM die Einstellungsimpulse um so größere Einwirkung auf die Seitenwender, je weniger diese noch kontrahiert sind. Dazu ist wohl noch mit einer weiteren Kraft als Auslösung von Ruckbewegungen zu rechnen: mit der *„Entspannungstendenz"* KESTENBAUMs, die von den Spannungszuständen am Auge auf die Bewegungszentren einwirkt und das Organ in die Mittelstellung zurückzubringen sucht. Sie dürfte sich an den weniger energischen und sehr fein abgestuften Einstellungsbewegungen eher als ein langsamer Zug auswirken wie an den brüskeren und vor der Endstellung noch lange nicht in vollem Ausmaß betätigten Blickbewegungen.

Das soll nicht heißen, daß an einem Nystagmus in Endstellung die Einstellung nicht beteiligt sei. Das Wort *„Endstellungsnystagmus"*, das auch gebraucht wird, besagt überhaupt außer der Ortsbezeichnung nichts, und es gibt zu Irrtümern Anlaß, wenn mit ihr diese Nystagmen als physiologisch gekennzeichnet werden sollen!

Man möchte all diese Nystagmen *schlechtweg* als *muskulär*, besser noch als myostatisch benennen aber es wird in der Praxis wohl dabei bleiben, daß promiscue die Namen Ermüdungsnystagmus und Einstellungsnystagmus verwendet werden — für den vestibulären Befund bleibt sich diese Frage auch gleich.

Derartige nicht krankhafte Spontannystagmen findet man nun durchaus nicht bei jedem Menschen. Nach den ältesten Angaben, unter anderem von SCHULTZ und von OFFERGELD, die noch von BÁRÁNY übernommen wurden, erreicht der Hundertsatz die Höhe von 60—75. BRUNNER macht darauf aufmerksam, daß an diese Untersuchungen nicht der Maßstab der Differenzierung angelegt werden darf, der heute üblich ist. Immerhin hat 1919 MYGIND[1] an normalen Soldaten noch fast 50% Vorkommen, 1925 LOEBELL an ermüdeten Olympiakämpfern 45,4% festgestellt. STREIT hat jedoch anläßlich von Tauglichkeitsuntersuchungen von 900 Fluganwärtern nur 6% Spontannystagmen verzeichnet und jüngst YOUNGERMANN unter 700 neuro- und ophthalmologisch durchgeprüften Kranken nur 2 Fälle! Genaue Zählungen sind meiner Meinung nach gar nicht durchzuführen. Die Disposition ist zu verschieden, der Übergänge vom Normalen zum Neuropathen, deren Gruppen den Hauptanteil zum Phänomen stellen, sind zu viel.

Manche Personen halten auffallend lange in aller Augenruhe selbst eine äußerste Augenstellung aus. Bei anderen treten Nystagmen nach Bruchteilen einer Minute auf oder noch später. Gar nicht selten machen sich nach UFFENORDE diese Erscheinungen schon in einer „keineswegs äußerst seitlichen" Stellung bemerkbar.

Diese Nystagmen schlagen in der Mehrzahl horizontal-rotatorisch, wobei die eine oder die andere Komponente die stärkere ist, sie schlagen auch rein

---

[1] Zit. nach RUTTIN (Handbuch).

rotatorisch (nach Uffenorde nicht mal selten), vertikal dagegen nach Bárány (1913) nie. Recht oft sind sie nach beiden Seiten gerichtet, wobei sie nicht immer gleich stark nach rechts und links ausfallen (Mygind, s. Ruttin): oft schlagen sie auch nur nach einer Seite. Ein Wechsel im Hervorrufen des Nystagmus, seiner Schlagebene und -richtung kommt bei derselben Person vor.

Diese Unterschiede hängen sicher von der persönlichen Anlage, die wiederum verschiedene Ursachen, so in der absoluten Kraft, der Gewöhnung, der individuellen Arbeitsverteilung bei der Gleichgewichtserhaltung und in ähnlichem haben mag, sowie von der zeitlichen Neigung — vom seelischen Zustand, Erschöpfung Genußgiften und anderen normalen Einflüssen — ab. Im allgemeinen äußert sich der Nystagmus im jugendlichen Alter deutlicher und leichter (Uffenorde). Mit Steigerung der Anstrengung wird der Nystagmus natürlich lebhafter.

Uffenorde unterscheidet streng zwischen dem spontan auftretenden Spätnystagmus bei Ohrnormalen und — wenn ich es so nennen darf — einem Sofortnystagmus. In ihren Eigenschaften stimmen beide Arten — soweit ich sehe — sonst überein. Uffenorde beschreibt, daß nach anfänglicher Fixation in einer Seitenrichtung, die noch keinen Nystagmus gebracht habe, Wechsel zur Fixation der Gegenseite sofort lebhaften Nystagmus habe erscheinen lassen, der sich dann charakteristisch intermittierend fortsetzt. Ganz ähnliche Beobachtungen hat übrigens Nylén gemacht, und zwar erhielt er nun auch — meist rotatorischen — Nystagmus 1. bei Wiederkehr in die ursprüngliche Richtung und 2. auch bei senkrechten Blickendstellungen, wobei der Nystagmus auch in senkrechter Richtung schlagen konnte. Eine grundsätzliche Trennung zweier Formen aufrecht zu erhalten, scheint jedoch kaum notwendig. Ihren großen Wert haben die Uffenordeschen Feststellungen darin, daß sie ein ausreichendes Warten auf den physiologischen Spontannystagmus zum Grundsatz gemacht haben.

Über diese physiologischen Spontannystagmen muß der Arzt vor jeder, auch der wiederholten Prüfung sich unterrichten, damit die Prüfung in einer Stellung vorgenommen wird, die frei von ihnen ist. Das geschieht am besten, indem nacheinander in zweierlei Weise die Augen in die Endstellung geführt werden: 1. mittels *Spähbewegung* und 2. mittels *Führungsbewegung*. Die erste erfolgt auf Kommando, ohne daß eine Hilfe zur Erreichung des Sehgegenstandes gegeben wird, die zweite, indem man diesen, z. B. einen Finger verfolgen läßt. Die langsame Führungsbewegung übt — durch die Fixation ? — einen hemmenden Einfluß auf den physiologischen Nystagmus aus (s. auch Borries); bei der Spähbewegung tritt der etwaige Nystagmus hervor. Ein Vergleich der beiden Proben überzeugt leicht von der Tatsache.

Einige vorübergehende Einstellzuckungen dürften an sich unsere Untersuchung nicht beeinträchtigen. Bestehen Spontannystagmen dieser Art konstant nach einer Seite, so ist es angebracht, auf sog. Nystagmusbereitschaft zu prüfen, was einen eigenen Prüfungsgang erheischt (s. S. 564). Bei Verwendung der vergrößernden Brille (s. unten) gibt das Auftreten des Nystagmus bereits in ausgesprochener Stellung I.—II. Grades Anlaß hierzu.

In entsprechender Weise suchen wir, soweit es durchzuführen ist, eine Ausgangsstellung, wenn krankhafte Ausgestaltung der muskulären Nystagmen die Beobachtung behindert.

Die *Hemmung durch die Fixation* ist so zu erklären, daß dieser Mechanismus die Einstellung aufs Höchstmaß vervollkommnet. Corticale Impulse suchen jedes Auge dahin zu beeinflussen, daß das Bild jeweils im Gebiet des besten Sehens festgehalten wird. (Ihnen gesellen sich erforderlichenfalls noch Impulse hinzu, die der Fusion der beiden Bilder dienen.) Wenn nach neueren Forschungen

(Berichte s. bei BARTELS, BORRIES, BRUNNER) auch die Fixation nicht in einem Punkt und unter mathematischer Augenruhe vor sich geht, sondern unter feinsten Bewegungen in einem scheibenförmigen Bereich, so müssen diese kleinen Schwingungen[1] schon wegen ihrer sehr hohen Zahl und Kürze unserer unmittelbaren Beobachtung entgehen.

Die Fixation hemmt Nystagmen jeder Art, sofern deren Kraft sich nicht gegenüber den Fixationsimpulsen durchsetzen kann. Die Fixationsfähigkeit wird erst nach der Geburt erworben; doch schon bei Säuglingen und Frühgeburten kann dieser Mechanismus nach BARTELS (1928) den Spontannystagmus verschwinden lassen. Die Ermüdungs- und Einstellungsnystagmen kann die Fixation in der Regel leicht unterdrücken; sie braucht sie aber nicht aufzuheben; so gibt RUTTIN, bzw. UFFENORDE an, daß der Ermüdungsnystagmus noch nach 40—190 Sek. langem Fixieren in seitlicher Blickrichtung offenbar werde. Bleibt unter Fixation noch ein auffälliger Spontannystagmus zurück, so bedeutet das an sich aber keineswegs, daß dieser nun ein vestibulärer sein muß. Die Wahrscheinlichkeit ist allerdings groß — bei normalem Augenapparat. Bei anormalem Auge entwickeln sich unter der Fixation dagegen auch nystagmische Bewegungen (s. u.). Theoretisch müßte bereits Ermüdung der Fixation allein einen Fixationsnystagmus ergeben, wie das z. B. auch LUHR und ECKEL annehmen. Es wäre nur merkwürdig, wenn diese Zuckungen schon bei gut funktionierender Fovea centralis sichtbar würden.

Um die Hemmung durch Fixation abzuschwächen, lehrte schon BÁRÁNY (1906) den Finger mindestens $^1/_2$ m vom Auge entfernt zu halten, bzw. den Blick in die Ferne richten zu lassen. Den fixationsfreien Fernblick erleichterte einigermaßen das Otogoniometer von BRÜNINGS — das wir als Hilfsmittel der calorischen vestibulären Prüfung näher kennen lernen werden — da der Blick durch einen kleinen Planspiegel auf einen entfernten, in diesem sich spiegelnden Gegenstand gelenkt wird.

An dieser Stelle müssen wir erwähnen, daß durch diesen Kunstgriff auch *Konvergenz* einschließlich Akkommodation ausgeschaltet werden. Wir erwähnen es deshalb, weil mit dieser assoziierten Augenbewegung eine Einstellungsbewegung, und zwar unter Umständen eine solche mit bedeutsamer Anstrengung verbunden ist und daher einerseits die oben erwähnte Nystagmushemmung, andererseits aber auch differentialdiagnostisch der Berücksichtigung werte Zuckungen veranlaßt werden können.

Die Konvergenzaktion kann zu merkwürdigen Erscheinungen führen (s. auch S. 587). So sah NASIELL die drehende Schlagrichtung eines Nystagmus verschwinden, die vertikale aber bestehen bleiben. Er führt das darauf zurück, daß die Mm. rect. sup. und inf. durch ihre Adduktionstätigkeit völlig in Anspruch genommen sind, aber die schiefen Muskeln als Vertikalmotoren weiter arbeiten können. Trotzdem wurde die Konvergenz gerade als Ursache der Hemmung, ja Aufhebung eines vertikalen — thermisch, aber nicht rotatorisch erregten — Nystagmus von BÁRÁNY (1928) betrachtet und kommt ihr beim Abwärtsblick auf Grund der normalen Zusammenarbeit der Augenmuskeln diese Wirkung sicher zu (BÁRÁNY, M. H. FISCHER).

Um sich über ein etwaiges Bestehen von Konvergenz zu unterrichten, ist die Kontrolle der Pupillenreaktion die gegebene Hilfe (s. Abschnitt BIELSCHOWSKY). Konvergenz und Akkommodation mit ihrem ungleichen Einfluß auf den Blickwinkel der beiden Augen hebt eben jenes Otogoniometer weitgehend auf.

Daher eignet es sich zum Aufsuchen der spontannystagmusfreien Ausgangsstellung besser als BÁRÁNYs Blickfixator, der in der Anlage ganz ähnlich, an Stelle des Planspiegels ein Metallknöpfchen zum Anvisieren trug.

---

[1] „Elementarfixationen" ÖHRWALLs.

Zur Ausschaltung der Fixation hatte Bárány auf Abels Rat eine Brille mit undurchsichtigen Gläsern empfohlen. Sie fand, vermutlich weil sie Unbequemlichkeiten für beide Teile mit sich brachte, weniger Eingang als die Bartelssche *Brille.* Diese trägt in dem üblichen Brillengestell Bikonvexgläser von 20 Dioptrien, die eine Fixation — und damit Fusionsbewegungen — nicht zulassen. Aber nur die ideale Fixation ist unmöglich gemacht; denn das Bestreben zur Fixation wird nicht unterdrückt; eher noch reizt das unscharfe Sehen zu verstärkter Muskelinnervation. Ferner können der Versuch, am Glas vorbeizusehen, und nach Frenzel auch Lichtreflexe auf den Gläsern stören. Die Bartelssche

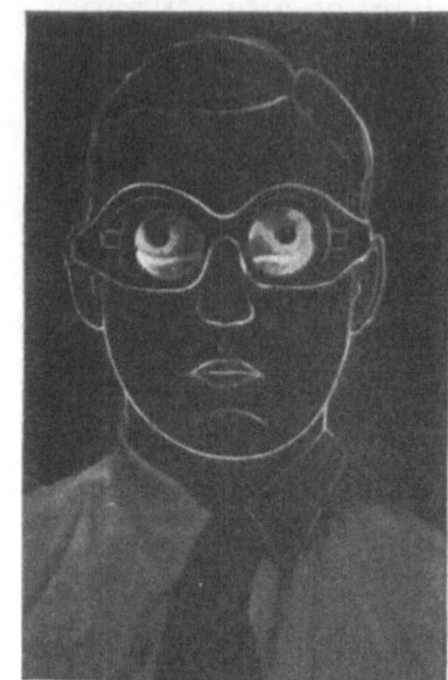

Brille bleibt aber eine schnell herstellbare Hilfe, die schon wegen der Lupenwirkung dankbar empfunden wird.

Ihre Leistung ist überholt durch die Frenzelsche *Leuchtbrille.* Das Gestell besitzt die Form einer Autobrille; sie schließt lichtdicht ab. Die Gläser sind 15 Dioptrien stark. Innen angebrachte Mignonlämpchen *blenden* und verhindern die optische Auslösung reflektorischer Augenbewegungen. Das ist allerdings nur der Fall unter *Voraussetzung* einer Untersuchung *im durchaus dunklen Raum! Im hellen Raum* benutzt, kann sie *als verbesserte* Bartelssche *Brille* angesehen werden.

Beim Normalen kann man nach Frenzel hinter der Brille in Mittelstellung ein „Blickflackern" nach allen Richtungen oder eine deutlich werdende Heterophorie sehen; sie haben nichts mit vestibulärem Nystagmus oder einer Deviation zu tun.

Abb. 12. Augenbeobachtung mittels Leuchtbrille. (Aus Nervenarzt 1931.)

Die Hemmung der Fixation ermöglicht es, hinter der Frenzel-Brille das Auge in Mittelstellung zu untersuchen. Frenzel hat uns die bedeutsame Tatsache gelehrt, daß mit dieser Methode ein vestibulärer Spontannystagmus, unter Umständen ein Nystagmus, der so schwach ist, daß nur die Deviation, seine langsame Phase, in Erscheinung tritt, zu finden ist in Fällen, die bei gewöhnlicher Beobachtung beim Blick in Richtung der raschen Phase keinen Nystagmus zeigten. Können wir so in Mittelstellung zuverlässig prüfen[1], so brauchen wir uns nicht mehr um Ermüdungs- und Einstellungsnystagmus zu sorgen. Angebracht ist es aber, um jeden Fixationsimpuls zu vermeiden, in etwa $^1/_2$ m Entfernung zu stehen und reflektierende Gegenstände, wie den Stirnspiegel, aus dem Blickbereich der Versuchsperson fernzuhalten (Frenzel).

Der Strom wird zweckmäßig von Taschenbatterien genommen, um Bewegungsfreiheit während der Untersuchung zu haben. Das ist sehr wichtig, weil sie einen hohen Wert besitzt für die Drehprüfung des Vestibularis. Mit ihr wird nämlich die Verquickung des vestibulären mit einem optokinetischen Nystagmus vermieden; und wie leicht optokinetischer Nystagmus durch geringfügigen Gerätemangel entstehen kann, zeigt Frenzels Angabe, daß bereits die störenden Lichtreflexe auf der Bartels-Brille kleine Kopfbewegungen und dadurch optokinetische Nystagmusschläge veranlassen können. Ein Modell ist hier abgebildet (vgl. Abb. 12).

Den Dienst der Leuchtbrille sollen nach H. Kobrak in einfacherer Weise undurchsichtige, auf die anästhesierte Hornhaut gelegte Haftgläser leisten: Erfahrungen anderer über Vor- und Nachteile derselben bin ich noch nicht begegnet.

---

[1] Es gibt aber auch Fälle, in denen die Prüfung in seitlicher Augenstellung nicht zu entbehren ist (s. S. 592).

Die allgemeinen Fehlerquellen der Beobachtung sind mit den von den Augen ausgehenden Schwierigkeiten noch nicht erschöpft. Es gibt noch *Störreize sensiblen Ursprungs,* die Zuckungen oder einfache langsame Bewegungen der Augen hervorrufen[1] oder aber auch den vestibulären Nystagmus hemmen können. Auf diese Effekte, soweit sie *während* der Ausführung einer *reaktiven* Prüfung über den Erregungszustand des Vestibularsystems irreführen können, gehen wir zweckmäßig erst an Hand durch sie gefährdeter Prüfungsmethoden ein. Andere Möglichkeiten bedürfen jedoch schon allgemein der vorbeugenden Beachtung:

Zu ihnen gehört das feste Zukneifen der Augen. Bei ihm werden auch die Augapfelbeweger zusammengezogen (NASIELL). So kann der spontane und reaktive vestibuläre Nystagmus stillgelegt werden. Dann gibt es täuschende Bewegungserscheinungen der Augen, die bei passivem Öffnen der Lidspalte auftreten können. Bewußtseinstrübungen, Lichtscheu und die Untersuchung von Säuglingen und Kindern lassen diese Maßnahme des öfteren nicht umgehen. An Neugeborenen und jüngeren Säuglingen sah BARTELS öfters, daß sich die bei geschlossenen Lidern einfachen Augenbewegungen durch gewaltsames Öffnen der Lider in Zuckungen verwandeln und vermehren, eine Erscheinung, die er übrigens auf sensible Reflexe beziehen möchte.

Zu verwechseln mit Deviationen ist die ganz bekannte BELLsche Bewegung, das — zuweilen etwas dissoziierte — Abrollen der Augen nach oben und außen bei Öffnung der Augen gegen Widerstand, gleichsam ein Schutzreflex der Hornhaut. Das BELLsche Phänomen ist von einer vestibulären Deviation sofort durch aktives Hebenlassen der Lider zu unterscheiden, da es dann fortbleibt. Am Bewußtseinsgetrübten ist dieser Modus solange durchführbar, als der Kranke noch anrufbar ist.

Nystagmusähnlich läuft eine Reaktion ab, die STRANSKY bei 4 völlig augengesunden — aber doch recht neurotischen — Soldaten entdeckt hat, der sog. „assoziierte Nystagmus STRANSKY". Beim vorsichtigen Anheben der Oberlider unter gleichzeitigem, auf Verlangen vorgenommenem langsamen Augenschließen sah er einer Kontraktion des M. orbicularis eine deutliche schnellschlägige Oszillation der Bulbi in waagerechter und in schräger Richtung folgen. Dies Phänomen hörte auf, wenn die Augen nach innen und oben abgewichen waren!

STRANSKY sah in ihm den Beweis dafür, daß ein unversehrter Augenapparat ohne irgendwelche zentripetale Momente allein zentral bedingt funktionelle Störungen gäbe, „die sich auch im Nystagmus manifestieren können". Die Bewegung hielt er für konsensuell, zustande gekommen durch Ausstrahlung der Innervation vom VII. Kerngebiet auf das III. Kerngebiet. Den afferenten peripheren Receptor a limine auszuschließen, geht aber offenbar zu weit. Das Phänomen erinnert jedenfalls — auch schon seinen Entdecker — an das Konvergenzzittern und seine Genese, über die wir noch zu sprechen haben (s. S. 587). Es dürfte weit schwerer als der Konvergenzspasmus mit unseren Rucknystagmen zu verwechseln sein — weit eher mit dem Schüttelnystagmus der Kriegsteilnehmer (s. S. 586).

Die letzte Gruppe von Fehlern, denen die Beobachtung verfallen kann, wird merkwürdigerweise am leichtesten übersehen; das sind die Ruck- und Abweichebewegungen der Augen, die vom Vestibularsystem selbst stammen! Man wäre versucht, den Fluch der Verwendung fast vollkommen aphysiologischer Reize zur Funktionsprüfung darin zu erblicken, daß physiologische, manchmal nicht einmal schwach zu nennende Reize dieses Organs unbemerkt bleiben!

---

[1] „Induzierte Bewegungen", welche nach GOLDSTEIN [Acta oto-laryng. (Stockh.) 7 (1925)] die Augen treffen können, würden auch hierher zu rechnen sein. Durch derartige Erscheinungen bin ich jedoch nie gestört worden (vgl. a. S. 477).

Wir werden später erfahren, daß z. B. Kopfdrehungen bei Untersuchung der Augen, das Einnehmen einer nicht aufrechten Kopflage, wie sie z. B. der Aufenthalt im Bett mit sich bringt, genügen können, um Augeneffekte zu erzeugen, die — wenn auch nur infolge von Unbedachtsamkeit — als nichtvestibulär ausgelegt werden.

Unter Berücksichtigung der geschilderten Voraussetzungen werden sich für den Fall, daß keine krankhaften nichtvestibulären Augenbewegungen vorhanden sind, der spontane und der reaktive vestibulare Nystagmus leicht ohne Fehler untersuchen lassen. Das Ergebnis der Prüfungen — natürlich einer jeden für sich — läßt sich sehr übersichtlich in ein Schema von Frenzel eintragen (Abb. 13).

Um der wissenschaftlichen Genauigkeit in der Feststellung der Phänomene näher zu kommen, sind die Methoden der *Nystagmographie* erfunden worden. Die Apparaturen machen die Untersuchung jedoch umständlich, verlangen technische Sonderkenntnisse, erhöhtes Maß an Übung im experimentalphysiologischen Arbeiten und nicht zuletzt geldliche Opfer. Daher sind die Nystagmusschreibungen erst von einigen Forschern, z. B. Ohm, Bárány, für besondere Aufgaben zum klinischen Gebrauch herangezogen worden. Doch ist von ihnen sicher einmal ein größerer Nutzen für die Differentialdiagnostik und für die Objektivierung der Beobachtung zu erwarten, sowie eine Erweiterung des Lehrens und Lernens über den heutigen Stand hinaus. Das versprechen viele wissenschaftlich bemerkenswerte Einzelergebnisse der in der Mehrzahl bisher noch am Normalen durchgeführten Untersuchungen, von denen ich nur auf die relativ neueren Arbeiten von Dodge (1923), Bárány (1925), Dohlman und von Kuilman [1] hinweisen möchte. Nur genügt wohl kaum eine der Methoden zugleich allen Anforderungen der Verwendbarkeit.

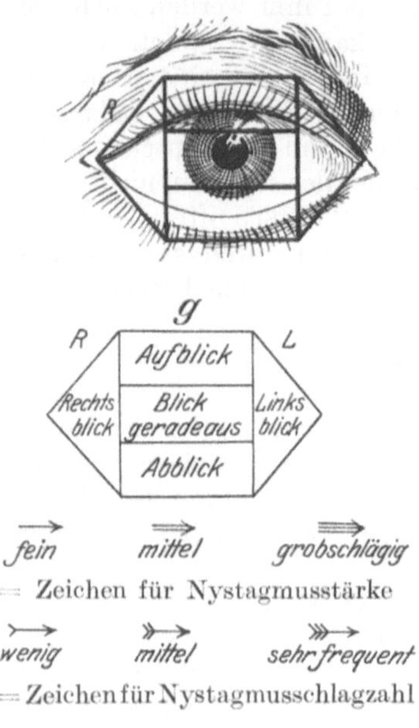

Abb. 13. Schema zur Aufzeichnung des Spontannystagmus in den zwanglosen Blickrichtungen. (Nach H. Frenzel: Nervenarzt 1931.)

Außer mechanischen (Buys, 1909) entwickelten sich frühzeitig optische (Wojatschek. 1908) Aufzeichnungsarten. Die Bewegungen gelangten meist nur in einer, seltener in zwei Ebenen und erst jüngst von Kuilman in drei Ebenen gleichzeitig und übersichtlich zur Aufzeichnung. Auch die Verwendbarkeit für die klinisch wichtigen reaktiven Nystagmen, vor allem die Lagereizung und Drehreizung wurde von vollkommeneren Geräten erst im vorletzten Jahrzehnt erreicht (Dodge, Bárány, Kuilman).

Die mechanischen und optischen Methoden und ihre Kombin. /n besitzen bald diesen, bald jenen Nachteil und Vorteil: Die Übertragung durch Hebel r.i) ist schon durch das Trägheitsmoment so ungenau, daß z. B. fast alle Untersuchungen dms einer Nachprüfung. wie Cords darlegte, bedürften; die pneumatischen Übertragungen (Buys und Copper, Wotzilka u. a.) arbeiten empfindlicher, aber sie belasten das Auge mehr. Der Augenbewegung hinderlich wird oft die Anheftung von Spiegelchen, Pelotten oder anderen Dingen auf der Hornhaut (Majewski, Wojatschek u. v. a.) oder auch nur am Augenlid (Wotzilka). dessen Bewegungen übrigens störend mit zur Aufzeichnung kommen können. Die Gesamtapparatur kann einen Umfang annehmen, der belästigt und belastet und nur schwer eine Verbindung mit dem Kopf ermöglicht, die selbst eine Fehlerquelle mehr ist.

---

[1] Bei ihnen und bei Wotzilka (1924) sind die meisten Schriftangaben zu finden.

Diese Schwierigkeiten haben mit mehr oder weniger Erfolg die optischen und photographischen Methoden zu überwinden gesucht (DODGE). Ihre Kurven sind aber gewöhnlich erst mittels mathematischer Berechnung und Messung auszuwerten (STRUYKEN-KUILMAN). Filmaufnahmen können naturgemäß den Zusammenhang des Ganzen durch das Zeitlupenprinzip vorzüglich zerlegen und durch die Wiederholung der Wiedergabe überzeugend veranschaulichen. Um Kurven zu erhalten, sind irgendwelche Hemmungen oder Belastungen von Augapfel oder Lidapparat anscheinend doch nie zu vermeiden [vgl. selbst DODGE (1921)]. Für eine Reihe von Fragen bringt die Ausschaltung jedes Lichtstrahles Erschwerung der Bedienung, wie überhaupt Verwickeltheit, Zeit- und Materialverbrauch mit der Güte der Methode zu steigen scheinen, ohne daß eine ideelle Lösung der Aufgabe schon gefunden wäre. Das dürfte auch gelten für die äußerst vervollkommnete Kinonystagmographie von WIEDERSHEIM mit Zeiß-Apparatur, die sogar beide Augen in einem Zug aufzunehmen gestattet, obwohl WIEDERSHEIM sie optimistisch als eine Sprechstundenmethode empfiehlt.

Die Aufnahmen mit Saitengalvanometer (SCHOTT, MEYERS) kranken u. a. daran, daß am Menschen nicht exakt genug von den einzelnen Augenmuskeln abgeleitet werden kann.

Kopf. Am Kopf ist ebenfalls acht zu geben auf Nystagmus und Deviation.

Der *vestibuläre Nystagmus des Kopfes* trägt denselben rhythmischen Charakter wie derjenige der Augen. Nicht jede der beschriebenen Eigenschaften tritt an ihm so deutlich hervor wie am Augennystagmus. Wir pflegen sein Vorhandensein nur in der dem Geprüften natürlichsten Kopfhaltung zu beachten. Die Nystagmusbewegungen des Kopfes laufen wesentlich nur in waagerechter Ebene ab — manchmal sind zugleich etwas drehende Kopfbewegungen dabei, die auf ihren vestibulären oder ihren rein bewegungsmechanischen Anteil nicht analysiert werden. Kopfnystagmus ist beim Menschen schon an sich eine ausgefallene Erscheinung (s. oben). Spontan dürfte er noch seltener gefunden werden als auf vestibuläre Reizung hin. Physiologische Zuckungen des Kopfes, die mit dem Kopfnystagmus zu verwechseln wären, kommen gar nicht vor.

Die *vestibuläre Deviation des Kopfes* ist ebenfalls eine Kuriosität. Und zwar ist es die „Dauerdeviation", die sich in Ruhe spontan auffällig bemerkbar macht, und diese wiederum ist dann Ausdruck anormaler Tätigkeit des vestibulären Apparates als Organ der Lage und Stellung. Dieser Umstand verlangt es, bei der Untersuchung andere Einflüsse auf Lage und Stellung des Kopfes nicht aufkommen zu lassen. Derartige Beeinflussungen stammen im wesentlichen von bewußten und unbewußt seelischen Vorgängen und von der Verlagerung des Schwergewichtes her (DE HAAN, GÜTTICH); denkbar sind auch sog. induzierte Tonuseinwirkungen im Sinne von GOLDSTEIN und RIESE.

Diese *extravestibulären Mechanismen schalten wir für* die Untersuchung zweckmäßig aus, *wenn wir eine gerade aufrechte Haltung im Raum einnehmen lassen, in der der Kopf ungezwungen geradeaus nach vorn, aber mit geschlossenen Augen gehalten wird.*

Theoretisch sind wohl vestibuläre Deviationen in jeder der 3 Raumebenen für sich zu erwarten. Praktisch begegnen wir spontan anscheinend nur[1] der merkwürdigen Haltung des Kopfes, die wir in der praktischen Medizin als *Schiefhals* bezeichnen und die einer kombinierten Bewegung des Kopfes in den 3 Ebenen entspricht. Sie ist *Folge des sog. labyrinthären Kopfstellreflexes* nach MAGNUS und DE KL.. N (s. S. 488). Die durch ihn ausgelösten Kräfte waren an den von mir beobachteten Fällen — umschriebener Labyrinthitis — so schwach, daß diese im Tierversuch „Grunddrehung" genannte Deviation des Kopfes bei Aufliegen des Kopfes im Bett nicht mehr zu bemerken war (vgl. S. 488).

Die Deviation kann dadurch verdeutlicht werden, daß mit einem Band eine Art Pfeil am Kopf befestigt wird (BÁRÁNY)[2]. Der Stab an BRÜNINGS' Otogonio-

---

[1] QUIX und EISVOGEL betonen, daß sie kompensatorische Kopfstellungsveränderungen im Gegensatz zum Tierversuch beim Menschen nicht gefunden haben.

[2] Von BÁRÁNY ursprünglich bestimmt für die Prüfung der Deviation in Gestalt des „Zeigversuches" mit dem Kopf.

meter kann denselben Dienst leisten. Um die Einstellung von Pfeil oder Stab mit der Schwerelinie zu vergleichen, eignen sich weniger die von mir (s. S. 527) angewandten „Transporteure“, die allerdings durch ihr Gewicht die Kopfhaltung ein wenig beeinträchtigen können oder die *Peilung*, eine Methode die Güttich bei der wissenschaftlichen Untersuchung von Gleichgewichtsstörungen an Körper und Gliedern verwendet hat und die wohl dem fil à plombe nach Barré entspricht. Zum Peilversuch ist einfach eine senkrechte Linie an der Körpermittellinie der Versuchsperson kenntlich zu machen und die Versuchsperson dann visierfähig zu einem Lot aufzustellen.

Kopflageveränderungen, die wir seit Báránys grundlegenden Veröffentlichungen *absichtlich* in die Funktionsprüfungsversuche überhaupt einschalten, müssen wir an anderer Stelle besprechen.

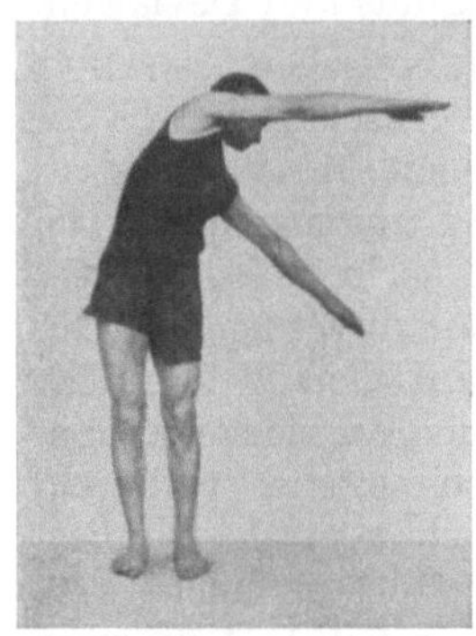

Abb. 14. Diskuswerferstellung als Folge vestibulärer Tonusänderungen. (Nach M. H. Fischer und Wodak: Pflügers Arch. 202.)

Körper. Die Deviationen, mit denen wir hier allein zu rechnen haben (vgl. S. 461) gehen unter dem Namen der *Fallreaktion*.

Dabei kommen naturgemäß nur die sagittale und die frontale Körperebene, sowie zwischen ihnen liegende oder aus ihnen resultierende Ebenen als Richtung, in denen das Umfallen erfolgt, in Betracht. Aber diese Bewegungen können auch — das ist reaktiv bei wissenschaftlich genauer Versuchsanlage nach Fischer und Wodak stets der Fall — mit Drehungen des Körpers um seine Längsachse verbunden sein. Die beiden Forscher nannten diese den „Körperdrehreflex“ gegenüber dem erst geschilderten „Körperneigungsreflex“. Aus der Koordination der verschiedenen „tonischen Parallelreflexe,“ zu denen dann noch Reflexe an den Armen (s. unten) gehören, kann sich dann unter den Versuchsbedingungen von Fischer und Wodak eine typische Stellung, die „Diskuswerferstellung“ (s. Abb. 14) ergeben. In der klinischen Praxis aber bemerken wir in jedem Falle ganz allgemein ein „grobes“ Fallen, das — auch unter Außerachtlassen des Körperdrehreflexes — sich nicht immer haarscharf in einer der 4 Grundrichtungen auswirkt.

Die Deviation endet mit tatsächlichem Umfallen nur dann, wenn die spontane, und erst recht die reaktiv-vestibuläre Erregung stark und dauerhaft genug ist, um den Gesamtschwerpunkt bis zum Umstürzen zu verschieben. Es ist sonst — und das ist gewöhnlich der Fall — nur eine Fallneigung zu sehen, bei deren Steigerung der Geprüfte Stützbewegungen zu machen sucht. Von Fischer und Wodak wurde vorgeschlagen, diese Deviation deshalb nur „vestibuläres Umfallen zu benennen. „Fallreaktion“ sollte für ganz bestimmte Sturzerscheinungen vorbehalten bleiben, die durch die Drehreizung und Kopfstellungsveränderung zu erzielen sind.

Auch Kipperscheinungen sind uns nur als Erzeugnis eines besondersartigen Reizversuches bekannt (s. S. 515).

Zur Untersuchung muß der Körper sich frei beweglich in einer Grundhaltung befinden, wie wir sie oben vom Kopf allein beschrieben haben. Der Körper ist weniger beweglich mit den Beinen verbunden als der Kopf mit dem Körper, so daß seine Deviation recht deutlich wird, wenn durch stehende Haltung die Stützfläche verkleinert wird. Die Änderung der Körperdeviation, die genau genommen dadurch entstehen muß, daß zugleich eine zwar gleichsinnige, aber doch durch die Widerstandshaltung der Beine auf den Fußflächen den Körper wiederum irgendwie beeinflussende Reaktion der unteren Gliedmaßen statthaben kann, lassen wir klinisch außer acht [s. auch Bárány (1913)]. Die Körperdeviationen sind unbeeinträchtigt durch jede Beindeviation schon im Sitzen ohne Anlehnung zu beobachten, *wenn* sie stark genug sind. In dieser Konstellation wird von ihnen gewöhnlich nur Kenntnis genommen, wenn Dreh- und Wärmereiz oder andere Prüfungen — wie üblich — am sitzenden Kranken ausgeführt werden (zumal sie dann die Armdeviation stärker hervortreten lassen, sofern nicht der Körper fixiert wird).

Die gebräuchliche *Prüfungsstellung* stimmt also überein mit der *zum* Rombergschen *Versuch*. Sie ist weiter zu verfeinern durch den sog. *sensibilisierten Romberg*, bei dem die Füße im Paßschritt (Spitze an Hacken [nach Mann], Spitze neben Hacken [nach Junger]) stehen. Es ist zu raten, diese Prüfung einmal mit dem linken Fuß und einmal mit dem rechten Fuß vorn vergleichend vorzunehmen. In sensibilisierter Stellung ist die Hilfe des Peilens (s. S. 474), kaum noch notwendig. Wie im ursprünglichen Romberg bewähren sich im Bedarfsfall auch Ablenkungskniffe.

Eine Erleichterung der Erkennung des Fallens, bzw. Abweichens ist dadurch zu erzielen, daß die Prüfung vom Stand in die Bewegung verlegt wird. Man läßt dann z. B. im Paßschritt (bei geschlossenen Augen) geradeaus vor- und rückwärts gehen. Ein gerader Strich am Boden, dessen Richtung vor dem Augenschluß gemerkt werden mußte, gibt den Maßstab für das Abweichen ab.

Zur Festlegung des Ergebnisses der *Gangabweichungsprüfung* hat v. Stein empfohlen, die Sohlen mit einem Stoff zu bestreichen, der einen Abklatsch auf der Unterlage — etwa einem Bogen Papier — als sog. Ichnogramm hinterläßt.

Naturgemäß kommt dabei eigentlich das Abweichen des Gesamtkörpers zum Nachweis. Dieses läuft an sich zwar auf eine gleichsinnige Verstärkung der Fallreaktion hinaus, jedoch gibt der Gangversuch leicht Anlaß zu Ausgleichs- und Unsicherheitsinnervationen, die die echte vestibuläre Abweicherichtung unregelmäßig gestalten, selbst umkehren können [1]. Je ungewohnter, je verwickelter diese und ähnliche Versuchsaufgaben (Hüpfen auf 1 oder 2 Beinen, auf der Stelle usw. nach v. Stein) sind, um so besser ist es, meiner Meinung nach, sie von vornherein zu unterlassen. Deshalb möchte ich auch aus dem umfangreichen, wohl einst wertvollen Probensystem v. Steins, das Krotoschiner, Alexander und Mackenzie seinerzeit gewürdigt haben, *nur noch den Paßgang vorwärts empfehlen* und an späterer Stelle den Versuch auf der schiefen Ebene in seiner modernen Deutung (s. S. 491) erwähnen. Die Abweichung ist bei geringem vestibulärem Erregungszustand in der Tat manchmal leichter im Vorwärtsgang als im Stand zu bemerken. Unter stärkerer Erregung gibt sich die Abweichung sowieso im Romberg und den Armreaktionen (s. oben) zu erkennen. Bisher ist es uns nicht möglich, aus Feststellung der Gangabweichung an noch komplizierteren Bewegungsanordnungen unsere diagnostische Leistung zu vervollkommnen. Versuche wie das Gehen im Stern (la marche en étoiles nach Babinski) u. ä. bleiben darum entbehrliche Spielarten der Fallreaktion.

Glieder. Diese Deviationen sind im Grunde ja nichts anderes als die lange Zeit vor ihnen bekanntgewordenen Fallbewegungen, bzw. Gangabweichungen: sie wurden aber erst von Bárány (1909) isoliert für die Zwecke der Ohruntersuchung herausgestellt, wir dürfen sogar sagen, entdeckt, denn die Anwendung eines Zeigeversuches in der Augenheilkunde (v. Graefe) und der Nervenheilkunde (s. Brunner) enthielt nichts von diesem Zusammenhang. Weit deutlicher als am Kopf hat Bárány diesen vestibulären Effekt an den oberen Gliedmaßen feststellen können; an den unteren fand er ihn leidlich konstant nur im Hüftgelenk. Er nannte ihn „Vorbeizeigen", die Prüfung den

---

[1] Ich mache darauf aufmerksam, daß sehr oft im Rückwärtsgang das Abweichen nach der entgegengesetzten Seite erfolgt!

„Zeigeversuch". Bárány hat also zuerst die Deviation am Arm *in der Bewegung geprüft*. Er hat aber auch bereits ihre Äußerung an dem in Ruhe gehaltenen Glied gekannt (1911), doch hat er sich näher mit ihr erst 1925 beschäftigt. Inzwischen hatte längst Güttich die Deviation in dieser zweiten Abart näher als „Abweichereaktion" bearbeitet und später haben Fischer und Wodak eine spezifische Abweichreaktion in der sagittalen Ebene im Rahmen der Armtonusreaktionsprüfung verwertet.

Die *Deviationen der Glieder* sind um so empfindlicher, je freier die Beweglichkeit des Gelenkes ist, in der sie geprüft werden. Die Bewegung des Armes im Schultergelenk wird deshalb stets zur Prüfung bevorzugt. Heute wird, von besonderen Fällen abgesehen, allein dieses „Zeigen" geprüft, während unter dem Eindruck der Bárányschen Lehre von den Kleinhirnzentren[1] früher mindestens alle Gelenke des Armes, dann Kopf und womöglich noch die Beine der Reihe nach drankommen mußten.

Allen diesen Deviationen ist gemeinsam eine *Beeinflußbarkeit durch* eine weit *größere Zahl von außervestibulären Vorgängen,* als sich auf die Augen auswirken können; Einflüsse, unter denen bewußte und unbewußte Bewegungsantriebe und Hemmungen zu einer entscheidenden Bedeutung gelangen. Mit Rücksicht auf den Willenseinfluß hat Bárány diese Phänomene auch als „*Reaktionsbewegungen*", nicht als Reflexe beschrieben.

Es ist zu verstehen, daß an den empfindlichsten Ausschlägen, also an den Armreaktionen, derartige Einwirkungen die größte Beachtung fordern.

Bereits scheinbar *fernerliegende Momente* habe ich unliebsam werden sehen (s. unten); Alexander hat sich der Wertung dieser Beobachtungen angeschlossen.

Von der Bewegungsmechanik unabhängig können *Allgemeingefühle* ausgelöst werden, die fein abgezirkelte Bewegungen, wie es diese Prüfungsteste sind, verändern können. So sah ich bei wiederholten Prüfungen vestibulärgesunder Personen Aufstehen nach längerem Liegen, noch unvollkommene Frische nach dem Schlafen, reichliche Nahrungsaufnahme und Stimmungsschwankungen zur Unbeständigkeit in der Treffsicherheit des Zeigeversuches führen.

Derartige Allgemeingefühle sind vermutlich Ausdruck vegetativer zentraler und visceraler Vorgänge, die im einzelnen unübersehbar, sich nur durch umsichtiges Ansetzen der Untersuchung möglichst ausschalten lassen und deren Einfluß auf die Untersuchung man dann vermuten muß, wenn die Proben ganz unregelmäßig und undeutbar ausfallen.

Rein peripher mechanische Verhältnisse, wie *Spannungsübertragung und Bewegungshindernisse,* die sich vom Arm auf Hals und Rumpf und umgekehrt auswirken, äußern sich z. B. darin, daß stets das Zeigen bzw. Vorbeizeigen nach innen gegenüber dem nach außen beengt ist oder, daß aus äußerst seitlich, bzw. einwärts eingenommenen Stellungen heraus eine freiwillige Neigung zum Abwandern des Armes in umgekehrter Richtung sich kundgibt („Entspannungstendenz" von Ruttin). Ebenso hängt die Erscheinung, daß beide vorgestreckten Arme am sichersten richtig zeigen und am klarsten Abweichungen geben, wenn sie in einer Art paramedianer Nullstellung (Fischer und Wodak) sich befinden, meiner Meinung nach zum guten Teil von dieser „Ungeniertheit" ab. Doch mag hinter dieser auch noch das Nachlassen von *Reflexen* stecken, die von fernergelegenen Muskelgruppen, insbesondere der anderen Seite bei einseitigem Versuch ausgehen und in anderen Armstellungen (s. oben) sich aktiver erwiesen; sie sind besonders gründlich von Fischer und Wodak studiert worden.

---

[1] Siehe Abschnitt dieses Handbuches von Marburg.

Zur mechanischen Behinderung reicht unter Umständen sogar schon die Kleidung aus (KOBRAK, BÁRÁNY, KLESTADT). Sozusagen im Wettbewerb mit *unbewußtem Hemmungsempfinden* durch Anliegen der Kleidung dürften den Versuchsausschlag von der Kleidung veranlaßte *sensible Erregungen,* die Empfindung derselben und Erinnerungsbilder an sie (BRUNNER) stören. Im übrigen erzielten mit Wärme- oder Schmerzreizen manche Untersucher, z. B. WODAK und FISCHER, KÖRÖSY, BRUNNER regelwidrige Ausfälle des Zeigeversuches.

Es ist daher ratsam, zum Versuch für eine ungestörte Bewegung von Arm-und Schultergürtel Sorge zu tragen. Das Auftreten bewegungsmechanischer Störungen übersieht man am besten, wenn für die Untersuchung am Arm ebenfalls die im vorhergegangenen Unterabschnitt geschilderte aufrechte Kopf-Körperhaltung mit ungezwungenem Blick geradeaus eingehalten wird.

Auf diese Weise werden zugleich *weitere Beeinflussungen der Armreaktion* vermieden, die in *Verschiedenheit der Kopfstellung* ihre Ursache haben. Ihr Ausfall ist *bald mehr, bald weniger gesetzmäßig* und uns durch Arbeiten von BÁRÁNY, BLUMENTHAL, B. FISCHER, FISCHER und WODAK, REINHOLD u. a. (s. WODAK), GRAHE, QUIX, HOFF und SCHILDER wohlbekannt. Da wir mit ihnen nur in Sonderfällen der Prüfung reaktiven Zeigens vertraut sein müßten, wollen wir nur auf diese Arbeiten verwiesen haben (s. Kapitel der Halsreflexe in diesem Handbuch). Mit unserer Ursprungsstellung für die Armprüfung werden ferner nicht ständige und auch anscheinend nicht immer richtungsbestimmte *Einflüsse* hintangehalten, die *von der Haltung der nichtgeprüften Glieder,* ja selbst von der der Augen ausgehen können (B. FISCHER, SVEN INGVAR [s. WODAK] und vor allem GOLDSTEIN und RIESE). Ihrethalben ist es schon angebracht, bei Untersuchung bettlägerig Kranker — etwa gar bei offenen Augen — an diese Erklärung gelegentlich unerwarteter Versuchsausfälle zu denken und sich einer asymmetrischen Stellung zum Kranken zu enthalten (GRAHE). Ich selbst habe an sonst normalen Ohrenkranken unter Beachtung der Voraussetzungen durch derartige ,,*induzierte Tonusänderungen*" (GOLDSTEIN und RIESE) nie Schwierigkeiten gehabt: HOFF und SCHILDER haben ,,bei geeigneter Instruktion" das ebenfalls nicht.

Einer Tonuserhöhung, die nach METZGER durch Belichtung *eines* Auges auf der gesamten gleichnamigen Körperhälfte eintritt und zu Vorbeizeigen und Fall nach derselben führen soll, läßt sich wohl auf einfachste Weise vorbeugen (vgl. BÁRÁNYs und BARTELS Beobachtungen am Auge von Säuglingen).

Wenn uns GÜTTICH (1928) mittels seiner Peilmethode zeigte, daß bei manchen dieser Störmomente sich als Zwischenglied eine *Schwergewichtsverlagerung des Körpers* einschiebt, die ganz wesentlich an der Abweichung des Armes Anteil hat, so bekräftigt diese Feststellung die Notwendigkeit, auf eine gerade gerichtete Ursprungsstellung des Gesamtkörpers zu achten; gegebenenfalls muß sie durch geeignete Anlehnung, die aber nicht den Schultergürtel in seiner Bewegungsfreiheit behindert, z. B. auf GÜTTICHs Drehstuhl oder mittels flachen symmetrischen Anlehnens der Hände oberhalb der Hüfte seitens einer dritten Person (KLESTADT) gewahrt werden.

Eine weitere in der Körperhaltung begründete Ursache, die hartnäckig das Richtigzeigen uns vorenthalten kann, hat uns GÜTTICH gelehrt. Er sieht sie als Folge der individuell eigentümlichen Haltung der Halswirbelsäule an und rechnet sie deshalb unter die *Halsreflexe.* Das Strecken der Halswirbelsäule durch die von hinten flach unter das Kinn gelegten Hände hebt nämlich den hierauf beruhenden Zeigefehler auf[1]. Dieser GÜTTICHsche Kunstgriff ist also beim spontanen Vorbeizeigen zunächst stets einmal vorzunehmen.

---

[1] Erinnert an den Vertebra prominens-Reflex von MAGNUS-DE KLEIN.

Mehr Schwierigkeiten habe ich empfunden von seiten der *psychomotorischen Komponenten der Versuche* zur Prüfung vestibulärer Armdeviationen.

Im Vordergrund stehen dabei die *Vorstellungen von der Armhaltung, bzw. -bewegung, insbesondere die der Richtung derselben und die Erinnerungsbilder an sie.* Das geht aus der schon von Bárány festgestellten Grundtatsache hervor, daß jeweils im selben Versuch die Richtung gleich bleibt, ob das Glied proniert oder supiniert oder in einer anderen Zwischenstellung gehalten wird.

In den Zentren der Richtungsvorstellungen suchte — in Anlehnung an Báránys Zentrenlehre (s. Abschnitt Marburg) — Fr. Kobrak auch die eigentliche Ursache für die Bereitschaft zum gleichmäßigen Abweichen in asymmetrischen Sinne nach innen oder außen (vgl. „gekreuztes" Vorbeizeigen, S. 619).

Es folgen die *Erinnerungsbilder an die sensiblen und optischen Empfindungen, die von dem vorgenommenen oder eventuell vorhergegangenen Versuch herrühren.* Auf sie, die individuell abgestimmt sind, führen wir gern die individuellen Varianten des Versuches — „Reaktionstypen Kobraks" — zurück, die vorkommen (Goldstein und Riese, Fischer und Wodak) und die im Vorversuch (der dem spontanen Verhalten gilt) erkannt werden sollen.

Übrigens halten Hoff und Schilder Richtungsvorstellungen durchaus nicht für maßgebend, vielmehr kämen die tonischen Zugwirkungen in Frage, die von jeder Gliederhaltung ausgehen. Von ihnen komme bei der Versuchsanlage der Verfasser — und das gilt auch, wie ich ausdrücklich hervorheben will, für die von mir erprobten und hier wiedergegebenen Maßnahmen bzw. Anordnungen, soweit keine Psychopathen unter den Versuchspersonen sind — eine „Divergenzreaktion" nur in geringem Grade, eine „Konvergenzreaktion" so gut wie nie zustande. Doch kennen die Verfasser auch so etwas, wie die Richtungsvorstellungen, nämlich das „Körperschema" (Fischer und Wodak). In ihm ist die jedesmalige Lage des Körpers vertreten, zugleich aber auch sensitiv-sensorisch so gefestigt, daß es jeder Verlagerung im Sinne des tonischen Zuges eine starke Tendenz zur Wiederherstellung der Normlage entgegenstellt!

Die Psychomotorik erklärt uns zum guten Teil den *Einfluß der Aufmerksamkeit, der Ermüdung und der Übung.* Durch ihn werden nicht allein die Innervationen im Sinne der geforderten Handlung getroffen, sondern auch Gegen-, bzw. Ausgleichinnervationen zu denselben (Brunner).

Sie läßt auch verstehen, warum diese Teste — von Sabotage ganz abgesehen — der *Suggestion und Autosuggestion* leicht zugänglich sind. Auf die biegsame seelische Verfassung, die zum Zweck der wissenschaftlichen Erforschung des psychomotorischen und psychologischen Werdegangs des Phänomens geradezu unerläßlich zu sein scheint, weist hin, daß Fischer und Wodak „geschulte Versuchspersonen" benötigten, die sozusagen Spannungs- und Entspannungsgrade ihrer Muskeln beherrschen, die es verstehen, „allen auftretenden Bewegungsimpulsen der Arme freien Lauf zu lassen". Noch mehr erinnert die Schilderung der Gesamtsituation, in der Goldstein und Riese ihre eigenartigen Bewegungsphänomene beobachten konnten, an die Vorbedingungen solch seelischer Beeindruckungen, zu denen ja wohl auch der bei unserer Versuchstechnik (s. unten) konsequent durchgeführte Augenschluß das Seine betragen kann. Daher heißt es, doppelte Vorsicht mit allen Ergebnissen der Armdeviationsprüfung! Wie ließe sich z. B. beweisen, ob eine Tendenz, zur Seite des Prüfers vorbeizuzeigen (Grahe), schon eine unbewußte Eingebung ist oder Folge eines kinästhetischen Nachbildes!

Alle diese Umstände beeinflussen den Versuch je nach seiner Anlage und der Veranlagung der Versuchsperson. Daher verspricht sich ein Verfasser von Ablenkung der Versuchsperson mehr Nutzen für eine verwendbare Versuchsausführung als ein anderer; ein anderer zieht eine mehrmalige Vornahme der

Prüfungshandlung unmittelbar oder nach einer Pause vor; ein Dritter das möglichst naive Eintreten in den Versuch usw. Hier lassen sich keine alleinseeligmachenden Regeln aufstellen; ein jeder muß im Eingedenk an alle Fehlerquellen sich nach einem durchüberlegten Plan richten. Theoretisch sieht das schwieriger aus als in der Praxis; denn wir müssen auf die sicher an sich wünschenswerten Feinheiten, die auch diesem diagnostischen Hilfsmittel der Armdeviation von KOBRAK, GRAHE u. a. gegeben werden sollten, wohl besser verzichten, soll uns die Methode nicht ärger noch enttäuschen als es in vergangenen Jahrzehnten bereits geschehen ist! In diesem engeren Rahmen vermögen wir aber mehrere brauchbare *Methoden* wiederzugeben. Ihre Unterschiede beruhen darin, daß sie bald auf der Bremsung oder Betonung dieser, bald jener der geschilderten Einwirkungen abgestellt sind. Ihr Ziel ist es, eine einwandfreie Norm für den richtigen Ausfall am Gesunden zu geben, von der aus auch die reaktiven Ausschläge unter Wahrung gleicher Vorsicht als vestibulär oder auch, wir dürfen schon hier hinzufügen, als Merkmal von seiten bestimmter, mit dem vestibulären System verbundener zentraler Gebiete deutbar sind.

Ausgangshaltung des Gliedes *für alle Methoden* ist der geradlinig ausgestreckte Arm mit der in typischer Zeigestellung gehaltenen Hand. Sie gab den Namen „Zeigeversuch".

Ohne Auftrag zu weiteren Bewegungen sind mit ihr prüfbar 1. die Abweichereaktion, 2. die Armtonusreaktion mit dem Auftrag, den Arm in einer vorbezeichneten Ebene zu bewegen, 3. das „Vorbeizeigen" und 4. der Einstellungsversuch.

Es wäre völlig falsch verstanden, wenn der erste Modus für eine statische, der zweite für eine dynamische Prüfung gehalten würde (s. oben); es handelt sich um Prüfungen in Ruhe und in Bewegung! Von ihnen schätze ich mit GÜTTICH, SCHILDER, FISCHER und WODAK und heute wohl auch BÁRÁNY die erste Abart sehr, denn die durch sie gestellte Aufgabe ist die einfachere, der reaktive Ausschlag bei ihr meist schneller und leichter abzulesen als im Zeigeversuch. Aber im Gegensatz zu manchen anderen finde ich, daß ein Vorbeizeigen doch öfters noch auftritt, wenn vorher die Abwehrreaktion sich nicht bemerkbar gemacht hat!

Die *Ausgangsstellung des* Unterarmes ließ seinerzeit BÁRÁNY einmal supiniert und zum anderen proniert einnehmen, weil sich zuweilen dabei ein verschiedenes Verhalten kundgab, das zu Lokalisationsschlüssen berechtigen sollte. Heute wird ziemlich allgemein von diesem Wechsel der Haltung abgesehen (es sei denn, daß er — aktiv — als eine Art Ablenkung oder — passiv — zwecks Lockerung zu großer Spannung vorgenommen wird). FISCHER und WODAK halten die saggitale Haltung mit Daumen nach oben für die günstigste. Meist wird mit GRAHE die pronierte Haltung eingenommen. *Ich* überlasse es dem Kranken, beim Vorstrecken zum Zeigen auch von der streng pronierten Haltung abzuweichen, um ihm in jedem Falle die bequemste Haltung zu ermöglichen und nicht weitere nichtvestibuläre Einflüsse einzuschalten. Doch stellen so gut wie alle Personen dabei proniert ein, vermutlich weil eine natürliche Tendenz zu pronierter Handhaltung besteht, wie HOFF und SCHILDER dargetan haben.

Als *Ausgangsstellung im Raum* wird diejenige gesucht, von der aus der Normale ohne vestibuläre Reizung nicht abweicht bzw. richtig zeigt. Eine solche soll es streng genommen gar nicht geben. FISCHER und WODAK haben nämlich im psychophysischen Versuch gezeigt, daß die nach vorn ausgestreckten Arme sich selbst überlassen weit auseinanderweichen, um wieder bis über die Ausgangsstellung, unter Umständen bis über die Mittellinie des Körpers zurückzukehren und sich das Spiel alsdann wiederholt. Sie sehen in diesen Vorgängen die „*spontane symmetrische Abweichereaktion*", einen der oben erwähnten nicht vestibulären Reflexe. Aber selbst angenommen, diese Reflexe seien durchgängig vorhanden, so erlauben uns die Forschungen von Fischer und Wodak selbst, sie klinisch zu vernachlässigen, da in der Stellung „Arm geradeaus vorwärts" — übrigens auch „geradeaus seitlich" — sie die geringste Winkelgeschwindigkeit haben und schon die Muskelspannung gewöhnlich zu ihrer Unterdrückung ausreicht. Das stimmt auch mit der Praxis überein: Selten sieht man im Vorversuch an einer Versuchsperson — ohne spontane vestibuläre Abweichereaktion — die Arme in Schulterweite — das ist die klinisch üblichste Ausgangsstellung — noch etwas auseinandergehen. Solche Personen lasse ich dann in der etwas weiteren Stellung, in der sie von allein anhalten [1], den eigentlichen Versuch ausführen, wiederum um Unbehaglichkeit oder mechanische Störungen zu vermeiden.

Als *Prüfungsebene* wird die ideelle Ebene des Raumes gewählt. Die Abweichereaktion (und die Einstellunsgreaktion) wird an der Bewegung in der Waagerechten, die „Armtonusreaktion" in der Senkrechten verfolgt. Für den Zeigeversuch sind alle drei Hauptebenen nutzbar gemacht (Beyger und Lewandowsky, Quix). Wir wollen das Zeigen nach *der* Ebene nennen, in der der Arm bewegt wird. Es erfolgt also senkrecht-sagittales Vorbeizeigen nach innen oder außen, waagerechtes Vorbeizeigen nach oben oder unten, senkrecht-frontales Vorbeizeigen nach vorne oder hinten.

Die Prüfung beginnt mit dem *Zeigeversuch in der Sagittalen.* In ihr sind alle sensiblen und psychischen Faktoren am geläufigsten; in ihr hat man von einem ausgesprochenen Fehler das meiste für die Diagnostik zu erwarten. In der überwiegenden Zahl der Fälle beschränken wir uns auch auf ihn. Wir müssen aber beachten, daß ohne vestibuläre Veranlassung verhältnismäßig häufig nach außen, besonders im rechten Arm vorbeigezeigt wird (Bárány, Blumenthal) und auch vestibulär die Neigung zu stärkerem Abweichen nach außen besteht (Güttich, Fischer und Wodak).

Für den Ausfall des Zeigeversuches ist noch das *Zeitmaß* von Bedeutung, wie Fischer und Wodak wissenschaftlich ausführlich im einzelnen auseinandergesetzt haben. Für den klinischen Versuch ist nach ihrer Beweisführung ein langsames Zeitmaß erforderlich, da sonst die reflektorischen Deviationen nicht zur Erscheinung kommen. Die genannten Verfasser verstehen darunter 5 bis 10 Sek. Zeit für eine Bewegung. Eine so lange Dauer scheint mir nach praktischer Erfahrung nicht erforderlich, weil angesichts der verhältnismäßig kurzen Strecke manche durchaus gutwilligen Personen offenbar mit der Zeiteinteilung nicht zurechtkommen, so daß der an sich schon heikle Versuch aus seelischem Anlaß gestört wird. Etwa 3 Sek. fand ich gegeben als Zeitmaß; 2 Sek. sind aber gewiß das Mindeste.

Die Prüfung kann sich auf *jeden Arm einzeln oder auf beide Arme zugleich* erstrecken. Einseitig vollzieht sich die ursprüngliche *Methode* Báránys:

Der Untersucher hält den eigenen Zeigefinger in entsprechender Entfernung so vor, daß ihn die Versuchsperson von unten her mit dem bei geschlossenen Augen vorgestreckten Arm in Zeigestellung berührt. Dann gibt er den Auftrag, den gestreckten Arm auf das Knie zu senken und ihn wieder bis zur Fingerberührung zu heben. Zeigt die Versuchsperson vorbei, so legt der Untersucher wieder den eigenen Zeigefinger auf den der Versuchsperson, so daß diese über das Vorbeizeigen nicht unterrichtet ist. Das geschieht bei jeder Wiederholung.

Die Prüfung im Handgelenk — die heute nur in Ausnahmefällen angewendet wird — nahm Bárány folgendermaßen vor: Die Versuchsperson legt den Vorderarm über eine Sessellehne so, daß das Handgelenk vollständig frei ist.

---

[1] Wenigstens habe ich bei meinen klinischen Prüfungen jene originelle Fortsetzung des psychologischen Versuches höchstens an „psychogenen" Personen gesehen.

Der Untersucher hält den Unterarm mit der linken Hand fest. Die Versuchsperson beugt jetzt die Hand in Zeigestellung aufwärts, um den rechten Zeigefinger des Untersuchers in ganzer Länge zu berühren. Sodann beugt sie wieder
abwärts. Der Bewegungswechsel wird mehrmals hintereinander ausgeführt. —
BÁRÁNY erklärte seinerzeit, daß zu diesem Versuch eine solche Menge von
kleinen Technizismen gehörten, daß er nach der Beschreibung allein wohl gar
nicht richtig ausgeführt werden könne!

Grundsätzlich beiderseits gleichzeitig zu prüfen hat meines Wissens GRAHE
erstmalig zur Methode erklärt. Ich selbst sah mich zu diesem Vorgehen
veranlaßt, seitdem GÜTTICH seine belangvollen Ergebnisse der Ausschlags-
unterschiede von links und rechts bekanntgegeben hat, und ich mache
nur in Sonderfällen bei krankhaft
einseitigen Ausschlägen oder seelischer Eigenart der Prüflinge Ausnahmen davon.

GÜTTICHs Feststellungen bestanden darin, daß das — reaktive —
Vorbeizeigen immer auf der zur Reizung verwendeten bzw. stärker gereizten Seite stärker ausfällt und
länger dauert als auf dem Arm der
anderen Seite. Er schloß aus dieser
wichtigen und fast immer leicht zu
bestätigenden Tatsache darauf, daß
die Verbindungen vom Labyrinth zur
gleichseitigen Kleinhirnhemisphäre
stärker sind als die gekreuzten Bahnen. An dieser Hypothese müßte
also auch, wenn an der Teilnahme
des Kleinhirns gezweifelt würde, für
den Rest der Bahnen festgehalten
werden.

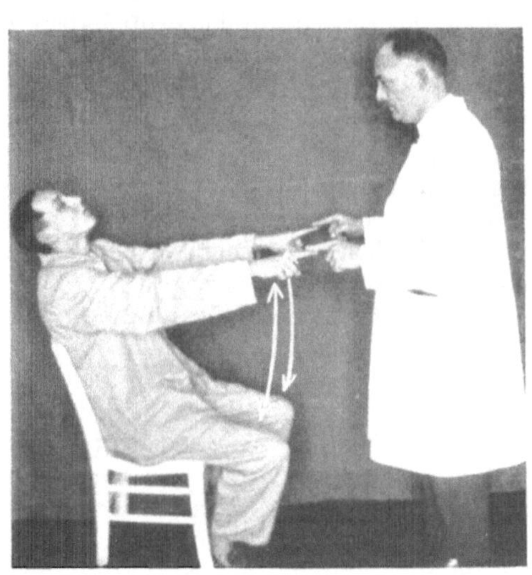

Abb. 15. Zeigeversuch in GRAHES Abart.

Im übrigen enthält die vielerseits geübte *Modifikation von* GRAHE noch
einige Vorschriften von Bedeutung:

1. Es wird mit offenen Augen vorgeübt;
2. die Bewegung beginnt vom Knie aus;
3. im eigentlichen Versuch — natürlich dann dauernd mit geschlossenen
Augen — werden zunächst durch den Untersucher die beiden Zeigefinger abwechselnd symmetrisch nach einwärts sowie nach auswärts von ihren in
Schulterweite befindlichen Ausgangsstellungen geschwenkt und in diesen neuen
Stellungen der Zeigeversuch wiederholt.

4. Der Kopf wird im Versuch nach rückwärts gebeugt gehalten (s. Abb. 15).

Auch diese Vorschriften geben den oben aufgezählten unliebsamen Einflüssen noch einigen Raum. Indem wir uns an ihnen diese Möglichkeiten noch
einmal vor Augen führen, können wir zugleich zu einigen versuchstechnischen
Vorschlägen anderer Verfasser Stellung nehmen.

Die „*Übung" mit offenen Augen* begünstigt einerseits, wie schon BÁRÁNY
erklärt hat, den Ausgleich eines Zeigefehlers; andererseits aber kann sie auch
Bestrebungen zum Vorbeizeigen entgegenkommen. Nach FISCHER und WODAK
sind Ergebnisse solchen „*optischen Zeigeversuches"* überhaupt nicht mit dem
BÁRÁNYSchen Zeigeversuch zu vergleichen. Zweifellos ist es ratsam, jede
optische Hilfe von vornherein durch Schließen, falls notwendig Verdecken der
Augen zu meiden. Eine Ausnahme wäre nur angebracht, wenn die Oberflächen-

sensibilität gestört und die Versuchsperson gar zu unbegabt wäre. Diese Ausnahme eines optisch-haptischen Zeigens wäre dann Notersatz für das übliche *haptische Zeigen* (Fischer und Wodak).

Das haptische Zeigen ist gleich dem optischen Zeigen eine „*Zielprüfung*" — wie es Kobrak —, ein *relatives Zeigen* — wie Fischer-Wodak es nennen. Wird nun nach Punkt 2 auch das Knie berührt, so sind 2 Ziele gestellt. Am zweiten kann dabei nicht einmal, wie es der Versuchsleiter mit seinem Finger tut, ein Fehleindruck verwischt werden; im Gegenteil, neue Sinneseindrücke werden hinzugefügt. Entgegen dieser, auch zur Bárányschen Technik gehörigen Vorschrift, schon *vor Berührung des Knies* bei der senkrechten Bewegung *Halt* zu gebieten, erachte ich daher für wesentlich!

Das Ziel gänzlich auszuschalten, hat eine Methode zum Sinn, die Fischer und Wodak theoretisch durchgeprüft haben, das „*absolute oder egozentrische Zeigen*". Die Versuchsperson bezeichnet dabei mit dem Zeigearm — bei sagittalem Versuch — die subjektive Mediane, die „Körperfühlmediane". Sie hat in der Klinik wenig Eingang gefunden (Hellmann), vermutlich ob der größeren geistigen Beanspruchung der Versuchsperson und der schwer entbehrlichen Apparatur zur Aufzeichnung der Ergebnisse. Es bleibe aber dahingestellt, ob sie nicht in der neurologischen Diagnostik mehr Beachtung finden wird in Anbetracht der Hervorhebung der Raum- und Richtungsvorstellung durch sie im Zeigeversuch.

Nicht ganz ziellos ist eine Methode F. Kobraks, die „*Wegprüfung*". Sie ist eine Art „*passiven Zeigens*", nach Fischer und Wodaks Namensgebung, während alle bisher genannten Methoden den Modus des „*aktiven Zeigens*" wählten. Es wird nämlich zunächst der — von Kobrak über Elle und Handgelenk geschiente — Arm den Prüfungsweg geführt, ehe er ihn wiederholen soll. Außerdem aber gehen die Bewegungen auftragsgemäß in einem spitzen Winkel zur Sagittalen — also schon dadurch den nicht einfachen Versuch verwickelnd — vor sich. Kobrak wollte damit von der corticalen auf die infracorticale Regulierung umschalten. Sie ist darum ebenfalls für die eigentliche Ohrnervenprüfung entbehrlich. Nach Fischer und Wodak hat man bei der Wegprüfung auch mit beträchtlicher Unbeständigkeit der maßgebenden Verhältnisse zu rechnen gegenüber der komplexen Form des Bárányschen Zeigeversuches.

Mit dem *einleitenden Wechsel der Ausgangsstellung und Bewegungsebene* beabsichtigt Grahe Ausgleichsbestrebungen der Versuchsperson und — wenn ich recht verstehe — auch die spontanen nichtvestibulären Deviationen in der symmetrischen Außen- bzw. Innenstellung weitgehendst zu bremsen. Natürlich werden andererseits dadurch wieder neue Eindrücke vermittelt, deren Nachwirkung, z. B. die der „vorhergehenden Muskelspannung" auf folgende Bewegungen, Grahe selbst nicht gering einschätzt. Zugleich wird aber dadurch wiederum zweckmäßigerweise eine etwaige Einwirkung der Vorübungen ausgeglichen. Das ist recht wichtig, denn diese Zielübungen schulen schnell ein Richtungszeigen ein (Bárány, Blumenthal). Wenn ich auch nicht wie Blumenthal deshalb nur die ersten Bewegungen für verwertbar ansehe, so ist doch im Vorversuch (am Normalen) anfängliches Vorbei- und späteres Richtigzeigen und sogar das Umgekehrte immer mit größtem Argwohn aufzunehmen.

Ich halte es darum auch (ähnlich wie Blumenthal) mit *einer* relativ natürlichen und fehlergeschützten Ausgangsstellung, und ich trete so früh wie denkbar in den gültigen Versuch ein und lasse z. B. nach zweimal richtigem Zeigen stoppen. So früh wie denkbar, weil es in der Tat doch Personen gibt, denen man erst beibringen muß, was von ihnen verlangt wird. Der Versuch selbst verlangt eben auch vom Untersucher ein Maß von Kenntnissen und Übersicht, das zwingende Regeln in einigen Punkten, so in diesem, ausschließt.

Im reaktiven Versuch wie im Falle spontanvestibulären Zeigefehlers verblassen die Erwägungen über den Einfluß der Übung, denn die Forderungen, die wir an einen klinisch brauchbaren Versuch stellen müssen (s. unten), setzen unter anderem eine Ausschlagsgröße voraus, die sich durchzusetzen pflegt.

Mit Rücksicht hierauf könnten im Reizversuch vielmehr *Kunstgriffe der Ablenkung,* die FISCHER-WODAK ablehnten, weil mit ihnen unkontrollierbar nichtvestibuläre Faktoren Eingang finden und die meiner Meinung nach den Vorversuch auch sicher gefährden, vorwärts bringen, wenn einmal die Deviation nur unterschwellig, latent schon vorhanden ist. BÁRÁNY hat mit Erfolg den REICHSchen Kniff verwandt. Er besteht in gleichzeitigen, andersartigen Bewegungen der nicht im Versuch befindlichen Hand, z. B. dem Fingernasenversuch. Auch das besprochene Schwenken nach GRAHE erwies sich mir zu diesem Zweck und an diesem späteren Zeitpunkt recht geeignet.

Die letzte Maßnahme GRAHEs, die *Rückbeugung des Kopfes,* verstärkt nach GRAHE das Vorbeizeigen. FISCHER und WODAK haben diesen Erfolg — zu seiner Theorie s. später (s. DE KLEYN) — bestätigt. Ich vermißte ihn oft und sehe auch deshalb in der regulären Deviationsprüfung von Verwendung der Rückbewegung des Kopfes ab, weil sich durch sie leicht Drehungen und Neigungen des Kopfes, ja Augenbewegungen einschleichen, die zum mindesten den als Test dienenden Vorversuch verfälschen können.

Somit bringe ich dem Nervenarzt für die Versuchstechnik im engsten Sinn den *Original* BÁRÁNY-*Versuch in Vorschlag,* nur mit dem Unterschied 1. im allgemeinen zunächst beiderseitig-gleichzeitig zu prüfen und 2. die Knieberührung zu unterlassen.

Zum Zeigeversuch in anderen Ebenen sind die Darlegungen sinngemäß anzuwenden.

Geht nun unsere ganze verwickelte Zeigehandlung hinaus auf das Finden der vesti-

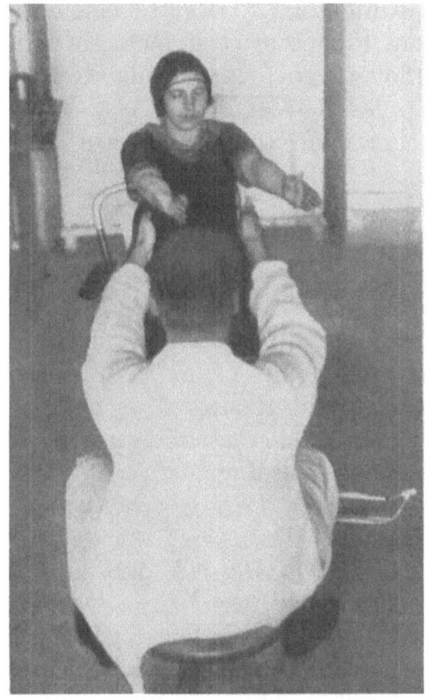

Abb. 16. Prüfung der experimentellen Abweichereaktion nach Kaltspülung links. (Nach WODAK.)

bulären — spontanen oder reaktiven — Deviation und steckt diese in Gestalt des tonischen vestibulären Reflexes[1] als gesetzmäßiger Kern im vestibulären Vorbeizeigen, müßte dann nicht die Abweichereaktion das Zeigen voll- und gleichwertig ersetzen (WODAK) können? Dem ist aber nicht ganz so: Denn einerseits ist auch in der Abweichereaktion der vestibuläre Reflex nur in eine seelisch geleitete Handlung eingesponnen. Die Ansicht WODAKs, daß die vestibuläre Abweichereaktion bloß „ein vom Willensimpuls unabhängig tonischer Reflex" ist, wird daher von BRUNNER und BÁRÁNY mit vollem Recht abgelehnt. WODAKs eigene Versuchsanordnung widerlegt sie selbst, wie ein Blick auf seine Abbildung zeigt.

Andererseits sind Abweichereaktion und Zeigeversuch nicht nur in Hinsicht ihrer reflektorischen Bestandteile nicht identisch, worüber FISCHER und WODAK uns belehrt haben, vor allem durch Analyse der Versuche *während* der

---

[1] Die Bezeichnung FISCHERs und WODAKs paßt sich gut in das MAGNUSsche System von Körperhaltung und -stellung ein und hebt klar die Analogie zu den labyrinthären tonischen Reflexen im Tierversuch hervor.

Drehung; sie sind auch insofern verschieden, als die psychischen und sensorischen Beigaben und die außervestibulären Störquellen im Zeigeversuch weit reichhaltiger als in der Abweichereaktion sind. Deshalb ist der Zeigeversuch auch unentbehrlich, sobald die zugehörigen Bahnen innerhalb der Kleinhirn- und Großhirnmasse mitberücksichtigt werden sollen. Darum nennt ihn wohl auch ein anderer Mitarbeiter M. H. Fischers, Corn. Veits, empfindlicher, denn „die Komplikation des Zeigeversuchs" ziehe die Aufmerksamkeit auf ihn und hemme dadurch Gegeninnervationen gegen die Deviation. Und die Feststellung größerer Empfindlichkeit muß ich hinsichtlich der Frequenz des Vorbeizeigens bestätigen, unbeschadet der (s. oben) genannten Vorzüge, die die Abweichereaktion zeigt, *wenn* sie auftritt.

Für die *Technik der Abweichereaktion* hat mir allerdings die Ausgangshaltung zum Bárányschen Zeigeversuch genügt. — Die Fühlungnahme mit dem Finger erweist sich natürlich überflüssig. — Wodak verlangt, soweit ich sehen kann, jedoch für den klinischen Versuch das passive Festhalten des Kopfes (wie er auf dieses, bzw. das Einbeißen in eine Platte aus Stentkomposition oder ähnlichem Stoff auch beim Zeigeversuch Wert zu legen scheint). Diese Mehrbelastung der Methodik mag wohl den Ausschlag zuverlässiger machen, aber für die Praxis wird sie durch einige — im Zeigeversuch sowieso — positive Fälle nicht ausgeglichen.

Für die *Untersuchung der Armtonusreaktion* von Fischer und Wodak gehen wir — wie anfangs gesagt — von derselben Ausgangshaltung und -stellung aus; nur suchen wir nach einem senkrechten Abweichen. Dies geht in einem Arm nach unten vor sich, im anderen dagegen nach oben. Schon diese Asymmetrie und Reziprozität besagt, daß in der Armtonusreaktion keine der Abweichereaktion gänzlich analoge Reaktion vorliegt. R. Fischer und Charousek meinen allerdings, daß beider Wesen identisch, also in demselben tonisch-vestibulären Reflex gelegen sei.

Die Reaktion ist auch — wenn sie spontan auftritt — der Verwechslung mit einer *nichtvestibulären spontanen Armtonusreaktion* ausgesetzt, wie Fischer und Wodak berichten. Der Höhenstellungsunterschied der Arme trete z. B. nach lang dauernden, intensiven Muskelkontraktionen, auch nach Kältereizen am Bein „bei geeigneten Personen" auf; nach Hoff und Schilder kommen senkrechte Abweichungen ganz unsystematisch in der Mehrzahl der Fälle mit einer Divergenzreaktion auf. Immerhin soll nach Fischer und Wodak eine Unterscheidung dadurch gewährleistet sein, daß die nichtvestibuläre Armtonusreaktion flüchtig, höchstens von 3 Sek. Dauer ist. Ein wesentlicher Nachteil ihrer Benutzung beruht in verhältnismäßig häufigem Vorkommen bei Normalen — nach Wodak in 20%, nach Freund und Ferschner (s. Beck) in der Überzahl der Fälle.

Der *Einstellungsversuch von* Bárány 1925 beschrieben, sei nur kurz erwähnt. Er überprüft mit der Methode des waagerechten Zeigens, wieweit sich Zeigefinger bzw. Arm bei der Rückkehr von der Bewegung nach innen oder außen von dem inzwischen ein Stückchen zurückgezogenen Finger des Versuchsleiters nach außen oder nach innen einstellt. Zwischen den beiden bezeichneten Punkten befindet sich das „unsichere Feld"; sein Mittelpunkt gibt das Maß der Deviation an. Vor der üblichen Prüfung derselben hat nach Fischer und Wodak dieser Versuch, der in der Hauptsache das Bewegungsausmaß bestimmt, aber nur Nachteile, vor allem Schwierigkeit und Unsicherheit. Bárány lobt ihn als Ergänzungsmethode, weil er sofort maximal die Deviation anzeigt, unter Umständen also Vorzüge vor Abweichereaktion und Zeigeversuch habe.

Das Heer von Vorsichtsmaßnahmen ergibt an sich noch nicht ein *Prüfungsergebnis*, das wir annehmen können. *Wir verlangen von ihm noch,* und zwar strenger vom Zeigeversuch als von der Abweichereaktion, beim Fehlen vestibulärer Erregung *ein Richtigzeigen im Vorversuch, eine Konstanz und ein Mindestmaß des Ausschlages im Zustand vestibulärer Erregung.* Dieses nimmt z. B. BÁRÁNY mit rund 5 cm an, FRENZEL nur mit $1^1/_2$ Fingerbreiten. Über das zweite Maß sollte man nie heruntergehen! Bei symmetrischem Vorbeizeigen kann ein geringgradigeres Abweichen auf dem zweiten Arm als positiv genommen werden, wenn der andere Arm jene Voraussetzung erfüllt. An Leute mit normalen — nicht durch den Krankheitsbefund begründeten — temporären Varianten (KOBRAK) oder spontan verschiedenen Ausfällen (BLUMENTHAL), an für den Versuch ungenügend Begabte und an unsichere Kantonisten verwendet man am besten nicht lange, undankbare Mühe.

Am Schluß der technischen Vorbemerkungen ist noch einer *Fehlerquelle* zu gedenken, *des Prüfers!* BÁRÁNY hat sich einmal dabei ertappt, daß er dem

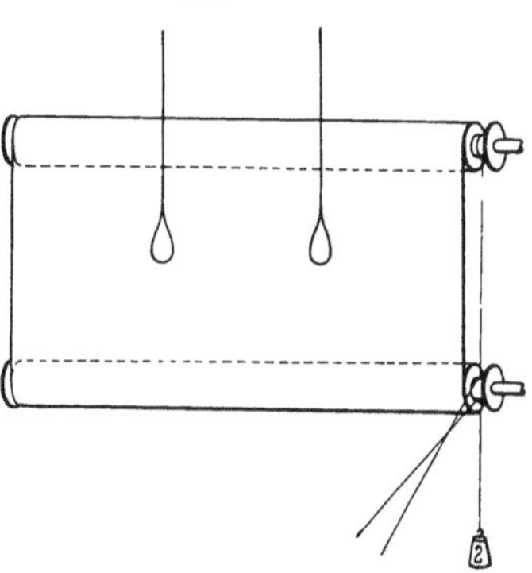

Abb. 17. Schreibvorrichtung für vestibuläre tonische Armreflexe nach M. H. FISCHER und WODAK. (Aus WODAK.)

gewünschten Ergebnis durch die Stellung seiner Finger entgegenkam. Diesem Übelstand kann man aber doch wohl durch Entschlußkraft begegnen. Nahe läge es, ihm durch Geräteanwendung bzw. Messung auszuweichen. Aber *Messungen*, d. h. *Schreibungen des Abweiche- und Zeigeversuches* sind klinisch — darin befinde ich mich im Einvernehmen mit BÁRÁNY (1913), BRUNNER u. a. — überflüssig. Auf Fälle, die *nur* mit Schreibung positiv sind, ist nach BÁRÁNY der Atypien halber sowieso kein großer Wert zu legen. Wir müssen vom Ausschlag ein so großes Mindestmaß fordern, daß meiner Meinung nach unser Auge völlig genügt, um „im Bilde" (KOBRAK) zu sein. Durchschlagpausen als Beilage sind durchaus entbehrlich, da eine klare, kurze Beschreibung gegeben werden kann.

Die Zahl der Registriermethoden steht indes im umgekehrten Verhältnis zu unserer knappen Stellungnahme (MALAN, BENJAMINS, ROORDA, OHNACKER, HAIKE, BLUMENTHAL, LIPSCHÜTZ, TALPIS, CHARSCHAK u. a.). Ein Teil von ihnen führt nun noch neue Momente in diesen wahrlich nicht an Einwirkungsmöglichkeit armen Komplex ein. Ihr Wert für Spezialfragen der Theorie sei nicht bestritten, aber wenn beispielsweise neue Bewegungen wie Zeichnen eines Kreises zur Aufgabe gestellt werden, so erhalten wir weder das Ergebnis der Abweichereaktion noch das des Zeigeversuchs, sondern nur die etwaige Deviation in einem neuartigen, noch verwickelteren Zusammenspiel!

Für Lehrzwecke und wissenschaftliche Analyse eignen sich auch hier Filmaufnahmen (s. VEITS, TALPIS).

Um aber ein Beispiel zu geben, sei die wissenschaftlich gute Zusammenstellung von FISCHER und WODAK für die Registrierung der einfachsten Reaktion, der Abweichereaktion, wiedergegeben:

„Ein massiver Holzrahmen wird senkrecht an der Wand befestigt. An ihm werden zwei etwa 1 m lange Rollen in einem Abstande von ungefähr 60 cm montiert. Über die obere Rolle werden mehrere Meter eines etwa 1 m breiten, starken, weißen Papiers aufgewickelt. Der Anfang des Papiers wird nach unten gezogen und an der unteren Rolle angebracht. Die untere Rolle wird von einem Elektromotor so betrieben, daß das Papier von oben nach unten läuft, sich also von der oberen Rolle ab- und an der unteren aufwickelt. Über die obere Rolle läuft gleichzeitig eine Schnur, an der ein entsprechendes Gegengewicht hängt, welches das Papier gespannt erhält. An der Decke des Zimmers sind zwei Schnüre in einem Abstand von etwa 60 cm befestigt. Dieselben hängen so herunter, daß sie 10—20 cm vor der Papierfläche enden. An jede Schnur wird ein Gummischlauch mit einer Schlinge angebracht, so daß beide in unbelastetem Zustand gleich hoch sind. Die Versuchsperson sitzt mit fixiertem Kopfe vor der Einrichtung, mit dem Kopfe dem Papier zugewendet und steckt ihre Hände durch die Schlingen. Dann läßt sie bei verdeckten Augen die Arme schlaff herunterhängen. Dabei werden die Gummischläuche gedehnt, die Arme sinken, stellen sich aber normalerweise gleich hoch ein und verharren dann in dieser Stellung. Die Schläuche dürfen dabei nicht maximal gedehnt sein, sondern es muß durch geeignete Wahl ein labiler Gleichgewichtszustand bestehen, der schon durch einen geringen Zug an den

Armen nach unten oder oben geändert werden kann. In den Händen hält die Versuchsperson zwei Bleistifte, die dem Papier anliegen. Da aber besonders bei der Seitenabweichung sich die Arme infolge Fixierung der Schultergelenke immer mehr von der Papierfläche entfernen müssen, haben diese Bleistifte eine besondere Einrichtung. Jeder Bleistift steckt in einer Hülse, die in eine zweite beweglich eingeschoben ist. In dieser zweiten Hülse drückt eine Spiralfeder den Bleistift unter schwachem Druck konstant heraus. Die Hand hält den Bleistift in Mittelstellung der Hülse so, daß er immer in Kontakt mit der Papierfläche bleibt." Eine auf diese Weise erhaltene Kurve (s. Abb. 18).

Für die Niederschrift der Ergebnisse wären *lapidare Abkürzungen oder Zeichen* sicherlich hocherwünscht. Mit dieser Forderung hat Grahe wohl Recht, aber im Schrifttum hat sie noch wenig Erfolg gehabt. Er selbst schlägt Pfeile in der Ebene und Richtung des Abweichens, bei frontalem Zeigen mit durchkreuztem Pfeil, für das Richtigzeigen eine „0" vor. Die Zeichen für die beiden Seiten werden so aufgeschrieben, daß sie vom gegenüberstehenden Patienten aus gesehen sind. Reagiert eine Seite stärker, so wird der Pfeil mit 2 Fahnen versehen.

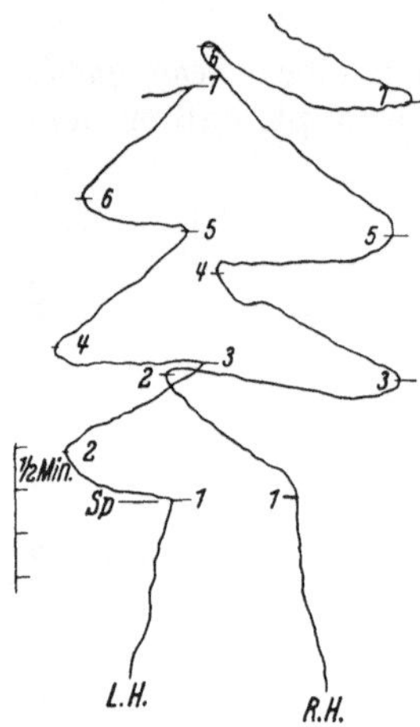

Abb. 18. Kurve nach Fischer und Wodak (von unten nach oben zu lesen). Aufgenommen nach Spülung des linken Ohres mit 50 ccm Wasser von 20°. Man beachte die Umschläge der Reaktion und ihren Phasenverlauf, die man im gewöhnlichen klinischen Versuch nicht sieht. Die Höhenunterschiede der Umschlagpunkte sind durch die Stifte verursacht. [Aus Wodak (1927).]

Die hiermit abgeschlossenen allgemeinen Darlegungen über das Spontanverhalten und den Vorversuch sollen den Unterbau legen für die vestibuläre Funktionsprüfung. Ist die Versuchsperson gesund, so werden neben normalen, ruhigen, symmetrischen bzw. zielsicheren Bewegungen oder Haltung von Augen, Kopf und Körper und Gliedern keine *subjektiven Erscheinungen im Vorversuch* vorhanden sein. Anders im *spontanen vestibulären Erregungszustand*. Sie sind aber grundsätzlich nicht verschieden von den subjektiven Symptomen, die wir *als Begleiterscheinung der künstlichen Labyrintherregung* bei fast allen Menschen nunmehr kennen lernen. Es sind die Empfindungen des gestörten Gleichgewichtes — Lagetäuschungen und labyrinthärer Schwindel — sowie einer Reihe reflektorisch ausgelöster Erregungen — Übelkeit, Erbrechen, Hautschweiße und -verfärbung u. a. m.

Hinsichtlich einer Untersuchungsmethodik von Quix, die sich des Zeigeversuches bedient, um Otolithenreaktionen nachzuweisen, s. S. 494.

b) Die Untersuchung auf reaktive Erscheinungen im Reizversuch.

Auf den Vorversuch folgen die Reizversuche. Von den Versuchsreizen wenden wir uns zunächst dem Lagereiz zu, weil bei den anderen Reizmethoden des Labyrinths die Lagereizung bzw. Haltungsreizung (s. unten) zusätzlich angewendet wird.

α) Die Lagereizung.

Sie ist eine Labyrinthreizung mit adäquaten Reizen in physiologischen Grenzen. Es wird untersucht
auf Lagereflexe und auf Lageempfindungen.

Der *echte Lagereflex am Auge* besteht in einer kompensatorischen Augenbewegung. Ihre Kenntnis ist alten Datums [Breuer, Bárány (1905)]. Eine genaue Präzisierung erfolgte erst in den grundlegenden Versuchen von Magnus und seiner Schule. Nach ihr ist der Reizerfolg eine isolierte langsame, tonische Bewegung, also eine Deviation, die in ihrer Dauer mit der des Lagereizes übereinstimmt und eine beachtliche Latenzzeit hat. Dieser Reizerfolg ist auf Erregung der Otolithenorgane zu beziehen, während die langsame Phase des Nystagmus zum Reizeffekt der Kupularorgane gehört, die langsame Phase, die ja auch isoliert auftreten kann (s. S. 575).

Einigermaßen der Definition von MAGNUS entsprechend[1] sehen wir den tonischen Lagereflex auf die Augen *beim Menschen* gewöhnlich *nur* in der Frontalebene, d. h. bei der Rollung des Auges. Er wird kurz „Gegenrollung" genannt. Ferner kann man ihn — wie auch den gleich zu nennenden Halsreflex — beim Menschen in der Vertikalebene, nur vereinzelt (nach BÁRÁNY)[2] in der Horizontalebene zu Gesicht bekommen.

Physiologischerweise überlagern sich oft der tonische Lagereflex und die langsame Phase des nystagmischen *Bewegungs*reflexes, indem sie denselben Vorgang der Gleichgewichtserhaltung gemeinsam steuern oder doppelt sichern (MAGNUS).

Man bemüht sich die Verwechslung zu umgehen durch eine möglichst langsame Kopflageveränderung, deren Geschwindigkeit unter der Reizschwelle des Bewegungsreflexes bleibt [DE KLEYN - VERSTEEGH (1934)] und, sofern das Phänomen es gestattet, durch ein Beobachten der Latenzzeit und Dauer des tonischen Lagereflexes (s. oben).

Diese beiden Eigenschaften scheinen beim Menschen aber nicht so ausgesprochen und regelmäßig zu sein wie im Tierversuch. Dasselbe ist der Fall bei dem merkwürdigen, *eindeutig an die Lage gebundenen Nystagmus*, der zuerst am Menschen, und zwar nur in Krankheitsfällen, zur Beobachtung gelangt ist [BÁRÁNY (1913), VOSS, KLESTADT (Aussprache zu VOSS)] und dann auch im Tierversuch (NYLÉN, LORENTE DE NÓ, DE KLEYN) erzeugt werden konnte. Bei diesem Lagenystagmus glaube *ich*, manchmal eine Abwanderung der Augen in Richtung der langsamen Nystagmusphase, also eine gleichzeitige tonische Deviation, gesehen zu haben.

Dieser Lagenystagmus gibt Anlaß zu interessanten *theoretischen Überlegungen*. MAGNUS und DE KLEYNs Forschungen an Säugern hatten die ausschließliche Zuteilung der Sinnesendstellen des Vorhofs an den Lagereiz, derjenigen der Bogengänge an die Bewegungsreize einigermaßen sichergestellt. Nun aber weist der menschliche Lagenystagmus nicht nur auf die Möglichkeit eines Strukturwandels der Lagereflexe, sondern auch auf einen Anteil der Bogengangsorgane an ihrem Zustandekommen hin — wie das auch an gewissen Eigentümlichkeiten thermisch und mechanisch erregter Nystagmen, sowie in neueren Tierversuchen u. a. von DE NÓ der Fall ist.

Eine bedenkliche Erscheinungsgleichheit mit dem tonischen Lagereflex besitzt ein Reizerfolg, der infolge einer Halsbewegung durch den Komplex der dabei erfolgenden sensiblen Erregungen, unter Umständen auch durch die Folgen von Kreislaufveränderungen im Schädel auftritt. Diesen *Halsreflex* haben MAGNUS und DE KLEIN in glänzenden Versuchen isoliert. Funktionsmäßig kann er in analoger Weise wie die langsame Phase des dynamischen Nystagmus mit dem tonischen Labyrinthreflex verschmelzen; dann ist die „kompensatorische Augenstellung" ein Ergebnis von tonischem Labyrinth- und Halsreflex (MAGNUS-DE KLEYN).

Der *isolierte Halsreflex auf die Augen* kommt nach Feststellungen von BÁRÁNY, DE KLEYN, DE KLEYN und VERSTEEGH u a. am kranken Menschen vor und unter Umständen ebenfalls in Nystagmusform. BÁRÁNY hat ihn wohl auch am Neugeborenen gesehen.

Kompensatorische Kopfbewegungen zu prüfen, ist bisher nicht zu empfehlen; denn diese werden beim Menschen durch willkürliche und andere Gegeninnervationen noch mehr unterdrückt als die senkrechten und waagerechten kompen-

---

[1] DE KLEYN und VERSTEEGH fanden jedenfalls sehr starke Unterschiede individuell und zwischen rechts und links.
[2] Siehe M. H. FISCHER Monographie.

satorischen Augenstellungen (Ruttin, Quix u. a.). Wohl aber lohnt es sich, einen anderen labyrinthären Lageeffekt auf die Stellung des Kopfes im Raum bzw. zum Körper zu untersuchen, den *Kopfstellreflex von* Magnus.

Er ist ein Ausdruck des unbewußten Bestrebens des Individuums, die „Normalstellung" einzunehmen. *Je ein solcher Reflex* geht symmetrisch *von den beiden Labyrinthen* aus. Sie halten sich daher beim Gesunden das Gleichgewicht und der Kopf steht normal. Grobe Seitenunterschiede müssen einen labyrinthären Schiefhals zur Folge haben. Dieser asymmetrische Kopfstellreflex hat beim Menschen aber kein großes Ausmaß und er wird leicht kompensiert durch die sensiblen Körperstellreflexe auf den Kopf sowie die noch mächtigeren optischen Stellreflexe auf den Kopf.

Die Labyrinthe haben auch Anteil an *Lagereflexen auf die Glieder.*

Am Menschen sind *Reflexe der Haltung* aber nur selten der *labyrinthbedingten* sensu strictiori lagebedingten Gruppe der Magnus-de Kleynschen Reflexe zuzuweisen, die durch symmetrische, gleichzeitige Beugung oder Streckung sämtlicher Glieder gekennzeichnet ist [Magnus-de Kleyn, Magnus (1913), Fall Carstens und Stenvers, Pette [1]]. In der Regel stellen sie den *Halsreflextyp,* und zwar den asymmetrischen — s. Abschnitt Stenvers — dar. Ist dieser *typisch,* so nimmt der Strecktonus der „Kieferbeine" zu, d. h. nach Magnus-de Kleyn derjenigen Glieder, deren Seite der Unterkiefer sich nähert; der Strecktonus der „Schädelbeine" nimmt ab. Dieser Effekt kann insofern letzten Endes labyrinthären Ursprunges sein, als zunächst eine Labyrinthreizung zu einem tonischen Reflex auf den Hals geführt hat und die dann durch ihn veranlaßte Kopfhaltung zum Halsreflex auf die Glieder.

Ein schematisch schönes Vorbild all dieser Reflexe haben die geistvollen Tierversuche der Utrechter Gelehrten geschaffen. Beim Menschen allerdings treten sie normalerweise hinter anderen Mechanismen der Körper- bzw. Gleichgewichtshaltung bis zur Unerkennbarkeit zurück. Von Feten konnte Minkowsky-Zürich, von Frühgeburten und Kindern, vor allem der ersten Lebensjahre konnten Schaltenbrand, sowie Peiper und Isbert umfangreiche Untersuchungen berichten. Als konstant sind die Phänomene wohl kaum zu bezeichnen; auch ich vermag davon nach einer — nicht veröffentlichten — Untersuchungsreihe von Dr. Zülz, die auf meine Veranlassung an Neugeborenen der ersten 8 Tage ausgeführt wurde, nicht zu sprechen. Außerdem waren sie bei uns sehr atypisch (s. oben). eine Erscheinung, die auch die bemerkenswerten Fälle auszeichnet, in denen Veränderungen im Nervenparenchym diese Reflexgruppe zum Durchbruch brachten. Seit derartigen Veröffentlichungen von Simons, Pette, Böhme und Weiland haben sich die Beobachtungen vermehrt.

Eine *krankhafte Auslösung der Gliederreflexe,* die mit den Nervenkrankheiten eingehend behandelt werden möge, ist für unsere Darstellung nur insoweit von Belang, als ihre mittelbare Erregung (s. oben) in äußerst sinnfälliger Weise durch die stark wirkenden, aphysiologischen Dreh- und Wärmereize (s. unsere nächsten Kapitel) geschehen kann! Auch diese Fälle betrafen Nervenkranke, und es handelte sich wohl um eine *vestibuläre Sensibilisierung* der bereits durch die Grundkrankheit aktivierten Reflexe (s. Günther, Klestadt) [2].

Zum Reizerfolg des Lagereizes selbst — der an sich ganz natürlich ist! — gehört normalerweise kaum ein Schwindelgefühl oder ein vegetativer Reflex. Nur *Sinnestäuschungen* werden empfunden. Auf ihnen beruht die Prüfung mit subjektiver Lagereaktionen, um deren klinische Verwertbarkeit sich letzthin Grahe sehr bemüht hat.

Der Lagereizung am Kranken fehlt es nicht an subjektiven Begleiterscheinungen, so daß die Bezeichnung „Lagenystagmus" schon mit Schwindellage

---

[1] Dort siehe auch Schrifttumangabe.

[2] Spuren dieser im Funktionswandel geschrumpften Reflexe sind im wissenschaftlichen Versuche *noch am Gesunden* nachweisbar; denn Wachholder und Klestadt konnten vom Triceps zuweilen sehr schwache Aktionsströme ableiten, die nach calorischer Reizung erheblich verstärkt, also ebenfalls sensibilisiert waren.

gleichwertig gebraucht wird, obwohl diese Gleichsetzung nicht durchgängig zutrifft (s. S. 570, 621). Zu allerschwersten vegetativen Anfällen steigert sich die Begleitreaktion bei Kranken mit den labyrinthär sensibilisierten Haltungsreflexen.

Methodik der Lageprüfung.

Haltungen, die von Rumpf oder Gliedern aus Ablenkungen der Augen hervorrufen (induzierte Bewegungen von GOLDSTEIN, Beckenreflexe [GRAHE] u.ä.) sind zu vermeiden. Der Gesamtkörper wird in „Grundstellung" fixiert; nur zur Prüfung der Lageempfindungen und des Kopfstellreflexes wird der Kopf

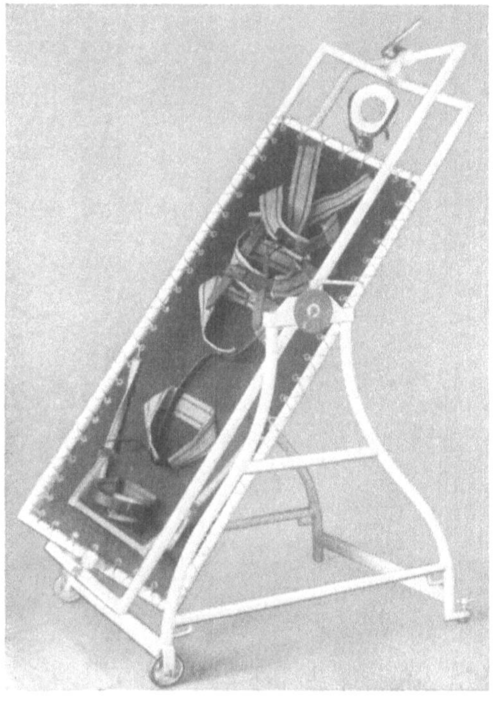

Abb. 19. Der Lagetisch, welcher durch Drehung zweier Rahmen ineinander jede Stellung im Raume einzunehmen gestattet und in jeder Stellung fixiert werden kann. (Nach K. GRAHE: Z. Hals- usw. Heilk. 12.)

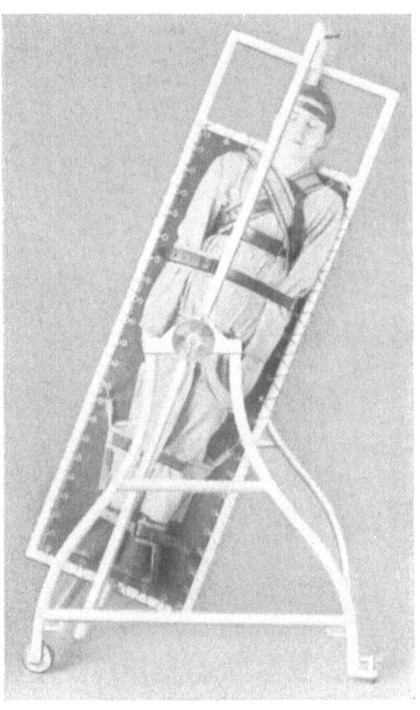

Abb. 20. Drehung der Versuchsperson in der Frontalebene. Seitenneigung nach links — 15°. (Nach K. GRAHE.)

freigegeben, zur Prüfung der Augenreflexe die Augenbinde abgenommen, die bei den anderen Prüfungen die optischen Eindrücke fernzuhalten hat.

Die Prüfungslage kann mit und ohne besonderes Gerät hergestellt werden. Nach Einnahme derselben ist eine Zeitlang zu warten, um nicht Verwechslungen mit Reizerfolgen zu erhalten, die noch von der vorausgegangenen Bewegung herrühren. Zur Beobachtung der Augen ist eine Einrichtung eigener Art erforderlich.

Für das sicherste *Mittel der Fixierung* hält DE KLEYN das Eingipsen nach Voss (1921). Kleine Kinder sind durch Festbinden auf ein Brett leicht zum Versuch vorzubereiten. Ein hängendes Lagebrett hatte Voss angegeben und aus ihm hat GRAHE seinen *Lagetisch* entwickelt. Aus der Abbildung ist zu ersehen, daß er alle Aufgaben wunschgemäß erfüllen muß, sofern die Festklemmung auf dem Segeltuch eben und starr genug ist.

Prüfung der Lageempfindung. Ihr vor allem dient der Lagetisch. Zum Versuch wird der äußere Rahmen des Tisches für die Sagittalebenenprüfung in einer Frontalneigung um rund 30⁰, für die Frontalebenenprüfung der innere Rahmen in einer Seitenneigung um 20⁰ nach einer und im nächsten Versuch nach der anderen Seite eingestellt. Abb. 21 zeigt eine solche Ausgangseinstellung.

Von diesen Stellungen aus wird der Rahmen langsam aufgerichtet und die Versuchsperson hat anzugeben, wann sie senkrecht zu stehen glaubt.

Der Normale gibt dies Urteil stets ab, ehe es zutrifft. Die Vertikalempfindung in der Sagittalebene ist nach Grahe außerordentlich undeutlich, so daß nur sehr grobe Störungen — über 17⁰ Abweichung — als krankhaft zu verwerten sind. Diejenige in der Frontalebene ist aber auf 2—3⁰ genau nach beiden Seiten;

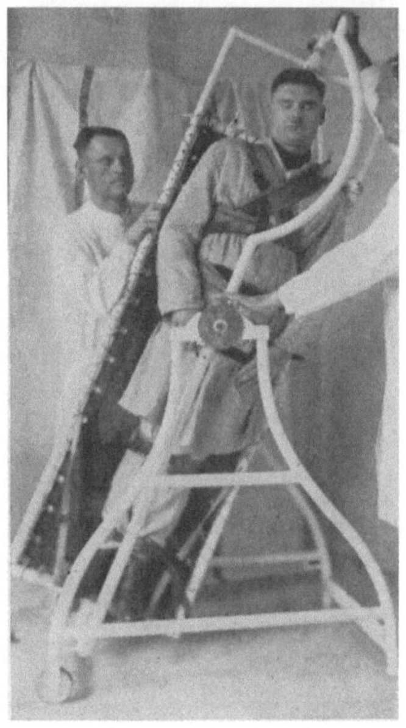

Abb. 21. Prüfung des Kopfstellreflexes.
[Nach Grahe: Hirn und Ohr (1932).]

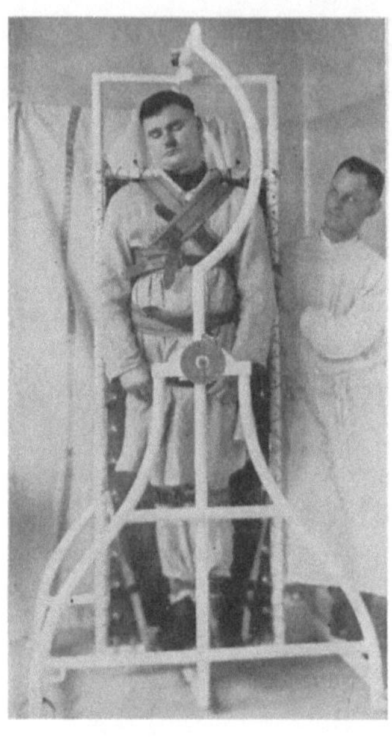

Abb. 22. Prüfung der Spontanhaltung des Kopfes (pathologische Kopfneigung und -drehung nach rechts). (Aus Grahe.)

daher verlangt Grahe, daß die beiden Vergleichsprüfungen von links und von rechts her technisch völlig gleichartig ausgeführt werden und gibt (als Beispiel einer Verschiebung der Lageempfindung nach links) an, daß im Versuch von links her bei 3⁰, von rechts her bei 1⁰ die Vertikalempfindung gemeldet wird. Zwischen sämtlichen Versuchen müssen längere Pausen eingeschoben werden, da vorhergehende Neigung das Urteil gegensätzlich beeinflußt.

Diese Vertikalempfindungen hält Grahe für eine der empfindlichsten Vestibularreaktionen. Es wäre aber falsch anzunehmen, daß bei dieser Methode nur die durch die Lagereceptoren im Labyrinth vermittelte Empfindung geprüft würde. Auch noch Ausschluß der optischen Anteile ist die Lageempfindung noch reichlich von sensiblen und seelischen Vorgängen abhängig. So überraschen Grahes Feststellungen; aber er konnte an Hand vieler Fälle klinisch bestimmte, konstante Ergebnisse erheben. Und Koch hat seine umfangreichen Untersuchungen nur als Bestätigung der Graheschen ansehen, die Lageempfindungsprüfung dringend empfehlen können.

Auf anderer Grundlage steht die *ältere Methode der Lageempfindungsprüfung durch Einstellung einer Vertikalen im Raum* [Brünings (1912) hatte zur

„taktilen Realisierung" eine Pendelscheibe, zur optischen „Realisierung" einen
Vertikometer konstruiert]. Aber 1. fand schon BRÜNINGS sehr beträchtliche
Varianten und 2. ist die klinische Bedeutsamkeit der Einstellungsmethode über-
haupt noch sehr gering geblieben (s. S. 630). Vielleicht erweist sich dafür
auch zweckmäßig der von GÜTTICH (1934) zu anderen Zwecken angegebene
„Leuchtstreifen".

Nach BRÜNINGS ist die Vertikalempfindung unabhängig von anderen als
Lagereizungen des Labyrinthes [1]. Nach GRAHE gibt es eine durch sensible
Gehörgangsreizung entstehende Lageempfindung, die er bei Kaltspülung
vestibulär unerregbarer Ohren gesehen hat und die richtungsunspezifisch ist
(vgl. sensibler Nystagmus).

Prüfung des vestibulären Kopfstellreflexes. Sie ist die zweite Prüfung, die
GRAHE mit seinem Lagetisch vornimmt. In Abb. 21 sieht man, daß nach

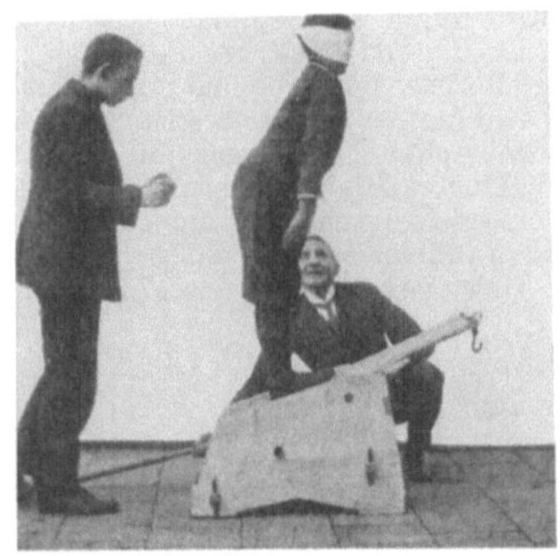

Abb. 23.

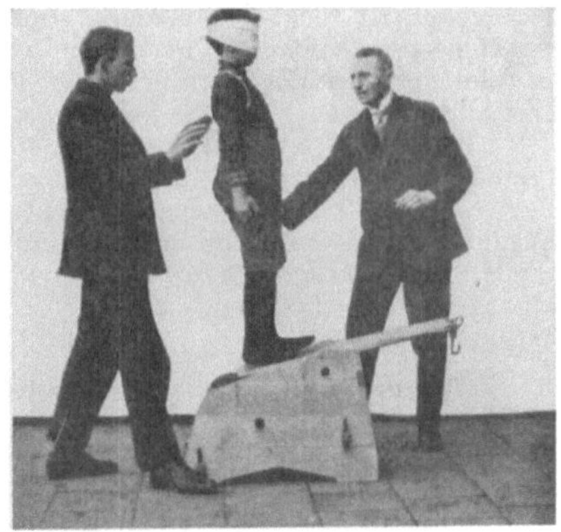

Abb. 24.

Abb. 23 u. 24. Prüfung von Stell- und Haltungsreflexen auf der DE HAANschen Wippe beim „Fallversuch rückwärts". Abb. 23 am Normalen und Abb. 24 am Taubstummen ohne erregbares Labyrinth.
[Aus DE HAAN: Acta oto-laryng. 11 (1927).]

Linksneigung des Körpers der vom Halter befreite Kopf sich senkrecht im
Raum zu stellen bemüht ist. Der Normale ist dazu in gleicher Weise bei
Neigung nach links, wie nach rechts aus bestrebt. Jeder „Mithilfe" der Versuchs-
person sei durch entsprechende Ablenkung vorzubeugen.

Drittens erfolgt mit senkrecht gestelltem Rahmen die

Prüfung der Kopfspontanhaltung. Nach GRAHE läßt die Ungewohntheit
des Aufschnallens einen in freier Haltung nicht sichtbaren vestibulären Schiefhals sichtbar werden (Abb. 22).

Der Gesamtkomplex der Kopfstellreflexe im freien Stand, ein Balancieren des
Kopfes, ist *auf der Wippe* von DE HAAN zu prüfen [2]. Ihr Antrieb erfolgt mit
einem Hebel und ermöglicht die Neigung der Stützfläche nach vorn, hinten,
links oder rechts.

Der Kopf wird auf der Wippe normalerweise immer senkrecht gehalten, trotz
aller Ausgleich bestrebenden Bewegungen des Körpers und der Beine, bis das
Individuum stürzt. Natürlich lassen sich auch andere Lagereflexe auf der Wippe
beobachten, z. B. der tonische Halsreflex auf die Glieder (Abb. 23).

---

[1] D. h. die von der Progressivbewegung in der Vertikalen abhängige „Lift"-Empfindung,
die nach BÁRÁNY (Diskussion zu BRÜNINGS 1912) und MAGNUS-DE KLEYN ebenfalls labyrinthäre Reaktion ist, wird klinisch nicht geprüft.
[2] Ihr Vorläufer war die bewegliche schiefe Ebene v. STEINS.

Die vergleichende Prüfung mit offenen und geschlossenen Augen verdeutlicht das Ergebnis durch Hinzutreten bzw. Ausfallen der höchst wirksamen optischen Stellreflexe (Alexander und Mackenzie).

Ganz ähnlich ist die *Prüfung der Kopfspontanhaltung beim Säugling* mit Hilfe des Landauschen Handgriffes begründet; nur wird dabei die Sensibilität des Körpers (s. oben) symmetrisch belastet (s. Stellreflexkapitel dieses Handbuches).

Prüfung der Gegenrollung. Die Methoden sind reich an Zahl und an Interesse. Die Gegenrollung als Bewegung, die dem Willen nicht unmittelbar unterstellt werden kann, wäre auch Wert bei Nervenkrankheiten weiter genau überprüft zu werden, doch zur Zeit ist die klinische Ausbeute mit ihr so gering, daß wir uns nach Möglichkeit in der Beschreibung einschränken müssen.

Das klassische Instrument Báránys (1906) ist von ihm 1925 wesentlich verbessert worden. (Mit ihm seien nun auch feinste Einzelheiten des Nystagmus vorteilhaft zu studieren.)

Das Modell ist recht kompliziert. Der Kopf wird durch ein Beißbrett mit der selbständig stehenden Apparatur in Verbindung gebracht, die den Kopf in ganz genau meßbarer Raumstellung völlig ruhigstellen läßt. Die Beobachtung geschieht mit dem am Apparat angebrachten Fernrohr bei intensiver Beleuchtung des Auges, dessen Blick in ein Spiegelchen gerichtet ist, indem ein im Fernrohr angebrachtes Fadenkreuz mit dem Stand eines radiären Streifens der — durch Pilocarpin verengten — Iris verglichen wird. Es kann mit dem Gerät bei nicht geradeaus gerichtetem Blick, sowie durch Befestigung des Gerätes auf einem Brett und weiter durch Anbringung desselben auf einem Drehstuhl (nach Nasiell) 1. in Seiten- und Rückenlage unter Vermeidung von Halsreflexen und 2. unter gleichzeitiger Bogengangsreizung untersucht werden.

Andere Geräte sind nur für die Beobachtung hergerichtet. Die Lage wird unter Trennung vom Beobachtungsgerät für sich hergestellt.

Ähnlicher Prinzipien wie Bárány bedient sich Kompanajetz.

Andere Erfinder befestigen die Geräte am Kopf, was die Zuverlässigkeit der Methode doch wohl erhöht. Struycken verwendet eine Prismenkombination mit Maßfigur und Neigungsmesser (für den Kopf). Neben dieser Einteilung sieht der Beobachter nur Blutgefäße zu beiden Seiten der Hornhaut, deren gegensinnige Verschiebung gegen die Maßfigur — durch eine vorgelegte Lupe vergrößert mit Leichtigkeit bis auf wenige Grad bestimmt werden kann.

Benjamins bringt mit einer Bariumgelatine links und rechts am Hornhautrand ein Farbfleckchen an. Die am unteren Rand dieser Merkzeichen entlangziehende, gedachte Verbindungslinie wird anvisiert mit einer Gradeinteilung, die sich in einem verstellbaren Aufsatz befindet, der an einem Brillengestell getragen wird.

De Kleyn bedeckt die Hornhaut mit einem Eihäutchen, das mit einer symmetrischen Kreuzfigur versehen ist. Deren Stellung vergleicht er mit einem rechten Winkel, der auf das Glas einer festsitzenden Brille oder eines am Stirnband getragenen Rahmens eingeritzt ist. Das Ergebnis ist gut im Lichtbild festzuhalten und auszumessen. Leider muß während der Anwendung dauernd das Oberlid hochgehalten werden, damit das Häutchen sich nicht verschiebt. Die Methode imponiert durch den Eindruck der Einfachheit.

Nun lag der Gedanke wohl nahe, mit augenärztlich üblicher Methodik die Gegenrollung zu bestimmen [1].

So sind die Nachbilder von manchen Forschern benutzt worden (s. Grahe, M. H. Fischer). De Hoeve (s. Kleyn) gelang die Messung mit dem Javalschen Ophthalmometer — aber nur bei Astigmatikern. Der Wunsch, mit dem Augenspiegel an Netzhautgefäßen die Rollung abzulesen, war vermutlich schwierig in die Tat umzusetzen; denn der seinerzeitige Oberarzt der Breslauer Augenklinik, Herr Dr. Wirth, hat ihn mir nicht erfüllen können.

1933 hat Grahe es verstanden, in gemeinsamer Arbeit mit Metzger den Thornerschen Augenspiegel, der inzwischen erfunden war, für unseren Zweck zu verwenden. Das Gerät hat den enormen Vorzug, daß geradezu der Laie sich der Methode bedienen kann. In wenigen Minuten ist aus der Ablesung das Ergebnis auszurechnen.

---

[1] Der Augenarzt Ruttin hatte den Augenspiegel schon zur Nystagmusuntersuchung vorgeschlagen.

Viele Einzelheiten gehören zur Kenntnis dieser Geräte und große Übung zu ihrer Bedienung. Es muß deshalb auf die betreffenden Arbeiten verwiesen werden.

Von den Ergebnissen ist für die feinere Diagnostik unbedenklich zu verwenden das Ausbleiben der kompensatorischen Raddrehung; denn nach NAGEL ist der Gesamtkomplex der Raddrehungsreflexe am Menschen ausnahmslos vorhanden. Im Einklang mit anderen Symptomen kann ein starkes Abweichen vom Maximum, besonders bei hochgradigem Unterschied für beide Seiten, noch Bedeutung haben.

Immerhin ist vorsichtige Beurteilung angebracht. Noch stimmen nicht die Untersuchungen mit jeder Methodik überein [GRAHE (1933), OPFER]. Es ist nicht stets eindeutig von den Verfassern zum Ausdruck gebracht, welche zur Gegenrollung führenden Reflexe — z. B. von Hals- oder anderer Sensibilität aus — in ihrem Ergebnis enthalten sind [1]. Mit demselben Gerät sind nicht nur individuelle, sondern sogar an derselben Person bei Wiederholungen ungleiche Ergebnisse erhalten worden (KOMPANAJETZ, vgl. FISCHER). Und zuletzt zeigen sich zuweilen die Werte in gleicher Winkelstellung auf „Hin- und Rückweg", bzw. am Nullpunkt nicht gänzlich gleich (OPFER); ja ein Wechsel der Ausgangslage durch Hinlegen kann — wie STRUYCKEN angibt — oder die seelische Einstellung kann — wie OPFER erwähnt — Fehler veranlassen!

So dürfen wir hier auch nur einige grob unterrichtende Zahlen wiedergeben: BÁRÁNY (1906) fand in seinen ersten Untersuchungen, daß bis 20⁰ Kopfneigung eine Korrektur der Augenstellung um $1/_3$, bis 40⁰ um $1/_4$ und bis 60⁰ um $1/_5$ durch die Augenrollung erfolgt. ABRANOWITSCH hat 1916 mit diesem Gerät bei 45⁰ ein Maximum von 25⁰, ein Minimum von 0⁰ bei den Durchschnittswerten zwischen 7,5⁰ und 10⁰ gemessen. Links- und Rechtsneigung ergeben nicht dasselbe Maß mit nur umgekehrten Vorzeichen (s. a. DE KLEYN und VERSTEEGH)! BENJAMINS und NIENHUIS 1927, sowie KUILMANN (1934) erhielten höhere Durchschnittswerte. OPFER hat das Maximum bis 60⁰ Körperneigung gefunden und dazu mit viel kleineren Drehwinkeln von 5,3⁰ bzw. 5,7⁰ [2].

Neben diesen im Grunde exakteren, aber an größere Anstalten bzw. Ausgaben gebundenen Methoden der Lageprüfung ist aus der klinischen Erfahrung eine Methode erwachsen, die so gut wie ohne Hilfsmittel auszuführen ist und doch als durchaus zuverlässig zu betrachten ist:

Die Prüfung auf Lagenystagmus ohne Lagegerät.

Sie ist wesentlich ausgebildet nach den Angaben von BÁRÁNY, BORRIES VOSS-GRAHE (1921) und DE KLEYN-VERSTEEGH (1934). Mancherseits wird sie auch Prüfung auf Lageschwindel genannt; doch sind beide Phänomene nicht identisch; wohl aber ist der Schwindel, wenn vorhanden, derjenige Effekt, der sich bei der Untersuchung am ehesten und lästigsten bemerkbar macht.

Die Quintessenz der Prüfungsanlage ist es, den Kopf in die Prüfungslage auf verschiedenen Wegen zu bringen. Das geschieht auf eine Weise, die von jedem Arzt mit Zuhilfenahme eines Tisches oder einer Bank durchzuführen ist. Wir schildern ein Beispiel für „linke Kopfseitenlage", auch „linkes Ohr unten" genannt:

1. Versuchsphase: In aufrechter Körperstellung Neigung des Kopfes auf die linke Schulter,
2. Versuchsphase: In Rückenlage Drehung des Kopfes nach links,
3. Versuchsphase: in Bauchlage Drehung des Kopfes nach rechts.

---

[1] KOMPANAJETZ glaubt eine Gegenrollung vom Hals aus überhaupt gänzlich ablehnen zu müssen, sieht dagegen eine rein mechanische Gegenrollung für stark beteiligt am Effekt an! KOMPANAJETZ' Auffassung wird schon durch Fälle widerlegt, in denen nach einseitigem Erlöschen der Funktion des Labyrinthes die Gegenrollung nach einer Seite, nach beiderseitigem Erlöschen die Gegenrollung nach beiden Seiten fehlte (DE KLEYN).

[2] Weitere Wertangaben sind am besten NAGEL und OPFER, Kurven für Tierversuch vor allem dem Buch von MAGNUS, für Menschen BENJAMINS und NEUHUIS, M. H. FISCHER (1926), KUNZ sowie OPFER zu entnehmen.

In entsprechender Weise sind andere Prüfungslagen herzustellen. Sie sind unter Umständen wie z. B. Gesicht unten sogar auf 4 Wegen zu erreichen; andererseits kann der Körperbau z. B. ein schwer beweglicher Hals auch die Benutzung dieses und jenes Weges unmöglich machen.

Wichtig ist, daß in den eben geschilderten Kopflagen die Haltung des Kopfes zum Körper immer eine andere ist. Es dürfen haltungsverschiedene Kopfstellungen in *derselben* Ebene für unseren Versuch nicht als gleichwertig gelten, z. B. nicht links- und rechtsgedrehter Kopf in aufrechter Gesamthaltung oder zur rechten bzw. linken Schulter geneigter Kopf im Liegen.

Um das *Zusammentreffen mit halsreflektorischem Nystagmus* auszuschließen bzw. zu erkennen, muß man gegenprüfen mit der auf demselben Prinzip aufgebauten Methode der

Prüfung auf Halsreflex. Man untersucht 1. unter Beibehaltung der Haltung des Kopfes zum Körper durch Lageveränderung. An unserem Beispiel hieße das, die Versuchsperson aus Rückenlage aufsetzen.

2. Unter Beibehaltung der Lage des Kopfes im Raum durch Bewegung des Körpers gegen ihn.

Mit diesem Vorgehen hatte Bárány übrigens den tonischen Halsreflex auf die Augen beim Menschen — und bereits 1906 beim Kaninchen entdeckt.

Ein Halsreflex müßte im ersten Falle bleiben, im zweiten verschwinden bzw. wieder erscheinen. Gerade bei dieser Prüfung denke man an das Abwarten in der kritischen Lage!

Auf Zusammentreffen mit Lagenystagmen ist sinngemäß gegenzuprüfen.

Ein *Lagereflex liegt dann vor*, wenn Nystagmus (bzw. Deviation und gegebenenfalls Begleitsymptome gesetzmäßig in derselben Lage des Kopfes im Raum auftreten, welche Haltung der übrige Körper zum Kopf auch haben möge; ein *Halsreflex liegt dann vor, wenn Nystagmus* usw. gesetzmäßig in derselben Haltung des Kopfes zum Körper auftreten, welche Lage im Raum der Kopf auch innehaben möge.

Nach der Methode unter 2. bringt man auch die als Halsreflex angesprochene Schlagfeldverlagerung von Frenzel (S. 502) zur Ansicht.

Ein Halsreflex auf die Glieder, der sich in Schwerpunktsverlagerung und dadurch in Vorbeizeigen äußern kann, wird mit dem Halsstreckungshandgriff von Güttich (s. S. 477) untersucht.

Eine Lagereizprüfung, die den *Arm als Erfolgsorgan* benutzt, ist auch die Prüfung im Anschluß an Kopf- und Körperlageveränderungen nach Quix im Standstuhl, insofern als dabei das Vorbeizeigen vom Auftreten oder Fehlen einer Otolithenerregung abhängig angesehen wird. Quix hat sich geistvoll diesen Zusammenhang auf Grundlage von Berechnungen an histologischen Präparaten ausgedacht. Er steht auf dem Standpunkt, daß normale Versuchspersonen bei Kopflageveränderungen nie vorbeizeigen, da die Gleichgewichtszentren, welche die Innervation für das Zeigen regeln, sich dieser Otolithenalteration anpassen. Ist aber eine Otolithentätigkeit gestört, so wird ein abnormer Tonus erzeugt; an ihn sind die Zentren ungewohnt und versagen mit bestimmten Erscheinungen, z. B. mit Vorbeizeigen. Quix' Auffassungen und zum Teil auch seine Ergebnisse finden sich so gut wie nirgends anerkannt, vermutlich weil, abgesehen von dem Komplex des Reizerfolges — s. oben unter Zeigen — die Unterlage rein theoretisch und Quix' Theorie reichlich bestritten ist (s. M. H. Fischer). Um die sorgsame Ausarbeitung und die Technik des Verfassers kennen zu lernen, mache ich auf je eine seiner französischen und deutschen Veröffentlichungen aufmerksam.

β) *Die Drehreizung.*

Gewissermaßen der traditionelle Reiz zur Labyrinthprüfung ist der Drehreiz. Von anderen Bewegungsreizen finden auch die Zentrifugalkraft und die geradlinige Beschleunigung sicher Angriffspunkte am Labyrinth. Aber ihre reflektorischen Äußerungen haben für die Klinik keinen systematischen Ausbau erhalten.

Von der Zentrifugalkraft werden wir hier und da zu erwähnen haben, welchen Einfluß auf Proben und Erscheinungen ihr einige Verfasser zumessen. Von den Reflexen auf Progressivbewegungen[1], die MAGNUS und seine Mitarbeiter in ihren ausgezeichneten Versuchen am Tier als labyrinthär — und ihrer Meinung nach von den Bogengangssinnesstellen ausgehend — dargestellt haben, wird in anderen Teilen des Handbuches gezeigt werden, daß sie an jugendlichen menschlichen Personen recht deutlich zur Schau zu bringen sind (SCHALTENBRAND, für Neugeborene auch GRAHE [s. ARSLAN und GRAHE[2]]); als vestibuläre Krankheitszeichen waren sie noch nicht auszuwerten.

Wirksamer Faktor der vestibulären Drehreizung ist *die positive oder negative Beschleunigung der Winkelgeschwindigkeit.* Die Annahme begegnet wohl keinem Einwand, daß *die für ihn empfänglichen Sinnesendstellen die Bogengangsorgane* sind. Um die Reizerfolge der klinischen Drehmethoden zu verstehen, führt man sich am besten die Vorgänge vor Augen, wie sie nach der Endolymphströmungstheorie sich abspielen. Für sie gelten *4 Leitsätze:*

Sie stammen abgesehen vom ersten, dessen Inhalt bereits aus FLOURENS' ersten Untersuchungen über das vestibuläre Labyrinth bekannt war, aus den klassischen Tierversuchen von EWALD. Die tatsächlichen Verhältnisse erfahren durch sie allerdings eine gewisse Schematisierung, und ihr Inhalt trifft in Ausnahmefällen auch nicht zu.

Nach dem ersten Satz schlägt der Nystagmus in der Ebene des gereizten Bogenganges; für das Gedächtnis[3] gesagt: in der dem Bogengang gleichnamigen Ebene. In ihr erfolgen auch die Deviationen bzw. die Sekundärreaktionen an Körper und Gliedern.

Aus diesem Grunde suchen wir *möglichst ein Bogengangspaar optimal einzustellen,* soweit das möglich ist. Diese Einschränkung ist erforderlich; denn

1. ist durch genaueste anatomische Untersuchungen, besonders von SCHÖNEMANN festgestellt worden, daß jeder Bogengang — individuell und auch der Seite nach verschieden — sowohl etwas über die Fläche gebogen zu sein als auch so gut wie nie peinlichst in einer ideellen Linie des Kopfes zu liegen pflegt und daß ferner die Bogengangsebenen nicht genau rechtwinklig zu einander stehen;

2. stimmen die Ansichten noch nicht darin überein, ob von den vertikalen Bogengängen der linken und rechten Seite die gleichnamigen oder je zwei ungleichnamige in jeweilig bestimmtem Sinne zusammenarbeiten bzw. parallel zueinander einstellbar sind.

In letzter Hinsicht bestehen drei Möglichkeiten: 1. die sagittalen und frontalen Paare sind jedes für sich (RUTTIN), oder 2. der sagittale Bogengang *einer* Seite und der frontale Bogengang der anderen sind als ein je parallelstehendes Paar anzusehen und können parallel eingestellt werden (SCHILLING, M. H. FISCHER, Aussprache zu BLUMENTHAL). 3. besteht die Möglichkeit, daß die

---

[1] Zehenspreizen, Liftreaktion und Sprungbereitschaft.

[2] FISCHER und VEITS meinen sogar beim Erwachsenen ganz schwach, sehr flüchtige, aber ganz analoge Bewegungen, dabei auch Augendeviationen nach unten, als Liftreflexe ansprechen zu können.

[3] Mit dem aus den folgenden Worten hervorgehenden Vorbehalt!

Stellung des sagittalen oder vertikalen Bogenganges von links zu denen von rechts überhaupt unwesentlich ist im Verhältnis zu der Strömungsrichtung, die in den beiden Bogengängen einer Seite hervorgerufen wird: Geht diese z. B. vom gemeinsamen Schenkel den ampullären Enden zu oder von ihnen weg, so schlägt nach Faviell (desgl. Hesse s. Grahe) der Nystagmus in der Frontalebene, geht die Strömung in einem zur Ampulle, im anderen Bogengang von ihr weg, so entsteht Nystagmus in der vertikalen Sagittalebene oder umgekehrt (E. R. Lewis s. Fisher und Jones). Ähnliche Auffassung berichtet Veits von Quix und de Haan.

„Optimal einstellen" heißt bei den *Versuchsdrehungen,* die wir *stets um eine senkrechte Körperachse* ausführen, *das in Frage kommende Paar in die waagerechte Raumebene* zu bringen. Mit dieser Einstellung treten Erfolge etwaiger Mitreizung anderer Bogengänge durch die Winkelbeschleunigung völlig zurück. Indem wir sie stets wählen, vermeiden wir jede das Urteil erschwerende Kombination von Bogengangseffekten, die in seltenen Fällen sogar zu Schrägnystagmen führen kann (Blumenthal, Brünings).

Wir dürfen sagen, daß die Praxis gezeigt hat, daß sich solche Einstellungen auch für die vertikalen Bogengänge trotz der theoretischen Bedenken haben finden lassen, mag dabei auch eine Anpassung im Zentralnervensystem (Schilling) stattgehabt haben, da der gereizte Bogengang nicht gerade in der idealen Raumebene steht, die der Nystagmus mit seiner Schlagebene anzeigt. Nach Schilling stehen die vier senkrechten Bogengänge sogar dann optimal, wenn sie einen Winkel von 45⁰ zur betreffenden Drehachse bilden.

Diese Anpassungsvorgänge müssen sich in den Verbindungen von den vestibularen Kernen zu den verschiedenen Augenmuskeln vollziehen, über die wir noch manchmal zu reden haben werden. Die Augenmuskeln sind so gut wie immer in voller Zahl, aber in durchaus verschiedener Kombination beim Nystagmus tätig, ein Ergebnis, das die neuesten Tierversuche, besonders die von Lorente de Nó bewiesen haben, und das meiner Meinung nach schon aus Beobachtungen eines Nystagmus in verschiedenen Blickrichtungen des Individuums zu erwarten war. Es handelt sich also — und dieser Grundsatz muß gekannt sein! — nicht, wie es nach den früheren, bis in die Magnussche Forschungsperiode reichenden Versuchen (s. Bartels, Bárány u. a.) hieß, allein um die jeweiligen assoziierten Paare der Agonisten und Antagonisten, mögen diese auch oft genug im Vordergrund des betreffenden Deviations- oder Nystagmusvorganges stehen!

Die gewünschte Übereinstimmung der anatomischen und physikalisch-physiologischen Verhältnisse ist am leichtesten mit dem horizontalen Bogengangspaar zu erzielen. Es braucht nur der durchschnittlich um 30⁰ nach vorn offene Winkel zur Raumhorizontalen ausgeglichen zu werden. Nicht nur weil diese Maßnahme einfach ist, sondern auch weil die durch sie bedingte Kopfhaltung die weitaus häufigste unbewußt-willkürliche und damit bequemste Haltung für Versuchsperson und Versuchsleiter ist, und weil die Seitenwendungen der Augen für den Menschen offenbar die gebräuchlichsten und wichtigsten Reaktionen vermitteln, steht die Prüfung auf horizontalen Nystagmus durch Drehreiz ganz im Vordergrund, und die Bekanntschaft mit ihr ist als eine Allgemeinanforderung an den Arzt zu stellen.

Von der Einstellung ein gutes Bild erhält man an Hand beweglicher Modelle, die vielfach hergestellt und aus Lehrgründen auch an Drehvorrichtungen angebracht sind (z. B. von Brühl). Ein Beispiel bringt Abb. 25.

Die Verwendung eines derartigen Modells erleichtert auch das Verständnis für den zweiten und dritten Satz:

Nach dem zweiten Satz geht die langsame Phase des Nystagmus in der Richtung vor sich, in der sich die Endolymphe bewegt, der Nystagmus dementsprechend in der entgegengesetzten.

Die langsame Phase soll nämlich dadurch zustande kommen, daß, da der Sinnesepithelbau der Ampullencrista quer zum Endolymphstrom steht, durch den Endolymphstrom die Sinnesorgane auf der dem Strom abgewandten Cupulaseite im Zusammenhang mit der in ihnen verfilzten relativ schweren Cupula abgebeugt, an der dem Strom zugewandten Seite gestrafft werden (BÁRÁNY). Nach dieser Ablenkung gleiten sie — vermutlich automatisch zurück — aber nur bis in die Ausgangsstellung; denn wenn der Bogengangsapparat nicht mehr reizbar ist, bleibt jede Reaktion, auch die rasche Phase[1], aus, während die langsame Phase eine Zeitlang für sich bestehen bleibt, wenn bei völlig unversehrtem, also doch wohl antwortsfähigem Labyrinth die rasche Phase auch nur funktionell aufgehoben wird. Das kann man nicht nur in der Narkose sehen, sondern bereits — eine niedliche Beobachtung von ALEXANDER — wenn Säuglinge regelrecht drehgeprüft werden sollen und dabei einschlafen.

In Richtung der langsamen Phase vollziehen sich auch die Sekundärreaktionen.

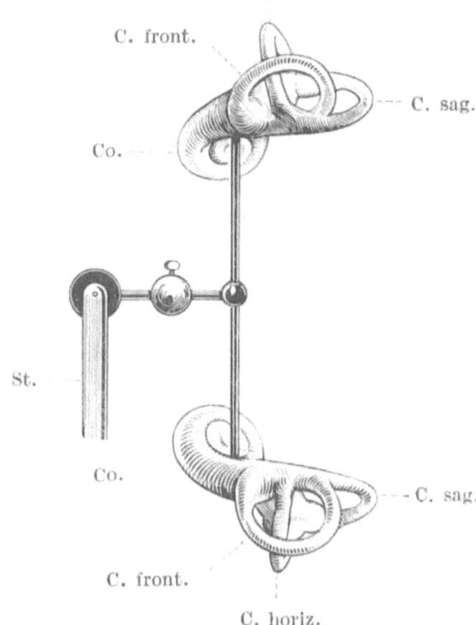

Abb. 25. Neigung des Kopfes auf die rechte Schulter.
(Aus RAUCH, Funktionsprüfung 1924.)

Die Theorie besagt nun, daß im Moment der Beschleunigung die Endolymphe gegenüber den Wänden — im besonderen den knöchernen — zurückbleibt, bei Verzögerung der Bewegung über deren Stand hinausschießt. Somit muß **während** *der Drehung der Nystagmus in der Drehrichtung*, **nach** *der Drehung in der entgegengesetzten Richtung schlagen* (s. Abb. S. 498). Auf dieser Grundlage haben sich die beiden klinischen Gruppen der Drehprüfung entwickelt, die intrarotatorische[2] und die postrotatorische.

Der *dritte Satz* sagt etwas über die Stärke der Reaktion aus. — Und

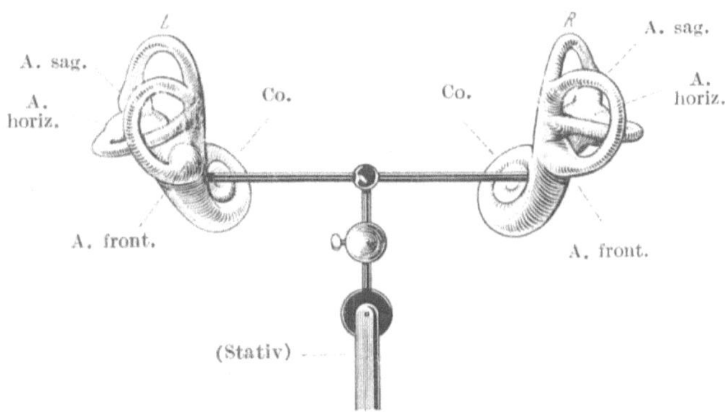

Abb. 26. Rückansicht der Bogengänge. af → ap und bp → bf Richtung der Endolymphbewegung beim ersten Anstoß.
ap → af und bf → bp Richtung der Endolymphbewegung beim plötzlichen Stehenbleiben nach Linksdrehung. (Aus RAUCH.)

zwar begegnen wir hier der Merkwürdigkeit, daß die Vorgänge sich in den horizontalen Bogengängen anders auswirken als in den übrigen: *In den horizontalen Bogengängen ergibt die Strömung zu den Ampullen hin* — ampullopetal[3] — den

---

[1] Scheinbare Ausnahme s. S. 567 (betr. BORRIES).

[2] Von M. H. FISCHER heute wieder nach BUYS perrotatorisch genannt.

[3] Nach LORENTE DE NÓ treffen bei Kaninchen diese Verhältnisse mit wachsender Drehgeschwindigkeit nicht mehr zu, ja, das Verhältnis kehrt sich um. Daher erkennt DE NÓ nicht die periphere Bedingtheit dieser Beziehung an und verlegt ihre Ursache ins zentrale Nervensystem.

stärkeren Erfolg als die zum glatten Ende hin — ampullofugal —, *in sämtlichen senkrechten Bogengängen umgekehrt* (Abb. 26).

Ausnahmen von dieser Regel, die bei einseitig Labyrinthlosen festgestellt werden konnten (SCHILLING) spielen klinisch kaum eine Rolle, da wir mit Drehreiz hauptsächlich zum Zweck der Vergleichung beider Labyrinthe prüfen. Auch muß in diesem Falle — wie SCHILLING schon betont — mit zentralen Umwertungen gerechnet werden.

Aus dem dritten Satz ziehen wir die Folgerung, daß **während** *der Drehung das der Nystagmusrichtung ungleichnamige* [1], **nach** *derselben das der Nystagmusrichtung gleichnamige Labyrinth stärker gereizt* ist. Rückwärts schließen wir aus den

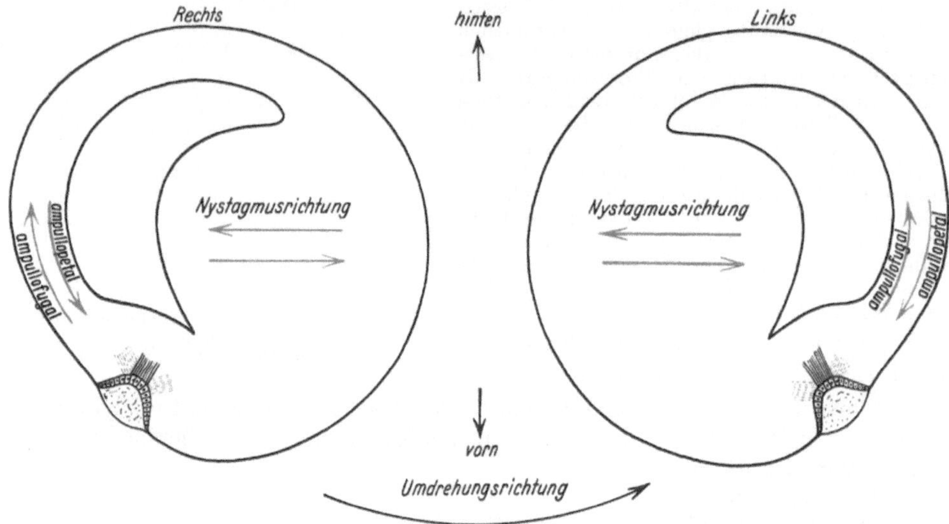

Abb. 27. Schematische Darstellung der Endolymphbewegungen und der Cupulaverbiegung im rechten und linken horizontalen Bogengang bei Drehung von Rechts nach Links. Der blaue Pfeil und die blau punktierte Cupula stellt Endolymphströmung und Cupulaverlagerung mit Beginn der Drehung dar, der rote Pfeil und die rot punktierte Cupula nach plötzlichem Anhalten der Drehung (Nachschwindel). Roter und blauer Pfeil außerhalb des Bogengangs geben die der Endolymphbewegung entsprechende Richtung des Nystagmus an. Bei umgekehrter Drehung würden sich sämtliche Richtungen umkehren. (Nach BÁRÁNY und WITTMAACK.)

Nystagmuswerten, auf welches der beiden Labyrinthe wir die Prüfungswerte in erster Linie zu beziehen haben. Nur hinsichtlich des senkrechten Nystagmus ist diese Schlußfolgerung nicht zulässig, da die für ihn optimale Einstellung mit einer Parallelstellung der sagittalen Bogengänge im Raume zusammenfallen könnte — was wir im Einzelfall nicht wissen können — und dann die Strömungsrichtung in beiden im Verhältnis zu den Ampullen nicht spiegelbildlich, sondern gleichsinnig wäre.

Aus dem *vierten* Satz schließlich erfahren wir, daß die Schlagebene des durch die Drehung hervorgerufenen Nystagmus durch Kopflageveränderung unveränderlich ist. BÁRÁNY hat den hübschen Merksatz geprägt, daß bei Drehung um die senkrechte Körperachse die Schnittlinie der Raumhorizontalen mit der Hornhaut die Nystagmusschlagebene angibt. Demnach lassen sich auch der senkrechte Nystagmus und der drehende (frontale) Nystagmus bei aufrechtem Kopf untersuchen, wenn dieser nach Abschluß der Drehung aus seiner Lage, die

---

[1] Hinsichtlich der interessanten Ansicht GÜTTICHs — die nicht ganz unbestritten ist (s. GRAHE) —, daß auch der Drehnystagmus in der Hauptsache vom gleichnamigen Labyrinth, entsprechend der stärkeren ungekreuzten anatomischen Verbindungen, hervorgerufen ist, sei auf seine Arbeit hingewiesen.

ihm dem ersten Satz gemäß gegeben war, aufgerichtet wird. Und ebenso ist das der Fall mit den „Sekundärreaktionen", vor allem also dem Fallen und Zeigen, die sich entsprechend der langsamen Phase der Nystagmen verhalten, also — um wiederum einem Merkbild Báránys zu folgen — wie ein Pfeil, der im Kopf haftet. Diese Möglichkeit bedeutet eine bedeutende Erleichterung für unsere Untersuchungstechnik.

Eigenartig erscheint es diesem Satze gegenüber, daß Wojatschek und Schüler (Michelovicz, Chilov, Undritz) glauben, durch einen „Zweizeitendrehversuch", das bedeutet unter Vergleich der hintereinander in zwei[1] optimalen Kopflagen erhaltenen Drehnachreaktionen, Otolithenorganeffekte prüfen zu können. Damit will ich durchaus nicht sagen, daß eine Drehung nicht auch die Vorhofssinnesendstellen reizen könne. Es sind ja tonische Ablenkungen[2] vorhanden und nach der Drehung am Nachbild von Dittler, von Kreidl und Gatscher nystagmographisch von Buys (s. Brunner) beobachtet, und es ist auch eine mit dem Dreh- bzw. Nachnystagmus zu gleicher Zeit bestehende Raddrehung mit graphischer Aufnahme von Kuilman festgestellt worden! Aber 1. sind gerade die Bogengangsreflexe dazu angetan, die Otolithenreflexe zu überdecken, insbesondere besitzen die postrotatorischen Reflexe diese Durchschlagskraft, und 2. widersprechen dem Wesen der tonischen Otolithenreaktion das sofortige Auftreten der Sekundärreaktionen und ihr Überdauern der Lage, durch die sie hervorgerufen sind, Erscheinungen, die gerade in Erfüllung des vierten Satzes sich deutlich bemerkbar machen!

Methodik der Drehprüfung.

Treten wir nun an die eigentliche Methodik heran, so kann der Drehreiz in einer Form zur Anwendung kommen, die sich an Vorgänge hält, wie sie im alltäglichen Leben eines jeden vorkommen, oder in einer Form, die diesen Rahmen mehr oder weniger weit sprengt.

Nebenbei gesagt, deckt sich die Bezeichnung „Schwachreizmethode" und „Starkreizmethode" etwa nicht vollkommen mit diesen beiden Reizanwendungsformen.

Zur Ausführung der Drehung bedienen sich nur noch wenige Untersucher der Drehscheibe, die ursprünglich das Instrument war. Dabei sind gerade schwer Hirnkranke unter Umständen nur auf diese Weise der Drehuntersuchung zu unterziehen (de Kleyn-Versteegh). Noch am ehesten wurde die Drehscheibe zur Prüfung an Kleinkindern herangezogen (Alexander). Sie hatte überhaupt Vorteile für die Untersuchung während der Drehung [s. de Kleyn-Versteegh (1934)], aber auch nicht unwesentliche Nachteile derselben (s. unten). Sie wirkte nämlich ungünstig auf die Beobachtung, weil sich der Versuchsleiter selbst der Drehwirkung nicht entziehen konnte. Sie ist heute im allgemeinen, gleich der aktiven Drehung mit dem Gesamtkörper (Güttich), mehr der Lösung einzelner wissenschaftlicher Fragen vorbehalten geblieben. Klinisch üblich sind zur Zeit neben den Kopfdrehungen ohne Gerät in der Hauptsache sog. Drehstühle.

Die Technik unterscheidet

α) *die intrarotatorische* oder auch *perrotatorische* und

β) *die postrotatorische Prüfung.*

Nicht glatt einzuordnen, aber der postrotatorischen Methode näherzustellen, ist die

unsystematische Prüfungsweise durch Kopfschütteln.

Durch sie wird allerdings nur ein Nystagmus, dessen Auftreten irgendwie erleichtert ist (s. S. 597 u. S. 598), der aber noch nicht freiäugig erkenntlich

---

[1] Der zweite Versuch mit vorgebeugtem Kopf folgt nach 5 Minuten Pause dem ersten in aufrechter Haltung. Nach dem Aufrichten sind die Bogengangsnystagmen gehemmt, Fallen, Vorbeizeigen und vegetative Begleiterscheinungen gefördert.

[2] Nicht zu verwechseln mit der „dritten Drehreaktion" Lorente de Nós; sie hängt von der Schnelligkeit des Beginns und Endes der Drehung ab und ist bisher nur im Tierversuch klar zur Beobachtung gekommen.

war, sichtbar. Deshalb ist zu empfehlen, den Kopfschüttelnystagmus möglichst hinter Lupen zu prüfen, wodurch noch eine Verfeinerung erreicht wird.

α) Die intrarotatorische Prüfung. Die systematische Drehprüfung begegnet dann, wenn die Augen vom stillstehenden Versuchsleiter während einer ganzen oder mehrerer Drehungen beobachtet werden sollen, zunächst der Schwierigkeit, daß die Augen nur eine kurze Strecke genau verfolgt werden können.

Sie ließe sich umgehen durch ein Gerät, dessen allgemeiner Benutzung aber beachtliche Anschaffungskosten im Wege stehen, das *Rundblicknystagmoskop von* Frenzel. Frenzel hatte den richtigen Gedanken, durch das von der Artillerie verwandte Rundblickfernrohr die Beobachtungshemmung zu überwinden, indem er es in derselben Achse, um die der Drehstuhl läuft, drehbar anbrachte [1].

Diese Beobachtungserschwerung fällt fort, wenn wir uns *mit dem Ausschnitt einer Drehung (90 oder 180⁰) begnügen.* Das tun die *intrarotatorischen Schwachreizmethoden.*

Die *Drehschwachreizprüfung nach* Grahe bedient sich der Palpation der Augenbewegungen, die aus Untersuchungen von Breuer (s. Frenzel, Kreidl, Frey und Hammerschlag) [2] bekannt war. Besser als die erste Vorschrift, nach der vor der Versuchsperson stehend mit dem Daumen getastet wurde, ist die neuere von Grahe.

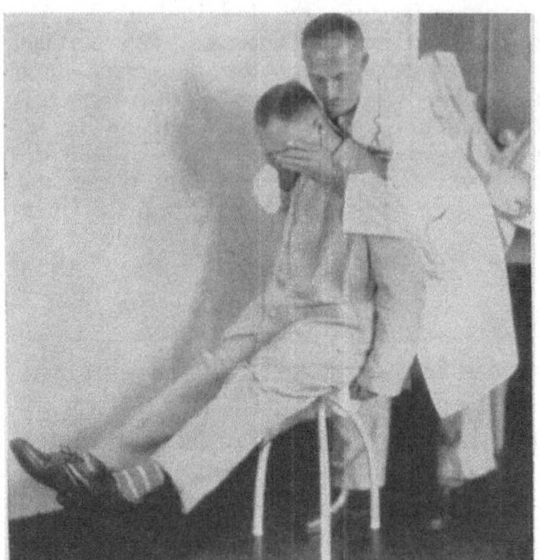

Abb. 28. Drehschwachreizprüfung im Sitzen nach Grahe. (Aus Grahe, Hirn und Ohr.)

Die Versuchsperson sitzt gut ausbalanziert auf einem leicht drehbaren Schemel mit angehobenen Beinen. Der Versuchsleiter umfaßt von hinten her, wie es das Bild zeigt, fest Schultern und Kopf; dabei legt er Ring- und Mittelfinger ganz lose in den inneren und äußeren Augenwinkel. Nunmehr ist der Versuchsperson zu erklären, daß ihr Kopf hin- und herbewegt werden würde. Sie solle sich selbst nicht drehen, nur den Oberkörper entspannen und die Schultern mit dem Kopf mitgehen lassen. Dann wird langsam der Oberkörper der Versuchsperson — soweit es bequem möglich ist — nach der einen Seite — nach einer Pause nach der anderen Seite gedreht. Es folgen einige Wiederholungen (Abb. 28).

Neben der Regelmäßigkeit und Stärke der Zuckungen ist vor allem *die Zahl* zu merken. Sie beträgt normalerweise selten unter 5 und über 7, wenn in 3 Sekunden um 90⁰ gedreht wird. Sie ist während Linksdrehung gleich der während der Rechtsdrehung (Grahe). Verlaß auf das Ergebnis sei nur während der ersten Drehungen; später können sich zentrale Einflüsse geltend machen.

Grahe erwartet, daß exakte Ausführung Einwirkungen von Hals- oder Beckenbewegungen auf die Augen nicht aufkommen lasse. Auf sensibilitätsbedingte Reflexe überhaupt muß man aber gefaßt sein, wie aus Bergers Untersuchungen hervorgeht: Bereits unbedeutsam sachtes Streifen der Beine auf dem Boden vermehrte die Schlagzahl. Die Ausschaltung des (s. unten) gleichsinnigen optokinetischen Reflexes leistete nach Berger schon vikariierenden sensiblen Effekten Vorschub. In Fällen der krankhaften Ausschaltung des Labyrinthes gingen diese besonders von der Tiefensensibilität aus und wurden im Stehen noch deutlicher als im Sitzen. So entnimmt Berger aus dieser Methode nicht

---

[1] In der Originalarbeit ist es gut erläutert.
[2] Erstmals anscheinend von Darwin 1801 erwähnt (s. Borries).

so sehr Aufschlüsse „über die isolierte labyrinthäre Schwachreizerregbarkeit als vielmehr über die reflektorische Ausgleichsfähigkeit des gesamten Organismus‘‘.

Schon mit Rücksicht auf diese Umstände empfiehlt sich eine gute Fixierung auf einem richtigen Drehstuhl. Sie habe ich immer angewandt; trotzdem ist es mir nie gelungen, diejenige Übung im Abtasten zu erlangen[1], die nach GRAHE und F. KOBRAK (1930) ebenso notwendig wie erreichbar ist. Ich fürchte nur, damit nicht allein zu stehen. In Vergleichen mit anderen Untersuchern habe ich oft erlebt, wie verschieden die Zahlen waren, die erhalten wurden. Auch bei KUILMAN lese ich, daß GRAHES Palpation „selbstverständlich größere Genauigkeit auch nicht zulasse‘‘.

Außer diesem Unsicherheitsgefühl, das ich übrigens dem Ablesen der Nystagmusschläge hinter geschlossenen Lidern (FRENZEL) gegenüber auch niemals verloren habe, erwecken die Unstimmigkeiten Bedenken, die zwischen dem Ergebnis dieser Methode und dem anderer Reizanwendungen hier und da vorkommen (KICIN, KOBRAK, GRAHE selbst). Die Annahme, daß solche Unstimmigkeiten eine vasoneurotische Disposition anzeigen (KOBRAK), ist wohl eine einfache Lösung, aber sie harrt noch stichhaltiger Beweisführung. Beruhen die Widersprüche aber auf grundsätzlichen Unterschieden der Reizarten (GRAHE), so sind sie in Ermangelung einer Regel keine glücklichen Beigaben für die Verwertung dieser Reizart und ihres Prüfungsergebnisses.

Die von GRAHE u. a. betonte Empfindlichkeit der Methode äußert sich demnach nicht zugunsten ihrer Eindeutigkeit. Für einen Nachteil halte ich die Angabe FRENZELs und KOBRAKs, daß die langsamen Deviationen schlecht abzufühlen sind, schon mit Rücksicht auf deren Bedeutung bei zentralen Erkrankungen. Ein Vorteil ist neben der Einfachheit eine Einschränkung der optischen Einflüsse. GRAHES Rat, in einem gleichmäßig schwach erhellten Zimmerabschnitt zu prüfen, weil durch die Lider noch Licht ins Auge dringt, verringert in der Tat die unangenehmste Störung der intrarotatorischen Prüfung, den optokinetischen Nystagmus, aber schließt ihn nicht unfehlbar aus, da offenbar die Scheindrehung eines Schattens genügt, um diesen Nystagmus hervorzurufen (CEMACH, BORRIES).

Während des Drehens entsteht ein optokinetischer Nystagmus, in dem mehr oder weniger bewußt ein Sehgegenstand festgehalten wird, bis er aus dem Gesichtsfeld verschwindet. Danach schnellt das Auge zurück [2], um gegebenenfalls mit einem neuerfaßten Zeil den Vorgang rhythmisch zu wiederholen. Er ist mit dem Ruck dem vestibulären Drehnystagmus gleichgerichtet, und er überdeckt ihn mit der überlegenen Stärke, die ein optischer Reflex bei Wesen mit frontal gestellten Augen zu haben pflegt.

Diesen *optokinetischen Nystagmus auszuschalten,* war auch das Ziel der

Drehschwachreizprüfung mit der Leuchtbrille nach FRENZEL.

Sie ist selbstverständlich im Dunkelraum vorzunehmen. Besonderer Beschreibung bedarf sie nicht. FRENZEL bevorzugte von Anfang an die Fixierung auf dem Drehstuhl. Eine besondere Vorrichtung an dem GÜTTICHschen Modell (s. Abb. 29 u. 30 a) ermöglichte es ihm ferner, die *Halsreflexe* — bei unveränderter Kopflage im Raum — für sich genauer zu studieren.

Dabei ergab sich 1., daß *durch die Drehung des Körpers unter dem festgestellten Kopf ein Nystagmus auftritt.* Dieser schlägt entgegen der Richtung der Körper-

---

[1] Willkürliches Zwinkern (GRAHE) ist meines Erachtens wohl zu erkennen, schwerer schon eine Willkürbewegung von einer Schlagfeldverlagerung (s. unten) zu unterscheiden.

[2] Nach KESTENBAUM (s. CEMACH) durch die „Entspannungstendenz‘‘, aber unter gleichzeitigem Einsetzen reflektorischer, zum Teil schon mit Rindenzentren in Verbindung stehender Vorgänge (s. a. BORRIES).

drehung, d. h. aber im Sinne desjenigen Drehnystagmus, der aufgetreten wäre, wenn der Kopf[1] gedreht wäre, um dieselbe Endhaltung zum Körper im Versuch einzunehmen [es besteht nach GÜTTICH (1934) „dieselbe Muskellage"]. Dieser *„Körperdrehnystagmus"* war viel weniger grob und frequent als der *„Kopfdrehnystagmus"*. FRENZEL führt dies Verhalten auf Reflexbahnung durch den Halsreflex zurück. Doch dürfte das Ausfallen des labyrinthären Nystagmus beim Körperdrehnystagmus schon allein zur Erklärung ausreichen.

Auch dürfte GÜTTICHs Hinweis von Bedeutung sein, daß die passive Kopfdrehung leicht unbewußt zur Mitarbeit im Sinne aktiver Drehung beeindruckt. Sie gibt dadurch aber Anlaß zur Verdeutlichung des Nystagmus.

FRENZEL hat auf gleichem Wege nämlich

2. festgestellt, daß *bei der aktiven langsamen Drehung das Schlagfeld des Nystagmus in Richtung der Drehbewegung, d. h. des Kopfdrehungsnystagmus, verlagert wird.* Das Auge eilt dem Kopf voraus und führt die Bewegung (GÜTTICH). *Bei passiver Drehung, speziell also beim Körperdrehnystagmus, wird das Schlagfeld in entgegengesetzter Richtung verlagert.* Das Auge hält sich an der Umwelt fest (GÜTTICH). Bleiben Kopf und Körper während der Drehung median fixiert, so findet keine Schlagfeldverlagerung statt.

Ganz logisch hat FRENZEL dies Phänomen dann als einen neuen Halsreflex angesprochen und hervorgehoben, daß er in umgekehrter Richtung abläuft als die „kompensatorischen Augenbewegungen"! Indes erscheint es wichtig, hier schon zu betonen, daß auch ohne jede Lagereizung den eben genannten Lagereflexen gleichgerichtete vestibuläre Deviationen während und nach Drehung vorkommen (oben S. 498); KUILMAN, BARTELS und auch Wärmereizaffekt S. 531).

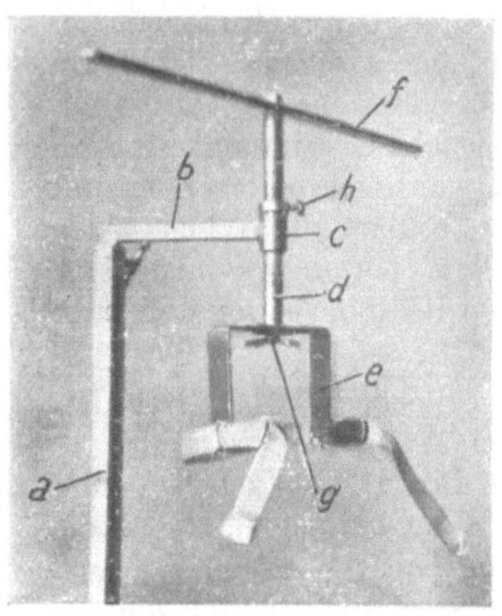

Abb. 29. *a* Rückenstativ des GÜTTICH-schen Drehstuhls nach FRENZEL, abgebildet S. 509. *b* Winkelträger mit *c* Rohrstutzen. Im Rohrstutzen drehbar die Welle *d*, welche unter die Kopfgabel *e* (Spannweite verstellbar) und oben die Handhabe *f* trägt. Die Kopfgabel ist durch die Schraube *g* feststellbar. *h* Reiter auf der Welle *d* zur Höheneinstellung der Kopfgabel. Die Welle läuft in der Drehachse des Stuhles. Mit dieser Vorrichtung können passive Kopfdrehungen und Drehungen des Körpers gegen den festgehaltenen Kopf ausgeführt werden.
(Aus FRENZEL: Z. Hals- usw. Heilk. 21.)

Durch diese Forschungen ist ein neuer Weg zu feinerer vestibulärer Diagnostik geöffnet. Versuche ihrer Anwendung liegen bisher erst an Fällen peripherer Labyrinthausschaltung (FRENZEL, GÜTTICH, BERGER) vor. Mit den Möglichkeiten sind allerdings auch die Fehlerquellen dieser Versuche zahlreicher geworden. Man denke z. B. daran, daß beim Führen der aktiven Drehung durch das Auge eine willkürliche Spähbewegung zum unbewußten Einleitungsvorgang geworden sein kann (FRENZEL), demnach auch schon bei Ausschluß des optischen Erkennens und der Fixation — selbst bei geschlossenen Augen einsetzen könnte.

Kehren wir zurück zur einfachen Beobachtung des Drehnystagmus mit den Schwachreizmethoden. Derselbe schlägt bei gleich günstiger Drehgeschwindigkeit meist lebhafter hinter der Leuchtbrille als hinter geschlossenen Lidern. Das ließe sich vielleicht mit — mechanischen? — Hemmungen im letzteren Fall erklären (BUYS und COPPEZ s. bei BARTELS).

Er schlägt aber auch lebhafter als bei Beobachtung der erhellten Pupille im Dunkelraum unter Durchleuchtung vom Munde aus (Methode KLESTADT)

---

[1] An Stelle des Körpers.

und hinter der Bartelsbrille wiederum noch lebhafter als hinter der Frenzelbrille, am lebhaftesten aber bei unbedeckten Augen! (Untersuchungen von OHM, von KLESTADT und LILL.)

Sollte der vestibuläre Drehnystagmus also hinter der Frenzelbrille wirklich befreit vom optokinetischen Nystagmus sich auslaufen, oder sollte nicht doch der optokinetische Nystagmus und wenn nicht dieser, andere Lichteinflüsse an der Erscheinung Schuld tragen? Das Prinzip dieser entscheidenden Frage ist durch CEMACH in gemeinsamer Arbeit mit KESTENBAUM (1922) aufgeworfen worden.

BARTELS' Brille[1] kann aus der Aussprache sofort ausscheiden. Sie gibt eindeutig optokinetischen Einflüssen Raum. Man braucht nur labyrinthlose Taubstumme mit ihr zu drehen (CEMACH), um das festzustellen. CEMACH und KESTENBAUM haben nun 1. im Dunkelraum nie einen Nystagmus während Drehreizung gesehen! Sie haben ferner 2. den während der Drehung hinter geschlossenen Lidern fühlbaren Nystagmus als Folge von Trägheitsmomenten erklärt, sofern dabei eine — natürlicherweise mögliche — Fixationsintention als ausgeschlossen gelten darf (s. BARTELS, KESTENBAUM).

Das zweite Argument vorausgenommen, wird es eigentlich durch CEMACHs Angaben selbst widerlegt. Denn es besteht kein Grund, warum diese Art Trägheitsnystagmus im Dunkeln bei „labyrinthlosen" Taubstummen und warum überhaupt bei irgendeinem Menschen fehlen sollte.

Außerdem haben BARTELS und später ebenso KLESTADT das erste Argument mit einer ganzen Reihe von Gründen als unzutreffend gekennzeichnet. KLESTADT konnte auch neurologische Beweisfälle, die KOMPANAJETZ (1924) später erbrachte, als nicht zwingend dartun [2]. Durch eine Reihe von Untersuchungen an Stockblinden und im Stockdunkeln, zuerst von BARTELS, dann von GRAHE (1925), KLESTADT, OHM, DODGE (1923) und DOHLMANN (1924), wurde, z. T. mit im Dunkeln geschriebenen Kurven, CEMACH-KESTENBAUMs Annahme unstrittig widerlegt.

Fast schien es aber, als ob auch die Gegenansicht über ein gleich zugkräftiges Zeugnis verfüge. GÜTTICH hatte nämlich bei Beobachtung durch den offenen Augenspalt einseitig Facialisgelähmter hindurch den Nystagmus während der Drehung vermißt! Nun hat aber doch GÜTTICH (1924) nicht bloß das Vorhandensein feinster Nystagmen in solcher Versuchslage zugegeben, sondern sogar (1925) den hinter den Lidern fühlbaren Nystagmus für „labyrinthär" und dem der FRENZEL-Methode identisch erklärt. Damit verliert das Gegenargument stark an Wert.

Trotz des richtungsbestimmenden Momentes, das nach FRENZELs eigenen Worten die Zwerglämpchen in der Brille bilden, können wir im allgemeinen bei der vorschriftsmäßigen Anordnung (Fernblick in Mittelstellung des Auges, Dunkelraum usw.) den optokinetischen Nystagmus bei der Prüfung nach FRENZEL für praktisch abwesend erklären.

Aber die *Sachlage* ist nicht ganz so einfach, *was das optische Element überhaupt* betrifft. Das haben Versuche von KLESTADT und LILL ergeben. Wir konnten mit diffuser Erhellung der Pupille vom Munde her und sogar mit lumineszierenden Streifchen, die an der Conjunctiva sclerae angeheftet waren, im absolut

---

[1] Mit ihr hat seiner Zeit ihr Erfinder bereits eine Schwachreizung mit Zählung der Zuckungen bei 90⁰ Drehung, deren Ergebnis sich übrigens mit GRAHES Angaben im ganzen deckte, empfohlen, weil feine Unterschiede besser als mit der postrotatorischen Starkreizprüfung feststellbar seien.

[2] Betreffs dieser und vieler wissenswerter Einzelheiten des Meinungsstreites müssen wir auf jene Arbeiten verweisen. — Nur sei, um Irrtümern vorzubeugen, gesagt, daß mit der Ablehnung des ursächlichen Trägheitsmomentes die Anerkennung der „Entspannungstendenz" bei solchen Augenvorgängen nicht berührt wird.

Dunklen Drehdeviation und -nystagmus beobachten; aber wir mußten ebenso feststellen — und das vermochte ich bis auf den heutigen Tag immer mal wieder —, daß sie unter gleichen Bedingungen ausbleiben konnten. Demnach ist das Rätsel nicht völlig gelöst. Sicher besitzt der optisch nicht sensibilisierte vestibuläre Drehnystagmus eine sehr geringe Stärke [1].

Ein *Gesamtüberblick* fordert uns zu sehr großer Vorsicht auf in der *Beurteilung und Bewertung des Drehnystagmus,* der nach unseren bisherigen Methoden aufgenommen ist. Er läßt es auch otoneurologisch wertvoll erscheinen, einen optokinetischen Gegenversuch (s. unten) vorzunehmen. Zur Unterlassung der intrarotatorischen Prüfung haben wir noch keinen Anlaß, da sie uns für klinische Sonderfälle manches aussagt (Koch, Grahe, Berger, Veits u. a.). Ich denke dabei vor allem an die zentralen Störungen im Bereich der Strecke des Ohraugenapparates, die er gemeinsam mit der Bahn der Blickbewegungen im Hirnstamm hat, an die Blicklähmungen.

Für diese Untersuchungsaufgabe besitzen wir noch eine weitere Hilfe, den

Roth-Bielschowsky*schen* [2] *Versuch* (1901 bzw. 1903).

Ich habe ihn als eine minimale Reizung bezeichnet, weil er — infolge zentraler, supranucleärer Enthemmung, bzw. Übererregbarkeit — schon bei Drehungen um einige Grade sich positiv zeigen kann. Der Vorschrift nach wird jedoch der Kopf wie im Schwachreizversuch um rund 90° gedreht. Die Bewegung nimmt Bielschowsky mit einem Ruck vor. Jedenfalls muß sie wenigstens schnell geschehen. Zu langsame Bewegung kann die Reizantwort ausbleiben lassen (Schuster). Ist sie doch ein Bogengangsreflex! Daher tritt sie auch unmittelbar beim Drehen auf und ist von kurzer Dauer. Alsbald nach Beendigung der Drehung „*schwimmen*" die Augen zurück (Bielschowsky), da weder eine rasche Phase sie zurückzieht, noch sie willkürlich in der neuen Stellung gehalten werden könnten. Typisch zeigt sich nämlich der Reflex bei annähernd vollständiger Blicklähmung in einer Richtung. Er tritt dann auf als die isolierte langsame Phase des Drehnystagmus. Auffälligerweise führt diese nun den Augapfel in das Blickfeld hinein, das für Willkürbewegung gelähmt ist! („*Puppenkopfphänomen*" nach Schuster, „*reflektorische Blickfelderweiterung*" nach Klestadt.) Der Reflex kann, worauf Bielschowsky hinwies, verdeutlicht werden durch Fixation — in dem noch für Willkürbewegung erhaltenen Gebiet! Das bezeugt deutlich die nicht optokinetische, vestibuläre Natur und ihre durch Ausfall der optokinetischen Komponente — im gelähmten Blickfeld — (s. später) noch vorhandene relative Stärke.

Die Kopfdrehung kann *aktiv oder passiv* vorgenommen werden. Ob dabei Unterschiede in einer Schlagfeldverlagerung im Sinne von Frenzel-Güttich auftreten, ist wohl noch nicht geprüft. Halsreflexe — die der Deviation gleichgerichtet sind — für deren Effekt Schuster das Phänomen hält, konnte ich an ihm nicht finden [3].

Es kann ohne jede Lupe geprüft werden, jedoch nur in senkrechter und waagerechter Ebene, für die rollenden Bewegungen ist sie erforderlich (Bárány s. Klestadt).

Sekundärreaktionen zu prüfen, sind diese Schwachreizmethoden schlecht geeignet (Herzfeld, Frenzel), ebensowenig subjektive Erscheinungen hervorzurufen.

---

[1] Auch den „Körperdrehnystagmus" gelang es mir — aus gleichem Grunde — in jenen Versuchen nicht zu beobachten; ebensowenig den von Grahe beschriebenen Beckenreflex.

[2] Erst Bielschowsky erkannte den vestibularen Zusammenhang.

[3] Nach Befundangaben, denen ich nachträglich in einer Arbeit von Meessen begegnete, kann das Puppenkopfphänomen doch auch als Halsreflex vorkommen.

Anhang: Die Untersuchung des optokinetischen Nystagmus. Zu diesem Zweck hat fast jeder Untersucher eine andere Aufmachung des unentbehrlichen *Hilfsgerätes* angegeben. Das Prinzip ist immer dasselbe: Dunkle, nicht zu schmale Streifen auf hellem Grund werden vor dem Auge vorbeigeführt. Zur klinischen Prüfung in waagerechter und senkrechter Prüfung genügt schon ein entsprechend gemustertes Handtuch oder Lineal (BORRIES, STRAUSS). Gewöhnlich wird ein derartig gemustertes Feld auf eine Drehtrommel gespannt. BRUNNER und EHLERS lassen eine solche Hülle als Drehschirm über dem Kopf der Versuchsperson herab. Die meisten Untersucher setzen die Versuchsperson vor das Gerät. Das *muß* der Fall sein bei Prüfung in der Frontalebene. Dazu wird die radförmige Zeichnung auf eine Drehscheibe geheftet. Die zentrale Vereinigung des dunklen Streifens schadet nichts, da — im Gegensatz zur früheren Annahme der Beschränkung auf die Fovea (z. B. KESTENBAUM und CEMACH) — auch die geringsten Gesichtseindrücke, unter Umständen Bruchteile des Gesichtsfeldes (s. oben, BORRIES) optokinetische Phänomene auslösen (EHLERS, BRECHER), vorzugsweise sogar die drehenden Reaktionen in der Frontalebene.

Drehung von Trommel bzw. Scheibe nach rechts von der Versuchsperson ergibt optokinetischen Nystagmus waagrecht nach links bzw. drehend mit Stirnpol der Hornhaut nach links, Drehung der (senkrecht gehaltenen) Trommel nach unten, optokinetischen Nystagmus nach oben und umgekehrt.

Ein *gewisses Maß an Aufmerksamkeit* der Versuchsperson ist nicht entbehrlich. Bleibt der Reflex in einer oder der anderen Richtung aus, so ist die Versuchsperson erst nochmals auf den Vorgang aufmerksam zu machen, ehe ein Ausbleiben des optokinetischen Nystagmus notiert wird. Außer auf normalen und fehlenden ist auf richtungsverkehrten Ablauf zu achten (*Inversion* nach BÁRÁNY bzw. BRUNNER, BORRIES).

Einzelheiten über Anlage der Zeichnung und Handhabung des Gerätes sind im entsprechenden Handbuchabschnitt bzw. Schrifttum (DEMETRIADES, BRECHER, OHM) nachzulesen, bevor Versager als zuverlässig angesehen werden!

β) **Die postrotatorische Prüfung.** Auch für die Drehnachreaktionen hat man versucht, mit Schwachreiz klinische Untersuchungsnormen festzulegen. Die Reizstärke geht dabei schrittweise, z. T. — von Berufs- und Sportsaufgaben abgesehen — schon bedeutsam über das übliche Maß hinaus.

Im Hinblick auf die Augennachreaktionen ist zunächst die

Prüfung auf Kopfrucknystagmus

zu nennen. Das „Rucken" bezieht sich auf die Handhabung der Kopfbewegung, nicht auf den Reflex. Dieser besteht manchmal nur in der Deviation, nicht immer in einem vollen Nystagmusausschlag. Das Maximum beträgt zwei Schläge.

Das physiologische Vorbild ist uns erst durch M. H. FISCHER und VEITS bekannt geworden. Sie kennzeichnen das Phänomen als überaus schwer feststellbar; selbst mit BARTELS' Brille sei es nur gelegentlich zu Gesicht zu bringen. Am zweckmäßigsten werde der Kopf aus Vor- und Seitenbeugung in die Grundstellung zurückgerückt. Es ist wohl überhaupt nur zu erhalten, wenn die Versuchsperson den mehr oder minder willkürlichen Gegeninnervationen nicht nachgibt! Aber die vestibuläre Natur konnten FISCHER und VEITS am „Labyrinthlosen" festlegen, wenn sie auch die Möglichkeit des Auftretens von Halsreflexen nicht ausschließen wollten.

Abhängig von der Anfangs- und der ihr sehr schnell folgenden Enderregung, die reziproke, nach dem kurzen Wege noch interferierende Reflexe (s. S. 598) hervorrufen, soll der Ruckreflex durch ein rasches Ruckende am besten verdeutlicht werden.

Zu diesem „*Grundtyp*" ist seit langem der krankhafte Typ bekannt (vgl. S. 598). Er läßt oft genug an Deutlichkeit, selbst ohne vorgesetzte Konvexbrille, nichts zu wünschen übrig. Seine Richtung[1] und andere Eigenschaften haben bisher keine Konstanz gezeigt.

---

[1] Wie anscheinend auch die des physiologischen Ruckreflexes der Augen.

Wohl aber treten meist unangenehme Empfindungen auf, sowie Ruckreflexe auf den Körper, Erscheinungen, deren physiologischen — gesetzmäßigeren — Ablauf die beiden Forscher eingehend studiert haben.

Wenig Eingang in die Klinik hat sich die

postrotatorische Schwachreizmethode nach F. Kobrak

verschaffen können; anscheinend wird sie noch am meisten von der französischen Klinik (Hautant) beachtet. Es handelt sich um eine Reizschwellenmethode im Sinne von Brünings und Frenzel.

Wichtig und originell erscheint mir an ihr der Versuch, den *Unterschied zwischem dem peripheren und zentralen Anteil an der Auslösung der Reizantwort untersuchungsmethodisch zu erfassen:* Kobrak *unterschied zwischen dem ersten Auftreten einer Deviation oder einer Zuckung überhaupt und der Art, in der sich die Zuckungen häuften, beides gemessen an der Zahl der vorhergegangenen Drehungen.* [Nach Brünings erhält man beim Gesunden nach 1—2 Drehungen mit Geschwindigkeit von 360⁰ je Sekunde (Kopf während Drehung 30⁰ nach vorn gebeugt) Nystagmus I. Grades.]

Die Kobraksche Prüfung vollzieht sich in 2 Gängen:

Der erste Prüfungsgang[1] bestimmte den rotatorischen „Schwellenerregbarkeitstyp". Oft aber war schon mit den ersten Drehungen eine Vielheit von Zuckungen da!

Der zweite Prüfungsgang stellte fest, ob ein „progressiver" oder ein „Gruppentyp" vorlag, je nachdem ob, bezogen auf die Zahl der Drehungen, die Zuckungszahl in fortlaufend proportionalem Verhältnis anstieg, oder ob die Nystagmusschläge in schubweisen Sprüngen sich vermehrten. — Kobrak sprach ferner von einer „Rhythmusübererregbarkeit", wenn etwa 20—25 Zuckungen schon nach 2 Drehungen, von einer „Rhythmusuntererregbarkeit", wenn nach 3 und mehr Drehungen noch kein Nystagmus auftrat.

Berechtigterweise suchte Kobrak für seine Gruppenbildung und den Rhythmus die Ursache in zentralen Einflüssen auf die Erregung; für den Schwellenwert machte er die periphere Erregbarkeit verantwortlich (s. Wittmaack und Bárány).

Hautant hielt Kobraks Auffassung für allzu schematisch. Das stimmt insofern, als beide Prüfungsgänge in Wirklichkeit nur einer sind: in ihnen kommt nur die — individuell verschiedene — *künstliche Zergliederung* des Nystagmus, die wir als krankhaften Effekt (s. S. 604) noch kennen lernen werden, zum Ausdruck (gleich wie in früheren Versuchen des Verfassers mit dem calorischen Schwachreiz s. S. 519).

Von dem Erscheinen der ersten Deviation an sind an dem Aufeinanderfolgen der nystagmischen Erscheinungen sicherlich zentrale Wirkungen beteiligt. Von diesem Standpunkt aus gesehen kann die Methode also einen Maßstab abgeben *für das Anspringen zunächst der peripheren und dann der zentralen Erregung.* Währt es also unverhältnismäßig lange bis bei sukzessivem Ansteigen der Drehreizungen der reguläre Nystagmusrhythmus vorhanden ist, so ist darin ein Hinweis auf Störung im zentralen Mechanismus des Nystagmus (besonders bei Fehlen von Krankheitszeichen seitens des Labyrinthes) zu sehen. Derselbe wird nach Hautant bedeutungsvoll, wenn Starkreize — s. unten — noch keine Strukturabweichung des Nystagmus geben. Die Technik Kobraks, der nicht einmal die Benutzung eines Drehstuhles für erforderlich hält, dürfte indes heute etwas grob erscheinen, nachdem die Studien von M. H. Fischer und seinen Schülern eine neue Klärung in die Frage des Ansetzens des Drehreizes gebracht haben.

---

[1] Übrigens nur aus Báránys Methodik (1911) übernommen.

In diesem Lichte erscheint ebenfalls noch grob die älteste, bewährte Methode, die heute und schon aus äußeren Gründen wohl noch längere Zeit in der Praxis übliche und unentbehrliche

Prüfung der Drehnachreaktionen von BÁRÁNY *(Maximalreizmethode).*

Zur Untersuchung des Drehnachnystagmus hat BÁRÁNY die Zahl von 10 Umdrehungen als die geeignetste ermittelt. Die Drehung erfolgt *mittels Drehstuhles* (Abb. 30a), also passiv. Auf gleichmäßige Geschwindigkeit, 2 Sekunden je Umdrehung, ist zu achten. Die Augen sollen während der Drehung geschlossen bleiben. Das Anhalten muß mit einem Ruck erfolgen. Nach demselben hat die Versuchsperson in Richtung des zu erwartenden Nachnystagmus zu sehen. In dieser Stellung wird als Wert für den Reflex *die Dauer der Nystagmusschläge* mit der Stoppuhr *bestimmt,* die im Augenblick des Stoppens eingestellt wird.

Wird *der waagerechte Nachnystagmus* geprüft, so sind die Augenbewegungen in der Optimalstellung — s. S. 496 — leicht zu verfolgen. Übrigens erscheint er auch in normaler Kopfstellung noch in ausreichender Stärke, um diese zur Untersuchung für zuverlässig zu halten (FRENZEL). Zwecks *Prüfung des senkrechten Nystagmus* muß der Kopf vor Beginn der Drehung seitlich, einer Schulter zu, quergelagert, zwecks *Prüfung des rollenden Nachnystagmus* um 90⁰ nach vorn oder rückwärts gebeugt sein. Nach dem Stopp wird sofort der Kopf angehoben.

Beispielsweise erzielt Rechtsdrehung mit auf die rechte Schulter geneigtem Kopf einen Nachnystagmus nach unten — in sehr gangbarer Abkürzungsweise geschrieben: Rdr Krgn: NNy ↓ —, Linksdrehung mit gleicher Kopflage einen Nachnystagmus nach oben. Kopf nach vorn gebeugt (Kvgb) ergibt nach Rdr: NNy ⌐ li (d. h. mit dem Stirnpol der Hornhaut nach links rollend), nach Ldr: NNy re ⌐.

DE KLEYN-VERSTEEGH führen die entsprechenden Prüfungen durch, indem sie den Kranken in Rücken- oder Seitenlage auf einer elektrischen Drehscheibe untersuchen.

Die *Werte* besitzen wohl individuelle und temporäre Schwankungen (BÁRÁNY, GÜTTICH), sind abhängig vom Allgemeinbefinden und seelischer Einstellung, z. B. etwaiger Ängstlichkeit (GÜTTICH), oder von Anstrengungen, selbst von atmosphärischen Einflüssen (M. H. FISCHER); auch fallen sie *bei Serienversuchen mit ungenügend langer Pause* (HOLSOPPLE, ARSLAN, DODGE, GÜTTICH) *niedriger* aus. Dennoch bietet uns die ursprüngliche Methode bis auf Ausnahmen brauchbare Werte in gut merkbaren Grenzen. Vor allem sind die Differenzen zwischen der bevorzugten Reizung des linken und der des rechten Labyrinthes — die meist zugunsten des rechten (BÁRÁNY), seltener des linken (BOETERS, WOLETZ) ausfallen — so geringfügig, daß sie praktisch außer acht gelassen werden können.

Für den waagerechten Nachnystagmus sind nach BÁRÁNY zwar die Extreme 120 Sekunden und 0 Sekunden, aber in der Regel schwanken die Werte zwischen 20—40 Sekunden. An „sehr großem" Material betrugen sie nach RUTTIN 15 bis 25 Sekunden, nach MALAN (s. FISCHER) in 83% von 15 000 Normalen 15 bis 30 Sekunden. RUTTIN gibt ferner an für den rollenden Nachnystagmus 8 bis 12 Sekunden, für den senkrechten nach oben 4—6 Sekunden, nach unten 6 bis 8 Sekunden (zur Erklärung für diese zwei Angaben zur senkrechten Schlagrichtung vgl. S. 498). — Jenseits des 50. Jahres sind alle Werte relativ niedriger.

Eine Erklärung für die spärlichen *Versager* finde ich oft nicht durchgängig. Sie zu besitzen, wäre vielleicht wichtig für die Frage der Fliegereignung. Eine wesentliche Verkürzung durch Gewöhnung erscheint nach exakten Untersuchungen von Dodge sichergestellt, nach solchen im M. H. Fischerschen Institut nach zweifelhaft, während die subjektiven Dreh- und Nachdreherscheinungen ihr bekannterweise — z. B. beruflich — stark zugänglich sind [1]. Die auffällig längere Dauer des waagerechten Nachnystagmus kennzeichnet seine leichtere Ansprechbarkeit auf unsere Methodik und ist zur Beurteilung krankhafter Reizschwellen oder der Überlagerung durch anders erzeugte Reizantworten im Sinn zu behalten. Eine sehr kurze, aber nach beiden Seiten etwa gleiche Dauer des waagerechten Nachnystagmus ist gewöhnlich ein bestimmtes Krankheitsmerkmal (s. S. 556).

Wird zur Beobachtung eine Konvexbrille vorgesetzt, so erweitert sich der Spielraum, hinter der Frenzelbrille z. B. auf 10—45 Sekunden. Die Frenzelbrille ist besonders für Überprüfung der Versager zu empfehlen, und — wie Frenzel dargetan hat, zum Nachweis von Dreherregbarkeitsresten (s. auch Unterberger).

Beim Blick geradeaus hinter der Frenzelbrille liegen meiner Erfahrung nach die Mittelwerte den zuerst genannten nahe. Aber stets bleibt — wie bei allen Methoden — das Ende des Nystagmus schwer zu beobachten. Daran verbessern, wie schon seiner Zeit Boeters bei uns bemerken mußte, alle Hilfsgeräte zur genauen Einstellung auf ihn (Blickfixator nach Bárány, Otogoniometer nach Brünings) kaum etwas, unbeschadet ihres andernorts erwähnten Nutzens, insbesondere beim Bestehen spontaner Nystagmen irgendwelcher Art. Den Beginn finde ich indes leichter festzustellen als bei allen Prüfungen am seitlich gerichteten Blick.

Nur kräftige Wertunterschiede können nach der Starkreizdrehung berücksichtigt werden, wenn auch unter Beachtung der unter sich geringeren Größenunterschiede des rollenden oder gar des senkrechten Nachnystagmus! Die relativ große Spannen der Werte des waagerechten Nachnystagmus gewährt das für die ärztliche Sprechstunde bedeutsame Zugeständnis, mit einem gewöhnlichen gutlaufenden Drehschemel die Methode auszuüben.

Natürlich soll die Regel der Gebrauch eines ordnungsmäßigen Drehstuhles sein! Die Fixierungsmöglichkeiten desselben ermöglichen die Innehaltung einer „neutralen" Grundstellung und beugen dadurch Hals-, Becken- und anderen Störreflexen vor. Die Nase darf keinesfalls zur Drehachse hingerichtet sein, da sonst theoretisch (Tumjanzeff) und praktisch (Tierversuche von Lorente de Nó) andere Verhältnisse in den labyrinthären Vorgängen eintreten.

Die Vorzüge sind an den verschiedenen älteren Modellen der Klinik (Bárány, Ruttin, Brühl, Güttich — um nur einige zu nennen) ungleich verteilt je nach den Gesichtspunkten, die der Konstrukteur in den Vordergrund stellte. Einzelheiten müssen dem Nachstudieren überlassen werden. Ich hoffe, durch die Bilder zweier Typen eine Anschauung von der Auffassung verschiedener Verfasser zu geben (Abb. 30a u. 30b).

Beide Beispiele bedienen sich wie die meisten Typen mechanischen Antriebes. Der elektrische Antrieb engt aus äußeren Gründen die Grenzen der Anwendbarkeit wieder ein. Ihm aber verdanken wir den Fortschritt in der postrotatorischen Prüfung:

---

[1] Griffith und Coleman kennen eine Verkürzung über Monate hinaus als „practice effect", ebenso Dodge ein „transfer of training". Den kürzeren Nachnystagmus nach links (s. oben) bezog Bárány auf die größere Gewöhnung des Menschen an Rechtsdrehung. Man denke dabei an Varianten wie etwa an Linkstänzer (Brunner). Aber wohl erst Fischer hat quantitativ genau reizen können.

Die quantitativ normierte Drehprüfung.

In Bestätigung wissenschaftlicher — lange Zeit nicht genügend beachteter — Untersuchungsergebnisse von Buys hat sich M. H. Fischer bemüht, einen physiologisch begründeten Fehler der Bárányschen Methode zu umgehen. Der Fehler wurde dadurch bedingt, daß 1. eine jede positive oder negative Beschleunigung während der Drehung sowie die Endverzögerung des Anhaltens gleichzeitig mit der peripheren Erregung je einen „oszillierenden" zentralvestibulären Erregungsablauf (hier intrarotatorische Nystagmen) in Gang setzen, die einige Zeit zum Abklingen benötigen, und daß 2. das Überschneiden (Interferieren) dieser Reizantworten zu Verfälschungen der einzelnen Reizantwort führt. Daher „interferiert" bei der

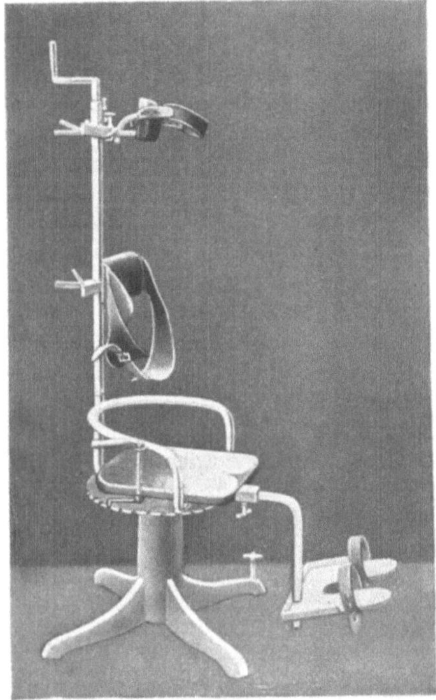

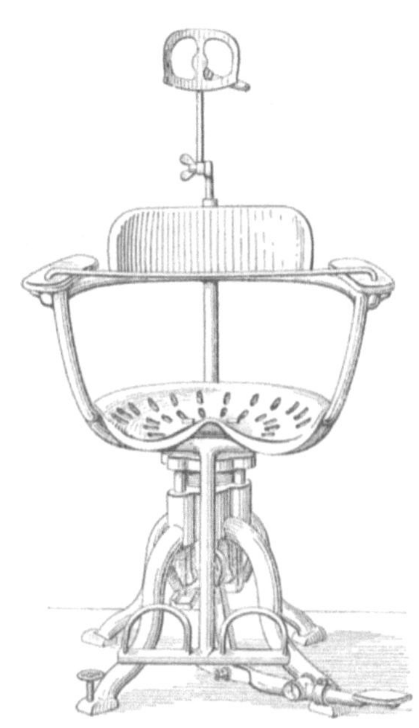

Abb. 30 a. Drehstuhl nach Güttich. Ohne Stopper. Geeignet, ein Labyrinth axial einzustellen und die Arme frei agieren zu lassen.

Abb. 30 b. Drehstuhl nach Bárány. „Endlose Drehung" möglich. Fußstoppvorrichtung.

üblichen Drehweise der durch das „Halt" erzeugte postrotatorische Nystagmus mit dem letzten oder sogar der Gesamtwirkung der vorangehenden intrarotatorischen Nystagmen.

M. H. Fischer und seine Mitarbeiter erstrebten, ein gereinigtes Ergebnis zu erhalten nach folgenden Grundsätzen:

1. Das Andrehen muß mit unterschwelliger Geschwindigkeit erfolgen (durch „Einschleichen"). Die vestibuläre Drehreizschwelle liegt nach Buys bei etwa 1^0/sec².

2. Nachdem auf diese Weise eine für den Endzweck geeignete Drehgeschwindigkeit erreicht ist, muß mit dieser eine Zeitlang weitergedreht werden. Dieser „reizlose" Drehabschnitt erzeugt keinen Nystagmus (Buys, Fischer).

3. Die zum Stopp führende Endverzögerung hat eine bestimmte überschwellige Größe, z. B. bei Woletz 628^0/sec².

In idealer Weise erreichten die Forscher ihr Ziel erst, als der Ingenieur Tönnies ihnen eine Maschine hergestellt hatte, die das Ablesen, Einstellen und Innehalten der gewünschten Winkelbeschleunigung und -geschwindigkeit abzulesen gestattete, die Bremsung genau regelte.

Auch Buys hat inzwischen eine entsprechende Konstruktion herausgebracht (Buys und Rylaut 1932).

Vorher aber war es Veits (1931) schon gelungen, mit der handbetriebenen, fast überall zugänglichen Apparatur eine in Fischers Sinne angelegte

Langdrehmethode

zu erproben.

Nach dem geschilderten Prinzip hatte er nach etwa 10—15 Drehungen die Endgeschwindigkeit erreicht. Überaus schwierig war es vielfach, diese zu bestimmen, da die Versuchsperson sie selbst mit Angabe des Aufhörens der Drehempfindung [1] anzeigen mußte. Nach einigen weiteren gleichmäßigen Drehungen, d. h. nach im ganzen mindestens 4 Minuten, wurde gestoppt.

Mit der Langdrehmethode wurde bereits eine Einengung der Spanne der mittleren (horizontalen) Nachnystagmusdauer auf 25—36 Sekunden (nach Fischer selbst auf 20—30 Sekunden) erreicht. Die Extreme waren geringer, der Nachnystagmus weit rhythmischer und „geschlossener" (d. h. nicht schubweise) als bei Báránys Methode, nach Veits auch das Ende des Nachnystagmus scharf anzugeben.

Mit dem Tönniesschen Drehstuhl haben außer Fischer, Woletz und Arslan selbst gearbeitet. Es wurde zur Kopffeststellung außer den Stützen grundsätzlich ein Beißbrett benutzt, während der Drehung eine dunkle Kopfkappe übergestülpt, sicher teilweise auch (Woletz) Augenmittelstellung und Frenzelbrille angewendet. Die Verfasser haben sich nun nicht nur mit dem ursprünglichen Nachnystagmus = „I. (Nystagmus) postrotatorius", sondern auch mit den ihm in „phasischer" Reihe (Fischer-Veits) — oft durch die langsame Nystagmuskomponente oder eine Pause geschieden — folgenden „Postrotatorii" [2] beschäftigt.

Ihre Existenz hatte übrigens Bárány in seinen ersten Veröffentlichungen beschrieben, wenn er auch nicht bis zu einem 4., 5. oder 6. „Post" wie Veits gekommen war.

Die Pause zwischen zwei Versuchen soll mindestens eine Stunde betragen! (Fischer).

Man fand zwar noch beträchtliche individuelle und personelle Varianten bei Normalen, aber man glaubte doch im Seitenvergleich der „Phasen" des „Post" nach Links- und nach Rechtsdrehung eine Bereitschaft für den Nystagmus in einer Richtung gefunden zu haben, eine wichtige Ergänzung der Diagnose dieses Symptoms (s. S. 564). Ferner hat Arslan die Anwendung dieser verfeinerten Drehnachnystagmenprüfung an nervenklinischem Material eingeleitet. Da die „Post" von Nr. II ab ausschließlich zentraler Natur sind, eröffnet sich wiederum die Aussicht, mit dieser Methode periphere Erregbarkeit und zentrale Empfindlichkeitsveränderungen zu unterscheiden (Veits 1913, Woletz 1933).

Vorerst wird uns die Báránysche Methode ausreichen dürfen (Ruttin); aber zweifellos lohnt die Veitssche Modifikation der vergleichenden Verwendung in Zweifelsfällen, und theoretisch ist sogar gegen ihre Bevorzugung nichts einzuwenden. Bei keiner Methode werde an ausreichende Pausen zwischen den einzelnen Versuchen und gegebenenfalls an ihre Wiederholung an verschiedenen Tagen vergessen!

---

[1] Oder durch das originelle, aber auch subjektive Dodge-Phänomen (s. Woletz 1933). Dies besteht darin, daß ein Ton, der vom Versuchsleiter angegeben wird, den Eindruck erweckt, daß er die Versuchsperson umkreise, während sie selbst ruhig sitze.

[2] Für deren Auszählung jedoch die Seitenblickstellung nicht zu entbehren ist.

Die FISCHERsche Methodik mit Fixation des Kopfes durch Halten am Beißbrett hat die angenehme Beigabe, die *subjektiv-vegetativen Reizeffekte, Schwindel
und Übelkeit*, nicht zu verursachen.

Nach M. H. FISCHER ist nämlich durch die symmetrisch zu der Mitte eingestellten
Labyrinthe die Wirkung der Fliehkraft auf ein Mindest herabgesetzt. Nach GÜTTICH ist
das gerade der Fall, wenn *ein* Labyrinth axial eingestellt ist. Nach einiger Verfasser Ansicht,
z. B. BRUNNER, QUIX (s. KUILMAN) werden durch die Fliehkraft die Otolithenorgane
gereizt. Merkwürdigerweise sollen sich nach GERTZ beim Kreisen vom Oberkörper und
Kopf („heterogyre Drehung") durch Fliehkraftwirkung auf die Maculae utriculi subjektiv
und objektiv annähernd dieselben Symptome einstellen wie bei Drehreizung der Cristae
in etwas gesenkter Kopfhaltung (durch „homogyre Drehung")[1].

Die alte Methode ist zur Identifizierung der Art eines „*Schwindels*" (s. S. 629)
daher besser verwendbar; ein Vergleich beider unter Umständen *zur Simulationsprüfung*. Hält sich die Versuchsperson nicht am drehenden Stuhl fest,
so ist ein schnelles Greifen an die Lehnen ein Zeichen von heftigem Schwindel
(FRENZEL). Die Prüfung der subjektiven Dreh- und Nachdreherscheinungen
wird ein Teil der Eignungsprüfung, vor allem für die Fliegerei, bleiben, wenn
auch nur ein begrenzter Teil, da andere labyrinthäre Reflexe und Sensationen
(Kippreflex von FISCHER und VEITS) und extravestibuläre optische und sensible
Reflexe und Sensationen (GARTEN und Schüler, v. WULFFTEN-PALTHE) eine fast
unerwartet überlegene Rolle für den Wahrnehmungskomplex des Fliegens spielen;
immerhin sind die vestibulären Phänomene als Ausgleichs- und Nothilfen nicht
nur für Spezialfälle sondern grundsätzlich von Bedeutung.

Die *sekundären Dreh- und Drehnachreaktionen* brauchen wir nicht, wie es
KOBRAK meint, erst mit Schwachreiz zu prüfen; aber wir können den Starkreiz,
das hat schon BÁRÁNY von Anfang an gesagt, auf eine kleine Zahl von Drehungen,
z. B. auf 5, beschränken. Dann prüft man jedoch, um nicht ins Gedränge zu
kommen, die sekundären Reaktionen getrennt von den Augenreflexen. Soll das
aber gemeinsam erfolgen, so benötigt man nicht nur 10 Umdrehungen, sondern
es müssen auch Versuchsperson und Versuchsleiter sich von vornherein darauf
einrichten, wie es z. B. FRENZEL durch zeigebereites Auflegen der Arme auf
die Knie tut [2].

Die *Kopfreaktionen* werden wenig beachtet. Soll es geschehen, so muß die Kopfhaltung
frei bleiben. Dann sieht man während der Drehung den Kopf entgegen der Drehrichtung,
nach derselben in der Drehrichtung abweichen. Diese Deviation ist ein Teil der „tonischen
vestibulären Reflexe" nach FISCHER und WODAK, die man auch am Körper und den vorgestreckten Armen sich kundgeben sieht, wenn deren Bewegungsfreiheit ausreicht. Dem
Trägheitsmoment mag wohl ein gewisser geringfügiger Anteil in den Deviationen zukommen.
Bemerkenswert ist in bezug darauf, daß nach FISCHER und WODAKs Untersuchung eines
„Labyrinthlosen" der Effekt sehr ähnlich, wenn auch qualitativ nicht völlig gleich" war;
eine Bemerkung, die sich noch dazu speziell auf die Armreaktion beziehen soll!

Wichtig zu wissen ist, daß *bei* diesem *Freigeben der Bewegungen in gewissen
Krankheitsfällen des Nervensystems durch Vermittlung der Halsdrehung, sozusagen
als Tertiärreaktion, tonische Reflexe auf die Glieder* (GÜNTHER), *unter Umständen
geradezu Krampfanfälle* (KLESTADT) *dieser Art* in Szene gesetzt werden. Die
Prüfung auf sie muß sinngemäß angesetzt werden.

Bei dem äußerst seltenen Vorkommen eines *Dreh- oder Drehnachnystagmus
des Kopfes* bleibt zuweilen der entsprechende Reflex der Augen (BÁRÁNY vermutet auch die Erregung der Cupulae) aus. *Festhalten des Kopfes kann den
Augenreflex mobilisieren.*

---

[1] Gleichartige Ergebnisse für alle Bogengänge zeigten interessante Untersuchungen
von KRAGH.

[2] Einwand gegen diese Maßnahme s. S. 477.

Körper- und Armreaktionen [1] *prüfen wir klinisch nur* **nach** *der Drehung.*
Um die *Fallreaktion* vorzuweisen, muß die Versuchsperson sofort nach dem Stopp sich zum Rombergschen Versuch erheben. Der leicht zu öffnende Verschluß an Báránys Drehstuhl hat hier seinen Vorzug.

Dieser Reaktion gebührt allein die Bezeichnung „Fallreaktion", wenn wir Fischer und Wodak folgen. Sie ist erstens gebunden an die Zeit, die Fischer und Wodak als die I. negative Phase der Drehnachempfindung — im rhythmisch-phasischen, richtungsumschlägigen Ablauf derselben — gekennzeichnet haben [2]. Sie hat zweitens ein Minimum von Kopflageveränderung zur Voraussetzung (Veits), denn sie wird einzig und allein ausgelöst durch die Purkinjeschen Drehempfindungen, die eben durch bestimmte, mit einer gewissen Geschwindigkeit vorgenommene (Fischer) Veränderungen der Kopflage nach dem Drehen entstehen. Aber ihre Beziehung zu den Nachdrehempfindungen besteht nur in den Gegeninnervationen, die sie veranlassen, indem diese Gegeninnervationen die Richtung des Falles bestimmen oder vielmehr die des Stürzens! Der Sturz ist nämlich die dritte Eigentümlichkeit dieses „ganz neuartigen Faktors" (Fischer und Wodak) im Gebiet der vestibulären Körperreflexe.

Die „üblichen" vestibulären Körperreflexe treten nach Fischer und Wodak frühestens von der I. positiven Phase an (s. oben) auf. Bis zu diesem Augenblick muß das Beißbrett bzw. die Fixierung gehalten worden sein. Sie laufen dann ab, wie das vestibuläre Umfallen, das Typ der calorischen und galvanischen Reizung sei.

Klinisch führen wir nun ebensowenig im Anschluß an die genannten Reize wie im Anschluß an die Drehung den Versuch nach diesem psycho-physiologischen Muster aus, sondern in der einfachen Form, die S. 473 beschrieben wurde, und angenehmerweise ergibt sich für beide Fälle eine praktische Übereinstimmung in der Fallrichtung mit den Angaben, wie sie seit Bárány [3] gemacht worden sind:

In der Haltung nach Romberg *neigt sich die Versuchsperson so gut wie ohne* [4] *Latenzzeit nach der Seite der langsamen Komponente des Nachnystagmus. Bei vertikaler Schlagebene* desselben nimmt die Bewegung *sturzartigen Charakter* an. Sie ist — auch diese Deutung ist zulässig — so heftig, weil die steuernden Gegeninnervationen auf Reflexe und Empfindungen bei Bewegung in diesen Raumebenen weit weniger ausgebildet und geübt sind als in der waagerechten; daher ihre große Bedeutung für den Flugzeugführer (v. Wullften-Palthe), wenngleich er auch all seiner optischen Stellreflexe mächtig ist [5]!

Die *Fallreaktionsprüfung* ist dann gewöhnlich *im Sinne der* Bárányschen *Pfeilregel fortzusetzen.* Und zwar begnügen wir uns mit der Drehung des — gegebenenfalls aufgerichteten — Kopfes in der waagerechten Raumebene. (Dabei hinzutretende Halsreflexe wirken nur additiv oder subtraktiv.) Es fallen z. B. Versuchspersonen mit postrotatorischen horizontalen Nachnystagmen nach rechts, wenn der Kopf nach rechts gedreht wird, nach vorn; wenn er nach links gedreht wird, nach hinten — Versuchspersonen mit Nachnystagmus nach oben stürzen gleichen Falles nach rechts bzw. nach links. Bei dieser Spezialprüfung

---

[1] Ein grundsätzliches Interesse beansprucht Fischer und Wodaks Versuchsergebnis, nach dem während der Drehung vestibuläre Zeigereaktion und vestibuläre Abweichereaktion entgegengesetzt gerichtet sind (s. Wodak)!

[2] Genau genommen tritt sie nach Fischer und Wodak nur innerhalb der ersten $^2/_3$—$^3/_4$ derselben auf.

[3] Nach Bondy schon von Breuer 1874 beschrieben.

[4] Von Fischer und Wodak auch für einen grundsätzlichen Unterschied zum „Umfallen" gehalten.

[5] Wichtig dabei ist auch die besondere Lebhaftigkeit der subjektiv-negativen Erscheinungen bei dieser Sturzreaktion.

ist von der Stellung im Paßschritt abzusehen, da in dieser aus statischen Gründen kein Fall nach vorn oder hinten stattfinden kann (P. VOGEL).

Da es gewöhnlich nicht gelingt, in ungefähr aufrechter Haltung nur einen Bogengang allein einzustellen, muß der Effekt gekannt sein, der in diesem Falle auftreten muß und den BONDY offenbar richtig erklärt hat: Durch Mitreizung der frontalen Bogengänge kann es neben dem horizontalen zu einem rollenden Nachnystagmus kommen. Schlägt dieser dann, wie nach Drehung mit rückwärts geneigtem Kopf in umgekehrter Richtung als der horizontale Nachnystagmus — was bei vorgeneigtem Kopf nicht der Fall ist —, so muß die Fallreaktion in umgekehrter Richtung vor sich gehen als die langsame Komponente des horizontalen Drehnachnystagmus. Die Fallreaktion kommt aber deshalb vorwiegend am frontalen Effekt, entsprechend dem rollenden Nachnystagmus, zur Auswirkung, weil die horizontalen Bogengänge in den Beispielen annähernd optimal stehen und die Fallreaktion nach BONDY erst erfolgen kann, wenn die Nystagmusebene mit der Horizontalen einen Winkel einschließt. Es besteht also keine Ausnahme von der Richtungsregel der Sekundärreaktionen.

Jede weitere Zutat, z. B. sonstige Stellungs- und Lageveränderungen des Kopfes oder Gangabweichungsprüfungen verwickelt die Nachdrehuntersuchung unnötig, mag sie theoretisch auch viel Interessantes bieten (s. z. B. BONDY, BEYER, BLUMENTHAL, GRAHE).

Das postrotatorische Fallen ist der willkürlichen Gegeneinwirkung nicht voll zugänglich, so daß es sich *zur Simulationsprüfung* eignet, selbst an nicht gutwilligen Personen. Im übrigen gehört es nicht nur zur vollständigen Vestibularprüfung, sondern auch zu den Mitteln, den *Ausgang der Erregung vom Bogengangssystem* differentialdiagnostisch herauszustellen.

Mehr noch als die Fallreaktion gefährdet werden durch die mit dem Drehakt verbundenen Umstände die *Abweiche-, Zeige- und Nachreaktionen.*

Aber auch sie sind — unter Wahrung der Vorsichtsmaßnahmen s. oben — für bestimmte Fälle, gerade der klinischen Ohrnervenlehre, nicht entbehrlich.

Bei den Armreaktionen kann die Kopfdrehung zur *Identifizierung des Ursprunges vom Bogengangssystem* verwertet werden: Selbst nach Kopflageveränderung zeigt sich die Prävalenz der Erregung der Cupularorgane. So erhalten wir nach Rechtsdrehung mit um 90° nach vorn gebeugtem Kopf und postrotatorischem Aufrichten desselben ein Vorbeizeigen in der Frontalebene mit dem rechten Arm nach unten, mit dem linken Arm nach oben. Oder wenn im sonst gleichen Prüfungsgang der Kopf während der Drehung 90° zur linken Seite geneigt liegt, zeigt die Versuchsperson mit beiden Armen nachher in der Sagittalebene nach unten vorbei.

Um das *Fehlen der Reaktion* zu sichern, kann ein Phänomen von Wert sein, auf das GÜTTICH die Aufmerksamkeit gelenkt hat: Die horizontale *Deviation äußert sich so gut wie immer stärker und längerdauernd am Arm der Seite des stärker gereizten Labyrinthes.* Nach GÜTTICH verdeutlicht die axiale Einstellung eines Labyrinthes diese Erscheinung, so daß es unter Umständen sogar zu einer Überkreuzung der zeigenden Arme kommen kann, d. h. daß selbst die natürliche geringere Vorbeizeigefähigkeit nach innen gegenüber der nach außen überwunden wird.

Das Phänomen bleibt aber meist auch nicht bei bilateral symmetrischer Labyrintheinstellung aus. Während aber im Falle GÜTTICH immer der „innere" Arm, wenn wir so sagen dürfen, stärker vorbeizeigt, tut es im zweiten Falle der der Vorbeizeigerichtung gleichnamige Arm.

Die Erklärung ist in beiden Fällen analog. Nach GÜTTICH ist stets das axial eingestellte Labyrinth stärker erregt und steht die Ursache des Phänomens im Zusammenhang mit der größeren Stärke des ungekreuzten Abschnittes der Verbindungsbahnen. Bei der bilateral-symmetrischen Anordnung wird nach EWALD — beim horizontalen Nachnystagmus — das Labyrinth derjenigen Seite am stärksten gereizt, nach der der Nystagmus schlägt, und die gekreuzten

Bahnen gelten als die stärkeren. So dürfte vorerst kein Widerspruch in den Ergebnissen liegen, der die Verwendung einer oder beider Modus procedendi beanstanden ließe. Mögen auch die Varianten der Bahnenstruktur und die Schaltungsvorgänge, von deren Existenz wir wissen, zur Deutung des scheinbaren Widerspruches provisorisch befriedigen, so ist die schlüssige Klärung dieser Vorgänge doch nicht entbehrlich.

Mit Rücksicht auf das Fehlen der Reaktion ist Güttichs weitere Feststellung wichtig, daß *bei axialer Einstellung eines Labyrinthes beide Arme stärker und längerdauernd abweichen als mit Drehung in derselben Richtung, aber bei exzentrisch eingestelltem Labyrinth.* Je weiter das betreffende Labyrinth außerhalb der Drehachse steht, um so schwächer und kürzerdauernd wird der von ihm ausgehende Anteil des Abweichens. Diese Optimumstellung Güttichs sieht für Rechtsdrehungen das linke Labyrinth in der Drehachse und umgekehrt.

Durch die geschilderten Maßnahmen sind wir zunächst in der Lage, etwas auszusagen über das Fehlen der Reaktion im Vergleich mit anderen Reizprüfungen; denn in der Drehstarkreizung besitzen wir im Falle der Norm die kräftigste Art der Labyrintherregung, schon durch die gleichzeitige, gleichsinnige Erregung des Organs beider Seiten. Aus diesem Grunde wiederum geben erst die postrotatorischen Sekundärreaktionen die Entscheidung, *wenn die Reaktion nur auf einer Seite fehlt.* Und zuletzt müssen bei herabgesetzter Erregbarkeit mit diesen Maßnahmen alle Möglichkeiten ihrer Hervorrufung ausgeschöpft werden. Da in diesem Fall die Reaktion schnell abklingen kann, ist es ratsam, wie Güttich (1919) es überhaupt gehalten wissen will, bei getrennter Prüfung der Armreaktion den rite bevorzugten Arm zunächst, also nach Rechtsdrehung zunächst den rechten Arm — und umgekehrt — zu prüfen. Und ich füge hinzu: Sobald bei der beidarmigen Reaktionsprüfung *ein* Arm nicht einwandfrei Ausschläge gibt, muß die Prüfung abwechselnd und nach langen Pausen wiederholt auch mit jedem Arm einzeln geprüft werden.

Zu diesen Versuchen ist ein etwas rascheres Drehen gestattet; es kann die Wirkung verbessern (Bárány). Warten mit der Anstellung der Versuche nach dem Stopp läßt ein negatives Ergebnis nicht mehr einwandfrei erscheinen. Um seiner sicher zu sein, will Frenzel sogar durch eine versuchstechnische Änderung die gleichzeitige Abweichereaktion abfühlen, indem er anfangs den Zeigefinger der Versuchsperson zwischen zwei eigenen Fingern hält und — natürlich — außerdem darauf zu achten rät, ob nicht das Abweichen beim Zeigen verbessert wird, indem eine bogenförmige Strecke bezeigt wird.

Die *Armtonusreaktion nach Drehen* kommt zuweilen unverlangt bei der Abweichereaktionsprüfung zur Beachtung. Es sinkt dann gewöhnlich der der Drehungsrichtung gleichnamige Arm, während der andere sich anheben kann. Doch kommen Anomalien vor und können phasische Umkehrungen (Fischer und Wodak) als solche erscheinen, falls die Prüfung sich längere Zeit hinzieht. Der Reflex hält nämlich im ganzen 15—30 Minuten an und er ist seinen Beschreibern zufolge erst nach der 3. Minute als sicher nicht extravestibulär bedingt zu betrachten. Er ist zwar schwer simulierbar und an anderen Paralleleffekten kontrollierbar; wer jedoch diesen Reflex, der noch nicht ständiges Gut der Untersuchung geworden ist, mehr denn als einen zufälligen Nebenbefund in seinen Betrachtungskreis ziehen will, muß sich an das spezielle Schrifttum halten.

Anhang: Allgemeine vestibuläre Rückreflexe. Sie werden auf einem *Kippsessel* oder Hängestuhl durch schnelle, unerwartete Ausführung des Versuchs nachgewiesen. Sie bestehen in einem Aufreißen von Kopf, Körper und Gliedern entgegen der Bewegungsrichtung; sie laufen aber träge ab. Ihre Beschreiber Fischer und Veits deuten diese Eigentümlichkeit, die sie von allen vestibulären

Reflexen unterscheidet und im Fehlen von Gegeninnervationen ihren Grund habe, mit ihrer „reinen" Zweckmäßigkeit. Beim vestibulären unerregbaren Taubstummen erhielten Verfasser keine Kippreflexe. Sie sind von Bedeutung für Berufseignungsuntersuchungen.

β) Die Wärmereizung.

Diese Reizmethode ist das Kernstück der großen Leistung BÁRÁNYs in der Ausarbeitung der funktionellen Vestibularprüfung überhaupt. Die Wärmereizmethode — sein ureigenstes Werk [1] — wirkte epochal. Sie versetzte uns in die Lage, das Vestibularsystem einer jeden Seite für sich mit zwei Kontrasten *einer* Reizart zu prüfen, ohne jede Möglichkeit einer „vagabundierenden" Reizwirkung.

Der Wärmereiz ist durchaus unphysiologisch [2], mag er — wie ursprünglich von seinem methodischen Gestalter — nach Kräften stark oder, wie heute fast durchgängig, in sinngemäß schwacher Form verabreicht werden. Er greift praeter propter schwächer an als der Drehreiz, denn die durch ihn erzeugte Erregung des Bogenganges hat nicht die Kraft, sich nach Kopflageveränderung im Sinne des FLOURENSschen Satzes durchzusetzen (s. unten).

Eine gewisse Schwierigkeit liegt darin, mit dem Reiz an das Vestibularorgan heranzukommen. Sie liegt weniger in der Notwendigkeit, eine Ohrenspiegeluntersuchung vorauszuschicken, um nicht Ohrenschmalzpfröpfe, Trommelfellöcher, Cholesteatomschuppen u. ä. zu übersehen, die den Versuch trügerisch beeinflussen können, sie beruht vielmehr darauf, daß die Mittel, mit denen die Wärme hervorgebracht werden kann, manchmal durch die Abkühlung an sich, zu Mittelohrstörungen Anlaß geben können — sofern jene Veränderungen unbemerkt geblieben sind.

Eine Wärmeerzeugung im Labyrinth unabhängig vom Beförderungsmittel sollte eigentlich mit Hilfe der *Diathermie* möglich sein. Theoretisch aber kann in der Labyrinthflüssigkeit auf diese Weise kein Wärmegefälle, auf das wir am besten (s. unten) die thermische Erregung beziehen, zustande kommen. Zum mindesten ist angesichts der verschiedenen Dichte und Leitungsfähigkeit der Schichten, die vom Strom durchlaufen werden, eine unserer Versuchsführung schwer faßbare, nach HOLLÄNDER und COTTLE auffallend geringe unterschiedliche Erwärmung in ihnen zu erwarten.

So hat denn auch BRÜNINGS mit dem Hochfrequenzstrom keine Reizantwort erhalten. Wohl aber überraschten uns KUBO und ISHISHARA damit, daß sie, wenn auch nicht durchweg identische, so doch in der Hauptsache unserer gewöhnlichen Wärmereizung entsprechende Nystagmen bei Japanern hervorbrachten, sowohl bei Leitung der erwärmenden elektrischen Wellen durch ein Ohr wie durch beide Ohren.

Trotz der Vorteile, die hieraus in den oben angedeuteten Krankheitsfällen sich ergeben müßten, hat die diathermische Labyrinthreizung keinen Anhang erworben wegen ihrer ungewissen Deutung, und vor allem, weil auf den zum Heißreiz vergleichenden Kaltreiz damit verzichtet werden muß.

---

[1] Vorausgegangene Beobachter haben nur die subjektiven vegetativen Symptome [so 1836 LENTIN oder 1860 BROWN-SÉQUARD (s. GRAHE)], unter Umständen auch das Auftreten von Nystagmen bei Ohrerkrankungen [z. B. BÜRKNER 1881 (s. ebenda)] oder im Tierversuch (BABINSKY s. BÁRÁNY, BREUER s. DE KLEYN und VERSTEEGH bzw. HITZIG, 1874) bemerkt, aber es allerhöchstens bis zur Tatsache der Feststellung der thermischen Erregbarkeit des Labyrinthes oder zu vagen klinischen Schlußfolgerungen gebracht. Zweifler an BÁRÁNYs Verdienst mögen sich nur mit der Ehrenerklärung der skandinavischen Führer unseres Faches [s. Acta oto-laryng. (Stockh.) III **23**, 26 (1922)] für BÁRÁNY beschäftigen!

[2] GÜTTICHs Feststellungen über eine Beeinflussung der Wärmeempfindung an den beiden Körperhälften ist unabhängig von der Reizart der Labyrintherregung, nur bei dem Zustande einseitigen Labyrinthverlustes erhoben worden. GRIESSMANNs labyrinthären Nystagmus nach Heiß- oder Kaltreizung von ohrfernen Gebieten aus habe ich ebenso wie ECKERT niemals hervorrufen können. Gegen Temperaturperzeption durch das Labyrinth spricht sich entschieden DOHLMANN aus.

Der Wärmeüberträger κατ' ἐξοχήν ist das Wasser geworden, das durch den Gehörgang eingespritzt wird. Muß der bedenklichen Nebenwirkung (s. oben) wegen von dieser Maßnahme abgesehen werden, so stehen zur Verfügung der gekühlte oder erwärmte Luftstrom evtl. der eines Fönapparates [es gibt dafür Geräte u. a. von RUTTIN, ASPISSOW (s. BRÜNINGS), LAUTENSCHLÄGER, BLOCH] mit verdunstendem Äther oder Chloräthyl abgekühlte bzw. auf andere Art erwärmte Wattewicken und Sonden zur Berührung in Nähe des Labyrinthes (UFFENORDE). Diese oder ähnliche Aushilfsmittel gehören aber ausschließlich in die Hand des Ohrenarztes.

Sehen wir von dem Gedanken BARTELs bzw. EWALDs ab, daß Wärme oberhalb bzw. unterhalb Körpertemperatur reizend bzw. hemmend auf das Aufnahmeorgan wirke, eine Theorie, die sich — wie Hinweise zeigen werden — nicht durchhalten läßt, so suchen die Mehrzahl der Forscher *den Erregungsvorgang unter Zuhilfenahme der Endolymphstromtheorie zu verstehen*. Diese wertvolle Nutzanwendung verdanken wir wiederum zuvörderst BÁRÁNY. Ein Blick auf die Abbildung zeigt, wie ein Temperaturgefälle ganz analog dem Beharrungsvermögen bei den Drehversuchen zu einer ampullofugalen oder -petalen Strömung und somit zu ihren reflektorischen Folgen führen kann. Nur müssen, wie physikalische Gesetze es verlangen, 1. die Stellung des Flüssigkeitsbehälters, hier des Bogenganges, 2. das Ansetzen des Wärmereizes, der Stelle und dem Grade nach, es ermöglichen, daß wärmere Flüssigkeit ins Aufsteigen bzw. kühlere ins Absinken kommen.

Die Voraussetzung der richtigen Stellung gewährt die Natur genau genommen (s. SIEBENMANN, SCHOENEMANN, SATO) nie ganz und gar, so daß geradezu nur schematisch ihr voll genügt werden kann. Nuancen der tatsächlichen nystagmischen Effekte sind infolgedessen zu verstehen [1]. Glücklicherweise aber ermöglichen es die anatomische Hauptstruktur und die verhältnismäßig groben Schwellenwerte, Effekte zu erhalten und lehrmäßig darzustellen, die im ganzen dem Drei-Ebenenschema entsprechen.

Für die zweite Voraussetzung hatte schon BÁRÁNY das experimentum crucis erbracht: Spülung mit körperwarmer Flüssigkeit ruft nie thermische Erregung hervor! Dieser Satz ist gegenüber Fällen mit Fieber oder Untertemperatur in Erinnerung zu behalten!

Gewissermaßen die Gegenprobe lieferte LEISSEs Versuch: Abkühlung am tiefstgestellten [2] Ende des senkrecht gestellten waagerechten Bogenganges, Erwärmung am höchstgestellten bleibt ohne — waagerechten — Effekt.

Lassen wir die Theorie weiter die Probe aufs Exempel bestehen gemäß der uns bekannten vier Sätze:

Zu 1. Es läßt sich durch Kopflageveränderung zeigen, daß in der Tat die Bogengänge der verschiedenen Ebenen bei *einer* Einstellung des Kopfes verschieden stark [3] wärmegereizt werden.

---

[1] Bei Reaktion in Stellungen, die eine Unwirksamkeit des gereizten Bogenganges zur Folge haben sollten (s. unten), wird ihr Zustandekommen nach THORNVAL auch dadurch erklärt, daß Wärme Ausdehnung, Kälte Zusammenziehung, also Strömung (α-Strömung von THORNVAL benannt, im Gegensatz zu der durch die Schwere bewirkten β-Strömung) der Endolymphe verursacht — ein von KOBRAK 1922 als Lymphvolumenschwankung bezeichnetes Phänomen (s. MAIER-LION).

[2] Diesen Versuchsanteil hatte HOFER schon 1911 gegeben.

[3] Unter Berücksichtigung dessen, daß die Wärmedurchdringung die verschiedenen Bogengänge und diese in ihren Teilen (DOHLMAN) zu ungleicher Zeit erreicht (SCHMALTZ, BRÜNINGS) und sich die Endolymphbewegung bis zu gewissem Grad auch auf (Vorhof und) andere Bogengänge mechanisch fortpflanzen muß (BRÜNINGS, LEISSE).

Zum mindesten ist ein Gleichgehen der Stärke des waagerechten Nystagmus mit der physikalisch günstigen Lage des waagerechten Bogenganges nachgewiesen. Das geschah einmal durch die Nystagmusverstärkung nach BRÜNINGS in seiner „Optimumstellung I" — in der der waagerechte Bogengang überhaupt senkrecht steht — und durch weitere äußerste Verstärkung in BRÜNINGS „Optimumstellung II" — in der außerdem durch Schiefstellung des Kopfes das zur Zeit untere Ende desselben zutiefst eingestellt wird. Zweitens glückte es VEITS röntgenologisch, am operativ freigelegten Bogengang durch Kontrastbelag die Pessimumstellung als genau horizontale „Nullage" zu verifizieren.

Auch die Ergebnisse der kombinierten Reizung der Bogengänge spielen im Grunde dieselbe Rolle wie im Drehversuch, indem die Richtung der Nystagmen eine Resultante oder Vergesellschaftung der 2 oder gar 3 Grundrichtungen bildet. Nur tritt angesichts ihrer verhältnismäßig schwächeren Erregung durch Wärme die Frage der Mitreizung der Vorhofsorgane (Otolithenorgane) hierbei mehr in den Vordergrund der Diskussion (Näheres zu diesem Punkt noch unten).

Der *thermisch erzeugte waagerechte Nystagmus* vom senkrecht gestellten waagerechten Bogengang aus bezeugt, daß er nach Satz 1 *in der Ebene des gereizten Bogenganges schlägt* [1].

Zu 2. Vom waagerechten Bogengang aus — auf den wir uns der Einfachheit halber beschränken wollen — schlägt der *Kaltnystagmus* zur Gegenseite, der

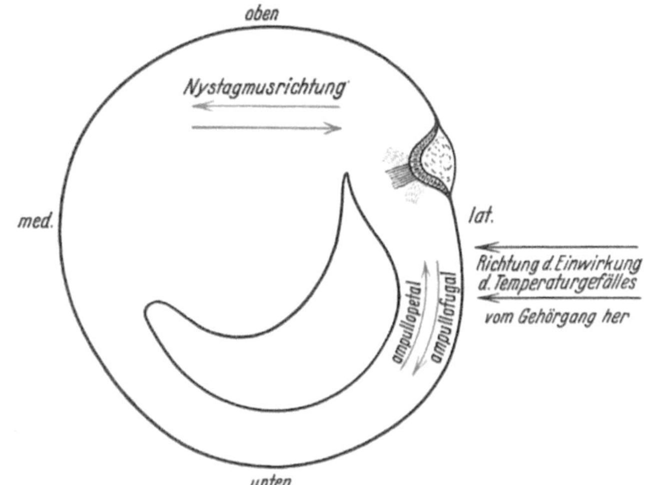

Abb. 31. Schematische Darstellung der calorischen Endolymphbewegung im rechten horizontalen Bogengang bei vertikaler (Optimum-) Stellung. Der rote Pfeil und die rot punktierte Cupula zeigen die Veränderungen bei Kälte, der blaue Pfeil und die blau punktierte Cupula die bei Wärmeeinwirkung. (Nach BÁRÁNY-WITTMAACK: Verh. dtsch. otol. Ges. 1911.) Abb. verändert.

Heißnystagmus zur selben Seite, also *immer der supponierten Strömungsrichtung entgegengesetzt* (s. Abb. 31), wie es Satz 2 verlangt. Und ihm entspricht auch die Umkehr der Kalt- bzw. Heißnystagmusrichtung, wenn die Bogengangsampullen, durch Drehung um 180° [2] auf den Kopf gestellt, sich in reziproker (Optimum-) Stellung befinden (s. auch S. 527).

In seinem Sinne fielen ferner zwei andere wichtige Versuche aus:

a) UFFENORDE hat gleichzeitig und gleich warm vor und hinter der Ampulle des freigelegten Bogenganges *eines* Ohres — natürlich in entsprechender Kopflage — gereizt und unter diesen Bedingungen den Nystagmus ausbleiben sehen.

b) RUTTIN und in noch peinlicherer Weise später M. H. FISCHER bzw. VEITS haben *beide* Ohren in derselben Weise gereizt, ebenfalls ohne Nystagmus dabei zu erhalten. Diese Aufhebung ist durch die Gegensätzlichkeit der Strömungsrichtung leicht zu erklären.

Die Aufhebung ist zugleich der sichtbarste Einwand gegen die Reizförderungs- bzw. -hemmungstheorie, wie gegen jede Theorie, die nicht ein richtungsbestimmendes Zwischenglied enthält.

---

[1] Über strenggenommene vorhandene Abweichungen und ihre funktionelle Bedeutung s. DOHLMANN.

[2] Etwa durch Bauchlage mit überhängendem Kopf nach ECKERT.

Die *calorischen Sekundärreaktionen* stimmen in der Bindung an die Ebene des höchstgereizten Bogenganges und an die Richtung der langsamen Phase vollkommen mit den sekundären Drehnachreaktionen überein. Bei kombinierter Bogengangsreizung bzw. Nystagmus in 2 Ebenen können calorische Sekundärreaktionen daher zugleich in 2 Ebenen nachweisbar werden.

Zu 3. Diesem Satz scheint zunächst die praktische alltägliche Erfahrung zu widersprechen, indem der horizontale Nystagmus auf Kalt gewöhnlich leichter anspringt als auf Warm.

Brunner bezeichnet die Warmreizung als die „verläßlichere". F. Kobrak zufolge spricht Heißspülung im Durchschnitt leichter an, und auch Plum hat in ganz sorgsamem Wärmedifferenzverfahren durchschnittlich bei 0,25° Abstand nach oben von der Körperwärme den thermischen Ausschlag einsetzen sehen, während er im Abstand nach unten erst bei 0,45° Differenz sich zeigte. Jedenfalls lassen sich diese Ergebnisse mit dem Satz von der stärker bzw. schwächer wirksamen Endolymphsströmungsrichtung in Einklang bringen. Auch Versuche von Uffenorde waren — was die feinen Ausschläge anbetrifft — in gleichen Sinne zu deuten.

Die praktisch übliche Prüfungsweise ist aber gröber als die im physiologischen Versuch und gewährt zentralen Einflüssen auf den Reflexvorgang (Aufregung, Abspannung, meteorologischen Verhältnissen usw.), die wir in ihrer Vielfältigkeit noch gar nicht voll durchschauen (Fischer und Oldberg, Woletz) Spielraum; und, wie ich empirisch meine, auf Kältereizung mehr als auf Wärme. [Sicherlich können zentrale Vorgänge Richtungsveränderungen an vestibulären Reflexen herbeiführen (Fischer und Oldberg).]

Die praktische Bedeutung dieses Satzes für die Wärmeprüfung steht zurück hinter derjenigen für die Drehprüfung, da wir nicht mit seiner Hilfe Schlüsse auf die Seite des geprüften Ohres ziehen wollen.

Zu 4. Der vierte Satz kann unmöglich dem thermisch erregten Labyrinthreflex stets eigentümlich sein; denn dieser besitzt nicht dieselbe Durchschlagskraft wie der von der Endverzögerung im Doppelorgan hervorgerufene Nachnystagmus. Die calorische Erregung läßt die Strömung erst mit geringerer Geschwindigkeit langsam zu deren Höchstgrad anschwellen und sie dann noch langsamer abklingen (Maier und Lion).

Die dem Satz zugrunde liegende Tendenz, d. h. das Fortbestehen einer veränderlich geschwinden Strömung verrät sich indes noch darin, daß nach Stellung des Kopfes in unwirksamer Zwischenstellung oder Zwischenschaltung eines andersartigen, aber die Strömung nicht stillegenden nystagmogenen Reizes, z. B. des galvanischen Stromes (s. unten), und darauffolgendem Wiedereinnehmen der Ausgangsstellung bzw. Absetzen jenes zwischengeschalteten Reizes der anfängliche thermische Nystagmus sich wieder einstellen kann (Brünings).

Auch die Effekte nach Kopflageveränderung erinnern an das Weiterwirken ihrer Komponenten aus der ursprünglichen Kopfstellung (Hofer, 1909); von Bárány (s. Hofer) allerdings mit Fortwirken des angekurbelten zentralen Reflexanteiles erklärt.

Methodik der Wärmereizung.

Die grundlegende Methodik Bárány war *rein qualitativ*.
Kennzeichnen wir kurz ihren Gang:

Bárány calorische Reizmethode:

Spülung eines Ohres mit Wasser unter- bzw. oberhalb Eigenwärme des Körpers. *In normaler, aufrechter Kopfstellung ergibt sie auf „kalt" einen waagerechten und rollenden Nystagmus zur Gegenseite, auf „heiß" einen rollenden, eventuell auch einen waagerechten Nystagmus zur gespülten Seite.* Nötigenfalls muß bis zu eisgekühltem Wasser herabgegangen werden.

Man erwartet den Nystagmus in Seitenblick, also in I. Grad-Stellung"; er kann leicht bis zum III. Grad gesteigert werden, so daß also auf „kalt" rechts (um ein Beispiel zu geben) beim Blick nach rechts noch ein Nystagmus nach links vorhanden ist.

Lageveränderungen des Kopfes im Raum während des Nystagmusablaufes haben Richtungsveränderungen zur Folge, die wir der Darstellung halber später wiedergeben.

Alle *Abarten der thermischen Prüfung* gingen darauf aus, sie durch *quantitative Bestimmungen zu verbessern.* Das geschah entweder *durch Suchen der Reizschwelle oder durch Bestimmen der einem bestimmten Reiz entsprechenden Stärke der Reizantwort*, im besonderen Falle des Nystagmus. Dabei arbeitete man zunächst wie BÁRÁNY mit beträchtlich größeren Wassermengen als erforderlich waren! Solche Methoden tragen daher heute den Namen

„*Starkreizmethoden*"

oder (was nicht völlig übereinzustimmen braucht s. PLUMs Methode S. 521), „Massenspülungsmethoden".

Ihr stehen die neueren

„*Schwachreizmethoden*"

gegenüber. Das Verdienst, herausgefunden zu haben, daß für damalige Begriffe auffallend knappe Wärmereize genügen, ja daß sie Vorzüge besitzen, gebührt KOBRAK.

Die älteste unter den

Reizschwellenmethoden für
thermische Reize

ist eine Starkreizmethode, die
Massenspülung mit Otocalorimeter und Otogoniometer nach BRÜNINGS.

Von den Geräten, die von BRÜNINGS eigens für den Zweck konstruiert worden waren und der Ausführung der Untersuchung ist aus der Abbildung und ihrer Erklärung sicher gut die richtige Vorstellung zu erhalten.

Die Summe der ekto- und endogenen Faktoren[1], die BRÜNINGS zum Maßstab der Erregbarkeit nimmt, sollten dem entsprechen, was wir die

„*thermische Reizschwelle*"

nennen. Diese Rechnung stimmt nicht ganz genau: Die Schwachreizmethoden haben erwiesen, daß jenes erwähnte Übermaß an Reizmasse, alias die Übersättigung des

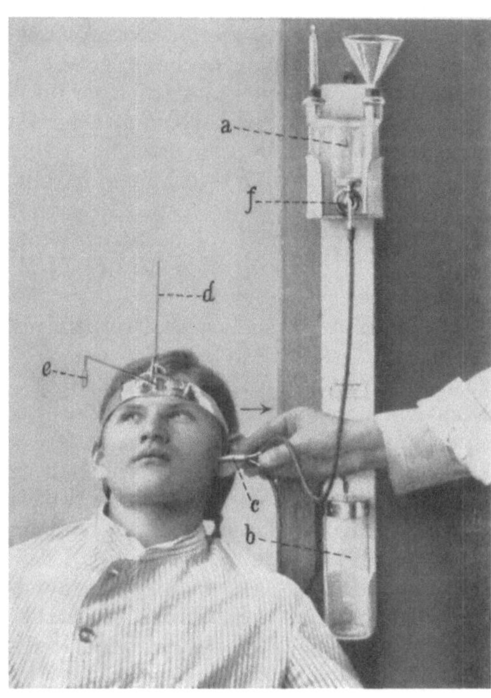

Abb. 32. Otocalorimeter (Spülgerät) und Otogoniometer (Einstellungsgerät) zur quantitativen Massenspülung nach BRÜNINGS. *a* Vorratsgefäß mit Thermometer und Nachfülltrichter zur *Konstanterhaltung der Wärme des Spülwassers. b* Meßgefäß, an dem neben einer ccm-Einteilung Marken angeben, bei welcher *Menge durchgeflossenen Wassers* (von 27° bzw. 20°) *erfahrungsgemäß* die mittlere *Reizschwelle* des Normalen — diese mit „1" *bezeichnet* — oder Teile bzw. Vielfache derselben, d. i. der Erregbarkeit, zu suchen sind. *c* besonders ausgearbeitetes doppelläufiges Spülröhrchen, das die *richtige Verteilung des Spülwassers* und seine *konstante Strömungsgeschwindigkeit* verbürgen soll. *d* Zeigestab mit Teilkreis senkrecht zur Kopfspange beweglich, zur ebenengerechten *Einstellung des waagerechten Bogenganges.* Dabei geht BRÜNINGS aus von der durch den oberen Rand des Jochbogens gegebenen Linie, zu der der Bogengang in einem nach vorn oben im 30° offenen Winkel liegt. *e* Planspiegelchen an Stange über Teilkreis parallel zur Kopfspange beweglich, in den *an Spontannystagmus freier* (nach BRÜNINGS gewöhnlich 50° seitlich gelegener) *Stelle* geblickt wird und am besten nach BRÜNINGS noch zur Vermeidung von Ermüdungsnystagmus abwechselnd hinein- und vorbeigesehen wird. *f* Hahn zum Anlassen des Spülstromes und Stoppen desselben bei Beginn des vestibulären Nystagmus. [Aus BRÜNINGS: Z. Ohrenheilk. **63**, 49 (1911), Abb. 24.]

gereizten Systems einen Fehler bedingt; nach BRÜNINGS und FRENZEL gewissermaßen nur einen Schönheitsfehler, der sogar erwünscht ist, da durch

---

[1] Darunter sind die in der Erklärung zu Abb. 32 unterstrichenen Punkte zu verstehen, denen noch die Wärmeleitungsfähigkeit der anatomischen Schichten, einschließlich etwaiger Zellufträume (DOHLMAN), bis an die Sinnesorganstellen heran beizufügen ist.

den Überschuß bzw. Überentziehung von Wärme der Reizerfolg sich noch vom Spülende ab eine Weile verstärke und so die Sicherheit eines vestibulären Erzeugnisses biete. Die — sozusagen — richtige Dosierung der thermischen Reizschwelle gibt der gesamten Schwachreizmethodik *das* Mittel zu ihrem quantitativen Ziel.

Brünings konnte *die bis zum Eintreten des Nystagmus verbrauchte Wassermenge als Maß* nehmen, nachdem er alle Veränderlichen, die nicht auszuschalten waren, konstant gemacht hatte. Aber für einen jeden Apparat sollte nach unserer Erfahrung (s. Boeters' Arbeit aus der Hinsbergschen Klinik) eine gesonderte vergleichende Graduierung erfolgen! Auch müssen wir nach Boeters an demselben Apparat bei Wiederholungen mit Schwankungen der Werte rechnen, die diejenigen Brünings' etwas übertreffen. Von entscheidendem Belang ist ihre Größe aber nicht; solche Schwankungen nehmen uns mit dem besonderen Kennenlernen der zentralen Einflüsse (M. H. Fischer und Schüler) überhaupt immer weniger wunder.

Die Methode versieht uns vor allem mit Werten, die für das linke und rechte Organ nicht stark abweichen — bei Normalen. Schon Abnormitäten und gar erworbene Veränderungen am Außenohr, Mittelohr oder der Knochenstruktur, gleichwohl welchen Ursprungs, greifen in den Werdegang der thermischen Reizschwelle ein. Auf diesen Umstand sind wohl zu Recht mit Boeters auch die relativ niedrigen Werte bei weiblichen und über 50 Jahre alten Personen zu beziehen und wohl auch dieselbe Feststellung an Kindern seitens Brünings'.

Nun wird der Massenspülmethode eine ganz bedenkliche quantitative Beigabe nachgesagt: Eine „*Dämpfung*" *des Nystagmus* (Kobrak) oder gar *eine Hemmung* (Grahe), die nach Nystagmusbeginn bald durchgehend (total), bald auf einige Spülzeit beschränkt einsetzt. Die Ursache wird bald peripher im Sinnesorgan (Kobrak), bald zentral (Fischer, Woletz) gesucht oder überhaupt extravestibulär (Grahe) in sensiblen Spülreizen! Letzten Falles [1] dürfte es logischerweise dahingestellt bleiben, ob der Schwachreiz, auf den die Fälle jener Forscher im Vergleichsversuch ohne Hemmung reagierten, durchgängig vor dieser Störungsmöglichkeit bewahrt (vgl. Leisse). Jedenfalls habe *ich* die eigenartigen, den Nystagmus hemmenden Spannungen [2], die Grahe auf *Eiswasserspülung* erhielt [3], schon auf 10 ccm Spülungen — besonders mit extremen Temperaturen — nach dem Aufsättigungsprinzip (s. unten) gesehen, Koch anscheinend sogar mit 1×5 ccm Spülung nach Grahe! Indes Grahe sah die Hemmung durch *Massen*spülung mehr oder weniger deutlich in *allen* Fällen; *ich* aber — und das bleibt merkwürdig und bisher ungeklärt — habe, genau wie Brünings und Frenzel in ihren großen Serienreihen, diesem doch unverkennbaren Ereignis nie gegenüber gestanden. — Aubry und Caussé erhielten sogar mit Massenspülung von 15—20° die rollende Komponente des Nystagmus, die auf Schwachreizung gefehlt hatte. — Mit Frenzel muß ich es daher für eine große Ausnahme halten.

Ebenfalls eine Reizschwellenmethode ist

Kobraks *Minimalspülung.*

Als *Maßstab* wählt Kobrak entweder *dasjenige Vielfältige* **eines** *Kubikzentimeter Wassers von 35°, das eben zur Erzeugung irgendeines Reizerfolges* [4] erforderlich ist, *oder die* in aufeinanderfolgenden Proben *durch Variation um 1° austarierte*

---

[1] Für Kaninchen ist der Nachweis dieses Einflusses von de Kleyn und Versteegh geführt worden.

[2] Das Auge stand — bei Grahe sogar in der gegenseitigen Endstellung — still bis eine Kommandobewegung den Bann brach!

[3] Frenzel, schon mit Wasser von 20°.

[4] In Brüningsscher Optimumstellung.

Temperatur, die eine Menge von 5 ccm Wasser zur Erreichung des gleichen Zieles gerade haben muß. Es handelt sich um „Minimalreizmethoden".

Die Spülung erfolgt *mit Rekordspritze,* die mit *stumpfer Kanüle* armiert ist.

Die *Untersuchung* wird also *verzettelt.* Die *Pausen* hat schon KOBRAK mit etwa 5 Minuten angegeben, um nicht die „Reaktionszeiten" der einzelnen Spülungen kollidieren zu lassen. In diesen größeren Pausen wird ein Nachteil gesehen, von BRÜNINGS wegen des Zeitverlustes, von anderen mehr noch deshalb, weil wir heutzutage wissen, daß Zwischenräume selbst von über dreifacher Dauer nicht gegen eine Nachwirkung der Reaktionsanbahnung zu sichern brauchen (Schule M. H. FISCHER, eigentlich aber auch schon F. KOBRAK bekannt).

Verlangte nun BRÜNINGS als *Begrenzung des Schwellenwertes den ersten Nystagmusschlag,* so brachte KOBRAK hier ein ganz neues Moment hinein, das zum — vielleicht zufälligen — Ergebnis seiner thermischen Tastversuche geworden war, die *„Initialphasen".*

Die Beobachtung des Aufbaues des Nystagmus bei zunehmender Erregung ergab nämlich: Zunächst tritt die Deviation auf, sie wächst und mehr oder weniger ausgiebig, anfangs mit Schüben und Pausen, stellen sich die Rucke ein, bis der gleichmäßige Rhythmus — in diesem Falle anscheinend ziemlich schnell — fertig ist.

Es ist *das* Phänomen, das *ich* als krankhaften Reizerfolg unter dem Namen „Zergliederung des Nystagmus" beschrieben habe. Hier aber wird es — sit venia verbo — physiologisch provoziert, weil der Mechanismus des Nystagmus offenbar dank der Dehnung, Verzettelung und Verschneidung der Reize nur gequält, gezwangsmaßregelt in die Erscheinung tritt.

Wissenschaftlich wird diese Probleme wohl mal die Nystagmographie klären.

So suchte KOBRAK nach dem Schwellenwert 1. der langsamen Phase, 2. der ersten Zuckung, 3. der fortlaufenden Zuckungen. Es kann also die[1] *Erregbarkeitsschwelle des peripheren Organs von derjenigen komplexerer vestibulärer Erregungserscheinungen getrennt werden.* Trotz ihres klassischen Wertes wurde die vielfach verwickelte Technik KOBRAKs selbst nicht zur Gebrauchsmethode. Anderen mit ihr von KOBRAK erkannten Phänomenen werden wir noch begegnen.

Jenen Nystagmusaufbau erhielt auch PLUM, ja, er erhielt eine noch weitere Dehnung der langsamen Phase zu einer „wiegenden" Bewegung, wenn er das Minimum perzeptibile des Wärmeunterschiedes[2] mittels einer jederzeit kontrollierbar veränderlichen Mischung zweier — etwa BRÜNINGSscher — Massenspülungen zu ergründen suchte. Die Wärmeverteilung muß bei solcher Dauerberieselung viel gleichmäßiger, die Antwort auf Wärmeunterschied empfindlicher werden[3]. So erwiesen sich denn auch schon[4] $0,6^0-0,8^0$ wirksam und überschritt diese Spanne — „die neutrale Zone" — nie 1^0. Daher kann die Methode PLUMs nur Untererregbarkeiten aufzeigen!

Wesentlich erscheint mir ferner die Beobachtung, daß in der „neutralen Zone" oft unbestimmt irrende, feine Augenbewegungen auftreten, die sich beim Seitenblick nystagmisch regulierten! Auch HOFER hat beim Paraffinversuch solch ohnmächtigen Versuch zur Reaktion gesehen, ein Phänomen, das nach diesen beiden Anordnungen doch wohl vestibulärer Natur sein könnte, *praktisch* aber von der sensiblen Reaktion nicht mehr zu trennen ist und daher besser bei der alltäglichen Prüfungstechnik als nichtvestibulär hingenommen wird.

Die Schwellenwertmethode nach DE KLEYN-VERSTEEGH.

Der KOBRAKschen *Schwellenwertmethode* gaben DE KLEYN und VERSTEEGH (1933) den umgekehrten Gang:

Man ruft zuerst mit so gut wie sicher wirksamer Reizspritzung (gewöhnlich genügten 5 ccm 15^0igen Wassers) einen Nystagmus hervor. Danach tastet man sich mit 5^0-Stufen an diejenige Entfernung der Temperatur des Spülwassers von der des Körpers heran, die

---

[1] Allerdings die von der Wärmezuleitung bis ans Labyrinth heran abhängige.
[2] Die Wärme des Wassers der Körperwärme im Darm gegenübergestellt.
[3] Natürlich bei optimaler Kopfstellung und desgl. Beobachtungsweise.
[4] Von der Körpertemperatur ab- und aufwärts.

bei je 5 ccm Verbrauch des Wassers auf einem oder auf beiden Ohren den Nystagmus nicht mehr auslöst.

Es folgt von 50^0 herunter das entsprechende Vorgehen.

Zwischen den einzelnen Einspritzungen wird „eine Zeitlang“ nach Aufhören des Nystagmus pausiert. De Kleyn hat also vermutlich keine wesentliche Nachwirkung der mit 5 ccm erzeugten thermischen Nystagmen gesehen [1], denn seine Methode war ja auf das erstmalige Ausbleiben des Nystagmus angelegt. Als positiv galt nur der deutliche Nystagmus II. Grades; es wurde also eine schon höhere Anforderung an den Schwellenwert gestellt.

Die weiteren

Schwachreizmethoden mit knappen Spülmengen

verwenden durchweg eine fixierte, normierte Anspritzung bis zum Nystagmusbeginn. Sie bringen im Gegensatz zu ihrem Urbild, der Methode Kobraks, den *Reizungswert* zum Ausdruck außer durch Menge und Wärmegrad des Wassers 1. durch die Zeitdauer vom Anspritzungsende bis zum Nystagmusbeginn, d. i. die „*thermische Zeitschwelle*“ nach Frenzel, 2. durch die *Nystagmusdauer* (Grahe, Demetriades und Meyer), an deren Stelle oder neben der die Zahl der *Nystagmusschläge* (Frenzel, Veits) angegeben werden kann.

Die letztgenannten Kennzeichen hatte Brünings als Maß abgelehnt, denn

1. wisse man nicht, mit welchem Anteil die Erregung des peripheren Organs in die Gesamtheit des Reflexablaufes einzusetzen ist, und

2. habe die Größe der Reizantwort eine zu große Spannung — eine Spannung, deren Umfang noch dazu unter normalen Verhältnissen den Umfang krankhafter Fälle überlagern könne.

Der erste Punkt scheint mir solange keine wesentliche Schwäche zu sein, als wir nur den Gesamtreizerfolg kennen lernen wollen und mit dieser Methode in der Hauptsache die Ohren einer Versuchsperson untereinander vergleichen wollen, solange ferner — und das ist überwiegend der Fall — ein gleichzeitig krankhafter Zustand an mehreren verschiedenen Abschnitten des Vestibularsystems ausgeschlossen werden kann. Die allgemeine Tatsache zentraler Zustandsänderungen müssen wir sowieso immer mehr als einen launischen Faktor in unsere Überlegungen einbeziehen lernen (Woletz, Fischer).

Den zweiten Punkt betrachte ich als ein Zeichen der Unzulänglichkeit quantitativer Hochleistung aller Schwachreizmethoden. In der Tat halten sich z. B. die *Werte der Nystagmusdauer* trotz aller Modifikationen innerhalb der Grenzwerte einer derselben, nämlich der Graheschen: 10.—200. Sek. nach Spülbeginn. Und Eckert stimmte schon Grahe zu, wenn er der großen Schwankungen bei Normalen halber die Methode nicht als quantitativ verwertbar ansah. Durch diesen Spielraum können nicht nur die individuellen, zufälligen und ähnlichen, sondern auch die krankhaft bedingten Unterschiede verwischt werden. Ferner liegen die Mindestwerte so niedrig, daß die Erkennung einer Untererregbarkeit durch dieses Merkmal stark eingeengt ist.

In diesem Punkte verhält sich sogar Brünings Methode günstiger, da für sie Boeters 17 Sek. als Mindestwert (außerdem 27 Sek. als Mittel gegenüber 15 Sek. bei Grahe!) ausgerechnet hat, vor allem aber da die Spülmenge gegenüber der Sekundenzahl einen vergrößerten, darum leichter erkennbaren Maßstab darstellt.

Für das linke und rechte Ohr derselben Person stimmen allerdings die Werte soweit überein, daß Grahe Unterschiede über 5 Sek. für Beginn, über 30 Sek. für den Endpunkt des Nystagmus als krankhaft ansieht. Ohne dies annähernd symmetrische Verhalten würde ohnehin die Grundlage für die klinische Verwendbarkeit der Wärmeschwachreizmethoden fehlen. Immerhin erschweren

---

[1] Im Gefolge einer Spülung mit 5 ccm Wasser von 10^0 unter Körpertemperatur ist nach Maier und Lion die Körpertemperatur nach rund 160 Sek. im Gehörgang wiederhergestellt.

häufig das — durch die Reizdehnung (s. oben) hervorgerufene — Anspringen und Aussetzen des Nystagmus mit der langsamen Komponente die quantitative Erfassung. Ist doch die genaue Notierung des Nystagmusendes sowieso schon recht schwierig, besonders für denjenigen, der sich eine FRENZEL-Brille noch nicht leisten kann (vgl. THORNVAL). Am Fassen des Endmomentes mag sich etwas bessern durch Zählung der Schlagzahl. Doch stelle man sich die Mühe und die im Verhältnis zu ihr geringe Zuverlässigkeit vor, wenn man, um ein mehrfach bei VEITS vorkommendes (nicht extremes) Beispiel zu nehmen, 100 Schläge in 7 Sek. zählen muß.

Gleichwohl glaube ich gerade

die VEITSsche Modifikation

als Veranschaulichung dieser modernen Technik kurz darstellen zu sollen, weil sie in mustergültiger Weise alle Mängel anderer Abarten auszuschalten und deren Vorzüge zu verwerten sucht, nicht ohne wertvolles Eigenes, das aus der Arbeit mit M. H. FISCHER stammt, beizusteuern.

Voran steht der Ersatz der Bestimmung der thermischen Zeitschwelle durch die Messung der *physiologischen Latenzzeit*. Diese ist in der thermischen Zeitschwelle eingeschlossen und beginnt, sobald der Wärmereiz, im Labyrinth eben angekommen, dort die erste Reizwirkung entfalten kann. Vom Standpunkt der BÁRÁNYschen Theorie aus gesehen ist das der Augenblick, in dem sich die Endolymphe in Bewegung setzt.

Ihn sucht VEITS folgendermaßen zu beherrschen: Während der Wärmebeschickung läßt er den waagerechten Bogengang in der BRÜNINGSschen Pessimumstellung ruhen. Diese ist nach FISCHER und VEITS sogar eine „absolute Indifferenzlage" [1].

Sie wird daher am Fehlen eines jeden thermischen Nystagmus erkannt und muß mit Prüfungen auf geringen Nystagmus (I. Grades) sofort nach Spülende ausbalanciert werden. Dabei ist darauf zu achten, daß bei zu starker Beugung des Kopfes der Kaltnystagmus zur gespülten Seite schlägt, da die Indifferenzlagen [2] gleichzeitig die Umschlagsstellen [2] des Nystagmus sind (s. unten).

Hebt VEITS aus der Indifferenzlage den Kopf an, so setzt das Gefälle in der Lymphe ein. Bis dahin war Wärme bzw. Energie nur aufgeladen, eine „Spannungszeit" verstrichen. Nun kann die Entladung erfolgen. Der Nystagmus erscheint, und mit ihm ist die Latenzzeit beendet. Das Zählen der Schläge beginnt.

VEITS führt nun in der „Überführungszeit" den Kopf durch die immer wirksameren Reizlagen in die Maximumlage (Optimumstellung I nach BRÜNINGS s. S. 527) über, um in ihr den Nystagmus auszuzählen.

Die Dauer von „Spannungszeit" und „Überführungszeit" sind für den Reizerfolg nicht gleichgültig. Für sie hatte der Verfasser mit KOSEL ein Optimum herausprobiert: nach der Abspritzung soll eine Minute [3] gewartet werden, die Überführung genau innerhalb 2 Sekunden erfolgen.

Die Spritztechnik besagt: Die Wasserwärme wird in 10^0-Stufen, von 37^0 ausgehend, genommen. 10 ccm sollen genau in 7 Sek. entleert werden. Der Strahl soll unter Leitung des Auges auf die Antrumbrücke gerichtet werden.

Die „Antrumbrücke" LEISSEs ist der Teil der hinteren oberen Gehörgangswand unmittelbar am Trommelfellansatz. Er gibt nach einheitlichen Angaben experimenteller Studien von FRENZEL, DOHLMANN, MEURMANN die beste Überleitungsstelle auf den waagerechten Bogengang bzw. das Labyrinth.

---

[1] Bei einseitiger Spülung wenigstens quoad Nystagmus (VEITS).

[2] Es bestehen zwei solche Indifferenzlagen des Kopfes, die voneinander um 180^0 in der Raumebene entfernt liegen.

[3] VEITS weist auf die Übereinstimmung hin mit der Zeit, in der nach SCHMALZ und VÖLGER die Temperaturwelle am Bogengang anlangt, nämlich das sind $1-1^1/_2$ Minuten.

Veits erhielt so beim Normalen durchschnittlich nach 5 Sek. langer Latenzzeit rund 100 Schläge eines II°igen Nystagmus [1].

Je verquickter und vielseitiger die Vorschriften wurden, um so weiter müssen die Methoden wohl vom Ziel quantitativer Genauigkeit entfernt gewesen sein! Mit noch so klug ersonnenen Maßnahmen lassen sich die Faktoren des Zustandekommens eines thermischen Nystagmus nicht zu einem mathematisch genau berechneten Ablauf bringen. Die technische Ausführung ist zudem beim besten Willen beider Partner kaum *einmal* so minutiös, wie es eigentlich erforderlich wäre, am Kranken durchzuführen als allenfalls an der geschulten Versuchsperson. Man ist versucht zu sagen: Keine Schwachreizuntersuchung ist identisch wiederholbar.

Dennoch werden diese „quantitativen Methoden" in der Hand des gewiegten Fachmannes Feinheiten beleuchten, Zweifel klären, aber — auch leicht zu Irrtümern führen können. Und ich glaube, zu nicht einwandfreien Ergebnissen und Deutungen führen für den *gelegentlichen* Untersucher noch leichter die Schwachreizmethoden als die Massenspülung! Ihre ganz feinen Ergebnisse tragen jedenfalls bisher ein betont subjektives Gepräge.

Aber gerade für den Arzt in nicht üppig ausgestatteten Anstalten, dem unsere Sorge gleicherweise zu gelten hat, brachte die Entwicklung dieser Methoden bedeutenden Fortschritt. Nur darf dann nicht viel mehr *verlangt werden,* als vor ihrer Zeit die *thermische Methodik* gab: *ein qualitatives Ergebnis mit guten quantitativen Anhaltspunkten.*

Dann hat jeder Arzt eo ipso das Instrumentarium mit seiner Rekordspritze zur Hand, ist zur Ohrenspiegelung gezwungen und kann in verhältnismäßig kurzer Zeit den thermischen Nystagmus und — was vor allem Grahe gezeigt hat — auch die Sekundärreaktionen befriedigend prüfen, selbst ohne die verfeinerten Beobachtungsmittel zu besitzen. Andererseits bleiben dem Kranken die heftigen subjektiv-vegetativen Erscheinungen der Starkreizmethodik erspart, wie wir noch erfahren werden.

Nur wird meiner Erfahrung nach — ich nehme an, auch nach derjenigen vieler anderer — es sich dann empfehlen, eine Art

Aufsättigungsmethode

zu verwenden. Mit Hilfe der schwachen Reize wird dabei die dem Starkreiz eigentümliche Übersättigung vermieden. Das geschieht z. B. durch Einspritzung von je 10 ccm in 10 Sek., nach denen jedesmal in Brünings Optimumstellung II [2] (s. S. 527) 1 Min. lang auf den Nystagmus in einwandfreier Blickstellung gewartet wird. Durch die Wiederholungen wird die Reizstärke allmählich vergrößert, notfalls bis zur Wirkung des Starkreizes.

Man wählt gut Wärmeunterschiede von je 10° im Abstand von der Körpertemperatur [3] (Unterberger). Bleibt der Versuch mit 27° erfolglos, so kann zu 17° und niedrigerer Temperatur übergegangen werden. Unter 17° und über 47° werden meist sehr unangenehm empfunden oder gar abgewiesen.

Wer noch andere Grundsätze — die „Überführung nach Veits", das Anspritzen der Brücke u. a. — einflechten will, muß diese Maßnahmen stets genau wiederholen und — auch diese Mahnung Grahes werde nicht versäumt! — solche Verfeinerungen mit allen Zahlenangaben zu Papier bringen.

---

[1] Wer auf Messung der Nystagmusdauer mit Schwachreizmethode Wert legt, muß die einschlägigen Zahlen in den S. 522 genannten Arbeiten, für die Initialphasen bei Marcus Maier und Lion nachschlagen.

[2] Was den waagerechten Reizerfolg anbelangt.

[3] Etwaige Fiebertemperatur ist peinlich zu berücksichtigen (Bárány); andernfalls sind Täuschungen, z. B. die fälschliche Annahme eines latenten Nystagmus, wohl möglich (Unterberger).

Je später der Nystagmus eintritt, um so geringer ist praeter propter die thermische Erregbarkeit. Je stärker der Grad (s. oben) des Nystagmus, je heftiger die Schläge, je schneller gehäuft sie folgen, um so stärker ist das Labyrinth bzw. das Vestibularsystem erregt! Im Einvernehmen mit diesen Zeichen währt nach F. KOBRAK in der Regel auch die Dauer des Nystagmus (die „Reaktionszeit KOBRAKs") lange. Diese Dinge lassen sich ohne Messung [1] von Zeitschwelle, Latenzzeit oder Nystagmusdauer und ohne Schlagzahlzählung [1] aussagen.

Diese Aufsättigungsmethode erlaubt ferner den *Vergleich von links und rechts* schon auf leidlich grobe Unterschiede, *ein Hauptziel der Wärmereizung.*

Für diesen Zweck besitzen wir eine zweite Gruppe der Methodik,

die *Doppelspülungen.*

Sie sind aber wiederum umständlicher. Sie dienen wie gesagt, 1. zum

Vergleich der beiderseitigen Erregbarkeit.

Nach RUTTIN (1909) wird mit Massenspülungsprinzip vorgegangen durch ein Dreiwegestück der Strom geteilt und in zwei an einem Kopfbügel spülgerecht [2] angebrachte Ohrtrichter geleitet.

DE KLEYN und VERSTEEGH spritzen zu gleicher Zeit und in gleicher Weise, ein Untersucher ins linke, der andere ins rechte Ohr der Versuchsperson je 75 ccm Wasser von 15° ein.

Wird nicht in Mittelstellung der Augen hinter der Brille geprüft, so muß die Blickrichtung unter spontannystagmusfreien seitlichen Richtungen wiederholt gewechselt werden, so geringfügig können die Ausschläge sein!

Bei gleicher Erregbarkeit rechts und links tritt höchstens soeben ein Nystagmus I. Grades nach beiden Seiten auf (RUTTIN); selbst dieser ist zu meiden, wenn FISCHERS „absolute Indifferenzlage" der äqualen Doppelspülung angewendet wird. Eine praktische Apparatur zu dieser Standardspülung mit 150 ccm Wasser von 20°, somit einer Massenspülung, haben FISCHER und WODAK (1926) beschrieben.

Ist ein Labyrinth stärker thermisch erregbar, so tritt ein Kaltnystagmus zur schwächer erregbaren, ein Heißnystagmus zur stärker erregbaren Seite auf. Die Doppelspülung dient in dieser Weise zur „Lateralisation der Erregung" (WITTMAAK, 1911).

Vor Anwendung der Methode müssen otoskopisch gleiche Spülbedingungen festgestellt sein. Ist bei ungleicher Erregbarkeit nicht otoskopisch oder durch Hörbefund die Seite der Krankheit zu bestimmen, so kommt man nicht um den quantitativen Vergleich mit einseitig getrennter Reizung herum; ohne dem kommt man in Verlegenheit, zu sagen, welche Seite unter- bzw. übererregbar ist [3]. Grundsätzlich die einseitige „Calorisierung" vorauszuschicken, bewahrt vor Übersehen der Funktionslosigkeit *eines* Vestibularapparates, bei der ja derselbe Effekt, der oben erwähnt ist, eintritt.

Die Doppelspülung wird 2. zweckmäßig *benutzt zur* Vertiefung der *Diagnose von Fällen mit „Nystagmusbereitschaft"* (s. dort).

Sie ist 3. ferner brauchbar, um die Möglichkeit der *Erzeugung eines thermischen Vertikalnystagmus* zu beweisen und damit (s. unten) 4. *zur Überprüfung thermischer Versager.*

---

[1] Jede Bemühung um Verfeinerung der Diagnose auf diesem Wege bleibe — wie schon einmal betont — vorsichtigerweise dem erfahrenen Kenner der Sonderfragen überlassen.

[2] „Spülgerecht" betrifft den sicheren für die Stromrichtung und -verteilung im äußeren Gehörgang zweckmäßigen Sitz, der durch richtige Größe, Lichtung und Kugelgelenkfixierung erreicht wird.

[3] Nach VEITS kann mit ihr die Unterlage für die gleichmäßige Gestaltung der folgenden Einzelspülungen der beiden Seiten im Sinne einer Sensibilisierung von Sinnesorgan und Zentren nach F. KOBRAK geschaffen werden.

Bei einseitiger calorischer Erregung wurde eine vertikale Komponente nur ganz selten von Bárány (1906) u. a. (s. Lund) beobachtet, und zwar eher beim Heißnystagmus (und dann nach unten) als beim Kaltnystagmus (dann nach oben). Im Gegensatz zu dem waagerechten und dem rollenden Nystagmus ist ein rein senkrechter Nystagmus mittels einseitiger Wärmereizung noch nie erzeugt worden [Schillings (s. oben), Brünings, Brunner]. Eindeutig vorsätzlich ihn zu erzeugen [1] gelang erst M. H. Fischer *mit* äqualer [2] *Doppelspülung*, und zwar *unter zwei Bedingungen:* 1. Muß *nach* vorausgegangener Spülung in Indifferenzlage der Kopf nach vorn oder hinten gebeugt werden; 2. muß dabei die Verbindungslinie beider Labyrinthe waagerecht stehen und zur Schwerkraftrichtung unverändert bleiben [2].

Dann tritt im ersten Falle (bei Kopfbeugung nach vorn) Nystagmus nach unten, im zweiten Falle, bei Kopfbeugung nach hinten, Nystagmus nach oben ein. Er überschreitet — auch hinter der Konvexbrille gesehen! — selbst in der Maximallage nicht den II. Grad. Die Umschlagstellen liegen bei 20^0 und bei evtl. 180^0 weiter fortgeführter Drehung (in der Sagittalebene), die Maxima bei 110^0 bzw. 270^0.

Es handelt sich dabei anscheinend darum, daß die für den senkrechten Nystagmus ursächlichen Bogengangsstörungen beiderseits gleichgerichtet sind und dadurch verstärkt werden, während die entsprechenden Strömungen für den Nystagmus in anderen Ebenen jederseits in umgekehrter Richtung laufen und sich aufheben.

Bárány (1928) entwickelte aus dieser Erscheinung den *Satz von der gegenseitigen Hemmung der Nystagmuskomponenten*.

Er soll das seltene Auftreten des senkrechten — und auch des diagonalen — Nystagmus, insbesondere auf einseitige Wärmereizung verstehen lassen. Nach ihm besitzen der waagerechte Nystagmus einen hemmenden Einfluß [3] auf den rollenden, diese beiden wiederum auf den senkrechten Nystagmus, von dem der Nystagmus nach unten dann wieder eine größere Kraft als der nach oben habe. Bárány erklärt die Hemmung mit der verschiedenartigen Innervation, die die verschiedenen Augenmuskelpaare infolge der Bogengangserregung erfahren. Lorente de Nó hat nämlich an Kaninchen gefunden, daß diese Innervation nicht nur in Kombination und Quantität, sondern auch in der Qualität variiere. Sie kann sich dabei an gewissen Muskeln in tonischer Kontraktion während der ganzen Reaktion äußern. Derartige tonische Kontraktionen lägen der Hemmung zugrunde.

Dieser Satz von den Hemmungen überwindet nach Bárány die Unebenheiten, die seine Endolymphströmungstheorie noch bietet bei Erklärung der

Veränderungen des thermischen Nystagmus durch Kopflageveränderung.

Diese hatte Bárány (1906) von Anfang an in seine Forschungen einbezogen. Er und bald auch Hofer (1910) hatten dabei — an für unsere Darlegungen wichtigen Erscheinungen — festgelegt:

1. *Nach kräftiger Beugung des Kopfes* nach vorn erfolgt ein *Umschlag* der Richtung des thermischen Nystagmus, bei dem die waagerechte [4] Komponente zu überwiegen oder allein zu verbleiben pflegt.

2. *Nach Neigung des Kopfes*

a) *Auf die Schulter der gespülten Seite* verstärkt sich die waagerechte Komponente zur Gegenseite, und es schleicht sich an Stelle der rollenden Kompo-

---

[1] Gesehen wurde er bei Doppelspülung schon von Ruttin (1909) (und Byrne, 1912, s. Fischer).

[2] Das Studium anderer symmetrischer und asymmetrischer Lageeinflüsse, sowie inäqualer Doppelspülung sind von Fischer mit Erfolg in Angriff genommen, aber noch rein theoretischer Bedeutung geblieben.

[3] Natürlich nur bis zu einem gewissen Grade; vor allem bestehen waagerechte und rollende Nystagmen, auch in derselben Schlagrichtung, oft nebeneinander (s. unten).

[4] Nach Báránys ursprünglicher Angabe trifft der Umschlag wohl die rollende Komponente; vermutlich jedoch steht die Komponente in Abhängigkeit von der jeweils angewandten Kopflage bzw. dem Grad der Kopfbeugung.

nente zur Gegenseite eine — regelmäßig schwache — rollende Komponente zur gespülten Seite ein;

b) *auf die Schulter der nichtgespülten Seite* stellt sich eine waagerechte Komponente zur gespülten Seite ein, und die rollende Komponente zur Gegenseite verbleibt allein oder läßt an Stärke — unter Umständen bis „Null" — nach.

Die Umgruppierungen entwickeln sich bald schnell, bald benötigen sie eine Wartezeit bis zu $1^1/_2$ Minuten (BORRIES), und zwar nicht eine jede gleicherweise — ein Punkt * den wir auch im Auge behalten wollen!

BORRIES hat nun an einer größeren Anzahl von Personen die BÁRÁNYschen Angaben nur mit einer Reihe von Varianten und einigen Abweichungen bestätigen können und auch einige Versager gefunden, mit Ausnahme des Umschlages nach der Kopf-Vorwärtsbeugung.

Ich[1] selbst habe an einer Anzahl von Personen — unabhängig von BORRIES — jeden dieser Versuche (soweit ich sehen kann im Gegensatz zu BORRIES) ein- und mehrfach wiederholt. Dabei ergaben sich mehr Ausfälle im BÁRÁNYschen Sinne als abweichend davon. Aber es ergab sich auch unter den damaligen Versuchsbedingungen — die bei mir wie bei BORRIES nicht exakt (s. unten) genannt werden konnten, obwohl ich zum Teil zur Einstellung ein Stirnband mit Zeigestab und zwei senkrecht zueinander angebrachten Transporteuren mit Lot benutzt habe — in gleicher Kopflage und -stellung nicht immer derselbe Ausfall!

Praktisch ist also — abgesehen von der Kopf-Vorwärtsbeugung — auf diese Weise eine Lageveränderung nicht nutzbar zu machen. Dies Ziel hatte jedoch schon lange BRÜNINGS erreicht, indem er davon ausging, *durch Kopflageveränderung ein Optimum des Endolymphgefälles in den Bogengängen herzustellen* (s. S. 517). Dabei gelang ihm die Feststellung, daß in seiner Pessimumstellung II für den waagerechten Bogengang die Optimumstellung der vertikalen Bogengänge desselben Ohres vorliegt. In ihr ist der Kopf um 60^0 rückwärts gebeugt und in der Ebene des senkrechten gestellten waagerechten Bogenganges um 45^0 zur nichtgespülten Seite geneigt. Der Nystagmus ist rollend und schlägt ebenfalls zur nichtgespülten Seite.

Es genügt bei diesen einseitigen Reizungen die Überführung *in* die Prüfungsanlage, z. B. aus der Spüllage in die Optimumstellung II (des waagerechten Bogenganges); die Spülung erst *nach* Einnahme der Prüfungslage vorzunehmen, ist nicht conditio sina qua non. Auch die selastische Moment ** wollen wir für die Frage von Übereinstimmung und Deutung der Versuche uns merken.

Ferner legen wir zu diesem Zwecke fest, daß BRÜNINGS mit Massenspülung, BORRIES, auch ich und vermutlich auch M. H. FISCHER, der BORRIES stark beipflichtet, mit schwächeren Reizen gearbeitet haben. Nach AUBRY und CASSÉ sowie nach BLUMENTHAL (1924) sind nämlich schon deshalb die Ergebnisse verschieden.

In welcher Weise bei der entsprechenden Raumlage der senkrechten Bogengänge — der vordere Bogengang steht senkrecht, der hintere waagerecht (Pessimumstellung II) — die Schlagebene zustande kommt, ist mit demselben Geheimnis noch umgeben, das im entsprechenden Fall der Drehreizung besteht (s. S. 496). Fehlt doch in Optimumstellung I, die für diese beiden Bogengänge derjenigen in Pessimumstellung II reziprok ist, die rotatorische Komponente bei ausreichender Reizstärke auch nicht! Einen vertikalen Nystagmus konnte BRÜNINGS andererseits thermisch nicht hervorrufen.

Die jeweilige augenblickliche Reizstärke ist bis zum vollständigen Wärmeausgleich über das gesamte Labyrinth an den einzelnen Stellen desselben

---

* Beachte auch die übrigen Wiederholungen dieses Zeichens *!
[1] Zum Teil mit Hilfe von Dr. HÜRTHLE; die Versuche sind nicht veröffentlicht.
** S. Fußnote S. 529.

recht verschieden. Das ist thermoelektrisch nachgewiesen worden (Dohlmann, Schmaltz und Völker). Dieses Moment ist ebenfalls den Merkpunkten [*] zuzurechnen.

Das Brüningssche Verfahren ist unter den gegebenen Umständen einfach genug und sein Ergebnis habe ich auch oft genug mit Reizung durch die handliche Aufsättigungsmethode in Erscheinung treten sehen. Das ist um so wertvoller, als mit ihm

die getrennte thermische Prüfung der senkrechten Bogengänge

auszuführen ist. Allerdings handelt es sich um die — soeben besprochene — Gemeinschaftsreaktion dieser beiden, so daß nur unterschieden werden kann, ob eine thermische Erregbarkeit aller oder nur noch der waagerechten Bogengangspaare eines Ohres vorhanden ist [1]. Sie hat vor allem amerikanischen Kollegen zu nervenärztlich interessanten Schlußfolgerungen Anlaß gegeben (s. Eagletonsches Zeichen S. 601).

Für uns *eröffnet* sie — so bewertet sie auch Hautant — in erster Linie die *Reihe der*

Gegenproben zur Sicherung eines echten thermischen Versagers.

Ein Versager am gesunden Vestibularsystem ist solche Seltenheit, daß er immer nur mit Vorbehalt aufgenommen werden sollte.

Neben der ersten Gegenprobe — Spülung in Pessimumstellung II nach Brünings [2] — dient als *zweite Gegenprobe* die *Provozierung der vertikalen Komponente mittels der äqualen Doppelspülung* (s. S. 525).

Die dritte ist — wenn wir voraussetzen, daß die bisherigen Versuche mit Kopflageveränderungen als Kaltreizungen stattgefunden hätten — die *Kontrollspülung mit Heißreiz.*

Die Vergleichsprüfung mit Kalt und mit Heiß

war nicht immer integrierender Bestandteil der Wärmereizung. Noch Wittmaack hat sie 1911 nur Sonderfällen vorbehalten, z. B. um dem Hindernis eines Spontannystagmus zur Gegenseite auszuweichen. Sie wurde immer mehr unentbehrlich in jedem Fall von neurologischem Belang [s. Haymann, de Kleyn, Versteegh (1934), Unterberger]. Sie gehört *zum Nachweis der* „*Nystagmusbereitschaft*" und zur *Feststellung der vollständigen oder nur teilweisen Veränderung der thermischen Erregbarkeit.*

Vom untersuchungstechnischen Standpunkt aus hat sich wiederum Borries, dann auch Thornval [3] mit der Kalt-Heißprüfung näher beschäftigt. Die Quintessenz seiner Prüfungen geht dahin, daß Kalt- und Heißnystagmus, von demselben Ohr aus erzeugt, sich hinsichtlich der Komponenten nicht reziprok zueinander verhalten und demgemäß nicht identischen Reizvorgängen entspringen können. Die Beobachtung an sich hat M. H. Fischer aus großer Erfahrung heraus bestätigt. Da es sich stets um einen neuangesetzten Versuch handelt, muß man *meines* Erachtens — solange die bereits gemerkten Punkte [4], die wir noch vermehren werden, nicht die Identifizierung der Versuche erlauben — aber nicht gleich alle Verwandtschaft der Reaktionen über Bord

---

[*] S. Fußnote S. 529.

[1] Darin liegt eine grundsätzliche Verschiedenheit vom „perversen" senkrechten, thermischen Nystagmus (s. S. 599) nach Jones [s. Bárány (1928)].

[2] Die Amerikaner begnügen sich mit Spülung in Pessimumstellung I (s. Aubry und Caussé).

[3] Thornval mit einer Abart der Massenspülung an Versuchspersonen in Bauch- und Rückenlage. Nach Portmann (Aussprache Thornval) gibt Massen- und Schwachspülung in einem Teil der Fälle Unterschiede, die vielleicht auf anderer Entstehungsweise, vor allem auf vasomotorischen Momenten, beruhen sollen.

[4] S. Fußnote S. 525.

werfen. In diesem Sinne fasse ich auch die Stellungnahme Fischers zur Frage auf. Eine Milderung in der Borriesschen Auffassung müßte sich doch wohl schon daraus ergeben, daß, wie ich finde, immerhin in der Mehrzahl der — natürlich nicht zu zahlreichen — eigenen Fälle und der anderer Schriften, z. B. von Borries selbst (Schema s. Fischer), eine spiegelbildliche Symmetrie besteht zwischen dem Kaltreflex von einem Ohr bei Neigung zur gegenseitigen Schulter und dem Heißreflex vom anderen Ohr bei Neigung zum Ohr der vorher kaltgereizten Seite und ähnliches [1].

Der Kritiker wird nach Kenntnis dieser Beobachtungen von Borries verstehen, daß bei dem — wichtigen — Kalt-Heißvergleich in den üblichen Kopfhaltungen nicht eine peinlich genaue Umkehr des Effektes zu erscheinen pflegt [2]. Das aber ist etwas anderes als die Schlußfolgerung, auf die *theoretisch* mit diesen Feststellungen ebenso wie mit denen über die Nystagmusveränderungen durch die Kopflage (s. oben) Borries hinaus will:

Borries genügen nämlich diese Feststellungen, um die Báránysche Endolymphtheorie der thermischen Reizung abzulehnen. Zunächst nähert er sich den Verfassern, die im Anschluß an Kobrak in vasomotorischen Vorgängen die Auslösung der thermischen Erregung suchen. Grahes Adrenalinversuch, Uffenordes haben neben manch anderen Argumenten diesem ursächlichen Faktor seine Durchschlagskraft bald genommen. Kobrak selbst hat von dem Gebäude seiner gescheiten Gefäßtheorie manchen Stein abbröckeln lassen und ihm immer wieder neue sensible und ähnliche Stützen gegeben, kein Zeichen für einen gefestigten Stand. Geblieben ist ihr aber dank der theoretischen Arbeiten von Scász, Charousek und anderer Experimentatoren und auch dank klinischer Beobachtungen (Borries, Bárány) ihr Wert als Hilfstheorie [3].

Borries ging aber dann dazu über, die Phänomene aus einer Erregung durch die Schwerkraft allein, aus einer Reizung der Otolithenorgane herzuleiten — wenn auch im Rahmen einer „generellen Labyrinthreaktion".

An einen akzessorischen spezifischen Lagereiz zu denken, war gegeben. Ich kam in den oben angeführten Untersuchungen nur mit diesem Gedanken nicht weiter. Ich merkte bald, daß die Dinge verwickelter lagen, daß Halsreflexe, vielleicht auch induzierte Bewegungen einerseits, zentrale Einflüsse der Schaltung, Stimmung und vielleicht noch unbekannte Faktoren der „täglichen Lebensbedingungen" (Woletz) andererseits koinzidierten, daß individuelle Typen oder Varianten existieren mußten [4], daß die technischen Vorbedingungen, auf deren einige ich im Text als Merkpunkte (s. vorige Seiten bzw. Fußnoten) immer hingewiesen habe, damals schier unüberwindliche Hindernisse mir in den Weg legten. Einzelmomente dieser Art sind heute erkannt durch M. H. Fischers Verdienste um die physiologische, durch de Kleyns, Grahes und anderer Leistungen um die klinische Technik — aber wir besitzen noch keinen Versuch, der so einwandfrei wäre, daß Borries Standpunkt sich halten ließe [5]. Er wird ja eigentlich nur durch Tierversuche gestützt: Tauben mit

---

[1] Lund hat jüngst festgestellt, daß die Komponenten des Nystagmus auf Kaltspülung eines Ohres in einer Seitenlage reziprok zu denen des Nystagmus auf Heißspülung desselben Ohres in der umgekehrten Seitenlage sich verhalte!

[2] In der Tat gibt es weitere, z. T. noch unbekannte Umstände, die an den nicht schematisch genauen Unterschieden zwischen den Ergebnissen von Kalt- und Heißwirkungen Schuld tragen können. Veits und Kosel zufolge folgen dem Heißreiz gewöhnlich trotz kürzerer Latenzzeiten die kleineren Schlagzahlen und schwächeren Schläge als dem Kaltreiz; selbst die psychische Wirkung der Spülarten macht ihnen den Eindruck unterschiedlichen Einflusses auf die thermischen Reaktionen. Außerdem zeigt der einseitig thermische Nystagmus die Merkwürdigkeit, in einer Lage oberhalb der Ebene, die durch die absoluten Indifferenzlagen geht, stärker zu sein als in der korrespondierenden Lage unterhalb derselben. Wie sollten sich alle diese Dinge (s. die Fußnoten mit *) in *einem* klinischen Versuche berücksichtigen lassen!

[3] Die Unterstützungsmomente, die ihr Muck aus der Feststellung Beziehungen zwischen thermischem Nystagmus und einem interessanten Gefäßspiel, das Muck mit Adrenalinbeeinflussung an der Nasenschleimhaut hervorrufen kann, geben will, bedürfen jedoch einer einheitlichen Bestätigung und einer schärfer umrissenen Erklärung, als ihnen bisher beschieden war.

[4] Die ja auch dann von Kobrak und M. H. Fischer, sowie seinen Mitarbeitern ins richtige Licht gesetzt worden sind.

[5] Eine erneute Vertretung des Standpunktes durch Lund führt mit Einführung eines Druckes als gleichartig auslösendes Moment für Cristae und Maculae nur eine neue Unbekannte ein.

plombierten Bogengängen oder gar völlig herausgerissenen häutigen Bogengängen reagieren nach Borries und nach Fujimori prompt thermisch und mit durch Kopflageveränderung bedingten Reflexen. Aber man halte sich doch sehr zurück mit einer Gleichstellung des Versuches am Tier und des Geschehens im menschlichen Ohr angesichts unserer besonderen Kopfhaltung und der Abwandlung der Struktur und Funktion von Ohr und Auge hinauf bis zum Menschen (s. a. Thielemann, Griessmann)! Zudem treffen jene Schlußfolgerungen nach Gegenversuchen Lunds und de Kleyns mit Otolithenabschleuderung bereits am Säugetier nicht mehr zu!

Andererseits lassen diese Gegenversuche es aber auch nicht zu, die Mitwirkung der Maculae auszuschließen. Ob die Maculaeorgane auf die Endolymphbewegung, die sie ziemlich sicher oft genug erreichen wird, überhaupt ansprechbar sind, wissen wir wohl nicht, aber wir wissen, daß der thermische Reiz zugleich mit dem Nystagmus Deviationen bzw. tonische Reflexe hervorrufen kann. Von ihnen ist einwandfrei maculären Ursprungs die Gegenrollung zur selben Seite, die Karlefors bei Kaltreizung gesehen hat. Vermutlich sind es auch die waagerechten Deviationen, die gleichzeitig mit dem thermischen Nystagmus zur Beobachtung kamen (Bartels, Panse) und mit Nachbildmethode von Kreidl und Gatscher. Durch sie können wahrscheinlich Schlagfeldverlagerungen [1] (s. S. 502) zustande kommen; nach Dohlmann (1924) verursachten sie die Verstärkung des Nystagmus beim Blick in die Richtung der raschen Phase.

Darum würde die Theorie Myginds eher zusagen, die dem thermischen Nystagmus einen Bogengangs- und einen Otolithenanteil gibt. Aber ihr mangelt es an erklärenden Erscheinungen; außerdem führt Mygind den Nystagmusumschlag gerade auf die Endolymphstörung in den Bogengängen zurück und hält den Otolithennystagmus für lagebeständig, für das Ergebnis von ,,Kalt'' bzw. ,,Warm'' von Reizen, welche die Tonusherabsetzung bzw. -heraufsetzung bewirken sollen. Auch M. H. Fischer glaubt zur Erklärung der noch unverständlichen Tatsachen neben der Endolymphstromtheorie auf Hemmungs-Erregungstheorie zurückgreifen zu müssen. Im Spiegel dieser Fragen, insbesondere der Reizverteilung auf Otolithen- und Cupularorgane hat es eine besondere Bedeutung, wenn Fischer erklärt, daß der pathologische Kopfstellungsnystagmus in der Regel übereinstimme mit den Nystagmen, die er bei seitlichen Lageveränderungen des Kopfes nach äqualer Doppelspülung hat auftreten sehen!

Theorie und Empirik haben der Klinik in der Kopflagetechnik und der Kalt-Heißtechnik über den Leistungsstand von Bárány und Brünings hinaus wesentlich nur zu negativen Maßnahmen verholfen — abgesehen von Fischers für den Praktiker nicht ganz einfachen Methode zur Erzeugung des vertikalen Nystagmus. Die Hauptsache also bleibt, alle verwickelnden Kopflagen zu vermeiden!

An den unkontrollierten Einflüssen von Hals- und anderer Sensibilität usw. krankten ja schon die gerade beschriebenen Versuche zur Analyse, die eigentlich erst einmal mit peinlicher Beachtung der Vorschriften des Abschnittes ,,Lagereizung'' wiederholt werden sollten.

Von ihnen wird klinisch benutzt nur die nach rückwärts gebeugte Haltung des Kopfes nach Grahe, der sie als Halsreflex [2] zu deuten geneigt ist, weil in dieser Haltung und Lage der Nystagmus verstärkt ist.

Zur Prüfung des thermischen Nystagmus reichen aus

1. die Grund- oder Normallage,

2. die Beugung nach vorn bis über die Umschlagstelle des Nystagmus,

3. die Brüningssche Optimumstellung II und Pessimumstellung II.

In allen diesen Lagen kann

4. die Kalt-Heißprüfung nützlich werden.

Hier wäre noch auf eine Fehlerquelle bei Prüfung nach 2. hinzuweisen: Thornval hat nämlich in einer Reihe von Fällen einen ,,Postnystagmus calorique tardif'' beobachtet. Dieser schlägt in umgekehrter Richtung als der ursprüngliche Kalt- oder Heißnystagmus. Er trat nach einer Latenz von 30 Sekunden bis 2 Minuten auf und dauerte bis zu 5 Minuten. Er könnte dem zu erwartenden Umschlag ganz entsprechen! Vielleicht wäre er durch die von Thornval angegebene Eigentümlichkeit zu unterscheiden, daß er nach Wechsel von Rücken- in Bauchlage oder umgekehrt sich für einen Augenblick ausgesprochen zu verstärken pflegt. Im übrigen hat Thornval etwas, wie den vulgären Umschlag, von dem

---

[1] Vielleicht auch das sog. vestibuläre Schielen.
[2] Vgl. aber auch S. 506 de Kleyn und Nieuwenhuyse.

wir sprechen, nicht bei diesem „Post" beschrieben. Sein Phänomen hält er für zentralen Ursprunges.

An *Bettlägerigen* müssen wir in manchen Fällen uns mit symmetrischer gestreckter Rückenlage, eventuell gleicher Bauchlage zur Prüfung des Umschlages behelfen. Das Anheben oder Senken des Kopfes aus Bettlage zur Normlage desselben im Raum gibt nebenbei zu den genannten sensiblen Zwischenwirkungen Anlaß, zu denen hier noch lebhaftere Umlaufstörungen im ganzen Schädel sich hinzugesellen können (s. DE KLEYN-NIEUWENHUYSE; s. S. 596).

Sind die Liegenden noch *bewußtlos*, so treten je nach Tiefe des Zustandes störend hinzu abirrende, eventuell dissoziierte Bewegungen und Phänomene des zergliederten Nystagmus, unter ihnen zeigt sich stets — mehr oder minder deutlich — die *thermische Deviation* (BARANY, RUTTIN). Sie ist für die Prüfung das ausschlaggebende Moment. Ihre Wichtigkeit leuchtet schon dadurch ein, daß kein Reiz außer dem thermischen so eindeutig einseitig, sowie so regelmäßig in derart schweren Fällen anzuwenden ist. Um die vestibuläre Natur zu identifizieren ist gerade in diesen Fällen die Kalt-Heißprüfung am geeignetsten.

Es ist nicht zu übersehen, daß auch bei der ihrer Sinne mächtigen Versuchsperson abirrende *Blickrichtungen von Einfluß auf die Richtung des Nystagmus* sind! BORRIES hat bei 71 Normalen gesehen, daß der Kaltnystagmus — in üblicher Kopfhaltung nehme ich an — um so deutlicher waagerecht wird, je mehr die Versuchsperson zur nichtgespülten, um so deutlicher rollend, je mehr sie zur gespülten Seite blickt. Ferner wurde durch Abblick die rollende, durch Aufblick die waagerechte Komponente auffälliger. Die letztgenannte Erscheinung habe ich im Zusammenhang mit den obengenannten Versuchen auch als eine sehr häufige Neigung feststellen können, und zwar ebenso am Liegenden wie am Stehenden. Da ich sie, wie übrigens auch BORRIES, beim vestibulären Spontannystagmus fand, meine ich, daß ihr muskelmechanische und -innervatorische Momente zugrunde liegen werden, ähnlich denen, die LORENTO DE NÓ am Kaninchen durch die verschiedensten Versuchsvariationen bei Labyrinthreizung an den von den 6 Muskeln geschriebenen Kurven auftreten sah. Mit der Buntheit und dem Wechsel der Effekte DE NÓs stimmt auch überein, daß ich — von bestimmten „Neigungen" abgesehen — keine Konstanz in diesen Komponentenveränderungen erkennen konnte.

Werden nicht von mehreren krankhaften Ursachen, bzw. eines schwer veränderten Hirnstammes aus schlecht auseinanderhaltbare Nystagmuskomponenten erzeugt, verwenden wir nicht allzu schwache Reize und verwickelte Kopflageverhältnisse, so treten bei Beachtung der gegebenen Beobachtungsregeln die typischen Nystagmuskomponenten doch klar genug zur Deutung der Reizantwort bzw. des Krankheitsmerkmals hervor. Und das pflegt bei den hier beschriebenen einfacheren Methoden der Fall zu sein.

Auf eigenartigere, kleinere Augenbewegungen, die zur Erschwerung der Beobachtung des thermischen Nystagmus angetan sind und z. T. auf sensible Receptoren bezogen werden, wird besser an Hand der Situationen hingewiesen, in denen sie zu klinischen Irrtümern Anlaß geben können.

Der *thermische Nachnystagmus* ist klinisch bedeutungslos geblieben. Er schlägt zur umgekehrten Seite wie sein ursächlicher Nystagmus, ist recht schwach [BÁRÁNY (1906)], nach THORNVAL durch Kopflageveränderung nicht mehr änderbar. Er wurde stets für ein Zeichen *zentral bedingter Nacherregung* angesehen.

Schwindel, Übelkeit, Erbrechen und andere vegetative Symptome lassen sich bei thermischer Erregung gut dosieren. Die Schwachreizmethoden sind vorzuziehen, weil sie — ohne sonstige Nachteile — der Versuchsperson die üble Nachwirkung ersparen, die nach BOETERs Berichten bei BRÜNINGsscher Spülung die postrotatorischen Erscheinungen nach BÁRÁNYscher Drehung noch übertreffen können. Sicher aber verhält sich in diesem Punkt BRÜNINGS' Spülung nicht nur durch das Abbrechen der Reizung mit erstem Auftreten des Nystagmus, sondern auch durch die Ausnutzung des Überganges in Pessimumstellung 1 (Nullage des waagerechten Bogenganges) günstiger als die BÁRÁNYsche Spülmethode. Die Kopflageveränderung erweist sich auch bei der Schwachreizung zur Schwindelbremsung dankbar, um so mehr, je stärkere rotatorische Komponenten ausgelöst waren, weil diese mit dem kräftigeren Schwindel einherzugehen pflegen [BÁRÁNY (1910)].

Es ist auch möglich, nahezu in allen Fällen mit optimal angesetzter und systematisch gesteigerter Reizung einen Schwindel auszulösen. Doch bei der üblichen Prüfungsform bleiben die subjektiven Erscheinungen oft genug kaum oder völlig unmerkbar! Andererseits kann — wenn auch selten — der Schwindel vor dem Nystagmus in Erscheinung treten — beides selbst bei der Massenspülung —, ja selbst ohne ihn, z. B. bei übermäßig langer Spülung in Pessimumstellung (Brünings).

Unangenehmer ist es für die Versuchsperson schon, wenn mit der Temperatur stark heruntergegangen werden muß; von der Schmerzbeigabe abgesehen, werden derartige Kühlreizungen weitaus ungemütlicher als Heißreizungen, was uns Veits und Kosel aus vielfacher Erfahrung an sich selbst bezeugen.

Die thermisch erregten Bewegungsempfindungen [1] sind vorzugsweise drehenden Charakters, auch beim Blinden (Fischer und Sommer); offenen Auges sind sie es in verstärktem Maße. Dennoch verlohnt es sich der ganz inadäquaten Natur des Wärmereizes halber weniger, ihn zu Objektivierungszwecken des Schwindels oder gar zu Eignungsprüfungen zu verwenden, als andere Prüfreize.

Die *Sekundärreaktionen* nach Wärmereizung stellen einen wichtigen Untersuchungsabschnitt vor, da diese Methodik sich sehr gut zur Auslösung und Beurteilung eignet. Diese von Bárány anfänglich gegebene Bewertung war nur vorübergehend verblaßt und hatte es leicht, sich wieder Anerkennung zu verschaffen, nachdem Grahe das zur Prüfung ausreichend deutliche und so gut wie regelmäßige Auftreten der Sekundärreaktionen nach Schwachreizung gezeigt hatte. Geschickte Anordnung erlaubt in der Mehrzahl der Fälle schon in *einem* Reizversuch, Körper- und Armreaktionen übersichtsmäßig zu untersuchen, ohne die Nystagmusbeobachtung zu versäumen, mit der im übrigen die Untersuchung zu beginnen und zu enden hat.

Förderlich ist dabei, auf einem gewöhnlich freistehenden Drehschemel die Spülung vorzunehmen („Sitzprüfung Kobraks"); dabei kann man eventuell die Versuchsperson nach Grahe leicht auf der Kante sitzen lassen, um sozusagen „bereit zum Romberg zu stehen", und mit Frenzel die Hände „zeigefertig" lose aufs Knie legen zu lassen. Doch dränge man nie die Versuche zeitlich zusammen auf Kosten der Genauigkeit!

Es gelingt auch nicht immer, aus diesem oder jenem Grunde in einem Zug zum Ziel zu gelangen, da die Erregung inzwischen abklingen kann. Deshalb haben Bárány, O. Beck (1921) und Quix besondere Geräte angegeben. Sie werden am Kranken angebracht und von ihm getragen, während Spülungen und Prüfungen gegebenenfalls auch im Gehen (Quix) fortgesetzt werden.

Die Vornahme der Versuche vollzieht sich gemäß dem Sinn früherer Darstellungen. Die dort gemachten Vorbehalte haben gerade für die thermische Erregung ihre Bedeutung. Man beschränke sich hinsichtlich der Kopflageveränderungen auf die Drehungen des Kopfes in der Waagerechten zur Erkennung des peripheren vestibulären Ursprunges der Sekundärreaktionen (nach Bárány).

Man muß *beachten, daß einzelne Reaktionen für sich fehlen können,* daß sie aber auch sämtlich vorhanden sein können, wenn der Nystagmus vollkommen fehlt.

Beim Kopfvorwärtsbeugen können sie mit dem Nystagmus umschlagen (Eckert) oder auch nicht (Brunner). Jedenfalls kompliziert sich schon dabei die Sachlage sehr. *Nach Heißspülungen* schlagen die Sekundärreaktionen viel leichter nicht um, wie sie auch (vgl. oben Nystagmus) schon an sich nach „Heiß" schwächer auftreten als nach „Kalt".

---

[1] Über das eigenartige rhythmisch-phasische Auspendeln derselben unterrichte man sich in Fischers Arbeiten und denen seiner Schüler.

Das *Fallen* und seine Richtungsänderung imponiert uns im klinischen Versuch dabei ganz charakteristisch nach Bárány's Beschreibung ohne dabei die gefälligere Form der koordinierten Paralleleffekte des psychophysiologischen Versuches von Fischer und Wodak (s. Abb. 14, S. 474) zu zeigen. Für diesen Gegensatz habe ich nirgends eine Aufklärung gefunden, um so auffälliger, als Veits jede „Fallreaktion" auf calorische Reizung hin verneint und M. H. Fischer die Fallrichtungsänderungen als Halsreflexe betrachtet und beide die Richtung des „vestibulären Umfallens" nach Wärmereizung in bezug auf den Kopf für unveränderlich halten.

M. H. Fischer und Wodak haben noch *eine besondere Sekundärreaktion* entdeckt, die an die Doppelspülung gebunden ist, die „*Pulsionsreflexe*"; sie kommen in sagittalen und seitlichen Richtungen vor. Als plötzliches Umklappen des gestreckten Gesamtkörpers ähneln sie Spontanerscheinungen mancher nervenkranker Fälle so, daß ich die Aufmerksamkeit doch auf sie lenken möchte, mag es auch nur einen Blick in die Zukunft bedeuten.

Es sind Reflexe, an denen ebenfalls mit der Hilfswirkung noch anderer Faktoren als der Endolymphströmung zu rechnen ist!

Am Arm braucht zunächst nur *der Zeigeversuch oder die Abweichereaktion* geprüft zu werden. Fehlt jedoch die gewählte Reaktion, so überprüfe man auch mit der anderen, ehe man *von Versagern* spricht.

In diesen Fällen ist auch daran zu denken, daß infolge der angewandten Zeigetechnik der Versuch negativ ausgefallen sein könnte. Wenigstens hat Grahe mit Bárány's ursprünglicher Zeigemethode nur selten, mit Zeigen nach seiner eigenen Angabe jedoch stets Vorbeizeigen erhalten. Dieser krasse Unterschied kann meiner sonstigen Erfahrung nach nur für die Prüfung mit Grahes Schwachreizmodifikation allgemeingültig sein.

Auf die nach thermischer Reizung an sich in der Regel vorhandene Kopfdeviation (s. Kragh) ist die klinische Untersuchung bisher überhaupt nicht abgestellt.

Bei Simulationsprüfung kann die Abweichereaktion dem Zeigeversuch als Gegenprüfung zweckmäßig beigesellt werden (Bárány).

Sensible Reize, die ja infolge der Spülung des Gehörganges stets zugleich vorhanden sind, bewirken wohl Verstärkungen im Ausschlag; diese kommen aber, wenn das Mittelohr nicht noch auf andere Weise beeinflußt wird (Prechtel), ebensowenig dazu, den ordnungsmäßig vorgenommenen Versuch zu beeinträchtigen, wie sensible Hautreize von anderen Stellen aus. „*Sensible Sekundärreaktionen*" bei fehlendem nystagmischen Reflex (z. B. Grahe) lassen sich leicht von vestibulären unterscheiden (s. u.).

Bei der *Armtonusreaktion* sinkt auf Kaltreiz der Arm der gespülten, auf Heißreiz der der Gegenseite. Hinsichtlich anderer Eigentümlichkeiten verweise ich auf S. 120.

Die „alten" thermischen Sekundärreaktionen haben die für die Diagnostik wichtige Eigenschaft, sicher nur von *einem* Vestibularsystem ausgelöst zu sein, obwohl sie — bei ausreichender Erregung in der Regel — beiderseits auftreten. Der gleichzeitig stärkere Ausschlag auf einem Arm (Güttich) ist mit Wärmereizung an Normalen ausgezeichnet vorzuweisen. Die Vergleichsuntersuchungen sind daher recht brauchbar. Wiederholungen sind angezeigt; auch bei eindeutigem Ergebnis sind sie im Laufe der Erkrankung nicht zu vergessen, was mit besonderer Rücksicht auf Erkrankungen am Nervensystem hervorgehoben sei.

An Nervenfällen kann die *calorische* Reaktion auch zur *Auslösung der Halsreflexe auf die Glieder* (s. S. 611) ausreichen, doch wohl stets über eine vorher in Erscheinung getretene calorische Drehung, bzw. Neigung des Kopfes in bezug auf den Körper (Klestadt), an deren deutlichem Zustandekommen eine gewisse Bewußtseinstrübung vielleicht nicht unwesentlichen Anteil hat.

δ) *Die galvanische Reizung.*

Die Phänomene der galvanischen Kopfdurchströmung [1] sind gleichfalls zunächst von Bárány systematisch in das Untersuchungssystem eingereiht

---

[1] Von ihnen hatten die eigenartigen Sensationen — ebenso wie die Empfindungen im Anschluß an Drehreizungen — schon Purkinje (1827, s. de Kleyn), den Nystagmus bereits Hitzig (1871) gekannt und studiert, den vestibulären Ursprung aber erst Breuer (1889) festgestellt.

worden. Die Ergebnisse dieser Reizung, die ebenfalls *unphysiologischer, inadäquater Natur* ist, lassen sich leicht in Sätzen dem Gedächtnis einprägen, die den Ergebnissen der Dreh- und der Wärmereizung ähnlich sind.

Dagegen *widerstreben* sie der gut faßlichen Erklärung, die uns für jene anderen Reizungen die *Endolymphstromtheorie* gibt.

Das liegt an folgenden Unterschieden:

1. Wie die Durchströmung auch geschieht, *stet<* erhalten wir einen rollenden, allenfalls bei mittleren Stromstärken noch einen begleitenden waagerechten Augenreflex.

Vermutlich haben wir eine Gesamterregung des Sinnesorganes vor uns. Jedenfalls ist der Reiz nicht derart auf bestimmte Bogengänge anzusetzen, daß damit ein Wechsel der Schlagebene erreicht werden könnte. Für die Gesamterregung spricht auch, daß mit der galvanischen Erregung eine Raddrehung[1], also ein Vorhofreflex verbunden ist, den Struycken nachgewiesen hat.

Sie läuft in Richtung auf die Anodenseite bzw. entspricht der statischen Raddrehung bei Kopfneigung auf die Schulter der anderen (der Kathoden-) Seite.

2. Kopflageveränderungen bleiben ohne Einfluß auf den galvanischen Nystagmus. Es gibt also weder eine Indifferenzlage, noch einen Richtungsumschlag wie bei der Wärmereizung.

Eine Nystagmusverstärkung durch Kopfüberstreckung, Nystagmusabschwächung durch Kopfbeugung nach vorn, sah Grahe und bezieht sie auf Halsreflexe[1].

3. Die Schlagrichtung ist nur abhängig von der Richtung des galvanischen Stromes, also von keinerlei anderem Gefälle als dem des elektrischen Potentials.

Nystagmus kommt noch dann zustande, wenn das gesamte vestibuläre Sinnesorgan nachweislich zerstört ist, so nach Labyrinthoperationen [Neumann (1906)] und in Tierversuchen [Marx (1911), Uffenorde]. Über die Umkehrung der Nystagmusrichtung nach Stromumkehr gehen allerdings die Ansichten auseinander (s. Bárány).

4. Es kann wohl die galvanische Erregung in einer Richtung stärker sein als in der anderen; aber diese Unterschiede sind unter sonst gleichen Bedingungen nur von der Stromstärke abhängig.

Dies Moment ist insofern auch praktisch wichtig, als die Prüfung des galvanischen Nystagmus daher an sich leicht als Schwellenwertmethode durchzuführen wäre. Diese Tatsachen waren Anlaß, daß man *zur Erklärung auf unmittelbare Reizung der Nervenelemente* zurückgriff [Uffenorde, Ewald, Quix s. Veits (1932) u. a.]. Dieser Auffassung hielt Brünings schwerwiegende Bedenken entgegen, deren wichtigste sind: 1. die Reaktion erfolgt nur auf konstanten, nicht auf faradischen Strom hin; 2. sie entwickelt sich charakteristisch während der Dauer der Durchströmung, ist nicht ausschließlich an Öffnung bzw. Schließung des Stromes gebunden; 3. sie erhält durch Stromwendung den umgekehrten Erregungsablauf; und 4. die anatomischen Bedingungen machen es fast unmöglich für die Stromlinien, die Äste des R. vestibularis getrennt in einer Weise zu erreichen, wie das bei Anwendung der elektrischen Stromreizung am peripheren Nerven sonst der Fall ist.

Diese Schwierigkeiten werden nach Brünings auch nicht durch eine Abart der Theorie überwunden, die Bárány aufgestellt hat: Nach Bárány werde die *Leitungsfähigkeit des R. vestibularis* während der Durchströmung dort *erhöht, wo die Kathode* am Vestibularapparat *einwirkt*, dort erniedrigt, wo die Anode es tut. Den Zustand bezeichnete Bárány als *Kath-* bzw. *Anelektronus*[2].

Brünings selbst aber überbrückte jene Schwierigkeiten, indem er durch einen geistvollen Gedanken den Strom zum Mittler einer Bewegung innerhalb der Bogengänge werden ließ, die in ähnlicher Art wie die Endolymphe selbst nach der Mach-Breuer-Crum Brownschen Theorie die Sinneshaare bald nach der einen, bald nach der anderen Richtung verbiegt, ohne daß dabei eine Kopflageveränderung eine Stromrichtungsveränderung zur Folge haben muß. Dies elektrisch bedingte Bewegungsphänomen ist die *Kataphorese:* So wie die Ionen werden etwelche Teilchen im flüssigen Medium nach einer oder der anderen Richtung befördert. Und — das ist für die Anwendbarkeit auf krankhaft veränderte

---

[1] Bemerkenswert ist, daß *für die Sekundärreaktionen* in Hinsicht einer Beeinflussung durch Kopflage bzw. -haltung keine einheitlichen Angaben bestehen. Bárány und Veits gegenüber verneinte Junger diese Abhängigkeit von der Kopfdrehung in waagerechter Ebene, fand im Gegenteil dabei mehrfach Hemmungen des Fallens. P. Vogel erklärte Jungers Ergebnisse mit übertrieben starker Kopfdrehung der Versuchsperson; bei richtiger Einstellung erhielt er Báránys Erfolge.

[2] An Stelle des Gleichgewichtes, das der „Eigenreiz“ der beiden Bogengangsapparate sich im Ruhezustande hält (Breuer, Bárány), wird die Zuleitung peripherer Reize dann von der Kathode aus gesteigert, von der Anode vermindert, so daß stets die Kathodenseite überwiegt und Nystagmus zu ihr hervorruft.

Labyrinthflüssigkeit bedeutsam! — es können auch durch einen aus jenen Teilchen geballten Körper gleicherweise die Flüssigkeitsreste galvanisch in capillaren Spalten hindurchgetrieben werden.

Hatte BRÜNINGS BÁRÁNYs Hypothese physikalisch und physiologisch mit Einwänden, die sich aus gesunden und kranken Zuständen ergaben, schwer belastet, so konnten MARX, UFFENORDE, BRUNNER, ROSENFELD u. a. entscheidende Unstimmigkeiten auf gleichen Gebieten BRÜNINGS vorhalten.

Darum müssen wir uns mit dieser Skizzierung vom Stande der theoretischen Auffassung bescheiden.

Methodik der galvanischen Prüfung.

Praktisch können wir die Reizung vornehmen einohrig oder zweiohrig, im zweiten Falle einpolig oder zweipolig. Die *einohrige Untersuchung* erübrigt sich meiner Meinung nach[1]. Sie ist doch nicht einwandfrei, da Stromschleifen das andere Ohr erreichen und bei Anodenreizung die Reizantwort von diesem Ohr als der *virtuellen Kathode* ausgehen kann. Üblich sind die

zweiohrigen Untersuchungen.

Bei zweiohriger *Technik* werden die Elektroden vor oder hinter dem Ohr oder im Gehörgang angebracht, die indifferente Elektrode am besten in der Mittellinie.

Die Widerstände sind, wie allgemein üblich, durch starke Durchfeuchtung mit Salzlösungen herabzusetzen. Das — von mancher Person recht unangenehm empfundene — Ertragen des Stromes verlangt eine nicht kleine und gut anschmiegsame Elektrodenfläche.

Bügel zum selbsttätigen Halten der Elektroden nach VIKTOR URBANTSCHITSCH [s. BÁRÁNY (1913)], unter Umständen mit Vorrichtung zur Stromschaltung in jeder gewünschten Weise nach FRENZEL versehen, entlasten Versuchsleiter und Versuchsperson zweckmäßig.

Zwei Methoden sind in Gebrauch:

1. Die *Quergalvanisation* — sie ist *zweipolig* — und
2. die *Doppelgalvanisation* — sie ist *einpolig*.

Bei der *Quergalvanisation* (so von FISCHER und WODAK genannt) läßt man den Strom einschleichen bis zum Beginn des Nystagmus. Dieser schlägt zum Ohr des aussteigenden Stromes hin. Das, genau genommen, in jedem Versuch verschiedene Verhalten der Widerstände bzw. der Stromdichte verlangt, für den Wert der Nystagmusschwelle eine beachtenswerte Breite anzunehmen. Für ihn muß sich jeder Untersucher sozusagen selbst eine Norm schaffen. Für meine Person schließe ich mich BRUNNER und JUNGER an, die 4—6 mA als häufigstes Maß[2] nennen. *Nystagmus unter 2 mA* sollte als *übererregbar*, *Nystagmus über 8 mA* als *untererregbar gelten* dürfen.

Die langsame Phase läuft auffällig lang dem ersten Nystagmusschlag voraus, wie GERTZ mit dem Augenspiegel beobachten konnte. Diese, wie ein durch Stromverstärkung intensivierter Nystagmus, sind rein rollend; im schwächeren Strombereich kann auch eine waagerechte Komponente sich zeigen; in selten krankhaften Fällen kann sie betont auftreten (BRÜNINGS). Deviation und ebenso der Nystagmus überdauern einen Strom, wenn dessen Stärke dazu ausreicht (BRUNNER)[3].

Bei Stromöffnung wollen, wie GRAHE schreibt, die meisten Beobachter, BRUNNER will nur hier und da, einen *Nystagmus zur Anode* hin gesehen haben. Eindeutig beschrieben ist er anscheinend nur von UFFENORDE als „*negativer Nachnystagmus*". Aber am Menschen fand ihn UFFENORDE nie. MACKENZIE berichtet von einem eigentlichen Nachnystagmus von nicht beständiger Richtung; er ist nach BRUNNER praktisch belanglos.

Die *Quergalvanisation* dient erstens (s. unten) der vergleichenden Untersuchung von links und rechts. Der Wärmereizung ist aber in dieser Hinsicht die galvanische nicht gleichzustellen! Wissen wir doch nicht einmal genau, ob in der Tat nur eine Seite allein gereizt werden kann.

Dies Ziel will BRUNNER auf einem Umweg erreicht haben mit dem BRUNNER-IRMERschen Versuch (s. unten).

---

[1] Interessenten für die Schwellenwerte, die sich bei dieser Methode zwischen Öffnungs- und Schließungseffekt an den Elektroden ergeben, unterrichten sich bei MACKENZIE darüber
[2] Mit freiem Auge in Seitenblick.
[3] Auch nach meinen umfangreichen Erfahrungen.

Um eine unterschiedliche Erregbarkeit festzustellen, wird bald ein Wert von 1 mA (Mackenzie), bald ein solcher von 2 mA (Hautant) verlangt; beides meiner Meinung nach nicht nur sehr, sondern auch unzuverlässig geringe Werte.

Für den Vergleich links: rechts wäre die andere Methode vorzuziehen,

die *Doppelgalvanisation* nach Ruttin.

Sie muß mit „gespaltener" Elektrode vorgenommen werden. Ruttin bringt die indifferente Elektrode an der Stirn an. Der Doppelgalvanisation liegt der Gedanke zugrunde, daß der Nystagmus, der dann sowohl links wie rechts zu einer dort vorhandenen reellen, bzw. virtuellen Kathode (alias Anode) schlägt, an symmetrisch normalen Personen sich aufheben muß, da er gleich stark sei. Das entspricht auch allgemeiner Erfahrung [1].

Ich sehe keinen Widerspruch zu dieser Auffassung im sog. Bardschen Nystagmus, dem Phänomen eines bei dieser Anlage zugleich nach links und nach rechts gerichteten galvanischen Nystagmus; denn 1. erregen ihn am besten Stromapplikationen, die nicht grob sind — daher seine gute Darstellung nach Molinié, der mit Pinzettenelektroden vom Trommelfell aus reizt, und 2. können infolge der unvermeidlichen Schwankungen der Energie beim Seitenblick wohl auch mal die *beiden* Nystagmusphänomene der gewöhnlich resultierenden Nullwirkung erscheinen [2].

Das *Erscheinen des Nystagmus nach einer Seite während der Doppelgalvanisation* ist also a) *Mittel zur Feststellung höherer Erregbarkeit einer Seite*, nämlich derjenigen, nach der bei Kathodenanwendung der Nystagmus schlägt (bei Anodenanwendung umgekehrt). Die galvanische Unerregbarkeit einer Seite kann dabei unbemerkt bleiben (Ruttin).

Dadurch wiederum ist die *Doppel*galvanisation brauchbar b) *zur Untersuchung auf Nystagmusbereitschaft* (s. S. 564). Im darauf gerichteten Untersuchungsgang wird ihr Effekt verglichen mit dem anderer Reizarten.

Ein Vergleich mit anderen Reizungen ist ferner die zweite (s. oben) Aufgabe der *Quergalvanisation*. Dieser Vergleich hat große Bedeutung, weil wir — wiesen schon auf die galvanische Erregbarkeit des Nervenstammes und auf die Bedeutung des Verhaltens der Endolymphe hin — man mit ihm bis zu einem gewissen Grad bestimmen kann, von welcher Etappe ab das periphere Vestibularsystem noch erregbar ist.

Hier greift auch die kombinierte Reiztechnik von Brunner-Irmer ein.

Sie schließt an eine *Doppel*galvanisierung — mit Anode —, die in einer an sich noch unwirksamen Stärke verabreicht wird, einen gleichsinnigen Kaltreiz von ebenfalls geringem Wert an. Die Reaktion ist positiv, wenn der zur nicht gespülten Seite gerichtete Nystagmus sehr früh eintritt und ungewöhnlich lang dauert [3].

Dennoch ist für diese Methode das Erhaltensein thermischer Erregbarkeit Voraussetzung im Gegensatz zur Vergleichstechnik mit der Quergalvanisation. Der Brunner-Irmersche Versuch soll deshalb *Auskunft über die Reizleitungsfähigkeit eines teilweise, innerhalb des Labyrinthes geschädigten Nervenstammes* geben (Junger).

Die Prüfung auf galvanischen Nystagmus ist auch bei *Bewußtseinsstörungen* durchführbar. Zunächst kann das Auftreten von Nystagmen bzw. der ihm adäquaten Deviation bei beträchtlicher Stromstärke einen guten Hinweis auf die funktionelle oder organische Natur abgeben (Rosenfeld). Die Durchführung der Untersuchung kann dabei Stromstärken bis über 20 mA benötigen; diesem Umstand kommt jedoch die Trübung des Bewußtseins und die verminderte Stromempfindlichkeit bei gewissen degenerativen Hirnerkrankungen entgegen (Rosenfeld).

In Anbetracht der Schwankungen in den Stromverhältnissen können wir meiner Meinung nach *nur mit Vorbehalt von Graden galvanischer Erregbarkeit sprechen*; insbesondere die für uns wichtige *Frage des Versagens* des galvanischen Nystagmus muß bei höheren Reizschwellenwerten unbeantwortet bleiben, sobald die Galvanisation nicht mehr vertragen oder was auch vorkommt — von der Versuchsperson abgewiesen wird.

---

[1] In gleicher Weise konnte Struyken auch die galvanische Gegenrollung kompensieren.
[2] Vgl. ähnliche Beobachtung über das Schwanken bei M. H. Fischer.
[3] Mit Warmspülung ist dagegen kein deutliches Ergebnis zu erreichen.

Die *Begleitempfindungen und -reaktionen* der galvanischen Reizung drängen sich gegenüber dem Augenreflex mehr in den Vordergrund als bei anderen Reizformen. Manche Verfasser suchen die Ursache (JUNGER, FRUBÖSE, HAUTANT) darin, daß ein jedes der galvanischen Phänomene gänzlich unabhängig voneinander sei. Diese Annahme trifft nur insoweit zu, als an den galvanischen Reizerfolgen eine zweite Gruppe von Reaktionen stark beteiligt ist, die wohl in der Hauptsache der früher (von HITZIG) so genannten „diffusen Reaktion" entspricht. Es sind das Reizantworten von seiten der Allgemeingefühle, der Oberflächen- und der Tiefensensibilität bzw. Folge einer unbekannten Wirkung auf das Schädel-innere. Sie interkurrieren mit den vestibulären, ohne von ihnen im klinischen Untersuchungsgang genau geschieden zu werden. Außerdem verschwinden die angeblich hochgradigen Unterschiede in dem Reizschwellenwert, die als ein zweites Zeichen der Selbständigkeit genannt werden, sobald eine verfeinerte Untersuchungsmethodik verwendet wird, wie sehr deutlich aus GERTZs Unter-suchungen hervorgeht. Der echte vestibuläre Anteil der Phänomene besteht auch hier aus „Paralleleffekten" wie bei der calorischen Reizung (FISCHER und WODAK) (s. unten).

Der *galvanische Schwindel* eignet sich wenig zur klinischen Untersuchung[1], etwa zur „Objektivierung" subjektiver, unklarer Beschwerden (BALDENWEEK und BARRÈ; denn 1. tritt sein vestibulärer — nach GERTZ „propriozeptiver" — Anteil später auf als der Anteil, der auf die reflektorische Augenbewegung bzw. die durch sie hervorgerufene Scheinbewegung zu beziehen ist (GERTZ), und er wird 2. schon bei leidlich hohen Stromstärken von dem sensiblen Anteil so verdeckt, daß BRUNNER im Gesamtphänomen mehr einen „Tastschwindel" als einen „Drehschwindel" sieht. Dazu kommt, daß viele Veränderungen im Zentralnervensystem, insbesondere Gewächse und Folgen von Schädelver-letzungen eine ganz besondere Empfindlichkeit gegen den galvanischen Strom in seiner „diffusen" Wirkung hinterlassen und daß wiederum durch diese hoch-gradige Belastigung die wichtige Fortsetzung manch einer Untersuchung schon in Frage gestellt wurde.

In einzelnen Kreisen, vor allem von Nervenärzten (MANN, BALDENWEEK und BARRÉ u. a. französischen Klinikern) erfreut sich *noch ziemlicher Beliebtheit* die
Prüfung der galvanischen Fallreaktion. Die Reaktion erscheint meist sehr prompt und offenkundig — nach der Art, wie die Mehrzahl technisch vorgeht[1] [BALDENWEEK-BARRÉ, BRUNNER, DURANT (s. HAUTANT), MANN, JUNGER], noch *vor* dem Nystagmus. (Und zwar wurde die *Reaktion bei der Stromschließung bzw. -öffnung zum Test gewählt.*) Sie *fehlt* beim Gesunden nur *selten* [BRUNNER (1916)], nach RHESE, auch nach ROSENFELD, nie. Die Fallrichtung entspricht natürlich der Seite der Anode.

Die Reizschwelle (vgl. oben!) ist so niedrig (2,3 mAM., 1 mA als Mindest nach BALDENWEEK-BARRÉ), daß quantitativ nur eine ausgesprochene Unter-erregbarkeit als verwertbares Ergebnis gelten kann! Qualitativ kommen Richtungsabnormitäten vor, nach vorn oder hinten, vor allem aber und das im Gegensatz zum galvanischen Nystagmus der *Fall zur verkehrten Seite, d. h. Kathodenschließungsfall zur Kathode.*
Nach meiner Erfahrung ist es angenehmer für beide Teile, die Fallreaktion mit einschleichend sich verstärkendem Strom zu prüfen und bald nach Ein-setzen der Fallneigung den Strom ausschleichen zu lassen, dessen Richtung damit gewechselt wird. Ich habe dabei beim Normalen nie einen Unterschied im Verhalten der Fallreaktionen gegenüber Schließen und Öffnen gesehen,

---

[1] Hinsichtlich der Technik, Augenschluß usw. ist natürlich das allgemeine Verhalten (s. S. 474) zu beachten.

beim Kranken nicht in größerer Zahl unzuverlässige Ausfälle als vorher mit Stromschließen und -öffnen bei empfindlicher Stromstärke.

Bei der Quergalvanisation im psychophysischen Versuch sahen Fischer und Wodak das von ihnen beschriebene Zusammenspiel der gleichgeordneten vestibulären tonischen Reflexe zum „vestibulären Umfallen" ebenso ablaufen wie nach Wärmereizung.

Im Augenblick des Stromschlusses erfolgt eine Umkehr der Bewegungen, als *réaction de rupture* von den Franzosen, besonders am Kopf, beachtet und der vorher bewiesenen Neigung zum Umfallen, der „Inclination", gegenüber gestellt. Dieser „contredéviation" der Stromöffnung ist nicht zu widerstehen! Ihr Eintreten dient Hautant, Barré, Laurens u. a. als wertvolles Zeichen dafür, daß die Inclination *nicht simuliert* war. Mag ein Vorspiegeln der galvanischen Fallreaktion auch recht leicht sein, so gibt neben der Inklination auch schon der Reizerfolg nach Wechseln der Stromrichtung Anhaltspunkte zu dieser Beurteilung, aber — auf beide Methoden reagiert zwangsmäßig auch der Simulant korrekt oder mit der nicht immer eindeutigen Richtungsabnormität.

Um die *Fallreaktion vom Vestibularsystem einer Seite aus zu prüfen*, bleibt die thermische Prüfung doch unübertroffen, wie schon Bárány erklärt hatte.

Hinter der Körperreaktion bleiben noch *die Reaktionen der Arme* auf galvanischen Strom zurück. Bei ihnen macht sich außerdem eine große Unregelmäßigkeit schon am Normalen bemerkbar z. B. ist nach Mann ihr Auftreten regelmäßig, nach Junger nur selten. Sämtliche Sekundärreaktionen sind galvanisch erzeugbar: dabei erfolgt das Abweichen zur Seite der langsamen Nystagmusphase, bei Stromdauer also zur Anode: im ATR sinkt der Arm der Anodenseite, steigt der der Kathodenseite.

Anhang: Messung der vestibulären Chronaxie.

Die Vorzüge dieses Maßstabes der galvanischen Reizung überhaupt sind bekannt. Auch für die Vestibularisuntersuchung ist er genauer, empfindlicher (Regulla und Benatti) und aufschlußreicher (Altenburger) als die einfache galvanische Prüfung. Über die physikalischen Maßnahmen der Untersuchung muß man sich aus anderen Stellen dieses Handbuches, aus Mann-Boruttaus Handbuch sowie den hier erwähnten Einzelarbeiten unterrichten.

Am R. vestibularis führte die ersten Bestimmungen Bourguignon 1927 aus. Er prüfte am freisitzenden Patienten, der die Hände hängen und den Blick geradeaus in die Weite gerichtet hielt. Die Elektroden wurden angebunden (s. Bourguignon und Déjean). Als Indicator wählte er die Neigung des Kopfes zur Anode.

Da nach Bourguignon und Déjean nur der — sei es reelle, sei es virtuelle — negative Pol wirksam ist und die elektrischen Verhältnisse nur bei beiderseitigem Anlegen links und rechts ziemlich identisch sind, halten sie nur die *binaurikular-bipolare Untersuchung* für klinisch richtig.

Bourguignon stellte als bemerkenswerteste Eigentümlichkeiten fest:

1. die ungewöhnlich lange Chronaxie des R. vestibularis,

2. die Schwankungsbreite des Wertes in verhältnismäßig engen Grenzen (individuell wie generell),

3. die weitgehende Symmetrie der Werte,

4. das Naheinanderliegen der Werte bei verschiedenen Personen, auch verschiedenen Geschlechtes.

Technisch ist dabei im Hinblick auf Genauigkeit und Vergleichbarkeit heute zu berücksichtigen:

1. die Einlegung ausreichender Pausen; denn der so erzeugte Reflex ist recht ermüdbar (Bourguignon und Déjean):

2. das Anlegen der Elektroden: Es lassen sich nämlich die beträchtlichen Unterschiede in den Werten, die sich bei Verwendung verschiedener Methoden [1]

---

[1] Und zwar des E. Blumenfeld-Helmholtz-Pendels gegenüber der Kondensatormethode (Kreindler, Altenburger).

doch gefunden haben, dadurch ausschalten, daß die differente Elektrode auf die Warze gesetzt wird, wie ALTENBURGER festgestellt hat;

3. eine etwaige Veränderung des Indicators. BOURGUIGNON hatte seiner Zeit 14—22 σ angegeben[1]. ALTENBURGER hielt für sein Gerät (monopolar) — am Mittelwert von noch 4,8 σ (Grenzen 2 σ und 10 σ) fest. DOHLMAN und BETSHOLTZ aber maßen mit neuer Konstruktion[2] nur noch 1—2 σ, als sie zum Indicator die — im Lichtbild aufgenommenen — Augenbewegungen nahmen!

Der neue Wert liegt nahe oberhalb der Chronaxie sämtlicher Hirn- und Marknerven[3] (mit Ausnahme der etwas längeren Chronaxie des N. opticus[4]. Die hohe Chronaxiezahl der älteren Methode (Messung an dem Kopf) stellte den N. vestibularis dem N. sympathicus nahe — mit dem er übrigens den unerhörten Reichtum an reflektorischen Verknüpfungen gemein hat. Ob der Wert hoch oder niedrig, dürfte meiner Meinung nach nicht nur theoretisch von Bedeutung sein; es würde auch praktisch die Verkleinerung jenes Abstandes die Verwertung einer Chronaxieverkürzung des R. vestibularis erschweren (s. u.).

Drehschwindel als Indicator ergibt 4—9 σ nach KREINDLER, der für den Kopfneigungsreflex nach seiner Methode 11—20 ⁰ erhielt.

Die Prüfung der Chronaxie ist *verwendbar:*

1. zur Untersuchung unmittelbarer Erregbarkeit vom Nervenstamm bzw. Ganglion scarpae, unter Umständen von „totwunden"[5] Sinnesendstellen. Der Chronaxiewert sinkt vom unerregbaren Labyrinth aus nicht, er stieg eher an in 2 Fällen von ALTENBURGER.

2. Zum Vergleich der Erregbarkeit des linken und rechten Labyrinths. — Nach BOURGUIGNON zeigt gerade die Chronaxie *deutlich die peinlich funktionelle Synergie* des symmetrischen Organs — nach HAUTANT — auf; sie wäre also in diesem Punkte der alten galvanischen und auch anderen Methoden meßbar überlegen.

Es eröffnen sich dieser Prüfung ferner *Aussichten:*

3. zur Unterscheidung zentraler von peripheren, insbesondere retrolabyrinthären Erkrankungen. — FERRERI und MEDOLESI fanden bei peripheren Erkrankungen Verkürzungen bis $^1/_5$, bei zentralen normale Chronaxiewerte.

4. Zur Ergänzung der Erkennung von Erkrankungen des Tract. vestibulospinalis. Bei diesem „syndrom vestibulospinale" der BARRÉschen Schule (s. SUBIRANA) muß die vestibuläre Chronaxie — wie die übrigen Prüfungsergebnisse — im ganzen unverändert bleiben, aber die von ALTENBURGER und WOLFF nachgewiesene auf thermische oder rotatorische Erregung eintretende Chronaxieverkürzung an Extensoren bzw. Abductoren fortfallen.

Sofern die Augenmuskeln (s. oben) zugleich als Indikator verwendbar wären, kommt hinzu die normale Chronaxie, an ihnen gemessen, als Zeichen intakter vestibulo-mesencephaler Bahn. PORTMANN und KREINDLER haben anscheinend diese Methodik schon an supranucleären vestibulären Lähmungen verwendet.

5. und 6. Zur Unterscheidung einerseits cerebrospinaler Reflexe vestibulären Ursprungs von ebensolchen vegetativen, andererseits der vestibulären von der nichtvestibulären Natur „tonischer" Reflexe, z. B. bei Schiefhals, Schaukrämpfen u. ä., siehe KREINDLER.

---

[1] Von P. VOGEL wurden 10—20 σ (Kondensatormethode) erhalten; BOURGUIGNON habe später 12—22 σ angegeben.

[2] Eine neue Konstruktion war wohl erforderlich; denn BOURGUIGNON hatte gerade den Kopfneigungsreflex bevorzugt, weil sein Schwellenwert noch nicht die Kopfdrehreflexe oder Augennystagmen hervorruft!

[3] 0,1—0,7 σ.

[4] 1,2—2,8 σ.

[5] Ausdruck stammt von GÜTTICH: Verh. dtsch. otol. Ges. Wien **1927**.

Diese gedrängte Übersicht zu geben, habe ich bei dem Stand der Dinge der Erwähnung einzelner chronaxiemetrischer Ergebnisse im Rahmen der Symptomenbeschreibung vorgezogen.

Theoretisch bildet nach Altenburger und Wolff die Prüfung mittels der Chronaxie einen Beweis für Ewalds These von der unmittelbaren vestibulären Beeinflussung der Muskulatur (durch das „Tonuslabyrinth").

ε) *Die pressorische Reizung und ihr verwandte mechanische Reizungen.*

Mit mechanischer Reizung hatte man in Tierversuchen schon vielfach eine Labyrintherregung hervorgerufen (s. M. H. Fischer). Insbesondere hat Ewald mit dem „pneumatischen Hammer" am Labyrinth der Taube gezeigt, daß die mechanische Einwirkung einen Nystagmus an Kopf und Augen in der Ebene des gereizten Bogenganges hervorruft, daß in bestimmter Weise die Richtung des Nystagmus, in gewisser Weise auch seine Stärke im Sinne der Endolymphströmungstheorie beeinflußt werden kann. Und Uffenorde[1] hatte am Menschen bestätigen können, daß sich Augenreflexe im Sinne der Endolymphströmungstheorie mechanisch auslösen lassen.

Alle diese Versuche hatten zur *Voraussetzung,* daß in irgend einer Weise die *knöcherne oder häutige Labyrinthwand für das Nachgeben* gegenüber dem positiven oder negativen Druck *vorbereitet* war. Wenn dieser Fall beim Menschen eintritt, so kann man eine im Grundsatz gleiche *Serie von Reizerscheinungen* erhalten, also pressorischen oder aspiratorischen Nystagmus bzw. Deviation der Augen, unter Umständen des Kopfes, von Körper und Gliedern, sowie Drehschwindel und die üblichen vegetativen Symptome.

Damit sind solche Fälle natürlich gekennzeichnet als *örtliche Labyrintherkrankungen.* Sie bilden denn auch ein Gebiet der Ohrenheilkunde im engeren Sinne. Die ausgiebige Bearbeitung von dieser Seite hat dann die ursprüngliche Untersuchungsmethodik erweitert und eine überwältigende Mannigfaltigkeit der Symptomatologie einer derartigen „Labyrinthfistel" und verwandter Zustände aufgedeckt. Die Entwicklung in dieser Richtung erspart es dem Nervenarzt nicht, die mechanischen Prüfungsmethoden kennen zu lernen, wie wir aus Hinweisen auf theoretische Fragen und aus der Besprechung der Symptome ersehen werden. Immerhin dürfen wir uns auf die Grundzüge der Darstellung beschränken, der Darstellung, die uns sowieso die Einbeziehung einiger für die Beurteilung der Symptome wesentlicher Erörterungen auferlegt.

Methodik der pressorischen Prüfung.

Die älteste und verbreitetste ist das pneumatische Verfahren. Es wird mittels luftdicht in den Gehörgang eingesetztem Gebläse vorgenommen, z. B. mit einem Politzer-Ballon[2]. Die Reizung erfolgt dabei

1. durch Druckerhöhung, „*Kompressionsversuch*",
2. durch Druckverminderung, „*Aspirationsversuch*".

Kann die Luft in ungewöhnlicher Weise abfließen, durch die Tube oder eine Fistel hinter dem Ohr, so ist ihr dieser Weg zu verlegen (nach Bárány z. B. mit Bougie, nach Ruttin mit Hilfe des Valsalva).

Sind die Überleitungsbedingungen auf das Labyrinthinnere erleichtert, so kann eine mechanische Labyrintherregung unter Umständen schon bei einer Luftdurchblasung der Tuben, sozusagen unerwartet, geschehen (Ruttin, Rauch, s. Borries, Brunner).

Da der Reflex an den Augen leicht unbemerkt bleibt, wird die Erregung übersehen, wenn nicht gleichzeitig auftretende Körperreflexe oder Schwindel richtig gedeutet werden!

Dieselbe Wirkung kann durch Luftstauung bzw. Bewegungen der Tubenmuskulatur vorkommen, wie es beim Sprechen von Nasenlauten [Ruttin (1915)], beim Gähnen oder ähnlichen Gelegenheiten (französische Versuche, s. Borries) beobachtet wurde.

Merkwürdigerweise sind diese Phänomene manchmal hervorzurufen, ohne daß ein pneumatisches Moment allein oder — überhaupt die Erklärung abzu-

---

[1] Sitzgsber. Ges. Naturwiss. Marburg **1927**.

[2] Bei retroauriculärer Fistel kann ein Saugglas verwendet werden (Bárány).

geben vermag! So gibt es *weitere Auslösungsmethoden des,* wie wir kurz sagen wollen, „*Fistelsymptoms*" die wir in folgende Gruppen einteilen können:
Gruppe I.

1. Durch Druck auf den Tragus.
2. Durch Druck hinter die Ohrmuschel oder unter das Ohrläppchen.
3. Durch Druck zwischen Unterkieferast und Warzenfortsatz (BÁRÁNY s. NYLÉN).

Gruppe II.

4. Durch den Druck auf den Knochen hinter dem Warzenfortsatz [V. URBANTSCHITSCH (1914)] bzw. auf den Trapeziusansatz daselbst [BONDY (1930)].
5. Durch Kneten des Kopfnickers durch die Haut hindurch [BECK (1914)].

Gruppe III.

6 [1]. Durch Zusammendrücken der A. carotis der kranken, eventuell auch der gesunden Seite (MYGINDs Fistelsymptom 1918, vielleicht schon von V. URBANTSCHITSCH 1914 gesehen (s. BORRIES).

7 [1]. Durch Zusammendrücken der Halsvenen mittels Staubinde (BORRIES' Stasenfistelsymptom).

8. Durch Druck auf (die Gefäße) des For. mastoideum [RUTTIN (1914), R. LUND, s. BORRIES].

Gruppe IIIa.

Durch Maßnahmen oder Vorgänge, die mittelbar den Blutumlauf im Kopf stark beeinflussen.

9. Durch asymmetrische Beeinflussung des Blutstromes in den vorderen und hinteren großen Halsgefäßen mittels MANNscher Kopfdrehungen[2] [MUCK OHNACKER (1922)].

10. Durch Amylnitriteinatmung (BORRIESsche Probe).
11. Durch willkürliche tiefe Atemzüge (ALEXANDER-BRAUNscher Versuch).
12. Durch Anwendung der Bauchpresse (BORRIES).
13. Durch Gähnen (s. BORRIES), Weinen (DUSSER DE BARENNE und DE KLEYN) u. a.

Für die Reizerfolge in Gruppe I und Gruppe II wollen manche Forscher, wie BORRIES, extravestibuläre, im besonderen Falle sensible Reizungen als Hauptursache in Anspruch nehmen, die „reflektorisch" Nystagmus usw. erzeugen. Und doch ist die labyrinthäre Anteilnahme am Reflex gar nicht auszuschließen! So hat BONDY mit Erlöschen der Labyrintherregbarkeit auch jenen „reflektorischen" Nystagmus verschwinden sehen. Derjenige Nystagmus aber, den wir, wie wir bald erfahren werden als „reflektorisch" bezeichnen, hat gerade andere Kennzeichen als das Fistelsymptom. Dieses wiederum begleitet die in Rede stehenden Fälle der Gruppe II bzw. I — das glaube ich dem Schrifttum[3] und eigener Erfahrung entnehmen zu können — in überwiegender Zahl. Darum begnügen wir uns besser damit, in diesen Reizkomplexen *noch einen unbekannten Faktor* zu suchen. Letzten Endes könnten wir sonst den sensiblen Anteil bei keiner sicher labyrinthären Methode, insbesondere der pneumatischen, je außer Acht lassen! Seine Beachtung hat andererseits dort Bedeutung gewonnen, wo dem „reflektorischen" Phänomen die fehlerhafte Beurteilung einer regelrechten, meist mechanischen Labyrintherregung zur Last gelegt wird (GRAHE u. a.).

---

[1] 6. und 7., wie BÁRÁNY meint, in praxi doch kaum genau zu trennen; nach BÁRÁNY ist anscheinend beim Modus 4 mindestens in einem Teil der Fälle ebenfalls ein pulsierendes Gefäß an der betreffenden Stelle zu fühlen gewesen!

[2] Verh. dtsch. otol. Ges. **1904**.

[3] „Spontanes, kontinuierliches Fistelsymptom" genannt (MYGIND).

Vielleicht spielt mittelbar ein Umstand eine Rolle, dem in Gruppe III und IIIa offensichtlich ursächliche Bedeutung für die Labyrintherregung zukommt, nämlich eine Einwirkung über das Gefäß- bzw. Gefäßnervensystem.

Den Übergang zu Gruppe II zu finden, dienen dann Beobachtungen von Muck, nach denen sensible, thermische oder elektrische percutane Reizung sympathischer Gefäßnerven irgendwelchen Ortes, z. B. im Radialisgebiet, zu Nystagmen Anlaß geben kann.

Gruppe III und IIIa stellen Methoden dar, in denen der mechanische Handgriff nur als Mittel betrachtet wird zur *Prüfung auf vasculäre bzw. zirkulatorische Erregbarkeit des Labyrinthes,* unter Umständen auch des zentralen Vestibularsystems. Die Untersuchungstechnik legt die *Deutung* des Reizerfolges *mit einem vermehrten oder verminderten Blutzufluß* an sich nahe genug. Borries, dem wir übrigens die erste ausgiebige Zusammenfassung der „vasculären Fistelsymptome" wie jener „reflektorischen Nystagmen" verdanken, hält den Amylnitritversuch für einen schlagenden Beweis einer Wirkung der Hyperämie. Die Möglichkeit des Zusammenhanges mit dem Gefäßsystem ist dadurch sichergestellt, daß an einer verwandten Erscheinung, den „unwillkürlichen, wiegenden Augenbewegungen" eine Übereinstimmung mit dem Pulsschlag nachgewiesen werden konnte [Hennings = Bárány 1916 (1921), Mygind 1917, Ohnacker]. Ihr anscheinend ausschließliches Vorkommen an Fällen „Fistelsymptomen" (Nylén) spricht weiter für die ursächliche vasculäre Beziehung; denn in solchem Fall dürfte ein Granulationsgewebe im Labyrinth kaum fehlen, und dessen Capillarreichtum und Schwellungsfähigkeit sind ja bekannt (s. auch S. 572).

Es ist also nicht einmal nötig, mit Bárány (1921) auf Shambaughs Labyrinthtonus zurückzugreifen, der auch unter normalen Verhältnissen die Pulswelle im Labyrinth unterhalten und Endolymphstöße hervorrufen soll. Die „vasomotorische Reflexerregung" wird man folgerichtig auch im gesunden, ganz gewiß aber im kranken Labyrinth für denkbar halten müssen — wenn auch nicht vergessen sei, daß noch ein kleiner Unterschied zwischen einem pulsierenden Hin- und Herpendeln einerseits, dem Nebeneinander von Pulsschlag m Labyrinth und Rucknystagmus andererseits besteht.

Wir besitzen in den vasculären Wirkungen auf die Sinnesendstellen eine besondere Art mechanischer Reizung, ohne daß damit die Annahme als zutreffend angesehen werden muß, daß für andere Reizmethoden, z. B. die thermische, die „Gefäßtheorie" (Kobrak) (s. S. 529) die richtige Wirkungsdeutung geben muß, vor allem, so lange noch flüssige Endolymphe da ist. Es ist nur nicht auszuschließen, daß der vasculäre Vorgang mithilft, die Lymphe in Bewegung zu setzen. Andererseits können ohne jeden Tropfen Lymphe die mechanischen Methoden ihr „Fistelsymptom" hervorrufen (s. unten)! Auch manche Versuche am Präparat und am lebenden Tier (Scász, de Kleyn), sowie Erregbarkeitsveränderungen nach Sympathicusoperationen am Menschen (Portmann) sind dazu angetan, die zum mindesten fakultative, für die mechanische Erregung im besonderen oft zutreffende Anteilnahme des Gefäßsystems am Mechanismus der Labyrinthreizung zu stützen.

Der *Reizerfolg* der mechanischen Prüfungsmethoden, *soweit er dem „Fistelsymptom" nahesteht,* gleicht im großen und ganzen dem der übrigen Prüfungsarten. *Beachtet* werden indes in der Regel *nur die Reflexe auf die Augen.* Sie sind jedoch recht wechselreich. Sie können in Vollnystagmen oder in reinen Deviationen, zuweilen auch in zergliedertem Nystagmus bestehen. Diese Reflexe vergesellschaften sich in mannigfaltiger Weise. Bald treten sie nur in *einer* Reizphase, nicht in der umgekehrten auf — z. B. nur beim Drücken, nicht beim Saugen bzw. Loslassen —, bald sind sie nur auf dem alten pneumatischen Wege, bald auch nach Art der Gruppe I—IIIa, unter Umständen dabei nicht einmal pneumatisch zu erzeugen. Oder es ist der Carotisdruck nur auf einer, wohl möglich der gesunden Seite von Erfolg. Am häufigsten erhält man die Kompressionserfolge, demnächst die kombinierten Kompressions- und Aspirationserfolge. Die Reflexe fallen bis auf Ausnahmen in den beiden Phasen der verschiedenen Methoden spiegelbildlich aus, zum mindesten richtungsverkehrt.

Bei den vasculären Methoden entspricht dem Drücken oder der ihm gleichwertigen Maßnahme öfter das „Kompressionssymptom" als das „Aspirationssymptom". Druck auf die Halsgefäße einer Seite kann sich gleich oder umgekehrt verhalten wie auf der anderen Seite. Des öfteren sehe ich im Schrifttum das Fistelsymptom der Gruppe II, des unbekannten „reflektorischen" Ursprunges, umgekehrt als die auf andere Weise erzeugten Fistelsymptome schlagen, deren Richtung untereinander sich aber nicht gleichen muß.

Es hat sich eingeführt, den Kompressionserfolg „typisch" (BÁRÁNY) oder „regelrecht" (LUND) zu nennen, wenn die langsame Nystagmusphase (Deviation) zur Gegenseite gerichtet ist [1], „atypisch" oder „umgekehrt" im Gegenfall. Im übrigen kann man keine festen Regeln aufstellen für den Ablauf der Fistelsymptomreflexe. Können doch leicht ohne erkennbaren Grund Schlagrichtung, -folge und auch -ebene bei jeder Wiederholung wechseln. Sogar während der Fortsetzung *einer* Versuchsphase wurde Richtungswechsel beobachtet und von ZYTOWITSCH „komplettes Fistelsymptom" genannt. Ebenso wurde ein gleichzeitiger Nystagmus nach links und rechts, z. B. von BORRIES beim Loslassen der Carotis, gesehen.

Ebensowenig ist es durch die Untersuchungstechnik zu bestimmen, daß das „Fistelsymptom" sich nicht erschöpft, wie es in Mitteilungen von LEIDLER (1931) und SOMMER (1932) der Fall war, oder daß es, wie es in der überwiegenden Mehrzahl der Fälle im Gegensatz zu den durch andere Reize hervorgerufenen Nystagmen (BORRIES) der Fall ist, ausgesprochen erschöpfbar ist. TRÜBSBACH und auch ich haben schon bei stärkerer Druckausübung völliges Sistieren gesehen [2].

Die Augenbewegungen spielen sich meist einzeln oder vergesellschaftet in der horizontalen oder frontalen Ebene, vereinzelt in schrägen Zwischenebenen (LUND), ganz selten in der Vertikalen [BÁRÁNY (1912), S. H. MYGIND (1930)] ab.

Theoretisch wichtig ist es, daß sich die senkrechte Schlagebene in Fällen beiderseitigen Fistelsymptoms durch Doppelkompression oder -aspiration hat einstellen lassen [TAMARI (1928), SOMMER (1931)]. Die Untersuchungen LUNDs an Interferenzen thermischer oder spontan vorhandener Nystagmen mit pneumatischen Nystagmen lassen nämlich erwarten, daß im mechanischen — wie auch thermischen [vgl. BÁRÁNY (1928)] — Nystagmus die vertikale Komponente stets enthalten ist. Diese „Präexistenz" unterstützt die Ansicht einer „Allgemeinreizung" des Labyrinthes beim Zustandekommen des Fistelsymptoms (LUND, MYGIND, BORRIES, WITTMAAK). Ob und in welcher Weise dann die Otolithenorgane untererregt werden, bleibt noch dahingestellt. Jedenfalls wäre es unvorsichtig, etwa nach-gewiesene Veränderung des Fistelsymptoms durch Kopflageveränderung als Beweis für Otolithenanteil zu betrachten, wenn auch bereits BORRIES und NYLÉN hervorgehoben haben und ich es nachdrücklich bestätigen kann, die beiden Phänomene „Lagenystagmus" und „Fistelsymptom" vielen Fällen gemeinsam sind!

Immerhin haben die sorgsam abgestuften pneumatischen Versuche von CHAROUSEK am gesunden Labyrinth durch Erzeugung von Ohrgeräuschen [3] die Möglichkeit bewiesen, daß selbst die Schnecke mitzureizen ist und haben schon dadurch die Erregung wenigstens eines oder des anderen Otolithenorganes wahrscheinlich gemacht. Dann würde wiederum — und das ist weiter belangvoll — die Endolymphstromtheorie nicht mehr ausreichen, jede mechanische Erregbarkeit restlos zu erklären: denn die Otolithenorgane sprechen auf Winkelbeschleunigung nicht an.

In der Tat [4] kennt man schon lange *Fälle*, die, wie eine vorausgegangene Labyrinthektomie oder auch nur der Nachweis thermischer oder rotatorischer Unerregbarkeit besagten (RUTTIN, BÁRÁNY, UFFENORDE, HINSBERG), *keine Labyrinthflüssigkeit enthielten*, die *aber mechanisch*, sei es auf Luftdruck oder auf Berührung einwandfrei *reagierten*. Es handelte sich dann um Reizung der Sinnesendstellen in den krankhaft verdichteten Labyrinthweichteilen (RUTTIN) oder der Nervenäste selbst durch den relativ kräftigen mechanischen Reiz (URBANTSCHITSCH, ALEXANDER).

----

[1] Gedächtnismäßiger Merkspruch: „Das Auge wird weggedrückt."
[2] Über das Vorkommen pendelnder Augenbewegungen auf Druck (LEIDLER).
[3] An Labyrinthfistelfällen angegeben von KRAGH 1921 (s. NYLÉN) und von TRÜBSBACH.
[4] Siehe Kleindruck vorige Seite.

Gegen den Anteil der Endolymphbewegung ist auch anzuführen, daß trotz der Kraft des Reizes nach seinem Absetzen die Reizantwort merkwürdig schnell abklingt bzw. sich umkehrt (Brünings-Frenzel, Shambaugh). Andererseits fällt sie gewöhnlich doch beträchtlich grobschlägig aus, wenigstens beim pneumatischen Verfahren [1]. Dagegen lohnt es sich bei den übrigen Methoden schon, die verfeinerte Brillenbeobachtung (s. oben S. 470) zu verwenden. Die Mittelstellung ist immer zu empfehlen, um irrtümliche Auslegungen zu vermeiden.

Die schlechte Bemeßbarkeit der Reizstärke läßt es beim pneumatischen Verfahren oft zu *ungewollt heftigem Schwindel und Körperreflexen* kommen, die ich [2] am freisitzenden Kranken sich sogar im Beckengürtel vollziehen sah. Die Armreflexe sind wohl sehr leicht festzustellen, aber die gesamten Sekundärreaktionen pflegen wir bei dieser Prüfung beiseite zu lassen, obwohl alle mechanischen Methoden Sekundärreaktionen oder Schwindel ohne Augenreflex geben können, ein bei anderen Reizungen nicht für unwesentlich gehaltenes Prüfungsergebnis.

Wohlmöglich (Nylén) ebenfalls Folge der Reizstärke ist ein eigentümliches Phänomen, das dem Untersucher kaum entgehen kann, nämlich das Auftreten von *Kopfnystagmus* bzw. *-deviation* [nach Bárány und Neumann (1910), s. Strscheglow, Leidler (1931)]. Es ist das an Fistelfällen — gegenüber Fällen mit unversehrter Labyrinthwand und im Vergleich zum Reizerfolg anderer Methoden — einigermaßen häufig zu bemerken ist (Goldberger, Nylén, Strscheglow)! Vereinzelt stellt sich Kopfnystagmus gewissermaßen an Stelle des Augennystagmus ein (Steschrglow), gewöhnlich jedoch *mit* ihm, wobei auch mal eine entgegengesetzte Richtung des Kopf- und Augennystagmus vorkommen kann [Ruttin (1912)] oder an Stelle des Kopfnystagmus nur eine Deviation auftritt. Mindestens 3mal sah ich meiner Erinnerung nach mit Fixation des Auges den Kopfnystagmus stärker werden, wie es Bárány schon beschrieben hat. Der Kopfnystagmus schlug anscheinend immer in etwa waagerechter Ebene.

Diese, wie gesagt, heftige Reaktionsweise in Verbindung mit dem Bewußtsein, eine irgendwo abnorm nachgiebige Labyrinthwand vor sich zu haben, ließ die Mahnung vollbegründet erscheinen, *Vorsicht beim pneumatischen Verfahren* walten zu lassen (Wittmaak). Allerdings sind späterhin geradezu unglaublich viel Wiederholungen zu klinischen Forschungszwecken — soweit man sich ein Bild machen kann — ungestraft [3] vorgenommen worden. Auch lehrten die histologischen Untersuchungen, daß mit den die Festigkeit mindernden Krankheitsvorgängen zugleich lymphgerinnende und abdichtende Veränderungen einhergehen. Aber wie könnten wir uns ein zuverlässiges Bild machen über die Widerstandsfähigkeit derselben? Darum erscheint mir — selbst für einen Ohrenarzt ohne reiche Erfahrung — eine gewisse Zurückhaltung in der Kraftanwendung doch angebracht. Die vasculären Methoden werden an Leuten mit druckempfindlichen Gefäßnerven besser gar nicht angewandt (Bárány).

Trotz Mangels an Gesetzmäßigkeit haben sämtliche Arten der mechanisch erzeugten, vestibulären Augenreflexe noch manches Charakteristikum. Demgegenüber ist der *Rest der Phänomene,* der als „*reflektorisch*" *schlechthin* bezeichnet wird und der als *einzig sicher* die Eigenheit hat, *nicht vestibulär* zu sein, ganz eintönig in seiner Erscheinungsform.

Wir müssen mit diesen Darlegungen der Darstellung der Symptome vorgreifen, um vor technischen Irrtümern zu bewahren.

Niemals ändert sich die Richtung (Grahe), also auch nicht bei der in der ganzen vestibulären Untersuchung so bedeutsamen Umkehrung der Reizungs-

---

[1] Solch „wilde" Schläge wurden von Trübsbach als Zeichen noch vorhandenen beweglichen Labyrinthwassers angesehen!

[2] Z. Hals- usw. Heilk. **10**, 172 (1924).

[3] Die Gefahr liegt in einem Vorwärtstreiben der Infektionserreger über das ganze Labyrinth in die Hirnhäute. Dabei sehen wir vom Zerreißen dünner Narben am Trommelfell ganz ab, da soweit die Otoskopie den Untersucher ganz aufgeklärt haben muß.

weise (kalt-heiß usw.). Sie sind also „*richtungsunspezifisch*" (GRAHE). Nach BORRIES ist der reflektorische Nystagmus meist zur Prüfungsseite gerichtet, was aber doch nicht immer zuzutreffen scheint (DE KLEYN). Darin unterscheidet sich dieser Reflex, wenn von der Oberflächensensibilität ausgelöst, grundlegend von denjenigen, die von der Tiefensensibilität ausgehen (Halsreflex) [1].

Dem Nystagmus werden „*reflektorisches*" *Vorbeizeigen oder Schwindel* wohl gleichgestellt, jedoch scheinen diese Phänomene nicht so eng mit den Augenbewegungen verbunden zu sein als das beim vestibulären Erfolg der Fall ist (GRAHE, THIELEMANN, DE KLEYN).

Diese „reflektorischen Phänomene" sind ferner von sehr kurzer Dauer (BÁRÁNY). Der Nystagmus ist nicht durchgehend exakt rhythmisch und einheitlich, sein Ausmaß an der Grenze freiäugiger Beobachtung. Ich selbst hatte dies Phänomen nie bewußt gesehen und mich eigentlich nur damit, aber unvollkommen getröstet, daß NYLÉN dieselbe Feststellung (1923) gemacht hatte. Aber seitdem ich (1928) gelesen habe, daß FRENZEL nach einer gemeinsam mit GRAHE vorgenommenen Untersuchung ein von GRAHE offenbar als Nystagmus durch Hals- oder Beckenreflexe bezeichnetes Phänomen nur den „nystagmusartigen Zuckungen" GOLDSTEINs — den sog. induzierten Bewegungen — als gleich ansehen konnte, war mir klar, daß zum mindesten in einem Teil der Fälle unter dem Namen „reflektorischer Nystagmus" nur ähnliche, Nystagmus vortäuschende Augenbewegungen verstanden werden, die ich natürlich gut kenne.

Mag auch die Angriffsweise am Labyrinth ungeklärt, zweifelhaft erscheinen, so verlange ich — wie FRENZEL — doch eine scharfe Trennung nach den eben angeführten Eigenschaften der Reizantwort, von der also zu sagen wäre, ob sie den vestibulär-nystagmischen Charakter noch trägt oder es nicht mehr tut. Andernfalls sprechen wir mit gleichen Worten, aber mit verschiedenen Begriffen.

Schwieriger wird noch die Auffassung, wenn die S. 526 geäußerte Befürchtung zur Tatsache wird, daß durch unvermeidliche Maßnahmen bei irgendeiner Prüfungsmethode, z. B. durch Spülungen, derartige „Reflexe" mit vestibulären interferieren. Das Ergebnis kann in einer

Verstärkung oder in einer *Abschwächung des vestibulären Reflexes*

bestehen.

Rechnen wir den Auslösungsreizen noch die psychischen Einwirkungen oder solche der Ermüdung durch Augenbewegungen, die der Untersuchung vorausgeschickt wurden (KOMPANAJETZ) hinzu (RÄHLMANN, BORRIES, so wird jedem von uns wiederum diese Förderung der Lebhaftigkeit des Nystagmus und ihm ähnlicher Bewegungen bekannt sein [DE KLEYN (1924)]. Ferner ist es verständlich, daß feinste Augenbewegungen, deren allerlei Arten, wie die Untersuchungen von DODGE (1903) zeigten, physiologisch vorhanden sind, und ebenso vestibuläre Nystagmen aus sozusagen unterschwelliger Erregung über die Schwelle der jeweiligen Beobachtungsmethode emporgehoben werden können. So mögen in einem anderen Teil der Fälle „reflektorische Nystagmen" vielleicht bei etwelcher Maßnahme — Aufsetzen einer schwingenden Stimmgabel auf den Scheitel oder bei einer Urethaluntersuchung (BÁRÁNY; s. BORRIES) — manifest werden, ohne daß wir dabei mit Sicherheit vestibuläre Vorgänge ausschließen könnten. In diesem Zusammenhang ist es interessant, daß diese Erscheinungen gerade unter den Bedingungen, die dem Fistelsymptom zugrunde liegen, beobachtet sind.

---

[1] Er ähnelt hierin allerdings bis zu einem gewissen Grade den eigentlichen Reflexen bzw. den Deviationen des Vestibularapparates.

Hatte Grahe den sensiblen Gehörgangsreiz[1] der Spülung als Ursache von „reflektorischem Nystagmus und Vorbeizeigen" als Fehlerquelle überaus hoch bewertet, so muß ich — wie Güttich — die Verstärkung aller Art von Nystagmen und ähnlicher Bewegungen durch nichtvestibuläre Reize für eine noch bedenklichere Quelle von Untersuchungsirrtümern betrachten.

Beim Vorhandensein einer Labyrinthfistel kann der Druck einer Spülung allerdings zu einem Doppeleffekt bzw. einer Interferenz führen. Handelt es sich dabei um ein thermisch nicht oder schwer erregbares Labyrinth, so könnte mit der Spülung ein „reflektorischer Nystagmus" vorgetäuscht werden, der mit dem ersten Typ „unbekannten Ursprunges" (s. S. 541) verzweifelte Ähnlichkeit hätte, aber diesem gleich als vestibulär aufzufassen wäre. Handelt es sich um ein thermisch gut erregbares Labyrinth, so wird die Unterscheidung von jeder „reflektorischen" Reaktion mit Hilfe des bezeichnenden Richtungsumschlages bei Kopfbeugung über die Nullage hinaus und bei Kalt-Heißprüfung leicht bewerkstelligt.

Die — S. 520 — noch als problematisch hingestellte Hemmung andererseits bleibt auch unter dem hier gegebenen Gesichtswinkel noch sonderbar, soweit sie von totaler Dauer ist. Sie harmoniert dann nicht mit der Kürze der „reflektorischen" Wirkung. Nicht total dauernde Hemmungen, z. B. durch Bürsten der Haut nach Grahe oder auf psychische Einstellungen hin (Untersuchungen der Fischerschen Schule) werden von dem Einwand nicht betroffen. Wie lange und wie weitgehend die verschiedenen Arten eines vestibulären Nystagmus beim Menschen durch Reizung von der Nasenschleimhaut oder anderen praktisch in Frage kommenden Stellen aus gehemmt werden können, ist, soweit ich sehen kann, erst noch durchzustudieren; im Tierversuch ist die Hemmungsmöglichkeit ja erwiesen [de Kleyn und Versteegh (1920)].

Interessanterweise sollte an diese Möglichkeit gedacht werden, wenn die Altenburgersche Chronaxieverkürzung an der Gliedermuskulatur gleicherweise[2] unter Kalt- und Heißreiz hervorgerufen wurde, besonders wenn in 2 Fällen das Labyrinth noch thermisch und rotatorisch unerregbar ist. Hatten Fischer und Wodak für die vulgäre galvanische Methode doch ausdrücklich die Kathodenwirkung der Heißwirkung, die Anodenwirkung der Kaltwirkung gleichgesetzt, beide aber nicht für durchaus identisch im Effekt gehalten.

Auf jeden Fall ist es ratsam, die Diagnose „reflektorischer Nystagmus" nur unter Verwendung verfeinertster Beobachtungsmethodik (s. S. 470) als zuverlässig anzusehen — im Bewußtsein, daß auch mit ihr noch das „Blickflackern" Schwierigkeiten bereiten kann. *Nicht* im typischen Rhythmus wechselnde, gleichartige und in der Dauer der langsamen und der kurzen Phase unterschiedene Augenrucke erklärt man besser nicht als Nystagmus, sondern sieht sie als „nystagmusähnliche Augenbewegungen" an (Frenzel).

Solche nichtvestibulären Phänomene erklären sich Forscher wie Borries, de Barenne und de Kleyn anscheinend so, daß normal vorhandene reflektorische Einwirkungen durch entgegengesetzte Impulse gehemmt in der Abbalanzierung des labilen Gleichgewichtszustandes verschwinden, wenn der vestibulo-oculomotorische Apparat gesund ist. Aufhebungen der Hemmungen oder erhöhter Erregbarkeitszustand — der durchaus nicht gleichzeitig im Vestibularsystem selbst vorhanden sein muß (Borries, z. B. bei untererregbarem Labyrinth!) — lassen diese Kräfte wirksam werden.

---

[1] Der Kalt-Heiß-*Haut*reflex vom Gehörgang aus ist in seiner Existenz zu zweifelhaft, um mit ihm hier zu rechnen; auch fehlt dem „reflektorischen Nystagmus nach thermischer Reizung" der für die thermische Erregung charakteristische Umschlag durch Kopflageveränderung (Lund); er war schon Urbantschitsch (1916) bekannt (s. de Kleyn).

[2] In der mangelnden Rückbezüglichkeit gleicht das Phänomen ebenso wie im Verhalten der Chronaxie merkwürdigerweise zugleich den nicht vestibulären sensiblen und den vegetativen vestibulären Reflexen.

Diese reflektorischen Erfolge müssen sich also an denselben efferenten Bahnen und Organen auswirken, auf welche die vestibulären Impulse regulärerweise abfließen. Je geordneter die Reflexbewegung in Erscheinung tritt, um so umschriebener und näher dem Reflexscheitel muß der nicht vestibuläre Impuls auf diese Bahn einschwenken, eigentlich also im Zentrum des sekundären Neuron. Auf welchem afferenten Wege er aber dorthin gelangt, bleibt noch im Dunkeln.

Die Einphasigkeit des Reflexes erkläre ich dann aus dem Fehlen des auf rückbezügliche Reaktionen spezifisch eingestellten Sinnesorganes bzw. von Erregungen noch differenziert aufnehmender Nervenelemente; die hochgradigen personellen Verschiedenheiten im Vorkommen, das schnelle Abklingen, vielleicht auch der diffuse Einfluß des nervösen Gesamtzustandes läßt sich dadurch verstehen, daß, phylogenetisch gesehen, diese Reflexe beim Menschen nur noch rudimentäre Akte in der Gleichgewichtsregelung vorstellen.

2. Untersuchung auf vegetative Reflexe.

Sie gehen natürlich sicher vom Vorhofbogengangsapparat aus, laufen aber in efferente Bahnen, die wir von den Zentren des sekundären Neuron[1] ab im einzelnen so gut wie gar nicht kennen. Die Ergebnisse der pathologischen und vor allem der experimentellen Physiologie lassen jedoch nicht daran zweifeln, daß sich die Impulse den Weg in Zentren des vegetativen Systems und die von dort versorgten Erfolgsorgane suchen.

Die Untersuchung auf vegetative Reflexe ist an klinischem Wert der Untersuchung auf Gleichgewichtsstörungen unterlegen.

Mögen ihre Reizantworten auch noch „objektiver", der Nachahmung und Unterdrückung weniger zugänglich sein, so sind sie doch wie alle Äußerungen des vegetativen Systems weit mehr Schwankungen, vor allem vom Seelischen her, unterworfen als die cerebrospinalen. Ihre exakte Untersuchung ist meist umständlich und schwierig.

Auch hier wird durch die vestibuläre Reizung ein Gleichgewichtszustand gestört, nämlich derjenige des Tonus der beiden antagonistischen Funktionen des vegetativen Systems.

Wir können nebeneinanderstellen den pupillären Reflex, die vasomotorischen und die intestinalen Reflexe.

Der *vestibuläre Pupillenreflex* ist praktisch trotz Schwierigkeiten richtiger Beurteilung gut verwendbar, insbesondere von dem mit diesem Gebiet wohl vertrauten Nervenarzt.

Der vestibuläre Pupillarreflex besteht, wissenschaftlich genau beobachtet (FISCHER und WODAK), in einer kurzdauernden Miosis, der eine starke Mydriasis und dann noch mehr oder weniger deutlich ein Hippus folgen.

Ältere — nicht richtig gedeutete — Beobachtungen, z. B. von V. URBANTSCHITSCH, und — richtig gedeutete — von UDVARHÉLYI[2] wurden geklärt durch die gründlichen Untersuchungen von WODAK, z. T. in Gemeinschaft mit FISCHER, deren Darstellung wir folgen.

Zur klinischen Prüfung wird diffuses Tageslicht bevorzugt. Wenn der Reflex an sich auch weniger Spielraum dabei hat, so braucht doch keine — durch starkes Licht bedingte — miotische Verengerungsinnervation überwunden zu werden. WODAK hat ihn in 93% der Fälle gesehen; nie aber war er hervorzurufen, wenn das Labyrinth auch mit anderen Methoden unerregbar war. Er ist unabhängig von dem Nystagmus und vom Schwindel.

---

[1] Der Ncl. triangularis besitzt nach anatomischen Untersuchungen (s. ZIEHEN) anscheinend noch nicht so sicher diese Hauptfunktion, als es nach LEIDLERs (1934) Zusammenfassung angenommen werden könnte, auf deren Lesen im übrigen hingewiesen sei.

[2] UDVARHÉLYI hat auch beobachtet, daß der Reflex homolateral stärker ausfallen kann.

Nur nach der Drehreizung hat man einen *allein* vestibulären Reflex vor sich. Bei den anderen Reizmethoden spielen *sensible mydriatische Reflexe* in dem Reizerfolg mit. Im pressorischen Versuch trete der Hippus denn auch vermehrt hervor (Wodak). Den cochleopupillären Reflex konnte Wodak (bei einem Viertel seiner Fälle), nachdem er die vestibuläre Mydriasis erhalten hatte, mit c⁴ als Hörreiz noch in Gestalt weiterer Mydriasis zur Erscheinung bringen. Dagegen konnte er bei Fehlen des vestibulo-pupillären niemals noch einen cochleopupillären Reflex auslösen!

Neurastheniker reagieren besonders deutlich. Der Reflex ist wohl weniger bedeutungsvoll, um einen objektiven Beleg für oder gegen eine Labyrinthfunktion zu erhalten, als differentialdiagnostischer Möglichkeiten halber: Wodak hat nämlich einen positiven vestibulären Pupillenreflex gefunden bei Syphilitikern, die keine Lichtreaktion und Paralytikern, die keine oder fast keine Schmerzreaktion der Pupille mehr gaben. Aber es kann auch mit der Lichtstarre der Syphilitiker der vestibuläre Pupillenreflex verloren gehen, und zwar ohne jede Schädigung der okulomotorischen Reflexe [Spiegel (Lehrbuch)]. Eigenartige gleichseitige Mydriasis und Pupillenstarre auf 5 Min. hat Ferreri bei otogenem Schläfenlappenabsceß gesehen.

Bedenken, daß durch eine sensible tympanogene Miosis der Reflex gestört wird, bestehen nur im Falle einer Trommelfellperforation. Eine solche Miosis haben Magnus-de Kleyn bei der Katze kälteparetisch erzeugen können. Eine Täuschung durch die geringe Pupillenerweiterung des „Abduktionsphänomens" oder des „Orbicularisphänomens" [Bielschowsky (1922)] ist durch Unterlassung stärkerer Seitenwendung und Beobachtung des Lidschlages zu vermeiden.

Seinen Weg soll der Reflex von den Kernen über das hintere Längsbündel zum parasympathischen Oculomotoriuskern beider Seiten nehmen (Fischer und Wodak). Er müßte also dort die Sphincterbahn blockieren. Nach früherer Angabe sollte er eine Sympathicusreizung hervorrufen [1].

Verbindungen vom N. intermedius zum R. vestibularis, die nach Arslan und Weisz den Reflex vermitteln sollten, können nach Orzalesi und Pellegrini anatomisch gar nicht in Frage kommen.

Die vasomotorischen und die intestinalen Reflexe sind wir gewohnt, mehr oder weniger deutlich mit den Gleichgewichtsstörungen der reaktiven Prüfung und des Spontanverhaltens zu Gesicht zu bekommen.

Wie sie am Zustandekommen einer Reaktion selbst beteiligt sein können, wissen wir von den Plethysmogrammen her, die Fischer und Wodak im Ablauf ihrer Armtonusreaktion aufgenommen haben. Außerdem liegen eine Reihe von Nachweisen solcher Reflexe unter reaktiver Labyrinthreizung im allgemeinen vor.

Erwähnt seien von ihnen Pneumo- und Plethysmogramme von Allers und Leidler (1924), de Crinis und Unterberger, Spirometerkurven von Tamari und Exner (1931), ferner Blutdruckmessungen von Stein und Benesi (1924), von Talpis und Wolfkowitsch (1928), Ciurlo und Santuzzi.

Besonders wichtig sind Wotzilkas Blutdruckkurven, weil sie die grundsätzliche Selbständigkeit dieses Reflexes und seinen Unterschied von den sensiblen Hautreflexen auf den Blutdruck zeigen: Während vom Labyrinth aus nach kurzer Blutdrucksteigerung eine Blutdrucksenkung eintritt, bringt die Hautreizung es nur zu vorübergehender Blutdrucksteigerung.

Bemerkenswert ist es, daß Leidler keinen unmittelbaren Reflex auf das Herz anzunehmen scheint, während eine *labyrinthentstammende Pulsverlangsamung* feststehende klinische Tatsache ist. Ciurlo und Santuzzi haben auch von Veränderungen am Elektrokardiogramm berichtet, die sie teils auf Sympathicus, teils auf Vagus beziehen wollen. Borries hält die Pulsverlangsamung für den Ausdruck des Reflexe auriculo-cardiaque (von Lafitte-Dupont), der dem oculo-kardialen Reflex entsprechen soll.

Die Pulsverlangsamung könnte doch auch mittelbar zustande kommen! An labyrinthentstammenden, *ausgebreiteten* Gefäßreflexen ist ja nicht zu zweifeln. Nach Leidler hat man sich vorzustellen, daß die vestibuläre Reizung das rhombenencephale Vasodilatoren-

---

[1] In jedem Falle schwer zu verstehen ist die Bindung des cochleo-pupillären Reflexes an die Existenz des vestibulo-pupillaren (s. oben); danach müßte eigentlich schon von den cochleären Kernen ab eine Verbindung zur Vestibular-Pupillarbahn angenommen werden.

zentrum erregt und das Vasoconstrictorenzentrum hemmt, indem sie hier selbst — und nicht die Erregung des N. vagus! — als Antagonist des Halssympathicus auftritt. Klinisch sollte dieser Reflex auf das Herz wenigstens auf spontanes Vorhandensein mitgeprüft werden.

Auch der Nervenarzt darf übrigens wissen, daß 1. die unkomplizierte Labyrinthentzündung, selbst die eitrige, an sich kein Fieber zu erzeugen pflegt, was sich doch kaum anders denn als Reflexwirkung verstehen läßt und daß 2. Anstieg von Temperatur und Pulszahl bei dieser Erkrankung daran mahnen, an das Fortschreiten in Richtung auf das Schädelinnere zu denken!

Theoretisch sind diese labyrinthentstammenden Gefäßreflexe nicht zu verwechseln mit krankhaften Gefäßfunktionszuständen, die Labyrintherregungen hervorrufen oder mit dem Anteil, den vasomotorische Einflüsse an der Auslösung des thermischen Labyrinthreflexes haben sollen. Derartig räumlich eng begrenzt fallen die vestibulär-vasomotorischen Reflexe nicht aus.

Bei der Funktionsprüfung und im Krankheitsbefund sind im einzelnen zu verfolgen[1]:

1. Erblassen oder Blutüberfüllung nebst ihren Folgen auf Farbe und Spannung der Haut, Schweißsekretion, Aufrichten der Flaumhärchen. Auf besondere Lokalisierung dieser Reaktionen braucht nicht geachtet zu werden.

2. Beschleunigung oder Vertiefung der Atmung; sie sind des öfteren zu bemerken.

3. Würgen und Erbrechen, denen nur vereinzelt — außer bei neuropathischen Kindern — Abgang von Gasen oder Stuhl und Urin folgt.

4. Gefühl von Schwindel, leichten Eingenommenseins, Unwohlbefinden, Übelkeit.

Die motorischen Effekte werden wohl einheitlich als Reflexe über den Vaguskern angesehen; ihr wesentlichstes zentrifugales Leitungssystem ist nach LEIDLER der Fasc. periependymalis, da nach MARBURG jede Innervationspassage derselben zum Erbrechen führe.

Von den Sensationen (unter 4) einschließlich des mehr oder weniger hochgradigen Schwindens des Bewußtseins, bleibe es dahingestellt, ob ihnen ursächlich als Mittelsglied vestibulär-reflektorische Gefäßeinwirkungen im Schädelinneren ganz oder teilweise zugrunde liegen.

Beim *Schwindel* ist nicht von vornherein auszuschließen, daß *spezifische vestibuläre Empfindungen*, also Rindenerregungen, eine Rolle spielen. Nach WALLENBERG müßte man in folgerichtiger Denkweise solches Zentrum erwarten; wenn es auch ebenso wie seine Großhirnbahn noch nicht nachgewiesen sei, müsse es im Anschluß an die temporalparietalen sensorischen Zentren gesucht werden[2].

Dennoch ist es denkbar, daß *dieses Reflexsinnesorgan seine Sinnesempfindungen sozusagen erst von den sensiblen Elementen der durch ihn reflektorisch erregten Muskeln, Glieder, Eingeweide usw. bezieht.* In Ruhe bzw. im physiologischen Grad des Erregungszustandes sind gleich seinem Tonus alle diese Empfindungen ausgeglichen. Wie der Tonus können sie durch labyrinthäre Erregungen etwelcher Art „dekompensiert" werden; das bringt dann den Schwindel.

Bedenken wir, daß *am Gleichgewicht* auch andere Sinnesorgane beteiligt sind, so kann allein die *Änderung in dem vestibulären, reflektorisch erzeugten Empfindungsanteil, selbst wenn sie symmetrisch ist, gegenüber dem anderen Sinnen*

---

[1] Der wissenschaftliche Untersucher sei noch auf die umfangreichen Tierversuche aufmerksam gemacht, deren bedeutsamste aus der Utrechter Schule, sowie von SPIEGEL und seinen Mitarbeitern stammen.

[2] Nach SPITZER [s. a. SPIEGEL (1932)] sollen die vestibulären Erregungen erst nach einer vorausgegangenen einheitlichen Verarbeitung mit anderen Bewegungsempfindungserregungen im Kleinhirn via Bindearm, kleinzelligen roten Kern, ventralen Thalamuskern die Großhirnrinde erreichen.

entstammenden Anteil zur Unausgeglichenheit führen. Etwas Unruhe dann noch in das Gesamtspiel aller dieser Faktoren hineingedacht, kommt man zu der „Verwirrung" unter allen einschlägigen Empfindungen, die mancherseits als die Ursache des Schwindels aufgefaßt wird.

Aufgabe der *Prüfung* ist es, den *vestibulären Schwindel* herauszugreifen! Das geschieht:

1. Durch rein subjektive Angaben. Eine gute Kennzeichnung von seiten des „unwissenden" Untersuchten ist kaum zu erwarten. Darum muß er — unter Vermeidung der bei gewissen Prüflingen bedenklichen Suggestion — auf Empfindungen hingelenkt werden, die auf Rechnung des vestibulären Receptors gesetzt werden können.

Eindeutig sind Empfindungen der Winkelbeschleunigung (Drehempfindungen), Empfindungen des richtungsbetonten Versinkens, Gehobenwerdens oder ähnlichem, der geradlinigen Fortbewegung in der waagerechten Ebene, z. B. durch dauernde Zugwirkung. Hauptsächlich sind es also die auf die Bogengangsorgane bezüglichen Empfindungen; in zweiter Linie erst Empfindungen, die mit den Otolithenorganen sicher in Verbindung gebracht werden dürfen, mag diese Darlegung auch nicht in vollem Einklang zu stehen scheinen mit den, man möchte sagen, mehr volkstümlichen Vorstellungen über diese Art der Belästigung, wie sie bei der See-, der Schaukel-, Karussel- und ähnlicher Krankheit empfunden wird. Die Herkunft der Schleuder- und verwandten Empfindungen nämlich, die dabei noch in Frage kommen, konnten noch nicht in entscheidender Weise analysiert werden.

Mit einzelnen dieser Empfindungen haben verschiedene Forscher sich in besonderer Weise, auch methodisch auseinandergesetzt und dabei z. T. Methoden verwendet, wie Nachbilder (Fischer und Kornmüller), die im Forschungsfall auch klinisch anwendbar sind.

2. Durch Vergleich mit der Gesetzmäßigkeit der vestibulären reaktiven Gleichgewichtsstörungen.

Sind neben dem Schwindel nicht einwandfrei vestibuläre Kopf-Körper-Glieder-Abweichungen vorhanden, so erweist es sich zur Beurteilung sehr zweckmäßig, die „algebraische Summierung" dieser spontanen und der reaktiven Symptome zu prüfen.

In der üblichen vestibulären Prüfung reicht es aus, die *optischen Schwindelerscheinungen* durch Verschluß der Augen oder Gebrauch der Frenzel-Brille *auszuschließen.* Die Erscheinungen des Gefühlsschwindels müssen als Ganzes mit in Kauf genommen werden; insofern, aber auch nur insofern, ist der Ohrschwindel nach Brunner nicht vom „Tastschwindel" völlig zu trennen.

Zur Frage der Feststellung, ob vestibulärer Schwindel überhaupt noch erregbar ist, haben wir uns an Hand der Reizmethoden schon geäußert. *Versager* müssen auf den stärksten anwendbaren Reiz ohne Schwindel bleiben!

Die vegetativen Reflexe unterscheiden sich von den cerebrospinalen auch darin, daß nicht eine ausgesprochene Rückbezüglichkeit durch Reizumkehr (kalt : heiß usw.) oder durch Wechsel der Seite des erregten Labyrinthes zu erhalten ist (de Crinis und Unterberger). Gleicht ihnen hierin die vestibuläre Chronaxie, deren Wert demjenigen des N. sympathicus ja nahe steht, so ist das wohl nur eine zufällige Äußerlichkeit, da der Zeitfaktor immer positiv sein muß. Dagegen hat die anatomische Eigentümlichkeit, daß den autonomen Bahnen die systematische Teilung in gekreuzte und ungekreuzte Strecken fehlen, vermutlich mit dieser „Eintönigkeit" zu tun.

Dieselbe Eintönigkeit an den „sensiblen" Reflexen — auf das vestibulo-oculomotorische System — erlaubt keinerlei Schlüsse auf Verwandtschaft beider

Reflexgruppen, da die vegetativen Reflexe auch am Menschen durch Fehlen bei einer beiderseitigen Funktionslosigkeit des Labyrinthes als sicher vestibulär dargetan sind (z. B. DE CRINIS und UNTERBERGER).

II. Die Erregbarkeitszustände des Vestibularsystems.

Außer der Normerregbarkeit kennen wir zunächst *Übererregbarkeit, Unter-erregbarkeit, Unerregbarkeit oder Ausschaltung.* In diesen Fällen harmonieren die Erfolge der Dreh-, Wärme- und galvanischen Reizung quantitativ miteinander, die Einzelsymptome des Syndroms erscheinen aufeinander abgestimmt. Ist das nicht der Fall, so besteht eine *ungleichmäßige Erregbarkeit.* Diese kann infolge *völligen Ausfalles* der Erregbarkeit für *eine* Reizart zu einer *ungleich-artigen Erregbarkeit oder Diskrepanz* werden.

Veränderungen der Erregbarkeit können *auf einer Seite* oder *auf beiden Seiten* vorliegen; im letzten Falle können sie wiederum links und rechts *gleichsinnig* sein oder *ungleichsinnig.* Sämtliche Zustände kommen bei peripheren und bei zentralen Erkrankungen vor.

Die *Übererregbarkeit* ist zu erkennen am Überschreiten der Grenzwerte der reaktiven Reizerfolge am Gesunden nach oben oder sinngemäß nach unten *und* dem spontanen Auftreten von cerebrospinalen oder vegetativen vestibulären Reflexen.

Spontansymptome sind fast unerläßlich für ihre Diagnose. Andernfalls kann es sich auch um individuell oder dispositionell hohe Norm der Erregbarkeit handeln.

Die Spontansymptome machen sich in der Mehrzahl der Fälle durch ihren subjektiven Anteil bemerkbar. ALEXANDER und BRUNNER stellen die Forderung, daß Schwindel mindestens in der Vorgeschichte sich finde; sie kennen eine exakte Diagnose der Übererregbarkeit überhaupt ohne Spontanschwindel nicht. Reaktiver Schwindel kann dagegen völlig ausbleiben, nach ALEXANDER und BRUNNER ein Zeichen für Drucksteigerung in der hinteren Schädelgrube.

GRANT und FISCHER sahen in gesteigerter Erregbarkeit und ihr gegenüber auffällig schwachem Schwindel das sichere Zeichen des supratentoriellen Sitzes von Tumoren. Ich traf derartige Übererregbarkeit jedenfalls meist bei Erkrankungen des Hirnstammes, auf den auch mittelbare Einwirkungen, etwa vom Kleinhirnbrückenwinkeltumoren aus (LÖWENSTEIN), Übererregbarkeit zur Folge haben können.

Vom Hirnstamm aus kann auch die reaktionäre Dev. conj. eine Übererregbarkeit als tonischer Krampf der langsamen Phase bedeuten.

Ist der objektive Anteil geringgradig, so müssen schon sämtliche Bogen-gangsreflexe spontan und reaktiv gesteigert sein, um noch von Übererregbarkeit zu sprechen. Besteht nur leichter Nystagmus I. Grades, so streift dieser Zustand bereits das Bild der Nystagmusbereitschaft, einen Übergangszustand von Norm zur Übererregbarkeit. Spontannystagmus ebenso wie Lagenystagmus oder ein „Fistelsymptom" sind an sich noch keine Zeichen reaktiver Übererreg-barkeit; in den letzten Fällen treffen wir sogar meist Untererregbarkeit an.

Ist nur gelegentlich ein Spontannystagmus festzustellen, so kann die ein-deutige Übererregbarkeit bereits überstanden oder noch nicht erreicht sein. ALEXANDER und BRUNNER verlangen seinen Nachweis, um bei Schädelverletzungs-folge die Übererregbarkeitsdiagnose zu stellen. Auch GÜTTICH (1934) sah Über-erregbarkeit fast nur mit Spontannystagmus. Gegenüber JOSEPH FISCHER hat NEUMANN an der Möglichkeit einer Übererregbarkeit ohne Spontannystagmus festgehalten — anscheinend nur für Hirntumoren. Die angekündigte Zusammen-fassung habe ich nicht gefunden; vermutlich handelt es sich um vorübergehend spontannystagmuslose Zeiten, wie ich sie auch vereinzelt bei leichten Schädigungen im Tractus vestibulomesencephalicus gesehen habe, oder um Großhirntumoren. Übererregbarkeit ohne Spontannystagmus findet man nach Aubry bzw. Hautant gerade bei Tumoren der mittleren und vorderen Schädelgrube. Der Nachweis kann etwas erschwert sein, z. B. wenn, wie in einem Falle Plötzls (1928) cystischer Tumor im linken Unterwurm und Angiom in rechter Ventrikelecke) neben hochgradiger Übererregbarkeit des Vestibularen nur ein schwacher Spontannystagmus nach oben besteht.

Um den Sitz der Übererregbarkeit *peripher* zu suchen, muß man nahezu einen Mittelohrbefund als einzige Krankheitserscheinung neben ihr verlangen[1], so selten ist dies der Fall. Ganz initial ist solcher Zustand allerdings stets denkbar, aber praktisch genommen werden nur Paralabyrinthiden (Alexander und Brunner) in Frage kommen. Man kann also *zunächst immer hinter der Übererregbarkeit eine zentrale Ursache erwarten.*

In erster Linie weist die Übererregbarkeit auf die hintere Schädelgrube hin (Bárány, Ruttin, Hautant, Güttich). Solange Tumoren derselben den Stamm und die Kerne des VIII. noch nicht schwer beeinträchtigt haben, verlaufen sie so gut wie regelmäßig mit Übererregbarkeit. Dabei kann es zu einer Heftigkeit des reaktiven Nystagmus kommen, die Neumann als „*Nystagmusklonus*'' bezeichnet, und zwar ist nach Ruttin durch einseitigen oder einseitig stärkeren Nystagmusklonus der Tumor der hinteren Schädelgrube von mit Übererregbarkeit einhergehenden Tumoren der anderen Schädelgruben zu unterscheiden. Der Nystagmusklonus ist das Gegenstück zu dem oben genannten tonischen Krampf der vestibulären Deviation, die vom Tractus vestibulomesencephalicus ausgeht.

Einseitige Übererregbarkeit ist oft mit Veränderungen in Verbindung zu bringen, die autoptisch in vestibulären Kernen und Bahnen gefunden werden. Eine jede Komponente der Übererregbarkeit habe dabei ihren eigenen Wert, sagt Pötzl mit Recht. Nur die Kenntnis der einschlägigen Kerne und Bahnen ist noch unvollkommen.

Beiderseitige Übererregbarkeit — einen doppelten Herd ausgeschlossen — ist eher ein *Fern-* als ein *Herd*symptom; unter Umständen ist sie nur eine Allgemeinerscheinung

Nach Catel ist dieser Zustand charakteristisch für *Neugeborene,* bei denen nach Untersuchungen von manchen Seiten (Galebsky, Bartels u. a.) zweifellos eine niedrige Erregungsschwelle besteht. Nur nehmen die Forscher der Schule Voss an, daß diese so gut wie ausschließlich auf Kosten von Geburtsschäden zu setzen ist, die allerdings, je nach ihrer Natur, ohne grobmerkliche Folgen für das spätere Leben bleiben können.

Die vestibuläre Übererregbarkeit *bei Neurasthenikern* ist langbekannt (Güttich, Wittmaak); so auch dasselbe Symptom *bei multipler Sklerose, Encephalitis,* überhaupt ausgebreiteteren schubweisen Veränderungen im Nervensystem.

Bei Hirndruck kommt Übererregbarkeit vor (Alexander-Brunner, Grahe); doch ist sehr bemerkenswert, daß Güttich in 10 Fällen von Winkeltumoren noch bis zu 10 Jahren nach der Operation die Übererregbarkeit nachweisen konnte und diese Erscheinung deshalb nicht, wie Kehrer, auf den Hirndruck, sondern auf durch diesen oder irgendwie anders hervorgerufene *Veränderungen in der Hirnsubstanz selbst* zurückführt. Ähnlichen Ursprunges müssen die Beobachtungen von Brunner bei blanden Thromben der großen Blutleiter am Felsenbein und der Jugulares, sowie bei Erweichungen (Bénési und Brunner) sein.

---

[1] Vestibuläre Anfälle durch „Krisen'' der A. auditiva können eine Ausnahme sein — aber vestibuläre Anfälle sind kein untrügliches Zeichen der Übererregbarkeit (Bárány).

Die zentrale Übererregbarkeit nennen ALEXANDER und BRUNNER *Überempfindlichkeit* und verwenden als Maßstab hauptsächlich die Dauer des Nystagmus durch thermische Schwachreizung. Aus der Darstellung der Verfasser geht allerdings hervor, daß Überempfindlichkeit für sie ein umfassenderer Begriff ist. Daher verlangen sie für diese Diagnose nicht mehr den „Drehschwindel"; jeder Tastschwindel tut es auch. Erstens dieser Umstand läßt mich von dieser *Erweiterung* des Begriffs der zentralen vestibulären Übererregbarkeit absehen. Allgemeine, wenn auch nicht bindende Beziehungen (vgl. BORRIES) der vestibulären Erregbarkeit zum Empfindlichkeitszustand des Zentralnervensystems werden damit natürlich nicht abgelehnt. Es sei nur an die physiologischen Bahnungen — aber auch Hemmungen — erinnert, welche die täglichen Lebensbedingungen (nach M. H. FISCHER und seinen Schülern) in bisher ungeahnter Weise ausüben und die nach WOLETZ die diagnostische Verwertbarkeit der quantitativen Vestibularuntersuchung nicht unerheblich einschränken. Wir wissen auch, daß ADLERSBERG und FORSCHNER es gelang, durch Hyperventilation (an 19 von 25 Versuchsperson) eine Übererregbarkeit hervorzurufen. Aber, wie ich schon anläßlich dieser ersten Symptomenbesprechung sagen möchte, müssen wir bei ihr und allen folgenden ein wenig, bald mehr, bald weniger schematisieren, wollen wir überhaupt das Vestibuläre aus dem Gesamtweben der Gleichgewichtsfunktion lehrmäßig herausschälen.

Zweitens führten die Bestrebungen, die Übererregbarkeit mit Hilfe *einer* Reizart oder Methode zu stigmatisieren, nicht zu einwandfreier Diagnostik derselben, wohl aber zu interessanter Beleuchtung der Einzelsymptome. Das scheint auch das Schicksal der neuesten „Postrotatorius"-Untersuchungen von ARSLAN (die sich hauptsächlich auf Nervenkrankheiten beziehen) zu werden.

Für die *Untererregbarkeit* ist ein durchaus klares Zurückbleiben der reaktiven Werte — mit Ausnahme der pressorischen Erregbarkeit — hinter den einschlägigen Grenzen zu verlangen; denn die Spontansymptome besagen bei ihr wenig, bei einmaliger Untersuchung überhaupt nichts für die Diagnose. Im allgemeinen erreichen wohl alle subjektiven Symptome nie eine lästige Stärke. Zum mindesten lassen sie bald nach, ja verschwinden gänzlich. Der objektive Anteil der Spontansymptome dagegen, mag er auch dieselbe Neigung zur Abschwächung zeigen, kann sich Übererregbarkeitserscheinungen recht ähnlich verhalten, wenn infolge einseitiger Untererregbarkeit eine Dekompensation von der normerregbaren Seite aus in Tätigkeit tritt.

Nach UNTERBERGER kann hier der Wert *einer* Methode den Ausschlag für die Diagnose geben: nämlich ein „Gesamtdrehnachnystagmus" unter 30 Sek.; denn vom Normalen würde selbst ohne Brille und in Seitenblick diese Zeit nicht unterschritten. HAUTANT betrachtet das isolierte Fehlen der Sekundärreaktionen als Ausdruck der Untererregbarkeit; über die hierbei gebotene Vorsicht s. unten.

PORTMANN diagnostizierte die Untererregbarkeit auch mit Messung der Chronaxie.

Untererregbarkeit weist „mit fast absoluter Sicherheit", sagt BRUNNER auf die hintere Schädelgrube hin. Der Ursprung ist wohl von den peripheren Neuren, allenfalls den Kernen abzuleiten. Ein so hochgradiges Nachlassen der Erregbarkeit, daß nur noch wenige Nystagmusschläge zu erhalten sind, kennt BRUNNER nur von Labyrintheiterungen und im Winkel gelegenen Tumoren. Untererregbarkeit können natürlich alle Leiden zeigen, die zur Unerregbarkeit führen können. Als erstes Zeichen sah GÜTTICH bei retrolabyrinthärem Sitz das isolierte Fehlen des postrotatorischen Vorbeizeigens (s. S. 616) auftreten.

Für die Diagnose der *Unerregbarkeit*, der Areflexie (nach BARRÉ) oder des Funktionserlusches nach ZANGE, ist entscheidend das Ausfallen der reaktiven Symptome. Hierbei muß unterschieden werden:

1. *Ausfall allein der Erregbarkeit auf Dreh- und Wärmreiz.*
2. *Ausfall der Erregbarkeit auf alle Reize.*
3. *Erhaltenbleiben allein eines Lagereflexes.*

Fall 1 ist zu erklären durch das Reservat des Angriffspunktes von Dreh- und Wärmereiz an den labyrinthären Sinnesendstellen. Mit dem auf sie begrenzten Ausfall wird Unerregbarkeit auf das *Labyrinth allein beziehbar.*

Ist zugleich noch mechanische Erregbarkeit vorhanden, so liegt darin kein Beweis dafür, daß das Labyrinth noch einen Erregbarkeitsrest besitzt (s. S. 543); wohl aber ist es mindestens, mit Güttich zu sprechen, „todwund". Ob die Gegenrollung ein so gutes Zeichen für den Funktionserlusch ist, wie Benjamins und Neuhuis angeben, steht noch dahin; Grahe (1927b) erklärte sie noch für unzuverlässig dazu.

Fall 2, vor allen gekennzeichnet durch den Ausfall der galvanischen Erregbarkeit, ist die Probe auf die *Funktion des Nervenstammes* [Neumann (1907)]; nach Dohlmann ist mit ihm die Funktion vom *Ganglion vestibularis* ab erloschen.

Das Vorhandensein einer galvanischen Reaktion schließt andererseits die Funktionsunfähigkeit des Stammes der Kathodenseite nicht unbedingt aus, falls Stromschleifen aus noch den Reizerfolg vom zweiten Ohr hervorrufen können [Bárány (1913)].

Lagereaktionen bleiben natürlich, nachdem Dreh- und Wärmereiz versagen, nie mehr nachzuweisen, soweit sie an diese gebunden sind. Dem

Fall 3 würde es entsprechen, wenn auch nach dem Ausfall aller Reaktionen vestibuläre Lagereflexe „auszulösen" sind. Schließt man sich Nyléns tierexperimentell gewonnenen Anschauungen an, so kann man auch von ihm erwähnte klinische Fälle (vgl. S. 594) in diesem Sinne auslegen; man hat damit ein *sicher zentrales Symptom* vor sich.

Als Erregbarkeitsreste dürfen keine sensiblen Reflexe auf Augen oder Arme, die vom Gehörgang oder vom Hals ausgehen, gedeutet werden [de Kleyn (1927), Grahe, de Kleyn und Versteegh (1933)]. Als sensibel hat Bondy ein ausgesprochenes Kompressionsphänomen (mit homolateralem Nystagmus und kontralateralem Kopfdeviation), das nach gründlicher Labyrinthoperation auszulösen war, angesehen — soweit ich sehe deshalb, weil auch die galvanische Erregbarkeit erloschen war! Auf die sensible Erregbarkeit ist anscheinend insbesondere bei Säuglingen achtzugeben (Bartels).

Unerregbarkeit ist gewöhnlich ein *Zeichen extramedullärer Schädigung.* Hinsichtlich eines Ursprungs aus dem Zentralnervensystem gibt es noch Einiges zu klären: Vom *Kerngebiet* aus wäre ihre Entstehung bei leidlich ausgedehnten Herden denkbar. Die Areflexie auf den Ncl. Deitersi bezogen hatte übrigens schon Marburg 1911. Ich fand dann später eigentlich nur einen Fall Brunners (1931). Er litt an beiderseitiger Polioencephalitis haemorrhagica, soweit ich sehe, war aber nur calorische Unerregbarkeit angegeben. Ein reichlich über hint. Längsbündel und Form. reticularis einschließlich der kreuzenden Fasern hinter dem Kern ausgebreiteter *Pons*tuberkel desselben Verfassers wies jedoch bereits das Bild der aufsteigenden Dissoziation auf (s. S. 614)[1].

---

[1] Nach der Niederschrift wurde ich noch auf eine Arbeit M. Rosenfelds aufmerksam, die die vestibuläre Areflexie an Hand von 8 Fällen als eines der Zeichen der plötzlichen erheblichen Drucksteigerung im IV. Ventrikel anspricht. Der Zustand der Kranken ermöglichte begreiflicherweise nur noch die Wärmereizung; doch die Annahme einer terminalen oder einer Shockwirkung glaubt Rosenfeld, der ja ein guter Kenner des Einflusses der Bewußtseinsstörungen auf den vestibulären Nystagmus (s. S. 629) ist, ablehnen zu können. Systematisch mikroskopiert scheinen die Fälle nicht zu sein, aber es ist sehr bemerkenswert, daß in einem Falle (Arteriosklerose) sich in Med. obl. und IV. Ventrikel Blutungen und kleine Erweichungsherde fanden! Weiterhin brachten noch Bodechtel und Richter

Höher von Hirnstamm her stammt ein Fall GÜTTICHs, Seitenventrikeltumor mit schwerer Schädigung des Hirnstamms; er war seinerzeit histologisch noch nicht durchuntersucht. Bei postencephalitischem Parkinson soll nach LEIDLER Unerregbarkeit vorkommen; CLAUDE, BARUK und AUBRY haben sie dabei nicht gefunden, während sie erstaunlicherweise von der Dementia praecox Unter- und Unerregbarkeit nach Art von Fall 2 (s. oben) eigens berichten, ohne etwas über autoptische Befunde berichten zu können. Encephalitische Veränderungen sind ja überhaupt schwierig zur Klärung zu benutzen.

Zum Beispiel sind in einem Falle JONES-SPILLER so ausgedehnte Veränderungen — unter ihnen auch schon degenerative Veränderungen in Ncl. Deitersi und triangularis — von der X-Austrittsebene bis zur VI-Ebene vorhanden, daß wir kaum wissen können, ob nicht auch Wurzelfasern funktionsgeschädigt waren und daß wir staunen müssen, daß — bei der letzten Prüfung 11 Tage ante exitum — noch von Veränderungen des Vorbeizeigens im Drehversuch gesprochen wird; im übrigen dürfte auch der starke, nicht gerade durchwegs rhythmische „Blickrichtungsnystagmus" die Beurteilung klinisch erschwert haben!

Von *endokraniellen Erkrankungen* geben zu *beiderseitiger Unter- und Unerregbarkeit* am häufigsten Anlaß Hirnhautentzündungen [darunter auch carcinomatöse (DEMETRIADES)], oft beiderseitige Neuritiden, vereinzelt die symmetrische VIII-Tumoren (Typ RECKLINGHAUSEN); wieder öfter dagegen findet man diesen Zustand im Gefolge von VIII- und Winkeltumoren *einer* Seite.

Die Möglichkeit *psychogener* Untererregbarkeit ist von ZANGE an Kriegsteilnehmern dargetan; in den folgenden Jahren hat man nur sehr selten davon gehört (ein Fall BÖNNINGHAUS ist mir bekannt). Die Angabe HAUTANTs von vorübergehender Areflexie bei Hysterie möchte ich doch sehr skeptisch aufnehmen.

In allen Fällen von Unerregbarkeit können Spontansymptome vorhanden sein und sie können fehlen; sie können sich auch versteckt halten.

Je langsamer die Vestibularfunktion aussetzt, je länger sie ausgefallen ist, je peripherer das ausgeschaltete Neuron sich befindet, um so weniger trifft man Spontansymptome an. Bei akut-entzündlicher Ausschaltung, insbesonders des Labyrinthes, lassen sie charakteristischerweise — wie schon BÁRÁNY gelehrt hat — in Tagen bis Wochen so stark nach, daß sie spontan ohne besondere Beanspruchung des Gleichgewichtes und bei gröberer Prüfung gar nicht bemerkt werden.

Der *symptomlose latente Funktionserlusch* ist hochwichtig. Immer wieder bietet sich Gelegenheit, ihn zu beobachten, besonders bei vulgären Labyrinthinfektionen, bei VIII-Syphilis und -Tumoren. Manchmal allerdings bringt sorgsame Erhebung der Vorgeschichte doch übersehene Spontansymptome ans Tageslicht, was mir mit Vorliebe begegnet ist, wenn mich nach Mumps oder nach unklaren „Erkältungen oder Vergiftungen schwerhörig", in Wirklichkeit taub „gewordene" Personen aufsuchten.

Je gröber die Nachweismethode ist, um so weniger trifft man Spontansymptome noch an. Je feiner die Nachweismethode ist, um so länger sind Reste von Spontansymptomen zu erkennen. Sie äußern sich zuletzt nicht mehr in typisch vestibulären Reflexen, sondern in *Beeinträchtigung des allgemeinen Gleichgewichtes*, an dem die Vestibularsysteme ja nur einen Faktor vorstellen, z. B. durch Torkeln beim Paßgang mit geschlossenen Augen, Gehen im Dunkeln, Schwimmen unter Wasser, Verlernen des Balancierens z. B. beim Schlittschuhlaufen u. ä. Davon konnte ich mich an einer Anzahl *einseitig unerregbar*

[Arch. Ohr- usw. Heilk. **140**, 125 (1935)] als Befund, der eine beiderseitige Unerregbarkeit nach Dreh-, Kalt- und Warmreizung bei eitriger Meningitis erklären sollte, isolierte, ihrer Meinung nach toxisch entstandene Veränderungen in den mittelgroßen Zellen der unteren, äußeren Ecke der Ncl. triangulares.

gewordener Personen noch nach vielen Jahren überzeugen, J. Herzfeld gar an einem Kranken mit beiderseitiger Areflexie nach etwa 30 Jahren.

Beiderseitig gleichzeitiger Funktionserlusch verwischt die Gleichgewichtsstörungen mehr als einseitiger, weil das Manko im Gleichgewichtskomplex symmetrisch ist. So berichtet Voss (1909) von einer subjektiv vollkommenen erscheinungslosen Ausschaltung bei akuter Scharlacheiterung, an der er persönlich 3 Monate später die absolut normale Gleichgewichtslage in Ruhe und flotter Bewegung feststellen konnte. Andererseits wurden allerdings auch Fälle beobachtet, die heftige Gleichgewichtsstörungen aufwiesen, ohne daß diese mit Sicherheit auf andere, endokranielle Schäden oder auf seelische Einwirkung hätten zurückgeführt werden können (Neumann). Ein gut Teil derartiger Fälle wird aber doch zentral geschädigt sein, wie man das nach überstandener Genickstarre sieht (Bárány). Aber auch individuelle Faktoren des Ausgleichs spielen im Gleichgewichtsystem eine so große Rolle, daß mit ihnen manch Unterschied zu erklären ist.

Ganz merkwürdig ist der von Ruttin (1930) beobachtete (bis dahin erst dreimal bekannt gewordene) Fall, daß nach einer ohne Spontansymptome, beiderseits, auch galvanisch aufgetretenen Areflexie (vermutlich durch Nervenabriß nach Sturz auf den Hinterkopf) sich nach 7 Monaten hochgradige Gleichgewichtsstörungen einstellten. Bei spätem Auftreten muß man im übrigen immer an Kleinhirnkomplikationen denken. In Herzfelds Fall (s. oben) war die Unsicherheit noch nach mehr als 15 Jahren stärker geworden!

Die Geringfügigkeit der Gleichgewichtsstörung bei langsamem Erlöschen, wie es z. B. auch bei Tumoren im Kleinhirnbrückenwinkel vorkommt, ist sicher dem *zentralen Ausgleich* im ganzen Gleichgewichtssystem zuzuschreiben. Aber auch im Vestibularsystem selbst gibt es Vorgänge, die ebenfalls — mindestens zum Teil — ihre Ursache zentral haben. *Mit der Dauer einseitiger Unerregbarkeit* stellt sich nämlich eine merkwürdige Erscheinung im Verhalten der verbleibenden Dreherregbarkeit ein, die

Ruttinsche Kompensation:

Während zunächst der Nachnystagmus zur gesunden Seite wenig verkürzt wird, nämlich um den Anteil, der von der kranken Seite stammt, und infolgedessen der zu dieser gerichtete Nachnystagmus nur die wenigen Sekunden dauert, die der Anteil der gesunden Seite an ihm ausmacht oder sogar auf Null sinkt, erhält man im Ausgleichszustand nach Rechts- wie nach Linksdrehung einen annähernd seitengleichen mittleren Wert von 10—15 Sek. waagerecht [1], 6—8 Sek. rollend.

Das Ausbleiben einer Kompensation für die rollende Komponente will Rosenblatt anscheinend im Sinne getrennter Bahnen für die Schlagebene auslegen.

Wie Ruttin meint, bleiben die sagittalen Zahlen ziemlich unverändert, weil die in den fraglichen Bogengängen laufende Strömung sich im Verhältnis zur Ampulle ebenso verhält, wie sonst auf beiden Seiten (s. Abb. 27, S. 498) und damit die peripheren Impulse keinen Anlaß zu zentraler Umwertung geben.

Die Kompensation sah Ruttin (1914) vom 3. Monat ab auftreten. Sie beschränkte sich nach ihm im allgemeinen auf Fälle, von denen wohl angenommen werden konnte, daß *sämtliche Nervenelemente zugrunde gegangen* waren. Darum erschien sie, wie er meint, nicht regelmäßig nach Labyrinthoperation, mit Vorliebe indes nach Ausheilung der Labyrinthentzündung. Trotzdem wäre es meiner Meinung nach unbedacht, des Drehausgleiches halber von einem sonst begründeten Verdacht auf labyrinthentstammenden Kleinhirnabsceß und dem — schon durch ihn bedingten! — Operationsentschluß abzusehen. Die kompen-

---

[1] Der also noch niedriger ist als anfangs der Nachnystagmus zur gesunden Seite.

sierten Fälle sind meist frei von Schwindelanfällen, die unkompensierten werden noch häufig davon behelligt (RUTTIN). Fall- und Zeigereaktion der kompensierten Fälle sind schwach (RUTTIN).

Kann die Kompensation, selbst bis zu 6 Jahren, vielleicht für immer (RUTTIN, KOCH) trotz sicherer Verödung des Labyrinthes ausbleiben, so kann sie andererseits Werte erreichen von 20—40 Sek., die RUTTIN schon als Überkompensation bezeichnete. Es handelte sich dabei einmal um 5 von 15 Acusticustumoren; Schwindel, Kopf- und Körperreaktionen nahmen lebhaft an ihr teil.

Und wiederum gibt es ohne völligen Funktionserlusch schon eine kompensatorische Verkürzung, von der bereits RUTTIN (1919), später UNTERBERGER Beispiele geben konnten, und die ich selbst ebenfalls zweimal bei unvollständiger Labyrinthentzündung mit Fistelsymptom gesehen habe. *Von Kompensation soll man aber nach RUTTIN nur sprechen, wenn ein Labyrinth funktionslos ist.* Aus einem auf Drehnystagmus beschränkten, höheren aber als Kompensation deutbaren Wert darf jedenfalls nicht auf Funktionieren dieser Seite geschlossen werden!

Übrigens zitiert RUTTIN analoge, auf die gesunde Seite bezügliche Einflüsse nach Labyrinthausschaltung, so den Verlust der thermischen Reaktion nach HERZOG, den der galvanischen nach BLAU. Eine isoliert thermische Untererregbarkeit habe ich einmal in solchem Falle entstehen sehen — eine auch von GRAHE berichtete Erscheinung —, ohne daß ich im weiteren Verlauf über längere Zeit einen beginnenden neuen Krankheitsvorgang hätte annehmen können!

Galvanisch habe ich mehrmals Werte gefunden, die man als Kompensation hätte ansprechen können, wenn nicht im Hinblick auf das Stromverhalten weise Zurückhaltung angebracht wäre.

Die Kompensation der Drehreaktion gänzlich auf *zentrale Vorgänge zurückzuführen*, bietet sich Gelegenheit bei einer zweiten eigenartigen Erscheinung, die die Folge peripher verursachter vestibulärer Unerregbarkeit ist. Es ist das der

BECHTEREWsche kompensatorische Nystagmus:

Hat sich mit der Funktionslosigkeit eines Labyrinthes ein Spontannystagmus — zur Gegenseite s. S. 570 — ausgebildet, so pflegt dieser schon nach wenigen Wochen[1] *zu verschwinden.* An dieser Kompensation ist wohl der gesamte Gleichgewichtsapparat beteiligt (SPIEGEL und SOMMER). *Erlischt jetzt auch das zweite Labyrinth, so tritt wiederum* Gleichgewichtsstörung und mit ihr *Spontannystagmus zur erstoperierten Seite ein*, obwohl nun die Funktionen beider Seiten lahmgelegt sind — z. B. Fall KOBRAK, RUTTIN.

Tierversuche ließen SPIEGEL die Spitzenleistung *dieser* Ausgleichvorgänge in den Kern des erstgelähmten Vestibularis verlegen, da nach sukzessiver Beseitigung der oralen und caudalen Zentren und Bahnen der BECHTEREWsche Nystagmus erst mit Zerstörung jenes Kernes ausblieb. Auf Übernahme dieser Erklärung sind wir vorerst angewiesen.

An den Kompensationsvorgängen beteiligen sich offenbar auch die sensiblen Reflexe (BORRIES), nach FRENZEL vor allem Hals- und nach BERGER auch Beckenreflexe. BERGER hält bei Unter- und Übererregbarkeit die Prüfung des intrarotatorischen Nystagmus geradezu für einen Maßstab der reflektorischen Ausgleichsfähigkeit des *gesamten* Organismus. Konstitutionelle Faktoren sind dabei von Bedeutung (KOCH, UNTERBERGER).

Die *Erregbarkeit* ist *ungleichmäßig*, wenn die mit verschiedenen Reizarten erzeugten Syndrome (s. S. 463) untereinander an Stärke unharmonisch[2] werden und in noch höherem Maße, wenn auch die einzelnen Syndrome selbst unharmonisch auseinanderfallen. Den ersten Fall bezeichnen manche (z. B. NEUMANN, RUTTIN) auch als „*Inkongruenz*" der vestibulären Reflexe. Kommt es gar zu einem Erlöschen der Erregungsfähigkeit für einzelne der Reizarten, so kann man von einer „*Diskrepanz*" *oder von einer ungleichartigen Erregbarkeit* sprechen.

---

[1] Nach BÁRÁNY unter Umständen schon nach 2—3 Tagen! natürlich ohne Brillen usw. beobachtet.
[2] Z. B. auf Drehreiz über-, auf Wärmereiz untererregbar.

Diagnostisch eine ungleichmäßige Erregbarkeit hervorzuheben erregt an sich ein gewisses Mißbehagen; denn sind die Unterschiede nicht groß, so sind wir sozusagen auf die höheren quantitativen Momente angewiesen. Ihre Schwäche haben wir zur Genüge in der Methodik kennen gelernt. Hier liegt ein Gefahrengebiet der Mißverständnisse, Fehldeutungen und -lehren. Schon die freiäugige Beobachtung macht Irrtümer möglich, die z. B. Frenzel hinter manchen Fällen von Diskrepanz (des zweiten Typ s. unten) vermutet.

Selbst in der Beurteilung einer *ungleichartigen* Erregbarkeit ist man *technisch* Irrtümern ausgesetzt: Erstens kann sich manchmal die einseitig angesetzte thermische Erregung nicht mehr durchsetzen, wohl aber die der beiderseitig angesetzten Dreherregung. Meinen Eindrücken nach ist der Wärmereiz überhaupt praeter propter nicht so steigerungsfähig bzw. ausgiebig wie der Drehreiz, wohingegen Fremel gerade dem „Nachschieben" der Erregung bei der Wärmereizung besondere Kraftsteigerung zuschreibt. Diese Scheindiskrepanz ist nicht nur bei Untererregbarkeit zu beachten; man sieht sie auch bei supranukleären Herden, die einen Zustand besonderer Übererregbarkeit (Enthemmung durch Großhirnausfall) mit meist ausgesprochenem Spontannystagmus zeigen [Klestadt, Unterberger (1934), Wodak].

Zweitens darf nicht eine einseitige Unerregbarkeit mit Ruttinscher Kompensation für ungleichartige Erregbarkeit gehalten werden! Die Werte können dabei relativ hoch liegen (s. oben). Fälle von langsam sich entwickelnden VIII- und Winkeltumoren von Güttich oder Ruttin.

Nicht in dies Kapitel gehören die Diskrepanzen zwischen der thermischen Erregbarkeit der waagerechten Bogengänge einerseits und der senkrechten andererseits vom gleichen Labyrinth aus (s. S. 601).

Der ungleichmäßigen Erregbarkeit liegen nicht etwa, wie man denken könnte (s. S. 572 u. 580), nur Lokalisationen in Nachhirn-Brückenabschnitt und unvollständige Labyrinthitiden zugrunde; sie kommt selbst bei Stammerkrankungen vor z. B. Vergiftungen [Ruttin (Gold), Junger (Blei)], oder Meningitiden (eigene Beob., L. Hofmann), Turmschädel (Ruttin).

Die Möglichkeiten der *Symptomenzusammenstellung* in der ungleichmäßigen Erregbarkeit sind *nahezu zahllos*. Ihre *diagnostische Bedeutung* ist daher *recht verschwommen*. Von *Ausnahmen* kann man vielleicht in 4 Fällen sprechen, in denen die *Erregbarkeit auf bestimmte Reizarten* der gesamten vestibulären Symptomenzusammenstellung *eine gewisse Bedeutung* verleihen kann.

Die erste ist die Unter- oder Unerregbarkeit auf Drehreiz, nach Güttich ein sicheres und frühes Zeichen retrolabyrinthärer Schädigung, insbesondere bei Entzündungen, wo es auf eine Beteiligung der Hirnhäute hinweise. Ich konnte sie, wie wohl auch andere, nicht regelmäßig, aber doch einige Male in diesem Sinne verwenden. Mir ist andererseits unter Ruttins VIII-Tumoren aufgefallen, daß rotatorisch das Syndrom tadellos erhalten, calorisch — ebenso wie der R. cochlearis — erloschen sein kann.

Die zweite Ausnahme ist *die galvanische Übererregbarkeit*. In ihr wurde ein Allgemeinzeichen organischer endokranieller Störung, insbesondere nach Schädelverletzungen gesehen (L. Mann). Sie äußert sich vor allem in der — vielleicht unspezifischen — geringen Resistenz gegen die Stromstärke (Rhese, Hautant); aber auch harmonisch übererregbare vestibuläre Syndrome kann man erhalten. Es stellte sich aber immer mehr heraus, daß die galvanische Übererregbarkeit — wenn auch nicht ausschließlich — wesentlich Neurosen eigentümlich ist (Rosenfeld). Mit dem regelmäßigen Auftreten scheint es dabei selbst nach Traumen sein Bewenden zu haben (Baldenweek und Barré). Ferner kommen sogar nach Traumen galvanische Untererregbarkeit (Kompanajetz) vor, die somit wiederum nicht auf gewisse schwere Nervenkrankheiten (Epilepsie, Paralyse s. Rosenfeld) sich beschränkt. Und letzten Endes sind mit der modernen galvanischen Methode, der Chronaxie von ALTENBURGER, gar keine Anomalien in diesen Fällen gefunden worden.

Sicher wird durch eine auf galvanische Reizung beschränkte Übererregbarkeit mehr die neuropathische als die organische Komponente eines Schädelschadens angekündigt.

Als dritte Ausnahme gelten könnte das *„galvanische Fistelsymptom"* von BRÜNINGS.

Es besteht im Gegensatz hochgradiger galvanischer Übererregbarkeit zu einem selbst in Optimum-II-Stellung schwerst erzeugbaren thermischen Nystagmus. Der scheinbare Widerspruch wird vom Verfasser mit der Gewebsveränderung in der Labyrinthwand und der dadurch bedingten abnormen elektrischen Leitfähigkeit erklärt.

Eine etwaige weitere Ausnahme führt BARRÉ an.

Nach ihm setze eine endokranielle Druckerhöhung oft allein die thermische Erregbarkeit herab. Verfasser meint das in Zusammenhang damit bringen zu müssen, daß die thermische Reizung stets mit vasomotorischen Vorgängen einhergehe, die an der Reflexbildung Anteil haben (s. S. 529). Ein gewisses Interesse beansprucht es in diesem Zusammenhang, daß QUIX (1926) einige Male im MENIÈREschen Anfall eine Verminderung, nach demselben eine Steigerung der Wärmeerregbarkeit oder das umgekehrte Verhalten gesehen hat.

Bei der ungleichmäßigen Erregbarkeit müssen *die einzelnen vestibulären Symptome die tragendere Rolle* für die Befunddeutung übernehmen. Viele Fälle sind nur Übergänge zum Zustand ungleichartiger Erregbarkeit oder von diesem zurück auf dem Wege der Heilung, z. B. Fälle von Meningitis (HOFFMANN), Polyneuritis (VERMES); von mir bei einem im Anschluß an eine normale Geburt aufgetretenen Menière gesehen.

Mit der *Diskrepanz* gewinnt der Erregungszustand wieder einige diagnostische Züge; immerhin, auch sie kann bei allen Lokalisationen getroffen werden (s. unten). Wir pflegen den Begriff dadurch einzuschränken, daß wir uns auf das einschlägige Verhalten der beiden ausgesprochen endolabyrinthär angreifenden Reizarten beschränken. Durch ihr Erlöschen können *zwei Typen* zustande kommen:

Typ I. Wärmeunerregbar, dreherregbar (Typ NEUMANN).

Typ II. Wärmeerregbar, drehunerregbar (Typ O. BECK).

Dabei gibt es zuweilen durch ungleichsinniges Verhalten der beiden Seiten originelle Zwischenstadien typengekreuzter Diskrepanzfälle von FREMEL, VERMES (s. oben).

Es wäre freilich erwünscht, die Lageerregbarkeit in diese Charakterisierung mit einzubeziehen, weil wir dann neben den primo loco bogengangentstammenden, auch mehr oder weniger streng vom Vorhof abhängige Reizantworten zur Verfügung hätten. Aber ich fand[1] nur einen Syphilisfall von BORRIES — der die Diskrepanz paradoxe Labyrinthreaktion nennt — vom Typ I (mit Fistelsystem); er hatte nicht mit Gegenrollung reagiert[2]. Unter Diskrepanzfällen NYLÉNs finden sich einige mit Lagenystagmen. In 5 Fällen KOCHs vom Typ I, in denen die Vertikalempfindung zur kranken Seite verschoben war, ist die statische Kopfreflexprüfung anscheinend nicht vorgenommen.

Ein — manchmal allerdings noch nicht vollständiger — Ausfall der galvanischen Reaktion bei gut erhaltener Kaltreaktion wurde von ROSENFELD bei schwer organisch Hirnkranken gefunden. Auf diese Diskrepanz wäre vielleicht in der Unterscheidung von Hirnstammaffektionen zu achten. Auf sie ist scheinbar nie wieder zurückgegriffen worden.

Den beiden obengenannten Typen, so selten sie an sich sind, begegnet man in Berichten über die verschiedensten peripheren und zentralen Erkrankungen[3],

---

[1] Ich habe nicht sämtliche Fälle daraufhin durchmustert; eine große Angabe einschlägiger Arbeiten (bis zum Jahre 1922) findet sich bei BORRIES.

[2] Außerdem fehlte z. T. auch der thermische Umschlag des thermischen Nystagmus.

[3] Ich nenne als Fälle hier noch BIRKHOLZ, J. FISCHER, RUTTIN, LAURENS, SPIRA jun., OHNACKER, MAUTHNER, LEIDLER, SCHEUERMANN.

so daß ich hier nur das Vorkommen bei amaurotischen Idiotien (Kobrak und Simons) und bei schwerhörigen Hörstummen (Seemann s. Crechtel) sowie bei Turmschädel (Ruttin), also Fällen mit irgendwelchen angeborenen Fehlern (Neumann, Leidler), sowie bei Vergiftungen (Spira jun., Ruttin), Syphilis (Rauch, Ruttin), Encephalitis, multipler Sklerose (Fremel) und stumpfen Schädelverletzungen eigens erwähnen will. Ursprünglich glaubte man im Anschluß an Becks wichtige Arbeiten beide, insbesondere den ersten Typ, als Zeichen von *syphilitischer Erkrankung* ansehen zu sollen; auch heute ist nicht in Abrede zu stellen, daß gegebenenfalls *immer an diese Erkrankung gedacht werden muß*. Eine seelisch bedingte Ursache kann man wohl für ausgeschlossen halten (Löwenstein und Brunzlow). Dagegen erinnern Streits Untersuchungen an Fluganwärtern daran, daß es nicht nur Leute mit physiologischer starker Unter-, sondern sogar mit Unerregbarkeit für Wärmereizung gibt (Leidlers Fall).

Um dieses sonderbare Verhalten der Erregbarkeit zu verstehen, hatte Vermes im Anschluß an Ruttin an getrennte Fasern für die Leitung der verschiedenen Reize gedacht (darüber s. S. 600).

Die Feststellung einer *ungleichsinnigen Erregbarkeit*, einer *Asymmetrie du syndrome vestibulaire* nach Barré, ist stets von Belang; denn sie ist der Feststellung einer Erkrankung gleich.

Ungleichsinnig gestaltet sich die vestibuläre Erregbarkeit bereits, wenn *eine Seite* sich nicht ganz *normal* verhält. Schwierig aber kann es dabei werden, zu sagen, ob eine Seite noch normal ist, gegebenenfalls welche von beiden Seiten, solange die ungleichsinnigen Werte in dem nicht engen Rahmen der Norm liegen, oder wenn eine rein funktionelle Beeinflussung der zweiten Seite von der sicher erkrankten aus in Frage kommt.

Unter den *Asymmetrien mit einseitiger Norm* ist Übererregbarkeit überaus selten gegenüber den anderen Fehlerregbarkeiten. Sie stellt mehr ein einleitendes als ein anhaltendes, vielleicht auch ein abschließendes (Leicher) Symptom vor bei peripheren und bei zentralen Erkrankungen. Einseitige Übererregbarkeit ist im Tierversuch nach schweren Eingriffen am gleichseitigen Großhirn und Kleinhirn [s. de Kleyn (1927), Bauer und Leidler] aufgetreten und vermutlich als „Enthemmung" (Bartels u. a.) anzusehen. Analoge, wenn auch nicht durchgängig harmonische Übererregbarkeiten sind in menschlichen Krankheitsfällen bei Großhirnkrankheiten (de Kleyn-Versteegh und Kleinhirntumoren [Brunner (1927), Nylén], nach Kleinhirnhalbseitenentfernungen (Pötzl) und auch bei Kleinhirnagenesie (Denker) angetroffen worden.

Bei allen Erkrankungen der hinteren Schädelgrube kann ausnahmsweise die *gesunde Seite anormal* antworten. Die Symptome von ihrer Seite können sogar denen der Herdseite vorausgehen oder sie überwiegen. Es ist sogar Übererregbarkeit auf der „gesunden" Seite gesehen worden, so von Šercer bei Tumoren des N. VIII. Bei einem Fall eines Kleinhirntumors sprach nach Pötzls Untersuchung viel dafür, daß Entartungen im kreuzenden Hakenbündel und im herdentgegengesetzten Ncl. Bechterew die gewebliche Ursache waren.

Gewöhnlich liegen aber ungleichmäßige[1] oder Untererregbarkeiten vor. Areflexie wie auch Taubheit auf der gesunden Seite hat Brunner seiner neuesten ausführlichen Mitteilung über N.-VIII-Tumoren zufolge niemals angetroffen[2]. Klärung der Ursache sei nach Spira noch nicht gebracht. Zu

---

[1] Evtl. sogar mit Diskrepanz (s. O. Beck).
[2] Lang zurückliegt eine Mitteilung von Rhese (1911 a) über thermische und rotatorische Unerregbarkeit auf der hörenden Seite nach eitriger Zerstörung des anderen Labyrinthes,

denken ist an Verdrängung des Hirnstammes, an Fortleitung über die Hirnhäute (sympathische Otitis int., Güttichs); Hirndruck und Erweiterung des IV. Ventrikels werden von Grant und Fischer auf Grund von Autopsien abgelehnt (vgl. auch letztes Kapitel), von Quix (1920) aber werden Veränderungen im Innenohr als Folgen des Hirndruckes und Ursache der Erscheinung angegeben.

Tritt trotz einseitiger Übererregbarkeit durch Überlagerung derselben mit Doppelkaltspülung kein Reizerfolg ein, so soll nach Brunner der Herd nicht in der hinteren Schädelgrube sitzen, sondern in der mittleren oder vorderen und umgekehrt.

Eine *Asymmetrie mit beiderseits krankhafter Erregbarkeit* bezeugt also nicht, daß mindestens zwei Herde vorliegen müssen oder gar auf jeder Seite ein Herd.

Eine Mißdeutung ist zu vermeiden, wenn Übererregbarkeit, wie bei vielen Tumoren, anfangs beiderseits besteht und nun das Fortschreiten der Krankheit eine Seite untererregbar macht [Grahe (1932)].

Zwei *besondere Phänomene ungleichsinniger Erregbarkeit* besitzen wir in der

reaktiven Dissoziation nach Grahe und der
vestibulären Tonusdifferenz,

deren Name — soweit ich sehe — von Koch zuerst systematisch angewendet worden ist.

Reaktive Dissoziation bedeutet die bessere Empfänglichkeit des einen Ohres für Dreh-, die des anderen für Wärmereiz. Grahe spricht sie als „*Zeichen zentraler Schädigung ohne nähere Lokalisationsmöglichkeit*" an, wie wir es von solch ungleichmäßiger Erregbarkeit bisher auch erwarten mußten (s. oben).

Die *vestibuläre Tonusdifferenz* hat zuerst Claus Vogel hervorgehoben als die merkwürdige Eigentümlichkeit des reaktiven Nystagmus stets, von welcher Seite und mit welcher Methode er auch ausgelöst sein mag, stärker nach *einer* Seite zu schlagen. Vogel hat den Wert der galvanischen und der Kalt-Heißprüfung für diesen Zweck gezeigt.

Durch unsymmetrische oder anormale Verhältnisse der Reizzuleitung verursachte Fehler des „Kalt-Heißkontrastes" (Unterberger) sind natürlich peinlichst zu verhüten.

Koch fügte Vogels Angaben die Mitverwendbarkeit der Graheschen Lageempfindungsprüfungen hinzu und Arslan als neues Symptom der quantitativnormierten Drehprüfung die „*gekreuzte Asymmetrie der Nystagmus postrotatorii*".

Unter Arslans Symptom ist zu verstehen, daß die I. Phase eines Nachnystagmus und die II. Phase eines zur Gegenseite gerichteten Nachnystagmus — die beide zu gleichnamiger Seite schlagen — intensiver sind als die II. Phase des erst- und die I. Phase des zweitgenannten Nachnystagmus — die ebenfalls zu gleichnamiger, aber entgegengesetzter Seite schlagen.

Arslan hält die Erklärung seines Phänomens nicht für leicht. Seiner Auslegung im hier erörterten Sinn begegnet das Bedenken, daß der II. Post zentralen Ursprunges, der I. Post dagegen — peripheren Ursprunges ist.

Die *vestibuläre Tonusdifferenz,* ursprünglich ausschließlich als zentrales Symptom hingestellt, ist von Unterberger auch an endo- und retrolabyrinthären Erkrankungen gefunden worden. Koch bestätigte diesen Befund, glaubte jedoch das Symptom bei peripheren Störungen von den Befunden *bei zentralen Affektionen* unterscheiden zu können: 1. dadurch, daß die Lage-

---

die seiner Zeit völlig unerklärlich schien. Vermutlich handelte es sich schon um „sympathische" Fälle. Neuerdings wird anscheinend das latente Moment für diese spezielle Diagnose nach Güttich, das wohl der Überleitung durch eine nicht-eitrige Meningitis entspricht, weniger streng berücksichtigt (Kindler). Angesichts solcher manifester meningogenen Neuritiden oder gar Labyrinthitiden ließe sich dann nicht mehr gut von einer begleitenden A- oder Hyporeflexie des „gesunden" Ohres sprechen.

empfindung in der zur Richtung des überwiegenden Nystagmus entgegengesetzten Richtung, bei zentralen in derselben Richtung, verschoben war [1], 2. dadurch, daß die galvanische Reaktion bei peripherer Ursache nach beiden Seiten annähernd gleich auslösbar gewesen sei, bei zentraler der galvanische Nystagmus zur kranken Seite stets fehlte.

Glücklicherweise reichen die einfacheren Methoden aus, um die beiden Phänomene untereinander und — die wichtigere Aufgabe — von der einseitigen Übererregbarkeit zu unterscheiden. Das erhellt aus der

Tabelle.

Bei Diagnose	ist stärker		
Linkes Labyrinth übererregbar	Heißnystagmus nach links	vom linken Ohr aus	
	Kaltnystagmus ,, rechts	,, ,, ,, ,,	
	Nachnystagmus ,, links	nach Rechtsdrehung	
Dissoziation: links besser dreh-, rechts besser wärmeerregbar	Heißnystagmus nach rechts	vom rechten Ohr aus	
	Kaltnystagmus ,, links	,, ,, ,, ,,	
	Nachnystagmus ,, ,,	nach Rechtsdrehung	
Dissoziation: rechts besser dreh-, links besser wärmeerregbar	Heißnystagmus ,, links	vom linken Ohr aus	
	Kaltnystagmus ,, rechts	,, ,, ,, ,,	
	Nachnystagmus ,, ,,	nach Linksdrehung	
Rechtes Labyrinth übererregbar	Heißnystagmus nach rechts	vom rechten Ohr aus	
	Kaltnystagmus ,, links	,, ,, ,, ,,	
	Nachnystagmus ,, rechts	nach Linksdrehung	
Vestibuläre Tonusdifferenz ,,nach links‘‘	Heißnystagmus nach links	vom linken Ohr aus	
	Kaltnystagmus ,, ,,	,, rechten ,, ,,	
	Nachnystagmus ,, ,,	nach Rechtsdrehung	
Vestibuläre Tonusdifferenz ,,nach rechts‘‘	Heißnystagmus nach rechts	vom rechten Ohr aus	
	Kaltnystagmus ,, ,,	,, linken ,, ,,	
	Nachnystagmus ,, ,,	nach Linksdrehung	

Man erkennt leicht, daß den Ausschlag in der Differentialdiagnose der reaktiven Dissoziation von der Übererregbarkeit die Drehprüfung gibt, in derjenigen der Tonusdifferenz von den beiden anderen Symptomen die Kalt-Heißprüfung.

Aus der Tabelle ist auch abzulesen, in welcher Weise zweckmäßig geprüft wird; für die 6 spiegelbildlichen Fälle sind die Seitenbezeichnungen umzukehren. Die *Doppelspülung* (S. 525) ist die geeignete thermische Methode.

Bedeutsam an Unterbergers Untersuchungen ist unter Umständen der Nachweis, daß das Phänomen in fester Beziehung zu den Resten eines vorher bestandenen Spontannystagmus, also zum ,,latenten‘‘ *Nystagmus* steht. Mit ihm addiert bzw. subtrahiert, treten die Phänomene als ,,*Kalt-Heiß-Kontrast*‘‘ [2] und ,,*unausgeglichener Drehnachnystagmus*‘‘[2] in die Erscheinung. Liegt solch Spontan- bzw. latenter Nystagmus nicht vor, so nimmt Unterberger die Existenz einer ,,*latenten Nystagmusneigung*‘‘ an. Ob das berechtigt ist, ist der springende Punkt! Man könnte ja letzten Falles genau so gut behaupten: ,,Hier eben haben wir die reine Vestibulartonusdifferenz vor uns.‘‘ In der Tat finde ich aber bei Koch die Angabe, daß bei seinen Fällen von Octavuskrisen,

---

[1] Dabei müßte aber der Fall einer Labyrinthreizung mit zur Gegenseite gerichtetem Nystagmus ausscheiden, da in ihm nach Grahe die Vertikalempfindung zur kranken Seite, also zu der des überwiegenden Nystagmus verschoben sein müßte; nur auf Areflexie kann also Kochs Schlüssel anwendbar sein. Kochs Darstellung hinterläßt auch einige Unklarheiten in den Beziehungen zu Kompensationsvorgängen.

[2] Mit diesen, ihren beiden charakteristischen Eigenschaften, benennt Unterberger die vestibuläre Tonusdifferenz.

auch denen zentralen Ursprunges, „fast regelmäßig" im Intervall ein latenter Nystagmus und im Anfall der Spontannystagmus der Seite der Vestibulartonusdifferenz entsprochen habe, und sinngemäß berichtet KOCH von Hirntumoren. Auch GÜTTICH (1934) nimmt wohl an, daß Spontannystagmus Vorbedingungen des Phänomens seien. GRAHE (1932) aber spricht ausdrücklich von seinem Nachweis, „während Spontannystagmus noch nicht vorhanden ist".

Nach GRAHE weist die vestibuläre Tonusdifferenz auf die Med. oblongata hin. DE KLEYN und VERSTEEGH sahen in dem (von ihnen Nystagmusbereitschaft — s. unten — genannten) Phänomen eine wertvolle Verstärkung der von BRUNNER gegebenen diagnostischen Hilfen für Prozesse in der hinteren Schädelgrube. Bei der Frage „Kleinhirn oder Stirnhirn" spreche es stark für Stirnhirn allerdings mit einem nach eigener Methode (s. S. 525) gewonnenen Resultat. In der unterschiedlichen Methodik sehen sie nämlich den Grund dafür, daß sie im Gegensatz zu GRAHE und zu VOGEL nur bei Großhirnhalbseitenerkrankungen positive Ausschläge bekommen haben.

Die *vestibuläre Tonusdifferenz kommt* also *sowohl bei zentraler wie bei peripherer Erkrankung mit und ohne vollständigen Funktionsverlust auf einer Seite vor. Ihre letzte Ursache aber muß zentral sein.* Dem stimmt UNTERBERGER bei, der die mannigfachen Varianten mit Recht auf konstitutionelle und dispositionelle Umstände zurückführt. VOGELs und KOCHs Auffassung ist somit anzunehmen, daß in der Vestibulartonusdifferenz ein *Ausdruck zentraler Dekompensation* vorliegt, der durch UNTERBERGERs Ergänzungen an Wert als zentrales Symptom besonders dann gewonnen hat, wenn das Sinnesorgan, und sei es auch nur nach einwandfreier Vorgeschichte, erkrankt war und wieder hergestellt ist. Kann es doch z. B. in Folgezuständen von Schädelverletzungen einziges objektives Symptom sein, was angesichts des stetigen Verdachtes auf psychogene Überlagerung angenehm zu wissen ist! Dazu ist es manchmal überzeugender im Nachweis als der Spontannystagmus und der latente Nystagmus. Die Vestibulartonusdifferenz ist geradezu deren Äquivalent für zweifelhafte Fälle.

Immerhin sei ihrer Feststellung die gebotene Vorsicht entgegengebracht, sobald die Differenzen innerhalb der Norm und nahe aneinanderliegen, wohl möglich, wenn sie von Tag zu Tag wechseln; sind doch vielfach gerade diese Kranken neuropathisch und vegetativ-stigmatisiert.

Theoretisch merkwürdig ist es, daß dies ausgesprochen einseitige Phänomen ein Hirndruckzeichen sein kann (KOCH).

Die Bezeichnung „*vestibuläre Tonusdifferenz*" läßt die Beteiligung aller Reaktionen des Syndroms an dem Phänomen erwarten. Auf die *Sekundärreaktionen* ist aber bisher in diesem Falle wenig geachtet worden; nur die einschlägigen Hirntumorfälle KOCHs waren stets von spontanem Vorbeizeigen begleitet. Sind nach KOBRAK Fall- und Zeigebereitschaft nicht immer deutlich, so kann das wohl an der geringen Intensität liegen, die hinter dem Symptom steckt; ist doch der Nystagmus nur latent! Daher bleiben die Sekundärreaktionen leicht unter der Schwelle der Diagnostizierbarkeit. Dagegen hat das Parallelgehen mit Schwindel und vegetativen Symptomen von Anfang an die Aufmerksamkeit auf sich gelenkt und für VOGEL und KOCH auch einen Maßstab praktischer Bewertung gebildet. Dies gegensätzliche Verhalten im vestibulären Syndrom gibt, meine ich, ebenfalls einen Hinweis auf die wesentliche zentrale Natur der „vestibulären Tonusdifferenz".

Die Betontheit der vegetativen Symptome gab beiden Klinikern Anlaß, die schon von KOBRAK angeregte *pharmakodynamische Beeinflussung der vestibulären Erregbarkeit* als Prüfungsmethode erneut aufzunehmen. Gesetzmäßigkeiten haben sich dabei nicht ergeben, wohl aber manchmal eine heilsame, wenn auch vorher nicht irgendwie bestimmbare Einwirkung.

36*

Kobrak wollte neben die *zentrale vestibuläre Tonusdifferenz* noch eine *periphere Augenmuskeltonusdifferenz* stellen, wie sie etwa bei einseitigem Einstellungsnystagmus, z. B. der Blickparesen, besteht. Er wollte sie voneinander unterscheiden durch feine Auswahl der vestibulären Reizmethoden. Indes genügen dazu schon ein exakter Vorversuch und differentialdiagnostische Kenntnisse vom Spontannystagmus. In der Hauptsache sollte die Festlegung einer peripher efferenten Ursache des einseitig überwiegenden Nystagmus vor Vertauschung mit vestibulärem Nystagmus schützen; selbstverständlich muß man sich vor Verwechslung mit ihm, sowie auch mit der *vestibulär bedingten Schlagfeldverlagerung* (s. S. 502) hüten.

Gehen *vestibuläre Tonusdifferenz und Übererregbarkeit ohne Spontannystagmus* einher, so erwecken sie den Eindruck einer

Nystagmusbereitschaft.

Diesen Namen hat ursprünglich Kobrak geprägt. Er hat ihn zum guten Teil in einem Sinne gebraucht, den wir heute als Verstärkung eines reaktiven Nystagmus durch die verschiedensten sensiblen, okulomotorischen bzw. tiefensensiblen und psychischen Einflüsse (s. S. 546) auffassen müssen, verwendet. Sprachliche Gewohnheit ließ später auch die Interferenzen mit einem nichtvestibulären Spontannystagmus oder, wie wir soeben erfuhren, einen latenten Vestibularnystagmus und die dadurch hervorgerufene Verstärkung des reaktiven Nystagmus in diesen Begriff einschließen. Von den verschiedenen Seiten wurde alles promiscue Nystagmusbereitschaft genannt, so daß ich die Isolierung der bisher gesondert besprochenen Phänomene aus dem umfassenden Begriff für zweckmäßig halte. Wir präzisieren dadurch die vestibuläre Diagnose, verkennen aber nicht die Bedeutung der übrigen sensorischen Gleichgewichtsfaktoren am Zustandekommen eines scheinbar nur-vestibulären Reizerfolges.

Die Nystagmusbereitschaft schließt in sich eine *ausgesprochene Richtungsbestimmtheit* (Kobrak)! Allerdings kann eine solche nach mehreren Seiten bestehen.

Als Bereitschaft dürfen aber nicht etwa alle Zustände gelten, die Kobrak als *Sensibilisierung* beschrieben hat. Diese kommt vor

1. nach vorausgegangenen vestibulären Reizungen.

Es handelt sich aber nicht um vestibuläre Interferenzen, denn: a) ist sie nachweisbar auch wenn die periphere Auslösung von dem im Versuch noch nicht gereizten Ohre ausgeht, z. B. beim pseudoparadoxen Kaltnystagmus nach Kobrak (1922); b) kann sie sich noch auswirken, nachdem der erste Reizerfolg nur noch in einem veränderten Zustand des zentralen Nervensystems nachklingt (Untersuchungen der Schule M. H. Fischer); c) kann sie sich bemerkbar machen, wenn der vorhergegangene Reiz z. B. ein Lagereiz noch gar nicht zum spezifischen Erfolg geführt hat.

2. infolge der mit der Reizung zugleich angekurbelten reflektorischen Verstärkung des Vagustonus. Diese und einige „gleichzielige" Einwirkungen, so vor allem auf das Gefäßsystem, sind nach Kobrak als nahezu normal zu betrachten.

Diese *Sensibilisierungsmomente besitzen keinerlei Richtungsbestimmtheit!* Sie seien die individuell usw. schwankende physiologische Grundlage, auf der sich meßbar die gerichteten Erfolge aufbauen, sagt Kobrak. Während die unter 1. genannten für die Erhaltung technischer Sauberkeit unserer Prüfungen sorgsamer Berücksichtigung bedürfen, sind die über andere nervöse Systeme laufenden Vorgänge unter 2. durch die Möglichkeit krankhafter Steigerung zum Gegenstand der von Kobrak aufgestellten vegeto- und angioneurotischen vestibulären Krankheitsbilder geworden.

Der *Zustand der vestibulären Erregbarkeit* ist selbstverständlich *nie von vornherein als unabänderlich zu betrachten. Eine* Art derselben kann in die andere übergehen. Natürlich entspricht die gewöhnliche Reihenfolge des Nachlassens der Erregbarkeit einem Fortschreiten und eine von schwerer Erregbarkeit her sich leichter gestaltende dem Zurückgehen der Vestibularschädigung. Vor der

Heilung kann sich dabei noch einmal ein Zustand der Übererregbarkeit einschalten — ohne daß eine funktionelle Überlagerung vorliegt —, wenn wir die Ansicht LEICHERs übernehmen. Einen *Wechsel der Seite der Übererregbarkeit* im Laufe von Jahren hat ebenfalls LEICHER einige Male beobachtet. Es waren *traumatische Fälle.* Bei ihnen pflegen sich die Spontansymptome zurückzubilden ehe die Reizerregbarkeit wieder erscheint; in umgekehrter Folge geht die Wiederherstellung selten vor sich. (Näheres bei LEICHER und KOCH.)

Eine vorübergehende Schädigung ist *unter den labyrinthären Erkrankungen* der unvollständigen Schädigung so gut wie vorbehalten; trotzdem erfolgt auch oft genug deren Abheilung mit Verlust der Funktion! Deshalb ist es auch so wichtig, nicht sicher für die Funktion verlorene Fälle, wie die syphilitischen so früh als möglich durch spezifische Mittel zum Rückgang zu bringen.

Aus gleichen Gründen legt der Ohrenarzt Wert darauf, wenigstens klinisch eine „seröse" von einer „eitrigen" diffusen Labyrinthitis zu unterscheiden, da jene z. B. nach Tuberkulose oder Scharlach, die Funktion nicht unwiederbringlich zerstört und ihr sicherer konservativ als operativ — im Gegensatz zur eitrigen — die Lebensgefahr genommen wird!

Auf Wiederkehr der Funktion lassen oft *neuritische Ausfälle* sehr lange warten (JAEHNE, SVENSON); auch die in der Lokalisation vielleicht *nukleären* elektrischen Schäden (s. KLESTADT, PERSCHEWITZKY). Je länger bei diesen Funktionserluschen innerhalb der peripheren Neuren Spontannystagmen und Gleichgewichtsstörungen anhalten, um so größer ist die Hoffnung auf Erholungsfähigkeit (Leuchtgasvergiftung nach RUTTIN).

Ein *als einziges krankhaftes Symptom* trotz Ausheilung einer Radikaloperation *verbleibendes Fistelsymptom* kann weiter nichts als einen funktionell nachweisbaren Defekt bedeuten; wie NYLÉN und BONDY fand ich seinen Rückstand mehrere Male jahrelang, ein mir nicht mehr gegenwärtiger Verfasser sogar 16 Jahre lang!

Eine mehr oder weniger vollständige Wiederherstellung nach einer vollständigen Ausschaltung erfahren des öfteren die blanden Folgen einer stumpfen Schädelverletzung. Nach KOCH kehrte die Funktion frühestens nach 3 Monaten, spätestens nach 6 Jahren zurück. Schnell milder werden und verschwinden, möglicherweise nur „transitorisch" die Herdstörungen der *multiplen Sklerose,* in langsamerem Zeitmaße des öfteren diejenigen der *Encephalitis epidemica,* wenn auch von dieser neben flüchtigen Erscheinungen dauernde beobachtet werden, die, erst im postencephalitischen Zustande zu Gesicht gekommen, in der Regel unter den Störungen der assoziierten Augenbewegungen verzeichnet werden (s. S. 632 und Abschnitt BIELSCHOWSKY). Die transitorischen Erregbarkeitsveränderungen haben sich nach O. BECK nicht nur als wertvolles Kennzeichnen der multiplen Sklerose (1913), sondern auch in ihrer Abgrenzung gegenüber Tumoren bewährt. Nach O. BECK (1921) kehren auch syphilitische Erkrankungen, die über den Typ der Diskrepanz zur Areflexie geführt hatten, gern auf dem Wege der Heilung über dieses Stadium wieder zurück.

Einen Wechsel im Verhalten der Erregbarkeit nach *Trauma* bringt LEICHER im Zusammenhang mit vasomotorischen Veränderungen. Solche liegen wohl auch dem von Tag zu Tag wechselnden Veränderungen der Erregbarkeit zugrunde, die DE KLEYN und VERSTEEGH von MENIÉREs Fällen hervorheben. (Gegen einen Wechsel innerhalb ein und derselben Untersuchung, den ich in einer Arbeit auch mal angegeben fand, kann ich nur untersuchungstechnische Bedenken haben.)

Die *plötzliche Funktionswiederkehr* erklärte sich MAUTHNER ebenfalls aus Abhängigkeiten vom Gefäßnervensystem. Solange wir keine auf seelischem Wege entstandene Vollähmung des R. vest. kennen, können wir diese etwas stark kontrastierende Deutung übernehmen für diese zweifellos sehr seltenen Fälle. Mir selbst sind sie nie vorgekommen.

Um den Erregbarkeitszustand bzw. den quantitativen Erfolg der einzelnen Reizversuche kurz wiederzugeben, bedient man sich häufig einfacher Zeichen; ich würde empfehlen: für normal erregbar +, untererregbar —, nicht erregbar 0, übererregbar ++. krampfhaft erregbar +++ zu wählen.

Damit läßt sich gut die Schreibung nach FRENZEL (s. S. 473) verbinden.

III. Wesen und Wert einzelner vestibulärer Symptome.

1. Spontannystagmus und -deviation der Augen.

Der Nystagmus benötigt zum Zustandekommen nur einen Hirnstammabschnitt von der vorderen Tangentialebene zum III-Kern bis zur hinteren Tangentialebene der großen vestibulären Kerne. Die Radix descendens vest. ist also nicht in ihrem ganzen Umfang dazu erforderlich. Die Kleinhirnkerne, die so massive Verbindungen zu den vestibulären Kernen besitzen, sind anscheinend nicht einmal beteiligt[1], wobei die enge örtliche Beziehung des Nucl. Bechterew zum Kleinhirn nichts an seiner rein vestibulären Natur ändert. Zwischenhirn und Großhirn einerseits, Kleinhirn andererseits hatten sich schon seit HÖGYES' klassischem Nachweis in vielen Tierversuchen als entbehrlich erwiesen. Diese Feststellung konnte in den letzten Jahren an einigen menschlichen Mißbildungen (DENKER, DE KLEYN und SCHENK, CATEL und KRAUSPE, GAMPER) bestätigt werden.

Da es sich beim Nystagmus ausschließlich um assoziierte Augenbewegungen handelt, müssen quere Verbindungen benutzt werden. Sie sind sicher schon caudal zwischen den Kerngruppen der beiden Seiten vorhanden (s. SPITZER, MARBURG u. a.). Nach HÖGYES[2] können sie aber — beim Kaninchen[3] — in der Raphe noch bis in den oberen Teil des IV. Ventrikels hinein durchschnitten werden, ohne daß die Assoziation der vestibulären, reflektorischen und kompensatorischen Augenbewegungen irgendwie verändert würde. Auch beim Menschen sprechen die Fälle einseitiger, weitgehender Degenerationen im Kerngebiet in gleichem Sinne.

Die maßgebenden Verbindungen werden durch die *Kreuzungen* im sekundären Neuron gebildet. Von sämtlichen Vestibulariskernen gehen solche zum hinteren Längsbündel der Gegenseite — nur sind sich die Untersucher über Stärke und Wert derselben im Verhältnis zu den ungekreuzten Anteilen noch nicht einig (s. Abschnitt POLLAK). Man wird wohl beachten müssen, daß beim Menschen sich die mächtige Entwicklung des Nucl. Bechterew (KAPLAN, REICH) und die starke Rückbildung des Nucl. Deiters an der Faserverteilung in dem hinteren Längsbündel auswirken wird, das das bedeutendste und unmittelbarste Verbindungsbündel zu den Augenmuskelkernen vorstellt. Neben ihm versieht wohl die Formatio reticularis — zu der es jedenfalls an Verbindungsfasern nicht fehlt (s. POLLAK) — unter ihren außerordentlich vielen Assoziationen sicherlich auch diese Reflexfunktion[4]. Doch der Auffassung, daß ihr allein, wie es LORENTE DE NÓ vom Kaninchen behauptet, diese Aufgabe überlassen sei, steht schon der Umstand entgegen, daß in ansehnlicher Zahl der Nachweis erbracht ist, daß Herden im hinteren Längsbündel eine ausgesprochen vestibuläre, supranukleäre Reflexstörung entspricht; denn die erfahrenen Unter-

---

[1] Die Angabe KOHNSTAMMS über die Beteiligung des Ncl. embolo-globosus sehe ich später bei der Deutung verifizierter Befunde nicht verwertet; sie bezog sich auf Kaninchen.

[2] Von DE NÓ mit moderner Technik bestätigt.

[3] Der oft erneute Hinweis auf die Herkunft aus Tierversuchen ist nicht zu entbehren; denn mit aufrechter Haltung und frontaler Augenstellung sind gerade im vestibulären System und allem, was zu ihm reflektorische Beziehungen hat, bedeutsame Veränderungen, funktionell und anatomisch eingetreten, so daß wir bisher oft nur ein Recht auf Vermutungsschlußfolgerungen haben.

[4] Weitere Angaben siehe JONES und FISCHER, S. 508.

sucher — ich nenne nur Brunner — dürften in ihren vollständigen Schnittserien Herde in der Formatio reticularis nicht übersehen haben.

Im hinteren Längsbündel übertrifft vermutlich doch die Zahl der gekreuzten Fasern für den Nystagmus im ganzen die der ungekreuzten; denn jedes Vestibularsystem hat das Bestreben, die Augen nach der Gegenseite zu wenden und zu rollen. Normalerweise halten sich beide Systeme das Gleichgewicht („Ohrtonus" der Augen nach Bartels).

An der reflektorisch assoziierten Muskeltätigkeit sind jedesmal sämtliche Augenmuskeln beteiligt. Diese Forderung hatte schon Bartels und später A. Bielschowsky (1916) erhoben. Erst de Nó hat sie für unser Fachgebiet [1] — de Kleyn zufolge vielleicht schon im Übermaß — in den Vordergrund gestellt, indem er die ältere Auffassung von der reziproken so gut wie ausschließlich, Innervation je eines Synergistenpaares nur für die statischen Reflexe noch anerkannte. Unsere wesentlich praktischen Betrachtungen dürfen sich aber noch dieser bedienen; nur müssen wir bei den Vertikalbewegungen mit Paaren rechnen, deren Teile selbst aus je einem Heber und Roller bestehen.

Wichtig ist es zu wissen, daß ein einziger Muskelnervapparat, z. B. der M. lateralis und der N. VI genügen kann, um bei Tier (Kubo, Bartels) und Mensch einen regelrechten Nystagmus nach beiden Seiten hervorzubringen, wie für diesen sowohl an einigen Mißbildungen als an vollständigen N. III-Lähmungen [2] von de Kleyn mit Schenk sowie mit Tumbelaka bzw. Catel und Krauspe, sowie von Burger gezeigt werden konnte; im Falle mit Schenk kamen bemerkenswerterweise typische Augendrehreflexe nach beiden Seiten zustande bei fast vollkommenem Fehlen des rechten Nucleus Deiters; im Fall Catel-Krauspe bestand divergierend-horizontaler Spontannystagmus.

Die *langsame Phase des Nystagmus* wird zweifellos durch eine Erregung im Vestibularsystem ausgelöst. Sie ist nystagmographisch als die primäre Phase zu bestimmen [Dodge (1923), Ohm (1930)]. Da die peripheren Zentren des primären Neurons entbehrlich sind, wie der Bechterewsche Nystagmus lehrt, muß sie ihre Funktionsbasis in dem Kerngebiet des N. vest. haben. Die langsame Phase erlischt ferner nach Rosenfeld bei der fortschreitenden Narkose auch erst im Augenblick der Pupillenerweiterung und Reaktionslosigkeit, also kurz vor dem Atemstillstand, was mit Rücksicht auf die vorhergegangene Feststellung sehr interessant ist.

Wo aber kommt der *Anstoß zur raschen Phase* her? Die rasche Phase ist weniger widerstandsfähig. Das konnte ebenfalls graphisch in sorgsamen Drehnystagmustrainingsversuchen von Dodge gezeigt werden. Und sie besitzt auch eine gewisse Selbständigkeit aber —, daran ist festzuhalten, stets bleibt sie abhängig vom Vorausgehen der langsamen Phase (Gertz). Ich konnte *nie* so etwas wie eine *isolierte vestibuläre rasche Phase* beobachten, von der, wenn ich nicht irre, außer Borries auch Lutz einmal spricht.

Von Labyrinth und Nervenstamm stammt die rasche Phase nicht ab, was wiederum durch den Bechterewschen Nystagmus bewiesen wird; ebensowenig von der propriozeptiven Sensibilität der Augenmuskeln, was durch Kleyn experimentell dargetan ist. Die Großhirnrinde hatten Bárány u. a. als Ursprungsstelle angesehen. Das Verschwinden der raschen Phase in der Narkose hatte diesen Gedanken wohl nahe gelegt, die Natur selbst aber ihn in Gestalt der schon einmal genannten Mißbildungen als irrtümlich demonstriert. Es legt sich eben nur der Schleier der Betäubung auch über den Hirnstamm, wo

---

[1] Im Tierversuch!

[2] In einem solchen Falle erhielt ich auf dem Auge der vollständigen III-Lähmung, das eine Kontraktur des M. ext. zeigte, nur ein Zittern auf vestibuläre Reizung, während das andere paretische Auge eine ebenenverzerrte nystagmische Reaktion (s. S. 599) gab.

er übrigens noch den Cornealreflex vor der raschen Phase erlöschen läßt (RUTTIN, BRUNNER). CORDS (1932) konnte feststellen, daß die rasche Phase des vestibulären Nystagmus — dagegen nicht diejenige des optokinetischen! — nach Unterbrechung der Willkürbahn im Großhirn gut erhalten blieb[1]. Sie kann also nur vom Hirnstamm, allerhöchstens vom Zwischenhirn stammen[1].

Da der *Nystagmus*, soweit er oral der Kerne — wenigstens soweit er *vom internukleären Abschnitt des Tractus vestibulo-mesencephalicus aus* — hervorgerufen wird, bereits von vornherein eine krankhafte Erscheinungsform zu besitzen pflegt (s. S. 604), so bleiben aus der Überlegung heraus eigentlich ebenfalls nur noch die Vestibulariskerne als Quelle der raschen Pase übrig. In Tierversuchen hat nun SPIEGEL tatsächlich durch fortlaufende Abtragung von Hirnscheiben beim Säugetier die vestibulären Kerne als Zentrum für beide Phasen so gut wie sicher erwiesen. An diese tierexperimentelle Feststellung müssen wir uns einstweilen halten.

Rein gedankenmäßig, aber an Hand zahlreicher Nystagmuskurven vom Menschen, ist OHM zu der Annahme gekommen, daß in den vestibulären Kernen das Zentrum des Nystagmus, also beider Phasen, liege. Ja, er meint, die rasche Phase nach der optokinetisch ausgelösten langsamen Phase entstehe auch in ihnen, die geradezu als „Augenmuskelsender" funktionierten.

BÁRÁNY (1907) hatte in der kurzen Strecke, die zwischen Vestibulärkernen und Abducenskern sich erstreckt, ein *supranukleäres Blickzentrum* gesucht und in ihm, meinte er, sollten sich corticale Impulse zur raschen Phase vereinen mit den vestibulären zur langsamen Phase.

Mit Hilfe desselben gedachte BÁRÁNY auch ein kardinales Zeichen zu erklären, die *Verstärkung* des vestibulären Nystagmus *beim Blick in seine Schlagrichtung*. Je mehr mit Ablauf *einer* langsamen Phase die Augen zur Seite derselben, sagen wir zur linken Seite, gezogen sind, um so mehr müßten sich Hemmungen in den Kernen der antagonistischen Seitenwender (also der Rechtswender) häufen und dadurch zunehmend Spannkräfte in dem Schaltzentrum (dem rechten supranukleären Blickzentrum) sammeln, die die vestibuläre Phase in ihrem Richtungssinne jetzt also in Richtung der raschen Phase durchbrechen. WITTMAAK hatte ohne Rückgriff auf ein Zentrum es dahin gedeutet, daß der Gegensatz zwischen der willkürlichen Blickinnervation und der unwillkürlichen Deviation die Stärke des schnellen Rückschlages bestimmen muß. Nicht zutreffen dagegen kann BORRIES Auffassung, daß die Stärke der Entspannungstendenz sich mit der Entfernung von Geradeausblick stärker geltend mache, oder die Auffassung MUSKENs, daß vielfältige Innervationen die Ursache abgeben, die bestrebt sind, das Auge in die Mittelstellung zu drängen, da der Nystagmus ja nicht in der II-Gradesstellung, sondern in der I-Gradesstellung am schwächsten ist. DOHLMANN bringt die Verstärkung nur mit der Größe des Deviationsausschlages in Verbindung, während KLESTADT den Funktionszustand des deviierenden Muskelpaares maßgeblich sein läßt, in dem ihre Erschlaffung eine verstärkende, ihre Zusammenziehung eine abschwächende, unter Umständen eine hemmende Tendenz auf die rasche Phase ausübt. Das entspricht physiologischen Gesetzen; KLESTADT hatte diese Beziehung aus den Vorgängen bei einseitiger Blicklähmung und erhaltener Blickfähigkeit auf der anderen Seite geradezu zwangsmäßig ableiten müssen und glaubt, sie in alten BARTELschen Kurven (1911) bestätigt zu sehen. Damit sind wir wieder zurückgekehrt zu einer Entstehung beider Phasen aus einem Rhythmuszentrum;

---

[1] Jedoch daraus, daß das Nachlassen der raschenPhase parallel dem Fortschreiten einer Blicklähmung geht — ein regelmäßiges Symptom derselben (vgl. S. 605) —, darf nicht allein auf Läsion der Willkürbahn und zentrale Entstehung der raschen Phase geschlossen werden, wie v. SANTHA es jüngst (Arch. f. Psychiatr. **102**, 250 (1934)] zu tun scheint. Es handelt sich dabei um ein typisch supranukleär-vestibuläres Symptom!

denn diese gegenseitige Beeinflussung geschieht durch zentrale Induktion. Wo im Hirnstamm sie erfolgt, bleibt noch dahingestellt. Vielleicht wechseln sich darin sogar verschiedene Zellgruppen oder Kerne — möglicherweise abhängig von dem angesetzten Reize — ab, die nach NYLÉN bis zu den Augenmuskelkernen für diesen Zweck mit in Frage kommen.

Vielleicht gibt es nicht nur *ein* Zentrum für die rasche Phase bzw. die Vervollständigung eines so wichtigen Reflexes, wie der dynamischen Deviation, alias langsamen vestibulären Phase zum Nystagmus. Damit ließe sich DE NÓS am Kaninchen gewonnene Auffassung vereinen, daß die rasche Phase ihr Zentrum in der Formatio reticularis habe und sogar eine recht komplizierte aus mehreren Neuronen zusammengesetzte Bahn besitze. Bei den Vertikalmotorenlähmungen deutet auch die Klinik auf diese Möglichkeit hin. In Punkto Zentrume konnte sich allerdings SPIEGEL nicht DE NÓ anschließen, wohl aber hinsichtlich der Möglichkeit der Vermittlung des Reflexes durch 2 Bahnen (s. oben).

Daß die *Impulse für die rasche Phase*, um das zu wiederholen, *nicht mit den Blickimpulsen identisch sind*, geht schon daraus hervor, daß während des Nystagmusablaufes der Willkürblick normalerweise in vollem Umfang möglich ist und daß es es eine *rollende* willkürliche Blickbewegung überhaupt nicht gibt (LUTZ). Andererseits die Blickbewegungen nur für automatische Hirnstammvorgänge zu halten, wie MUSKENS es wohl tut, widerstrebt allen Voraussetzungen physiologischer und psychologischer Art. Gibt es doch auch beim Menschen, wie FÖRSTERs intraoperative Untersuchungen zeigten, corticale Zentren für die assoziierten Augenbewegungen.

Die Blickinnervationen müssen sich zusammenfinden mit den vestibulären — mit oder ohne supranukleärem Blickzentrum. Gibt es dieses, so muß es ganz nahe am, wenn nicht im VI-Kern liegen. Die rein vestibuläre Strecke hinter ihm bildet dann — mit Brücken- und Corticalbahn — die „Gabel". Eine ververmittelnde Angabe stammt von MARBURG. Nach ihr kann die Blickbahn zuweilen weiter zurück bereits in die vestibulären Kerne einmünden, das anatomische Gegenstück zu OHMs Standpunkt[1] (s. oben).

Auf denselben Bahnen fließen denn auch die Impulse für diejenige rasche Phase zurück, die durch eine optokinetisch ausgelöste langsame Phase erzeugt wird. Infolgedessen muß auch diese bei supranukleären vestibulären Lähmungen beeinträchtigt werden können (s. S. 604). Diese von der Rinde kommende Bahn kreuzt *vor* der Einmündung ins vestibuläre oculomotorische System.

In jedem hinteren Längsbündel verlaufen dann, um das noch einmal klar herauszustellen, Fasern für jede Seitenwendung zur selben Seite, also Fasern für jede langsame und rasche Phase zur selben Seite. Erregung in einem hinteren Längsbündel erweckt gleichzeitige Hemmungen in dem reziprok leitenden Faserbündel (vgl. SPIEGEL und TESCHNER).

Auf den vom Hirnstamm aus in seiner Form bedingten — paläöcephalen — Reflex erstrecken sich nun noch *zusätzliche Einwirkungen vom — neocephalen — Klein- und Großhirn* aus.

Daß der Umweg der Innervation über das Kleinhirn — über dessen Etappen und Züge die anatomischen Darstellungen (MARBURG, SPITZER, MUSKENS, INGVAR, s. POLLAKs Abschnitt) auseinandergehen und an anderer Stelle nachgelesen werden müssen — unter normalen Verhältnissen benutzt wird, um eine gewisse Regelung auf den Nystagmus auszuüben, ist zu erwarten; hat er doch auf andere mit vestibulären Reflexen verbundene Phänomene einen wesentlichen Einfluß, so vor allem auf die Sekundärreaktionen (s. S. 617), nach POLLAK sogar auf die Hals- und nach SPITZER auf die Stellreflexe. Für die Beeinflussung vom Großhirn her, die vermutlich in einer allgemeinen Dämpfung der Reflexe besteht, müssen wir die Bahnen der assoziierten Augenbewegungen in Anspruch nehmen.

---

[1] 1932 hat SPIEGEL die vestibulären Kerne als Relay der Seitenwendung für die Katze sichergestellt. Nach VAN GEHUCHTEN liegt das Seitenwenderzentrum sogar im innersten Teil des Ncl. triangularis.

Nun sind von einer Reihe von Untersuchern Ausstrahlungen der vestibulären Mittelhirn-bahnen in das Zwischenhirn (Marburg, Spitzer, Muskens, Winkler) nachgewiesen worden, so daß die Einlage von Schaltzentren in seinem Bereich Wahrscheinlichkeit für sich hat. Als solche sieht Muskens den Nucl. commissurae post. und Ncl. interstitialis für die Bahnen der waagerechten und rollenden Bewegungen — nicht nur der Augen, sondern auch des Körpers und der Glieder — an, während er das dritte vestibuläre Zentrum für die Bewe-gungen in der Senkrechten im Neo-Striatum (s. S. 607) sucht. Damit wäre ein Block an das vestibuläre System angeschlossen, von dem aus tonische und rhythmische Bewegungen geregelt werden, Bewegungen, die gerade für die vestibulären Reflexe bezeichnend sind.

Die Anteilnahme von Klein- und Großhirn am Nystagmus ist in bemerkens-werten Halbseitenexstirpationen am Tier (Korányi und Loeb, Bauer und Leidler, Max Müller) an der Steigerung der Erregbarkeit des Labyrinths derselben Seite — z. T. verbunden mit Untererregbarkeit auf der Gegenseite — offenbar geworden. Mehrfach sind an menschlichen Erkrankungen ganz ähn-liche Beobachtungen gemacht worden [Bartels (1919), Dusser de Barenne und de Kleyn, de Kleyn und Versteegh (1927), Brunner (1919)]. Die Häu-figkeit vestibulärer Hyperreflexie bei Großhirnerkrankungen hängt damit zu-sammen. Auf diese Weise ist auch der scheinbare Widerspruch zu verstehen, daß der durch teilweisen Ausfall im hinteren Längsbündel durch „Zerglie-derung" (s. S. 574) charakteristisch abgeschwächt verlaufende Nystagmus als solcher übererregbar ist.

Gesuchter erscheint es, den Zusammenhang der vestibulären Reflexe mit den höheren und jüngeren Hirnabschnitten in der Vorstellung zu suchen, die — wenn ich ihn recht verstehe — Barré hinsichtlich des Kleinhirns zum Aus-druck brachte (s. Hautant), daß sie nämlich erst dadurch etwas mit den vesti-bulären Reflexen zu tun bekommen, daß abnorme Vorgänge in ihnen oder Unterbrechung der Verbindungen mit ihnen störend auf Nystagmus, zeigen usw. wirken.

Spontannystagmus und -deviationen im klinischen Bild.

Der *Spontannystagmus als Reizsymptom* ist von dem *Spontannystagmus als Ausfallsymptom* äußerlich nicht zu unterscheiden. Die Deutung als Reizsymptom ist leicht, solange beide Vestibularsysteme noch erregbar sind. Schwierig wird sie nach dem Funktionserlusch. Betrifft er ein Labyrinth, so können noch die — wie Güttich sagt — „totwunden" Nervenendigungen oder Nervenstämme dieser Seite sich in einem erhöhten Erregungszustand befinden. Aber das kann nach physiologischen Gesetzen nur eine sehr kurze Zeit lang der Fall sein. An-läßlich der therapeutischen Zerschneidungen des N. VIII sind leider keine Messungen vorgenommen; an Kaninchen fand de Nó den Stamm nur bis zu einer Stunde leitfähig. Außerdem schließt sich anatomisch nach Tagen oder Wochen sowieso die für den rechten Vestibularis gültige Wallersche Nerven-degeneration an.

Ein *spontaner Reiznystagmus* bei einseitiger, eventuell beidseitiger *peripherer Funktionsausschaltung* kann also nur im Anfangsstadium in Frage kommen oder auch kurz vor einer glücklichen Wiederkehr der Labyrinthfunktion. Seine Dauer habe ich einmal auf 5 Min., ein zweites Mal auf höchstens 1 Stunde da-durch festlegen können, daß der Nystagmus von diesem Zeitpunkt an seine Richtung gewechselt hatte. Hautant gibt denselben mit 2—4 Tagen nach therapeutischer Durchschneidung des horizontalen Bogenganges an.

Ein solcher spontaner Reiznystagmus soll allgemeiner Anschauung nach eigentlich *zur kranken Seite* schlagen, wie das auch in meinen beiden Fällen und dort zutraf, wo er als Heilungszeichen sich einstellte (Neumann, Uffenorde, Hautant). Als Gegenstück zu einem meiner Fälle, in dem der waagerechte Bogengang angeschlagen war, besitzen wir den Fall Leidler, der sofort nach Verletzung des hinteren Bogenganges einen drittgradigen Nystagmus *zur Gegen-*

seite zeigte. HINSBERG vertrat stets die Ansicht, daß ein Reizspontannystagmus zur Gegenseite häufiger vorkomme. Auch HINSBERG zweifelte nicht daran, daß ein labyrinthärer Reizspontannystagmus nicht unbeschränkt bestehe und nach der Labyrinthlähmung der Nystagmus auch von anderer Stelle, speziell von der gesunden Seite ausgehen könne. Aber der Reizzustand kann sich lange erhalten. Dafür sprechen all die Schwankungen, wie sie ein Lähmungszustand nicht haben kann (s. a. JANSSEN-KOBRAK), vor allem die häufig auffallend starke Abschwächung des Spontannystagmus — und der subjektiven Erscheinungen — im Anschluß an die Labyrinthoperation. WITTMAAK wählte für die Phänomene die Bezeichnung „Erregungs"- bzw. „Ausfalls-Dekompensationsnystagmus"; er stellte dabei in den Vordergrund den symmetrischen Tonus beider Vestibularsysteme. Der Erregungsnystagmus wird daher zur selben Seite, der Ausfallsnystagmus zur gesunden Seite schlagen.

Spontannystagmus durch Ausfallsdekompensation kann noch lange Zeit latent vorhanden sein. Als unter I-Grades (latenter Nystagmusrest UNTERBERGERs) ist er nur mit Brillen bzw. an den Erscheinungen der vestibulären Tonusdifferenz zu erkennen.

Bei den *entzündlichen Erkrankungen des Labyrinths* kommt jedenfalls in der überwiegenden Mehrzahl der Fälle ein zur Gegenseite gerichteter Nystagmus zu Gesicht, und zum Glück kommt es für den klinisch wichtigsten Punkt, die Operationsanzeigestellung, wenigstens nicht auf die Frage Reiz- oder Ausfallnystagmus an, sondern auf die Diagnose der Art der Labyrintherkrankung und etwaige Komplikationen.

Des öfteren schlägt aber *auch im ersten Stadium* der Spontannystagmus *nach mehreren oder allen Richtungen Ebenen.* Vielleicht handelt es sich dann gerade noch um ein Übergangsstadium aus einer unvollständigen, aber doch schon ausgebreiteteren Labyrinthentzündung heraus, für deren — vorhaltenden — Zustand dies Verhalten, eine Art Spiel der krankhaften Reize mit den verschiedenen Sinnesendstellen, geradezu kennzeichnend ist (ZANGES „Wechselnystagmus", KLESTADT).

Mit dem nicht mehr wechselnden, endgültigen, also mit dem üblichen Spontannystagmus bei peripherer Funktionsausschaltung stellt sich auch die Schlagebene beständig ein, *gewöhnlich horizontal-rotatorisch.*

Beim Angreifen der Schädlichkeit *am Nervenstamm* dürften dieselben Momente grundsätzlich in Frage kommen[1]; nur scheint, wohl infolge der *örtlichen Zusammenfassung* der Nervenfasern der im Labyrinth einzeln gelegenen Sinnesendstellen, der *Wechselnystagmus kaum* aufzutreten. Ein Beispiel für *spontanen Richtungswechsel des Spontannystagmus* vom peripheren Nerven aus findet man unter den Berichten über therapeutische Durchschneidung des N. VIII, z. B. Fall 2 von CAIRNS und BRAIN. In diesem Falle bleibt sogar die Frage offen, ob nicht ein Reiznystagmus, nämlich vom Labyrinth aus, durch einen anderen Reiznystagmus, vom VIII-Stamm aus, abgelöst worden ist, der nun zur Gegenseite schlug.

Dieser *Richtungswechsel*[2], der *die neue Richtung für längere Zeit* anhalten läßt, ist gleich dem *unregelmäßigen* Wechsel bei der Labyrinthitis nec diffusa, nec purulenta, dem „Wechselnystagmus" ZANGEs, anscheinend zu unterscheiden von einem *periodischen Nystagmus alternans.* Wenige Einzelfälle sind unter

---

[1] Allerdings ergaben Kurven, die von den einzelnen Augenmuskeln beim Kaninchen aufgenommen wurden, nach DE NÓ eine grundsätzliche Verschiedenheit des Spontannystagmus nach Labyrinthoperation und nach VIII-Durchschneidung. In der menschlichen Pathologie können wir darüber noch nichts aussagen. In DE NÓs Tierversuchen herrschen jedenfalls derart empfindliche Verhältnisse, daß, streng genommen, nicht ein einziger Nystagmus dem anderen vollkommen gleicht. DE NÓ zufolge ist das wesentlich als Beleg für die Abhängigkeit des Nystagmus von dem dauernd veränderlichen Zustand des Zentralnervensystems anzusehen.

[2] Nicht mit Wechselnystagmus zu verwechseln!

diesem besonderen Namen beschrieben (s. Cantele und Grahe), von denen der van Rossems 12 Jahre hindurch beobachtet wurde. Sie wurden für zentral gehalten, sind aber ursächlich und auch theoretisch nicht befriedigend geklärt. Borries war geneigt, die Erscheinung als „vasculäres" Fistelsymptom anzusehen; es sollte dabei nicht an das Vorhandensein einer Labyrinthfistel gebunden sein, schien aber fast durchweg in derartigen Fällen von Borries gesehen zu sein.

Borries hatte bei seiner Deutung die Beziehung zu einem anderen Fistelsystem geleitet, zu dem Bárányschen „undulierenden Nystagmus". Dieser Báránysche Nystagmus, in Verbindung gebracht mit stark gefäßhaltigen Granulationen im Labyrinthdefekt, wird interessanterweise aufgefaßt als Kombination je einer langsamen Phase eines Nystagmus nach beiden Seiten!

Im übrigen hatte diesem Phänomen Borries noch einen „zitternden" Nystagmus gegenübergestellt, der — etwas spekulativ gedacht — aus 2 raschen Phasen bestehen sollte (vgl. S. 567, 568).

Die Periode des alternierenden Nystagmus hat nach Borries keinen feststehenden Rhythmus.

Tritt zwischen zwei Perioden nach einer Seite nur eine Deviation zu dieser, gewissermaßen ein im Entstehen „ersterbender" Nystagmus zur anderen Seite auf, dessen langsame Phase zuweilen auch ganz zum Erliegen kommen könne, so faßt das Borries als „periodisch einseitigen Nystagmus" auf.

Eine besondere Eigenschaft dieses offenbar recht starken Nystagmus ist es nach Borries, im Augenblick des Überschreitens der Mittellinie sofort zur entgegengesetzten Seite zu schlagen. Darin bestände ein Unterschied zum Retournement du Nystagmus nach Barré (s. S. 581).

Weniger einfach liegt die Frage: Reiz- oder Ausfallserscheinung bei Funktionsstörungen die auf das *Kerngebiet* zu beziehen sind. Die Kernfelder liegen schon auf *einer* Seite geradezu fantastisch zerstreut, mögen sie auch irgendwie einen anatomischen Zusammenhang haben (s. Pollaks Abschnitt). So können z. B. bei vollständigem Ausfall eines großen Feldes, etwa des Nucl. angularis noch beträchtliche Kernteile erhalten sein, die mit den motorisch-efferenten Bahnen zu den Augenmuskeln noch mittel- oder gar unmittelbare Verbindungen haben.

In diesem Zusammenhange ist die Angabe van Gehuchtens interessant, daß bei Menschen Läsionen der Kerne nie eine Deviation — vgl. jedoch die Vertikaldivergenz, S. 575 —, sondern einen Nystagmus (vgl. vielmehr Koch) hervorrufen, es sei denn, sie säßen im Ncl. Fuse, der von Winkler zum Ncl. triangularis gerechnet wird, jedenfalls dem Ncl. VI. räumlich überaus nahe steht.

Da wäre es schwer von Ausfallsymptomen zu sprechen, selbst wenn ausgesprochene Degenerationen in Kernteilen gefunden werden (vgl. Areflexie S. 555). Bárány urteilte allerdings in diesem Sinne, indem er Bezug nahm auf das nunmehr hemmungslose Funktionieren antagonistischer Zellgruppen bei Zerstörung bestimmter Kernpartien. Könnten sich aber nicht ebensogut noch die restierenden Kernteile im Reizzustand befinden bzw. die gesunden Abschnitte *eines* Kernteiles durch Einengung der ihr zufließenden Reize auf ein kleineres Areal in einen Erregungszustand geraten (Rotter)[1]? Die Bárány sche Erklärung angenommen, müßte die Leistung der Restgruppen der kranken Seite der Leistung der anderen Seite zugeschlagen werden; anderenfalls wäre es ja möglich, daß die kranke Seite in sich auskompensiert würde und beide Seiten sich dann wieder das Gleichgewicht hielten, d. h. kein Nystagmus zustande käme.

Pathologisch-anatomisch wissen wir, daß dem zentralen Spontannystagmus durchaus nicht immer, wie es Marburg gefunden hat, die Zerstörung des Nucleus Deiters (mit Ausschluß seiner abhängigsten Teile) oder der Kerne der ihm zugehörigen, absteigenden vestibulären Wurzel entsprechen muß; wir kennen auch

---

[1] Im Schriftenverzeichnis unter Klestadt und Rotter.

Fälle mit beschädigten Triangulares (KLESTADT-ROTTER, OLOFF-KORBSCH, SCHALLER); im letzten Falle war dieser Kern sogar vernichtet, während der DEITERS tadellos erhalten war. Eine Berechtigung, den BECHTEREWschen Kern ursächlich von diesen Vorgängen auszuschalten, besteht a priori nicht (vgl. S. 566, KOHNSTAMM und QUENSEL). — Über Herdlage im Verhältnis zur Schlagebene s. unten.

Klinisch wird der Spontannystagmus des vestibulären Kerngebietes als ein *Reizsymptom* immer auf die Seite bezogen, nach der er schlägt. Diese Eigentümlichkeit macht das Phänomen in Verbindung mit dem Erlöschen des zunächst zur gesunden Seite gerichteten labyrinthären Nystagmus zu dem Zeichen, das NEUMANN als überaus treffsicheres *Symptom für den labyrinth-entstammenden Kleinhirnabsceß* angegeben hat. Nachweis der Unerregbarkeit des gleichseitigen Labyrinthes bekräftigt es. Oft wird der nun zur Herdseite schlagende Nystagmus immer stärker. Auch eine Umstellung der allein oder zum Teil rollenden Nystagmusrichtung zur Gegenseite in einen rein waagerechten ist in gleichem Sinne zu verwerten (RUTTIN, GRAHE, MACKENZIE). Der NEUMANNsche Nystagmus ist aber nicht die häufigste Form bei otitischen Kleinhirnabscessen [FREMEL (1930)].

Nun kommt ein homolateraler Spontannystagmus auch bei anderen Kleinhirnerkrankungen vor, und das hat Anlaß gegeben, ihn „Kleinhirnnystagmus" zu heißen. Es erhebt sich dadurch die *Frage, ob vom Kleinhirn selbst ein Nystagmus ausgelöst werden kann.*

Zunächst bestehen anatomisch (s. S. 569) Möglichkeiten, auf denen sich die beiden wichtigsten Theorien aufbauen. Die erste, von RUTTIN läßt das Kleinhirn einen hemmenden, die zweite, von SPITZER, einen fördernden Einfluß auf die vestibulären Kerne ausüben (s. Abschnitt MARBURG). In Betracht kommen als Weg: kreuzende Bahnen — darunter vor allem der Tractus uncinatus —, möglicherweise aber auch gleichseitige Verbindungen. Nun stelle man sich vor, daß nur eindeutig umschriebene Läsionen der *ganzen* Bahn das Symptom zum Ausfallssymptom stempeln können, jede andere Läsion als Reizquelle denkbar ist; dann wird man begreifen, daß unter den „verifizierten" Fällen kaum einer so bis aufs Tüpferl passen wird, daß er es erlaube, zu den Theorien eine entscheidende Stellung einzunehmen. Die Auslegung kann fast immer in beider Sinne geschehen, ist aber meines Erachtens nach oft, vor allem in Nervenfällen, mit RUTTIN viel leichter durchzuführen.

Dem medialen Kleinhirngebiet liegen nun die vestibulären Kerne so benachbart, daß Ferneinflüsse auf diese selbst schwer auszuschließen sein werden. HILPERT nimmt das sogar hinsichtlich des ganzen Kleinhirns an.

Ich habe merkwürdigerweise einmal 3 Tage nach einer Kleinhirnpunktion einen Nystagmus zur gleichen Seite auftreten sehen, der innerhalb eines Monates restlos verschwunden war, ohne daß sich zu seiner Erklärung im klinischen Verlauf Anhaltspunkte für andere erkrankte Stellen — klinisch — geboten hätten. MACKENZIE sah nach einer Kleinhirnprobeincision sofort einen waagerechten grobschlägigen Nystagmus zur selben Seite an Stelle eines zur Gegenseite gerichteten waagerecht-rollenden labyrinthären Nystagmus einsetzen, obwohl das Kleinhirn gesund, der gesuchte Absceß — im Schläfenlappen zu finden war. Allerdings müssen wir von RUTTINs Standpunkt aus daran denken, daß das vestibuläre System der kranken Seite gerade dann im Übergewicht sein und den zu seiner Seite gerichteten Nystagmus erzeugen kann, wenn die hemmenden Kleinhirnbahnen fortfielen, ohne daß eine labyrinthäre Schädigung vorhanden ist[1].

---

[1] Andernfalls braucht die neue homolaterale Enthemmung nur der Ausfallsdekompensation des kontralateralen Kerngebiets die Waage zu halten — man muß daher vom Standpunkt der RUTTINschen Theorie aus staunen, daß labyrinthogene Kleinhirnabscesse kein ausgesprochenes Zwischenstadium zeigen, in dem der Spontannystagmus fehlt oder unklar ist.

Grahe hat entgegen anderen Verfassern (s. Marburg, Abschnitt) durch vorsichtige Berührung einer Kleinhirnabsceßwand mit Wattetupfern einen Nystagmus hervorgerufen, der den bis dahin zur Gegenseite bestehenden augenblicklich in einen gleichseitigen verwandelt hat. Ferner sieht man Nystagmus nach Absceßeröffnung ebenso oft aufhören, wie auch eine ganze Zeit lang weiterschlagen.

Fehlen eines jeden Nystagmus ist übrigens selten (Fremel), kommt aber selbst bei großen Abscessen vor (Brunner).

Sogar Halbseitenresektionen des Kleinhirns ließen das Erscheinen eines Nystagmus vermissen [Grahe (1928), Portmann], während sonst eine gleichseitige Übererregbarkeit der vestibulären Kerne danach — wie bei vielen Kleinhirnerkrankungen — eine wohlbekannte Folge ist (s. S. 552 u. 570 und andere Abschnitte).

Mit dieser Übererregbarkeit wird auch der für Kleinhirnkrankheiten des Kleinhirns bzw. der ganzen hinteren Schädelgrube (Güttich) bezeichnende Nystagmusklonus erklärt.

Wenn ferner die pathologisch-anatomisch nachgewiesene, ausgedehnte Unterminierungen der Kleinhirnrinde [Fremel (1923)], oder wenn Mark- oder Rindenerweichungsherde (Birkholz), besonders solche ohne Druckerscheinung (Bénési-Brunner), recht plausible Stützen für Theorien eines Kleinhirnnystagmus sind, so ist doch der für sie günstigste histologische Befund nicht eindeutig, sofern nicht wenigstens anatomisch die absolute Versehrtheit des übrigen vestibulären Systems beider Seiten gesichert ist. Der gegenteilige Fall kann nach einem Präparat von Brunner bzw. Obersteiner (Fehlen von Wurm und Nucleus fastigii bei schwerster Schädigung der übrigen Kleinhirnkerne) vorkommen! In der Tat stehen verschiedene gut untersuchte Fälle von Kleinhirnerkrankungen (ich nenne Pötzl, Fischer und Pöitzl, Klestadt und Rotter) zur Verfügung, die dartun, daß die vestibulären Kerne nicht unbeschädigt zu bleiben pflegen.

Im Tierversuch ist ein Kleinhirnnystagmus unter jenen eindeutigen Bedingungen nach Demetriades und Spiegel zu erzeugen.

Ein stichhaltiger Beweis für einen „Kleinhirnnystagmus" liegt, soweit ich sehe, noch nicht vor. Aber sein Vorkommen ist nicht schlankweg abzulehnen. Gewiß handelt es sich auch dann nur um einen Spezialfall des vestibulären Nystagmus (Barré, Diskussion Hautant).

Bénési und Brunner haben anläßlich einer ausgedehnten Erweichung in der Kleinhirnrinde eine, auch von Bing herangezogene, Deutung als Diaschisis gegeben.

Es ist selbstverständlich, daß sich den Kleinhirntumoren gleichartig die im Winkel sich entwickelnden Gebilde auf das Kerngebiet auswirken können, so daß dann die Erscheinungen sich mit den vom Nervenstamm ausgelösten vergesellschaften oder ablösen.

Im *Tractus vestibulomesencephalicus* sind die für die Funktion wichtigsten Faserbündel zu den Augenmuskeln — wenigstens beim Menschen — wieder zum größten Teil zusammengefaßt, und es ist in dieser Strecke kein energieerzeugendes Ganglion vorhanden. So muß man es wohl verstehen, wenn in ihr *jeder unvollkommene Schaden* sich bereits *im Sinne eines Ausfalles* auswirkt, d. h. im Überwiegen des Tonus des gegenseitigen Tractus und einer Abschwächung der verbliebenen eigenen Funktionsfähigkeit.

Dem entspricht, daß der *Spontannystagmus vom hinteren Längsbündel* aus zur kranken Seite gerichtet ist, und daß mit der Vollähmung desselben an seiner Statt eine Zwangsdeviation zur gesunden Seite eintritt! Da in diese Struktureinheit auch die Blickbahn eingeschlossen ist, *deckt sich* dieser Spontannystagmus *mit dem „blickparetischen Nystagmus" und die Zwangsdeviation mit der „Deviation*

conjugée vom Herde weg". Dieser „Brücken-" oder besser „Haubennystagmus",
hat zumeist seine Besonderheiten (s. unten S. 604).

Nach MARBURG und BRUNNER dürfen allerdings Deviationen dieser Art auch
auf vestibuläre Kerne, speziell in der absteigenden Wurzel bezogen werden, und
zwar handele es sich dabei gewöhnlich um vorübergehende oder vasculäre Erscheinungen. Das sind vielleicht jene Fälle, die (s. S. 569) die Möglichkeit zulassen, daß die willkürliche Blickbahn gelegentlich caudaler einschwenke. Derartige Vorkommnisse sind nach BRUNNERs Ansicht *zu Unrecht als labyrinthäre
Blicklähmung bezeichnet* worden.

Die *„Deviation conjugée zum Herde hin"* ist das bekannte Symptom der
höheren Abschnitte der okulomotorischen Bahn. Bald nach ihrem Verschwinden
kann sie noch latent bestehen. Dann kann es gelingen — ich weiß nicht, ob das
auch schon kurz vor ihrem ersten Erscheinen möglich ist — auch sie *durch vestibuläre Reizversuche*, man möchte sagen, hervorzuzaubern (BÁRÁNY, MEYERS).
Zur vestibulären Deviation conjugée kommt es oft bei Hirndruck (GRANT
und FISCHER, NEUMANN); ob sie aber dann nahezu unfehlbar, wie GRANT
und FISCHER nach nicht mehr als 4 Täuschungen unter 116 Fällen es behaupten,
Gewähr für supratentoriellen Sitz gibt, bleibt dahingestellt.

Die *Spontandeviation* ist *in diesen Fällen* tatsächlich eine *„einphasige"
Reaktion* (GERSTMANN), vorausgesetzt, daß der Kranke voll *bei Bewußtsein*
ist. Die nystagmische Reaktion stellt sich denn auch erst wieder bei Besse-
rung des Krankheitszustandes im Hirnstamm ein; sie bleibt bestehen, wenn der
Zustand dauernd ist, z. B. auch bei mangelhafter Hirnentwicklung bei Idioten
(ROSENFELD).

Eine Spontandeviation ist vor allem dann *einphasig, wenn sie Äußerung des
statischen Systems ist.* Solch tonische Deviation kann ohne und neben Nystagmus
vorkommen — über sie s. auch S. 591 —. Neben dem supranukleären Nystagmus
kann sie latent vorhanden sein, worauf schon A. BIELSCHOWSKY (1916) und später
wieder CORDS hingewiesen haben, indem sie sich in das nichtgelähmte Blickfeld
erstreckt. Doch könnte es sich meiner Meinung nach in solchen Fällen auch um
eine *Deviation durch Schlagfeldverlagerung* nach FRENZEL handeln.

Ein vestibulär-statischer Reflex ist nach neuerer Ansicht auch die *Vertikaldivergenz* (HERTWIG-MAGENDIEsche Schielstellung der Augen). Diese ist häufig
mit einer Seitenablenkung bzw. Rollung verbunden, so daß sie diagonal erscheint.
Doch besitzen die assoziativ-reflexen Augenbewegungen in jeder Ebene selbständige Mechanismen (PÖTZL und SITTIG), doch vgl. dazu MUSKENS s. S. 607.
Das Tonusverhältnis der Vertikaldivergenz sei beim Menschen [KÖLLNER zufolge
(PÖTZL u. SITTIG)] so, daß jedes Labyrinth das gleichzeitige Auge nach oben,
das gegenseitige nach unten zu treiben suche.

Die Vertikaldivergenz *neben* Nystagmus ist natürlich manifest. Nach PÖTZL
und SITTIG kann man sie als Enthemmung nach Fortfall von Einflüssen des
Flocculus, vielleicht auch des Zwischenhirns erklären. Sie könne aber auch als
Reiz- oder Ausfallssymptom unmittelbar von ihren Zentren aus aufzufassen sein.
Ihr Kernmechanismus habe eine zweifache Beziehung zum Hirnstamm: 1. zum
ventrocaudalen Deiters und der absteigenden Wurzel[1] und 2. zur Vierhügelgegend. OLOFF und KORBSCH wollen weniger vom Einfluß der vestibulären
Kerne wissen und halten für ausschlaggebend eine — vermutlich geringfügige —
Schädigung des hinteren Längsbündels, wenn ich nach ihrem Fall recht verstehe,
einer Seite. Die Divergenz ist aber nicht nur, wie es diese Verfasser meinen,
ein supranukleäres Symptom; der vestibuläre Einfluß kann z. B. nicht abge-

---

[1] Die auch schon einmal von WALLENBERG als Herd der Vertikaldivergenz angegeben war!

stritten werden, wenn interessanterweise eine Diagonaldivergenz nach therapeutischer Durchschneidung des N. VIII (Cairns und Russell Brain) auftritt[1].

Die Divergenz kann anfallsweise (Pötzl und Sittig, Fall 1), womöglich in abwechselnder Folge auftreten; ja es kann ein „Waagebalkennystagmus" vorkommen, wie er schon vor diesem Fall früher einigemal bei Hirnstammerkrankungen beobachtet worden ist (s. Wilbrand und Sänger).

Mit spontaner Deviation bzw. statischen Reflexen in Verbindung steht die Frage nach dem „labyrinthären Schielen". Ihr zugrunde liegt die Tatsache, daß die vestibulären Reflexe schon physiologisch auf *einem* Auge stärker als auf dem anderen in die Erscheinung treten können, und zwar dem Auge der gereizten Seite.

Ein Ausnahmefall Bartels' erklärt sich wohl aus der Bahnenkreuzung, da eine Großhirnerkrankung vorlag.

Diese Tatsache ist theoretisch in Kurven zahlreicher Tierversuche (u. a. Bartels, Mangold und Löwenstein, Magnus-de Kleyn), praktisch durch Auftreten von entsprechenden Doppelbildern [Rud. Panse (1907) — erstbekannter Fall —, Ruttin, Hoff u. Schilder (1933) u. a.] am Menschen erhärtet. Die tonische Natur der Schielablenkung lenkt dabei das Augenmerk auf die statischen Labyrinthreflexe speziell. Für ihr einschlägiges Verhalten anzuführen sind die stärkere Gegenrollung in Versuchen von Benjamins und Nieuhuis sowie von Gertz oder Opfer, die Feststellungen von Vertikaldivergenzen bei Mittelohreiterung in der berühmten Selbstbeobachtung von Bartels (1912), bei den therapeutischen Durchschneidungen des N. VIII-Stammes von Cairns und Brain und bei zentralen Herden von Pötzl.

Mit dieser Erscheinung nicht zu verwechseln ist die stärkere Abweichung *eines* Auges, die durch Interferieren mit einer Konvergenz zustande kommt, indem die Medianbewegung sich an einem Auge in umgekehrtem Sinne mit der vestibulären langsamen Phase zusammenfindet (Bárány, Wittmaak).

Es stände also einem längere Zeit anhaltenden vestibulär veranlaßten Schieleffekt kein grundsätzliches Bedenken entgegen. Bartels hält ein vestibuläres Schielen auch für durchaus möglich, Brunner aber meint, daß vom Labyrinth aus höchstens ein latentes Schielen offenbar werden könne. Eine individuelle Anlage zu dieser Innervationsanomalie muß wohl erforderlich sein; ihre Ursache ist vermutlich in der mengenmäßigen Faserverteilung bei den Kreuzungen zu suchen. Nur Ohm, der aus seinen Kurven auf ein gemeinsames Funktionszentrum der Blick- und Labyrinthinnervationen schließt, hält die Anlage für durchgängig vorhanden.

Nicht als einphasige Reaktion, sondern nur *als „erste Phase" des Nystagmus, als sein Äquivalent,* zu betrachten ist die Spontandeviation dagegen, wenn der Kranke beträchtlich benommen oder im Schlafe ist (Bárány). Hierhin rechnen muß man wohl auch den physiologischen, doch nur vorübergehenden Zustand der Entwicklung der Nystagmusfähigkeit, den man bei Neugeborenen und Frühgeburten recht oft beobachtet und auf die ungenügende Markreife zu beziehen geneigt war; vermutlich handelt es sich mehr um Unreife und Ungeübtheit der Schaltungen.

Vestibuläre Reizung ermöglicht daher nach Rosenfeld organische Herkunft von Krampfzuständen zu erkennen; hierzu eignet sich nach Rosenfeld vor allem die galvanische Methode.

Als Zeichen der Ermüdung eines labyrinthären Spontannystagmus (Jansen) habe ich Deviation nicht gesehen.

Als Äquivalent trotz Vorhandensein des Bewußtseins sieht Bárány (1921) die Deviation an, wenn sie *nur* beim Aufheben der geschlossenen Lider zu sehen ist. Sie zeige dann einen latenten Nystagmus und zugleich durch ihre Richtung die Herdseite an.

Nach Frenzel sollen sich derartige Deviationen schon hinter der Leuchtbrille gut zu erkennen geben. Deviation oder Nystagmus hinter Lidern, die gegen Widerstand geöffnet sind, können auch sensiblen Ursprunges sein. Vor solcher Verwechslung muß man sich besonders bei den Augenbewegungen der

---

[1] Im Sinne einer Lähmung (s. oben Köllner), verbunden mit rollendem Nystagmus zur Gegenseite.

Säuglinge hüten [BARTELS s. auch sensible Reflexe (s. S. 544) und STRANSKY'
Nystagmus (S. 472)].

In Übergangszuständen des Bewußtseins kann man *Spontannystagmus neben
Spontandeviation* in ähnlicher Weise zu sehen bekommen wie in wacher, un-
beeinträchtigter Geistestätigkeit bei den Schädigungen des Tractus vestibulomesencephalicus. Auch die Besonderheiten können sich zeigen, die für die
letzteren so bezeichnend sind (s. S. 581).

Vielleicht sind dieselben auch gemeint, wenn von einem „langsamen
Nystagmus" gesprochen wird, z. B. von BORRIES (1926), DIMITZ und SCHIL-
DER, CORDS (1930). Doch könnte auch ein nur frequenzverminderter Nystagmus
so genannt werden, den GRAHE (1932) verhältnismäßig oft bei Schläfenlappen-
abscessen gesehen hat.

Außer jenen speziellen gibt es einige allgemeine Besonderheiten, die

starke Hinweise auf die zentrale Natur des Spontannystagmus

sind. Keiner derselben erlaubt für sich allein einen unfehlbaren Rückschluß auf
zentralen Ursprung. Treffen sie zusammen, so steigt ihr Wert schon wesentlich.

Ganz allgemein können wir sagen: Je schwächer ein Spontannystagmus ist
einerseits, je mehr andererseits sich die Erregung auf die Kerngegend beschränkt
und besonders je mehr dabei noch eine gleichzeitige Einwirkung auf die geschlossenen Wurzelbündel statthaben kann, um so weniger unterscheidet sich
der zentral erregte Nystagmus vom vulgären Typ ohne Besonderheiten. Ein
Nystagmus stärkeren Grades vom vulgären Typ ist nahezu niemals nukleärer
oder gar supranukleärer Natur. Ob Herd- oder Fernwirkung zugrunde liegt, ist
für die Erscheinungsform gleichgültig; sie hängt davon ab, wo das Vestibularsystem getroffen wird.

Die *erste* Besonderheit eines zentralen, zugleich die ungewöhnlichste Eigentümlichkeit eines peripheren Spontannystagmus, ist ein *langdauernder Bestand.*
Mag der periphere Spontannystagmus auch beträchtliche individuelle Unterschiede aufweisen, stets läßt er in allen seinen Eigenschaften nach. Je akuter
und heftiger er eingesetzt hat, um so mehr macht sich diese Schrumpfung
bemerkbar. Allenfalls klingt er noch in Latenz, also in einer freiäugig nicht erkennbaren Stärke (als latenter Restnystagmus oder gar latenter Restnystagmus-
neigung (UNTERBERGERs) nach. Wenn diese Reste sich über Wochen, unter Umständen bis Monate halten können, so hat das seinen Grund eben in ihrer zentralen
Natur (s. S. 562). Der periphere Nystagmus verkümmert also, auch ohne daß
die Grundkrankheit sich im Rückgang befinden muß. Hält z. B. nach Labyrinthausschaltung, vor allem nach Labyrinthoperation noch lange Zeit ein Spontannystagmus, an, so ist das immer auf meningeale Erkrankung verdächtig. Kommt
die Grundkrankheit zur Heilung, so kann jeder, auch der zentrale Nystagmus
verschwinden. Diese Beobachtung ist bekannt von Operationen her, die einen
etwa vom Kleinhirn ausgehenden Druck beseitigt haben oder von der Heilung
encephalitischer und ähnlicher Herde. Es gibt aber auch Ausnahmefälle, in
denen nach operativer Ausheilung [z. B. einiger VIII-Tumoren BÁRÁNYs (1913)]
noch eine Art Narbenzustand und als sein Zeichen der Spontannystagmus, in
einem Falle von R. HOFFMANN bis zu 11 Jahren, übrig bleiben. Ein schnelles
Verschwinden nach längerem Bestehen kann Folge steigenden Hirndrucks sein
[FRENZEL (1931)]. Ohne Heilung bleibt der von der Hirnsubstanz aus erzeugte
Spontannystagmus gewöhnlich, wie diese Ausnahmefälle es taten, bis zu vielen
Jahren unverändert erhalten im markanten Gegensatz etwa zu einem Spontan-
nystagmus, der durch Belastung eines VIII-Stammes veranlaßt wurde.

Auch seine *zweite* Besonderheit kann der zentrale Nystagmus während seines
langen Bestehens zeigen, das ist eine *besondere Lebhaftigkeit.* Sie äußert sich in

der *Grobschlägigkeit,* seltener in der Frequenz. So ist der zentrale Spontannystagmus oft schon beim Geradeausblick an ausholenden Rucken zu erkennen; aber auch noch II. bis III. Grades kann er sich so verhalten. Diese Eigenschaft ist gleichsam das Spontan-Gegenstück zum reaktiven Krampfnystagmus Neumanns. Eine der beiden Erscheinungen ist aber nicht zwangsweise an die andere im Auftreten gebunden. Der grobschlägige Nystagmus gibt bei Erkrankungen in der hinteren Schädelgrube mit Nystagmus nach beiden Seiten einen *Wegweiser zur Herdseite,* den ich mit Cushing, Güttich u. v. a. Klinikern für recht zutreffend halten muß. Und zwar ist der langsamere, größere und — wie Anthoni meint, der nicht weniger als 19 unter 21 Kleinhirncysten hierin hat übereinstimmen sehen — auch mal unregelmäßige Ausschlag zur kranken Seite gerichtet. Gewiß gibt es auch Ausnahmen. So konnte ich interessanterweise einmal vor der Entfernung eines Kleinhirntumors, der nahe der Mittellinie saß, ein Überwiegen des zur Gegenseite gerichteten Nystagmus, nach der Operation ein Überwiegen des Nystagmus zur kranken Seite über mindestens 3 Monate lang, zuletzt diesen allein, beobachten.

Von Kleinhirntumoren aus übertreffe die Intensität nach Brunner noch die bei Winkeltumoren beobachtete. Nach einer größeren Zusammenstellung desselben Verfassers bedeutet für die VIII-Tumoren zunehmend starker Schlag zur kranken Seite eine Verschlechterung der Operationsprognose. Mit zunehmendem Druck auf Kern- und Brückengebiet kommt es dann auch zu vertikalen Schlägen und zur Blickparese. Nach Cords (1930) ist nur in 10% mit stärkerem Schlag zur Gegenseite und in 10% mit beiderseits gleich starkem Schlag zu rechnen. Nach Güttich reagiert der Nerv, eben durch den gesteigerten Druck bis an seine Schmerzgrenze erregt, grobschlägig. Er fand ein Schwanken der Intensität. Auch mir fiel an einigen VIII-Tumoren ein periodenmäßiges Nachlassen auf. Aber es ist nicht etwa der grobschlägige Nystagmus ein Zeichen von gesteigertem Hirndruck; er kommt nach Grahe (1934) nicht einmal häufig dabei vor.

Ähnliche Lebhaftigkeit, von Labyrinth oder lateralem VIII-Abschnitt hervorgerufen, kann höchstens Stunden, allenfalls einige Tage vorhalten. Man sieht sie nach „Einbrüchen" ins Labyrinth oder auf der Höhe „vestibulärer Anfälle", z. B. mancher Octavuskrisen vom Menièreschen Symptomenbild.

Ferner tritt ein dem zentralen ähnelnder Nystagmus von der Peripherie aus auf ganz schwache Reize hin und daher spontan an mancher Labyrinthfistel in Erscheinung, aber für ganz kurze Dauer oder wenigstens recht unregelmäßig.

Diesen lebhaften peripheren Nystagmen geht ein überaus *lästig starker subjektiver* und *vegetativer Reizzustand* parallel. Am zentralen Nystagmus — eine *dritte Eigentümlichkeit* desselben — erreicht dieser *selten* so hohe Grade; er kann sogar, braucht aber nicht ganz zu fehlen.

Weitere Besonderheiten treffen *Schlagebene und Zahl der Schlagrichtungen.* Man darf sagen: *je reiner und isolierter die Schlagebene* in Erscheinung tritt, *je ungewöhnlicher* sie ist, also diagonal oder vertikal, um so eher wird der *Spontannystagmus zentral* ausgelöst sein (Bárány, Ruttin). Größere Schläge, dauerndes Verbleiben bekräftigen die Annahme.

Ein ausgesprochen in einer der Ebenen schlagender Nystagmus, peripher entstanden, muß auf umschriebene Beschädigungen der Kanäle bzw. Erkrankungen der nervösen Elemente zurückgeführt werden und äußert sich entweder als Reizerscheinung in der adäquaten Ebene der betreffenden Labyrinthanteile [vgl. oben Fall Klestadt (s. S. 570) und Fall Leidler[1] (s. S. 571)] oder in dem Wegfall der zugehörigen Schlagkomponente.

---

[1] Im ersten Falle trat auf waagerechter Schlag vom waagerechten Bogengang, im zweiten rollender Schlag vom hinteren Bogengang aus.

So behinderte ein kongenitaler Defekt in beiden hinteren Bogengängen [1] im Falle
DE KLEYN-SCHENKS den senkrechten, in frischen Labyrinthsyphilisfällen von BECK und
von FORSCHNER den waagerechten Schlag.

Der senkrechte Spontannystagmus galt allgemein als unzweifelhaft zentraler
Natur (JONES, BÁRÁNY, VOSS s. BARTH, BRUNNER, J. SOMMER) und mit ihm
auch der schräge (RUTTIN), bis MYGIND (1930) bei eitrigen und nichteitrigen
Ohrerkrankungen nicht weniger als 42 Fälle, davon 20% mit rein senkrechtem
Schlag als Eigentümlichkeit seines Materials veröffentlichte! Dieser überraschende
Widerspruch ist bis heute nicht geklärt [2]. Auch der Beweis für MYGINDS zugleich
ausgesprochene Vermutung, daß der von RUTTIN mehrfach beim Durchbruch
in die Ventrikel beobachtete senkrechte Nystagmus eigentlich ebenfalls peripher
entstanden seien, steht aus. MYGIND sah öfter Nystagmus nach abwärts als
nach aufwärts, die umgekehrte Erfahrung, die ich aus eigenen und berichteten
Krankengeschichten — allerdings zentraler Fälle — entnehmen muß..

Pathologisch-anatomisch konnte für die auf *eine* Schlagebene beschränkten
Spontannystagmen entsprechend den grundlegenden Tierversuchen von LEIDLER
— bereits *an einer Reihe von Krankheitsfällen des verlängerten Markes* einigermaßen sicher festgestellt werden, daß die rollenden Spontannystagmen auf
die abhängigsten Kernpartien des Vestibulums (verschiedene Syringobulbise-
fälle s. BRUNNER, STEIN), die waagerechten auf die mittleren Partien (akute
Bulbärparalyse FREMEL) und die senkrechten auf die vordersten Partien (Cysticercus des IV. Ventrikels MARBURG) zu beziehen sind.

Nach FREMEL schließt das Gebiet für den waagerechten Nystagmus nach oben mit der
N. VII-Ebene ab; absteigende Wurzelabschnitte und der sog. Nucl. intercalatus Staderini
(s. LEIDLER, 1935) waren frei; von letzteren gehe überhaupt nie ein Nystagmus aus. Nach
SPIEGEL bzw. LEIDLER beginnt das Gebiet für den senkrechten Nystagmus von unten her
mit der VI-Ebene. UNTERBERGER (1934) gibt merkwürdigerweise an verifiziertem Falle eines
Rautengrubentuberkel, der bis in die hintere Brücke reichte, an, daß die rollenden Nystagmen auf die vordere Brückengegend zu beziehen seien, während er die senkrechten in un-
bestreitbarer Weise von unvollständiger Schädigung beider, insbesondere des linken (s.
S. 607, MARBURG) hinteren Längsbündels abhängig macht; die Zerstörungen dieses Falles
im vestibulären Kerngebiet sind aber überaus beträchtlich. PÖTZL und SITTIG halten den
senkrechten Nystagmus ebenso oft für ein Zeichen des Gebietes der DEITERS- und BECH-
TEREW-Kerngruppen, wie des Vierhügelgebietes; MUSKENS nimmt an, daß senkrechter
Nystagmus noch von Läsionen der unteren Olive und der zentralen Haubenbahn aus ent-
stehe, wobei MUSKENS keine greifbaren, PÖTZL nur intra operationem gewonnene anatomische
Unterlagen zu haben scheint.

Sicher ist der senkrechte Schlag kein „Vorrecht des Gebietes von III- und
IV-Kernen. Das zeigt auch der Fall SCHELLERS (subependymäres Gliom des
IV. Ventrikels). Ebenso sicher aber reicht das zu seiner Bildung befähigte
Gebiet über die vestibulären Kerne nach vorn bis ins Mittelhirn, wenn auch
— wie SPILLER schon konstatiert hat (s. S. 607) — die Vierhügelplatte selbst
für seine Entstehung nicht mehr in Frage kommt [1].

Nach NYLÉN saßen 85% von 40 Tumorfällen vorherrschend senkrechten Nystagmus-
schlages oberhalb des Zeltes.

Klinisch sind bei einigen akuten Vergiftungen verhältnismäßig oft senkrechte Schläge
beobachtet worden (RUTTIN, KORBSCH), so daß BARTELS gerade daraus vermutet, daß
im Bergmannsnystagmus eine vestibuläre Komponente doch enthalten sein könne (vgl.
S. 585).

FREMEL etwartet, daß das Zentrum für Nystagmus nach unten sich oral vom Zentrum
für Nystagmus nach oben befindet.

---

[1] Allerdings seien auch der N. III und IV bei diesem anencephalen Kind sekundär
degeneriert gewesen.

[2] Senkrechter Nystagmus bei Fistelsymptom und durch kunstvoll angesetzte beiderseitige Reizung (RUTTIN, LUND) erzeugt, gehörten natürlich nicht in diese Kategorie
(s. S. 543).

[3] Übrigens von BLOHMKE auch für den Dunkelnystagmus bei Tieren nachgewiesen.

In Frequenz und Intensität ist das Überwiegen der waagerechten Augenbewegungen unverkennbar (Russel s. Spiller, Bartels).

Die Bindung der Nystagmusrichtung bei den *mesencephalen Lateral- und Vertikalmotorenlähmungen* an deren Ebene ist selbstverständlich.

Bemerkenswert ist, daß auch vom Schläfenlappen aus Ruttin (1920) „nach Belieben oft" durch Einlegen eines Drains in einen Absceß waagerechten Nystagmus hervorrufen konnte. Auch liegen manche Angaben über Spontannystagmus bei *Großhirnherden* vor, deren Beziehung zum vestibulären System noch nicht geklärt ist.

Ich erwähne nur einen eigenen Fall einer Hemiplegie, die 2 Jahre bestand und der sich $^1/_2$ Jahr später eine periphere VII-Lähmung sowie Trigeminuskrämpfe, alles links, hinzugesellten; er zeigte ohne andere verwendbare Symptome einen spontanen zweitgradigen Nystagmus nach oben, sowie einen rechtsrollenden Spontannystagmus nach rechts, ohne die geringste vestibulär-reaktive oder cochleäre Abweichung! Ich habe die Patientin nicht bis zum Ende verfolgen können.

Im übrigen ist *bei Erkrankungen des verlängerten Markes* auch mal der vulgäre waagerecht-rollende Nystagmus zu treffen, vielleicht infolge Mitbeeinflussung sämtlicher Wurzelfasern bzw. des Stammes. *Viel öfter* findet man bei ihnen jedoch eine *Kombination, in der der Nystagmus diejenige Ebene und Richtung bevorzugt, in die der Blick geht.* Man prüft darauf gut, indem man nach Quix langsam den Finger wie den Uhrzeiger im Kreise vor den Augen herumführt. Dabei bemerkt man einmal, individuell verschieden, den physiologischen Einfluß des okulomotorischen bzw. statischen Apparates [s. oben Borries, Klestadt (S. 531); besonders dann, wenn etwa noch periphere Augenmuskellähmungen gleichzeitig bestehen sollten, auch Köllner, Scharfstein, Wodak und Herrmann]. Zum anderen kann sich der Nystagmus auch in einer Weise zeigen, die Güttich und Frenzel als einen „entfesselten Endstellungsnystagmus" auffassen und die von Frenzel „*Blickrichtungsnystagmus*" genannt wurde, im Gegensatz zu den „*richtungsbestimmten*" *Nystagmen*.

Nun beschränken sich die richtungsbestimmten Nystagmen bei Einwirkung auf das Kerngebiet des öfteren ebenfalls nicht auf *eine* Richtung. Es wird dann nahezu unmöglich einen Blickrichtungsnystagmus von einem nach mehreren Richtungen bestimmten Nystagmus auseinanderzuhalten, wenn keiner der Nystagmen den II. Grad erreicht. Andererseits ist mir mancher Nystagmus begegnet, der wohl ganz gut zum Blickrichtungsnystagmus gepaßt hätte, dem aber doch diese und jene Richtung fehlten — Quix (1928) hält 26 Nystagmusrichtungen für möglich! — Schließlich kann selbst beim Blick in derselben Richtung noch senkrechter und waagerechter Nystagmus miteinander abwechseln (Dimitz und Schilder). Am seltensten ist überhaupt der Nystagmus nach abwärts dabei; darin decken sich meine Beobachtungen mit denen Brunners.

Die Endstellungsnystagmen sind genetisch verschieden. Aus den oculären Momenten (s. S. 467) können wir in diesen Fällen otoneurologisch nichts entnehmen. Aber den vestibulären scheint doch eine Bedeutung zuzukommen, insofern als bei Einwirkungen auf die hintere Schädelgrube „Blickrichtungsnystagmus" recht oft vorhanden ist, und ich möchte ihn da lieber als einen entfesselten vestibulären Nystagmus erklären: Ich nehme an, daß zu einem derartig vielgerichteten Nystagmus die für den Vestibularis besonders charakteristische Auseinanderziehung seiner Ganglien und Fasern in der Med. obl. (s. Hilpert) disponiere, sowie die zahlreichen Verbindungen, die er hier mit anderen Zentren eingeht und die zum Teil nur von Kollateralen versehen werden, so daß zwar jede Richtung bzw. Schlagebene für sich vertreten, aber dabei unheimlich vielen Anstößen ausgesetzt sind. Reicht die Isolierung der Erregungen aus, so müssen wir der Ebene und Richtung nach reine oder in bestimmter Weise betonte Nystagmen erwarten; die räumliche Nähe des gesamten spiegelbildlichen Systems der anderen Markhälfte erleichtert gegebenenfalls dessen Mitwirkung im richtungsumgekehrten Sinne. Reicht die Isolierung aber nicht aus, so kommt es zum Nebeneinander, einer Art Serienschaltung [1], ober bei weiterer Steigerung gar zum Durcheinander der Ebenen der vestibulären Reizerscheinungen, an denen sich dann natürlich die aus den Vorversuchen (s. S.467) bekannte Auflockerung der Ophthalmostatik noch leichter bemerkbar machen kann. So sieht man diesen letzten Zustand bei ganz schweren Fällen [z. B. Fall Jos. BECK (1930)] mit Herd mitten in der Med. obl. Kommt es doch im Gefolge solcher „auflösender" Veränderungen im Hirnstamm, wie Fälle von DIEMITZ-SCHILDER, JONES-SPILLER, GÜTTICH u. a. zeigen, auch zu zusätzlicher Lockerung anderer assoziierter Augenbewegungen oder zum Erscheinen anderer Rhythmen, wie des Pendelns (CATEL-KRAUSPEs Anencephalos) oder von Pupillennystagmus oder stielbewegungsartigem Rucken der Augen (s. S. 589).

An den großen Vorteil der FRENZEL-Brille zur Erkennung der Ebenen- und Richtungsbetontheit einerseits, zur Prüfung in der Augenmittelstellung andererseits sei hier erinnert. GÜTTICHs Forderung, in beiden Situationen die Untersuchung vorzunehmen, ist gerade mit Rücksicht auf die zentralen Erkrankungen, zu unterstützen, welchen Standpunkt man zur Deutung des Blickrichtungsnystagmus auch einnehmen mag.

Von verschiedenen Blickrichtungen stark beeinflußte Spontannystagmen können wir vom Labyrinth aus nur während der Ausbreitung ganz foudroyanter Entzündungen über dasselbe sehen. In allen anderen Fällen dürfen wir annehmen, daß er vom Zentralnervensystem ausgeht. Wann er mit GÜTTICH und FRENZEL nur als allgemeines Hirndruckzeichen oder mit CORDS als eigentlich zentral-vestibuläres Zeichen zu bewerten ist, werden erst geeignete histologische Untersuchungen entscheiden.

Bemerkenswert ist, daß sich aus dem Blickrichtungsnystagmus unter der Beobachtung richtungsbestimmte Nystagmen herausentwickeln können, die dann doch schon starke Hinweise auf besondere Hirnstammstellen im erwähnten Sinne bedeuten dürften. GÜTTICH gibt der senkrechten Komponente indes zunächst nur den Wert einer weiteren Steigerung des Hirndruckes. Aus starkem anhaltenden Seitenschlag darf man meiner Meinung nach schon auf den rhombencephalen Abschnitt und Wirkungshauptgegend in dessen Mitte schließen. In diesem Falle deutet wiederum ein deutliches Überwiegen *einer* Richtung auf deren Seite als Sitz der Schädigung des Vestibularsystems hin.

Eine besondere Richtungsbestimmtheit hat das BARRÉ und KLEINsche Retournement du nystagmus, bei dem der brüske Richtungswechsel bereits kurz vor Erreichen der Mittellinie oder wenigstens bei Geradausblick eintritt. Verfasser haben es mehrfach bei Kleinhirnabscessen gesehen. Gemeinsam mit der vestibularen Dysharmonie sei es —2 verifizierte, aber histotopographisch nicht eingehende beschriebene Fälle standen zu Verfügung — Zeichen der fühlbaren Annäherung von Gewächsen vom Ventrikelboden her an das Kerngebiet, was wir wohl als „örtliches Fernsymptom" bezeichnen müßten.

Neben diesen zentralen Nystagmus kann übrigens auch ein zentral erregter statischer Reflex bestehen, z. B. die Vertikaldivergenz in den Gliomfällen von PÖTZL-SITTIG und von OLOFF-KORBSCH (s. 575).

Die Herausbildung des richtungsbestimmenden Nystagmus ist so bedeutsam, daß GÜTTICH ein längeres Zögern mit einem sonst bedingten Eingriffe nunmehr für bedenklich hält.

---

[1] Doch ist es merkwürdig, daß bei einem so vielgerichteten Nystagmus ein ganzes Teilkerngebiet unversehrt bleiben kann, so der Nucleus Deiters im Falle SCHALLERs oder wenigstens zum allergrößten Teil im Falle OLOFF-KORBSCHs.

Der Blickrichtungsnystagmus kann *neben* dem richtungsbestimmten Nystagmus *bleiben*. Fehlt er gänzlich oder gesellt er sich erst mit der Zeit hinzu, so muß daran gedacht werden, daß primär oder wenigstens zunächst Wurzeln oder Stämme des R. vestibularis betroffen sein können. Auf mehrfache Herderkrankungen ist aus dem Vorhandensein mehrerer richtungsbestimmter Nystagmen nicht zu schließen. Ein kurzfristiger Wechsel der kräftigeren unter den Nystagmusrichtungen, etwa der Art, wie wir ihn bei dem Zangeschen Wechselnystagmus der unvollständigen oder noch nicht rein eitrigen Labyrinthitis sehen, kommt bei zentralem Ursprung kaum vor; Wechsel eines richtungsbestimmten Nystagmus bei zentraler Erkrankung kann natürlich vorkommen (Fremel).

Beachtenswert ist es, wenn in *diesen* Spontannystagmen die Augen bei Späh- oder gar bei Führungsbewegungen nicht immer die äußerste Stellung erreichen; dann ist der zentrale Ursprung so gut wie sicher, da eine Beeinträchtigung der supranukleären Strecke dadurch angezeigt wird.

Diese Eigentümlichkeit ist von der Blickinnervation her betrachtet, allerdings einem Endstellungsmechanismus, vgl. Frenzel, zuzuschreiben. Das ist bedingt durch die zwangsmäßige Verknüpfung von vestibulärer und opokinetischer Innervation. Dieser „Endstellungsnystagmus" ist nichts anderes als der „*Blickparetische*" *Nystagmus* [als solcher aber Ausdruck der krankhaft gesteigerten optostatischen Faktoren (s. S. 531)].

Wenn wir ihn — und ebenso andere Phänomene der Blicklähmungen — in unsere vestibuläre Symptomatologie einbeziehen, so geschieht das, weil und insoweit sie nicht nur supranukleäre Augenmuskellähmungssymptome, sondern ganz typische Reaktionen vestibulären, und zwar wiederum supranukleären Charakters darstellen!

Der *blickparetische Spontannystagmus* läßt mit zunehmender Stärke auch unter Willkürimpuls keine seiner Rückbewegungen mehr die äußersten Augenstellungen erreichen — im Gegensatz zum reaktiven blickparetischen Nystagmus! Dazu kommen am ausgebildeten blickparetischen Nystagmus noch zwei Eigentümlichkeiten, die Frenzel herausgestellt hat: 1. Das „Intensitätsgefälle" ist steil; bei jedem anderen vestibulären Nystagmus ist es flach; darum kommt nach Frenzel der blickparetische Nystagmus schon bei Geradeausblick stets zur Ruhe. Meiner Meinung nach hat das darin seinen Grund, daß in der in Frage stehenden Bahnstrecke der Ohrtonus der Augen vom Zentrum her nicht mehr bilateral unterhalten wird und vermutlich anatomisch von ihr aus peripherwärts außer synergistischen Verbindungen für Augenmuskelkerne keine Kreuzungen mehr vorhanden sein werden. Die Tätigkeit der Hirnstammbahn einer Seite ist daher sozusagen abgelaufen, wenn die Augen die Gleichgewichtsgrundstellung erreicht haben. Wird sie aber vollkommen aufgehoben, so irrt das Auge in das Blickfeld der anderen Seite gezwungenermaßen ab! Diese Erscheinung ist der Ausdruck der zweiten Eigentümlichkeit. Es liegt nämlich 2. das Schlagfeld des vestibulären Nystagmus [1] immer in der Orbitalhälfte der langsamen Phase, der vestibulärprimären Phase. Im übrigen blieben auch an Hirntumorfällen Ruttins trotz eines sehr heftigen Nystagmus nach beiden Seiten die Augen in Mittelstellung ruhig.

Unterbrechungen des Spontannystagmus auf organischer Grundlage kommen unzweifelhaft vor. Sicher, wenn auch sehr selten, sind sie im Anfang von gewöhnlich ganz leichten peripheren Erkrankungen von Labyrinth und Nervenstamm zu bemerken. Sie wurden gemeldet von der epidemischen Encephalitis

---

[1] Frenzel führte den Beweis am reaktiven Nystagmus — aber der krankhafte Reiz wirkt sich oft genug dem reaktiven gleichartig aus, so daß — wie es auch von Lund u. a. öfters gehalten ist — diese Ableitung erlaubt ist.

(WODAK). Ich habe selbst ein so relativ zentrales Symptom wie den grobschlägigen Nystagmus — bei einem Acusticusfibrom mit Verdrängung und Abplattung — nur von Zeit zu Zeit hervorkommen sehen, während der zur Gegenseite gerichtete II-gradige klein- bis mittelschlägige Nystagmus dauernd vor sich ging. Schwankungen und Ausfälle von längerer Dauer sind bezeichnend für multiple Sklerose („transitorisch" nach O. BECK); sie können im Zweifelsfalle gegen Tumor in die diagnostische Waagschale gelegt werden (auch LEIDLER).

Sind die Pausen länger als die Nystagmuszeiten, so spricht man von „*Nystagmusanfällen*". In ihnen sind gewöhnlich noch andere vestibuläre Symptome vorhanden (s. S. 636). Merkwürdig ist es, daß *nach* dem Anfall der Nystagmus noch eine Zeitlang spontan in umgekehrter Richtung weiterschlagen kann (BERGGREN, DE KLEYN-VERSTEEGH) und daß bei einigen Kranken der Nystagmus während des Anfalles bzw. der ganze Anfall nur in bestimmten Kopflagen erscheint, also noch eines zusätzlichen Reizes bedarf. Anfälle, an denen *nur Deviationen* teilnehmen, tragen das Gepräge tonischer Augenmuskelkrämpfe. Als Beispiel nenne ich die postencephalitischen Schaukrämpfe, über deren vestibulären Anteil man im einzelnen sich noch nicht klar ist, und die Krämpfe in HERTWIG-MAGENDIEscher Schielstellung (PÖTZL-MAUTHNER).

Veränderung des Spontannystagmus durch eine Veränderung der Kopfhaltung zum Körper, verbunden oder nicht verbunden mit einer Veränderung der Lage im Raum, kommen vor, ohne daß eine *Regel* für ihr Auftreten noch für ihre Formen gegeben werden kann; die augenblickliche Verfassung des Zentralnervensystems, sowie die innervatorischen, mechanischen und optischen Vorgänge bei den Blickbewegungen sind wohl die auslösenden Umstände. Unter Wahrung aller Vorsichtsmaßnahmen sind diese Kopfstellungsveränderungen aber verhältnismäßig selten und vor allem geringfügig. (Hinter ihnen stecken jedoch leicht Fälle mit Labyrinthfisteln oder noch unausgesprochene Lagenystagmen!) Aber andererseits läßt sich die Bedeutung dieser Maßnahmen für genaue Untersuchungen aus der Angabe BORRIES' ersehen, daß erst durch die Kopfhaltungsveränderung das Alternieren eines periodischen Nystagmus (s. S. 572) manifest werden kann.

Das *Fehlen eines Spontannystagmus* schließt eine Störung im vestibulären System nicht aus, insbesondere nicht eine labyrinthäre! Dabei kann der Krankheitsprozeß abgeschlossen, etwa narbig verheilt sein, ohne daß das Labyrinth wieder leistungsfähig ist, obwohl in solchem Zustand noch erkleckliche Zeit ein Spontannystagmusrest, evtl. latent (UNTERBERGER) bestehen kann.

Daß spontan-vestibuläre Augenbewegungen weit mehr auf Tumoren, Entzündungen und überhaupt auf Veränderungen in der hinteren Schädelgrube hinweisen als auf das Großhirn, ist klar. Ohne andere Symptome können wir aus ihnen *keine Krankheitsursache* im Schädelinneren *erschließen.* Nur sei darauf aufmerksam gemacht, daß wir annehmen müssen, daß zentrale Schäden auch durch toxische Einwirkungen zustande kommen (verschiedene Mitteilungen von RUTTIN und von LESCHKE).

Durch schwere Erschütterungen des Schädels können nach BRUNNER (1925) als Spontannystagmusursache Veränderungen im Vasomotorenzentrum im RICKERschen Sinne entstehen, die sich allerdings wesentlich in Störungen der Beschaffenheit der Labyrinthflüssigkeiten auswirken sollen (s. dort).

Der *Spontannystagmus bei Neugeborenen,* der recht oft, bis rund 75% nach H. BARTH vorkommt, kann zu *einem* Teil wohl als im Bereich der Norm gelegen angesehen werden, ohne daß wir die Frage berühren, ob auch dieser wie der gefährlichere andere Teil der Fälle (VOSS, BERBERICH und WIECHERS) während der Geburt durch Minderdruck (PH. SCHWARTZ) oder durch Asphyxie (H. BARTH) hervorgerufen oder nur die Folge ungenügender anatomischer und funktioneller Reife war (CATEL, BARTELS). Wie manche andere Geburtsschäden können auch diese vestibulären verschwinden. Spontane Deviationen sind schon skeptischer anzusehen. Bei Frühgeburten wird man dagegen eher mit harmloser aufzufassenden Bewegungen *beider* Art rechnen dürfen.

Die *Reichweite seelischer Einflüsse* (s. Technik) geht nicht so weit, daß sie vestibuläre Augenbewegungen hervorbringen könne, wohl aber die supra-nukleär-vestibulären Erscheinungen in bescheidenem Maße beeinflussen, weil bzw. insoweit als willkürliche Innervationen mit ihnen gekoppelt sind (s. oben, vgl. auch Kehrer, nächster Abschnitt).

Differentialdiagnostisch dürfen nun eine ganze Reihe von nichtvestibulären Augenbewegungen nicht mit den vestibulären verwechselt, ihr Bestehen neben vestibulären nicht übersehen werden. Einige sind sensibler Natur [s. S. 544 f. de Kleyn (1927) u. a.] und z. B. im Anschluß an Reizungen der Bindehaut (Bär, nach Borries) oder nach Operationen der Nasenschleimhaut (zit. Brunner) beschrieben. Ich kann mir aus eigener Erfahrung kein Urteil über sie erlauben und rate sich zwecks Erkennung an die Eigentümlichkeiten zu halten, die ich anläßlich der reaktiven „reflektorischen" Nystagmen aufgezählt habe.

Andere — und das sind nicht wenig Typen, die sich allerdings zum Teil überschneiden — stammen vom optischen System, wobei wir die blickparetischen Nystagmen hier noch einmal einrechnen.

Um sich mit diesen Nystagmen vertraut zu machen, müssen wir auf den Abschnitt Bielschowsky sowie auf die Arbeiten dieses Verfassers, auf die von Cords, Bartels, Kestenbaum und Brunner verweisen.

Für die Richtlinien, die wir geben, kommen in Betracht

1. eine Reihe von Formen, in denen Veränderungen am *Augen*apparat die optostatischen Faktoren (vgl. S. 466) zu mangelhafter oder übersteigerter Wirkung haben kommen lassen. Dabei sind *hauptsächlich* abhängig vom Licht-tonus Dunkel- und Bergmannsnystagmen von der Muskelleistung die muskel- und blickparetischen Nystagmen, vom Fixations- und Stellapparat die (ererbten, angeborenen und erworbenen) amblyopischen und anderen „oculären" Nystag-men, von unbekannter Ursache die Spontanaugenbewegungen bei Säuglingen und bei Blinden.

2. Die von den höheren okulomotorischen Abschnitten ganz oder vorwiegend ausgelösten organischen Großhirnrinden- und Rindenfixationsnystagmen und funktionellen willkürlich und sonst seelisch bedingten Nystagmen.

Bei den oculären Nystagmen scheinen irgendwelche fehlerhafte Zustände am Auge durchweg feststellbar zu sein! Dabei braucht es sich nur um Störungen der Lichtbrechung oder des Farbensehens zu handeln; vererbbare Formen können den Fehler evtl. nur in der vorletzten Generation zeigen, wie bei der Friedrichschen Ataxie; Fälle auf degenerativer Grundlage weisen den Herd unter Umständen im Zentralnervensystem auf (zit. nach Brunner, Kehrer bzw. Igersheimer).

Interessant ist die Angabe Brunners, daß in Fällen angeborener Syphilis, die ja recht oft Nystagmus zeigen, bei voller Unversehrtheit des Labyrinths fast nie Spontannystagmen gefunden werden!

Zur Unterscheidung vom vestibulären Nystagmus sind zu verwenden außer dem Befund am Sinnesorgan selbst, Auftreten von Pendeln und Zittern, relative Unordnung in den Bewegungen und das Verhalten bei gleichzeitiger reaktiver Untersuchung.

*Pendel*schläge schleichen sich wohl sozusagen in vestibuläre Nystagmen ein. Bárány und Bartels berichteten schon davon. Doch handelte es sich anscheinend nur um reaktiven Nystagmus und nur zeitbegrenzte Erscheinungen in Fällen von Labyrinthfisteln (s. S. 539). Wodak und Herrmann gaben reaktive Pendel-schläge bei Muskelparesen an. Sicherlich ist das Vorkommnis sehr selten, besonders wenn nicht jede Unruhe gleich als Bestandteil des vestibulären Reflexes betrachtet wird.

Theoretisch kennt allerdings Ohm keinen grundsätzlichen Unterschied zwischen Pendeln und Rucken; ein solcher Unterschied liege nur in der Stärke des Reizes. Brunner schon hat Ohm entgegengehalten, daß ein schwacher vestibulärer Reiz kein Pendeln, sondern eine Deviation hervorruft.

Brunner hat einwandfreien vestibulären Pendelnystagmus nirgends gesehen. Meine Erfahrung deckt sich mit Brunners. Vor einiger Zeit hat aber Koch spontanen Pendelnystagmus in der Blickrichtung als häufig für Kleinhirntumoren angegeben. 5 — allerdings verschiedenartige — Fälle konnte Koch unter nur 23 Hirnerkrankungsfällen dafür anführen!

Leider fehlt eine nähere Bearbeitung dieser Frage, und doch sollte man ihr gerade mit Rücksicht auf die zentralnervösen Erkrankungen mehr nachgehen (vgl. S. 580). Es wäre denkbar, daß *andere Mechanismen* mitbetroffen waren, die einen Pendelnystagmus verursachen [vgl.[1] und die Frage nach dem Blickrichtungsnystagmus (S. 606)] wie es bei entzündlichen Erkrankungen der Fall sein kann. Bei Encephalitis epidemica berichtete Bielschowsky bei Typhus *Brunner* davon; von multipler Sklerose und Tabes ist bekannt, daß beide Nystagmustypen nebeneinander vorkommen können.

Ein immer wieder reproduzierbares und in gleichartiger Gesamtlage einigermaßen konstantes *Pendeln* besteht nur bei den „*oculären*" Nystagmen. Andererseits schlägt bei diesen Formen der Nystagmus oft genug nicht dauernd im Pendel-, sondern teilweise im Ruckrhythmus. Das Rucken geschieht mit Vorliebe in seitlicher Stellung, manchmal nur zu einer Seite hin (Mackenzie). Übergänge von einem Rhythmus zum anderen kommen nach Kehrer auch unter seelischem Einfluß vor (vgl. unten). Jedoch fällt die Verstärkung von Augenbewegungen überhaupt durch körperliche und seelische Erregungen gerade an oculären Nystagmen auf, bei denen dann eine seelische Beruhigung ebenfalls in beträchtlichem Grade möglich ist.

Ich habe verschiedentlich erlebt, daß die zufällige Anwesenheit eines oculären Nystagmus die Beurteilung von Ohren- und Nervenleiden eben durch den Ruckanteil erheblich erschwerte, z. B. beim Verdacht auf Kernaplasien oder auf ohrentstammende Labyrinthentzündungen. Rein rollende, schräge oder senkrechte Schläge, die sonst als sehr häufige Eigentümlichkeit des oculären Nystagmus anzusehen sind, bieten dann keine zuverlässige Hilfe zur Unterscheidung mehr. Pendeln in Mittelstellung und kreisendes Pendeln sind jedenfalls nie vestibulär! Ein in ein und denselben innegehaltenen Gesamtlage des Auges eintretender Wechsel der Bewegungen ist weit häufiger oculär.

Die wegen etwaiger N. VIII-Schädigungen für uns belangvollen Turmschädel weisen nach Brunner — merkwürdigerweise, soweit sie nicht mit Schwachsinn gepaart seien — oft „oszillierendes Pendeln" auf. Es ist möglich, daß es sich dabei um das „*Pendelzittern*" handelt, das Bartels vom Pendelnystagmus abgrenzt; denn die als Sehschwäche angegebene Ursache könnte ebenso — wie nach Bartels — der Einfluß der Dämmerung die physiologischen Schwankungen des fixierenden Auges sichtbar werden lassen (vgl. S. 465).

Eine Auslegung des Pendelzitterns durch Borries als Produkt je zweier isolierter rascher Phasen — in Analogie zur Bárányschen Deutung der undulierenden Augenbewegungen (s. S. 541 u. 572) als Produkt zweier langsamer Phasen — halte ich für eine vestibuläre Unmöglichkeit.

---

[1] *Pendelnde Augenbewegungen* erwähnt z. B. O. Beck (Mschr. Ohrenheilk. **1915**, 376) von einem Brückentuberkel, der die Bahnen vom Deiterskern über Kleinhirn-Bindearm und über die Brückenhaube zum Großhirn beschädigt, aber die hinteren Längsbündel augenscheinlich kaum betroffen hatte. Auch die Catel-Krauspesche Mißgeburt zeigte einen Wechsel von spontanen Pendel- und Ruckbewegungen.

Aber auch die *Dunkelnystagmen,* vor allem der *Bergmannsnystagmus,* bestehen nicht ausschließlich aus Pendelzittern; es gehören einem feinschlägigen vestibulären Nystagmus äußerst ähnliche Bewegungen dazu. Und selbst die eindeutigen Rucke dieser Formen sind nicht vestibulären Ursprunges!

Nur OHM ist der gegenteiligen Meinung, da er von der Vorstellung seines in den vestibulären Kernen arbeitenden Augenmuskelsenders ausgeht.

BARTELS zufolge ist es sogar höchst fraglich, ob überhaupt eine vestibuläre Komponente in ihnen steckt. Tierversuche (VERSTEEGH-DE KLEYN, BLOHMKE) sprechen dagegen, zeigen zum mindesten die gegenseitige Unabhängigkeit. Allenfalls auf Umwegen könnte nach BARTELS eine vestibuläre Komponente mit im Spiele sein, da er bei toxischen (vgl. S. 579) Spontannystagmen *(Veronal)* Schläge nach oben gesehen habe und für den Bergmannsnystagmus die der Haltung bei der Arbeit entsprechende Bindung an die Blickrichtung nach oben und auf sie abgestimmte Schlagrichtungen kennzeichnend sind.

Vor den für den Gutachter unter Umständen unangenehmen Verwechslungen muß die sorgfältige Vorgeschichte bewahren. Auf den Dunkelnystagmus der Kinder machen schon die Mitbewegungen (Spasmus nutans!) aufmerksam.

Für das organische Pendelzittern bei Paralysis agitans und Encephalitis sucht BARTELS das Zentrum überhaupt nicht im Vestibulargebiet des Hirnstamms, sondern im Zwischenhirn.

Das Pendelzittern entspricht vermutlich ferner dem „Schüttelnystagmus" UTHOFFs. Er wird gern bei Neurasthenikern, insbesondere traumatischer Herstammung, überhaupt bei allen „psychogenen" Nystagmen gesehen. Bei derartigen Kranken begegnet man neben diesen äußerst feinen Schwingungen noch immer feinschlägigen, aber schon deutlichen ruckenden Bewegungen, besonders wieder in seitlicher Blickrichtung und, wer nicht sehr erfahren ist, wird leicht diagnostische Bedenken spüren. Lehrten doch die Kriegserfahrungen, wie unglaublich lange seelische Zitterbewegungen an Körper und Gliedern aufrechterhalten werden können. Denselben Eindruck gewinnt man aus KEHRERs Beschreibungen von den *psychogenen Kriegsnystagmen.* Immerhin kommt es in unbeobachteten Augenblicken zu Pausen im Augenrucken und -zittern, im Schlafe wohl immer zur *Ruhe.* Dies Stillstehen erwähnt BRUNNER nun aber auch vom amblyopischen Nystagmus! In beiden Fällen läge also in ihm ein wesentlicher Unterschied vom vestibulären Spontannystagmus.

Um längere Zeit zu bestehen und um überhaupt in Aktion zu treten, scheint es darauf anzukommen, daß der Impuls der psychogenen Nystagmen irgendwelche „Schienen" findet.

Eine erste Schiene vermitteln die Anomalien des Auges. So wie der oculäre Nystagmus nach den Entdeckungen von IGERSHEIMER (zit. nach KEHRER) in ursächlicher Beziehung zu ihnen steht, so muß ein ähnlicher Zusammenhang nach KEHRERs Untersuchungen mit den nystagmischen Bewegungen der Kriegsteilnehmer angenommen werden. Durch den Erfolg seiner seelischen Behandlung bewies KEHRER, daß gewöhnlich eine *„seelische Aufpfropfung"* von Nystagmus stattgefunden habe. Solche Nystagmen waren denn u. a. von recht langer Dauer! Die von KEHRER erkannte Grundlage gibt wohl die einfachste Erklärung dafür, daß in solchem Falle auch Pendelperioden zur Beobachtung kamen. Ich meine, daß wir vom psychogenen Nystagmus sowieso nie eine so weitgehende Gleichmäßigkeit erwarten dürfen wie vom vestibulären Nystagmus.

Als zweite Schiene dienen krampfartige Bewegungen. Unter KEHRERs Fällen findet man solche in beträchtlicher Ausdehnung; durch ihr langes Vorhalten wird vielleicht die entsprechend lange Dauer des Nystagmus verständlich.

In der Regel — und das ist unter Ohrenärzten [BÁRÁNY (1906)] wohl bekannt — gibt die Schiene ein Krampf ab, der sich auf die Augen beschränkt der *Konvergenzspasmus*. Er ist in diesen Fällen nichts anderes als eine hysterische Reaktion!

Wohl entstehen Konvergenzspasmen auf organischer Grundlage bei entzündlichen Prozessen im vorderen Hirnstamm (HAUTANT, JAENSCH), aber es wäre bedenklich, ohne daß andere postencephalitische oder ähnliche Symptome vorliegen, einen Konvergenzspasmus, der mit Nystagmus einhergeht, für organisch zu erklären [1]. Bedenklicher noch ist es, den Konvergenzspasmus ganz zu übersehen; denn besonders in Seitenwendung können die feinen Zitterbewegungen doch recht ruckmäßig erscheinen und die Konvergenz ist dabei gelegentlich so schwach, daß ohne eine Unterstützung mit den Mitteln des Augenarztes (s. Abschnitt BIELSCHOWSKY) eine Fehldiagnose leicht statthat und meist — beim Rentenjäger.

Bei genauer Untersuchung liegt in der Regel keine monosymptomatische Hysterie vor. Sonderbar erscheint nur die Rolle des Labyrinthes. Die überwiegende Zahl der Fälle sind nämlich Labyrinthfisteln! Sie bedeuten zweifellos, daß das Labyrinth allen möglichen Reizen leichter zugänglich ist (vgl. S. 539). Darf man nun da von „Labyrinthhysterie" sprechen? Dem steht entgegen 1. daß derselbe Effekt bei den Betroffenen auch schon durch Seitenblick, ja durch Druck auf die Brust oder durch die verschiedensten sensorischen und sensiblen Reize hervorgerufen werden konnte [s. JOS. FISCHER (1921) oder BORRIES] in Krankensälen kann er sogar ansteckend wirken (NEUMANN) und 2. wäre es nicht recht vorstellbar, wie durch eine seelische Einwirkung die Sinnesendstellen in einem Maße erregt werden könnten, daß nicht Illusionen, sondern reelle Reflexe entstehen, noch dazu Reflexe, die sich suggestiv abnorm schnell stoppen ließen (s. unten).

Darum kann man Rucknystagmen in Endstellungen bei Hysterischen, die für die labyrinthäre Hysterie ins Feld geführt werden (Fall LEWKOWITZ) vorerst nur als nichtvestibulären Spontannystagmus betrachten, den wir doch bei Neuropathen, auch temporär, nicht selten finden.

Allenfalls kann man das Labyrinth als „*hysterogene*" Zone (JOS. FISCHER) ansprechen. Bisher läßt sich nämlich nur sagen, daß Labyrinthreizungen, auch noch so geringfügigen Grades, eine Anregung zum spastischen Konvergenzspasmus geben können. Dieser selbst entsteht auf dem Wege über höhere Bewegungszentren bei seelisch entsprechend Veranlagten. Die unbedeutende Energiedurchströmung des Ohr-Augenapparates genügt diesen Falles, um den Zitterimpulsen eine Schiene zu sein, wenn auch nur episodenhaft; denn diese neuropathischen Nystagmen sind von nur kurzer Dauer. Darum sind sie differentialdiagnostisch den vestibulären Anfällen gegenüber in Erwägung zu ziehen, zumal neurotische Personen auch begleitende Gleichgewichtsstörungen zeigen können. Diese nystagmischen Demonstrationen sind, manchmal erstaunlich oft, wiederholbar.

Für die eigentlich überraschende Behauptung, daß ein „objektives" Symptom wie der Nystagmus funktionell in Szene gesetzt werden könne, geben die Hauptstütze die wenigen Personen, die mit einem „*willkürlichen*" Nystagmus aufwarten können. Sie sind — natürlich — Fachleute, gewöhnlich Ärzte; BRUNNER meint, gar Träger eines Status degenerativus. Erstaunlicherweise bringen Geübte den Nystagmus auch bei Geradeausblick zustande, ferner auch senkrechte und selbst rollende Schläge. Zur Einübung dienen Erinnerungsbilder, beispielsweise an einen früher überstandenen organischen Nystagmus (GRÄFE, LÜHR und ECKEL). Die willkürlichen Nystagmen sind den Berichten nach auch zitternd und pendelnd aufgetreten (DITTLER), sie scheinen sehr frequent zu sein.

---

[1] RUTTIN berichtete einmal von konvergierendem Nystagmus bei einem Kleinhirntumor.

Wir können also *psychogen* so ziemlich jede Form erwarten. Das ist bedeutsam für den Gutachter, zumal gerade nach Schädelverletzungen vestibuläre und psychogene Nystagmen gemeinsam auftreten können.

Fast im Gegensatz zu dieser Vielfältigkeit psychogener Potenz steht die Leistung der Hypnose psychogenen Nystagmen gegenüber. Mit ihr ist ein psychogener Nystagmus von einiger Dauer kaum hervorzurufen — zu beseitigen ist er verhältnismäßig leicht.

Gemeinsam mit dem Augenarzt Dr. Arlt gelang es mir trotz geduldiger Versuche nicht, Spontannystagmus hysterisch reagierenden Personen — ohne Labyrinthfistel — anzuhypnotisieren. Ebenso soll es Bauer und Leidler (zit. nach Mauthner) ergangen sein. Wohl aber staunten wir, bei einer der Sitzungen durch Scheinkaltreizung nach Tage vorher wirklich vorgenommener Kaltreizung neben Konvergenzspasmen schaukelnde Augenbewegungen zu sehen.

Ein Durcheinander der Bewegungen, unter ihnen Rucke, Pendeln, Pendelzittern und Deviationen zeigen die dem Blindennystagmus nach Bartels identischen „spontanen Augenbewegungen der — sozusagen seelenblind[1] geborenen — Neugeborenen". Diese können recht störend zusammenfallen mit den vestibulären Spontannystagmen und -deviationen (auch den reaktiv erzeugten, wie dem „Puppenkopfphänomen"), die teils als ganz normal (Bartels), teils als Zeichen physiologischer Übererregbarkeit (Catel), teils aber auch als Ausdruck mehr oder weniger latenter Geburtsschäden im Sinne von Ph. Schwartzs Entdeckungen (s. Voss und Mitarbeiter) aufgefaßt werden!

Verhältnismäßig geordnet kann — eigentlich wider Erwarten — der *muskelparetische Nystagmus* erscheinen, dessen Auftreten übrigens nicht durchweg zwangsläufig ist (Köllner, Grahe). Doch kommen in der Regel bei stärkeren muskelparetischen *Spontannystagmen* — viel ausgeprägter noch reaktiv! — Veränderungen („Verzerrungen") der Schlagebene in einigen Blickrichtungen (Weiss, Bárány), unter Umständen solche des Rhythmus (Wodak und Herrmann) und sogar Beeinflussungen des muskelunversehrten Auges vor (Bárány).

Auch die Intensität jedes vestibulären Nystagmus kann in solchen Fällen auf beiden Augen sehr verschieden sein [Brunner (1935), Radorici und Sadulesco]. Zu einem Auseinandergehen der Augen kommt es in der tiefen Narkose und trifft dann gewöhnlich die isolierte langsame Phase (s. S. 576 u. 567) (Ruttin, Siebenmann).

Ausgiebige Bewegungsausfälle, wie ich sie in einem Falle sah, der vestibulär unerregbar war und eine kaum deutbare Hörstörung zeigte und in dem die Bielschowskysche Klinik eine kongenitale Aplasie der III-Kerne annahm, führten zu einem ungleichmäßigen „Blickrichtungsnystagmus". Eine andere merkwürdige Ruckbewegung des Auges, die so gut wie sicher in Zusammenhang mit dem Augenmuskelkerngebiet um den Aquaeductus Sylvii steht, der „Nystagmus retractorius" kommt gemeinsam mit zentralvestibulärem Nystagmus vor (Elschnig, Bielschowsky).

Ein Ausstrahlen der bei Nystagmus arbeitenden Energie auf Gesichts- und Halsmuskeln lenkt ebenfalls den Verdacht auf das Hirnstammgebiet und seine Nachbarschaft. In Fällen von Dimitz und Schilder, von Rosenfeld und Altwenger, von Wodak (1930), denen ich einen Lidnystagmus bei einer Meningitis nach Schädelbasislabyrinthbruch beifügen kann, traten die Mitzuckungen teils spontan, teils reaktiv auf. Vom Normalen erwähnt Woletz einmal vestibulärreaktiven Lidnystagmus bei einem sehr erregbaren Erwachsenen. An Neugeborenen gemachte Beobachtungen von Mitnystagmen werden von den Verfassern verschieden ausgelegt (vgl. oben).

---

[1] Die deshalb tiefstehende Blöde ebenfalls zeigen können (Bartels).

Die Ausschaltung *eines* Auges von der Nystagmusbewegung kommt nur bei ganz gründlicher Unterbrechung der Kommunikation vor, wie es bei Medianschnitten in Tierversuchen (DE NÓ, BLOHMKE) der Fall war und vermutlich in einem ganz schweren, benommenen Falle von Meningitis von JOS. BECK. Ich habe dasselbe in 2 Meningitisfällen erlebt und dabei genau wie BECK das andere Auge — das sozusagen nun die ganze Energie erhielt — trotz der Bewußtseinsstörung nystagmisch (spontan wie thermisch) reagieren sehen. Leider fehlten die Obduktionen, um diese Form „totaler Ophthalmoplegie" zu ergründen.

Im Gegensatz zu diesem totalen Stillstand *eines* Auges gibt es den beiderseitigen Stillstand bei totaler Blicklähmung, in dem unter vestibulärem Einfluß noch Augenbewegungen erfolgen können (vgl. S. 607).

Beschränkung des Nystagmus auf *ein* Auge bzw. Beschränkung auf die Zeit der Verdeckung des anderen, vom Augenarzt. *„Einseitiger Nystagmus"* bzw. „latenter Nystagmus" genannt, kündigen mit großer Wahrscheinlichkeit einen nichtvestibulären Nystagmus an (s. BIELSCHOWSKYs Abschnitt und CORDS).

Eine in *diesem* Sinne *„latente"* Verstärkung des auch vestibulär-reaktiven Nystagmus auf einem Auge habe ich mehrmals in Fällen feststellen können, in denen irgendein Leiden am sensorischen oder motorischen Augenapparat nachzuweisen war. Es ist denkbar, daß dies Phänomen sich geeignet erweisen kann, um die Erkennung einer Kombination mit einem oculären Nystagmus im Zweifelsfalle zu erleichtern.

In der Erscheinungsform von den vestibulären Augenreflexen nicht zu trennen sind die durch organische Veränderungen in Pyramidenbahn- bzw. dem Großhirnabschnitt des okulomotorischen Systems hervorgerufenen *optokinetischen* Deviationen und Nystagmen.

Ebensowenig sieht man ihnen an, daß ihre primäre Phase die rasche Phase ist. Nicht einfach klinisch zu erkennen ist ein weiterer physiologisch grundsätzlicher Unterschied vom vestibulären Nystagmus. Die Verlagerung des Schlagfeldes in die Orbitalhälfte der raschen Phase (FRENZEL, GÜTTICH).

Unsere Rückschlüsse auf die erkrankte Seite müssen bei dem diesen Abschnitt entstammenden Reflex wegen der Bahnkreuzung umgekehrten Gang nehmen als für das Hirnstammgebiet. Ein ganz besonderes Rindensymptom scheint (nach BARTELS) dabei die von LEWANDOWSKY bemerkte gegensätzliche Deviation von Augen und Kopf zu sein.

Krämpfe der motorischen Zentren erzeugen den nach BARTELS Großhirnrindennystagmus genannten Effekt, der durchweg waagerecht zu sein scheint. Für senkrechte Bewegungen können wir bisher nur auf den Hirnstamm zurückgreifen, obwohl wir im Gegensatz zum Rollen doch die Augen willkürlich heben und senken können.

Am zweiten Effekt dieser Gruppe, nach BARTELS' Namensgebung, der Rindenfixationsnystagmus sind stets sensorische Komponenten beteiligt. Sie entstehen aus dem Widerstreit von Seitenwendung und Fixation so, wie vestibuläre Fixationsnystagmen aus Widerstreit von Vestibulartonus und Fixation entstünden. Also, Fixationshemmungen durch Augenanomalien, degenerative Hirnerkrankungen oder durch krankhafte Ermüdbarkeit gehören nicht in ihr Bereich, mag man dabei auch von Fixationsnystagmen sprechen; ihre Unterscheidung vom vestibulären Nystagmus ist leichter und mit der Kennzeichnung der oculären Nystagmen erledigt. Rindenfixationsnystagmen aber sind vermutlich nur dadurch zu erkennen, daß wir das Fixieren unmöglich machen, so, wie wir umgekehrt einen durch die Fixation gehemmten vestibulären Nystagmus dadurch sichtbar machen und überhaupt eine vestibuläre Anomalität ausschließen. Dieser Rindenfixationsnystagmus kann dazu nach BARTELS auch noch latent vorhanden sein!

Fehlen von Schwindelerscheinungen und von Sekundärreaktionen ist immer ein starker Hinweis auf nichtvestibuläre Natur des spontanen Augensymptoms.

Die vestibuläre Reizprüfung ist zur Differentialdiagnose nur bedingt zu verwerten. Die vestibulären Nystagmen, auf die Schlagebene des Spontannystagmus abgestellt, „verschlucken" diesen nämlich; höchstens Spuren, die sich in Gestalt einer Tonusdifferenz äußern, bleiben erhalten. Darüber hinaus vermögen nur 1. abnorme Schwingungsformen, die sich ihrer Stärke nach durchsetzen, auf dahinter steckende oculären oder Bergmannsnystagmen hinzuweisen und zeigen 2. Verzerrungen, welche die dem Versuchsansatz nach zu erwartende Schlagkomponente treffen, muskuläre Teil- oder Ganzlähmungen an.

Außerdem belegen „Zergliederung des Nystagmus" und „reflektorische Blickfelderweiterung" die blickparetische bzw. supranukleäre Natur des Spontannystagmus und lassen evtl. auch noch nukleäre Paresen als Teilursache des Spontannystagmus erkennen (ebenda).

Untersuchung auf optokinetischen Nystagmus anzuschließen, kann ratsam sein. Es gibt ein von Bárány (1906) entdecktes Symptom der „Umkehr" — der „Inversion" nach Brunner —, das dem zweiten Verfasser nach (1921) schon als *Hemmung"* in Gestalt der isolierten optischen langsamen Phase auftreten kann und besonders dann, wenn die Schlagrichtung des optokinetischen Nystagmus derjenigen des Spontannystagmus entgegengesetzt angesetzt wird. Es ist Folge einer Fixationshemmung. Mit dem positiven Ausfall werde nach Brunner daher der Spontannystagmus als okulärer Natur erkannt, wenn allerdings auch ein normal auftretender optokinetischer Nystagmus diesen Ursprung nicht ausschlösse.

Mit dem vestibulären Nystagmus überlagert sich dagegen der optokinetische Nystagmus einfach nach dem Stärkeverhältnis beider. Hervorgehoben sei aber, daß bei den blickparetischen Nystagmen diese Verhältnisse unregelmäßig und nicht vollkommen durchsichtig sind. Ich sah den optokinetischen Nystagmus auffallend lange erhalten bleiben, sah bei hochgradigen Störungen Deviationen (also „Hemmung") und zuweilen auch Ausbleiben.

Wo dieser Ausfall seine Ursache hatte, ist nicht zu sagen. Sah doch Bartels zweimal bei Encephalitis den optokinetischen Nystagmus fehlen, ohne jede Augenmuskel- oder Blicklähmung *und* bei ausreichendem Sehvermögen! Es steht daher auch noch dahin, ob man jede Abschwächung des optokinetischen Nystagmus bei Blickparesen als Zeichen corticaler Störung auffassen darf, wie Güttich es zu meinen scheint, oder gar jede Anomalie des optokinetischen Nystagmus bei der Blickparese als Zeichen der beginnenden Hirndrucksteigerung, wie es Brunner (1935) tut.

Für die Differentialdiagnose der okulomotorischen Abschnitte oberhalb der Gabel verspricht die optokinetische Untersuchung die Voraussagen Báránys zu erfüllen (vgl. Strauss, Stenvers, Cords).

An dieser Stelle ist es zweckmäßig zu bemerken, daß sich alle[1] vestibulären Nystagmen meines Erachtens ebenfalls nach ihrem Stärkeverhältnis algebraisch überlagern, „interferieren", daß nicht etwa der thermische Nystagmus stets triumphiere, wie Thornval sagt u. ä. Dabei wird nie ein Nystagmus durch den anderen vernichtet; er wird nur ausgeglichen und übertönt. Wenn die Schlagebenen nicht aufeinander eingestellt sind, können sich auch Verzerrungen oder Resultanten derselben ergeben. Hielt der zeitlich vorangehende Reiz vor, so erscheint nach dem Abklingen der Folgen des zweiten wieder der Effekt des

---

[1] D. h. also, ganz gleich, ob spontan oder reaktiv. Auch für das Verhältnis zu einem gleichzeitigen optokinetischen Nystagmus trifft dasselbe zu; nur pflegt dieser von besonders starker „Durchschlagskraft" zu sein.

ersten, worauf unter anderem leider die Beschränkung der von mir des öfteren erprobten, ausgezeichneten Hemmung aller Beschwerden des MENIÈREschen Anfalles durch Ohrwarm- bzw. -kalttropfspülung auf die Zeit dieser Maßnahme beruht. Ein starker krankhafter Reiz, wie die Schaukrämpfe, können die vestibulären Reflexerscheinung bis auf Null herabsetzen.

2. Lage- und andere statische Nystagmen.

Der *Lagenystagmus* ist ein Nystagmus, der an Innehaltung einer bestimmten Lage des Kopfes im Raum gebunden ist. Er ist ein *reaktiver Nystagmus besonderer Art,* denn am Normalen ist durch keinen Lagereiz derselbe Effekt zu erzielen. Er kann in mehreren Lagen des Raumes vorhanden sein. Im Höchst, falle braucht nur noch eine punktförmige Ruhelage zu bleiben (KELEMEN-Fall BÁRÁNY).

Ob und wie oft das Phänomen auf normale Haltung und Lage des Kopfes beschränkt (normale Kopflage und -haltung) vorkommt, ist uns noch unbekannt. *Neben* einem Lagenystagmus — in anderen Lagen — kann noch in normaler Kopflage und -haltung ein Spontannystagmus bestehen. Dann ist es, wenn beide Phänomene gleiche Richtung und Ebene aufweisen, möglich, daß es sich in der normalen Kopflage und -haltung nur um ein Schwächersein eines Lagenystagmus gehandelt hat, der sich in den Schwindellagen (s. S. 487 u. 494) im Maximum befindet. In der Regel sind aber Unterschiede vorhanden (s. unten), die eine Vergesellschaftung von Lagenystagmus und Spontannystagmus wahrscheinlicher machen, als einen nur verschiedengradigen Lagenystagmus; sind nur rein quantitative Unterschiede vorhanden, so spricht NYLÉN von einem *Typ II des Lagenystagmus.*

Ist die normale Kopflage und -haltung die Ruhelage, so ist der Lagenystagmus *latent.* Beschränkt sich der Lagenystagmus auf eine punktförmige oder auch etwas ausgebreitetere, aber recht abnorme Lage, so wird er leicht übersehen.

Beim Stand der Dinge lohnt es kaum, auf diesen Fall zu prüfen. Es genügen Stichproben im Liegen und mit Kopfbewegungen in der Frontalen und Sagittalen. Stellt sich ein Fall *nicht* als *durchaus reiner Lagenystagmus* dar, so verwendet man *besser* BORRIES' Wort *„statischer Nystagmus".* Unter dasselbe fallen vor allem die von der Haltung des Kopfes zum Körper bedingten Nystagmen, die zu den *Halsreflexen* gehören. Es schließt auch die *Übergangsformen* ein, in denen weder eindeutig von Lagereflex noch von Halsreflex zu sprechen ist, wie das besonders in den schon frühzeitig veröffentlichten Fällen (VOSS, KLESTADT, RUTTIN) der Fall war.

Der echte Lagenystagmus ändert mit der Lage, auch Ebene oder Richtung, eventuell beide. Er entspricht dem *Typ I* NYLÉNs.

MYGIND und wohl auch BORRIES hielten diesen Lagenystagmus für wesensgleich denjenigen Veränderungen, die der thermische Nystagmus durch Lageveränderungen regelmäßig erfährt. Dem kann ich nicht beistimmen; ich halte diese Übereinstimmung sogar für selten. Mit ihr zu vereinbaren ist schon nicht, daß oft in einer Kopfseitenlage Ruhe herrscht.

Als Äquivalent des Nystagmus kann — unter den für diesen Fall maßgeblichen Verhältnissen — eine „*Lagedeviation*" auftreten (NYLÉN, ROSENFELD); sie ist nicht zu verwechseln mit einer *spontanen statischen Deviation* (s. S. 575), die wohl abhängig von lageempfindenden Receptoren, doch — soweit bisher nachgewiesen — sich ohne wesentliche Veränderungen in *allen* Lagen als Reizsymptom, d. h. auch schon ausgesprochen in der normalen Kopflage und -haltung findet.

Den Lagenystagmus begleiten meist Schwindel und vegetative Erscheinungen, wodurch sich die Bezeichnung „*Schwindellage*" Eingang verschafft hat (s. a. S. 486).

Sie pflegen sich mit dem Verbleiben in der kritischen Lage zu verstärken. Sie machen dasselbe dann unmöglich. Eine zuverlässige Prüfung von Sekundärreaktionen kann dabei nicht mehr stattfinden. Oft genug stören schon Abwehrbewegungen, wie Zukneifen der Lider, die Lagenystagmusprüfung selbst.

Darum sollte die Empfehlung, nur bei Geradeausblick und hinter Brille (BORRIES, VOGEL), auf Lagenystagmus zu untersuchen, nicht ausschließlich befolgt werden, damit möglichst ohne störende Augenbewegungen und auch bereits das Anfangsstadium beobachtet werden kann.

Es gibt auch *Lagenystagmus ohne Schwindel* (BORRIES) und es gibt einen *Lageschwindel ohne den zugehörigen Nystagmus* (LIEBERMANN), beides verhältnismäßig selten. In dem zweiten Falle ist nach RUTTIN mit besonderen Methoden wohl doch ein minimaler Nystagmus zu finden.

Es wurde berichtet von *erschöpfbaren* Lagenystagmen, die bis 4 Min. — in einem von BRUNNER zitierten Falle BUYS — dauerten und von *anhaltenden* Lagenystagmen, deren Dauer genau der Beibehaltung der kritischen Lage entsprach (beides schon von BÁRÁNY 1906).

Eine *Ermüdbarkeit* des Lagenystagmus ist dann vorhanden, wenn er, in Pausen wiederholt geprüft, schwächer wird und allmählich versagt (RUTTIN, ZAVISKA, STEIN und BRUNNER).

Die Angabe von LIEBERMANN, daß ein Lagenystagmus durch Kopfschütteln oder -rucken aufgehoben werde, muß, so seltsam sie ist, der Prüfer wohl in Erinnerung haben.

Typisch ist das natürliche *Andauern des Lagenystagmus* (s. S. 487). Es kann zur Folge haben, der Schlaf nur in einer unbequemen Lage zu finden ist, wie z. B. von dem Kranken THIELEMANNs nur im Sitzen.

Den kurzdauernden Lagenystagmen gegenüber kann ich mich nicht des Verdachtes erwehren, daß weitgehend, wenn nicht gänzlich dynamische Reflexe im Spiele sind. Ich selbst habe sie nicht gesehen. Auch Lagenystagmen, die nicht, wie in TWEEDIEs Fällen, über den I. Grad hinaus sich steigern, sind möglicherweise nur Kopflageveränderungen eines Spontannystagmus. Undulierende, ataktische Lagenystagmen, die NYLÉN erwähnt, erinnern doch an die Mitschädigung anderer Bewegungsmechanismen [vgl. S. 583 Encephalitisfälle oder Blickrichtungsnystagmus (JONES-SCHILLER)].

Als typisch ebenfalls zu verlangen, ist die *Latenzzeit*. Sie ist aber beim Menschen durchaus nicht immer mit freiem Auge wahrzunehmen. THORNVALL hat sie mit 5—10 Sek. beim Neugeborenen angegeben. Sie kündet sich aber gewöhnlich in dem Anschwellen des Symptoms an und gibt uns eben damit Gelegenheit, das Anfangsstadium zur Prüfung auszunutzen. ·

Am häufigsten sind *Lagenystagmus* — und statische Nystagmen überhaupt — *in Seitenlagen* zu beobachten und *demnächst in Gesichts- und Nackenlage*. Nystagmus in *beiden* Seitenlagen kann manchmal als die spiegelbildlichen Extreme *eines* Lagenystagmus gedeutet werden, manchmal nur als ein Zusammentreffen zweier verschiedener statischer bzw. Lagenystagmen. Ein Hinweis darauf ist dem Auftreten eines senkrechten statischen Nystagmus in Nackenlage neben Seitenlagennystagmus zu entnehmen (PÓGANY).

Die *Ebene* des statischen Nystagmus ist vorwiegend rollend (RUTTIN, NYLÉN); es kommen — nicht einmal selten — selbst senkrechte und schräge Schläge vor (NYLÉN, BÁRÁNY, POPOW-RUTENBURG).

Die *Richtung* ist oft gleichnamig der Lage bzw. Haltung, zuweilen aber auch ungleichnamig. Ein auf *eine* Lage beschränkter Nystagmus kann in mehreren Richtungen (TWEEDIE), dabei je nach der Richtung in einer anderen Ebene (BÁRÁNY) schlagen; ja er kann in dieser Lage seine Richtung wechseln (NYLÉN). Senkrechte Lagenystagmen sahen wohl die meisten Verfasser, wie auch ich, vorzugsweise stirnwärts, MYGIND hingegen kinnwärts gerichtet. Senkrechte

Schläge gibt es aber auch in Seitenlagen, unter Umständen zugleich mit rollenden, waagerechten oder schrägen Schlägen (BÁRÁNY, POGANY, NYLÉN). Um das festzustellen, muß in jeder Lage in verschiedenen Blickrichtungen geprüft werden, was gelingt, solange der Lagenystagmus geringfügig ist.

Ein Wechsel des aus *einer* Untersuchung gewonnenen Lagenystagmusbildes kommt ohne erkennbare Ursache (HAARDT, LUND), nach Operationen (ORLIK, NYLÉN) oder im Heilungsverlauf vor.

Aus der kritischen Lage ist an sich kein *Rückschluß auf die kranke oder gesunde Seite* möglich. Bestehen bereits VIII-Symptome von *einer* Seite, so ist der Lagenystagmus ungezwungen auch auf diese zu beziehen, welche Richtung er auch haben möge. Aber wenn sich auch nur ein Symptom von dem andersseitigen Vestibulärsystem her zeigt, so wissen wir nicht, wohin der Lagenystagmus gehört.

Der echte Lagenystagmus kann als einziger krankhafter vestibulärer Reflex (NYLÉN), als allein erhaltener vestibulärer Reflex und in mannigfacher Vergesellschaftung mit VIII-Symptomen auftreten.

Ob er *peripheren oder zentralen Ursprunges* ist, ist oft sehr schwierig zu entscheiden. Mit vestibulärer Areflexie gepaart, sind NYLÉN wie DE KLEYN (1927) u. a. geneigt, ihn für *zentral* zu halten[1]. Sicher zentral ist er, wenn jedes VIII-Symptom[2] fehlt; mit großer Wahrscheinlichkeit, wenn reaktiver oder jeglicher Schwindel fehlt. Ebenso soll besonders starke Durchdringungskraft des Lagenystagmus dafür sprechen, z. B. wenn ein in entgegengesetzter Richtung erzeugter thermischer Nystagmus den Lagenystagmus nicht völlig auszugleichen vermag (BRUNNER), oder wenn der thermische Reiz nur eine Deviation, der Lagereiz aber noch einen Nystagmus erzeugt, wie das bei einem Brückentuberkel NYLÉNs der Fall war; die Anwesenheit senkrechter Schläge neben einem waagerechten Seitenlagenystagmus legte der Verfasser in diesem Falle gleichfalls in diesem Sinne aus.

Dagegen muß an *peripheren* Ursprung gedacht werden, wenn Lagenystagmus das einzige Symptom neben einer Mittelohrschwerhörigkeit ist (KLESTADT), ferner in Beobachtungen von BORRIES, BRUNNER und RUTTIN an chronischen adhäsiven und katarrhalischen Prozessen. Sind bei entzündlich-exsudativer Erkrankung Zeichen von Unter- oder Übererregbarkeit des Innenohrs vorhanden, so ist die Annahme noch wahrscheinlicher. Gewöhnlich tritt dann der Lagenystagmus in seiner Vielfältigkeit noch zu dem an sich schon bunten, fast verwirrenden Bilde der Labyrinthitis circumscripta oder diff. non purul. hinzu. Das erhöht die Schwierigkeiten der Unterscheidung vom vestibulären Kerngebiet — von der otoskopischen Hilfe abgesehen —, wie ein Vergleich mit dem Spontannystagmus lehrt (s. S. 572, 580).

Nach FRENZEL stammt über die Hälfte der Fälle von zentralen Erkrankungen her. Nach meinem Material[3] hielten die peripheren Fälle den zentralen gut die Waage[3] (die letzteren allerdings nur vom Eintritt des VIII. in die Marksubstanz

---

[1] NYLÉN hat einen beiderseitigen Tumor mit vestibulärer Unerregbarkeit, aber mit Lagenystagmus gesehen!

[2] VIII-Totalausschaltung s. S. 635.

[3] Die inzwischen von L. B. SEIFERTH [Z. Hals- usw. Heilk. **37**, 367 (1935)] geäußerte Ansicht, daß „in keinem einzigen Falle ein sicherer Anhaltspunkt für peripheren Ursprung des Lagenystagmus gegeben war, sondern die Auslösungsstelle immer im zentralen System angenommen werden mußte", erscheint demnach noch sehr verfrüht. Ich verweise nicht nur auf die hier zitierten Versuche von GERMAN, sondern darf auch sagen, daß ich eine ganze Zahl meiner einschlägigen Fälle lange, zum Teil lange Jahre hindurch verfolgt habe, ohne daß die Betroffenen irgendwelche eindeutigen Symptome von seiten des Zentralnervensystems zu erkennen gegeben hätten.

ab gerechnet!). Unter den zentralen Fällen führen weit voran die Gewächse (Nylén); doch geben auch multiple Sklerose (Brunner, Nylén) Encephalitis epid. (Wodak, Wotzilka, Pógany) zu Lagenystagmus Gelegenheit, auffallend wenig meines Erachtens nach dagegen die Lues, die sich gerade mit Vorliebe von den Wurzeln abwärts im VIII-Bereich ansiedelt. Die Tumorenstatistik Nyléns bringt die erdrückende Zahl von 80% für die Herkunft der wirksamen Kräfte aus der hinteren Schädelgrube; sie ist ungefähr gleichmäßig verteilt unter seine beiden Typen, von denen Typ I mehr bei Kleinhirn-[1], Typ II bei VIII- und Winkeltumoren vorherrschte. Gewöhnliche Spontannystagmen erreichen unter seinen 64 Fällen dagegen nur 9%! (Für Tumoren in den anderen Schädelgruben und dem Rückenmark heißen die entsprechenden Zahlen 3 bzw. 4%). Bei Kombination mit der hinteren Schädelgrube gleiche der Hundertsatz ungefähr dem erstgenannten. Güttich hat an seinem großen Material, wie er berichtet, diese Zahlen nicht erreicht, Koch unter 23 Fällen nur 2 positive gefunden.

Wir erkennen in diesem Lagenystagmus das Bruhnssche bzw. Oppenheimsche Zeichen der Erkrankung des IV. Ventrikels bzw. des Kleinhirns wieder. Kurt Löwenstein hielt in seinen Fällen die Frage eines Anteils des Kleinhirns an dem Symptom auch für erörternswert. Es war übrigens in Denkers Fall von Kleinhirnagenesie Lagenystagmus vorhanden.

Am belangvollsten ist die Frage: Ermöglicht der Lagenystagmus eine Zuspitzung der Diagnose auf einzelne vestibuläre Untersysteme?

Die ausschließliche *Abhängigkeit von der Lage verknüpft das Symptom natürlich mit den Lagereceptoren.* Die strukturelle Übereinstimmung der Otolithenorgane von Versuchstier und Mensch erlaubt die bei jenen experimentell erwiesene Leistung per analogiam auf uns zu übertragen. Die Anteilnahme der Otolithenorgane — die schon Bárány seinerzeit in den Vordergrund gestellt hat —, dürfte außer Frage stehen. Beträchtliche Beweiskraft in dieser Richtung kommt auch noch den Versuchen Germans zu, der nach dem Vorbild Nyléns Anaesthetica und Adrenalin in die Paukenhöhle brachte und dadurch vorübergehend den Lagenystagmus ausschalten konnte ohne Verlust der thermischen Reflexe[2]. Die Anteilverteilung auf die einzelnen Vorhofsinnesendstellen ist aber nicht anzugeben, nachdem in die scheinbar unantastbar klaren Tierversuchsergebnisse von Magnus und de Kleyn wieder Unklarheit hineingetragen worden ist durch neuere Versuche derselben Utrechter Schule (de Kleyn-Versteegh). Weiterhin hat die bekannte Abweichung vom tonischen Lagereflex auf die Augen, der Nystagmus von dem als dynamischen Reflex wir wiederum seit Bárány (1906) ja gut wissen, daß er durch allerhand Kopflage- und -haltungsänderungen umzugestalten ist, und der außerdem in Tierversuchen von Lund, Thornval, de Nó, S. Nylén, Rothfeld u. a. ebenfalls hervorgerufen werden konnte — Ruttin, Borries u. a. bewegt, mit mehr oder weniger Nachdruck Wert auf eine Beteiligung der Bogengangssinnesendstellen zu legen, wobei Mygind die Otolithenorgane die Richtung, die Bogengänge die Schlagebene bestimmen läßt. De Kleyn-Versteegh (1933) machen fernerhin darauf aufmerksam, daß man mit dem Überspringen der Erregung vom Otolithensystem auf das Bogengangssystem infolge von Schaltungen rechnen muß. Brunner bezweifelt nahezu die Beteiligung der Otolithen.

---

[1] Für Kleinhirn spreche, wenn der Lagenystagmus in Rückenlage und auf der kranken Seite am stärksten ist.

[2] Siehe Fußnote 3 auf S. 593.

Das Symptom besitzt demnach einen sehr beschränkten Lokalisierungswert; ihn wiederum nur für das periphere Organ. Vom zentralen Abschnitt ist uns nämlich die Lokalisierung der Otolithensysteme unbekannt[1].

Ein einziger verifizierter Krankheitsfall mit Lagenystagmus als einzelstehendem Symptom von Jos. BECK zeigt nicht mehr, als daß isolierte auffallend zarte Fasern von dem Lagereceptor bis in die Marksubstanz hineinlaufen müssen; von dort aufwärts versagte das anatomische Bild des Geschehens.

Aber Lagenystagmus kann sicher zentralen Ursprungs sein, auch wenn uns einschlägige Fälle mit beiderseitigem Funktionserlusch *einschließlich* Gegenrollung noch zu fehlen scheinen. Das bezeugen schlagend die Hirntumoren NYLÉNs (s. den oben genannten Fall), unter denen die Lagenystagmen senkrechten Schlages auch eine auffällige lokalistische Übereinstimmung mit der zum allgemeinen Spontannystagmus gegebenen Regel zeigen, indem sich von 40 einschlägigen Tumoren 85% oberhalb der hinteren Schädelgrube ausdehnten.

Angesichts der Zersplitterung der vestibulären Zentren und Bahnen, angesichts unseres Unvermögens, die Äußerung der einzelnen Vorhofsapparate auseinanderzuhalten, ist kaum zu sagen, inwieweit Lagenystagmus als *Ausfalldekompensationssymptom* auftreten kann. Es könnte auch der Reizzustand *eines* gesunden Otolithenorgans im kranken Vestibularorgan sein! Es könnte aber auch der Erregungszustand vom andersseitigen Otolithensystem herrühren und selbstverständlich von einer Erregungsdekompensation kranker Otolithenorgane selbst.

Bei beiderseitigen Erkrankungen könnte der Lageeffekt auch durch Zusammenwirken von beiden Seiten unter bestimmten Bedingungen entstehen, ähnlich wie bei der Doppelspülung nur in Differenzlagen ein Nystagmus zustande kommt (M. H. FISCHER). Könnte uns da die *Gegenrollung* — wenn auch unter demselben Vorbehalt, nicht für bestimmte Otolithen sprechen zu können (s. unten) — nicht insofern eine Auskunft geben, als der Otolithenausschaltung ihr Ausfall, der Reizung ihre Übererregbarkeit entspricht? Doch diese Untersuchungen sind erst in wenig Fällen (THIELEMANN, LUND) mit vorgenommen worden[2] und nach NYLÉN noch mit allergrößter Vorsicht zu beurteilen. Eine Lokalisierung vermag uns die Gegenrollung leider auch nicht mehr zu geben, nachdem die an Beispielen treffend veranschaulichte Unterscheidung einer *Labyrinthitis inferior* von einer *superior* (1924) auf Grund der Paarung von Verlust der Gegenrollung mit Taubheit gegenüber isolierter dynamischer Areflexie, ihren Darstellern, DE KLEYN-VERSTEEGH (1927), selbst infolge eigener Versuchsergebnisse wieder Bedenken erweckt hat.

Ferner ist sie — entgegen KOMPANAJETZ' Ansicht — nicht geeignet, den *Halsreflex* abzugrenzen. Für ihn hatten wir ja bindende Regeln aufgestellt. Sein *pathologisches Vorkommen* ist auch *beim Menschen* gesichert (BÁRÁNY, DE KLEYN-VERSTEEGH). Beim Säugling ist er mit Rücksicht auf mehr oder weniger latente Geburtsschäden — und zwar in allen Ebenen — besonders zu beachten (VOSS), wobei gerade hier peinlichst sensible Reflexe abzugrenzen sind (BARTELS).

---

[1] Die Angaben WINKLERs s. JONES über zentrale Bahnen von den Maculis aus ermangeln durchaus allgemeiner Anerkennung. Im Tierversuch wurden von DOHLMANN (s. NYLÉN) die Zentren sämtlicher tonischer Reflexe auf die Augen in den Ncl. triangularis verlegt. Beim Menschen ist nach PETTE das Zentrum der Halsreflexe an einer Stelle zwischen den unteren Teilen von Brücke und Halsmark zu suchen. Im Hirnstamm müssen sie nach GAMPER jedenfalls liegen, doch bringt er das Fehlen der statischen Reflexe bei seinem Mittelhirnwesen mit der Kleinhirnunreife in Verbindung.

[2] Außerdem scheint die Gesetzmäßigkeit der Ergebnisse nach GRAHE, ja selbst nach BÁRÁNY nicht über jeden Zweifel erhaben zu sein.

Schon zeitig wurde vermutet, daß an statischen Nystagmen eine Umstellung der Kreislaufverhältnisse, der Druckverhältnisse im Schädelinneren ursächlich beteiligt sein können. BORRIES und BÁRÁNY z. B. verlangten darum stets, auf vasculäre Phänomene (s. S. 495) zu prüfen und positivenfalls zurückhaltend mit der Annahme „Halsreflex" im logischen Sinne zu sein (s. unten). NYLÉN hielt sogar an seinen Lagenystagmen bei Hirntumoren derartige *Hilfs*ursachen für nicht ausgeschlossen. In jüngerer Zeit hat DE KLEYN mit NIEUWENHUYSE anatomisch gezeigt, wie durch Kopfüberstreckung und möglichst gleichzeitige Seitendrehung an den Hirnschlagadern die tatsächliche Grundlage für die Annahme gegeben wird; hat mit VERSTEEGH zusammen eine Reihe bedeutsamer Varianten der Mutterader der A. auditiva interna beschrieben und im Anschluß daran einen obduzierten Fall eines derart erklärbaren Halsnystagmus wiedergegeben, deren er im ganzen klinisch drei gesehen hatte. Sie waren posttraumatisch, und dieser — stets rollende — mit Schwindelanfall verbundene Nystagmus war in dem einen Falle das einzig objektive Symptom für die Beschwerden des Entschädigung begehrenden Mannes. Die dabei bestehende leichte labyrinthäre Untererregbarkeit ist dabei insofern von Bedeutung, als sie im Zusammenhang mit den Gefäßanomalien unterstreicht, daß diese vasculären und Druckeinwirkungen über das Labyrinth zum Nystagmus führen können. Für eine zentrale Vermittlung bietet sich ebenfalls der Gefäßweg: GÜTTICH bezog auf Grund eines autoptischen Befundes einen — vorübergehenden — Lagenystagmus auf Ödem im Anschluß an eine (von otitischer Sinusthrombose ausgehende) Thrombose der Piavenen.

MUCK deutete als Einfluß auf die Gefäßversorgung des DEITERS'schen Gebietes einen Nystagmus, den er durch extreme Kopfseitenwendung erhielt, indem er die Einwirkung auf die Lichtung der A. vertebralis voraussetzte.

Die DE KLEYNschen Untersuchungen erklären vermutlich die mehrfach bestätigte Angabe GRAHES von einem verstärkenden „Halsreflex" auf Augen- und Armreflexe durch Hintüberstrecken des Kopfes.

QUIX erwartet übrigens von dieser Kopfhaltungslage eine Ausschaltung der Otolithenfunktion und dadurch eine Steigerung der Bogengangsreflexe!

DE KLEYNs namhafte Befunde werfen ferner neues Licht auf mancherlei Erscheinungen, so auf manche VIII-Krisen (KOBRAK), auf die arteriosklerotischen Nystagmen und Schwindelanfälle (NYLÉN), auf Nystagmusanfälle beim Bücken (BÁRÁNY) (s. a. S. 592), auf das MYGINDsche Phänomen, das UNTERBERGER jüngst bei Zerstörungen am Ventrikelboden durch einen Tumor vorher klinisch beobachtet hatte.

In keiner Weise mit irgendwelchen statischen Nystagmen zu tun hat die geringe Verträglichkeit bestimmter Lagen, die Kranke mit Spontannystagmus und Schwindel oft zeigen. Sie suchen sich eine Lage aus, in der sie wenig Gebrauch machen von derjenigen Blickrichtung, in der ihr III-Grad-Spontannystagmus und ihr Schwindel am stärksten sind. Man findet das vielfach auch in MENIÈREschen Anfällen. Die Seite entspricht dabei nicht etwa in jedem Falle der Seite des gesunden Ohres.

Auch sei darin erinnert, daß an Fällen von Labyrinthfisteln leicht durch Haltungs- und Lageanomalien den statischen Nystagmen so ähnliche Augenbewegungen entstehen, daß man auch hier von Übergangsformen sprechen möchte (WITTMAAK). Eine Labyrinthfistel *muß* dabei nicht das pressorische Fistelsymptom zeigen! Hier und da stellt es sich *nach* der Mittelohroperation ein und — das tut der Lagenystagmus auch!

Der *Rückgang eines Lagenystagmus* erfolgt nicht nur mit Heilung der ursächlichen Erkrankung, z. B. prompt bei Vergiftungen (HELLMANN, POLLAK). Er kann auch durch Übergang in schwerere Krankheitsformen mit vollkommenerem vestibulären Funktionsschaden aufhören. Ferner gibt es ein *periodisches* Auftreten bei LUES (RUTTIN), organischen und funktionellen Veränderungen der Hirngefäße (NYLÉN).

Nie sind der Lage- und Halsreflexnystagmus als *psychogen* zu betrachten: Eine gegensätzliche — über 10 Jahre alte — Mitteilung von STEIN und BRUNNER, die mit einem Vorkommen bei Neurotikern zu rechnen rät, finde ich bisher nicht wieder aufgegriffen; ich selbst habe nie derartiges feststellen können. Ich halte Lage- und Halsreflexnystagmus im Gegenteil mit für die wertvollsten objektiven Symptome des Gutachters; dieser muß nur die Prüfung in den genau vom Kranken angeschuldigten kritischen Lagen und wiederholt vornehmen. Sie sind vielleicht noch wertvoller als der gewöhnliche Spontannystagmus, der durch vorherige Arzneieinnahme, z. B. von Luminal (SCHMÜCKER), zu Täuschungszwecken hervorgerufen wurde. Lagenystagmus wurde auch schon als einziges Symptom einer fast unbemerkt verlaufenen Grippeencephalitis von WOTZILKA bemerkt, worauf ich gerade in diesem Zusammenhang hingewiesen haben möchte.

Von den Giften, mit denen an Tieren der Lagenystagmus erzeugt wurde, wäre der Alkohol (ROTHFELD) ja zu schneller Entlarvung verurteilt, dagegen das jüngst von SEIFERTH-Köln mit Erfolg verwendete Chinin schon bedenklicherer Natur.

Kompensatorische Augenbewegungen.

Diese, in der senkrechten und vor allem der waagerechten Ebene gut aus Tierversuchen und streng genommen auch in der menschlichen Physiologie [DODGE (1921), DE KLEYN] bekannt, haben in der vestibulären Symptomatologie noch keine Bedeutung erlangt.

Werden sie nicht graphisch registriert, so verschwinden sie auch hinter der langsamen Phase des dynamischen Reflexes, besonders bei Frühgeburten und normalen Säuglingen, die oft Deviation statt Nystagmus zeigen (BARTELS, VOSS, GALEBSKY).

Die ihnen äußerlich ähnlichen induzierten Augenbewegungen (GOLDSTEIN) gehören in ein anderes neurologisches Kapitel.

Für die in der Frontalebene vor sich gehenden kompensatorischen Augenbewegungen haben wir die Ausbildung einer Reihe von Untersuchungsmethoden kennen gelernt (s. S. 490). Aber die klinische Verwertung hat mit dieser Arbeit noch nicht gleichen Schritt halten können. Ihre Ergebnisse sind an den einschlägigen Stellen erwähnt worden.

Ebenso verfuhren wir mit den tonischen Divergenzbewegungen, die als Atavismen der kompensatorischen Augenbewegung angesehen werden müssen (s. S. 575). Diese Divergenz äußerte sich übrigens noch mit dem Spontannystagmus einer Mißgeburt, die von Brücke, Mittelhirn (und Kleinhirn) nur noch kümmerliche Reste hatte (CATEL und KRAUSPE).

Die Zentren der kompensatorischen Augenbewegung sind wie im Tierversuch im Hirnstamm zu suchen. GAMPERs Mittelhirnwesen ließ sie allerdings vermissen, so hält GAMPERs es für möglich, daß die von ihm nachgewiesene Markunreife der Kleinhirnrinde — im Sinne GOLDSTEINs — die Reflexregulierung im Hirnstamm gehindert habe. Jedoch in einem Fall von FISCHER und PÖTZL hat selbst die Resektion einer Kleinhirnhemisphäre die otolithische Gegenrollung nicht verkleinert gehabt!

3. Kopfbewegungsnystagmus.

Darunter versteht man den Nystagmus, der auf Schütteln oder eine in nicht langsamem Tempo vorgenommene Kopfbewegung folgt [1]. Sein Kern ist anscheinend der Kopfruckreflex (s. S. 506). Der Kopfbewegungsnystagmus beruht

---

[1] Auch dies Symptom hatte BÁRÁNY schon in seinen ersten Arbeiten beschrieben.

auf einer relativen Übererregbarkeit. Sonst wäre es nicht verständlich, daß Reflexe so schnell anspringen, obwohl zugleich ein Untererregbarkeitszustand (Bárány) bestehen kann. Die übrigen VIII-Symptome können sich auf Ohrgeräusche und leichtesten Spontannystagmus beschränken; am häufigsten ist der Schwindel. Dieser, der ausnahmsweise fehlen kann (Hautant), ist oft der Mahner zur Untersuchung auf Kopfbewegungsnystagmus, der seinerseits wieder zum objektiven Symptom für die Angabe des Schwindels werden kann! So ist er, ein Zeichen ungleichmäßiger, evtl. ungleichsinniger Erregbarkeit, ein wichtiges Gutachtenmoment nach stumpfen Schädelverletzungen und Hirnerschütterung geworden (Brunner, Vogel, Koch).

Da nur die Übermittlung der Reize erleichtert zu werden braucht, kommt das Symptom schon bei Knochenveränderungen, die die Labyrinthkapsel nicht vollständig durchsetzen, vor; z. B. geradezu pathognomonisches Zeichen der Paraotitis interna Bénési, sowie auch bei metapoietischen Knochenprozessen (s. Barth), ferner natürlich oft bei Labyrinthfisteln und selbst bei trans- und exsudativen Entzündungen, die vermutlich Gelegenheit zu abnormen Bewegungen in der Labyrinthflüssigkeit geben (Borries, Brunner). Insoweit können wir uns von dem Begriff der relativen Übererregbarkeit aus dem morphologischen Verhalten eine klare Vorstellung machen.

Als Erklärung für sein Vorkommen bei im engeren Sinne funktionellen Erkrankungen (Ignaz Sommer, Baldenweek) könnten wir uns an die zentrale Überempfindlichkeit halten.

Unzureichend geklärt anzusehen ist sein Auftreten bei Vergiftungen und Infektionskrankheiten, vor allem Grippe (Fremel, Neumann).

Kopfbewegungsnystagmus kann auch bei Bewegungen mit alltäglicher Geschwindigkeit, z. B. dem Bücken, auftreten, also spontan und anfallsweise! (Bárány). Er schlägt, wie immer hervorgerufen, nach einer Seite, gewöhnlich der kranken, möglicherweise also auch in gleicher Richtung wie die Kopfbewegung, oder nach Baldenweek auch nach beiden Seiten; er besteht typisch nur aus einigen Schlägen; seine längste, ganz ungewöhnliche Dauer fand ich bei Hautant und Bárány mit 3 Minuten angegeben. Die rollende Komponente ist meist bevorzugt (Bouchel, Bárány). Einen mindest mittelschlägigen Schlag muß man nach Brunner für die Stellung der Diagnose erwarten; ich halte sie für berechtigt, wenn der Nystagmus, wie beschrieben, dem Ruhezustand gegenüber eindeutig, besonders hinter der Leuchtbrille, vorhanden war. Die größere Stärke kommt manchmal durch Vorhandensein von Spontanrestnystagmus zustande. Der Kopfbewegungsnystagmus ist in der Regel ermüdbar; nicht ermüdbar, weist er nach Brunner auf den IV. Ventrikel hin.

Es gibt allerhand Verknüpfungen mit statischen Nystagmen, zu denen vielleicht schon das viel erwähnte Auftreten nach schneller Überstreckung des Kopfes gehört. Sie erschweren dann die reinliche Scheidung, lassen aber ein längeres Anhalten des Nystagmus verstehen. Solche Vorkommnisse fanden sich anscheinend auch unter den Fällen mit den bekannten Symptomen (v. Bruhns bzw. Oppenheim) bei Cysticercen des IV. Ventrikels und Kleinhirntumoren.

Kopfbewegungsnystagmus ist Symptom leicht ansprechender vestibulärer Reizbarkeit, bei dem es zu tiefgehenden Schäden am System noch nicht gekommen zu sein pflegt. Im zarten Kindesalter wird von seiner Verwertung am besten abgesehen, wegen der vielfachen spontanen und durch allerhand Reize hervorgerufenen Augenbewegungen (Bartels, Ohm).

Eine interessante Bemerkung über familiäres Vorkommen macht Fremel; da außer Schwindel auch Nystagmus mit erwähnt wird, muß mindestens ein

Anteil somatischer Veränderung zugrunde liegen. Im übrigen kann nämlich die Unterscheidung kurzer Kopfbewegungsnystagmen von hysterischen Zukkungen, Konvergenznystagmen u. ä. große Mühe bereiten.

4. Der Richtung oder Ebene nach paradoxe oder fehlende Nystagmen.

„Pseudoparadox" nannte KOBRAK eine Art Vorschlag vor dem regelrechten Nystagmus bei seiner Schwachreizmethode, der zur gespülten Seite gerichtet war. Wie BÁRÁNY habe ich ihn nie gesehen; BÁRÁNY teilte mit, daß von ihm auch in den Kurven DOHLMANNs nichts zu finden gewesen sei. Es ist nicht ausgeschlossen, daß hier Nystagmusbereitschaften zur gespülten Seite vorlagen (RUTTIN) oder Verwechslungen mit sensiblen Reflexen (DE KLEYN, GRAHE).

Um einen richtungsverkehrten — inversen [1] — Nystagmus sicher zu entdecken, muß man die Kalt-Heißprüfung ausführen, da er nur bei „Kalt" oder „Heiß" vorhanden zu sein braucht. Nach Drehung ist er noch viel seltener ausfindig zu machen (Angaben von GATSCHER s. RAUCH). An Fistelfällen, bei denen die Erscheinung vorkommt (s. RUTENBURG) kann sie leicht eine mechanische Spülfolge sein! Galvanischem Nystagmus mit unerwarteter Richtung gegenüber ist sowieso Zurückhaltung am Platze; dennoch wollen wir nicht übergehen, daß RAUCH bzw. RUTTIN sie in Verbindung mit anderen vestibulären Symptomen als Folge von Schädelgrundverletzung schildern.

Es gibt noch weitere technische Möglichkeiten auszuschließen, ehe dies Symptom als einwandfrei gelten darf. So dachte GÜTTICH in 3 Fällen L. HAYMANNs, die nur die Zeichen der angioneurotischen Krisen KOBRAKs boten, daran, daß die Erscheinung eine sensible Enthemmung des Spontannystagmus gewesen sei (s. S. 545); leider ist die für diese wichtige Auslegung entscheidende und zu fordernde Voraussetzung, daß das Labyrinth der gespülten Seite unerregbar war, nicht den Äußerungen zu entnehmen. Ferner ist es in MENIÈREschen Fällen mit noch erregbarem, insbesondere ungleichmäßig erregbarem Labyrinth (wie z. B. in Fällen von RUTTIN) nicht unmöglich, daß es sich statt um eine Inversion sensu strictiori um Durchdringen eines abortiven oder latenten MENIÈRE-Anfallsnystagmus gehandelt hat. Wir würden ja auch nicht von paradox sprechen, wenn sich die betonte vertikale Komponente eines Blickrichtungsnystagmus beim Nachnystagmus noch durchsetzt (Vorkommnis aus Untersuchungen von CASSIRER und LOESER entnommen).

Inverse Reizerfolge betreffen ganz vorwiegend Hirnstammaffektionen, wobei ich wesentlich nach ausländischen Beschreibungen (DENNIS, GRANT und FISCHER, FISHER und JONES, MARINESCO) urteile. Aber auch aus dem eigenen Schrifttum lassen sich allein 3 Fälle von Tumoren des IV. Ventrikels von FRENZEL anführen, der wiederum 5 Fälle von GOLDSTEIN in die Erinnerung ruft. Doch sind auch labyrinthäre Fälle in Verbindung mit dem Symptom (s. auch oben), wenn ich nicht irre, von NEUMANN erwähnt und in einem Zuge VIII-Tumoren, von denen immerhin das Symptom über die Medulla erzeugt worden sein kann. Die Angabe ALEXANDERs über inverse Schläge bei Säuglingen beziehen BAUER und LEIDLER nach ihren experimentellen Erfahrungen auf die ungenügende Reife des Kleinhirns (ebenso wie die Übererregbarkeit an diesen Kindern).

Interessant ist die *Richtungsumdrehung während Fortsetzung von Spülung oder während des Nachdreheffektes.* DE KLEYN und VERSTEEGH halten es für ein ausschließlich zentrales Symptom und stützen sich dabei theoretisch auf ein Gesetz von SHERRINGTON, praktisch auf die zweimalige Beobachtung des Symptoms — unter Wärmereizung — an Tumoren des IV. Ventrikels (vgl. oben FRENZEL). Bei einem Richtungsumschlag innerhalb der Nachnystagmusdauer hatte WODAK (1930) post mortem Gelegenheit, histologisch Veränderungen im Trigonum interpedunculare zu sehen; da in ihm die BECHTEREWsche Commissur liegen soll, mit der SPITZER labyrinthäre Enthemmungen in Verbindung gebracht habe, vermutet er hier die Unterlagen für das Symptom.

Reizerfolge in unerwarteten Schlagebenen habe ich wie RUTTIN mehrmals bei Syphilisfällen — auch nach Drehung — gesehen, und es waren Fälle, die mindestens zum Teil labyrinthär waren. Ich traf diese Symptome auch nach

---

[1] Als „*pervers*" bezeichnen wir gut mit JONES abnorme Richtungen oder Schlagebenen, die durch Überlagerung von Spontannystagmus zustande kommen.

anderen Labyrinthiden, die ohne Areflexie geheilt waren, an; hierbei waren entgegen der Regel postrotatorisch die sagittalen Schläge im Erscheinen bevorzugt. *Ausschließlich* senkrechte Reizerfolge bei allen Kopfstellungen nach der Drehung erwähnen Rauch und waagerechte — auch bei Wärmereizung — Neumann von Hirntumoren, Ausfall der senkrechten Ruttin bei Turmschädel und Lues congenita, Ausfall der waagerechten Aubry (Hautant) von Vierhügeltumoren. Ein Ineinanderübergehen, das zu diagonalen Schlägen führen kann, schildert Wodak anläßlich supranucleär enthemmter und zergliederter Reaktionen, die ihre Ursache in der Belästigung des Hirnstammes von seiten einer Hypophysengangscyste hatten.

Unerwartet in senkrechter Ebene lag der thermische Nystagmus bei Kleinhirntumoren Brunners; vielleicht unerwartet, weil man seinerzeit bei der von Brunner angewandten Doppelspülung noch nicht den regulären senkrechten Effekt kannte, den Fischer entdeckt hat.

Bald auf Dreh-, bald auf Wärmereiz hat an seinen Hirntumoren Nylén solche Ebenenatypien erhalten, selbst von der gesunden Seite her, aber verhältnismäßig oft von der kranken Seite her.

Natürlich kann beim Vorhandensein mehrerer Schlagkomponenten mal nur eine derselben paradox sein — es ist aber gut, dann auf Einflüsse von Muskelparesen, Blickrichtung u. ä. (S. 531) zu fahnden.

Unter diesen Paradoxien sind also wenige, am ehesten noch die der Ebene, durch chemisch-physikalische Abnormitäten der Lymphbewegung im Labyrinth zu erklären; meist müssen den Beispielen nach Vorgänge spielen, die den Hirnstamm in irgendeiner Weise beeinflussen. In Frage kommen Zugwirkungen von den Meningen aus (Brunner, Ruttin), Druck von seiten verschiedenster Tumoren, evtl. Hirndruck [Neumann, s. Rauch (1919)].

Doch Dusser de Barenne und de Kleyn stellen noch eine andere Beziehung ursächlich zur Diskussion, eine vom Großhirn aus hervorgerufene Übererregbarkeit bzw. Ausfälle der Großhirnregulierung der vestibulären Reflexe. Doch zeigte das — nicht obduzierte — Neugeborene andere Symptome, die ungezwungen mit dem Hirnstamm in Verbindung zu bringen sind. Im übrigen: so oft Großhirntumoren bzw. Schädigungen einer Hemisphäre auch hinsichtlich des Auftretens gleichseitiger vestibulärer Übererregbarkeit den Tierversuchsergebnissen von Bauer-Leidler, Koranyi-Loew, die vielfach bestätigt worden sind, entsprechen mögen, die Zahl der Paradoxien hält doch mit diesem Symptom bei weitem nicht Schritt. Wohl aber erinnert an diese Erklärung der *inverse Nystagmus* bei Hemiplegien nach Bard [s. Cords (1923)], bei dem eine vestibuläre Tonusdifferenz zur kranken Seite dazu führt, daß mit allen zur gesunden Seite eingeleiteten thermischen Nystagmen ein Nystagmus zur anderen Seite mitschlägt.

Nylén u. a. hat wohl der Gedanke nahe gelegen, daß hier verschiedene Nervenfaserzüge des Vestibularis betroffen oder abnorme Schaltungen betätigt sein könnten. Ob aber auch umschriebene Herde in denselben in Frage kämen, wurde nur an Hand eines besonderen Falles erörtert. Amerikanische Kliniker haben die Initiative dazu aufgenommen. Sie haben eine

elektive Unerregbarkeit der senkrechten Bogengänge für Wärmereiz

als ein Symptom von örtlichem Wert angesprochen. Dies, das „Eagletonsche Zeichen"[1] hat nach Fisher und Jones seine Ursache in einer Beeinträchtigung der Haubengegend der dem Herd entgegengesetzten Seite. Diese wiederum erklären sie damit, daß die „senkrechten" Fasern sich früh trennen von den „waagerechten" und nach der Kreuzung durch die Haube passieren. Hier lägen sie exponierter als die tiefer gelegenen und widerstandsfähigeren „waagerechten" Fasern (Grant und Fisher).

---

[1] Hautant zufolge von Eagleton 1923 beschrieben, soweit ich sehe, aber schon 1918 von Fisher und Jones als eigene Forschung angegeben.

Typisch sei der „Phänomenon complex" der Kombination des EAGLETON-schen Zeichens auf der gesunden Seite mit Areflexie oder totaler Ausschaltung (d. h. einschließlich Taubheit) auf der kranken Seite, für die im Kleinhirn-brückenwinkel sich ausbreitenden, besonders den echten VIII-Tumoren; aber GRANT und FISHER sowie JONES genügt zuweilen schon eine Untererregbarkeit der senkrechten Bogengänge der gesunden Seite im Verein mit anderen Symptomen. In diesen Fällen liegt der Tumor nach EAGLETON (s. GRAHE, PORTMANN) oberhalb des Zeltes, bei Unerregbarkeit aber in der hinteren Schädelgrube.

Der Anlaß des Symptoms wird gesucht im Hirndruck, der aber nicht regelmäßig erhöht war; daneben seien dann von Bedeutung Verzerrung und Erweiterung des IV. Ventrikels (GRANT und FISHER). In Verbindung mit vestibulärer Übererregbarkeit ohne subjektive Symptome und mit einer Deviation zur kranken Seite bestimme das Zeichen mit mathematischer Sicherheit den Krankheitssitz in dem vorderen oberen Hirnstamm (GRANT und FISHER).

Diesen Behauptungen haben erfahrene Kliniker, insbesondere der französischen Schulen, Widerstand entgegengesetzt; BARRÉ hat das EAGLETONsche Zeichen überhaupt nicht anerkannt. Sie berufen sich auf die von BRÜNINGS schon lange hervorgehobene, an Unmöglichkeit grenzende Isolierung der senkrechten Bogengänge für den Wärmereiz; sie glauben, daß eine allgemeine Untererregbarkeit aus diesem Grunde leicht das Zeichen vortäuschen könne (HAUTANT, BOUCHEZ, BARRÉ, METZGER). Auch die Überlagerung eines gegensätzlich gerichteten Spontannystagmus könne irreführen (GÜTTICH, AUBRY und CAUSSÉ). HAUTANT, obwohl der technischen Faktoren wegen sehr zurückhaltend, gewährt dem Symptom bemerkenswerterweise doch une valeur indéniable für Hochspannung in der hinteren Schädelgrube.

Es wäre den Verfechtern der verführerisch wertvollen Thesen auch entgegenzuhalten, daß die Belegfälle — ich habe besonders die von FISHER und JONES im Auge — nicht ausreichend histologisch überprüft, und daß die anatomischen Unterlagen für die Existenz von besonderen Fasern für bestimmte, noch dazu unphysiologische Reizarten nicht überzeugen können. An dem „exact location not yet determined" von FISHER und JONES selbst (!) scheint sich noch nichts geändert zu haben.

Trotz dieser gewichtigen Einwände haben sich Verfasser gefunden, die sich denselben zwar nicht verschlossen, aber doch einsahen, daß an dem EAGLETON-schen Zeichen irgend etwas daran sein müsse [1]. Das war auch a priori zu erwarten, seitdem NYLÉN an seinen Hirntumoren gezeigt hatte, daß selbst der technisch und physiologisch besterregbare Reizerfolg, der waagerechte Nystagmus auf Drehung, für sich allein ausbleiben kann. GÜTTICH bestätigte diese Erscheinung für den Kaltreiz bei Hirnstammerkrankungen.

Beide Verfasser fanden auch das Erlöschensein der rollenden Komponente und haben sicher, da die Untersuchungen nicht zu lange zurückliegen, sich bemüht, mit allen Mitteln den rollenden Reizerfolg herauszuholen. (Mit Schwachreizungen kommen wir hier übrigens nicht sehr weit, wie schon AUBRY und CAUSSÉ bewiesen haben.) Das waren bemerkenswerte Befunde. Nur der von EAGLETON gegebenen Deutung schloß sich niemand restlos an.

AUBRY und CAUSSÉ verlangten nun für eine Vollwertigkeit dieses Schlagebenenerlöschens, daß es auch unter Dreh- und galvanischer Reizung da sei. Die galvanische Prüfung schien wegen ihres ausgesprochenen rollenden Reizerfolges besonders geeignet; dieser wurde dann paradox waagerecht! Beide

---

[1] Es darf ein gewisses Interesse beanspruchen, daß JONES von einem Patienten berichtet, der aus Wohlbefinden heraus stürzte und das Krankenhaus aufsuchte, dort wohl dies Symptom von beiden Ohren aus zeigte, von Internisten und Neurologen aber für hysterisch gehalten wurde und — in der nächsten Nacht einem Absceß im IV. Ventrikel erlag!

Forscher haben das Symptom dann auch auf die Schlagebenen und nicht auf die thermische Zugänglichkeit der senkrechten Bogengänge in deren Bereitschaft für einen uns in seinem physiologischen Werdegang noch etwas geheimnisvollen Erregungsvorgang abgestellt; denn um die ebenfalls von den senkrechten Bogengängen erzeugte senkrechte Komponente hat es sich beim EAGLETON-Symptom ja gar nicht handeln sollen! Schon deshalb mußten die Forscher die alte Ansicht von einer „Lähmung der senkrechten Kanäle" für falsch bezeichnen. Senkrechte und waagerechte Komponente waren nach Erlöschen der rollenden sogar übererregbar!

Wenn wir auch noch nicht mit den beiden Forschern dieses *Symptom des paradoxen Ausfalles bzw. Fehlens reaktiver Nystagmuskomponenten* nach der Stärkeabstufung, in der die drei Reize ihre Erfolge hervorbringen, in typische und atypische Fälle unterscheiden wollen, so dürfen wir doch auf Grund ihrer sorgsamen Untersuchungen mit ihrer „Dreireizprüfung"[1] von ihnen die Ansicht übernehmen, daß wir ein ausgesprochen „bilaterales[2] Phänomen zentraler Störung" vor uns haben, aber nicht ein Zeichen erhöhten Schädelinnendruckes. (Das ist wohl so zu verstehen, daß es auf der einen Seite unter den Herdsymptomen verschwinden kann[3].)

Am reinsten zeigte es sich bei Hirnstammtumoren, demnächst bei den vorn gelegenen Kleinhirntumoren (während die hinten gelegenen mehr eine allgemeine Übererregbarkeit zeigten). In zweiter Linie, natürlich wegen der Versehrtheit des VIII. der kranken Seite weniger deutlich, fanden sie es bei den Tumoren der Kleinhirnbrückenwinkelgegend; ferner sei es noch zu beachten bei der FRIEDREICHschen Krankheit, bei Syringomyelie und — allerdings in seinen atypischen Formen bei der multiplen Sklerose.

Wir sehen jedenfalls neue Wege der Diagnose geöffnet. Reichlich der „Verifizierung" bedürfen aber auch noch diese Feststellungen und nicht nur histologisch, wohl auch — physiologisch; denn mit der Beweisführung für das Erlöschen der rollenden Komponente sind wir nicht befriedigt, da ja auch (s. oben) die anderen ohne die rollende erloschen sein können und die Betrachtungen, wie sie auch AUBRY und CAUSSÉ anstellten, über das funktionelle Ineinandergreifen der senkrechten und überhaupt aller Bogengänge auf Vorgänge, wie Schaltungen, Eingriffe in die Hemmungen im Sinne BÁRÁNYs und auf ähnliche Vorgänge hinweisen.

Wir werden dabei zurückkommen müssen auf die Frage der erneuten Zerstreuung der vestibulären Bahnen nach Eintritt in das Zentralnervensystem, natürlich nicht im Hinblick auf die spezifische Empfänglichkeit für diesen oder jenen Reiz sondern im Hinblick auf ihre Zugehörigkeit zu den im peripheren Organ ebenfalls getrennt und den Ebenen des Raumes nach aufgestellten Sinnesendstellen. Die den amerikanischen Kollegen gegenwärtige, von JONES und FISHER ausführlich wiedergegebene Hypothese läßt die CAJALschen Fasern für die waagerechten Bogengänge wirksam sein und läßt im Gegensatz zu ihnen, welche die vestibulären Kerne aufsuchen und durch diese teils zum hinteren Längsbündel, teils zu den Kleinhirnkernen ziehen, die „senkrechten" Fasern ohne jede Etappe in vestibulären Kernen unmittelbar ins hintere Längsbündel eintreten, soweit sie nicht dem Schwindelgefühl dienen; die in dieser Funktion tätigen Fasern liefen — ebenfalls direkt — über die Kleinhirnkerne durch den

---

[1] Wörtlich allerdings „aux trois épreuves".

[2] Soweit nicht bereits ein Labyrinth entzündlich funktionsgeschädigt ist; für diesen Fall besteht natürlich die Möglichkeit peripheren Anteils (s. oben), eine Vermutung, die auch BARRÉ und KLEIN als Erklärung für manchen Fall schon im Auge hatten.

[3] Das ist GÜTTICHS „dissoziierter" Nystagmus; wir wollen uns aber diese Bezeichnung für Zerlegungen des Syndroms (s. S. 614) aufbewahren.

oberen Pons zur Großhirnrinde. Weiterhin sollen dann im Hirnstamm die waagerechten Fasern außen, die senkrechten innen gelegen sein.

Anhang. *Der fehlende Umschlag des thermischen Nystagmus* (s. S. 526) bei starker Beugung des Kopfes nach vorn ist, soweit ich übersehe, immer als Symptom des peripheren Vestibularis, insbesondere einer partiellen Labyrinthitis angegeben. Es geht mit Untererregbarkeit auf andere Reize, besonders des Drehreizes (MYGIND), einher, wobei ihm BORRIES noch eine gewisse Selbständigkeit zusprechen will. Nach den neueren Feststellungen der M. H. FISCHERschen Schule soll man auch auf Richtungsumschläge infolge „Umstimmung" der körperlichen und seelischen Verfassung (besonders also bei pathologisch-nervösen Zuständen) gefaßt sein. Unsere Arbeit dürfte uns in diesem Punkte auch noch weiterführen; denn schon WALLENBERG hat die Verzweigung gewisser Bahnen im DEITERS-Kern in Beziehung zu diesen Nystagmusveränderungen durch Kopfstellungsveränderung gebracht, und auch Paradoxien, die doch meist zentral sind, kommen bei diesem „Umschlag" vor (MYGIND).

Ich selbst habe in zahlreichen auf diesen Punkt gerichteten Untersuchungen den Umschlag auch hier und da, im ganzen äußerst selten, bei zentralen Affektionen vermißt. Ich konnte aber manche bei verschiedenen Reizungen nicht übereinstimmenden Resultate nicht verstehen und hatte, da es sich eigentlich immer um Untererregbarkeiten handelte, den Verdacht, die individuell verschiedene „Indifferenzlage" nicht oder verschieden stark überschritten zu haben.

5. Das HENNEBERTsche Symptom.

Dies ist ein Fistelsymptom ohne Fistel bzw. Mittelohrbefund. Für den Nervenarzt bedeutsam ist, daß es so gut wie ausschließlich bei Syphilis vorkommt, und zwar nicht nur, wie ursprünglich angenommen, bei der ererbten, sondern auch bei erworbener Ansteckung in verhältnismäßig früher Zeit (BÁRÁNY) und im späten Stadium (BÉNÉSI).

Die Beziehungen zu den verwandten „vasculären" Symptomen und die bekanntlich nicht seltene Entwicklung von syphilitischem Gewebe im Labyrinth, die zu einer abnormen Beweglichkeit der Fensterverschlüsse führen kann, machen den durchwegs peripheren Ursprung so gut wie sicher. Es pflegt auch stets eine ungleichmäßige bzw. -artige Erregbarkeit vorhanden zu sein, so daß ohne Prüfung des Symptoms gerade bei Syphilis Diagnose, Lokalisierung und damit die Behandlungskontrolle unvollständig werden kann.

MYGIND will das HENNEBERTsche Symptom[1] auch bei meniereartigen vestibulären Anfällen mit normerregbarem Labyrinth gesehen haben.

Sind mit einem Loch oder mit sehr nachgiebigen Narben versehene Trommelfelle vorhanden, so verliert das Symptom an Wert, da es von einem sog. „Pseudofistelsymptom" (UFFENORDE, NYLÉN und KARLEFORS) dann nicht zu unterscheiden ist, es sei denn, daß nach den Angaben der beiden Letztgenannten eine auffällige Latenzzeit und größere Erschöpfbarkeit sich als zuverlässiger Unterschied erweist.

Fistelsymptome ohne Fistel haben nach RUTTIN meist so kleine und rasche Ausschläge, daß die Richtung kaum festgestellt werden kann, und bewahren weit mehr eine Konstanz als echte Fistelsysteme.

6. Die supranucleären vestibulären Symptome.

Das Puppenkopfphänomen (ROTH-BIELSCHOWSKYsches Zeichen).

Es ist Ausdruck einer teilweise enthemmten vestibulären Reflexerregbarkeit, die durch Herabsetzung der Einwirkung des Großhirntonus auf den mit der

---

[1] Vermutlich 1911 auf der belgischen Otologenversammlung zuerst bekannt gegeben.

optikomotorischen Bahn gemeinsamen Tractus vestibulomesencephalicus bedingt wird. Es besteht stets eine Blicklähmung (s. Abschn. Bielschowsky). Es bleibt noch — autoptisch — zu entscheiden, ob es bei vollständiger Blicklähmung noch auftritt, oder ob dann nur noch die unten zu schildernden Symptome nachweisbar sind.

Im Falle Bertelsen-Rönne von beiderseitiger Seitenwenderlähmung mit negativem Roth-Bielschowsky fehlen eben die weiteren vestibulären Untersuchungen; außerdem lag der Herd meiner Meinung nach internucleär (s. unten).

Ebenso bleibt die Frage zu klären, ob das bei Säuglingen vorkommende Phänomen (Bartels) physiologisch (als statischer Reflex oder I. intrarotatorische Phase) oder als Schädigung des Tractus vestibulomesencephalicus zu deuten ist. Ältere Untersuchungen von Bikeles und Ruttin und neuere von Meessens machen es sehr wahrscheinlich, daß es auch eine kompensatorische Augenbewegung bzw. ein Halsreflex sein *kann* (doch s. dazu S. 504).

Die Nystagmuszergliederung und die Blickfelderweiterung.

Sie sind integrierende Bestandteile der supranucleären Augenmuskellähmungen, der Blicklähmungen, und schon von Bárány (in der 1. Aufl. dieses Handbuches) ausführlich beschrieben. Zum Unterschied vom Roth-Bielschowskyschen Zeichen sind sie bereits deutlich bei schwachen Lähmungen hervorzurufen.

Stets erweist sich die Dreh- und auch die galvanische Reizung im allgemeinen wirksamer als die thermische. Sogar schwere Fälle mit negativen Roth-Bielschowskyschen Zeichen gaben mir wie auch Bartels noch positive Ergebnisse.

Die Glieder des Nystagmus sind die normalerweise wie Kettenglieder aufeinanderfolgenden langsamen und raschen Phasen. Das Phänomen macht den Eindruck, als ob sie ungleichmäßig und unregelmäßig auseinandergezerrt werden[1], indem bald „langsame" Nystagmen, bald „Schübe", bald Pausen eintreten, ganz entsprechend dem Aufbau des Einzelnystagmus unter künstlichen Bedingungen. Dieser offenbar durch die ungewöhnliche Art der peripheren Maßnahme ausgelösten Zergliederung in Initialphasen fehlt aber die Blickparese; ferner scheint mir selbst die unvollständige Labyrinthitis, die sich hie und da durch Spontannystagmen, die an Zergliederung erinnern, auszeichnen kann, auf die gewöhnlichen Reizungsweisen nie in zergliedertem Nystagmus zu reagieren, wie es die Blicklähmungen tun. Bei diesen hinwiederum *können* die Spontannystagmen die Zergliederung mehr als andeutungsweise zeigen und die langsame Phase trotz des willkürlich so weit als möglich seitlich gerichteten Blickes den Augapfel fast bis in die Mittellinie ziehen, eine Erscheinung, die manchmal sich während *einer Beobachtung* verdeutlicht und verstärkt[2].

Hinter monotonen reaktiven Schüben, die de Kleyn nach Keuchhusten und Diphtherie beobachtet hat (die ich bei multipler Sklerose ebenfalls gesehen habe), erwartet auch er zentrale Veränderungen. Ebenso hat Borries für seine toxischen und infektiösen Fälle nicht auf Anteilnahme zentraler Mechanismen an den von ihm beobachteten „langsamen Nystagmen" verzichtet, obwohl an einigen Fällen mancherlei dafür sprach, daß auch Nervenstamm oder Labyrinth angegriffen waren[3].

---

[1] Ich habe daher die Bezeichnung „Nystagmuszergliederung" der farbloseren Brunnerschen „Nystagmusstörung" vorgezogen.

[2] Hinter der vor kurzem von Krepuska [Z. Hals- usw. Heilk. **37**, 414 (1935)], wie er meint, „zum erstenmal erwähnten vestibulär-calorischen Reaktion" steckt nicht anderes als ein mittlerer Grad dieser Zwangsdeviation, der eben gleichzeitig mit dem Nystagmus in Aktion treten kann, was im Grunde schon Bárány gewußt hat!

[3] Ich fand in meinen Notizen noch einen bemerkenswerten Fall, in dem 3 Wochen nach der Entfernung eines Gewächses aus einer Kleinhirnhälfte nahe der Mittellinie vorübergehend ein langsamer Nystagmus spontan bestand, während reaktiv eine leichte Zergliederung — während dieser Periode — bestand, die sich auch optokinetisch zeigte, sofern die langsame Phase zur kranken Seite schlug.

Die Gemeinschaft mit der Blicklähmung führt zum Symptom der *vestibulär-reflektorischen Blickfelderweiterung*. Sie tritt nur reaktiv auf. Sie hat ihre Ursache darin, daß das Schlagfeld des Nystagmus auf die Seite der langsamen Phase verlagert wird (FRENZEL). Sie kommt also zur Erscheinung, wenn Nystagmus in Richtung auf das ungelähmte Blickfeld erzeugt wird. Die *Schlagfeldverlagerung* macht sich *schon subjektiv in Behinderungsgefühl der sonst ungehemmten Blickbewegung stumm* bemerkbar (BÁRÁNY). Sie wird aber offenbar, wenn die Person in das gelähmte Blickfeld hineinsieht[1]. Dann tritt erstaunlicherweise ein *Bewegungszuwachs* — wie BIELSCHOWSKY die entsprechende Erscheinung in seinem Symptom genannt hat — ein[1]. Dieser macht die „willkürlich-reflektorische Blickfelderweiterung" (KLESTADT) aus. Auch diese kann schon bemerkbar werden, wenn der blickparetische Nystagmus noch nicht deutlich zergliedert ist.

Mit Zunahme der Blicklähmung und immer ausgesprochenerer Nystagmuszergliederung wächst die Kraft des Phänomens bis zur *reaktiven Zwangsdeviation ins gelähmte Blickfeld*. Mit Hochgradigkeit der Lähmung tritt aber eine *spontane Zwangsdeviation ins ungelähmte Blickfeld* ein! *Hört die vestibuläre Reaktionsfähigkeit gänzlich auf*, so bezeugt das nach unseren bisherigen Erfahrungen, daß der Herd bereits vorwärts der Verbindung mit dem VI-Kern liegen muß. Die *Blicklähmung* ist „*internucleär*" (s. Abschn. BIELSCHOWSKY).

Einen Fall beiderseitiger Seitenwenderlähmung sah ich, der wohl „vertikal reizbar" war, aber horizontal gar nicht vestibulär reagierte; in diesem Falle ist der Rückschluß auf internucleären Sitz bisher wohl kaum erlaubt.

Bei hochgradiger Blicklähmung kann auch das ROTH-BIELSCHOWSKYsche Zeichen in reaktiver Zwangsdeviation enden (STEMMERT, BIELSCHOWSKY). Ob die noch reaktive Zwangsdeviation bei vollständiger Blicklähmung zu erzielen, d. h. also bei Blicklähmung nach einer Richtung das Auge mit regelrechter vestibulärer Reizung aus der spontanen Zwangsdeviation herauszubringen ist, ist ebenfalls noch exakt zu beweisen. Rein klinische Beobachtungen machen es wahrscheinlich. Erlöschen der vestibulären Augenreaktion liegt in solchem Falle möglicherweise an Zerstörungen in den vestibulären und eventuell den VI-Kernen (R. BRUNNER-BLEIEL).

Wenn die Blickfelderweiterung — willkürlich-reflektorisch oder zwangsmäßig — auf beiden Augen *nicht vollständig symmetrisch*[2] ist, so ist das ein Symptom einer gleichzeitigen Augenmuskellähmung, die — sofern nicht periphere Verwicklungen bestehen — nucleär ist! Dies Zeichen ermöglicht es sogar, frühzeitig und einfach eine noch leichte Kernbeteiligung an der Erkrankung festzustellen.

In einem Falle rechtsseitiger Blickparalyse und linksseitiger Blickparese konnte ich überhaupt keine Blickfelderweiterung erhalten.

Ob ebenfalls eine *mäßiggradige reaktive Zergliederung für sich allein* zeitig irgendeine zentrale Einwirkung, insbesondere auf den Hirnstamm, anzeigt, oder ob sie unter bestimmten individuellen Bedingungen, also rein funktionell auftreten kann, muß nach einer Erfahrung, die ich (1926) gemacht habe, der Zukunft vorbehalten bleiben. Besteht sie spontan und erreichen die Augen noch vorübergehend die Endstellung, was dann üblicherweise ein Einstellungsnystagmus genannt wird[3], so kann sie sehr wohl der *Vorbote einer Blicklähmung* sein.

---

[1] Eine Blickfelderweiterung bzw. ein Bewegungszuwachs in Richtung der raschen Phase, von BONIES (Internat. Zbl. Ohrenheilk. **1920**, 180) einmal erwähnt, ist mir nie begegnet und — in seinen theoretischen Zusammenhängen noch völlig unklar geblieben.

[2] Also der „Bewegungszuwachs" auf einem Auge geringer als auf dem anderen Auge ist.

[3] Nur wenn diese Fähigkeit willkürlichen Blickens noch besteht, läßt sich eine reaktive Zergliederung als eine „latente" Blicklähmung hinstellen, wie ich (1926) es getan habe, aber nicht, wenn man die spontane Augenbewegungsfähigkeit bereits ohne vestibuläre Untersuchung als leichte Blicklähmung bezeichnen müßte, was meiner Meinung nach im Falle II KREPUSKA der Fall ist.

Keineswegs braucht zu dieser Bewertung das Fehlen der reaktiven raschen Phase (BRUNNERs Zeichen) abgewartet zu werden. In fraglichen Fällen konnte ich mehrmals durch reaktive Nystagmuszergliederung die Vermutung zur Sicherheit werden lassen. Im Verein mit einer Hypothese BÁRÁNYs vermute ich hinter diesen Erscheinungen einen Herd, der Gelegenheit hat, noch vor der vollständigen Anlehnung der okulomotorischen Bahn und der VI-Fasern an den Tractus vestibulomesencephalicus sich oral von den vestibulären Kernen anzusiedeln.

In solchem Falle sind aber die Fasern des hinteren Längsbündels einschließlich der supranucleären Kreuzungen noch weitgehend geschont. Das geht aus einem weiteren Phänomen hervor: Eine einseitige thermisch-reaktive Nystagmuszergliederung kann durch Kopfbeugung — dem thermischen Nystagmusumschlag entsprechend — auf die andere Seite verlagert werden! Bei derartigen „Kunststücken", die also sozusagen die Seitenwenderlähmung einfach umkehren, tritt weiterhin wiederum eine gleichzeitige Kernlähmung deutlich hervor, da sie an der Umkehr nicht teilnimmt (KLESTADT).

Auch andere eigenartige Möglichkeiten, die sich bei den supranucleären vestibulären Reflexen dem Beobachter bieten, sind zuweilen in dieser Weise umkehrbar, was wohl auf Schaltungsmöglichkeiten hindeutet. Darüber hinaus sind diese Erscheinungen — ich nenne einen beiderseits ungleich starken Nystagmus (BR. FISCHER), Auftreten von Deviation auf einem, von Nystagmus auf dem anderen Auge (KLESTADT, BRUNNER), gleichzeitige Deviation beider dynamisch reagierenden Augen zur Gegenseite der langsamen Phase (DIMITZ und SCHILDER), Auftreten von Deviation nach der einen, von Nystagmus nach der anderen Seite (WIRTHS) — noch undurchsichtig, wenn auch statische Reflexe und unvollständige Kernlähmungen mit im Spiele sein dürften. Natürlich ist dabei die jeweilige Stärke des Reizes mit von ausschlaggebendem Einfluß (KLESTADT).

Diese vestibulären Symptome sind *öfter beobachtet* und leichter zu bearbeiten *an den waagerechten als an den senkrechten Blicklähmungen.* Die nicht dem Willen unterstehenden, assoziierten *rollenden* Augenbewegungen können einer Angabe BÁRÁNYs (1910) nach offenbar in analoger Weise supranucleär gelähmt sein. Dieser Nachweis erfolgt dann allein auf vestibulärreflektorischem Wege durch vergleichende Erregung der rollenden Komponente der reaktiven Nystagmen und der kompensatorischen Gegenrollung [1].

Dadurch, daß im Falle BÁRÁNY [1] nur die Gegenrollung erhalten war, ist ein Anhaltspunkt dafür gegeben, daß eine Trennung der Fasern der statischen und dynamischen Reflexe noch im Hirnstamm vorhanden ist. Aus dem verschiedenen Verhalten der optokinetischen Nystagmen bei den mesencephalen Blicklähmungen können wir dagegen nichts für eine gewisse Selbständigkeit dieser Fasern [vgl. BARTELS-WALLENBERG (1925)] im Tractus entnehmen, da die vestibulären Impulse zum Teil ihren Weg über die Subst. retic. genommen haben können.

Die Sektionsbefunde zeigen gemeinsam gewöhnlich Herde im hinteren Längsbündel (dorsal-medial gelegen), und sie zeigen in den entsprechenden Fällen (s. oben) deutlich die häufige Kernbeteiligung des N. VI (MARBURG, SPILLER u. a.) [2]. Nach MARBURG kann in oralen Partien auch noch von be-

---

[1] Auch DE KLEYN hat 1924 auf diese Weise eine supranucleäre IV-Lähmung nach Basisbruch festgestellt.

[2] Hochinteressant in dieser Richtung ist der mir erst jetzt zu Gesicht gekommene Befund im Falle v. SANTHA-II KREPUSKA [Arch. f. Psychiatr. **102**, 250 (1934)]: Eine beiderseitige Blickparese, die zu einer Zeit, in der ihr Rest von Spontannystagmus verschwunden war, die typische reaktive Zwangsdeviation zeigte. Diesem Zustand gegenüber stand patho-

nachbarten Teilen des Brückenfußes aus eine Blicklähmung mittelbar verursacht werden.

Andererseits haben sie noch nicht festzustellen erlaubt, ob im Sinne Báránys ein supranucleäres Blickzentrum vorhanden sein muß, oder ob schon eine Kombination mit Teillähmungen im vestibulären und VI. Kerngebiet eine supranucleäre Lähmung — wie im Falle Spiller — ermögliche. Andererseits hat auch Brunner festgestellt, daß Beschädigung der absteigenden VIII-Wurzel und der von ihr stammenden Bogenfasern ohne Blicklähmung verlaufe und selbst der stärkste Druck vom VIII. her noch keine vollständige Blicklähmung hervorrufen kann.

Für eine Zuteilung der *Hebungs-Senkungsstörungen* entsprechend den Marburg- und Leidlerschen Versuchen und der Lage der Augenmuskelkerne an die vorderen Partien allein bieten die bisherigen Leichenbefunde noch Schwierigkeiten, auch wenn wir noch möglichst davon absehen, daß Muskens überhaupt eine durchaus selbständige Bahn von der Oliva inferior bzw. dem Ncl. tecti cerebelli durch die zentrale Haube ins Neostriatum — mit Blickzentren in den Kernen des Höhlengraues um den Aquädukt — glaubt nachgewiesen zu haben; dies eigentlich „paravestibuläre" System ist von der unteren Olive aus an den vestibulären Reflexbogen angeschlossen.

Die Angabe Déjérines, daß der Herd der Vertikalmotorenlähmung in den Vierhügeln liege, ist erledigt. U. a. hat Spiller sowohl Fälle mit unversehrten Vierhügeln und diesem Symptom als auch solche mit Vierhügelschaden und ohne dasselbe beschrieben. Mit Spiller hält Tilney dafür, daß Schäden der Regio subthalamica, die sich auf die Fibrae aberrantes zu den inneren Kniehöckern erstrecken, ursächlich in Betracht kommen. Nach dem von Muskens zitierten Falle Spillers waren bei einer Erweichung beider Triangularis-Kerngebiete die Blickbewegungen allseits, am stärksten aber nach oben betroffen.

Marburg (1926) hatte sich entschlossen, an Hand eines Falles die Heberlähmung zugleich mit einer Linkswenderlähmung in das linke Längsbündel zu lokalisieren [1], ohne dann über die Frage nach der Senkerlähmung und der Waagenbalkenbewegung mehr als spekulativ nachdenkliche Äußerungen anzuschließen. Hinsichtlich der letztgenannten Störung findet er Pötzls Verbindung derselben mit dem ventrocaudalen Deiterskern und dem Kern der absteigenden Wurzel nicht ohne weiteres annehmbar, schon weil ein Fall einseitiger Ausschaltung des ventrocaudalen Deiterskerns von Breuer ohne Hertwig-Magendiesche Schielstellung verlaufen sei, was übrigens doch gewöhnlich der Fall ist (vgl. Ohloff-Korbsch). Doch sei unter Zuhilfenahme der von ihm früher genannten Anteilnahme der Flocke ein caudaler vestibulärer Weg über Flockenstielbündel via Ncl. Bechterew oder über die Klimow-Wallenbergschen Fasern via Bindearm denkbar. Die oraler gelegene Möglichkeit, die über die Kerne der hinteren Commissur führen soll, nähert sich, denke ich, den Auffassungen Muskens', der die Waagebalkenstellung der tierischen Rollbewegung gleichstellt und auch meint, daß die Vertikalmotorenlähmungen stets von rollenden Deviationen begleitet seien.

---

logisch-anatomisch: Die hinteren Längsbündel (durch Tumor) druckgeschädigt und verdrängt, im wesentlichen offenbar erhalten; die vestibulären Kerne sowohl als die okulomotorischen Kerne ausdrücklich als normal bezeichnet. Andererseits fehlte einem Falle mit schwerem Erweichungsherd im linken, leichterem im rechten hinteren Längsbündel jene Lähmung der Augenbewegung, wobei es sich allerdings um eine Veröffentlichung aus dem Jahre 1900 (!) handelt (ein Fall von Kaplan und Finklenberg s. Brunner und Bleier).

[1] Demgegenüber ist auf die beiderseitig gleichen Innervationen der Vertikalmotoren gegenüber derjenigen der Lateralmotoren zu weisen (Köllner, Spiller).

Muskens' kluge Gedankengänge und fleißige Forschungsergebnisse, die auf vergleichend-anatomischer Grundlage fußen — und die sich erst im Widerstreit mit den engeren Fachgenossen in all ihren Teilen bewähren müssen — sind für uns vor allem insofern wichtig, als nach Muskens im lang gesuchten „final common path" die Bahnen der Seiten- alias [1] Manegebewegungen bzw. die der Höhenspreiz- alias [1] Rollbewegungen vom lateralen Ncl. Deiters-Teil über den Nucleus der Commissura post. cerebri bzw. vom Ncl. triangularis über den Ncl. interstitialis, beide durch die hintere Commissur ins Pallidum ziehen und deshalb Nystagmus und Deviation auch noch von diesen vordersten Abschnitten ausgelöst sein könne, wobei der Kreuzung in der hinteren Commissur halber die Phänomene sinngemäß wieder die Richtung wechseln.

Für Muskens sind die Augenbewegungen nichts anderes als ein Teil aller der Körperbewegungen, die in Tätigkeit treten, wenn das durch den Widerstreit der in 6 Grundrichtungen sich erstreckenden „primordialen Bewegungstendenzen" erhaltene Gleichgewicht durch eine Schädigung der genannten Bahnen ins Ungleichgewicht gerät, „enthemmt" wird. Zwangsbewegung oder -stellung ist die Folge; so wird die Blicklähmung zum „Äquivalent" der Zwangsbewegung. Die durch die absteigenden Kollateralen beherrschten Körper- und Gliedermuskeln äußern sich krankhafterweise entsprechend in Fall oder Vorbeizeigen — daher sind alle Erscheinungen Bestandteile eines supranucleären vestibulären Systems, und in der Funktionsabwandlung, die der menschliche Organismus durchgemacht hat, erscheint die Blicklähmung als „pars pro toto"-Äußerung dieses Systems. Die Nystagmen sind für Muskens auch nur ihre Vorstufe, die durch Mangelhaftigkeit der vestibulären Impulse bedingt wird.

Vertikalmotorenlähmungen im besonderen gibt es nach Muskens nur bei striären Erkrankungen; jede vertikale Anomalie fehle bei Erkrankungen von Brücke oder verlängertem Mark; senkrechte Nystagmen träten eventuell noch von der Haubenbahn aus auf.

Die Blicklähmungen in der Vertikalen, die ihren Sitz wiederum in den oralsten Abschnitten haben, können unter Umständen ganz merkwürdige Verbindungen der Reflexe mit einem Nystagmus retractorius zeigen wie im Falle Bárány (s. Abschn. Bielschowsky).

Wir dürfen uns mit Brunner nicht verhehlen, daß die Deutung der Sektionsbefunde große Schwierigkeiten macht. Abgesehen von dem großen erforderlichen Apparat für eine vollständige histologische Untersuchung, bringen die akuten Entzündungen — multiple Sklerose, Encephalitis — unübersehbare Beeinflussungen der Umgebung mit sich, größere sicher als die Tumoren, die wiederum durch Druckverhältnisse vieldeutig werden können; und schließlich treten des öfteren, auch bei den in der Brücke nicht seltenen Tuberkeln, mehrere Herde auf. Dennoch geben alle Hilfen zusammen gerade in diesem Hirnstammabschnitt weit mehr als bei der Erklärung der vom Kleinhirn ausgelösten vestibulären Symptome uns das Recht, in den Grundzügen die gegebene Auslegung der Symptome anzunehmen.

7. Nystagmen und Deviationen des Kopfes.

Reaktive Kopfnystagmen und -deviationen, die uns aus Tierversuchen so gut bekannt sind, sind am Menschen ein seltenes Symptom [2]. Im Vergleich dazu ist ihr Auftreten an Frühgeburten und im zarten Lebensalter [3] nicht ganz

---

[1] Dem Tierversuch entsprechend.

[2] Abgesehen von der bei unserer üblichen Technik kaum beachteten Kopfdrehreaktion und ihrem thermischen Analogon (Baldenweek und Barré s. Kragh).

[3] Auf die Fehlerquelle, die durch Bewegungen entstehen, die der Säugling mit dem Kopf zum Licht macht, sei mit Bárány hingewiesen.

so selten (GALEBSKY, GATSCHER s. BRUNNER, MYGIND s. STRSCHEGLOW). Das stimmt überein mit dem Verhalten anderer Reflexe der Kopf- und Körperhaltung (s. S. 487). Der Grund dafür ist schwer anzugeben. Zweifellos sind die vestibulären Kopfreflexe in der Embryonalzeit als die älteren und primitiveren Reflexe noch fester an die Augenreflexe gekoppelt oder geraten infolge der noch geringeren Isolierung leichter in Mitaktion als später. So zeigen auch zwei gut untersuchte Mißgeburten (GAMPER, SCHENK), die nur einen Hirnstammstumpf besitzen, diese funktionelle Verbindung — im übrigen ist an ihnen die nystagmische Fähigkeit bereits an den Augen weiter entwickelt als am Kopf. So wäre es denkbar, daß ein verzögerter Reifezustand bei den betreffenden Individuen vorliege; es wäre fraglich, ob er nicht noch in den Umfang der Norm gerechnet werden könnte. Es wäre aber auch denkbar, daß Geburtsschäden die Entwicklung aufgehalten haben. Dafür sprächen z. B., daß Voss (1930) bei einem etwa 3jährigen Idioten mit Spontannystagmus reaktive Kopfdeviation fand, daß ausgesprochen krankhafte gleichartige Befunde bei einem Neugeborenen von DUSSER DE BARENNE und DE KLEYN erhoben wurden sowie andere Untersuchungen von Voss. Angesichts des oben genannten Rückganges der Häufigkeit müßten aber doch sehr viel derartige Schäden reparabel sein.

In eindeutigen Krankheitsfällen müssen wir annehmen, daß eine abnorme Ausstrahlung der Energie auf diese ältere Reflexbahn zentral statthat, welche zum Ncl. XI und den spinalen, höher gelegenen motorischen Zentren gelangt. Die Kopfphänomene sind darum auch gewöhnlich bei denjenigen beiden Krankheitstypen zu finden, die sich durch eine relative Unsystematik oder Lebhaftigkeit der vestibulären Erregbarkeit auszeichnen, den Labyrinthfisteln einerseits[1], den supranucleären Vestibularstörungen andererseits [multiple Sklerose, Pseudobulbärparalyse (ROSENFELD), Encephalitis epidemica (BORRIES, eigene Erfahrung)] sowie auch den traumatischen Neurosen (RUTTIN).

Die Kombination kann daher auch in Augennystagmen oder -deviationen *und* Kopfdeviationen oder Kopfnystagmen bestehen. Dem physiologischen Vorbild entsprechend pflegen die Bewegungen des Kopfes und der Augen gleichsinnig — quoad langsame Phase — zu verlaufen (STRSCHEGLOW). Doch gibt es Ausnahmen wie im Falle RUTTIN. Dagegen ist eine gegensinnige Ablenkung der Augen einerseits, des Kopfes andererseits kein unbekanntes Zeichen von den Zentral- bzw. Stirnwindungen aus (BÁRÁNY, BARTELS). Der Kopf *für sich allein* reagiert bei Labyrinthfällen recht selten (FREY, STRSCHEGLOW); ob das auch zentral vorkommt, konnte ich nicht feststellen. Natürlich kennt der Nervenarzt derartige *spontane Kopfbewegungen*, und der Ohrenarzt sieht sie vereinzelt bei jenen peripheren Erkrankungen, bei denen wir mehrfach auch einen labyrinthären Schiefhals (s. unten) feststellen konnten. Aber ich sah dabei immer zugleich Augennystagmus, der sich allerdings, wie BÁRÁNY[2] schon (1906) angab, erst beim Festhalten des Kopfes seinerseits — unter Umständen erst bis zur Deutlichkeit — verstärkte, ROSENFELD sah den reaktiven Nystagmus des Kopfes *vor* dem der Augen zur Ruhe kommen.

Ob ein „mehr pendelnder" Charakter bei Fistelfällen (STRSCHEGLOW) etwas mit einer Verbindung der Bahnen zu der Auslösungsstelle von Pendelnystagmus — wie ihn der Nervenarzt von Zwischenhirnerkrankungen her kennt — zu tun hat, erscheint mir zweifelhaft. Wahrscheinlicher ist ein Zusammenhang mit labyrinthären Erregungen, deren Natur den „vasculären" Fistelsymptomen nahesteht (s. dort).

---

[1] Eine Reihe Fälle sind bei STRSCHEGLOW aufgezählt, deren ältester (1910) von BÁRÁNY und NEUMANN stammt.

[2] BÁRÁNY sah auch einmal bei Kopf- und Augennystagmus den Drehnystagmus ausfallen, was er mit der infolge der Kopfbewegung ausgeglichenen Cupulaverlagerung erklärt.

Ich sah einen merkwürdigen Encephalitis epid.-Fall mit spontanen Augen- wie Kopfbewegungen, darunter auch Nystagmen unsystematischer Reihenfolge — mit temporären Blickparesen —, in dem die sehr lebhaften reaktiven Erscheinungen ohne jede Kopfbeteiligung abliefen.

Die Kranken können diese Kopfbewegungen selbst verspüren (O. Beck s. Goldberger). Können die Kopfnystagmen doch geradezu gewaltsam werden [Borries' Fall multipler Sklerose (klinisch)]!

Zu erörtern, inwieweit an diesen Kopfbewegungen Zwischen- und Großhirnabschnitte voll oder ganz Anteil haben, fällt nicht mehr in unsere Aufgabe. Nur J. Rothfelds Vermutung wollen wir Erwähnung tun, daß für das Zustandekommen des Kopfnystagmus zwei Herde erforderlich seien, von denen der erste in den Stammganglien, der andere in den vestibulären Kernen oder zentralen Bahnen sitzen müsse, und diese von ihm auch in 2 Fällen postencephalitischen Zustandes tatsächlich gefunden worden seien. Kopfkreiselbewegungen, wie sie auch in otologischen Untersuchungen gesehen worden sind (Voss, Kragh, sind gar nicht oder wenigstens nie allein vestibulärer Natur).

8. Der vestibuläre Schiefhals.

Dieses Symptom entspricht der „Grunddrehung" von Magnus. Schon lange aus Tierversuchen als labyrinthäre Tonusveränderung bekannt, wurde sie von diesem Forscher als die asymmetrische Wirksamkeit eines Kopfstellreflexes klar herausgestellt.

Die *Labyrinthstellreflexe auf den Kopf* halten sich nämlich normal das Gleichgewicht und tragen zur symmetrischen aufrechten Haltung des Kopfes bei. Sie sind Otolithenreflexe und haben ihr Zentrum im Mittelhirn bzw. Ncl. ruber (Rademaker).

Dieser Zusammenhang ist erst in jüngerer Zeit mehr beachtet worden. Er hat uns gelehrt, auch bei zentralnervösen Erkrankungen die Frage des vestibulären Ursprunges einer Kopfzwangsstellung zu berücksichtigen.

Allerdings glaubte schon Breuer diese Kopfhaltung zwanglos als Otolithenwirkung zu erklären, und Brunner und Jansen haben die Aufmerksamkeit auf sie als auf eine von Innenohrentzündungen herrührende Otolithenerkrankung gelenkt; Curschmann (nach Brunner) hatte bereits an diese Möglichkeit bei nicht eitrigen Labyrinthitiden gedacht.

Beim Magnusschen Typ ist der Kopf nach einer Seite gewendet (= geneigt beim Menschen), nach der anderen gedreht; meiner Meinung nach ist er auch noch ein klein wenig nach hinten gebeugt. Wendung und Drehung nach derselben Seite, wie Grahe (1932) sie von Batten u. a. zitiert, sind vermutlich gar nicht vestibulär. Das gesunde Ohr soll dann oben stehen. Die Voraussetzung dafür wäre, daß der kranke Otolithenapparat nicht mehr funktioniert. Auf die menschliche Merkmalslehre ist dieser Satz nicht glattweg übertragbar: 1. Wäre es merkwürdig, daß gerade bei diesem Reflex nie der krankhafte Reizzustand den normalen Erregungszustand (den des anderen Labyrinthes) an Kraft übertreffen sollte. Solch Vorkommnis muß man aber doch annehmen, wenn z. B. nach Beilin die Umkehrung eines durch Einwirkung auf den Nervenstamm von seiten eines Kleinhirnbrückenwinkeltumors entstandenen Schiefhalses post operationem als Austausch eines Reizzustandes gegen eine Lähmungserscheinung ausgelegt wird. Und 2. warum sollten gerade die eiterigen mit Areflexie einhergehenden Labyrintheiterungen im akutesten Stadium kaum einmal einen Schiefhals zeigen, indes gerade, wenn *ein* Labyrinth noch nicht völlig erloschen ist, sich schon das gesunde Ohr nach oben einstellt, wie ich es immerhin einigemal gesehen habe. Also bindende Rückschlüsse auf die kranke Seite werden wir uns aus dem Symptom allein bisher noch nicht erlauben dürfen, wie Anthoni beim Kleinhirn entstammenden Schiefhals schon gemeint hat.

Praktisch ist in der Tat bei sehr vielen retrolabyrinthären Schiefhälsen die Grunddrehung zur kranken Seite vorhanden (Cushing s. Grahe, Koch,

Hoff und Schilder. Wie mir scheinen will, ist sie um so eher vorhanden, je mehr daß der Nerv von einem Gewächs in Mitleidenschaft gezogen worden ist (Portmann). So regelmäßig und in seinem Wesen eindeutig, wie es Beilin bei den Winkeltumoren gesehen hat, hat es Brunner auch nicht dabei angetroffen. Krampfanfälle in Schiefhalsstellung bei VIII-Tumoren erwähnt M. Mann.

Bei den an dieser Stelle gelegenen Fällen spielt aber schon die unterschiedliche Erwägung eines Schiefhalses aus anderen Ursachen stark hinein. Bekanntlich vermag das Kleinhirn von sich aus dem Kopf abnorme Haltungen aufzuzwingen (Bolk, Muskens, Jos. Fischer, M. H. Fischer und Pötzl, Portmann). Diese, sowie die von Zwischen- und Mittelhirn, besonders auch die von Augenmuskellähmungen ausgehenden Kopfhaltungsstörungen finden in anderen Abschnitten des Handbuchs sachverständigste Abhandlung. Wir begnügen uns mit Hinweisen auf Unterscheidungsmerkmale, die vom ohrenärztlichen Standpunkt aus gesehen sind:

Grahe gibt an, daß ein vestibuläres Funktionserlöschen stets mit einer Verminderung des reaktiven Kopfstellreflexes der kranken Seite und einer Verschiebung der Vertikalempfindung in der Frontalebene zur kranken Seite einhergehe, und Koch hat ihm darin beigepflichtet. Nach Grahe weichen von diesem harmonischen Verhalten innerhalb der Lageprüfungsergebnisse nur Erkrankungen in höheren Hirnabschnitten ab. Zu diesen beiden Symptomen gehört natürlich die Gegenrollung, von der ja leider nicht dieselbe Konstanz berichtet werden konnte (Nylén). Mir scheint aber die besondere Frage, ob der Nerv selbst betroffen oder nicht betroffen ist, so bedeutungsvoll, daß meines Erachtens an geeignetem Material weiter verfolgt werden sollte, ob sich nicht diese Trias nach Grahe noch als Unterscheidungsmittel aussichtsvoll erweist.

Dann könnte man noch anführen, daß nach dem Aufrichten aus einer vestibulären Zwangshaltung Schwindel und Nystagmus auftreten, und daß nach dem Loslassen der Kopf sozusagen zurückschnappe. Ferner ist eine solche Aufrichtung bei vestibulärer Ursache scheinbar auch nach längerem Bestehen nicht wesentlich mit Schmerz verbunden, was der Fall ist, wenn in irgendeiner Weise Glieder des Halsbewegungsapparates den Schiefhals veranlassen, wohl auch wenn eine mehr oder weniger umschriebene Meningitis die entsprechenden Nerven umscheidet [Wagener (1911)]. Die Einhaltung anderer Richtungen, rein nach hinten, nach vorn usw., sind nach dem Stand der Kenntnisse kaum als vestibulär, sicher nicht als Auswirkung des labyrinthären Kopfstellreflexes zu betrachten, wobei wir die Kollision mit der juxtavestibulären Zwangshaltung nach Muskens rein als Angelegenheit der Benennung behandeln dürfen.

Ob die Besserung oder Beseitigung eines Schiefhalses bei Encephalitis epid. durch thermische oder galvanische Reizung als Beweis für die otholithische Natur angesehen werden kann, wie es im Sinne von Wodak bzw. Portmann zu liegen scheint, ist, mindestens was die Ausschließlichkeit der vestibulären Ursache anbetrifft, zweifelhaft. Ein Parallelgehen der Wiederkehr der Labyrinthfunktion mit dem Fortfalle eines Schiefhalses, wie er beispielsweise nach operativer Entlastung [Brunner (1917)] beobachtet wird, gibt natürlich Klarheit, doch im allgemeinen post festum. Immer ist daran zu denken, daß der Schiefhals, auch wenn er gleichzeitig mit einseitigen vestibulären Symptomen auftritt, eine andere Ursache sein kann (Heimlich).

Den ursächlichen Herd für einen typischen Schiefhals konnte Unterberger einmal an einem Rautengruben-Brückentuberkel durch das vollkommen, einschließlich der absteigenden Wurzel, zerstörte Vestibularkerngebiet und die Verdrängung beider hinterer Längsbündel im ganz Groben umreißen; jedes der genannten Gebilde braucht nicht die einzige in Frage kommende Stelle zu sein.

Anhang: Durch vestibuläre Kopfbewegungen vermittelte Haltungsreflex-krämpfe.

Über die vestibulären Reflexe auf den Kopf führt ein Weg zur Erzielung von tonischen Halsreflexen auf die Glieder. Um eine solche Erscheiunng handelte es sich, glaube ich, bei dem epileptischen Krampfanfall, den O. Foerster durch thermische Vestibularreizung bei einer otogenen Arachnoiditis mit Cystenbildung an der Unterfläche des Kleinhirns hervorgerufen hat. In größerer Zahl lehrte sie die Hinsbergsche Klinik kennen (Günther, Klestadt). Ich habe später deren noch mehrere gesehen. Es waren immer Erkrankungen des Zentralnervensystems, in denen begründeter Anlaß vorlag, Einwirkungen auf den Hirnstamm in der hinteren Schädelgrube anzunehmen. Hier, im verlängerten Mark und in seiner Nähe sind ja auch die Zentren der vestibulospinalen Reflexbahnen zu suchen und auch die der Halsreflexe auf die Glieder. Histologisch überprüfte Befunde besitzen wir noch nicht. In unseren Fällen *arteten die tonischen Reflexe zu Krämpfen aus*, so daß vermutlich Enthemmungen ihres Mechanismus vorlagen, wie es schon Foerster meinte.

Dazu trugen wohl nicht nur die Veränderungen in der zentralen Nervensubstanz bei, da die sonst bei Nervenkrankheiten beschriebenen Halsreflexe auf die Glieder nur (!) in Tonusveränderungen der synergischen Muskelgruppen bestanden, sondern auch die zusätzliche labyrinthäre Erregung. Das geht aus meinen Beobachtungen hervor, nach denen der Drehreiz die Wirkung des thermischen (der doch nur auf ein Ohr ausgeübt war) weit übertraf und ein beginnender Anfall durch gegensätzlichen labyrinthären Reiz noch zu stoppen war. Ferner unterschieden sie sich von einfachen spontanen Vestibularisanfällen auch dadurch, daß die subjektiv-vegetativen Begleiterscheinungen sich bis zu bedeutsamen Trübungen des Bewußtseins steigern — wie auch in Foersters Fall —, eine Verstärkung der vegetativen Reflexausstrahlungen, zu der der künstliche Reiz das Seine getan haben muß. Reagierte *ein* Vestibularsystem nicht ganz normal, so war der Anfall nur auszulösen, wenn *dies* Ohr allein oder mit gereizt war. Daraus ist doch weiter mit großer Wahrscheinlichkeit zu schließen, daß auf dieser Seite eine beträchtliche intrakranielle Einwirkung auf das Vestibularsystem desselben stattgehabt hat.

Die Streckung und Abduktion bzw. auch die gegenteiligen Muskelaktionen verteilten sich auf Kieferbein bzw. Schädelbeinseite im Sinne von Magnus und de Kleyn bald typisch, bald aber auch atypisch.

Die Besprechung der symmetrischen Labyrinthreflexe auf die Glieder, die spontan oder im Anschluß an den — symmetrisch funktionierenden — labyrinthären Kopfstellreflex, möge er spontan (Landau) oder reaktiv (Voss) auftreten besonders im frühen Lebensalter erscheinen, überlassen wir anderen Abschnitten, da sie gleich den nicht vom vestibulären System ausgelösten Halsreflexen auf die Glieder, nicht für die ohrenärztliche Klinik zuständig sind.

9. Krankhafte Sekundärreaktionen von Körper und Gliedern.

Mehr als jedes bisher beschriebene vestibuläre Symptom sind ungewöhnliche Sekundärreaktionen oder die ihnen entsprechenden Spontansymptome nur im Zusammenhang mit anderen Symptomen diagnostisch brauchbar. Ließ schon der vestibuläre Schiefhals erkennen, daß die nichtvestibulären Mechanismen der Gleichgewichts- und Körperhaltung auf mehr Wegen und nachhaltiger zu einer ähnlichen, unter Umständen zu derselben Anomalie beitragen können, als es beim vestibulären Nystagmus der Fall ist, so steigert sich diese Möglichkeit enorm am freistehenden Körper und den überaus beweglichen oberen Gliedmaßen.

Die Verhältnisse werden um so verwickelter, je vereinzelter wir eine der Erscheinungen als Symptom herausgreifen wollen. Das Spiel der Naturkräfte kann dann an Unübersichtlichkeit grenzen, z. B. wenn einerseits so gut wie gleichlokalisierte Herde widerspruchsvolle, andererseits ganz verschieden gelegene Herde gleiche Untersuchungsergebnisse hervorbringen. Davon wird das Zeigen noch mehr betroffen als das Fallen. Kein Wunder, daß eine Reihe Verfasser ihm keinen oder höchstens einen begrenzten neurologischen Wert zusprechen wollen.

Indes nur ein Überblick über alle klinischen Möglichkeiten vermag uns das rechte Bild von dem vestibulären Symptomenkreis und seinen Zusammenhängen zu geben. Außerdem dürfte der Stand unserer Hirndiagnostik kaum so überlegen sein, daß wir schon auf Leistungen verzichten können, die uns mit Symptomen von immerhin durchschnittlichem Wahrscheinlichkeitswert versorgen. Ihn muß man einzelnen der Sekundärreaktionen zuerkennen in der Form, in der BÁRÁNY ursprünglich ihr Verhalten dargestellt und in der gegenüber BÁRÁNY eingeengten Bedeutung, die ihnen die allgemeine klinische und literarische Erfahrung späterhin belassen hat.

In diesem verschmälerten Rahmen wollen wir daher das *Zeige-* und auch das *Fallsymptom* besprechen, nachdem wir durch eine ausführlichere Darstellung der Technik (s. S. 474) hoffen, dem Untersucher zu dem gerade für dies Kapitel erforderliche Höchstmaß der Kritik verholfen zu haben. An den Grenzgebieten, die in diesem Handbuch eine eigene Bearbeitung gefunden haben, wie Kleinhirn, extrapyramidales System usw., werden wir uns besonders kurz aufhalten.

Ungewöhnliches Verhalten der Sekundärreaktionen innerhalb des vestibulären Syndroms.

Eine *Verstärkung oder eine Verminderung der Sekundärreaktionen gegenüber dem Nystagmus* ist nur dann sicher ein organisches Zeichen, wenn sie sich auf Ausschläge in bestimmten Richtungen beschränken und diese zueinander in eine sinngemäße Verbindung zu bringen sind. Entspricht dabei die Richtung der Sekundärreaktionen in jedem Versuch und, wenn vorhanden, auch im spontanen Syndrom jeweils der langsamen Phase, so ist die afferente Bahn bis zu den vestibulären Kernen einschließlich noch gut ansprechbar. Es besteht noch immer keine vestibuläre Dysharmonie (s. S. BARRÉ). Der primäre Krankheitsherd kann dabei außerhalb dieser Strecke liegen, besonders häufig findet er sich im Kleinhirn. Die vestibulären Neuren können in diesem Stadium schon organisch nachweisbaren Schaden zeigen. Es können auch die Neuren beider Seiten, anatomisch oder funktionell, in Mitleidenschaft gezogen sein, wobei unter Umständen nur noch dem stärkeren Spontannystagmus die entsprechenden Sekundärreaktionen beigegeben sind. Diese sind dann also zur gesunden Seite gerichtet. Anatomisch werden dabei anscheinend immer Degenerationen in vestibulären Kernen gefunden, speziell in dem DEITERS-Kern.

Erstreckt sich eine *relative Verstärkung* der Sekundärreaktion auf die Ausschläge in sämtlichen Richtungen eventuell auch auf sämtliche Reizarten, so besteht immer *Verdacht auf eine psychogene Ursache*. Verteilen sich die Ausschläge nicht sinngemäß auf die verschiedenen Richtungen, sind sie inkonstant und vielleicht noch unregelmäßig verstärkt und abgeschwächt, so herrschen — über eine harmlose neurasthenische Reizbarkeit hinaus — an irgendwelche Interessen geknüpfte Willens- oder Triebeinflüsse vor oder — das Sensorium ist leicht verschleiert, wie es RUTTIN (1927) nach Medinalvergiftung gesehen hat.

Erstreckt sich eine *relative Verminderung* auf Ausschläge in sämtlichen Richtungen, so kann sie sehr wohl auf einer individuellen niedrigen Reizschwelle für die Sekundärreaktion beruhen (selbst wenn beim Zeigeversuch eine geringgradige aber sinngemäße und konstante Differenz zwischen beiden Seiten besteht). Ist eine vestibuläre Untererregbarkeit vorhanden, so kann dieses Verhalten an den Sekundärreaktionen sich in ihrem Fehlen äußern. Inwieweit ein Fehlen am normerregbaren Gesunden vorkommen kann, ist leider nicht ganz geklärt. Bárány hat es vereinzelt, Brunner zuweilen, besonders bei Kindern gesehen. Wir müssen ferner noch mit Übergängen zu hysterischer Veranlagung rechnen, nachdem Zange uns an Kriegsfällen überhaupt mit der Möglichkeit einer hysterischen vestibulären Untererregbarkeit bekannt gemacht hat.

Von solchen Varianten abgesehen bedeutet Fehlen der Sekundärreaktionen bei Norm- und Übererregbarkeit genau wie das Fehlen des reaktiven Nystagmus bei Erhaltenbleiben der Sekundärreaktionen eine Trennung oder

Dissoziation des vestibulären Syndroms [1].

Abspaltung der Augenreflexe wollen wir *aufsteigende,* solche der Sekundärreaktionen *absteigende* Dissoziation [2] nennen. Sie muß auf Unterbrechung der zentralen vestibulären Neuren beruhen, die für den aufsteigenden Typ sehr nahe am Kerngebiet liegen muß. Sehr geeignet für diese Auswirkung ist nach Bárány (1921) das vom Nucleus Deiters ausgehende System mit seinen ab- und aufsteigenden Ästen (s. anatomische Darstellung von Pollak).

In einem Falle aufsteigender Dissoziation hatte Frey (1914) die tuberkulöse Zerstörung des hinteren Längsbündels [3] für sie verantwortlich gemacht. Bárány zieht neben dieser Bahn auch die Unter- und Unerregbarkeit eines Teiles der Zellen der echten vestibulären Kerne, speziell des Nucleus Bechterew, in Betracht. Für das Zustandekommen der Sekundärreaktionen war ihm (s. unten) die Unversehrtheit der zum Kleinhirn führenden Kollateralen der Vestibulärkernzellen wichtig.

Unter den nicht ganz seltenen Fällen aufsteigender Dissoziation stehen die verschiedenen Entzündungen voran, so die multiple Sklerose und die Encephalitiden, die den Hirnstamm bevorzugen (Engelhardt, Spiller, Wodak); Tumoren erwähnt Güttich. Mit unserer Erklärung schwer zu vereinbaren sind Angaben, die einerseits das Großhirn betreffen (O. Beck), andererseits Erkrankungen, die die Labyrinthfunktion ausgeschaltet haben, vor allem angeborene und erworbene Syphilis (Brunner). Da wäre noch durch umfangreiche Kontrollen zu klären, ob nicht nur die anfangs geschilderten Erregbarkeitsverhältnisse vorlagen; bei Schädeltraumen, die Borries und auch Brunner hier anführen, sind psychische Momente immer beachtlich. Ferner ist an die sensible Erregung von Sekundärreaktionen zu denken, die gerade für den Fall des Funktionserlusches von Grahe ausführlich dargestellt ist — wenn nicht doch eine Verkennung des Symptoms vorlag, weil man des fehlenden Nystagmus halber keine Sekundärreaktion erwartet hatte! Vielleicht ist es kein Zufall, daß ich unter den verstreuten Fällen dieser Art dreimal eine Fehldiagnose der Krankheit angegeben fand [Bárány (1912), Frey und ein Tumor von O. Beck [4]].

Die *absteigende Dissoziation* hat sich einmal als Fernsymptom des Kleinhirns durch das Wiedererscheinen normaler Sekundärreaktion 4 Wochen nach Entfernung eines Glioms zu erkennen gegeben (Neumann). Nylén erwähnt ihr Vorkommen von Tumoren, die (noch nicht den Hirnstamm ergriffen hatten und noch) im Winkel saßen. Interessant ist es, daß absteigende Dissoziation

---

[1] Beim Fehlen des Spontan-Vorbeizeigens *oder* -fallens neben einem Spontannystagmus ist natürlich nicht von Trennung eines Syndroms zu sprechen!

[2] Ausdruck anscheinend von Cambrelin zuerst gebraucht [Grahe (1932)].

[3] Zerstört waren diese beiderseits und außerdem große Gebiete der Deitersschen Kerne; klinisch hatte auch spontaner Nystagmus gefehlt.

[4] Allerdings in Stirnhirn und Fossa Sylvii.

von BECK bzw. NEUMANN gelegentlich arteriosklerotischer bedingter MENIÈRE-scher Anfälle gesehen worden ist. Ferner hat offenbar G. HERZFELD unter den von ihr untersuchten *frischen* Syphilitikern auch absteigende Dissoziationen gehabt; in diesen Fällen bleibt die Lokalisation sicherlich schwerstens zu erklären, soviel auch gerade ihnen an Bedeutung zuzusprechen wäre (vgl. GÜTTICH usw.).

Wir müssen uns bei auf- und bei absteigenden Dissoziationen daran erinnern, daß sie im Bereich der unbegrenzten *vestibulären* Möglichkeiten in der Med. obl. entstehen, wir demnach mit allen nur erdenklichen Zusammenfügungen von Symptomen rechnen müssen. In diesem Zusammenhang verstehen wir, daß spontaner Nystagmus und Vorbeizeigen nebenbei vorhanden, daß noch auftretende Sekundärreaktion atypisch sein können (HELSMORTEL jun. und VAN BOEGGAERT, BRUNNER). Damit gelangen wir zu der an sich selbstverständlichen Vorstellung, daß manche *Übergänge* zu unseren systematischen, greifbareren Zuständen vorhanden sein werden. Vielleicht gehört das Überdauern des reaktiven Nystagmus durch die Sekundärreaktion, das bei Alkohol- und Scopolaminvergiftung von HENNER beobachtet wurde, dazu, da diese Erscheinung gegen die umgekehrt lautende BÁRÁNYsche Grundregel verstößt!

Nach BARRÉ und KLEIN verleiht die im Verhältnis zur Richtung des zugehörigen Nystagmus paradoxe Richtung dieser und jener oder aller Sekundärreaktionen dem vestibulären Syndrom eine „Dysharmonie vestibulaire", die — nach etwa 20 zutreffenden Fällen — ein Zeichen der Bedrängung des Bodens des IV. Ventrikels, *besonders* vom Kleinhirn her ist. BARRÉ stellt es sinngemäß neben das retournement du nystagmus (s. S. 572).

Inverses Vorbeizeigen beiderseits berichtete BEYER von Syphilitikern, eine „auffallende" Reaktion, deren Ursprung nach HERZFELDs Erfahrung gut in neurasthenischer Überlagerung denkbar wäre.

Bei den mehrfach gemeldeten Fällen, in denen sich das Fehlen auf die thermische Reizung beschränkte (z. B. L. HOFFMANN), ist der Vorbehalt der Reizstärke gegenüber der beiderseits und kräftiger angreifenden Drehung zu machen.

Verschiedentlich aus dem gegenüber verschiedenen Reizen verschiedenen Verhalten gezogenen Folgerungen auf eigene Bahnen für jede Reizart und -weise blieben unbewiesen; sie sind auch nicht wahrscheinlich; denn wieso sollen solche für in der Tierreihe unphysiologische Reize vorhanden sein? Wieviel Bahnen müßten in Fortführung dieses Gedankens existieren, um alle Ansprüche zu befriedigen? Man denke nur an RHESÉs Annahme von 24 Bahnen für die Erklärung der Sekundärreaktion!

Einzelne Fall- und Zeigereaktionen.

Wir haben zu achten auf 1. spontanes Vorbeizeigen oder Fallen und 2. Fehlen von Sekundärreaktionen.

Es kommt uns darauf an, herauszufinden, von wo aus ein krankhafter Einfluß zu diesen Störungen in der vestibulär-spinalen Reflexbahn führt.

Man sollte annehmen, daß von der Strecke „*Labyrinth bis zur Aufteilung des Nervenstammes bei Eintritt in das Mark*" sich ein spontanes Vorbeizeigen oder Fallen nur im Rahmen eines spontan-vestibulären Syndroms einstellt. Das trifft unter den einleitend gegebenen Einschränkungen zu. Übererregbarkeitszustand von Labyrinth und Nerv läßt denn auch die Symptome typisch gesteigert erscheinen.

Ferner wäre es verständlich, wenn auch reaktives Zeigen und Fallen in harmonischer Weise an das Syndrom geknüpft blieben. Da aber begegnen wir Ausnahmen. Zunächst kann sich ein pressorisch erregbares Labyrinth ganz eigenartig verhalten (GÜTTICH, KLESTADT); doch das geht fast ausschließlich den Ohrenarzt an. Neurologisch sehr bemerkenswert ist dagegen eine Anomalität, auf die GÜTTICH immer wieder mit Nachdruck aufmerksam macht:

Das Fehlen des reaktiven Vorbeizeigens (bzw. Abweichens) als Symptom retrolabyrinthärer Erkrankung. Zuweilen beschränkt auf die der thermischen an Stärke überlegene, wohlmöglich, wie es Beck (1920) sah, noch gesteigerte Drehnacherregung[1], muß seine krankhafte Natur überzeugend wirken. Fehlen reaktiven Vorbeizeigens ist bei Syphilis bis zu 75% der Fälle angegeben. Lehmann, Beck und Güttich beziehen es auf die Hirnhäute, also auf den retrolabyrinthären Stamm und die Wurzeln. Es kann auf diese Weise erstes Symptom einer Neurolabyrinthitis oder, wie Güttich es auch nennt, einer sympathischen Otitis interna auf der bisher gesunden Seite werden.

Beyer und Lewandowsky glauben bei postrotatorischem Fehlen des Zeigens auf der gekreuzten Seite[2] auf die Seroreaktion verzichten zu können! Angaben über atypisches Fallen bei Innenohrsyphilis müßten vielleicht auf die Frage nachgeprüft werden, ob das Innenohr die einzige Lokalisation war, zumal Gleichheit mit Erscheinungen bei Kleinhirnaffektionen angegeben wird (Brunner).

Dem Güttichschen Symptom in den Erscheinungen analog, aber schwer deutbar, sah ich Fehlen spontanen Vorbeizeigens trotz eines bis zum III. Grad gehenden Spontannystagmus einmal bei postoperativer latenter Labyrinthitis diffusa und einmal nach Labyrinthektomie, also bei Ausfallsdekompensationserscheinungen. Solche Beobachtung bekundet zunächst einmal die *relativ Selbständigkeit des spontanen Einzelsymptoms*, die sich — darin muß ich Bárány, Hautant, Güttich u. a. zustimmen — auch in seinem *Verhältnis zum Schwindel* zeigt. Es setzt also spontanes Vorbeizeigen nicht das Vorhandensein von Schwindel voraus und Schwindel führt nicht bedingungslos zum Vorbeizeigen. Selbst nach heftigem Drehen kann ohne Schwindel vorbeigezeigt werden, wie Güttich es bei Syphilitikern sah. Da aber die relative Selbständigkeit des spontanen Symptoms bei extramedullärer vestibulärer Erkrankung uns bisher nicht geläufig[3] ist, wäre meine Beobachtung vielleicht als zentral bedingt im Sinne einer Diaschisis auszulegen.

Gehen wir zur *intramedullären Strecke des N. vestibularis über,* so bringt ihre ausgiebige Zerteilung eine *bunte Kombinationsfähigkeit* unserer Sekundärreaktion unter sich und mit den übrigen Syndromanteilen, denen es ja, sofern sie in diesem Bereich beeinwirkt werden, nicht an analogen Umgestaltungen mangelt (s. S. 561, 572, 580), mit sich; man denke nur an Fälle von multipler Sklerose oder Encephalitis. Dabei kommen *paradoxe Zusammenstellungen* in einer Form vor, wie wir sie von der Peripherie aus künstlich durch Interferierenlassen verschiedener Erregungen etwa mit Hilfe eingeschalteter Kopflageveränderungen[4] hervorbringen können. In diesen Versuchen kommen sie dadurch

---

[1] Für diese Prüfungen soll man nur Zeigen nach Starkreizdrehung maßgebend sein lassen (Herzfeld).

[2] Von der sicherlich krankhaften Natur des sog. „gekreuzten" Abweichens nach Güttich, bei dem auf dem zur Nystagmusrichtung entgegengesetzten Arme die Reaktion ausfällt, könnte ich mich höchstens an ausgesprochen übererregbaren, nicht psychisch „überlagerten" Personen überzeugen; sonst kann diese Erscheinung im Rahmen der Norm oder einer Untererregbarkeit liegen.

Mir vollkommen unbekannt in der Praxis geblieben ist das „gekreuzte" Vorbeizeigen nach Jones, das mit dem Eagletonschen Zeichen kombiniert charakteristisch für das Kleinhirn sein soll. Es besteht in beiderseitigem Vorbeizeigen nach innen oder nach außen. Wenn hier nur nicht mangelhafte Berücksichtigung der „statischen Einstellung" (P. Vogel) der Beobachtung zugrunde gelegen hat [vgl. Untersuchungen von Hoff und Schilder oder die Bemerkung Güttichs (s. unten) über das Zustandekommen bei getrennter Prüfung der Arme; ich habe oft ähnliche Gelegenheiten zur Täuschung erlebt].

[3] Die von Güttich jüngst hervorgehobene Seltenheit von spontanem Fall bei Einwirkungen auf den Nervenstamm wäre noch weiter zu verfolgen; an meinem Material war er nicht so selten.

[4] Daher Vorsicht vor derartigen „Verfeinerungen" der Symptomatologie! Ich stehe daher auch mit Abneigung dem Ratschlag gegenüber, das Verdeutlichen eines Vorbeizeigens durch Kopfschütteln nach Koch als Symptom zu verwenden.

zustande, daß im medullären Schaltwerk die Herstellung der Verbindungen zu der „Zeigemuskulatur" und in noch höherem Maße zur „Fallmuskulatur" weniger gängig und bedeutsam träger ist als die zur Augenmuskulatur, die ihnen gegenüber komplexer angeordnet ist und gegen geringere Widerstände arbeitet. Eine einfache, recht häufige Paradoxie besteht z. B. in einer spontanen Sekundärreaktion zur kranken Seite bei gleichzeitigem Spontannystagmus zu dieser oder bei stärkerem Spontannystagmus zu dieser unter nach beiden Seiten gerichteten Spontannystagmen anläßlich von Tumoren des Kleinhirns und des Kleinhirnbrückenwinkels. Auf die verwirrenden Möglichkeiten, die sich sonst bieten (vgl. BONDY, RHESE), gehe ich nicht ein. Eine Prüfung auf Sekundärreaktion bei Lagenystagmus möchte ich im Hinblick auf diese Umstände auch nicht empfehlen.

Die bisherigen Mitteilungen werden genügen, um die Ansicht zu unterstützen, daß *Anomalien des Zeigens und Fallens für sich allein,* 1. wenn spontan vorhanden, nie ausreichen sollen, um ein organisches Leiden im Schädelinnern anzunehmen oder auch nur die Existenz eines vestibulären Schwindels glaubhaft zu machen, 2. wenn reaktiv vorhanden, nur vermerkt werden sollen, sofern sie zwanglos mit anderen VIII-Symptomen in Verbindung zu bringen sind, 3. spontan wie reaktiv entstammt, ausgesprochene Deutlichkeit und Konstanz besitzen müssen, wenn sie neben anderen endokraniellen Symptomen zur Diagnose verwendet werden sollen.

In dem letzten Falle sind sie andererseits belastend genug, um die Vermutung auszusprechen, daß sich ein Schaden mittel- oder unmittelbar auf die vestibulären Kerne, die vestibulär-spinale Bahn und die hinsichtlich der Sekundärreaktionen ihnen übergeordneten Bahnen auswirkt.

Derartige Bahnen hemmen, fördern oder regeln irgendwie anders die vestibuläre Beeinflussung der Muskulatur von Kleinhirn und Großhirn aus. Die bedeutsamsten Bahnen durchziehen das Kleinhirn, für die Armreaktionen, indem sie die Rinde der Hemisphären, für die Fallreaktionen, indem sie die des Wurms, allenfalls des Flocculus in ihrem Scheitelpunkt erreichen. Über die Zahl der Etappen, Berührung bestimmter Kleinhirnkerne, Verteilung der Funktion innerhalb der Gewebsstruktur denken die Forscher verschieden. — Diese belangvollen Dinge sind in den entsprechenden Abschnitten nachzulesen. — Auffallenderweise ziehen sie für den Rückweg vielfach die von BÁRÁNY, BRUNNER u. a. in den Vordergrund gestellte Verbindung, die im Unweg die roten Kerne aufsucht, in Betracht, obwohl histologisch einwandfrei ihre Beteiligung gegenüber der des vestibulären Kerngebietes (einschließlich der Oliva inf.) — auch angenommen, daß mir Mitteilungen entgangen sind — doch nicht oft veranschaulicht sein kann.

Die Impulsverteilung auf beide Arme besorgen vermutlich schon Kreuzungen im Kerngebiet, da halbseitige Kleinhirnexstirpation den beiderseitigen Ausschlag nicht zu stören braucht.

Die *Symptome, die nun auf das Kleinhirn hinweisen sollen,* hatte in den grundlegenden Arbeiten BÁRÁNYs auf *Rindenzentren in der Kleinhirnrinde* bezogen, welche die Bewegungen in allen Gelenken nach Richtungen geordnet repräsentieren. Was die Zeigezentren anbetrifft, so bestärkten positive, verifizierte Fälle sowie Versuche der Rindenabkühlung oder -erwärmung nach dem TRENDELENBURGschen Prinzip die Lehre ebenso, wie ihr nicht entsprechende Befunde und negative Versuchsergebnisse — s. Abschnitt MARBURG — den Rest zu geben schienen. Die Spezifität der Zentren mußte sowieso aufgehoben werden, nachdem physiologisch und pathologisch analoge Erhebungen von Stelle des Stirnhirns (s. ebenda), ja des Scheitellappens aus (WODAK) gemacht worden waren. Diese ließen sich mit BÁRÁNYs Lehre auch nicht dadurch in Einklang bringen, daß man seine Zuflucht zu Fernwirkungen auf das Kleinhirn in jedem Falle hätte nehmen können oder wenigstens auf die fronto-temporo-parieto-pontino-cerebellaren Bahnen. Warum sollten dann nicht Herde in den letztgenannten selbständig wirksam sein können? Es muß jedoch auffallen, wie selten diese Anomalitäten insbesondere des Zeigens bei solchen Brückenherden berichtet wurden, die aller Voraussicht nach nicht über Mittelhirn oder Brückenende hinaus gewirkt haben. Wo ihrer Erwähnung getan ist, liest man Symptomenkombinationen, die, was ganz natürlich ist, sofort den Blick auf das benachbarte, oben gekennzeichnete Verteilungsgebiet lenken. Mit Bárány kann man dann wohl Fasererkrankungen voraussetzen, aber man kann daraus nichts von Richtungsspezifität der Systeme entnehmen, sondern höchstens gröbste Lokalisationshilfen, die leicht irreleiten.

Es befriedigt auch nicht, sich mit Muskens darauf zu berufen, daß diese „Zwangsbewegungen" beim Menschen nur noch „diskret" in Erscheinung treten. Angesichts der Nähe und Verwandtschaft dieser Bahnen, so wie sie dieser Forscher schildert, müßten wir erst recht eine *harmonische* Verstärkung aller Sekundärreaktionen von hier aus öfters sehen. Aus den wechselreichen Bildern der extrapyramidalen Bewegungsstörungen sind sicherlich Störungen herauszupicken, die — besonders vergleichend biologisch aufgefaßt — dank eines Innervationsverlaufes über zentrale und efferente Strecken des vestibulären Systems ihr symptomatologisches Gepräge erhalten haben, und es wäre ein Fortschritt, wenn auf Grundlage der von Muskens in Anspruch genommenen bzw. nachgewiesenen Bahnen an Hand von Ebene und Richtung vestibulärer Reflexe unsere vestibuläre Herddiagnose bis ins Zwischenhirn vorgetrieben werden könnte.

Heute können wir einen wichtigen Schritt weitergehen und aussagen, daß die Beteiligung des Kleinhirn, wenigstens am Zeigeakt, überhaupt keine unerläßliche Bedingung ist:

De Kleyn und Schenk sahen einen 21jährigen Kranken, bei dem sie sich intra operationem überzeugt hatten, daß kaum noch etwas vom Kleinhirn vorhanden sein konnte, normal zeigen (allerdings unter Fehlen des Reaktionszeigens), Denke sah mit Anton bei klinisch diagnostizierter Agenesie des Kleinhirns keine Zeigefehler. Von Resektionen des Kleinhirns bis zur Hälfte wurde berichtet (Fischer und Wodak, Marburg, Brunner, Fischer), weitgehende Zerstörungen des Kleinhirn (Beck), der VIII-Kerne und der nucleocerebellaren Bahnen in der Brücke (Critchley und Schuster), Kleinhirntumoren (Thornval) und -abscesse (Karlefors) wurden nachgewiesen, ohne daß sich an den Verhältnissen der Sekundärreaktionen und der Norm etwas geändert hätte.

Angesichts der Ausgleichfähigkeiten, die die verschiedenen Systeme des Gleichgewichtsmechanismus haben, kann aber andererseits auch nicht die Ansicht zurückgewiesen werden, daß unter bestimmten Konstellationen von verschiedenen Stellen her die entscheidende Beeinflussung des Muskeltonus unter ein und demselben Bilde stattfinden kann, nicht zum mindesten vom Kleinhirn her. Man könnte dabei auf Erklärungen zurückgreifen, wie sie zum Kleinhirnnystagmus Fremel gegeben hat.

In der überwiegenden Mehrzahl der Fälle aber wird der Vestibularisschaden durch Einwirkung der Krankheitsherde auf die vestibulär-medullären und Kleinhirnkerne, den Tractus uncinatus (Pötzl, Marburg) einerseits, die Faserzüge zu den Oliven und auf diese selbst hervorgebracht sein (Pötzl, Klestadt-Rotter, Wallenberg).

Dabei ist es interessant, daß Anlaß besteht, auch den Nucleus Bechterew (Quix, 1920), den Nucleus triangularis (Schaller, Rotter), sowie im Kleinhirn auch den Nucleus globosus und dentatus (Pötzl) und den Nucleus tecti (Muskens, Pötzl) hier einzubeziehen.

Um *klinisch* unsere Einzelsymptome von *Veränderungen* abzuleiten, die *oberhalb der eigentlichen vestibulär-motorischen Reflexbahnen* liegen, halten wir uns noch immer an die Proben, mit denen Bárány den Grundstein zu dieser Differentialdiagnostik überhaupt gelegt hat, die Bárányschen *Proben* 1. auf Unabhängigkeit von der Kopfstellung und 2. auf Widerstandsfähigkeit gegenüber labyrinthären Erregungen, auch „Durchschlagen" genannt.

Ein, wir wollen mal summarisch inkorrekt sagen, „Kleinhirnsymptom" darf nämlich 1. nicht der Pfeilregel (s. S. 474, 513) folgen und 2. nicht im Reizversuch getilgt werden.

Aus den Ergebnissen der zweiten Probe hatte BÁRÁNY auch geschlossen, ob ein *Reiz- oder Ausschaltungszustand* von Kleinhirnzentren vorlag. Fiel der Reizversuch vergeblich aus, so mußte das betr. Zentrum ausgefallen sein. Diesem Zustand in sämtlichen Richtungen würde demnach der Fall DE KLEYN-SCHENK (s. oben) entsprechen. Sobald das spontane Vorbeizeigen nur bestimmte Richtungen betrifft, ergeben sich aber in der Überlagerung durch den Reizversuch allerhand Übergänge, die man in diesem und jenem Sinne deuten könnte. Summieren sich algebraisch die Kräfte des Spontansymptoms einer-, der Reizerfolge andererseits, so ist einfach nicht mehr zwischen Reiz und Ausfall zu unterscheiden. Dieser Umstand zwang neben den anatomischen Gründen (s. oben) die Theorie und damit die *feinere* Lokalisierung aufzugeben.

Die *gröbere* Lokalisierung blieb gültig. Ein *kritikbeständiges spontanes Vorbeizeigen und Fallen, das der Kopfstellungsveränderung* (in *derselben* Ebene) *nicht folgt, weist mit größerer Wahrscheinlichkeit auf die hintere Schädelgrube und auf die Seite hin, nach der (und mit deren Arm evtl. allein) die spontane Reaktion erfolgt,* als auf Großhirnleiden, bei denen, nebenbei gesagt, die Gegenseite der Spontanreaktion häufiger dem Krankheitssitz entspricht.

In dieser wichtigen Stellungnahme stehe ich wohl — ohne das mit Aufzählung all der Verfassernamen zu belegen — auf der Seite der Mehrzahl. Ein weiteres Vorwärtstreiben der Lokalisierung innerhalb der hinteren Schädelgrube oder der Nachbarschaft oberhalb des Zeltes hängt meines Erachtens von den nicht vestibulären Symptomen ab, Einseitigkeit des Zeigesymptoms in reaktionsüberlagerungsfähigen Fällen fand ich allerdings häufiger bei Kleinhirntumoren; doch vergesse man nicht, daß die Verbindung zu *beiden* Armen von jeder Kleinhirnseite aus eine absolut gesicherte Tatsache ist.

Als Parallelsymptom zum spontanen Vorbeizeigen an Hirnkranken hat mit ziemlicher Regelmäßigkeit GÜTTICH ein *Herabhängen der gleichseitigen Schulter* feststellen können. In diesen Fällen konnte er mit Erfolg auf diese, seine „Kofferträgerreaktion" prüfen. Im freien Sitz bei einseitiger Prüfung bewege sich nämlich der ausgestreckte Arm nach innen. Ursache ist die Schwerpunktsverlagerung nach derselben, d. h. der dem Arm ungleichnamigen Seite (s. oben JONES Symptom).

Wenn das Spontanvorbeizeigen in diesen Fällen durch GÜTTICHs Halsstreckversuch (s. S. 478) wenig oder gar nicht ausgeglichen wird, so muß ein starker Spontanreiz die Schwerpunktsverlagerung unterhalten, eine Aufgabe, die unter pathologischen wie unter normalen Verhältnissen doch wesentlich auf Rechnung des Kleinhirns kommen müsse. Dieser Symptomenzusammenhang wird sicher auch den Neurologen noch längere Zeit anregen und ihm zu denken geben.

Bei allen *Erkrankungen um den Kleinhirnbrückenwinkel* herum muß damit gerechnet werden, daß vom Ursprungsherd aus sowohl Nervenstamm, wie Kerngebiet, wie Bahnen getroffen werden und damit *Richtung von Nystagmus und Sekundärreaktion* nur mit Vorbehalt zur Lokalisierung verwendet werden sollen.

Eine Dysharmonie derselben kommt z. B. zustande, wenn neben einem „Kleinhirnnystagmus" Vorbeizeigen von „durchschlagender" Kraft vorhanden ist (KLESTADT, BARRÉ).

Richtungswechsel der Sekundärreaktion, besonders der Arme, kann infolge von Handlungen am Kleinhirn eintreten: nach Eröffnung von Kleinhirnabscessen (HAUTANT), von Kleinhirncysten (WODAK und FISCHER), oder Abkühlungsversuchen (BÁRÁNY), auch aus gänzlich undurchsichtigen Gründen bei örtlichem Rückfall von Abscessen (SPECHT vgl. BARRÉ, oben).

Im Falle von Heilung eines Kleinhirnleidens kann es ganz oder teilweise zur Wiederherstellung normaler Zeigeverhältnisse kommen, unter Umständen, wie ich bestätigen kann, über Zwischenstadien verschiedener Anomalien (BÁRÁNY).

Daß nach Karlefors Richtungsdivergenz innerhalb der spontanen Symptome bei leidlich guter reaktiver Überlagerbarkeit auf die Meningen der hinteren Schädelgrube hinweise, sei mit Zurückhaltung wiedergegeben.

Die Überlagerbarkeit ermöglicht es übrigens, bei heftigsten Spontannystagmen sich durch die Sekundärreaktion von der Erregbarkeit des Labyrinthes zu überzeugen (Neumann).

Die spontanen „Kleinhirnsymptome", daran sei erinnert, besitzen relative Selbständigkeit, die sich durch ihr Auftreten bei Fehlen eines Spontannystagmus prägnant zeigen kann, sowohl im physiologischen Abkühlungsversuch der Rinde (Bárány)[1], wie bei otitischen Kleinhirnabscessen (Schmiegelow).

Über unsere Einengungen hinaus war man schon lange geneigt, *unregelmäßige, zeitweilige Zeige- und Fallanomalien* als „Fernsymptome" hinzustellen. Man muß sich, glaube ich, damit begnügen, *ganz unspezifische allgemeine Symptome vom Schädelinneren her* in ihnen zu sehen.

Es ist bemerkenswert, daß über einen *Ausgleich* unserer Anomalien keine Regel aufzustellen ist. Auf ihn scheint weder die gesunde Kleinhirnhälfte noch das Großhirn ein Vorrecht zu haben. Als Kontraste nenne ich das baldige Auftreten oder Aufhören des Vorbeizeigens nach Absceß- oder Tumoroperationen (Beck-Heine, *eigene* Erfahrung) sowie das Verbleiben bis zu Jahren nach der Erkrankung (Haike-Lewy, Schilder).

Mit Hilfe galvanisch erregter Armbewegungen wollte Erben in denkbar einfacher Weise aufdecken, ob die Ursache von Schwindel im Kleinhirn oder den Kernen, zum mindesten im Zentralnervensystem und nicht im Labyrinth liege, indem er so einen erhöhten vestibulären Reizzustand infolge „Entfesselung" übergeordneter Getriebe glaubte nachgewiesen zu haben. M. H. Fischer erkannte aber in den Armbewegungen seine Armtonus-Reaktion und die anderen vestibulären „tonischen" Reflexe in ihrer typischen Ablaufperiodik wieder, die nur infolge der ungleichartigen Ausgangsstellung der Arme nach Erben zeitlich sonderbar angeordnet erschienen.

Von größerer Bedeutung hatte das ältere galvanische Fallphänomensymptom, das phenomene auriculaire de Babinski (1901) (Mann) sein sollen. Es besteht in *stets* zur kranken Seite gerichtetem Fall. Trotz umfangreicher Bearbeitung (Wittmaak, Hegener s. Mann) hatte es sich wenig Freunde erwerben können. Als wertvollen Hinweis auf die Erkrankung des Innenohres hatte an ihm noch der Nervenarzt L. Mann festgehalten. Einige Ohrenärzte, unter denen auch ich mich befand, dagegen haben es nur für verwendbar gehalten als allgemeines Zeichen zentraler, besonders auch traumatischer Schädigung. Ich wußte zwar, daß Bárány den Ohrbabinski nie gesehen haben wollte, mußte aber trotz allen grundsätzlichen Vorbedachtes wegen der oft unklaren Unregelmäßigkeiten und *bei Gesunden* vorkommender Anomalien aller galvanischen Sekundärreaktionen an meinem Material wiederholt zutreffende Beobachtungen registrieren. Solche gab es auch nach Rheses (1914) Mitteilungen doch nicht gar zu selten. Rhese hatte seine Kranken dasselbe Fallphänomen auch noch auf Dreh- und Wärmereizung zeigen sehen. Aber — und das muß ich wiederum bestätigen — es ist eine seelisch bedingte Ursache des Phänomens kaum auszuschließen (Rhese). Spätere Erfahrungen haben mich in dieser Auffassung bestärkt. So begrüßte ich jedes neue Symptom im Interesse dieser prekären, sehr häufig der Begutachtung unterliegenden Fälle, mochte es auch nur die Wahrscheinlichkeit einer organischen Schädigung im gleichen Sinne wie der Ohrbabinski erhöhen können, was der Fall war bei dem Ergebnis der Lageempfindungsprüfung und noch mehr demjenigen der vestibulären Tonusdifferenz.

Während die Fallbewegungen in der seitlichen Richtung auf die Hemisphären bezogen werden, werden die in der sagittalen Ebene allgemein auf den Wurm bezogen. Da ist es interessant, daß Hellmann einmal eine nicht über-

---

[1] Diese Form der Reizung soll ja den physiologischen Reizzuständen vollkommen entsprechen.

lagerbare Armtonusreaktion bei Gliom des Wurms gefunden hat. Interessenten seien wiederum da auf MUSKENS aufmerksam gemacht, der sämtliche supravestibuläre Zwangsbewegungen" in dieser Ebene mit seinem olivostriären System in Verbindung bringt, das wohl über den Nucleus fastigii laufen, aber doch von der Wurmrinde unabhängig sein soll. Reizvoll erscheint auf diesem noch etwas dunklem Gebiete im Widerpruch dazu, daß meiner Erinnerung nach WODAK einmal eine Vertikaldivergenz der Augen vom Wurm aus angegeben hat. Dabei ist allerdings an Fernwirkung auf die von PÖTZL für dies Symptom namhafte gemachte im vestibulären Kerngebiet liegende Nebenzentrale zu denken.

Durch eine Beigabe in seitlicher Richtung soll der Fall nach hinten oder vorne die gleichzeitige Schädigung im vestibulären System anzeigen (MARBURG).

Auf das Fehlen der *vestibulären Beckenreaktion im Stehen* als einem Kleinhirnsymptom legten GRANT und FISCHER großen Wert. Es soll sich ganz allgemein darin äußern, daß schon auf leichten Stoß hin ein Fallen eintritt.

Die eingehendere Besprechung der Fallbewegungen sowie der Pulsionen — auf deren physiologische vestibuläre Vorbilder (s. S. 513) hier noch einmal zurückverwiesen sei — bleiben Gegenstand der rein neurologischen Betrachtungen.

10. Vestibulärer Schwindel.

Der vestibuläre Schwindel (s. S. 550) ist kaum als Einzelsymptom herauszugreifen, da er ebenso mit vegetativen Reflexen komplexartig verbunden zu sein pflegt wie mit seelischen Momenten. Klinisch besitzt er aber eine gewisse Selbständigkeit; denn 1. braucht er nicht mit einzelnen oder allen cerebrospinalen vestibulären Reflexen einher- bzw. gleichzugehen, 2. stehen die für ihn so charakteristischen Scheinbewegungen in keinem unabänderlichen Richtungsverhältnis zu der Richtung der vestibulären Reflexe (RHESE, KREIDL und GATSCHER, NEUMANN), und 3. überdauert er in Fällen, in denen Nystagmus längere Zeit anhält, die Scheinbewegungen, eine Erscheinung, die BÁRÁNY als bezeichnend im Verlauf der akuten eitrigen Labyrinthitis erkannt hatte.

Selbst wenn keine systematischen Anomalien des vestibulären Systems vorhanden sein sollten, so lassen sich bei Angabe von Schwindel gewöhnlich noch *allgemeine Gleichgewichtsstörungen* nachweisen. Das hängt damit zusammen, daß an den Schwindelerscheinungen oft genug optische und taktile Erregungen Anteil haben, mögen diese auch erst durch vestibuläre Reflexe im Einzelfalle ausgelöst worden sein.

Diese Verquickung und mit ihr eine Intensivierung der anderen Komponenten des Gleichgewichtsgesamtkomplexes zeigt sich ausgesprochen bei denjenigen übermäßigen Leistungsbeanspruchungen des gesunden Körpers, die vor allem den Gleichgewichtsapparat betreffen, die vulgär ebenfalls als Krankheit bezeichnet werden.

Voran steht hier die *Seekrankheit*, bei der vor allem die relative Immunität vestibularloser Taubstummer und die pharmakotherapeutischen Ergebnisse für eine bevorzugte Stelle des Labyrinthes im Gange der Geschehnisse sprechen. Versuche, aus ihnen herauszulesen, daß nun wiederum im Labyrinth die Otolithenorgane die in Frage kommenden Reizstellen seien (LEIRI, QUIX) — von einer Außerfunktionssetzung derselben kann ja angesichts der unmittelbaren Wiederherstellung der Norm nicht die Rede sein! — haben nicht die Untersuchungsergebnisse widerlegt, die für eine wesentliche Einwirkung der Schiffsbewegung auf die übrigen Labyrinthabschnitte sprachen (DE NÓ, SJÖBERG).

Wir müssen nicht nur eine — eventuell unharmonsiche (QUIX) — Gesamterregung des Labyrinthes annehmen; wir müssen außerdem noch eine Einwirkung von Kreislaufsystem bzw. überhaupt vom Schädelinneren her ins Auge fassen, sowie die Möglichkeit, daß die Progressiv- und Zentrifugalkraft auf das Labyrinth abnorme Einflüsse ausüben, was ja theoretisch mehrfach teils wahrscheinlich, teils sicher gemacht worden ist (GÜTTICH, FISCHER, UNDRITZ, LEIRI). Das ist z. B. auch bei den unangenehmen Begleiterscheinungen der Fliegerei der Fall, die ihrerseits zum geringsten Teil auf die Labyrinth-, zum größeren auf die Augen- und Gefühlsanteile der Gleichgewichtsstörung zu kommen scheinen (GARTEN, WULFFTEN-PALTHE).

Werden Eisenbahn- und verwandte Bewegungen nicht vertragen, so treten vielfach die vegetativen Komponenten des Komplexes mehr hervor als Scheinempfindungen und Desorientierung. Der gefahrbringende Schwindel beim Tauchen ist nur Folge echter thermischer Reizung bei *offenem* Mittelohr; beim Klettern und ähnlichen Gelegenheiten fußt er auf Gleichgewichtsstörungen, die so gut wie gar nichts mit dem Labyrinth zu tun haben. Infolge Arbeit unter Taucherglocken eintretender Schwindel hängt mit Luftembolien und Blutungen in Labyrinth oder Zentralnervensystem zusammen (THOST, KIAER).

Der *„Ohrenschwindel"* umfaßt nicht nur den auf die Bogengänge bezüglichen *Drehschwindel.* Dennoch spielt dieser — so will es mir wenigstens scheinen — die Hauptrolle in der subjektiven Symptomatologie des Vestibulums. Die kennzeichnenden spontanen Klagen betreffen dann drehende *Scheinbewegungen* der Gegenstände um den Körper herum oder des Körpers gegenüber der Umwelt. Dabei entspricht meinem Erachten nach die Richtung der Gegenstände, sofern spontane vestibuläre Reflexe vorhanden sind, öfter der raschen als der langsamen Nystagmusphase. Man findet auch die gegenteilige Angabe z. B. in MARBURGs Abschnitt dieses Handbuches.

Von einer Umkehr der Scheinbewegungen nach oder schon gegen Ende eines Vestibuläranfalles berichten DE KLEYN und VERSTEEGH, eine Erscheinung, die nach Studien von KREIDL und GATSCHER wohl zentraler Natur sein dürfte.

Die S. 550 erwähnten übrigen vestibulären Empfindungen nehmen häufig am vestibulären Schwindel teil. Sie treten meines Erachtens nach bei den Anfällen, besonders den auf Gefäßkrisen beziehbaren vestibulären Anfällen mehr in den Vordergrund und halten dabei zuweilen länger vor als die Drehschwindelempfindungen. Wir können aber ebensowenig auf Grund ihrer Häufigkeit, wie auf Grund objektiver Symptome den Vorhofssinnesstellen etwa ein Primat am vestibulären Schwindel zusprechen. Ich kann auch nicht einmal sagen, daß sie etwa bei den an bestimmte Lagen gebundenen Schwindelanfällen gegenüber drehenden Empfindungen vorherrschten.

Spontaner vestibulärer Schwindel tritt sehr deutlich hervor bei frischen entzündlichen Erkrankungen von *Labyrinth* und *Nervenstamm.* Je akuter der Prozeß, um so sicherer und lebhafter sind Schwindelerscheinungen. Im Labyrinth erzeugen dabei vollständige eitrige Erkrankungen die heftigste Belästigung, unter Umständen mit schlagartigem Beginn. *Bei langsamer Verbreitung* des Leidens über das Labyrinth, z. B. bei syphilitischen, tuberkulösen oder banalserösen Labyrinthitiden, sowie bei allmählicher Schädigung des VIII-Stammes durch Entzündungen oder Gewächse *hält der Schwindel länger,* unter Umständen in schwankender Stärke vor; er wird sozusagen immer wieder neu angeregt; denn *sonst* ist es für den *peripher* erzeugten Schwindel bezeichnend, daß er recht *schnell abflaut!*

Auch bei Tumoren an und um den VIII ist mindestens längere Zeit Schwindel *regelmäßig vorhanden* (BRUNNER). Tumoren, die den Schwindel sehr zeitig erzeugen stammen, wie GÜTTICH mit LIST und PUUSEPP meint, gewöhnlich von der Umgebung, nicht vom VIII selbst ab. Nach NYLÉN lenkt jedoch frühes Auftreten den Verdacht auf den Hirnstamm, spätes auf das Kleinhirn.

Hohe Grade erreicht vor allem der *Schwindel in Attacken.* Ihm liegen bald somatisch-funktionelle Zustände im Bereich der Art. audit. int. zugrunde (z. B. angioneurotische Krisen KOBRAKs), bald organische Veränderungen der zum Ohr- und Kerngebiet (Art. cerebelli inf. post.) führenden Gefäßäste. Hinter Schwindelanfällen können auch eruptive Veränderungen an irgendwelchen Klein- oder Nachhirnherden, multiple Sklerose (BRUNNER) und nicht zum wenigsten (s. M. MANN) *Tumoren* am Stamm stehen.

Diese verhalten sich sogar eigenartig, indem nach LIST und GÜTTICH so gut wie nie das Neurinom des N. VIII Anfälle verursacht, im Gegensatz zum Winkelmeningiom; auch fände sich bei den echten VIII-Neurinomen — so merkwürdig das klingt — sehr selten ein Schwindel von typischem Drehcharakter, wie wir schon länger auch durch BRUNNER wüßten.

Gerade bei diesen Klein- und Nachhirnherden sind die Schwindelanfälle gern *an die Lage gebunden*. Das sich sonst vordrängende Schwindelsymptom wird dadurch relativ latent. Im Mittelpunkt solcher Gesamtvestibularanfälle (s. S. 633) steht übrigens immer der Schwindel selbst (MARBURG).

Ein nicht anfallsweise auftretender *zentral* erzeugter Schwindel pflegt sich *langsam ansteigend* zu entwickeln. Er kann milde bleiben, beträchtliche Stärken erreichen und auch wieder nachlassen. Sein *Hauptkennzeichen* ist [wie auch für den Spontannystagmus (s. S. 577)] die lange, möglicherweise immerwährende *Dauer* (LEIDLER). Zweifellos betrifft zentraler Schwindel öfter Erkrankungen von Kleinhirn und Hirnstamm, als die des Großhirns. Auch ohne bestimmbare Herde kann ein zentraler Schwindel ohne jedes Zeichen eines Fortschreitens lange Zeit in Gefolge von Hirnerschütterung mit Ohrsymptomen nach BRUNNER bestehen bleiben.

Plötzlicher Einsatz von später zentral zu charakterisierendem Schwindel läßt an Thrombose der A. cerebelli post. inf. (BÉNÉSI und BRUNNER) denken, plötzlicher Einsatz nicht labyrinthären, peripheren Schwindels vorerst an Neuritiden, deren Häufigkeit als Quelle von Schwindel recht deutlich aus den vielen Berichten von RUTTIN über Vergiftungen oder der allgemein-med. Zusammenfassung über diese von LESCHKE hervorgeht.

Als *Frühzeichen* genannt wird der Schwindel besonders von der multiplen Sklerose (LEIDLER) und von VIII-Tumoren, zwei Krankheiten, deren Verwechslung einige Male schon namhaften und gründlichen Klinikern intra- oder postoperativ Überraschungen bereitet hat (BÁRÁNY, BROCK und GAGEL).

Jenes erwähnte *Abklingen des Schwindels* kann eine Infektion im Labyrinth, während sie noch weiter um sich greift, latent machen und dadurch den Ungeübten die Gefahr der Verwicklungen im Schädelinneren übersehen lassen. Schwinden an Tumoren des VIII oder des Winkels *während* ihres Fortbestehens die subjektiven Symptome nach und nach, so kann *inzwischen* die vestibuläre Funktion schon erloschen sein, und zwar kann, wie GÜTTICH es beobachtet hat, bereits die RUTTINsche *Kompensation* eingetreten sein. Kommt es im Gefolge labyrinthärer Areflexie zu dieser Kompensation auch *erst nach* der narbigen Ausheilung der Grundkrankheit, so doch ebenfalls in einem Stadium praktisch vorhandener Schwindelfreiheit. Daraus entnehme ich, daß — wenigstens nach Einsetzen der Areflexie bei nicht psychisch stigmatisierten Personen — der *Schwindel wohl in der Kompensation vorausgeht* — eine bemerkenswerte Erscheinung!

Ebenso bemerkenswert finde ich, daß, soweit mir bekannt geworden ist, der anfänglich vorhandene *vestibuläre Schwindel* nicht durch einen reziprok gerichteten abgelöst wird. Dieser Umstand weist darauf hin, daß der Schwindel *in der Regel einer Erregungsdekompensation,* einem Reizzustand der kranken Seite entspringen dürfte. Dafür spricht auch die bedeutsame und schnelle Verminderung nach Operationen von Labyrinth oder VIII-Tumoren. Ferner wissen wir aus den Berichten über die therapeutische Durchschneidung des VIII-Stammes, daß im Augenblick derselben wohl ein heftiger Schwindel einsetzen kann (COLEMANN und LEYERLY), aber schon sehr schnell danach Schwindel und Nausea verschwunden sein können (DANDY). Ebenso wäre es in diesem Sinne zu verstehen, daß der Schwindel von gleichartigen Schädlichkeiten bevorzugt oder auch allein hervorgerufen bzw. geschwächt und beseitigt wird, wie die Ohrengeräusche (vgl. S. 451); ich nenne beide nur als Symptome der Wirkung von Gift-, Stoffwechsel- und allergischen Stoffen oder von mechanischer Entlastung nach Lumbalpunktion (FREY, BÁRÁNY).

Daß Schwindel aber auch als *Ausfallsdekompensation* auftreten kann, wird dadurch wahrscheinlich, daß er bei unerregbarem Labyrinth vorhanden sein kann. Allerdings sehe ich darin keinen zwingenden Gegenbeweis gegen die Möglichkeit einer von einer anderen, vor allem einer zentralen Vestibulärstelle kommenden Erregung, nachdem Leicher mitgeteilt hat, daß Arbeiter, die früher eine schwere traumatische Gleichgewichtsstörung erlitten hatten, nach einem 3—4jährigen Zeitraum, in dem keine objektiven Vestibularsymptome mehr nachweisbar waren, in einem plötzlichen Schwindelanfall vom Gerüst oder der Leiter gestürzt sind. Andererseits schwer erklärliche Fälle einfach für seelisch bedingt zu erklären, wäre angesichts des nicht harmlosen Effektes zu weit gegangen. Wir wollen auch nicht verschweigen, daß Zange den Schwindel selbst bei untererregbarem Labyrinth in der Hauptsache als Ausfallsdekompensation auffaßt.

Wir sehen aus den Erörterungen schon, daß Schwindel durchaus *nicht an Übererregbarkeit gebunden* ist. Ebensowenig kann aus Fehlen des Spontanschwindels auf normale vestibuläre Erregbarkeit geschlossen werden (Barré und Metzger). Und auch bei normaler Erregbarkeit, sei sie noch nicht gestört (Grósz s. Barth), oder sei sie wieder gewonnen (Leicher), können subjektiv vestibuläre Beschwerden bestehen.

An eine anatomische Fixierung des Schwindels war mit allem Vorbehalt T. Kato herangegangen. Er begnügte sich mit der Feststellung, daß bei serienweiser Durchmusterung des Gehirns von 13 Fällen mit starken Hirntumorallgemeinerscheinungen neben auffälliger Schonung der großzelligen Deiters-(der VI, VII und XII-) Kernpartien außer dem übrigen Deiters-Kernrest, dem Ncl. Bechterew und triangularis, sowie den Kernen der Subst. retic. later. sich gerade das ebenfalls kleinzelligere dorsale Vagusgebiet bevorzugt, beschädigt gezeigt habe. In solchen Bestrebungen müssen wir noch sehr zurückhaltend sein (vgl. unten) [1].

In diesem Zusammenhang ist es bemerkenswert, daß bei Kleinhirnaffektionen oder in postencephalitischen Zuständen Schwindel reaktiv ohne Nausea und Erbrechen in Erscheinung treten kann (Bárány, Portmann).

Das *Fehlen reaktiven Schwindels* kann ein Zeichen der Schwindelfestigkeit sein. Sie ist bei weitem nicht Allgemeingut. Wer sie besitzt, wird gut darüber Bescheid wissen. Bei Kindern kann man sich leicht über das Bestehen subjektiver Symptome und somit auch über etwa fehlenden Spontanschwindel täuschen, da sie oft darüber nicht klagen (Brunner).

Bei *peripherer* Vestibulärerkrankung ist ein Fehlen reaktiven Schwindels *selten mit Ausnahme von Syphilisfällen*; von diesen wissen wir aber nicht, inwieweit einzelnen Falles doch zentralen Faktoren Teil an dieser Eigentümlichkeit zukommt. Wenn sie dies Mißverhältnis zwischen spontanem und reaktivem Schwindel zeigen, dann sind die erwähnten syphilitischen Fälle vermutlich Meningo-Neurolabyrinthitiden, für die solch Verhalten diagnostisch eine wichtige Hilfe gibt (Lehmann, Güttich). Dabei habe ich an eigenem Material und dem des Schrifttums gesehen, daß sich unter ihnen Fälle frühen und späteren Datums nach der Ansteckung, sowie Neurorezidive befanden.

Immerhin, es gibt ganz periphere Fälle ohne reaktiven Schwindel.

Ein Versiegen des Schwindels vom pressorisch erregbaren Labyrinth während Ablauf des Fistelsymptoms konnte ich wie Sommer — aber nicht nur wie dieser an einem Syphilitiker, sondern auch an banal erkrankten Labyrinthen — einige Male beobachten; daneben waren meinen Notizen nach zwei Fälle ohne Schwindel von Anfang an. Ich habe versäumt, mich nach Schwindelfestigkeit zu erkundigen.

---

[1] Einen weiteren Beleg dafür finde ich in v. Santhas [Arch. f. Psychiatr. **102**, 250 (1934)] Mitteilung: Er bezog einen rund 5 Monate lang bestehenden quälenden Schwindel, da sämtliche Kerne unversehrt waren, auf die hinteren Längsbündel, obwohl auch nicht gerade ausgedehnte Veränderungen in ihnen vorhanden waren.

Fortfallen des Schwindelgefühls während einer fortgesetzten Drehung bei gleichbleibender Geschwindigkeit ist natürlich physiologisch.

Ein krankes peripheres Organ kann an sich, auch wenn spontaner Schwindel nicht mehr vorhanden ist, so lange reaktiven Schwindel geben, als es noch erregbar ist; bei einseitiger Erkrankung ohne Schwindel kann vom anderen Ohr aus natürlich reaktiver Schwindel erregt werden.

Fehlen reaktiven Schwindels kommt also *ganz überwiegend bei zentralen Erkrankungen vor, nahezu ausschließlich bei endokraniellen* (LEIDLER) und nach LEIDLER auch in Krankheitsfällen, die vestibuläre Anfälle aufweisen. Aber in diesen ist zu berücksichtigen, daß der Zustand manchmal nicht erlaubt, sich ein Urteil über den reaktiven Schwindel zu bilden, so schwer ist der Zusammenbruch. Die Verhältnisse liegen dann ähnlich, wie in Fällen fortgeschrittener Hirntumoren. Das Fehlen ist dann möglicherweise mit GÜTTICH mit der Gewöhnung des Kranken an das Schwindelgefühl im Spontanschwindel zu erklären, oder durch seine seelische Abstumpfung. Doch den Gegensatz zwischen spontanem und reaktivem Schwindel sah ich auch schon bei relativen akuten Encephalitiden und auch, nachdem die Besserungsvorgänge schon im Gange waren. Im Falle FISCHER und PÖTZL lese ich, daß nach der Kleinhirnhalbseitenexstirpation der reaktive Schwindel nicht mehr auftrat, während der spontane Schwindel blieb. So müssen wohl auch andere organische, lokalisierbare Faktoren mit in Frage kommen.

In auffälligem Gegensatz stehen können auch Stärke des Schwindels und des Nystagmus: Sind *Schwindel und Nystagmus zugleich* erregt worden, so ist es fast eine Regel, daß beider Stärke miteinander harmoniert. Falls dieselben Symptome reaktiv erhalten worden sind, ist Vorsicht mit Annahme eines Mißverhältnisses zwischen Nystagmus und Schwindel dann angebracht, wenn es sich um vasculäre vestibuläre Erregungen, z. B. durch MYGINDs Carotisprobe (s. S. 540) handelt oder um Personen mit hoher Reizschwelle für Schwindel, bei denen die Reizstärke wohl für das Hervorrufen des objektiven Reflexes, aber nicht für die Erregung von Schwindel genügt.

Spontannystagmus ohne Spontanschwindel ist — abgesehen vom Lagenystagmus (s. S. 591) — keine Seltenheit. Auffallend ist nur ein höhergradiger Spontannystagmus ohne Spontanschwindel. Als möglicherweise latente und deshalb praktisch wichtige Beispiele erwähne ich hier wiederum die syphilitischen Prozesse und dann die multiple Sklerose.

Abgesehen davon, daß auch für den Spontanreiz das Schwellenwertsverhältnis, das wir eben anläßlich der reaktiven Erregung nannten, zutreffen kann, haben wir zur Erklärung wieder auf die Fragen des Ausgleichs und der Gewöhnung zurückzugreifen. Den Ausgleichsbestrebungen gegenüber wahrt der Nystagmus seine Dauertendenz beharrlicher als der Schwindel (s. S. 577). Was die Gewöhnung anbetrifft, so kennen wir einmal aus dem Training diese Emanzipation der subjektiven Symptome und zweitens ist nach GÜTTICH und nach BRUNNER (zit. nach DEMETRIADES) auch bei Leuten mit okulärem Nystagmus in auffallend geringem Maße Drehschwindel zu erzeugen. Das ist doch offenbar der Fall, weil die optischen Komponenten desselben gründlich abgehärtet sind. Diese wirken — die Augen werden von den Patienten während der spontane Schwindel besteht, ja gewöhnlich offen gehalten — an den, wenn auch letzten Endes vestibulär ausgelösten Schwindelempfindungen mit und können so auch zu ihrem Ausgleich beitragen. Das Fehlen der Scheinbewegungen und des Spontanschwindels ist vom oculären Nystagmus her überhaupt ein bekanntes Zeichen einer Anpassung, wie sie sicher auch beim Abflauen des Schwindels einer akuten Labyrinthitis oder beim langsamen Aufkommen eines mit zentralem Nystagmus verbundenen Leidens eine Rolle spielt.

Ein *Mißverhältnis zwischen Spontanschwindel und reaktivem Nystagmus* zugunsten des ersteren kommt bei allen Erkrankungen vor, die zu peripherer Untererregbarkeit führen, also gewöhnlich den protrahierten peripheren Erkrankungen [1]. Auch der Spontannystagmus kann dabei geringgradig sein, ist es aber durchaus nicht immer. Gehen Lebhaftigkeit des Spontanschwindels und des reaktiven Nystagmus parallel, so kann dennoch merkwürdigerweise der Spontannystagmus geringfügig oder wechselnd stark sein, wie beispielsweise bei der multiplen Sklerose (Leidler).

Ein *Mißverhältnis zwischen reaktivem Schwindel und reaktivem Nystagmus* zugunsten des Nystagmus weist nach Grant und Fischer auf Reizung des Hirnstammes hin, nicht aber auf Funktionsausfall desselben. Nach eigenen und gelesenen Fällen kann ich diesem Satz nicht in ganzem Umfang zustimmen. Allerdings suche auch ich, wenn keine objektiven Reflexe fehlen, wohl aber der reaktive Schwindel, den Herd wie auch Br. Fischer zunächst supranukleär. Ist dabei der *Tract. vestibulomes mesenc. betroffen,* so tritt der Nystagmus in charakteristisch abgeschwächter, aber enthemmter Form, in „Zergliederung" auf. Ist der Nystagmus noch nicht zergliedert, so meine ich, daß man erst an *die hintere Schädelgrube* zu denken hat und dort nicht zum mindesten an Tumoren des *Kleinhirn.* Von diesen wiederum läßt sich nicht behaupten, daß ein Funktionsausfall unbedingt als Ursache der Symptome auszuschließen sei. Der Spontanschwindel erreicht besonders im letzten Falle beachtenswerte Stärken.

Grant und Fischer erachten im Gegensatz dazu sogar einen geringen Schwindel im Rahmen hochgradiger Untererregbarkeit „marked tolerance" als kennzeichnend für das Kleinhirn an Hand von 85% richtigen Diagnosen unter 33 verifizierten Fällen. Dennoch deckt sich meine Erfahrung mit der schon lange von Bárány als bestimmend angegebenen Kombination: Fehlen des reaktiven Schwindels einerseits, Nystagmusübererregbarkeit evtl. Auftreten von spontanen Schwindelanfällen andererseits, eine Kombination, die ich auch bei Pötzl, Güttich u. v. a. immer wieder finde.

Ferner darf man nicht auf Grund der Erfahrungen von Grant und Fischer, die bei Großhirntumoren vielfach das normale Verhältnis von reaktivem Schwindel und reaktivem Nystagmus sahen, glauben, daß jenes Mißverhältnis in einschlägigen Fällen sehr selten sei. Ich fand es außer in eigenen Fällen u. a. in solchen von Güttich, Veits, Jos. Fischer. Vielleicht ist aber noch nicht genügend in diesen Fällen beachtet, ob etwa eine Einwirkung auf den Hirnstamm eine Rolle gespielt hat; denn Bárány gab seinerzeit Spontannystagmus und Fehlen reaktiven Schwindels für Drucksteigerung bei Tumoren und Hydrocephalus int., Spontannystagmus und reaktiven Schwindel für die entzündlichen Erkrankungen ohne Drucksteigerung an; doch auch diese Scheidung könnte ich nicht als Regel bestätigen (s. oben).

Spontanschwindel ohne Spontannystagmus ist vielleicht das am häufigsten vorhandene Mißverhältnis, insbesondere wenn der Begriff Schwindel nicht zu eng gefaßt wird. *Von zwei Ausnahmen abgesehen* ist er *nie lebhaft.*

Die *erste* findet man unter den vestibulären bzw. Menièreschen *Anfällen.* Unter ihnen sind es einmal solche, bei denen das Labyrinth erst sekundär durch eine Ohrerkrankung (s. auch letzten Abschnitt dieses Beitrages) zum Sitz der Reizung wird. Dann aber kam mir auch vereinzelt unter Fällen, die ich zu den endokraniell, etwa durch Gefäßkrisen ausgelösten rechnen mußte, der erwartete Nystagmus zu den mir gebotenen Gelegenheiten nicht zu Gesicht. Ein Überdauern des Anfallsnystagmus durch den Schwindel hat Koch ver-

---

[1] Sonderbar ist eine Angabe von Frey, nach der er bei akuter Otitis med. auf Berührung des Trommelfells echten Schwindel ohne jede Spur von Augenbewegung erhalten habe.

folgen können. Ich fand in solchen Fällen den Schwindel recht verschwommen werden, höchstens die auf Otolithen beziehbaren Empfindungen präziser bleiben.

Die *zweite* Ausnahme ist die *Seekrankheit*. Aber auch hier sind Einschränkungen zu machen. Angesichts des Zustandes, in dem der Betroffene sich befinden und untersucht werden kann, sind wir wohl nicht immer sicher, daß unsere Nystagmusbeobachtungen als ausreichend anerkannt werden können. Außerdem läßt sich schwer sagen, inwieweit neben der abnormen Ansammlung zentraler vestibulärer Impulse die zahlreichen begleitenden Vorgänge im Körperinneren (CRODEL) die Stärke des Schwindels unterhalten haben.

In beiden Ausnahmen ist also nicht die Unmittelbarkeit der vestibulären Reizung verbürgt.

Ist der *Spontanschwindel ohne Spontannystagmus peripher ausgelöst*, so besteht er entweder aus den verzettelten Erregungen des schon untererregbaren, an den verschiedenen Sinnesendstellen ungleichmäßig reizempfänglichen Labyrinthes und äußert sich daher vielleicht erst bei Kopfbewegungen (ZANGE) oder im Nachklingen von Gleichgewichtsstörungen nach vestibulärer Labyrinthausschaltung, Störungen, deren labyrinthärer Anteil gewöhnlich nur noch in latenten Reflexen, insbesondere Spontannystagmusresten (UNTERBERGER) sichergestellt werden kann.

Ein *stärkerer* Spontanschwindel ohne Spontannystagmus dürfte in den *meisten* Fällen wohl *zentraler Natur* sein. Einen Luesfall von EISINGER, der beiderseits vestibulär nicht reagierte, kann ich mir z. B. kaum anders deuten. Und JONES und FISCHER wollen in zahllosen Fällen von Hirnerkrankungen, insbesondere Tumoren, diese Kombination gesehen haben. Wir alle kennen genügend Fälle, in denen wenigstens zeitweise Spontannystagmus gefehlt haben.

Eine Erklärung für all diese Mißverhältnisse ist schwer zu bringen. MARBURG hat Schwindel ohne Nystagmus von oraleren Partien des Kerngebietes herleiten wollen. BRUNNER und BLEIER haben in einem Falle von Kleinhirnrindenerweichung heftigsten Drehschwindel bei gesunden Vestibulariskernen festgestellt. Weiterhin decken sich vielfach beim Fehlen reaktiven Schwindels, wie im Falle PÖTZL, der noch Drehschwindelanfälle — thermische Übererregbarkeit, Fall nach hinten und Spontannystagmus I. Grades nach oben zeigte — die Veränderungen, die man an den vestibulären Kernen und Bahnen wahrnimmt, mit denen, die man sonst auch für den kontrastierenden Spontannystagmus haftbar machen will. Unterscheidungen zwischen den oft nicht einzelstehenden und begrenzten Gewebsveränderungen vermögen wir bisher in funktioneller Hinsicht nicht zu machen.

Die Frage, ob vom Kleinhirn aus *allein* ein Schwindel erzeugt werden kann, steht auf einem ganz anderen Blatt, als die entsprechende Frage im Hinblick auf den Nystagmus (s. einschlägiges Kapitel des Handbuches).

Man könnte sich aus der Verlegenheit ziehen, wenn man mit JONES und FISCHER eine eigene Bahn für den vestibulären Schwindel annimmt (s. S. 602). Die anatomischen Beläge sind jedoch anscheinend nur makroskopisch, nicht faser- und zellhistologisch bearbeitet. — Nach EDINGER tritt Drehschwindel als Frühsymptom von den Brückenarmen aus auf.

Suchen wir nach einer Grundlage für das Fehlen des reaktiven Schwindels, so können wir sie kaum in die vestibulären Kerne verlegen, da sie sie bei Blicklähmungen ohne reaktiven Schwindel ja unversehrt sein können.

Auf einen allgemeinen Druck auf die vestibulären Kerne, der nur noch das Bewußtwerden einer gewissen körperlichen Unsicherheit gibt, bezog GÜTTICH den Schwindel unklarer vestibulärer Tönung, der im späten Stadium von Winkeltumoren auftrete, wenn der Nerv schon nicht mehr anspreche. Alles bisher nur Annahmen!

Aus *diffusen Schwindelempfindungen* ist der *vestibuläre Anteil herauszuholen*, wenn der Nerv noch reagiert. Diese *Identifizierung oder Objektivierung* geschieht durch den Nachweis einer ungleichmäßigen bzw. ungleichsinnigen Erregbarkeit, insbesondere einer vestibulären Tonusdifferenz (s. S. 563). Sehr geeignet erweisen könne sich auch nach Bárány die Gegenrollung, die aber eine gewisse Unsicherheit in quantitativ-methodischer Hinsicht und in diagnostischer Hinsicht (S. 594) noch immer besitzt. Vollwertig zur Objektivierung, wenn vorhanden, ist ein Kopfbewegungsnystagmus (S. 597) (Vogel, Brunner und Alexander). Allgemeine vestibuläre Übererregbarkeit beweist ebensowenig wie das Vorkommen isolierter abnormer sekundärer Reaktion das Zugrundeliegen eines vestibulären Schadens. Sie und, wie Grahe selbst vor einiger Zeit hervorhob, die Ergebnisse der Graheschen Lageempfindungsprüfung [1] sind doch zu sehr seelischen Einflüssen zugänglich. Das Erbensche Symptom (S. 619) und der „Ohrbabinski" (S. 621) können schon aus diesem Grunde nicht als „organisch" gelten. Das Alexander-Braunsche Zeichen (s. S. 541) bezeugt ebenfalls nur eine neurotische Konstitution.

Die *Abgrenzung organischen und funktionellen Schwindels* kommt hauptsächlich *nach Kopfverletzungen* in Frage. Es kann da Schwindel überhaupt fehlen [Brunner (1925)]. Häufigkeitsunterschiede zwischen Fällen mit und ohne Schädelbrüchen fanden Barré und Greiner nicht. Nach Brunner kann im Anschluß an die Abheilung einer Vestibularverletzung eine von ihr angeregte „labyrinthogene Neurasthenie" mit Schwindel fortbestehen. Konstitutionelle Übererregbarkeit von Labyrinthitis und vegetativem Nervensystem (Stein und Bénési) werden dabei sozusagen Hilfe leisten. In seelisch stark beeinflußbaren Fällen, d. h. also auch bei reinster hysterischer Reaktionsweise habe ich einen deutlich und ausschließlich vestibulär charakterisierten Schwindel nie gesehen, es sei denn, er war in dieser Form suggeriert worden — wie das ja gelingt (Bauer und Schilder, Hoff und Schilder).

Nicht mit einiger Sicherheit an Hand der objektiven vestibulären Reflexe zu bemessen ist der *Ausgleich des Schwindels,* der für diese posttraumatischen Fälle von größter Bedeutung ist. Das beweist schlagend ein Dachdecker, von dem Koch berichtet, der mit einseitigem Funktionserlöschen, noch *ohne* Drehausgleich, $1^{1}/_{2}$ Jahre nach dem Unfall seine Arbeit wieder voll versah; an Entschädigungen war er nicht interessiert. Welchen Einfluß die seelischen Momente und wohl auch konstitutionelle sowie Übungsfaktoren haben können, erkennen wir schon daraus, daß im Vergleich zu einer nicht traumatischen Ausschaltung für den Ausgleich der subjektiven posttraumatischen Symptome weit längere Wartezeiten gefordert werden, so von Berberich bis 2, von Koch bis 5 Jahre und mehr. Allerdings kommen bei einem Teil der Fälle die vestibulären Reaktionen nicht sämtlich zum Erlöschen, oder sie stellen sich wieder ein, so daß dadurch der Ausgleich verschleppt bzw. in neuer Auflage wieder gestört wird.

Derartige Schwindel nach Schädelverletzungen sind als vestibulär um so schwieriger zu beurteilen, als sie manchmal nur in Anfällen auftreten (Koch), in diesen aber gerade die Nystagmen fehlen können (Brunner). Aber im allgemeinen wird die Vestibularität des Anfalles auch durch die Existenz und Provozierbarkeit des Nystagmus bezeichnet. So habe ich diesen am meisten vermißt, wenn Menière-Anfälle mit Tubenveränderungen zusammenhingen. (Von Ruttin und von Brunner zuerst veröffentlichte Untersuchungen, von Brunner als Labyrinthatrophie bei chronisch-adhäsiven Mittelohrprozessen gedeutet.)

---

[1] Kombiniert mit anderen Symptomen (s. S. 629) sollte ihr Wert — so nehme ich an — aber weiterhin nicht herabgemindert werden.

Sog. *reflektorische Schwindel,* die unter ähnlichen Bedingungen wie reflektorischer Nystagmus oder reflexogenes Ohrengeräusch entstehen, oder von den verschiedensten Eingeweiden aus erregter, meist mit Erbrechen verbundener Schwindel ist natürlich nicht vestibulär zu objektivieren; wenn posttraumatisch entstanden, sind sie nur ein Zeichen der Neurose.

Anhang: 1. Vestibulär erzeugtes isoliertes Erbrechen.

Die Berechtigung, ein isoliert auftretendes vegetatives Symptom als Erscheinung des vestibulären Kerngebietes hinzustellen, ist zweifelhaft. Wir wollen deshalb nur das pneumo- (scil. gastrico-) vestibuläre Symptom von BARRÉ und METZGER berühren, das sich nach ihnen als Frühsymptom von Tumoren des IV. Ventrikels [1] öfters einstellt. Woher soll man wissen, daß die Reflexe gerade den Weg von den medialen vestibulären Kernen und den mehr oder weniger fraglich vestibulären Nebenkernen (s. LEIDLER und einschlägiges Handbuchkapitel) hergekommen sind? Immerhin ist es interessant, daß 6 Fälle von FISHER und JONES, in denen ihre Versuche vestibulärer Reizung keinen Augen- oder Gliedmaßenreflex und keinen Schwindel ergaben, mit Erbrechen reagierten. Ferner hatte DANDY bald nach therapeutischer Durchschneidung des N. VIII — bei gleichzeitig bestehendem Aneurysma A. vert. am Schädelgrund — Nausea und Erbrechen sich bis zur Unerträglichkeit steigern sehen, Symptome, die wegen der Bindung an eine Seitenlage aller Wahrscheinlichkeit nach als vestibulär zu betrachten waren; im übrigen hatte nach dem Eingriff der vorher außerdem vorhandene Schwindel aufgehört, ein Zeichen, das für die Isolierbarkeit der vestibulären Symptome doch auch von Belang ist.

Über die Symptome, die sich aus Reflexen auf Pupillen, Herz und Gefäßsystem ergeben, s. ferner S. 549; über Schwitzanfälle als sekundäre vestibuläre Schädigung von Kleinhirntuberkel aus s. UNTERBERGER (Subst. retic!).

2. Vestibulär verursachte Bewußtseinsstörungen. HOFF und SCHILDER haben (1928) gesagt, daß vom Vestibulum aus doch eine direktere Beziehung zum Bewußtsein bestehe als allgemein angenommen werde. Dieser Zusammenhang dürfte aber noch so ungeklärt sein wie die corticalen vestibulären Bahnen. Zunächst können und müssen wir nur sagen, daß vestibulär verursachte Bewußtseinsstörungen ein Zeichen größerer Ausbreitung der Erregung auf die vegetativen Neuronen ist.

Das gibt sich *beim künstlichen Reizversuch* daran zu erkennen, daß bei diesen Kranken zugleich Haltungsreflexe hervorgerufen wurden, deren Zusammenhänge auch beim Menschen vermutlich bis ins Mittelhirn hinaufreichen (KLESTADT). In meinem Material handelte es sich um Tumorfälle und Entzündungen. BARTELS, DIMITZ und SCHILDER erwähnten schon von schweren Fällen der Encephalitis epid., daß Ohnmachten während der Kaltspülung auftraten.

„Natürlicherweise" kann es zu Bewußtseinsstörungen im MENIÈREschen bzw. im ZIEHENschen Anfall kommen (M. MANN, FOERSTER), nach HAUTANT von einer Dauer bis zu einer halben Stunde!

Besonders bemerkenswert finde ich den Fall von DIMITZ und SCHILDER dadurch, daß eine bereits bestehende Bewußtseintrübung, die offenbar noch eine Einstellung der Augen auf Kommando erlaubte, während der Kaltspülung zu tiefer Benommenheit wurde und trotzdem während dieser die Nystagmusfähigkeit [2] nicht ganz verloren gegangen war, also eine gewisse Selbständigkeit dieses Symptoms von der den cerebrospinalen vestibulären Tractus benutzenden Auswirkung bestand! EISINGER und SCHILDER meinen, daß diese Bewußtseins-

---

[1] Die Verfasser berufen sich dabei auf MARBURG und SACHS.

[2] Diese Erscheinung des vestibulären Nystagmus beim Bewußtlosen hat auch JOS. BECK einmal beobachtet und ich selbst habe ebenfalls dieses bemerkenswerte Vorkommnis erlebt!

störung eng mit der Nausea gekuppelt sei. Hoff und Schilder sind geneigt, sie vom Scheinbewegungserleben in der Frontalebene, im Gegensatz zu dem in der Horizontalebene, abzuleiten, halten also auch periphere vestibuläre Erkrankungen für geeignet, Anlaß zu ihr zu geben. Man könnte darin, daß, wie es den Anschein hat, stets spontaner bzw. reaktiver Schwindel vorauslaufen, eine Bestätigung sehen, wenn nicht — auch diese Symptome gespalten von der Nausea auftreten könnten.

3. *Abnorme Lageempfindungen.* Nach Grahe bilden die auf dem Lagetisch geprüften Vertikalempfindungen in der Frontalebene in Gemeinschaft mit den Ergebnissen der Prüfung der spontanen Kopfhaltung und des Kopfstellreflexes zuverlässige Symptome bei einigen Krankheitslokalisationen:

Bei extramedullärer Erkrankung werde die Vertikalempfindung nach der kranken Seite verlagert, sei der Kopfstellreflex bei Neigung zur kranken Seite vermindert, und der Kopf werde spontan nach der kranken Seite geneigt, wobei er im Falle von Labyrintherkrankung auch oft nach dieser, im Falle von VIII-Erkrankung nach der gesunden Seite gedreht werde.

Die Störung der Lageempfindung sei erstes Zeichen der Labyrintherkrankung. Nach Koch [um das (s. unten) vorauszunehmen] kann sie nach Wiederherstellung von Dreh- und Wärmeerregbarkeit noch einige Zeit bestehen bleiben.

Dem speziellen Falle der Labyrintherkrankung gleichen hinsichtlich dieser Symptome Kleinhirnhemisphärenerkrankungen fast ausnahmslos; alle anderen innerhalb des Zentralnervensystems gelegenen Erkrankungen ergaben Grahe uneinheitliche Ergebnisse.

Koch hat Grahes Angaben bestätigt und noch folgende diagnostische Schlußfolgerungen hinzugefügt:

1. Bei vestibulärer Tonusdifferenz ist die Vertikalempfindung stets zur Seite des überwiegenden Nystagmus verschoben. Ist aber diese Seite nicht ausgeschaltet, die andere gesund, und sind doch die vestibulären Erregbarkeitsverhältnisse noch unklar, so müsse demnach auf Grund der Graheschen Angabe die Erkrankungsursache zentral sitzen, eine Schlußfolgerung, die für die Erklärung von Menière-Anfällen von großer Bedeutung sein kann, falls sie weiterhin bestätigt wird.

2. Harmonieren die drei Symptome, wie Grahe sie angibt — denen Koch übrigens noch die Schätzung der Winkelneigung durch den Kranken hinzufügt, eine geistig manchmal anspruchsvolle Aufgabe — auch in wiederholten Prüfungen, so geben sie den Ausschlag dafür, Angaben von Gleichgewichtsstörungen oder Schwindel als wesentlich und organisch begründet anzusehen. Er stützt diesen Satz auf Untersuchungen an seinen Kollegen, denen es nie gelungen ist, eine Verschiebung der Lageempfindung in bestimmter Richtung vorzutäuschen oder selbst nach wenigen Minuten denselben Neigungswinkel nur annähernd wieder herauszufinden. Diese Beweisführung an den doch sicher selbst normalen Kollegen kann zwar nicht von der Schlüssigkeit des Kochschen Satzes überzeugen, aber die, von Koch auch selbst vollzogene, Umkehrung des Satzes, nach der Angabenwechsel (und Dissoziation in den Lagesymptomen) zur Annahme seelischer Bedingtheit berechtige, fügt sich in den Rahmen allgemeiner Anschauung ein.

Über eigene Erfahrung mit diesen Methoden verfüge ich nicht; aber es ist meiner Meinung nach zu begrüßen, daß sie allem Anschein nach einen diagnostischen Zuwachs auf dem schwierigen Gebiete der Begutachtung bringen, der — Besitz eines Lagetisches allerdings vorausgesetzt — methodisch einfach ist.

Für die Vertikalempfindung eine Objektivierung in der Gegenrollung zu finden, war leider nicht möglich; es besteht zwischen beiden Phänomenen eine krasse Unproportionalität, wie am überzeugendsten M. H. Fischer gezeigt hat.

Spontan abnorme Lageempfindungen, die in Täuschungen über senkrechte und vertikale Stellung von Gegenständen der Umgebung und ähnlichem bestehen, werden einige Male in Arbeiten vestibular bezogen (vgl. HOFF und SCHILDER). Zweimal haben DE KLEYN und VERSTEEGH und einmal v. WEIZSÄCKER (s. GÜNTHER) bei anfallsweise auftretendem Menière scheinbaren Schiefstand berichtet, und *ich* sah einen Fall bei ohrentstammender Encephalitis bzw. Absceß des Kleinhirns mit Sinusthrombose, den GÜNTHER beschrieben hat. GÜNTHER glaubt nicht recht an die organische, vielleicht nicht einmal (wie es auch BÁRÁNY tat) an eine vestibuläre Komponente des Phänomens, aber DE KLEYN-VERSTEEGH haben in der Beobachtung eines rollenden Spontan- bzw. Lagenystagmus bei Anfällen ihrer Kranken ein Moment erbracht, das über den Verdacht seelischer Hervorrufung erhaben ist und zur Vorsicht mit der psychogenen Deutung auf jeden Fall mahnt. Auch sei hier erwähnt, daß einmal — der Name des Verfassers ist mir nicht gegenwärtig — vestibular unerregbare Taubstumme im Gegensatz zu den erregbaren nach Drehung richtig einstellten, was, wenn auch nicht sicher statisch erregt sein, so doch überhaupt mit dem Labyrinth zusammenhängen muß.

E. Bedeutung einiger Symptomenkombinationen des N. VIII, insbesondere seiner beiden Äste untereinander.

Aus der Beteiligung *beider* VIII-Äste am Symptomenbild lassen sich einige Schlüsse ziehen. Dazu berechtigen schon die anatomischen Verhältnisse:

Bis zur Aufteilung in die Wurzeln befinden sich die geweblichen Repräsentanten des cochleären und des vestibulären Systems in einer räumlichen Gemeinschaft. Vom Eintritt in das Zentralnervensystem ab werden cochleäre Zentren und Bahnen überall von den vestibulären durch anderen nervösen Systemen zugehörige Gewebselemente getrennt, und beide entfernen sich zentralwärts immer mehr voneinander.

Innerhalb des Zenlralnervensystems werden daher beide Systeme am leichtesten zugleich betroffen sein, wenn sich die Schädigungen *im Gebiete der Eintrittsebene* des N. VIII befinden. Da der R. vest. sozusagen die Landkarte mehr beansprucht als der R. cochl., da er außerdem seine Leiden weniger „stumm" zu zeigen vermag und Kompensationen bei Erkrankungen innerhalb der Substanz des Zentralnervensystems langsamer und weniger sich entwickeln als bei Labyrinth- und Nervenstammerkrankungen, treten von diesem *Nachhirn*gebiet aus vestibuläre Merkmale charakteristischer hervor als cochleäre.

Sobald die Krankheitsherde in den VIII-Systemen die Grenze der *Brücke* überschritten haben, entgehen selbst bei diffusen Erkrankungen derselben cochleäre Anteile oft der Diagnose (s. S. 437, 443. BRUNNER, GÜTTICH). Vestibuläre Anteile indes können, soweit sie das hintere Längsbündel benutzen, von Brückenerkrankungen in geschlossenem Zusammenhange getroffen werden. Sie äußern sich dann in den typischen supranukleären Symptomen des Mittelstückes der Ohr-Augenreflexbahn, ganz ähnlich wie weiter hinauf im Mittelhirn der R. cochlearis dank erneuter Sammlung seiner Bündel bemerkenswert deutliche Hörbilder zu bieten vermag (s. S. 438).

Es entspricht daher allen Erwartungen, daß eine Krankheit wie die Encephalitis epidemica, die im Hirnstamm mit Vorliebe die Brücke befällt, weit seltener cochleäre als vestibuläre Formen zeigt (WODAK, STERN, FREMEL). Treten massive Symptome von einem der beiden VIII-Äste für sich in Erscheinung, so ist also zuletzt an die hinterste Brückenpartie und die Oblongata zu denken. Von hier aus kommt schon durch die Beeinflussung von Wurzeln und VIII-Stamm gewöhnlich dies und jenes Symptom von seiten des anderen Astes hinzu. Eine so hochgradige Störung, wie sie z. B. ein Brückengliom BRUNNERs in Unerregbarkeit und Gehör*resten* zeigte, wurde durch den Nachweis einer Umwachsung des Nerven leicht verständlich.

Im Hirnstamm fällt es leicht, vestibuläre Symptome auf den vom Cochlearis gar nicht mehr berührten vordersten Teil zu beziehen, da, von hier aus erzeugt, sie sich fast ausschließlich in der vertikalen Ebene vollziehen. Dabei ist die Faserkonzentration so gründlich, daß eine auf die Vierhügel beschränkte Veränderung am Vestibularis überhaupt gänzlich vorübergehen kann, also das alte Nothnagelsche Symptom in diesem Sinne einer Verbesserung bedarf.

Von einer Ausschließlichkeit der Lokalisation der vertikalen Phänomene auf das Mittelhirn kann aber ebenfalls keine Rede mehr sein. Zunächst haben die Tierversuche von Leidler (1913, 1916), die grundlegend den in einer der 3 Ebenen schlagenden Nystagmen je eine Lokalisation in dem Grau des Rautengrubenbodens zuweisen konnten, eine gewisse Bestätigung in den vielfachen vertikalen Varianten des medullären Blickrichtungsnystagmus beim Menschen gefunden; ferner sind bemerkenswerte Beobachtungen über Vertikaldivergenzen im Zusammenhang mit diesem Gebiet gemacht worden (s. S. 576), und Pötzl hat nahezu bewiesen, daß vertikale Phänomene, wenn auch seltener und wohl kaum so isoliert wie von der Haube des Mittelhirns aus, noch von der hinteren Brücke aus bis ins oberste vestibuläre Kerngebiet hinein erregt werden können.

Im *Zwischenstück des Hirnstamms* läßt uns die Symptomatologie das Mitwirken vestibulärer *Verbindungen außerhalb des hinteren Längsbündels* — wie sie de Nó nach seinen Versuchen für das Kaninchen unbedingt verlangt — an den Reflexen wenig erkennen.

Vielleicht hätte man mit ihnen in Zusammenhang bringen können spontane *dissoziierte* Augenbewegungen, die auf vestibuläre Reizung hin noch durch assoziierte für die Dauer der Erregung abgelöst werden, wie sie in einem Falle rechtsseitigen Thalamustumors von Güttich gesehen wurden. Doch in einem Falle Brunners — beiderseitige Kompression der Brückenhaube infolge meningitischen Hydrocephalus int. — kamen die reaktiven Augenbewegungen nicht mehr assoziiert, zum Teil auf *einem* Auge gar nicht mehr zustande, obwohl keine übermäßig umfangreichen Veränderungen anatomisch nachweisbar *und* von den betroffenen Kernen des Hirnstamms die caudalen motorischen der Subst. retic. noch am wenigsten beschädigt waren. Im Falle Oloff-Korbsch war sogar das ganze Gebiet der Subst. retic. tiefgreifend geschädigt und trotzdem neben einem Blickrichtungsnystagmus mit betontem Schlag nach oben die vestibuläre Reaktion in Ordnung (allerdings 6 Wochen vor dem Tode zuletzt notiert).

Mehr noch müßte man an Bahnen außerhalb des hinteren Längbündels denken bei ungeregeltem Verhalten der Sekundärreaktionen, da diese unter dem Einfluß von Brückenerkrankungen durchaus nicht so nach Ebenen wohlgeordnete Ausschläge — normaler oder krankhafter Art — zeigen, wie man nach der Muskensschen Faserlageanweisung innerhalb des hinteren Längsbündels hätte erwarten sollen. Man kann daher aus der Richtung der Sekundärreaktionen wenig für ihre Durchtrittsabschnitte durch die Brücke entnehmen.

Von den Erkrankungen der Bahnen aus, die dem eigentlichen vestibulären Reflexbogen übergeordnet sind und das Kleinhirn passieren, können wiederum die cochleären — unter Umständen selbst die vestibulären — peripheren Neuren sich noch verhältnismäßig lange Zeit auch mittelbar unangesprochen erweisen, während auf den Wurm beziehbare Fallbewegungen in der vertikalen Ebene ebenso wie auf die Hemisphäre beziehbare Fallbewegungen in der frontalen Ebene oder irgendwelche Zeigesymptome schon öfter existieren und ernstlich den Verdacht auf das Kleinhirn und seine Hirnhäute lenken, besonders dann, wenn sie die Besonderheiten von S. 618 und keinen reaktiven Schwindel zeigen.

Außerhalb des Zentralnervensystems hat man hinter gleichzeitig von beiden Ästen aus vorhandenen Symptomen mit etwas mehr Wahrscheinlichkeit eine Erkrankung des Nervenstammes als des Labyrinthes zu erwarten, sofern der Mittelohrbefund normal ist und keine Syphilis vorliegt, bei welcher übrigens der Stamm *neben* dem Labyrinth oft — meningogen — beteiligt ist. Mit dieser Erwartung stimmt z. B. sehr gut überein, daß List bei den Tumoren des VIII. und des Winkels im ganzen zu 98% cochleäre und zu 99% vestibuläre Symptome fand.

Dennoch gibt es recht oft isolierte Neuritiden bzw. Neurolabyrinthitiden des Cochlearis und des Vestibularis. Dies Verhalten bleibt eigenartig. Anfangs glaubte man eine Erklärung gefunden zu haben in der *Lehre von der Vulnerabilität des R. cochlearis.*

Der vestibuläre Nervenstamm bzw. die Pars sup. lab. sollte widerstandsfähiger sein, weil er stammesgeschichtlich und daher auch in der Einzelentwicklung älter ist [ALEXANDER und MACKENZIE u. a. (s. RHESE)]. Ferner hatte ALEXANDER (s. WOTZILKA) als Grund hierfür die kleinere Zell- und feinere Faserbeschaffenheit der Cochlearis im Auge. Nach WITTMAAK sei die Pars inf. durch die stärkere Zersplitterung gerade ihrer Nervenästchen vom Schädel her durch den Aquaeductus cochleae vom Bulbus und die Fenstermembran vom Mittelohr her Schädlichkeiten in höherem Maße ausgesetzt.

ULRICH vermeinte allerdings, daß der ganze VIII. durch relative Kürze und damit verbundene geringe Zugfestigkeit hinter anderen Hirnnerven zurückstehe, wie sich am leichten Abriß des Nerven infolge von Schädelverletzungen zeige! — Man kann zur Erklärung auch noch die merkwürdige Tatsache heranziehen, daß der R. co. im Gegensatz zum R. vest. nicht dem WALLERschen Gesetz gehorche, so daß zentral vom Ggl. co. gelegene — den *ganzen* Stamm betreffende! — Schäden gleich eine Degeneration bis in die Peripherie hinein zur Folge haben, wobei sich allerdings das CORTISCHE Organ ganz merkwürdig gegensätzlich verhalten kann. Die in ihrem Hauptinhalt von WITTMAAK experimentell aufgestellte These ließ sich dann mit einer ganzen Reihe von Tumorfällen belegen (s. STEURER, CROWE). Auch KRASSNIGS Fall einer Encephalitis zeigt Analoges, obwohl die ursprünglichen Herde das Kerngebiet und dieses auch nicht total getroffen hatten.

Dieser Satz von der Vulnerabilität des Cochlearis hat sich kaum als eine Regel bewährt:

Gerade angeborene Defekte sollten diese ererbte Schwäche zeigen, aber — nach RAUCH treffen sie stets beide Äste. Ebenso verhalten sich hie und da Fälle doch so, wie das WALLERsche Gesetz es gebietet [QUIX, BROCK, O. MAYER (s. RHESE) bzw. STEURER, meiner Meinung nach auch die Tabesfälle BRÜHLS]. Und schließlich gibt es klinisch *isolierte, periphere vestibuläre Erkrankungen* in nicht geringer Zahl:

Selbst bei Syphilis, die nach großem Material, z. B. von KNICK oder von ALEXANDER den Cochlearis ausgesprochen bevorzugt, hat ein Kenner der Krankheit wie OSCAR BECK das festgestellt; allerdings traf es nach einem zweiten Wiener Verfasser (RAUCH) an Spätstadien nur selten zu, während es unter angeborenen Fällen, übrigens nach BECK selbst und auch nach SCHLANDER, überwiegend der Fall war. Gewöhnlich handelt es sich bei vestibulärer Neuritis um Vergiftungen stofflicher Natur [RUTTIN (Gas), VOSS] oder infektiöser Entstehung [z. B. nach Angina (O. BECK) oder Gelenkrheumatismus (RAUCH)]. GÜTTICH weist darauf hin, daß gegenüber einer dem Nerven entlang dem Labyrinth zustrebenden Infektion das Ggl. co. weit geschützter liege als das Ggl. vest. Auch Tumoren sind von der Beschränkung des Schadens auf den R. vest. nicht ausgeschlossen (NEUMANN, GÜTTICH); BRUNNER hat am „medialen" Acusticustumor auch histologisch frühere Degeneration am R. vest. gefunden.

Damit stimmt überein, daß der *R. vest. viel stärker als der R. cochl.* bei Stamm- und *nicht* mittelohrentstammenden Labyrintherkrankungen *ergriffen sein kann,* daß sich der Vestibularis schlechter als der Cochlearis (Parotisfall OHNACKER) oder im Gegensatz zum Cochlearis überhaupt nicht (Fälle von rheumatischer Neuritis oder von Labyrinthschlag (URBACH, GATSCHER, RUTTIN) erhelen kann.

Der letzte Fall — nach Sturz ohne nachweisbaren Bruch entstanden — hat für das Problem auch insofern Interesse, als RUTTIN ihn auf *Kern*blutungen bezieht und zur Zeit des wieder fast normalen Gehörs der R. vest. selbst galvanisch noch unerregbar war.

Bei *mittelohrentstammenden Erkrankungen,* auch den tuberkulösen, ist das gegenteilige Verhältnis die *Regel,* also *zunächst das cochleäre Labyrinth* betroffen. Aber für akute Erkrankungen kann man — in leichter Abwandlung eines älteren Satzes von RUTTIN — wiederum sagen, daß auf einen Ast beschränkte Symptome retrolabyrinthär zu lokalisieren sind; später folgt auch hier der anfangs verschonte Ast in der Erkrankung oft genug nach (s. oben). Bei stumpfen Verletzungen des Schädels hinwiederum war schon RHESE aufgefallen, daß isolierte vestibuläre Symptome Zeichen des zentralen Schadens seien, was später BRUNNER insofern bestätigt hat, als nach ihm bei der Hirnerschütterung die vestibulären, bei der Labyrintherschütterung die cochleären Symptome ganz im Vordergrund stehen.

Eine akute partielle Funktionsstörung des Vestibularis gepaart mit partieller oder vollständiger des Cochlearis ist auf Grund von Störungen in den Gefäßverzweigungen des Labyrinthes vorstellbar; Funktionsstörungen in größeren Ästen von der Art. auricularis int. ab aufwärts können dagegen schon cochleäre *und* vestibuläre Erscheinungen herbeiführen, die im Symptomenbild vollkommen den Stammerkrankungen gleichen können, wie etwa beim Aneurysma vert. bzw. cerebelli post. inf. (NEWTON und COURTVILLE).

Die Ursachen der Elektivität beim Herankommen der Krankheitsstoffe vom Schädelinneren her oder auf dem Blutwege und Saftwege sind uns jedenfalls noch unbekannt. Im großen und ganzen bleibt bei Erkrankungen außerhalb des Zentralnervensystems doch die Erkrankung des Cochlearis ein häufigerer Befund als die des Vestibularis, für diejenigen des Zentralnervensystems trifft vielleicht das Gegenteil zu — doch handelt es sich nur um erfahrungsmäßigen Eindruck dabei; brauchbare Statistiken fehlen.

Bekanntlich sind Hörschäden oft schon Frühsymptome von Nervenstammerkrankungen, so daß z. B. das Fehlen der cochleären Symptome bei Tumorverdacht mehr für Sitz innerhalb des Zentralnervensystems, vor allem der Brücke spricht (LIST), andererseits in älteren Fällen die Taubheit für Stammerkrankungen (GÜTTICH). Nach DANDY ist die vollständige Ertaubung überhaupt dem VIII-Tumor vorbehalten. Zu beiderseitiger Taubheit kommt es bei Winkeltumoren, seltener aber zu beiderseitiger Unerregbarkeit (LIST, GÜTTICH). Ein Erstauftreten vestibulärer Schäden ist übrigens ebenfalls nach der CUSHINGschen Klinik (LIST) gegen einen Brückentumor zu verwenden, während doch GRANT und FISCHER unter 35 verifizierten Fällen 5mal die vestibulären Symptome weitaus zuerst sahen.

Eine merkwürdige *Kombination* besteht in *Mittelohrschwerhörigkeit und ungleichmäßiger Erregbarkeit vom Typ I*. Als Ursache gilt nach NEUMANN, HERZOG u. a. (s. ZANGE) die *lymphokinetische Erkrankung*. Man hat sich darunter vorzustellen, daß die Krankheit im wesentlichen das Labyrinthwasser in eine zähflüssige bis feste Masse umgewandelt oder bewegungsstörende Niederschläge in demselben gebildet hat; verifizierte Fälle fehlen meines Wissens noch; nur diese Veränderungen an sich sind uns von Präparaten her bekannt.

Es ist allein die kennzeichnende Hörstörung, die die Diagnose an das Labyrinth bannt. Diskrepanzen allein kommen nämlich auch bei zentralen Erkrankungen vor (GÜTTICH, NEUMANN). Das lymphokinetische Symptomenbild wird als Symptom der Syphilis (O. BECK, ORLEANSKY und ALEXANDER) und durch stumpfe Verletzungen entstandener Hirnschäden, Commotio auris interna BRUNNER, beschrieben.

Bei der letzten könne sich vestibulär auch erst die Untererregbarkeit, also der Übergang zum Typ I finden. Es ist zu beachten, daß Syphilitiker sich gern als Unfallgeschädigte geben oder bei Traumatikern eine latente Lues Schuld an der lymphokinetischen Erkrankung trägt.

Die Totalausschaltung des N. VIII ist natürlich ein unumstößlicher Beweis für Krankheitssitz außerhalb des Zentralnervensystems. Selbst die bei der Areflexie geäußerten Zweifel (s. S. 555) über das Vorkommen von Ausnahmefällen im Kerngebiet fallen weg. Einseitige Taubheit und Unerregbarkeit bei caudal und lateral in der Brücke entwickelten Tumoren (LIST) dürften ihre Erklärung wohl in der Einwirkung auf den extramedullären VIII. finden. Wie bei der Areflexie kann aber die galvanische Reaktion bezeugen, daß die Erkrankung noch nicht über das Ggl. Scarpae hinauf (DOHLMANN) fortgeschritten ist (= Totalausschaltung des Labyrinthes); und ein zugleich noch positives originales Fistelsymptom wäre dahin auszulegen, das der Vestibularis innerhalb der Knochendurchtrittslöcher, wenn nicht gar noch innerhalb des Labyrinthes erregbare Reste besitzt.

Schon lange lebhaftes Interesse geweckt hat die allgemeinsymptomatologische *Frage*, ob sich die Äste des R. VIII bzw. das von ihnen versorgte Sinnesepithel an Folgen einer *Hirndrucksteigerung* beteiligen, *ob es ein Stauungsohr gibt*, wie es eine Stauungspapille gibt.

Die vielfältigsten Symptome sind in Verbindung damit genannt worden, vor allem seltene und schwere. Es fällt sehr ins Gewicht, daß VIII-Symptome durch Druckentlastung — sei es durch Lumbalpunktion, sei es Trepanation — überhaupt, im besonderen auch der Stauungspapille entsprechend zurückgingen oder verschwanden, daß das Fortschreiten der Erregbarkeitsstörungen an Cochlearis und an Vestibularis dem Fortschreiten des Hirndruckes manchmal parallel gegangen ist. Vielfach aber ermangelten auch Hirndruckfälle solcher Symptome, selbst bei Verfassern, die den Begriff der Stauungsohrsymptome sehr weit nehmen, wie GRANT und FISCHER und ganz besonders MYGIND und DEDERLING; und noch weit häufiger waren diese VIII-Symptome vorhanden, ohne daß überhaupt eine Hirndrucksteigerung bestand[1]. Besonders hervorzuheben ist die zeitliche Inkongruenz zu dem durch die Stauungspapille angezeigten Grade der Hirndrucksteigerung, wie Fälle von GÜTTICH und BRUNNER u. a. zeigten, wenn Neubildungen in der hinteren Schädelgrube, aber auch wenn von beiden Organen etwa in gleichem Wirkungsabstand befindliche Neubildungen, so der Hypophyse, die Ursache abgaben.

Sehr anregend sind die zahlreichen einschlägigen Tierversuche, unter denen wir hier nur die von BUNCH, WITTMAAK, SCÁCZ, HUGHSON, H. KOBRAK (1933), TOBEK einmal nennen wollen. Wichtig für ihre Nutzanwendung auf den Menschen ist, daß endokranieller und endolabyrinthärer Druck in Abhängigkeit voneinander stehen. Zur Nutzanwendung sind wir um so mehr berechtigt, als außer den Lymphscheiden auch — durch GRÜNBERG — jetzt die offene Verbindung über den Aquaeductus cochleae für den Menschen gesichert ist (woran allerdings BRUNNER wieder zu zweifeln scheint. Ebenso wichtig ist, daß sich durch diese und alle übrigen Ausweichstellen bis zu einem gewissen Grade eine Drucksteigerung zunächst erst einmal im Labyrinth verteilen kann (BRÜNINGS u. a.).

Anatomisch hat BRUNNER die von HABERMANN, MANASSE u. a. beschriebenen Veränderungen als Stauungen und Stauungstranssudate im Labyrinth anerkannt[2], aber nicht die einwandfreie Ableitung der Sinnesepithelienatrophie, Ausbuchtung der REISSNERschen Membran von der Druckwirkung, wie es zum Beispiel von QUIX geschah. Andererseits sah er Hydrocephalus int. ohne Innenohrveränderungen. Ferner bestehe keine klinische Analogie zum Auge, allein schon deshalb, weil selbst diese histologischen Befunde (s. dieselben in BRUNNERs Arbeiten) nur im Falle *akuter* Steigerung des Hirndruckes auf ihn sicher zu beziehen seien, sonst sind sie die Folge von Lokalwirkungen, bei denen übrigens auch der Druck auf die Arterie als Endarterie am Innenohr sich besonders auswirken kann (CROWE).

Klinisch ist es so, daß (genau wie bei anderen VIII-Symptomenbildern) das Symptomenmilieu, in dem sie erscheinen, bestimmend für die Auffassung als allgemeines Hirndrucksymptom sein kann. *Zwischen Hirndruck und cochleärem und vestibulärem Symptom besteht keine pathognomonische und keine bindende, doch recht oft eine koinzidierende Gemeinschaft.*

---

[1] Dazu kommt, daß in allerjüngster Zeit BRUNNER (1935) erklären konnte, daß in den bisher verifizierten Fällen von Scheidenhydrops des N. VIII die Funktion eigentlich gegen alle Erwartung normal befunden worden war!

[2] Angesichts dieser Feststellung ist der Befund von Schalleitungsschwerhörigkeiten in DEDERDINGs Fällen zu beachten.

Dieser Umstand muß zu ganz verschiedenartigen Statistiken führen; die Deutungen sind verschieden, insbesondere dann, wenn nicht nur verifizierte Fälle herangezogen werden; gibt es doch hier keine Diagnose mit dem Spiegel in vivo! Dadurch kommt es unter Umständen zu 100% Stauungslabyrinthen bei Erkrankungen der hinteren Schädelgrube, zur Auffassung von Ohrschädigungen bei multipler Sklerose als Stauungsohr (Mygind und Dederding).

Es ist schwer zu sagen, ob wir das mechanische Moment ganz im allgemeinen hier gelten lassen wollen oder nur eine volle Analogie zu anderen Hirndrucksymptomen. An diesen ist die Hirnsubstanz selbst beteiligt. Der üblicherweise in Vergleich gezogene N. II ist aber selbst nichts anderes als eine gestaltlich veränderte Masse des Zentralnervensystems. Möge auch z. B. Marburg in nicht weniger als 77% von Schläfenlappentumoren Schädigungen des peripheren Ohres gefunden haben, so stelle ich mich doch auf den zweiten Standpunkt, den u. a. auch Brunner und Güttich wieder in letzter Zeit eingenommen haben.

Aus irgendeinem Symptomenkomplex oder einem Einzelsymptom ist auf ein Stauungstranssudat im Labyrinth (Scheidenhydrops nach Brunner) bzw. auf einen erhöhten Schädelinnendruck auf den N. VIII nur so lange zu schließen, als sich gar kein Anhaltspunkt für eine der Herdursachen der Symptome ergibt; ein Stauungstranssudat allein genügt aber auch dann zur Diagnose „Hirndruck" nie. VIII-Symptome können aber natürlich mit einem vorhandenen erhöhten Hirndruck in Verbindung stehen.

Es ist bemerkenswert, daß Grahe (1935) einem *lokalisationsgerechten* Symptomenkomplex, sofern er nur einmal nachgewiesen ist, auch die *Bedeutung einer allgemeinen Hirnwirkung,* nämlich die eines Hirnshocks beilegt. 1916 hatte Toyojiro Kato Hirntumoren mit Hirndrucksteigerung in Serien untersucht und durchweg beachtliche Veränderungen im Kerngebiet gefunden, glaubte aber sie als Unterlagen für Allgemeinerscheinungen nur mit allem Vorbehalt vorbringen zu dürfen.

Besonderer Erwähnung bedürfen die cochleovestibulären Symptomenkombinationen, die wir als

Menièreschen *Symptomenkomplex*

zusammenfassen. Wir haben dabei nicht mehr den Krankheitszustand im Auge, den 1861 Menière als Vorläufer oder Ausdruck von Blutungen im Labyrinth — vielleicht leukämischen, vielleicht apoplektischen oder ähnlichen Ursprunges — hat entlarven können. Der Begriff eines sich anschließenden Dauerzustandes ist ganz in den Hintergrund getreten. Die ehrende Nennung des Namens soll nur noch kennzeichnen die (insbesondere die nicht durch Mittelohreiterung entstandenen) N. VIII-*Erkrankungen in Anfallsform (Paroxysmen, Krisen).*

Wir meinen damit die Plötzlichkeit der Gleichgewichtsstörung mit dem beunruhigenden, quälenden Hervortreten der subjektiven und der vegetativen Symptome von seiten des Cochlearis bzw. Vestibularis; wir rechnen aber mit einem weitgehenden Abklingen einerseits, einer Wiederholung der Erscheinungen andererseits (bzw. müssen uns davon im Verlauf überzeugen). Bis in die jüngste Zeit hielten wir daran fest, daß die Beteiligung des R. cochlearis und die allmähliche oder in Etappen sich steigernde, meist mit dem Überstehen eines Anfalles verknüpfte Verschlechterung des Hörvermögens — das jedoch unter Umständen in *einem* Falle zur Taubheit werden kann — eine conditio sine qua non seien. Wir wollen diesen Fall auch weiterhin als den *klassischen* betrachten.

Wir müssen aber hier vielleicht den Begriff des Komplexes verschmälern. De Kleyn und Versteegh (1933) haben nämlich gezeigt, daß sich einige

Krankheitsfälle nicht im vestibulären Typ unterscheiden, jedoch akustisch unbeschädigt geblieben waren — allerdings meiner Meinung nach noch unter Vorbehalt einer nicht vollständig und auch nicht elektroakustisch durchgeführten Hörprüfung [1].

Diese Fälle gleichen dann wohl den Vestibuläranfällen ZIEHENss; nur setzt man bei diesen wohl eine organische zentrale Erkrankung voraus, während unser MENIÈRE-Komplex gerade die Fälle einschließt, denen — schon ihre ganz auffällige und oft langdauernde Erholung, sogar ein zuweilen nur *einmaliges* Auftreten weisen darauf hin — wir bisher noch keinen autoptischen Beleg zur Seite stellen konnten.

Auf diese somatisch-funktionellen Zustände schien sich der Begriff sogar immer mehr einengen zu wollen, nachdem F. KOBRAK die für jeden Fall — sei er cochleär oder vestibulär oder beides, sei er peripher oder zentral — selbst für die Abart eines schleppenderen Verlaufes anschauliche Erklärung der angioneurotischen Entstehung gegeben hatte, und nachdem auch in neuester Zeit, insbesondere DE KLEYN (mit NIEUWEHOVEN) organische Befunde am Gefäßsystem diese Möglichkeit in den Bereich der Wirklichkeit gerückt haben [2]. Und DE KLEYN hat (mit VERSTEEGH) im Zusammenhang damit weiterhin darauf hingewiesen, daß es Fälle gibt, die insofern besondere Gruppen darstellen, als — abgesehen vom Vorhandensein oder Fehlen des cochlearen Anteils — ihr Schwindel nur unter besonderen statischen Verhältnissen (s. Abschnitt Lagenystagmus S. 591 dieses Handbuches) auftritt, ja, deren Schwindel nicht einmal den Charakter der dynamischen Erregung, also vorerst des Drehschwindels, sondern den einer statischen Labyrinthreizung trägt.

Trotz dieser Ausnahmen dürfen wir heute noch, zum mindesten zu Lehrzwecken, von einem anfallsweise auftretenden cochleo-vestibulären als dem MENIÈREschen Symptomenkomplex sprechen. In ihm ist die Kombinationsmöglichkeit der Symptome etwa so groß, wie sie, algebraisch genommen, überhaupt sein kann. Nicht damit betraut, eine spezielle Symptomatologie des Komplexes zu schreiben, wurden die besonders markant sich in ihm einordnenden Symptome unter den Einzelsymptombeschreibungen hervorgehoben. Wir machen hier nur auf einige Punkte aufmerksam.

Auch in anfallsfreier Zeit, also mehr oder weniger in scheinbarer Gesundheit, *können latente Symptome* beider Äste, speziell des Recessus cochlearis *vorhanden sein,* wobei sich jedoch auch hier der vestibuläre Ast als der empfindlichere zeigen *kann* (DE KLEYN-VERSTEEGH). VIII-Erkrankungen bilden vielleicht einen locus minoris resistentiae für angioneurotische Krisen (BÁRÁNY, DE KLEYN-VERSTEEGH).

Ätiologische Schlußfolgerungen vermittelt der Komplex nicht. Wir müssen aber annehmen, daß mittelbar oder unmittelbar eine Einwirkung auf die R. N. VIII vom Kernbereich bis ins Labyrinth irgendwo statthat. Es kann sich dabei um Reiz- oder um Ausfallsdekompensationserscheinung handeln — s. a. KOCH —; wir erinnern daran, daß nicht nur Taubheit, sondern auch Unter- und Unerregbarkeit, selbst in anfallsfreier Zeit vorkommen. Man kann den *Komplex also, ist das Labyrinth ausgeschlossen, auf die hintere Schädelgrube beziehen bis auf die wenigen Ausnahmen* einer Fernwirkung von weiter her.

---

[1] Über diese Frage konnte ich dem Bericht KOCHs über gleichartige Fälle (1933) keine Angabe entnehmen.

[2] Heutzutage scheinen allerdings andere, kaum noch anatomisch faßbare Störungen im Körpergeschehen [allergische Zustände (VOGEL, 1931), Wasserhaushalts- (MYGIND und DEDERDING), toxisch-infektiöse „Fokal"-Erscheinungen (KOCH) u. a. m.] die Entstehungsfrage wieder zu erweitern und zu verwickeln.

Es gibt eine Reihe von Anfällen, die wir als *abortive oder als Übergangs-zustände* zum echten Komplex auffassen müssen. Beispiele sind Anfälle mit Rudimenten oder Fehlen gerade eines charakteristischen Symptoms (*Fälle von* Dandy), etwa des Spontannystagmus oder der vegetativen Symptome (bei VIII-Tumoren von M. Mann), ferner kurzdauernde und schwache Fälle, wie sie Brunner bei „Hirnerschütterung mit Ohrsymptomen" beobachtet hat oder auch die verlängerten und vegetativ verstärkten Paroxysmen nach raschen Kopfbewegungen (vgl. S. 597). Vielleicht gehört auch der „Lermoyezsche *Anfall*" hierher, der nach Portmann erst am Ende Schwindel zeigt und mit völliger Wiederherstellung ausgeht, une vertige, qui fait entendre!

Andere imponieren als *Erweiterung* des Menièreschen Komplexes oder als *selbständige Krampfanfälle, an denen sich der VIII.* mit Vorliebe mit dem R. vestibularis *beteiligt.* Gerade bei Tumoren der hinteren Schädelgrube kommt das vor (Marburg, Hilpert); Kopfschmerzen und Opistotonus sind bevorzugte und unangenehme Begleitsymptome (Ruttin, Mann).

Um etwas anderes handelt es sich schon, wenn *durch akustische oder vesti-buläre Reizungen echte epileptische Krampfanfälle ausgelöst* werden oder eine Aura von VIII-Charakter vorausgeht (Bárány, Förster, Scheinmann); ähnliche Anfälle sind auch nach Kopfverletzungen gesehen worden (Rhese).

Verschleierung des Bewußtseins kann nicht gegen einen Menière-Anfall sprechen (s. S. 629).

Schaukrämpfe konnte Meessen vestibulär weder auslösen noch coupieren, trotzdem einige vestibuläre Symptome bestanden und sich der vestibuläre Reiz noch durchsetzen konnte — wiederum ein Zeichen der nicht völligen Identität der supranucleär-vestibulären Bahn und der Blickbahnen (vgl. S. 568).

Psychogen ist ein Menièrescher Symptomenkomplex dem gewiegten Beob-achter kaum vorzuspielen; vor allem ist das gänzliche Fehlen eines Spontan-nystagmus (s. oben), eines statischen Nystagmus oder mit ihnen harmonierender Reflexe wirklich eine sehr große Seltenheit.

In Verbindung mit anderen nervösen Symptomen hat man VIII-Sym-ptome noch weiter als Syndrome aufgestellt und mit manchem Namen bedacht. Wir können hier nur noch einen flüchtigen, nicht vollständigen Blick auf diese Möglichkeiten werfen:

Nur selten mit Anfällen und ohne die bezeichnenden Wiederholungen, wenn auch meist plötzlich, tritt der Báránysche *Symptomenkomplex* auf. Ihm liegt zugrunde eine Arachnoiditis cystica cysternae pontis lateralis. Als fester Be-standteil des Komplexes hat zu gelten von seiten des Recessus cochlearis eine Innenschwerhörigkeit (wobei ein negativer Rinne keinen Einwand gegen die Diagnose abgeben soll); von seiten des R. vest. bzw. des Kleinhirns thermische Untererregbarkeit und vor allem spontanes Vorbeizeigen der Hand der kranken Seite (mit Vola nach abwärts) nach außen verbunden mit Fehlen des reaktiven Vorbeizeigens derselben nach einwärts; diese Zeigesymptome sind unter Um-ständen nur mit Kunstgriff zu erkennen. (Vom Schultergelenk aus sind analoge Symptome oft genug nicht zu erhalten.) Von seiten der Anlieger der Cysten treten vor allem auf spontane Hinterkopfschmerzen und Druckschmerzen auf die hintere Warzenfortsatzgegend. Dazu kommen die anderen Symptome der Nachbarschaft.

Stets behalten die Abgrenzungen der Symptomenkomplexe etwas Künst-liches; Übergänge von einem zum anderen und zu dritten Symptomenbildern tauchen auf.

Der Mutmaßung ausgesetzt, mindestens zum Teil Äußerung hysterischer Reaktionsweise zu sein ist das Syndrom von L. Mann und Mandel nach Com-motio bzw. Contusio cerebri, weil nach dem Beschreiber selbst die Erscheinungen oft erst spät eintreten und es sich nicht nur um psychogene Symptome zu handeln brauche! Der cochleo-vestibuläre Anteil der Symptome besteht in geringfügiger, evtl. nur subjektiv empfundener Seitenwenderlähmung, tonischen Körperreflexen zu dieser Seite und evtl. nach hinten, Vorbeizeigen der Glieder dieser Seite nach außen, gleichseitige oder gleichseitig stärkere Innenohrschwerhörigkeit und meist galvanische Übererregbarkeit mit Ohrbabinski (s. S. 621).

Dazu kämen nach MANN Fehlen der Pendelbewegungen des gleichseitigen Armes beim Gehen, Hyporeflexie der Concha und der Nase auf der kranken Seite und vasomotorische Phänomene einschließlich Liquordruckerhöhung; nach MENDEL auch Ohrensausen, epileptische Anfälle, Wesensänderung.

Wenn MANN den Hauptangriffspunkt im Corpus restiforme suchen will, so ist das noch nicht unumwunden mit der VIII-Symptomatologie in Einklang zu bringen.

Auffallend resistent erweist sich in diesen Kombinationen der N. VII (BÁRÁNY). Bildet er mit dem VIII. das *Syndrom du conduit auditive interne* von LANNOIS, besteht also keine Labyrinthentzündung, übrigens auch keine infiltrierendes Gewächs des mittleren Felsenbeins und kein Schädelbruch, so müssen wir durch dasselbe an die Polyneuritis (menièriformis) FRANKL-HOCHWARTS gemahnt werden, die vermutlich durch Einbeziehung des Ganglion geniculi in die Erkrankung (LAURENS) das Bild des typischen, doch leicht verkennbaren Herpes zoster oticus bieten kann.

Kombination von VIII - Symptomen mit VI-Lähmung (evtl. auch mit vest.-Reizerscheinungen) werden GRADENIGOsches Symptom genannt und sind mit Erkrankungen von der Felsenbeinspitze aus in Verbindung zu bringen, die vom Ohrgebiet ausgingen.

Zuletzt sei einer Symptomengemeinschaft gedacht, die erhebliches Interesse verdient, der *Verbindung eines rollenden evtl. auch eines waagerechten Spontannystagmus mit Stimmlippen- evtl. auch Schluck- und Gaumensegellähmungen auf der Seite,* nach der der Nystagmus schlägt. Seitdem BRUNNER die Aufmerksamkeit darauf gerichtet hat, sind eine Anzahl Fälle bekannt gegeben worden. BRUNNER wies auch auf Möglichkeit der Latenz dieser *beiden* wichtigen Symptome hin (Posticuslähmung!) und auf die Übereinstimmung der Lage seitlicher Spalte bei der Syringobulbie mit dem Gebiet der spinalen N. VIII-Wurzel sowie des Nucleus ambiguus, dessen spinaler den N. recurrens lar. versorgender Abschnitt in einer Höhe liege mit dem nach LEIDLER für den rollenden Nystagmus in Betracht kommenden vestibulären Wurzelteil. Er sagte gleichzeitig, daß auch andere Nervenleiden zu dieser Kombination führen können, wobei wir ja an die Nennung beider Symptome und auch der Lateropulsion zur kranken Seite im Bilde der Thrombose der A. cerebelli post. inf. durch WALLENBERG erinnert werden und in der bulbären Gefäßverzweigung ein gemeinsames Moment vermuten können.

Literatur.

ABELS, HANS: Seekrankheit und Gleichgewichtssinn. Mschr. Ohrenheilk. **60**, 158 (1926). ABRAMOVITSCH: Arch. Ohrenheilk. **96**, 138 (1915). — ADLERSBERG, D. u. L. FORSCHNER: Beeinflussung der Erregbarkeit des Vestibularapparates durch Veränderungen des Säure-Basengleichgewichtes. Klin. Wschr. **1931** I, 828. — AGAZZI, BENEDETTO: Ein Beitrag zu den Acusticustumoren. Z. Hals- usw. Heilk. **4**, 12 (1922). — ALBRECHT: Arch. Ohrenheilk. **101**, 1 (1918). — ALBRECHT, W.: Über die Beeinflussung des BÁRÁNYschen Zeigeversuches vom Großhirn, speziell vom Stirnhirn aus. Arch. Ohr- usw. Heilk. **106**, 1 (1920). — Über die Vererbung der konstitutionell-sporadischen Taubstummheit, der hereditären Labyrinthschwerhörigkeit und der Otosklerose. Arch. Ohr- usw. Heilk. **110**, 15 (1922). — ALEXANDER: Gehörorgan und Krieg. Mschr. Ohrenheilk. **55**, 465 (1921). — ALEXANDER u. MACKENZIE: Z. Ohrenheilk. **56**, 138 (1908). — ALEXANDER u. OBERSTEINER: Z. Ohrenheilk. **55**, 78 (1908).

Alexander, G.: Mschr. Ohrenheilk. 48, 39 (1914). — Die Syphilis des Gehörorgans. Wien u. Leipzig: Alfred Hölder 1915. — Die Entwicklungsgeschichte des Gehörorgans. Handbuch der Hals-Nasen-Ohrenheilkunde von Denker-Kahler, Bd. 6, S. 69. Berlin: Julius Springer u. München: J. F. Bergmann 1926. — In der Diskussion der Vereinsberichte der österr. otol. Ges. vom 24. Juli 1929. Mschr. Ohrenheilk. 63, 1100 (1929). — Alexander, G. u. L. Braun: Über narkotischen Labyrinthschwindel. Mschr. Ohrenheilk. 52, 161 (1918). Alexander, G. u. H. Brunner: Über labyrinthäre Übererregbarkeit. Z. Hals- usw. Heilk. 3, 243—257 (1922). — Alexandrov, I.: Über die Bedeutung des auricopalpebralen Reflexes. Ref. Zbl. Hals- usw. Heilk. 10, 413 (1927). — Allers, Rudolf u. Rudolf Leidler: Über eine „Vestibulare Atemreaktion". Klin. Wschr. 1923 II, 1808. — Zur Kenntnis einiger physiologischer Auswirkungen der Vestibulariserregung. I. Mitt. Das Verhalten der Atemkurve und des Plethysmogramms bei kalorischer Reizung. (Versuche am Menschen.) Pflügers Arch. 202, 278 (1923). — Altenburger, Ernst: Beiträge zur Vestibulaterischronaxie. Z. Neur. 138, 332 (1932). — Altenburger, H. u. H. G. Wolff: Vestibuläre Beeinflussung der Körpermuskulatur. Z. Neur. 138, 657 (1932). — Anton, G.: Zentren und Bahnen des Nervus cochlearis und des Nervus vestibularis. Handbuch der Hals-Nasen-Ohrenheilkunde von Denker-Kahler, Bd. 6, S. 360. Berlin: Julius Springer u. München: J. F. Bergmann 1926. — Antoni, Nils: Kystes cérébelleux, la syringomyélie du cervelet. A propos de trois cas personnels. Acta oto-laryng. (Stockh.) 9, 1 (1926). — Arslan, K.: Klinische Erfahrungen mit der neuen Untersuchungsmethode (nach Buy-Fischer) des Vestibularapparates. Z. Hals- usw. Heilk. 36, 243 (1934). — Arslan, K., u. K. Grahe: Über Nachwirkungen starker Progressivbeschleunigungen. Arch. Ohr- usw. Heilk. 128, 288 (1931). — Arslan, Khayel: Interferenzphänomene am postrotatorischen Nystagmus. Z. Hals- usw. Heilk. 35, 109 (1934). — Aubry, M. et R. Caussé: L'abolition élective du Nystagmus provoqué de forme rotatoire. Revue neur. 1932 II, 265.

Baldenweck, L.: Le nystagmus provoqué par les mouvement de la tête. Arch. internat. Laryng. etc. 3, 893 (1924). — Baldenweck, L. et A. Barré: Le vertige voltaique chez les trépanés du crâne. Arch. internat. Laryngol. etc. 1, 26 (1922). — Bárány: Über die vom Ohrlabyrinth ausgelöste Gegenrollung der Augen bei Normalhörenden, Ohrkranken und Taubstummen. Arch. Ohrenheilk. 68, 1 (1906). — Mschr. Ohrenheilk. 40, 191, 207 (1906); 46, 244 (1912). — Aussprachebemerkungen. Verh. dtsch. otol. Ges. 1907, 146, 147. — Physiologie und Pathologie des Bogengangapparates beim Menschen. Wien 1907. — Augenbewegungen, durch Thoraxbewegungen ausgelöst. Zbl. Physiol. 20, 298 (1907). — Münch. med. Wschr. 1907 II, 1072, 1132. — Verh. dtsch. otol. Ges. 1909, 169.; 1912, 108. — Die nervösen Störungen des Cochlear- und Vestibularapparates. Lewandowskys Handbuch der Neurologie, Teil, 1, 1., S. 919. Berlin: Julius Springer 1910. — a) Diskussion zu Kohnstamm. b) Vortrag Neur. Zbl. 1910, 710, 748. — Neue Methode zum Nachweis der Simulation ein- und doppelseitiger Taubheit. Verh. dtsch. otol. Ges. 1910, 109. — Wien klin. Wschr. 1910 I, 225, 565; 1910 II, 1822; 1913 I, 439, 597. — Über Lokalisation in der Kleinhirnrinde. Wien, klin. Wschr. 1911 II, 2132. — Spezielle Pathologie der vestibularen Reaktionsbewegungen und ihre klinische Bedeutung. Lewandowskys Handbuch der Neurologie, Bd. 3, S. 811. Berlin: Julius Springer 1912. — Fehldiagnosenfall. Mschr. Ohrenheilk. 1912, 1571. — Dauernde Veränderung des spontanen Nystagmus bei Veränderung der Kopflage. Mschr. Ohrenheilk. 1913, 481. — Klinik des Bogengangsapparates. Verslg dtsch. Ärzte u. Naturforsch. Wien 1913, 329. — Diagnose von Krankheitserscheinungen im Bereich des Otolithenapparates. Internat. Zbl. Ohrenheilk. 18, 126 (1915). — Acta oto-laryng. (Stockh.) 1, 97 (1918/19). — Über cochleare bzw. Hörreflexe. Acta oto-laryng. (Stockh.) 1 (1918/19). — Diagnose von Krankheitserscheinungen im Bereich des Otolithenapparates. Acta oto-laryng. (Stockh.) 2, 434 (1921). — Modern Labyrinthology. Laryngoscope, Juli 1921. — Appareil perfectionné pour l'examen de la contre-rotation des yeux (Gegenrollung) et du nystagmus. Rev. d'Otol. etc. 3, 161 (1925). — Barany, Ernst: Technische Verbesserung der Hörprüfung mit Interferenztongeneratoren (Otoaudion). Z. Hals- usw. Heilk. 32, 500 (1933). — Bárány, R.: Mschr. Ohrenheilk. 39, 473 (1905). — Untersuchungen über den vom Vestibularapparat des Ohres reflektorisch ausgelösten rythmischen Nystagmus und seine Begleiterscheinungen. Mschr. Ohrenheilk. 40, 229 oder 207 (1906). — Zur Klinik und Theorie des Eisenbahnnystagmus. Arch. Augenheilk. 88, 138 (1921). — Acta oto-laryng. (Stockh.) 3, 260 (1922). — Kortikale Hemmung des Nystagmus bei Augenmuskellähmungen. Acta oto-laryng. (Stockh.) 4, 66 (1922). — Zur Zerlegung der Fallreaktion in zwei Komponenten. Acta oto-laryng. (Stockh.) 4, 73 (1922). — Das Fischersche und Kisssche Vorzeigen bei Seitenwendung der Augen. Acta oto-laryng. (Stockh.) 4, 94 (1922). — Bemerkungen zur Arbeit von J. Fischer, Hirntumor und Gehörorgan, in der Mschr. Ohrenheilk. 1921, 371, 531. Acta oto-laryng. (Stockh.) 4, 229 (1922). — Gibt es Schwindel- respektive Nystagmusanfälle als Halsreflex? Acta oto-laryng. (Stockh.) 7, 1 (1924). — 1. Der Zeigeversuch. 2. Die Abweichereaktion. 3. Der Einstellungsversuch, nebst Bemerkungen zur Theorie des Vestibularapparates und Kleinhirns. Acta oto-laryng. (Stockh.) 7, 139 (1925). — Verbesserter Apparat zur Untersuchung der Gegenrollung der Augen und des Nystagmus. Acta oto-laryng. (Stockh.) 8, 25 (1925). — Neue Methode der Registrierung des Zeige-, Abweiche- und Einstellungsversuches. Acta oto-laryng. (Stockh.) 10, 172 (1926). — Erklärung der Befunde M. H. FISCHERs mit doppelseitiger Spülung. Zbl. Hals-usw. Heilk. 12, 624 (1928). — Z. Hals- usw. Heilk. 20, 369 (1928). — Ein Fall von Falschhören und seine Deutung. Z. Hals- usw. Heilk. 21, 11 (1928). — Ein Fall von monokulärer Lähmung aller seitlichen willkürlichen Blickbewegungen, bei Intaktheit der vertikalen Blickbewegungen, mit horizontalem Konvergenz- und Divergenznystagmus im Bereich des für die Willkürbewegungen gelähmten Abducens. Z. Hals- usw. Heilk. 26, 237 (1930). — BÁRÁNY, R. u. K. WITTMAAK: Funktionelle Prüfung des Vestibularapparates. Verh. dtsch. otol. Ges. 38. Jena: Gustav Fischer 1911. — BÁRÁNY, ROB.: Vasomotorische Phänomene am Vestibularapparat bei Lues und Labyrinthfisteln. Mschr. Ohrenheilk. 55, 949 (1921). — Weitere Untersuchungen über den vom Vestibularapparat des Ohres reflektorisch ausgelösten rythmischen Nystagmus und seine Begleiterscheinungen. Mschr. Ohrenheilk. 41, 477 (1907). — BARRÉ: Discussion du rapport de A. HAUTANT: L'étude clinique de l'examen fonctionnel de l'appareil vestibulaire. Revue neur. 34 I, 1024 (1927). — BARRÉ, J. A. et G. GREINER: Les troubles vestibulaires chez les traumatisés craniens. Rev. d'Otol. etc. 10, 633 (1932). — BARRÉ, J. A. et M. KLEIN: Contribution à l'étude des réactions vestibulaires dans les tumeurs des hémisphères cérébelleux. Valeur des signes de la dysharmonie vestibulaire et du retournement du nystagmus. Revue neur. 38 II, 177 (1931). — BARRÉ, J. A. et O. METZGER: Importance des manifestations vestibulaires et du syndrome du plancher dans un nouveau cas de tumeur du IV ventricule. Revue neur. 38 I, 16 (1931). — BARTELS: Graefes Arch. 76, 129 (1910). — Schielen und Ohrapparat. Graefes Arch. 77, 531 (1910). — Über Regulierung der Augenstellung durch den Ohrapparat. III. Mitt. Kurven des Spannungszustandes einzelner Augenmuskeln durch Ohrenreflexe. Graefes Arch. 78, 129 (1912). — Über kortikale Augenabweichungen und Nystagmus sowie über das motorische Rindenfeld für die Augen- und Halswender. Klin. Mbl. Augenheilk. 62, 673 (1919). — Aufgaben der vergleichenden Physiologie der Augenbewegungen. Graefes Arch. 101, 299 (1920). — Über Drehnystagmus mit und ohne Fixation. Graefes Arch. 110, 426 (1922). — Bemerkungen zur „Theorie des Bewegungsnystagmus" von KESTENBAUM und CEMACH. Z. Hals- usw. Heilk. 5, 48 (1923). — Der Drehnystagmus nach Ausschaltung der Fixation. Z. Hals- usw. Heilk. 5, 131 (1923). — Zur Lage der Seitenwenderbahnen in der Brücke. Klin. Mbl. Augenheilk. 75, 61 (1925). — Über Augenbewegungen bei Neugeborenen. Dtsch. med. Wschr. 1932 II, 1477. — Beobachtungen an Wirbeltieren und Menschen über unwillkürliche Augenbewegungen bei Störungen des Sehens. Z. Hals-usw. Heilk. 35, 1 (1933). — BARTELS u. ZIBA: Über Regulierung der Augenstellung durch den Ohrapparat. Graefes Arch. 76, 1 (1910). — BARTELS, Martin u. SHI-ZIBA: Über Regulierung der Augenstellung durch den Ohrapparat. IV. Mitt. Die stärkere Wirkung eines Ohrapparates auf das benachbarte Auge. Graefes Arch. 80, 207 (1912). — BARTH, ERNST: Zur Manifestation der traumatischen Hysterie am Gehörorgan. Z. Ohrenheilk. 41, 138 (1902). — Arch. Ohrenheilk. 57, 52 (1903). — Zur Diplacusis disharmonica. Dtsch. med. Wschr. 1906, 1866. — BARTH, HERMANN: Zur Frage der Schallschädigung auf dem Wege der Knochenleitung. Z. Laryng. usw. 23, 412 (1932). — Zur Frage: Geburtstrauma und Hörorgan. Z. Hals- usw. Heilk. 35, 1 (1933). — Klinische Befunde am Hör- und Gleichgewichtsapparat bei den metapoetischen Knochenerkrankungen. Z. Hals- usw. Heilk. 35, 305 (1934). — BAUER u. SCHILDER: Wien. klin. Wschr. 1919 I, 497. — BAUER, JULIUS u. RUDOLF LEIDLER: Über den Einfluß der Ausschaltung verschiedener Hirnabschnitte auf die vestibulären Augenreflexe. Arb. neur. Inst. Wien 19, 155 (1912). — BAZETT, H. C. and W. G. PENFIELD: A study of the SHERRINGTON decerebrate animal in the chronic as well as the acute condition. Brain 45, 185 (1922). — BECHTEREW, W.: Ergebnisse der Durchschneidung des N. acusticus nebst Erörterung der Bedeutung der semicirculären Kanäle für das Körpergleichgewicht. Pflügers Arch. 30, 312 (1883). — BECK, JOSEF: Vestibulärer Nystagmus auf einem Auge — Nystagmus bei einem Bewußtlosen. Z. Laryng. usw. 18, 121 (1929). — Histologische Ergebnisse bei Kleinhirnbrückenwinkeltumor mit sogenannten Otolithensymptomen nebst einigen Bemerkungen über Stauungserscheinungen am Ohr. Mschr. Ohrenheilk. 64, 1425 (1930). — Aussprache zu FREMEL. Z. Hals- usw. Heilk. 29, 215, 216 (1931). — BECK, O.: Arch. Ohrenheilk. 94, 6 (1913). — Verh. dtsch. otol. Ges. 1913, 428. — Wien. med. Wschr. 1914 I, 39. — Mschr. Ohrenheilk. 53, 312, 452, 554 (1919); 54, 31, 355 (1920). — Vestibularbefund am linken (gesunden) Ohr bei kompletter Labyrinthausschaltung der rechten Seite. Mschr. Ohrenheilk. 62, 89 (1928). — BECK, O. u. NEUMANN: Mschr. Ohrenheilk. 54, 24 (1920). — BECK, Oscar: Mschr. Ohrenheilk. 45, 510 (1911). — Syphilis als Ursache isolierter retrolabyrinthärer Vestibularerkrankung. Mschr. Ohrenheilk. 45, 514 (1911). — Aussprachebemerkung zum Vortrag Voss. Verh. dtsch. otol. Ges. 1913, 335. — Aussprache zu Voss. Verh. dtsch. otol. Ges. 1913, 355. — Ein neuer Apparat zur kalorischen Labyrinthprüfung. Mschr. Ohrenheilk. 55, 29 (1921). — Zur Pathologie hereditärsyphilitischer Labyrintherkrankungen. Wien. klin. Wschr. 1927 I, 707. — BECK, Oscar u. WILHELM KERL: Ohrenerkrankungen im Verlauf der Syphilis auf Grund einer 10 Jahre umfassenden Statistik. Mschr. Ohrenheilk. 54, 529 (1920). — Beck, Osk.: Mschr. Ohrenheilk. 59, 376 (1915). — Siehe Forschner 1923. — Beeger, Hans: Akute Neuritis nach Scopolamin-Novocain-Intoxikation. Passow-Schaefers Beitr. 22, 280 (1925). — Beilin, B. S.: Über die Kopfstellung bei Geschwülsten der hinteren Schädelgrube. Z. Neur. 138, 664 (1932). Belinoff: Mschr. Ohrenheilk. 62, 423 (1918). — Belinoff, S.: Das Mikrotympan. Wien. med. Wschr. 1922 II, 2025. — Bénési: Mschr. Ohrenheilk. 53, 457 (1919). — Bénési, Oscar u. Brunner: Multiple Erweichungen unter dem Bilde eines otogenen Schläfenlappenabszesses. Mschr. Ohrenheilk. 55, 714 (1921). — Benjamins, C. E.: Eine einfache Methode zur Messung der Gegenrollung des Auges. Arch. Ohr- usw. Heilk. 115, 210 (1926). — Demonstration of a method of determining the counter-rolling of the human eye. Acta oto-laryng. (Stockh.) 11, 215 (1927). — Benjamins, C. E. u. J. H. Nienhuis: Die Raddrehungskurve beim Menschen. Arch. Ohr- usw. Heilk. 116, 241 (1927). — Berberich, J. u. M. Fineberg: Apoplexie und Schwerhörigkeit zugleich ein Beitrag zur Innenohrschwerhörigkeit. Arch. Ohr- usw. Heilk. 121, 209 (1929). — Berger, W.: Über vorgetäuschtes Ablesen. Mschr. Ohrenheilk. 65, 1087 (1931). — Bemerkungen zur intrarotatorischen Nystagmuspalpation. Passow-Schaefers Beitr. 29, 262 (1931). — Berggren, Sture: Fall ar operativ läsion ar i centrum för handledens mât. Nord. Tidskr. Otol. 1, 142 (1916). — Die Bedeutung von Goll und Burdachs Kernen bei Ménièreschen Anfällen. Acta oto-laryng. (Stockh.) 15, 234 (1931). — Bernfeld, Karl: Über einen bisher unbekannten taktilen Ohrmuschelreflex. Mschr. Ohrenheilk. 65, 473 (1931). — Zur Kenntnis der Ohrmuschelreflexe. Mschr. Ohrenheilk. 67, 1330 (1933). — Bertelsen u. Rönne: Mschr. Psychiatr. 25, 49 (1909). — Beyer: Beiträge zum Baranyschen Zeigeversuch. Verh. dtsch. otol. Ges. 1914, 128. — Lues des Mittelohres. Passow-Schaefers Beitr. 16, 266 (1921). — Abgekapseltes Mittelohrexsudat. Zbl. Hals- usw. Heilk. 21, 469 (1934). Biehl: Aussprache zu Dederding. Z. Hals- usw. Heilk. 31, 354 (1932). — Bielschowsky, A.: Münch. med. Wschr. 1903 II, 1666. — Die Grundlagen des Pseudo-Graefeschen Symptoms. Graefe-Saemisch' Handbuch der gesamten Augenheilkunde, 2. Aufl., Bd. 8, Teil 2, Kap. 11, S. 209. Leipzig: Wilh. Engelmann 1910. — Die Bedeutung der Bewegungsstörungen der Augen für die Lokalisierung cerebraler Krankheitsherde. Erg. Chir. 1916, 126. Bemerkungen über eine abnorme Mitbewegung der Pupille. Klin. Mbl. Augenheilk. 68, 36 (1922). — Stellungsanomalien und Beweglichkeitsstörungen der Augen, Nystagmus, Störungen der Pupillenreaktion, Exophthalmus, Enophthalmus, Störungen des Gesichtsfeldes, cerebrale und psychogene Störungen. Diagnostische und therapeutische Irrtümer und deren Verhütung. Augenheilkunde, 1922, H. 4, S. 106. Leipzig: Georg Thieme 1922. — Die Augensymptome bei der Encephalitis epidemica. Klin. Wschr. 1925 I, 120. — Bikeles, G. u. Erich Ruttin: Über die reflektorischen kompensatorischen Augenbewegungen bei beiderseitiger Ausspaltung des N. vestibularis. Neur. Zbl. 34, 807 (1915). — Bing: Kompendium der Hirn- und Rückenmarksdiagnostik, 6. Aufl. Berlin u. Wien: Urban & Schwarzenberg 1925. — Birkholz: Klinischer und pathologischer Beitrag zur Genese von otogenen Cerebellarabscessen (mit kurzen Bemerkungen zur Physiologie des Kleinhirns und des Kleinhirnnystagmus). Arch. Ohr- usw. Heilk. 112, 125 (1924). — Blegvad: Arch. Ohrenheilk. 72, 30, 205 (1907). — Bleyl, B.: Die Beeinflussung der Hörprüfung durch die Ermüdung des Hörnerven. Z. Hals- usw. Heilk. 32, 62 (1932). — Bloch: Aussprache. Verh. dtsch. otol. Ges. 1911, 220. — Blohmke u. Reichmann: Arch. Ohrenheilk. 101, 80 (1918). — Blohmke, Artur: Über den durch elektrische Reizung des Hirnstammes auslösbaren Nystagmus beim Kaninchen. I. Mitt. Bestimmung des Auslösungszentrums. Z. Hals- usw. Heilk. 23, 213 (1929). — Über den durch elektrische Reizung des Hirnstammes ausgelösten Nystagmus beim Kaninchen. II. Mitt. Bestimmung der Bahnen, auf welchen die im Hirnstamm hervorgerufene elektrische Erregung zu den Augenmuskelkernen verläuft. Z. Hals- usw. Heilk. 24, 520 (1929). — Blumenthal: Prüfungsapparat zum Bárányschen Zeigeversuche. Mschr. Ohrenheilk. 1920, 1124. — Diskussion zu Güttich. Internat. Zbl. Ohrenheilk. 24, 373 (1925). — Über den Einfluß der Kopfstellung beim Vorbeizeigen. Z. Laryng. usw. 25, 89 (1927). — Beiträge zur Drehprüfung. Verh. ber. Berl. otol. Ges. Zbl. Hals- usw. Heilk. 21, 477 (1934). — Boehme u. Weiland: Einige Bemerkungen über die Magnusschen Hals- und Labyrinthreflexe beim Menschen. Z. Neur. 44, 94 (1919). — Boenninghaus, Georg: Über das Versagen der labyrinthogenen statischen Kompensation im Affekt. Mschr. Ohrenheilk. 60, 1139 (1926). — Börnstein, Walter: Der Aufbau der Funktionen in der Hörsphäre. Berlin: S. Karger 1930. — Boeters, Oscar: Vergleichende Untersuchungen über den Dreh nach Nystagmus und den kalorischen Nystagmus. Z. Ohrenheilk. 71, 77 (1914). — Bondy: Zur Klinik der zentralen Neurofibromatose. Mschr. Ohrenheilk. 45, 522 (1911). — Zur Frage der vestibulären Fallbewegungen. Mschr. Ohrenheilk. 50, 177 (1916). — Acta oto-laryng. (Stockh.) 2, 398 (1920). — Die vestibularen Reaktionsbewegungen nach Drehung. Z. Hals- usw. Heilk. 80, 56 (1921). — Geheilte Bogengangsfistel. Mschr. Ohrenheilk. 63, 472 (1929). — Reflektorischer Nystagmus. Mschr. Ohrenheilk. 64, 802 (1930). — Kompressionsnystagmus bei Labyrinthoperierten. Zbl. Hals- usw. Heilk. 20, 797 (1933). — Borries G. V. Th.: Arch. Ohrenheilk. 106, 186 (1920). — Mschr. Ohrenheilk. 54, 995 (1920). — Doppelseitige Labyrinthdestruktion nach Influenza. Internat. Zbl. 19, 242 (1921). — Studies on normal caloric nystagmus. Acta oto-laryng. (Stockh.) 4, 8 (1922). — Paradoxical labyrinth reactions. Acta oto-laryng. (Stockh.) 4, 339 (1922). — Zur Klinik des experimentellen optischen Nystagmus (Eisenbahnnystagmus). Arch. Ohr- usw. Heilk. 110, 135 (1922). — Bemerkungen zur Frage der Blicklähmung. Arch. Ohr- usw. Heilk. 110, 140 (1922). — Particielle Affektion der kalorischen Nystagmusreaktion. Mschr. Ohrenheilk. 56, 30 (1922). — Vestibularuntersuchungen bei Blicklähmung. Arch. Ohr- usw. Heilk. 110, 187 (1923). — Klinische Untersuchungen über die durch Kopf- bewegungen und Kopfstellungen ausgelösten Nystagmusanfällen. Mschr. Ohrenheilk. 57, 644 (1923). — Zur Klinik des Nystagmus. Sonderdruck aus Mschr. Ohrenheilk. 1923, 57. Berlin: Urban & Schwarzenberg 1924. — Statisch (cephalostatisch) ausgelöster Nystagmus. Arch. Ohr- usw. Heilk. 112, 53 (1924). — Fixation und Nystagmus. Hosp.tid. (dän.) 67, 40 (1924). — Die Auslösungsstelle des Labyrinthfistelsymptoms. Z. Hals- usw. Heilk. 11, 206 (1925). — Theorie des kalorischen Nystagmus. Arch. Ohr- usw. Heilk. 113, 117 (1925). — Konvergenzspasmus und Labyrinthleiden. Mschr. Ohrenheilk. 60, 736 (1926). — Langsamer Nystagmus. Z. Hals- usw. Heilk. 13, 318 (1926). — Pulsverlangsamung bei Labyrinthitis und bei Augenkrankheiten. Mschr. Ohrenheilk. 61, 205 (1927). — Nystagmus bei Lufteinblasungen in das Mittelohr. Mschr. Ohrenheilk. 64, 730 (1930). — Aufhebung der calorischen und rota- torischen Reaktion nach Luftduschennystagmus. Verh. dän. oto-laryng. Ges. 1930, 33. — Hosp.tid. (dän.) 1930 II. — BOUCHET, MAURICE: Sur les signes objectifes du vertige chez les traumatisés du crâne. Ann. Méd. lég. etc. 14, 807 (1934). — BOURGUIGNON, GEORGES: Double inclinaison et double chronaxie vestibulaire par excitation monoauriculaire chez l'homme. C. r. Soc. Biol. Paris 116, 1289 (1934). — BOURGUIGNON, GEORGES et RENÉE DÉJEAN: Chronaxie normale du nerf vestibulaire de l'homme. Revue neur. 34 I, 1017 (1927). — BRAIN, W. RUSSELL: On the rotated or „cerebellar" posture of the head. Brain 49, 61 (1926). — BRECHER, GERHARD A.: Die optokinetische Auslösung von Augenrollung und rotatorischem Nystagmus. Pflügers Arch. 234, 13 (1934). — BREUER, J.: Über die Funktion der Otolithenapparate. Pflügers Arch. 48, 195 (1891). — BROCK, W. u. OSKAR GAGEL: Rechtsseitiger Kleinhirnbrückenwinkeltumor. Multiple Sklerose. Eine falsche Diagnose. Arch. Ohr- usw. Heilk. 134, 277 (1933). — BRUCK, FRANZ: Wann wird bei Schwer- hörigkeit die gewöhnliche Umgangssprache schlechter: gehört als die Flüstersprache? Z. Hals- usw. Heilk. 5, 121 (1923). — BRÜCKNER, A.: Zur Kenntnis des sogenannten willkürlichen Nystagmus. Z. Augenheilk. 37, 184 (1917). — BRÜGGEMANN, A.: Über die quantitative und qualitative Prüfung des Cochlearapparates mit hohen Tönen in Luftleitung bei Nerven- schwerhörigkeit. Arch. Ohr- usw. Heilk. 122, 41 (1929). — BRÜHL, GUSTAV: Beiträge zur pathologischen Anatomie des Gehörorgans. Z. Ohrenheilk. 52, 237 (1900). — Ohrenheilkunde. München: J. F. Lehmann 1913. — BRÜNING, F. u. FORSTER: Über die Behandlung der lästigen Ohrgeräusche durch operative Ausschaltung des Sympathicus. Dtsch. med. Wschr. 1925 I, 860. — BRÜNINGS: Über quantitative Prüfung des Vestibularapparates. Verh. dtsch. otol. Ges. 1910, 180. — Über neue Gesichtspunkte in der Diagnostik des Bogenapparates. Verh. dtsch. otol. Ges. 1910, 192. — Beiträge zur Chemie, Methodik und Klinik der kalori- metrischen Funktionsprüfung usw. Z. Ohrenheilk. 63, 20 (1911). — Verh. dtsch. otol. Ges. 1912, 132. — Wissenschaftliche Grundlagen der Korrektion von Hörfehlern. Z. Hals- usw. Heilk. 15, 318 (1926). — Neue Methoden zur Früh- und Differentialdiagnose endokranieller Komplikationen. Z. Hals- usw. Heilk. 18, 284 (1928). — BRÜNINGS, W. u. H. FRENZEL: Methoden zur Untersuchung des Vestibularapparates beim Menschen. Handbuch der biologischen Arbeitsmethoden von ABDERHALDEN, Bd. 7, 1, Teil 1, S. 603. Berlin u. Wien: Urban & Schwarzenberg 1930. — BRUNNER: Mschr. Ohrenheilk. 51, 480 (1917). — Arb. neur. Inst. Wien 22, 200 (1919). — Mschr. Ohrenheilk. 53, 1 (1919). — Über die Kom- bination von zentral bedingten Erkrankungen des Nervus vestibularis und des Recurrens. Arch. f. Laryng. 34, 257 (1921). — Zur Frage der Vestibularisuntersuchung in Fällen von pontiner Blicklähmung. Arch. Ohr- usw. Heilk. 107, 157 (1921). — Zur Pathogenese der labyrinthär bedingten Stellungsanomalien des Kopfes und der Augen. Mschr. Ohrenheilk. 55, 331, 437 (1921). — Demonstration eines Drehschirmes zur Prüfung des experimen- tellen „optischen" Nystagmus. Z. Hals- usw. Heilk. 3, 241 (1922). — Zur klinischen Be- deutung des optischen Drehnystagmus. Klin. Mbl. Augenheilk. 68, 783 (1922). — Aus- sprache s. HAARDT. Mschr. Ohrenheilk. 58, 369 (1924). — Allgemeine Symptomatologie der Erkrankungen des Nervus vestibularis, seines peripheren zentralen Ausbreitungsgebietes Handbuch der Neurologie des Ohres von ALEXANDER-MARBURG-BRUNNER, Bd. 1, S. 939 bis 955. Berlin u. Wien: Urban & Schwarzenberg 1924. — Der otogene Schläfenlappen- absceß. Handbuch der Neurologie des Ohres von ALEXANDER-MARBURG-BRUNNER, Bd. 2, II, S. 1323. Berlin u. Wien: Urban & Schwarzenberg 1924. — Über Lateropulsion. Mschr. Ohrenheilk. 58, 702 (1924). — Über die klinische Bedeutung des durch rasche Kopf- bewegungen auslösbaren Nystagmus. Arch. Ohr- usw. Heilk. 114, 81 (1925). — Pathologie und Klinik der Erkrankungen des Innenohres nach stumpfen Schädeltraumen. Mschr. Ohrenheilk. 59, 697, 763, 922 (1925). — Commotio auris internae (Innenohrerschütterung).

644 W. Klestadt: Symptomatologie des N. VIII einschließlich Leitung im Hirnstamm.

Handbuch der Neurologie des Ohres von Alexander-Marburg-Brunner, Bd. 2, Teil 1, S. 305. Berlin u. Wien: Urban & Schwarzenberg 1928. — Zur Pathologie und Klinik der zentralen Hörleitung. Z. Hals- usw. Heilk. **27 II**, Kongreßber. 490 (1930). — Z. Neur. **132**, 57 (1931 a). — Aussprache zu Fremel. Z. Hals- usw. Heilk. **29**, 216 (1931). — Über die Beteiligung des Ohres beim Turmschädel. Mschr. Ohrenheilk. **65**, 1021 (1931 b). — Klinischer und anatomischer Befund beim Hydrocephalus internus. Mschr. Ohrenheilk. **67**, 1309 (1933). — Das Verhalten des Schläfenbeines bei Steigerung des endokraniellen Druckes. Mschr. Ohrenheilk. **67**, 1450 (1933). — Das Verhalten des Schläfenbeines bei Hirncysticercose und bei Meningitis carcinomatosa. Mschr. Ohrenheilk. **68**, 257 (1934). — Zur Pathologie des Schläfenbeines bei den Acusticustumoren. Mschr. Ohrenheilk. **69**, 257 (1935). — Zur Diagnose der Acusticustumoren. Mschr. Ohrenheilk. **69**, 439, 549 (1935). — Zur Differentialdiagnose der Kleinhirnbrückenwinkeltumoren. Mschr. Ohrenheilk. **69**, 708 (1935). — Zur Pathologie der Mittelhirntaubheit. Mschr. Ohrenheilk. **69**, 800, 970 (1935). — Siehe Ruttin: Mschr. Ohrenheilk. **62**, 1248. — Brunner, Hans u. A. Bleier: Über einen Fall von Ponstuberkel. Arb. neur. Inst. Wien **22**, 133 (1919). — Brunner, Hans u. Josef Schnierer: Klinische Untersuchungen über Tonusunterschiedsempfindlichkeit bei Normalen, Schwerhörigen und Taubstummen. Passow-Schaefers Beitr. **18**, 1 (1922). — Brunzlow, Ottokar u. Otto Löwenstein: Über eine Methode zur Bestimmung der wahren Hörfähigkeit und die Unterscheidung der organischen von der psychogenen Schwerhörigkeit und Taubheit. Z. Ohrenheilk. **81**, 145 (1921). — Bunch, C. C.: The use of various types of audiometers in clinical works. Ann. of Otol. **41**, 712 (1932). — Burger: Mschr. Ohrenheilk. **47**, 1127 (1913). — Burger, A., A. af Forselles, G. Holmgren, E. Schmiegelow u. V. Uchermann: Bárány und die Wiener Universität. Darstellung der Kontroverse. Acta oto-laryng. (Stockh.) **3**, 379 (1922). — Buys, E. et H. Coppez: Tracé graphiques du nystagmus. Arch. d'Ophtalm. **29**, 737 (1909).

Cairns, Hugh and W. Russell Brain: Aural vertigo. Treatment by division of eighth nerve. Lancet **1933 I**, 946. — Cantele, G. u. K. Grahe: Nystagmus alterans (3 klinische Beobachtungen). Arch. Ohr- usw. Heilk. **137** 174 (1933). — Carstens, J. H. G. u. H. W. Stenvers: Ein Fall von durch spontane aktive Bewegungen ausgelösten Magnus-de Kleynschen Halsreflexen, wobei auch Labyrinthreflexe nachgewiesen werden konnten. Acta otolaryng. (Stockh.) **5**, 207 (1923). — Cassirer u. Loeser: Neur. Zbl. **27**, 252 (1908). — Cassirer, R. u. E. Heymann: Erfolgreiche Entfernung eines großen Kleinhirn-Hinterhauptlappentumors. Med. Klin. **1920 I**, 412. — Catel: Neurologische Untersuchungen an frühgeborenen Kindern. Mschr. Kinderheilk. **38**, 303 (1928). — Über die Hirntätigkeit des Neugeborenen. Dtsch. med. Wschr. **1932 I**, 997. — Zum Spontannystagmus des Neugeborenen. Dtsch. med. Wschr. **1932 I**, 1477. — Zur klinischen Diagnose intrakranieller Geburtsblutungen. Mschr. Kinderheilk. **52**, 1 (1932). — Catel, W. u. C. A. Krauspe: Über die nervöse Leistung und den anatomischen Bau einer menschlichen Hirnmißbildung (Meroanencephalie mit Meroakraanie). Jb. Kinderheilk. **129**, 1 (1930). — Caussé, Raoul: Note sur le nystagmus opto-cinétique de forme rotatoire. Déductions physiologiques. Rev. d'Otol etc. **10**, 100 (1932). — Cemach: Zur Frage des Bewegungsnystagmus. Z. Hals- usw. Heilk. **3**, 237 (1922). — Zur Frage des Drehnystagmus unter der Bartelschen Brille. Z. Hals- usw. Heilk. **5**, 38 (1923). — Bemerkungen zu den Bemerkungen des Herrn Prof. Bartels (zur Theorie des Bewegungsnystagmus von Kestenbaum und Cemach). Z. Hals- usw. Heilk. **5**, 50 (1923). — Cemach, Alexander u. Alfred Kestenbaum: Experimentelle Untersuchungen über Drehnystagmus und Drehempfindung. Mschr. Ohrenheilk. **57**, 137 (1923). — Charousek: Aussprache zu M. H. Fischer. Zbl. Hals- usw. Heilk. **1**, 111 (1922). — Charousek, G.: Das Drucksymptom des normalen Ohres. Z. Hals- usw. Heilk. **20**, 321 (1928). — Charschak, Eugen: Zur Methodik des Verzeichnens der Erlebnisse des Zeigeversuches. Mschr. Ohrenheilk. **65**, 481 (1931). — Zur Prüfung der einseitigen Taubheit. Mschr. Ohrenheilk. **68**, 34 (1934). — Chilov, K.: Über den zweifachen Drehversuch. Ž. ušn. Bol. (russ.) **6**, 289 (1929) u. deutsche Zusammenfassung S. 299. — Claude, H., H. Baruk et M. Aubry: Contribution à l'étude de la démence précoce catatonique: Inexcitabilité labyrinthique au cours de la catatonie. Revue neur. **34 I**, 976 (1927). — Claus, G.: Veränderungen des Hörvermögens für geflüsterte und gesprochene Laute bei abwärts fortschreitender Einengung der oberen Tongrenze. Passow-Schaefers Beitr. **19**, 294 (1923). — Claus, Georg: Zur Diagnose und Therapie der Hörnervenerkrankungen. Dtsch. med. Wschr. **1930 II**, 1436. — Claus, Hans: Zur Diagnose der Kleinhirnbrückenwinkeltumoren. Verh. dtsch. otol. Ges. **1910**, 313. — Cleminson, F. J.: Limb responses to semicircular canal stimulation in man. Acta otolaryng. (Stockh.) **15**, 393 (1931). — Coleman, C. C. and J. G. Lyerly: Ménières disease. Diagnosis and treatment. Trans. amer. neur. Assoc. **1932**, 265. — Collet, F. J.: L'oreille dans la syphilis et le tabes. Ann. Mal. Oreille **42**, 27 (1923). — Cords: Das Nystagmusproblem. Münch. med. Wschr. **1922 I**, 693. — Die Ergebnisse der neueren Nystagmusforschung. Zbl. Ophthalm. **9**, 369 (1923). — Über die Führungsbewegungen. Ber. dtsch. ophthalm. Ges. **45**, 91, 99 (1925). — Zur Physiologie und Pathologie der Sehstrahlung.

Münch. med. Wschr. **1925 II**, 2003. — Zur Theorie des optomotorischen Nystagmus. Klin. Mbl. Augenheilk. **77**, 781 (1926). — Die Störungen der Augenbewegungen bei Kleinhirn-Brückenwinkeltumor. Dtsch. Z. Nervenheilk. **112**, 20 (1930). — CRINIS, DE u. UNTERBERGER: Experimentelle Untersuchungen über vestibulär auszulösende Gefäßwirkungen (mit Kurvendemonstrationen). Z. Hals- usw. Heilk. **24**, 504 (1929). — CRITCHLEY, MACDONALD u. PAUL SCHUSTER: Beiträge zur Anatomie und Pathologie der Arteria cerebelli superior. Z. Neur. **144**, 681 (1933). — CRODEL, W.: Vertikalduktion als pathologische Grundlage der Nausea. Klin. Wschr. **1926 II**, 2241. — CROWE, S. J.: Anatomic changes in the labyrinth secondary to cerebellopontile and brain stem tumors. Arch. Surg. **18**, 982 (1929).

DANDY, WALTER E.: Menières disease. Its diagnosis and a method of treatment. Arch. Surg. **16**, 1127 (1928). — DEDERDING, DIDA: The acoustic function by choked labyrinth. Acta psychiatr. (København.) **8**, 165 (1933). — Festsetzung der oberen Tongrenze. Arch. Ohr- usw. Heilk. **139**, 174 (1935). — DEMETRIADES, THEODOR: Untersuchungen über den optischen Nystagmus. Mschr. Ohrenheilk. **55**, 314 (1921). — Der cochleopalpebrale Reflex bei Neugeborenen. Mschr. Ohrenheilk. **55**, 756 (1921). — Zur Pathologie des Acusticus bei malignen Tumoren. I. Mitt. Klinische Untersuchungen. Mschr. Ohrenheilk. **58**, 974, 1115 (1924). — Neuritis und Labyrinthopathia. II. Mitt. Zur Pathologie des Acusticus bei malignen Tumoren. Z. Hals- usw. Heilk. **11**, 502 (1925). — Zur Analyse der Inversion des experimentellen optischen Nystagmus. Mschr. Ohrenheilk. **66**, 809 (1932). — DÉMÉTRIADES, TH. D. u. PH. MAYER: Zur calorischen Labyrinthprüfung mit Minimalreizen. Mschr. Ohrenheilk. **56**, 430 (1922). — DÉMÉTRIADES, THEODOR, D. u. ERNST A. SPIEGEL: Zur Frage der Bedeutung des Kleinhirns für die Entwicklung von Spontannystagmus. Z. Hals- usw. Heilk. **19**, 250 (1927). — DENKER, ALFRED: Über die Funktion des akustischen und statischen Apparates bei einem Falle von Agenesie des Kleinhirns. Z. Ohrenheilk. **69**, 173 (1913). — DENNIS, FRANK L.: The practical diagnosis value of tests of the vestibular mechanism. Ann. of Otol. **32**, 160 (1923). — DIMITZ, LUDWIG: Über das plötzliche gehäufte Auftreten schwerer choreiformer Erkrankungen in Wien. (Encephalitis choreiformis epidemica.) Wien. klin. Wschr. **1920 I**, 163. — DIMITZ, LUDWIG u. PAUL SCHILDER: Über Pupillennystagmus. Neur. Zbl. **39**, 561 (1920). — DITTLER, RUDOLF: Über die Raumfunktion der Netzhaut in ihrer Abhängigkeit vom Lagegefühl der Augen und vom Labyrinth. Z. Sinnesphysiol. **52**, 274 (1921). — DODGE, RAYMOND: Five types of eye movement in the horizontal meridian plane of the field of regard. Amer. J. Physiol. **8**, 307 (1903). — A mirror-recorder for photographing the compensatory movements of closed eyes. J. of exper. Psychol. **4**, 165 (1921). — The latent time of compensatory eye-movements. J. of exper. Psychol. **4**, 247 (1921). — Habituation to rotation. J. of exper. Psychol. **6**, 1 (1923). — Adequacy of reflex compensatory eye-movements including the effects of neural rivaltry and competition. J. of exper. Psychol. **6**, 169 (1923). — DOHLMAN, G.: Some physical investigations on galvanic irritation of the labyrinth. Acta oto-laryng. (Stockh.) **9**, 53 (1926). — DOHLMAN, GÖSTA: Physikalische und physiologische Studien zur Theorie des kalorischen Nystagmus. Acta oto-laryng. (Stockh.) **5**, Suppl., 1 (1925). — Experimentelle Untersuchungen über die galvanische Vestibularisreaktion. I. Acta oto-laryng. (Stockh.) **8**, Suppl., 1 (1929). — DOHLMAN, GÖSTA u. TURE BETSHOLTZ: Chronaxiebestimmungen am Nervus vestibularis. Ref. Zbl. Hals- usw. Heilk. **23**, 58 (1934). — DUSSER DE BARENNE, J. G. u. A. DE KLEYN: Über einen Fall von reflektorischem vertikalen Nystagmus. Mschr. Ohrenheilk. **59**, 38 (1925).

EBSKOV, D. CH.: Ein Fall von entotischen Lauten. Z. Laryng. usw. **25**, 45. — ECKERT, ADOLF: Ist der Nystagmus bei kalorischen Schwach- und Starkreizen physikalisch oder physiologisch bedingt? Z. Hals- usw. Heilk. **2**, 165 (1922). — Mikroskopische Untersuchungstechnik und Histologie des Gehörorgans. Handbuch der Hals-Nasen-Ohrenheilkunde von DENKER-KAHLER, Bd. 6, S. 211. Berlin: Julius Springer 1926. — EDELMANN, M. TH.: Verbesserung der GALTON-Pfeife. Passow-Schaefers Beitr. **3**, 261 (1910). — EDINGER u. FISCHER: Ein Mensch ohne Großhirn. Pflügers Arch. **152**, 152 (1913). — EDINGER, LUDWIG: Einführung in die Lehre vom Bau und den Verrichtungen des Nervensystems, 3. Aufl. Leipzig: F. C. W. Vogel 1921. — EHLERS, HOLGER: On optically elicited nystagmus. Acta ophthalm. (København.) **3**, 254 (1926). — EICKEN, v. s. BARTH — EISINGER, K.: Beiderseitige Vestibularisausschaltung bei nicht behandelter Lues und bei normalem Gehör. Msch. Ohrenheilk. **59**, 358 (1925). — Rheumatische Kochlearisausschaltung. Mschr. Ohrenheilk. **69**, 251 (1935). — EISINGER, KARL u. PAUL SCHILDER: Träume bei Labyrinthläsionen. Mschr. Psychiatr. **73**, 314 (1929). — EITELBERG, A.: Durch Einlegen eines mit Schwefeläther getränkten Wattetampons in eine Zahnhöhle hervorgerufene und nach Entfernung desselben wieder verschwundene Acusticusaffektion. Wien. med. Wschr. **1891 I**, 107. — ELSCHNIG: Nystagmus retractorius, ein cerebrales Herdsymptom. Med. Klin. **1913 I**, 8. — ENGELBRECHT: Über ein bisher noch nicht beschriebenes Augensymptom bei Encephalitis lethargica. Klin. Mbl. Augenheilk. **77**, 413 (1926). — ENGELHARDT, G.: Zur Symptomatologie der Octavusausscheidung bei multipler Sklerose. Z. Hals- usw. Heilk. **8**, 192 (1924). — ENGELKING, E.: Über die Bedeutung corticaler Erregungen für die Form und das Auftreten des einseitigen vertikalen und des latenten Nystagmus. Klin. Mbl. Augenheilk. **68**, 50 (1922). — Erben, Siegmund: Differential-diagnostische Erörterungen über Schwindel. Wien. klin. Wschr. **1920 II**, 119, 149. — Spät-wirkungen galvanischer Ströme, die zu Heilzwecken unseren Körper durchflossen haben. Med. Klin. **1923 I**, 426. — Über Schwindel. Diagnostische und therapeutische Winke für den Praktiker. Wien. klin. Wschr. **1927 I**, Sonderbeil., 1. — Escat, E. et P. Rigaud: Les épreuves de sincérité dans les expertises otologiques. Otol. internat. **17**, 586 (1933). — Esch, A.: Schwerhörige Kraftfahrer im Verkehr. Z. Hals- usw. Heilk. **23**, 34 (1929). — Evans, Newton and Cyril B. Courville: The nervus acusticus. II. Pathologic conditions invol-ving the eight nerve and the cerebellopontile angle. Laryngoscope **42**, 432 (1932).

Fabinyi, G.: Regarding morphological and functional changes of the internal ear in arteriosclerosis. Laryngoscope **41**, 663 (1931). — Fabrikant, Noah D. u. Ignaz Sommer: Zur diagnostischen Bedeutung des Ohrmuskelreflexes. Mschr. Ohrenheilk. **66**, 972 (1932). — Falta, Marcell: Zur Auslösung des cochlearen Lidreflexes. Mschr. Ohrenheilk. **55**, 319 (1921). — Favill, John: An explanation of the mechanism of induced rotary and vertical nystagmus. Arch. of Neur. **13**, 479 (1925). — Ferreri, Giorgio e Gino Meldolesi: La cronassia del vestibolare nei vertiginosi. Riv. otol. ecc. **6**, 115 (1929). — Fischer, Bruno: Der periphere und zentrale Vestibularapparat bei der multiplen Sklerose. Z. Neur. **76**, 42 (1922). — Der Einfluß von Sensibilitätsstörungen auf den Bárányschen Zeigeversuch. Med. Klin. **1923 II**, 1050. — Über vestibulare Beeinflussung der Augenmuskelstarre bei der Encephalitis epidemica. Dtsch. Z. Nervenheilk. **81**, 164 (1924). — Fischer, J. u. J. Sommer: Ist die Drehempfindung vom Bogengang ausgelöst? Mschr. Ohrenheilk. **62**, 303 (1928). — Zum Mechanismus des Endstellungsnystagmus. Mschr. Ohrenheilk. **62**, 305 (1928). — Fischer, Josef: Die Erkrankungen des Gehörorgans bei Grippe. Mschr. Ohrenheilk. **54**, 1, 148 (1920). — Hirntumor und Gehörorgan. Mschr. Ohrenheilk. **55**, 371 (1921). — Über vom Gehörorgan auslösbare Bulbusbewegungen. Mschr. Ohrenheilk. **55**, 764 (1921). — Verh. Ges. dtsch. Hals- usw. Ärzte **1921**, 297. — Zu G. V. Th. Borries: Konvergenzspasmus und Labyrinthleiden. Mschr. Ohrenheilk. **61**, 181 (1927). — Fischer, M. H.: Neue Vesti-bularisphänomene. Vortrag biol. Sect. d. Lotos, 10. Febr. 1925. S. 192. — Normung der vestibulären Nystagmusprüfung. Klin. Wschr. **1933 II**, 1925. — Aussprachebemerkung. Zbl. Hals- usw. Heilk. **12**, 477 (1925). — Beiträge zur Physiologie des menschlichen Vesti-bularapparates. V. Mitt.: Bilateralmethoden, speziell Doppelspülungen A. Nystagmus. Pflügers Arch. **213**, 74 (1926). — In Sachen des Drehnystagmus. Acta oto-laryng. (Stockh.) **8**, 495 (1926). — Messende Untersuchungen über die Gegenrollung der Augen und die Lokalisation der scheinbaren Vertikalen bei seitlicher Neigung (des Kopfes, des Stammes und des Gesamtkörpers). Graefes Arch. **118**, 633 (1927). — Die Regulationsfunktionen des menschlichen Labyrinthes und die Zusammenhänge mit verwandten Funktionen. Erg. Physiol. **27**, 209 (1928). — Zur quantitativen Prüfung des postrotatorischen Nystagmus. Eine prak-tische wichtige Frage. Klin. Wschr. **1928 I**, 634. — Physiologische Untersuchungen über „Nausea" und ihre Bekämpfung. Klin. Wschr. **1928 I**, 1079. — Aktuelle Vestibularisfragen. Z. Laryng. usw. **23**, 398 (1932). — Fischer, M. H. u. A. E. Kornmüller: Der Schwindel. Handbuch der normalen und pathologischen Physiologie von Bethe, v. Bergmann u. a., Bd. 15, 1., S. 442. Berlin: Julius Springer 1930. — Egozentrische Lokalisation. II. Mitt.: Optische Richtungslokalisation beim vestibulären Nystagmus. J. Psychol. u. Neur. **41**, 383 (1931). — Fischer, M. H. u. E. Oldberg: Abhängigkeit der calorischen Vesti-bularisreflexe vom Zustande der nervösen Zentren. Pulsionsreflexe. Z. Hals- usw. Heilk. **30**, 499 (1932). — Fischer, M. H. u. O. Pötzl: Physiologische Untersuchungen nach Resektion der rechten Kleinhirnhemisphäre am Menschen. Z. Neur. **119**, 163 (1929). — Fischer, M. H. u. Corn. Veits: Beitrag zur Physiologie des menschlichen Vestibular-apparates. Pflügers Arch. **216**, 564 (1927). — Fischer, Max Heinrich u. Ernst Wodak: Beiträge zur Physiologie des menschlichen Vestibularapparates. I. Mitt.: Die vestibularen Körperreflexe und die Fallreaktion. Pflügers Arch. **202**, 523 (1924). — Beiträge zur Physiologie des menschlichen Vestibularapparates. II. Mitt.: Die Grund-lagen und graphischen Registriermethoden der „vestibularen Körperreflexe". Pflügers Arch. **202**, 553 (1924). — Beiträge zur Physiologie des menschlichen Vestibularapparates. III. Mitt.: Drehempfindungen und Drehnachempfindungen bei und nach passiver rota-torischer Reizung. Mschr. Ohrenheilk. **58**, 70 (1924). — Fischer, Rudolf: Über die Inner-vation des äußeren und mittleren Ohres und besonders die Stellung des sensiblen Trige-minusanteils zum Ohr. Passow-Schaefers Beitr. **19**, 223 (1923). — Über die Beziehungen der Vasomotilität zu dem Zeigeversuch und dem Gehörorgan überhaupt. Z. Hals- usw. Heilk. **8**, 272 (1924). — Fischer-Teplitz, R.: Diskussion zu M. H. Fischer. Zbl. Hals-usw. Heilk. **1**, 111 (1922). — Fisher-Jones: Equilibrium and vertigo. Philadelphia-Lon-don: J. B. Lippincold Comp. 1918. — Foerster: Die Pathogenese des epileptischen Krampf-anfalles. Dtsch. Z. Nervenheilk. **94**, 15 (1926). — Foerster, O.: Encephalographische Erfahrungen. Z. Neur. **94**, 512 (1925). — Foerster, O. u. O. Gagel: Ein Fall von Reck-linghausenscher Krankheit mit fünf nebeneinander bestehenden verschiedenartigen

Tumorbildungen. Z. Neur. **138**, 339 (1932). — FOERSTER, OTTO: Das operative Vorgehen bei Tumoren der Vierhügelgegend. Wien. klin. Wschr. **1928 I**, 986. — FORSCHNER: Rezente unbehandelte Lues mit Ausschaltung der Funktion des linken Bogenganges ohne subjektive Symptome. Mschr. Ohrenheilk. **57**, 65 (1923). — FORSCHNER, L.: Totalabriß der Ohrmuschel. Mschr. Ohrenheilk. **63**, 1333 (1929). — FORSCHNER, L. u. I. SOMMER: Ohren- und Nasenbefunde bei akuter und chronischer Neuritis retrobulbaris (toxischer Amblyopie). Mschr. Ohrenheilk. **62**, 1 (1928). — FREMEL: Mschr. Ohrenheilk. **52**, 290 (1918); **54**, 173, 421, 797, 930 (1920). — FREMEL u. LEIDLER: Schwindel bei Labyrintherkrankungen. Mschr. Ohrenheilk. **57**, 1 (1923). — FREMEL, FR.: Über die Knochenleitung bei Kopfschüssen. Mschr. Ohrenheilk. **52**, 187 (1918). — Zur Lokalisation des horizontalen Nystagmus. Arch. Ohr- usw. Heilk. **107**, 102 (1921). — Der Vestibularapparat bei Grippe-Encephalitis. Acta oto-laryng. (Stockh.) **4**, 471 (1922). — Der Nystagmus als Symptom bei otogenen intrakraniellen Erkrankungen. Mschr. Ohrenheilk. **57**, 930 (1923). — Über anfallsweisen Nystagmus. Mschr. Ohrenheilk. **59**, 834 (1925). — Gekreuzte Vestibularausschaltung mit Rückkehr der Funktion unbekannter Ätiologie. Mschr. Ohrenheilk. **60**, 62 (1926). — Ein Tumor der Medulla oblongata unter dem Bilde einer MENIÈREschen Erkrankung. Z. Hals- usw. Heilk. **29**, 207 (1931). — Ein Fall von Nystagmusschwindelanfällen nach rascheren Kopfbewegungen im Anschluß an eine intestinale Intoxikation (Paratyphus). Mschr. Ohrenheilk. **66**, 492 (1932). (Mit Aussprache-Bemerkungen von H. NEUMANN, G. BONDY, E. RUTTIN.) — FRENZEL: Nystagmusbeobachtung während der Drehung. Z. Hals- usw. Heilk. **12**, 637 (1925). — Beiträge zur Theorie und Methodik der thermischen Vestibularerregung. Arch. Ohr- usw. Heilk. **113**, 233 (1925). — Rückennystagmus als Halsreflex und Schlagfeldverlagerung des labyrinthären Drehnystagmus durch Halsreflexe. Z. Hals- usw. Heilk. **21**, 177 (1928). — Der Nachweis von schwachem, bei gewöhnlicher Beobachtung nicht sichtbarem Spontannystagmus. Klin. Wschr. **1928 I**, 396. — Nystagmus als Hirnsymptom. Passow-Schaefers Beitr. **28**, 38, 221 (1930). — Die ohrenärztlichen Untersuchungsmethoden in der neurologischen Diagnostik. Nervenarzt **3**, 83 (1930); **4**, 21, 99, 160 (1931). — Halsreflektorisches Augenrucken von vestibulärer Schlagform, ein typisches Vorkommnis bei vollständig oder nahezu labyrinthlosen (Drehunerregbaren). Passow-Schaefers Beitr. **28**, 305 (1930). — Tumoren im Bereich des 4. Ventrikels mit regelwidriger Schlagrichtung des calorischen Nystagmus. Klin. Wschr. **1932 I**, 802. — Lagennystagmus (Aussprache). Internat. Zbl. Ohrenheilk. **40**, 166 (1935). — FREUND u. FERSCHNER: Aussprache zu WODAK u. FISCHER unter O. BECK. Z. Hals- usw. Heilk. **3**, 254 (1922). — FREUND, C. S.: Labyrinthtaubheit und Sprachtaubheit. Wiesbaden: J. F. Bergmann 1895. — FREY: Z. Neur. **21**, 77 (1914). — FREY, HUGO: Aussprache zu ERNST VERMES. Mschr. Ohrenheilk. **66**, 250 (1932). — Akute Cochlearläsion nach Lumbalpunktion. Mschr. Ohrenheilk. **67**, 96 (1933). — FREY, HUGO u. EDMUND HERRMANN: Vestibularfunktion und Schwangerschaftserbrechen. Wien. klin. Wschr. **1930 I**, 545. — FREYSTADT, BÉLA: Kehlkopf und Rachen in ihren Beziehungen zu den Erkrankungen des Zentralnervensystems. Berlin: S. Karger 1928. — FRIBÖSE: Zur Analyse des galvanischen Schwindels. Z. Biol. **76**, 267 (1922). — FRÖSCHELS, EMIL: Eine Art von Hörprüfung bei hochgradiger Schwerhörigkeit und Taubstummheit. Mschr. Ohrenheilk. **57**, 1038 (1923). — Über einen durch Schallreiz ausgelösten Augenmuskelreflex bei Taubstummen. Mschr. Ohrenheilk. **61**, 51, 776 (1927). — Über einen durch Schallreiz ausgelösten Augenmuskelreflex bei hochgradig Schwerhörigen. Z. Hals- usw. Heilk. **26**, 511 (1930). — Phonetik und Otologie. Mschr. Ohrenheilk. **68**, 457 (1934).

GALEBSKY, A.: Vestibular nystagmus in new-born infants. Acta oto-laryng. (Stockh.) **11**, 409 (1927). — GAMPER, EDUARD: Bau und Leistungen eines menschlichen Mittelhirnwesens (Arhinencephalie mit Encephalocele). Z. Neur. **102**, 154 (1926); **104**, 49 (1926). — GARTEN, S.: Über die Grundlagen unserer Orientierung im Raum. Abh. sächs. Akad. Wiss. Math.-physik. Kl. **36**, 436 (1920). — GATSCHER, S.: Otalgie durch Apicitis. Mschr. Ohrenheilk. **57**, 801 (1923). — Untersuchungen über den Einfluß der Vestibularreaktionen auf einen bestehenden nicht labyrinthären Spontannystagmus. Wien. klin. Wschr. **1919 I**, 505. — GEHUCHTEN, PAUL VAN: Un cas de paralysie latératé du regard par lésion protubérantielle. Contribution à l'étude des voies oculogyres. Rev. d'Otol. etc. **8**, 701 (1930). — GERMÁN, TIBOR: Experimentell-klinische Beiträge zur Symptomatologie und Entstehung der Otolitherkrankung. Z. Hals- usw. Heilk. **11**, 433 (1925). — GERMÁN, TIBOR u. GEORG KELEMEN: Blutharnsäurebestimmungen bei Nervenschwerhörigkeit. Z. Hals- usw. Heilk. **10**, 175 (1924). — GERSTMANN, JOSEF: s. LEIDLER. Mschr. Ohrenheilk. **69**, 361 (1935). — GERTZ: Acta oto-laryng. (Stockh.) **1**, 213 (1918/19). — GILDEMEISTER, MARTIN: Probleme und Ergebnisse der neueren Akustik. Z. Hals- usw. Heilk. **27**, 299 (1930). — GLASSCHEIB, A.: Über strumiprive Schwerhörigkeit. Mschr. Ohrenheilk. **63**, 683 (1929). — GOLDBERGER, K.: Status post Radikaloperation, Fistelsymptom mit Kopfmitbewegungen (Kopfnystagmus?). Mschr. Ohrenheilk. **58**, 177 (1924). — GOLDSTEIN, K.: Über induzierte Veränderungen des Tonus (Halsreflex, Labyrinthreflexe und ähnliche Erscheinungen). Acta otol-laryng. (Stockh.) **7**, 13 (1925). — Neuere Erfahrungen zum Problem der sogenannten induzierten Tonusveränderungen. Gleichzeitig ein Beitrag zur Symptomatologe der Cerebellar- und Frontalerkrankungen. Dtsch. Z. Nervenheilk. 89, 72 (1926). — Goldstein, Kurt u. Walter Riese: Über induzierte Veränderungen des Tonus (Halsreflexe, Labyrinthreflexe und ähnliche Erscheinungen). V. Kritisches und Experimentelles zur Auffassung des Vorbeizeigens. Mschr. Ohrenheilk. 58, 931 (1924). — Grahe: Diskussion zu Ruttin. — Sind bei Verschluß der Arteria cerebelli post inf. außer dem Ausfallherd in der Medulla oblongata Schädigungen im Versorgungsgebiet des Kleinhirns nachgewiesen? Arch. Ohrenheilk. 106, 143 (1920). — Untersuchungen des Hör- und Gleichgewichtsapparates bei Encephalitis lethargica. Münch. med. Wschr. 1920 I, 629. — Beiträge zur kalorischen Auslösung der Vestibularreaktionen. Passow-Schaefers Beitr. 15, 167 (1920). — Weitere Mitteilungen über die Auslösung des Nystagmus durch 5-ccm-Spülung. Passow-Schaefers Beitr. 17, 251 (1921). — Über Halsreflexe und Vestibularreaktion beim Menschen. Z. Hals- usw. Heilk. 3, 550 (1922). — Zur Wirkungsweise des calorischen Schwachreizes. Passow-Schaefers Beitr. 19, 101 (1923). — Zentrale Hörstörungen. Z. Hals- usw. Heilk. 6, 498 (1923). — Aussprache zu Scácz. Z. Hals- usw. Heilk. 10, 174 (1924). — Drehschwachreizprüfung des Vestibularapparates. Z. Laryng. usw. 14, 369 (1925). — Funktionsprüfung des Vestibularapparates durch Drehschwachreize. Z. Hals- usw. Heilk. 11, 391 (1925). — Über Lageempfindungen und Reflexe beim Menschen. Z. Hals- usw. Heilk. 12, 640, 653 (1925). — Die Bedeutung des Trigeminus für das vestibulare Vorbeizeigen. Acta oto-laryng. (Stockh.) 9, 64 (1926a). — Die Funktion des Bogengangsapparates und der Statolithen beim Menschen. Handbuch der normalen und pathologischen Physiologie von Bethe-Bergman u. a., Bd. 11, S. 909. Berlin: Julius Springer 1926. — Beckenreflexe auf die Augen bei Menschen und ihre Bedeutung für die Drehschwachreizprüfung des Vestibularapparates. Z. Hals- usw. Heilk. 13, 613 (1926). — Die Vertikalempfindung auf dem „Vestibular"-Tische bei calorischer Reizung des normalen und labyrinthlosen Ohres und des Halses, ein Beitrag zur Frage der „Vestibularreaktionen" bei fehlendem Labyrinth. Acta oto-laryng. (Stockh.) 11, 158 (1927). — Otolithenprüfung beim Menschen. Z. Hals- usw. Heilk. 18, 411 (1927). — Lageprüfungen und -reaktionen beim Menschen. Arch. Ohren- usw. Heilk. 121, 304 (1929). — Otoneurologische Erfahrungen bei Erkrankungen der mittleren Schädelgrube (Schläfenscheitellappen). Z. Hals- usw. Heilk. 24, 498 (1929). — Lageschwindel ohne Nystagmus. Arch. Ohr- usw. Heilk. 122, 86 (1929). — Abnorme Cholesteatombildung am Felsenbein. Z. Laryng. usw. 20, 133 (1931). — Eine neue Methode zur Bestimmung der Raddrehung der Augen mit dem Thomasschen Augenspiegel. Arch. Ohrenheilk. 134, 30 (1933). — Hirn und Ohr. Leipzig: Georg Thieme 1932. — Aussprache zu Kirösi. Z. Hals- usw. Heilk. 31, 389 (1933). — Erfahrungen der oto-rhinologischen Hirntumorendiagnostik auf Grund verifizierter Fälle. Z. Hals- usw. Heilk. 36, 170 (1934). — Trauma und Ohr. Internat. Zbl. Ohrenheilk. 40, 160 (1935). — Grant, Francis C. and Lewis Fisher: One hundred and sixteen verified intracranial lesions with report of vestibular test findings. Their value in localization. J. Psychol. u. Neur. 34, 113 (1926). — Greene, Theodore C.: The ability to localize sound. Arch. Surg. 18, 1825 (1929). — Griessmann: Zur kalorischen Erregung des Ohrlabyrinthes. Münch. med. Wschr. 1921. — Griessmann, Bruno: Zur kalorischen Erregung des Ohrlabyrinths. Internat. Zbl. Ohrenheilk. 19, 336 (1922). — Griffith, Coleman R.: A note on the persistence of the „practice effect" in rotation experiments. J. comp. Psychol. 4, 137 (1924). — Grünberg, Karl: Zur Frage der Existenz eines offenen Ductus perilymphaticus. Z. Halsusw. Heilk. 2, 146 (1922). — Günther, Karl: Über Vertikalempfindung. Z. Ohrenheilk. 81, 345 (1921). — Tonische Drehreaktionen auf den Kopf, das Becken und den Rumpf beim Menschen. Z. Hals- usw. Heilk. 7, 275 (1924). — Güttich: Ein neuer Drehstuhl. Passow-Schaefers Beitr. 7, 471 (1914). — Beitrag zur Physiologie des Vestibularapparates. Passow-Schaefers Beitr. 7, 1 (1915). — Über die Möglichkeit eines Zusammenhanges zwischen Vestibularapparat und Temperaturempfinden der Haut. Passow-Schaefers Beitr. 10, 201 (1918). — Beobachtungen über die Dauer der Abweichereaktionen bei Reizung des Vestibularapparates. Passow-Schaefers Beitr. 12, 54 (1918). — Zur Entstehung des Drehnystagmus. Z. Hals- usw. Heilk. 10, 148 (1924). — Halsreflexe und vestibuläres Vorbeizeigen. Internat. Zbl. Ohrenheilk. 24, 372 (1925). — Aussprachebemerkungen. Z. Hals- usw. Heilk. 12, 653 (1925). — Zur pathologischen Anatomie der sympathischen Otitis. Passow-Schaefers Beitr. 27, 6 (1928). — Warum steht der Vestibularapparat in so engem Zusammenhang mit dem Gehörorgan? Arch. Ohr- usw. Heilk. 122, 107 (1929). — Aussprache zu Haymann. Z. Hals- usw. Heilk. 31, 390 (1931). — Siehe Aussprache zu Steinhausen. Z. Hals- usw. Heilk. 34, 209 (1933). — Güttich, A.: Studien zur Pathologie der Abweichereaktion. Passow-Schaefers Beitr. 16, 230 (1921). — Über die Ätiologie des Herpes zoster oticus, der v. Frankl-Hochwarthschen Polyneuritis und der Facialislähmung beim Mittelohrkatarrh. Passow-Schaefers Beitr. 18, 24 (1922). — Über Vestibularerkrankungen infolge von otogener Meningitis. Passow-Schaefers Beitr. 21, 207 (1924). — Über den Drehnystagmus bei einseitigem Labyrinthausfall. Passow-Schaefers Beitr. 22, 146 (1925). — Neurolabyrinthitis nach Cysticercusmeningitis. Passow-Schaefers Beitr. 22, 276 (1925). — Bemerkungen zum Zeigeversuch. Z. Hals- usw. Heilk. 21, 198 (1928). — Zur Diagnostik der Hirnerkrankungen bei Mittelohreiterungen. Passow-Schaefers Beitr. 28, 213 (1930). —

Zur Physiologie der Augenbewegung bei der aktiven Kopf- und Körperdrehung. Passow-Schaefers Beitr. **31**, 109 (1934). — Otologische Erfahrungen bei der Untersuchung von Hirntumoren. Z. Hals- usw. Heilk. **36**, 78 (1934). — GUILD, STACY R.: Correlations of histologic observations and the acuity of hearing. Acta oto-laryng. (Stockh.) **17**, 207 (1932). — GUILD, STACY R., S. J. CROWE, C. C. BUNCH and L. M. POLVOGT: Correlations of differences in the density of innervation of the organ of Corti with differences in the acuity of hearing, including evidence as to the location in the human cochlea of the receptors for certain tones. Acta oto-laryng. (Stockh.) **15**, 269 (1931).

HAAN, P. DE: Otolith reflexes in man. Acta oto-laryng. (Stockh.) **11**, 254 (1927). — HAARDT, WILHELM: Konvergenzkrampf der Bulbi durch Tragusdruck bei Mittelohreiterung. Mschr. Ohrenheilk. **58**, 365 (1924). — HABERMANN: Arch. Ohrenheilk. **69**, 107 (1906). — HABERMANN, J.: Die Veränderungen im inneren Ohr bei Stauungspapille. Z. Ohrenheilk. **75**, 19 (1917). — HASSLAUER: Die Verwertung des SCHWABACHschen Versuches bei der Diagnose intrakranieller Veränderungen. Münch. med. Wschr. **1910** I, 470. — HAUTANT, A.: Rapport sur l'étude clinique de l'examen fonctionnel de l'appareil vestibulaire. Revue neur. **34** I, 908, 1031 (1927). — HAYMANN: Über eine ungewöhnliche Beobachtung bei der calorischen Labyrinthprüfung. Z. Hals- usw. Heilk. **31**, 380 (1932). — Über Herpes zoster und herpetische Erkrankungen im Ohrgebiet. Münch. med. Wschr. **1934** I, 137, 164. — HECHINGER, J.: Über das binaurale Hören und den sogenannten STENGERschen Versuch. Mschr. Ohrenheilk. **58**, 246 (1924). — HEERMANN, H.: Die diagnostische Bedeutung der oberen Tongrenze und der Hördauer der c^4- und c^5-Stimmgabel bei Schallleitungs- und kombinierter Schwerhörigkeit. Passow-Schaefers Beitr. **27**, 158 (1928). — HEGENER, J.: Über die Zuverlässigkeit der Neueichung und Verbesserung der Galtonpfeife durch Prof. EDELMANN. Passow-Schaefers Beitr. **3**, 413 (1910). — HEGENER, JULIUS: Kritische Untersuchungen zur oberen Hörgrenze. Verh. dtsch. otol. Ges. **1910**, 98. — HEIMLICH, ERIKA: Raumbeengende Prozesse in der hinteren Schädelgrube. Arch. f. Psychiatr. **93**, 141 (1931). — HELD, H. u. F. KLEINKNECHT: Die Entspannung der Basilarmembran, ein Experiment zur Theorie des Gehörorgans. Leipzig. Ber. **77**, 137 (1925). — HELD, HANS: Die anatomische Grundlage der Vestibularisfunktionen. Passow-Schaefers Beitr. **19**, 305 (1923). — Die Cochlea der Säuger und der Vögel, ihre Entwicklung und ihr Bau. Handbuch der normalen und pathologischen Physiologie von BETHE-v. BERGMANN u. a., Bd. 11,1, S. 467. Berlin: Julius Springer 1926. — HELLMANN, KARL: Zur Erkrankung des sogenannten cephalostatischen Systems. Z. Hals- usw. Heilk. **11**, 107 (1925). — HELSMOORTEL jr., J., et L. VAN BOGGAERT: Recherches sur l'état des fonctions vestibulaires dans les crises oculogyres de l'encéphalite (10 cas). Revue neur. **34** I, 980 (1927). — HELSMOORTEL jr., J., et RENÉ NYSSEN: Les réflexes cochléaires et leur valeur sémiologique. J. de Neur. **30**, 681 (1930). — La plethysmographie en acoumétrie. Ann. d'Oto-Laryng. **1931**, No 8, 859. — HEMMES, G. D.: Über die Genese des hereditären Nystagmus. Z. Augenheilk. **58**, 413 (1926). — HENNEBERT: Labyrinthites hérédosyphilitiques avec réactions oculaires par l'épreuve pneumatique. Bull. trimashill. **1914**, 163. — HENNER, C.: L'influence de l'alcool et de la scopolamine sur l'appareil vestibulaire et le cervelet chez l'homme normal et chez l'homme malade. Revue neur. **34** I, 989 (1927). — HERZFELD, GERTRUD: Klinische Untersuchungen des Nervus acusticus bei rezenter Lues. Arch. f. Dermat. **143**, 279 (1923). — Die Abweichbewegung bei normalen und Luikern. Passow-Schaefers Beitr. **22**, 141 (1925). — Aussprachebemerkung zu KOBRAK. Zbl. Hals- usw. Heilk. **7**, 252 (1925). — HERZFELD, J.: Zur Frage der Gleichgewichtsverminderung nach doppelseitiger Zerstörung der Vestibularapparate. Mschr. Ohrenheilk. **64**, 1035 (1930). — HERZOG: Tuberkulöse Labyrintheiterung mit Ausgang in Heilung. Verh. dtsch. otol. Ges. **1906**, 103. — Kritisches zur Verkürzung der Knochenleitung bei normalem Gehör. Münch. med. Wschr. **1913** I, 18, 19. — HILPERT, P.: Zur Symptomatologie der nichteitrigen Synusthrombosen. Klin. Wschr. **1929** I, 496. — Die neurologische Diagnostik der Tumoren der hinteren Schädelgrube. Z. Hals- usw. Heilk. **36**, 3 (1934). — HINSBERG: Fistelsymptom bei Labyrinthsequeste. Z. Laryng. usw. **15**, 137 (1926). — Zur Therapie der Labyrinthsequester. Z. Hals- usw. Heilk. **18**, 221 (1927). — HINSBERG, V.: Eine Modifikation des STENGERschen Versuchs. Z. Hals- usw. Heilk. **21**, 259 (1928). — Zum Nachweis einseitiger Taubheit. Z. Hals- usw. Heilk. **32**, 555 (1933). — HIRSCH, L.: Beeinflussung der Gehörwahrnehmung durch äußere Schalleinwirkung. Z. Hals- usw. Heilk. **27**, 416 (1930). — HÖGYES: Mschr. Ohrenheilk. **46**, 685 (1912). — HOFER, IGNAZ: Untersuchung über den kalorischen Nystagmus. Verh. dtsch. otol. Ges. **1911**, 186. — Verh. dtsch. otol. Ges. **1913**, 378. — Z. Ohrenheilk. **68**, 189 (1913). — HOFF, HANS u. PAUL SCHILDER: Haltungs- und Stellreflexe und verwandte Phänomene. Dtsch. Z. Nervenheilk. **89**, 65 (1926). — Die Lagereflexe des Menschen. Wien: Julius Springer 1927. — Zur Kenntnis der Symptomatologie vestibulärer Erkrankungen. Dtsch. Z. Nervenheilk. **103**, 145 (1928). — HOFF, HANS u. MAXIMILLIAN SILBERMANN: Änderungen der akustischen Wahrnehmungswelt bei Temporallappenläsionen. Z. Neur. **144**, 657 (1933). — HOFFMANN, R.: Über einen seit 11 Jahren geheilten translabyrinthär (nach Panse) operierten Acusticus-Kleinhirnbrückenwinkeltumor. Z. Laryng. usw. **23**,

344 (1933). — Hofmann, L.: Dissoziation zwischen kalorischer und Drehreaktion in einem Fall von tuberkulöser Meningitis. Mschr. Ohrenheilk. 68, 108 (1934). — Hollender, Abraham R. and Maurice H. Cottle: Diathermic studies on the eye and ear. Arch. of Otolaryng. 3, 438 (1926). — Holsopple, James Quinter: Factors affecting the duration of postrotation nystagmus. J. comp. Psychol. 3, 283 (1923). — Hünermann, Th.: Beobachtungen über die Brauchbarkeit des Wagnerschen Schüttelversuchs zur Bestimmung einseitiger Taubheit. Passow-Schaefers Beitr. 24, 313 (1926). — Hughson, Walter: A note on the relationship of cerebrospinal and intralabyrinthine pressures. Amer. J. Physiol. 101, 396 (1932).

Ihzuka, Keiji: Experimentelle Untersuchung über den otogenen (akustischen) Pupillenreflex. Acta Soc. ophthalm. jap. 34, 677 (1930) und deutsche Zusammenfassung S. 85. — Imhofer, R.: Gerichtliche Ohrenheilkunde. Leipzig: Curt Kabitzsch 1920. — Ingvar, Sven: Von „spinalem" Vorbeizeigen. Acta med. scand. (Stock.) 57, 313 (1922). — Ishihara, Kanichi: Zur vergleichenden Anatomie des Nervus vestibularis. Arb. neur. Inst. Wien 33, 233 (1931).

Jaehne: Arch. Ohrenheilk. 93, 178 (1914). — James, William: Amer. J. Otol. 4, 239 (1882). — Jansen, A. u. F. Kobrak: Praktische Ohrenheilkunde für Ärzte. Berlin: Julius Springer 1918. — Jansen, Albert: Die entzündlichen Erkrankungen im inneren Ohre. Handbuch der Neurologie des Ohres von Alexander-Marburg-Brunner, Bd. 2, Teil 2, S. 723. Berlin u. Wien: Urban & Schwarzenberg 1929. — Jellinek, Auguste: Motorische Schallreflexe bei Schwerhörigen und Tauben. Mschr. Ohrenheilk. 67, 51 (1933). — Experimentelle Beiträge zur Lokalisation der akustischen Stellreflexe. Pflügers Arch. 232, 116 (1933). — Jones, Isaac H. and William G. Spiller: The central tracts of the nervus vestibularis. Trans. amer. neur. Assoc. 1925, 181. — Junger: Die Reaktionsbewegungen des Körpers bei galvanischer Prüfung des Labyrinths. Z. Hals- usw. Heilk. 3, 225 (1922). — Methodik und klinische Bedeutung der galvanischen Prüfung des Labyrinthes. Mschr. Ohrenheilk. 56, 451 (1922).

Kahler u. Ruf: Untersuchungen über das Hören durch Schwingungsanregung im Körper auf elektrostatischem Wege. Z. Hals- usw. Heilk. 29, 218, 257 (1931). — Kaplan, Michael: Die spinale Akustikus...... und die in ihr eingelagerten Zellsystems. Arb. neur. Inst. Wien 20, 375 (1913). — Karlefors, John: Pointing reaction weaker outwards, stronger inwards. A general symptom of intra-cranial pressure produced from the side of the cerebellum. Acta oto-laryng. (Stockh.) 4, 157 (1922). — Vestibular after-reactions, especially caloric after-reactions. Acta oto-laryng. (Stockh.) 5, 307 (1923). — Karlström, Fritz: Case of severely damaged vestibular system with intact cochlear function. Acta oto-laryng. (Stockh.) 21, 110 (1934). — Kato, Toru: Zur Physiologie der Binnenmuskeln des Ohres. Pflügers Arch. 150, 569 (1913). — Kato, Toyojiro: Die pathologisch-anatomischen Grundlagen der sogenannten Allgemeinsymptome von Hirntumoren. Arb. neur. Inst. Wien 21, 256 (1916). — Katz, F. G.: Über Sprachgehör und Sprachverständnis. Z. Hals- usw. Heilk. 25, 193 (1930). — Bezoldsche Sprachtexte und Sprachverständnis. Passow-Schaefers Beitr. 28, 177 (1930). — Elektroakustische Hörschärfenmessung der Gegenwart. Zbl. Hals- usw. Heilk. 17, 177 (1932). — Katz, F. G. u. G. v. Salis: Quantitative Hörprüfung mit Sprache. Z. Hals- usw. Heilk. 26, 106 (1930). — Kaufmann, J.: Ein Fall von gekreuzter, zentraler Taubheit. Berl. klin. Wschr. 1886 I, 541. — Kayser, R.: Ein einfacher Ersatz für den Lärmapparat. Mschr. Ohrenheilk. 44, 1215 (1910). — Kayser, Richard u. Walter Klestadt: Anleitung zur Diagnose und Therapie der Kehlkopf-, Nasen- und Ohrenkrankheiten, 15./16. Ausg. Berlin: S. Karger 1928. — Kehrer, Ferdinand: Psychogene Störungen des Auges und des Gehörs. Arch. f. Psychiatr. 58, 401 (1917). — Kelemen, Georg: Zur Bewertung des von der Körperlage abhängigen Nystagmus und Schwindels. Mschr. Ohrenheilk. 60, 1156 (1926). — Kestenbaum, A. u. A. J. Cemach: Zur Theorie des Bewegungsnystagmus. Z. Hals- usw. Heilk. 2, 442 (1922). — Kestenbaum, Alfred: Der Mechanismus des Nystagmus. Graefes Arch. 105, 799 (1921). — Zum Mechanismus des Nystagmus. Mschr. Ohrenheilk. 55, 844 (1921). — Kiaer, Gottlieb: Plötzliche, bei einem Taucher entstandene Taubheit. Acta oto-laryng. (Stockh.) 3, 516 (1922). — Kicin, D.: Untersuchung des Vestibularapparates mittels schwacher rotierender Reizungen nach der Methode von Grahe. Russk. Otol. 1927, 235, 368. — Kindler, W.: Akute Mittelohrentzündung mit Hirnhautentzündung und Neurolabyrinthitis der anderen Seite („sympathische Otitis"). Z. Laryng. usw. 26, 177 (1935). — Kisch, Bruno: Die Funktionsprüfung des Gehörorgans betreffende Beobachtungen. Dtsch. med. Wschr. 1922 I, 164. — Kiss: Über Vorbeizeigen bei forciertem Seitwärtsschauen. Z. Neur. 29, 484 (1915). — Kleijn, A. de: siehe unter A. de Kleyn. — Klestadt: Verh. dtsch. otol. Ges. 1913, 229. — Z. Ohrenheilk. 79, 57 (1919). — Aussprache. Verh. Ges. dtsch. Hals- usw. Ärzte 1921, 209. — Mittelohreiterung und circumscripte Labyrinthitis. Dtsch. med. Wschr. 1922 I, 276. — Demonstration eines Otolithensymptomes. Klin. Wschr. 1926 II, 1489. — Ein vervollkommneter Lärmapparat. Arch. Ohr- usw. Heilk. 115, 115 (1926). — Über vestibulare Untersuchungen bei supranucleären Augenmuskellähmungen.

Passow-Schaefers Beitr. **23**, 177 (1926). — Anwendung der Elektrizität in der Ohrenheilkunde. Erg.-Bd. zum Handbuch der gesamten medizinischen Anwendung der Elektrizität, S. 411. Leipzig: Georg Thieme 1928. — Über Wechsel der Richtung des Spontannystagmus und Kombination des Spontannystagmus mit Lagenystagmus bei entzündlicher Labyrintherkrankung. Mschr. Ohrenheilk. **64**, 1294 (1930). — Über klinisch wichtige Gesichtspunkte bei Fern- bzw. Spätschädigungen des N. VIII durch Starkstrom. Passow-Schaefers Beitr. **30**, 244 (1932). — Klestadt u. Rotter: Ein Beitrag zum spontanen Vorbeizeigen als Kleinhirnsymptom. Arch. f. Psychiatr. **84**, 93 (1928). — Klestadt, W. u. L. Lill: Studie zur Augenreaktion während der Drehung. Acta oto-laryng. (Stockh.) **19**, 225 (1933). — Klestadt, Walter u. Kurt Wachholder: Aktionsstromuntersuchungen bei tonischen Hals- und Labyrinthreflexen und bei kalorischer Labyrinthreizung. Klin. Wschr. **1928 I**, 935. — Kleyn, de: Mschr. Ohrenheilk. **54**, 1128 (1920). — Verh. Ges. dtsch. Hals- usw. Ärzte **1921**, 253. — Ein paar Fälle mit merkwürdigen vestibularen Reaktionen. Zbl. Hals- usw. Heilk. **9**, 429 (1926). — Rapport sur les moyens d'exploration clinique de l'appareil vestibulaire. Revue neur. **34 I**, 889 (1927). — Statischer Sinn. Jber. Physiol. **5 I**, 504 (1924); **9 I**, 772 (1928). — Einige experimentell-klinische Bemerkungen über die kalorische Reaktion. Arch. Ohr- usw. Heilk. **122**, 169 (1929). — Kleyn, de u. Nieuwenhuyse: Schwindelanfälle und Nystagmus bei einer bestimmten Stellung des Kopfes. Acta otolaryng. (Stockh.) **11**, 292 (1927). — Kleyn, de u. Tumbelaka: Über vestibuläre Augenreflexe. Graefes Arch. **95**, 314 (1918). — Kleyn, A. de u. R. Magnus: Sympathicuslähmung durch Abkühlung des Mittelohres beim Ausspritzen des Gehörganges der Katze mit kaltem Wasser. Graefes Arch. **96**, 368 (1918). — Über die Unabhängigkeit der Labyrinthreflexe vom Kleinhirn und über die Lage der Zentren für die Labyrinthreflexe im Hirnstamm. Pflügers Arch. **178**, 124 (1920). — Kleyn, A. de u. V. Schenk: Über den Reflexbogen des vestibulären Augennystagmus beim Menschen. Acta oto-laryng. (Stockh.) **15**, 439 (1931). — Kleyn, A. de u. C. Versteegh: Über die Unabhängigkeit des Dunkelnystagmus der Hunde vom Labyrinth. Graefes Arch. **101**, 228 (1920). — Über den Einfluß der Reizung der Nasenschleimhaut auf den vestibulären Nystagmus beim Kaninchen. Arch. Laryng. **33**, 437 (1920). — Schwindelanfälle und Nystagmus bei einer bestimmten Lage des Kopfes. Acta oto-laryng. (Stockh.) **6**, 99 (1924). — Method of determining the compensatory positions of the human eye. Acta oto-laryng. (Stockh.) **6**, 170 (1924). — Labyrinthine compensatory eye positions in patients. J. Laryng. a. Otol. **39**, 686 (1924). — Ergebnisse der experimentellen Physiologie des Vestibularapparates bei Säugetieren. Zbl. Hals- usw. Heilk. **4**, 1 (1924). — Labyrinthäre kompensatorische Augenstände beim Menschen. Nederl. Tijdschr. Geneesk. **69**, 396 (1925). — Some remarks upon the present position of the physiology of the labyrinth. J. Laryng. a. Otol. **42**, 649 (1927). — Über verschiedene Formen von Menières Syndrom. Dtsch. Z. Nervenheilk. **132**, 157 (1933). — Labyrinthreflexe nach Abschleuderung der Otolithenmembranen bei Meerschweinchen. Pflügers Arch. **232**, 454 (1933). — Knick, Arthur u. A. Zalozieski: Über Akustikuserkrankungen im Frühstadium der Lues, insbesondere nach Salvarsan. Berl. klin. Wschr. **1912 I**, 639, 692. — Kobrak, F.: Die Gefäßerkrankungen des Ohrlabyrinths und ihre Beziehungen zur Menièreschen Krankheit. Berl. klin. Wschr. **1920 I**, 185. — Passow-Schaefers Beitr. **14**, 278 (1920). — Beiträge zur Lehre von den statischen Funktionen des menschlichen Körpers unter besonderer Berücksichtigung des statischen Labyrinths. Berlin: S. Karger 1922. — Die angioneurotische Octavuskrise. Passow-Schaefers Beitr. **18**, 305 (1922). — Zur Wirkungsweise des kalorischen Schwachreizes. Passow-Schaefers Beitr. **18**, 351 (1922). — Grundsätzliches zur Nystagmusfrage. Beziehungen zwischen vestibulären und okulärem Nystagmus. Passow-Schaefers Beitr. **19**, 96 (1923). — Über kalorische Schwach- und Kurzreize und hierbei in Frage kommende Gesetzmäßigkeiten. Passow-Schaefers Beitr. **19**, 321 (1923). — Über Verwendung von rotatorischen Schwachreizen bei der Prüfung des Rombergschen Phänomens und der Abweichereaktion. Passow-Schaefers Beitr. **19**, 326 (1923). — Über klinische Ergebnisse der Untersuchungen des Innenohres auf Grund der neueren Vestibularisprüfungen. Passow-Schaefers Beitr. **20**, 1 (1923). — Ergebnisse und Ziele otoneurologischer Forschung unter besonderer Berücksichtigung anatomischer und physiologischer Grundlagen der klinischen Neurologie des Ohres. Internat. Zbl. Ohrenheilk. **24**, 231 (1925). — Über die Möglichkeit, den Sitz von Ohrenerkrankungen zu bestimmen. Passow-Schaefers Beitr. **22**, 33 (1925). — Rotatorische Schwachreizung. Z. Laryng. usw. **13**, 289 (1925). — Aus Theorie und Praxis otoneurologischer Diagnostik. Mschr. Ohrenheilk. **64**, 947 (1930). — Über die klinische Bedeutung der Ohrmuscheln. Z. Hals- usw. Heilk. **31**, 370 (1932). — Kobrak, H.: Über die Bedeutung subjektiver Vestibularissymptome. Z. Hals- usw. Heilk. **32**, 387 (1932). — Beobachtungen des Stapediusreflexes am Menschen. Z. Hals- usw. Heilk. **32**, 8 (1932). — Untersuchungen über den Zusammenhang zwischen Hirndruck und Labyrinthdruck. Passow-Schaefers Beitr. **31**, 216 (1934). — Koch, Joh.: Betrachtungen über die Beziehungen menièreartiger Krankheitsbilder zum mechanischen und psychischen Trauma. Arch. Ohr- usw. Heilk. **132**, 29 (1932). — Beitrag zur Frage der Entstehung, Beurteilung und Behandlung

652　W. Klestadt: Symptomatologie des N. VIII einschließlich Leitung im Hirnstamm.

von Erkrankungen mit anfallsweise auftretendem Vestibularschwindel (Octavuskrisen). Arch. Ohr- usw. Heilk. **134**, 314 (1933). — Über Störungen der Cochlear- und Vestibularfunktion bei Hirnerkrankungen. Arch. Ohr- usw. Heilk. **135**, 232 (1933). — Studien über Veränderungen des Gehörorgans, insbesondere Störungen der Innenohrfunktion nach Schädelunfällen mit und ohne Verletzung des Schläfenbeins. Arch. Ohr- usw. Heilk. **137**, 105 (1933a). — Köllner, H.: Nystagmus bei Hirnnervenparese als Herdsymptom. Arch. Augenheilk. **94**, 167 (1924). — Körösi: Zeigeversuch. Z. Hals- usw. Heilk. **31**, 387 (1933). — Körösi, Alexander: Zur Ätiologie der Pupillendifferenz. Mschr. Ohrenheilk. **67**, 207 (1933). — Kohnstamm: Verh. dtsch. otol. Ges. **1911**, 203. — Kolmer, W.: Statoreceptoren. Bau der statischen Organe. Handbuch der normalen und pathologischen Physiologie von A. Bethe, G. v. Bergmann u. a., Bd. 11,1, S. 767. Berlin: Julius Springer 1926. — Kompanejetz, S.: Über den Einfluß des Bárányschen Lärmapparats auf das Hörvermögen des paarigen Gehörorgans. Mschr. Ohrenheilk. **57**, 687 (1923). — Die Gegenrollung der Augen nach Granatexplosionen. Z. Hals- usw. Heilk. **5**, 53 (1923). — Die Beteiligung des mechanischen Faktors bei der Gegenrollung der Augen. Arch. Ohr- usw. Heilk. **112**, 1 (1924). — Klinische Untersuchungen über den Zustand des Gehörorganes nach Explosionen und Detonationen. Z. Hals- usw. Heilk. **8**, 155 (1924). — Über die Bezoldsche Hörstrecke b—g und die Lage der Sprachlaute in der Tonskala. Z. Hals- usw. Heilk. **11**, 309 (1925). — Gibt es beim Menschen kompensatorische Augenbewegungen als reine Halsreflexe? Mschr. Ohrenheilk. **61**, 795 (1927). — Die Klinik der Erkrankungen des Otolithenapparates. Z. Laryng. usw. **16**, 336 (1928). — Zur Technik der Untersuchung des Fistelsymptoms und des Spontannystagmus. Mschr. Ohrenheilk. **66**, 566 (1932). — Korányi, A. v. u. Jacques Loeb: Über Störungen der kompensatorischen und spontanen Bewegungen nach Verlegung des Großhirns. Pflügers Arch. **48**, 423 (1894). — Korbsch, H.: Über Störungen der vertikalen Augenbewegungen bei Veronal-, bzw. Medinalintoxikation. Arch. f. Psychiatr. **72**, 473 (1924). — Kragh, Jens: La réaction vestibulaire de la téte. Acta oto-laryng. (Stockh.) **4**, 209 (1922). — Krassnig: Die funktionellen Störungen bei Lues des Cochlearis nebst kritischen Bemerkungen über den Einfluß der Salvarsantherapie. Z. Hals- usw. Heilk. **6**, 237 (1923). — Die Funktionsstörungen des Acusticus bei Schädigung seines Kerngebietes. Z. Hals- usw. Heilk. **20**, 359 (1928). — Kreidl: Pflügers Arch. **51**, 119 (1892). — Die Physiologie des inneren Ohres der zentralen Hörbahnen und -zentren. Handbuch der Neurologie des Ohres, S. 383. Berlin u. Wien: Urban & Schwarzenberg 1924. — Kreidl, A. u. S. Gatscher: Versuche über den Nachweis der Augendeviation bei Drehung und Calorisierung. Mschr. Ohrenheilk. **57**, 683 (1923). — Zur Analyse der Erscheinungen nach Sistierung der passiven Drehung. Mschr. Ohrenheilk. **57**, 874 (1923). — Über Umstimmung der Drehempfindung. Mschr. Ohrenheilk. **62**, 690 (1928). — Über die Beziehung zwischen den objektiven und subjektiven Phänomenen bei passiver Drehung. Mschr. Ohrenheilk. **62**, 1100 (1928). — Kreindler, A.: Untersuchungen über die normale und pathologische Chronaxie des Nervus vestibularis. Z. Neur. **138**, 699 (1932). — Krotoschiner: Über den Nachweis von Gleichgewichtsstörungen bei einseitigen Labyrintherkrankungen. Z. Ohrenheilk. **51**, 365 (1906). — Krukower, I. M.: Über die Ermüdung der labyrinthischen Gehörsfunktion. Acta- oto laryng. (Stockh.) **14**, 548 (1930). — Kubo: Pflügers Arch. **114**, 143 (1906). — Sur le nystagmus causé par la diathermie. Arch. internat. Laryng. etc. **4**, 149 (1925). — Kümmel: Passow-Schaefers Beitr. **11**. — Krankheiten des inneren Ohres. Leipzig: Georg Thieme 1922. — Kümmel, W.: Psychogene Hörstörungen. Handbuch der normalen und pathologischen Physiologie von A. Bethe, G. v. Bergmann u. a., Bd. 11,1, S. 744. Berlin: Julius Springer 1926. — Kuilman, J.: Nystagmographie während der Drehung. Z. Halsusw. Heilk. **35**, 85 (1933). — Kupfer, E.: Entwicklung einer Hörtheorie und Galvanotherapie im Anschluß an Nachbilder und elektrische Nervenphänomene verschiedener Sinnesgebiete. Mschr. Ohrenheilk. **68**, 767 (1934).

Lampert, Heinrich: Die Mängel der bisherigen Hörprüfung mit der Sprache und ein Versuch zur Besserung. Z. Hals- usw. Heilk. **5**, 69 (1923). — Landau, Arnold: Über einen tonischen Lagereflex beim älteren Säugling. Klin. Wschr. **1923 II**, 1253. — Lange, W.: Die Verletzungen des Gehörorganes. Handbuch der speziellen pathologischen Anatomie und Histologie von Henke-Lubarsch, Bd. 12, S. 569. Berlin: Julius Springer 1926. — Langenbeck: Was beweist der Stengersche Versuch? Z. Hals- usw. Heilk. **34**, 250 (1933). — Stimmgabel oder Otoaudion? Z. Hals- usw. Heilk. **36**, 409 (1934). — Langenbeck, Bernhard: Über die Unzulänglichkeit unserer Hörschärfenbestimmungen. Z. Hals- usw. Heilk. **20**, 313 (1928). — Lehmann, Richard: Oktavusstörungen im Frühstadium der Lues. Passow-Schaefers Beitr. **19**, 209 (1923). — Leicher: Über den Heilverlauf bei traumatischen Hör- und Gleichgewichtsschädigungen. Z. Hals- usw. Heilk. **36**, 251 (1934). — Leidler: Diskussion Ver.ber. österr. otol. Ges., 28. Juni 1926. Mschr. Ohrenheilk. **60**, 798 (1926). — Aussprache zu Ruttin. Mschr. Ohrenheilk. **65**, 629, 630 (1931). Aussprache zu Eisinger. — Leidler, R.: Beitrag zur Pathologie des Bogengangapparates. Z. Ohrenheilk. **56**, 328 (1908). — Experimentelle Untersuchungen über das Endigungsgebiet des Nervus vestibularis. Mitt. I u. II. Arb. neur. Inst. Wien **20**, 256 (1913); **21**, 151 (1916). — Multiple Sklerose mit beiderseitiger isolierter Ausschaltung des Vestibularapparates. Mschr. Ohrenheilk. **56**, 655 (1922). — Otitis med. supp. chron. Cholesteatom. Akute Exacerbation nach Grippe. Spontane Labyrinthfistel. Spontane Facialislähmung. Diffuse seröse Labyrinthitis. Ausheilung mit Ausschaltung des Nervus octavus und Facialisparese. Mschr. Ohrenheilk. **65**, 1010 (1931). — Formen des Schwindels und seine Diagnostik. Wien. klin. Wschr. **1933 I**, 756. — Technik der Untersuchung auf Schwindel. Wien. klin. Wschr. **1933 I**, 789. — Das vegetative System und der Vestibularapparat. Mschr. Ohrenheilk. **68**, 513 (1934). — Vestibularapparat und vegetatives System. Mschr. Ohrenheilk. **68**, 686 (1934); **69**, 1 (1935). — Störungen im zentralen Vestibularapparat bei Enzephalitis. Mschr. Ohrenheilk. **69**, 359 (1935). — LEIDLER, R. u. P. LOEWY: Der Schwindel bei Neurosen. Mschr. Ohrenheilk. **56**, 1, 62 (1922); **57**, 21, 103, 192, 278, 347 (1932). — Untersuchungen von Neurosen mit der Schwachreizmethode nach KOBRAK. Mschr. Ohrenheilk. **59**, 977 (1925). — LEIRI, F.: Über die Seekrankheit. Z. Hals- usw. Heilk. **16**, 565 (1926). — LEISSE, OTTO: Experimentelle Untersuchungen zur Theorie der thermischen Vestibularisreizung. Arch. Ohr- usw. Heilk. **116**, 56 (1926). — Über die Rolle des sensiblen Gehörgangreizes bei der kalorischen Labyrinthprüfung. Arch. Ohr- usw. Heilk. **116**, 204 (1927). — LESCHKE, ERICH: Fortschritte in der Erkennung und Behandlung der wichtigsten Vergiftungen. Vergiftungen mit organischen Lösungsmitteln und Betriebsstoffen. Münch. med. Wschr. **1932 II**, 1670. — LEVY, ELSE: Ohrensausen auf allergischer Grundlage. Z. Laryng. usw. **32**, 410 (1932). — LEWKOWITZ, ARTUR: Beitrag zur Vestibularhysterie. Z. Ohrenheilk. **79**, 229 (1920). — LIEBERMANN, THEODOR V.: Empfindliche Methode zur Prüfung des Vorbeizeigens bei Labyrinthstörungen usw. Mschr. Ohrenheilk. **56**, 653 (1922). — Ein neues Symptom der isolierten Erkrankung des Otolithenapparates. Dtsch. med. Wschr. **50**, 762 (1924). — LIPSCHÜTZ, ELIAS: Expériences avec les épreuves de la déviation et de l'indication enregistrées suivant la méthode de BARANY chez des sujets normaux. Acta oto-laryng. (Stockh.) **11**, 424 (1927). — LIST, CARL FELIX: Die Differentialdiagnose der Kleinhirnbrückenwinkelerkrankungen mit besonderer Berücksichtigung der Tumoren. Z. Neur. **144**, 54 (1933). — LOEBELL, H.: Ermüdungserscheinungen des Hörorgans und Ermüdungsnystagmus nach sportlicher Arbeit. Sitzgsber. Ges. Naturwiss. Marburg 54 (1925) — LÖWENSTEIN, KURT: Z Neur **24**, 534 (1914). — LOMBARD: Le signe de l'élévation de la voix. Ann. Mal. Oreille **36** (1911). — LORENZ: Diskussion zu RUTTIN. — LÜHR, ALFRED F. and JOHN L. ECKEL: Fixation and volontary nystagmus. Arch. of Ophthalm. **9**, 625 (1933). — LÜSCHER, E.: Die Funktion des Musculus stapedius beim Menschen. Z. Hals- usw. Heilk. **23**, 105 (1929); **25**, 462 (1930). — LUND: Siehe DE KLEYN. — LUND, ROBERT: Deux cas d'affection des canaux semicirculaires et de l'appareil otolithique. Acta oto-laryng. (Stockh.) **4**, 219 (1922). — Das Fistelsymptom durch direkten Druck gegen die Fistula labyrinthi ausgelöst. Acta oto-laryng. (Stockh.) **15**, 222 (1931). — Theorie des labyrinthären Fistelsymptoms. Mschr. Ohrenheilk. **65**, 1511 (1931). — Die vertikale Komponente des labyrinthären Nystagmus. Acta oto-laryng. (Stockh.) **20**, 414 (1934). — LUTZ, ANTON: Über die Fahnen der Blickwendung und deren Dissoziierung. Klin. Mbl. Augenheilk. **70**, 213 (1923).

MACKENZIE, GEORGE W.: Klinische Studie über die Funktionsprüfung des Labyrinthes mittelst des galvanischen Stromes. Arch. Ohrenheilk. **77/78**, 1 (1908). — Klinische Untersuchungen über die labyrinthären Gleichgewichtsstörungen mit besonderer Berücksichtigung der allgemeinen Prüfungsmethoden und des Goniometers. Arch. Ohrenheilk. **78**, 167 (1909). — Some remarks on nystagmus. Ann. of Otol. **32**, 427 (1923). — MAGNUS: Münch. med. Wschr. **1912 I**, 681. — MAGNUS u. DE KLEYN: Ein weiterer Fall von tonischen Halsreflexen beim Menschen. Münch. med. Wschr. **1913 II**, 2566. — Theorie über die Funktion des Bogengangs- und Otolithenapparates bei Säugern. Handbuch der normalen und pathologischen Physiologie von BETHE, v. BERGMANN u. a., Bd. 11,1, S. 1002. Berlin: Julius Springer 1926. — Körperstellung, Gleichgewicht und Bewegung bei Säugern. Handbuch der normalen und pathologischen Physiologie von BETHE, v. BERGMANN u. a., Bd. 15,1, S. 29. Berlin: Julius Springer 1930. — MAIER, MARKUS u. HANS LION: Über den experimentellen Nachweis der Endolymphbewegung im Bogengangsapparat des Ohrlabyrinths bei adäquater (rotatorischer) und kalorischer Reizung. Physiologische Erklärung der Auslösung des Nystagmus durch Endolymphbewegung. Arch. Ohr- usw. Heilk. **107**, 149 (1921). — MAJEWSKI: Graefes Arch. **96**, 140 (1918). — MALAN, A.: Méthode d'inscription des déviations postrotatoires dans l'épreuve de l'indication. Rev. de Laryng. etc. **51**, 405 (1930). — MANN, L.: Elektrodiagnostik des N. acusticus. Handbuch der gesamten medizinischen Anwendung der Elektrizität von MANN-BORUTTAU, Bd. 2, 1, S. 336 u. 356. Leipzig: Klinkhardt 1911. — Über die galvanische Vestibularreaktion. Neur. Zbl. **1912**, 1356. — Über ein häufig zu beobachtendes Syndrom bei Commotio bzw. Contusio cerebri. Dtsch. med. Wschr. **1931 II**, 2172. — MANN, M.: Verh. dtsch. otol. Ges. **1904**, 121. — Tumoren des Acusticus. Handbuch der Hals-Nasen-Ohrenheilkunde von DENKER-KAHLER, Bd. 7, S. 690. Berlin: Julius Springer u. München: J. F. Bergmann 1926. — MARBURG:

Über die neueren Fortschritte in der topischen Diagnostik des Pons und der Oblongata. Dtsch. Z. Nervenheilk. 41, 41 (1911). — Neur. Zbl. 31, 1366 (1912). — Entwicklungsgeschichte, makroskopische und mikroskopische Anatomie des Nervus cochlearis, vestibularis und Kleinhirns sowie der zugehörigen Abschnitte des zentralen Nervensystems (Centren und Bahnen). Handbuch Neurologie des Ohres von Alexander-Marburg-Brunner, Bd. 1,1, S. 174. Berlin u. Wien: Urban & Schwarzenberg 1924. — Die Anatomie des Kleinhirns. Dtsch. Z. Nervenheilk. 81, 8 (1924). — Die Tumoren im Bereiche des Cochlear-Vestibularsystems und Kleinhirns. Handbuch Neurologie des Ohres von Alexander-Marburg-Brunner, Bd. 3. S. 1. Berlin u. Wien: Urban & Schwarzenberg 1926. — Probleme der vertikalen Blickbewegung. Z. Augenheilk. 58, 253 (1926). — Tumoren des Schläfenlappens. Handbuch Neurologie des Ohres von Alexander-Marburg-Brunner, Bd. 2,2, S. 1890. Berlin u. Wien: Urban & Schwarzenberg 1928. — Marinesco, G.: Draganesco et Lazaresco: Tumeur cérébelleuse unilatérale. Crises de céphalée sous — accipitale et d'opisthotonus. Inversion du nystagmus post-rotatoire. Rev. otol. etc. y Cir. neur. 6, 109 (1928). — Markmann: Z. Ohrenheilk. 56, 85 (1908). — Marschak, A.: Die metaluischen Acusticusstörungen und ihre Beeinflussung durch Malariatherapie. Mschr. Ohrenheilk. 64, 187 (1930). — Marx, Herrmann: Über galvanischen Nystagmus. Verh. dtsch. otol. Ges. 1911, 185. — Z. Ohrenheilk. 63, 201 (1911). — Mauthner: Mschr. Ohrenheilk. 53, 657 (1919). — Mauthner, Oskar: Über das Verhalten des Gleichgewichtsnerven und des Körpergleichgewichts bei den Neurosen. Klinische Studien. Mschr. Ohrenheilk. 58, 502 (1924). — Zur Kenntnis nur scheinbar otogener cerebraler Komplikationen bei akuten Infektionskrankheiten. (Ein histologisch überprüfter Fall von Encephalitis haemorrhagica und Kleinhirnabsceß nach Masern und Masernotitis. Eigentümliches Verhalten der Blicklähmung bei Kaltspülung.) Mschr. Ohrenheilk. 59, 672 (1925). — Vertikaldivergenz (Hertwig-Magendiesche Augeneinstellung) nach Kaltspülung bei Hysterie. Mschr. Ohrenheilk. 59, 1177 (1925). — Die objektiven Kriterien der Verletzung des inneren Ohres und des N. octavus. Internat. Zbl. Ohrenheilk. 30, 1 (1928). — Mayer, Otto: Die Erkrankung des Gehirnorgans bei allgemeiner progressiver Paralyse. Arch. Ohrenheilk. 72, 94 (1907). — Vier klinisch und histologisch untersuchte Fälle von Tabes dorsalis nebst Bemerkungen über die Bedeutung des Cortischen Organes für das Hören. Passow-Schaefers Beitr. 21, 153 (1924). — Meessen, Hubert: Über Blickkrämpfe bei Encephalitis epidemica chronica. Dtsch. Z. Nervenheilk. 132, 85 (1933). — Mendel, Kurt: Über das Corpus restiform-Syndrom (L. Mann) nach Unfall. Dtsch. med. Wschr. 1933 I, 529. — Vertigo permanens (Dauerschwindel). Dtsch. med. Wschr. 1933 I, 960. — Metzger: Über Tonusveränderungen auf optische Reize. Klin. Wschr. 1925 I, 853. — Meurers, v.: Die Elektrodiagnostik und -therapie des Ohrensausens. Passow-Schaefers Beitr. 23, 559 (1926). — Meyers, I. Leon: Nystagmus: Neuro-otologic studies concerning its seat of origin. Amer. J. med. Sci. 169, 742 (1925). — Conjugate deviation of the head and eyes; its value in the diagnosis and localisation of abscess of the brain. Arch. of Otolaryng. 13, 683 (1931). — Michelovic, M.: Der praktische Wert des doppelten Drehversuches (otolithische Reaktion in der Aviationsexpertise). Russk. Otol. 24, 472 (1931). — Mingazzini, G.: Klinischer und pathologisch-anatomischer Beitrag zum Studium der Acusticustumoren. Z. Neur. 110, 163 (1927). — Miodonski, Johann: Ein Fall von Anisokorie infolge einer Ohrbeschädigung. Otolaryngologia slav. 3, 56 (1931). — Mittlermaier: Discussion zu Ruf. Z. Hals- usw. Heilk. 36, 261 (1934). — Molinié, J.: Nystagmus galvanique. Rev. de Laryng. etc. 44, 629 (1923). — Mosso, Fortunato Erminio: I cosidetti „riflessi motori acustici". Il loro valore clinico e medico-legale. Atti Clin. oto-ecc. iatr. Univ. Roma 24, 1 (1926). — Moulonguet, André: Traitement chirurgical des bourdonnements d'oreille. Etude historique et critique. Ot internat. 18, 88 (1934). — Muck, O.: Beitrag zur Diagnose und Therapie der Emotionstaubheit. Med. Klin. 1917 I, 939. — Betrachtungen über die Entstehung der sogenannten Schrecklähmungen der Stimmritzen...... auf Grund experimenteller Untersuchungen. Z. Ohrenheilk. 76, 32 (1917). — Über eine vasomotorisch bedingte Nystagmusart. (Experimentelle Untersuchungen.) Z. Hals- usw. Heilk. 25, 88 (1929). — Hypacusis transitoria vasogenica nach kalorischer Reizung des Ohrlabyrinths. Z. Hals- usw. Heilk. 25, 262 (1930). — Über einen nach Gefäßsympathicusreizung der Armarterien auftretenden Nystagmus. Z. Hals- usw. Heilk. 28, 22 (1930). — Müller, Max: Z. Biol. 70 (N. F. 52), 287 (1920). — Muskens, L. J. J.: An anatomico-physiological study of the postenir....... bundle in its relation to forced movements. Brain 36, 352 (1913/14). — Das supra-vestibuläre System bei den Tieren und beim Menschen, mit besonderer Berücksichtigung der Klinik der Blicklähmungen, der sogenannten Stirnhirnataxie, der Zwangsstellungen und der Zwangsbewegungen. Amsterdam: N. V. noord-hollandsche uitgeversmaatschappij 1934. — Experimentelle und klinische Untersuchungen über die Verbindungen der unteren Olive und ihre Bedeutung für die Fallrichtung. Arch. f. Psychiatr. 102, 558 (1934). — Mygind: Ein neues Fistelsymptom. Verh. dän. oto-laryng. Ges., Dez. 1917. — Z. Ohrenheilk. 77, 70 (1918). — How does the caloric nystagmus arise? J. Laryng. a. Otol. 40, 444 (1925). — Wie entsteht der kalorische Nystagmus? Z. Hals- usw. Heilk. 11, 68 (1925). —

Über vertikalen Nystagmus. Arch. Ohr- usw. Heilk. **128**, 69 (1930). — Aussprache zu DEDERDING. Z. Hals- usw. Heilk. **31**, 355 (1932). — Siehe BORRIES.

NADOLECZNY, MAX: Gehör für Flüster- und Umgangssprache. Z. Hals- usw. Heilk. **27**, 471 (1930). — Die Überlegenheit des künstlichen Trommelfells gegenüber den Hörapparaten nebst kritischen Bemerkungen zur quantitativen Hörprüfung mit der Tonreihe und dem Otoaudion. Z. Hals- usw. Heilk. **35**, 472 (1934). — NAGEL: Über kompensatorische Raddrehungen der Augen. Z. Psychol. **12**, 331 (1896). — NAGER: Die Verletzungen des Gehörorgans. Bern-Berlin: Hans Huber 1930. — NASIELL, WILHELM: Inhibition du nystagmus spontané et expérimentalement provoqué, par l'oclusion des yeux, la fixation et la convergence. Acta oto-laryng. (Stockh.) **4**, 45 (1922). — Ein Vorgehen, welches bei gleichzeitiger Einstellung der Augen in eine angegebene Richtung die Aufhebung eines Nystagmus behufs Augenuntersuchung ermöglicht. Acta oto-laryng. (Stockh.) **8**, 245 (1925). — NEUMANN: Aussprache zu HINSBERG. Verh. dtsch. otol. Ges. **1907**, 146. — Verh. dtsch. otol. Ges. **1909**, 167. — Aussprache zu BRÜNINGS. Verh. dtsch. otol. Ges. **1910**, 202. — Mschr. Ohrenheilk. **44**, 513 (1910); **53**, 303 (1919). — Der otitische Kleinhirnabsceß. Wien: Franz Deuticke 1917. — Nystagmusphänomen bei seröser Labyrinthitis. Mschr. Ohrenheilk. **58**, 177 (1924). — Chronische Mittelohreiterung, Radikaloperation, Labyrinthitis serosa, auffallende Pulsverlangsamung. Mschr. Ohrenheilk. **58**, 177 (1924). — Diskusion zu KREIDL u. GATSCHER. Mschr. Ohrenheilk. **62** (1928). — Aussprache zu SINGER. Mschr. Ohrenheilk. **69**, 881 (1935). — NISHIKAWA, YOSHIHIDE: Experimentelle Untersuchungen über einige Bahnen des Hirnstammes des Kaninchens. Arb. neur. Inst. Wien **24**, 357 (1923). — NO, R. LORENTE DE: Die Grundlagen der Labyrinthphysiologie. Skand. Arch. Physiol. (Berl. u. Lpz.) **49**, 251 (1926). — Einiges zur Labyrinthphysiologie. Acta oto-laryng. (Stockh.) **11**, 301, 362 (1927). — Untersuchungen über die Anatomie und die Physiologie des Ohrlabyrinthes und des Nervus octavus. III. Die Labyrinthreflexe auf die Augenmuskeln nach einseitiger Labyrinthexstirpation nebst einer kurzen Angabe über den Nervenmechanismus der vestibulären Augenbewegungen. Mschr. Orhenheilk. **61**, H. 8, 857; H. 10, 1066; H. 11, 1152; H. 12, 1300 (1927). — Ausgewählte Kapitel aus der vergleichenden Physiologie des Labyrinthes. Die Augenmuskelreflexe beim Kaninchen und ihre Grundlagen. Erg. Physiol. **32**, 73 (1931). — NOVELLE, JEAN: Tumor of the acoustic nerve. Arch. Surg. **18**, 1887 (1929). — NUERNBERG, FRANZ: Taubheit und Ausfall der kalorischen Reaktion infolge eines Schalleitungshindernisses bei Felsenbeintumor. Verh. dtsch. otol. Ges. **1911**, 274. — NYLÉN, C. O.: A nystagmus phenomenon. Acta oto-laryng. (Stockh.) **3**, 502 (1922). — A clinical study of the labyrinthine fistula symptoms and pseudofistula symptoms in otitis. Acta oto-laryng. (Stockh.) **3**, Suppl., 1 (1923). — En cas de tumeurcérébrale, le nystagmus lié à la position de la tête indique-t-il que la tumeur est localisée a la fosse cranienne postérieure? Acta oto-laryng. (Stockh.) **7**, 335 (1925). — Tumeur cérébrale s'accompagnant de nystagmus en rapport avec l'attitude de la tête et de déviation des yeux sous l'influence d'une excitation thermique. Acta oto-laryng. (Stockh.) **8**, 250 (1925). — Experimenteller Kopflagenystagmus. Acta oto-laryng. (Stockh.) **9**, 179 (1926). — Kopfstellungsnystagmus. Acta oto-laryng. (Stockh.) **11**, 147 (1927). — A clinical study on positional nystagmus in cases of brain tumor. Acta oto-laryng. (Stockh.) **15**, Suppl. (1931). — Zur Symptomatologie experimenteller Hirntumoren. Acta oto-laryng. (Stockh.) **20**, 424 (1934). — NYLÉN, C. O. u. J. KARLEFORS: On Pseudo-fistula. Acta oto-laryng. (Stockh.) **3**, 156 (1922).

OBERWEGNER, LISELOTTE: Vergleichende quantitative Hörprüfungen an Ohrnormalen mit c5-Stimmgabel und c6- und c6-Klangstab. Arch. Ohr- usw. Heilk. **135**, 197 (1933). — OHM, J.: Das Ohrlabyrinth als Erzeuger des Schielens. Z. Augenheilk. **37**, 254 (1917). — Das Augenzittern als Gehirnstrahlung. Ein Atlas der Augenzitternkurven. Berlin u. Wien: Urban & Schwarzenberg 1925. — Der Einfluß des Lichtes auf das Augenzittern bei der multiplen Sklerose. Klin. Mbl. Augenheilk. **75**, 637 (1925). — Neue Vorrichtungen zur Auslösung des optischen Drehnystagmus. Klin. Mbl. Augenheilk. **77**, 14 (1926). — Ungewöhnliche Lichtwirkungen an den Augenmuskeln. Klin. Mbl. Augenheilk. **77**, 22 (1926). — Zur Tätigkeit des Augenmuskelsenders. Bd. 1: Berufliches Augenzittern. Bottrop: Wilhelm Postberg 1928. — Zur Tätigkeit des Augenmuskelsenders. Bd. 2: Nichtberufliches Augenzittern. Bottrop: Wilhelm Postberg 1929. — Über die Beziehungen zwischen Augenzittern der Bergleute und vestibulärem Drehnystagmus. Z. Hals- usw. Heilk. **23**, 153 (1929). — Der vestibuläre Drehnystagmus unter verschiedenen Bedingungen. Mschr. Ohrenheilk. **64**, 970 (1930). — OHNACKER, PAUL: Beiträge zur Klinik und Diagnostik vasculärer Vestibularsymptome. Z. Hals- usw. Heilk. **2**, 401 (1922). — Graphische Abweicheprüfung. Z. Hals- usw. Heilk. **8**, 547 (1924). — Zur Symptomatologie der chronisch verlaufenden Hör- und Gleichgewichtsstörungen bei Mumps. Arch. Ohr- usw. Heilk. **122**, 247 (1929). — OLOFF, HANS u. HEINRICH KORBSCH: Über das HERTWIG-MAGENDIESche Phänomen. Klin. Mbl. Augenheilk. **77**, 618 (1926). — Arch. f. Psychiatr. **79**, 200 (1926). — OLRIK, BIRGER: 2 Fälle von Otolitherkrankung. Bibl. Laeg. (dän.) **116**, 69 (1924). — OPFER, PETER HEINRICH: Untersuchungen über die Raddrehung der Augen beim Normalen, gemessen am Augenhintergrund nach GRAHE. Arch. Ohr- usw. Heilk. **136**, 298 (1933). —

OPPENHEIM, H.: Lehrbuch der Nervenkrankheiten für Ärzte und Studierende, 7. Aufl. Berlin: S. Karger 1923. — ORLEANSKY, K. u. I. ALEXANDROFF: Das innere Ohr bei kongenitaler Syphilis. Mschr. Ohrenheilk. **62**, 1005 (1928).

PANSE, FRIEDRICH: Schädigungen des Nervensystems durch technische Elektrizität. Abh. Neur. usw. **1930**, H. 59. — PANSE, RUDOLF: Labyrintherscheinungen während der Ohroperationen. Arch. f. Ohrenheilk. **73**, 78 (1907). — Pathologische Anatomie des Ohres. Leipzig: F. C. W. Vogel 1912. — Aussprache zu RUNGE. Z. Hals- usw. Heilk. **12**, 585 (1925). — PEIPER, A. u. H. ISBERT: Bemerkungen über die Häufigkeit der Reflexe in der ersten Lebenszeit. Jb. Kinderheilk. **129** (III. F. **79**), 11 (1930). — PERWITZSCHKY, R. u. H. BITTERAUF: Über das Richtungshören von Autosignalen im Großstadtlärm und auf der Landstraße. Z. Hals- usw. Heilk. **35**, 463 (1934). — PERWITZSCHKY, REINHARD: Über die Schädigungen des Gehör- und Gleichgewichtsorganes durch den elektrischen Starkstrom. Arch. Ohr- usw. Heilk. **134**, 345 (1933). — PETTE, H.: Klinische und anatomische Studien zum Kapitel der tonischen Hals- und Labyrinthreflexe beim Menschen. Dtsch. Z. Nervenheilk. **86**, 193 (1925). — PLUM, AAGE: Methode zur quantitativen Messung der calorischen Irritabilität des Vestibularapparates. Passow-Schaefers Beitr. **18**, 342 (1922). — PÖTZL, O.: Lokaldiagnostische Bemerkungen zu der einseitigen Übererregbarkeit eines Labyrinths bei Kleinhirnerkrankungen. Med. Klin. **1928** I, 167 (1928). — PÖTZL, O. u. O. SITTIG: Klinische Befunde mit HERTWIG-MAGENDIEscher Augeneinstellung. Z. Neur. **95**, 701 (1925). — POGANY, EDMUND: In regelmäßigen Zeiträumen anfallsweise auftretende Labyrintherkrankung (menièriform?). Z. Hals- usw. Heilk. **6**, 271 (1923). — POLJAK, S.: Über den allgemeinen Bauplan des Gehörsystems und über seine Bedeutung für die Physiologie, für die Klinik und für die Psychologie. Z. Neur. **110**, 1 (1927). — POPOFF, N. F.: Zur Frage histologischer Veränderungen des Nervus octavus und seiner Kerne beim Flecktyphus. Mschr. Ohrenheilk. **59**, 733 (1925). — PORTMANN, GEORGES: Recherches sur le sac endolymphatique. Résultats et applications chirurgicales. Acta oto-laryng. (Stockh.) **11**, 110 (1927). — Les manifestations cochléo-vestibulaires tardives de l'encéphalite épidémique. Rev. d'Otol. etc. **9**, 241 (1931). — PORTMANN, GEORGES, JEAN DESPONS et HENRI RETROUVEY: Les séquelles vestibulaires de l'encéphalite épidémique. Rev. de Laryng. etc. **51**, 515 (1930). — PRČECHTEL, A.: Die physiologische und klinische Bedeutung von pathologisch-histologischen Veränderungen im inneren Ohr und am Zentralnervensystem bei Neugeborenen mit abnormer Fetallage. Čas. lék. česk. **68** 149 (1929).

QUIX: Mschr. Ohrenheilk. **46**, 301 (1912). — Passow-Schaefers Beitr. **5**, 7 (1912). — Mschr. Ohrenheilk. **54**, 176, 183 (1920). — L'examen clinique de la fonction des otolithes. Ann. Mal. Oreille **42**, 261 (1923). — Die Otolithentheorie der Seekrankheit. Z. Hals- usw. Heilk. **32**, 279 (1932). — QUIX u. BROUWER: Beitrag zur Anatomie der kongenitalen Taubstummheit. Die Anatomie der Taubstummheit, Lief. 7. Wiesbaden: J. F. Bergmann 1910. — QUIX, F. H. u. M. H. P. M. EYSVOGEL: Experimente über die Funktion des Otolithenapparates beim Menschen. Z. Hals- usw. Heilk. **23**, 68, (1929).

RADOVICI, A. et A. SAVULESCO: Sur une variété de nystagmus dissocié, observé dans la sclérose en plaques. Revue neur. **34** I, 1010 (1927). — RAMADIER, J.: La réaction auditive au courant galvanique. Ann. Mal. Oreille **46**, 1189 (1927). — RAUCH, MAXIMILIAN: Über atypische und paradoxe Vestibulärreflexe. Mschr. Ohrenheilk. **53**, 629 (1919). — Beiträge zur Pathologie des Cochlearis und Vestibularis in ihren Beziehungen zueinander. Mschr. Ohrenheilk. **56**, 292 (1922). — Die Funktionsprüfung des akustischen und statischen Labyrinths. Wien: Julius Springer 1924. — REGULES, PEDRO u. DIAMANTE BENATTI: Die Chronaxie-Probe beim Vestibularschwindel. Rev. argent. Otol. etc. **2**, 578 (1933). — REICH: Verh. dtsch. Ärzte u. Naturforsch. Wien **1913**, 251. — REJTÖ, SÁNDOR: Was bedeutet die verkürzte Knochenleitung? Z. Hals- usw. Heilk. **12**, 576 (1925). — RHESE, HANS: Verh. dtsch. otol. Ges. **1911**, 213. — Z. Ohrenheilk. **63**, 1 (1911); **70**, 262 (1914); **73**, 94 (1914). — Beitrag zur Frage der Hörstörungen bei Erkrankungen der zentralen Hörbahn und des Acusticusstammes mit besonderer Berücksichtigung eines Falles von Kleinhirnbrückenwinkeltumor. Passow-Schaefers Beitr. **7**, 262 (1914). — Die Verkürzung der Knochenleitung bei der visceralen Lues mit besonderer Berücksichtigung der primären Lues. Med. Klin. **1919** I, 63. — Pathologische Physiologie des Labyrinths und Cochlearisbahn. Handbuch der normalen und pathologischen Physiologie von BETHE, v. BERGMANN u. a., Bd. 11, S. 619. Berlin: Julius Springer 1926. — RINDFLEISCH, OTTO: Über die Verwendbarkeit des Verhältnisses der Hörschärfe für Flüstersprache zu der für Konversationssprache (mit und ohne Anwendung des BÁRÁNYschen Lärmapparates) zur Feststellung von Simulation Aggravation. Diss. Breslau 1920. — ROENNE: Klin. Mbl. Augenheilk. **49**, 561 (1911). — ROHRER, FRITZ u. TANEJI MASUDA: Physikalische Vorgänge im Bogengangsapparat und Statolithenapparat. Handbuch der normalen und pathologischen Physiologie von BETHE, v. BERGMANN u. a., Bd. 11,1, S. 985. Berlin: Julius Springer 1926. — ROORDA, P.: Der Einfluß der Drehung auf den Zeigeversuch von BÁRÁNY. Arch. Ohr- usw. Heilk. **113**, 97 (1925). — ROSENBLATT, M.: Über die Kompensation des rotatorischen Nachnystagmus nach totaler Labyrinthausschaltung und ihre Bedeutung für die klinische Labyrinthologie. Mschr. Ohrenheilk. **62**, 1261 (1928). — ROSENFELD, M.: Der vestibuläre Nystagmus und seine Bedeutung für die neurologisch-psychiatrische Diagnostik. Berlin: Julius Springer 1911. — Über Ventrikelsyndrome. Dtsch. Z. Nervenheilk. **91**, 1 (1926). — Der galvanische Nystagmus bei Bewußtseinsstörungen. Dtsch. Z. Nervenheilk. **97**, 161 (1927). — ROSSEM, A. VAN: Siehe CANTELE u. GRAHE. — ROTHFELD, J.: Über den Einfluß akuter und chronischer Alkoholvergiftung auf die vestibulären Reaktionen. Wiss. Arb. Inst. Wien **20**, 88 (1913). — Über atypische tonische Halsreflexe in zwei Fällen von Kleinhirntumoren. Z. Neur. **104**, 225 (1926). — Contribution a la physio-pathologie du nystagmus de la tête chez l'homme. Rev. d'Otol. etc. **12**, 481 (1934). — RUDAKOFF, W.: Der vor- und nachoperative Nystagmus. Arch. Ohr- usw. Heilk. **115**, 141 (1926). — RUF, CAMILLO: Hörempfindungsschwellen und Hörvermögen. Passow-Schaefers Beitr. **27**, 205 (1928). — Trigeminusschädigungen und Vorbeizeigen. Z. Laryng. usw. **19**, 410 (1930). — Untersuchungen über die Schalleitung im Schädel. Z. Hals- usw. Heilk. **31**, 356 (1933). — Untersuchungen über zentrale Hörstörungen. Z. Hals- usw. Heilk. **36**, 240 (1934). — RUNGE: Zur Feststellung einseitiger Taubheit. Z. Hals- usw. Heilk. **2**, 265 (1922). — Über die Lehre von der Knochenleitung und über einen neuen Versuch zu ihrem weiteren Ausbau. Z. Hals- usw. Heilk. **5**, 189 (1923). — Über die Bedeutung des kraniellen und kraniotympanalen Weges für die Knochenleitung. Z. Hals- usw. Heilk. **12**, 572 (1925). — Die pathologische Physiologie des schalleitenden Apparates. Handbuch der normalen und pathologischen Physiologie von BETHE-V. BERGMANN u. a., Bd. 11,1, S. 436. Berlin: Julius Springer 1926. — Siehe Aussprache zu STEINHAUSEN. Z. Hals- usw. Heilk. **34**, 200 (1933). — RUTENBURG, M.: Beitrag zur Klinik des Fistelsymptoms. Mschr. Ohrenheilk. **63**, 746 (1929). — RUTTIN: Verh. dtsch. otol. Ges. **1909**, 169. — Aussprachebemerkung. Verh. dtsch. otol. Ges. **1910**, 186. — Mschr. Ohrenheilk. **45**, 212 (1911); **46**, 30, 34 (1912); **49**, 267 (1915); **53**, 648 (1919); **54**, 800 (1920) — Über Schädigung des Gehörorgans durch Gasvergiftung. Z. Ohrenheilk. **77**, 61 (1918). — Siehe KLESTADT: Erfahrungen aus der Tätigkeit als Hals-, Nasen- und Ohrenarzt im Felde. Z. Ohrenheilk. **79**, 57 (1920). — Über Fistelsymptom ohne Fistel. Verh. dtsch. Hals-Nasen-Ohrenärzte Nürnberg 1921. — Zu URBANTSCHITSCH. Mschr. Ohrenheilk. **62**, 743 (1928). — Bemerkungen zu der Arbeit „Über vertikalen Nystagmus" von S. H. HYGINS. Arch. Ohr- usw. Heilk. **129**, 60 (1931). — Aussprachebemerkung. Z. Hals- usw. Heilk. **29**, 376 (1931). — Neurorezidiv nach Goldtherapie bei Lues. Fol. oto-laryng. orient. **1933**, 328. — Über doppelseitige Taubheit mit Vestibularausschaltung. Mschr. Ohrenheilk. **67**, 91 (1933). — Zur Klinik der Schädigung des Gehörorgans durch akute Leuchtgasvergiftung. Mschr. Ohrenheilk. **68**, 449 (1934). — Über Kompensation des Drehnystagmus. Verh. dtsch. otol. Ges. **1914**, 93. — Zur Differentialdiagnose des vestibulären und zentralen Nystagmus. Mschr. Ohrenheilk. **50**, 294 (1916). — Über „Fistelsymptom ohne Fistel" bei sekretorischem Katarrh. Mschr. Ohrenheilk. **57**, 969 (1923). — Nystagmus in Seitenlagerung und bei Kopfwendung. Arch. Ohr- usw. Heilk. **114**, 90 (1925). — Cochlear- und Vestibularbefunde bei Turricephalus. Arch. Ohr- usw. Heilk. **115**, 105 (1926). — Funktionsprüfung des Vestibularapparates. Handbuch der Hals-Nasen-Ohrenheilkunde von DENKER-KAHLER, Bd. 6, 995. Berlin: Julius Springer u. München: J. F. Bergmann 1926. — Nystagmusanfall nach kalorischer Reaktion und Lageveränderung. Mschr. Ohrenheilk. **60**, 373 (1926). — Weitere Beobachtungen über Nystagmus bei Seitenlagerung und Kopfwendung. Mschr. Ohrenheilk. **60**, 582 (1926). — Untersuchungen über die Funktion des inneren Ohres bei kongenitaler Lues. Mschr. Ohrenheilk. **61**, 112 (1927). — Ohrbefunde bei seltenen Intoxikationen. Wien. klin.Wschr. **1927** I, 722. — Otologischer Befund bei carcinomatöser Leptomeningitis des Kleinhirns. Mschr. Ohrenheilk. **62**, 1248 (1928). — Ausgeheilte Labyrinthfistel. Fistelsymptom nur bei direktem Druck. Mschr. Ohrenheilk. **63**, 215 (1929). — Nystagmus bei Lagewechsel. Mschr. Ohrenheilk. **63**, 988 (1929). — Ohrbefunde bei Tumoren der mittleren Schädelgrube. Passow-Schaefers Beitr. **27**, 461 (1929). — Ohrbefunde bei Akusticustumoren. Acta oto-laryng. (Stockh.) **14**, 321 (1930). — Für kongenitale Lues charakteristischer Kochlear- und Vestibularbefund ohne nachweisbare kongenitale Lues. Mschr. Ohrenheilk. **64**, 333 (1930). — Neuritis cochlearis und vestibularis rechts, Neuritis vestibularis links. Dissoziierte Vestibularreaktionen. Lagenystagmus. Mschr. Ohrenheilk. **64**, 503 (1930). — Nystagmus durch Lufteinblasung bei sekretorischem Katarrh. Mschr. Ohrenheilk. **64**, 511 (1930). — Vollständige beiderseitige Labyrinth- und Nervenausschaltung durch Sturz auf das Hinterhaupt. Mschr. Ohrenheilk. **64**, 847 (1930). — Beitrag zur Klinik der hinteren Schädelgrube. Mschr. Ohrenheilk. **65**, 627 (1931). — Doppelbilder, drohende Nekrose des Labyrinthkernes, verzögerte Kompensation nach der Labyrinthoperation. Mschr. Ohrenheilk. **65**, 757 (1931). — Carcinommetastase in dem inneren Gehörgang beiderseits. Mschr. Ohrenheilk. **66**, 369 (1932).

SACHER, A.: Die Berufskrankheiten des Gehörorgans und der oberen Luftwege bei den gewerblichen Bleivergiftungen. Mschr. Ohrenheilk. **61**, 754 (1927). — SCHAEFER, K. L. u. F. WETHLO: Ein c⁵-Klangstab mit langer Abschwingungsdauer. Z. Laryng. usw. **21**, 396 (1931). — Passow-Schaefers Beitr. **28**, 100 (1931). — SCHAEFER, KARL L.: Über eine Erweiterung der Anwendbarkeit des STRUYCKENschen Monochord. Passow-Schaefers

Beitr. **4**, 376 (1911). — Schaefer, Karl Ludolf u. Max Giesswein: Physiologie des Ohres. Handbuch der Hals-Nasen-Ohrenheilkunde von Denker-Kahler, Bd. 6, S. 389. Berlin: Julius Springer u. München: J. F. Bergmann 1926. — Schaller, Walter F.: Glioma in the fourth ventricle, with involvement of the triangular vestibular nucleus. J. of Neur. **6**, 281 (1926). — Schaltenbrand, Georg: Normale Bewegungs- und Lagereaktionen bei Kindern. Dtsch. Z. Nervenheilk. **87**, 23 (1925). — Über die Entwicklung des menschlichen Aufstehens und dessen Störungen bei verschiedenen Krankheiten. Dtsch. Z. Nervenheilk. **89**, 82 (1926). — Scharfstein, Maurice: Über den experimentellen labyrinthären und experimentellen optischen Nystagmus in Fällen von Augenmuskellähmung. Mschr. Ohrenheilk. **59**, 396 (1925). — Scheinmann, Alexander: Vestibularapparat und Epilepsie. Mschr. Ohrenheilk. **62**, 1473 (1928). — Schenk, V. W. D.: Ein Hemicephalus. Z. Neur. **142**, 469 (1932). — Schilling: Ein Beitrag zur Funktion des Vestibularapparates. Arch. Ohr- usw. Heilk. **104**, 120 (1919). — Schlander: Mschr. Ohrenheilk. **53**, 567 (1919). — Schlittler, E.: Über Typhustaubheit. Passow-Schaefers Beitr. **21**, 395 (1924). — Hörprüfung oder funktionelle Prüfung des äußeren, mittleren und inneren Ohres. Handbuch der Hals-Nasen-Ohrenheilkunde von Denker-Kahler, Bd. 6, 950. Berlin: Julius Springer u. J. F. Bergmann 1926. — Fibrom im Ramus cochlearis ohne Gehörsausfall. Z. Hals- usw. Heilk. **25**, 104 (1929). — Histologische und klinische Untersuchungen zur Frage der Labyrinth-Veränderungen bei ohrfernen malignen Tumoren. Acta oto-laryng. (Stockh.) **14**, 188 (1930). — Erfahrungen mit dem c⁵-Klangstab nach K. L. Schäfer. Z. Laryng. usw. **23**, 330 (1932). — Diskussion zu Ruttin. — Schmaltz, G.: Über die Reizvorgänge an den Endorganen des Nervus octavus. III. Mitt. Die Vorgänge im Bogengang bei der kalorischen Reizung. Pflügers Arch. **208**, 424 (1925). — Versuche zu einer Theorie des Erregungsvorganges im Ohrlabyrinth. Pflügers Arch. **207**, 125 (1925). — Schmücker, Karl: Ohrenärztliche Erfahrungen bei Begutachtungen für das Versorgungswesen. Z. Hals- usw. Heilk. **37**, 263 (1935). — Schön, S.: Aussprachebemerkung zu Ruttin. Mschr. Ohrenheilk. **66**, 371 (1932). — Schoenemann: Schläfenbein und Schädelbasis. Neue Denkschrift der allgemeinen schweizerischen Gesellschaft der Naturwissenschaft, Bd. 40. Basel: Georg & Co. u. Zürich: Zürcher & Furrer 1906. — Schulze, F. A.: Z. Ohrenheilk. **56**, 167 (1908). — Schuster: Zur Pathologie der vertikalen Blicklähmung. Dtsch. Z. Nervenheilk. **70**, 97 (1921). — Schwarz: Gesichtspunkte für den Bau von Knochentelefonen. Z. Hals- usw. Heilk. **27**, 434 (1930). — Beiträge zum Otoaudion. Passow-Schaefers Beitr. **29**, 100 (1931). — Das neue S-Audiometer, mit Demonstration der Störbefreiung. Z. Hals- usw. Heilk. **36**, 404 (1934). — Kann die funktionelle Untersuchung des Ohres mit dem Otoaudion die Prüfung mit der kontinuierlichen Tonreihe ersetzen? Z. Hals- usw. Heilk. **38**, 248 (1935). — Schwarz, Wolfgang u. Heinrich Tigler: Das Otoaudion. Ein physikalisches Gerät zur exakten Gehörschärfenmessung. Passow-Schaefers Beitr. **28**, 77 (1930). — Seiferth: Aussprache zu Frenzel. Z. Hals- usw. Heilk. **36**, 232 (1934). — Seiffert, A.: Eine Methode zum Nachweis der Simulation einseitiger Schwerhörigkeit. Z. Hals- usw. Heilk. **4**, 47 (1922). — Sell, H.: Über quantitative Hörprüfung mit Sprache. Z. Hals- usw. Heilk. **25**, 571 (1930). — Sercer, A.: Beitrag zum Studium der Kleinhirnaffektionen. Acta oto-laryng. (Stockh.) **4**, 482 (1922). — Shambaugh, George E.: Über den Bau und die Funktion der Crista ampullaris. Z. Ohrenheilk. **65**, 23 (1912). — Function of the crista ampullaris. Ann. of Otol. **32**, 443 (1932). — Siebenmann, F.: Über die zentrale Hörbahn und über ihre Schädigung durch Geschwülste des Mittelhirnes, speziell der Vierhügelgegend und der Haube. Z. Ohrenheilk. **29**, 28 (1896). — Über einen weiteren Fall von Spongiosierung der Labyrinthkapsel, mit dem klinischen Bild der Stagesankylose beginnend und infolge Hinzutreten von Nervenveränderungen (ex cachexia carcinomatosa) mit Taubheit endigend. Z. Ohrenheilk. **36**, 291 (1900). — Ein Fall von Lungentuberkulose nach retrolabyrinthärer Neuritis interstitialis beider Schneckennerven usw. Z. Ohrenheilk. **43**, 216 (1903). — Siebenmann, Friedrich u. Bing: Z. Ohrenheilk. **54**, 265 (1907). — Simons, A.: Kopfhaltung und Muskeltonus. Klinische Beobachtungen. Z. Neur. **80**, 499 (1923). — Sjöberg, Arne Axson: Experimentelle Studien über den Auslösungsmechanismus der Seekrankheit. Acta oto-laryng (Stockh.) **14**, Suppl. (1931). — Sommer, J.: Beiderseitiges Fistelsymptom bei kongenitaler Lues. Mschr. Ohrenheilk. **66**, 348 (1932). — Sommer, Ignaz: Über das Verhalten des spontanen Nystagmus bei Anwendung optischer und labyrinthärer Reize. Mschr. Ohrenheilk. **58**, 606 (1924). — Vertikaler Nystagmus als einziges Krankheitssymptom. Mschr. Ohrenheilk. **62**, 487 (1928). — Nystagmus bei Kopfbewegung. Mschr. Ohrenheilk. **62**, 592 (1928). — Über einen Ohrpupillenreflex. Z. Laryng. usw. **21**, 111 (1931). — Specht u. Völker: Über ein schilddrüsenähnliches Hämangioendotheliom des Felsenbeins. Arch. Ohr- usw. Heilk. **120**, 93 (1929). — Specht, Fritz: Zur Physiologie des Hörens. Eine neue Ansicht von der Schallübertragung im Mittelohr und der Schallwahrnehmung im Labyrinth. Arch. Ohr- usw. Heilk. **114**, 1 (1925). — Beitrag zur Frage der Kleinhirnabscesse ohne Kleinhirnsymptome. Arch. Ohr- usw. Heilk. **120**, 23 (1929). — Spiegel: Der Einfluß des vegetativen Nervensystems (besonders der Vasomotoren) auf die Funktion des Innenohrs. Handbuch der Neurologie des Ohres von Alexander-Marburg-

Brunner, Bd. 2, Teil 1, S. 557. Berlin u. Wien: Urban & Schwarzenberg 1928. — Experimentelle Analyse der vegetativen Reflexwirkungen des Labyrinths. Handbuch der Neurologie des Ohres von Alexander-Marburg-Brunner, Bd. 3, S. 631. Berlin u. Wien: Urban & Schwarzenberg 1926. — Spiegel, E.: Der Nystagmus des labyrinthären Nystagmus. Z. Hals- usw. Heilk. 258, 200 (1930). — Spiegel, E. A.: Beiträge zum Studium des vegetativen Nervensystems. VI. Mitt.: Experimentelle Analyse des Einflusses des Vestibularapparates auf die Pupille. Arb. neur. Inst. Wien 25, 413 (1924). — Experimentalstudien am Nervensystem. V. Mitt.: Sato, Ginichi: Über den Erregungszustand der medullären Zentren nach doppelseitiger Labyrinthausschaltung (vestibulare Ausfallserscheinungen nach einseitiger Verletzung der Vestibulariskerne trotz Labyrinthmangels). Pflügers Arch. 215, 106 (1926). — Rôle of vestibular nuclei in the cortical innervation of the eye muscles. Trans. amer. neur. Assoc. 1932, 522. — Hirnrindenerregung durch Labyrinthreizung im Aktionsstrombild. Klin. Wschr. 1933 I, 952. — Spiegel, E. A. u. Th. D. Démétriades: Beiträge zum Studium des vegetativen Nervensystems. 5. Mitt.: Der Einfluß des Vestibularapparates auf die Darmbewegungen. Mschr. Ohrenheilk. 58, 63 (1924). — Die zentrale Kompensation des Labyrinthverlustes. Pflügers Arch. 210, 215 (1925). — Spiegel, E. A. u. T. Kakeshita: An welche Teile des Zentralnervensystems ist das Zustandekommen cochlearer Reflexe gebunden? Mschr. Ohrenheilk. 60, 554 (1926). — Spiegel, E. A. u. Ignaz Sommer: Ophthalmo- und Oto-Neurologie. Ein Lehrbuch für Studierende und Ärzte. Wien u. Berlin: Julius Springer 1931. — Spiegel, E. A. u. L. Teschler: Experimentalstudien am Nervensystem. XII. Mitt.: Über die Beziehung der Blickbahn zu den Vestibulariskernen. Pflügers Arch. 222, 359 (1929). — Spiller, William G.: Cortical nuclear tracts for associated ocular movements. Trans. amer. neur. Assoc. 1932, 313. — Spinka, Franz: Über eine Erkrankung des Otolithenapparates im Verlaufe von Grippe. Arch. Ohr- usw. Heilk. 110, 49 (1922). — Spira, Josef: Über das Verhalten des gesunden Vestibularapparates bei einseitig labyrinthlosen, nebst einigen Bemerkungen über die quantitative Prüfung der vestibularen Erregbarkeit. Mschr. Ohrenheilk. 56, 611 (1922). — Spitzer, Alexander: Anatomie und Physiologie der zentralen Bahnen des Vestibularis. Arb. neur. Inst. Wien 25, 423 (1924). — Stein, v.: Gleichgewichtstörung bei Ohrenleiden. Internat. Zbl. Ohrenheilk. 1905. — Über Gleichgewichtsstörungen bei Ohrenleiden. Siehe Krotoschiner. Z. Ohrenheilk. 51, 365 (1906). — Stein u. Pollak: Arch. Ohrenheilk. 96, 216 (1915). — Stein, Conrad: Zur Kasuistik der Kombination von zentral bedingter Erkrankung des Vestibularapparates und Reccurenslähmung. Mschr. Ohrenheilk. 61, 676 (1927). — Stein, Conrad u. Oskar Bénesi: Tierexperimentelle und klinische Untersuchungen über die Beziehungen des Blutdruckes zum statischen Apparate. Mschr. Ohrenheilk. 58, 581, 709, 898, 1024 (1924). — Zur Pathogenese der Störungen des statischen Apparates bei Neurotikern. Passow-Schaefers Beitr. 21, 127 (1924). — Stein, Conrad u. Hans Brunner: Über die von der Lage des Kopfes abhängigen Schwindelanfälle nebst kritischen Bemerkungen zur Frage der Untersuchung des Otolithapparates beim Menschen. Z. Hals- usw. Heilk. 4, 334 (1923). — Stein, Leopold: Sigmatismus und Innenohraffektion. Mschr. Ohrenheilk. 63, 414 (1929). — Steinert-Bielschowsky: Münch. med. Wschr. 1906 II, 1613, 1644. — Stella, H. de: Nouveaux apercus sur la physiologie du cervelet a propos d'une opération de tumeur de l'angle ponto-cérébelleux. Ann. Mal. Oreille 41, 345 (1922). — Anisokorie bei Entzündungen der Paukenhöhle. Ann. d'Oto-laryng. 1933, No 12. — Stenvers, H. W.: On the optic (opto-kinetic, opto-motorial) nystagmus. Acta oto-laryng. (Stockh.) 8, 545 (1926). — Stern, Felix: Die epidemische Encephalitis, 2. Aufl. Berlin: Julius Springer 1928. — Monographien Neur. 1928, H. 30. — Sternberg, A.: Gehörorganuntersuchung bei Diabetikern. Ref. Zbl. Hals-Nasen-Ohrenheilk. 25, 105 (1935). — Steurer, O.: Die atrophischen, dystrophischen und degenerativen Erkrankungen des inneren Ohres. Handbuch der speziellen pathologischen Anatomie und Histologie von Henke-Lubarsch, Bd. 12, S. 445. Berlin: Julius Springer 1926. — Stransky, Erwin: Associierter Nystagmus. Neur. Zbl. 1901, 786. — Strauss, Hans: Über die hirnlokalisatorische Bedeutung des einseitigen Ausfalles des optokinetischen Nystagmus und der hemianopischen Aufmerksamkeitsschwäche. Z. Neur. 143, 426 (1933). — Streit: Abweichungen vom normalen Verhalten bei Prüfungen des statischen Apparates und ihre Berücksichtigung für die Beurteilung von Flugzeugführeren. Arch. Ohrenheilk. 104, 56 (1919). — Struycken, H. J. L.: Die obere Hörgrenze für Luft- und Knochenleitung. Passow-Schaefers Beitr. 3, 406 (1910). — Die Raddrehung des Auges bei galvanischer und statischer Reizung des Labyrinthes. Z. Hals- usw. Heilk. 12, 627 (1925). — Strscheglow, Fanni: Ein Beitrag zur Frage über den Kopfnystagmus. Arch. Ohr- usw. Heilk. 121, 291 (1929). — Stumpf, Carl: Die Sprachlaute. Experimentell-phonetische Untersuchungen. Nebst einem Anhang über Instrumentalklänge. Berlin: Julius Springer 1926. — Subirana, A.: Über zwei Fälle des vestibulo-spinalen Symptomenkomplexes von Barré. Archivos Neurobiol. 12, 197 (1932). — Svenson, L. Svante: Über die Zosterinfektion einiger Hirnnerven (Zoster cephalicus) nebst 4 eigenen Fällen. Arch. Ohr- usw. Heilk. 138, 89 (1934). — Szász, T.: Über die Möglichkeit eines Einflusses der Änderung des intrakraniellen Druckes auf das statische System. (Betrachtungen über den Einfluß der Kopfstellung [FISCHER-REINHOLD] auf den Zeigeversuch.) Z. Hals- usw. Heilk. **3**, 229 (1922). — Beiträge zum vasomotorischen Schwindel und zur Möglichkeit der vaskulären Entstehung der kalorischen Minimalreizwirkung KOBRAKS. Z. Hals- usw. Heilk. **10**, 157 (1924). — Experimentelle Untersuchungen über den Innenohrdruck. Z. Hals- usw. Heilk. **14**, 237 (1926). — Experimentelle Untersuchungen über den Einfluß des Atropins auf den Innenohrdruck. Acta oto-laryng. (Stockh.) **11**, 182 (1927).

TALPIS, L.: Zur Methode der graphischen Registrierung des Zeige- und Einstellungsversuches, der Armtonus- und Abweichereaktion. Arch. Ohr- usw. Heilk. **116**, 253 (1927). — TALPIS, L. u. M. WOLFSKOWITSCH: Zur Frage des vom Labyrinth ausgehenden Reflexes auf die Blutgefäße. Mschr. Ohrenheilk. **62**, 1278 (1928). — TAMARI, M.: Beiderseitiges HENNEBERTsches Fistelsymptom mit vertikalem Nystagmus bei gleichzeitiger Kompression. Mschr. Ohrenheilk. **62**, 1246 (1928). — Beiderseitiges HENNEBERTsches Fistelsymptom mit vertikalem Nystagmus bei Doppelkompression. Mschr. Ohrenheilk. **66**, 748 (1932). — TAMARI, M. u. R. EXNER: Vestibularapparat und Spirometrie. Z. Hals- usw. Heilk. **29**, 376 (1931). — THIELEMANN: Zur Frage der Krankheitserscheinungen im Bereiche des Otolithenapparates. Z. Hals- usw. Heilk. **13**, 557 (1926). — THORNVAL: L'épreuve calorique chez les nouveau nés. Acta oto-laryng. (Stockh.) **2**, 750 (1921). — Quelques expériences sur la réaction calorique après les injections d'eau froide et chaude. Acta oto-laryng. **17**, 163 (1932). — THORNVAL, A.: Functionsundersogelser i et Tilfaelde af Durasarcom i forsa craini fosterior. Norsk Tidsskr. Oto-Rhino-Laryng. **1**, 547 (1916). — Beobachtungen über die Endolymphströmungen bei der kalorischen Reaktion an Tauben. Acta oto-laryng. (Stockh.) **10**, 575 (1927). — THOST, HERRMANN: Die CAISSON-Erkrankungen beim Bau des Hamburger Elbtunnels. Arch. Ohr- usw. Heilk. **108**, 71 (1921). — TJUMJANZEFF, N. F.: Über rotatorischen Nystagmus. Ž. ušn. Bol. (russ.) **4**, 385 (1927). — Kann man beim Studium des Drehnystagmus die Wechselbeziehung zwischen den Ampullen und der Drehachse umgehen? Mschr. Ohrenheilk. **63**, 1203 (1929). — TOBECK, ALFRED: Experimentelle Untersuchungen an Kaninchen zur Frage der Entstehungsmöglichkeit und der Art von Labyrinthveränderungen bei akuten und chronischen hirndrucksteigernden Prozessen. Passow-Schaefers Beitr. **30**, 341 (1933). — TÖNNIES, J. F.: Drehstuhl mit unterschwelliger Anlaufbeschleunigung. Z. Hals- usw. Heilk. **30**, 535 (1932). — TRÜBSBACH, L.: Zur Frage des Fistelsymptoms. Z. Laryng. usw. **25**, 94 (1934). — TULLIO, PIETRO: Das Ohr und die Entstehung der Sprache und Schrift. Übersetzung von AUGUSTE JELLINEK. Berlin u. Wien: Urban & Schwarzenberg 1929. — TWEEDIE, ALEX. R.: Vertigo in raction to the „otolith" and „neck" reflexes. J. Laryng. a. Otol. **39**, 691 (1924).

UDVARHELYI, KARL: Vestibulare Nervenendigungen. Z. Ohrenheilk. **67**, 136 (1913). — UFFENORDE: Münch. med. Wschr. **1912 II**, 1214, 1277. — Passow-Schaefers Beitr. **5**, 332 (1912). — Mschr. Ohrenheilk. **47**, 1107 (1913). — Spontan auftretend. Spätnystagmus bei Ohrnormalen. Passow-Schaefers Beitr. **18**, 37 (1922). — Die Prüfung des Hörnervenapparates mit der c_5-Stimmgabel. Dtsch. med. Wschr. **1922 I**, 120. — Vom Ohr aus entstehende Trigeminusstörungen. Z. Laryng. usw. **15**, 81 (1926). — Zur Entstehungsweise des Nystagmus bei der thermischen Prüfung des Ohrlabyrinths. Sitzgsber. Ges. Naturwiss. Marburg **62**, 247 (1927). — UHTHOFF, WILHELM: Kriegsneurologisch-ophthalmologische Mitteilungen. Arch. f. Psychiatr. **58**, 31 (1917). — ULRICH, K.: Über Vagus-, Facialis- und Acusticusverletzungen. Ein Beitrag zur Lehre von den Gehirnnervenläsionen bei Schädelbasisbrüchen. Schweiz. med. Wschr. **1922 I**, 545. — UNDRITZ, W.: Über den Einfluß verschiedener Versuchsbedingungen auf den Drehnystagmus und über die Bedeutung der kontralateralen Verbindungsfasern des N. vestibularis. Z. Hals- usw. Heilk. **19**, 444 (1928). — UNTERBERGER: Versteckte Nystagmusreste und ihr Einfluß auf die Vestibularreaktionen. Neues über die Kompensationen. Passow-Schaefers Beitr. **28**, 246 (1931). Über quantitative Bestimmung der Labyrinthfunktion mit dem Gesamtdrehnystagmus und deren Bedeutung für die tymyomogene Otitis interna, insbesondere der Formen mit noch erhaltener Funktion. Arch. Ohr- usw. Heilk. **136**, 248 (1933). — Das Verhalten des Nervus vestibularis bei Hirngeschwülsten (nach eigenen 10jährigen Erfahrungen mit histologischen Belegen). Z. Hals- usw. Heilk. **36**, 207 (1934). — URBACH: Mschr. Ohrenheilk. **54**, 34 (1920). — URBANTSCHITSCH: Mschr. Ohrenheilk. **48**, 366, 374 (1914). — Hysterische Taubheit. Mschr. Ohrenheilk. **64**, 843 (1930). — Vertikaler Nystagmus infolge Karpnosa der Meningen bzw. Konzinomknotens im rechten Schläfenlappen. Mschr. Ohrenheilk. **60**, 374 (1926). — Ausgedehnte Zerstörung des Warzenfortsatzes und Sinusthrombose bis zum Torkular bei sehr gutem Gehör. Sinus-Jugularisoperation. Zunächst voller Erfolg, später Wiederauftreten pyämischer Erscheinungen. Behebung derselben durch Dauerkompression des kontralateralen Sinus. Vertikaler Nystagmus bei Prüfung des Fistelsymptoms. Mschr. Ohrenheilk. **62**, 743 (1928). – URBANTSCHITSCH, VIKTOR: Über subjektive, echoartige Gehörserscheinungen. Arch. Ohrenheilk. **73**, 80 (1907).

VASILIU, D. J.: Réflexe vestibulo-capillaire. Rev. d'Otol. etc. **8**, 753 (1930). — VEITS: Beiträge zur Neurologie des Stirnhirns auf Grund experimenteller Untersuchungen an

Stirnhirnkranken. Arch. Ohr- usw. Heilk. **119**, 161 (1928). — Neue Untersuchungen über die kalorischen Vestibularisreaktionen. Acta oto-laryng. (Stockh.) **13**, 94 (1928). — Zur Technik der kalorischen Sprachreizuntersuchung. Z. Hals- usw. Heilk. **19**, 542 (1928). — Zur Drehprüfung. Z. Hals- usw. Heilk. **29**, 368 (1931). — Der gegenwärtige Stand der menschlichen Vestibularisphysiologie. Zbl. Hals- usw. Heilk. **17**, 481 (1932). — VEITS, CORNELIUS u. R. KOSEL: Beiträge zur Lehre vom calorischen Nystagmus. Mschr. Ohrenheilk. **64**, 521 (1930). — VERMES, EDMUND: Inkongruenz der vestibulären Erregbarkeit für calorische und Drehprüfung bei Osteoporosis circumscripta-Schüler. Mschr. Ohrenheilk. **66**, 247 (1932). — Transitorisches gekreuztes Fehlen der Dreh- und kalorischen Reaktion bei einem 7jährigen Kinde. Mschr. Ohrenheilk. **66**, 689 (1932). — VOGEL, HERBERT: Über die Verkürzung der Hördauer der c_5-Stimmgabel bei Nervenschwerhörigkeit infolge Detonationsschädigung. Passow-Schaefers Beitr. **18**, 265 (1922). — Die Beziehungen der MÉNIÈREschen Krankheit zur allergischen Disposition und zu anderen Reizzuständen des vegetativen Nervensystems. Z. Hals- usw. Heilk. **29**, 175, 215 (1932). — VOGEL, KLAUS: Differentialdiagnostische Anhaltspunkte für die Erkennung von Schädigungen des Gleichgewichtsapparates nach Schädelverletzungen. Dtsch. med. Wschr. **1929 I**, 268 (1929). — Zur Bewertung der Ergebnisse der calorischen Reaktion, insbesondere der MÉNIÈREschen Erkrankung. Z. Hals- usw. Heilk. **23**, 39 (1929). — Fall von zentraler Hörstörung. Z. Laryng. usw. **25**, 265 (1934). — VOGEL, PAUL: Über optokinetische Reaktionsbewegungen und Scheinbewegungen. Pflügers Arch. **228**, 632 (1931). — Beiträge zur Physiologie des vestibulären Systems beim Menschen. Pflügers Arch. **230**, 16 (1932). — Voss: Verh. dtsch. otol. Ges. **1909**, 163. — Hör- und Gleichgewichtsstörungen bei Lues. Verh. dtsch. otol. Ges. **1913**, 295. — Erkrankungen des Otolithenapparates und die Methoden zu deren Feststellung. Verh. Ges. dtsch. Hals-Nasen-Ohrenärzte **1921**, 201. — Ein Tisch zur Untersuchung von Labyrinthreflexen bei Erwachsenen. Z. Hals- usw. Heilk. **7**, 378 (1924). — Klinische und pathologisch-anatomische Folgeerscheinungen geburtstraumatischer Schädigungen des Felsenbeins. Mschr. Kinderheilk. **34**, 568 (1926). — Geburtstrauma und Gehörorgan. Acta oto-laryng. (Stockh.) **11**, 73 (1927). — Zwei pathogenetisch seltene Fälle doppelseitiger totaler Ertaubung. Mschr. Ohrenheilk. **65**, 1537 (1931). — Histologischer Beitrag zur Frage der Entstehung von Taubheit und Innenohrdegeneration nach Schädeltrauma. Z. Hals- usw. Heilk. **35**, 483 (1934).

WAETZMANN, E.: Ton, Klang und sekundäre Klangerscheinungen. Handbuch der normalen und pathologischen Physiologie von BETHE, v. BERGMANN u. a., Bd. 11, 1., S. 563. Berlin: Julius Springer 1926. — Hörtheorien. Handbuch der normalen und pathologischen Physiologie von BETHE, v. BERGMANN u. a., Bd. 11, 1., S. 667. Berlin: Julius Springer 1926. — WAGENER: Aussprache zu SCHWABACH und BENDA. — Verh. dtsch. otol. Ges. **1911**, 196. — Zur Bestimmung der einseitigen Taubheit. Verh. dtsch. otol. Ges. **1912**, 155. — WALLENBERG, ADOLF: Neuere Fortschritte in der topischen Diagnostik des Pons und der Oblongata. Dtsch. Z. Nervenheilk. **41**, 8 (1911). — WANNER: Der SCHWABACHsche Versuch bei Erkrankung des inneren Ohres auf luischer Grundlage. Z. Ohrenheilk. **75**, 150 (1917). — Aussprache zu Voss. Verh. dtsch. otol. Ges. **1913**, 340. — Aussprache zu RUF. Z. Hals- usw. Heilk. **36**, 262 (1934). — WANNER, FRIEDRICH u. HANS GUDDEN: Neur. Zbl. **19**, 883, 944, 1002 (1900). — WARTENBERG, R.: Irreführende Symptome bei Hirntumoren. Zbl. Neur. **54**, 170 (1929). — Überraschungen und Fehldiagnosen bei Tumorsymptomen. Zbl. Neur. **54**, 322 (1929). — WEBER: Vjschr. gerichtl. Med. **38** (1911). — WEISZ, STEPHAN: Über das Verhalten des vestibulären Nystagmus bei Augenmuskellähmungen. Z. Neur. **110**, 257 (1927). — WHITAKER, JOSÉ CUILHERME u. LENO ALEXANDER: Die Verbindungen der Vestibulariskerne mit dem Mittel- und Zwischenhirn. Studien auf Grund experimenteller Verletzungen. J. Psychol. u. Neur. **44**, 253 (1932). — WIEDERSHEIM, O.: Über Photonystagmographie. Klin. Mbl. Augenheilk. **86**, 32 (1931). — WIEN, MAX: Über die Empfindlichkeit des menschlichen Ohres für Töne verschiedener Höhe. Pflügers Arch. **97**, 1 (1903). — WILBRAND, H. u. A. SAENGER: Die Pathologie der Bahnen und Zentren der Augenmuskeln. Neurologie des Auges, Bd. 8. München u. Wiesbaden: J. F. Bergmann 1921. — WIRTH u. MILBERG: Untersuchungen mit dem Otoaudion über die Hörschwellenwerte bei Taubstummen und über die Verbesserung des Ton- und Sprachgehöres durch elektrische Hörapparate. Z. Hals- usw. Heilk. **36**, 425 (1934). — WIRTH, ERICH: Über die Verordnung und Wirkungsweise von Hörapparaten. Z. Hals- usw. Heilk. **35**, 43 (1934). — WITTMAACK: Verh. dtsch. otol. Ges. **1909**, 150. — Erwiederung zu vorstehenden Bemerkungen BRÜHLS. Arch. Ohrenheilk. **100**, 67 (1917). — Zur Frage der sekundären peripheren Kochleardegeneration nach Kochlearis-Stammläsion. Arch. Ohrenheilk. **101**, 139 (1918). — WITTMAACK, KARL: Die toxische Neuritis acustica und die Beteiligung der zugehörigen Ganglien. Z. Ohrenheilk. **46**, 1 (1904). — Über den Tonus der Sinnesendstellen des Innenohres. I. Mitt.: Tonuszeichen im morphologischen Bilde. Arch. Ohr- usw. Heilk. **114**, 278, **115**, 1 (1926). — Über den Tonus der Sinnesendstellen des Innenohres. VI. Mitt.: Der Tonus als Grundlage des normalen Erregungsvorganges. Arch. Ohr- usw. Heilk. **129**, 118 (1931). — Über die traumatische Labyrinthdegeneration. Arch. Ohr- usw.

Heilk. **131**, 59 (1932). — Wirth u. Milberg: Untersuchungen mit dem Otoaudion über die Hörschwellenwerte bei Taubstummen und über die Verbesserung des Ton- und Sprachgehörs durch elektrische Hörapparate. Z. Hals- usw. Heilk. **36**, 425 (1934). — Wirths: Z. Augenheilk. **26**, 318 (1911). — Wodak, E.: Über die Verwendbarkeit des durch die Bárányche Lärmtrommel erzeugten Lidreflexes zur Diagnose der Simulation. Mschr. Ohrenheilk. **53**, 23 (1919). — Zur Funktionsprüfung des Gehörorgans luischer Individuen. Mschr. Ohrenheilk. **54**, 337 (1920). — Über einen vestibulären Pupillenreflex. Internat. Zbl. Ohrenheilk. **17**, 169 (1920). — Über reflektorische Pupillenerweiterung bei rotatorischer Labyrinthreizung. Mschr. Ohrenheilk. **55**, 582 (1921). — Zur Auslösung des cochlearen Lidreflexes. Mschr. Ohrenheilk. **55**, 591 (1921). — Neue Beiträge zur Funktionsprüfung des Labyrinthes. Mschr. Ohrenheilk. **55**, 826 (1922). — Abkühlungsversuche bei einer Affektion des Scheitellappens. Med. Klin. **1925 II**, 1688. — Zur exakteren klinischen Differenzierung der Erregbarkeitsverhältnisse des Vestibularapparates. Acta oto-laryng. (Stockh.) **9**, 245 (1926). — Der Bárányche Zeigeversuch. Berlin u. Wien: Urban & Schwarzenberg 1927. — Über die monosymptomatische labyrinthäre Form der Encephalitis epidemica. Acta oto-laryng. (Stockh.) **14**, 180 (1930). — Bemerkenswerte Vestibularbefunde bei einem Fall von cystischem Tumor der Hypophyse. Mschr. Psychiatr. **54**, 109 (1930). — Quelques remarques sur les rapports entre l'encéphalite épidémique et le nerf acoustique. Rev. de Laryng. etc. **51**, 681 (1930). — Wodak, E. u. B. Fischer: Zur Frage der Beziehungen zwischen Kleinhirn und Vestibularapparat. Dtsch. med. Wschr. **1925 II**, 2022. — Wodak, E. u. M. H. Fischer: Über die Armtonusreaktion. Z. Hals- usw. Heilk. **3**, 215 (1922). — Eine neue Vestibularisreaktion. (Vorl. Mitt.) Münch. med. Wschr. **1922 I**, 193. — Studien über die vom N. VIII ausgelösten Pupillenreflexe. Passow-Schaefers Beitr. **19**, 15 (1923). — Experimentelle Beiträge zu den vestibulären (sog.) Tonusreaktionen. Z. Hals- usw. Heilk. **6**, 229 (1923). — Die Fallreaktion und das vestibuläre Umfallen. Z. Hals- usw. Heilk. **10**, 394 (1924). — Bemerkungen zu S. Erbers Arbeit: „Über statische Störungen bei Vestibularisierung." Mschr. Ohrenheilk. **59**, 843 (1925). — Wodak, E. u. G. Herrman: Der Einfluß des vestibularen Reizes bei Augenmuskellähmungen. Klin. Mbl. Augenheilk. **75**, 322 (1925). — Woletz, Franz: Studie zum vestibularen Erregungsablauf mittels des kalorischen Nystagmus. Z. Hals- usw. Heilk. **30**, 524 (1932). — Quantitative Untersuchungen über den postrotatorischen Nystagmus. I. Z. Hals- usw. Heilk. **33**, 476 (1933). — Worms, G. et G. Chams: Le réflexe vestibulo-rétinien. Bull. Soc. franç. Ophthalm. **44**, 525 (1931). — Wotzilka Gustav: Passow-Schaefers Beitr. **11**, 220 (1918). — Eine neue Art von Hörprüfung bei hochgradiger Schwerhörigkeit und Taubstummheit. Mschr. Ohrenheilk. **57**, 880 (1923). — Ein neuer klinisch verwendbarer Nystagmograph. Z. Hals- usw. Heilk. **8**, 93 (1924). — Einfluß der Labyrinthreizung auf den Blutdruck. Z. Hals- usw. Heilk. **10**, 127 (1924); **12**, 649 (1925). — Zwei Fälle von Encephalitis lethargica mit sogenannten Otolithensymptomen. Z. Hals- usw. Heilk. **14**, 312 (1925). — Wulfften Palthe, P. M. van: Function of the deeper sensibility and of the vestibular organs in flying. Acta oto-laryng. (Stockh.) **4**, 415 (1922).

Youngerman, W. M.: Kommt Spontannystagmus bei Gesunden vor? Arch. Ohr- usw. Heilk. **136**, 314 (1933).

Zange, Joh.: Arch. Ohrenheilk. **86**, 167 (1911). — Pathologische Anatomie und Physiologie der mittelohrentspringenden Labyrinthentzündungen. Wiesbaden: J. F. Bergmann 1919. — Die konservative und chirurgische Behandlung der entzündlichen Erkrankungen des Innenohres mit besonderer Berücksichtigung der Indikationsstellung. Z. Hals- usw. Heilk. **18**, 1 (1927). — Zaviska, Pavel: Contribution à l'étiologie des affections de l'appareil otolithique. Acta oto-laryng. (Stockh.) **4**, 520 (1926). — Zeidler, Rudolf: Die Erkrankungen des Gehörorganes im Verlaufe von Typhus. Mschr. Ohrenheilk. **58**, 145 (1924). — Ziehen, Theodor: Zentralnervensystem, Abt. II. Handbuch der Anatomie von Bardeleben-v. Eggeling. Jena: Gustav Fischer 1934. — Zimmermann, Alfred: Ohrensausen und seine Behandlung. Fortschr. Ther. **6**, 225 (1930). — Zwaardemaaker: Über Hörapparate. Arch. Ohrenheilk. **104**, 1 (1919). — Zytowitsch: Mschr. Ohrenheilk. **47**, 837 (1913).

Namenverzeichnis.

Die *kursiv* gedruckten Ziffern beziehen sich auf die Literatur.

Abadie, Ch. *126.*
Abderhalden *9,* 419.
Abels, Hans 470, *639.*
Abelsdorff, G. *121, 126,* 276.
Abély, X. 310, *325.*
Abramowitsch 493, *639.*
Abramson, J. L. 298, *325.*
Achelis 10, 12, 13, 17, 19, *31.*
Ackermann, W. 275, *329.*
Adamantiadis 313, *325.*
Addison 6.
Adie, W. J. 290, 317, *325.*
Adler, Edmund *116,* 272.
— F. H. 272, *325.*
Adlersberg, D. 281, *325,* 553, *639.*
Adroguè, Esteban *116, 129,* 300, 305, 308, *325,* 326.
Agazzi, Benedetto 443, *639.*
Agetston 65.
Akita, S. 321, *325.*
Alajouanine, Th. *266.*
Albert-Cremieux 297.
Albrecht, Kurt *116,* 282, 296, *325,* 411, 426, *639.*
— L. *325,* 411, 426.
— W. *639.*
Alexander, G. 431, 441, 457, 475, 476, 492, 497, 499, 543, 551, 552, 553, 599, 628, 633, 634, *639, 640, 643, 654.*
— Leno *661.*
— W. 310, *325,* 366, 397, 401, 406, 441, 457, 475, 476, 492, 497, 499, 543, 551, 552, 553, *639.*
Alexandrov, J. 423, *640.*
Alexiadès 315, *325.*
Aliquo-Mazzei 316, *325.*
Allers, Rudolf 548, *640.*
d'Allocco, O. 316, *325.*
Aloin 445.
Alsberg *124.*
Altenburger, Ernst *640.*
— H. 165, *168,* 277, *325,* 538, 539, 540, 546, 559, *640.*
Alterthum, L. 316, *325.*
Altwenger 588.
Amersbach 408, 410.
Amsler, C. 282, 292, *325.*
Anastasoff, Anastasse *125.*
Andrade, Gabriel de *125.*
André-Thomas 309, *325.*
Angelucci 312, *325.*

Anschütz 60, *116.*
Anton, G. *116,* 398, 441, 618, *640.*
Anthoni, Nils 399, 419, 578, 610, *640.*
d'Antona, S. 305, *325.*
Appelmann, Leighton P. *121.*
d'Arbela, F. 305, *325.*
Arend, R. 313, *325.*
Argyll-Robertson 289.
Arlt, Ernst *126,* 588.
Arndt 293.
Arroyo, C. F. 313, *325.*
Arslan, Khayel 271, 281, 283, *325,* 495, 507, 510, 548, 553, 561, *640.*
Ask, Fritz 63, *116.*
Aspissow 516.
Aubaret 314, *325.*
Aubert 136, 155, *168.*
Aubry, M. 520, 527, 528, 552, 555, 600, 601, 602, *640, 644.*
Auersbach *122.*
Augstein 76, *126.*
Auriat, G. 298, *325.*
Aust, O. *116.*
Axenfeld, Th. 59, 139, *168,* 208, *265,* 299, *325.*
Ayala *116.*

Baas, K. *116,* 155.
Babinski 475, 515, 620.
Babitt 454.
Babonneix, L. 304, 313, *325.*
Bach, L. 280, 285, 293, 302, 308, *324, 325.*
Badjul, P. A. 320, *325.*
Baer, A. 89, *125,* 307, *325,* 584.
Bahr, G. von 278, *325.*
Baily, P. 45, 316, *325, 330.*
Baillart, P. 46, 47, 67, *116, 125,* 270, 271, *333.*
Balado, M. 271, 272, 305, *325.*
Baldenweck, L. 445, 537, 558, 598, 608, *640.*
Baldomir, J. M. 273, *328.*
Baliña, Pedro *126.*
Ball, Erna 33, 34, 35, *37.*
Ballance, Ch. 273, *326.*
Barany, Ernst *640.*
Bárány, Robert 204, 225, 227, 261, *265,* 363, 365, 374, 377, 387, 399, 422, 436, 441, 443, 444, 450, 460,

463, 466, 467, 468, 469, 470, 472, 473, 474, 475, 476, 477, 478, 479, 480, 481, 482, 483, 484, 485, 486, 487, 491, 492, 493, 494, 497, 498, 499, 504, 505, 506, 507, 508, 510, 511, 512, 514, 515, 516, 518, 519, 524, 526, 527, 528, 529, 530, 531, 532, 534, 535, 538, 540, 541, 542, 543, 544, 545, 552, 554, 555, 556, 557, 567, 568, 572, 575, 576, 577, 578, 584, 585, 586, 588, 590, 591, 592, 593, 594, 595, 596, 597, 598, 599, 602, 603, 604, 605, 606, 607, 608, 609, 613, 614, 615, 616, 617, 618, 619, 620, 621, 623, 624, 626, 628, 631, 637, 638, 639, *640.*
Baráth, E. 316, *325.*
Baratoux, J. *122.*
Barbieri, A. 276, *326.*
Bard 600.
Barkan, Hans *126,* 305, 317.
— Otto *126,* 298, 305, 317, *326, 333.*
Barnard, T. W. *128.*
Barré, J. A. *641.*
— M. 29, *31, 325,* 474, 537, 538, 553, 558, 559, 560, 570, 572, 581, 601, 602, 608, 613, 615, 619, 624, 628, 629, *640, 641.*
Barreneckea, Santiago *117.*
Barret, Th. M. 298, 309, *326.*
Bartels, Martin 46, 83, *117, 122,* 263, *266,* 278, 282, *326,* 461, 463, 465, 469, 470, 471, 477, 496, 502, 503, 516, 530, 552, 554, 560, 567, 570, 576, 577, 579, 580, 584, 585, 586, 588, 589, 590, 595, 597, 598, 604, 606, 609, 629, *641.*
Barth, Ernst 410, 430, 458, 579, 598, 624, *641.*
— Hermann 583, *641.*
Baruch, Richard *117,* 555.
Baruk, H. 555, *644.*
Batten 610.

Sachverzeichnis.

VERLAG VON JULIUS SPRINGER / BERLIN

Auge und Nervensystem.

‹„Kurzes Handbuch der Ophthalmologie", Band VI.› Mit 277 zum Teil farbigen Abbildungen. XV, 878 Seiten. 1931.   RM 178.—, gebunden RM 183.—

Die pathologische Anatomie der Hirnbasis. Von Professor Dr. Fr. Wohlwill-Hamburg. — Die Pupille. Von Professor Dr. R. Bing und Dr. A. Franceschetti-Basel. — Die Erkrankungen der Augennerven. Von Professor Dr. C. Behr-Hamburg. — Die Erkrankungen der Sehbahn vom Chiasma aufwärts. Von Professor Dr. C. Behr-Hamburg. — Die Erkrankungen der höheren optischen Zentren. Von Professor Dr. F. Quensel-Leipzig. — Die Augenveränderungen bei den organischen nichtentzündlichen Erkrankungen des Zentralnervensystems. Von Professor Dr. F. Best-Dresden. — Die Augenveränderungen bei den entzündlichen Erkrankungen des Zentralnervensystems. Von Privatdozent Dr. W. Kyrieleis-Würzburg. — Die Störungen und Veränderungen des Sehapparates bei Psychosen und Neurosen. Von Professor Dr. L. W. Weber †-Chemnitz. Neubearbeitet von Professor Dr. W. Runge-Chemnitz. — Namenverzeichnis. — Sachverzeichnis.

Die Neurologie des Auges.

Ein Handbuch für Nerven- und Augenärzte. Von Professor Dr. **H. Wilbrand** in Hamburg-Eppendorf und Professor Dr. **A. Saenger** in Hamburg.

I. Band: **Die Beziehungen des Nervensystems zu den Lidern.**
1. Hälfte.   Vergriffen
2. Hälfte: Mit 88 Abbildungen. LXI, 390 Seiten. 1900.   RM 25.20

II. Band: **Die Beziehungen des Nervensystems zu den Tränenorganen, zur Bindehaut und zur Hornhaut.** Zweite, unveränderte Auflage. Mit 49 Abbildungen. XXXVI, 324 Seiten. 1922.   RM 16.20

III. Band, 1. Hälfte: **Anatomie und Physiologie der optischen Bahnen und Centren.** Mit 180 Abbildungen und 110 Figuren auf 26 Tafeln. XXI, 474 Seiten. 1904.   RM 25.20

2. Hälfte: **Allgemeine Diagnostik und Symptomatologie der Sehstörungen.** Mit zahlreichen Abbildungen und 6 Tafeln. XX, 623 Seiten. 1906. RM 25.20

IV. Band, 1. Hälfte: **Die Pathologie der Netzhaut.** Mit zahlreichen Abbildungen. XVIII, 463 Seiten. 1909.   RM 25.20

2. Hälfte: **Die Erkrankungen des Sehnervenkopfes** mit besonderer Berücksichtigung der Stauungspapille. Mit zahlreichen Abbildungen und einer Tafel. XIV, 381 Seiten. 1912.   RM 25.20

V. Band: **Die Erkrankungen des Opticusstammes.** Mit zahlreichen Abbildungen und 10 Tafeln. XXII, 656 Seiten. 1913.   RM 32.40

VI. Band: **Die Erkrankungen des Chiasmas.** Mit zahlreichen Abbildungen und 16 Tafeln. XVI, 292 Seiten. 1915.   RM 21.60

VII. Band: **Die homonyme Hemianopsie nebst ihren Beziehungen zu den anderen cerebralen Herderscheinungen.** Mit zahlreichen Abbildungen und einer Tafel. XXII, 608 Seiten. 1917.   RM 32.40

VIII. Band: **Die Pathologie der Bahnen und Centren der Augenmuskeln.** Mit zahlreichen Abbildungen und 6 Tafeln. XVI, 480 Seiten. 1921.   RM 21.60

IX. Band (Schlußband): **Die Störungen der Akkommodation und der Pupillen.** Mit zahlreichen Abbildungen und 2 Tafeln. XIII, 306 Seiten. 1922.   RM 16.20

Gesamtregister zu den Bänden I—IX. II, 154 Seiten. 1922.   RM 10.80

Ergänzungsband, 1. Teil: **Lider-, Tränensekretion, Trigeminus, Pupille, Akkommodation, Heterochromie, Sympathikus.** Von Professor Dr. **H. Wilbrand**, Hamburg, und Professor Dr. **Carl Behr**, Hamburg. Mit 9 Abbildungen. XV, 288 Seiten. 1927.   RM 18.90

Zu beziehen durch jede Buchhandlung.

VERLAG VON JULIUS SPRINGER / BERLIN

Ophthalmo- und Oto-Neurologie. Ein Lehrbuch für Studierende und Ärzte. Von Dr. **E. A. Spiegel,** o. Professor der Experimentellen und Angewandten Neurologie an der Temple University Philadelphia ⟨U. S. A.⟩, Privatdozent an der Universität Wien, und Dr. **Ignaz Sommer,** Gew. Assistent der Augen-Abteilung des Krankenhauses Wieden in Wien, Assistent der Ohren-, Nasen-, Hals-Abteilung der Wiener Allgemeinen Poliklinik. Mit 87 zum Teil farbigen Abbildungen. VIII, 366 Seiten. 1931. RM 28.—

Die Lehre von den Pupillenbewegungen. Von Dr. **Carl Behr,** o. ö Professor der Augenheilkunde an der Hamburgischen Universität. ⟨Bildet zugleich Band II der Untersuchungsmethoden vom „Handbuch der gesamten Augenheilkunde", begründet von A. Graefe und Th. Saemisch, dritte Auflage.⟩ Mit 34 Textfiguren. VIII, 221 Seiten. 1924. RM 14.85, gebunden RM 16.47

Die Krankheiten der Orbita. Von **A. Birch-Hirschfeld.** Mit 87 Textabbildungen und 9 Tafeln. — **Pulsierender Exophthalmus.** Von **C. H. Sattler.** Mit 33 Textabbildungen. ⟨Bildet Band IX, 1. Abteilung, Kapitel XIII von Graefe-Saemisch, „Handbuch der gesamten Augenheilkunde", zweite Auflage.⟩ XIII, 1316 Seiten. 1930. Gebunden RM 123.57

Die Lehre vom Raumsinn des Auges. Von **Franz Bruno Hofmann,** Professor an der Universität Berlin. ⟨Sonderdruck aus Graefe-Saemisch, „Handbuch der gesamten Augenheilkunde", zweite Auflage, Kapitel XIII, I. und II. Teil.⟩
Erster Teil. Mit 78 Textfiguren und 1 Tafel. III, 213 Seiten. 1920. RM 13.50
Zweiter Teil. Mit 77 Textfiguren. 453 Seiten. 1925. RM 21.60

Grundzüge der Lehre vom Lichtsinn. Von Professor **Ewald Hering †** in Leipzig. ⟨Sonderdruck aus Graefe-Saemisch, „Handbuch der gesamten Augenheilkunde", zweite Auflage, Kapitel XII, I. Teil.⟩ In 4 Lieferungen. Mit 77 Abbildungen im Text. V, 294 Seiten. 1905—1920. RM 7.47

Die Regulationsfunktion des menschlichen Labyrinthes und die Zusammenhänge mit verwandten Funktionen. Von Dr. med. **M. H. Fischer,** Professor für Physiologie und Anatomie an der landwirtschaftlichen Abteilung Tetschen-Liebwerd der deutschen technischen Hochschule in Prag. ⟨Sonderausgabe aus „Ergebnisse der Physiologie", Band 27.⟩ Mit 50 Abbildungen im Text. IV, 172 Seiten. 1928. RM 12 96

Körperstellung. Experimentell-physiologische Untersuchungen über die einzelnen bei der Körperstellung in Tätigkeit tretenden Reflexe, über ihr Zusammenwirken und ihre Störungen. Von **R. Magnus,** Professor an der Reichsuniversität Utrecht. ⟨Bildet Band 6 der „Monographien aus dem Gesamtgebiet der Physiologie der Pflanzen und der Tiere".⟩ Mit 263 Abbildungen. XIII, 740 Seiten. 1924. RM 24.30, gebunden RM 25.65

VERLAG VON JULIUS SPRINGER / WIEN

Die Lagereflexe des Menschen. Klinische Untersuchungen über Haltungs- und Stellreflexe und verwandte Phänomene. Von Dr. med. **Hans Hoff,** Sekundararzt der Psychiatrisch-Neurologischen Klinik der Universität Wien, und Professor Dr. med. et phil. **Paul Schilder,** Assistent der Psychiatrisch-Neurologischen Klinik der Universität Wien. Mit 20 Abbildungen im Text. IV, 182 Seiten. 1927. RM 12.—

Zu beziehen durch jede Buchhandlung

<h1 style="text-align:center">Handbuch der Neurologie.</h1>

Bd. XVI. Erkrankungen des Rückenmarks und Gehirns VI. Angeborene, früh erworbene, heredo-familiäre Erkrankungen.

Angeborene oder früh erworbene Krankheiten des Zentralnervensystems: Störungen der Anlage (Mißbildungen) des Gehirns (H. JOSEPHY-Hamburg). — Status marmoratus (VOGTsche Krankheit), Plaques fibromyeliniques (H. JOSEPHY-Hamburg). — Lobäre Sklerose. Hemiatrophia cerebri (H. JOSEPHY-Hamburg). — Mongoloide Idiotie (KREYENBERG-Hamburg). — Cerebrale Kinderlähmung (F. WOHLWILL-Lissabon). — Angeborene Muskel- und Kerndefekte (O. ULLRICH-Essen). — Mißbildungen des Rückenmarks (O. GAGEL-Breslau). — Heredofamiliäre organische Nervenkrankheiten: Allgemeine Einleitung (F. KEHRER-Münster). — *Erkrankungen mit blastomatösem Einschlag:* Tuberöse Sklerose (H. JOSEPHY-Hamburg). — Neurofibromatose (RECKLINGHAUSENsche Krankheit) (O. GAGEL-Breslau). — Syringomyelie (O. GAGEL-Breslau). — Familiäre amaurotische Idiotie (H. JOSEPHY-Hamburg). — Pathologische Anatomie der Myopathien (A. SLAUCK-Siegen). — Klinik der Myopathien (H. CURSCHMANN-Rostock). — Neurotische Muskelatrophie (H. PETTE-Hamburg). — Die chronisch progressiven nuclearen Amyotrophien. — Die amyotrophische Lateralsklerose (O. MARBURG-Wien). — Amyotrophische Lateralsklerose (K. SCHAFFER-Budapest). — Spastische Spinalparalyse (K. SCHAFFER-Budapest). — FRIEDREICHsche Krankheit und verwandte Zustände. — Cerebellare und Olivo-ponto-cerebellare Atrophien (J. HALLERVORDEN-Landsberg). — *Extrapyramidal-motorische Erkrankungen:* 1. Chorea HUNTINGTON (H. JOSEPHY-Hamburg). — 2. Paralysis agitans (ED. GAMPER-Prag). — 3. Degeneratio hepato-lenticularis (WESTPHAL-STRÜMPELLsche Pseudosklerose, WILSONsche Krankheit) (H. JOSEPHY-Hamburg). — 4. Torsionsdystonie (K. MENDEL-Berlin). — HALLERVORDENsche Krankheit (L. KALINOWSKY-Berlin). — JAKOB-CREUTZFELDTsche Krankheit (Spastische Pseudosklerose JAKOB) (H. JOSEPHY-Hamburg). — Familiäre diffuse Sklerose (PELIZAEUS-MERZBACHERsche Krankheit) (H. JOSEPHY-Hamburg). — Myoclonien (G. STERTZ-Kiel). — Hereditäre Augenerkrankungen (A. PASSOW-München). — Hereditäre Erkrankungen des Cochlearis und seines Endapparates (M. GOERKE-Breslau). — (Heredofamiliäre) Nervenkrankheiten ohne anatomischen Befund: Das erbliche Zittern (L. MINOR-Moskau). — Paroxysmale Lähmungen (E. STRAUS-Berlin). — Myasthenie (H. CURSCHMANN-Rostock). Tics (GG. STIEFLER-Linz a. D.).

Bisher erschienene Bände:

						Subskriptionspreis
Band I:	Mit 585 Abb.	(1164 Seiten) 1935	RM 220.—; geb. 225.—	*RM 116.—; geb. 121.—*
„ IV:	„ 173 „	(709 „) 1936	RM 135.—; „ 140.—	*RM 68.—; „ 73.—*
„ V:	„ 345 „	(648 „) 1935	RM 123.—; „ 128.—	*RM 62.—; „ 67.—*
„ VII/1:	„ 67 „	(512 „) 1935	RM 82.—; „ 87.—	*RM 48.—; „ 53.—*
„ VIII:	„ 182 „	(760 „) 1935	RM 126.—; „ 131.—	*RM 72.—; „ 77.—*
„ IX:	„ 58 „	(265 „) 1935	RM 45.—; „ 49.60	*RM 24.80; „ 29.40*
„ X:	„ 105 „	(471 „) 1936	RM 92.—; „ 97.—	*RM 45.—; „ 50.—*
„ XII:	„ 133 „	(784 „) 1935	RM 132.—; „ 137.—	*RM 72.80; „ 77.80*
„ XIII:	„ 212 „	(1127 „) 1936	RM 192.—; „ 197.—	*RM 104.—; „ 109.—*
„ XVII:	„ 24 „	(582 „) 1935	RM 93.—; „ 98.—	*RM 54.—; „ 59.—*

Jeder Band und Bandteil enthält ein Namen- und Sachverzeichnis und ist einzeln käuflich.

Zu beziehen durch jede Buchhandlung.

Verlag von Julius Springer · Berlin W 9

VERLAG VON JULIUS SPRINGER / BERLIN

Auge und Nervensystem.

⟨„Kurzes Handbuch der Ophthalmologie", Band VI.⟩   Mit 277 zum Teil farbigen Abbildungen. XV, 878 Seiten. 1931.   RM 178.—, gebunden RM 183.—

Die pathologische Anatomie der Hirnbasis. Von Professor Dr. Fr. Wohlwill-Hamburg. — Die Pupille. Von Professor Dr. R. Bing und Dr. A. Franceschetti-Basel. — Die Erkrankungen der Augennerven. Von Professor Dr. C. Behr-Hamburg. — Die Erkrankungen der Sehbahn vom Chiasma aufwärts. Von Professor Dr. C. Behr-Hamburg. — Die Erkrankungen der höheren optischen Zentren. Von Professor Dr. F. Quensel-Leipzig. — Die Augenveränderungen bei den organischen nichtentzündlichen Erkrankungen des Zentralnervensystems. Von Professor Dr. F. Best-Dresden. — Die Augenveränderungen bei den entzündlichen Erkrankungen des Zentralnervensystems. Von Privatdozent Dr. W. Kyrieleis-Würzburg. — Die Störungen und Veränderungen des Sehapparates bei Psychosen und Neurosen. Von Professor Dr. L. W. Weber†-Chemnitz. Neubearbeitet von Professor Dr. W. Runge-Chemnitz. — Namenverzeichnis. — Sachverzeichnis.

Die Neurologie des Auges.

Ein Handbuch für Nerven- und Augenärzte. Von Professor Dr. **H. Wilbrand** in Hamburg-Eppendorf und Professor Dr. **A. Saenger** in Hamburg.

I. Band: **Die Beziehungen des Nervensystems zu den Lidern.**
1. Hälfte.   Vergriffen
2. Hälfte: Mit 88 Abbildungen. LXI, 390 Seiten. 1900.   RM 25.20

II. Band: **Die Beziehungen des Nervensystems zu den Tränenorganen, zur Bindehaut und zur Hornhaut.** Zweite, unveränderte Auflage. Mit 49 Abbildungen. XXXVI, 324 Seiten. 1922.   RM 16.20

III. Band, 1. Hälfte: **Anatomie und Physiologie der optischen Bahnen und Centren.** Mit 180 Abbildungen und 110 Figuren auf 26 Tafeln. XXI, 474 Seiten. 1904.   RM 25.20

2. Hälfte: **Allgemeine Diagnostik und Symptomatologie der Sehstörungen.** Mit zahlreichen Abbildungen und 6 Tafeln. XX, 623 Seiten. 1906. RM 25.20

IV. Band, 1. Hälfte: **Die Pathologie der Netzhaut.** Mit zahlreichen Abbildungen. XVIII, 463 Seiten. 1909.   RM 25.20

2. Hälfte: **Die Erkrankungen des Sehnervenkopfes** mit besonderer Berücksichtigung der Stauungspapille. Mit zahlreichen Abbildungen und einer Tafel. XIV, 381 Seiten. 1912.   RM 25.20

V. Band: **Die Erkrankungen des Opticusstammes.** Mit zahlreichen Abbildungen und 10 Tafeln. XXII, 656 Seiten. 1913.   RM 32.40

VI. Band: **Die Erkrankungen des Chiasmas.** Mit zahlreichen Abbildungen und 16 Tafeln. XVI, 292 Seiten. 1915.   RM 21.60

VII. Band: **Die homonyme Hemianopsie nebst ihren Beziehungen zu den anderen cerebralen Herderscheinungen.** Mit zahlreichen Abbildungen und einer Tafel. XXII, 608 Seiten. 1917.   RM 32.40

VIII. Band: **Die Pathologie der Bahnen und Centren der Augenmuskeln.** Mit zahlreichen Abbildungen und 6 Tafeln. XVI, 480 Seiten. 1921.   RM 21.60

IX. Band (Schlußband): **Die Störungen der Akkommodation und der Pupillen.** Mit zahlreichen Abbildungen und 2 Tafeln. XIII, 306 Seiten. 1922. RM 16.20

Gesamtregister zu den Bänden I—IX. II, 154 Seiten. 1922.   RM 10.80

Ergänzungsband, 1. Teil: **Lider-, Tränensekretion, Trigeminus, Pupille, Akkommodation, Heterochromie, Sympathikus.** Von Professor Dr. **H. Wilbrand,** Hamburg, und Professor Dr. **Carl Behr,** Hamburg. Mit 9 Abbildungen. XV, 288 Seiten. 1927.   RM 18.90

Zu beziehen durch jede Buchhandlur ;.